Haug

Homöopathische Arzneimittelbilder

Vorlesungen zur homöopathischen Materia medica

James Tyler Kent

Aus dem Amerikanischen übersetzt von
Rainer Wilbrand

2., aktualisierte Auflage

1 Abbildung

Karl F. Haug Verlag · Stuttgart

Bibliografische Information
der Deutschen Nationalbibliothek

Die Deutsche Nationalbibliothek verzeichnet diese Publikation in der Deutschen Nationalbibliografie; detaillierte bibliografische Daten sind im Internet über http://dnb.d-nb.de abrufbar.

Anschrift des Übersetzers:

Rainer Wilbrand
Süderfangweg 3
25899 Niebüll

1. Auflage 1998

Unsere Homepage: www.haug-verlag.de

Printed in Germany

Umschlaggestaltung: Thieme Verlagsgruppe
Umschlagfotos: Institut für Geschichte der Medizin der Robert Bosch Stiftung, Stuttgart (auch S. XIV); Bruno Vonarburg, Teufen/Schweiz; Dr. Olaf Richter, Butzbach
Satz: Mitterweger & Partner, Plankstadt
Satzsystem: Typoscript
Druck: Grafisches Centrum Cuno, Calbe

ISBN 978-3-8304-7279-7 1 2 3 4 5 6

Inhalt

* Die mit einem * versehenen Mittel sind in der 2. Auflage von 1911 hinzugekommen.

Einleitung des Übersetzers

Kents *Arzneimittelbilder* wurden zum überwiegenden Teil in dem 1897 von ihm ins Leben gerufenen *Journal of Homoeopathics* als Vorlesungsmitschriften veröffentlicht. Kent war zu dieser Zeit Professor für Materia medica und homöopathische Theorie an der Post-Graduate School of Homoeopathics in Philadelphia und ab 1900 am Dunham Medical College und Hering Medical College in Chicago. 1905 erschienen die mitstenographierten Vorlesungen dann gesammelt und um viele Arzneimittelbilder bereichert als *Lectures on Homoeopathic Materia Medica* im Verlag Boericke & Tafel. Aus diesem Anlass hat Kent die Darstellungen gründlich überarbeitet, z.T. auch um ganze Absätze gekürzt. Eine neuerliche Überarbeitung erfuhren sie bei der 2. Auflage, die 1911 herauskam; diesmal fielen die Kürzungen geringer aus, bisweilen hat Kent auch neue Informationen hinzugefügt. Auch diese Buchausgabe wurde wieder um viele Arzneimittelbilder ergänzt (es kamen 43 neue hinzu), die – nach ihrem Stil zu urteilen – aber wohl in der Mehrzahl nicht als Vorlesungen anzusehen sind. 1916 starb Kent, sodass die beiden folgenden Auflagen (1923 und 1932) nur noch unveränderte Nachdrucke der 2. Auflage waren.

1971 wurde das Werk vom indischen B. Jain Verlag auf der Basis der 2. Auflage neu herausgegeben;* d.h., es wurde vollkommen neu abgeschrieben (wobei bemerkenswert wenig Fehler passiert sind!) und enger gesetzt, um zusätzlichen Platz für die sog. *New Remedies* zu schaffen. Bei diesen handelt es sich fast ausschließlich um synthetische Darstellungen ungeprüfter Mineralsalze (wie *Ferrum arsenicosum, Kalium silicatum* etc.), die Kent im Extrapolationsverfahren aus dem Repertorium zusammengestellt hat. Wenn z.B. in einer Rubrik sowohl *Kalium carbonicum* als auch *Silicea* vertreten waren, hat Kent angenommen, dass auch *Kalium silicatum* dieses Symptom eigen ist. So berechtigt dieses Vorgehen sein mag, so wenig kann man allerdings bei den derart entstandenen Symptomenregistern von **Arzneimittelbildern** sprechen, und gewiss hat Kent sie niemals vor Studenten vorgetragen. Ich gehe hier deshalb näher darauf ein, um einerseits zu begründen, warum ich die *New Remedies,* die bereits in einer guten deutschen Fassung vorliegen**, bei der vorliegenden Übersetzung nicht mitberücksichtigt habe; andererseits besteht die gleiche Problematik auch bei manchen der von Kent selbst in die 2. Auflage integrierten Arzneidarstellungen. Auch hier finden sich einige Mittel, deren Symptome Kent offenbar zum großen Teil synthetisch gewonnen und nach der alphabetischen Logik des Repertoriums zusammengestellt hat (Beispiele: *Arsenicum jodatum, Baryta muriatica*). Man würde Kent gewiss unrecht tun, wollte man unterstellen, er hätte seinen Studenten solche Symptomenverzeichnisse als Vorlesungen zugemutet! Da die Qualität der meisten in der 2. Auflage hinzugekommenen Arzneidarstellungen nicht die Anschaulichkeit der Vorlesungen der 1. Auflage erreicht und da es auch zweifelhaft ist, ob es sich bei ihnen überhaupt um Vorlesungen handelt, habe ich es für sinnvoll gehalten, diese im Inhaltsverzeichnis extra zu kennzeichnen.

Um die Notwendigkeit einer Neuübersetzung der Kent'schen Arzneimittelbilder zu begründen, bedarf es einer Auseinandersetzung mit den bisherigen Übersetzungs- und Bearbeitungsversuchen. Einzelne Vorlesungen Kents wurden bereits zwischen 1894 und 1907 in der *Allgemeinen Homöopathischen Zeitung* veröffentlicht, waren aber meistenteils nicht mit denen der *Lectures* identisch. 1906 wurde in der *Zeitschrift des Berliner Vereines homöopathischer Aerzte* (Bd. 25) mit dem fortlaufenden Abdruck der 1905 erschienenen 1. Auflage begonnen, in einer Übersetzung durch Anna Maywald und Dr. Willy Erbe. Letzterer hatte, wie er in einer Fußnote schreibt, die Erlaubnis dazu von sei-

* Zumindest stammt das Vorwort von Dr. Jugal Kishore aus diesem Jahr; mir liegt nur der Reprint von 1988 vor.

** J.T. Kent: *Neue Arzneimittelbilder der homöopathischen Materia medica.* Übers. v. Willi Leßmann. 4. Aufl., Heidelberg: Haug; 1997.

nem »hochverehrten Lehrer« Prof. Kent persönlich erhalten. Die Übersetzung zeichnet sich zwar durch Ausführlichkeit aus, strotzt aber vor Fehlern (mehr als zehn Fehler auf einer Seite sind keine Seltenheit!) und ist in einem haarsträubenden Deutsch verfasst.

Ab 1910 wurde die Zeitschrift von einem neuen Herausgeber unter neuem Namen *(Berliner homöopathische Zeitschrift)* weitergeführt, und damit wechselte auch der Übersetzer der Kent'schen Vorlesungen. Ab Mitte der *Belladonna*-Vorlesung wurde die Übersetzung von Medizinalrat Dr. Müller vorgenommen, bis 1919/20 auch diese Serie mit dem Arzneimittelbild von *Nux vomica* abbrach.

In der nachfolgenden *Deutschen Zeitschrift für Homöopathie* wurde das Projekt offenbar nicht weiter verfolgt. Die Übersetzung Müllers ist lesbarer und fehlerärmer, dafür ist der Text aber um etwa die Hälfte gekürzt! Benötigte Kent im amerikanischen Original z.B. 20 Seiten, um *Calcarea carbonica* darzustellen, so genügten Müller ganze 8 (wo es, allein schon bedingt durch die ›längere‹ deutsche Sprache, wenigstens 25 Seiten hätten sein müssen). Dieser Bearbeiter liefert nicht viel mehr als eine ausführliche Inhaltsangabe des jeweiligen Kapitels, die dann alles, was die Bildhaftigkeit und Lebendigkeit der Kent'schen Vorlesungen ausmacht, vermissen lässt.

Die 1958 von Medizinalrat Dr. Heits herausgegebenen *Kent's Arzneimittelbilder* stellten schließlich der deutschen Homöopathenschaft erstmals sämtliche in der 2. Auflage enthaltenen Vorlesungen zur Verfügung. Ihr gravierender Nachteil ist, dass sie sich überall da, wo die genannten Vorübersetzungen vorhanden waren, fast ausschließlich auf diese stützten. Das Original wurde so gut wie nie bemüht, sodass jede falsche Übersetzung, der man ihre Fehlerhaftigkeit nicht unmittelbar anmerkte, getreulich, wenn auch meist in besserem Deutsch, wiedergegeben wurde. Welches Maß an medizinisch-übersetzerischem Schlendrian bei Erbe/Maywald vorherrschte, zeigt das *Asa-foetida*-Symptom »Meteorism of the stomach«, das mit »Blitzartige Schmerzen im Magen« übersetzt wurde – bei Heits findet es sich in gleichem Wortlaut wieder! Auch die massiven Kürzungen Müllers wurden durchweg beibehalten, sodass hinsichtlich des Umfangs der einzelnen Mittel ein erhebliches Ungleichgewicht eingetreten ist. Die Ergänzungen, die Kent in der 2. Auflage bei einzelnen Mitteln hinzugefügt hat, wurden in der Regel bei den Mitteln bis *Nux vomica* ebenfalls nicht berücksichtigt.

Die vorliegende Neuübersetzung der Kent'schen Arzneimittelbilder beinhaltet erstmals **alle** von Kent in Buchform publizierten Vorlesungen (es gibt, über die *New Remedies* hinaus, noch eine Reihe von Alternativfassungen einzelner Arzneimittelbilder, die Kent in verschiedenen Periodika veröffentlicht hat; sie sollen später gesondert herausgegeben werden), wobei diese zusätzlich **quellenkritisch** bearbeitet wurden. Bevor ich darauf näher eingehe, möchte ich darlegen, inwieweit bei der Übersetzung die **verschiedenen Fassungen** der *Lectures* berücksichtigt wurden. Grundsätzlich habe ich mich für einen Mix aus allen drei Versionen (*Journal of Homoeopathics*, 1. und 2. Auflage der *Lectures*) entschieden, dabei aber aus Gründen der Praktikabilität und der Lesbarkeit auf eine entsprechende Kennzeichnung verzichtet. Oder anders ausgedrückt: Kents ›Letzter Wille‹, die 2. Auflage, ist vollständig enthalten, hier und da aber angereichert durch einzelne Begriffe, Passagen oder auch ganze Absätze aus den vorangegangenen Fassungen, wenn diese zur Verdeutlichung oder zu einem Mehr an Information beigetragen haben. In der Regel handelte es sich bei den von Kent vorgenommenen Änderungen um berechtigte Kürzungen oder um sinnvolle Präzisierungen. Nicht selten war der Vergleich mit den früheren Fassungen aber hilfreich, weil Kent sinnentstellend oder missverständlich gekürzt hatte. Wenn es etwa bei *Arum triphyllum* in der 1. und 2. Auflage heißt »... aphthous patches, which cover the whole mouth and tongue. It says ›stinging‹, but it is a painful tingling ...«, dann ist man geneigt, das »Stechen« mit den Aphthen in Verbindung zu bringen. In Wirklichkeit war Kent beim Zitieren aus den *Guiding Symptoms* bereits vom Kapitel »Inner Mouth« zum Kapitel »Throat« übergegangen, wo er das Symptom »Stinging burning sensation in throat« erläutern wollte. Die Zuhörer seiner Vorlesung dürften keine Schwierigkeiten gehabt haben, ihn zu verstehen, weil er sie auf das Folgende mit den Worten »In a general way I have said sufficient about the throat. Read the symptoms themselves. It says ›stinging‹ ...« vorbereitet hat. Selbstverständlich hat Kent bei der Überarbeitung seiner Texte Fehler in den früheren Fassungen, wo sie ihm aufgefallen waren, korrigiert, ebenso ist es aber auch umgekehrt vorgekommen, dass sich neue Fehler eingeschlichen haben. Lautete z.B. in der *Bryonia*-Vorlesung (abgedruckt im *Journal*, Bd. 4) ein Augensymptom aus den *Guiding Symptoms* noch richtig »Inflammation of eyes and lids, especially in newborn infants«, so wurde in den Buchversionen aus ***lids*** »lips«. Oder: Bei *Cocculus* heißt es in der 1. Auflage noch richtig »Chorea, attacks of paralytic weakness ...«, während in der 2. Auflage aus ***Chorea*** »Cholera« wird. Auch Fehler, die beim Satz des Textes passiert sind, konnten aufgedeckt und durch den Vergleich mit den früheren Versionen richtiggestellt werden (siehe z.B. die sechste Fußnote im *Arsenicum*-Kapitel der vorliegenden Ausgabe, S. 126). Auf Irrtümer, die nur in der indischen Ausgabe der *Lectures* aufgetreten sind, habe ich in der Regel nicht extra hingewiesen (so muss es z.B. bei *Alumen* [S. 65 der indischen Ausgabe von 1988, 13. Zeile v.o.] statt »patients« ***painters*** heißen), auf die übrigen habe ich mittels einer Fußnote aufmerksam gemacht. Ich glaube, die genannten Beispiele zeigen hinreichend, dass ich mich bei der Neuübersetzung nicht allein auf die ›Ausgabe letzter Hand‹, die 2. Auflage, verlassen durfte.

Nach dem Vergleich der verschiedenen Fassungen der *Lectures* folgte die quellenkritische Untersuchung des Textes, die mit der Rückführung der Symptome auf die von Kent selbst benutzten Quellen begann. Nach meiner Einschätzung bestehen die *Lectures*, als Ganzes gesehen, zu mehr als einem Drittel aus Zitaten, wovon allerdings nur die wenigsten als solche ausgewiesen sind. Bei den einzelnen Arzneimittelbildern kann deren Anteil zwischen 20 und 95% betragen, wobei die großen Polychreste eher mit wenigen Zitaten auskommen, während die ›kleinen‹ Mittel manchmal fast ausschließlich aus solchen bestehen. An den von Kent zitierten Werken wiederum sind die zehnbändigen *Guiding Symptoms (GS)* von Hering (bzw. seinen Nachfolgern Raue, Knerr und Mohr) mit über 90% beteiligt. In einzelnen Fällen hat er daneben u.a. aus Allens *Encyclopedia* und aus *The Twelve Tissue Remedies* von Boericke und Dewey zitiert, bisweilen auch aus eigenen Nachträgen in seine durchschossenen *GS*-Exemplare. Die Struktur der *GS*-Kapitel war für Kent der Leitfaden für den Aufbau seiner Vorlesungen, wobei er aber mit den allgemeinen Symptomen und Modalitäten am Ende der Kapitel begann, um dann mit den psychischen Symptomen und den nachfolgenden Lokalsymptomen fortzufahren. Ohne den ständigen Vergleich der Kent'schen Arzneimittelbilder mit den Symptomen aus den *GS* hätte ein großer Teil des Textes nicht richtig übersetzt werden können (wie das Beispiel aus dem vorigen Abschnitt zeigt). Ich nehme an, dass die meisten Zuhörer Kents ihren eigenen *GS*-Band dabei hatten, um seinen Ausführungen besser folgen zu können. Viele Symptome wurden von ihm nämlich nur stichwortartig angeführt, sodass ich beim Übersetzen nicht selten den Eindruck hatte, Kent setze voraus, dass diese von seinem Publikum in ihrer Ganzheit mitgelesen werden. Zum Teil diente diese knappe Art der Darstellung natürlich auch der schärferen Charakterisierung der Arzneien, und ich habe deswegen bei der Übertragung keineswegs immer eine Vervollständigung dieser ›Symptomfragmente‹ angestrebt. Insgesamt aber ist meine Übersetzung etwas breiter und ausführlicher angelegt, denn im Gegensatz zum damaligen Zuhörer hat man als Leser ja die Möglichkeit, jederzeit innezuhalten und den Stoff zu rekapitulieren.

Den größten Zeitaufwand bei der Übersetzung bedeutete der Versuch, die *GS*-Symptome auf die wiederum ihnen zugrunde liegenden Quellen zurückzuführen; dies ist mir in den meisten Fällen gelungen, selbst bei vielen klinischen Symptomen, aus denen die *GS* bekanntlich zu einem guten Teil bestehen. Die Tatsache, dass auch die klinischen Quellen berücksichtigt wurden, bedingte ein verfeinertes Kennzeichnungssystem, damit die Symptome in ihrem ursprünglichen Kontext überhaupt aufzufinden und zu verifizieren sind. Es wäre wenig sinnvoll gewesen, etwa für ein klinisches Symptom aus der *Allgemeinen Homöopathischen Zeitung*, die zur Zeit Kents (sagen wir 1900) bereits 70 Jahrgänge (= 140 Bände) erlebt hatte, eine einzige Ziffer als Chiffre anzugeben – niemand hätte damit etwas anfangen können.

Daher habe ich bei fast allen Quellenchiffren eine Kombination aus Buchstaben und Zahlen gewählt, wobei die Zahlen entweder eine Symptomnummer (z.B. bei den Werken Hahnemanns), einen Paragraphen (z.B. beim *Lehrbuch der Homöopathie* von Grauvogl) oder eine Seitenzahl (z.B. bei der *AHZ*) bedeuten können. So steht beispielsweise[AZ65,17] für *AHZ*, Bd. 65, Seite 17. Bei Werken hingegen, in denen die Symptome relativ einfach zu finden sind, wie z.B. bei den *Guiding Symptoms* ([GS]), habe ich auf Seitenangaben ganz verzichtet. Desgleichen erscheinen z.B. die Werke Hahnemanns (*Chronische Krankheiten*[CK], *Reine Arzneimittellehre*[RA]) dann ohne Symptomnummer, wenn es sich um klinische oder sonstige Angaben aus dem Vorspann handelt. Über die Bedeutung der Chiffren und der in ihnen enthaltenen Zahlen gibt das Verzeichnis der Quellen und Chiffren (S. XV) detailliert Auskunft. Ich hoffe, dass die zahlreichen Quellenangaben die Lesbarkeit des Textes nicht allzu sehr beeinträchtigen. Der kleine Nachteil, den diese mit sich bringen, wird m.E. bei Weitem aufgewogen von den Vorteilen: Zum einen kann man etwaige Unklarheiten leicht durch das Nachschlagen im Original beseitigen, zum anderen – und das wiegt gewiss schwerer – bedeuten sie ein höheres Maß an Sicherheit bzgl. der Richtigkeit des betreffenden Symptoms. Wo auch immer Übersetzungsfehler vorhanden sein mögen – hier sind sie am wenigsten zu erwarten!

Als letztes, etwas umfangreicheres Beispiel dafür, wie wichtig es ist, homöopathische Texte quellenkritisch zu durchleuchten, möge eine Passage aus dem *Allium-cepa*-Kapitel der *Lectures* dienen. Dort heißt es in der 2. Auflage (ohne Anführungsstriche): »Fluent coryza with headache, tears from the eyes, want of appetite, cough and trembling in the open air.« Der Vergleich mit der 1. Auflage zeigt, dass hier (offenbar beim Setzen) eine Zeile ausgelassen worden ist, denn der letzte Teil des Symptoms lautet dort: »... cough and trembling ***of the hands; feels hot and thirsty; worse evenings and indoors, better*** in the open air.« Obwohl Kent dieses Symptom hier nicht in Anführungsstriche gesetzt hat, handelt es sich doch um ein fast wörtliches Zitat aus den *Guiding Symptoms;* dort heißt es nämlich: »Fluent coryza, with headache, tears from eyes, feels hot and thirsty, with want of appetite; cough and trembling of hands; < evenings and in-doors; > in open air.« Wichtig sind in diesem Zusammenhang die Unterschiede in der Interpunktion! Hering hat (in Anlehnung an Jahr) in den *GS* bei jenen Symptomen, die er aus verschiedenen Quellen unter einem gemeinsamen Oberbegriff (hier: »Fluent coryza«) zusammengefaßt hat, deren unterschiedliche Herkunft durch ein Semikolon gekennzeichnet. Hierbei ist es leider sehr häufig zu Fehlern gekommen: statt eines Semikolons wurde ein Komma gesetzt (oder umgekehrt). So ist es auch im vorliegenden Fall. Ein Vergleich mit den originalen Symptomen in den *Amerikanischen Arzneiprüfungen* (in die auch klinische Beobachtungen mit eingegangen sind) ergibt, dass »cough« und »want of appetite« zusammengehören, d.h., sie sind bei *einer* Patientin im Zusammenhang mit Fließschnupfen aufgetreten. Korrekt muss der Eintrag in den *GS* daher lauten: »Fluent coryza: with headache, tears from eyes, feels hot and thirsty; with cough and want of appetite; with trembling of hands; < evenings and indoors; > in open air.« Oder wie ich es hier übersetzt habe: »Fließschnupfen[AA172]: mit Kopfweh, Tränen der Augen, Hitze und Durst[AA162]; mit Husten und Appetitmangel[AA170]; mit Zittern der Hände[AA541]; schlimmer abends und in der Stube, besser im Freien[AA163].«[GS]

Abschließend noch ein paar Bemerkungen zur Orthographie und zu den Quellenangaben. Bei wörtlichen (und mit Anführungszeichen versehenen) Zitaten deutschsprachiger Quellen habe ich die alte Rechtschreibung beibehalten und nur gelegentlich die Interpunktion verändert, wenn dadurch größere Klarheit erreicht und Missverständnisse vermieden werden konnten. Heute unverständliche oder ungebräuchliche Ausdrücke wurden in eckigen Klammern oder in Fußnoten erläutert. Auf eine Besonderheit bzgl. des Gebrauchs der Anführungszeichen muss an dieser Stelle hingewiesen werden: Damit Zitate oder zitierte Begriffe leichter von ungewöhnlich verwendeten Wörtern oder Fügungen unterschieden werden können, habe ich, abweichend von der Norm, Letztere nur in einfache Anführungszeichen gesetzt. Innerhalb von zitierten Passagen kommt diesen jedoch im Regelfall wieder ihre normale ›Zitat-im-Zitat-Funktion‹ zu. Quellenchiffren, die am Ende eines Satzes oder Symptoms nach dem Punkt oder nach dem Anführungszeichen erscheinen, beziehen sich auf den ganzen Satz bzw. auf das ganze in Anführungszeichen gesetzte (u.U. mehrsätzige) Symptom. Quellenchiffren innerhalb eines Satzes dagegen gelten entweder nur für die mit ihnen versehenen Wörter oder auch für die davor gelegenen Satzteile (Symptomfragmente); ihre Gültigkeit erlischt mit dem Auftauchen einer anderen Chiffre oder eines Semikolons, spätestens aber mit dem Satzanfang (vgl. z.B. das *GS*-Symptom aus dem vorigen Abschnitt).

Die überaus große Wertschätzung, die die Kent'schen Vorlesungen von Beginn an bei fast allen namhaften Homöopathen erfahren haben, habe ich nie so recht nachvollziehen können – bis ich im Rahmen meiner Übersetzung der *Homöopathischen Arzneimittelbilder* Margaret Tylers erstmals begann, die Texte Kents im Original zu lesen. Welch ein Unterschied zu der mir einigermaßen geläufigen, aber ungeliebten deutschen Fassung! Wie verständlich wurde plötzlich vieles, und wie gut lesbar war das alles formuliert! Es entstand der Wunsch, **diesen** Kent gründlich zu studieren und zugleich durch eine neue Übersetzung auch den deutschsprachigen Homöopathen (und interessierten Laien) zur Verfügung zu stellen, ja ans Herz zu legen – sofern sie nicht ohnehin schon immer den ›englischen Kent‹ bevorzugt haben – was, wie ich mittlerweile erfahren habe, nicht wenige taten. Aber auch sie werden von der geringeren Fehlerhaftigkeit profitieren, was die von Kent benutzten Quellen betrifft, zumal hinsichtlich der zahlreichen deutschsprachigen Quellen, die den *Guiding Symptoms* – Kents Hauptquelle – mehrheitlich zugrunde liegen. Ich hoffe nur, ich habe auch den originären Kent – den Kent jenseits aller Zitate und fremden Quellen – so wiedergegeben, dass der Geist, der aus seinen Vorlesungen spricht, erkennbar geblieben ist.

***

Zehn Jahre nach dem Erscheinen der dreibändigen Ausgabe der *Homöopathischen Arzneimittelbilder* James Tyler Kents wird das Werk nun in einbändiger Form herausgebracht. Ich habe es zu diesem Zweck noch einmal vollständig stilistisch überarbeitet und auf Fehler untersucht.

Bedingt durch die hohe Startauflage sind die Wirren der ersten Rechtschreibreform an diesem Buch vorübergegangen, d.h., es konnte ohne Umwege von der alten Rechtschreibung in die nunmehr deutlich moderatere neue Rechtschreibung übertragen werden. Verlag und Übersetzer haben sich dabei weitgehend an den (gelegentlich abweichenden) Empfehlungen der Duden-Redaktion orientiert.

Ich danke allen Beteiligten seitens des Karl F. Haug Verlags für die gute Zusammenarbeit während des Überarbeitungsprozesses. Und dem Leser wünsche ich, dass ihm das Studium der Kent'schen *Arzneimittelbilder* – trotz ihres ›Schwergewichts‹ – nicht schwerfallen möge.

Niebüll, im Dezember 2008 *Rainer Wilbrand*

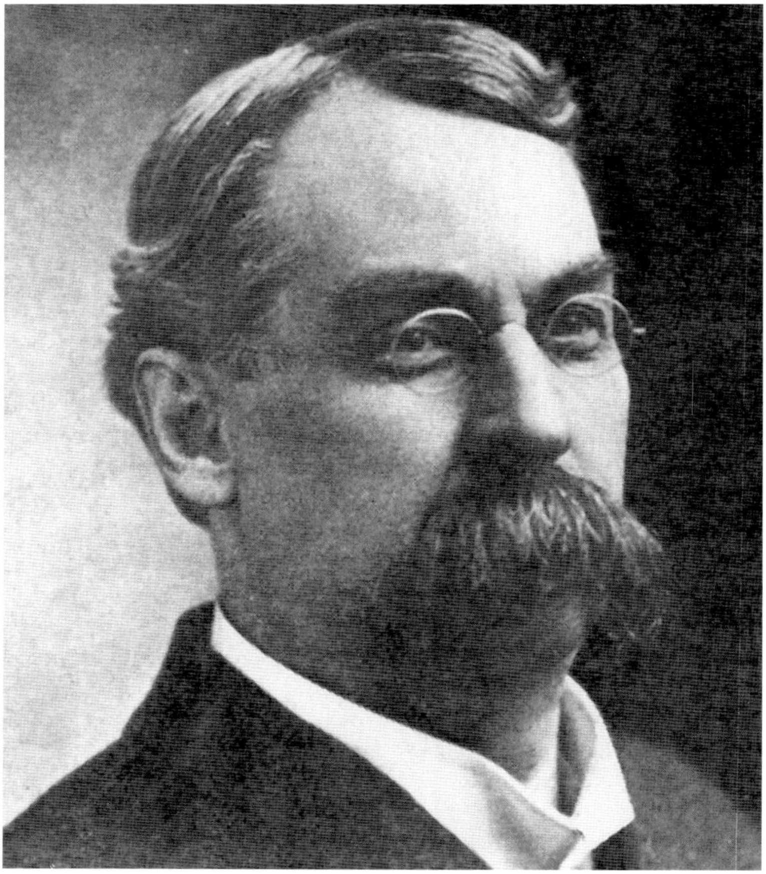

Prof. James Tyler Kent

Vorwort zur ersten Auflage

Diese Vorlesungsreihe über die homöopathische Materia medica wurde an der Post-Graduate School of Homoeopathics in Philadelphia gehalten. Manche Vorlesungen sind bereits früher im *Journal of Homoeopathics* erschienen, doch habe ich sie für dieses Buch noch einmal gründlich überarbeitet. Von einigen Studenten dringend gebeten, habe ich mich – wenn auch gegen meine Neigung – entschlossen, den Vorlesungscharakter beizubehalten. Die Sprache dieser Vorlesungen ist bewusst einfach gehalten, weil m.E. die Arzneimittel so am besten zu erlernen sind. Es ist schließlich die Sprache des Laien, durch die der Arzt in der Praxis von den Krankheiten erfährt; deshalb muss sich auch die Materia medica einer einfachen Sprache bedienen, Fachausdrücke sollten nach Möglichkeit vermieden werden. Die Form der Darstellung der einzelnen Mittel folgt keinem bestimmten Muster, denn um das Charakteristische jeder Arznei herauszuarbeiten, bedarf es jeweils einer etwas anderen Herangehensweise. Natürlich konnte in diesen Vorlesungen nicht die ganze Materia medica durchgenommen werden; nur die wichtigen und gut geprüften Arzneien, die sich durch charakteristische Eigenschaften auszeichnen, wurden berücksichtigt, um an ihnen zu demonstrieren, wie die Materia medica entwickelt und nutzbringend angewendet werden sollte. Es gibt auch andere Methoden, die Arzneimittel zu studieren, aber die von mir gewählte scheint mir der natürlichste Weg zu sein, den Studenten einen nachhaltigen Eindruck von der Natur jeder dieser Arzneien zu vermitteln. Es kann aber auch sein, dass es mir nur deswegen so erscheint, weil dies die einzige Art und Weise ist, wie ich es tun könnte. Die zahlreichen Wiederholungen charakteristischer Symptome werden dem Werk möglicherweise Kritik eintragen, aber die Erfahrung hat mir gezeigt, dass der Anfänger nur so ein bleibendes Verständnis der Arzneien erlangen kann.

Hahnemanns *Reine Arzneimittellehre*, Herings *Guiding Symptoms* und Allens *Encyclopedia of Pure Materia Medica* waren die Werke, auf die ich bei diesen Studien am meisten zurückgegriffen habe.

Die Vorlesungen werden nicht als Abrisse der homöopathischen Arzneien dargeboten, sondern lediglich als Untersuchungen hinsichtlich einiger ihrer hervorstechendsten Eigenschaften. Regelrechte Kompendien der einzelnen Mittel würden weit über das hinausgehen, was ich mir als Ziel gesetzt habe. Wenn nur einige der Studenten und jüngeren Ärzte in diesem Werk die Hilfe fänden, nach der sie gesucht haben, so wäre das alles, was ich erwarten kann. Es gibt keinen Königsweg zu einem vollkommenen Verständnis der Materia medica. Es ist eine öde Sache und bestenfalls eine ziemliche Plackerei – aber auch nicht mehr als bei jeder anderen großen Wissenschaft. Viele werden angesichts der schieren Größe dieser Aufgabe scheitern, auch wenn es um das Retten von Leben und das Lindern von Leiden geht; dennoch wird dies manche nicht davon abhalten, ihre Dienste den Menschen anzubieten, ihrer Unwissenheit sehr wohl bewusst und auch offen zugebend, dass die Methoden, die sie anwenden, unangemessen, nutzlos und oftmals zerstörerisch sind. Andere wiederum werden bekunden, dass sie nicht an den Wert solch sorgfältiger Analysen von Arzneisymptomatologien glauben; wenn ihnen dann aber irgendeine einfache Methode angeboten wird, mit der man angeblich schnell zur Meisterschaft auf diesem Gebiet gelangen kann, werden sie stürmisch zugreifen, nur um bald darauf erneut in ihre verabscheuungswürdige primitive Abneigung zu verfallen – und dann vorzugeben, dass ihnen die Trauben zu sauer seien.

Die homöopathische Materia medica kann durch gründliches Studium im Verein mit ihrer Anwendung erlernt werden. Doch kann sie nur verstanden, nicht aber auswendig gelernt werden. Alle, die dies versuchen wollten, müssten schmählich scheitern. Damit man sie stets im Geiste parat hat, muss sie fortwährend und korrekt angewandt werden. Das beständige Studium der Materia medica, unterstützt durch den Vergleich mit einem möglichst vollständigen Repertorium, ist die einzige Möglichkeit, sich ein gutes, praxisbezogenes Wissen anzueignen. Voraussetzung für das Erlernen der Materia medica ist aber auch das Beherrschen von Hahnemanns *Organon;* anschließend ergänzen sich die Materia medica und das *Organon* gegenseitig. Das *Organon*, die Symptomatologie (Materia medica) und ein umfassendes Repertorium müssen die ständigen Wegbegleiter des Homöopathen sein, wenn seine Verordnungen eine solide und dauerhafte Grundlage haben sollen.

Alle diejenigen, die die Gründe für die in diesen Arzneimittelbildern angesprochenen Methoden [Hierarchisierung der Symptome, etc.] untersuchen wollen, seien auf das Kapitel über den **Wert der Symptome** in meinen *Lectures on Homoeopathic Philosophy** verwiesen.

29. Oktober 1904
108 N. State St., Chicago

James Tyler Kent

* In deutscher Sprache erschienen unter folgenden Titeln:
1. *Zur Theorie der Homöopathie.* J.T. Kents Vorlesungen über Hahnemanns Organon (übers. von Jost Künzli von Fimmelsberg). 4. Aufl., Heidelberg: Haug; 1996.
2. *Kent's Organon-Kommentar.* Einführung in die klassische Homöopathie (übers. von Max Tiedemann). Celle: Verlag des Niedersächsischen Instituts für homöopathische Medizin e.V.; 1992.

Vorwort zur zweiten Auflage

Diese Vorlesungen wurden zunächst aufgrund der zahlreichen Bitten von Studenten publiziert, die sie im College gehört hatten. Mittlerweile besteht die Nachfrage nach einer zweiten Auflage, welche den umgangssprachlichen Stil beibehält, wie ihn der Autor im Hörsaal gepflegt hat. Viele Mittel sind neu hinzugekommen, und das ganze Werk wurde nochmals überarbeitet. Einige Arzneien werden auch in einer vollkommen neuen Form dargeboten bzw. so, wie ich sie in späteren Vorlesungen präsentiert habe.

Zwar ist die Pathogenese – das ›Symptomenregister‹ – eine unverzichtbare Form der homöopathischen Materia medica, doch ist es für die Studenten, die einer solchen Aufzählung im Hörsaal folgen sollen, äußerst schwer, daraus eine einprägsame ›Idee‹ der Arznei herauszudestillieren. Der Autor hat, was die Präsentation und Anordnung der Symptome betrifft, eine quasiklinische Methode gewählt, um so ein deutlicheres Bild jeder Arznei hervortreten zu lassen. Auf diese Weise können die Studenten ein Arzneimittel sowohl als Ganzes wie in seinen Teilen *verstehen* lernen, ohne das das Gedächtnis, das an einer medizinischen Hochschule ohnehin stark beansprucht ist, übermäßig strapaziert und ermüdet wird. Das ›Symptomenregister‹ wird immer die beste Form für ein Nachschlagewerk bleiben, doch aus meiner langen Lehrtätigkeit weiß ich, dass viele Studenten, die Arzneien aus solchen Pathogenesen nicht begreifen können, die Materia medica sehr gut erlernen, sobald sie ihnen in einer quasiklinischen und umgangssprachlichen Form dargeboten wird.

Wenn diese Vorlesungen wenigstens ein paar homöopathische Ärzte in die Lage versetzten, zu einem tieferen Verständnis unserer Polychreste zu gelangen, dann hätte sich schon alles erfüllt, was ich mir davon erhofft habe. Es ist davon auszugehen, dass sich der menschliche Geist von jeder Arznei nur ein allgemeines Bild machen und einprägen kann. Darüber hinausgehende spezifische Überlegungen, wie sie oft bei der Beurteilung komplexer Symptomengruppen angestellt werden müssen, sei es daheim in der Praxis oder am Krankenbett, können daher in der Regel *nur unter Zuhilfenahme eines Repertoriums* zum passenden Mittel führen.

1. Sept. 1911
92 State St., Chicago

James Tyler Kent

Verzeichnis der Quellen und Chiffren

A1,23	Annalen der homöopathischen Klinik (C.G.C. Hartlaub, C.F. Trinks), Bd. I–IV, Leipzig 1830–33 *+ Bandnummer, Seitenzahl*
AA	Amerikanische Arzneiprüfungen (C. Hering), Leipzig u. Heidelberg 1857 *ohne Nummer = Angabe aus dem Vor- oder Nachspann*
AA123	Amerikanische Arzneiprüfungen (C. Hering), Leipzig u. Heidelberg 1857 *+ Symptomnummer*
AH1,23	Allgemeine Zeitung für Homöopathie (J.B. Buchner, J. Nusser), Bd. I–II, Augsburg u. München 1848–50 *+ Bandnummer, Seitenzahl*
AH1(B)23	Allgemeine Zeitung für Homöopathie (J.B. Buchner, J. Nusser), Bd. I–II, Augsburg u. München 1848–50 *+ Bandnummer (Beilage Nr. 1 o. 2) u. Seitenzahl (bzw. Symptomnummer bei Podophyllum)*
AJ5,23	The American Journal of Homoeopathic Materia Medica and Record of Medical Science (A.R. Thomas), Bd. V–IX (Bd. I–IV auch unter dem Namen »The Journal of Homoeopathic Clinics«), Philadelphia 1871–76 *+ Bandnummer, Seitenzahl*
AN3,12	Annalen der homöopathischen Klinik (C.G.C. Hartlaub, C.F. Trinks), Bd. III–IV, Leipzig 1832–33 *+ Bandnummer, Symptomnummer*
AR1,2,3	Archiv für die homöopathische Heilkunst (E. Stapf), Bd. I–XXIII, Leipzig 1822–48 *+ Bandnummer, Heftnummer, Seitenzahl*
AT12	Eine Abgekürzte Therapie (W.H. Schüßler), 43. Aufl., Oldenburg u. Leipzig 1919 *+ Seitenzahl*
AY123	Analytical Repertory of the Symptoms of the Mind (C. Hering), 2. Aufl., New Delhi 1990 (Reprint Edition) *+ Seitenzahl*
AZ1,23	Allgemeine Homöopathische Zeitung, Leipzig 1832 ff. *+ Bandnummer, Seitenzahl*
AZ60(MB)1	Allgemeine Homöopathische Zeitung, Leipzig 1860–72 *+ Bandnummer (Monatsblatt), Seitenzahl*
BE	Beiträge zur reinen Arzneimittellehre (E. Stapf), Leipzig 1836 *ohne Ziffer = klin. Angabe aus dem Vor- oder Nachspann*
BE123	Beiträge zur reinen Arzneimittellehre (E. Stapf), Leipzig 1836 *+ Symptomnummer*
BI13	Das Bienengift; 1. Heft aus »Homöopathische Erfahrungen« (C.W. Wolf), Berlin 1858 *+ Seitenzahl*
BÖ123	Bönninghausens kleine medizinische Schriften (K.-H. Gypser), Heidelberg 1984 *+ Seitenzahl*
CH123	Constantin Hering's homöopathischer Hausarzt (C. Hering), 14. Aufl., Stuttgart 1875 *+ Seitenzahl*

CK	Die **c**hronischen **K**rankheiten (S. Hahnemann), Bd. II–V, 2.Aufl., Dresden u. Leipzig 1835–39 *ohne Ziffer = klin. Angabe aus dem Vorspann*
CK123	Die **c**hronischen **K**rankheiten (S. Hahnemann), Bd. II–V, 2.Aufl., Dresden u. Leipzig 1835–39 *+ Symptomnummer*
CM	**C**ondensed **M**ateria Medica (C. Hering), 3. Aufl., Philadelphia 1884
CY1,23	A **Cy**clopaedia of Drug Pathogenesy (R. Hughes, J.P. Dake), Bd. I–IV, London/New York 1886–91 *+ Bandnummer, Seitenzahl*
DI	A **Di**ctionary of Practical Materia Medica (J.H. Clarke), Bd. I–III, London 1900–02
DP123	**D**igitalis **p**urpurea in ihren physiologischen und therapeutischen Wirkungen (B. Bähr), Leipzig 1859 *+ Seitenzahl*
EN123	The **En**cyclopedia of Pure Materia Medica (T.F. Allen), Bd. I–X, Philadelphia 1874–80 *+ Symptomnummer*
ES321	The **E**ncyclopedia ... **S**upplement (T.F. Allen), in Bd. X, Philadelphia 1880 *+ Seitenzahl*
G123	Was verspricht und was leistet **G**raphit in der homöopathischen Praxis? (H. Goullon), Leipzig 1872 *+ Seitenzahl*
GA	**G**esammelte **A**rzneimittelprüfungen aus Stapfs »Archiv für die homöopathische Heilkunst« (1822–48), (K.-H. Gypser, A. Waldecker, R. Wilbrand), Bd. I–IV, Heidelberg 1991–94 *ohne Ziffer = klin. Angabe aus dem Vorspann*
GA1,23	**G**esammelte **A**rzneimittelprüfungen aus Stapfs »Archiv für die homöopathische Heilkunst« (1822–48), (K.-H. Gypser, A. Waldecker, R. Wilbrand), Bd. I–IV, Heidelberg 1991–94 *+ Bandnummer, Symptomnummer*
GS	The **G**uiding **S**ymptoms of Our Materia Medica (C. Hering), Bd. I–X, Philadelphia 1879–91
GSK	The **G**uiding **S**ymptoms of Our Materia Medica [Nachträge in **K**ents persönlichem Exemplar] (C. Hering), Bd. I–X, Philadelphia 1879–91
GV13	Die **G**rund**v**ergiftungen der Menschheit und ihre Befreiung davon; 2.–5. Heft aus »Homöopathische Erfahrungen« (C.W. Wolf), Berlin 1860 *+ Seitenzahl*
GY	Herings Medizinische Schriften: Die **Gy**näkologie und Geburtshilfe – Materia medica (K.-H. Gypser), Göttingen 1989 *ohne Ziffer = klin. Angabe aus dem Vorspann*
GY12	Herings Medizinische Schriften: Die **Gy**näkologie und Geburtshilfe – Materia medica (K.-H. Gypser), Göttingen 1989 *+ Symptomnummer*
HA123	Der homöopathische **Ha**usarzt in kurzen therapeutischen Diagnosen (C.v. Bönninghausen), Münster 1853 *+ Seitenzahl*

HB123	**H**and**b**uch der homöopath. Arzneimittellehre (A. Noack, C.F. Trinks, C. Müller), Bd. I–II, Leipzig 1843–47 *+ Seitenzahl*
HC1,23	The Journal of **H**omoeopathic **C**linics (auch unter dem Namen »The American Journal of Homoeopathic Materia Medica«) (C. Hering, H. N. Martin), Bd. I–IV, Philadelphia 1867–70 *+ Bandnummer, Seitenzahl*
HE123	**He**raklides. Ueber Krankheitsursachen und Heilmittel, nach ihren reinen Wirkungen. Erstes Heft (C.G. Helbig), Leipzig 1833 *+ Symptomnummer*
HH123	**H**andbuch der **H**aupt-Anzeigen für die richtige Wahl der homöopathischen Heilmittel (G.H.G. Jahr), 2. Aufl., Düsseldorf 1835 *+ Seitenzahl*
HR1,23	**H**omöopathische **R**undschau (H. Goullon), Jahrg. I–VI, Leipzig 1877–83 *+ Jahrgangsnummer, Seitenzahl*
HV1,23	**H**omöopathische **V**ierteljahrschrift (C. Müller), Bd. I–XVI, Leipzig 1850–65 *+ Bandnummer, Seitenzahl*
HY1,23	**Hy**gea, Zeitschrift für Heilkunst (L. Griesselich), Bd. I–XXIV, Carlsruhe 1834–48 *+ Bandnummer, Seitenzahl*
JB1,23	**J**ahr**b**ücher für Homoeopathie (A. Vehsemeyer), Bd. I–IV (Bd. III u. IV unter dem Titel »Medicinische Jahrbücher mit besonderer Berücksichtigung der specifischen Heilmethode«), Leipzig 1838–41 *+ Bandnummer, Seitenzahl*
JH	**J**ournal für **h**omöopathische Arzneimittellehre, Bd. I–II, Leipzig 1834–39 *ohne Ziffer = Angabe aus dem Vorspann*
JH123	**J**ournal für **h**omöopathische Arzneimittellehre, Bd. I–II, Leipzig 1834–39 *+ Symptomnummer*
JP1,2,3	**J**ournal für **P**harmakodynamik, Toxikologie und Therapie (W. Reil), Bd. I–II, Berlin 1857 u. Halle 1860 *+ Bandnummer, Heftnummer, Seitenzahl*
KE1,23	**K**linische **E**rfahrungen in der Homöopathie (Th. J. Rückert), Bd. I–VI (Bd. V u. VI: Supplementbände), Leipzig u. Prag 1854–77 *+ Bandnummer, Seitenzahl*
KH	Die homöopathische Behandlung des **K**euch**h**ustens in seinen verschiedenen Formen (C.v. Bönninghausen), Münster 1860
KI123	Die **Ki**nderkrankheiten und ihre Behandlung nach den Principien des homoeopathischen Heilsystems (F. Hartmann), Leipzig 1852 *+ Seitenzahl*
KK23	Kents Repertorium der homöopathischen Arzneimittel (hrsg. v. Georg von **K**eller und Jost **K**ünzli von Fimmelsberg), Stuttgart 2005. *+ Seitenzahl*
KM1,23	**K**leine **m**edicinische Schriften (S. Hahnemann, hrsg. v. E. Stapf), Bd. I–II, Dresden u. Leipzig 1829 *+ Bandnummer, Seitenzahl*

LH123	**L**ehrbuch der **H**omöopathie (E.v. Grauvogl), Nürnberg 1866 *+ Paragraph*
LM1,23	**L**ectures on **M**ateria Medica (C. Dunham), Bd. I–II, New York 1879 *+ Bandnummer, Seitenzahl*
MA1,23	**Ma**gazin für physiologische und klinische Arzneimittellehre und Toxikologie (J. Frank), Bd. I–IV, Leipzig 1846–54 *+ Bandnummer, Seitenzahl*
MM	**M**ateria **M**edica with a Pathological Index (C. Hering), New York u. Philadelphia 1873 *ohne Ziffer = klin. Angabe aus dem Vor- oder Nachspann*
MM123	**M**ateria **M**edica with a Pathological Index (C. Hering), New York u. Philadelphia 1873 *+ Symptomnummer*
MP123	**M**anual of **P**harmacodynamics (R. Hughes), 6. Aufl., London 1893 *+ Seitenzahl*
MT123	**Mat**erialien zu einer künftigen Heilmittellehre durch Versuche der Arzneyen am gesunden Menschen (J.C.G. Jörg), Leipzig 1825 *+ Seitenzahl*
MW123	Kent's **M**inor **W**ritings on Homoeopathy (K.-H. Gypser), Heidelberg 1987 *+ Seitenzahl*
NC123	The **N**ew **C**ure for Consumption (J.C. Burnett), 4. Aufl., Philadelphia ca. 1896 (indische Ausgabe 1985) *+ Seitenzahl*
NO12	The Materia Medica of the **No**sodes (H.C. Allen), Philadelphia 1910 *+ Seitenzahl*
NR1,23	Materia Medica and Special Therapeutics of the **N**ew **R**emedies (E.M. Hale), Bd. I–II, 5./4. Aufl., Philadelphia (indische Ausgabe 1991) *+ Bandnummer, Seitenzahl*
NZ1,23	**N**eue **Z**eitschrift für homöopathische Klinik (B. Hirschel), Bd. I–XVIII, Dresden 1856–73 *+ Bandnummer, Seitenzahl*
OB123	The Application of the Principles and Practice of Homoeopathy to **Ob**stetrics ... (H.N. Guernsey), Philadelphia 1867 *+ Seitenzahl*
OR123	**Or**ganon der Heilkunst (S. Hahnemann), textkrit. Ausgabe der 6. Auflage, hrsg. von J.M. Schmidt, Heidelberg 1992 *+ Paragraph*
ÖZ1,2,3	**Ö**sterreichische **Z**eitschrift für Homöopathie (A. Watzke), Bd. I–IV, Wien 1845–48 *+ Bandnummer, Heftnummer, Seitenzahl*
PH123	Der **Ph**osphor, ein grosses Heilmittel (W. Sorge), Leipzig 1862 *+ Seitenzahl*
PM1,23	**P**raktische **M**ittheilungen der correspondirenden Gesellschaft homöopathischer Aerzte, Bd. I–III, Leipzig 1826–28 *+ Bandnummer, Seitenzahl*
R	**R**eine Arzneimittellehre (C.G.C. Hartlaub, C.F. Trinks), Bd. I–III, Leipzig 1828–31 *ohne Ziffer = klin. Angabe aus dem Vorspann*

R1,23	**R**eine Arzneimittellehre (C.G.C. Hartlaub, C.F. Trinks), Bd. I–III, Leipzig 1828–31 *+ Bandnummer, Symptomnummer*
RA	**R**eine **A**rzneimittellehre (S. Hahnemann), Bd. I–VI, 2./3. Aufl., Dresden u. Leipzig 1825–33 *ohne Ziffer = klin. Angabe aus dem Vorspann*
RA123	**R**eine **A**rzneimittellehre (S. Hahnemann), Bd. I–VI, 2./3. Aufl., Dresden u. Leipzig 1825–33 *+ Symptomnummer*
RP123	**Rep**ertory of the Homoeopathic Materia Medica (J.T. Kent), London 1986 (Reprint der 6. Aufl.) *+ Seitenzahl*
SC123	Homoeopathy the **Sc**ience of Therapeutics (C. Dunham), Philadelphia 1877 *+ Seitenzahl*
SK123	Ausführlicher **S**ymptomen-**K**odex der homöopath. Arzneimittellehre; Erster Theil: Uebersicht der hom. Heilmittel in ihren Erstwirkungen und Heilanzeigen (G.H.G. Jahr), Bd. I–II, Leipzig 1848 *+ Seitenzahl*
ST1,23	**S**pezielle **T**herapie acuter und chronischer Krankheiten (F. Hartmann), Bd. I–II, 3. Aufl., Leipzig 1847–48 *+ Bandnummer, Seitenzahl*
TG123	Allgemeine und specielle **T**herapie der **G**eisteskrankheiten und Seelenstörungen (G.H.G. Jahr), Leipzig 1855 *+ Seitenzahl*
TH123	**Th**uja-Prüfung aus »Homöopathische Erfahrungen«, 2.–5. Heft (Die Grundvergiftungen der Menschheit und ihre Befreiung davon), Seite 205ff. (C.W. Wolf), Berlin 1860 *+ Symptomnummer*
TM123	**T**extbook of **M**ateria Medica (A.v. Lippe), Philadelphia 1866 *+ Symptomnummer*
TT123	The **T**welve **T**issue Remedies of Schüssler (W. Boericke, W.A. Dewey), 5. Aufl., Philadelphia 1914 *+ Seitenzahl*
UE	**Ue**bersicht der Eigenthümlichkeiten und Hauptwirkungen der homöopathischen Arzneien; aus »Versuch über die Verwandtschaften der hom. Arzneien« (C.v. Bönninghausen), Münster 1836
WF	Versuch einer homöopathischen Therapie der **W**echsel- und anderer **F**ieber (C.v. Bönninghausen), 2. Aufl., Leipzig 1864
WI1,23	Die **Wi**rkung der Arzneimittel und Gifte (K. Wibmer), Bd. I–V, München 1831–42 *+ Bandnummer, Seitenzahl*
WS123	**W**irkungen des **S**chlangengiftes (C. Hering), Allentown u. Leipzig 1837 *+ Symptomnummer*
Z1,23	**Z**eitschrift für homöopathische Klinik (B. Hirschel), Bd. I–IV, Dessau 1851–55 *+ Bandnummer, Seitenzahl*

ZG398	Zeitschrift der k.k. Gesellschaft der Aerzte zu Wien (Zwölf Arzneiprüfungen von J. Schneller), Jahrg. II, Bd. 2, Wien 1846 *+ Seitenzahl*
ZÖ1,23	Zeitschrift des Vereins der homöopath. Ärzte Österreichs, Bd. I–II, Wien 1857 *+ Bandnummer, Seitenzahl*
ZÖ3,1,2	Zeitschrift des Vereins der homöopath. Ärzte Österreichs, Bd. III–IV (I–II), Wien 1862–63 *+ Bandnummer, Heftnummer, Seitenzahl*

Abrotanum

Artemisia abrotanum; Eberraute

Abrotanum ist ein sehr wertvolles Mittel, das häufiger eingesetzt zu werden verdient. Sein Wirkungskreis überschneidet sich in weiten Teilen mit dem von *Bryonia* und *Rhus toxicodendron*, dennoch haben seine Symptome ein eigenes, individuelles Gepräge. Rheumatische Erkrankungen mit Herzbeteiligung; Nasenbluten; Blut im Urin; Angst und Tremor – all dies bei rezidivierenden Diarrhöen in der Vorgeschichte. Einem abrupt zum Stillstand gebrachten Durchfall pflegen in Fällen, die Abrotanum benötigen, die genannten Symptome nachzufolgen. Oder es entwickeln sich heftige Herzbeschwerden, wenn bei irgendeinem Gelenk gewaltsam der Rheumatismus unterdrückt wird; in dieser Beziehung hat es viel Ähnlichkeit mit *Ledum, Aurum* und *Kalmia*.

Bei Marasmus von Kindern ist Abrotanum ein sehr nützliches Mittel und ziemlich häufig angezeigt. Die Abmagerung beginnt *an den unteren Extremitäten und schreitet dann allmählich nach oben fort*, sodass das Gesicht als Letztes betroffen ist; dies ist die entgegengesetzte Richtung von *Lycopodium, Natrium muriaticum* und *Psorinum*.

Das Mittel hat Pleuritis geheilt, nachdem *Bryonia*, das angezeigt schien, versagt hatte. Eine Frau lag mit Herzschmerzen, Atemnot, Angst und kaltem Schweiß im Bett, umgeben von ihren Angehörigen, die überzeugt waren, dass sie sterben werde. Wie sich herausstellte, hatte sie viele Monate an Rheumatismus eines Kniegelenks gelitten, hatte sich an Krücken durchs Haus geschleppt und war, nur wenige Tage vor dem jetzigen Anfall, durch ein starkes Einreibemittel rasch ›geheilt‹ worden. Abrotanum stellte ihre Gesundheit umgehend wieder her.

Abrotanum hat geschwürsartig brennende Magenschmerzen mit verdächtigem Erbrechen* hervorgerufen und geheilt.

*Metastasis*** ist ein herausragendes Merkmal bei Abrotanum. Die Verwandlung einer sog. Krankheit in eine andere sollte stets an Abrotanum denken lassen. Eine Entzündung der Parotiden (Mumps), die auf die Hoden oder Brustdrüsen übergeht, wird im Allgemeinen durch *Carbo vegetabilis* oder *Pulsatilla* geheilt; wenn diese aber nicht ›greifen‹, bringt nicht selten Abrotanum den Fall zum Abschluss.

Eine plötzlich unterdrückte Diarrhö, die von Hämorrhoiden, akutem Gelenkrheumatismus und den erwähnten Blutungen gefolgt wird, ist ein weiterer Hinweis auf die Richtigkeit dieses Metastasis-Phänomens.

Der Abrotanum-Patient reagiert empfindlich auf kalte Luft und feuchtkaltes Wetter. Er leidet sehr unter Rückenschmerzen, und seine Symptome verschlimmern sich im Laufe der Nacht.

Bei Knaben heilt Abrotanum Hydrozelen im Bereich der Hoden, bei Neugeborenen Blutungen aus dem Nabel.

Es besteht entweder Durchfall oder Verstopfung; Letzteres ist mit rheumatischen Beschwerden verbunden, Ersteres mit relativem Wohlbefinden. Je mehr der Durchfall nachlässt, desto mehr nimmt das Leiden des Patienten zu. Durchfall bedeutet für ihn die größte Linderung, ähnlich wie es bei *Natrium sulfuricum* und *Zincum* der Fall ist.

Hier und da heftige Schmerzen, vor allem im Bereich der Ovarien und Gelenke.

* Wahrscheinlich ist **Hämatemesis** hiermit gemeint, als Hinweis auf ein Ulcus ventriculi.

** D.h. die Verlagerung von Krankheitsprozessen von einem Organ zu einem anderen.

Aceticum acidum

Essigsäure

Aceticum acidum kommt bei Beschwerden blasser, kränklich aussehender Menschen in Betracht. Es sind Patienten, deren Konstitution seit vielen Jahren geschwächt ist und die den Keim der Schwindsucht seit ihrer Geburt in sich tragen. Abmagerung, Schwäche, Anämie, Appetitlosigkeit, brennender Durst und reichlicher, blasser Harn: diese Symptomenkombination verlangt nach Aceticum acidum. Hitzegefühl, mit Pulsieren am ganzen Körper, kommend und gehend, wie Blutwallungen; Chlorose bei jungen Mädchen; ausgedehnte Anasarka[EN103]; üble Folgen von Insektenstichen und Bissen von Tieren: all dies ist durch das Mittel geheilt worden. Essig ist ein altes Heilmittel gegen üble Nachwirkungen von Chloroform. Es ist von Nutzen bei Neigung zu Hämorrhagien.* Blutungen aus diversen Schleimhäuten – Nase, Magen, Rektum, Lungen – sowie aus Geschwüren. Kälteempfindlichkeit.

Geistige Verwirrung; erkennt niemanden, nicht einmal ihre eigenen Kinder; kann sich selbst an jüngste Geschehnisse nicht erinnern. Schreckliche Angstzustände; macht sich ständig unnötige Sorgen; glaubt, es werde etwas Schlimmes passieren. Gereizt, verdrießlich, beklagt sich fortwährend.

Ohnmachtsanfälle bei schwachen, anämischen Personen. Bleiches, wächsernes Gesicht. Kopfschmerzen. Nasenbluten. Eine Wange blass, die andere rot [während der Zahnung[GS]]. Diphtherische Beläge im Rachen oder Kehlkopf, mit unstillbarem Durst. Empfindlicher Magen. Erbrechen von Blut, von jeglichen Speisen. Magengeschwür. Heißes oder saures Aufstoßen. Schaumiges Erbrechen. Nagender Schmerz im Magen. Auftreibung des Magens, mit beständigem Aufruhr darin. Heftig brennende Schmerzen im Magen und Abdomen[EN36], besser beim Liegen auf dem Bauch.

Starke Bauchschmerzen; Meteorismus, Flatulenz; Aszites. Abdomen berührungsempfindlich, schmerzt bei Berührung wie wund. Blutige, dünnflüssige Durchfälle, können auch ganz aus Blut bestehen; profuse Hämorrhoidalblutungen. Chronische Diarrhö.

Reichlicher, hellfarbiger Urin. Aceticum acidum hat Diabetes (mit oder ohne Glukosurie) geheilt, verbunden mit großem Durst, Schwäche, Blässe und Gewichtsverlust.

»Sehr schwächende Pollutionen.«[AJ8,222] Erschlaffte Genitalien und geschwollene Füße[EN87].

»Metrorrhagie.«[GS] Reichliche oder wässrige Regelblutung. Spärliche Menstruation, mit Chlorose.

Schwäche des Larynx. Krupp infolge Diphtherie. Das Mittel hat viele Fälle von Kehlkopfdiphtherie geheilt. Heiserkeit, mit blasser Schleimhaut im Bereich des Kehlkopfes. Chronischer Reizhusten bei kränklichen, blassen Individuen mit tuberkulinischer Veranlagung; mit Ödemen in den Gliedmaßen, Durchfallneigung, Atembeklemmung und/oder Nachtschweißen. Hämoptyse. »Brennender Schmerz in der Brusthöhle und Magengegend.«[MA3,343] Schleimrasseln in der Brust. Chronische Bronchitis.

Lähmige Schwäche und Mattigkeit der Glieder, in Verbindung mit rheumatischen oder ödematösen Schwellungen. Beinödeme und Diarrhö.

Aceticum acidum ist ein tief und konstitutionell wirkendes Mittel, das sich, wenn es besser erforscht ist, als sehr nützlich erweisen wird. *Alle Substanzen, die Bestandteile unserer Ernährung sind bzw. als solche missbraucht werden, können zu wichtigen Heilmitteln werden*, wie z. B. Essig, Kaffee, Kochsalz, etc. In hartnäckigen, chronischen Fällen sollten wir, öfter als wir es tun, auf diese Arzneien zurückgreifen.

* Im Original heißt es »haemorrhagic constipation«, was keinen Sinn ergibt; zweifellos ist ***haemorrhagic constitution*** gemeint.

Aconitum napellus

Sturmhut

Aconitum ist ein kurzwirkendes Mittel. Seine Symptome halten nicht lange an. In größeren Dosen ist es ein gewaltiges Gift, dessen Auswirkungen aber, sofern sie das Leben nicht zerstören, sehr bald vorübergehen, sodass die Genesung, falls der Patient sich erholt, nicht lange auf sich warten lässt. Chronische Krankheits- oder Vergiftungsfolgen treten nicht auf. Aconitum ist wie ein gewaltiger Sturm, der über das Land wütet und dann ebenso rasch nachlässt, wie er gekommen ist. Es bedarf keiner großen gedanklichen Anstrengung, um herauszufinden, welche Art von Krankheit diesem Bild entspricht und welche Art von Patient am ehesten dazu neigt, derart unvermittelt und kurzzeitig zu erkranken. Erfahrung und homöopathische Beobachtung lehren uns, dass kräftige, plethorische Menschen, wenn sie sich erkälten, sehr schnell und heftig erkranken, während schwache und kränkliche Menschen ganz anders reagieren: Bei ihnen tritt die interkurrente Krankheit weitaus weniger plötzlich auf, sie verläuft nicht so intensiv, und auch die Erholungsphase dauert wesentlich länger. Aus dieser Erfahrung sowie der Untersuchung der plötzlichen Wirkungen des Aconit können wir unmittelbar schließen, dass es plethorische Menschen sein müssen, die sich Aconitum-Krankheiten zuziehen. Kräftige, abgehärtete Erwachsene und robuste Kinder werden nicht so schnell krank, aber wenn, dann richtig, keine geringfügigen Erkältungen. Normale Kälteexposition macht ihnen nichts aus; um sie krank werden zu lassen, bedarf es schon einer recht massiven Kälteeinwirkung: bei völlig unzureichender Kleidung, durch plötzliche, extreme Temperaturschwankungen oder durch längeren Aufenthalt im Freien bei kaltem, trockenem Nordwind [in Mitteleuropa: Ost- und Nordostwind]. Noch vor Einbruch der Nacht liegen sie mit heftiger Symptomatik darnieder. Diese Art von Patienten ist es, die Aconitum benötigt – die plethorischen und energiegeladenen Individuen, die ein starkes Herz, eine kräftige Blutzirkulation und einen wachen Geist haben und die nach einer extremen Kälteeinwirkung ganz plötzlich erkranken.

Keines der Phänomene, die gewöhnlich auf entzündliche Affektionen folgen, ist der Natur von Aconitum eigen. Der Sturm geht so schnell vorüber, dass das Mittel hauptsächlich dem Frühstadium der Entzündung zu entsprechen scheint. Plötzliche Kongestionen werden bei diesen kraftvollen Patienten mit großer Wahrscheinlichkeit von der guten Abwehrkraft abgeschüttelt. Man hat den Eindruck, der Patient befinde sich in unmittelbarer Lebensgefahr, aber die Genesung geht sehr schnell vonstatten. Es ist eben, wie Carroll Dunham es beschreibt, wie ein gewaltiger Sturm, der sich aber rasch wieder legt. Dunhams Darstellung dieses Mittels in seinen *Lectures on Materia Medica* ist sehr anschaulich und höchst lesenswert.

Wenn er sich trockenem, kaltem Wind ausgesetzt hat, kann der Aconitum-Patient urplötzlich von den verschiedensten Beschwerden heimgesucht werden. Ein Beispiel hierfür sind die plethorischen Kinder, die auf einmal an Gehirnkongestion mit Krämpfen oder hohem Fieber leiden. Jedes Organ des Körpers kann uns die Plötzlichkeit und Heftigkeit dieses Mittels illustrieren, das Gehirn, die Lungen, die Leber, das Blut, die Nieren. Aconitum passt sowohl zu den Beschwerden, die mitten im Winter *bei eiskaltem Wetter plötzlich* entstehen, als auch zu denen, die sich im Hochsommer *bei sehr heißem Wetter* einstellen. Es hat die Lungen- und Hirnaffektionen des Winters gleichermaßen wie die Magenverstimmungen und Darmentzündungen des Sommers. Wir wissen, wie leicht diese vollblütigen Menschen sich erhitzen und wie heftig sie davon krank werden können. Ihre anfallsartig auftretenden Leiden sind schrecklich mit anzusehen. All die entzündlichen Zustände sind verbunden mit einer erheblichen Zunahme der Blutzirkulation, stark beschleunigter Herztätigkeit, ungeheurem ›Aufruhr‹ im Gehirn sowie heftiger Gemütserschütterung und großer Furcht.

Die Gemütssymptome, die wir bei Aconitum-Zuständen so gut wie immer antreffen, stehen deutlich im Vordergrund. Der Patient fühlt die Heftigkeit seiner Krankheit, denn das Nervensystem ist außerordentlich erregt und gereizt. Angst und Furcht stehen ihm ins Gesicht geschrieben, und das Herz pocht so gewaltig, dass er den Eindruck haben muss, er werde wohl nicht mehr lange zu leben haben; es muss der Tod sein, wovor er sich fürchtet – seine Gesichtszüge spiegeln es deutlich wider. Er sagt: »Lassen Sie, Herr Doktor, es hat ja doch keinen Sinn; ich werde bald sterben.« Oftmals sagt er sogar die genaue *Todesstunde* voraus. Befindet sich eine Uhr im Zimmer, kann er etwa behaupten, wenn der Zeiger da und da stehe, werde er bereits eine Leiche sein. *Wenn wir es in einem Fall mit so tiefgehenden Befürchtungen, so entsetzlicher Angst, so großer Ruhelosigkeit und mit so heftigen und plötzlichen Anfällen zu tun haben*, dann handelt es sich entweder um jemanden, der mit einer Aconit-Vergiftung im Sterben liegt, oder – wahrscheinlicher – um jemanden, der Aconit als Heilmittel benötigt. Ein Patient, dessen Krankheitsbild Ähnlichkeit mit dem Aconit-Vergiftungsbild zeigt, bedarf ebendieses Aconits in der geringstmöglichen Dosierung. Und vergessen Sie nicht: es ist ein sehr kurzwirkendes Mittel.

Um welchen Teil des Körpers es sich auch handeln mag, fast stets finden sich entzündliche Zustände. Doch ist es nicht die Lokalisation der Entzündung, auf die es ankommt; entscheidend ist die äußere Erscheinung des Patienten, so wie ich sie Ihnen beschrieben habe. Der Gesichtsausdruck, die Gemütssymptome, die Unruhe, die Intensität der Symptome: das sind die als Erstes ins Auge fallenden Symptome des Aconitum-Patienten. Es gibt noch viele andere Gemütssymptome bei Aconitum, im Vergleich zur Angst und Todesfurcht sind sie jedoch weitaus weniger bedeutsam; sie werden von diesen alles überragenden, besonders charakteristischen Symptomen gewissermaßen überdeckt oder maskiert. Jede Zuneigung zu den ihm Nahestehenden ist ihm abhanden gekommen.[GS] Es ist ihm egal, was aus ihnen wird; er bringt nicht das mindeste Interesse für sie auf. Manchmal gerät der Patient in einen Zustand völliger Gleichgültigkeit.

Ein Symptomenbild wie das hier dargestellte hat, wie Sie unschwer erkennen werden, in der ganzen Materia medica nicht seinesgleichen; mit welchem Mittel Sie es auch vergleichen mögen, Sie finden es nur bei Aconitum. Sie werden *einzelne* Merkmale auch bei anderen Arzneien entdecken, aber das Gesamtbild finden Sie nur bei Aconitum. Jedes der Gemütssymptome zeichnet sich durch eine große Intensität aus. Befindet sich der Patient im Delirium, so ist es ein sehr heftiges Delirium, *mit großer Erregtheit, mit Furcht, mit Angst;* er weint im Delirium[SK5] oder heult, als würde er die größten Qualen erleiden. *Große Aufregung, Furcht, Todesfurcht* – man fragt sich, was es wohl sein mag, worüber er all die Tränen vergießt! Auch alle möglichen anderen Stimmungen werden von der Aconitum-Furcht mit geprägt. Ob es das Stöhnen ist, das Jammern, die Reizbarkeit, der Zorn – mit dem Bedürfnis, Dinge in die Ecke zu werfen –, all dies ist zugleich mit der typischen *Angst und Heftigkeit* des Mittels verbunden. Diese beiden überragenden Merkmale färben auf alle übrigen Symptome ab.

»*Schreit vor Schmerzen* ...«[GS] – dies zieht sich durch das gesamte Arzneimittelbild. Die Schmerzen sind messerartig stechend oder schneidend. Das Ausmaß der Aconitum-Leiden ist in der Regel ungeheuer groß; bei Neuralgien beispielsweise sind die *Schmerzen von kaum noch vorstellbarer Intensität*. Der Patient hat die Befürchtung, eine tödliche Krankheit habe ihn befallen, anders kann er sich seine schrecklichen Qualen nicht erklären. In den *Guiding Symptoms* heißt es: »Sagt seinen Sterbetag voraus.«[(SK5)] Dieses Symptom hängt zu einem nicht geringen Teil mit den entsetzlichen Leiden zusammen, die ihn zu überwältigen scheinen. Und dieses psychische Bild ist stets zugegen, bei entzündlichen Zuständen jedes beliebigen Körperteils – Entzündungen der Lungen, der Nieren, der Leber, des Darms, etc.

Schwindel ist ein Merkmal, das im Beschwerdebild des Aconitum-Patienten ebenfalls selten fehlt. »Sie konnte vor Schwindel kaum ins Bett kommen, wobei alles mit ihr im Kreise umher ging.«[AR4,1,162] »Es ist ihr drehend im Kopfe, so daß sie ihn gar nicht bewegen darf ...«[RA4] Eine Frau sieht sich auf ihrem Einkaufsweg plötzlich einem großen Hund gegenüber, und ihr wird daraufhin so schwindelig, dass sie nicht einmal zu ihrem Wagen zurückfindet. »Schwindel als Folge von Schreck* – von plötzlicher, heftiger Furcht –, wobei das Angstgefühl des Schreckens längere Zeit bestehen bleibt.« Dieses Übrigbleiben eines Rests an Angst lässt aber stärker noch an *Opium* denken. »*Beschwerden von Furcht [Schreck],* u.a. Gehirnentzündung, Schwindel.« *Selbst Kongestionen einzelner Teile als Folge von Furcht [Schreck].* Das ganze Sensorium des Aconitum-Patienten ist arg in Mitleidenschaft gezogen. »Wie trunken; es geht alles mit ihr rund herum, sie torkelt beim Gehen, als sollte sie umfallen ...«[RA5]

Die *Kopfschmerzen* von Aconitum sind kaum zu beschreiben, mit solcher Heftigkeit treten sie auf. Reißendes Brennen im Gehirn und in der Kopfhaut, verbunden *mit Fieber, Furcht und qualvoller Angst;* Kopfschmerz infolge einer Erkältung oder Unterdrückung eines Schnupfens. Der Katarrh hört bei plethorischen Menschen plötzlich auf zu fließen, durch Kälteexposition, besonders durch Fahren im kalten, trockenen Wind, wie er für unser nördliches Klima im Winter so typisch ist. »Heftiger Kopfschmerz, auf eine kleine Stelle über dem linken Augenbrauenbogen beschränkt.«[ÖZ1,2,98] »Gehirnkongestion: mit klopfendem, kongestivem Kopfschmerz, *mit Angst, mit heißem Gesicht.*«

Es gibt zahlreiche Symptome, die bei Augenaffektionen an Aconitum denken lassen, so z.B. plötzliche Augenentzündungen, kongestionierte oder blutunterlaufene Augen. Sämtliche Gewebe können von der akuten Entzündung betroffen sein; Konjunktivitis etc. als *Folge von Erkältung oder Einwirkung kalten, trockenen Windes.*

Eine Lehre, die lange Zeit im Schwange war, lautet: Man verabreiche Aconitum für das erste Stadium einer Entzündung. Doch obwohl der Lehrsatz in fast allen unseren Lehrbüchern zu finden ist, ist diese Art des Vorgehens nicht zu empfehlen. Sie berücksichtigt nicht die Konstitution des Patienten und ebenso wenig die Ursache der Entzündung. Machen Sie sich diese Praxis nicht zu eigen! Suchen Sie, falls möglich, nach weiteren Aconitum-Indikationen – oder geben Sie eine passendere Arznei. Ein anderer Irrglaube, der sich teilweise bis heute erhalten hat, ist der, Aconitum bei jeder Art von Fieber für angezeigt zu halten. Für viele unserer ersten ›Routinehomöopathen‹ war Aconitum *das* Fiebermittel schlechthin – doch es ist eine üble Praxis.

Die Augenentzündung von Aconitum tritt so plötzlich in Erscheinung, dass man sich fragt, wie dies in so kurzer Zeit wohl möglich ist. Die Augen schwellen stark an, ohne jede katarrhalische Absonderung; allenfalls findet sich etwas wässriger Schleim. Die akuten Entzündungen, die mit einem dicken Sekret einhergehen, sind niemals Aconit. Das Mittel hat keine der üblichen Entzündungsfolgen, lediglich eine starke Anschwellung, die ebenso schnell vergeht, wie sie gekommen ist. Auch hier wundert man sich, wie eine derartige Schwellung so rasch wieder verschwinden kann. Augenaffektionen, die im Begriff sind, sich zu einem späteren Entzündungsstadium zu entwickeln, benötigen stets ein anderes Mittel. Bei einer fieberhaften Erkrankung dürfen Sie Aconitum nicht in Erwägung ziehen, wenn Sie nicht das deutliche Bild eines Aconitum-Patienten vor sich haben. Bei einem Aconitum-Fieber besteht u.a. Lichtempfindlichkeit. »Große Ruhelosigkeit bei Fieber.« Die Augen sind starr, die Pupillen zusammengezogen. In den *Guiding Symptoms* heißt es: »In den Frühstadien heftiger, akuter Entzündungen von tiefer liegenden Geweben des Augapfels ...« Dieser Eintrag ist klinischen Ursprungs und stellt eine fragwürdige Meinung dar. Geben Sie Aconitum nur, wenn die *Symptome* übereinstimmen – nicht für irgendein Stadium und auch nicht für das Frühstadium. Eine Entzündung, die einen längeren Verlauf nimmt, die in Eiterung überzugehen oder an Schleimhäuten Eiter abzusondern droht, wird Ihnen niemals Symptome von Aconitum darbieten. Geben Sie Aconitum auch niemals bei Blutvergiftung, bei

* Kent wählt hier den Begriff »Furcht«, wo ***Schreck*** eigentlich passender wäre. Die Quelle dieses Zitats konnte leider nicht eruiert werden; die *Guiding Symptoms* jedenfalls geben »Schwindel nach Schreck« an, ebenso Kents Repertorium.

septischen Zuständen, wie wir sie bei Scharlach, Typhus etc. sehen. In solchen Fällen finden Sie keines der für Aconitum so typischen heftigen Symptome. Die nervöse Erregtheit ist nicht vorhanden, sondern das gerade Gegenteil: Sopor, Trägheit, bläulichrote Hautverfärbung – bei Aconitum ist die Haut leuchtendrot. Aconitum kommt nicht in Betracht bei den zymotischen* Krankheiten, den langsam entstehenden und kontinuierlichen Fiebern. Es hat keinerlei Symptome, die diesen schleichenden Fieberverläufen entsprechen. Das Aconitum-Fieber besteht gewöhnlich aus einer einzigen kurzen, aber heftigen Fieberattacke. Insofern steht es auch in keiner Beziehung zum intermittierenden Fiebertyp. Bei einem Anfall von Wechselfieber könnten Sie eventuell einmal irregeführt werden, doch spätestens beim nächsten Fieberanfall wissen Sie, dass Aconitum nicht in Frage kommt. Einige Arzneien zeigen eine periodische Wiederkehr oder ein wellenförmiges Auf und Ab der Symptome – nicht so Aconitum. Das heftigste Fieber muss, wenn Aconitum das passende Mittel ist, nach einer Nacht vorüber sein. Ist es das nicht, dann ist es bedauerlich, dass Sie den Fehler gemacht haben, es zu geben, denn es kann durchaus auch einmal Schaden anrichten. Alles, was Ihnen bei einer Erkrankung an Symptomen begegnet, muss bei der Arzneiwahl mit berücksichtigt werden, nicht nur das, was eine Arznei abdeckt, sondern auch das, was sie nicht abdeckt.

Aconitum hat Entzündung der Augen, mit Brennen und plötzlicher Geschwulst; die Lider schwellen so rasch und in einem solchen Ausmaß an, dass sie nur mühsam geöffnet werden können, und wenn man sie gewaltsam an den Lidern auseinanderzieht, quellen heiße Tränen hervor – aber kein Eiter. Dieser Zustand kann bei einer Erkältung sehr schnell entstehen. Wo immer sich bei Aconitum Schleimhautoberflächen entzünden, besteht die Neigung zum Austritt blutig-wässriger Flüssigkeit; die Blutgefäße und Kapillaren werden plötzlich lokal gestaut und lassen ein serös-hämorrhagisches Exsudat austreten; einzelne Gefäße können auch reißen.

Entzündungen der *Ohren* treten ebenso plötzlich auf. »Pochende, heftige, schneidende Schmerzen im Ohr.« Ein Aconitum-Kind, das unzureichend angezogen draußen im kalten, trockenen Wind gespielt hat, kommt schreiend nach Hause und hält sich die Hand vors Ohr. Die Beschwerden entstehen, wenn es tagsüber im Freien war, spätestens am selben Abend, verbunden mit Fieber und so großer Angst, dass man es die ganze Zeit auf dem Arm tragen muss. Das Kind leidet fürchterlich. »Das mindeste Geräusch ist ihm unerträglich«[RA523]; so empfindlich ist das Gehör, dass ihm selbst Musik durch alle Glieder fährt.[RA524] Am ganzen Körper finden wir diese extreme Überempfindlichkeit der Nerven. Wo auch immer sich Beschwerden einstellen, sie sind intensiv und heftig, und der Patient befindet sich stets in einem Zustand großer Angst und Reizbarkeit. »Stechende, brennende, reißende, schneidende Schmerzen im Ohr.«

Von manchen Kollegen wird Aconitum auch als Routinemittel bei jedem etwas stärkeren Erkältungsschnupfen eingesetzt; andere wiederum sind in dieser Hinsicht besonders freizügig im Verabreichen von *Nux vomica*. Tatsächlich können beide wunderbare Heilmittel bei Erkältungsschnupfen sein – wenn sie angezeigt sind. Wenn der Schnupfen mit heftigen Kopfschmerzen einhergeht und gleich in der ersten Nacht nach der Verkühlung plötzlich auftritt, wird er schnellstens durch Aconitum kupiert. Der *Carbo-vegetabilis*-Schnupfen beispielsweise entwickelt sich erst mehrere Tage nach der Kälteexposition; ähnlich ist es beim *Sulfur*-Schnupfen. Der *Carbo-vegetabilis*-Patient zieht sich auch dann einen Schnupfen zu, wenn er zu warm angezogen ist, z.B. wenn er, und sei es nur für kurze Zeit, in einem Zimmer den Mantel anbehält. Der Aconitum-Patient geht typischerweise zu leicht bekleidet in die Kälte hinaus und erkrankt, aufgrund seiner plethorischen Konstitution, noch vor Mitternacht.

Besonders häufig aber ist Aconitum bei Schnupfen von Babys indiziert – von rosigen, pummeligen, plethorischen, nicht von blass

* **Zymosis** ist ein gärungsähnlicher Prozess, durch den sich, wie man im 19. Jahrhundert meinte, bestimmte Infektionskrankheiten im Organismus ausbreiten würden; dazu rechnete man v.a. Krankheiten wie Cholera, Bauchtyphus, Flecktyphus, Diphtherie, Scharlach, Masern und Keuchhusten.

und kränklich aussehenden Babys. Diese blassen Kinder erkranken später; ihre Lebenskraft ist so schwach, sie reagieren so träge, dass sie manchmal erst nach zwei oder drei Tagen Beschwerden entwickeln. Wenn Sie zwei Geschwister, das eine kränklich, das andere robust, der Kälte aussetzen, dann wird Letzteres noch in der folgenden Nacht Krupphusten bekommen – und Aconitum brauchen –, das andere aber erst am nächsten Morgen erkranken – und *Hepar sulfuris* benötigen.

Symptome, die häufig den Aconitum-Schnupfen begleiten, sind Nasenbluten, Kopfschmerzen, Angst und Furcht. Der ängstliche Gesichtsausdruck ist eines der ersten Zeichen, die sie bei einem Aconitum-Patienten beobachten können. Eine Aconitum-Pneumonie lässt sich oft schon am Gesicht ablesen. Betrachten Sie immer genau das Gesicht Ihrer Patienten! Viele Prüfungssymptome von Aconit, besonders natürlich die große Angst, stehen dem Patienten ins Gesicht geschrieben. Vieles von dem, was im Körper vor sich geht, können Sie schon am Gesichtsausdruck erkennen; das Gesicht erzählt Ihnen einen Großteil der Geschichte. Sei es Freude, Trauer oder Sorge – auf den ersten Blick sehen Sie, dass dem Patienten etwas Bedeutsames widerfahren ist. In der Regel brauchen Sie nicht lange zu raten, dann haben Sie es getroffen. Beim Aconitum-Patienten ist es die Angst!

Bei einer ganzen Reihe von Mitteln finden wir »Röthe und Hitze der einen und Kälte und Blässe der andern Wange ...«[RA470]; nehmen Sie aber den ängstlichen Gesichtsausdruck hinzu, die Furcht, die Fieberhitze, die Unruhe und die Plötzlichkeit, mit der der Zustand entstanden ist – der Patient ist plethorisch, und am Vortage herrschte trockenes, windiges Wetter –, dann werden Sie dieses eine Symptom ohne zu zögern Aconitum zuordnen. Unter anderen Umständen könnte es durchaus ein anderes Mittel sein. »Neuralgische Gesichtsschmerzen, mit der Empfindung, als würden in einer Gesichtshälfte heiße Drähte verlaufen.« Jemand ist bei kaltem, rauem Wind unterwegs und setzt dabei sein Gesicht direkt dem kalten Wind aus. Zuerst wird das Gesicht taub, dann setzen heftige Schmerzen ein. Die wie Messer schneidenden Schmerzen lassen ihn laut aufschreien. Aconitum wird ihm Linderung verschaffen. »Kribbeln, Ameisenlaufen« – diese Empfindung tritt im Verlauf bzw. Versorgungsgebiet von Nerven auf. Aconitum hat auch das Gefühl, z.B. bei Ischias, als würde Eiswasser die Nerven entlanglaufen. »Laufen, Prickeln und Kribbeln im Gesicht«[GS], mit oder ohne Schmerzen. Glühende Hitze[ÖZ1,2,215] bzw. Fieberhitze im Gesicht. Schwitzen der Gesichtshälfte, auf welcher der Patient im Bett liegt[RA107], und wenn er sich umdreht, wird dieser Teil des Gesichts sofort trocken, und die andere Seite fängt zu schwitzen an.

Welch großartiges Linderungsmittel ist Aconitum bei *Zahnschmerzen!* Es hat sich hierbei als so hilfreich erwiesen, dass heutzutage fast jede alte Frau sich dadurch zu helfen weiß, dass sie einen Tropfen Aconit auf etwas Watte gibt und diese in den schmerzenden hohlen Zahn stopft. Recht häufig werden die Schmerzen durch diese Methode wenigstens gemildert. Weitaus besser allerdings wäre eine Dosis potenziertes Aconit, sofern – wieder die alte Geschichte – die Schmerzen heftig und durch trockenen, kalten Wind entstanden sind, vorzugsweise bei plethorischen Personen mit schneidenden oder stechenden Schmerzen in den hohlen Zähnen. Bisweilen können diese Schmerzen auch ganz gesunde Zähne befallen und die ganze Zahnreihe in Mitleidenschaft ziehen. Heftigste Zahnschmerzen, entstanden als Folge von Kälteexposition, z.B. durch Fahren im Wind, weichen einer Gabe Aconit im Handumdrehen.

Geschmacksstörungen; Magenverstimmungen. *»Alle Speisen und Getränke, mit Ausnahme des Wassers, schmecken bitter.«*[UE] Und wie sehr verlangt es den Aconitum-Patienten nach Wasser! Er scheint davon kaum genug bekommen zu können, und er verträgt es gut.

Brennen ist eine Empfindung, auf die wir in der Pathogenese von Aconitum immer wieder stoßen; ein großer Teil der Schmerzen von Aconitum wird als brennend charakterisiert. Brennender Kopfschmerz[RA65]; Brennen längs der Nerven; »brennend ätzende Schmerzen neben den Rückenwirbeln ...«[RA309]; trockene, brennende Fieberhitze, gewöhnlich vom Kopf ausgehend[GS]; »Brennen der Lippen und Zunge, wie nach Pfeffergenuss ...«[ÖZ1,2,215]

Aconitum ist ein sehr nützliches Mittel bei *Halsentzündungen*, wenn brennender, feinstechender Schmerz[RA135] und Trockenheit des Halses vorhanden und die Tonsillen samt dem ganzen Rachenbereich stark gerötet sind. Gaumensegel und Zäpfchen[ÖZ1,2,76] können zuweilen stark geschwollen sein. Hochgradige, akute Entzündung des gesamten Halsbereichs (Gaumensegel, Tonsillen, Rachen). Doch dies allein würde noch nicht Aconitum indizieren. Es kann derartige Halsentzündungen heilen, aber jeder Homöopath weiß, dass mit gleichem Recht vierzig oder fünfzig andere Mittel ausgewählt werden könnten. Das genannte Beispiel ist ziemlich uncharakteristisch; kein Homöopath könnte auf dieser Basis ein Mittel verschreiben. Nehmen wir diese Art von Halsentzündung einfach zur Kenntnis, fragen uns aber: »Was macht einen solchen Hals zu einem Fall für Aconitum?« Und dann stellt sich sehr bald die Frage, ob wir nicht ebenso gut verordnen könnten, wenn wir den Hals überhaupt nicht in Augenschein genommen hätten. Für einen intelligenten Arzt ist die Beschaffenheit des Halses in Bezug auf die Beurteilung des Patienten nicht von großem Belang. Wenn es unabdingbar wäre, dass sich der Arzt entzündete Körperteile stets ansieht, wie wollte er dann die Leber behandeln? Er kann sie nicht sehen. Wie wollte er für den Magen verschreiben? Er kann nicht in ihn hineingucken. Dann ist er gezwungen, auf das zurückzugreifen, was den Patienten selbst ausmacht, was sein Wesen repräsentiert, und auf einmal kommt der Grund für einige seiner Beschwerden ans Licht. Erst wenn Sie den Aconitum-Patienten in seiner Ganzheit erfasst haben, dürfen Sie das Mittel verschreiben. Natürlich ist es sinnvoll, sich all das anzusehen, was anzusehen ist. Und wenn die Leber sichtbar wäre, würde ich ebenfalls sagen: Schauen Sie sie an! Wenn man das Herz sehen könnte, würde ich raten: Untersuchen Sie es!

Was ist es nun bei dieser Halsentzündung, das wirklich auf den Patienten hinweist? Die Schluckbeschwerden können es nicht sein, denn die finden wir bei jeder Form von Halsschmerz. Ich will damit sagen, dass die Wundheit und Schmerzhaftigkeit des Halses als solche keinerlei Schlüsse auf eine Aconitum-Pathologie zulässt. Wenn aber der Betreffende von plethorischer Konstitution wäre, wenn er längere Zeit kaltem, scharfem Wind ausgesetzt gewesen wäre und in der Nacht darauf mit heftig brennenden, stechend-reißenden Halsschmerzen und Schluckbeschwerden aufgewacht wäre, wenn das Fieber sehr rasch angestiegen wäre, wenn er einen fast unstillbaren Durst auf kaltes Wasser gehabt hätte und wenn er zum Zeitpunkt Ihres Eintreffens immer noch *fiebrig und sehr ängstlich* wäre, dann hätten Sie wirklich einen Patienten vor sich, für den sich verschreiben ließe. Oftmals lernen Patienten, die in Ihrer Behandlung sind, über das Befinden und Verhalten von kranken Angehörigen genau das mitzuteilen, worauf es bei der Verschreibung ankommt. Sie können sich anschließend den Kranken lebhaft vorstellen. Ein Schwarzer liefert Ihnen manchmal die beste Beschreibung überhaupt, besser als die ›höhere Tochter‹ vom Vassar-College*, die mir kürzlich schrieb: »Lieber Herr Doktor, würden Sie mir bitte eine Arznei schicken; ich habe mir heute in den Hals gesehen und festgestellt, dass er ganz rot ist.«

Wie ängstlich sind die Aconitum-Patienten bei *Magenbeschwerden!* Die Schmerzen, die sie erleiden, sind entsetzlich. Brennende Schmerzen, reißende Schmerzen, mit Angst, mit Unruhe, mit Fieber, entstanden infolge einer Erkältung – nicht durch Überessen, sondern durch eine Erkältung, die auf den Magen geschlagen ist. Eiskaltes Baden kann ein weiterer Grund sein, aber auch zu große Hitze im Hochsommer, wenn robuste Kinder mit einem leicht auf äußere Reize reagierenden Gehirn betroffen sind. Erbrechen mit schrecklichstem Würgen, als sollte der ganze Magen nach außen gestülpt werden. Erbrechen von Blut[RA155], von leuchtendrotem Blut; das ist typisch für die Magenbeschwerden von Aconitum. Während des Fiebers besteht ein Verlangen nach bitteren Getränken, nach Wein, Bier und Brandy, die aber wieder hochkommen, sobald sie in den Magen gelangt sind. Gier auf scharfe, pikante Dinge; nichts schmeckt ihm bitter genug. Wenn er doch nur etwas Bitteres bekommen könnte ...;

* Renommiertes Mädchencollege in Poughkeepsie, N.Y., gegründet 1861 von Matthew Vassar (1792–1868), einem amerik. Geschäftsmann und Philanthropen.

dabei ist es so, dass alles, was er isst und trinkt, bereits bitter schmeckt, ausgenommen Wasser! [UE]

Die Bezeichnung »Magenkatarrh« in den *Guiding Symptoms* ist natürlich ein klinischer Begriff. Gemeint ist eine hochakute, mit heftigen Brechanstrengungen einhergehende Magenschleimhautentzündung, wobei der Patient aber wegen Leerheit des Magens nichts erbrechen kann. Nicht selten kommt es bei dem vielen Würgen allerdings zum Erbrechen von Galle oder Blut. Begleitend finden wir wieder *Ruhelosigkeit, Angst und die Furcht, sterben zu müssen*[HY21,358], die sich deutlich im Gesicht widerspiegelt.

Aconitum ist auch ein nützliches Mittel bei Leberentzündung, wenn diese sehr plötzlich entsteht. Es ist bei wiederholten Schüben meist nicht sehr hilfreich, umso mehr beim ersten Anfall. Heftige Entzündung der Leber, mit reißenden Schmerzen und starkem Brennen. Dann kommt die *Unruhe* hinzu, *mit beständigem Umherwerfen, die qualvolle Angst mit Todesfurcht, das rote Gesicht, die glasigen Augen, der große Durst.* »Ängstliche Ungeduld ... und agonizirendes Umherwälzen«[RA] ist bei fast allen diesen Beschwerden anzutreffen.

Im Abdomen können nach Kälteexposition und starker Unterkühlung brennende oder stechende Schmerzen auftreten. »Stiche in den Gedärmen ..., wie mit Nadeln.«[ÖZ1,2,67] Doch macht es – der Eindruck drängt sich auf – keinen großen Unterschied, wo die Störungen bestehen, wenn wir es nur mit einem Aconitum-Patienten zu tun haben. Sämtliche Organe und Gewebe des Bauchraums können sich entzünden; so ist Aconitum z. B. ein wichtiges Mittel bei Peritonitis. Heftige katarrhalische Entzündungen. Bei Ruhr kommt es zum Katarrh des unteren Kolonabschnitts oder des Rektums. Im Nachttopf findet sich bei der Ruhr fast nur reines Blut, ohne alle Kotbeimengungen[AZ56,107]; allenfalls kann etwas Schleim beigemischt sein. Es scheint dem Patienten, wie ich oft beobachten konnte, kaum möglich zu sein, den Nachtstuhl zu verlassen. Bluterbrechen und Abgang blutigen Schleims aus dem Mastdarm. Fast immer sagen die Kranken ihren Tod für die nächste Nacht oder die nächsten Stunden voraus. Sie sehen aus, als verspürten sie bereits die Gegenwart des Todes – in Wirklichkeit aber sterben sie nie in solchen Situationen. Der ganze Körper leidet große Qualen, besonders schlimm aber ist der Tenesmus, der fortwährende, schmerzhaft-spastische Stuhldrang. Aconitum hat »dünnflüssige, wässrige Stuhlentleerungen«[GA4,28], aber es ist kein sehr wichtiges Symptom, auch wenn es von Hering besonders herausgestellt wird. Doch wenn reines Blut, eventuell mit Schleim vermischt, abgeht und Tenesmus besteht oder wenn von Säuglingen mit Sommerdiarrhö grasgrüner Schleim ausgeschieden wird – reines Blut oder grasgrüne Ausscheidungen, mit plötzlichem Fieber, bei lebhaften, rosigen Babys –, dann denken Sie an Aconit. Bei Kindern, die im Juni zur Welt gekommen sind, sind die meisten Darmstörungen durch übergroße Hitze bedingt. Die Hitze kann beim Säugling auch zur Leberentzündung führen; der Stuhl wird weiß wie Milch und nimmt eine kittähnliche Konsistenz an; das Kind wird ikterisch und schreit vor Schmerzen.

Aconitum ist von Nutzen bei Harnwegsbeschwerden, bei Blasen- und Nierenleiden. Entzündliche Zustände mit Hämaturie. Oligurie oder Anurie. Harnverhaltung, besonders als Folge eines seelischen Schocks. Dies macht Aconitum zu einem der wichtigsten Mittel bei der Harnretention von Neugeborenen. Das gerade in die Welt hineingeborene Kind hat ein ungeheures Schockerlebnis hinter sich; und bei Ihrem nächsten Hausbesuch sagt die Amme: »Das Kleine hat noch kein Wasser gelassen.« Die Körperfunktionen des Kindes haben sich nach dem großen Schock, den es durchgemacht hat, noch nicht wieder normalisiert.

Blasenentzündung, mit schneidenden oder reißenden Schmerzen. Heftiges Brennen in der Blase[GS], mit Brennen beim Urinieren längs der ganzen Harnröhre[ÖZ1,2,29]. »Abgang eines heissen, dunklen Harns.«[ÖZ1,2,64] »Weiße Stuhlgänge und rother Harn.«[RA213] »Urin klar und röthlich gefärbt.«[GA4,31] »Harn blutroth, oder mit Blutklümpchen gemischt.«[KE2,4] »Harnverhaltung infolge Erkältung, besonders bei Kindern, mit viel Schreien und Unruhe.«[GS] Auch bei der Blasenentzündung sehen wir, bei Erwachsenen wie Kindern, all die psychischen Begleiterscheinungen, die für den Aconitum-Patienten so charakteristisch sind.

Aconitum heilt heftigste Hodenentzündungen, die plötzlich bei plethorischen Männern auftreten, gewöhnlich als Folge lokaler Kälteeinwirkung (Sitzen auf Kaltem) oder auch allgemeiner Verkühlung bzw. Erkältung. Doch die Orchitis, die Sie am häufigsten zu behandeln haben werden, entwickelt sich nach Unterdrückung eines Trippers, und hier ist Aconitum ohne Nutzen.

Die Frau ist von ihrem mitfühlenden, sensiblen Wesen her gewissermaßen eine geborene Aconitum-Patientin. Sie ist von Natur aus, wenn sie gesund ist, ein empfindsamer, feinfühliger Mensch; daher bekommt sie, anders als der Mann, eher Beschwerden aufgrund seelischer Erschütterung oder durch Angst. Es kommt selten vor, dass sich ein Mann wegen Furcht oder Angst eine Entzündung zuzieht; bei plethorischen und vitalen, aber leicht erregbaren Frauen ist Furcht jedoch eine häufige Ursache für Entzündungen der Gebärmutter oder der Eierstöcke. Furcht [und Schreck] sind nicht selten Auslöser für Fehlgeburten, doch wenn Aconitum rechtzeitig gegeben wird, vermag es den Abort zu verhindern. Manchmal kommt es unmittelbar im Anschluss an eine heftige Furchtreaktion oder eine plötzliche Gemütserschütterung zu den für Aconitum so typischen stechenden, brennenden oder reißenden Schmerzen. Es kommt vor, dass Schwangere sagen: »Herr Doktor, es hat keinen Sinn, für meine Entbindung irgendwelche Vorkehrungen zu treffen; ich weiß ja doch, dass ich die Geburt nicht überleben werde.« Wenn es eine verlässliche Indikation für Aconitum gibt, dann ist es diese Vorausahnung des eigenen Todes! Geben Sie der Patientin eine Dosis Aconitum und wechseln Sie das Gesprächsthema; wenn sie dann nach einigen Tagen wiederkommt, befragen Sie sie zu dieser speziellen Furcht, und sie wird antworten: »Ach das ... das hat sich gelegt.« Aconitum ist reich an Besonderheiten dieser Art, doch nur wenige von ihnen sind wirklich behandlungsbedürftig. Dazu gehört dieses Keynote, diese merkwürdige Todesfurcht oder Todesahnung; sie ist höchst charakteristisch und gibt einen Einblick in die innerste Befindlichkeit der Aconitum-Patientin. Sie sagt ihren Sterbetag voraus.[SK5] Der Grund, warum Aconitum so häufig das Heilmittel von Kleinkindern ist, ist der, dass Kleinkinder sich so leicht erschrecken und davon krank werden können.

»Entzündung der Geschlechtsteile bei plethorischen Frauen.« Aconitum ist häufiger bei Frauen und Kindern angezeigt als bei Männern. Empfindliche, erregbare, vitale Frauen. Bei Männern ist es gewöhnlich indiziert bei entzündlichen Zuständen infolge von Unterkühlung in trockenkalter Luft; und einen fiebrigen Aconitum-Patienten kann man sehr leicht von den Vorteilen der Homöopathie überzeugen, wenn man ihm zeigt, wie schnell Aconitum bei ihm einen Schweißausbruch hervorrufen und so das hohe Fieber brechen kann – vorausgesetzt, das Fieber hält noch nicht sehr lange an und ist bisher auch noch nicht remittiert.

»Nach langwieriger und schwieriger Entbindung.«[GS] »Heftige Nachwehen.« »Stechende, reißende Nachwehen, mit Fieber.« Uterusblutungen mit hellrotem Blut und Todesfurcht. Bei Erkältungen in der Zeit des Wochenbetts leistet Aconitum manchmal sehr gute Dienste, aber verwechseln Sie eine solche Erkältung nicht mit Puerperalfieber! Erstere geht mit einem einfachen, nichtseptischen Fieber einher, bei dem eventuell auch die Mammae in Mitleidenschaft gezogen werden, verbunden mit Wundheit der Brust und Stocken der Milchsekretion. Sind aber die Lochien ausgeblieben, geben Sie kein Aconit!

Neugeborene mit Atembeschwerden, nach Zangengeburt oder langwierigen Wehen; die Atmung des Kindes ist schwach, das Herz arbeitet nicht richtig, und nach wenigen Stunden tritt Fieber auf. Aconitum ist eine sehr einfache Arznei. Die Harnverhaltung von Neugeborenen ist so häufig ein Aconitum-Zustand, dass Sie kaum je eine andere Arznei benötigen werden. Das Kleine kann noch nicht sprechen, durch Zeichen nicht viel kundtun, sodass der Arzt in solchen Fällen gezwungen ist, eine gewisse Routine walten zu lassen; und tatsächlich sind die stets routinemäßig verordnenden Ärzte bei Harnverhaltung dieser Art mit Aconitum meist recht erfolgreich gewesen. Tritt die Harnretention indes bei der Mutter [im Wochenbett] auf, so wird sie in mehr als der Hälfte der Fälle durch eine Gabe *Causticum* behoben.

Aconitum wird häufig routinemäßig beim Krupp eingesetzt – und entsprechend häufig missbraucht. Es ist allerdings in all den Fällen angezeigt, wo plethorische Kinder ganz plötzlich an Krupp erkranken, nachdem sie längere Zeit trockenkaltem Wind ausgesetzt gewesen sind. Das Kind wacht, bald nachdem es abends ins Bett gebracht worden ist, aus dem ersten Schlaf wieder auf, vielleicht um 21, 22 oder 23 Uhr, fasst sich an den Hals und hustet heftig. Es ist ein kruppöser, erstickender Husten mit heiserem Bellen. Kaum eine andere Arznei vermag einer so raschen Krankheitsentwicklung ähnlich erfolgreich entgegenzutreten wie Aconitum; eine Gabe dieses Mittels – und die Beschwerden sind umgehend beseitigt. Ein Krupp, der sich nach einer Kälteexposition erst am nächsten Morgen oder Abend entwickelt, kann einer ganzen Reihe anderer Mittel entsprechen, besonders aber *Hepar sulfuris*, das eine langsamere Geschwindigkeit aufweist. *Hepar* ist mehr bei Kindern geeignet, die in einer weniger guten konstitutionellen Verfassung sind und zu häufigen Kruppanfällen neigen. *Spongia* ist ein weiteres ähnliches Mittel, doch fehlen ihm viele jener Zeichen, wie wir sie vor allem bei heruntergekommenen, sich ständig erkältenden Kindern zu sehen bekommen. Es wäre ein schwieriges Unterfangen, allein aufgrund des äußeren Erscheinungsbildes des Krupps zwischen Aconit und *Spongia* unterscheiden zu wollen, denn beide haben z. B. auch die Ängstlichkeit, die man bei dieser Erkrankung so oft findet. Der Aconitum-Krupp läuft sehr heftig ab: Mit der Kehlkopfentzündung gehen Krämpfe des Larynx einher, die mit großer Plötzlichkeit einsetzen. Der *Spongia*-Krupp ist weniger entzündlich, wobei allerdings die Entzündung mit den Krämpfen allmählich zunimmt. Auch *Spongia* kann um 23 Uhr mit Erstickungsnot aufwachen, doch hat es weder die starke fiebrige Erregung, wie sie Aconitum eigen ist, noch dessen qualvolle Angst; dafür zeigt es ebenso die für Aconitum so typische Trockenheit. Aconitum-Zustände sind gewöhnlich von Trockenheit gekennzeichnet, allenfalls bestehen geringfügige wässrige Absonderungen. *Spongia* ist ganz und gar ›trocken‹; sind Schleimhäute entzündet, so sind diese trocken. Unter den Kruppsymptomen von Aconitum finden wir: »Empfindlichkeit des Kehlkopfs gegen Berührung.«[EN875] »Krupp: Erwachen im ersten Schlaf; ... nach Ausgesetztsein gegenüber kaltem, trockenem Wind.«[GS]

Die Atmung kann bei Aconitum in vielfältiger Weise beeinträchtigt sein: Dyspnoe infolge Verkrampfung der Bronchiolen, dem Asthma bronchiale nicht unähnlich; Dyspnoe, die aus einer Bronchiolitis resultiert; Dyspnoe plethorischer Individuen im Zusammenhang mit kardialer Erregung, z. B. bei Erkältung, Kälteexposition oder psychischem Schock; Dyspnoe aufgrund von Furcht, bei nervlich labilen, leicht erregbaren, aber plethorischen Frauen. »Kurzes, unvollkommenes und mühsames Athmen.«[ÖZ1,2,119] »Beschleunigte Respiration.«[ÖZ1,2,62] »Erschwertes Athemholen; ängstliches Schnappen nach Luft.«[ÖZ1,2,222] Es ist eine asthmatische Atemnot, bei der in der Regel die Schleimhäute der Bronchiolen und kleinen Bronchien trocken sind.

»Agonie; sitzt aufrecht da und kann kaum noch atmen ...«[GS] Plötzliche, heftige Herzreizung; der Puls voll und schnellend oder schwach und jagend. Der Kranke sitzt im Bett, fasst sich an den Hals, möchte sich die Kleider vom Leib reißen; noch vor Mitternacht wird die Haut sehr heiß sein, er wird großen Durst haben und sehr ängstlich sein – alles hängt miteinander zusammen.

»Qualvolle Angst bei Atemnot. Plötzliche, anfallsartige Herzschmerzen bei Atemnot.« All dies zur gleichen Zeit. »Große Erstickungsnot.« Durch die Furcht und Angst in diesem Zustand bricht der Patient in Schweiß aus; er ist in Schweiß gebadet – und doch ist die Haut heiß anzufühlen. Wenn die Angst vorübergeht, wird ihm erst recht heiß. Hitze und Schweiß hängen bei Aconitum eng mit der schrecklichen Angst zusammen. »Puls fadenförmig, bei Angst.«[EN1092]

»Schlimmer beim Einatmen; besser beim Ausatmen.«[GS] Der Laryngospasmus z. B. entsteht häufig während des Einatmens. [»Empfindlichkeit des Kehlkopfes gegen die eingeathmete Luft ...«[ÖZ1,2,95]] ›Beständiger, kurzer, trockener Husten mit Erstickungsgefühl, das mit jeder Einatmung zunimmt.«[GS] »Beschwerliche Respiration.«[ÖZ1,2,112] »Atmet nur mit dem Zwerchfell«[GS] – wie es bei Brusterkrankungen, z. B. Pneumonien, vorkommt. Aconitum ruft sehr rasche Entzündungen der Brustorgane hervor: der Pleura, der Lungen, der Atemwegsschleimhäute. Die große Geschwindigkeit, mit der die Atemnot zunimmt, ist ein Hinweis auf eine sich entwickelnde Pneumonie – und auf Aconitum als ihr Heilmittel. Die Entzündung nimmt so rasant zu, dass sehr bald Blut aus den Schleimhäuten dringt, kirschrotes Blut[KE3,239]; oder der ausgehustete dünne, weiße Schleim ist mit hellroten Blutstreifen vermischt[ÖZ1,2,58]. Sie kommen zu einem an Bronchopneumonie Erkrankten und finden im Spucknapf Schleim mit hellroten Blutstreifen; nehmen Sie die Heftigkeit dazu, mit der sich der Zustand entwickelt hat, die Unruhe und die Angst des Betreffenden – er sagt seine Todesstunde voraus –, und Sie können mit der Wahl von Aconitum kaum fehlgehen. Bei einer Aconitum-Lungenentzündung ist mit großer Wahrscheinlichkeit die obere Hälfte der linken Lunge betroffen. Mitunter ist die Entzündung so heftig, dass aus sämtlichen Schleimhäuten der Atemwege, aus Rachen, Kehlkopf, Trachea und Bronchien, Blut heraussickert, welches z. T. mundvollweise ausgeworfen wird. Die Brusterkrankungen gehen bei Aconitum mit großen Schmerzen einher – stechende, brennende, reißende Schmerzen –, und der Patient ist gezwungen, mit halb aufgerichtetem Oberkörper ganz ruhig auf dem Rücken zu liegen.[KE3,251] Er kann nur auf dem Rücken liegen, nicht auf der Seite. Liegen auf der Seite verstärkt seine Schmerzen. Ätiologisch kommen wieder die kalten, trockenen Winde in Betracht, ferner großer Schreck oder Schock – bei Menschen mit guter, kräftiger Blutzirkulation. Das Bluthusten, von dem eben die Rede war, ist mit den bei Lungentuberkulose auftretenden Hämoptysen nicht zu vergleichen, denn es geht gewissermaßen unwillkürlich vor sich; das Blut kommt nicht erst durch heftigen Husten, sondern schon bei einem leichten Räuspern heraus.[ST2,176] In einem solchen Fall kann man sich aber ebenfalls täuschen lassen und das Mittel schwachen, entkräfteten Patienten verabreichen; hier ist Aconitum jedoch nicht angebracht, für solche Zustände haben wir weitaus bessere Mittel. Ein Patient, der Blut spuckt, ist nicht zwangsläufig ein Pneumonie-Patient; es kann sich auch nur um eine Entzündung der kleinen Bronchien und Bronchiolen handeln.

»Trockener Husten, Würgen und Erbrechen, hohes Fieber, Blutspucken.« Kein Auswurf, allenfalls ein wenig wässriger Auswurf und Blut. In dieser Weise läuft es häufig ab. Trockener Husten, Trockenheitsgefühl in der ganzen Brust, im Kehlkopf und im Rachen. Der Patient trinkt ungeheure Mengen kaltes Wasser, und hin und wieder kommt nach einem heftigen Hustenanfall etwas Blut aus den Bronchien; doch gewöhnlich besteht der Auswurf nur aus Schleim.

Lungenentzündungen gehen gemeinhin mit einem rostbraunen Sputum einher, wobei der Schleim aussieht wie mit Rostteilchen vermischt; dies ist auch bei Aconitum so.[ÖZ1,2,34] Arzneien wie *Bryonia* und *Rhus toxicodendron* und einige andere Mittel haben diese Art Auswurf jedoch auch als allgemeines Merkmal; es ist den Mitteln selbst eigen. Aconitum hingegen zeigt typischerweise einen mit *kirschrotem oder hellrotem Blut* vermengten Auswurf; *sämtliche Blutungen sind hellrot und mitunter sehr kopiös.*

All die Hustenformen von Aconitum bei Krupp, Pneumonie und Bronchialbeschwerden treten ganz plötzlich in Erscheinung. Abends beim Einschlafen wird der Kehlkopf trocken, und die Stimmritze verkrampft sich; der Patient wacht auf und fasst sich an den Hals, weil er das Gefühl hat, ersticken zu müssen. Ursache ist auch hier wieder der kalte Wind: Robuste, kräftige Personen haben sich durch Wind oder starke Zugluft verkühlt und bekommen Aconitum-Symptome.

Alle Fiebererkrankungen sind bei Aconitum von heftiger, plötzlicher Art. Aconitum hat nichts von dem, was man »schleichendes Fieber« nennt – keine adynamischen, kontinuierlichen Fieberverläufe.

In allen entzündeten Körperteilen kann die Empfindung bestehen, als würde heißer Dampf oder heißes Blut in diese hineinströmen; »lokale Hitzewallungen«. Hitze- oder Kältegefühl entlang den Nerven.

Der Puls ist, wenn sich das Fieber auf seinem Höhepunkt befindet, voll und ›schnellend‹; ein starker, kräftiger Puls. Wenn das Fieber aber gerade erst eingesetzt hat und schreckliche Angst und nervliche Anspannung bestehen, ist der Puls noch klein und schwach; er kräftigt sich in dem Maße, wie das Herz sich an die neue Situation anpasst.

»Reißende Schmerzen den Rücken hinunter.« »Schmerzhafte Genicksteifigkeit.«[SK11] »Krabbelnder Schmerz im Rückgrate, wie von Käfern.«[RA315] »Laufen wie von Ameisen über den Rücken ...«[ÖZ1,2,93] Dieses Laufen und Krabbeln ist charakteristisch für Aconitum; es entsteht durch Kälteeinwirkung, durch plötzliche Verkühlung.

»Zittern der Hände«[EN1232] und »kriebelnder Schmerz in den Fingern«[RA363] gehen häufig mit diesen plötzlichen, akuten Entzündungsfiebern einher. »Eiskälte der Hände.«[ÖZ1,2,226] »Kälte in den Füßen ...«[RA386] »Vermehrte Wärme der Handflächen ...«[ÖZ1,2,226] Heiße Hände und kalte Füße kommen gelegentlich gleichzeitig vor. – Alle möglichen rheumatischen Gelenkbeschwerden, jedoch nur solche, die zum erstenmal auftreten; keine chronisch wiederkehrenden Rheuma- oder Gichtanfälle, sondern solche, die als akuter Gelenkrheumatismus imponieren, solche, die durch plötzliche Kälteeinwirkung oder nach längerem Fahren in trockenkaltem Wind entstehen. Auch diese rheumatischen Beschwerden werden von Fieber und ängstlicher Unruhe begleitet, von dem für die Arzneiwahl ausschlaggebenden typischen Gemütszustand, wie er so oft beschrieben worden ist [Todesfurcht; Voraussagen des eigenen Todes].

»Zittern und Kriebeln der Glieder.«[ÖZ1,2,205] »Allgemeine Convulsionen.«[ÖZ1,2,205] Es sind vor allem die *Nerven*, die von Aconitum in Mitleidenschaft gezogen werden und eine Vielzahl an Symptomen produzieren. Aconitum ist – bei plethorischen Individuen – ein wunderbares Heilmittel von Neuritiden aller Art. Taubheitsempfindung in einzelnen Dermatomen als Folge von Erkältung oder Kälteexposition. Taubheit und Kribbeln im Versorgungsgebiet einzelner Nerven, besonders solcher, die dicht unter der Oberfläche verlaufen. »Entzündung der Nervenscheiden.« »Nervöse Erregbarkeit.«[GS] »Äußerste Ruhelosigkeit und Umherwerfen ...«[EN1358]

Sulfur hat von allen Mitteln die engste Beziehung zu Aconitum. Viele Aconitum-Symptome finden sich im Arzneibild von *Sulfur* wieder. In vielen chronischen Fällen, wo man bei Vorliegen einer kräftigen, robusten Konstitution *Sulfur* einsetzen würde, ist Aconitum für die akuten, plötzlich aufgetretenen und *Sulfur* für die chronischen Beschwerden zuständig. Nach der Überwindung von akuten Krankheiten, denen Aconit in der Gesamtheit der Symptome entspricht, bleibt nicht selten eine Neigung zu Rezidiven oder ähnlichen Erkrankungen in der Konstitution verankert. Über diese Rezidivneigung hat Aconitum keine Macht, wohl aber *Sulfur*. Natürlich müssen die Symptome weitgehend übereinstimmen, aber häufig werden Sie es eben erleben, dass *Sulfur*-Symptome folgen, wenn Aconitum bei einer akuten Krankheit hilfreich gewesen ist. Oftmals ist es auch so, dass nach einem sehr heftigen Krankheitsverlauf eine Schwäche in der Konstitution zurückbleibt, auf die Aconitum keinen Einfluss mehr hat; es vermag Rückfälle nicht zu verhindern. Es tut alles, wozu es in der Lage ist, und damit ist für Aconitum der Fall erledigt. Für *Sulfur* fängt er damit an.

Arnica und *Belladonna* folgen gut auf Aconitum. Manchmal hat man am Krankenbett den Eindruck, dass Aconitum in der Lage sein werde, den ganzen Fall zu einem guten Ende zu bringen. Dann aber scheint da ein hartnäckiges Etwas zu sein, das der weiteren Genesung im Wege steht, und Arzneien wie *Arnica* oder *Belladonna, Ipecacuanha* oder *Bryonia* sind gefordert, um die Krankheit endgültig zu besiegen – oder bisweilen *Sulfur;* nicht selten auch *Silicea*. Auf diese Weise müssen wir die Verwandtschaften unter den Arzneien studieren.

Wenn Sie Aconitum versehentlich in zu häufigen oder zu großen Dosen verabreicht haben oder wenn der Patient ohne Ihr Wissen selber Aconitum eingenommen hat und sich die Genesung deswegen verzögert, kann der Patient oft durch *Coffea* oder *Nux vomica* in einen besseren Zustand gebracht werden.

Aesculus hippocastanum

Rosskastanie

Eine eigentümliche Art von *Plethora* zieht sich durch das Arzneimittelbild von Aesculus, eine Blutfülle der [venösen] Gefäße im ganzen Körper; es gibt Symptome, die zeigen, dass auch das Gehirn von dieser Blutfülle nicht ausgenommen ist.

Aesculus-Erkrankungen *verschlimmern sich während des Schlafs*, weswegen sich beim Erwachen besonders viele Symptome bemerkbar machen. »Nach dem Erwachen ... Unbesinnlichkeit; Gefühl, als habe sie ein Brett vor dem Kopfe; ... sie kennt nicht, was sie sieht, weiss nicht, wo sie ist noch wo die Gegenstände ihrer Umgebung herstammen.«[HV10,3] Aesculus ist besonders nützlich bei Kindern, die erschreckt und verwirrt aus dem Schlaf auffahren (wie *Lycopodium*). Das Mittel ruft große *Schwermut* hervor, extreme *Reizbarkeit*, Gedächtnisschwäche und Abneigung gegen jede körperliche oder geistige Tätigkeit. Der Aesculus-Patient verspürt bisweilen eine Blutstauung in seinem Körper, eine *Vollheit der Venen;* zu dieser Zeit sind auch die psychischen Symptome am ausgeprägtesten. Es ist eine *allgemeine venöse Stase*, die sich zumeist im Schlaf bzw. im Liegen verstärkt und durch körperliche Anstrengung bessert. Durch größere Anstrengung verschwinden die Symptome ganz, Umherbewegen, leichtere Arbeiten oder sonstige Beschäftigung lindern sie. Aesculus ist oft hilfreich bei Menschen, die an Herzklopfen leiden, wobei das Pulsieren bis in die Extremitäten hinein verspürt wird[EN547] und das Pochen während des Schlafs deutlich von außen gehört werden kann.

Wie die Geistes- und Gemütssymptome in einer Arzneiprüfung die wichtigsten Symptome sind, so sind sie es auch im Krankheitsfall. Hahnemann weist uns an, den psychischen Symptomen die meiste Beachtung zu schenken, denn in ihnen kommt die Persönlichkeit des Patienten zum Ausdruck. Die aus dem Persönlichkeitskern erwachsenden Symptome sind die wichtigsten, und das sind die Symptome des Geistes und des Gemüts. Aesculus ist noch nicht bis in die letzten Feinheiten erforscht, aber der Schlüssel zu seinem Wesen ist uns bekannt: *extreme Reizbarkeit*. Sie ist der grundlegende Zustand, aus dem sich zahlreiche andere psychische Symptome herleiten. Reizbarkeit und Schwermut prägen viele Arzneien; sie bilden das Zentrum, um das in manchen Fällen alle anderen psychischen Symptome kreisen. Der Grund, warum diese Eigenschaften tiefer ins Innere des Menschen reichen als andere psychische Symptome, ist der, dass sie einen direkten Bezug zu den Affekten haben. Die psychischen Symptome einer Arznei können in folgende Rangordnung gebracht werden: Die Symptome, die sich auf das Gedächtnis beziehen, sind nicht so wichtig wie die Symptome, die zum Verstand gehören, und die Symptome, die zum Verstand gehören, sind nicht so wichtig wie die, die mit den Affekten – den Zuneigungen, Wünschen, Strebungen bzw. den Abneigungen, Ekelempfindungen etc. – zu tun haben. Bei einem leicht reizbaren Patienten können wir beobachten, dass er nicht gereizt wirkt, solange er die Dinge tun kann, die er tun möchte, die ihm Spaß machen. Wenn er sich z.B. mit jemandem unterhalten möchte, werden Sie, während Sie mit ihm reden, nichts von seiner Reizbarkeit bemerken. Auch werden Sie nicht feststellen, dass er ein reizbarer Mensch ist, solange Sie das tun, was er von Ihnen erwartet. Doch sobald Sie etwas tun, was ihm nicht passt, kommt seine Reizbarkeit – als Reaktion auf eine Behinderung seines Willens – zum Vorschein, und das spiegelt sein innerstes Wesen wider. Das, was ein Mensch wünscht, hängt mit dem zusammen, was er *will*, und die Dinge, die einen Bezug haben zu dem, was er will, sind die wichtigsten Dinge in einer jeden Arzneiprüfung. Sie werden vielleicht einwenden, dass ein Mensch in seinem Inneren auch einfach nur traurig oder schwermütig sein kann ... aber er ist traurig, weil ihm etwas fehlt, was er gern hätte; er verlangt oder sehnt sich nach etwas, was er nicht hat, und deswegen ist er traurig! Die Trauer über diesen Mangel kann ein solches Maß annehmen, dass selbst seine geistigen Fähigkeiten in Mitleidenschaft gezogen werden, bis hin zu Verwirrtheitszuständen.

»Eingenommenheit des Kopfes«[HV10,7] und Schwindel. Beachten Sie, dass dies nicht dasselbe ist; Schwindel ist nicht Eingenommenheit, keine Beeinträchtigung des Verstandes. Eingenommenheit des Kopfes ist eine Störung des Verstandes, keine Störung des Sensoriums – Sie machen ja auch einen Unterschied, ob jemand beim Gehen taumelt oder ob er phasenweise verwirrt ist und nicht klar denken kann. Schwindel ist eine Empfindung des Drehens oder Hin-und-her-Schwankens und gehört dem Sensorium an. In einigen unserer Repertorien [und Arzneimittellehren] ist der große Fehler gemacht worden, dass Eingenommenheit des Kopfes* zusammen mit den Schwindelerscheinungen unter derselben Überschrift »Sensorium« rangiert [z.B. in Jahrs *Symptomenkodex*]. Solche Dinge müssen wir sorgfältig durchdenken, damit wir klar beurteilen können, was die Symptome, von denen unsere Patienten berichten, genau zu bedeuten haben. Ein Patient teilt uns beispielsweise mit, dass ihm, wenn er draußen die Straße entlanggehe, stets »schwummerig« werde oder dass er manchmal den Eindruck habe, als würde sich alles in ihm herumdrehen; dennoch sei er in solchen Situationen ohne Weiteres in der Lage, eine Reihe von Zahlen zu addieren – sein Verstand bleibt ungetrübt. Wenn wir selbst uns über die Bedeutung der vom Patienten benutzten Ausdrücke im Klaren sind, werden wir in der Regel auch in Erfahrung bringen, was der Patient wirklich meint. Es ist wichtig, die genaue Ausdrucksweise eines Patienten schriftlich festzuhalten; gleichwohl kommt es nicht selten vor, dass ein Patient etwas sagt, was er offensichtlich gar nicht meint; dann ist es erforderlich, mit einer Zwischenfrage zu klären, was er wirklich sagen will. Ein Patient berichtet z.B., er habe große Brustschmerzen – und dabei weist die Hand auf seinen Bauch; oder eine Frau, die gerade ihre Regel hat, klagt über Schmerzen im Magen, wo diese doch eigentlich in der Gebärmuttergegend auftreten müssten. Wir müssen die Angaben unserer Patienten oft hinterfragen und sie gegebenenfalls bitten, ihre Hand auf die schmerzende Stelle zu legen. In der gleichen Weise reden Patienten daher manchmal von Schwindel, wenn ihnen überhaupt nicht schwindelig ist, sondern sie nur eine gewisse Benommenheit oder Benebelung verspüren; oder sie berichten umgekehrt von einem seltsam wirren Gefühl im Kopf, wo sie eigentlich meinen, sie könnten nicht ohne zu schwanken die Straße entlanggehen.

Zum Wesen von Aesculus gehören überall im Körper *umherziehende Schmerzen*, wie bei *Pulsatilla* und *Kalium carbonicum*; flüchtige, scharf stechende oder reißende Schmerzen, die von einem Ort zum anderen ziehen. Mal scheinen sie direkt unter der Haut lokalisiert zu sein, mal schießen sie die Nerven entlang.

Zahlreiche *Kopfschmerzen*. Dumpf drückende Kopfschmerzen mit dem Gefühl, als würde das Gehirn herausgepresst. Besonders werden diese drückenden Schmerzen im *Hinterkopf* empfunden, so *als würde dieser zerquetscht;* hart drückende, heftige Schmerzen, verbunden mit starkem Vollheitsgefühl im Kopf. »Dumpfer Stirnkopfschmerz [von rechts nach links wandernd[GS]], mit Gefühl von Zusammenziehung der Stirnhaut.«[EN46] »Vollheit in der Stirn, mit dumpfem, lastendem, drückendem Schmerz darin.«[GS] »Dumpfer Schmerz in der Stirn über dem rechten Auge.«[EN55] »Neuralgischer Schmerz in der rechten Supraorbitalregion.«[GS] »Stechende Schmerzen im linken Scheitelbein, später im rechten.«[GS] Ameisenlaufen auf der Kopfhaut; doch kann diese Empfindung überall auf der Haut bestehen, ebenso wie Kitzeln, Stechen oder Jucken.

Aesculus ist ein wunderbares Mittel für die *Augen*, vor allem wenn diese ›Hämorrhoiden‹ – erweiterte Blutgefäße – aufweisen. *Starke*

* Dieser heute nicht mehr gebräuchliche Begriff taucht in fast jeder alten Arzneiprüfung auf; zusammen mit ähnlichen Begriffen wie *Beneblung, Dummheit, Befangenheit, Dämischheit* oder *Wüstheit im Kopfe* ist er in der Regel mit »confusion of mind« übersetzt worden. Eine Rückübersetzung mit »Verwirrung des Geistes« o.Ä., wie sie oftmals geschieht, ist daher meistens zu grob und zu stark für das, was wirklich gemeint ist. Mangels eines adäquaten modernen Ausdrucks habe ich bei der Übersetzung gelegentlich auf diesen alten Terminus *Eingenommenheit des Kopfes* auch dann zurückgegriffen, wenn er nicht im Rahmen eines Zitats vorgegeben war.

Rötung der Augen, mit Tränenfluss, Brennen der Augäpfel und konjunktivaler Gefäßinjektion. Dieser gesteigerte Blutandrang zu den Augen ist mehr oder weniger schmerzhaft; die Augäpfel fühlen sich wund an und drücken; scharfe Stiche in den Augen.

Fast in jeder Körperregion können stechende oder schießende Schmerzen auftreten; feines Zwicken oder Stechen; wandernde Schmerzen mit Vollheitsgefühl, das durch jede Art von Störung verstärkt wird. Vollheits- oder Geschwollenheitsgefühl in Händen und Füßen – nicht unbedingt eine ödematöse Schwellung, die auf Druck Dellen hinterlässt, sondern eher ein Gefühl des Spannens, wie wir es auch von anderen Venenmitteln kennen. Arzneien mit vielen venösen Beschwerden erfahren häufig durch heißes Baden eine Verschlimmerung; Schwäche nach einem heißen Bad und bei warmem Wetter; Abneigung gegen jegliche Hitze, Vorliebe für Kälte. Es ist ein Zustand wie bei *Pulsatilla*. Die *Pulsatilla*-Venen ziehen sich in der Kälte zusammen, und dadurch fühlt sich der Patient wohler; in warmer Umgebung und nach einem heißen Bad jedoch füllen sich die Venen und schwellen an. Ein lauwarmes Bad ist einem *Pulsatilla*-Patienten manchmal angenehm, ein türkisches Bad aber wird zumeist als sehr quälend empfunden. Viele Beschwerden von Aesculus sind von ebendieser Art; der Aesculus-Patient fühlt sich oft in kalter Luft besser. Die Symptome von Aesculus sind häufig abhängig von der Umgebungstemperatur, insbesondere die feinstechenden Schmerzen. Charakteristisch für diese oberflächlichen Schmerzen ist, dass sie fast immer durch Wärme gelindert werden, während die tiefer gelegenen Affektionen oft durch Kälte gebessert werden. Bei *Pulsatilla* werden die feinstechenden Schmerzen auf der Kopfhaut und die am übrigen Körper hier und da auftretenden Stiche in der Regel durch lokale Wärmeanwendungen gemildert, während der Patient selbst sich vorzugsweise in der Kälte aufhält. In ähnlicher Weise bessern sich die feinstechenden Schmerzen von Aesculus durch Wärme, während der Patient selbst meist durch Kälte Linderung erfährt; doch werden seine rheumatischen oder venösen Beschwerden nicht selten bei feuchtkaltem Wetter verschlimmert. Auch bei *Secale* beobachten wir, dass das Kribbeln und Prickeln entlang den Nerven durch lokale Wärmeanwendung gebessert wird; der Patient selbst aber hält sich am liebsten in kalter Luft auf oder möchte aufgedeckt im Bett liegen, mit Ausnahme der schmerzenden Stellen, die warm gehalten werden sollen. Dasselbe Phänomen sehen wir bei *Camphora:* Während der Schmerzzustände möchte der *Camphora*-Patient die Fenster geschlossen haben und verlangt nach heißen Umschlägen; sobald aber die Schmerzen vorüber sind, sollen die Fenster wieder geöffnet werden, und er möchte, um besser atmen zu können, nicht länger zugedeckt sein. Dies sind allgemeine Beobachtungen, die wir beim Analysieren von Symptomen machen können.

Aesculus ist, wie bereits erwähnt, ein Venenmittel; die Venen sind stellenweise so prall mit Blut gefüllt, dass das Gefühl besteht, als müssten sie jeden Augenblick platzen. Es gibt noch ein weiteres Merkmal, auf das ich Sie aufmerksam machen möchte ... Überall dort, wo Kongestionen auftreten, nehmen diese Teile eine *purpurne* oder blaue Färbung an. Aesculus ruft Halsentzündungen hervor, die charakteristischerweise dunkel verfärbt sind. Es hat die Neigung, variköse Venen und Ulzera zu erzeugen, und diese zeichnen sich durch eine ausgesprochen düstere Umgebung aus. Aesculus heilt variköse Unterschenkelgeschwüre *mit purpurfarbenem Hof.* Wenn wir die Hämorrhoiden untersuchen, so erkennen wir erdnussgroße[EN428], *blaurote Knoten*, die aussehen, als seien sie im Begriff, nekrotisch zu zerfallen. Das Mittel ist in Bezug auf seine entzündlichen Veränderungen nicht aktiv, sondern *träge und passiv.* Andere Arzneien zeigen schon bei leichten Entzündungen ein hohes Maß an Rötung sowie einen heftigen und raschen Verlauf; bei Aesculus aber geht alles sehr langsam vor sich, der Abwehrmechanismus ist geschwächt, das Herz arbeitet mühsam, und die Venen sind gestaut.

»Aufstoßen: sauer; fettig; bitter ...«[GS] »Neigung zum Brechen.«[HV10,6] »Sodbrennen und Regurgitieren der Speisen nach dem Essen ...«[GS] Zum Arzneibild von Aesculus gehören zahlreiche *Verdauungsstörungen*, und aus den obigen Symptomen ersehen wir, dass wir es in eine

Reihe stellen müssen mit *Phosphorus* und *Ferrum*. Sobald der Patient das Essen heruntergeschluckt hat – oder kurze Zeit nachher –, wird dieses sauer, und er stößt es wieder auf – bis er nach einer Weile, allein durch das Aufstoßen, den Magen vollständig entleert hat. Dies kennen wir nur von *Phosphorus, Ferrum, Arsenicum*, Aesculus und wenigen anderen Arzneien. Aesculus hat darüber hinaus Kongestion und Ulzeration des Magens. »Beständiger, heftig brennender Schmerz im Magen, mit Brechreiz.«[EN312] Ein Zustand wie dieser kommt z.B. bei einem Magengeschwür vor.

Zahlreiche Beschwerden im Bereich des *Abdomens*. Wenn wir die Symptome des rechten Hypochondriums, des Abdomens und des Rektums studieren, werden wir erkennen, dass eine massive Pfortaderstauung vorliegen muss. Alle Vorgänge im Bauchraum laufen verlangsamt ab; die Verdauung ist träge, der Darm konstipiert; das Rektum kann während des Stuhlgangs sogar prolabieren. Typisch für Aesculus sind höchst beschwerliche *Hämorrhoiden* in Verbindung mit *Vollheitsgefühl im rechten Hypochondrium*. Die Leber ist schmerzhaft und empfindlich.[GS] Nach dem Essen kommt es zu Beschwerden in Darm und Rektum. Stechende, kratzende, brennende Schmerzen im Mastdarm, als ob dieser *voller Holzsplitter* wäre. Der Patient hat sehr unter blinden Hämorrhoiden zu leiden. Die hämorrhoidalen Venen sind stark erweitert und werden leicht geschwürig. Der Stuhl wird ins Rektum hineingezwängt und drückt dabei gegen diese prall gefüllten Venen; dadurch kann es zu Ulzerationen der Gefäßwände kommen: die Hämorrhoiden fangen an zu bluten und machen große Beschwerden. Oft wird die Meinung vertreten, Aesculus eigne sich nur für Hämorrhoiden, die nicht bluten [›blinde‹ Hämorrhoiden] – doch heilt es auch blutende Hämorrhoiden. In den *Guiding Symptoms* sind allein den Symptomen des Rektums mehr als zwei Seiten gewidmet. Starkes Wundheitsgefühl in Rektum[EN407] und Anus[EN413]; große Schmerzen; fortwährender Drang zum Stuhlgang[HV10,3]; erster Teil des Stuhls schwarz, der letzte weiß – ein Hinweis auf eine Unterbrechung der Gallensekretion[EN465]; chronische Stuhlverstopfung.

Der *Rücken* ist der Sitz einer Vielzahl von Beschwerden, besonders die unterste Rückenpartie, quer durch das Kreuzbein bis zu den Hüften [quer über den Sakroiliakalgelenken[GY]]. Doch können Schmerzen auch im Nacken und den ganzen Rücken entlang bestehen; bei Patienten mit Hämorrhoiden kommt es sehr häufig vor, dass sie zugleich an Schmerzen im Bereich des Nackens und der Schädelbasis leiden. Wenn diese Hämorrhoiden-Patienten einen Spaziergang machen, bekommen sie schon nach kürzester Zeit anhaltende, dumpf drückende Schmerzen über dem Kreuzbein, die sich bis in die Hüften erstrecken. *Dieser Schmerz durchs Kreuzbein bis zu den Hüften beim Gehen ist ein charakteristisches Merkmal* von Aesculus, so charakteristisch, dass man sein Vorhandensein selbst dann erwarten kann, wenn keine Hämorrhoiden bestehen.

»Beständiger dumpfer Rückenschmerz.«[EN572] »Heftiger Rückenschmerz, der das Gehen fast unmöglich macht.«[EN577] »So starke Kreuzschmerzen, dass er sich kaum bücken oder vom Sitzen erheben kann.«[EN587] Ein Patient mit den typischen Rückenschmerzen von Aesculus hat die größten Schwierigkeiten, wenn er sich vom Sitzen erheben will; es bedarf stets mehrerer schmerzhafter Versuche, ehe es ihm endlich gelingt. Dies finden wir u.a. auch bei *Sulfur, Petroleum* und *Agaricus*.

Aesculus ist oft bei *Frauenleiden* indiziert, die mit heftigem Ziehen oder Zerren im Becken verbunden sind. Herabzerrender Schmerz im Becken mit reichlichem Ausfluss und *drückendem Schmerz in den Hüften beim Gehen* ist häufig durch Aesculus geheilt worden. Die Frau hat das Gefühl, dass ihre Gebärmutter angeschwollen ist. Sie sagt, sowohl vor als auch während der Regel fühle sich ihr Unterbauch ganz voll an. Heftige Beschwerden, die zumeist mit Hüftschmerzen einhergehen, treten in dieser Zeit auf. »Wundheitsschmerz in der Uterusregion, mit Pochen im Hypogastrium.«[GS] »Fälle von chronischer Leukorrhö; dunkelgelber Ausfluss, dickflüssig und klebrig ...«[GS] »Weissfluss ..., wenn derselbe von einer *Rückenlähme* begleitet war, die besonders *quer über die Sacroiliacalanfügungen* gefühlt wird ...«[GY] Viele Beschwerden während der Schwangerschaft; durch ein

Gefühl von Wundsein und Vollheit in der Uterusgegend ist der Schwangeren stets das Vorhandensein der Gebärmutter unangenehm bewusst, und beim Gehen leidet sie unter Kreuzschmerzen.

Der Aesculus-Patient neigt zu *Gichtbeschwerden;* Gicht in sämtlichen Gelenken, gichtigrheumatische Leiden; neuralgische Schmerzen. Der Rheumatismus zeigt sich vor allem an den Ellbogengelenken, am Unterarm und an den Händen. Reißende Schmerzen, die mal hierhin, mal dorthin wandern, ohne eine bestimmte Reihenfolge, durch Wärme gelindert. Varizen an Ober- und Unterschenkeln sind durch Aesculus geheilt worden *(Fluoricum acidum).* Diese Neigung zur Bildung von Krampfadern ist, wie wir bereits sahen, ein besonders auffallender Zug von Aesculus. Erweiterte Venen, die nach Abklingen einer akuten Halsentzündung im Rachenbereich zurückbleiben, sind nicht selten eine Indikation für Aesculus; desgleichen variköse Venen, die nach Abheilung eines akuten Augenleidens in der Bindehaut fortbestehen. Krampfadern in Verbindung mit rheumatischen Beschwerden. Aesculus ist eines der am häufigsten angezeigten Mittel bei der, wie man früher zu sagen pflegte, ›hämorrhoidalen Konstitution‹.

Aethusa cynapium

Hundspetersilie

Bevor Aethusa bekannt war, endeten bestimmte Fälle von Cholera infantum (Brechdurchfall der Säuglinge) stets tödlich, weil es kein Mittel gab, das diesen lebensbedrohlichen Zuständen in Ähnlichkeit entsprach. Von Beginn der Erkrankung an ist das Gesicht der Kleinen vom Tod gezeichnet, und Aethusa ist von allen Arzneimitteln in unserer Materia medica, die in der Lage sind, Leben zu retten, sicher eines der wichtigsten. Es ist angezeigt bei jenen Erkrankungen von Kleinkindern, die bei heißem Wetter ganz plötzlich entstehen und mit äußerster Erschöpfung einhergehen. Die Mutter ahnt gar nicht, dass ihr Kind krank sein könnte – bis sie es aus der Wiege nimmt; noch wenige Stunden zuvor war es ganz wohlauf. Doch wenn gerade bei einer Hitzeperiode die Cholera infantum grassiert und das Kleine sich wie gewohnt an der Mutterbrust satt getrunken hat, kommt die Milch, noch ehe sie im Magen vollständig gerinnen konnte, teils in Klumpen und teils flüssig wieder hoch. Mit dem Erbrechen geht ein »Durchfall bald hellgelber, bald grünlicher, wässriger und schleimiger Massen«[AZ54,107] einher. Bei dem bleichen, hippokratischen Gesicht hat man den Eindruck, dass das Kind nicht mehr lange zu leben haben wird; um die Lippen zeigt sich eine livide Blässe, die Augen und die Umgebung der Nase sind eingefallen. Die Mutter erschrickt und lässt eilends den Doktor kommen. Erschöpft fällt das Kind bald in Schlaf. Wenn es aufwacht, möchte es gleich wieder trinken, und sogleich kommt die z.T. klumpig gewordene Milch nach wenigen Minuten wieder hoch; wieder wird es vom Durchfall und Erbrechen fürchterlich erschöpft, mit totenblassem Aussehen und langem Schlaf. Ohne Aethusa wäre das Kind nach zwei oder drei Tagen ein Fall für den Leichenbestatter. Dies ist wohl das Wichtigste, was sich über Aethusa sagen lässt.

Zum Arzneibild von Aethusa gehören Delirien, Erregtheitszustände und Geistesstörungen aller Art, doch treten sie vor allem bei akuten Krankheiten mit Hirnbeteiligung auf. Eine bestimmte Gruppe von Säuglingen neigt dazu, sich bei heißem Wetter mit seinen warmen Nächten eine Gehirnaffektion zuzuziehen, was der Auslöser dafür ist, dass der Magen seine Verdauungstätigkeit einstellt und die Därme erschlaffen. Nun kommt alles, was in den Magen gelangt, umgehend wieder hoch oder wird nahezu unverdaut durch den Darm ausgeschieden. Dies sehen wir besonders bei den Kindern, die von ihren Müttern auf die herkömmliche Weise gestillt werden; und welche ist das? Jedes Mal wenn das Kind schreit, wird es von der Mutter gefüttert oder an die Brust gelegt! Lassen Sie uns kurz darüber nachdenken – jeder Doktor sollte hin und wieder etwas nachdenken ... Verwenden wir also einmal einen Gedanken darauf, ob dies ein sinnvolles oder ein törichtes Verhalten ist. Der normale Babymagen braucht zwei bis zweieinhalb Stunden, um die aufgenommene Milch gut verdauen zu können, und anschließend sollte ihm eine Ruhepause von etwa einer halben Stunde gegönnt werden. Wenn demnach drei Stunden vergehen, bis das Baby wieder zu schreien beginnt, ist es wahrscheinlich hungrig; es wird glücklich sein, etwas zu trinken zu bekommen, und die Milch problemlos vertragen. Jeder kürzere Abstand als diese drei Stunden ist von Übel. Derselbe Effekt wäre gegeben, wenn ein etwas älteres Kind eine halbe Tasse Milch trinken und diese nur halb verdauen würde, weil es bald darauf erneut welche nimmt und später noch einmal. Irgendwann fängt es an, die Nahrung wieder auszuwürgen, weil sie zu sauer geworden ist, und bei der ersten Hitzewelle im Sommer wird dann das Gehirn in Mitleidenschaft gezogen. Nur sehr robuste Kinder halten eine so ungünstige Ernährungsweise durch. Ich habe solche Kinder beobachtet und gesehen, wie sie monatelang standhalten – bis zum Sommer. Der Arzt muss hier ein Machtwort sprechen und dieses Verfahren strikt untersagen, und er muss den Eltern klarmachen, dass er es ernst meint. Die alte Schwiegermutter im Hause aber ist überzeugt: »Dieser Doktor hat doch überhaupt keine Ahnung« – natürlich müsse das Baby sofort gestillt werden, wenn es schreit. Nun, Aethusa ist bei derart fehlernährten Babys genau das passende Mittel. Von allen Arzneien, die hier in Frage kommen, steht es klar an erster Stelle; d.h., es passt, wenn die Verdauung aufgrund einer Affektion des Gehirns völlig darniederliegt. Hauptsächlich ist Aethusa, wie tüchtige Ärzte herausgefunden haben, bei Säuglingen angezeigt, doch können gelegentlich auch Erwachsene in einen Aethusa-Zustand geraten, wenn die Verdauung durch eine Hirnreizung oder eine starke Aufregung zum Erliegen gekommen ist. Es hat Dyspepsie als Folge zu häufigen Fütterns oder Stillens geheilt, ebenso Dyspepsie bei jenen hungrigen Zeitgenossen, die ständig an etwas herumknabbern müssen, die stets irgendwelche Kräcker oder Kekse in der Tasche haben – bis irgendwann der Magen anfängt zu streiken. Des Weiteren passt es bei Verdauungsstörungen, die auftreten, wenn bei akuten Krankheiten der Kopf in Mitleidenschaft gezogen wird, mit Hitze des Kopfes, Erbrechen, Erschöpfung, Schweiß und langem Schlaf.

Aethusa kann auch bei Krämpfen von Kindern heilsam sein. Bisweilen nämlich beeinträchtigt die Gehirnaffektion nicht den Magen, sondern das Kind verfällt in Krämpfe, verbunden mit feuchtkalten Händen, leichenblassem Antlitz und wiederum Schweiß, Erschöpfung und langem Schlaf. »Konvulsionen.«[GS] »Große Mattigkeit und Abgeschlagenheit mit Schläfrigkeit.«[AN4,196] »Einnicken des Kindes nach dem Erbrechen[AZ36,179] oder nach dem Stuhlgang.«[GS] »Beim Einschlafen Rollen mit den Augen oder leichte Krämpfe.«[GS]

Beim Aethusa-Patienten finden sich viele Merkmale in der äußeren Erscheinung oder im Gesicht, die auf das Mittel hindeuten. So viel erschließt sich dem Augenschein und der näheren Beobachtung und so wenig braucht erfragt zu werden, dass man seine Verschreibung gewissermaßen aus dem Ärmel schütteln kann; gleichwohl ist ein solches Verfahren nicht gerade zu empfehlen. Ein tüchtiger Arzt, der seine Materia medica fleißig und gewissenhaft studiert und die Prinzipien der Homöopathie verstanden hat, wird mit der Zeit immer häufiger solche scheinbaren ›Schnellschuß-Verschreibungen‹ tätigen; doch genau genommen tut er dies gar nicht, weil er zuvor in seinem Geist viele Faktoren zusammengesetzt und berücksichtigt hat, wovon der Außenstehende gar nichts ahnt. Während sich, wie gesagt, Aethusa häufig schon nach außen hin zu erkennen gibt, ist bei vielen Arzneien äußerlich nichts wahrzunehmen, weil sie sich eher in tieferliegenden, subjektiven Empfindungen kundtun. Lassen Sie mich das an einem Beispiel illustrieren ... Sie gehen mit jemandem essen, der sich als ziemlich gesund bezeichnet und der auch äußerlich recht robust erscheint. Schon seit geraumer Zeit haben Sie an ihm bemerkt, dass sich die Haut auf seiner Nase abschält; damit haben Sie einen ersten Anknüpfungspunkt. Er selbst klagt nie über irgendwelche gesundheitlichen Probleme. Bald darauf – Sie sind mitten beim Essen – schlägt plötzlich eine Tür zu, und Ihr Begleiter fährt erschreckt hoch. Sie haben einen zweiten Punkt! Dann erzählt er Ihnen, was er so alles am Tage zu sich nimmt, wie gut ihm das tut und wie wohl er sich fühlt, wenn er gegessen hat – und Sie registrieren, dass er einen großen Appetit hat und eine Menge isst. Sie haben bisher kein einziges Wort über seine Gesundheit verloren, ihn nicht gebeten, Ihnen von irgendwelchen Symptomen zu berichten. Schließlich schieben Sie ihm das Milchkännchen zu, und er sagt: »Nein danke, ich vertrage keine Milch; von Milch bekomme ich immer Durchfall; ich hab' auch gar kein Verlangen danach.« Wer von uns wüsste für diesen Menschen nicht die passende Arznei, auch ohne eine ausführliche Anamnese erhoben zu haben? Wer dächte in einem solchen Fall an ein anderes Mittel als *Natrium carbonicum*? Manchmal finden Sie über einen etwas schwierigen und mundfaulen Patienten alles Wesentliche heraus, wenn Sie mit ihm Essen gehen.

Agaricus muscarius

Amanita muscaria; Fliegenpilz

Die auffallendsten Merkmale dieser Arznei sind Zuckungen und Zittern; sie ziehen sich durch das ganze Arzneimittelbild, jede Körperregion kann davon befallen werden. Hüpfen[ZÖ4,1,37] und Zucken der Muskeln und Zittern der Gliedmaßen. Die Muskelzuckungen können ein solches Ausmaß annehmen, dass ein vollentwickeltes Choreabild entsteht. Alle Eigenschaften des Veitstanzes treffen wir auch bei Agaricus an, und es hat entsprechend viele Fälle von Chorea geheilt. Die Muskelkontraktionen sind ein Allgemeinsymptom, da sie an jedem Körperteil, an jedem Muskel auftreten können. Empfindungen von Kriechen und Kribbeln an den verschiedensten Körperstellen, nicht nur auf der Haut, sondern auch im Fleisch darunter[ZÖ4,1,84]; Ameisenlaufen. Jucken der Haut, das sich nach Kratzen bisweilen an eine andere Stelle verlagert; keine Region ist vom Juckreiz ausgenommen[CK610]. Vereinzelt können auf der Haut oder in Körperteilen seltsame Empfindungen auftreten, z. B. Kältegefühl wie von Eis[CK100] oder Empfindungen wie von kalten oder heißen Nadeln. Stechen und Brennen an Stellen, wo die Blutzirkulation gering ist, an Ohrmuscheln, Nase, Handrücken, Fingern und Zehen; lokale Rötungen, die jucken und brennen, wie nach Erfrierungen. Agaricus ist ein wichtiges Heilmittel bei Frostbeulen. Der Agaricus-Patient ist äußerst nervös und gegen Kälte empfindlich. Jucken, Stechen, Prickeln, Kribbeln etc. entstehen durch geistige Anstrengung und bessern sich durch körperliche Anstrengung. Sämtliche Symptome, besonders aber die mit dem Rückenmark zusammenhängenden, werden nach Geschlechtsverkehr verschlimmert. Agaricus ist ein nützliches Mittel gegen Beschwerden, die bei nervösen, jungverheirateten Frauen nach dem Geschlechtsverkehr auftreten; hysterische Ohnmacht nach dem Koitus.

An *psychischen* Symptomen finden wir erwartungsgemäß große Stimmungsschwankungen, Reizbarkeit und Niedergeschlagenheit. Beschwerden infolge von geistiger Überanstrengung und fortgesetztem Lernen.[CK17] Die Gehirnentwicklung bei Kindern scheint verzögert zu sein; sie lernen erst spät laufen und sprechen und vereinigen so in sich die Merkmale zweier Arzneien: *Natrium muriaticum*, das spät sprechen lernt, und *Calcarea carbonica*, das spät laufen lernt. Bei *Calcarea carbonica* hängt dies vor allem mit einer Schwäche der Knochen zusammen, bei Agaricus ist es in erster Linie eine verzögerte geistige Entwicklung. Kinder mit Zuckungen und raschem Ohnmächtigwerden; präpubertäre, nervöse Mädchen, die Krämpfe bekommen, wenn sie ausgeschimpft werden, wenn sie aufgeregt sind oder wenn sie sich erschrecken; sie hinken in ihrer geistigen Entwicklung hinterher. Kinder mit schlechtem Gedächtnis, die viele Fehler machen und nur langsam lernen. Nervöse Patienten, denen beim Schreiben zahlreiche orthographische Fehler passieren, die ihnen erst beim nochmaligen Durchlesen auffallen. Ihr Geist ist so träge, dass sie nur schwer einen Gedanken in Worte fassen können; immer wieder mischen sich falsche Ausdrücke darunter. Wenn wir in der Prüfung lesen »die ganze psychische Sphäre wie gelähmt«[ZÖ4,1,26], so müssen wir zwischen den Zeilen lesen.* Geist, Gemüt und Sinnesorgane sind es, die wie gelähmt erscheinen. Der Patient wirkt geistig schwerfällig und stupid, mitunter wie im Delirium; seine geistige Verwirrung erinnert oft auch an den Zustand eines Alkoholrausches. Agaricus ist ein wichtiges Mittel beim Delirium tremens.[GS] Der Patient ist albern, redet dummes, gedankenloses Zeug daher, singt und

* Kent zitiert hier Hering, der das Symptom nur verkürzt wiedergibt. Ein Lesen zwischen den Zeilen ist nicht notwendig, wenn man es in seinem ursprünglichen Zusammenhang betrachtet: »Unbesiegbare Schwermuth, Mattigkeit, Trägheit, Stumpfheit aller Sinne; die ganze psychische Sphäre wie gelähmt, daher eine Art Blödheit; das ganze Gehirn schien wie zusammengeschnürt; er ist unfähig, über einen Gegenstand einige Minuten nachzudenken. Abneigung gegen jede Thätigkeit, auch selbst gegen die liebsten Beschäftigungen.«

pfeift zu unpassender Zeit, macht Verse und Prophezeiungen[CK27]; oder er versinkt in den entgegengesetzten Zustand, ist in sich gekehrt und vollkommen gleichgültig gegenüber seiner Umgebung.[CK14] Ein ehemals freundlicher, aufgeschlossener, gelassener Mensch wird, wenn er Agaricus benötigt, eigensinnig, stur und selbstbezogen.

Störungen im Bereich der motorischen Koordination. Inkoordination von Gehirn und Rückenmark. Ungeschickte, fahrige Bewegungen der Hände und Finger. Lässt Gegenstände fallen; beim Festhalten von Gegenständen öffnen sich plötzlich und unwillkürlich Hände und Finger. Das Küchenmädchen, das ständig Geschirr fallen lässt und zerbricht, kann nicht selten mittels Agaricus oder *Apis* geheilt werden. Ein Unterscheidungskriterium zwischen den beiden Arzneien ist: Agaricus hält sich gern so nah wie möglich am heißen Herd auf, während *Apis* am liebsten der warmen Küche entflieht. Unbeholfenheit, Schwerfälligkeit etc. beziehen sich sowohl auf die körperlichen wie auf die geistigen Fähigkeiten. Patient und Arzt sind bei Agaricus mit allen möglichen Veränderungen des Symptomenbildes konfrontiert. Mal ist der Patient begriffsstutzig, plump und unbeholfen, dann wieder beschwingt und geradezu poetisch; in solchen Phasen kann er, *besonders nachts*, mühelos Gedichte herunterrasseln. Den ganzen Vormittag hindurch ist er müde, träge, antriebsarm und schwer von Begriff, doch zum Abend hin hellt sich sein Zustand auf, und er kommt allmählich in Schwung, was sich zur Nacht hin bis zur Euphorie steigern kann. Deswegen liebt er es, bis spät in die Nacht aufzubleiben und in Gesellschaft mit Versen oder Prophezeiungen zu glänzen oder auch einfach zu plaudern und Karten zu spielen.* Sämtliche psychischen Symptome sind am Morgen stärker ausgeprägt und werden zum Abend hin geringer. Alles Rucken und Zucken der Muskeln hört im Schlaf auf. »Schwindel ... während des Gehens im Freien.«[CK51] Beständiges Frösteln. Der Patient tut nicht selten genau das Gegenteil von dem, was er sich vorgenommen hatte.** Schwindel und Benommenheit sind oft miteinander verbunden.[CK46]

Die Kopfschmerzen des Agaricus-Patienten gehen typischerweise mit den spinalen Symptomen – mit Zucken und Zittern – einher. Kopfschmerzen bei Patienten mit Rückenmarkserkrankungen. »Schmerz, als würden scharfe Eisstückchen den Kopf berühren oder kalte Nadeln diesen durchbohren.«[GS] Dies kann als ein Allgemeinsymptom angesehen werden, denn wir finden Ähnliches auch an anderen Körperteilen. »Schmerz, wie von einem Nagel, in der rechten Kopf-Seite.«[CK93]*** »Gefühl von Kälte am Kopfe, besonders dem Hinterkopfe.«[ZÖ4,1,65] Alle möglichen seltsamen Empfindungen auf der Kopfhaut. »Nach vorherigem Jücken und Kratzen, Eiskälte in der Gegend der Kron-Naht, öfters wiederkehrend ...«[CK101] Dieses gilt auch allgemein: Es besteht, ohne dass ein Ausschlag zu sehen ist, ein Juckreiz an irgendeiner Stelle, der den Patienten zum Kratzen nötigt, und nach dem Kratzen entsteht ein Gefühl, als wäre diese Stelle eiskalt oder als würde Wind darauf blasen. »Der Kopf ist in steter Bewegung«[ZÖ2,435] – bei einem Fall von Chorea. »Lästiges Jücken auf dem Haarkopfe, besonders früh nach dem Aufstehn ...«[CK104] Auch hier sehen wir wieder die Verschlimmerung am Morgen. Ausgeprägte Ausschläge auf der Kopfhaut. »Tinea capitis mit Krusten ...«[GS]

»Zucken und Fippern der Augenlider.«[CK130] »Zucken in den Augäpfeln, oft auf einander folgend ...«[CK132] Wenn ein Agaricus-Patient Sie ansieht, können Sie nicht selten eine pendelartige

* Dieser Satz findet sich bei Kent seltsamerweise am Ende der Ohrsymptome; da er dort nicht hinpasst, habe ich ihn hierher vorgezogen.

** »On undertaking to do something he does the opposite.« Worauf sich diese Aussage Kents bezieht, ist nicht klar. Nach dem Umfeld der Schwindelsymptome zu urteilen, könnte es eine freie Interpretation des folgenden Symptoms aus den *Guiding Symptoms* sein: »When walking does not arrive at point he sets out for.« Es handelt sich hierbei um ein Symptom aus einem geheilten Choreafall, das im Original (*ZÖ* 2,434) lautet: »Beim Gehen, das immer schwer ausgeführt wurde, kam er nie auf den Punkt an, wo er hin wollte.« Die Einordnung dieses Symptoms in den *Guiding Symptoms* unter »Sensorium« ist im Übrigen nicht korrekt, denn es ist nicht durch Schwindel bedingt gewesen, sondern durch die choreatischen Zuckungen.

*** An dieser Stelle, mitten unter den Kopfsymptomen, folgt ein Satz, von dem nicht herauszufinden war, worauf er sich bezieht; er lautet wörtlich übersetzt: »Geringfügige Blutung am Morgen; das Blut ist dick, schwarz und tropft kaum.«

Bewegung in seinen Augen beobachten [oszillatorischer Nystagmus]; ständig schwingen oder pendeln die Augäpfel hin und her, obgleich sich der Patient die größte Mühe gibt, Sie fest anzusehen. Wie alle anderen unwillkürlichen Bewegungen hören auch diese nur während des Schlafes auf. Nur wenige andere Mittel haben dieses Augenleiden bisher geheilt, darunter *Cicuta, Arsenicum, Sulfur* und *Pulsatilla;* aber Agaricus ist das wichtigste von allen.* Agaricus hat alle nur erdenklichen optischen Täuschungen, z.B. Farbigsehen [»Zeitweise gelbe Flecke vor den Augen, bei Betrachtung lichter Gegenstände.«[ZÖ4,1,83]]. »Beim Schreiben Flimmern vor den Augen.«[ZÖ4,1,92] Kann nur schwer lesen, »weil die Schrift sich zu bewegen scheint.«[ZÖ4,1,7] Sieht Dinge, die gar nicht vorhanden sind. Schwarze oder braune Mücken[CK155f.] oder Staubkörnchen[GS] schweben vor den Augen. »Doppeltsehen.«[ZÖ4,1,52] Schwäche der Augenmuskeln. Irreguläre Bewegungen der Augen bzw. Augenmuskeln. »Pupillen erst erweitert, dann verengert.«[CK145] Alle Gegenstände erscheinen wie mit einem Nebel oder Spinnengewebe verhüllt und daher verdunkelt.[CK153f.] Die herausragendsten Augensymptome von Agaricus sind die Zuckungen und die krampfartigen oder choreatischen Bewegungen im Bereich der Augen sowie die optischen Täuschungen in Form farbiger oder dunkler Flecken.

»Jücken, Röthe und Brennen an den Ohren, als wären sie erfroren gewesen.«[CK168] Es ist ein Gefühl wie von Frostbeulen, wie es bei Agaricus allenthalben auftreten kann [an Gesicht, Händen, Fingern und Zehen[CK]] – dasselbe kitzelnde Jucken[CK607] und prickelnde Brennen[CK616], das allgemein für dieses Mittel typisch ist. »Stumpfheit ... des Gehöres.«[ZÖ4,1,26] »Taubheit ...«[ZÖ4,1,13] »Sehr scharfes Gehör.«[EN520]

Nasenbluten, besonders bei alten Leuten mit Erschlaffung des Blutgefäßsystems.[AR16,2,13] »Beständiger Schnupfen; der Ausfluss fand in grosser Menge statt und war stinkend ...«[AZ78,23] Agaricus heilt die hartnäckigsten chronischen Nasenkatarrhe mit Trockenheit der Schleimhäute und starker Borkenbildung, selbst bei der tuberkulinischen Konstitution – so tiefgreifend wirkt es. Es hat viele Fälle beginnender Phthisis geheilt, ferner chronischen Husten und Bronchialkatarrhe. Rote Nase, wie erfroren. Wie *Ledum* und *Lachesis* ist es ein gutes Mittel bei der roten Nasenspitze alter Säufer.

Nach dem, was wir bisher besprochen haben, würden wir, da es sich um allgemeine Merkmale handelt, auch im Gesicht Muskelzuckungen erwarten. Jucken, Röte und Brennen wie nach Erfrierung, paralytische Muskelschwäche, etc. – und tatsächlich finden wir diese Dinge im Text *[Guiding Symptoms]* wieder. Choreatische Muskelbewegungen. Idiotischer Gesichtsausdruck[GS]; diesbezüglich folgender Hinweis: Einige Agaricus-Patienten kommen, solange sie ihrer gewohnten beruflichen Tätigkeit nachgehen, ganz ordentlich zurecht; doch sobald man sie mit irgendwelchen neuen Ideen konfrontiert, mit Dingen, die nicht in ihre Arbeitsroutine passen, stellen sie sich vollkommen idiotisch an. Dies ist besonders am Morgen zu beobachten. Morgens sind sie für Neues nicht im Geringsten zugänglich, dafür aber abends umso aufgeweckter und neuen Ideen gegenüber aufgeschlossen; es ist so, als stünden sie abends unter der Wirkung von Tee, Kaffee oder alkoholischen Getränken. Agaricus ist ein hervorragendes Antidot gegen alkoholische Getränke [und umgekehrt]. Bei Agaricus ist, wie bei *Zincum*, das Rückenmark affiziert, und beide Mittel haben eine Verschlimmerung durch Stimulanzien aller Art (während *Gelsemium* z.B. durch etwas Wein Linderung erfährt).

Agaricus hat viele Fälle von epileptiformen Krämpfen geheilt, häufiger noch den hysterisch-epileptischen Typ mit Schaum vor dem Mund[CK233], Opisthotonus und Verzerrung der Gesichtsmuskeln. Bei einem Agaricus-Patienten gibt es Phasen, in denen ein kleiner Gesichtsmuskel oder auch nur einige Fasern eines Muskels ein paar Minuten lang zucken und dann aufhören, und dann passiert das Gleiche an einer anderen Stelle des Gesichts. Beispielsweise zuckt ein Augenlid und kurz darauf eine andere Gruppe von Muskelfasern, was bisweilen so lästig werden kann, dass es den Patienten halb wahnsinnig macht. Dies ist in erster Linie

* **Agar.** erscheint in Kents Repertorium als einziges dreiwertig in der Rubrik »Eye, movement, pendulum like, from side to side«.

ein Agaricus-Zustand, es kann aber auch *Nux vomica* erforderlich sein.

»Die vordern Zähne sind wie zu lang und sehr empfindlich, Abends.«[CK215] Die Zunge zittert und zuckt und führt so zu einer undeutlichen Sprache, mit teilweise sehr heftiger Artikulation. »Zunge trocken.«[GS] »Zunge sehr zittrig und ziemlich trocken ...«[GS] »Lernt schwer sprechen.«[GS] Verkrampfung der Zunge, mit schwerfälligem Sprechen. »Fressende Geschwüre am Zungenbändchen«[GS(CK226)], das vollständig weggefressen werden kann. »Die Zunge ist wund.«[CK225] »Durch Quecksilber-Vergiftung entstandene (mercurielle) Aphthen am Gaumen und auf der Zunge [Stomatitis mercurialis].«[GS] Kleine, weiße Bläschen, wie bei Mundfäule der Säuglinge. Chronische Halsentzündung. »Verhärtung der Tonsillen ...«[GS] »Brennender Durst, der nicht zu löschen war.«[AZ68(MB)XXII] »Starke Eßlust, oft an Heißhunger grenzend.«[CK247] Nagen im Magen wie bei Hunger, dennoch kein Verlangen zu essen, kein Appetit.

Häufiges, quälendes Aufstoßen; »viel Abgang von Blähungen«[CK318]; starker Meteorismus. Aufruhr im Abdomen: »Poltern in den Gedärmen«[ZÖ4,2,8]; »Unruhe im Unterleibe ...«[CK317]; »Abgang stinkender Blähungen«[CK320]; »Gluckern im Oberbauche«[CK314]; »Knurren, Poltern und Kollern ...«[CK311]. Alles geht in Gärung über. Kneifende oder schneidende Bauchschmerzen. Entsetzlich stinkende Stuhlentleerungen. Stark tympanitisches Abdomen bei Bauchtyphus; schwere Verlaufsformen von Typhus, mit Tremor des ganzen Körpers[GS], Muskelzuckungen, lähmungsartiger Schwäche, Abzehrung und Delirium[GS].

Morgendlicher Durchfall, mit vielen heißen Winden *(Aloe)* und Brennen im Mastdarm. Weicher, breiiger Stuhl[CK335], dennoch heftiger Tenesmus. »Heftiges Zwängen und Pressen zum Stuhle, ohne Erfolg.«[CK330] Unwillkürliches, schmerzhaftes Drängen (Tenesmus) vor, während und nach dem Stuhl. Gefühl, als würde das Rektum platzen, selbst nach dem Stuhlgang *(Mercurius* und *Sulfur).* Plötzliche zwängende Schmerzen im Rektum, dass der Patient den Stuhl kaum zurückhalten kann, verbunden mit dem quälenden Gefühl, als müsse der Mastdarm jeden Augenblick platzen. »*Vor* dem Stuhlgang: Kneifen und Schneiden im Bauch[CK345]; heftiger Tenesmus; schmerzhaftes Drängen auf den Mastdarm[ZÖ4,1,5].«[GS] »*Während* des Stuhlgangs: Kneifen im Unterbauch und Abgang von Winden[CK341]; Brennen, Beißen oder Schneiden im After; Schweiß; Schmerz von der Lendengegend bis in die Beine, nach dem Stuhlgang anhaltend.«[GS] »*Nach* dem Stuhlgang: Kopfschmerzen > ; Beißen im After[CK347]; *heftiges Drängen auf den Mastdarm*[ZÖ4,1,9]; Schneiden im After; Kneifen im Unterbauch; Aufblähungsgefühl im Unterleibe[ZÖ4,2,7]; Gefühl von Schwere in der Unterbauchgegend[ZÖ4,2,5] oder um den Nabel[ZÖ4,2,13]; Schmerz in der Brust.«[GS] Behalten Sie von diesen drei Phasen – vor, während und nach dem Stuhlgang – vor allem den *Tenesmus nach dem Stuhlgang* im Gedächtnis!

Agaricus kann auch Obstipation haben, verbunden mit einem Lähmungsgefühl im Bereich des Mastdarms. »Stuhlgang sehr festen Kothes.«[CK328] Der Patient presst beim Stuhlgang, als ob es um sein Leben ginge, und doch kommt kein Stuhl heraus. Dabei häufig Parese bzw. beginnende Lähmung der unteren Extremitäten, mit Muskelzuckungen und Brennen entlang der Wirbelsäule. In einem Fall ging der Stuhl plötzlich unwillkürlich ab, nachdem der Patient lange Zeit vergeblich gepresst und dann aufgegeben hatte. Dieses Symptom war bisher nur von *Argentum nitricum* (in Bezug auf Stuhl- und Harnabgang) bekannt.

Der Harndrang kann bei Agaricus genauso stark sein wie der Stuhldrang. Nachtröpfeln des Harns aufgrund einer Schwäche des Blasenschließmuskels.[ZÖ4,1,22] Ein eigentümliches Merkmal dieser Arznei ist das »Gefühl in der Harnröhre, als ginge ein Tropfen kalter Harn durch«[CK369]; während der Urin langsam herauströpfelt, kann der Patient die kalten Tropfen längs der Harnröhre zählen. »Der Harn erfolgt langsam und mit schwachem Strahle, zuweilen nur tropfenweise; er muß oft drücken, um den Abfluß zu befördern.«[CK360] »Urin: auffallend wässrig[ZÖ4,1,29]; hell, zitronengelb[CK364]; blassgelb[ZÖ4,1,77]; brennend heiß und dunkelgelb[ZÖ4,1,53]; rot und klar, nach einer Stunde trüb, mit rotem, flockigem Bodensatz[ZÖ4,1,28]; flammend rot, nach einer Stunde roter, pulveriger Bodensatz[ZÖ4,1,28]; vormittags wässrig, nachmittags milchig[ZÖ4,1,30]; sehr trübe, wolkenartig[ZÖ4,1,29];* sehr trübe, wie Lehmwasser, machte nach einer Viertelstunde einen sehr reichlichen, weißen, flockigen Bodensatz (phosphorsaure Magnesia), auf der Oberfläche des Harns ein schillerndes Häutchen, aus kleinen, länglichen Kristallen bestehend[ZÖ4,1,28].«[GS] Phosphaturie, der Urin dabei milchig-trübe. Ein schillerndes Häutchen oder ein ölähnlicher, wie Petroleum aussehender Film schwimmt auf dem Harn. Spärlicher Urin bei rheumatischen, gichtigen oder hysterischen Patienten. Fröstelige, schwächliche, blasse Menschen mit angehender Schwindsucht, die Kopfschmerzen bekommen, sobald die Harnsekretion nachlässt. Da sie außerdem zumeist tagelang verstopft sind, erfahren sie eine Linderung der Kopfschmerzen erst dann, wenn sie Stuhlgang gehabt haben. Der *Fluoricum-acidum*-Patient dagegen bekommt Kopfschmerzen, wenn er nicht sofort einem einsetzenden *Drang* zum Urinieren nachgibt.

Bei Agaricus-Patientinnen kann eine Art Transformation stattfinden: Die Milchsekretion kann innerhalb eines Tages versiegen, und stattdessen kommt es zur Kongestion des Gehirns und des Rückenmarks. Wir haben es hier wieder mit dem Phänomen der Metastasis zu tun, in diesem Fall gekennzeichnet durch das Auftreten von Beschwerden nach Sistieren der Milchsekretion.

Ein Vergleich der männlichen und weiblichen Geschlechtssymptome zeigt, dass nur wenige Frauen an den Prüfungen teilgenommen haben; gleichwohl gibt es viele Symptome des männlichen Geschlechts, für die ein analoger Zustand auch beim weiblichen Geschlecht besteht. Beim Mann verschlimmern sich z.B. die Beschwerden nach dem Koitus, doch bei der Frau ist dieses Phänomen genauso ausgeprägt. Beschwerden nach sexueller Erregung, nach sexuellen Ausschweifungen[GS], etc. – bei der Frau Ohnmacht, beim Mann tagelange Mattigkeit[CK390ff]. Das Zittern und Zucken (oder jedes andere Agaricus-Symptom) kann bei beiden Geschlechtern nach dem Beischlaf verstärkt auftreten, weil die sexuellen Funktionen mit dem Rückenmark zusammenhängen. All diejenigen, die an spinalen Affektionen leiden, bekommen nach dem Geschlechtsverkehr mehr oder weniger Probleme.

Beim *Mann* kommt es während des Koitus zu einem Brennen in der Harnröhre, am stärksten bei der Ejakulation[GS]; die Ursache hierfür ist wahrscheinlich eine wunde (exkoriierte) Stelle in der Urethra, möglicherweise wird aber auch die Samenflüssigkeit als zu heiß empfunden. Brennen in der Prostata während des Samenergusses. Heftige sexuelle Erregung vor und während des Beischlafs, doch wenn sich der Samen ergießt, bleibt der Orgasmus aus[CK387] – kein Wollustgefühl, es ist eine passive, freudlose Ejakulation. Dies finden wir bei Männern mit Schwäche des Rückenmarks – nervösen Menschen mit Neigung zu Prickeln und Kribbeln am ganzen Körper. Agaricus ist ein wichtiges Heilmittel bei der Behandlung von chronischem Harnröhrenausfluss, namentlich dem chronischen Tripper mit postgonorrhoischem Katarrh und all den anderen Folgeerscheinungen[GS] der diversen unangemessenen Lokalbehandlungen. »Das männliche Glied kalt und zusammengeschrumpft«[ZÖ4,1,22] [bei lähmungsartiger Schwäche des Blasensphinkters]. »So starkes Zurückziehen der Hoden gegen den Leistenring, dass es schmerzhaft** wurde und ein Hinwegschieben derselben von der Leistenöffnung, in die sie halb eintraten, nöthig machte ...«[ZÖ4,1,70] Lange Zeit während der postgonorrhoischer Harnröhrenausfluss mit Kribbeln und Jucken in der Harnröhrenmündung[CK366] und dem Gefühl, als würden nach dem Urinieren stets noch Harntropfen in der Urethra zurückbleiben.[CK368] Zwei Mittel stehen bei dieser Symptomenkombination klar an erster Stelle: *Petroleum* und Agaricus.

Weibliche Geschlechtsorgane. Der routinemäßig verschreibende Arzt denkt bei herabdrängenden Schmerzen stets an Mittel wie *Pulsatilla* oder *Sepia*, aber bei einer Frau mit Rückenmarksreizung etc., die an diesen ›Bearing-down‹-Beschwerden leidet, als wolle der

* In den *Guiding Symptoms*, die Kent hier zitiert, heißt es irrtümlich »like whey« (molkenartig).

** Bei Kent heißt es fälschlich »excessively painful retraction in testes« statt *excessive and painful retraction of testes*, wie es in den *Guiding Symptoms* richtig übersetzt wurde.

Beckeninhalt aus der Vagina herausfallen, ist Agaricus das passendste Mittel. Es sind zumeist schlanke, nervöse, unruhige, zu Kribbeln, Kriechen und Ameisenlaufen neigende Frauen, die Agaricus benötigen. »Während der Menstruation: Kopfschmerzen, Zahnschmerzen ...«[GS] Alle Allgemeinsymptome verschlimmern sich während der Regel, dagegen hat die Zeit vor und nach der Regel keinen wesentlichen Einfluss auf sie. Herzsymptome [Herzklopfen[GS]] können nach der Regel verstärkt auftreten. Prolapsbeschwerden des Uterus sind direkt nach Aufhören der Blutung am ausgeprägtesten.

Leukorrhö sehr reichlich und von dunkler Farbe[GS], blutig, scharf und wundmachend. Ich habe Agaricus bei den Harnwegssymptomen kurz mit *Fluoricum acidum* verglichen; die beiden Mittel haben in mancher Hinsicht Ähnlichkeit miteinander, vor allem aber im Hinblick auf die Leukorrhö: sie ist bei beiden reichlich und *scharf*, so scharf, dass der Genitalbereich wund wird und sich entzündet, sodass die Patientin kaum gehen kann. Bei *Fluoricum acidum* finden wir, neben den nervösen Symptomen und dem starken, wundmachenden Ausfluss, eine Besserung der Kopfschmerzen durch Harnlassen, oder diese entstehen, wenn dem Harndrang nicht sofort nachgegeben wird.

Agaricus ist ein großartiges Mittel bei *Bronchial- und Lungenerkrankungen*, wenngleich selten an das Mittel gedacht wird. Es hat Zustände geheilt, die wie eine beginnende Schwindsucht aussahen. Katarrhalische Brustbeschwerden, mit Nachtschweiß und den typischen neurologischen Symptomen in der Vorgeschichte. »Der Husten hat ... das Eigenthümliche, dass er in einzelnen Anfällen erscheint, sehr heftig ist und mit wiederholtem Niesen endigt.«[ZÖ4,2,22] Konvulsivischer Husten, mit Schweiß zum Abend hin, beschleunigtem Puls und Auswurf von eiterähnlichem Schleim; schlimmer morgens und in Rückenlage. Kommen dann noch die beschriebenen charakteristischen Symptome hinzu, so wird Agaricus dem Prozess rasch Einhalt gebieten. Fälle von beginnender Phthisis.[GS] Agaricus hat einen starken Bezug zur tuberkulinischen Diathese. Ich erinnere mich, wie ich begann, *Tuberculinum* bei einem Mann zu prüfen, von dem ich annahm, dass er in Anbetracht seiner Anamnese und Symptome empfindlich darauf reagieren würde. Schon die erste Gabe brachte ihn fast um; dafür, dass die Substanz sonst lediglich zur Diagnose der Krankheit bei Rindern verwendet wird, schien sie ihn doch mächtig aufzuwühlen. Er magerte rapide ab und sah aus, als ob er bald sterben würde. Ich ließ das Mittel aber weiter wirken und beobachtete und wartete geduldig ab. Schließlich kamen die Symptome von Agaricus zum Vorschein – und stellten so die Verwandtschaft zwischen diesen beiden Arzneien aufs Neue unter Beweis; zugleich bestätigten sie Herings Beobachtung, dass Agaricus enge Beziehungen zur tuberkulinischen Diathese aufweist. Agaricus war sein Heilmittel und gab ihm bald sein altes Gewicht zurück.

Der Agaricus-Patient hat eine ausgesprochene Neigung zu nervösem Herzklopfen, vor allem gegen Abend.[ZÖ4,1,51] Diverse Herzsensationen, wie Schläge oder Stöße ins Herz[ZÖ4,1,7–9], zuckende Herzstöße[ZÖ4,1,41] oder Herzmuskelkrämpfe – all dies innere Manifestationen seiner allgemeinen Neigung zu Muskelzuckungen. Diese Schläge oder Stöße ins Herz können schon durch leise[ZÖ4,1,7], aber unerwartete, plötzliche Geräusche hervorgerufen werden, ferner durch Aufstoßen, beim Husten, im Liegen auf der linken Seite oder auf dem Rücken; vermehrt nachts und bei Fieber; oft erstrecken sie sich auch in andere Bereiche, z. B. bis ins Abdomen, in den Rücken oder in die Gliedmaßen. Wie allgemein, können auch auf dem Brustkorb prickelnde oder kribbelnde Empfindungen bestehen.

Der *Rücken* bietet eine Vielzahl charakteristischer und allgemeiner Leitsymptome. Steifheit des gesamten Rückgrats. Der Patient hat beim Versuch, sich vornüberzubeugen, das Gefühl, als würde die Wirbelsäule gleich durchbrechen; ein Gefühl, als wäre irgendetwas im Rücken so straff gespannt, dass es beim Bücken auseinanderreißen und der Rücken jeden Augenblick zerbrechen müsste. Verspannung der Rückenmuskulatur. Fortwährendes Kribbeln und Prickeln längs der Wirbelsäule.[ZÖ4,1,25] »Heftige, stechend brennende Schmerzen in der Tiefe des Rückgrathes.«[ZÖ4,1,78] Schmerzhaftigkeit längs der Wirbelsäule, vor allem beim Bücken.[ZÖ4,2,18] Alle Arten von Rückenschmerzen; sie können den Rücken herauf- und hinunterziehen. Empfindlichkeit der Wirbelsäule für Berührung [»Spinalirritation«][ZÖ4,2,18], besonders im Bereich des Nackens und der Brustwirbel, zwischen den Schulterblättern. »Die Wirbelsäule in der Gegend des zweiten und dritten Lendenwirbels beim Druck mit einem in heisses Wasser getauchten Schwamm empfindlich [Chorea].«[ZÖ2,435] »Im Rücken ein Gefühl, als ob vom Rückgrathe aus eine kalte Luft sich über den Körper verbreitete (aura epileptica?).«[ZÖ4,1,21] An verschiedenen Stellen des Körpers, besonders im Bereich der Hinterbacken und des Rückens (oder des Rückenmarks), Empfindung, als würden sie von einem eiskalten Körper, einem Stück Eis oder von Quecksilber berührt.[ZÖ4,1,32–50] Frösteln über den ganzen Rücken[ZÖ4,2,19] oder längs der Wirbelsäule[ZÖ4,1,25]. »Längs der Wirbelsäule ein Gefühl, als wenn Ameisen darauf kröchen.«[ZÖ4,1,25] Taubheitsempfindung in der Haut des Rückens. Die meisten Schmerzen treten im Nacken und in der Lumbosakralregion auf. Schmerzen im Kreuz bei Geschlechtsverkehr. »Schmerzen in der Lenden- und Kreuzbeingegend, besonders bei Anstrengung ... und im Sitzen ...«[GS] »Zerschlagenheitsschmerz im Kreuze*.«[ZÖ4,1,34] Drückender Schmerz im Kreuzbein, als sollte es zerspringen.[ZÖ4,1,20] Rückenschmerzen unterhalb der Taille, bei Frauen.

Zuckungen und choreatische Bewegungen in den Gliedmaßen; Taubheitsempfindungen; lokale Kälteempfindungen; Brennen hier und da; Lähmungen. Zittern der Glieder, besonders der Hände.[CK511] Unbeholfenheit in allen Bewegungen. Rheumatismus und Gicht der Gelenke.

»Jücken, Röthe und Brennen an den Händen, wie nach Erfrierung.«[CK515] Die Frostbeulen-Symptome finden sich vor allem an den kleinen Gelenken, wo die Blutversorgung geringer ist. Finger und Zehen steif.

In Ruhe Gefühl in den Knochen, als würden sie brechen, besonders in den Knochen der unteren Extremitäten. Gefühl, als würden die Schienbeine brechen. Beständige Schmerzen in den Schienbeinen. Wachstumsschmerzen bei Kindern; sie bekommen kalte Arme und Beine, wenn sie nicht direkt vor dem Kamin sitzen. Knochenschmerzen. »Große Schwere in den Beinen.«[CK534] Dumpf drückende, stechende oder reißende Schmerzen in den Beinen. »In den Beinen entstehen die Schmerzen (fast aller Art) fast immer beim Sitzen und Stehen, seltner beim Gehen; durch Bewegung mindern und verlieren sie sich«[CK529]; besser ferner durch Wärme. Zittern und Schwäche der unteren Gliedmaßen, bis hin zur Lähmung der Beine.

Bald nach Beginn der Schwangerschaft lähmungsartige Schwäche in den Beinen, sodass sich die Patientin immer häufiger hinlegen muss; dies wiederholt sich bei jeder weiteren Schwangerschaft. Hier können die Symptome auf Agaricus hinweisen, vor allem wenn sich zusätzlich die Beine schwer anfühlen, wenn sie zittern und zuckende Bewegungen vollführen.

* Die Verwendung des mehrdeutigen Begriffs »Kreuz« in den deutschsprachigen Arzneiprüfungen hat in der späteren homöopathischen Literatur, besonders der angelsächsischen, zu unzähligen Fehlern geführt. Sehr häufig nämlich ist der Begriff – so auch in diesem Fall – ins Englische mit »sacrum« übersetzt worden, was allein »Kreuzbein« oder »Sakralregion« bedeutet. Gemeint ist aber ganz überwiegend **die gesamte untere Rückenpartie** (die Lumbosakralregion), womöglich im Einzelfall auch nur die Lumbalregion.

Agnus castus

Keuschlamm, Mönchspfeffer

Dieses wunderbare Mittel wird häufig übersehen. Es ist in Betracht zu ziehen, wenn Menschen sich über einen längeren Zeitraum hinweg sexuellen Ausschweifungen und heimlichen Lastern hingegeben haben und heute darunter leiden. Es sind blasse, kränklich aussehende, traurig gestimmte Menschen, die darüber klagen, dass sie ihr Leben so vergeudet haben. Agnus castus kann für beide Geschlechter geeignet sein. Sexuelle Schwäche; Erschlaffung der Geschlechtsorgane. Sämtliche Geschlechtsfunktionen können betroffen oder pervertiert sein.

Eine Frau, die früher übermäßig masturbiert hatte und nach ihrer Heirat keine sexuelle Erregung mehr empfinden konnte, wurde durch diese Arznei geheilt. Später gebar sie ein Kind, doch ihre Brüste hatten keine Milch. Wieder half Agnus castus – am Ende der dritten Woche kam die Milchproduktion in Gang.

Wenn der Milchfluss, nachdem er bereits begonnen hat, wieder spärlich wird oder ganz versiegt, wenn die erwähnte Vorgeschichte besteht und die Wöchnerin deprimiert und niedergeschlagen ist, heilt Agnus castus mit hoher Wahrscheinlichkeit.

Ferner vermag es bei jungen Frauen ›mit Vergangenheit‹ Uterusblutungen zu heilen und unterdrückte Menses wiederherzustellen. Die Vagina ist stark erschlafft, oft besteht sogar ein Scheidenvorfall; damit einher geht ein reichlicher, eiweißähnlicher Ausfluss.

Auf der anderen Seite haben wir den bedauernswerten, über sein früheres Leben todunglücklichen jungen Mann, der, nachdem er gerade frisch vermählt ist, feststellen muss, dass er impotent ist. Er hatte früher einen sehr ausschweifenden Lebenswandel geführt und sich dabei einen Tripper zugezogen, und jetzt leidet er unter schlaffen, kalten Genitalien, unwillkürlichem Samenabgang und Ausfluss von Prostatasaft während des Stuhlgangs. Seine junge und hübsche Frau ruft bei ihm keine Erektionen hervor, obwohl er in dieser Hinsicht erst kürzlich einen ›heimlichen Erfolg‹ gehabt hat; und er hat morgendliche Erektionen, aber das ist auch alles.

Als Folge der Gonorrhö und dieser Lebenssituation tritt eine ganze Reihe von quälenden Symptomen auf: Gedächtnisschwäche, Verzweiflung, Selbstmordgedanken, Angst und Verdrießlichkeit. Der Patient leidet an Kopfschmerzen, Lichtscheu und diversen nervösen Symptomen. Ameisenkriechen oder »fressendes Jücken«[GA1,76] an verschiedenen Stellen der Haut. Reißende Schmerzen, vor allem im Bereich des Kopfes, des Gesichts, des Unterkiefers und der Zähne. Nur leichtere Speisen werden vertragen, alle anderen verderben den Magen; der Patient klagt viel über Übelkeitsempfindungen. Seine Muskeln sind schlaff. Blutarmut. Die Drüsen und Lymphknoten sind vergrößert, besonders die Milz. Zunehmende Blähungsbeschwerden. Die Baucheingeweide hängen wie ein Gewicht herab. Zunehmende Rektumschwäche und Verstopfungsneigung. »Ohne dass der Koth besonders fest war, ging er doch trotz alles Pressens schwer ab, schien lieber wieder zurückschlüpfen zu wollen.«[HE40] (Vgl. *Silicea, Sanicula* und *Thuja*.) Voluminöser, harter Stuhl. Jucken und Beißen im Analbereich; geräuschvolle Winde, »riechen wie alter Harn in Kleidern«[HE36]. Wundheit des Afters. Bald treten trockener Husten und Nachtschweiß zum Krankheitsbild hinzu. Kalte und matte Gliedmaßen. Der Patient ist kälteempfindlich, möchte sich aber möglichst ruhig verhalten, da Bewegung und jede Anstrengung seine Beschwerden verstärken. Er hat schon bei vielen Therapeuten Rat gesucht, und sie haben ihm gesagt, er leide an *Neurasthenie*. Er benötigt nichts anderes als Agnus castus!

Ailanthus glandulosa

Götterbaum

Diese Arznei ist vor allem bei schweren, adynamischen Verlaufsformen fieberhafter Infektionskrankheiten von Nutzen, wie sie etwa bei Diphtherie oder Scharlach vorkommen; ferner bei septischen Zuständen sowie bei typhusähnlichen Krankheitsbildern, insbesondere jenen Fällen, die durch eine kleinfleckige Hautröte, eine partielle, fleckförmige Dilatation der Hautkapillaren gekennzeichnet sind. Wohl das bemerkenswerteste Beispiel für einen solchen adynamischen Krankheitstyp ist der maligne Scharlach. Das reguläre Scharlachexanthem kommt nicht heraus, stattdessen erscheinen einzelne roseolaähnliche Flecken auf der Haut. Die normale gleichmäßige Ausbreitung des Ausschlags findet nicht statt oder ist unterdrückt worden. Hinzu treten Zahnfleisch- und Nasenbluten, und der Hals ist innerlich extrem angeschwollen. Das Gesicht ist purpurfarben, der Ausdruck wie betrunken; die Augen sind so kongestioniert, dass sogar Blut aus ihnen austreten kann. Der Patient vermittelt den Eindruck großer Prostration, doch tatsächlich handelt es sich um eine Art Betäubung; er wirkt benommen und in Stumpfsinn versunken. Wenn Sie in den Rachen schauen, sehen Sie, dass die Schleimhaut ödematös geschwollen und von kleinen, bläulichroten Flecken übersät ist, ähnlich dem Befund bei *Baptisia*. Die Widerstandskraft des Organismus liegt bei diesem Scharlachtyp vollkommen darnieder. Das Blut zersetzt sich rasch; heraussickerndes Blut sieht schwarz aus. Das Kind verfällt in einen soporösen Zustand, aus dem es nur schwer wachgerüttelt werden kann. Manchmal bilden sich Blasen an den Fingerspitzen oder auch an anderen Körperstellen, und fötider Geruch kommt aus Mund und Nase. Die Bösartigkeit des Krankheitsverlaufs tritt bei diesem Kind immer deutlicher zutage. Zuweilen beginnt die Krankheit als leichtes Fieber, aber dann nimmt der Fall durch eine hinzutretende Erkältung und Unterdrückung von einigen der natürlichen Krankheitserscheinungen die Form eines schleichenden, typhösen Fiebers an. Bestand am Anfang nur ein einfaches, remittierendes Fieber, so entwickelt sich nun ein Zustand von Erschöpfung, mit Tachykardie, erheblichem Foetor ex ore und allgemeiner Zyanose, wobei die stellenweise, passive Kongestion der Kapillaren purpurne Flecken auf der Haut erscheinen lässt und dieser ein gesprenkeltes Aussehen verleiht. Wenn eine akute Krankheit, aus welchem Grund auch immer, eine so plötzliche Wendung zum Schlechteren nimmt, haben wir es mit einer Blutvergiftung, einer Sepsis zu tun, und es entsteht ein typhusähnliches Krankheitsbild. Ein Wechselfieber, das innerhalb von 24 Stunden in einen ausgesprochen septischen Verlauf übergeht, eine Diphtherie, die diese Form annimmt, mit Sopor und fleckiger Haut, sind weitere Beispiele für eine solche maligne Krankheitsentwicklung.

Die psychischen Symptome, die mit diesem Zustand einhergehen, sind interessant. Ich lese Ihnen aus einigen Notizen vor, die ich mir gemacht habe ... Anhaltender traumähnlicher Geisteszustand, aber wach. Das Kind schreit die ganze Zeit. Der Patient sieht kleine, rattenähnliche Tiere umherlaufen; hat das Gefühl, eine Ratte oder ein anderes kleines Tier krabbele an einem Bein hoch über den ganzen Körper. Große Gedächtnisschwäche[EN10]; kann sich selbst an Dinge, die er eben erst gesagt hat, nicht erinnern. Anhaltende Vergesslichkeit. Sämtliche Geschehnisse aus der Vergangenheit sind wie ausgelöscht. »Vergangene Erlebnisse werden entweder vollständig vergessen oder als lediglich gelesen oder jemand anderem zugehörig erinnert.«[GS] Das fügt sich zwanglos zu dem erwähnten traumähnlichen Zustand; es scheint, als würden ihm jene Dinge, die der Vergangenheit angehören, wie ein Traum vorkommen – so als hätte er von ihnen nur geträumt. Er kann sich in keiner Weise konzentrieren, kann Fragen nicht korrekt beantworten; er ist wie in einem nur halb bewussten Zustand[GS], und schließlich verfällt er in völlige

Bewusstlosigkeit. In den ersten Stadien dieses Sepsiszustandes besteht große Angst[EN7] und Unruhe[EN6], später dann Sopor[GS] und Gleichgültigkeit gegenüber allem[EN5]. »Beständiges Seufzen«[EN2] und »Niedergeschlagenheit«[EN3]. »Äußerst reizbar.«[GS] »Halb bewusster Zustand; versteht augenscheinlich nicht, was man ihm sagt.«[GS] »Sopor, Delirium und Unbesinnlichkeit.«[GS] »Murmelndes Delirium, mit Schlaflosigkeit und Ruhelosigkeit.«[GS] Diesen Geisteszustand sehen wir bei akuten, bösartig verlaufenden Infektionskrankheiten; das chronische Bild von Ailanthus konnte indes noch nicht hinreichend herausgearbeitet werden. Dr. Wells setzte dieses Mittel seinerzeit in vielen schweren Fällen einer Scharlachepidemie in Brooklyn ein, und viele Patienten konnten dadurch gerettet werden. Ailanthus schien den malignen Charakter der Krankheit in einen gutartigen Typus umwandeln zu können.

Zusätzlich zu den in den *Guiding Symptoms* niedergelegten Symptomen ist beobachtet worden, dass es zu Haarausfall kommen kann und dass abends beim Schließen der Augen Lichtblitze aufleuchten. »Pupillen stark erweitert.«[GS] »Reichliches, dünnflüssiges, jauchiges Nasensekret, ohne Foetor; Absonderung von Blut und Eiter aus der Nase.«[NR1,31] Das kommt bei septischen Scharlachverläufen vor. »Nasenlöcher kongestioniert.«[GS] »Große Prostration und leidensvolles Antlitz.«[GS] »Gesicht dunkel wie Mahagoni.«[GS] Letzteres ist bei unterdrücktem [d. h. zurückgetretenem] Scharlachexanthem beobachtet worden. Purpurfarbenes, aufgedunsenes, wie berauschtes Gesicht. Ailanthus ist ein Mittel, das nicht so oft angewendet wird, und es ist auch nicht besonders häufig angezeigt; wenn es aber indiziert ist, leistet es sehr gute Dienste. Selbst bei malignem Scharlach werden Sie das für Ailanthus typische Krankheitsbild nicht sehr oft zu Gesicht bekommen; mit größerer Wahrscheinlichkeit macht dieser Scharlachtyp eine Reihe anderer Arzneien erforderlich. Ailanthus entspricht den bösartigsten Verläufen von Scharlachfieber, und am meisten ist es in Epidemien indiziert, wo ein Großteil der Erkrankungen die maligne Form annimmt. Es gibt drei häufiger vorkommende Arten von Scharlach. Bei der einen Epidemie findet man fast nur Fälle von milder, unkomplizierter Art, mit dem charakteristischen Ausschlag, der rasch und ohne bedeutendes Fieber erscheint. Solche Fälle nehmen in der Regel bei guter Pflege, ausreichender Zimmertemperatur und warmer Bekleidung einen zufriedenstellenden Verlauf, ohne dass medikamentös interveniert werden muss. Die Haut ist glatt und glänzend, von leuchtendem, hellem Rot. Der Fall ist nicht bedenklich. Bei anderen Epidemien findet man nur vereinzelt Fälle dieser Art, während die Mehrzahl der Fälle ausgeprägte Halsbeschwerden zeigt; das Exanthem ist, wenn überhaupt, nur spärlich vorhanden, und es stellen sich Blutandrang zum Kopf und spinale Symptome ein, verbunden mit Nackenschmerzen. Der ganze Rachenbereich ist fürchterlich geschwollen und entzündet, tiefrot und sehr schmerzhaft. Und dann gibt es einen dritten Typ: hier sind der Rachen, aber auch die übrigen Schleimhäute stark geschwollen; der ganze Verlauf geht eindeutig in Richtung Sepsis, mit Vergrößerung der Lymphknoten, Aufgedunsenheit der Haut und beträchtlichem Foetor; die Haut ist dunkel verfärbt und der Ausschlag spärlich, manchmal von Anfang bis Ende der Krankheit kaum sichtbar. Diese Fälle haben eine ernste Prognose und enden unbehandelt fast alle letal. Die alten Autoren nannten diese drei Formen »Scarlatina simplex«, »Scarlatina anginosa« und »Scarlatina maligna«. In manchen Epidemien begegnet man allen drei Erscheinungsformen, mitunter zwei von ihnen gleichzeitig in einer Familie. Ein Kind ist an dem milden Typ erkrankt, ein anderes an einer schwereren Form, verbunden mit sepsisbedingter Blasenbildung hier und da, besonders an den Fingerspitzen, sowie höchst unangenehm riechender Körperausdünstung. An den Stellen, wo die Blasen aufbrechen, bilden sich, wenn das Kind lange genug lebt, Geschwüre. Diese Entwicklung sehen wir allerdings nur bei den tödlich verlaufenden Fällen, beim malignen Typ. Sie werden sich wahrscheinlich noch an eines der Unterscheidungskriterien bei Scharlach und Masern erinnern, dass nämlich eine mit einem spitzen Gegenstand auf die Haut gebrachte weiße Linie bei Scharlach sekundenlang weiß bleibt, während sie bei Masern sofort wieder rot wird. Selbst wenn das Exanthem bei den schweren Scharlachformen nicht herauskommt, hinterlässt ein Fingerdruck auf die Haut eine weiße Stelle, die sich nur langsam wieder mit Blut füllt. Je ausgeprägter diese Verzögerung ist, desto bösartiger ist der Scharlachtyp. Je größer die Blutvergiftung, desto träger die Blutzirkulation – und besonders bei Ailanthus liegt diese Art von Störung vor. Der kongestionierte Zustand der Haut ist selbst dann vorhanden, wenn der typische Ausschlag fehlt; es handelt sich um eine passive Blutfülle der Venen. Eine ganze Reihe von Arzneien zeigt dieses Phänomen; doch vor allem erzeugt *Veratrum viride* eine so starke Lähmung der Vasomotoren, dass die auf die Haut gezogene Linie noch lange danach zu erkennen bleibt. Sie können tatsächlich Ihren vollen Namen auf die Haut schreiben – es bleibt genügend Zeit, um ihn anschließend gut erkennbar lesen zu können. Bei all diesen septischen Krankheitsverläufen geht ein übler Geruch von den Kranken aus, der an Kadaver oder faules Fleisch erinnert; insbesondere tritt er bei den bösartigen Krankheitsformen auf, wo Ailanthus das angezeigte Mittel ist.

»Rachen stark geschwollen, von dunkelroter, fast purpurner Farbe.«[GS] »Diphtherie, mit extremer Prostration.«[GS] »Rachen livide, geschwollen; Tonsillen vorstehend und von vielen tiefen Geschwürchen durchsetzt ...«[GS] Hals und Mandeln erscheinen oft stark ödematös, so als würden auf Druck Dellen zurückbleiben. Mitunter setzt bei einigen dieser adynamischen, septischen Fälle, die dringend einer Reaktion seitens der Lebenskraft bedürfen, ein entsetzlich stinkender Durchfall ein, die sog. kritische Diarrhö. Unabhängig davon, welchen Namen die Krankheit hat, bestehen bei diesen septischen Verläufen fast regelmäßig Schmerzen im Hinterkopf und Nacken.

»Atmung beschleunigt, ungleichmäßig, erschwert.«[GS] »Brennen der Handflächen und Fußsohlen; sucht einen Ort, wo er diese abkühlen kann.« »Gefühl, als würde eine Ratte am Bein hochkrabbeln.« »Gefühl, als würde eine Schlange sich am Bein hochwinden.« Diese Symptome traten bei einem meiner Prüfer auf. Ailanthus ist indiziert »bei schweren, adynamischen Krankheitsformen, charakterisiert durch plötzliche und extreme Entkräftung, Torpor, Erbrechen, kleinen und raschen Puls sowie bläulichrote Hautverfärbung.«[GS] »Elektrischer Schlag, vom Gehirn bis in die Extremitäten ziehend.«[EN27] »Fieber um 8 Uhr morgens, mit Frost, Hitze und Schweiß.« Während des Frostes Erbrechen jeglicher Speisen[EN194] und durchbohrende Schmerzen über der Hüfte. »Dem Frost ging stets ein miliarer* Ausschlag voraus, besonders im Gesicht und auf der Stirn.«[EN194(CY1,209)] »Während des Frostes großer Hunger, mit quälendem, allgemeinem Leeregefühl ...; unerträgliche Schmerzen im Nacken, oberen Rücken und rechten Hüftgelenk.«[EN194] Dieser Nackenschmerz ist häufig ein Prodromalsymptom bösartiger, adynamischer Fiebererkrankungen; er geht gewöhnlich einem kongestiven Anfall von großer Heftigkeit voraus, der durch Vollheitsgefühl und Hitze des Kopfes gekennzeichnet ist.

Der miliare Ausschlag, von dem in der Pathogenese die Rede ist[(EN193;CY1,208)], kommt bei Ailanthus nicht in der gleichmäßigen Verteilung des typischen Scharlach- oder Masernexanthems heraus, sondern nur an vereinzelten Stellen, als mehr oder weniger große Flächen oder ringförmige Gebilde zudem zeigt der Ausschlag eine eher dunkle, fast livide Färbung.** »Ungleichmäßig und in einzelnen Flecken auftretender livider Ausschlag, der auf Druck verschwindet und nur sehr langsam zurückkehrt; vermischt mit einzelnen kleinen Bläschen; besonders im Bereich von Stirn, Hals und Brust. (Scharlach.)«[GS] »Spärlicher, zwei Tage währender Ausschlag, mit Halsentzündung und mäßigem Fieber. (Scharlach.)«[GS] Oft handelt es sich hierbei um petechienartige Hautveränderungen[GS], wie wir sie bei typhösen Krankheitsverläufen beobachten. Das, was wir bisher an therapeutischen Erfahrungen hinsichtlich der Anwendung von Ailanthus bei Scharlach gesammelt haben, macht das Mittel eines eingehenderen Studiums wert; es sollte erneut geprüft werden, damit wir ein noch tieferes Verständnis seines

* Bei Kent heißt es irrtümlich »maligner Ausschlag«. Das Symptom stammt aus dem Vergiftungsfall von Dr. Wells' 15-jähriger Tochter.

** Kent bezieht sich hier auf die *Guiding Symptoms*, die das Symptom aber nicht korrekt wiedergeben. Richtig muss es lauten: »Covered in patches with a miliary rash of a dark, almost livid color.«

Wirkungskreises erlangen können. »Reichlicher Ausschlag, von bläulicher Tönung. (Typhöser Scharlach.)«[GS] »Der Ausschlag kommt nur zögernd heraus und bleibt livide ... (Typhöser Scharlach.)«[GS] »Körper samt Gliedmaßen von einem ungleichmäßigen, gefleckten Ausschlag von stark livider Färbung bedeckt ... (Scharlach.)«[GS] Das hier beschriebene Scharlachfieber stellt nur einen möglichen Typus dar. Diese maligne, adynamische Scharlachform kann neben Ailanthus auch andere Arzneimittel erfordern, etwa *Sulfur, Phosphorus, Belladonna, Baptisia* oder *Lachesis*. Um das eine vom anderen unterscheiden und das Bild jedes Mittels sicher im Gedächtnis behalten zu können, bedarf es einer längeren Beschäftigung mit der Materia medica. Sie können leicht selbst die Mittel miteinander vergleichen, wenn Sie diese zunächst separat, jedes für sich studiert haben. Danach sind Sie in der Lage, am Krankenbett ad hoc die verschiedensten Vergleiche anzustellen, was vor allem in Bezug auf den Scharlach nicht schwierig ist. Wenn Sie mit guten Kenntnissen über die Grundzüge der einzelnen Arzneien ans Krankenbett treten, werden Sie erstaunt sein über die Menge an Symptombildern, die sich, durch die Krankheitszeichen hervorgelockt, vor Ihrem geistigen Auge einstellen. Wenn Sie zu einem Scharlachkranken gerufen werden, sollten Sie sich nicht die Namen der Arzneien ins Gedächtnis rufen, die Ihnen vielleicht als ›Scharlachmittel‹ bekannt oder die dagegen empfohlen worden sind. Lassen Sie sich stattdessen durch das Erscheinungsbild des Patienten an jene Mittel erinnern, die mit diesem Patienten Ähnlichkeit haben – ohne Rücksicht darauf, ob sie schon einmal mit Scharlach in Verbindung gebracht worden sind oder nicht. Wenn Sie das Scharlachexanthem zu Gesicht bekommen, meinen Sie vielleicht, dass es wie ein *Aconitum*-Ausschlag aussieht; doch ist bei *Aconitum* die Sepsisneigung so gering, dass es außer Betracht bleiben muss. *Belladonna* passt nicht, denn bei diesem Mittel ist das Exanthem glatt und glänzend – der typische Sydenham-Ausschlag. Andererseits sagen Sie sich: *Pulsatilla* hat ein masernähnliches Exanthem, und es zeigt auch oft einen adynamischen Fieberverlauf; doch ist das Fieber nicht so adynamisch wie beim typhösen Typ, und so scheidet auch *Pulsatilla* wieder aus. Nun denken Sie an die Mittel, die typischerweise bei septischen Zuständen in Frage kommen, und in Verbindung mit der Prostration, der Verschlimmerung nach Schlaf, dem allgemeinen Sopor und dem Delirium erkennen Sie schließlich – fast auf einen Blick – das vollkommene Bild von *Lachesis*, des klassischen Mittels für Krankheitsformen dieser Art.

Sie haben es mit einem anderen Scharlachfall zu tun, mit einem Exanthem, das nur sehr spärlich entwickelt ist: das Kind zupft ständig die Haut von Lippen und Nase ab; es liegt blass und erschöpft in seinem Bett; der Ausschlag ist minimal, kaum der Rede wert; die Harnsekretion ist fast ganz versiegt – fast augenblicklich denken Sie an *Arum triphyllum*. Es ist vor allem der äußere Aspekt, der Ihnen das Mittel in Erinnerung ruft.

Bei wieder einem anderen Fall haben Sie all die bläuliche oder purpurne Röte, von der ich bei Ailanthus gesprochen habe. Sie bemerken den scheußlichen Geruch des Kindes, und es besteht eine ziemlich ausgeprägte Halsentzündung. Das Wasser, nach dem es verlangt, kann gar nicht kalt genug sein, und am liebsten wäre ihm, wenn ständig etwas Wasser im Hals herunterlaufen würde – jetzt können Sie fest auf *Phosphorus* vertrauen. Bei diesen schweren Krankheitszuständen gibt es immer irgendetwas, was Ihnen das heilende Mittel verraten wird – Sie müssen nur zuhören, beobachten und gegebenenfalls die Geduld haben, lange genug zu warten.

Allium cepa

Cepa; Küchenzwiebel

Allium cepa wird hauptsächlich gegen ›Erkältungen‹ eingesetzt. Diese ›Erkältungen‹ laufen bei Allium cepa in verschiedenen Phasen ab: zuerst in der Nase, dann im Rachen, im Kehlkopf und zuletzt in den Bronchien. Alle Beschwerden des Patienten, einschließlich der Phasen seiner Erkältung – seines Schnupfens, seiner Laryngitis, seines Hustens –, werden durch Wärme und in geheizten Räumen verschlimmert, ausgenommen das Kitzeln im Kehlkopf[AA248], das mitunter durch Einatmen kalter Luft verstärkt wird. Auf diese Weise kann auch der Husten durch kalte Luft ausgelöst werden.[AA508] Dem Patienten selbst geht es jedoch in einer kühlen Umgebung besser, er reagiert empfindlich auf Wärme. Die meisten Symptome des Allium-cepa-Patienten verschlimmern sich zum Abend hin, die Erkältungs- und Schnupfensymptome wie auch die Allgemeinsymptome. Diese Verschlimmerungen durch Wärme und am Abend sind die beiden hervorstechendsten allgemeinen Züge von Allium cepa.

Da die Zwiebel in fast jeder Klimazone bei Folgen von Kälteeinwirkung häufig angezeigt ist, verwundert es nicht, dass unsere Mütter und Großmütter gegen Ohrenschmerzen Zwiebelscheiben aufs Ohr banden und um den Hals gegen Halsschmerzen. Scharfe, feuchtkalte Winde sind in jeder Gegend der Erde geeignet, Allium-cepa-Beschwerden hervorzurufen – Schnupfen, Grippe und dergleichen –, und gewöhnlich gehen diese mit erheblichen kongestiven Kopfschmerzen einher. Wundheit der Nase[AA165], wie roh; starkes Tränen der Augen, wobei die Flüssigkeit stets von milder Beschaffenheit ist[AA102]; reichliche wässrige Absonderung aus der Nase[AA158], stets wundmachend. Wundheit und Rauigkeit in Rachen[AA248] und Kehlkopf, die sich bis in die Brust erstrecken. Die Wundheit in der Nase geht innerhalb von 24 Stunden auf den Kehlkopf über. »Stete Neigung zum Hüsteln, um das Kitzeln im Kehlkopfe zu beschwichtigen.«[AA502] Der Patient bekommt Husten, wenn er nachts in einem warmen Raum liegen muss. Beim Zubettgehen abends tritt bei Allium cepa die größte Verschlimmerung der Symptome auf. Patienten haben mir die Schmerzen im Kehlkopf beim Husten beschrieben; sie sagten, sie hätten dabei die Empfindung, als wenn jemand bei jedem Hustenstoß einen bis in den Hals herunterreichenden Haken hochzerren würde. »Gefühl, als würde der Husten den Kehlkopf zerreißen.«[GS] Niesen, das Wundheitsgefühl an den Schleimhäuten und der zerreißende Husten, all diese Symptome verschlimmern sich in der warmen Stube und zum Abend hin; es ist erstaunlich, wie rasch die Zwiebel ›Erkältungen‹ dieser Art ein Ende setzt.

Wir wollen uns nun mit den ***Besonderheiten des Allium-cepa-Schnupfens*** befassen. Zu den ersten Symptomen gehört das Niesen, das immer häufiger auftritt. Ein wässriges Sekret tröpfelt beständig aus der Nase[AA157]; es brennt wie Feuer und macht die Oberlippe und die Nasenflügel wund, sodass diese ganz rot und empfindlich werden.[AA162] Merken Sie sich, dass die Flüssigkeit aus der Nase scharf und wundmachend, die aus den Augen aber mild ist. Prägen Sie es sich gut ein, denn wenn wir zum Studium von *Euphrasia* kommen, werden wir genau das Gegenteil finden: Zwar ist die Absonderung aus der Nase gleichermaßen wässrig und der Tränenfluss ebenso reichlich, doch die Tränen sind bei *Euphrasia* scharf, und das Nasensekret ist mild. Das Nasensekret von Allium cepa frisst geradezu die Härchen von der Oberlippe weg. Zudem besteht ein so starker Blutandrang zur Nase, dass der Patient ein Vollheitsgefühl mit Pochen und Brennen darin empfindet, zuweilen gar Nasenbluten entsteht. »Kiefer- und Gesichtsschmerzen, die sich bis in den Kopf erstrecken.« »Ziehschmerz in der linken Wange bis in's linke Auge.«[AA179] »In den Oberkiefer ziehende Stiche aus dem linken Vorderkopfe.«[AA177] Schmerzen im Hinterkopf.[AA21] »Dumpfer Stirnkopfschmerz.«[GS] So heftige Kopfschmerzen, dass die Augen kein Licht vertragen. Reißende, berstende, klopfende Kopfschmerzen.

Es gibt noch eine weitere Besonderheit des Allium-cepa-Schnupfens, nämlich dass dieser auf der linken Seite beginnt und dann auf die rechte hinüberwechselt; warum das so ist, weiß ich nicht, aber gewöhnlich ist es so. Verstopfung der linken Nase, mit wässrigem, scharfem Ausfluss – und nach 24 Stunden wird die rechte Seite befallen. »Profuse Nasensekretion.«[GS] »Erkältungen nach feuchten Nordostwinden [in Europa: Nordwestwinden]«[GS], d.h. nach feuchten, kalten Winden, denn diese Winde kommen in den verschiedenen Weltgegenden natürlich aus unterschiedlichen Richtungen. »Fließschnupfen[AA172]: mit Kopfweh, Tränen der Augen, Hitze und Durst[AA162]; mit Husten und Appetitmangel[AA170]; mit Zittern der Hände[AA541]; schlimmer abends und in der Stube, besser im Freien[AA163].«[GS*]

»Jedes Jahr im August morgendlicher Schnupfen mit heftigem Niesen; sehr empfindlich auf den Duft von Blumen und die Haut von Pfirsichen ...«[GS] Dies ist eine der Heuschnupfenarten, die von Allium cepa geheilt werden. Es bringt einen Heuschnupfen, wenn die Symptome passen, innerhalb weniger Tage zum Verschwinden. Das Wesen des Heufiebers wird weithin noch nicht recht verstanden. Heuschnupfen ist eigentlich die ›Explosion‹ einer bereits vorher bestehenden chronischen Krankheit, d.h. eine Manifestation der Psora, und so kann er endgültig nur durch eine antipsorische Behandlung beseitigt werden. Ich habe oft erlebt, wie Heuschnupfen durch ein kurzwirkendes Mittel für eine Saison zum Stillstand gekommen ist, nur um in der nächsten unvermindert zurückzukehren, und dann ist vielleicht ein anderes Mittel an der Reihe. Sobald der Heuschnupfen aufgehört hat, müssen Sie mit der konstitutionellen Behandlung beginnen. Es werden, wenn Sie den Fall nur gründlich erforschen, Symptome vorhanden sein, die sich ganz und gar von dem akuten Heuschnupfen unterscheiden. Diese Symptome treten nicht zutage, solange die Pollinosis besteht. Es ist schwierig, ein Konstitutionsmittel zu finden, wenn der Heuschnupfen ›in voller Blüte‹ steht, denn dann ist er einer akuten Krankheit vergleichbar; doch er ist eine Manifestation der Psora, wie jede andere psorische Erscheinung, z.B. Hautausschläge, Husten, etc. Die Nase bringt in einer Saison möglicherweise nur eine bestimmte Phase des chronischen Leidens zum Ausdruck, und Allium cepa gehört zu den Mitteln, die hier in Frage kommen. Ich erinnere mich, dass ich einmal einem weit entfernt wohnenden Patienten, mit dem ich im Briefwechsel stand, Allium cepa verordnete. Dem in der Nähe wohnenden homöopathischen Apotheker telegraphierte ich, er möchte doch meinem Patienten Allium cepa schicken, was er auch tat. Der Patient bewahrte das Fläschchen auf und nahm das Mittel auch in der nächsten Heuschnupfen-Saison – aber da half es nicht mehr. Das passiert sehr häufig, selbst wenn die Symptome zu passen scheinen. Bei einer psorischen Veranlagung reicht ein kurzwirkendes Mittel nicht aus – unter Umständen hilft es nur einen Tag –, und ein tiefwirkendes Mittel ist erforderlich, das dem Patienten in seiner Gesamtheit entspricht, seinem Heuschnupfen wie auch allen anderen Symptomen. Die beste Zeit, einen Heuschnupfen zu behandeln, ist die Zeit zwischen Beendigung der akuten Symptomatik und deren Wiederbeginn in der nächsten Saison. Dann werden die Beschwerden in stark veränderter Form auftreten, verschieden von allen bisherigen Heuschnupfen-Symptomen, und ein neues Mittel nötig machen. Dies wird der Fall sein, wenn das Konstitutionsmittel richtig gewählt worden ist.

Den verschiedenen Rhinitiden von Allium cepa ist gemein, dass sich die Entzündung rasch auf die Ohren, den Rachen und den Kehlkopf ausbreitet. Die Mütter legten früher Zwiebelscheiben auf das Ohr des Babys, wenn es Ohrenschmerzen hatte. Das ist nicht verwunderlich, wenn wir all die Schmerzzustände des Mittels in diesem Bereich in Betracht ziehen. »Ein schmerzhaftes Gefühl aus dem Halse nach den Ohren zu.«[AA140] »Kältendes oder brennendes Zucken rechts im Halse, in der Gegend der Ohrtrompete.«[AA141] Heftige Ohrenschmerzen bis hin zu Eiterfluss aus den Ohren.[AA151] »Ohrenklingen ...«[AA126] »In's Ohr ziehende Stiche vom linken

* Zur Rekonstruktion dieses Symptoms vgl. die ausführliche Darstellung in der *Einleitung des Übersetzers.*

Vorderkopfe.«[AA138] »Schmerzen aus der Tiefe des Kopfes her nach den Ohren zu fahrend, sind wie dicke Fäden, etwa fingerlang, verweilen auf einzelnen Stellen ...«[AA136] Stechende oder reißende Ohrenschmerzen bei Keuchhusten, Schnupfen oder Laryngitis. In Haushalten, wo eine homöopathische Hausapotheke vorhanden ist, ist *Pulsatilla* das Standardmittel bei Ohrenschmerzen, und tatsächlich braucht unter solchen Umständen nur selten nach dem Doktor geschickt zu werden. *Pulsatilla* hat eine so starke Affinität zu den Ohren, dass es bei fast allen sensiblen Kindern, die mitleiderregend weinen, die Ohrenschmerzen behebt. Diejenigen aber, die gleich aufbrausen und denen man nichts recht machen kann, die wegwerfen, wonach sie eben noch verlangt haben, und die dem Kindermädchen ins Gesicht schlagen – diese Kinder brauchen *Chamomilla*. Mit *Pulsatilla, Chamomilla* und Allium cepa können Sie den Großteil der Ohrenschmerzen bei Kindern erfolgreich behandeln.

Zu den Augensymptomen, die den Allium-cepa-Schnupfen begleiten ... Denken Sie daran, dass die Tränen bei diesem Mittel mild sind. Obwohl die Augen brennen und beißen[AA90], haben die Tränen doch keine wundmachende Wirkung, wenn sie die Wangen herunterfließen. »Reichliches Fließen milder Tränen.«[GS] »Thränen der Augen mehrestens des Abends, in der warmen Stube; das linke Auge thränt mehr und ist auch empfindlicher gegen Licht.«[AA99]

Wir wissen alle, was für ein blähendes Gemüse die Küchenzwiebel ist, und so ist sie auch eine wunderbare Arznei für Babys mit Koliken. Schneidende, reißende Schmerzen lassen das arme kleine Ding sich zusammenkrümmen; es schreit vor heftig schneidenden Schmerzen im Unterbauch. »Stechende Schmerzen im Unterbauch.«[(AA349)] »Durch den ganzen Bauch ziehende Schmerzen aus der Lebergegend.«[AA330] »Leibschmerz in der Nabelgegend.«[AA316] »Die Bauchschmerzen heftiger beim Sitzen; beim Bewegen gehen die Winde ab und die Schmerzen bessern.«[AA317] »Blähungskolik.«[AA320] Allium cepa ist ein vorzügliches Mittel bei Keuchhusten, und das Kind wird, wenn das Mittel angezeigt ist, oft zugleich an Verdauungsstörungen, Erbrechen und Flatulenz leiden, mit Abgang stinkender Winde[AA358] und Zusammenkrümmen vor Bauchschmerzen. Es vermag ferner Analbeschwerden bei Kleinkindern zu heilen, wenn der After schmerzhaft eingerissen ist[AA394] und blutet.

Akute Stimmbeschwerden; katarrhalische Heiserkeit[GS]; reichlicher Schleimauswurf aus dem Kehlkopf. Rasch sich entwickelnde, heftige Laryngitis, verbunden mit besagtem Husten und dem typischen Reißen im Kehlkopf. Einige Patienten beschreiben dieses Reißen als ein Gefühl, als würde etwas aus dem Kehlkopf losgerissen. Diejenigen, die es etwas genauer beschreiben, sagen, es sei ein Gefühl, als würde bei jedem Hustenstoß ein Haken durch den Kehlkopf nach oben zerren. »Kitzeln im Kehlkopf, mit Heiserkeit.«[GS] Beim Keuchhusten besteht dieselbe Art von Schmerz im Kehlkopf. Das Kind sitzt zitternd da, und man kann deutlich sehen, wie es sich wegen der reißenden Schmerzen im Hals zu husten fürchtet. Husten und Dyspnoe beim Einatmen kalter Luft; aber auch warme Luft verstärkt das Kitzeln im Hals so sehr, dass der Patient mit Sicherheit bald anfängt zu husten. Mithin wird der Husten sowohl durch kalte Luft als auch in der warmen Stube verschlimmert. Erkältungen wandern manchmal bis in die Bronchien, verbunden mit Fieber und beschleunigtem Puls; ist in einem solchen Fall zusätzlich Kitzeln im Kehlkopf vorhanden, Husten durch Einatmen kalter Luft, Verschlimmerung auch in warmen Räumen sowie am Abend, mit Reißen im Kehlkopf beim Husten, dann heißt das Heilmittel Allium cepa. Der Husten ist krampfartig und hat Ähnlichkeit mit Krupphusten und Keuchhusten. Allium cepa hat einen Ruf bei kruppösem Husten.[AA504] Mütter pflegten früher Zwiebelscheiben am Hals des Kindes festzubinden, wenn es an Krupphusten litt, und es steht außer Zweifel: Draußen in den abgelegenen Waldgebieten, wo weit und breit kein Doktor zur Verfügung stand, war dieses Verfahren allemal besser als jede Behandlung durch die Schulmedizin!

Hier eine recht gute Beschreibung des Keuchhustens aus den *Guiding Symptoms:* »Heiserer, rauer, hell klingender Krampfhusten; durch beständiges Kitzeln im Kehlkopf erregt; der Husten erzeugt im Kehlkopf einen zerreißenden, wunden Schmerz, der so heftig und qualvoll ist, dass er den Patienten nötigt, sich zusammenzukauern und alles zu versuchen, das Husten zu unterdrücken.« »Heftiger, laryngealer Husten, der den Patienten veranlasst, sich an die Kehle zu fassen; hat das Gefühl, als würde der Husten den Kehlkopf zerreißen. (Schnupfen.)«[GS] Das Kind fährt mit den Händen zum Hals und versucht ihn von vorn zu umklammern. Dies ist ein völlig anderes Bild als beim *Aconitum*-Zustand, wo das Kind, nachdem es einem kalten, trockenen Wind ausgesetzt gewesen ist, noch vor Mitternacht mit heiser bellendem Husten aufwacht und sich an die Kehle fasst. Allium cepa kann daher niemals durch *Aconitum* ersetzt werden.

Ein anderes Leiden, über das dieses Mittel großartige Macht besitzt, ist die chronische, traumatisch bedingte Neuritis[GS], die so oft nach einer Amputation im Stumpf auftritt [Phantomschmerz; »Stumpfneuralgie, mit heftigen, brennend stechenden Schmerzen«[GS]]. Die Schmerzen sind fast unerträglich und erschöpfen schnell die Kräfte des Patienten.

Aloe

Aloe socotrina

Der Aloe-Patient leidet, ähnlich wie der *Aesculus*-Patient, typischerweise an einer Anschwellung und Blutfülle der Venen, die ihm am ganzen Körper ein Gefühl von Steifigkeit und Vollheit vermitteln; am stärksten ist davon das Pfortadersystem betroffen, mit Spannung und Vollheitsgefühl in der Lebergegend, aber auch im ganzen Unterleib, im Intestinum und Rektum, verbunden mit einer Neigung zu Hämorrhoiden. Es können alle Arten von Bauchschmerzen auftreten, die den Patienten zum Stuhl treiben, wie bei *Nux vomica*; schneidende oder krampfartige Schmerzen um den Nabel. Schmerzen im Bereich des Nabels, die nach unten ausstrahlen, in Richtung Mastdarm, scharf schneidend wie von Messern. Dysenterische und diarrhöische Beschwerden. Bei den Durchfällen von Aloe kommt es oft zum Herausspritzen eines dünnen, gelblichen, stinkenden, scharfen Kotes, der wie Feuer brennt und den After wund macht. Der Patient hat größte Schwierigkeiten, den Stuhl zurückzuhalten; er ist genötigt, sich ständig auf seinen Schließmuskel zu konzentrieren, weil anderenfalls unwillkürlich Stuhl abgeht. Er kann kaum Winde entweichen lassen, ohne dass ihm dabei zugleich auch Stuhl abgeht. Der Bauch ist beim Aloe-Durchfall von Blähungen stark aufgetrieben, verbunden mit einem Gefühl von Völle und Spannen, als wollte der Bauch platzen, sowie häufigem Stuhldrang. Kleinkinder, die schon laufen gelernt haben, hinterlassen auf dem Teppich überall ihre Spuren in Form kleiner, gelber Inseln von Schleim und Kot. Manche Mütter züchtigen die Kleinen deswegen, obwohl sie nichts dafür können; der Stuhl geht unwillkürlich ab, deswegen sind sie nicht in der Lage, ihn zurückzuhalten. Sie haben keine ausreichende Kontrolle über ihren Sphinkter. Dieser Zustand ist nicht einmal allein auf Durchfälle beschränkt; es kommt auch vor, dass die Kinder beim Herumgehen kleine, harte Kotballen verlieren, die wie Murmeln aussehen. Meist gehen diese von den Kindern völlig unbemerkt ab. Oft finden wir beim Aloe-Patienten eine Erschlaffung des Rektums mit Analprolaps und blutenden Hämorrhoiden. Geringste Mengen von Speisen oder Getränken können zur Folge haben, dass unmittelbar darauf unwiderstehlicher Stuhldrang einsetzt.

Ich will Ihnen von einer weiteren Erkrankung berichten, bei der ich seit einigen Jahren mit Erfolg Aloe eingesetzt habe. Es ist nur eine klinische Beobachtung, aber die Indikation ist, wie ich meine, recht verlässlich. Viele Einwohner Philadelphias fahren im Sommer an die Küste nach Atlantic City, wo sie aus den dortigen Meeresbuchten während der Laichzeit frische Austern aus dem Wasser holen und verzehren; dadurch handeln sich viele Leute heftige Durchfälle ein. Das Heilmittel für diese Beschwerden heißt zumeist Aloe. Studieren Sie die Symptome eingehend, und Sie werden wahrscheinlich auf Aloe kommen, wie dies bei mir so oft der Fall gewesen ist. Sie könnten in solchen Fällen geneigt sein, *Lycopodium* zu verschreiben, denn in den Lehrbüchern finden wir unter diesem Mittel auch die Indikation *Austernvergiftung*. Ich weiß nicht, ob man sagen kann: Austernvergiftung während der Saison entspricht *Lycopodium*, außerhalb der Saison* aber Aloe. Tatsache ist, dass Austern bei heißem Wetter und während der Laichzeit erhebliche Vergiftungserscheinungen beim Menschen hervorrufen können, die zu keiner anderen Zeit vorkommen. Vielen Menschen wird nach Austerngenuss übel, sie leiden über mehrere Tage an starken Blähungen, ungeheurem Durchfall und Erbrechen. Bei Vorliegen dieser Symptomengruppe wird *Lycopodium* die Beschwerden heilen und auch die Neigung beseitigen, von Austern krank zu werden. Wenn aber die Menschen nach Austerngenuss in der heißen Jahreszeit an choleraähnlichen Symptomen leiden, werden Sie feststellen, dass dann Aloe das passende Mittel ist.

* Gemeint ist die Laichzeit von Mai bis Juli.

Aloe ist ein noch nicht ausreichend geprüftes Mittel, deshalb habe ich zuerst die Umstände erwähnt, bei denen es klinisch eingesetzt wird. Es ist in Bezug auf seine Neigung zu venösen Stauungen am meisten mit *Sulfur* verwandt, näher als mit jedem anderen Mittel. Wenn Sie einmal die Symptomenverzeichnisse von *Kalium bichromicum, Sulfur* und Aloe miteinander vergleichen, werden Sie erstaunt sein, wie stark deren Beziehung jeweils zum Magen-Darm-Trakt ist.

Von den spärlichen Gemütssymptomen wollen wir festhalten: »War sicher, dass sie innerhalb der nächsten Woche sterben werde.«[GS] »Das Leben wird als eine einzige Last empfunden.«[GS] »Unlust zu Bewegung.«[AA50] Durch die Prüfungen ist nur wenig an relevanten psychischen Symptomen herausgebracht worden, anhand derer wir Aloe von anderen Mitteln unterscheiden könnten; die meisten von ihnen finden wir bei vielen Arzneien wieder. Auffallend ist die große Schmerzempfindlichkeit des Aloe-Patienten; wenn er Schmerzen hat – und diese treten vorzugsweise im Bauchbereich auf –, kann er äußerst reizbar und ungehalten sein. Kolikartige Bauchschmerzen und schmerzhafte Blähungsauftreibung können ihn auch zur Verzweiflung treiben. Ein bemerkenswertes kleines Symptom lautet: »Die Menschen sind ihm zuwider; er reagiert auf jeden sehr abweisend.«[GS] [Vgl.: »Missmuth, Aergerlichkeit und Menschenscheu, bei Leibschneiden«[AA28]; »Reizbar, kann den Besuch vieler Menschen nicht vertragen, sie sind ihm zuwider«[AA10]; »Während der Schmerzen ist ihm Alles zuwider.«[AA29]]

Der Blutandrang zum Kopf, der während der Darmstörungen auftritt, ist eine Art venöser Stase, wie sie auch beim Pfortaderkreislauf vorkommt. »Dumpfes Kopfweh über die Stirne herüber, mit Schwere in den Augen, und Uebelkeit.«[AA85] »Kopfschmerz, schlimmer in der Wärme, besser im Kühlen.«[AA108] Verschlimmerung durch Wärme und Linderung durch Kälte zieht sich durch das ganze Arzneimittelbild von Aloe. Der Patient hält sich am liebsten in einem kühlen Raum auf; er fühlt sich erhitzt und hat ein rotes Gesicht; die Haut ist oft heiß und trocken. Nachts im Bett möchte er nicht zugedeckt sein; Brennen in den Gliedmaßen. Heiße Hände und kalte Füße, abwechselnd mit kalten Händen und heißen Füßen.[AA1423] »Hitzegefühl am Haarkopfe«[AA153], er möchte kalte Umschläge darauf haben. Wir haben es hier nicht mit Fieber zu tun, sondern mit einer oberflächlichen Hitze. Gefühl von Hitze, Kongestion und Vollheit, beschränkt auf die Körperoberfläche. Blutfülle und Anschwellung der Venen am ganzen Körper. Entsprechend häufig sehen wir bei diesem Mittel Blutungen: venöse Sickerblutungen aus Nase, Darm und Harnblase; Blutungsneigung im Allgemeinen. Die Venen werden varikös, und die Haut ist heiß. Starkes Hitzegefühl an den Körperöffnungen: Brennschmerz in den Augen[AA166], trockene Hitze im Mund[AA273], Racheneingang schmerzt beim Kauen wie verbrannt[AA290]. Am After besteht ein Gefühl von Trockenheit, Brennen und Wundheit.

Im Kapitel »Essen und Trinken« finden wir das Symptom »Bald nach dem Abendessen, knurrendes Umgehen im Leibe, als wollte Bauchkneipen kommen.«[AA529] Auch wenn kein Durchfall besteht, kann Essen oder Trinken kolikartige Schmerzen im Unterleib herbeiführen, selbst bei Obstipation.

Aloe ist zuweilen ein nützliches Mittel bei Beschwerden gewohnheitsmäßiger Biertrinker. Diarrhö, hervorgerufen durch das Trinken von Bier. Sie werden bei Menschen, die jedes Mal nach Biergenuss Durchfall bekommen, sehr wahrscheinlich feststellen, dass Aloe am besten zur Gesamtsymptomatik passt; nicht selten kommt hier auch *Kalium bichromicum* in Betracht, das im Hinblick auf die Magen-Darm-Symptome große Ähnlichkeit mit Aloe aufweist. Eines dieser beiden Mittel wird in der Regel passen, doch von Zeit zu Zeit müssen Sie auch nach einer ganz anderen Arznei Ausschau halten. – »Viel Windaufstossen bei Magendrücken.«[AA397] Als ein weiteres Anzeichen für die Neigung zu kapillärer und venöser Blutstauung kann das »Bluterbrechen«[AA415] und der Blutabgang aus dem Darm[AA699] angesehen werden.

Aloe ist in erster Linie ein Lebermittel; die Leber wird in besonderem Maß in Mitleidenschaft gezogen. Es besteht eine Vielzahl von Schmerzen in der Lebergegend, Brennen und Hitze, etc. Vor allem auf der rechten Bauchseite und hier besonders im rechten Hypochondrium kommt es zu Auftreibung und Vollheitsgefühl. Seine Wirkung ist jedoch nicht so tiefgreifend wie die von *Sulfur*. Sie werden oft erleben, dass Aloe als Palliativum dient, wenn anschließend Mittel wie *Sulfur, Sulfuricum acidum, Kalium bichromicum* oder *Sepia* an der Reihe sind – Arzneien, die gut auf Aloe folgen und seine Wirkung ergänzen bzw. vervollständigen. Bei Leberleiden, die mit Vollheitsgefühl, Bauchauftreibung, stechenden Schmerzen in der Lebergegend und trockener, brennend-heißer Haut einhergehen – ohne Erhöhung der Körpertemperatur –, ist es sinnvoll, die Therapie mit Aloe zu beginnen. Es kann durchaus auch Fieber erzeugen, aber diese Empfindung von Trockenheit der Haut und oberflächlicher Hitze hat nichts mit Fieber zu tun; es ist ein Phänomen, wie wir es häufiger bei psorischen Patienten beobachten. Aloe ist noch nicht so umfassend geprüft, um sicher sagen zu können, inwieweit es Hautausschläge hervorzubringen vermag oder nicht; könnte dies nachgewiesen werden, so würde es damit in die Reihe der antipsorischen Mittel eingereiht. Gewiss ist es kein so tief- und langwirkendes Konstitutionsmittel wie *Sulfur*, aber es wirkt andererseits auch nicht so kurz wie *Aconitum* und *Belladonna*. Die Beschwerden von Aloe treten nur mit einer mäßigen Geschwindigkeit auf; man kann es in dieser Hinsicht mit *Bryonia* vergleichen. Auch *Bryonia* greift nicht so tief in den Organismus ein wie *Sulfur*.

Die hervorstechendsten Merkmale des Abdominalstatus sind sicherlich das Gefühl von Vollsein und Aufgetriebenheit[AA494] sowie die lauten Darmgeräusche [Knurren, Kollern, Poltern; Gluckern, »als würde eine Flasche ausgegossen«[AA801]]. Der Patient hat das Gefühl, als wolle der Bauch platzen, und das Knurren und Poltern ist so laut, dass es von jedem im Zimmer Anwesenden gehört werden kann; es ist ein einziges fortwährendes Rumoren im Bauch. Der Stuhl kann nur unter starken Begleitgeräuschen entleert werden, wie Wasser, das aus einem Spundloch gluckert. In der originalen Prüfung wird dies auch »Quatschern«[AA846] genannt; das Geräusch entsteht, wenn mit dem dünnen Stuhl zugleich viele Blähungen nach außen drängen oder herausquellen, »herausquatschern«. Doch selbst der Abgang großer Mengen von Blähungen bringt dem Patienten keine Erleichterung, das Abdomen scheint unverändert aufgetrieben zu sein. Die Bauchschmerzen werden vor allem quer durch den Oberbauch verspürt, oberhalb der Hüftknochen. Starke Auftreibung, wie zum Platzen, entlang dem Colon transversum, aber auch dem Colon ascendens und descendens; nach außen drückender Schmerz, Schweregefühl wie von einem Stein und Rumpeln und Poltern in diesem Bereich. »Winden und Kneipen im Oberbauche und um den Nabel herum, nöthigt zum Krummsitzen, welches mindert.«[AA587] »Weichlichkeitsgefühl* im Unterleibe, wie wenn Durchfall erfolgen sollte.«[AA576] Dieses »Weichlichkeitsgefühl« ist manchmal so groß, dass er sich trotz Durchfalls ins Bett begeben muss; wegen der ausgesprochenen Schwäche und Erschöpfung kann man den Zustand leicht mit *Podophyllum* verwechseln. *Podophyllum* hat starke Bauchaufblähung, gewaltsam herausschießende Stühle, viel Flatulenz, laute Darmgeräusche, und die Beschwerden treten vorzugsweise morgens um 4 Uhr auf. Andererseits hat Aloe auch Ähnlichkeit mit *Sulfur*: Wie bei diesem treibt der Durchfall auch den Aloe-Patienten morgens aus dem Bett, und wie *Sulfur* streckt er zuweilen die Füße unter der Bettdecke hervor, um sie abzukühlen; die Fußsohlen brennen, und deshalb entblößt er sie. – Bauchkneipen, Schwächegefühl im Unterleib. »Schmerzhaftigkeit im ganzen Unterleibe, besonders in den Seiten desselben und vorn zu beiden Seiten des Nabels längs hinab ...«[AA500] Der Bauch ist so empfindlich, dass der Patient keine bequeme Lage finden kann. »Dumpfer Unterleibschmerz, wie nach Erkältung, Morgens und Abends mehrmals ...«[AA574]

Die beiden folgenden Symptome, die Hering unter »Abdomen« aufführt, beziehen sich nicht auf Diarrhö, sondern auf Frauenkrankheiten:**

* Von Allen in der *Encyclopedia* mit »weakness« übersetzt; wird so auch von Hering und Kent verstanden.

** Im Fall des ersten Symptoms irrt Kent. Es ist von einem männlichen Prüfer beobachtet worden und lautet im Zusammenhang: »Mehrmals des Tages Drang wie zum Durchfall, nur heisse Blähungen gehen mit grosser Erleichterung ab; erzeugen sich aber bald wieder, mit einem Gefühle wie von einem zwischen der Symphysis oss. pubis und dem Os coccygis eingekeilten Pflocke.«[AA860]

»Gefühl wie von einem zwischen der Symphysis oss. pubis und dem Os coccygis eingekeilten Pflocke«[AA860]; »Wehenartige Schmerzen in den Leisten und im Kreuz, vermehrt im Stehen (Prolapsus uteri).«[GS] Aloe hat chronischen Gebärmuttervorfall geheilt, wenn dieser verbunden war mit Vollheitsgefühl im Becken, Hitze der Körperoberfläche, Neigung zu allmorgendlichem Durchfall, Herabdrängen des Uterus und diesem Pflockgefühl zwischen Symphyse und Steißbein. Letzteres wird durch den auswärts gerichteten Druck der Gebärmutter hervorgerufen. Gefühl, als würde der ganze Inhalt des Beckens durch die Scheide wie durch einen Trichter nach außen gedrückt.

»Mehrmals des Tages Drang wie zum Durchfall, nur heisse Blähungen gehen mit grosser Erleichterung ab; erzeugen sich aber bald wieder ...«[AA860] Das Hauptmerkmal ist also, dass der Patient oft zur Toilette eilen muss, statt des erwarteten Stuhlgangs aber immer nur wieder Winde abgehen. Aloe ist auch in chronischen Fällen dieser Art hilfreich: bei an Verstopfung Leidenden, die tagelang keinen Stuhlgang haben, aber alle Augenblicke bzw. mehrmals täglich das Gefühl haben, zur Toilette zu müssen, und dann gehen gewöhnlich nur einige Blähungen ab. Neben Aloe ist *Natrium sulfuricum* ein weiteres wichtiges Heilmittel für Zustände dieser Art. »Teils knotiger, teils wässriger Stuhl.«[GS] Dies ist ein starkes Charakteristikum von Aloe: harte Knoten, vermischt mit wässrigem oder sehr flüssigem Stuhl; kleine, harte Kügelchen, die wie Murmeln oder Schafskot aussehen. Bei Verstopfung besteht der Stuhl nur aus diesen kleinen Kugeln, die unter Umständen sehr lange im Rektum verbleiben, ohne irgendwelchen Stuhldrang zu erregen; schließlich gehen sie unbemerkt ab, und der Patient findet sie beim Auskleiden unvermittelt in seiner Unterwäsche. Es besteht eine völlige Empfindungslosigkeit im Anus, eine lokale Anästhesie; kein Gefühl für den Stuhldurchtritt.

Viele Aloe-Beschwerden sind von ruhrartigem Charakter, mit stark entzündlichen Veränderungen des Rektums und des unteren Kolons; blutige Ausleerungen, vermischt mit gelbem, gallertartigem Schleim. Manchmal scheiden Aloe-Patienten nichts anderes aus als große Mengen dieses katarrhalischen, gelatinösen Schleims. Vergessen Sie Aloe auch nicht bei Hämorrhoidalknoten, die traubenartig aus dem After treten.[AA926] »Ein höchst schmerzhaftes Afterjucken und Brennen hinderte ihn lange am Einschlafen.«[AA884] Der Juckreiz ist so heftig, dass der Patient nicht anders kann, als mit dem Finger im After zu bohren und zu kratzen; das Jucken treibt ihn schier zur Verzweiflung. Linderung des Juckreizes und der Hämorrhoidalbeschwerden erfährt er nur, wenn er lokal Kaltwasserumschläge appliziert. Die Anwendung von Salben verstärkt bei Aloe typischerweise das Brennen. Nach Einreiben einer Salbe kommt es in der Umgebung von Geschwüren zu einer deutlichen Zunahme des Brennens in der Haut. Auch der *Sulfur*-Patient kann keinerlei Applikationen auf die Haut vertragen; sie sind Gift für ihn, er bekommt davon Ausschlag.

Wo immer eine Schleimhaut entzündet ist, lagert sich dicker, gallertartiger Schleim ab. Von jedem Geschwür, jeder Aphthe, jeder oberflächlichen Entzündung kann ein gallertiger Schleimbelag abgelöst werden, der beinahe so dick wie Leder sein kann. Zuweilen befindet sich der untere Abschnitt des Mastdarms in einem solchen Zustand, und dann berichtet der Patient von Stühlen, deren kleine Klumpen wie in Gelee eingebacken erscheinen. Die knotigen Stühle von *Graphites* sehen dagegen aus wie in geronnenes Eiweiß eingebettet. Manchmal scheidet der Aloe-Patient vor dem eigentlichen Stuhl eine Tasse voll dicken, gallertartigen Schleims aus, der sich im unteren Mastdarm angesammelt hat. Aloe hat einen Fall von Rektumstriktur geheilt, bei dem dieses Symptom zur Wahl des Mittels führte. Durch die Verengerung konnte kaum noch Kot bis zum Anus vordringen, aber drei- bis viermal täglich war der Patient genötigt, dem in der Zwischenzeit im Rektum angehäuften gallertigen Schleim Abfluss zu verschaffen. Die Fäzes, die durch das Restlumen hindurchgezwängt werden konnten, waren kaum dicker als ein Pfeifenrohr. Es ist behauptet worden, unsere Arzneien seien nicht in der Lage, Strikturen zu heilen; aber zuweilen tun sie dies durchaus. Wenn sie einen solchen

Kranken heilen, ist es immer wieder erstaunlich, wie die Natur sich all des entzündeten Gewebes annimmt und den Darmabschnitt wieder normal durchgängig macht. Dies ist sowohl bei Mastdarm- als auch bei Harnröhrenstrikturen oftmals beobachtet worden.

Alumen

Aluminiumkaliumsulfat; Alaun

Diese Arznei scheint, wie *Alumina*, eine eigentümliche *lähmungsartige Schwäche* sämtlicher Muskeln hervorzurufen, einen ungenügenden Muskeltonus. Die Glieder sind müde und matt. Besonders macht sich die Schwäche im Bereich des Mastdarms und der Blase bemerkbar. Als Folge der mangelnden Austreibungskraft von Kolon und Rektum wird der Stuhl im Darm gestaut, und auch die Blase ist in ihrer Austreibungsfunktion beeinträchtigt, sodass der Harn nur mühsam entleert werden kann. Oft bleibt die Blase nach dem Wasserlassen halb voll. Der Harn kommt nur sehr langsam in Gang und fällt beim Urinieren, wie bei *Hepar sulfuris*, senkrecht herab – ein Zeichen für die Trägheit der Blasenmuskulatur. Die Paralyseneigung betrifft auch die Venen, wo Alumen eine Lähmung der Vasomotoren bewirkt.

Eine weitere Eigentümlichkeit des Mittels ist seine *Neigung zu Indurationen*, und zwar überall dort, wo sich entzündete Oberflächen finden. Alle Arzneien mit dieser Tendenz haben einen mehr oder weniger starken Bezug zu kanzerösen Erkrankungen, denn die Induration ist ein konstitutives Merkmal von Karzinomen. Häufig finden wir bei Alumen Geschwüre, und auch hier zeigt sich die Neigung zu Verhärtungen – in Form eines indurierten Geschwürsgrundes. Oder es erscheinen kleine Schuppen an Hautstellen mit geringer Durchblutung, z.B. über Knorpelgewebe, und allmählich bildet sich dort eine dicke, harte Schicht; darunter kommt es zur Infiltration, und die Kruste löst sich immer wieder ab. Die durch die Vasomotorenlähmung bedingte Gewebsschwäche verhindert, dass die Stelle richtig abheilen kann. Es ist ein Bild, das sich von einem Epitheliom kaum unterscheidet, sodass Alumen bei dieser und anderen kanzerösen Erkrankungen in Betracht zu ziehen ist. Was ist z.B. der Szirrhus anderes als eine besondere Form der Induration? Wenn die Lebenskraft eines Organismus in einer Weise herabgesetzt ist, dass auch die Gewebsbildung darunter leidet, wenn die Gewebe sich leicht entzünden und durch geringste Reize verhärten, müssen wir daraus schließen, dass es sich um eine Konstitution handelt, die zu tiefverwurzelten Leiden prädisponiert – zu Schwindsucht, Bright'scher Krankheit, Diabetes, Krebs, etc. Wir befinden uns hier in einem Grenzbereich, der jederzeit in eines dieser Extreme übergehen kann. Alumen bringt den Organismus in einen solchen Zustand der Unordnung; neu gebildetes Gewebe ist nur von minderer Qualität, und viele der Indurationen entarten letztlich karzinomatös. Es ist ein lange wirkendes, antipsorisches Mittel.

Wir finden bei Alumen auch eine Neigung zu Indurationen im Bereich des Gebärmutterhalses und der Brustdrüsen. Allgemein neigen die Drüsen zu langsam fortschreitenden Entzündungen, die aber – über die normale kongestionsbedingte Prallheit hinaus – das Drüsengewebe sehr hart werden lassen, so hart wie Stein. Diese Induration kann die verschiedensten Drüsen des Körpers betreffen, vor allem aber macht sie sich an den Tonsillen bemerkbar. Für Menschen mit ständig wiederkehrenden Erkältungen, die sich im Rachenbereich festsetzen und besonders die Mandeln chronisch vergrößern und verhärten, ist Alumen ein Mittel, das den gesamten Prozess abdeckt, einschließlich der Infiltration und Induration; und entsprechend dem Ähnlichkeitsgesetz heilt es diese Fälle, wenn das Symptomenbild insgesamt übereinstimmt. Es heilt die Kleinkinder, die mit enorm vergrößerten und verhärteten Mandeln aufwachsen und bei denen sich jede Erkältung im Hals festsetzt. In dieser Beziehung ist Alumen nah mit *Baryta carbonica* verwandt. Ein Teil der Patienten benötigt aufgrund ihrer Konstitution *Baryta carbonica*, ein anderer sieht vielleicht, nach eingehender Untersuchung, nach Alumen aus; wieder andere Patienten brauchen eindeutig *Sulfur*, ein weiterer Teil *Calcarea carbonica* oder auch *Calcarea jodata;* und so gibt es eine ganze Reihe von Arzneien, die in der Lage sind, die geschilderte Halssymptomatik hervorzubringen. Wenn wir Symptome finden, die klar den konstitutionellen Zustand des Patienten widerspiegeln, gibt es keine Probleme; und sind die Symptome zuverlässig erhoben worden, ist der Patient so gut wie geheilt, denn dann ist es einfach, das richtige Mittel zu finden.

Alumen gehört zu den Arzneien, die nicht vollständig geprüft worden sind. Normalerweise halte ich mich bei solchen Mitteln nicht gern lange auf, doch wenn sie eine Reihe auffallender Merkmale zeigen, die einem tagtäglich begegnen können, ist es wichtig, sie zu kennen. Psychische Symptome sind uns von Alumen nur wenige bekannt. Das Mittel sollte deswegen noch einmal geprüft werden, und zwar in den höheren Potenzen und an möglichst empfindlichen Personen, um die Geistes- und Gemütsverfassung besser herauszubringen.

Einige Kopfsymptome sind sehr bemerkenswert und wertvoll. Schmerz auf dem Scheitel, verbunden mit Brennen. Der Schmerz entspricht dem Gefühl, als würde ein Gewicht von oben auf den Schädel drücken. Sie kommen an das Krankenlager einer Frau, die ihre Hand auf den Kopf hält und sagt: »Da oben brennt es wie Feuer, Herr Doktor, und ich habe das Gefühl, als wenn der Schädel an der Stelle eingedrückt würde; besser wird das nur, wenn ich fest dagegen presse, am besten mit einem eiskalten Lappen.« Am liebsten möchte sie das Tuch alle paar Minuten durch ein frisches, kaltes ersetzt haben. Es ist schon ein seltsames Phänomen, dass ein drückender Schmerz durch zusätzliches Drücken auf die leidende Stelle gelindert wird, nicht wahr? Es ist wie bei *Cactus:* Druckschmerz auf dem Scheitel, besser durch Druck. Die entsprechende Repertoriumsrubrik ist relativ klein, sodass Alumen hier einen wichtigen Platz einnimmt. Es gibt auffallende, sonderliche und ungewöhnliche Symptome, für die wir nur eine geringe Zahl an Mitteln haben, und oft müssen wir, um den Konstitutionstyp eines Patienten in Erfahrung zu bringen, bei der Repertorisation in anderen Bahnen denken und auch solche scheinbar nebensächlichen Symptome berücksichtigen. Alumen hat besagten Druckschmerz auf dem Scheitel bei einem Patienten geheilt, der an diesem Schmerz im Wechsel mit höchst beschwerlichen, chronisch-rezidivierenden Blasenreizungen litt.

»Schwindel beim Liegen auf dem Rücken, verbunden mit Schwäche in der Magengrube, besser durch Öffnen der Augen und Drehen auf die rechte Seite.«[GS(EN17)] Ein anderes, sehr merkwürdiges Charakteristikum von Alumen ist jedoch *Herzklopfen, das durch Liegen auf der rechten Seite hervorgebracht oder verschlimmert wird.* Das wird jedem sehr seltsam vorkommen, denn gewöhnlich wird Herzklopfen in Linksseitenlage verstärkt. Ein jagendes, vergrößertes oder anderweitig funktionsgestörtes Herz macht gewöhnlich beim Liegen auf der linken Seite mehr Beschwerden, weil es dann weniger Platz hat; wenn diese Beschwerden aber beim Liegen auf der rechten Seite vermehrt auftreten, so ist das schon sonderbar, ungewöhnlich und ziemlich einzigartig. Wenn wir bei einem Patienten ein Symptom wie das genannte antreffen, müssen wir ein Mittel finden, das in seiner Pathogenese ebenfalls dieses Symptom aufweist; und oft genug werden wir erleben, dass auch die übrigen Symptome des Patienten zu dem Arzneimittel passen, das diesen eigentümlichen Zustand hervorgerufen hat.

Es gibt ein weiteres Merkmal, das wir den bisherigen hinzufügen müssen, nämlich *Langsamkeit und Trägheit der Muskeln* am ganzen Körper; die Muskelfunktion ist allgemein verlangsamt, verbunden mit einem Schwächegefühl in Armen und Beinen.

Bei der *Verstopfung* von Alumen kann etwas Stuhldrang vorhanden sein, der aber vergeblich ist, oder es besteht tagelang überhaupt kein Drang. Der Patient ist nicht in der Lage, den Stuhl auszutreiben. Er strengt sich lange Zeit an – ohne Erfolg –, und endlich, nach vielen Tagen, geht der Stuhl ab: eine Ansammlung harter Kotballen, eine große Menge kleiner, harter Kugeln, wie Murmeln, die alle miteinander verbunden sind. Auch wenn es in den *Guiding Symptoms* nicht besonders hervorgehoben ist, so ist dies doch ein sehr ausgeprägtes Merkmal der Alumen-Konstitution. »Stuhl: seltener, trockener und härter; dick, schwarz, hart oder in kleinen Stücken wie Schafskot; keine Erleichterung danach.«[GS] Auch nach dem Stuhlgang hat der Patient das Gefühl, als ob das Rektum noch nicht entleert wäre. Dieses eigentümliche Symptom hängt mit der Schwäche oder Parese des Mastdarms zusammen; er ist nicht kräftig genug, seinen ganzen Inhalt nach draußen zu befördern, daher das Gefühl des Noch-nicht-fertig-Seins. Oft finden sich im Mastdarm Ulzera, die bluten können. Auch Hämorrhoiden können ulzerieren und so heftig schmerzen, dass der Patient nach jedem Stuhlgang stundenlang zu leiden hat[AR23,1,103] – ein dumpf drückender Schmerz im Rektum.

Katarrhalische Erkrankungen treten bei Alumen gehäuft auf. So leiden alte Leute von skrofulöser, psorischer Konstitution, wenn sie Alumen benötigen, oft chronisch an einer blanden, gelben Absonderung aus den Augen, verbunden mit einer Erweiterung der konjunktivalen Venen. Chronischer gelber Ausfluss aus der Scheide und, beim Mann, aus der Harnröhre – eine chronische, schmerzlose Gonorrhö. Bei den Katarrhen besteht zugleich eine Neigung zu Ulzerationen; es bilden sich kleine, geschwürige Stellen in der Vagina oder kleine Aphthen in der Vagina und am Gebärmutterhals. Wenn eine chronische Gonorrhö vorliegt, bei der das Sekret, anstatt weiß zu werden wie normalerweise beim Nachtripper, gelb bleibt und bei der sich entlang der Harnröhre kleine Indurationen bilden, die der Patient als ›Knötchen‹ oder ›kleine Klumpen‹ beschreibt (wobei es sich eigentlich um kleine Ulzera mit induriertem Geschwürsgrund handelt), haben Sie es mit einer Alumen-Gonorrhö zu tun. Binnen kurzer Zeit wird der Patient, wenn er nicht sein Heilmittel Alumen bekommt, zwei oder drei Strikturen entwickeln, denn jedes dieser Geschwürchen endet schließlich mit einer narbigen Verengung der Harnröhre. Ein weiteres Charakteristikum, das mit den katarrhalischen und ulzerösen Zuständen einhergeht, ist die Neigung des Mittels, dabei auch die Gefäße besonders in Mitleidenschaft zu ziehen. Die Venen werden varikös und bluten leicht, sodass an allen katarrhalisch entzündeten Stellen und an allen Geschwüren Blutungen auftreten können.

Im Bereich des *Kopfes* treten des Öfteren neuralgische Schmerzen von unbestimmtem Charakter auf, vor allem morgens gleich nach dem Erwachen. Die *Augensymptome* sind von entzündlicher oder kongestiver Art, mit Neigung zur Geschwürsbildung. »Eitrige Augenentzündung bei Kleinkindern.«[GS] »Chronische Augenentzündungen.«[HB21] »Sieht bei Kerzenlicht die Dinge doppelt.«[GS]

»Linksseitige Nasenpolypen.«[GS] »Lupus oder Karzinom im Bereich der Nase.«[GS] »Leichenblässe im Gesicht, mit blauen Lippen.«[GS] »Scirrhus linguae.«[HY9,123] Hieran erkennen Sie, wie groß die Neigung zur Bildung von kleinen Wucherungen ist, die Neigung zur Induration und Infiltration.

Das Zahnfleisch tritt von den Zähnen zurück und blutet leicht; es zeigt ein skorbutisches Aussehen. Die Zähne werden kariös und lockern sich. »Mund brennend, geschwürig ...«[GS] Stomatitis; das Zahnfleisch entzündet sich, »überzieht sich mit einer grauen, schmutzigen, schwammigen Haut, sodass der ... Zahn gleichsam wie in einem farblosen Geschwüre begraben und von luxurirendem Fleische umgeben zu seyn scheint; ... es entsteht starke Salivation und penetranter Mundgestank.«[HY9,125] Wir finden im Mundbereich dieselbe Neigung zur Geschwürsbildung, wie sie allgemein vorhanden ist, verbunden mit Trockenheit des Mundes, der Zunge und des Halses und großem Durst auf eiskaltes Wasser [oder Durstlosigkeit[GS;EN62]]. »Uvula entzündet und vergrößert.«[GS] »Neigung zu Mandelentzündung.«[GS] »Erbricht alles, was er isst.«[GS] Hinter letzteres Symptom können wir das Wort »Magengeschwür« setzen, denn es bezieht sich vor allem auf einen Kongestionszustand der Magenschleimhaut, der zu Ulzerationen disponiert.

Im Bereich des *Abdomens* kommt es zu Blähungen. Die Därme arbeiten nicht richtig und neigen zu allen möglichen spasmodischen Erscheinungen; der Patient leidet unter Bauchkneifen, schmerzhaften Krämpfen oder Koliken; bohrende oder reißende Schmerzen. Retraktion der Bauchwand und des Nabels in Richtung Wirbelsäule.[GS] Wenn Sie einmal die Giftwirkung des *Bleis* auf Anstreicher betrachten, die mit Bleiweiß* arbeiten, so werden Sie darin unschwer ein Pendant zu Alumen erken-

* Eine bleihaltige Ölfarbe.

nen, und Sie werden nicht überrascht sein zu erfahren, dass *Plumbum* und dieses Mittel einander antidotieren. Der Grund dafür ist ihre große Ähnlichkeit, sie können gewissermaßen nicht im selben Haus wohnen; sie löschen sich gegenseitig aus. Alumen ist ein großartiges Mittel gegen Bleikoliken von Menschen, die beruflich mit Blei zu tun haben. Es beseitigt die Empfindlichkeit gegenüber diesem Metall. Es gibt viele Maler, die aufgrund dieser Empfindlichkeit ihren Beruf aufgeben mussten. Alumen wird ihre Berufsfähigkeit oftmals wiederherstellen.

Bei Frauen finden wir folgende Symptome: »Das Gewicht des Uterus drückt die Zervix nach unten; wucherndes Granulationsgewebe in der Vagina; starker Fluor; Abmagerung und gelblicher Teint.«[GS] »Indurationen des Uterus, sogar Szirrhus.«[GS] »Uterusgeschwüre.«[GS] Manchmal bekommen wir einen Hinweis auf solche vaginalen Veränderungen durch die Angabe der Patientin, dass der Beischlaf wegen der damit verbundenen Schmerzen nicht mehr möglich sei.

»Völlige Stimmlosigkeit.«[GS] Chronische Aphonie als Folge ständiger Erkältungen und eines schlechten Allgemeinzustands. Auswurf vielen gelben Schleims; muss sich die ganze Zeit räuspern, um sich kleiner, gelber Schleimansammlungen im Hals zu entledigen. »Trockener Husten abends nach dem Niederlegen ...«[EN259] »Chronischer Morgenhusten bei alten Leuten.«[GS] Husten ist bei diesem Mittel kein sehr wichtiges Zeichen; es ist der Allgemeinzustand des Organismus, den wir in erster Linie zu beachten haben. Der Husten verrät dem Arzt nichts über die Natur der Erkrankung; so rufen z. B. auch diese kleinen Geschwüre, wenn sie in den Atemwegen sitzen, zwangsläufig irgendeine Art Husten hervor. Der Alumen-Patient läuft Gefahr, an Lungentuberkulose oder einem anderen ernsten Leiden zu erkranken.

Alumen hat sich als sehr nützlich erwiesen bei der Behandlung alter Menschen, die an reichlichem, zähem Auswurf am Morgen leiden, an Bronchialkatarrh, Bluthusten und großer Schwäche der Brust, sodass die Schleimexpektoration sehr erschwert ist. In diesem Punkt ist es mit *Antimonium tartaricum* zu vergleichen.

Künftige Prüfungen werden zweifellos ergeben, dass auch Alumen, wie das verwandte *Alumina*, viele spinale Symptome aufweist. Wohlbekannt ist die Schwäche des Rückgrats bei Alumen sowie das Kältegefühl im Rücken, mit dem Gefühl, als würde kaltes Wasser den Rücken herunter gegossen.[EN394] »Schmerz beiderseits der Wirbelsäule in Höhe der unteren Schulterblattwinkel, bei jedem Einatmen ...«[EN311] Große Schwäche in der Gegend der Schulterblätter[EN318] und der Schultern. Wie bei *Alumina* kann ein Gefühl bestehen, als würden Gliedmaßen von einer Schnur oder einem Band zusammengeschnürt. »Schmerz im rechten Oberarm, als würde eine Schnur fest darum zusammengezogen ...«[EN326] Die Ungeschicklichkeit oder Schwäche der Hände, die sich im leichten Fallenlassen von Gegenständen zeigt[EN334], die nächtlichen Schmerzen in den unteren Gliedmaßen, die Mattigkeit und die Taubheitsempfindungen in den Beinen, all dies sind weitere Manifestationen spinaler Affektionen. »Gefühl, als wäre eine Schnur um den Unterschenkel geschnürt, unterhalb des rechten Knies.«[EN344] »Die Füße sind sehr empfindlich auf Druck, beim Gehen schmerzen besonders die Fußsohlen.«[EN351] »Kälte und Taubheit der Füße im Bett, selbst wenn sie warm eingehüllt sind.«[EN349] »Kälte der Unterschenkel, von den Knien bis zu den Füßen.«[GS] Auch dies sind Hinweise auf die Wirkung der Arznei aufs Rückenmark!

»Zerschlagenheitsschmerz in allen Extremitäten.«[GS] »Kribbeln und Prickeln in den Gliedern.«[GS]

Der Patient kann nachts nicht einschlafen, weil er das Gefühl hat, das Blut rausche ihm durch den Körper.[EN379] Viele Beschwerden stellen sich während des Schlafs ein. Albträume. Große Empfindlichkeit auf Wetterwechsel und Kälte.

Alumina

Aluminiumoxyd; Tonerde

Es trifft sich gut, dass wir diese Arznei direkt nach *Alumen* zu besprechen haben, dessen Charakter in weiten Teilen mit dem von Alumina übereinstimmt und das im Hinblick auf seine Wirkungsweise stark von seinem basischen Anteil, dem Aluminiumoxyd, abhängt. Bei der Gelegenheit möchte ich Ihnen einen kleinen Tipp geben: Wenn Sie von einem Oxyd oder Karbonat eine gute, umfassende Prüfung haben, bei der auch die psychischen Symptome gut herausgebracht worden sind, so können Sie diese – gewissermaßen spekulativ – auch bei der Verschreibung eines anderen Salzes derselben Base verwenden, das in seiner Prüfung nur wenige Gemütssymptome aufweist. Zum Beispiel: Sie haben eine Reihe von Symptomen, die klar auf *Alumen* hinweisen. Die Geistes- und Gemütssymptome dieses Mittels sind zwar nicht genügend bekannt, umso besser aber die seines basischen Verwandten, des Oxyds. Zeigt nun Ihr Patient die psychischen Symptome von Alumina und die physischen Symptome von *Alumen*, so können Sie getrost davon ausgehen, dass *Alumen* den Fall heilen wird – aufgrund des in beiden Mitteln enthaltenen Aluminiums.

Die psychischen Symptome von Alumina kennen wir recht gut. Das Mittel beeinträchtigt besonders den Intellekt; der Patient ist so durcheinander, dass er nicht in der Lage ist, die banalsten Entscheidungen zu treffen. Sein Urteilsvermögen ist nachhaltig gestört. Er ist unfähig, die Dinge so zu sehen, wie sie sind; Dinge, die er bisher als wirklich angesehen hat, erscheinen ihm plötzlich unwirklich; ständig ist er im Zweifel, ob er nicht irgendwelchen Sinnestäuschungen unterliegt. In den *Guiding Symptoms* kommt dies nicht so deutlich heraus, aber Hahnemann hat es in den *Chronischen Krankheiten* von allen am klarsten zum Ausdruck gebracht. Dort heißt es: »Eine solche Eingenommenheit des Kopfes, als wenn sein Bewußtseyn außer seinem Körper wäre; wenn er etwas spricht, ist es ihm, als habe es ein Anderer gesagt, und wenn er etwas sieht, als wenn es ein Anderer sähe, oder, als wenn er sich in einen Andern versetzen könnte, und es dann erst sähe.« Mit anderen Worten, es besteht eine Verwirrung des Geistes – eine Verwirrtheit in Bezug auf Vorstellungen und Gedanken. Alumina hat solche Zustände geheilt. »Das Bewusstsein der eigenen Identität ist getrübt.«[GS] Er weiß nicht genau, wer er ist; es kommt ihm so vor, als sei er nicht er selbst. Die meiste Zeit des Tages befindet er sich in einem benommenen Geisteszustand. Er macht Fehler beim Schreiben und Sprechen. »Er verspricht sich stets und wählt andere Worte, als er will.«[CK42] Große Zerstreutheit. »Stumpfheit des Geistes.«[CK49] »Unvermögen, zusammenhängend zu denken.«[CK48]

Dann kommt ein anderes Stadium, in welchem er sehr leicht in Hast und Eile gerät: Nichts geht ihm schnell genug; die Zeit schleicht nur so dahin; alles kommt ihm verlangsamt vor, nichts verläuft so, wie es sein sollte. Daneben hat er mit bestimmten Impulsen zu kämpfen: Wenn er spitze Gegenstände sieht oder auch Blut, kommen Impulse in ihm hoch, die ihn erschaudern lassen. Werkzeuge, die zum Töten oder Morden benutzt werden könnten, lassen in ihm gleich entsprechende Impulse entstehen, wie z. B. Selbstmord zu begehen.[CK22]

Der typische Alumina-Patient ist ein sehr trauriger, ständig niedergedrückter Mensch. Ohne sich dessen bewusst zu sein, hat er stets die Neigung, zu stöhnen und zu jammern; er macht sich viele Sorgen, wirkt innerlich unruhig und gehetzt. Am liebsten würde er allem entfliehen, von seinem Wohnort fortziehen – woanders kann es, wie er meint, nur besser werden. Voller Ängste und Befürchtungen; redet sich alles Mögliche ein. Allgemein ängstliche Gemütsstimmung. Wenn er anfängt, über seine geistige Verfassung nachzudenken, ist er davon überzeugt, dass er früher oder später seinen Verstand verlieren wird. Er denkt an seine Neigung zu Wahnvorstellungen, an seine Hast und an seine Geistesverwirrung, daran, dass er sich manchmal kaum an seinen eigenen Namen erinnern kann, an seine missmutige Gereiztheit, und er fragt sich, ob er nicht im Begriff ist, verrückt zu werden – und schließlich glaubt er es wirklich.

Die meisten Gemütssymptome stellen sich morgens beim Erwachen ein. Niedergedrücktheit und Weinen früh, beim Erwachen. Die Gemütsstimmung ist im Laufe des Tages großen Schwankungen unterworfen. Bald geht es dem Patienten psychisch besser, er wird ruhig, gelassen und zuversichtlich, bald gewinnen Furcht, Besorgnis und Verzagtheit wieder die Oberhand. »Ausserordentliche Bangigkeit ..., als wenn ihr etwas Böses geschehen sollte ...«[R2,7] Angst vor der Zukunft.

Ein weiteres auffälliges Merkmal ist die Art und Weise, wie das Mittel auf die Spinalnerven einwirkt. Es besteht eine Schwäche der von diesen Nerven versorgten Muskeln, die sich überall am Körper bemerkbar machen kann. Auch Schluckbeschwerden können vorhanden sein, als Folge einer Lähmung der Speiseröhre. Erschwertes Heben oder Bewegen der Arme. Hemiplegie. Lähmung der Muskeln der unteren Extremitäten oder auch der Blase und des Rektums. Der paralytische Prozess beginnt in der Regel mit einer Art Parese, die sich lange Zeit nur in einer Untätigkeit der betroffenen Muskeln zeigt; schließlich mündet er aber doch in einer vollständigen Lähmung.

Alle Funktionen laufen bei Alumina verlangsamt ab. Die Leitfähigkeit der Nerven ist so sehr beeinträchtigt, dass z. B. ein Nadelstich oder ein Kneifen in eine der Gliedmaßen vom Patienten erst nach ein oder zwei Sekunden wahrgenommen wird. Alle Sinnesorgane sind in dieser Weise in Mitleidenschaft gezogen, bis hin zu einer Abstumpfung des Bewusstseins, die den Patienten geistig träge, zuweilen sogar dumm erscheinen lässt. Der Grund dafür ist, dass sämtliche Sinneseindrücke sein Gehirn nur mit großer Verspätung erreichen.

Die paralytischen Erscheinungen finden sich überall im Arzneimittelbild von Alumina auf vielfältige Weise wieder. An der Blase manifestiert sich die Tendenz z. B. in der Verlangsamung des Harnflusses. Eine Alumina-Patientin muss beim Wasserlassen lange warten, bis der Urin endlich zu fließen beginnt, und weil sie dabei nicht pressen kann, fließt der Harn nur sehr langsam; der Fluss kann von ihr nicht beschleunigt werden. Die Miktion kommt nur zögerlich in Gang, und der Harn fließt zuweilen so träge, dass er nur tröpfelnd herauskommt. Manchmal wird er sogar ganz in der Blase zurückgehalten und tröpfelt unwillkürlich heraus. Diese Langsamkeit ist auch am Mastdarm zu beobachten. Es besteht eine Atonie des Rektums, weswegen die Patientin beim Stuhlgang nicht gehörig pressen kann. Durch die Parese und Trägheit des Darms kommt es zur Verstopfung, auch wenn das Rektum von enormen Mengen selbst weichen Kots angefüllt ist. Oft besteht bei Alumina ein harter Stuhl, gleichwohl beobachten wir, dass das Mittel am besten wirkt, wenn dieser paretische Zustand des Rektums mit weichem Stuhl zugegen ist. Wenn aber die psychischen Symptome, so wie ich sie beschrieben habe, vorhanden sind, mit voluminösem, hartem und knolligem oder klumpigem Stuhl, so wird Alumina gewiss auch dann heilen. Die Anstrengung, selbst weichen Stuhl herauszubringen, ist so groß, dass der Vorgang von der Patientin bisweilen wie folgt beschrieben wird: Obwohl sie viele Tage keinen Stuhlgang gehabt hat und der Darm sehr voll ist, braucht sie auf der Toilette viel Geduld. Weil sie sich bewusst ist, dass der Darm dringend entleert werden muss, behilft sie sich schließlich am Ende einer langen ›Sitzung‹ mit kräftigem Herabdrücken mittels der Bauchpresse. Vom Mastdarm selbst, so weiß sie, kann sie dabei keine Unterstützung erwarten. So verbringt sie eine Ewigkeit auf der Toilette, von den vielen Anstrengungen schweißgebadet, sich an den Sitz klammernd und wie zu den Wehen pressend ... und am Ende hat sie es geschafft, etwas weichen Stuhl herauszubringen – gleichwohl nicht ohne das Gefühl, dass noch einiges zurückgeblieben ist.

Natürlich gibt es auch bei einer Reihe anderer Mittel diese Schwierigkeiten, selbst weichen Stuhl zu entleeren, aber sie haben darüber hinaus alle ihre Besonderheiten. Nehmen Sie z. B. eine Frau, die die größte Mühe hat, wach zu bleiben. Sie sagt, dass es ihr nicht möglich sei, auch nur eine Zeile zu lesen, ohne gleich einzuschlafen; dass sie die ganze Zeit schlafen könnte. Sie leidet Tag und Nacht an großer Mundtrockenheit, die Zunge klebt ihr am Gaumen. Wenn sie jetzt noch von ihren Problemen mit dem Stuhlgang erzählt, obwohl dieser ganz weich ist, brauchen Sie kaum noch weiter zu forschen, um das Mittel herauszufinden. Berichtet sie dann noch, dass sie häufig ohnmächtig wird, wenn sie etwas länger stehen muss, dass sie sich in geschlossenen Räumen nicht wohl fühlt und an der kühlen Luft alle möglichen Beschwerden bekommt, dann muss ihr Heilmittel natürlich *Nux moschata* heißen. Sie sehen, wie leicht unsere Arzneien zum Sprechen gebracht werden können; sie alle haben ihre eigene Geschichte zu erzählen. Nehmen wir an, zu Ihnen kommt eine Frau, die seit Langem an heraussickernden Blutungen leidet; sie ist blass und schwach, von Blähungen aufgetrieben, mit vielem Aufstoßen und Windabgang, und je mehr Winde abgehen, desto schlechter fühlt sie sich. Auch sie muss sich lange quälen, damit ein weicher Stuhl abgeht – ungeheure Anstrengungen bei Inaktivität des Rektums. In diesem Fall kommt nur ein Mittel in Frage: *China*. Wenn wir auf diese Weise die Arzneien sprechen und ihre Geschichte erzählen lassen, erreichen wir die notwendige Individualisierung. Ich erwähne das alles, um Ihnen zu zeigen, dass Sie nicht allein auf der Basis dieses einen Symptoms »Untätigkeit des Rektums« zur Arzneiwahl schreiten dürfen. Wir müssen individualisieren, und dabei müssen wir den Patienten in seiner Gesamtheit berücksichtigen. Gegen dieses Prinzip darf niemals verstoßen werden. Nehmen wir an, Sie haben für ein bestimmtes Symptom zwanzig Mittel zur Auswahl. Nur wenn Sie darüber hinaus über Ihren Patienten ein paar klare, entschiedene Aussagen treffen können – die Art und Weise, wie er seinen Beruf ausübt, oder die Art und Weise, wie die Krankheit sich am Patienten als Ganzes äußert –, nur dann haben Sie etwas, anhand dessen Sie individualisieren können. Sie haben es am Beispiel der Alumina-, der *China*- und der *Nux-moschata*-Patientin gesehen. Die einzige Pflicht des Arztes ist es, kranke Menschen zu behandeln; das bedeutet, dass der *Patient selbst* studiert werden muss – so lange, bis auch seine Krankheit in Umrissen erkennbar wird.

Das Arzneimittelbild von Alumina weist viele Vertigo-Symptome auf. »Fast stets fortdauernder Taumel, wie ein leichter Bierrausch.«[CK72] »Schwindel, es dreht sich Alles mit ihm im Kreise herum ...«[CK63] Das Mittel passt für den Schwindel von stark erschöpften oder alten, gebrechlichen Menschen, von altersschwachen Greisen. Schwindel beim Schließen der Augen [›positiver Romberg‹], wie er bei Rückenmarksaffektionen vorkommt, z.B. bei der sklerotischen Degeneration der Hinterstränge [Tabes dorsalis]. Alumina hat Störungen wie bei Tabes dorsalis* hervorgerufen: Taubheit der Fußsohlen[CK974], lanzinierende Schmerzen, Schwindel bei geschlossenen Augen[HC4,134], Schwanken beim Gehen[CK67] sowie alle möglichen Koordinationsstörungen. Und tatsächlich bringt Alumina den Krankheitsprozess bei Tabes dorsalis, wenn dieser noch nicht zu weit fortgeschritten ist, zum Stillstand, indem es den Organismus von innen heraus wieder ins Gleichgewicht bringt. Mit *Aluminium metallicum* habe ich die typischen lanzinierenden Schmerzen dieses Leidens bei alten, unheilbaren Fällen beseitigt und die Reflexe auf wunderbare Weise gebessert, ein Hinweis darauf, dass so auch der Allgemeinzustand der Patienten eine deutliche Besserung erfahren hat.

Die meisten Symptome treten morgens beim Aufstehen verstärkt auf. Beispielsweise kann der Patient, wie schon erwähnt, früh morgens nur sehr schleppend Wasser lassen, langsamer, als wenn er sich schon längere Zeit umherbewegt und ein wenig aufgewärmt hätte. Seine Gliedmaßen sind am Morgen steifer, und auch sein Geist bedarf in der Früh einer erheblichen Aufmunterung. Er wacht benommen und verwirrt auf und weiß nicht genau, wo er ist. Das können Sie vor allem bei Kindern gut beobachten – sie sind morgens im Bett, wenn sie aufwachen, vollkommen durcheinander, wie z.B.

* Kent schreibt »lokomotorische Ataxie«, was hier i.w.S., nämlich als Tabes dorsalis (Rückenmarksschwindsucht – Spätstadium der Syphilis), zu verstehen ist, deren Hauptsymptom die ataktischen Gangstörungen sind. (Vgl. Bönninghausens Artikel über *Aluminium metallicum* in *AHZ* 54, S. 89–100 und 57, S. 3–27.)

auch *Aesculus, Lycopodium*, etc. Der Patient muss sich ungeheuer anstrengen, um herauszufinden, ob die Dinge um ihn herum wirklich das sind, als was sie erscheinen, und um sicher zu sein, wie sie aussehen müssen, und oft fragt er sich, ob er jetzt zu Hause ist oder ganz woanders.

Viel Kopfschmerzen, die mit Übelkeit und Erbrechen einhergehen. Kopfschmerzen stets dann, wenn er sich erkältet; dies hängt wahrscheinlich mit dem Katarrh der Schleimhäute zusammen. Der Alumina-Patient leidet fast ständig an Trockenheit der Schleimhäute. Verstopfung der Nase oder Stockschnupfen, besonders auf einer Seite (meist der linken). Gefühl, als sei die Nase voll von Splittern; viel trockener Schleim oder Krusten in der Nase; chronische Atrophie der Nasenschleimhaut [Ozäna]; Krusten oder Borken im Bereich der Choanen oder der Rosenmüller-Gruben [Recessus pharyngei]. Große, grüne, übelriechende Borken überall in der Nase. Nun zur Beziehung dieser katarrhalischen Beschwerden zu den Kopfschmerzen ... Jedes Mal wenn der Patient einen Schnupfen bekommt, hört die anfänglich dick-gelbe Schleimabsonderung rasch auf und macht einem wässrigen Sekret Platz, und wenn dies der Fall ist, beginnen die Stirnkopfschmerzen über den Augen, die von dort in den ganzen Kopf ausstrahlen, verbunden mit Übelkeit und Erbrechen. Wenn es demnach in den *Guiding Symptoms* heißt: »Kopfschmerzen durch chronische Katarrhe«, so ist genau dieses damit gemeint. Die Alumina-Kopfschmerzen lassen durch ruhiges Liegen nach.[CK135] Periodisch auftretende Kopfschmerzen und Migräneanfälle. Sie werden bald erkennen, dass Alumina einer Konstitution entspricht, die man als ausgesprochen psorisch bezeichnen könnte; es passt vor allem bei alten, hinfälligen, schwachen Menschen und bei skrofulöser Diathese, d.h. bei Personen, die zu Tuberkulose und katarrhalischen Erkrankungen neigen.

Die Neigung dieses Mittels zu Katarrhen ist stark ausgeprägt, um welche Schleimhäute es sich auch handeln mag. Alumina affiziert Haut und Schleimhäute in erheblichem Maße, d.h. sowohl die äußere wie die innere Haut, die Oberflächen des Körpers. Der Patient hat ständig etwas Auswurf, schneuzt sich häufig die Nase und neigt zu schleimigen Absonderungen aus den Augen[CK200]. »Häufiges Thränen der Augen ...«[CK 196]

Die vielfältigen Sehstörungen, von denen jetzt die Rede sein soll, hängen z.T. mit den katarrhalischen Erscheinungen an den Bindehäuten zusammen: »Trübsichtigkeit, wie durch Nebel«[CK205]; manchmal auch als »Flor vor den Augen«[CK203] beschrieben. Auch die Augenmuskeln sind häufig in Mitleidenschaft gezogen, die Muskeln des Augapfels oder die Ziliarmuskeln. »Schwäche der Augen ...«[R2,137]; Sehvermögen sehr wechselhaft. Die lähmungsartige Schwäche, die dem ganzen Mittel eigen ist, befällt am Auge vorzugsweise bestimmte Muskeln oder Muskelgruppen; es kann daher nur schwer eine Brille angepasst werden. Die Funktion der Augenmuskeln ist beeinträchtigt.

Der katarrhalische Zustand der Nasenschleimhaut erstreckt sich von den Nasenlöchern bis zu den Choanen; die hinteren Nasenöffnungen sind mit dickem, zähem Schleim und mit Borken angefüllt. Wenn Sie in den Hals schauen, werden Sie nicht selten sehen, dass der weiche Gaumen und die Schleimhäute der Tonsillen und des Pharynx granuliert sind; der ganze Bereich ist geschwollen, kongestioniert und entzündet Der Rachen fühlt sich trocken und wund an; chronische Empfindlichkeit des Halses. Gefühl, als steckten im Hals lauter Splitter, die beim Schlingen fester Speisen heftig stechen, besonders wenn damit eine Weile gewartet wurde; besser nach Anfeuchten bzw. nach warmen Getränken[GS]. Bei Aufenthalt in der Nachtluft sammelt sich, wenn sich der Patient ruhig verhält, nach kurzer Zeit im Hals viel zäher Schleim an. Der Katarrh zieht bis in den Kehlkopf hinunter, mit erheblichem Wundheitsgefühl in Kehlkopf und Brust sowie beständigem Reizhusten. Derselbe katarrhalische Zustand befällt auch die Speiseröhre, die dadurch empfindlich und schwerfällig wird. Der Schluckakt ist beschwerlicher; der Bissen gleitet nur mühsam hinab, und der Patient verspürt ihn auf dem ganzen Weg bis in den Magen. Normalerweise ist dies ja nicht so: Gleich nach dem Verlassen des Schlundes wird der Speisebolus, wenn er nicht außergewöhnlich groß ist, im

Ösophagus nicht mehr wahrgenommen. Aber bei Alumina wird das Schlucken durch die schmerzhafte Empfindlichkeit der Schleimhaut und durch zu langsame und schwache Muskelkontraktionen erschwert. Die lähmungsartige Schwäche der Speiseröhrenmuskulatur muss der Patient beim Schlucken durch ein Mehr an Kraftaufwand auszugleichen suchen.

Katarrhalische Entzündungen auch im Bereich des Magens, des Darms und des Rektums, sodass es neben dem weichen, schwer herauszubringenden Stuhl oft auch zum Abgang von Schleimmassen kommt. Nieren, Blase und Harnröhre können ebenfalls katarrhalisch entzündet sein. Postgonorrhoische Katarrhe bestehen viele Monate lang, doch statt hell bis milchig-weiß zu werden, wie es bei den meisten längeren Tripperverläufen der Fall ist, bleiben sie bei Alumina gelb, sind aber schmerzlos. Ein ähnliches Bild finden wir bei der Vagina. Der Ausfluss ist dick und gelblichweiß, zuweilen auch wundmachend. Anhand dieser Beschreibung mögen Sie erkennen, in welch ausgedehntem Maße katarrhalische Beschwerden zur Alumina-Konstitution gehören.

Die Haut ist ähnlich stark betroffen. Der Alumina-Patient neigt zu allen möglichen Hautaffektionen. Die Haut wird schnell trocken und welk; es kommt zu Ausschlägen, Verdickungen, Verhärtungen, Geschwüren, Rhagaden und Blutungen. Die Ausschläge jucken in der Regel stark, besonders in der Bettwärme; selbst wenn gar kein Ausschlag vorhanden ist, kann die Haut beim Warmwerden im Bett zu jucken beginnen, was den Patienten zu kratzen nötigt, bis es blutet. Dies ist ein bedeutsamer Aspekt der Hautaffektionen von Alumina, den Sie nicht vergessen sollten. Ein Patient kommt zu Ihnen mit lauter Schorfen auf der Haut und berichtet: »Wenn mir nachts im Bett warm wird, muss ich anfangen zu kratzen, und meistens kratze ich mich dann blutig.« Dabei ist es wichtig, herauszufinden, ob diese Schorfe durch das Kratzen hervorgerufen worden sind oder ob sie primär als juckender Ausschlag herausgekommen sind; denn bei Alumina steht am Anfang zumeist der Juckreiz, nicht der Ausschlag, und der Patient kratzt so lange, bis die Stellen wund sind, und erst dann entstehen die Schorfe. Hier dürfen Sie nicht für den Ausschlag verschreiben, sondern Sie müssen eine Arznei wählen für Juckreiz ohne Hautausschlag. Nun, bei *Mezereum, Arsenicum, Dolichos* und Alumina juckt die Haut, und der Patient kratzt, bis sie blutet,* und dann bekommt er Linderung. Anschließend ist freilich ein scheinbarer Ausschlag erkennbar, weil sich Krusten bilden. Sobald der Heilungsprozess einsetzt, fängt auch das Jucken wieder an; der Patient aber ist nur beschwerdefrei, wenn die Haut exkoriiert ist. Der Austritt von Blut und Serum aus der Wundoberfläche ist das, was ihm Erleichterung verschafft. In einigen unserer Lehrbücher wird kein Unterschied gemacht zwischen Juckreiz ohne und Juckreiz mit Hautausschlag, sodass praktisch alle jungen Kollegen den Eindruck gewinnen, dass Juckreiz der Haut stets mit einem vorbestehenden Ausschlag auf der Haut verbunden sein müsse, und so machen sie Fehler bei der Einschätzung dieser Hautveränderung. – Die Haut des Alumina-Patienten wird leicht dick, sie neigt zur Induration und Ulzeration; Verhärtungen am Geschwürsgrund. Haut wie Schleimhäute reagieren sehr träge, mit einer Neigung zu Indurationen. Sämtliche Schleimhäute können Verdickungen aufweisen; danach entstehen kleine Geschwüre, die wiederum im Lauf der Zeit an ihrer Basis indurieren. Gleiches gilt für die Haut. Trockenheit und Brennen ziehen sich durch das gesamte Arzneimittelbild, vor allem betreffen sie die Haut im Allgemeinen sowie sämtliche Schleimhäute.

»Chronisches Trachom.«[GS] Wenn wir die Augenlider umschlagen, sehen wir, dass die Bindehaut verdickt ist. Manchmal führt diese Hypertrophie zur teilweisen Auswärtswendung der Bindehaut, wie beim Ektropium. »Die Augenwimpern gehen sehr aus«[CK189]; das passt zum allgemeinen Bild, das durch Neigung zu Haarausfall am ganzen Körper gekennzeichnet ist. Einzelne Stellen werden vollkommen kahl; die Kopfhaare fallen massiv aus. – Alle Arten von Ohrgeräuschen: »Sumsen vor dem Ohre«[CK],

* In der entsprechenden Repertoriumsrubrik »Itching, scratch until it bleeds, must« finden sich 12 Mittel, nicht aber *Mezereum* und *Dolichos*. Auch in den *Guiding Symptoms* und in Allens *Encyclopedia* ist das Symptom in dieser Form nicht zu finden. Möglicherweise irrt Kent hier.

etc. Diverse Hörstörungen. »Eitriger Ausfluss aus den Ohren.«[GS(R2,161)]

»Nasenspitze aufgesprungen«[GS]: ein sehr charakteristisches Symptom, das sich zwanglos ins Bild dieses Mittels einfügt. Indurationen an den verschiedensten Stellen, die bei entsprechender Disposition die Entstehung eines Lupus oder von Epithelgeschwülsten begünstigen. Alumina und *Alumen* sind Arzneien, die zu diesen Leiden einen besonderen Bezug haben, wie auch *Arsenicum, Lachesis, Sulfur* und *Conium*. Einige dieser Mittel haben selbst bei bösartigen, die Umgebung infiltrierenden Formen dieser Erkrankungen großartige Heilungen herbeigeführt. Kribbeln oder Laufen wie von Insekten auf der Gesichtshaut und anderen Arealen ist typisch für Alumina. Jucken im Gesicht, besonders beim Warmwerden. Eigentümliche Empfindung von Spannen auf der Gesichtshaut und anderen unbedeckten Körperteilen, »als wenn Eiweiss darauf trocknete«[R2,171] oder wie von festtrocknendem Blut. »Gefühl um das Kinn, wie von anliegendem Spinngewebe.«[CK274] Wenn Sie je an einem Ort gewesen sind, der voller Spinngewebe war, werden Sie wissen, wie eigentümlich das Kitzelgefühl ist, wenn man mit dem Gesicht ein solches Spinngewebe streift: Man hat nicht eher Ruhe, bis man es wieder fortgewischt hat. Diese Empfindung ist neben Alumina u.a. typisch für *Borax, Baryta carbonica* und *Graphites*.* Überall kann es an einzelnen Stellen der Haut jucken, beißen, laufen, kitzeln oder kribbeln, besonders am Kopf und im Gesicht. Diese Beschwerden sind so lästig, dass der Patient die ganze Zeit dasitzt und sich das Gesicht reibt; oder er fährt mit der Hand immer wieder zum Gesicht, wie um etwas wegzuwischen. Man hat dadurch den Eindruck, dass er sehr nervös ist. Auch wenn er z.B. ständig an seinen Händen kratzt und reibt, sollte man versuchen herauszufinden, ob er dies aus Nervosität tut – weil er seine Hände nicht stillhalten kann – oder wegen des Juckreizes.

Vielleicht habe ich über die Halsbeschwerden noch nicht alles gesagt, was gesagt werden müsste. »Aufgequollene, schwammige Geschwüre im Rachen, die einen gelblich-braunen, übelriechenden Eiter absondern.«[GS] Der Patient leidet häufig an einer Art chronischer Halsentzündung. Alumina hat eine ausgesprochene Neigung, Krankheitsprozesse auf die Schleimhäute zu konzentrieren. An allen Schleimhäuten können Blutungen auftreten. Der Patient ist scheinbar ständig akut erkältet, mit roten Augen, Nasentriefen bzw. Nasenverstopfung sowie heftigen Halsbeschwerden; sämtliche Körperöffnungen sondern irgendwelche Sekrete ab. Gleichwohl ist Alumina kein Mittel, das man bei Erkältungen, die sich auf den Hals geschlagen haben, unbedingt wählen würde, kein Mittel zur Behandlung von akuten Halsentzündungen; vielmehr ist es ein außerordentlich tiefgreifendes Antipsorikum, dessen Wirkung viele Monate anhält. Sein größter Nutzen liegt darin, dass es allmählich die Neigung, sich zu erkälten, beseitigt. In dieser Beziehung ist es zu vergleichen mit *Silicea, Graphites* und *Sulfur*. Es bewirkt Gewebsveränderungen, Veränderungen in den Zellen, und zwar nur ganz allmählich, denn es ist ein langsam wirkendes Mittel. Während sich der Patient mit diesen tief verwurzelten psorischen Manifestationen nach Gabe der Arznei insgesamt besser fühlt, das Allgemeinbefinden gebessert ist, wird es doch Monate dauern, bis all seine Symptome verschwunden sind. Er wird wahrscheinlich sagen: »Ich fühle mich wohler in meiner Haut, esse mit mehr Appetit und schlafe auch besser; meine Symptome aber sind alle noch da.« In einem solchen Fall wäre es höchst unklug, das Mittel zu wechseln. Sie dürfen nicht erwarten, dass die Katarrhe, die Rückenschmerzen oder andere Symptome, wegen derer Sie Alumina verabreicht haben, rasch gelindert werden. Sie können zufrieden sein, wenn Sie nach Verlauf vieler Wochen die ersten Erfolge sehen. Ähnliches gilt z.B., wenn Sie die lähmungsartige Schwäche eines *Plumbum*-Patienten homöopathisch behandeln wollen; auch hier müssen Sie Geduld haben. Seit einiger Zeit kommt bei uns ein neues Mittel zunehmend in Gebrauch, dessen Prüfung ziemlich reich an Symptomen ist

* Letzteres ist eine Ergänzung des Übersetzers. Im originalen Vorlesungstext sagt Kent, dass er sich im Augenblick nicht an die übrigen Mittel erinnere. In der Repertoriumsrubrik »Face, Cobwebs, sensation of« führt Kent insgesamt 21 Mittel auf, von denen **Graph.** als einziges dreiwertig erscheint; zweiwertige Mittel sind: *Bar-c., Brom., Mag-c., Ran-s.* und *Sulf-ac.*

und das teilweise Analogien mit Alumina aufweist; ich meine *Curare*. Ich wünschte, wir hätten genauere Prüfungen dieses Mittels; doch sein Symptomenregister ist recht umfangreich und zeigt viele Ähnlichkeiten mit Alumina und *Plumbum*, besonders im Hinblick auf die Schwäche der Hände und Finger. Eine Pianistin berichtet, ihre Finger würden langsamer werden, wenn sie eine gewisse Zeit gespielt habe. Die Schwäche scheint bei ihr die Streckmuskeln zu betreffen: Sie hat beim Spielen immer weniger Kraft, um ihre Finger zu heben, wodurch ihr manuelles Vermögen stark eingeschränkt wird. *Curare* wird ihr eine große Hilfe sein, indem es ihr die frühere Schnelligkeit beim Heben der Finger wiedergeben wird. Alumina ist ebenfalls ein wichtiges Mittel bei solch paretischen Zuständen, jedoch in einem allgemeineren Sinn; während *Curare* einen besonderen Bezug zu Lähmungen der Extensoren hat, mehr als zu denen der Flexoren, betrifft die Lähmung von Alumina beide Antagonisten, Streck- *und* Beugemuskeln.

Alumina ist eines der wenigen Mittel mit einer Verschlimmerung durch stärkehaltige Speisen, vor allem durch Kartoffelstärke: »Erdäpfel scheinen die Zufälle zu verschlimmern, oder wieder zu erregen.«[R2,329] Genuss von Kartoffeln führt zu Verdauungsstörungen [Magenschmerzen, Aufstoßen, Übelkeit, Brechreiz, Bauchschmerzen[R2,301,327]], zu Durchfall, Blähungen oder Verschlimmerung des Hustens. Verschlimmerung auch durch reizende Dinge wie Salz, Wein, Essig, Pfeffer und dergleichen [»erregen sogleich ... Husten«[AZ54,97]] sowie durch alkoholische Getränke [»selbst das schwächste geistige Getränk berauscht ihn«[CK75]]. Alumina ist ein ›Rückenmarksmittel‹, und die Verschlimmerung durch Alkohol ist auch für einige andere Mittel mit dieser Wirkungsrichtung kennzeichnend, beispielsweise für *Zincum*. Der *Zincum*-Patient kann vor allem keinen Wein trinken, da all seine Beschwerden dadurch verschlimmert werden. Der Alumina-Patient ist allgemein auf Alkohol empfindlich; schon die geringste Menge setzt ihn außer Gefecht, sodass er alkoholische Getränke strikt meiden muss. Sie berauschen ihn nicht nur, sondern verstärken auch seine Beschwerden.

Die Verdauung liegt bei Alumina so gut wie vollständig darnieder. Der Patient ist anfällig für Magenschleimhautentzündungen und Magengeschwüre. Verdauungsstörungen schon von der einfachsten Kost. Er bekommt sehr leicht saures oder bitteres Aufstoßen, besonders nach Genuss von Kartoffeln und anderen stärkehaltigen Speisen. »Erbrechen von Speisen, Schleim oder Galle.«[GS] Übelkeit mit Schwindel; Sodbrennen; viel Flatulenz. Erbrechen von Schleim und Wasser.[CK467] Der Magen ist von Gasen aufgebläht. Die Leber macht viel Beschwerden. Starke Schmerzen im Bereich der Hypochondrien, besonders auf der rechten Seite.

Als wir über *Alumen* sprachen, wies ich besonders auf dessen antidotarische Beziehung zum *Blei* hin. Der Grund hierfür ist im basischen Metallbestandteil dieser Verbindung zu suchen, und so ist auch Alumina ein treffliches Mittel gegen die Giftwirkungen des Bleis sowie die Empfindlichkeit auf Blei. Es ist sowohl bei Koliken und paralytischer Schwäche von Bleiarbeitern, Anstreichern und Kunstmalern angezeigt als auch bei jenen, die auf Blei so empfindlich reagieren, dass sie schon durch die Benutzung von bleihaltigen Haarwaschmitteln Lähmungen davontragen. Es ist noch nicht lange her, da wurde gemeinhin von Frauen gegen Ausfluss Bleiazetat-Lösung eingesetzt – bis man herausfand, dass sehr viele von ihnen dadurch Lähmungen bekamen, sodass die Methode bald wieder aufgegeben werden musste. Alumina ist das hervorragendste Antidot gegen Beschwerden, die aufgrund einer solchen Empfindlichkeit entstanden sind.

Über Stuhl- und Rektumsymptome habe ich schon eingangs bei den Allgemeinsymtomen so viel gesagt, dass an dieser Stelle außer ein paar wichtigen Lokalsymptomen nicht viel nachzutragen bleibt. Wie Sie sich denken können, neigt der Alumina-Patient zu Fissuren im Analbereich; ja man kann diese angesichts der Beschaffenheit der Schleimhäute und Gewebe geradezu erwarten. Er leidet stark unter Verstopfung, muss sich beim Stuhlgang sehr anstrengen; die Schleimhaut ist verdickt und geschwollen, und so kommt es leicht zu Analfissuren. Wenn Sie bei der Arzneiwahl ein Mittel in Betracht ziehen, das derartige Veränderungen am Organismus verursacht, das Schleimhäute hervorbringt, die Fissuren begünstigen, brauchen Sie nicht zu warten, bis Sie tatsächlich eine Analfissur damit geheilt haben, um herauszufinden, ob das Mittel auf den Fall passt. Sie brauchen auch nicht im Repertorium nachzuschlagen, um zu sehen, ob es in der Rubrik »Rektum, Fissuren« vertreten ist, d.h., ob es je früher Analfissuren hervorgerufen oder geheilt hat. Aufgrund Ihrer allgemeinen Kenntnis der Arznei werden Sie eine gute Heilungschance voraussagen können, da das Mittel an Haut und Schleimhäuten solche Veränderungen bewirkt, wie man sie natürlicherweise bei Patienten mit Fissuren findet. Nehmen wir an, die Haut ist bei diesem Mittel im Analbereich durch Verhärtungen und Ulzerationen verunstaltet und zeigt keinerlei Heilungstendenz; zudem besteht eine Neigung zur Obstipation. Haben Sie all dies über das Mittel in Erfahrung gebracht, so werden Sie auch nicht überrascht sein, wenn es eine Analfissur zur Abheilung bringt. Ähnliche Überlegungen könnten Sie in Bezug auf andere Arzneien anstellen und herauszufinden versuchen, welchen von ihnen Sie die Heilung einer Fissur zutrauen würden. Wenn Sie das Wesen oder die Natur von Mitteln wie *Nitricum acidum, Causticum* und *Graphites* betrachten, werden Sie unschwer erkennen, warum von ihnen so viele Heilerfolge bei Fissuren überliefert sind. Das ist die Art und Weise, wie wir unsere Materia medica studieren sollten – indem wir zunächst feststellen, wie die Arzneien auf den ganzen Menschen einwirken, und in zweiter Linie, wie die einzelnen Organe und Gewebe davon betroffen werden.

»Häufiges Wasserlassen.«[GS] »Unwillkürlicher Harnabgang beim Pressen zum Stuhl[(CK576)]; oder er kann nicht urinieren, ohne gleichzeitig zum Stuhl zu pressen.«[GS] Das ist ein hochrangiges, höchst merkwürdiges Symptom von Alumina; man könnte es auch, in Bezug auf seine Bedeutung, ein Lokalsymptom allererster Ordnung nennen. Der Patient muss sich wie zu einem schwierigen Stuhlgang anstrengen, um den Inhalt der Blase zu entleeren. »Urin beißend, wundmachend.«[GS] »Schwäche-Gefühl in der Harnblase und den Geschlechtstheilen, Abends, mit Furcht, er werde in's Bett pissen.«[CK633] »Schwellung der Harnröhre, mit Ausfluss hellgelben Eiters.«[CS] »Brennen beim Uriniren.«[R2,501]

Die Symptome der männlichen Geschlechtsorgane sind charakterisiert durch Schwäche, Impotenz und nächtliche Pollutionen. Das Mittel kann angezeigt sein, wenn die Geschlechtsteile durch übermäßige sexuelle Betätigung ›erschöpft‹ sind. Vollheitsgefühl und Vergrößerung der Prostata sowie verschiedene andere Störungen dieses Organs, einhergehend mit Druck und Vollheit im Perineum. Nach dem Koitus unangenehme Empfindungen und Schmerzen in der Prostatagegend. Beschwerden während oder nach der Ejakulation. »Nach einer Pollution werden alle bisherigen Beschwerden erneuert und sehr erhöht.«[CK686] Der Geschlechtstrieb ist vermindert, manchmal auch ganz erloschen. Lähmige Schwäche oder Parese der Geschlechtsorgane – ein Zustand, der mit der allgemeinen Tendenz von Alumina in Einklang steht! »Abgang von Vorsteherdrüsensaft bei schwierigem Stuhle.«[CK] »Häufige und schmerzhafte Erektionen, besonders in der Nacht.«[GS]

Beim weiblichen Geschlecht gibt es eine Menge Störungen, die mit dieser Arznei behoben werden können; es handelt sich dabei jedoch zumeist um katarrhalische Beschwerden. Ein Beispiel dafür ist der Fluor; scharfer, wundmachender, gelber Fluor, so reichlich, dass er die Schenkel herunterläuft und die Haut rötet und entzündet. »Indolente Geschwüre am Muttermund.«[CS] Die vaginale Schleimhaut ist schlaff, aufgelockert und leicht ulzerierend. »Schwäche der Genitalorgane.«[GS] Gefühl von Herabdrängen des Uterus aufgrund eines erschlafften Zustandes der Mutterbänder. »Gefühl, als sollte Alles aus dem Leibe fallen.«[CK700] Schweregefühl in den Beckenorganen. Der Ausfluss aus der Scheide ist gewöhnlich dick und gelb, er kann aber auch eine eiweißartige, fadenziehende Beschaffenheit haben und durchsichtig sein: »Weißfluß, ganz hell und klar, wie Wasser und wie durchsichtiger Schleim ...«[CK715] »Oefterer, scharfer Weißfluß.«[CK711] »Der Weißfluß war häufig und rann ihr beinahe über die Füße ...«[CK712] Er macht sich mehr am Tage bemerkbar, wohl weil derartige Beschwerden naturgemäß durch Gehen und Stehen verstärkt werden; daher ist dies kein besonders wichtiges Symptom, sondern eher ein normales Phänomen. Diese bereits durch die ständigen Katarrhe geschwächten Patienten werden durch jede weitere Störung stark erschöpft; in besonderem Maße gilt dies natürlich für die Menstruation. Wenn eine Regel vorüber ist, brauchen die Frauen fast die ganze Zeit bis zur nächsten Periode, um sich einigermaßen zu erholen. Sämtliche Muskeln sind schlaff; es scheint kaum Muskeltonus vorhanden zu sein. Alumina passt oft vorzüglich bei Frauen in den Vierzigern, die aufs Klimakterium zugehen und die durch die Regelblutungen immer wieder sehr geschwächt werden. Auch wenn die Blutungen spärlich sind, sind sie doch außerordentlich erschöpfend. Während der Menses fühlen sich die Patientinnen sehr elend und müssen schrecklich leiden. Ein typisches, stark auf Alumina hinweisendes Symptom ist das folgende: »Das Monatliche hinterläßt nach seinem Verlaufe bedeutende Erschlaffung des Körpers und Geistes; sie wird von wenig Arbeit und mäßigem Spazierengehen sehr angegriffen und ist muthlos.«[CK707] Das Mittel kann auch indiziert sein, wenn eine Frau an einer durch palliative Maßnahmen verschleppten Gonorrhö leidet. Durch nur teilweise passende Mittel wurde eine gewisse Linderung erreicht, aber keines von ihnen konnte tief genug wirken, um das Übel an der Wurzel zu packen – die ständigen Rezidive weisen darauf hin. Der Ausfluss kehrt regelmäßig wieder, auch wenn er vielleicht auf kurze Zeit durch *Pulsatilla* oder irgendein anderes ›Trippermittel‹ verringert werden konnte; selbst *Thuja* linderte nur kurzfristig, weil es mehr auf die Indikation Gonorrhö als auf das gesamte Krankheitsbild hin verschrieben wurde. Nun ist die Patientin am Ende ihrer Kräfte – und Sie werden ans Krankenbett gerufen ... Denken Sie in einem solchen Fall, wenn Sie ihn in seiner Gesamtheit betrachten und sowohl den paretischen Zustand als auch den bislang palliativ behandelten, ständig rezidivierenden Tripperausfluss berücksichtigen, an Alumina – bei Frauen wie auch bei Männern!

Der postgonorrhoische Katarrh beim Mann ist schmerzlos; er besteht schon seit langer Zeit, kommt und geht, und schließlich sind es nur noch wenige Tropfen am Tag, die, ohne Schmerzen zu bereiten, aus der Harnröhre fließen. Alumina hat viele dieser alten Tripperfälle, die chronisch zu werden drohten, zur Ausheilung gebracht. Die Schleimhäute sind in solchen Fällen überall in einem kongestionierten Zustand und reaktionsschwach.

Auch Schwangerschaftsbeschwerden gehören zum Wirkungskreis unseres Mittels. Eine Frau, die normalerweise nicht an Verstopfung leidet, ist während der Schwangerschaft obstipiert, mit all den für Alumina so charakteristischen Merkmalen: Trägheit des Mastdarms; keine Kraft, den Stuhl auszutreiben; muss dabei die Bauchpresse zu Hilfe nehmen; muss lange Zeit pressen. Auch Kleinkinder müssen sich in ähnlicher Weise anstrengen. Sie werden Neugeborene oder wenige Monate alte Säuglinge sehen, die bereits Alumina benötigen. Es ist ein sehr häufiges Mittel bei Verstopfung von Säuglingen, wenn keine andere Arznei deutlich angezeigt ist. Das Baby drückt und presst und windet sich, um den Stuhl hinauszubefördern, und wenn man den Stuhl dann untersucht, stellt man fest, dass er ganz weich ist und eigentlich ganz leicht hätte herauskommen müssen. Das ist Alumina!

Die Stimme bietet bei diesem Mittel nichts Ungewöhnliches dar; Heiserkeit und Stimmlosigkeit und lähmige Schwäche der Kehlkopfmuskeln. Das ist nicht weiter auffallend, denn es hält sich im Rahmen des allgemeinen Zustandes, der durch Asthenie gekennzeichnet ist. Der Patient hat eine schwache Stimme; wenn er Sänger ist, kann er nur eine kurze Zeit singen und ist nur zu geringer Stimmanstrengung in der Lage. Jede Betätigung der Stimme wird als beschwerlich empfunden. Ein lähmungsartiger Zustand der Stimmbänder, der stetig, bis hin zur Aphonie, zunimmt.

Wir kommen nun zu einigen recht auffälligen Husten- und Brustsymptomen. Der Husten kann gelegentlich mit Auswurf verbunden sein, doch in der Regel handelt es sich um einen chronischen, trockenen Reizhusten, eine jener höchst lästigen Hustenformen, die sich jahrelang hinziehen können. Im Hinblick auf diesen trockenen Reizhusten konkurriert Alumina, besonders wenn er von allgemeiner Schwäche begleitet wird, mit *Argentum metallicum;* doch bei *Argentum metallicum* tritt der Husten überwiegend tagsüber auf, was bei Alumina so nicht der Fall ist: Der Alumina-Patient leidet vor allem morgens an seinem Husten. Das folgende Symptom beschreibt den typischen Alumina-Husten kurz und treffend: »Husten morgens, bald nach dem Erwachen.«[GS] Jeden Morgen ein langanhaltender Anfall von trockenem Husten.[HC4,50] »Anhaltender, trockner Kotzhusten* mit Athemversetzung ...«[CK754] »Husten mit unwillkürlichem Harnabgang ...«[GS] – ein Symptom, das überwiegend bei Frauen vorkommt. »Heftiger, trockner, kurzer, anhaltender Husten, mit Niesen ...«[CK751] In den *Guiding Symptoms* heißt es: »Husten aufgrund eines zu langen Zäpfchens.« Das ist nicht richtig, das Symptom muss lauten: »Husten durch *Gefühl* eines zu langen Zäpfchens.« Es ist ein Gefühl, als würde etwas von innen den Hals kitzeln; ein Kitzeln, als würde die Uvula weit herunterhängen. Manche Patienten werden vielleicht angeben, sie hätten die Empfindung, dass ihr Gaumen verlängert sei – was natürlich nicht der Fall ist. Ein anderes Symptom, das im Grunde dasselbe zum Ausdruck bringt: »Husten ... durch einen Reiz im Halse, wie von einem daselbst lose hängenden Häutchen ...«[AZ54,97] Der Kitzel kann auch im Kehlkopf lokalisiert sein[R2,567], wie es häufig bei Sängern vorkommt. Wir denken an Alumina, wenn Sängern die Stimme durch Lähmung oder Überanstrengung derselben versagt. Die Stimme lässt immer mehr nach und wird schwach, und wenn nun eine Erkältung hinzutritt, kommt es zu einem eigentümlichen Kitzeln in der Kehle. Alumina ist in solchen Fällen ein sehr nützliches Mittel. Früher wurde von den alten Homöopathen Rednern oder Sängern bei Zittern oder Versagen der Stimme *Argentum metallicum* verabreicht, als der Wert von Alumina bei solchen Zuständen noch nicht bekannt war. Lassen Sie mich an dieser Stelle, weil ich sonst vielleicht nicht mehr daran denke, etwas über *Rhus toxicodendron* erzählen. Bei älteren Sängern bleibt nach einer Erkältung häufig eine gewisse Stimmschwäche zurück, die sich besonders zu Beginn des Singens bemerkbar macht. Ihre Stimme ist dann kraftlos und klingt rauchig und belegt. Wenn sie sich aber eine Weile eingesungen haben, bessert sich die Stimme deutlich. Geben Sie all diesen Patienten – Primadonnen, Anwälten, Predigern, etc. – *Rhus toxicodendron*! Sie müssen ihre Stimme erst ›aufwärmen‹, dann geht es. Und sie sagen: »Wenn ich aber in die Garderobe zurückkehre, eine Zeitlang warte und dann wieder anfange zu singen, ist es schlimmer denn je. Die Stimme bleibt besser, wenn die Garderobe gut geheizt ist und sie in einem fort weiter singen. Dieses Verhalten stimmt genau mit den allgemeinen Modalitäten von *Rhus* überein. Es gibt noch eine andere Art Heiserkeit, die sich von der paralytischen Heiserkeit bei Alumina und *Argentum* unterscheidet (bei *Rhus* besteht in gewisser Weise auch eine paralytische Heiserkeit, doch bessert sich diese durch Bewegen der Kehlkopfmuskeln und hört nach einer Weile ganz auf); diese Form der Heiserkeit findet man bei derselben Gruppe von Menschen (Sängern etc.): Bevor sie anfangen, ihre Stimme einzusetzen, müssen sie sich erst kräftig räuspern, um den Hals von Schleim freizumachen. Die Stimmbänder sind, wenn sie längere Zeit nicht benutzt worden sind, von Schleimfetzen belegt, und erst wenn diese beseitigt sind, können sie ungehindert ›arbeiten‹. Das ist *Phosphorus!* Doch wird bei *Phosphorus* der Gebrauch der Stimme nach einiger Zeit schmerzhaft. Die Stimmbänder schmerzen nach fortgesetzter Bewegung, und der Kehlkopf tut bei äußerer Berührung weh. Manchmal sind die Schmerzen beim Versuch zu sprechen so heftig, als würde ein Messer durch die Kehle gestochen. Sie sehen, auch bei Heiserkeit müssen wir eingehend individualisieren; Homöopathie ist eine Sache der feinsten Differenzierung.

»Wundheitsschmerz in der Brust, der durch Reden sehr verstärkt wird.«[GS] Es besteht eine Schwäche der Thoraxmuskulatur. Auch die Lungen scheinen geschwächt zu sein, verbunden mit einem »Ermattungsgefühl in der Brust«[CK790].

* Von Kent, Hering und Allen als »Husten mit Erbrechen« verstanden, was es durchaus nicht ist. Das *Grimm'sche Wörterbuch* (Bd. 11, S. 1906) gibt als dritte Bedeutung von **Kotzen** an: »... auch für **bloßes starkes Husten**; der Laut dieses Hustens, der auch das Brechen begleitet, ist gewiß der eigentliche Inhalt des Wortes ...« Hahnemann selbst versteht unter diesem Begriff einen **kurzen Husten**, wie er ihn bei einem *Nux-vomica*-Symptom (*RA* 692) erläutert.

Veranlassung oder Verschlimmerung der Brustbeschwerden durch jede Form von Erschütterung. [»Im Innern der Brust ein Wehgefühl, bei Bewegung oder Wendung des Körpers.«[R2,591]]

Im Bereich des Rückens und der Gliedmaßen finden wir einige sehr charakteristische Symptome, die ich eingangs schon z.T. erwähnt habe; aber es wird nicht schaden, wenn ich sie hier noch einmal wiederhole. Sie erinnern sich gewiss an die große Schwäche vor allem der unteren Extremitäten, an die allmählich fortschreitende Parese, die sich besonders am Morgen bemerkbar macht. Taubheit der Fußsohlen, einhergehend mit Schwindel beim Schließen der Augen. Ich sprach von den lähmungsartigen Zuständen bei Tabes dorsalis; aber es gibt noch weitere Symptome, die mit der Wirbelsäule zusammenhängen: Brennen in der Wirbelsäule; viel Kreuz- und Rückenschmerzen[CK821]; brennende und stechende Rückenschmerzen. Der Patient drückt es unter Umständen so aus: »Rückenschmerz, als wenn ein heißes Eisen durch die untersten Wirbel gestoßen würde.«[CK831] Alumina leistet wunderbare Dienste bei Rückenmarksentzündungen, wenn diese von starken Verkrampfungen der Rückenmuskulatur begleitet werden – ein Zeichen, dass auch die Rückenmarkshäute mit betroffen sind. Eine andere, allgemein bei Myelitiden oft anzutreffende Erscheinung ist auch für Alumina typisch, nämlich das ›Reifengefühl‹; häufig besteht die Empfindung einer Binde oder Bandage um den Körper oder bestimmte Gliedmaßen. Auf eine Myelitis bzw. eine ausgesprochen heftige Reizung der spinalen Meningen weist das Gefühl einer strammgezogenen Schnur um den Körper hin. Rückenmarksreizungen mit einzelnen empfindlichen Stellen; Brennen an einzelnen Stellen, als würde ein heißes Eisen in die Wirbelsäule gestoßen. Schmerzen längs des gesamten Rückenmarks; Reißen im Rückenmark mit paralytischer Schwäche, mit zunehmender oder vollständiger Lähmung. Hemiplegie.

»Schmerz in der Fußsohle, beim Auftreten, als wäre sie zu weich und geschwollen.«[CK981] »Taubheit der Ferse beim Auftreten.«[CK974] »Zittern in den Knieen«[CK944] – dies ist eher ein Ausdruck der allgemeinen Schwäche. Gliedmaßen schlafen beim Sitzen schnell ein[CK913,1011]; immer wenn ein Arm oder Bein irgendwo gegen etwas gedrückt wird, schläft das Glied ein. Schwache Blutzirkulation, verminderte Leitfähigkeit der Nerven – alles ist verlangsamt oder herabgestimmt. Schwere der Arme und Beine.[GS(CK883,924)] »Qual in den Gliedern, als wären die Knochen eingeengt, bei Druck in den Gelenken.«[CK1028]

Ich werde Ihnen jetzt einige Nervensymptome [aus den *Guiding Symptoms*] vortragen, die manches von dem, was wir bisher besprochen haben, untermauern ... »Mangelnde körperliche Erregbarkeit.«[GS] »Nach Gehen im Freien, die äusserste Abspannung des ganzen Körpers, sodass er sich kaum auf den Füssen erhalten kann.«[R2,903] »Einseitige Lähmung, besonders der Extensoren.«[GS] »Rheumatische und traumatische Lähmungen, bei Gichtpatienten.«[GS] Patienten mit Gichtknoten an den Gelenken; alte, gebrechliche Menschen mit lähmungsartigen Erschöpfungszuständen. »Körperliche und geistige Erregtheit, ... im Wechsel mit Mattigkeit und Schläfrigkeit ...«[GS] »Zittrige Aufgeregtheit des ganzen Nerven-Systems.«[CK1019] »Unwillkürliche Zuckungen hier und da ...«[CK1025] »Unwillkürliche Bewegungen des Kopfes und anderer Glieder.«[CK1026] »Langsamer, schwankender Gang, wie nach einer schweren Krankheit«[CK1012] – er kann sich nur langsam bewegen, ist nicht in der Lage, sich zu beeilen.

Der Schlaf kann von allen möglichen Störungen und Träumen beeinträchtigt werden; sehr unruhiger Schlaf. »Tägliches Herzklopfen, früh, beim Erwachen.«[CK805] »Der Schlaf nur wie Schlummer, ohne Erquickung, mit vielen Träumen und öfterem Erwachen.«[CK1086] »Heftiges Aufschrecken im Schlafe ...«[R2,935] »Sie ächzt und stöhnt des Nachts, als wenn sie weinte ...«[CK1109] »Im Schlaf zogen die Nackenmuskeln den Kopf nach hinten«[GS] – dies tritt in Fällen paralytischer Schwäche auf; der Patient wacht über dem ständigen Ziehen im Nacken auf. Rucke im Genick während des Schlafs.

»Widriger Mangel an Lebenswärme«[CK] – dieses Symptom finden wir beim Alumina-Patienten recht häufig; doch obwohl er schnell friert, hält er sich in der Regel gern im Freien auf, wenn er warm angezogen ist. Er ist ständig erkältet; von jedem Wetterwechsel, jedem bisschen Zugluft bekommt er einen Schnupfen. Bisweilen geht er abends kalt wie ein Frosch ins Bett, doch wenn er dann warm geworden ist, fängt die Haut an zu jucken[CK1043], oder er wirft sich vor Hitze hin und her[CK1084], sodass an einen erholsamen Schlaf nicht zu denken ist. Dies sind Situationen, wo die beiden Extreme Frost und Hitze dicht aufeinanderfolgen. Die Blutzirkulation in den Extremitäten und besonders an den Handrücken ist so schwach, dass bei kaltem Wetter die Hände ständig kalt sind und sich leicht blutende Rhagaden und Fissuren bilden.[R2,888]

Die Haut über dem Schienbein juckt und ist rau und aufgesprungen. Es heißt, dass trockenes bzw. trockenkaltes Wetter die Beschwerden des Alumina-Patienten erhöht, feuchtes Wetter aber zuweilen bessert.

Die Fiebererkrankungen dieser Arznei sind nicht sehr ausgeprägt. Weder finden wir starken Fieberfrost noch sehr hohes Fieber; es sind die passiven, langsamen, trägen, chronischen Formen und die chronischen Symptome, die bei Weitem überwiegen. Bei geschwächten, hinfälligen Patienten kommt es gelegentlich zu Nachtschweißen und besonders zu Schwitzen am frühen Morgen. »Abend-Frösteln.«[CK*] »Frost und viel Durst.«[AZ54,97]

Ein bemerkenswertes Charakteristikum von Alumina ist die chronische Trockenheit der Haut. Schweiß tritt selten auf, und wenn, dann eher spärlich. Bei Bestehen von reichlichen, erschöpfenden Schweißen ist Alumina nicht besonders hilfreich. Es ist, was den Schweiß betrifft, das genaue Gegenteil von *Calcarea carbonica*, das sehr stark schwitzt. Der Alumina-Patient mit seinen Rückenmarksaffektionen und Lähmungsbeschwerden wird zwar durch jede Anstrengung aufs Äußerste erschöpft, gerät dabei aber nicht ins Schwitzen. Selbst wenn sie ihn dick in Decken einpacken, um ihn zum Schwitzen zu bringen, wird ihm davon zwar heiß werden, und seine Haut wird anfangen zu jucken, aber er wird nicht schwitzen! Spärlicher Schweiß, bis hin zur »völligen Unfähigkeit zu schwitzen«[GS]. Chronische Hauttrockenheit mit Bildung von Rhagaden; die Haut wird aufgrund ihrer Trockenheit schnell spröde und schrundig. Besonders trocken wird die Haut über den Handrücken, und bei kaltem Wetter verfärben sich die Hände vor Kälte.

* Kent schreibt »Slight chill in *morning*«, wofür sich weder in den Arzneimittellehren noch in seinem eigenen Repertorium Hinweise finden.

Ambra grisea

Grauer Amber (wachsartige Darmausscheidung des Pottwals)

Wenn Sie sich einmal die Symptomatik dieser Arznei als Ganzes ansehen, werden Sie den Eindruck gewinnen, als hätten Sie die Charakteristika eines Menschen studiert, der *vorzeitig gealtert* ist. Es passiert nicht selten, dass Sie bei einem 50-Jährigen Symptome finden, die Sie vielleicht bei einem 80-Jährigen erwarten würden, und beim Studium dieser Arznei bietet sich Ihnen dasselbe Bild dar: das Bild des vorzeitigen Alterns. Was sind die besonderen Merkmale, die für ein hohes Alter typisch sind? Tremor beispielsweise; und eine eigentümliche Art von Schwäche, die wohl am besten durch den Begriff ›Senilität‹ umschrieben wird. Es ist keine geistige Verwirrung, die als krankhaft anzusehen wäre, sondern der typische Zustand, wie wir ihn häufig bei alten Leuten beobachten, bei Menschen, die am Ende ihres Lebens stehen: zittrig und unsicher auf den Beinen, versonnen und vergesslich. Sie springen von einem Thema zum anderen, stellen eine Frage und – ohne die Antwort abzuwarten – gleich darauf die nächste, und so geht es in einem fort. Man kann es nicht direkt Geistesverwirrtheit nennen, es ist eher eine Art Geistesabwesenheit, ein Zustand, in dem sie ganz in ihrer eigenen Gedankenwelt verloren sind. Ambra grisea ist von Nutzen, wenn ein solcher an Senilität gemahnender Zustand schon bei jüngeren Menschen angetroffen wird. Es ist kein Irrsinn, gleichwohl ist der Geist bei ihnen schwach. Besonders ist das Mittel angezeigt bei Personen, denen eine oberflächliche, sehr flüchtige Neugier eignet, die sie *ständig das Thema wechseln* lässt. Es kommt recht häufig vor, dass mir Patienten eine Frage nach der anderen stellen, ohne abzuwarten, dass ich sie beantworte – flatterhafte, gedankenlose Schwätzer, die gar nicht zu realisieren scheinen, dass ihre vielen Fragen unbeantwortet geblieben sind. Diese Patienten, so meine ich, benötigen Ambra grisea. Es ist erstaunlich, wie oft wir diese spezielle Geistesverfassung bei den Frauen unserer modernen Gesellschaft antreffen. So manch elegante Schönheit von heute, die beim besten Willen nicht in der Lage wäre, ihre Strümpfe zu stopfen, wird in einigen Jahren in einen solchen Zustand geraten, und selbst Ambra wird ihr dann nicht mehr helfen. Doch es gibt auch eine Art Nervenleiden, das sich durch diese Symptome manifestiert, und das kann durch Ambra geheilt werden. »Steter Wechsel von Niedergeschlagenheit und Leidenschaftlichkeit«[RA488] ist ein weiteres Charakteristikum, das nicht nur Ambra, sondern auch dem hohen Alter eigen ist. Phasen größter Erregbarkeit folgen häufig Zeiten von Niedergeschlagenheit, von Gleichgültigkeit gegenüber allem, gegen Freud und Leid[RA489], gegenüber den Mitmenschen, etc. In solchen Phasen reagiert der Patient sogar teilnahmslos auf Dinge, die einem ausgeglichenen Menschen das Herz brechen würden; ja er wundert sich nicht einmal über das Ausbleiben einer emotionalen Reaktion auf diese Dinge, so tief ist seine Gleichgültigkeit. – Viele Beschwerden von Ambra grisea sind *morgens schlimmer.* Er steht morgens mit einem benommenen, dumpfen Gefühl im Kopf auf; tagsüber ist er »immer wie im Traume«[RA5], und zum Abend hin kommen Symptome von Irresein hinzu.

Ambra ist eines der am häufigsten indizierten Mittel bei einfachem, unbestimmtem *Schwindel* alter Leute. Ihnen ist so schwindelig, dass sie sich in diesem Zustand unmöglich nach draußen auf die Straße trauen können; so taumelig morgens beim Aufstehen, dass sie eine Weile warten müssen, ehe sie sich hinstellen und herumlaufen können. Es ist die Art von Schwindel, wie sie für Greise und vorzeitig gealterte Menschen typisch ist. Wenn ein Ambra-grisea-Patient über etwas nachdenken will, ist sein Kopf wie leergefegt[RA6]; es ist eine Art Eingenommenheit oder Schwäche im Kopf, verbunden mit leichter *Verflüchtigung der Gedanken.* Er muss, wenn er über etwas nachdenken will, mehrere Anläufe nehmen, bevor er sich endlich einigermaßen konzentrieren kann. Doch während ihm die gedankliche Konzentration schwerfällt, *verweilt sein Geist gleichzeitig zwanghaft bei den unangenehmsten Dingen, die sich ihm aufdrängen;* er wird sie einfach nicht los. Dieses Verweilen ist in gewisser Weise ähnlich wie bei *Natrium muriaticum*, nur mit dem Unterschied, dass der *Natrium-muriaticum*-Patient freiwillig an unerfreuliche Geschehnisse aus der Vergangenheit zurückdenkt, es in gewisser Weise sogar genießt und ganze Nächte darüber wach im Bett liegt. Der Ambra-Patient dagegen ist diesen Dingen ausgeliefert, er kann sich ihrer nicht erwehren, obwohl er es gerne möchte. »Der Phantasie bemächtigen sich Zerrbilder, Fratzen, Teufelsgesichter, welche er nicht loswerden kann«[RA478] – besonders nachts belästigen ihn diese scheußlichen Bilder und lassen ihn nicht schlafen; in halb wachem, halb träumendem Schlummer treten sie ihm immer wieder vor Augen. Ein solcher Geisteszustand kann z.B. durch geschäftliche oder berufliche Probleme hervorgerufen sein.[GS] Er ist oft verbunden mit Schwindelgefühl, Blutandrang zum Kopf und völliger geistiger Erschöpfung.

Ein Phänomen, das sich durch das ganze Arzneimittelbild zieht, ist die *Verschlimmerung der Symptome durch die Gegenwart anderer Personen;* ein weiteres die *ausgesprochene Verschlimmerung durch Sprechen* bzw. Konversation.[RA473 ff.] Eine Ambra-Patientin, die von einer Krankenschwester betreut werden muss, kann keinen Stuhl absetzen, wenn sie nicht zuvor die Schwester ins Nebenzimmer geschickt hat. Auch noch so starkes Pressen bleibt erfolglos, solange sie nicht allein ist. Wir kennen von *Natrium muriaticum* das Symptom, dass der Patient in Gegenwart anderer Personen kein Wasser lassen kann; der Harnfluss kommt nicht in Gang, solange jemand in der Nähe ist. Dies ist bei Ambra gewissermaßen ein allgemeiner Zug: Der Ambra-Patient ist, wenn andere Menschen zugegen sind, befangen und verwirrt. »Verlegenheit in Gesellschaften.«[UE] Sobald er sich in Gesellschaft begibt, ist er nervös und aufgeregt; er errötet leicht, fängt an zu zittern und kann keinen klaren Gedanken fassen. All diese Symptome lassen in ihm den Eindruck entstehen, er sei drauf und dran, seinen Verstand zu verlieren. Schließlich gerät er in einen Zustand von *Melancholie*, Traurigkeit und Verzweiflung. Er will nicht länger leben; er ist des Lebens überdrüssig[UE] und möchte am liebsten sterben. »Sehr traurig.«[RA484] »Melancholie, wobei der Kranke tagelang ganz still sitzt und oft weint ...«[AZ48,174] Dies ist die psychische Verfassung des vorzeitig gealterten Ambra-Patienten, der mit seinen Kräften am Ende ist. Er bietet das Bild eines Wracks, und wenn Sie einen solchen Patienten übernehmen, werden Sie sich fragen, ob Sie ihn wohl rechtzeitig in Behandlung bekommen haben, um ihn noch heilen zu können. Sie sehen auf den ersten Blick, dass Sie es mit einem Menschen zu tun haben, mit dem es bergab geht und der auf die eine oder andere Weise geisteskrank zu werden droht. Ein Arzt sieht die Vorboten eines solchen Zusammenbruchs, wenn er einen Ambra-Patienten vor sich hat – die außerordentliche Nervosität und Aufgeregtheit, das Beben und Zittern eines Menschen, der früher einmal ein vitaler, kräftiger Mann war. Irgendein schwerer Schicksalsschlag, sei es aus dem beruflichen oder häuslichen Bereich, hat ihn aus der Bahn geworfen. Er hat nicht das Aussehen eines Schwindsüchtigen, Sie sehen nicht diese Tb-Kachexie; vielmehr handelt es sich um eine Neurasthenie, eine ausgeprägte nervöse Erschöpfung. Ein Mann macht eine schwere Prüfung durch, indem ein Familienmitglied nach dem anderen vom Tod ereilt wird und ihm nichts mehr zu bleiben scheint. Er ist nicht in der Lage, auf eine philosophische Weise mit diesem Schicksal umzugehen. Nach seiner Arbeit hat er nun auch seine Angehörigen verloren, und so gerät er in diesen träumerischen oder geistesabwesenden Zustand, wo ihm das Leben nicht mehr lebenswert erscheint. Nunmehr bietet sich Ihnen das Erscheinungsbild von Ambra grisea in seiner vollen Ausprägung dar.

Viele Beschwerden treten bei Ambra grisea *morgens* auf und viele *nach dem Essen.* »Schwindel, mit Druckgefühl oben auf dem Kopf, schlimmer nach Schlaf«[GS], besonders aber morgens. Es wird in den *Guiding Symptoms* nicht erwähnt, aber dieses Symptom wird auch nach dem Essen schlimmer. »Wegen Schwindel und Schwächegefühl im Magen mußte sie liegen.«[RA4]

Unerträglichkeit von Musik ist ein Charakteristikum, das sich auf viele nervöse Symptome bezieht; Musik verursacht Zittern und verschlimmert allgemein die psychische Verfassung. Das Anhören von Musik kann aber auch eine Reihe von körperlichen Symptomen zur Folge haben, z. B. Rückenschmerzen wie mit einem Hammer geschlagen. Die Töne scheinen für den Patienten aus materiellen Teilchen zu bestehen und auf ihn in dieser Form einzuwirken.

Beschwerden treten häufig einseitig auf; z. B. Schweiß vorwiegend auf einer Seite des Körpers bzw. auf der kranken Seite[RA467]. »Auf der rechten Seite des Kopfs eine Stelle, wo die Haare beim Befühlen wie wund schmerzen.«[RA40] Derselbe Schmerz, mit Überempfindlichkeit auf Berührung, besteht auch in der Kopfhaut. »Die Kopfhaut fühlt sich morgens beim Erwachen wie wund an, gefolgt von einem Taubheitsgefühl, das sich über den ganzen Körper erstreckt.«[GS(RA409)] Das Wort *Taubheit*, Gefühllosigkeit oder Eingeschlafenheit taucht im Arzneibild von Ambra immer wieder auf, an allen möglichen Körperteilen. Es ist eine besondere Art von Taubheit, wie sie häufig bei alten Leuten auftritt, charakterisiert durch Minderdurchblutung der betroffenen Teile und dadurch herabgesetzte Sensibilität.

Unter den Augensymptomen finden wir: »Trübes Sehen, wie durch einen Nebel.«[RA59] Trübsichtigkeit ohne irgendeinen Augenbefund, der diese erklären könnte; es handelt sich um eine nervlich bedingte Sehstörung, eine beginnende Alterslähmung. »Jücken am Augenlide, als wollte es sich zu einem Gerstenkorne entzünden.«[RA57] Juckreiz kann überall entstehen, vorzugsweise aber im Bereich der Körperöffnungen.

An Symptomen, die nicht in den *Guiding Symptoms* aufgeführt sind, aber dennoch charakteristische Zeichen dieses Mittel darstellen, finden wir u. a. diese: »Von beiden Schläfen her, klemmender Kopfschmerz.«[RA13] »Ein Hin- und Herziehen, oder Reißen im Kopfe.«[RA28] Stiche in den Kopf hinein.[RA34f.] »Bei Anstrengung, ein stechender und schneidender Kopfschmerz; er fühlt ihn bei jedem Tritte; beim Liegen ist's besser.«[RA36] »Kopfschmerz beim Ausschnauben.«[RA246] »Drückender Schmerz am linken Stirnhügel.«[RA24] »Drücken auf die Augen ...«[RA46] »Brennschmerz im rechten Auge.«[RA55] »Brennen in den Augenlidern.«[RA56] »Reißen, oder kurze Risse in und um dem rechten Auge.«[RA54] »Druck auf der linken Augenbraue.«[RA45] »Nach Tische, flüchtiges Reißen erst um das linke, dann um das rechte Auge.«[RA144] »Beißen in den Augen und Thränen derselben.«[RA51] Dies sind Symptome aus der originalen Prüfung, aber sie sind, wie gesagt, in den *Guiding Symptoms* nicht vertreten. Kürzungen wie diese sind in Herings Werk die Regel; wichtige Symptome wurden nicht berücksichtigt, weil die Sammlung auf zehn Bände beschränkt bleiben sollte.

»Zunehmende Schwerhörigkeit ...«[AZ55,22] Verminderung des Gehörs ohne irgendwelche organischen Erkrankungen des Ohres. Das Hörvermögen ist derart gestört, dass, vermittelt durch den Hörnerven, Musik die Symptome des Patienten verschlimmert. »Musik treibt ihm das Blut nach dem Kopfe.«[RA476] Husten schlimmer durch Musik.[KH] Stellen Sie sich vor: Jemand fängt an zu husten, bloß weil er Musik hört ... Was für ein seltsames Phänomen! *Calcarea carbonica* erzeugt eine ähnliche Empfindlichkeit, besonders auf Klavierklänge;* diese können an einzelnen Stellen sogar Schmerzen auslösen, vor allem im Bereich des Kehlkopfes.**

Blutungen sind ein weiteres Merkmal dieser Arznei. »Nasenbluten, besonders früh.«[RA83] Hier haben wir wieder die morgendliche Verschlimmerung! Das leichte Heraussickern von Blut aus den Schleimhäuten mag mit ein Grund sein für die Durchblutungsstörungen bei Ambra. »Heftiges Nasenbluten bei einer 76jährigen Frau, das 7 Tage hintereinander früh im Bett eintrat und bis 3 Stunden anhielt, beseitigte Ambra 12. eine Gabe.«[KE1,407] »Es sammelt sich getrocknetes Blut in der Nase.«[RA82] »Lang anhaltende, starke Trockenheit der Nase, aber öfteres Beißen darin, wie zum Nießen.«[RA248] Chronischer trockener Nasenkatarrh mit Schleimhautatrophie; die Nasenschleimhaut erscheint welk und glänzend.

* »Husten wird stets von Klavierspielen erregt.« *(CK* 1031)

** Eine Quelle für letzteres Symptom konnte ich nicht ausfindig machen. Jedenfalls stellt Kent in seinem Repertorium das Symptom etwas anders dar – nicht als schmerzhaft: »Cough, piano, every note she struck seemed to **vibrate** in her larynx.«

Trockenheit des Mundes, ohne Durst.[RA103] »Beißen hinten im Schlunde, außer dem Schlucken.«[RA117] »Kratzen im Halse.«[RA112] Die Halsbeschwerden treten am frühen Morgen verstärkt in Erscheinung. Essen verschlimmert viele Beschwerden. »Verschlimmerung des Hustens von warmen Getränken, besonders von warmer Milch.«[KH]* »Husten und Würgen nach dem Essen.«[GS] Im Halsbereich kommt es zu eigentümlichen Symptomenverbindungen: »Schleimaussonderung im Halse, mit Rauhheit und Kratzen.«[RA122] »Beim Schleimrahksen aus dem Rachen, fast unvermeidliches Würgen und Erbrechen.«[RA124]

»Nach dem Stuhlgange, jedes Mal eine Schwäche um die Herzgrube«[RA201], d.h., der Patient bekommt danach stets ein flaues Gefühl im Magen. Drückender Schmerz tief in der Lebergegend, schlimmer am Morgen, nach Essen und nach Stuhlgang. »Spannung und Aufgetriebenheit im Unterleibe, nach jedem Genusse, selbst nach jedem Schluck Getränke.«[RA160] Manchmal tritt diese Blähungsauftreibung mitten in der Nacht auf, und der Patient erwacht mit lautem Kollern im Bauch sowie heftigem Leibschneiden. »Kälte-Gefühl am Unterleibe«[RA178]; bisweilen fühlt sich der ganze Bauchraum eiskalt an. Es kommt sogar vor, dass die Kälte nur eine Seite des Unterleibs befällt.**

Hartnäckige *Stuhlverstopfung* bei alten Menschen; besonders ist Ambra dann angezeigt, wenn der Stuhlgang unmöglich ist, solange sich eine andere Person in der Nähe aufhält. »Ein öfteres Noththun zum Stuhle, es kömmt aber kein Stuhl, und das macht sie sehr bänglich, wobei ihr die Nähe andrer Menschen unerträglich wird.«[RA185] Neben dem Leere- und Schwächegefühl in der Magengegend kann sich nach Stuhlgang auch ein Drücken tief im Unterbauch[RA200] einstellen, das durch Aufstoßen oder Blähungsabgang gelindert wird.

Blutiger *Harn.*[RA213] »Weniger Harn, der nach mehren Stunden röthlichen Satz hat.«[RA215] »Harn schon beim Lassen trübe, gelbbraun und setzte braunen Satz ...«[RA210] »Sauerriechender Harn.«[UE] Urinmenge sehr groß. »Brennen, Beißen, Kitzel und Jücken an der Scham und in der Harnröhre, beim Harnen.«[RA228] »Wundheit zwischen den Oberschenkeln.«[GS] »Wollüstiges Jucken des Hodensacks.«[GS] »Früh, beim Erwachen, heftige Erektion, ohne Wohllust-Empfindung, bei äußerlicher Taubheit und Gefühl-Verminderung ...«[RA235] Viele Symptome von Ambra wirken, so wie Letzteres, höchst merkwürdig, paradox; man kann sich keinen Reim darauf machen – ähnlich wie bei *Ignatia* und *Natrium muriaticum.* Nur wenn man sie als Ganzes sieht, sind sie miteinander in Einklang zu bringen; betrachtet man dagegen nur wenige auf einmal, so erscheinen sie seltsam widersprüchlich. Wir müssen das Mittel in seiner Gesamtheit studieren, wenn wir es begreifen wollen.

Starke Blutungen zwischen den Menses. »Zwischen der Zeit des Monatlichen Blutabgang nach jeder geringen Veranlassung, z.B. nach einem sehr harten Stuhle, oder nach einem Spaziergange etwas länger als gewöhnlich«[GY5] – allgemein nach zu großen Anstrengungen. »Beim Monatlichen wird der linke Unterschenkel ganz blau von aufgetriebnen Weh-Adern, unter pressendem Schmerze im Unterschenkel.«[RA241] »Liegen verschlimmert die Uterussymptome«[GS] – etwas, was wir nicht erwarten würden! »Menses zu früh und zu stark.«[GS] »Regel um 7 Tage zu früh.« Und nicht zu vergessen: das schreckliche Jucken an den Geschlechtsteilen. »Geschwulst und Wundheit der Schamlefzen und Jücken daran.«[RA232]

Ein weiteres ausgeprägtes Merkmal dieser Arznei, das man angesichts all der Nervosität und Erschöpfung durchaus erwarten kann, ist die mit Herzsymptomen einhergehende Atemnot, eine Art Asthma. Sie kann durch jede leichte Anstrengung ausgelöst werden. »Asthma entsteht, während er den Beischlaf ausübt.« [Bei einem alten Mann.][GS]

»Jücken, Kratzen und Wundheitsschmerz in der Kehle und Luftröhre.«[KH] »Kitzel in Hals, Kehlkopf und Luftröhre ...«[GS] Überall Juckreiz in diesem Bereich, wobei das Jucken oft eher eine

* Das Symptom stammt aus Bönninghausens *Die homöopath. Behandlung des Keuchhustens;* Kent und Hering sprechen dagegen, möglicherweise unzutreffend, von einer allgemeinen Verschlimmerung durch warme Getränke und warme Milch.

** Dieses in der Materia medica einzigartige Symptom, das als Nebenbeschwerde (linksseitig) auftrat, führte in einem Fall von Schönfeld (*AHZ* 55,22) zur »Heilung einer schon längern Zeit zugenommenen Schwerhörigkeit«.

Art Kribbeln ist. Asthmatische Beschwerden bei Kindern[SK42] und alten Leuten[ST2,468], bei schwachen, zittrigen Menschen. »Pfeifen auf der Brust.«[RA281] »Husten, der fast den Athem benimmt ...«[AR23,1,107] *»Schrecklicher Krampfhusten, mit vielem Aufstoßen und Heiserkeit.«*[RA269] Viele dieser Hustenanfälle sind nervösen Ursprungs. Es sind Hustenanfälle, die mit Erregtheit, Nervosität und Zittern einhergehen und daher einen erfahrenen Arzt auf die Idee bringen können, dass der Patient möglicherweise auch noch an irgendwelchen Gehirn- und Rückenmarksstörungen leidet. Nervöser Husten, wie er häufig bei Rückenmarksreizungen vorkommt. Husten durch Zusammenschnürung des Kehlkopfes, gefolgt von kopiösem Auswurf weißen Schleims; ein anfallsartig auftretender, dem Keuchhusten sehr ähnlicher Krampfhusten.[AZ5,22] Asthmatische Dyspnoe durch jede kleine Anstrengung, durch Musik, durch Aufregung. »Husten ..., wobei das Blut sehr nach dem Kopfe getrieben wird.«[AR23,1,107] Husten kann auch durch Nachdenken und durch Angst hervorgerufen werden.

Wenn sich diese Symptome einmal gezeigt haben, dauert es nicht mehr lange, dass der Patient abmagert und austrocknet – bis seine Haut aussieht wie gedörrtes Fleisch. Dazu ist er zittrig und wackelig auf den Beinen.

Der Ambra-Patient klagt oft über reißenden Druck tief in der linken Brustseite. »Empfindung wie Rohheit in der Brust.«[RA275] »Jücken in der Brust.«[KH] Kitzel und Jucken, das an einen anderen Ort wandert, wenn er versucht, die Stelle zu berühren und zu kratzen.

Es wird Sie nicht überraschen zu erfahren, dass dieser Patient von der geringsten körperlichen Anstrengung Herzklopfen bekommt, ebenso durch Aufregungen, Musik und durch jedes Bemühen, sich auf etwas zu konzentrieren, verbunden mit Zittern und Beben am ganzen Körper. Und dieses Herzklopfen verspürt er selbst bis in die Glieder hinein; es pocht überall. Die Extremitäten pulsieren. »Er fühlt den Puls im Körper wie das Picken einer Uhr.«[RA410] »Bei starkem Herzklopfen, Pressung in der Brust, als wenn da ein Klump läge, oder die Brust da verstopft wäre.«[RA289]

An den Gliedmaßen kommt es leicht zu Taubheitsempfindungen; schon auf geringen Druck fangen sie an einzuschlafen, z.B. beim Überkreuzen der Beine. Kälte, Zittern und Steifheit der Glieder. Die Fingernägel brechen leicht. »Die Haut der Fingerspitzen ist schrumpfig*, früh.«[RA346] »Die Arme schlafen leicht ein, beim Draufliegen.«[RA313] »Wundheit zwischen den Oberschenkeln und in den Kniekehlen.«[GS(RA368)] Schwere oder lähmige Schwäche der Beine; der Patient wirkt stark gealtert und senil. Ambra hat Tremor bei Personen mittleren Alters geheilt; ferner »Eingeschlafenheits-Gefühl«[RA], Taubheit und Durchblutungsstörungen, verbunden mit Muskelschwäche. Es passt oft vorzüglich bei leicht erregbaren, nervösen und schwächlichen Kindern; »bei mageren Personen«[GS]; »bei Alten und Kindern«[GS].

* Kent bezieht dieses Adjektiv fälschlich auf die Fingernägel.

Ammonium carbonicum

Ammoniumcarbonat; Hirschhornsalz

Würden wir noch auf die althergebrachte Art und Weise praktizieren, so würden wir Ammoniumcarbonat angesichts der ausgesprochen flüchtigen Natur mancher seiner Existenzformen nur als Mittel gegen Schwächeanfälle, Ohnmachten und ähnlich harmlose Zustände betrachten und es als Riechsalz* einsetzen, um alten Jungfern und anderen Frauen Beistand zu leisten. Doch es ist auch ein tiefwirkendes Konstitutionsmittel, ein Antipsorikum. Ammonium carbonicum greift den gesamten Organismus an und etabliert eine skorbutähnliche Konstitution, mit Neigung zur Auflösung und Zersetzung des Blutes.[SK45] All seine Absonderungen nehmen einen scharfen Charakter an. Der Speichel wird scharf und macht die Lippen wund, sodass sie rau, trocken und schrundig werden[SK50] und vor allem in der Mitte und in den Mundwinkeln aufspringen.[CK179f.] Die Augenlider werden durch die wundmachende Tränenflüssigkeit geschwürig, trocknen aus und bekommen kleine Risse. Durch den scharfen Stuhl entstehen in der Umgebung des Afters Exkoriationen. Wundheit auch der weiblichen Genitalien aufgrund des scharfen Menstrualblutes[CK427] und Fluors[CK]. Wo immer ein Geschwür auf der Haut entsteht, macht das austretende Sekret die Umgebung wund. Diese wundmachende Eigenschaft ist sämtlichen Ausscheidungen und Sekreten eigen.

Blutungen von schwarzem, oft flüssigem, nicht gerinnendem Blut, aus Nase, Uterus, Blase und Darm. Das dunkle Blut zeigt an, dass die Blutzirkulation stark in Mitleidenschaft gezogen ist. Die Haut hat ein scheckiges Aussehen, sie ist überall von blassen Stellen durchsetzt.

Ammonium carbonicum hat eine heftige Wirkung auf das Herz, mit hörbarem Herzklopfen[CK518], das durch jede Bewegung verstärkt wird. Das Herzklopfen geht mit großer allgemeiner Schwäche einher. Es ist ein merkwürdiges Zusammentreffen, dass die Dienlichkeit dieses Mittels bei Schweratmigkeit nach Herzanfällen schon den alten Ärzten bekannt war und dass *Aqua ammoniae* oder Hirschhornsalz in beschränktem Maße auch heute noch bei ähnlichen Indikationen in der Medizin zur Anwendung kommt. Die Ärzte benutzen es heute als Stimulans – doch ist, wenn es wirklich indiziert ist, eine Einzelgabe in hoher Potenz völlig ausreichend. Die Alten wussten offenbar auch genug, um Hirschhornsalz im fortgeschrittenen Stadium schwerer Lungenentzündungen einzusetzen. Das ist bewährte allopathische Praxis, die aber im Grunde darauf beruht, dass das Mittel zu einigen dieser Fälle in homöopathischer Beziehung stand. Hin und wieder kurierten sie damit einen Patienten, der sich am Ende einer Pneumonie in dem schrecklichen Stadium völliger Entkräftung mit Herzinsuffizienz befand, und weil sie dies vermochten, etablierten sie es natürlich gleich als Heilmittel für alle zukünftigen Fälle dieser Art.

Ammonium carbonicum hat auch sepsisähnliche Zustände, wie wir sie beim Erysipel und bei bösartigen Scharlachverläufen antreffen, verbunden mit größter Schwäche und schwerer Atemnot, sodass es scheint, als stünde der Patient kurz vor dem Herzversagen. Bedingt durch eine Lähmung der Blutgefäße, sieht die Haut ungewöhnlich fleckig aus; die Lymphdrüsen sind geschwollen, das Gesicht ist düsterrot und aufgedunsen. Genau bei einem solchen Krankheitsbild ist Ammonium carbonicum seit Jahrhunderten allopathisch gebraucht worden, und durch seine Wirksamkeit hat es hier seine Homöopathizität immer wieder unter Beweis gestellt.

Es passt ferner in Fällen von einfacher Erschöpfung, Herzschwäche und Abmagerung. Symptome sind kaum vorhanden, und die Patienten sprechen auf keines der verabreichten Arzneimittel an. Wegen des Herzklopfens und der Atemnot bei Bewegung können sie nur

* Das sog. *englische Riechsalz*, das neben Duftstoffen in erster Linie Hirschhornsalz enthielt; die zentralerregende Wirkung der verschiedenen Präparate beruhte im Wesentlichen auf der Freisetzung von *Ammoniak*.

noch untätig im Bett liegen. Es sind Fälle, die vornehmlich durch die große Schwäche gekennzeichnet sind. Mit großer Freude konnte ich einmal die Genesung einer solchen Patientin anderthalb Jahre lang verfolgen. Es handelte sich um eine ältere Dame aus dieser Stadt, die genau dieser Beschreibung entsprach; auch sie zeigte die eigentümliche Herzschwäche, begleitet von Dyspnoe und Herzklopfen bei jeder kleinen Bewegung. Ich hatte die Patientin zunächst behandelt, ohne ihren Fall hinreichend studiert zu haben. Da sie in dieser Zeit keinerlei Fortschritte machte, brachten ihre Angehörigen sie zu einem unserer fähigsten Neurologen, der ihr eine ›Liegekur‹ verordnete und versprach, sie werde in sechs Wochen vollkommen wiederhergestellt sein. Doch nach Ablauf dieser sechs Wochen ging es ihr schlechter als je zuvor, und es wurde ein Herzspezialist hinzugezogen, der sie untersuchen sollte. Sein Befund: Das Herz sei zwar nicht besonders kräftig, es liege aber kein organisches Leiden vor, weswegen der Fall nicht in sein Fachgebiet gehöre. Danach kamen ein Lungenfacharzt und alle möglichen anderen Spezialisten an die Reihe. All ihre Organe wurden vollständig untersucht, doch niemand fand etwas heraus. Die arme Frau konnte sich auch weiterhin nicht fortbewegen, ohne sofort Atembeschwerden und Herzklopfen zu bekommen. Sie hatte einen geringfügigen Reizhusten, jedoch ohne besonderen Krankheitswert, denn der Lungenbefund war ansonsten unauffällig. Nachdem sie nun drei Monate lang all diese Untersuchungen ertragen und sich ihr Zustand während dieser Zeit kontinuierlich verschlechtert hatte, obsiegte der Teil der Familie, der auf meiner Seite stand, und ich wurde erneut um Hilfe gebeten. Ich fuhr fort, den höchst unklaren Fall zu studieren; außer den wenigen bekannten Symptomen bot er nichts, worauf ich mich hätte stützen können. Schließlich entschied ich mich für Ammonium carbonicum, das in den folgenden achtzehn Monaten ihr Heilmittel blieb. Heute kann sie wieder Berge ersteigen, und auch sonst tut sie alles, wonach ihr der Sinn steht; auch ist sie wieder in der Lage, ihrem großen Haushalt vorzustehen. Aus einer Patientin mit ›nervöser Erschöpfung‹ oder ›Gehirnermüdung‹ – oder welche Diagnose ihr sonst angehängt worden sein mag – ist unter diesem einen Mittel wieder eine gesunde, kräftige Frau geworden. Dies zeigt Ihnen, wie tiefgreifend Ammonium carbonicum wirken kann. Eine Einzeldosis hält bei ihr gewöhnlich sechs bis acht Wochen vor, wobei die Besserung nach jeder Gabe etwas weiter voranschreitet.

Eine andere Form von Erschöpfungszustand tritt bei Ammonium carbonicum während jeder Regelblutung auf: eine choleraähnliche Symptomatik mit reichlichem Durchfall, die sich stets am ersten Tag der Periode einstellt.[GS] Bisweilen geht die Erschöpfung, wie bei *Veratrum album*, mit Erbrechen einher, allgemeiner Kälte, Zyanose, großem Schwäche- und Leeregefühl im Magen sowie mit Atemnot. Neben der (auf Herzschwäche beruhenden) kardialen Dyspnoe, von der bisher die Rede war, kommt bei Ammonium carbonicum auch eine asthmatische Dyspnoe vor, und dieses Asthma weist folgende Besonderheit auf: In einem geheizten Zimmer steigert sich die Atemnot so sehr[CK491], dass der Patient zu ersticken glaubt. Man hat wirklich den Eindruck, als würde er jeden Augenblick an Luftmangel sterben; er muss sich nach draußen in die Kälte begeben, um Erleichterung zu bekommen. Doch während die asthmatischen Beschwerden in einem warmen Raum zunehmen, ist der Patient von seiner Konstitution her kälteempfindlich[CK779]; die Modalität stellt, konstitutionell gesehen, eine Ausnahme dar. Alle übrigen körperlichen Beschwerden, wie z.B. Kopfschmerzen, werden durch Kälte bzw. Gehen im Freien[CK666 ff.] verschlimmert oder ausgelöst[CK672].

Wehtun der Knochen ist ein häufiges Merkmal dieser Arznei; die Knochen schmerzen wie zerschlagen oder zerbrochen. Die Zähne schmerzen heftig bei jedem Wetterwechsel oder durch Temperaturschwankungen in der Mundhöhle[CK195 f.]. Reißende Schmerzen in den Kiefern[CK207] oder Zahnwurzeln[CK209]. Weitere hervorstechende Merkmale – in Übereinstimmung mit der skorbutischen Dyskrasie[HB34] – sind: Haarausfall[CK]; Gelblichwerden der Fingernägel; Zurückziehen des Zahnfleisches von den Zähnen und Zahnfleischbluten[CK187]; Lockerheit[CK] und Ausfallen der Zähne[CK226].

Die Ammonium-carbonicum-Patienten neigen zu hysterischen Zuständen, und so ist es nicht verwunderlich, wenn nervöse Frauen oft ein Fläschchen Riechsalz an ihrer Halskette tragen. Viele Frauen führen diese Fläschchen mit sich, weil sie ohnmächtig werden, sobald sie sich in engen Räumen aufhalten, und dem beugen sie durch Riechen an Hirschhornsalz vor. In milder Form sind diese Zustände nicht hysterisch, sie gehören zur sensitiven weiblichen Natur; hysterisch sind sie erst dann, wenn sie deutlicher ausgeprägt sind. Die hysterische Ohnmacht kann durch das Riechen an diesen Fläschchen abgewendet werden. Ammonium carbonicum stimuliert die Herztätigkeit und schafft so Erleichterung.

Zum Arzneibild von Ammonium carbonicum gehört eine »auffallende Depression der Stimmung«[HV10,74]. Die Patientin weint viel[CK3], hat Ohnmachtsanfälle, ist ängstlich[CK9], unruhig[R3,1] und durch Bewegung rasch erschöpft. Sie ist sehr empfindlich in Bezug auf das, was andere Leute sagen. »Von vielem Sprechen und sprechen Hören wird sie sehr angegriffen.«[CK687] Psychische wie physische Beschwerden verschlimmern sich bei feuchtem Wetter; empfindlich auf raues, stürmisches, nasskaltes Wetter. Gichtbeschwerden, nervöse Beschwerden, Erschöpfung, Herzbeschwerden, Atemnot, Kopfschmerzen etc. entstehen bei rauem Wetter. Kongestive Kopfschmerzen bei feuchter Witterung und Wetterwechsel. Gefühl, als dringe das Gehirn aus Stirn und Augen nach draußen. »Vollheits-Drängen«[CK62] oder »Pucken in der Stirn, als wolle sie zerplatzen«[CK64]. Der Kopfschmerz verschlimmert sich beim Gehen, besonders der sich während der Periode einstellende Kopfschmerz. Kopfschmerzen schlimmer am Morgen. Diese Kopfschmerzen mit den beschriebenen Symptomen weisen auf die antidotarische Beziehung von Ammonium carbonicum zu *Lachesis* hin, zumal *Lachesis* auch all diese Erschöpfungszustände in seinem Arzneibild vereinigt. In den älteren Lehrbüchern [z.B. in den *Guiding Symptoms*] finden Sie den Begriff »feindlich gegenüber *Lachesis*«. Das bedeutet: Wenn *Lachesis* in hoher Potenz verabreicht worden ist und heilend gewirkt hat, ist es unwahrscheinlich, dass Ammonium carbonicum, direkt danach gegeben, ebenfalls heilende Wirkungen entfaltet. Vielmehr wird es oft den Heilungsverlauf stören, indem es die Symptome verwischt und durcheinanderbringt. Wenn aber *Lachesis* in zu niedriger Potenz verabreicht und der Patient durch die Arzneisubstanz vergiftet worden ist, dann wird Ammonium carbonicum, in hoher Potenz gegeben, aufgrund seiner ähnlichen Wirkung zu einem Antidot; es wird viele Vergiftungssymptome des Falles beseitigen. Wenn Sie einmal das Erscheinungsbild von Menschen, die von einer Schlange gebissen worden sind, untersuchen und mit der Pathogenese dieser Arznei vergleichen, wird Ihnen deren große Ähnlichkeit auffallen. Wir wissen aus der Überlieferung, dass Ammonium carbonicum wiederholt bei Schlangenbissen eingesetzt worden ist. Offenbar hat es nicht alle dieser Menschen retten können, aber es muss doch einiges geleistet haben, sonst hätte es sich nicht einen so guten Ruf bei dieser Indikation erwerben können. Man gebe es hier nicht als Gegengift *per se*, sondern nur dann, wenn es angezeigt ist: bei Bissen giftiger Tiere mit nachfolgender Blutvergiftung und Neigung zu schwarzen, flüssigen [d.h. nicht gerinnenden] Blutungen, wie wir sie z.B. bei *Elaps* beobachten. Bei allen Schlangenbissen sehen wir diese hämorrhagische Tendenz mit Austritt von schwarzem, nicht gerinnendem Blut.

Ammonium carbonicum hat viele Augensymptome. Funken vor den Augen beim Erwachen nachts[CK753], z.B. bei Kopfschmerzen[GS]; Doppeltsehen[R2,53]; Lichtscheu[R2,45]. »Ein großer, schwarzer Fleck schwebt vor dem Auge, wenn sie genäht hat.«[CK111] Wenn Symptome wie diese bei einer Konstitution aufgetreten sind, wie ich sie beschrieben habe, hat es auch schon grauen Star[CK] behoben; es hat den Patienten geheilt, und schließlich ist auch die Linse wieder klar geworden. Brennen der Augen[R2,44]; Beißen in den Augen[CK96]. »Wässeriges Auge; Augenweiß voll rother Aederchen ...«[CK107]

Das Mittel zieht auch das Gehör in Mitleidenschaft, indem es u.a. Schwerhörigkeit[CK] mit Absonderung einer scharfen Flüssigkeit aus den Ohren hervorruft.

Skorbutähnliche, katarrhalische Zustände auch im Bereich der Nase. »Es kömmt eine beißende Flüssigkeit aus der Nase.«[CK140] Nasenbluten; heftige Schmerzen im Vorderkopf, als würde das Gehirn über der Nase herausgepresst.[AZ39,8] »Nasenbluten, früh, beim Waschen[CK] des Gesichts oder der Hände ...«[GS] Ammonium carbonicum hat viele Beschwerden vom Waschen oder Baden, und ein hervorstechendes Merkmal ist, dass die Haut nach dem Baden von roten Flecken übersät ist. Baden ruft an allen möglichen Stellen lokalen Blutandrang hervor*, wodurch es z.B. auch zum Nasenbluten kommt. Auch vermehrtes Herzklopfen durch Baden.

Der Hals sieht aus wie bei malignem Scharlach, bei Diphtherie oder anderen schweren Infektionskrankheiten: purpurfarben, geschwollen, geschwürig, blutend, brandig, begleitet von großer Prostration, mit vergrößerten Tonsillen[CK243] und geschwollenen Halslymphknoten[GS]. Das Mittel kommt in Betracht bei Diphtherie, wenn die Nase verstopft ist und das Kind nach Luft schnappend aus dem Schlaf hochschreckt.[GS] Auch hier sehen wir wieder die Verwandtschaft mit *Lachesis* und den anderen Schlangengiften, da der Patient bald nach dem Einschlafen mit Erstickungsnot aufwacht. Bei Diphtherie und mit großer Erschöpfung einhergehenden Brusterkrankungen geht es dem Ammonium-carbonicum-Patienten nach Schlaf schlechter.

Choleraähnliche Symptome zu Beginn der Periode, wie bereits erwähnt. Die Regel kommt häufig zu früh.[CK] »Das Blut des Monatlichen ist schwärzlich, oft in ganzen Stücken ...«[CK425] Das Monatsblut ist scharf[CK427], ebenso der vaginale Fluor, mit Wundheitsgefühl in der Vulva.[GS] »Heftiges Reissen im Bauche und der Scheide.«[GY1] »Reizzustand der Klitoris.«[GS] »Geschwulst, Jücken und Brennen der weiblichen Scham.«[CK417] Ich möchte noch etwas anführen, was hier [in den *Guiding Symptoms*] nicht erwähnt ist, was aber wichtig ist, und zwar ein Wundheitsgefühl in den Beckeneingeweiden. Zuweilen besteht die Empfindung, als seien alle inneren Geschlechtsorgane wie wund oder roh; die Empfindung wird nicht notwendigerweise durch Berührung ausgelöst, sie kann auch unabhängig davon bestehen. Dieses Wundheitsgefühl wird besonders während der gesamten Zeit der Menstruation verspürt. »Menses vorzeitig, sehr stark, schwärzlich, oft in ganzen Stücken, mit vorausgehenden Bauchschmerzen.«[GS]

Ammonium carbonicum hat viele katarrhalische Symptome und Husten, mit starkem Schleimrasseln überall in der Brust. Atembeschwerden[HV10,75] katarrhalischen Ursprungs. Besonders ist es – wenn die Symptome übereinstimmen – ein machtvolles Mittel bei hypostatischer Lungenanschoppung und Anfüllung der Brust mit Schleim, der nur schwer zu expektorieren ist, verbunden mit lauten Rasselgeräuschen und großer Schwäche. Es ist ein gutes Palliativmittel in den letzten Stadien der Schwindsucht. Man verabreiche eine Dosis Ammonium carbonicum, wenn große Kälte besteht, allgemeine Prostration und Schwäche in der Brust. Letzteres ist mit dem großen Schwächegefühl in der Brust vergleichbar, für das *Stannum* so bekannt ist. Der Patient ist kaum noch zu einem kräftigen Hustenstoß in der Lage, und wegen der Schwäche bringt er den Schleim nicht mehr heraus, wie *Antimonium tartaricum*. Kurzes, asthmatisches Hüsteln.[R2,249]

Die Beschwerden dieser Arznei treten vorzugsweise nachts um 3 Uhr in Erscheinung. Besonders der Husten stellt sich gewöhnlich um diese Zeit ein. Alte, an Brustkatarrh leidende Menschen erfahren um 3 Uhr eine Verschlimmerung ihrer Beschwerden; sie wachen dann mit Atemnot auf und sind in kalten Schweiß gebadet; große Erschöpfung und Herzschwäche, mit Palpitationen, aber nahezu untastbarem Puls; Gesicht kalt und blass.

»Grosse Mattigkeit.«[HV10,72] Reaktionsmangel während oder gegen Ende schwerer Infektionskrankheiten, wie Typhus, Diphtherie, Scharlach, Erysipel etc. Bei den Krankheiten, die gewöhnlich mit einer Krisis enden, ist häufig Ammonium carbonicum angezeigt, wenn der Patient stattdessen, trotz Verabreichung gut gewählter Arzneien, in einen Zustand großer nervöser Erschöpfung gerät; dies sind die Fälle, wo das

* Ein Symptom Nennings aus der *RAML* von Hartlaub/Trinks (Nr. 469), das Hahnemann nicht in die *CK* übernommen hat, mag dies illustrieren: »Nach Waschen mit kaltem Wasser, Hitze und Brennen im Gesichte, dass es ihr scheint, als ginge ein Dampf davon, bei äusserlicher Röthe und Kälte ...«

Mittel mit *Arsenicum album* konkurriert. Wenn in der Literatur der alten Schule von »Herzversagen« die Rede ist, heißt es oft, der Patient habe gute Fortschritte gemacht, sei aber schließlich an Herzversagen gestorben. In vielen dieser Fälle hätte Ammonium carbonicum, rechtzeitig gegeben, die Patienten vor dem Tod bewahren können.

»Abneigung vor Spazieren-Gehen.«[CK] »Kinder mögen nicht gewaschen werden.«[GS] Bettwärme lindert die rheumatischen Schmerzen, lindert das Frostgefühl[(CK772)]. »In einem warmen Raum bessern sich die Kopfschmerzen.«[GS] »Durch Waschen: Wiederkehr von Symptomen; Nasenbluten ...«[GS] »Nach Waschen mit kaltem Wasser, Aufgetriebenheit der Adern an den Händen und blaue Haut ...«[R2,315] »Schlimmer in kalter Luft.«[GS]

Nun zu den Hautveränderungen ... »Der ganze Oberleib ist roth, wie mit Scharlach überzogen.«[CK657] »Nach 3–4 Stunden [nach der Einnahme von Am-c.] war der Kranke von Masern bedeckt« [bei einem schwächlichen 15-Jährigen, der seit mehreren Monaten an »latenten Masern« mit verschiedenartigen Beschwerden litt].[AZ39,8] »Faulige, flache Geschwüre, mit einer beißend stechenden Empfindung ...«[GS] »Maligner Scharlach, mit Somnolenz, Aufschrecken aus dem Schlaf ...«[GS] »Erysipel bei alten Menschen, wenn sich zerebrale Symptome entwickelt haben ...«[GS] Wann immer bei der Behandlung einer schweren Krankheit ein Hautausschlag, wie etwa ein Karbunkel oder Erysipel, an die Oberfläche kommt, aber keine Erleichterung bringt, ist Gefahr im Verzug; es muss bald eine passende Arznei gefunden werden. Wenn ein Patient eine schwerwiegende innere Krankheit entwickelt, ist es nicht ungewöhnlich, dass tiefsitzende Furunkel oder Karbunkel, die bisher nicht abheilen wollten, plötzlich an die Oberfläche kommen und aufbrechen oder dass unheilsame rosenartige Hautveränderungen plötzlich wieder aufblühen. Wenn dieses Herauskommen eines Hautausschlags nicht umgehend eine Linderung des inneren Leidens mit sich bringt, liegt eine ernste Situation vor. Sie zeigt eine bösartige Tendenz an, die bisher vom Organismus in Schach gehalten werden konnte und nun nicht länger zu bändigen ist; die von ihr ausgehende Gewalt ist im Begriff, den Menschen zu zerstören. Ammonium carbonicum gehört in Fällen dieser Art zu jenen Arzneien, an die Sie sich halten können, um dem weiteren Fortschreiten einer solchen Entwicklung Einhalt zu gebieten. Doch natürlich müssen Sie dasjenige Mittel verabreichen, das der Totalität der vorhandenen Symptome am meisten entspricht.

Ammonium muriaticum

Ammoniumchlorid; Salmiak

Der Ammonium-muriaticum-Patient empfindet häufig eine Art Sieden* im ganzen Körper bzw. in den Blutgefäßen. Er reagiert empfindlich auf Kälte; viele Beschwerden nehmen an der freien Luft zu. »Oeftere fliegende Hitze, mit nachfolgendem Schweisse.«[AN4,445] Reißende, stechende und brennende Schmerzen herrschen bei diesem Mittel vor. Hautlose, brennend schmerzende Stellen an den Schleimhäuten.[(AN4,80)] Gefühl von Spannen und Ziehen in den Sehnen[CK317], als seien diese zu kurz. Ammonium muriaticum ist ein langwirkendes Mittel. Es sind nur wenige verlässliche Gemütssymptome bekannt: Reizbarkeit und Ärgerlichkeit[AN4,6]; Bangigkeit[AN4,2]; unwillkürliche starke Abneigung gegen gewisse Personen[CK10].

Neuralgische und rheumatische Kopfschmerzen. Reißende Kopfschmerzen. Stechen[AN4,27] und Reißen[AN4,22] in den Schläfen. Jucken am behaarten Kopf[AN4,374] und allen möglichen anderen Stellen. Feines, masernähnliches Exanthem über den ganzen Körper.[GS(CK337)]

Es heilt Kapselstar[GS] – wenn die Symptome übereinstimmen. Gelbe Flecken vor den Augen.[AN4,52] »Die Augen brennen mehrere Abende, blos bei der Abenddämmerung; sobald Licht in's Zimmer kommt, hört der Schmerz auf.«[AN4,40] Nebel vor den Augen im Sonnenschein, besser im Zimmer.[AN4,50]

»Brennen vom linken Ohre heraus, beim Gehen im Freien.«[AN4,54] Schwerhörigkeit.[CK] Katarrh des rechten Ohres, des Rachens und Kehlkopfes.

Häufiges Niesen.[AN4,214] Wässriges, brennendes Nasensekret, zugleich aber Verstopfung der Nase. »Schnupfen, ... mit Brennen im Kehlkopf.«[GS] Das Mittel ist früher von der traditionellen Medizin sehr großzügig gegen Schnupfen sowie Hals- und Kehlkopfentzündungen eingesetzt worden. Für Beschwerden dieser Art wurden in vergangenen Zeiten große Salmiakstücke hergestellt; davon schabte man mit einem gewöhnlichen Klappmesser einige Kristalle ab und gab sie in ein Glas Wasser. Jeder, der sich eine Erkältung zugezogen hatte, wurde ungeachtet der Symptome mit diesem einen Mittel behandelt, und einige wurden auch prompt geheilt, ob sie nun Fieber hatten oder nicht. Heuzutage wird Ammonium muriaticum eher leicht übersehen; daher sollten wir seine Symptome sorgfältig studieren.

Viele Beschwerden des Ammonium-muriaticum-Patienten gehen mit großer Gesichtsblässe einher.[CK65] Reißen in den Gesichtsknochen.[AN4,73] Schwellung der Parotiden und submandibulären Lymphknoten, verbunden mit pochend stechenden Schmerzen.[(CK70)] Brennend schmerzende, exkoriierte Stellen im Mund und an den Lippen[GS(AN4,80)], wie bei *Ammonium carbonicum*. »Zunge geschwollen und teigig.«[GS] Ammonium muriaticum ist ein sehr nützliches Mittel bei Halsentzündungen, vor allem wenn heftiges Brennen und viel zäher Schleim vorhanden sind. Typisch sind ferner Pochen im Hals [in den Tonsillen[CK92]] und in den zervikalen Lymphknoten[CK93], äußerliche und innerliche Geschwulst des Halses[CK91], Gesichtsblässe, Stechen im Hals[AN4,92], große Schmerzen beim Schlucken[CK91], Durst oder auch Durstlosigkeit.

Aufstoßen mit dem Geschmack der genossenen Speisen.[AN4,108] Häufiges Erbrechen.[GS] »Nüchternheitsgefühl im Magen, und doch wie voll; nach dem Frühstücke ... noch ärger«[AN4,119] – ein Zustand, wie man ihn bei Meteorismus beobachtet. »Leerheitsgefühl im Magen ...«[AN4,120] »Nagen oder Graben im Magen, als wenn Würmer darin wären.«[AN4,125]** Stiche in der Milzgegend.[CK(CK138)] Brennende, stechende oder reißende Schmerzen im Abdomen. Auftreibung des Bauches, die durch Blähungsabgang vergeht.[AN4,135] Viel Knurren und Poltern im Bauch.[AN4,160] Vielfältige Schmerzen in der Leis-

* Engl.: »boiling«. Für diese Empfindung gibt es in den Quellen keinen Beleg; möglicherweise ist aber das folgende Symptom Hahnemanns (*CK* 351) gemeint: »Sein Blut scheint immer in Wallung zu seyn.«

** Kent bezieht das Gefühl von Nagen auch auf die Milz, was durch die Quellen nicht belegt ist.

tengegend. Pressender und zusammenziehender Bauch- und Rückenschmerz bei der Regel.[CK] Der Bauch des Ammonium-muriaticum-Patienten ist typischerweise sehr fett und hängt schlaff herunter, während die Beine dünn sind.[GS] Wundheitsschmerz und Brennen im Mastdarm und After während und noch lange nach dem Stuhlgang. Reißende oder stechend reißende Schmerzen im Perineum.[CK183f.] Harter, bröckeliger Stuhl, der nur schwer zu entleeren ist; der Patient muss dazu die Bauchpresse benutzen. Wie alle Ammoniumsalze hat auch Ammonium muriaticum schmerzhafte Hämorrhoiden. Es heilt Diarrhö, wenn die Stühle wie Schabsel von Fleisch aussehen[GS], ferner grüne, aus Schleim bestehende Durchfälle am Morgen[AN4,190] sowie blutig-wässrige Durchfälle.[GS] »Bei der Regel, Erbrechen und Durchfall«[CK], wie bei *Ammonium carbonicum*. Das Mittel hat Prostata- und Uterushypertrophie geheilt.[GS]

»Monatliches 2 Tage zu früh, mit Bauch- und Kreuzschmerzen, die auch Nachts fortdauern, wo auch das Blut stärker fliesst.«[AN4,210] Das Menstrualblut ist schwarz und klumpig, ganz so wie bei *Ammonium carbonicum*. Während der Regel geht häufig viel Blut mit dem Stuhl ab[CK201], mit choleraähnlicher Symptomatik. Heftige Metrorrhagien.[GS] Reichlicher, weißer, schmerzloser Ausfluss. Bei all den Unterleibs- und Menstruationssymptomen sind starke Blähungen vorhanden, verbunden mit lauten Darmgeräuschen und Bauchschmerzen. Diese Symptome sehen wir vor allem bei blassen, kränklichen, abgespannten Frauen.

Ammonium muriaticum kommt in Betracht bei katarrhalischen Beschwerden, die sich bis in den Kehlkopf und die Bronchien erstrecken und mit stechenden, reißenden oder brennenden Schmerzen in der Brust einhergehen. Heisere Stimme, mit Brennen in der Gegend des Kehlkopfes.[AN4,221] »Der Kranke konnte kaum sprechen und klagte über brennende Schmerzen im Halse und der Brust. ... Aphonie.«[AZ20,10] Beständiges Ausräuspern von weißem Schleim aus dem Kehlkopf. »Engbrüstigkeit, bei starker Bewegung der Arme und beim Bücken.«[CK227] Schweregefühl auf der Brust, beim Gehen in freier[AN4,238] bzw. kalter Luft. »Trockenes Hüsteln von Kitzeln im Halse, welches auch ausser dem Husten anhält.«[AN4,228] Täglich [um 18 Uhr] wiederkehrender Erstickungshusten.[GS] Das Mittel kommt ferner in Betracht bei schwächlichen Menschen, die zur Schwindsucht neigen, mit täglichem trockenen Husten und beschleunigtem Puls.

Heftige Kreuzschmerzen, wie zerschlagen und zertrümmert, überwiegend nachts.[AN4,283] »Eiskälte im Rücken und zwischen den Schultern ...«[CK258]

Stechen, Reißen oder Ziehen in den Gliedmaßen. Ziehendes Spannen in den Muskeln und Sehnen der Beine. »Die Flechsen in beiden Kniekehlen schmerzen beim Gehen wie zu kurz, in der Ruhe nicht.«[AN4,342] Kalte Füße abends im Bett.[CK328] »Schweiss früh im Bette, dass ihr das Hemd davon durchnässt war ...«[AN4,447]

Wenn sich der Leser die Prüfungen vornimmt und sich eingehend mit ihnen befasst, sollte er in der Lage sein, die Arznei in der hier angedeuteten Richtung einzusetzen, und sehr wahrscheinlich wird er dabei auf weitere Anwendungsmöglichkeiten stoßen, die hier nicht erwähnt worden sind.

Anacardium orientale

Semecarpus anacardium; Malakkanuss

Der Anacardium-Patient neigt zu lauter merkwürdigen Vorstellungen und fixen Ideen. Geistes- und Verstandesschwäche, bis hin zu völligem Schwachsinn. Alle Dinge erscheinen ihm wie in einem Traum, er kann sich von deren Gewissheit nicht überzeugen.[NZ4,77] Alles kommt ihm seltsam und fremd vor. Seine Auffassungskraft hat stark nachgelassen[(CK40)]; braucht lange, um etwas zu begreifen. Äußerste Reizbarkeit[GS]; »er nimmt Alles übel und wird heftig«[CK16]; unwiderstehliche Neigung zum Fluchen[UE]. »Große Gedächtniß-Schwäche; er kann nichts behalten, und es entfällt ihm alles sogleich.«[CK28] All seine Sinne scheinen ihm zu schwinden, und er tappt wie in einem Traum umher. Alternierende Zustände; die Befindlichkeit des Patienten ist starken Schwankungen unterworfen, wobei Stumpfsinnigkeit und Trägheit des Geistes deutlich überwiegen.[(CK42)]

Der Anacardium-Patient liegt in ständigem Widerstreit mit sich selbst, woraus eine Unentschlossenheit resultiert, die für ihn charakteristisch ist. Er kann sich nicht entschließen, dieses oder jenes zu tun; immer wieder zögert er, und im Endeffekt tut er oft gar nichts. Besonders unschlüssig ist er, wenn es um Dinge wie Gut und Böse geht. Er hört verschiedene Stimmen, die ihm befehlen, dies oder jenes zu tun oder zu lassen, und so scheint er ständig zwischen einem guten und einem bösen Willen hin und her gerissen zu sein. Von seinem bösen Willen wird er aufgestachelt, Unrecht zu tun und Gewalttaten zu verüben, ein guter Wille aber redet es ihm wieder aus oder hält ihn davon zurück. Es besteht in ihm ein fortwährender Streit zwischen zwei Willen, zwischen zwei Impulsen. Wenn jemand, der etwas von der menschlichen Natur versteht, dieses Phänomen genauer untersucht, wird er feststellen, dass es nur der äußere Wille ist, der gestört werden kann; der innere Wille dagegen ist durch Arzneien nicht zu beeinflussen. Der äußere Wille, d.h. die sich nach außen manifestierende freie Willensentscheidung des Menschen, wird ständig durch Einflüsse von außen gereizt oder gefordert, während sein innerer, wahrer Wille, der auch sein Gewissen umfasst, den äußeren Willen zügelt und davon abhält, jeden Impuls in die Tat umzusetzen. Dies beobachten wir jedoch nur, wenn die betreffende Arznei auf einen im Kern guten Menschen einwirkt. Er trägt mit sich einen Streit aus, wenn seinem äußeren Willen eine Entscheidung abverlangt wird; ein böser Mensch hingegen unterliegt dieser Einschränkung nicht und wird daher auch dieses Symptom des Widerstreitens nicht zeigen.

Halluzinationen; ein Dämon sitzt auf einer Schulter, ein Engel auf der anderen. Der Anacardium-Patient hat eine ausgeprägte Neigung, Böses zu tun; er scheint von einem bösen Geist besessen zu sein.[GS] Unwiderstehliche Neigung zum Fluchen und zu Lästerungen[TG115]. »Er lacht, wenn er ernsthaft sein soll.«[CK24] So schreitet der Prozess fort, bis schließlich der äußere Wille vollständig pervertiert ist. »Innerliche Angst ...«[CK4], d.h., der innere Wille ist durch diese Perversion des äußeren Willens in Aufruhr geraten. »Widerstreit zwischen Willen und Vernunft«[GS] – dies ist der Versuch, etwas zum Ausdruck zu bringen, wovon der Patient selbst gar nichts weiß. »Zustand, als habe er zwei Willen, von denen der eine rückgängig macht, wozu ihn der andere treibt.«[CK] Das trifft es besser. Es ist ein Zustand, der letztlich jede freie Willensentscheidung lähmt oder unmöglich macht, und wenn ein Mensch von Natur aus böse ist und diesem lähmenden Einfluss von Anacardium unterliegt, wird er in einem solchen Zustand gewalttätig werden. Ein bösartiger Mensch wird dabei nicht von seinem Gewissen, sondern allenfalls von der Furcht vor dem Gesetz zurückgehalten. Anacardium legt den äußeren Willen lahm [»Verlust der Willenskraft«[GS]] und versetzt den Menschen in einen Zustand von Schwachsinn[GS], in welchem er Gewalttaten begeht, die seinem ureigenen, verdorbenen Selbst entspringen. Anacardium wirkt auf eine Weise auf Teile der Psyche ein, dass wir viel daraus lernen können. Von Mitteln wie Anacardium, *Aurum* und *Argentum* habe ich viel über die seltsamen Auswirkungen von Arzneien auf die menschliche Psyche gelernt. Die Psychologie des Menschen sollte viel mehr aus diesen Arzneiwirkungen auf Geist und Gemüt verstanden und entwickelt werden; denn dadurch kommen wir an Fakten heran und können viele Hypothesen ad acta legen.

»Fixe Idee, dass Alles, was sie wahrnimmt, nur Täuschung sei und aller Realität entbehre.«[NZ4,76] Klagt, »dass ihr alle Dinge wie in einem Traume erscheinen.«[NZ4,77] Glaubt, »dass er aus 2 Personen [Teilen] bestehe.«[AR23,1,24] Dies resultiert aus einem vagen Bewusstsein, dass ein Unterschied zwischen dem äußeren und dem inneren Willen besteht, einem Bewusstsein, dass ein Wille dem Körper und ein anderer Wille dem Geist entspringt. »Fixe Ideen über die Erlösung der Seele, über den Teufel u. s. w.«[NZ7,29] Die Vorstellung, dass ständig ein Fremder an seiner Seite sei[GS], ist ein weiterer Hinweis auf das Vorhandensein von zwei Willen, ebenso die Vorstellung, es würden ihn seltsame Gestalten begleiten, eine zur rechten und eine zur linken[GS]. Anacardium bringt die verschiedensten Wahnideen und Verrücktheiten hervor. Die Stimmung des Patienten ist starken Schwankungen unterworfen, desgleichen sein Verständnis von den ihn umgebenden Dingen. Einmal fasst er etwas, das er sieht, richtig auf, doch schon im nächsten Augenblick versteht er es nicht mehr. »Sie behauptete, ihr Mann sei nicht ihr Mann, ihr Kind nicht ihr Kind, und herzte beide sogleich wieder und stiess sie eben so schnell von sich und ward erzürnt über ihren vermeintlichen Irrthum. So ging es mit allen ihren Vorstellungen.«[NZ4,76] Mal ist der Patient Opfer einer Wahnidee, dann wieder nur einer Sinnestäuschung. Einen Moment ist er überzeugt, dass etwas so und nicht anders ist, doch schon im nächsten Augenblick ist er verständig genug, zu wissen, dass es nicht so ist. Wahnvorstellungen sind ein fortgeschrittenes Stadium der Sinnestäuschungen. Im Repertorium können die unter Wahnideen angeführten Mittel ebenso auch Sinnestäuschungen unterliegen, es ist nur eine Sache des Grades. Wenn der Verstand nur leicht in Mitleidenschaft gezogen ist, ist es eine Sinnestäuschung, und der Patient weiß, dass das, was er sieht, in Wirklichkeit nicht vorhanden ist. Er sieht z. B. einen Dämon, und zunächst sagt ihm sein Verstand, dass ein solcher natürlich nicht existiert – später aber möchte er, dass Sie ihn austreiben. Welches dieser beiden Stadien vorliegt, ist nicht so wichtig, die Symptome sind auf jeden Fall ähnlich und nur gradmäßig verschieden; daher haben Wahnideen und Sinnestäuschungen im Repertorium keine getrennten Rubriken. Anacardium, *Hyoscyamus, Stramonium* und *Belladonna* sind wichtige Mittel, um herauszufinden, in welchem Maß die menschliche Psyche im Hinblick auf den Verstand und die Emotionen pervertiert werden kann. Immer wenn ein Arzneimittel im Menschen das Verlangen weckt, etwas Bestimmtes zu tun, wirkt es auf seinen äußeren Willen ein, und wenn es den Verstand affiziert, beeinflusst es zugleich auch die Art, wie er die Dinge um ihn herum wahrnimmt. Arzneien wirken stets auf beides.

»Niedergeschlagen, mutlos.«[GS] »Beim Spazierengehen, im Stehen, Aengstlichkeit, als wenn Jemand hinter ihm käme; Alles um ihn her kam ihm verdächtig vor.«[CK5] Glaubt von lauter Feinden umgeben zu sein[CK6], hält nach Dieben Ausschau, fürchtet alles und jeden. »Innerliche Angst, die ihn nicht ruhen ließ ...«[CK4] »Er ist mit der ganzen Welt entzweit und hat so wenig Vertrauen zu sich, dass er verzweifelt, das leisten zu können, was man von ihm verlangt.«[CK9] Äußerst feige.[(GS)] Fürchtet, es werde sich etwas Schreckliches ereignen. [»Die Zukunft erscheint ihm ganz gefährlich, als wenn ihm nichts als Unglück und Gefahr drohe; Misstrauen auf seine Kraft, und Verzagtheit.«[CK8]] »Mürrisch, verdriesslich, unangenehm im Umgange.«[Z2,164] »Ungesellig; klagt über sein schlechtes Gedächtnis.«[GS] »Auf geringe Beleidigung jähzornig, in Thätlichkeit ausbrechend.«[CK18] »Mangel an moralischem Gefühle«[CK] ist ein sehr charakteristischer Zug.* Dem Patienten ist bisweilen nach Grausamkeiten zumute; er kann anderen körperliche Verletzungen zufügen, ohne dabei etwas zu empfinden. Boshaftigkeit[GS], Verderbtheit und Grausamkeit.[TM3]

* Hahnemann erläutert in Klammern, was er darunter versteht: »Verruchtheit, Gottlosigkeit, Unmenschlichkeit, Hartherzigkeit«.

»Üble Folgen von jeder geistigen Anstrengung.«[GS(CK43 f.)] Entschlusslosigkeit. »Folgen von Schreck oder Beleidigung.«[GS] Anacardium passt bei religiösem Wahn, wenn der Konflikt zwischen äußerem und innerem Willen fortbesteht. Es ist *Hyoscyamus* analog.

Viele Beschwerden werden durch Essen gebessert.

Allenthalben einwärts pressende, stumpfe Druckgefühle »wie von einem Pflock« – im Kopf[CK69], in den Augenhöhlen[CK117 f.], um den Nabel[CK263], in der rechten Brustseite[CK362] und den Rücken entlang. »Gegenstände erscheinen weiter entfernt als sie sind.«[GS] »Fremdartiger Ausdruck im Gesicht und ein unheimlicher Blick.«[NZ4,76*] »Geruchs-Täuschung, als röche er angezündeten [Zunder-]Schwamm** ...«[CK163] »Steter Geruch vor der Nase wie Tauben- oder Hühner-Mist ...«[CK164] »Chronischer Stockschnupfen ...«[GS(CK321)]

Es besteht eine reichliche Symptomatik am ganzen Körper; gleichwohl scheint die Psyche den Hauptaspekt beim Anacardium-Patienten darzubieten, und das Mittel wird außer für die typischen psychischen Symptome kaum je eingesetzt. Gewöhnlich werden, wenn die Geistes- und Gemütssymptome ausgeprägt sind, auch die körperlichen Symptome von der Arznei abgedeckt.

Zittern und lähmungsartige Schwäche treffen wir bei Anacardium sehr häufig an. Tetanus.[GS] Epilepsie.[GS] Empfindungen wie von einem Reifen oder straff gezogenen Band können überall auftreten, am Kopf[CK75] ebenso wie am Rumpf oder an den Gliedmaßen. Drücken wie von einem Pflock.

Die Hautausschläge gleichen in vieler Hinsicht denen von *Rhus toxicodendron*; erysipelähnliche Ausschläge, dunkel, düsterrot und von bösartigem Charakter. Anacardium ist ein häufiges Antidot bei *Rhus*-Vergiftungen. Der ganze Körper kann von Ausschlag bedeckt sein. Häufig kommt es zum Heraussickern einer gelblichen Flüssigkeit aus diesen Ausschlägen.[Z2,44] Fürchterliches Jucken der Ausschläge.[Z2,44] »Warzen über die ganzen Hände, selbst in den Handtellern«[CK446] – wie bei *Natrium muriaticum*. Viel Brennen auf der Haut.[CK530 ff.] Anacardium scheint in seinen Symptomen nah mit der *Rhus*-Familie verwandt zu sein.

* Dieses Symptom aus den *Guiding Symptoms* (»Strange, uncanny look«) wurde von Kent fehlinterpretiert als »Things have a strange look, sometimes uncanny«.

** Kent schreibt irrtümlich »timber« (Holz) statt ***tinder*** (Zunder).

Antimonium crudum

Schwefelspießglanz

Wenn Sie sich einmal mit vollständigen Einzelprüfungen dieser Substanz beschäftigen, werden Sie erstaunt feststellen, wie viele der Symptome direkt oder indirekt mit dem Magen zusammenhängen. An welchen Beschwerden der Prüfer auch gelitten haben mag, der Magen ist fast immer mit beteiligt! Schmerzen schlagen ihm sogleich auf den Magen und führen Übelkeit herbei; bei seinen Kopfschmerzen hat er keinen Appetit[CK25], oder ihm ist übel[CK26]. Bei allen möglichen Beschwerden gerät der Magen in Unordnung – und umgekehrt: Wenn der Magen verstimmt oder überladen ist, hat er am ganzen Körper darunter zu leiden. Beschwerden, die sich unter Mitbeteiligung des Magens manifestieren, benötigen sehr häufig diese Arznei.

Von vorrangiger Bedeutung sind bei Antimonium crudum die Gemütssymptome, vor allem im Hinblick auf seinen Einsatz als Konstitutionsmittel. Antimonium crudum ruft einen sehr bedenklichen Gemütszustand hervor, nämlich einen Mangel an Lebenswillen. Jeder Arzt weiß, wie ernst die Prognose ist, wenn ein Patient keine Freude mehr am Leben empfinden kann und das Leben nur noch eine Last für ihn ist. Wenn ich einen Patienten klagen höre: »Ach, Herr Doktor, wenn ich doch nur sterben könnte!«, gefällt mir das ganz und gar nicht; dann liegt zumeist eine tiefgreifende Störung vor, die nur schwer zu beheben ist. Irgendein Unheil droht, und wenn es schließlich eintrifft, passiert es nicht selten, dass der Patient tatsächlich stirbt. »Lebensüberdruss [und Neigung, sich zu erschiessen]«[HB69] – dies finden Sie vor allem bei adynamischen, sich lange hinziehenden, kontinuierlichen Fiebererkrankungen, wie z.B. Typhus. Antimonium crudum zeigt in seinem Arzneimittelbild all die Prostration des Typhus, doch umfasst es neben dem kontinuierlichen, typhösen Fiebertyp auch intermittierende oder remittierende Fieber. Die Entkräftung ist mit der von *Arsenicum album* vergleichbar; doch hat *Arsenicum* eine überwältigende Angst vor dem Tod, während Antimonium crudum von Abscheu vor dem Leben erfüllt ist, sodass sich hier ihre Wege auch schon wieder trennen. *Arsenicum* zeigt eine ungeheure Unruhe, Antimonium crudum ist selten unruhig. *Arsenicum* hat heftigen Durst, Antimonium crudum ist eher durstlos. Obwohl also für beide Mittel bei kontinuierlichen Fiebern außerordentlich große Erschöpfung charakteristisch ist, so haben sie doch einzelne Merkmale, die hinreichend verschieden sind, um sie gut auseinanderhalten zu können. Ein solches typhusähnliches Fieber sehen wir manchmal bei jungen Mädchen in der Pubertät, die bleichsüchtig zu werden drohen. Sie sind des Lebens überdrüssig; doch es ist ein hysterischer Lebensüberdruss, einhergehend mit Augenblicken großer Erschöpfung und Schwäche- oder Ohnmachtsanfällen. Häufig sehen wir bei diesen Mädchen noch ein weiteres Merkmal, nicht zur gleichen Zeit, sondern im Wechsel damit oder nur sporadisch auftretend: Diese übererregbaren, stark gefühlsbetonten, nervös-hysterischen, schwärmerischen jungen Mädchen oder Frauen geraten in einen verzückten Zustand, wenn sie sanftes, zartes Licht sehen – warmes, durch farbige Glasfenster spielendes Licht oder das fahle Abendlicht des Mondes. Das ist es, was mit »sentimentale Stimmung bei Mondschein«[GS(R1,15)] gemeint ist. Es ist ein hysterischer Zustand, ein wirrer Ausbruch der Gefühle – von Gefühlen, wie sie nur bei jemandem zu erwecken sind, der krank ist oder dessen gesamtes Nervensystem aus dem Gleichgewicht geraten ist. Dieser Patiententypus offenbart uns die charakteristische Gemütsverfassung und Konstitution von Antimonium crudum; und bei einem derartigen Gemütszustand schlagen, so könnte man sagen, die körperlichen Störungen vorzugsweise auf den Magen.

Ein allgemeiner Zug, den wir bei Antimonium crudum fast immer antreffen und den Sie sich gut einprägen sollten, ist dessen Neigung zu gichtigen oder rheumatischen Beschwerden. Es ist ein Zustand, bei dem die Symptome, abhängig von der Wetterlage, ständig in Veränderung begriffen sind; schlimmer durch feuchtkaltes Wetter, durch kaltes Baden, besser durch ein heißes Bad; schlimmer durch sauren oder herben Wein, durch alkoholische Getränke aller Art. Wenn Sie die Modalität »schlimmer durch Wein« in Erfahrung gebracht haben, sollten Sie zusätzlich herauszufinden versuchen, welche Art von Beschwerden durch Weingenuss verschlimmert wird. Der Antimonium-crudum-Patient ist zwar schnell betrunken, dennoch reagiert er auf Alkohol körperlich deutlich stärker als psychisch: Seine Gichtsymptome verstärken sich von saurem Wein, überhaupt sämtliche Schmerzzustände; Kopfschmerzen können derselben Ursache entspringen, und auch seine Magenstörungen werden durch sauren Wein erheblich vermehrt.

Dem Antimonium-crudum-Patienten geht es schlechter in der Nacht und schlechter durch feuchtes Wetter und feuchte Kälte; besser bei ruhigem Liegen, besser durch heiße Anwendungen (Bäder oder Umschläge), aber bedeutend schlechter durch überheizte Räume bzw. allgemein durch Strahlungswärme. Viele Symptome treten bei Sonneneinstrahlung oder am offenen Kaminfeuer auf. Offenes Feuer ist dem Befinden des Antimonium-crudum-Patienten ganz und gar abträglich. Ein Kind mit Keuchhusten bekommt stärkere Hustenanfälle, wenn es direkt ins Feuer sieht. Solche Phänomene sind höchst merkwürdig. Sie sind so sonderbar, dass keine Hypothese oder Theorie sie auch nur andeutungsweise zu erklären vermöchte; aber es sind Tatsachen, und wir müssen sie akzeptieren.

Um auf die gichtige Veranlagung zurückzukommen ... Die ganze Gichtnatur kann sich, wie es scheint, in einem Antimonium-crudum-Fall so schlagartig verändern, dass man sich fragt, wo all die äußerlichen Symptome geblieben sein mögen; urplötzlich, innerhalb einer Nacht oder eines Tages, fängt der Patient an zu erbrechen, und dieses Erbrechen hält tage- oder wochenlang an – bis die Gichtsymptome in den Extremitäten wiederkommen. Es ist immer wieder faszinierend zu beobachten, wie schnell diese ›altmodische‹ Metastasis einsetzt, dieses Springen der Symptome von einem Ort zum anderen. Die Gicht hört plötzlich in den Gliedmaßen auf, und stattdessen stellen sich Magensymptome ein; Sie können es, wenn Sie wollen, auch Magengicht nennen.

Es gibt auch eine Reihe von katarrhalischen Beschwerden bei dieser Arznei: Katarrh der Nase, des Magens, des Rektums etc., und an jedem dieser Orte kann es als Folge von saurem Wein oder einer Erkältung zu vermehrter Schleimbildung kommen. Ein lästiges Merkmal dieses Katarrhs ist die Verstopfung der Nase in der Nacht. Auch wenn der Patient in einen stark geheizten Raum kommt, ist die Nase bald verstopft. Aufgrund der schlechten Durchblutung und der schwachen Konstitution wird der Schnupfen leicht chronisch, und dann ist er häufig mit Kopfschmerzen verbunden, besonders nachts. Die Kopfschmerzen verstärken sich in dem Maße, wie der Schleimfluss nachlässt oder versiegt; es entstehen neuralgische Kopfschmerzen, verbunden mit drückenden Magenschmerzen sowie fürchterlicher Übelkeit und Erbrechen. Oft leidet der Patient an Migräneanfällen, die von seiner Familie ›Magen-Kopfschmerzen‹ genannt werden. Die Ursache ist jedoch eine Erkältung, bei der die Schleimsekretion zum Stillstand gekommen ist. Die Nasenschleimhaut trocknet aus, und die eingeatmete Luft beißt und brennt wie Feuer. Manchmal verschwinden die Kopfschmerzen nach reichlichem Übergeben; manchmal aber bleiben sie tagelang bestehen, durch Erbrechen vollkommen unbeeinflusst oder erst nach fortgesetztem Erbrechen geringfügig gebessert. Es gibt Arzneien mit viel Kopfschmerzen, bei denen der Patient sofort nach dem Erbrechen Erleichterung findet, doch bei diesem Mittel kann er sich in der Regel noch so viel übergeben, er wird davon nur schlapp und erschöpft. Der Antimonium-crudum-Kopfschmerz wird schlimmer durch Bewegung und während der Nacht, besser in Ruhe, im Liegen und im Freien; schlimmer in einem warmen Raum, durch Überhitzung, durch Strahlungswärme und im Sonnenschein. Sie sehen jetzt, wie der Katarrh, die Kopfschmerzen und die Magensymptome miteinander zusammenhängen. Sie können die Symptome nicht getrennt voneinander betrachten, denn es ist der *Patient*, der krank ist; Sie müssen den ganzen Menschen behandeln.

Es gibt ein weiteres Merkmal in Bezug auf die Schleimhäute, und zwar ein sehr wichtiges: Die Schleimhäute neigen zur Ausschwitzung eines milchig-weißen Belags, der sich vor allem auf der Zunge bemerkbar macht. »Weiß belegte Zunge ...«[CK117] Dies finden Sie bei allen Erkrankungen, bei denen Antimonium crudum indiziert ist.* Bei Magenverstimmung der Kinder, bei gastrischem Fieber [leichte Verlaufsform des Bauchtyphus], bei Beschwerden, die mit Fieber und vielem Erbrechen einhergehen, bei allgemeiner Überreiztheit des Nervensystems und bei typhöser Magenreizung sieht die Zunge des Patienten weiß aus. Würgen und Brechreiz bei der geringsten Veranlassung. Alles scheint den Patienten zu stören. Er hat großen Widerwillen gegen Essen; schon der Geruch von Speisen und selbst der Gedanke daran machen ihm zu schaffen. Das sehen wir ganz ähnlich bei *Arsenicum*.

Wenn der Antimonium-crudum-Patient abends vor dem Zubettgehen noch ein kaltes Bad nimmt, passiert es leicht, dass er beim Aufstehen am nächsten Morgen keine Stimme mehr hat; er bringt kein einziges Wort heraus.** Die Aphonie hat sich offenbar völlig schmerzlos entwickelt, denn er ist sich ihrer Existenz so lange nicht bewusst, bis er irgendwann etwas sagen möchte. Diese Stimmlosigkeit kann natürlich auch eine Begleiterscheinung diverser Erkrankungen im Halsbereich sein, oder sie geht einher mit Verkrampfungen des Kehlkopfes oder des Schlundes. Erkältungen können bis in den Hals und die Luftröhre hinunterziehen und Bronchitis oder auch Pneumonie hervorrufen.

Trockener, stoßweiser Husten von abnehmender Intensität; das bedeutet: Der erste Hustenstoß ist sehr heftig, so stark, dass der ganze Körper davon erschüttert wird; die folgenden Hustenstöße werden dann immer schwächer, bis schließlich der letzte, nach vielleicht einem Dutzend oder weniger Stößen, nur noch einem leichten Hüsteln gleicht.*** Wenn ein Husten, sei es bei Bronchitis oder bei Keuchhusten, diese Charakteristik aufweist, die Zunge zudem weiß belegt ist und mehr oder weniger Magenstörungen vorhanden sind, dann heißt das Heilmittel Antimonium crudum. Es wird sogleich das ganze Erscheinungsbild des Falles zum Positiven wenden; zurück bleibt lediglich aufgrund der Heftigkeit des Hustens ein gewisses Gefühl von Schwäche, Wundheit und Zerschlagenheit in der Brust.

Die Magensymptome sind bei Antimonium crudum natürlich besonders zu beachten. Der Patient neigt zu anhaltender Übelkeit, verbunden mit dem Gefühl eines Klumpens im Magen. Er hat ständig das Gefühl, als hätte er den Magen überladen, selbst wenn er gar nichts zu sich genommen hat.[F1,98] Gefühl von Auftreibung des Magens, wobei das Abdomen aber ganz flach sein kann. Erbrechen zunächst des Mageninhalts, dann von Schleim. Fortgesetztes Würgen mit Übelkeit erregendem Völlegefühl im Magen; der Zustand scheint kein Ende nehmen zu wollen. Das Erbrechen verschafft keinerlei Erleichterung, der Patient wird immer schwächer und erschöpfter.

Entzündung und Verhärtung der Leber oder eines Teils derselben. Schmerzen in der Gallenblasengegend. Starke Schmerzen in der Leberregion, reißende Schmerzen. Bisweilen geht mit diesen Symptomen Gelbsucht einher.

Im Bauchbereich gibt es folgende Symptomengruppe: heftiges Leibschneiden[CK], Brennen [im Epigastrium[CK163]] und starke Auftreibung. »Sehr aufgetriebener Unterleib und davon entstehender Schmerz, wie von einem innern Drucke«[CK169]; es ist, als würde langsam eine Schraube fester gezogen, wodurch die Span-

* Nicht bei *allen*, wie ein Fall von Mezger sehr schön demonstriert (*Gesichtete homöopathische Arzneimittellehre*. 7. Aufl. Bd. 1, S. 171. Heidelberg: Haug; 1987).

** Vergleiche: »Verlust der Stimme, so oft er heiß ward; durch Ruhe kam sie wieder.« (*CK* 253)

*** Das originale Symptom lautet bei Hahnemann (*CK* 258): »Husten früh nach dem Aufstehen, stoßweise; wie aus dem Unterleibe entstehend; der erste Hustenstoß ist jedesmal der stärkste, die folgenden werden immer schwächer, so daß der letzte nur einem kleinen Kächzen gleicht.« Allen hat in seiner *Encyclopedia* dieses Symptom irreführend so übersetzt, dass man den Eindruck hat, der Vorgang habe sich gewiss über eine halbe oder ganze Stunde erstreckt – indem er *stoßweise* mit »in paroxysms« (anfallsweise) und *Hustenstoß* mit »attack« (Anfall) wiedergegeben hat. Ich habe daher diese Passage so abgeändert, dass sie mit den Angaben Hahnemanns in Einklang steht.

nung allmählich immer mehr zunimmt. Wir finden diesen Zustand beim Meteorismus des Bauchtyphus und allgemein bei jeder Art von Flatulenz, z. B. im Verlauf einer Sommerdiarrhö. Dazu gesellen sich gastrische Symptome sowie die typische weiße Zunge, vor allem wenn die Beschwerden durch den Genuss von saurem Wein oder nach einem kalten Bad entstanden sind. Gichtkranke, deren Gichtknoten in den Fingern plötzlich nicht mehr schmerzen, neigen besonders dazu, diese schmerzhafte Auftreibung im Magen-Darm-Bereich zu entwickeln.

Antimonium crudum hat »sehr dünnen Stuhlgang«[CK200], aber auch »wässerigen Durchfall, der harte Klumpen enthält«[GY8]. Durchfall nach Genuss von Essig[CK202] oder saurem Wein[GS]. Es braucht häufig längere Zeit, bis der Patient seinen Darm entleert hat. Er eilt zur Toilette, und dann kommt nur ein kleiner Kotballen und etwas Flüssigkeit heraus; bald hat er wieder Stuhldrang, wobei etwas mehr Klumpen und Flüssiges abgehen. Dies geht bei Sommerdiarrhö eine Zeitlang so fort, bis der Darm weitgehend entleert ist, und dann kommt es zu heftigem Tenesmus. Es ist eine Diarrhö, die in eine dysenterische Symptomatik übergehen kann: Entzündung von Kolon und Rektum, mit qualvollen Beschwerden beim Stuhlgang, viel Tenesmus und großer Erschöpfung.

Beschwerliche Hämorrhoiden bei chronischer Gicht. Sie entzünden sich und schmerzen bei jedem kalten, regnerischen Wetter oder nach kaltem Baden, und sie verschlimmern sich prompt, wenn der Patient so unvorsichtig war, sauren Wein oder saure Speisen zu sich zu nehmen. Magen-, Darm-, Rektum- und Hämorrhoidalsymptome, sie alle verschlimmern sich dadurch, dass der Magen durch sauren Wein, saures Obst oder sonstige für den Patienten schwerverdauliche Dinge überfordert worden ist, ferner durch Kaltbaden oder feuchtes Wetter.

Die Beckenorgane erschlaffen bei Frauen in einem solchen Maße, dass die Empfindung besteht, als würden sie im Becken nach unten zerren und zur Scheide herausdrängen.[CK240] Gebärmuttervorfall und Ausfluss. Diverse Menstruationsbeschwerden. Die Eierstockgegend ist schmerzhaft empfindlich[GY12], wie wir es gelegentlich bei hysterischen Mädchen beobachten; sie neigen dazu, sich unglücklich zu verlieben und schwärmerischen Phantasien nachzuhängen[R1,15].

Antimonium crudum ruft starkes Schwitzen hervor; reichliche, erschöpfende Schweiße; Nachtschweiße[CK467], wie sie z. B. bei langwierigen Krankheiten vorkommen. Der Patient schwitzt schon bei der leichtesten Anstrengung; wenn ihm heiß wird oder er sich auch nur geringfügig erhitzt, zerfließt er fast in Schweiß[CK465] und erkältet sich.

Die Haut ulzeriert leicht und neigt zu Warzen- und Schwielenbildung, zu brüchigen Nägeln und spröden Haaren. Harte, hornige Auswüchse wachsen unter den Nägeln und sind äußerst schmerzhaft. An den Fingerspitzen erscheinen kleine, hornartige Gewächse. Der geringste Druck führt zu wunden Stellen oder zu Schwielen; bei Arbeitern besteht z. B. eine außerordentliche Tendenz zur Verdickung der Haut an den Fußsohlen. Beim Gehen tun die Füße sehr weh, weil diese kallösen Stellen sehr empfindlich sind und viele Zentren mit kleinen Hühneraugen aufweisen. Die Neigung zur Neubildung und Verhärtung von Geweben ist für Antimonium crudum außerordentlich charakteristisch. Warzen an den Händen. Die Nägel werden brüchig und schwarz, können kaum geschnitten werden; sie sind hart und trocken. Auch die Haare sind spröde. Pusteln mit rotem Hof entstehen auf der Haut. Pustulöse Ausschläge auf entzündetem Grund, der rot und empfindlich ist.

Wenn Sie sich jetzt die Prüfung im Detail ansehen und die einzelnen Symptome in den hier skizzierten Rahmen einfügen, werden Sie etwas von Antimonium crudum verstanden haben.

Antimonium tartaricum

Tartarus emeticus (stibiatus); Brechweinstein

Das erste, was uns bei der Untersuchung eines Antimonium-tartaricum-Patienten ins Auge fällt, ist sein *Gesichtsausdruck*. Das Gesicht sieht bleich und verfallen aus, die Nase spitz und zusammengezogen, die Augen eingesunken, mit dunklen Rändern umgeben[AZ38,42], die Lippen blass und schrumpelig. Die trockenen, mit schwarzem, rußigem Schleim überzogenen Nasenlöcher sind flügelförmig auseinandergezogen und bewegen sich schnell und hastig.[JB3,165] Kaltes, blass-livides Antlitz, das von kaltem Schweiß bedeckt ist. Das ganze Gesicht drückt großes Leiden aus. Die Luft im Krankenzimmer ist eher beißend-stechend als übel oder faulig riechend und lässt Sie die Gegenwart des Todes spüren. Die Familienangehörigen sind sehr aufgewühlt und gehen unruhig im Zimmer auf und ab, einige von ihnen mit Tränen in den Augen; die Krankenschwester ist nervös und geschäftig. Das ist in etwa die Szene, die sich Ihnen darbietet und in der Sie nun eine homöopathische Verordnung treffen sollen. Es fällt nicht leicht, in einer solch erregten Atmosphäre einen kühlen Kopf zu bewahren, aber die Lage erfordert rasches Handeln und eine unverzügliche Verschreibung. Gerade dann, wenn Ihnen klare und schnelle Entscheidungen abverlangt werden, beeinträchtigen die Umstände das Denkvermögen oft erheblich.

In welcher Art von Fällen finden wir nun einen solchen Zustand, ein solches Erscheinungsbild, wo alle Merkmale und Symptome dem Wesen von Antimonium tartaricum entsprechen? Zunächst: bei ›*katarrhalischen*‹ *Patienten*, bei gesundheitlich vollkommen heruntergekommenen Menschen, bei schwächlichen Kindern und bei alten Leuten. Katarrhalische Entzündungen der Luftröhre und Bronchien. Schon aus der Entfernung hören wir *grobe, großblasige Rasselgeräusche*. Wenn Sie je in einem Sterbezimmer gewesen sind, wissen Sie, was mit dem sog. Todesröcheln gemeint ist. Genauso blubbernd hört sich das Schleimrasseln eines Antimonium-tartaricum-Kranken an. Hin und wieder hustet er mundvollweise einen hellfarbenen, weißlichen Schleim aus. Die Lungen laufen immer wieder mit Schleim voll. Anfangs ist der Kranke noch einigermaßen in der Lage, diesen auszuwerfen; schließlich aber erstickt er daran aufgrund der zunehmenden Schwäche von Brust und Lungen. Es ist ein paralytischer Zustand der Lungen, wie er z.B. bei schweren Grippeverläufen eintreten kann. Diese Fälle entwickeln sich in den ersten Tagen meist sehr schnell, oft führen sie frühzeitig, nach drei, vier Tagen oder einer Woche, zu einer ausgesprochenen Prostration. Die ersten Tage der Krankheit weisen noch nicht auf Antimonium tartaricum hin. Solange die Reaktionsfähigkeit des Patienten noch gut ist und seine Kräfte vorhalten, werden Sie dieses hippokratische Gesicht nicht sehen, ebenso wenig die Hinfälligkeit, die Kälte, den kalten Schweiß. Sie werden auch das Rasseln in der Brust nicht hören, denn all dies sind Symptome, die eine Passivität der Lebenskraft anzeigen. Antimonium tartaricum aber beinhaltet Schwäche und Reaktionsmangel; daher ist das Mittel erst in einem späteren Stadium der Grippe angezeigt – oder bei Patienten, die so schwach sind, dass sie gleich von Beginn der Grippe an keine Gegenwehr aufzubieten haben und der Krankheit passiv und hilflos ausgeliefert sind. In Fällen von Bronchitis mit Pneumonie, von Tracheitis und allgemein von Entzündungen der Atemwege geht die Entzündung in der Regel zunächst mit Trockenheit der Schleimhäute und nur geringfügiger Schleimabsonderung einher. Ist die Entzündung aber sehr heftig, kommt es schon nach wenigen Tagen zu allgemeiner Erschlaffung und Erschöpfung der Kräfte. Dennoch, das Primärstadium ist keine Indikation für Antimonium tartaricum. Hierfür kommen Arzneien wie *Bryonia* und *Ipecacuanha* in Betracht, und man hat bei ihrer Verabreichung den Eindruck, dass sie für den Fall vollkommen ausreichend sein werden. Das sind sie auch, außer bei den Patienten, die von Anfang an durch besagte Erschlaffung und

Schwäche charakterisiert sind oder die nicht genügend Reaktionsfähigkeit besitzen, um sich unter der Einwirkung der Arznei ganz zu erholen. Dann wird ein zweites Mittel erforderlich, und das ist der Zeitpunkt, wo Antimonium tartaricum seine Wirkung entfalten kann.

Ipecacuanha hat auch etwas von diesem groben Schleimrasseln, doch ist hier eine große Expulsivkraft der Lungen vorhanden. Bei Antimonium tartaricum entsteht das Schleimrasseln erst nach einer längeren Zeit, bei *Ipecacuanha* entwickelt es sich bereits in den ersten Krankheitstagen. Wie dieses hat auch Antimonium tartaricum Husten, Würgereiz und würgendes Erbrechen, jedoch erst später, im Stadium der großen Erschlaffung, Erschöpfung und Kälte. Der Patient scheint dem Tode nahe zu sein. Wenn Sie ihn husten hören, sind Sie unmittelbar überzeugt, dass bei ihm eine profunde Schwäche der Lungen vorliegen muss. Die Lungen haben die Kraft verloren, mit Hilfe tiefen Einatmens eine austreibende Hustenaktion herbeizuführen. So ist die Brust voller Schleim, und es rasselt darin kontinuierlich; der Husten ist ein röchelnder Husten, aber der Schleim kommt nicht oder nur in so geringen Mengen heraus, dass es keine Erleichterung bringt. Langsam geht es mit dem Patienten zu Ende, er erstickt als Folge der ungenügenden Kraft zur Expektoration langsam an Kohlensäurevergiftung. Oder nehmen wir die Pneumonie: Es gibt Fälle, die mit äußerst heftigem Schüttelfrost beginnen, mit einem Frost, der aufgrund seiner Intensität sehr frühzeitig, d.h. nach drei oder vier Tagen, zu großer Erschöpfung führt. Hier ist Antimonium tartaricum zu Beginn, solange der Frost anhält, nicht indiziert, ebenso wenig in der akuten Entzündungsphase, wohl aber im Stadium der Exsudation, wenn dieses zudem von allgemeiner Prostration gekennzeichnet ist. Diese Entkräftung kann durch die Heftigkeit des vorangegangenen Froststadiums bedingt sein; oder der Patient ist deswegen durch die Krankheit schnell erschöpft und entkräftet worden, weil seine Konstitution von vornherein schwächlich war, wie bei einem alten Menschen. Letzteres ist bei *Aconitum, Belladonna, Ipecacuanha* und *Bryonia* vollkommen anders; bei diesen Arzneien findet die Auseinandersetzung mit der Krankheit außerordentlich heftig statt. Das genaue Gegenteil beobachten wir bei einem Antimonium-tartaricum-Fall: geringes Fieber, kalter Schweiß, Kälte, Erschlaffung, hippokratisches Antlitz. Es ist daher ein Mittel, das in schweren Verläufen von Bronchitis, Grippe oder Pneumonie am Ende steht; ja, man kann sagen, die meisten dieser Fälle sterben gewissermaßen in einem Antimonium-tartaricum-Zustand.

Antimonium-tartaricum-Patienten sind häufig alte *Gichtkranke*, die durch ihr langes Leiden sehr geschwächt worden sind: stets fröstelnd, blass, mit Gichtknoten an den Gelenken. Jedes feuchte Wetter führt einen katarrhalischen Zustand von Kehlkopf, Luftröhre und Bronchien herbei, einhergehend mit starker Schleimsekretion. Abgeschlagen und mit grobem Schleimrasseln auf der Brust begibt sich der Patient umgehend ins Bett. Das Mittel ist auch nicht selten bei Kindern angezeigt, die an ständig wiederkehrenden Bronchitiden leiden – bei nasskaltem Wetter, beim kalten, stürmischen Regenwetter des Herbstes, im Frühjahr, bei jedem bewölkten Himmel. Kaum haben sie eine Erkältung überwunden, ziehen sie sich schon die nächste zu. Das akute Stadium fällt bei ihnen niemals heftig aus, stattdessen haben sie fast ständig mit diesen ›passiven‹, rasselnden Bronchialkatarrhen zu tun. Rezidivierendes Schleimrasseln auf der Brust. Frostigkeit und Blässe. Jene blühend aussehenden Kinder, die auch bei einer Erkältung nicht im Geringsten kränklich wirken, die eine mehr oder weniger kräftige Konstitution haben und die auch bei fortwährenden Rasselgeräuschen auf der Brust überhaupt nicht matt und erschöpft sind, diese Kinder benötigen *Kalium sulfuricum*. Ein wichtiges Unterscheidungskriterium ist hier die Schwäche; ist sie vorhanden, so spricht dies stark für Antimonium tartaricum. Wir finden diese Schwäche natürlich besonders bei *sehr alten Menschen*, die sich in einer schlechten körperlichen Verfassung befinden und seit Jahren an *Bronchialkatarrhen* leiden. Jeder stärkere Kälteeinbruch im Winter lässt diese exazerbieren, mit Absonderung von dickem, weißem Schleim und großer Atemnot, die den Kranken ans Bett fesselt. Er muss aufrecht sitzen und möchte angefächelt werden; er kann nicht liegen, weil er dann nur schwer atmen kann und sich noch mehr Schleim in der Brust ansammelt. Antimonium tartaricum wird ihm, bevor ihn endgültig der Tod ereilt, noch über manchen Zustand dieser Art hinweghelfen. Ist der Auswurf gelb und eitrig, so wird *Ammoniacum* den Patienten etliche Winter überstehen lassen. Immer wieder sehen wir alte Leute, die den ganzen Winter über an chronischer Bronchitis leiden; sie plagen sich seit vielen Jahren damit und erwarten keinerlei Besserung. Doch *Ammoniacum* wird ihnen, wenn der Auswurf gelb ist, helfen, relativ gut durch den Winter zu kommen – und Antimonium tartaricum, wenn er weiß ist und verbunden mit Erschöpfung, Schweiß, Kälte sowie einem blass-zyanotischen Gesicht. Dies sind die Hauptnutzanwendungen von Antimonium tartaricum in der Praxis.

Es finden sich zahlreiche Schmerzen im Arzneibild von Antimonium tartaricum.* Ein Großteil seiner Wirkungen gründet sich auf *Antimonium crudum*; so werden u.a. die Brustsymptome zu einem nicht geringen Teil durch die gemeinsame Antimon-Basis bestimmt. Viele Symptome gleichen denen von *Antimonium crudum;* viele Symptome verschlimmern sich durch Warmwerden oder zu warme Bekleidung. Oft treffen Sie den Patienten aufrecht im Bett sitzend an, ohne dass er die Nacken-Schulterpartie bedeckt hat, das Nachthemd weit geöffnet, um besser Luft zu bekommen. Er hat das Gefühl zu ersticken, wenn das Zimmer zu warm ist – wie bei *Antimonium crudum*. Die Schleimhäute sind mit dickem, weißem Schleim belegt – wie bei *Antimonium crudum*. Und wie bei *Antimonium crudum* mag es der Patient nicht, wenn man sich mit ihm beschäftigt oder ihn belästigt. Alles fällt ihm schnell zur Last. Das kranke Kind will nicht, dass man es anfasst, anspricht oder auch nur ansieht. Es möchte in Ruhe gelassen werden. Der Säugling jammert und wimmert unaufhörlich. Die Atmung ist oftmals stöhnend** – rasselnde und stöhnende Atmung. Der Patient ist immer schlechter Laune, d.h., er ist äußerst reizbar, wenn er in irgendeiner Weise gestört wird. Jedwede Störung scheint seine Atemfrequenz zu erhöhen, stellt für ihn eine Belästigung dar und lässt ihn gereizt reagieren. Es verwundert nicht, dass er sehr ängstlich ist, denn ihm muss angesichts seiner äußeren Erscheinung bewusst sein, dass er bald sterben wird. Er sieht aus, als würde es rasch mit ihm zu Ende gehen, und wenn er nicht bald Hilfe bekommt, wird dies sicher auch eintreffen. Seine Brust füllt sich immer mehr mit Schleim, verbunden mit einem Erstickungsgefühl und großer Atemnot. Die Nasenflügel bewegen sich wie bei *Lycopodium*. Überhaupt muss *Lycopodium* aufgrund seiner großen Ähnlichkeit bei Brustkatarrhen mit Antimonium tartaricum verglichen werden.

In der Pathogenese von Antimonium tartaricum finden sich zahlreiche Kopfschmerz-Symptome; doch kommt bei Antimonium-Kopfschmerzen eher *Antimonium crudum* in Betracht, während Antimonium tartaricum eher für die Antimonium-Brustbeschwerden ›zuständig‹ ist.

Beide Arzneien zeigen eine ausgesprochene Magensymptomatik. Beständige Übelkeit, Erbrechen, Verdauungsstörungen aller Art. Typischerweise kommen bei Antimonium tartaricum zur Dyspnoe noch Magenbeschwerden hinzu. Er ekelt sich vor allen Speisen[GA1,117]; selbst geringste Mengen Getränk werden wieder erbrochen[AZ50,188]. Es kommt auch vor, dass sich der Patient ergeben in sein Schicksal fügt[GA1,409], sodass er, wenn man ihn in Ruhe lässt, trotz all seines Leidens einschläft oder in einen Zustand versinkt, wo er nicht mehr in der Lage ist, etwas zu empfinden. Er hustet und

* An dieser Stelle sei darauf aufmerksam gemacht, dass von den 972 Symptomen, die in Allens *Encyclopedia* Antimonium tartaricum zugeschrieben werden, 124 Symptome zu **Manganum** gehören; darunter befinden sich auch viele der von Kent angesprochenen Schmerzsymptome. Es handelt sich um die Symptome mit der Quellenziffer 1, die auf die Prüfung des **Braunsteins** (= Manganum) zurückgehen, veröffentlicht in Hartlaub/Trinks' *Reiner Arzneimittellehre*, Bd. 2, S. 209. Viele dieser fälschlich Antimonium tartaricum zugeschriebenen Symptome haben auch in Herings *Guiding Symptoms* sowie in Kents Repertorium Eingang gefunden.

** Quelle für diese Angabe sind Herings *Guiding Symptoms*, wo es heißt: »Breathing with a moaning sound ...« – eine Übersetzung des Symptoms Nr. 104 in Henckes Bearbeitung von Antimonium tartaricum (*AHZ* 88, 124): »Respiration stöhnend ...« Die originale Fallmitteilung stammt jedoch aus der *Hygea*, Bd. 5, S. 9ff., wo das Symptom wie folgt beschrieben wird: »Die Respiration war der eines Schweines beim letzten Athemzuge des Schlachtens ähnlich.«

schläft und schnarcht während der ganzen Atemnot, sodass der Zustand in vielem an *Antimonium crudum* erinnert. Nur zeigt *Antimonium crudum* bei Weitem nicht diese starke Schleimabsonderung von entzündeten Schleimhäuten; auch hat es nicht dieses Maß an Passivität des gesamten Organismus. Insgesamt bietet *Antimonium crudum* kein so furchtbar anzuschauendes und hoffnungslos erscheinendes Krankheitsbild.

Klinisch ist der Einsatz von Antimonium tartaricum weitgehend auf Affektionen der Atemwegsschleimhäute beschränkt geblieben, wenngleich dieselben passiven, torpiden Zustände auch an den anderen Schleimhäuten zu finden sind. So kommt es z. B. zur Absonderung von weißlichem Schleim aus den Augen. »Augen hervorstehend und glänzend.«[AZ88,102] »Schwimmende, trübe Augen ...«[GA1,117] »Gonorrhoische Ophthalmie.«[GS] Rheumatische Zustände sind, wie bei *Antimonium crudum*, ein weiterer Wirkungskreis des Mittels. Die betroffenen Gelenke werden ganz langsam infiltriert und lagern Wasser ein; hydropische Schwellungen sämtlicher Gelenke. Gichtablagerungen an den Gelenken, besonders schlimm bei nasskaltem Wetter. Gleichzeitig mit den Gelenken können auch die Augen gichtig infiltriert werden, die Augensymptome einen gichtigen Charakter annehmen. Doch wird von der Gicht der ganze Körper in Mitleidenschaft gezogen. Die Schleimhäute sind eher blass als rot und entzündet; sie sind blass und schlaff und neigen dazu, rasch Schleim zu sezernieren. Dieser Zustand herrscht besonders in der Brust vor. Antimonium tartaricum hat nicht die brennende Rauigkeit an den Schleimhäuten, wie wir dies von *Arsenicum album* und den mehr akuten Mitteln kennen; gleichwohl hat es beispielsweise auch die ausgesprochene Erschöpfung, die Angst und den kalten Schweiß, welche uns normalerweise zunächst an *Arsenicum* denken lassen.

Nun zu den Merkmalen des Gesichts. Ich habe anfangs schon ein paar von ihnen erwähnt, doch will ich hier noch einige weitere aufzählen ... »Das Gesicht drückt größte Angst aus.«[GS] »Gesicht giebt verzweifelnde Angst zu erkennen.«[KE3,256] »Gesicht ist roth und aufgetrieben, der Blick eigenthümlich ängstlich.«[HY2,27] In den meisten Fällen aber ist das Gesicht blass und kalt – denken Sie daran! »Gesicht ... kühl, bleich, erdfahl, um die Nase bläulich.«[KE3,256] »Blasses Aussehen.«[Z2,186] »Blasses, eingefallenes Gesicht.«[NZ14,80] »Kaltes, livides Antlitz, von kaltem Schweiß bedeckt.«[GS]

Der gichtige Zustand beeinflusst auch die Zähne. Rheumatische Zahnschmerzen von intermittierendem Typ: »Regelmässig des Abends sich wiederholende rheumatische [reißende] Zahn- und Kopfschmerzen«[HY18,509] – häufig mit rheumatischen Gelenkschmerzen einhergehend[GA1,254]. Die Zähne sind sehr empfindlich. »Zähne mit Schleim überzogen.«[GS]

Zusätzlich zu all den Beschwerden versagt auch noch der Magen seine Dienste; es kommt zu Übelkeit, Verdauungsstörungen und Ekel vor Speisen. Erbrechen von allem, was in den Magen gelangt, selbst von einem Löffel Wasser. Der Antimonium-tartaricum-Patient hat bei den meisten Beschwerden *keinen Durst;* nur ausnahmsweise kann gelegentlich einmal Durst bestehen. Gewöhnlich stehen die Angehörigen bei den Atemnotanfällen des Kranken um ihn herum und haben das Bedürfnis, irgendetwas zu tun, und sei es nur, ihm ein Glas Wasser zu reichen. Dieser Patient aber reagiert gereizt, wenn man ihm einen Schluck Wasser anbietet. Er empfindet es als eine Zumutung und macht aus seiner Verärgerung keinen Hehl. Das Antimonium-tartaricum-Kind lässt ein beleidigtes Knurren vernehmen, wenn man ihm etwas zu trinken geben will. Durstlosigkeit ist typisch für die Atemwegserkrankungen dieses Mittels, ebenso wie die starke Schleimsekretion und das laute Schleimrasseln auf der Brust. Zuweilen wird der Patient auch von unwiderstehlichem Durst auf kaltes Wasser geplagt[HY18,509], aber das ist die große Ausnahme. »Verlangen nach saftigen Früchten«[GA3,3], nach sauren Dingen[GA3,5] – aber er verträgt sie nicht. Magenbeschwerden nach Genuss von Essig, von sauren Speisen oder herben Weinen, von saurem Obst – wie bei *Antimonium crudum*. »Verabscheuen der Milch und jedes andern Nahrungsmittels«[AZ50,188]; insbesondere aber Milch wird nicht vertragen, sie verursacht Übelkeit und Erbrechen. Meteorismus; Magen und Abdomen werden stark von

Blähungen aufgetrieben. In der Praxis der alten Schule war es früher gang und gäbe, Antimonium tartaricum bei fieberhaften Erkrankungen, z. B. bei Pneumonien, in substanziellen Dosen zu verabreichen und so lange damit fortzufahren, bis Beschwerden am Abdomen auftraten und Durchfall einsetzte. Das war dann das Zeichen zum Absetzen des Mittels. Bei Lungenentzündungen wurde kaum je ein anderes Medikament als der Brechweinstein eingesetzt. Kein Wunder, dass die Patienten der alten Schule reihenweise ums Leben kamen, denn bevor die Krankheit die Chance hatte, ihren gewöhnlichen Verlauf zu nehmen und sich wieder in Gesundheit zu verwandeln, waren die Lungen durch die Einwirkung dieses Mittels oft schon weitgehend gelähmt, und die Patienten gingen elend an allgemeiner Entkräftung zugrunde. Die Magen- und Darmsymptome werden von *ständiger Übelkeit* begleitet – doch es ist mehr als bloße Übelkeit; es ist eine ungeheure Abscheu vor jeglichen Speisen und Nahrungsmitteln: Nausea mit einem Gefühl, sterben zu müssen, wenn nur irgendetwas in den Magen gelangt; keine bloße Abneigung gegen Speisen, keine gewöhnliche Übelkeit, wie sie Erbrechen vorangeht, sondern regelrechter Ekel, etwas zu sich zu nehmen. Zu der großen Schwäche gesellt sich immer mehr auch große Angst, und zunehmend bekommt der Patient Erstickungsnot, wenn man ihm etwas zu essen anbietet. Wohlmeinende Angehörige möchten gern, dass er etwas isst, denn oft hat er den ganzen Tag noch nichts gegessen – doch schon beim Gedanken daran bekommt er schlechter Luft. Der bloße Gedanke an Essen verstärkt seine Dyspnoe, seine Übelkeit, seinen Ekel, sein ganzes Leiden. Erbrechen fällt dem Antimonium-tartaricum-Patienten alles andere als leicht; es ist nicht einfach eine Sache von Mundöffnen, kurzem Würgen und Entleeren des Magens. Das Erbrechen geht mehr oder weniger krampfhaft vor sich. Heftiges Würgen.[GA1,93] »Brechreiz, Würgen und verzweifelte Brechanstrengungen. Erstickungsgefühl und Würgen unter großen Qualen.« Der Magen scheint krampfartige Bewegungen zu vollführen, und nur unter größten Schwierigkeiten und nach vielen Anstrengungen dieser Art gibt er hin und wieder etwas von sich, mal mehr, mal weniger, und das geht eine ganze Weile so fort. »Erbrechen von allem, was in den Magen gelangt, mit vielem Schleim.« Dicker, zäher, weißer Schleim, zuweilen mit Blut vermischt. »Erbrechen unter großer Anstrengung ...«[GA1,116] »Erbrechen großer Mengen Schleims.«[GS] »Erbrechen von zähem Schleim.«[GS] »Heftiges, schmerzhaftes Erbrechen von vielem Schleim und Galle mit etwas Blut.«[AZ88,13] »Erbrechen von etwas wässerig zähem Schleim, dann breiige Speisenmasse und zuletzt Flüssigkeit mit Galle vermischt.«[HY18,340] Im Wesentlichen aber wird dicker, weißer, zäher Schleim erbrochen, wie er allenthalben von den Schleimhäuten sezerniert wird; zäher, klebriger Schleim, der in Fäden ausgezogen werden kann. Es passiert oft, dass der Patient beim Brechen fast erstickt, wenn er diesen dicken, weißen, zähen Schleim aus Speiseröhre und Mund herauszubringen versucht. Der ganze Mund kann davon angefüllt sein. Es bedeutet eine ungeheure, krampfhafte Anstrengung für den Patienten, den Magen von seinem Inhalt zu befreien, der aus Schleim oder Schleim und Galle besteht. Bei den ersten Malen ist es nur Schleim, der herauskommt; nach fortgesetztem, angestrengtem Erbrechen aber kommt es zur Regurgitation von Galle in den Magen, und entsprechend wird ein Schleim-Galle-Gemisch herausgebracht. Durch die große Anstrengung kann auch eine Magenblutung hervorgerufen werden, erkennbar an den streifigen Blutbeimengungen im Erbrochenen. Sämtliche Schleimhäute neigen bei Antimonium tartaricum zu Geschwürsbildungen. Ulzera u. a. in der Nase; Ulzera im Kehlkopf; blutende Ulzera. Blutende Magengeschwüre mit entsprechender Hämoptysis.

Wie *Antimonium crudum* ist auch Antimonium tartaricum erfolgreich bei alten Säufern eingesetzt worden. Diese Menschen geraten manchmal in ausgeprägte Erschöpfungszustände, bei denen sie sich auch leicht Erkältungen zuziehen; vor allem wenn sie mal wieder eine ihrer tagelangen, exzessiven Trinkphasen gehabt haben, erkälten sie sich schnell: Ihre Kräfte lassen nach, sie werden kalt, und die Brust füllt sich mit Schleim; sie müssen sich übergeben und drohen bei dem Würgen zu ersticken. »Schleimrasseln auf der Brust bei alten Säufern« ist nicht selten eine Indikation für Antimonium tartaricum. *Antimonium crudum* kommt in Frage, wenn vor allem der Magen durch den Alkohol angegriffen ist; Antimonium tartaricum dann, wenn der Bronchialkatarrh im Vordergrund steht, mit zunehmender Angst, Kälte und Prostration. Prostration durch chronischen Alkoholabusus. Alte Gichtkranke; alte Trinker; alte, gebrechliche Menschen; Kinder, die sich in einer schlechten körperlichen Verfassung befinden, so als wären sie stark gealtert: all diese Konstitutionen, bei denen Erkältungen unmittelbar auf die Brust schlagen und lautes Schleimrasseln hervorrufen, benötigen Antimonium tartaricum als Heilmittel.

Sehr häufig besteht große Angst, die besonders im Magen empfunden wird. Nicht immer wird sie als mit Schmerzen verbunden beschrieben; oft handelt es sich nur um ein Angstgefühl, ein Gefühl ungeheurer Flauheit und Schwäche im Magen, so als ginge es mit ihm jeden Augenblick zu Ende. »Beängstigende Uebelkeit.«[HY18,337] »Angst im Magen, verbunden mit Übelkeit.« Leberstauung mit Galleerbrechen.

Schneidende Schmerzen kommen im Arzneibild von Antimonium tartaricum häufig vor. »Leibweh, als wenn die Gedärme zerschnitten würden.«[GA1,135] »Schneiden und Kneipen im Unterleibe ...«[GA1,130] Kolikartige Schmerzen. »Heftigste Bauchschmerzen ...«[GS] Auftreibung des Abdomens, entweder durch Blähungen oder aufgrund eines Aszites. Alle Antimonverbindungen neigen von ihrer Natur her zu wassersüchtigen Zuständen. Ich entsinne mich eines tatkräftigen Rossarztes, der, als einmal eine Tierseuche übers Land zog, sämtliche Pferde mit *Schwefelspießglanz* fütterte und dabei keinen Pferdestall ausließ. Nachdem ich erfahren hatte, *was* er den Pferden verabreichte, ordnete ich an, dass meine Tiere keinerlei Medizin bekommen sollten, außer was ich selbst ihnen gab. Fast alle von ihm behandelten Pferde entwickelten Ödeme und mussten Tage und Wochen mit umwickelten Fesseln und Unterschenkeln im Liegen verbringen. Sie hatten eine Antimonium-Prüfung durchgemacht. Alle Antimonverbindungen haben diese Neigung zu Wassersucht, Erschlaffung und Schwäche, und besonders Antimonium tartaricum ist voll davon. Früher war es eine verbreitete Mode, gebrechlichen alten Patienten nach überstandenen Fiebererkrankungen oder Pneumonien Brechweinstein zu verabreichen – aber nachdem sie wieder auf den Beinen waren, bekamen sie fast ausnahmslos über Monate dicke, geschwollene Füße. Und wenn sie die nicht hatten, bekamen sie sog. Fiebergeschwüre. Der Brechweinstein in den üblichen massiven Dosen ist eine der häufigsten Ursachen für diese ›Fiebergeschwüre‹: chronische, indolente Unterschenkelgeschwüre bei geschwächten Konstitutionen im Gefolge langwieriger, fieberhafter Erkrankungen. Manchmal werden die Patienten sie nie wieder los – doch bestimmt nicht eher, als bis sie sich in die Hände eines guten Homöopathen begeben.

Apis mellifica

Gift der Honigbiene

Apis hat so viele Symptome im Bereich der Körperoberfläche, dass wir uns zuerst mit diesem äußeren Aspekt der Arznei befassen wollen. Der ganze Körper ist von einem papulösen, manchmal rosaroten Exanthem bedeckt, das sich beim Darüberstreichen mit den Fingern rau anfühlt. Der Patient wird dabei durch jedwede Wärmezufuhr stark beeinträchtigt, und die Haut ist, ob mit oder ohne Ausschlag, höchst berührungsempfindlich. Hier und da knötchenartige Anschwellungen, die kommen und gehen. Erysipelähnliche Hautentzündungen an einzelnen Stellen, besonders am Kopf, mit starker Anschwellung des Gesichts, der Augen und der Lider. Erysipele können bei Apis überall auftreten, besonders häufig aber kommen sie im Gesicht vor, mit hochgradiger Entzündung und Ödembildung sowie Stechen und Brennen der Haut. Ausgeprägte Wassereinlagerung in den Extremitäten, auf Druck bleiben Vertiefungen in der Haut zurück. Allgemeine Hautwassersucht: das Gesicht ist zuweilen extrem angeschwollen; die Augenlider sehen wie mit Wasser angefüllte Säcke aus; die Uvula hängt wie ein prall gefüllter Wasserbeutel herunter; die Bauchdecken sind stark verdickt und hinterlassen Dellen, wenn man sie eindrückt; sämtliche Schleimhäute sehen aus, als würden sie Wasser absondern, wenn man in sie hineinstäche. Die Neigung zu Aufgedunsenheit und Ödembildung ist bei Apis ein allgemeines Phänomen, das bei jeder Entzündung akut in Erscheinung treten kann. Typisch ist fernerhin eine allgemeine Besserung durch Kälte sowie Verschlimmerung durch Hitze. Sowohl die Hautsymptome als auch der Patient selbst erfahren durch Einwirkung von Hitze eine deutliche Verschlechterung; Gleiches gilt für das psychische Befinden, für entzündliche Erkrankungen, Herzleiden, Wassersucht, Halsschmerzen etc. Diese Verschlimmerung kann schon durch lauwarme Getränke auftreten, in einem mäßig geheizten Raum, durch warme Bekleidung oder durch Sitzen am Kaminfeuer; regelrechte Hitze ist für den Patienten ganz und gar unerträglich. Wenn man ein Apis-Kind mit einer Hirnaffektion und Blutandrang zum Kopf in ein heißes Bad steckt, wird es kurz darauf von Konvulsionen geschüttelt werden. Sie sehen, ein heißes Bad ist durchaus nicht immer »gut gegen Krampfanfälle«. Dies wird in den Lehrbüchern der alten Schule so durchgängig vertreten, dass fast alle Großmütter und Ammen ›wissen‹: Ein heißes Bad ist gut gegen Krampfanfälle. Doch in einem Fall von Apis ist es nicht unwahrscheinlich, dass das Baby noch vor Ihrem Eintreffen stirbt. Der Blutandrang zum Kopf, begleitet von vereinzelten Muskelzuckungen als Vorboten von Konvulsionen, veranlasst die Frauen, das Baby heiß zu baden, und wenn Sie an Ort und Stelle sind, befindet sich das Kind, wenn es nicht bereits zu spät ist, in einem schrecklichen Zustand. Wenn das Baby bei Hirnkongestion *Opium* oder Apis benötigt, werden die Krampfanfälle durch heißes Baden schlimmer. Hat sich die Amme so verhalten, kennen Sie das Mittel schon beim Betreten des Hauses, denn sie wird Ihnen berichten, dass es dem Kind seit dem heißen Bad schlechter gehe, dass es leichenblass geworden sei und dass sie schon befürchtet habe, es würde sterben. Krämpfe, die durch Wärmeanwendung verschlimmert werden, weisen besonders auf *Opium* oder Apis hin. Diese Wärmeunverträglichkeit zeigt sich bei Apis allenthalben. Es steht nicht in unseren Lehrbüchern, dass der Apis-Patient bei Halsbeschwerden durch warme Getränke eine Verschlimmerung erfährt und nur nach Kaltem verlangt, aber einer unserer ehemaligen Studenten schrieb mir kürzlich, dass er allein durch Berücksichtigung der Allgemeinsymptome, wie er es hier gelernt hatte, mit Apis (das auch insgesamt dem Fall entsprach) sehr schön eine Diphtherie geheilt hatte, die durch lokale Kälte gelindert wurde. Dies zeigt uns, wie sich allgemeine Modalitäten bisweilen auf lokale Beschwerden übertragen lassen und wie man von ihnen in der Praxis Gebrauch machen kann. So trägt die Anwendung der Allgemeinsymptome dazu bei, unsere Materia medica weiter auszubauen und zu vergrößern.

Im Bereich der Haut (als der äußeren Körperoberfläche) ist das Apis-Bild durch Ödeme, Urtikaria und Ausschläge wie Erysipel oder ein rosarotes Exanthem gekennzeichnet, und diese entzündlichen Veränderungen können die Schleimhäute mit einbeziehen. Haut und Schleimhäute stellen gewissermaßen den äußeren Teil des Menschen dar. Wenn wir uns fragen, was beim menschlichen Organismus zentral und was eher peripher lokalisiert ist, so müssen wir sicher das Gehirn, das Herz und die übrigen lebenswichtigen Organe als sein Innerstes ansehen, während deren Umhüllungen und Bedeckungen im Vergleich dazu mehr äußerlich gelegen sind. Apis wirkt vor allem auf die äußeren Teile ein, und dazu rechnen auch die die Organe umgebenden Häute. Sie haben gesehen, wie häufig das Mittel die Haut und die hautnahen Gewebe affiziert, und genauso greift es die Organhüllen an, wie z.B. das Perikard. Es ruft seröse Entzündungen mit Ergussbildung hervor. Entzündungen der Hirnhäute, des Herzbeutels, des Bauchfells. All die entzündlichen Zustände an Haut, Schleimhäuten oder Organhüllen, seien sie erysipelatöser, katarrhalischer oder ödematöser Art, sind gekennzeichnet durch stechende und brennende Schmerzen; mitunter Brennen wie von glühenden Kohlen und Stechen wie von Nadeln oder kleinen Splittern.

Die *Gemütssymptome* von Apis sind sehr bemerkenswert, und am auffallendsten ist, dass sie in einem warmen Zimmer bzw. allgemein durch Wärme verschlimmert werden. Die Symptome selbst sind die folgenden ... Große Traurigkeit[(AA17)]; ständige weinerliche Stimmung ohne besonderen Grund, weint Tag und Nacht; macht sich über alles unnötige Sorgen, quälende Gedanken hindern am Einschlafen. Allgemeine Niedergeschlagenheit[AA2]; »sie möchte über Alles weinen.«[AA18] Melancholie. Äußerste Reizbarkeit; »Nichts ist ihm recht, Alles verkehrt.«[AA19] Törichtes Misstrauen und krankhafte Eifersucht[AA49]. Höchst griesgrämig; völlig gleichgültig[AA1] gegenüber allem, was sie froh und glücklich machen könnte; sie vermag nicht zu glauben, dass Dinge, die sie glücklich machen würden, wirklich ihr zugedacht sind – sie müssen für jemand anderen bestimmt sein. Törichtes, albernes, kindisches Verhalten bei einer älteren Wöchnerin[(AA36)]; redet auch bei ernsten Anlässen albernes Zeug daher, wie Kinder es manchmal tun. Ein weiterer Aspekt des psychischen Zustandes von Apis ist das Delirium[AA41 ff.], das vorzugsweise bei schweren Hirnaffektionen von Kindern in Erscheinung tritt. Das Kind versinkt allmählich in einen bewusstlosen Zustand. Soporöses Darniederliegen, mit halbseitigem Zucken der Glieder, während die andere Seite gelähmt erscheint[BI6]; dreht den Kopf von einer Seite auf die andere. Kopf krampfhaft nach hinten gezogen, Pupillen kontrahiert oder dilatiert, Augen gerötet[AA233], Gesichtsröte[AA349] – ein benommener, halb bewusstloser Zustand. Das Kind liegt wie betäubt mit halb geschlossenen Augen da. Apis passt bei Hirnkongestion, Meningitis oder Zerebrospinalmeningitis mit Opisthotonus, wenn sämtliche Symptome durch Wärme verschlimmert werden. Der Zustand des Kindes verschlechtert sich zusehends, wenn es sich in einem stark geheizten Raum aufhält; es kann dann leichenblass werden. Wenn es dazu in der Lage ist, stößt es mit den Füßen die Decke von sich. Wenn es so liegt, dass es in ein offenes Kaminfeuer gucken kann, geht es ihm schlechter. Ich habe gesehen, wie Apis-Kinder aus der Nähe eines Kamins entfernt werden mussten; sie fangen an zu schreien, um aus der Wärme fortgebracht zu werden, die ihnen von dem Kamin oder Ofen entgegenstrahlt. Wärme verstärkt jedes Symptom und lässt die Kinder am ganzen Körper in kalten Schweiß ausbrechen, welcher aber weder das Fieber noch das brennende Hitzegefühl lindert. Wenn Krampfanfälle drohen, werfen Apis-Kinder sehr oft den Kopf hin und her, knirschen mit den Zähnen, blitzen mit den Augen und fassen sich wiederholt an den Kopf – ein halb bewusstloser Zustand, der hin und wieder von einem lauten Aufschrei, dem sog. *Cri encéphalique*, unterbrochen wird, bekanntlich ein Zeichen für Kongestion und Entzündung des Gehirns. Dieser ›Cri encéphalique‹ ist ein sehr charakteristisches Merkmal von Apis. Das Kind stößt im Schlaf diesen schrillen Schrei aus, wenn sich eine Hirnerkrankung entwickelt.

Es heißt in den *Guiding Symptoms:* »Soporöses Darniederliegen, bald mehr, bald weniger von gellendem Aufschreien unterbrochen.«[BI6] Eine ganze Reihe von Arzneien hat dieses Symptom, und viele Arzneien haben es geheilt, ohne es je hervorgerufen zu haben. Das liegt in der Natur der Sache, denn wir haben es hier mit einem fortgeschrittenen Zustand zu tun, den man von einer Arzneiprüfung nicht erwarten kann. Unsere Arzneimittel erzeugen lediglich Empfindungen, die man als Vorläufer für derartige Zustände betrachten kann. Wenn wir diese Empfindungen richtig zu lesen verstehen, werden wir in der Lage sein, anhand einer Prüfung auch auf die entsprechenden klinischen Zustände zu schließen. Wenn die Prüfung noch weiter getrieben worden wäre, hätte sie möglicherweise viele andere Dinge hervorgebracht, die wir heilen könnten. Wir müssen imstande sein, schon aus den allgemeinen, eher vagen Anfängen von Arzneiprüfungen die ähnlichen Krankheiten zu erkennen, denn nicht immer sind uns die Arzneibilder in ihrer weiteren Entwicklung bekannt. Wir bekommen Krankheiten zumeist erst in fortgeschrittenen Stadien zu Gesicht und müssen daher in Erfahrung bringen, wie sie sich zu Beginn geäußert haben. Wie die Krankheit zu Beginn war, so ist auch die Arznei zu Beginn. Und Dinge, die ähnlich anfangen, finden oft auch ein ähnliches Ende.

Zum Arzneibild von Apis gehören alle möglichen Arten von Delirien; delirierendes Murmeln[BI20], Geschwätzigkeit[GS]. Alle Arten von Schreien: kreischend, schrill, durchdringend etc., mal mehr, mal weniger heftig. »Vorgefühl des Todes ...«[AA12] »Todesfurcht, Empfindung, als würde er nicht mehr athmen können.«[AA16] »Furcht vor einem Schlaganfall.«[GS] »Übergroße Geschäftigkeit[AA32]; unruhig[AA29]; möchte ständig die Arbeit wechseln, kann bei nichts bleiben[AA30]; dabei sehr ungeschickt, lässt alles fallen oder zerbricht alles, was er in die Hand nimmt[AA33].«[GS] Ungeschicklichkeit oder Unbeholfenheit bezieht sich bei Apis vor allem auf die Finger, die Zehen, die Gliedmaßen. Das gesamte Nervensystem ist in seiner Koordination gestört. Diese Störung der Koordination zieht sich durch die ganze Pathogenese; z. B. fängt der Patient an zu schwanken, sobald er seine Augen schließt. »Schwindel ... beim ... Schliessen der Augen.«[AA60] »Beschwerden durch Schreck, Wut, Ärger, Eifersucht oder schlechte Nachrichten.«[GS] »Nach einem schweren seelischen Schock Lähmung der ganzen rechten Körperseite ...«[GS]

Die Beschwerden von Apis sind gewöhnlich durch große Heftigkeit und Plötzlichkeit charakterisiert. Sie entstehen sehr rasch, nehmen einen stürmischen Verlauf und enden schließlich in Bewusstlosigkeit. Ich hatte häufig Gelegenheit, schwere Vergiftungsfälle durch Bienenstiche zu beobachten. Ein Mensch, der gegen Bienengift überempfindlich ist, gerät durch den Stich einer Biene in einen höchst bedrohlichen Zustand. Die meisten Menschen sind im Laufe ihres Lebens schon einmal von einer Biene gestochen worden und haben darauf nur mit einer leichten Schwellung an der Einstichstelle reagiert, von der Größe eines Rotkehlcheneies bis maximal eines Hühnereies – ohne irgendwelche systemischen Auswirkungen. Dies ist der Fall, wenn der Betroffene nicht gegen Bienengift empfindlich ist. Auch wenn er an einem halben Dutzend Stellen gestochen worden ist, trägt ihm doch jeder Stich nur eine solche kleine Schwellung ein. Ein gegen Bienengift Empfindlicher dagegen reagiert schon auf einen einzigen Stich in jeden beliebigen Körperteil mit so großer Übelkeit und Angst, dass er meint, sterben zu müssen, und innerhalb von fünf oder zehn Minuten ist er von Kopf bis Fuß mit Quaddeln übersät. Überall sticht und brennt es, und er hat das Bedürfnis, in kaltem Wasser zu baden. Er hat das Gefühl, es gehe sicher mit ihm zu Ende[AA12ff.], wenn nichts gegen seinen Leidenszustand unternommen werde. Er wälzt und windet sich auf der Erde, als wollte er sich in Stücke reißen. All diese Symptome habe ich in kürzester Zeit nach der Inkorporation des Bienengifts entstehen sehen. Das Antidot dafür heißt *Carbolicum acidum*, in welcher Potenz Sie es auch vorrätig haben mögen. Ich habe einmal erlebt, wie in einem solchen Zustand *Carbolicum acidum* verabreicht wurde und der Patient daraufhin von einem Gefühl sprach, als würde die Arznei wie ein kühlendes Labsal seinen Rachen hinunterrinnen. Er sagte: »Herr Doktor, ich kann regelrecht spüren, wie das Mittel bis in meine Fingerspitzen zieht.« Wenn Sie unter ähnlichen Umständen ein Antidot verabreichen, achten Sie genau darauf, was der Patient zu Ihnen sagt. Wenn Sie das richtige, natürliche Antidot oder auch – in einem Krankheitsfall – das einzig passende Heilmittel verabfolgt haben (egal, in welcher Potenz), wird der Patient oft sagen: »Ich spüre das Mittel bis in die Haarwurzeln und bis in die Zehenspitzen.« Solcherart ist die Empfindung, wenn das richtige Antidot die innersten Teile des Organismus erfasst hat, und auf ebendiese Weise möchten wir auch unsere Arzneien wirken sehen; die Symptome des Patienten sollen uns zum richtigen Mittel führen, und wenn wir es verabreicht haben, ist die bestmögliche aller Reaktionen von etwa dieser Art.

Wenn wir mit den Symptomen von Apis gut vertraut sind, können wir bei der Behandlung von Augenerkrankungen oftmals ohne Hinzuziehung eines Spezialisten auskommen. Mit ihren Spülungen und ätzenden Lösungen machen die Augenärzte mehr Menschen blind, als dass sie ihnen helfen. Die althergebrachte Behandlungsmethode bestand darin, die Augen mit einer Kupfer- oder Silbernitratlösung zu kauterisieren, aber auch die modernen Verfahren sind nicht viel besser. Wenn Sie einen Patienten an einen Augenarzt überweisen, können Sie ziemlich sicher sein, dass er anschließend mehr Probleme hat als vorher. Außer der Anpassung von Brillen ist jede allopathische Behandlung von Augenerkrankungen von Übel. Heutzutage ist ein homöopathischer Arzt, der Augensymptome nicht ebenso gut zu erkennen vermag wie Lungensymptome oder die Symptome jedes anderen Körperteils, nicht kompetent zu praktizieren. Ein guter Homöopath kann bei Augenerkrankungen bessere Verordnungen treffen als der Augenarzt. Es gibt in der Homöopathie keine gesonderte Behandlung der Augen oder anderer Organe, sondern nur die Behandlung des ganzen Patienten – nicht des Patienten mit ein oder zwei Organen, sondern des Patienten mit all seinen Organen.

Apis ist ein eminent wichtiges Mittel bei Augenerkrankungen. Zu seinem Wirkungskreis gehören auch langwierige Augenentzündungen[AA236f.], die als Krankheitsfolge bestehen geblieben sind. Entzündungen von erysipelatösem Charakter, die eine Verdickung der Bindehäute und Lider sowie weiße Flecken auf dem Auge zurücklassen. Flecken und Trübungen der Hornhaut. Ophthalmie mit fleckförmigen oder ausgedehnten Hornhauttrübungen und stark erweiterten Blutgefäßen. Wenn die Entzündung akut ist, geht sie mit einem Ödem der Lider einher, der oberen wie der unteren, und manchmal ist dabei auch das ganze Gesicht ödematös geschwollen, wie nach einem Bienenstich. Die Schwellung der lidseitigen Bindehaut ist so gewaltig, dass diese nach außen hervorquillt und wie rohes Fleisch aussieht.[(AA238)] »Profuser Tränenfluss«[GS]; die Tränen rinnen in einem fort über die Wangen. Stechen, Beißen und Brennen in den Augen, wie Feuer, besser durch kaltes Waschen und kalte Umschläge, schlimmer durch jegliche Wärme. Chronische Augenleiden, die durch Blicken in offenes Feuer, durch Strahlungswärme verschlimmert werden; der Patient möchte die Augen kühlen. Chronisches Trachom. Die Folgen von chronischen Augenentzündungen sind weitreichend und vielfältig. Verschlimmerung durch das Blicken auf helle[AA257] oder weiße Flächen, z.B. durch das Betrachten von Schnee. Schmerzen tief in den Augäpfeln[AA218]; durch die Augen schießende Schmerzen[AA237]; Stechen in den Augäpfeln[AA221]; Brennen in den Augen[AA227]. Chemosis.[GS] Apis ist häufig bei alten, skrofulösen Augenleiden angezeigt. Es kann so heftige Entzündungen in und an den Augen hervorrufen, dass sich in deren Gefolge Staphylome[AA239] entwickeln. Gefäßaffektionen; die Venen sind dilatiert. »Iritis.«[GS] »Kongestion der Augen: konjunktivale Gefäßinjektion«[GS]; die ganze Bindehaut ist entzündlich kongestioniert. »Lichtempfindlichkeit.«[AA188] Rheumatische Ophthalmie[BI9], i.e. eine hochgradige Augenentzündung bei Rheumatikern. Katarrhalische Augenentzündung; skrofulöse Augenentzündung; erysipelatöse und ödematöse Formen der Entzündung.[BI9] »Heisse Thränen stürzen aus den Augen, bei Lichtscheu und Entzündung«[AA260]; Tränen der Augen mit Brennen darin[AA265]. Erysipel der Augen; die »Rose verbreitet sich von der Augengegend über das Gesicht«[AA356], *gewöhnlich von der rechten zur linken Seite.* Diese Richtung ist in vieler Hinsicht typisch für Apis. Das Erysipel beginnt auf der rechten Gesichtshälfte und zieht von dort über die Nase zur linken. Eine Entzündung im Bereich der Baucheingeweide fängt auf der rechten Seite an und geht dann auf die linke über. Bei Ovarialentzündungen ist der rechte Eierstock deutlich häufiger betroffen als der linke, desgleichen die rechte Seite des Uterus. Schmerzen im ganzen rechten Becken, die von dort ins linke Becken ausstrahlen können. Hier und da brennend stechende Empfindungen – von rechts nach links sich erstreckend. – Mittelohrentzündung nach oder in Verbindung mit Scharlach.

Nun zu den Halsbeschwerden von Apis, die sehr zahlreich sind. Apis heilt Diphtherie, besonders wenn der Hals hochgradig entzündet ist, die Beläge aber spärlich sind bzw. nur langsam und schleichend entstehen. Es ist doch recht überraschend, wie zögerlich sich die Pseudomembranen bei Apis entwickeln. Der ganze Halsbereich ist ödematös, der weiche Gaumen wie ein Wassersack aufgetrieben; das Zäpfchen hängt halb durchscheinend wie ein mit Wasser gefüllter Ballon herunter. Überall in Rachen und Mund ist das Gewebe ödematös geschwollen; es sieht aus, als müsste beim Hineinstechen sofort Wasser heraussickern. Brennende, stechende Schmerzen im Hals, gelindert durch Kälte und verschlimmert durch Wärme. Abneigung gegen alle warmen Speisen und Getränke. Die Zunge schwillt an[AA417 f.], bis sie den ganzen Mund ausfüllt, wobei besonders die rechte Zungenhälfte betroffen ist bzw. die Schwellung dort beginnt. Aussehen der Zunge wie rohes Fleisch; Zunge, Mund und Rachen wirken wie enthäutet. Verschiedenartige Halsschwellungen; gutartige Geschwülste mit Brennen, Stechen und Röte. Rachengeschwüre, die als Folge solcher Entzündungen entstehen. Apis passt oft für die schwersten Formen der skarlatinösen Halsentzündung. Es heilt Scharlach, wenn die Symptome übereinstimmen, und es passiert nicht selten, dass Apis auch dann angezeigt ist, wenn das Exanthem rau ist; nicht immer nämlich ist der Scharlachausschlag glatt und glänzend. Man muss auch an Apis denken, wenn der Ausschlag überhaupt nicht herauskommt und das Gesicht deshalb sehr blass, der Hals hochgradig entzündet ist. Die Krankheit hat auch andere Familienmitglieder erfasst, die Haut ist gerötet – ohne das typische Exanthem –, und dem Patienten geht es durch Wärme schlechter; er möchte sich entblößen, da ihm selbst Zimmerwärme zu schaffen macht. Der Apis-Kranke verlangt nach kalten Dingen, er möchte die Raumtemperatur möglichst niedrig haben; sein Befinden wird durch jede Art von Wärme verschlimmert, seltsamerweise aber besonders durch Strahlungswärme – durch die Hitze eines Ofens oder Feuers! Wenn nur etwas warme Luft über seinen Körper streicht, hat er gleich das Gefühl zu ersticken. Selbst im Froststadium eines Wechselfiebers wird er durch Wärmeeinwirkung beeinträchtigt; hält er sich während des Frostes in einem geheizten Raum auf, bekommt er einen Erstickungsanfall. So ist es bei Scharlach, bei Halsentzündung, bei Diphtherie – schon ein Hauch von Strahlungswärme ruft beim Patienten das Gefühl hervor, ersticken zu müssen. Er hat es gerne kalt, Türen und Fenster müssen geöffnet sein. Manchmal bekommt ein Scharlachpatient Krämpfe, weil der Ausschlag nicht erscheint; hier ist Apis bisweilen das passende Mittel und muss mit *Cuprum, Zincum* und *Bryonia* verglichen werden. Durch ein warmes Bad nehmen die Krämpfe noch zu.

»Empfindung wie Zusammenziehen und Anfressen im Halse, des Morgens ...«[AA458] Hals entzündet und geschwollen; stechende Schmerzen. »Konnte keine festen Speisen schlucken. (Angina tonsillaris.)«[G5] Mit diesen Beschwerden geht häufig Frösteln und Schaudern einher; wiederholt überlaufen den Kranken während seines fiebrigen Zustandes leichte Frostschauer. Meistens haben die Angehörigen dann den Impuls, ihm Linderung zu verschaffen, indem sie ihn warm zudecken – doch das verschlimmert sein Befinden nur, und er stößt die Decken wieder von sich. Ein Apis-Kind strampelt sich ständig frei, und auch ein erwachsener Apis-Patient zieht es vor, sich aufzudecken, obwohl er friert. Solche seltsamen und eigentümlichen Verhaltensweisen sind Merkmale, die uns zum passenden Mittel hinführen können; es sind Dinge, die man nicht erklären kann.

Bei Apis finden wir »Brechreiz, Uebelkeit und Würgen, bis zum Erbrechen sich steigernd«[BI6], verbunden mit großer Angst. Erbrechen des

Genossenen; bei wiederholtem Erbrechen erst Galle, später eine stark bitter schmeckende Flüssigkeit[AA517]; Erbrechen von saurer Flüssigkeit.

Apis verursacht ein Wundheits- und Spannungsgefühl im gesamten Bauchraum einschließlich Hypochondrien. Dieses Gefühl des Spannens[AA1267], der Beengung, der Straffheit tritt überhaupt bei sehr vielen Apis-Beschwerden auf. Das Abdomen ist von Luft aufgebläht; Meteorismus mit Spannen und Vollheitsgefühl; die Bauchdecken sind hart, wie eine Trommel gespannt. Bei allen entzündlichen Zuständen, sei es eine Peritonitis, eine Hepatitis oder eine Beckenentzündung, empfindet der Patient ein ausgesprochenes Spannen und Dehnen, mitunter schon bei ganz geringfügigen Kongestionen. Nicht immer betrifft dieses Spannungsgefühl den ganzen Körper, manchmal ist es auch nur lokal vorhanden. Bei Störungen im Bereich des Abdomens ist es so gut wie immer zugegen und hält den Patienten davon ab zu husten, weil er befürchtet, es könnte etwas im Bauch platzen. Beim Husten eine Empfindung im Bauch, als würde etwas zerreißen. Kann nicht zum Stuhl pressen – dies finden wir häufig bei den Unterleibs- und Beckenbeschwerden der Apis-Patientinnen. Sie sagen, sie könnten beim Stuhlgang nicht pressen, weil sie das Gefühl hätten, es würde sich sonst etwas losreißen. Die gleiche Empfindung besteht in Bezug auf den Thorax: Beim Husten scheint sich etwas in den Lungen losreißen zu wollen, so als wären sämtliche Fasern straff gespannt.

Schmerzhafte Empfindlichkeit der Magengegend[AA528], besonders auf Berührung.[GS] »Im Magen brennende Hitze.«[AA525] Überempfindlichkeit der Leber; Entzündung der Milz[GS] und der Leber. Schmerz unter den kurzen Rippen beiderseits, schlimmer links.[AA534f.] »Schmerzen in der Unterrippengegend, nach oben ausstrahlend.«[GS(AA536)] »Muss sich wegen eines schmerzhaft zusammenziehenden Gefühls in den Hypochondrien vornüberbeugen.«[GS] Fast alle Apis-Beschwerden veranlassen den Patienten, sich zusammenzukrümmen und die Glieder zu beugen, da der Spannungszustand, in dem sich seine Organe befinden, sonst sehr schmerzhaft ist. Bei allen entzündlichen gynäkologischen Beschwerden bestehen starke Schmerzen und ein großes Wundheitsgefühl im Unterleib; das ganze Abdomen ist so wund, dass selbst leichte Berührung höchst schmerzhaft ist. Wundheit, stechend brennende Schmerzen und Aufgetriebenheit des Abdomens.

Die Bauchdecken können ödematös geschwollen sein. Die Wassersucht zeigt sich mitunter nur in einem Aszites, manchmal ist sie aber auch mit allgemeinen Anasarka verbunden.[AA1261] Geschwulst der Glieder in ihrer vollen Länge, auf Fingerdruck Vertiefungen hinterlassend. Füße und Gliedmaßen geschwollen, mit Brennen und Stechen darin sowie mit Taubheitsgefühl derselben.

»Ruhrartige Stühle mit viel Zwang und [nach dem Stuhl] ein Gefühl, als ob die Eingeweide wären gequetscht worden.«[AA599] Darmentzündung.[GS] Apis hat viele Obstipationssymptome, doch ganz besonders ist es bei Diarrhö von Nutzen. Die Verstopfung ist so, wie ich sie beschrieben habe: Der Patient kann nicht stark pressen aus Angst, es könnte im Bauch etwas reißen oder brechen. Wässriger Durchfall[AA600] kommt bei Apis häufig vor. Dünne, gelbe Stühle[AA593b]; grünlichgelbliche Durchfälle[AA601 ff.]; olivgrüne, schleimige Stühle[GS]; etc. »Jeden Tag sechs bis acht durchfällige Stühle von aashaftem Geruch.«[GS] Das Mittel ist besonders hilfreich bei einer eigentümlichen Art von Fäzes, wie wir sie bei Säuglingen und Kindern beobachten: ein Gemisch von Blut, Schleim und Speiseresten, der dem Stuhl das Aussehen von Tomatensoße verleiht. Vorfall des Afters beim Stuhlgang. Bei jeder Bewegung des Körpers geht etwas Stuhl ab, so als wäre der Anus ständig offen (wie bei *Phosphorus* und *Pulsatilla*). »Chronische Diarrhö ...«[GS] »Dysenterie.«[GS] »Blutungen aus dem Darm ...«[GS] Die Verstopfung ist bei Apis zumeist mit Kopfaffektionen verbunden: Der Patient hat viele Tage keinen Stuhlgang, der Darm scheint vollkommen gelähmt zu sein – bei akuter Hirnwassersucht[B16] und Hirnkongestion.

Die Harnwegsbeschwerden dieser Arznei sind vielfältig. Der Harn ist spärlich[AA665], kommt häufig nur tropfenweise heraus. Der Patient muss sich sehr anstrengen, ehe der Harn zu fließen beginnt, und dann kommen nur wenige Tropfen. Herauströpfeln von etwas heißem

Urin; beim Harnen heftiges Brennen, wie verbrüht[AA663]; blutiger Urin[GS]. Sobald sich ein paar Tropfen in der Blase angesammelt haben, entsteht Harndrang; beständiger, oft vergeblicher Harndrang. Später kann die Harnsekretion fast vollständig zum Erliegen kommen. Säuglinge können lange Zeit kein Wasser lassen, sie kreischen und fahren dabei mit ihren Händchen zum Kopf; gellendes Aufschreien im Schlaf[BI6], mit Fortstrampeln der Bettdecke. Bei Vorliegen dieser Symptome ist Apis sehr häufig das Heilmittel für den gesamten Krankheitsfall. Oft wird es auch bei Scharlach benötigt, wenn der Urin viel Eiweiß enthält. Harnwegsbeschwerden in Verbindung mit ödematöser Schwellung der Genitalorgane. Oligurie bei Knaben, mit extremer Anschwellung der Vorhaut oder mit Hydrozele. Jedes Mal, wenn der Harndrang wiederkommt, schreit das Kind, weil es sich an die Schmerzen erinnert, die es beim letzten Mal hatte. Entzündungen der Nieren, Harnleiter, Blase und Harnröhre. Sämtliche Harnwegsorgane sind stark entzündlich gereizt, ganz ähnlich wie bei *Cantharis*, und beide Arzneien antidotieren einander. Wenn Sie zu einem Kind gerufen werden, das zuviel Apis bekommen hat, können Sie den Zustand gewöhnlich mit *Cantharis* beheben. Wenn Sie zu einer Frau kommen, die zu Abtreibungszwecken *Cantharis* in Substanz eingenommen hat, können Sie dessen Wirkung häufig mit Apis wieder aufheben. Die wilde Raserei, die durch *Cantharis* verursacht worden ist, wird durch Apis eingedämmt. Und natürlich findet sich auch das schreckliche Brennen, Beißen und Stechen im Harntrakt in der Pathogenese von Apis. »Unbewusst abgehender Urin.«[BI20] »Stechende Schmerzen in der Harnröhre, mit Bettnässen.«[GS] »Pathologischer Reizzustand der Harnwegsorgane.«[GS] »Strangurie.«[AA640] »Qualvolle Schmerzen beim Urinieren.«[GS] »Harnverhaltung bei Säuglingen.«[GS] Es ist schon merkwürdig, woher alte Frauen wussten – lange bevor Apis geprüft wurde –, dass sie einem Neugeborenen, das kein Wasser ließ, helfen konnten, indem sie zum Bienenstock gingen, ein paar Bienen einfingen, diese mit heißem Wasser übergossen und dann dem Baby einen Teelöffel davon eingaben. Dieses Hausmittel ist, wie manches andere, vielen Familien und Ammen stets bekannt gewesen, und sein Einsatz ist auch völlig gerechtfertigt, entspricht er doch genau dem, wofür auch wir Apis verwenden. »Urin spärlich und übelriechend.«[GS] »Urin enthält reichlich Eiweiß und rote Blutkörperchen.«[GS] Apis ist vor allem bei akuter Proteinurie angezeigt, bei akut entzündlichen Nierenerkrankungen mit Proteinurie, wie sie bei oder nach Scharlach oder Diphtherie und allgemein als Folgeerscheinung von akuten Krankheiten vorkommen können. Eine Nierenentzündung steht am Ende dieser Fälle, und in den Händen eines Allopathen gehen ziemlich viele Patienten daran zugrunde, so gut wie nie dagegen in den Händen eines Homöopathen.

Apis hat nahe Beziehungen zu den Geschlechtsorganen, sowohl zu den männlichen wie auch zu den weiblichen. Schwellungen und Ödeme im Bereich der Genitalien. Besonders Frauen finden in dem Mittel oft eine wirksame Hilfe. Es vermag offenbar – sofern die Symptome übereinstimmen – all ihre entzündlichen Leiden zu heilen; d. h., es ruft Entzündungen des Uterus und der Ovarien sowie qualvolle Beschwerden an den äußeren und inneren Geschlechtsteilen hervor, und unsere Aufgabe ist es nur noch, die Übereinstimmung der Symptome festzustellen, um einen Großteil dieser entzündlichen Beschwerden heilen zu können. Apis ist sogar imstande, einen Abort zu verhüten (besonders in den ersten drei Schwangerschaftsmonaten), etwa wenn mittels wehenfördernder Medikamente ein Abtreibungsversuch unternommen worden ist: Eine leichte Blutung hat bereits eingesetzt, aber die Fruchtblase ist noch nicht geplatzt; die Patientin hat stechende, brennende Schmerzen; sie liegt, ohne zugedeckt zu sein, in ihrem Bett und leidet unter großer Hitze (wahrscheinlich aufgrund einer Überdosis Mutterkorn). Apis wird diesen Zustand – zu ihrem großen Bedauern – bald überwinden. Aber auch Schwangere, die ihr Kind austragen wollen, können Fehlgeburten erleiden, z. B. aufgrund von Unfällen oder Schwächezuständen, und auch diesen werdenden Müttern ist Apis ein guter Freund. Brennen und Stechen in den Ovarien, besonders rechts. Apis hat sich bei stark vergrößerten Eierstöcken und selbst bei Ovarialzysten als heilsam erwiesen; es hat oftmals Tumore und Zystenbildungen zum Stillstand oder auch ganz zum Verschwinden gebracht. Die rechte Eierstockgegend ist sehr empfindlich.[AA711] Schmerzen im Uterus und in den Ovarien vor und während der Regel; stechende, reißende oder schneidende Schmerzen, verschlimmert durch Wärme. Diese Wärmeverschlimmerung ist ein leicht zu eruierendes Symptom, denn bei den meisten Schmerzzuständen in diesem Bereich werden von den Patientinnen mit berechtigter Hoffnung auf Linderung zunächst Wärmeanwendungen, etwa in Form einer Wärmflasche, versucht – doch bei Apis verschlimmern sich dadurch die Beschwerden. Die Patientin stößt die Wärmflasche wieder von sich, denn ihre Schmerzen nehmen davon zu. »Vergrösserte Ovarien«[AA695], etc. »Wassersucht des rechten Ovars ...«[GS] »Geschwulst und Verhärtung der Ovarien ...«[AA696]

Sie wissen natürlich, dass es unmöglich ist, allein auf einen Tumor hin eine Arznei zu wählen, und ebenso wäre es eine große Torheit, eine Arznei nur zwecks Entfernung eines Tumors zu verschreiben. Das sollte niemals das Anliegen des Arztes sein; vielmehr sollte er anstreben, die Gesundheit seines Patienten wiederherzustellen – ohne sich dabei auf eine Prognose einzulassen, inwieweit dadurch eine Krankheitsfolge [z.B. ein Tumor] beseitigt werden kann. Er sollte den Patienten wieder gesund machen – und das Beste hoffen; nur so können Tumore zum Verschwinden gebracht werden. Wenn die Gesundheit des Patienten wiederhergestellt ist, hört die Geschwulst zu wachsen auf. Manchmal ist das alles, was möglich ist und was man erwarten kann, weil eben nur ein gewisser Grad an Gesundheit zu erreichen ist. Ist die Lebenskraft des Patienten dagegen in einem guten Zustand, dann wird, wenn alles Notwendige getan worden ist, der Tumor weiter einschmelzen. Solange der Patient unter der Fürsorge des Arztes gesund bleibt, wird er feststellen, dass die Geschwulst immer kleiner und schließlich ganz verschwinden wird. Man fragt sich immer wieder erstaunt, wohin das ganze Tumorgewebe geht; wir wissen darüber genauso wenig wie darüber, woher es gekommen ist. Es ist ein höchst unsicheres Verfahren, lediglich die Krankheitsfolge zu beseitigen, solange der Patient nicht geheilt worden ist bzw. solange man nicht wenigstens versucht hat, ihn zu heilen. Einen Tumor herauszuschneiden, bevor der Patient geheilt ist, bedeutet, einen Tumor bei einem *Kranken* zu entfernen, und so wird der Körper entweder den gleichen Tumor neu oder einen anderen an einer schwächeren Stelle wachsen lassen, was für den Patienten noch ungünstiger ist. Heilen Sie zuerst den Patienten, oder tun Sie wenigstens etwas, um das Tumorwachstum zu stoppen! Wenn allerdings sämtliche Möglichkeiten ausgeschöpft sind und der Tumor dem Patienten im Wege ist oder ein mechanisches Hindernis darstellt, dann mag es die beste Lösung sein, ihn operativ zu entfernen.

Bei kanzerösen Erkrankungen, die mit heftigem Brennen verbunden sind, vermag Apis unter Umständen die Leiden zu mindern. Nicht selten tut es dies auch dann, wenn es nicht das Konstitutionsmittel ist; glauben Sie daher nicht, dass Apis, nur weil es die Schmerzen lindert, auch das beste Mittel für den Patienten ist. Gleichwohl mag es das Beste sein, was Sie tun können.

Apis zeigt in seiner Pathogenese zahlreiche Hustensymptome und Respirationsstörungen, Herzbeschwerden und Gliederschmerzen, viele Gichtsymptome. Es ist voll von entzündlichen Zuständen, voll von Schlafstörungen. Es hat Beschwerden, die zu ganz bestimmten Zeiten einsetzen. Empfindungsstörungen. Es fehlt leider die Zeit, uns mit all diesen Dingen näher zu beschäftigen. Auch die Gewebsveränderungen sind zu zahlreich, um sie hier erwähnen zu können.* Hautaffektionen, Ausschläge, Warzen, Urtikaria; viele Flecken und Papeln auf der Haut.

* Kent bezieht sich bei dieser Aufzählung auf die entsprechenden Abschnitte in den *Guiding Symptoms*.

Apocynum cannabinum

Indianischer Hanf

Apocynum lässt sich sehr gut mit *Apis* vergleichen. Sie werden feststellen, dass die Symptome von Apocynum in weiten Teilen denen von *Apis* analog sind, und auch die von *Apis* geheilten Beschwerden sind denen von Apocynum sehr ähnlich. Sowohl die ödematösen als auch die rheumatischen Zustände, die Turgeszenz der Zellgewebe, die serösen Ergüsse, die zur Wassersucht führende Oligurie und die entzündlich-ödematösen Schwellungen zeigen bei beiden Mitteln erstaunliche Ähnlichkeiten. Wenn Sie zwei Fälle anhand ihrer Lokalsymptome zu repertorisieren hätten, dabei aber ein Merkmal, die Verschlimmerung bzw. Besserung durch Wärme und Kälte, nicht wüssten, wären Sie in der Regel nicht imstande, zwischen *Apis* und Apocynum zu unterscheiden, so sehr gleichen sie sich in ihren Beschwerden, ihren Schwellungen, Blutungen und Auftreibungen. Beides sind wichtige Mittel bei Wassersucht. Routinemäßig arbeitende Homöopathen, die auf einzelne Keynotes hin verschreiben, versuchen es zuerst mit *Apis*, dann mit Apocynum, und schließlich probieren sie irgendein anderes Mittel, das ›gut gegen Wassersucht‹ ist.

Doch im Gegensatz zu *Apis* zeichnet sich Apocynum durch eine allgemeine *Kälteverschlimmerung* aus: dem Patienten selbst geht es durch Kälte schlechter, und auch seine lokalen Beschwerden werden durch kalte Anwendungen vermehrt. In seinem aufgedunsenen, ödematösen Zustand friert der Kranke sehr leicht, auf Zugluft reagiert er überaus empfindlich. Kalte Getränke verträgt er nicht, er bekommt davon Magen- und Bauchschmerzen; zuweilen muss er sich sogar nach kalten Getränken übergeben. Wenn sich etwas Kaltes in seinem Magen befindet, hat er mal hier, mal dort unangenehme Empfindungen. Sie sehen auf Anhieb, wie verschieden dies von *Apis* ist! Jemand, der nur den Symptomen nachjagt, ohne zu unterscheiden, welche Modalitäten sich auf den ganzen Patienten und welche sich lediglich auf Lokalsymptome beziehen, weiß auch diese wichtige Unterscheidung, ob ein Patient allgemein – bei all seinen Beschwerden – Verschlimmerung oder Besserung durch Wärme erfährt, nicht zu schätzen.

Bei Apocynum sind sämtliche *Ausscheidungen vermindert*. Der Urin fließt nur sehr spärlich; die Haut ist trocken. Gleichgültig, um welche Beschwerden es sich handelt, der Patient kann nicht transpirieren. Er hat das Gefühl, wenn er nur schwitzen könnte, wäre er bald wieder gesund. Die Wasserausscheidung ist unzureichend; zwar trinkt er reichlich, aber das meiste davon verbleibt im Zellgewebe und lässt dieses ödematös anschwellen. Der Apocynum-Patient hat eine hydrogenoide Konstitution, die Wasser aufnimmt, aber keines abgibt. Er lässt nur wenig Harn und schwitzt kaum oder gar nicht. Seine Haut ist trocken, rau und spröde; manchmal ist sie sogar heiß, und doch fröstelt er. Auch der *Apis*-Patient leidet unter trockener Haut und reduzierter Harnsekretion, wird aber in jeder Hinsicht durch Wärme verschlimmert und durch Kälte gebessert. Bei den verschiedenen hydropischen und rheumatischen Zuständen wie auch bei vielen inneren Krankheiten ist diese entgegengesetzte Reaktion auf Wärme und Kälte das überragende Unterscheidungskriterium zwischen *Apis* und Apocynum. »Hydrops der serösen Häute.«[GS] Hydrozephalus, Hydroperikard, Pleuraerguss, Aszites: all dies ist mit großem Leiden und großer Unbehaglichkeit verbunden. Der entzündliche Gelenkrheumatismus von Apocynum ist insofern mit *Apis* vergleichbar, als er mit erheblichen Wasseransammlungen in den Gelenken einhergeht. Entzündungen in den Knöcheln, in den Zehen, in den Fingern – sämtliche Gelenke können betroffen sein. Wie bei *Apis* bleiben nach Druck auf das geschwollene Gewebe Dellen zurück. Aber der Apocynum-Patient ist bei seiner Oligurie, seiner mangelnden Schweißsekretion und seinem Fieber ständig fröstelig – *und* möchte die betroffenen Gelenke warm eingehüllt haben, wo *Apis* sie lieber unbedeckt lässt. Nun könnte man sagen, dass diese doppelte Aussage doch als Einzelsymptom zu betrachten sei. Jemand, der nicht zu unterscheiden weiß zwischen Symptomen, die etwas über den Patienten, und solchen, die etwas über einzelne Körperteile mitteilen, wird diese Aussage nur als ein Symptom ansehen, wie die übrigen Symptome auch. Wenn er einen Fall aufgenommen hat und ihn anhand des Repertoriums ausarbeitet, wird er eine solche Aussage nur als normales, einfaches Symptom bewerten. Dabei läuft nicht selten gerade dieses Merkmal in seiner Bedeutung allen anderen Symptomen den Rang ab, eben weil es den Patienten in seiner Ganzheit betrifft und nicht nur einen Teil von ihm. Es gibt viele Arzneien, bei denen der Patient allgemein durch Wärme Besserung erfährt – er hat es gerne warm und hält sich vorzugsweise in warmen Räumen auf –, gleichzeitig aber an den leidenden Teilen kalte Umschläge vorzieht. Maßgebend ist jedoch das, was allgemein ist, und wenn wir solche Allgemeinsymptome nicht von Lokalsymptomen unterscheiden können, bringen wir unsere Materia medica völlig durcheinander. Wir müssen differenzieren zwischen den Dingen, die zum Patienten selbst gehören, und denen, die lediglich einzelne Organe oder Körperteile betreffen. »Wassersucht, mit großem Durst ...«[GS]; durch den Durst und die vermehrte Flüssigkeitszufuhr bei gleichzeitig mangelhafter Ausscheidung nimmt die Ödembildung immer mehr zu.

Apocynum ist ein wichtiges Mittel bei schleichenden, adynamischen Fiebern wie Typhus oder Scharlach, und es ist oft von Nutzen nach Krankheiten, die sich lange hingezogen haben. Die Patienten sind äußerst erschöpft, verfroren, stark anämisch und sehr durstig; der Urin wird spärlich, und die Haut trocknet aus. Die Kranken erholen sich nur schlecht oder gar nicht. In diesem Stadium setzt die Wassersucht ein – Wassersucht nach Scharlachfieber, Wassersucht nach Typhus abdominalis. Eine langwierige, kräftezehrende Krankheit wie Typhus hat den Patienten vier oder fünf Wochen ans Bett gefesselt; geschwächt und abgemagert, nimmt er nicht wieder an Gewicht zu, hat keinerlei Appetit, trinkt aber in großen Mengen. Er scheint nichts als Wasser trinken zu wollen. Seine Haut schwillt an und wird immer ödematöser. Ein Fall wie dieser erinnert stark an *Apis* – und *Apis* wäre auch angezeigt, wenn dem Patienten stets zu heiß wäre, wenn er das Bestreben hätte, sich zu entblößen oder abzudecken, und wenn Verlangen nach kalten Dingen bestünde.*

Geistes- und Gemütssymptome sind von Apocynum in den Prüfungen nicht herausgebracht worden. Wir kennen nur einige Symptome klinischen Ursprungs, und die sind nur von geringer Bedeutung. So hat es etwa Hydrozephalus mitsamt dem diesem eigentümlichen Sopor geheilt.[AZ4,370] Mangels Prüfungen wissen wir aber nicht, wie das Anfangsstadium einer Gehirnerkrankung aussieht, zu der Apocynum passen würde. Wir kennen nur das Bild, das sich uns bietet, wenn diese bereits längere Zeit, d. h. über mehrere Wochen, bestanden hat: Das Kleinkind wälzt sich im Bett, rollt den Kopf hin und her und ist sehr abgezehrt; es hat Fieber mit Schüttelfrost, und seine Schädeldecke beginnt sich auszudehnen, die Fontanellen werden immer größer. Dann denken wir an Mittel, die in der Lage sind, Hydrops geschlossener Körperhöhlen zu heilen, und Apocynum ist eines von ihnen. Aber wir kennen nicht das Anfangsstadium. Wir kennen das Anfangsbild von *Apis*, aber nicht von Apocynum. Hahnemanns Arzneiprüfungen sind voller Details, voll von lokalen Beobachtungen und Besonderheiten. Er unterzog seine Prüfer einem regelrechten Kreuzverhör, um von ihnen die Modalitäten ihrer Symptome zu erfahren, die Zeit, wann sie begannen und wann sie endeten. In den vielen Prüfungen, die er durchgeführt hat, stammen zahllose Symptome von ihm selbst. Hahnemann hatte eine sensitive Konstitution mit einem ausgeprägten Wahrnehmungsvermögen. Seine Prüfungen an sich selbst vermittelten ihm Einblicke in die Arzneien, die er auf keine andere Weise hätte erlangen können. Wer Arzneien korrekt, gewissenhaft und umsichtig prüft, lernt mehr über die Materia medica als jeder andere. Außerdem wird er dadurch gegen die vielfältigen negativen Einflüsse seitens der Umwelt, der Atmosphäre oder der menschli-

* Ein wichtiges Unterscheidungskriterium ist in diesem Zusammenhang natürlich auch die *Durstlosigkeit* von *Apis*.

chen Umgebung abgehärtet, was ihm ein längeres Leben beschert. Seine Konstitution wird verbessert, und möglicherweise erkennt er auch einiges von dem, was Hahnemann erkannt hat. Heutzutage aber werden vielfach Prüfungen vorgenommen, bei denen nichts weiter herauskommt als so gewöhnliche Symptome wie Magenschmerzen, Übelkeit, Kopfschmerzen, Rückenschmerzen oder kalte Füße. Eine ganze Reihe unserer Arzneien sind nicht viel eingehender geprüft als auf diese Weise. Art und Stärke der Beschwerden werden ebenso unterschlagen wie der Zeitpunkt ihres Auftretens und die beeinflussenden Umstände. All die feineren Empfindungen werden nicht mitgeteilt oder genauer beschrieben, weil sie als ›psychisch überlagert‹ angesehen werden. »Verwirrt.«[EN1] »Meint nur noch heulen zu können; möchte nicht reden, ist sehr niedergeschlagen.«[GS] Das ist so ziemlich die ganze Ausbeute an psychischen Symptomen bei diesem Mittel. Über die tieferen Gefühle von Apocynum wissen wir nichts. Wir kennen nicht die Bedürfnisse und nicht die Abneigungen, weder im seelischen noch im körperlichen Sinne. Daher können wir sagen, dass wir es bei Apocynum mit einem nur partiell geprüften Mittel zu tun haben, geeignet lediglich für solche Beschwerden, die sich an der Oberfläche zeigen.

»Hydrozephalus mit tiefem Sopor.« Dies sehen wir im letzten Krankheitsstadium, zusammen mit großer Prostration, Abmagerung, ödematösen Schwellungen und Steifheit aller Gliedmaßen. Oft bestehen bei Hydrozephalus lanzinierende Schmerzen im Verlauf von Nervenbahnen, die bis in einzelne Gelenke ziehen und diese heftig malträtieren. Dann zeigen Mittel wie *Apis, Calcarea* und Apocynum eine tiefgreifende Wirkung. Das erste beständige und verlässliche Zeichen, dass das verabreichte Mittel in einem Fall von Wasserkopf wirkt, ist die Zunahme der zuvor sehr spärlichen Harnsekretion. Ein weiteres wichtiges Mittel bei Hydrozephalus ist *Tuberculinum*.

Der Apocynum-Patient hat typischerweise einen ängstlichen Gesichtsausdruck. Das Gesicht ist aufgedunsen, mit Schwellungen unter den Augen. Nach Druck bleiben Dellen in der ödematösen Haut zurück. Die Zunge ist trocken, bei großem Durst. Es gibt ein anderes Mittel mit diesem Symptomenbild, das häufig mit Apocynum verwechselt wird und in den meisten Fällen vor diesem verabreicht worden ist, und das ist *Arsenicum album. Arsenicum* hat all die wassersüchtigen Erscheinungen, die wir von *Apis* und Apocynum kennen. Und wie Apocynum hat es das Frieren und die hydropische Anschwellung des Abdomens und anderer Körperhöhlen. Es wird ferner in fast all seinen Symptomen durch Wärme gebessert – durch viel Wärme; der *Arsenicum*-Patient hält sich am liebsten in einem stark geheizten Raum auf. Aber da ist noch etwas anderes: eine ungeheure Erschöpfung, eine fürchterliche Angst und eine entsetzliche Unruhe – etwas, was bei keinem der beiden anderen Mittel in dieser Ausprägung vorkommt. Hinzu kommt bei *Arsenicum* ein aashafter Geruch, den man gleich beim Betreten des Zimmers wahrnimmt; auch dies ist bei *Apis* und Apocynum gewöhnlich nicht anzutreffen. Das ist die Art und Weise, wie wir uns unsere Arzneien zu eigen machen sollten. Wir sollten uns jeweils nur ein Mittel zur Zeit vornehmen, es dann aber im Vergleich mit anderen studieren. Zu diesem Zweck wählen wir die Mittel aus, die in ihren allgemeinen Zügen Ähnlichkeit miteinander haben, und untersuchen als erste Modalität ihre Reaktion auf Wärme und Kälte. So bekommen wir zwei Arzneigruppen, eine mit Besserung durch Wärme und eine mit Besserung durch Kälte, darüber hinaus eine unbestimmbare Gruppe, die durch keins von beiden gebessert wird. Das ist der Ausgangspunkt, von dem aus wir dann die Gruppen im Hinblick auf weitere Modalitäten immer weiter unterteilen.

»Dicker, gelber Schleim im Hals ...«[GS] »Großer Durst ...«[GS] »Steifigkeit im Thoraxbereich, mit einem Gefühl von Vollheit und leichter Ausdehnung.« Wie Sie sich denken können, führt eine Flüssigkeitsansammlung im Pleuraraum zu keiner bedeutenden Ausdehnung der Rippen, denn diese bilden eine relativ starre Wand. Die Zunahme oder Ausbreitung des Ergusses geht daher in erster Linie in Richtung der Lungen und des Zwerchfells. Dadurch kommt es zu vermehrter Atemnot, begleitet häufig von fortwährendem Reizhusten. Der Apocynum-Patient muss (wie *Apis*) aufrecht sitzen, da er im Liegen nicht genug Luft bekommt. Allerdings ist es bei einem Hydrothorax ein normales Phänomen, dass die Patienten gezwungen sind, aufrecht zu sitzen, denn jede liegende Position erhöht den Druck auf die Lungen und schränkt das Atemvolumen weiter ein. Im Sitzen lagert der schwere Pleurasack auf dem Zwerchfell, was wiederum den Druck im Bauchraum verstärkt und zur Vorwölbung des Unterleibs führt. »Durst beim Erwachen«[EN9] – und den ganzen Tag lang. »Großer Durst, aber [kaltes] Wasser wird nicht vertragen ...«[GS] Der Kranke würde gern kaltes Wasser trinken, aber er bekommt davon Magenschmerzen; oder er muss es gleich wieder erbrechen, noch bevor es warm geworden ist; oder der Magen wird ganz aufgetrieben. Angesichts all dieses Ungemachs scheut er davor zurück, kalte Getränke zu sich zu nehmen. Heiße Getränke verträgt er weitaus besser; er fühlt sich danach wohler, weil sie ihn erwärmen. Dennoch hat er eher Durst auf Kaltes!

Aufgedunsenheit und Erbrechen. Es gibt Apocynum-Patienten, die von allgemeinen Anasarka so aufgeschwemmt sind, dass man das Gefühl hat, das Blut könne unmöglich noch mehr Flüssigkeit aufnehmen und den Zellgeweben zuführen. Der ganze Körper wirkt wie ein vollgesogener Schwamm. Die Blutgefäße sind prall gefüllt, der Magen so voll, dass er nach oben entleert werden muss. Und trotz dieser schrecklichen Anschwellung seines Körpers trinkt der Patient in einem fort und erbricht das Wasser gleich wieder. Weil er kaum etwas bei sich behalten kann, gestaltet sich auch das Essen sehr schwierig. Zudem ist der Magen, da er ständig mit Wasser aufgefüllt wird, nicht mehr in der Lage, richtig zu verdauen. Andererseits leidet der Kranke sehr, wenn er nicht ständig trinkt. Daraus erklärt sich ein Teil seiner Symptome. »Das Druckgefühl im Bereich des Epigastriums und der Brust war des Öfteren so groß, dass es ihm schwerfiel, genügend Luft zu bekommen, um eine Zigarre zu rauchen oder auch nur zu sprechen; dies war selbst nach leichteren Mahlzeiten der Fall.«[EN40] Schon geringste Speisemengen erzeugen ein Gefühl von Spannung und Aufgetriebenheit. Oft wacht er mit nagendem Hunger und Flauheit im Magen auf und will unbedingt etwas essen, doch er bekommt vom kleinsten Bissen Völlegefühl. Sein Magen ist bereits voller Wasser, und das meiste davon erbricht er bald darauf, zusammen mit Galle und unverdauten Speiseresten. Schließlich ist der Magen so gereizt, dass kaum noch etwas hindurchzugehen scheint, verbunden mit vollständiger Darmatonie. Die Nieren versagen, sie sezernieren so gut wie keinen Urin mehr. Die Zunge entzündet sich; sämtliche Schleimhäute sind entzündet, und der Magen ist es wahrscheinlich ebenfalls. Das Abdomen ist stark aufgetrieben; es besteht Aszites.[GS]

Dann kommt ein weiteres Stadium. Es scheint, als würde ein Organ nach dem anderen seine Tätigkeit einstellen. Nach Nieren und Darm können als nächstes Ovarien und Uterus ihre Dienste versagen; dann tritt zum Hydrops noch Amenorrhö hinzu. Offenbar läuft in vielen Fällen der Prozess aber auch umgekehrt ab: Das Ausbleiben der Menstruation scheint den Beginn des Leidens zu markieren, dem dann die Wassersucht folgt. Eine junge Frau gerät vielleicht in einen Zustand zunehmender Schwäche und nervlicher Angespanntheit; dann setzt die Regelblutung aus, der Bauch wird empfindlich und aufgetrieben, und schließlich schwellen die Gliedmaßen ödematös an.

Apocynum hat sich auch als Heilmittel beim Alternieren von Diarrhö und Wassersucht erwiesen. Es kommt vor, dass nach Einsetzen des Durchfalls nicht nur die Ödeme, sondern auch alle anderen Beschwerden verschwinden. Der Durchfall ist dabei typischerweise sehr reichlich, wässrig und gelb, und oft geht er auch unwillkürlich ab. Mir wurde einmal von einem Wassersuchtpatienten berichtet, der mit hohen Dosen Apocynum behandelt wurde, woraufhin dieser typische Durchfall einsetzte; und solange dieser Durchfall bestand, gingen die Milzvergrößerung und sämtliche Wasseransammlungen zurück – auf eine ›natürliche‹ Weise, wie es dem behandelnden Arzt erschien. Als mir dies zugetragen wurde, sagte ich: »Warten wir's ab!« Tatsächlich musste der Arzt, durch die Umstände gezwungen, die Vergiftung mit Apocynum bald einstellen, und unmittelbar darauf versagte das Herz des Patienten. Einen ganz ähnlichen Effekt beobachten wir beim allopathischen Gebrauch von *Digitalis*. Irgendwann kommt die Zeit, wo der Arzt genötigt ist, das Mittel abzusetzen – und der Patient stirbt an Herzversagen. Den Grund dafür sucht der Doktor dann nie beim *Digitalis*, und so scheint er niemals die Lektion zu lernen, dass *Digitalis*, in dieser Form gebraucht, den Tod des Patienten nach sich ziehen kann.

Sämtliche Körperfunktionen können bei Apocynum in Mitleidenschaft gezogen werden: die Funktion der Haut, der Nieren, des Darms, der Gebärmutter; und dabei besteht eine allgemeine Neigung zu Wassereinlagerungen. Die Leiden seitens der Harnorgane können äußerst beschwerlich sein. Bei vielen Apocynum-Erkrankungen gehört spärliche Harnsekretion zu den ersten Symptomen, die sich bemerkbar machen. Auch Harnverhaltung kommt vor, ferner schmerzhafte Miktion. Beständiger Harndrang, obwohl die Blase manchmal nur wenig gefüllt ist; aber es geht kein Urin ab. »Harnretention, mit starkem Drang.« »Harnverhaltung, mit Lähmung der unteren Extremitäten.«[GS] Taubheit und Kribbeln in den Gliedern und schließlich völlige Kraftlosigkeit derselben. Einige Patienten verbleiben eine Zeitlang in diesem Zustand, bevor dann die Wassersucht einsetzt. Apocynum hat, wie schon erwähnt, alternierende Zustände: Ödeme im Wechsel mit reichlichen Ausleerungen. Die Wassereinlagerungen können reduziert werden durch massive wässrige Darmentleerungen oder durch eine stark gesteigerte Nierentätigkeit, wobei der Harnabgang zeitweise so profus ist, dass der Patient sich gar nicht erklären kann, wo all das Wasser herkommt. Urplötzlich versiegt dann der Harnfluss, die Gewebe füllen sich wieder mit Serum, und die Wassersucht schreitet fort. Nach einer Weile lässt auch die Wassersucht wieder nach, und am Ende steht das Herzversagen. »Harn auf ein Drittel der gewöhnlichen Menge verringert, dabei aber kein Schmerz oder Unwohlsein in der Nieren- und Blasengegend ...«[EN33] »Anurie. (Meningitis infantum.)«[GS] Apocynum war früher ein Routinemittel gegen Bettnässen von Kindern, und da es viele dieser Fälle geheilt hat, muss das Symptom zu seinem Wirkungskreis gehören. Angesichts der ausgeprägten Wirkung von Apocynum auf die Blase nimmt es nicht wunder, dass es unwillkürlichen Harnabgang geheilt hat. Ödeme im Bereich der Geschlechtsorgane.

Das Ausbleiben der Regelblutung, die Amenorrhö, habe ich bereits erwähnt. Apocynum hat aber auch eine ausgesprochene Blutungsneigung. Es können an jedem Ort Blutungen entstehen, vor allem kommt es aber zu Blutungen aus der Gebärmutter. Die Menstruation kann sehr kopiös sein, zu häufig auftreten und zu lange anhalten. Das Mittel kann aber auch unabhängig von den Menses Uterusblutungen herbeiführen, wobei die Patientin so stark bluten kann, dass sie davon anämisch wird; schließlich folgt Wassersucht. Die alten Homöopathen pflegten in den meisten Fällen, wo sich nach einer Blutung Ödeme entwickelten, *China* zu geben. Es war hier gewöhnlich so hilfreich und brachte so häufig Erleichterung, dass sie selten irgendein anderes Mittel benötigten. Aber Apocynum ist ebenfalls ein wichtiges Mittel bei Wassersucht im Gefolge von Blutungen – es entspricht oft genau den dabei auftretenden Symptomen. Es ist sowohl ein Blutungsmittel als auch ein Wassersuchtmittel. »Sehr erschöpfende Menorrhagie, etwa sechs Wochen anhaltend.«[GS] »Das Blut geht in großen Klumpen, manchmal auch flüssig ab. (Menorrhagie.)«[GS] Typisch für Apocynum ist eine Menorrhagie, bei der die Blutung in den ersten ein bis zwei Tagen mäßig ist, dann aber plötzlich so heftig wird, dass sich die Patientin nicht außerhalb des Bettes aufhalten kann[GS]; sie ist gezwungen, ganz ruhig im Bett zu liegen. Dem flüssigen Blut können Schleimhautfetzen beigemengt sein.[GS] »Anhaltende oder auch anfallsweise auftretende Uterusblutungen* ...«[GS] »Anhaltende Blutung« bedeutet, dass die Patientin so lange blutet, bis sie vollkommen erschöpft ist. Das ist ähnlich wie bei *Phosphorus*, *Ipecacuanha* und *Secale*. In den meisten Fällen kommt eine Gebärmutterblutung zum Stillstand, wenn eine gewisse Blutmenge abgegangen ist. Bei Arzneien jedoch, deren Blut so schlecht gerinnt wie das von Apocynum, steht die Blutung erst,

* Kent schreibt irrtümlich »Menorrhagia« statt ***Metrorrhagia*** *(Guiding Symptoms)*.

wenn ein Zustand größter Erschöpfung eingetreten ist. Dann ist zumeist auch die Dyspnoe, wie schon beschrieben, so weit fortgeschritten, dass die Patientin nicht mehr liegen kann, was gewöhnlich mit dem entstehenden Hydrothorax zusammenhängt. Der Arzneiwirkung von Apocynum unterliegen auch Patienten, die von zu langem Aufrechtsitzen eine Lungenhypostase entwickelt haben; die Blutansammlung erfasst, von unten nach oben aufsteigend, allmählich immer größere Lungenabschnitte und beraubt so den Patienten immer größerer Teile seines Atemvolumens. »Gefühl von Druck im Bereich des Epigastriums und der Brust ...«[EN40] »Sehr erschwertes Athmen ...« [Brustwassersucht.][NZ2,173] »Er schnappte nach Athem und konnte kein Wort sprechen ...« [Brust- und Hautwassersucht nach Scharlach.][NZ2,182] »Starke Dyspnoe, giemendes Atmen und Husten ... (Perikarderguss.)«[GS] Apocynum hat all die Rasselgeräusche in der Brust, wie wir sie z. B. von *Antimonium tartaricum* kennen. Auch bei *Antimonium tartaricum* ist die Brust so voll von flüssigem Schleim, dass sich der Patient nicht niederlegen kann.

»Kleiner, unregelmäßiger Puls.«[GS] »Fast ohne Puls, dabei zu Ohnmacht neigend, wenn sie versuchte, ihren Kopf aus dem Kissen zu heben.«[GS] »Kleiner, schwacher Puls.«[GS] »Perikarderguss ...«[GS] »Sehr beschwerliches Herzklopfen, sobald sie versuchte, sich im Haus umherzubewegen.«[GS]

Argentum metallicum

Silber

Wenden wir uns dem Studium des metallischen Silbers zu. Es verwundert nicht, dass sich Argentum als ein sehr tiefwirkendes Mittel erwiesen hat, ist es doch während der ganzen Menschheitsgeschichte sowohl symbolisch als auch medizinisch verwendet worden. In allen Geschichtsepochen ist Silber als wertvolles Material angesehen worden. Es ist ein Antipsorikum und, nach seinen Symptomen zu urteilen, m.E. auch ein Antisykotikum. Es greift tief in die Lebensvorgänge ein. Besonders affiziert Argentum die Nerven und Nervenscheiden; Schmerzen entlang einzelnen Nerven. Ferner werden sämtliche Knorpelgewebe des Körpers in Mitleidenschaft gezogen. Es ruft eine Hyperplasie des Knorpels hervor, eine Verdickung der knorpeligen Gelenkflächen sowie der Ohr- und der Nasenknorpel. Tumoren und infiltrierendes Wachstum des Knorpelgewebes.* Es wirkt auf die Nervensubstanz als solche und ist ein tiefgreifendes Heilmittel selbst bei organischen Hirnerkrankungen. Insofern unterscheidet es sich von vielen gewöhnlichen Arzneien, weil es auch das in Mitleidenschaft zieht, was den Menschen vor dem Tier auszeichnet, namentlich jene Nervenbahnen, die die Gedanken transportieren. Silber kann am Gehirn tiefe Veränderungen hervorrufen, bis hin zur Enzephalomalazie. Es mutet seltsam an, dass Argentum in seiner Wirkung auf den Menschen vorzugsweise die intellektuellen Fähigkeiten beeinträchtigt, während es sich kaum in das Gefühlsleben ›einmischt‹; allenfalls macht es leichte, unbestimmte Veränderungen im Bereich des Willens. Dagegen sind die Sphären des Verstandes und des Gedächtnisses erheblich gestört, was im weiteren Krankheitsverlauf immer mehr zunimmt, bis hin zum Schwachsinn. Bei starken Leidenszuständen – und Argentum ist voller Leiden – ist die Fähigkeit, vernünftig oder logisch zu denken, in besonderer Weise eingeschränkt. Fast alle Kopf- und Rückenschmerzen und auch all die reißenden Schmerzen am übrigen Körper bringen es mit sich, dass der Patient vergesslich wird und kaum einen klaren Gedanken fassen kann. Von diesem Zustand sind besonders Personen betroffen, die in ihrer täglichen Arbeit stark auf den Verstand angewiesen sind: Geschäftsleute, Schüler, Studenten, Dozenten, Gelehrte. Intellektuelle kommen an einen Punkt, wo ihr Intellekt zu versagen beginnt und ihnen von der geringsten geistigen Anstrengung schwindelig wird. Müdigkeit und Ermattung. Alle Symptome treten nach Schlaf verstärkt in Erscheinung. Anstatt ausgeruht zu sein für den nächsten Tag, wacht der Argentum-Patient am Morgen geistig erschöpft und matt in den Gliedern auf, sodass er sich kaum bewegen kann. Nur mit großer Mühe kann er sich aufraffen, um den geistigen und körperlichen Anforderungen des kommenden Tages entgegenzutreten. »Fortgesetzte geistige Anstrengung verschlimmert.« Wenn er mit der Geistesarbeit ein bestimmtes Maß überschreitet, bekommt er unweigerlich Kopfschmerzen; zumeist treten diese im Stirnbereich, gelegentlich aber auch im Hinterkopf auf.

Eine weitere Eigentümlichkeit von Argentum sind seine überall im Verlauf der Nerven auftretenden reißenden Schmerzen, besonders im Bereich der unteren Extremitäten. Gefühl, als würden die Nerven auseinandergerissen, vornehmlich *in der Ruhe*. Feuchtkaltes oder stürmisch-regnerisches Wetter verursacht rheumatische Beschwerden, die in den meisten Fällen nicht mit Gelenkschwellungen einhergehen (obwohl auch das vorkommt); vielmehr handelt es sich um Schmerzen entlang den Nerven und solche, die in den Gelenkknorpeln lokalisiert zu sein scheinen, und diese Schmerzen sind so heftig, dass er dabei unmöglich stillsitzen kann. Argentum heilt demzufolge Rheumatismus im Bereich der Nerven und Gelenke infolge Unterkühlung und feuchtkalter Witterung, wobei der Patient fortwährend auf und ab

* Gemeint sind wahrscheinlich gutartige und bösartige Tumoren, Chondrome und Chondrosarkome.

gehen muss. Eine Vielzahl von Argentum-Symptomen wird durch Bewegung und besonders durch Gehen gebessert. Auch wenn er müde und erschöpft ist, muss er vor Schmerzen ständig umhergehen. Diese Schmerzen werden oftmals durch reichliches Kaffeetrinken gemildert, was aber die Krankheit nur unterdrückt und dem Patienten stattdessen alle möglichen anderen Übel zufügt, unter denen er schließlich zusammenbrechen kann. Mit der Zeit ist er dann kaum noch in der Lage, irgendetwas zu tun oder zu leisten. »Geistige Schwäche. Körperliche Erschöpfung.« Ziehende oder reißende Schmerzen. Affektionen der Gelenke, der Gelenkknorpel. Reißen in den Knochen. Schon in jungen Jahren ist der Patient nur noch ein Wrack, so sehr liegt seine Konstitution darnieder. »Ein Mann von vierzig Jahren sieht aus wie einer von achtzig.«

Infiltration und infiltrierendes Wachstum sind ein Charakteristikum von Argentum metallicum. Entzündliche Infiltration des Knorpelgewebes, das sich in harte Knoten oder Klumpen verwandelt. Ein Übermaß an kartilaginärem Gewebe, sodass z. B. die Knorpel im Bereich der Gelenke, der Ohren und der Nase verdickt sind. Infiltrierendes Wachstum epithelialer Tumoren. Argentum hat sich als ein wunderbares Palliativum bei Szirrhus und epithelialen Tumoren erwiesen. Es hat Epitheliome geheilt, u. a. ein Epitheliom der Cervix uteri.

Neigung zu Geschwüren, die am knorpeligen Gewebe beginnen, das Zellgewebe durchbrechen und dann reichlich sezernieren. Entzündliche Infiltration und Induration des Geschwürsgrundes.

Ein weiteres Charakteristikum von Argentum ist seine Wirkung auf die Hoden, wobei der rechte Hoden auffallend häufiger betroffen ist. Linkes Ovar und rechter Hoden – es ist höchst merkwürdig, dass eine Arznei beim einen Geschlecht vorzugsweise Symptome der einen, beim anderen Geschlecht aber Symptome der entgegengesetzten Seite hervorruft; und doch ist es nicht das einzige Mittel, das dieses Verhalten zeigt.

Argentum hat alle möglichen Arten von Geschwülsten geheilt, von der Vergrößerung des Ovars bis hin zu den verschiedensten Gewebsinfiltrationen. Der Argentum-Patient ist ein fröstеliger Mensch; er hat es gerne warm, und seine Schmerzen werden durch Wärme gebessert. Kopfschmerzen werden durch warme Umschläge gelindert, ferner durch Druck, durch festes Bandagieren. Ich habe Beschwerden dieser Art oftmals mit Argentum geheilt, wenn der Patient seinen ganzen Kopf warm eingehüllt hatte.

Der Argentum-Patient ist durch einen Mangel an Lebenswärme charakterisiert. Er friert leicht und ist tendenziell eher mager. Im Laufe der Zeit verliert er immer mehr an Gewicht, wird zunehmend nervös und empfindlich und bekommt alle möglichen Spleens. Frauen, die Argentum metallicum benötigen, tun in ihrem überreizten Zustand oft so seltsame und unberechenbare Dinge (vgl. *Argentum nitricum*), dass sie sich bei ihren Mitmenschen alle Sympathien verscherzen und für hysterisch gehalten werden. Tiefsitzende Nervenleiden. Immer größer werdende Empfindlichkeit gegenüber ihrer Umgebung.

Der psychische Zustand des Argentum-Patienten ist der geistigen Verwirrung vergleichbar, wie sie zuweilen durch eine übermäßige emotionale Reaktion hervorgerufen wird, so als hätte der Patient durch Furcht, Zorn oder Schreck (oder irgendeine andere Gemütserregung) sein seelisches Gleichgewicht verloren. Die Ursache hierfür liegt darin, dass er so überaus empfindlich auf seine Umwelt reagiert und deshalb durch widrige Umstände leicht aus der Fassung gerät. Vor Schmerzen kann er sogar in ein Delirium geraten; doch gleicht dieses nicht dem passiven Delirium, wie wir es bei einigen adynamischen Fiebern beobachten, sondern er wird dabei rasend und wild. Zunächst regt er sich ungemein auf, dann wird er wütend, und schließlich kommt er in einen Zustand, wo er nur noch Unsinn redet. Manchmal ist er dabei so stark erregt, dass er für Argumente von außen nicht mehr zugänglich ist und seine Gedanken nur noch um sich selber kreisen. Er fühlt sich in diesem Stadium wie berauscht oder betrunken[RA(3)], und oft sieht er auch so aus; vor sich hin plappernd, springt er von einem Thema zum anderen. Einen Augenblick lang kann man dabei bisweilen den Eindruck haben, als sei er ganz klar im Kopf, doch schon im nächsten scheint er alles vergessen zu haben, was er eben noch gesagt hat.

»In Gesellschaft nicht zum Reden aufgelegt.«[GS] Der Grund dafür ist, dass er dazu gar nicht in der Lage ist. Er ist geistig müde und träge und vergisst beim Reden, was er eigentlich sagen wollte; er verliert schnell den Faden im Gespräch. Er kann sich auch vor dem Reden fürchten, weil er dann von Beschwerden geplagt wird. Ist er gezwungen zu antworten, so wird ihm schwindelig; er fühlt sich sonderbar und bekommt nervöse Zuckungen oder nervöses Zittern. Diese Zuckungen, die manchmal plötzlich, wie elektrische Schläge, den ganzen Körper durchfahren, treten bevorzugt auf, wenn er müde ist, vor allem aber dann, wenn er gerade im Begriff ist einzuschlafen. Er glaubt, nun habe er alle Mühsal des Tages hinter sich und könne endlich Ruhe finden, da durchzuckt ihn, gerade wenn der Schlaf ihn übermannen will, von Kopf bis Fuß ein elektrischer Schlag – und noch einer – und wieder einer; manchmal wird er die ganze Nacht von diesen Erschütterungen wachgehalten. Seine Gliedmaßen zucken zusammen, seine Beine rucken und zucken, sodass er schließlich aufsteht und herumläuft in der Hoffnung, das Zucken auf diese Weise loszuwerden. Dies ist in der Prüfung von *Argentum nitricum* herausgekommen, aber Argentum metallicum hat das Symptom gleichermaßen und auch bereits dauerhaft geheilt.* In seiner Argentum-metallicum-Prüfung betont Huber** die große Bedeutung dieser »elektrischen Erschütterungen beim Einschlummern«; sie können sich auf einzelne Gliedmaßen beschränken, sie können aber auch den ganzen Körper einbeziehen.

»Sehr angegriffen und besorgt über ihren Zustand.«[JB1,160] Wegen der zunehmenden Schwäche meint der Patient, er werde gewiss bald einen Zusammenbruch erleiden. Auch seine Unruhe wird größer; hat aber Schwierigkeiten beim Gehen. [»Die Kniee knicken oft beim Gehen zusammen.«[RA(149)]] Er kann sich weder körperlich noch geistig anstrengen, ohne Beschwerden zu bekommen. »Schwindelanfälle ...«[RA(1)] Schwindel beim Nachdenken[RA(1)] und beim Nachhausekommen[ÖZ2,171], d.h., wenn er in einen warmen Raum kommt. Letzteres stellt jedoch eine Ausnahme dar, gewöhnlich reagiert er eher auf Kälte empfindlich. Der Schwindel tritt zu Hause vor allem dann auf, wenn das Zimmer eng und die Luft stickig ist.

Ein merkwürdiges Symptom von Argentum ist, dass sich viele Beschwerden zur Mittagszeit einstellen bzw. wiederholen: »Die Unfälle erneuern sich alle Mittage.«[RA47] Dies bezieht sich u.a. auf Fieberfrost[AR23,1,99], auf Schmerzen in den Schädelknochen[GS], auf Schwindel[ÖZ2,171] und auf Ovarialschmerzen.

Kopfschmerzen in der Stirn und im Hinterhaupt. Einseitige Gehirnaffektionen; Halbseitenkopfschmerz. Heftige, neuralgiforme, halbseitige Kopfschmerzen, wie in der Tiefe des Gehirns oder als würden sie eine ganze Hirnhälfte einnehmen (überwiegend rechts). Argentum kann angezeigt sein bei älteren, geschwächten Patienten, die sich von einer intensiven Sonneneinwirkung oder einem Sonnenstich nie wieder richtig erholt haben und an ständigen Kopfbeschwerden leiden. Auf dem Kopf, an den Ohren oder am ganzen Körper »unerträgliches Jücken, wie das Laufen eines Flohes oder einer Laus.«[RA48] Brennendes Jucken, wie bei Frostbeulen. Argentum hat, wie *Agaricus*, Brennen und fressendes Jucken der Haut – an den Zehen, an den Ohren –, sodass der Patient kratzen muss, bis die Stelle wund wird und zu nässen beginnt; doch der Juckreiz wird dadurch nicht gestillt. Wundheit in den Ohren, durch ständiges Bohren und Kratzen aufrechterhalten. Kratzt sich wegen unerträglichem Kribbeln, Jucken und Brennen die Haut auf.

Im Bereich der Augen zielt die Wirkung von Argentum interessanterweise mehr auf die Lider als auf die Augäpfel; daneben wird aber

* Das Symptom der »elektrischen Schläge beim Einschlafen« ist in den Prüfungen nur von Argentum metallicum (!) erzeugt worden. Von *Argentum nitricum* gibt es nur ein Symptom, das in diese Richtung geht; es lautet: »Nachts Aufzucken der Schenkel, besonders der Knie, dass er, der Erschütterung wegen, aus dem Schlafe aufschrack.« (*ÖZ*, Bd. 2, S. 105, Sy.-Nr. 660)

** Kent nennt hier irrtümlich Hahnemann als Beobachter dieser Erscheinung. Vgl. den 2., 4. und 6. Versuch Hubers mit niedrigen Verreibungen von Argentum metallicum; in diesem Zusammenhang vor allem dessen oben genannte Bewertung, die er in einer Fußnote zum Ausdruck bringt. (*ÖZ*, Bd. 2, S. 169)

auch das Sehvermögen beeinträchtigt, mit Trübsehen oder Blindheit. Die Lider werden infiltriert; sie schwellen an, bis sie sich fast so hart wie Knorpel anfühlen. Die Bindehäute sind ebenfalls infiltriert und verhärtet, und die Lider können kaum geöffnet werden; sie sind krampfartig verschlossen, sodass sie nur gewaltsam ein wenig auseinandergezogen werden können. Mit Verdickung, Infiltration und reichlicher Sekretion einhergehende Ophthalmien oder Blepharitiden sind durch Argentum geheilt worden. Wo wir es gerade mit Schleimhautentzündungen zu tun haben, lassen Sie mich erwähnen, dass wir bei Argentum überall auf ›passive‹ katarrhalische Absonderungen stoßen. In einigen Fällen sind diese dickflüssig und gelb, zugleich aber ›passiv‹, hartnäckig, schmerzlos – ein passiver, wenig reagibler, indolenter Zustand der Schleimhäute. Das weitaus häufigere, charakteristischere Sekret von Argentum ist jedoch ein *grauer*, dick-zäher Schleim. Der Patient expektoriert grauen Schleim aus den Atemwegen – Bronchien, Trachea, Larynx. Grauer Schleim aus der Vagina, grauer Schleim aus der Harnröhre, grauer Schleim aus den Augen. Nur in wenigen Fällen sehen wir gelb gefärbte Absonderungen. Wenn sich z. B. Geschwüre gebildet haben, etwa im Kehlkopf, im Rachen oder an den Augenlidern, kann aus diesen bisweilen ein dickes, gelbes Sekret austreten. Generell ist das Sekret aus ulzerierten Schleimhautoberflächen aber grau. Eine Ausnahme stellt die chronische Gonorrhö dar, die von Argentum wiederholt geheilt worden ist; hier finden wir häufiger gelbe als graue Absonderungen. Wenn wir einmal den allgemeinen Charakter einer Arznei erfasst haben, wissen wir, was wir in den einzelnen Körperregionen erwarten dürfen. Ist uns dieser aber nicht bekannt, bleibt uns seine lokale Wirkung natürlich erst recht verschlossen. Treffen wir nun in einer Region auf das genaue Gegenteil der allgemeinen Wirkungsrichtung, wissen wir, dass es sich dabei um eine lokale Besonderheit handelt, die nicht der allgemeinen Tendenz des Mittels entspricht. Wir müssen also als Erstes herausfinden: Was ist allgemein? Was kann erwartet werden? Was gehört zur Natur des Mittels? So können wir, wenn wir gegenteilige Zustände vorfinden, diese sogleich als Lokalsymptome erkennen, die eine Ausnahme darstellen.

Nun zu einem Charakteristikum des Argentum-Juckreizes: »Starkes Jücken am äußern Ohre, bis zum Blutigkratzen.«[RA15] Dieses Jucken betrifft die ganze Ohrmuschel, kann sich aber auch bis in den Gehörgang erstrecken. Der Patient muss so lange kratzen, bis das Ohr rot und geschwollen ist und zu bluten beginnt. Der Knorpel der Ohrmuschel ist infiltriert, es sind lauter kleine Knoten zu tasten. Auch die knorpeligen Gewebe der Nase neigen zur Infiltration. Argentum heilt viele dieser Fälle, wo normalerweise ein Teil der inneren Nase zur Verbesserung der Atmung vom Chirurgen entfernt wird. »Verdickung der Nasenknorpel, mit Schwellung und Proliferation von Schleimhaut und Zellgewebe in den Nasengängen.« Argentum metallicum ist oft in solchen Fällen indiziert. Es hat auch eine entschiedene Wirkung auf Gelenkergüsse mit Infiltration der Knorpelflächen, die sich immer mehr verdicken und verhärten. Es ist eines der wichtigsten Mittel bei Knorpelnekrosen, wo immer sie auftreten mögen. Doch müssen für eine hinreichende Wirkung zusätzlich einige jener Geistes- und Nervensymptome vorhanden sein, die ich eingangs beschrieben habe. Der typische Argentum-Patient sieht angegriffen, blass und müde aus, ist von Sorgen gezeichnet und in schlechter körperlicher Verfassung. Er ist ein bemitleidenswerter, stets kränkelnder Mensch, der schon vor Jahren hätte homöopathisch betreut werden sollen – dem aber immer noch geholfen werden kann, wenn sein Zustand nicht zu weit fortgeschritten ist.

Schmerzhaftes Spannen[RA(40)] und Ziehen im Rachen. »Ein Spannen im Rachen auf der rechten Seite, aber nur beim Gähnen.«[HY20,171] »Wundheit und Rohheit im Halse beim Ausathmen ...«[RA(37)] Dies kann sich bis in den Kehlkopf erstrecken: »Schmerzhafte Wundheit im Kehlkopf vom Atmen.« »Roh und wundschmerzhaft oben im Luftröhrkopfe, beim Husten ...«[RA32] Viel grauer, gallertartiger Schleim in der Luftröhre, der leicht abzuhusten ist.[GS]

Argentum ruft eine Reihe von Bauchbeschwerden hervor, so u. a. Wundheits- und Zerschlagenheitsschmerz. Wenn diese Beschwerden von einer katarrhalischen Entzündung der intestinalen Schleimhäute zu einer allgemeinen Kongestion der Baucheingeweide fortschreiten, kommt es zu Durchfall, hartnäckigster Verstopfung oder Tuberkulose der Mesenteriallymphknoten, mit Gewichtsverlust und zittriger, lähmiger Schwäche. »Schmerzhaftes Wundheitsgefühl im ganzen Unterleib ..., bei Uterusaffektionen«[GS] oder Harnwegsbeschwerden. Argentum neigt zur Bildung von minderwertigem Gewebe, wie bei Tuberkulose, Neoplasmen oder den erwähnten Infiltrationen.

»Nach dem Mittagsessen, Stuhlgang, welcher sehr trocken und sandig ist, aber doch ohne Mühe abgeht.«[RA(67)] »Schmerzlose Stühle unverdauter Speisen.«[GS] Sehr übelriechende Stühle. Katarrhalische Entzündung der Schleimhäute im gesamten Harntrakt. Argentum hat Proteinurie und Diabetes mellitus geheilt. Chronische Nierenleiden bei Kranken in schlechtem körperlichen Allgemeinzustand. Polyurie; Abgang großer Mengen molkig trüben Harns.[KE2,49] Bettnässen nicht nur bei Kindern, sondern auch bei Erwachsenen, deren Nervensystem sehr in Mitleidenschaft gezogen ist.

Argentum wirkt auch stark auf die Geschlechtsorgane ein, die männlichen wie die weiblichen. Beim Mann affiziert es in besonderem Maße die Hoden und die genitalen Schleimhäute. Infiltration und Induration der Testes. Eines der Prüfungssymptome lautet: »Quetschungsschmerz im rechten Hoden; selbst der Druck der Beinkleider steigerte beim Gehen die Schmerzhaftigkeit.«[ÖZ2,170] Ein weiteres Symptom desselben Prüfers: »Abends im Bette Quetschungsschmerz in beiden Hoden.«[ÖZ2,169] Entzündung der Hoden, mit Infiltration; chronische Orchitis. Argentum heilte einmal eine Hodenaffektion mit Verdacht auf maligne Entartung; der Prozess hatte im Nebenhoden begonnen und war im Gefolge einer Gonorrhö aufgetreten. Entzündung, Verhärtung, Schwellung, brennende und stechende Schmerzen.

Ein anderes Symptom, das von großer Bedeutung ist: »Gonorrhö mit gelblichgrünlichem Ausfluss, von Beginn an indolent; seit acht Monaten bestehend.«[GS] Es handelt sich hierbei um ein klinisches, durch Argentum geheiltes Symptom. Nun ist es bei einem Tripper natürlich ein normales Phänomen, wenn der Ausfluss im ersten Stadium der Krankheit gelb (oder gelblichgrün) und dickflüssig ist; dann aber wird er gewöhnlich immer heller, bis er schließlich weißlich und eher dünnflüssig ist – der postgonorrhoische Katarrh. Argentum ist dagegen bei einem ganz anderen Tripperverlauf angezeigt, nämlich in jenen Fällen, wo die Schleimhaut immer weiter ein gelbes Sekret absondert. Gewöhnlich wird das Sekret heller, sobald der Schmerz aufgehört hat; in Argentum-Fällen jedoch lässt der Schmerz zwar nach, die dicke, grünliche oder gelbliche Absonderung aber bleibt bestehen. Es ist ein passiv-indolenter Zustand, bei dem die Harnröhrenschleimhaut nicht nur ihre Empfindlichkeit auf Schmerzreize verliert, sondern großenteils auch ihr Empfindungsvermögen überhaupt. Nun, bei diesen chronischen Trippern mit langwierigem, passivem, dickem Ausfluss haben wir nicht selten Schwierigkeiten, das passende Mittel zu finden – alte, hartnäckige Fälle mit Fortbestehen eines gelben und dickflüssigen Harnröhrensekrets. Sie sind durch die üblichen Mittel nicht zu beeinflussen, sondern entsprechen einer besonderen Gruppe von Arzneien: Argentum metallicum, *Alumina, Alumen, Sulfur.* Es sind Mittel, an die man im Frühstadium einer Gonorrhö gewöhnlich nicht denkt; doch formt der allgemeine konstitutionelle Zustand des Patienten später den Charakter der diesen Mitteln entsprechenden Symptome aus.

Bei der Frau erkranken vor allem die Eierstöcke, mit Infiltration, Induration und zystischen Veränderungen. Ovarialzysten und große, harte Ovarialtumoren sind durch Argentum geheilt worden, besonders wenn sich diese auf der linken Seite befanden. Der rechte Hoden – der linke Eierstock. »Uterusprolaps, mit Schmerzen im linken Ovar und Kreuz- oder Lendenschmerzen, die nach vorn und unten ausstrahlen.«[GS] Die Heilungsberichte beziehen sich hauptsächlich auf Affektionen des linken Ovars; gleichwohl heilt Argentum auch rechtsseitige Eierstockbeschwerden.

Ein weiteres wichtiges Charakteristikum dieser Arznei ist Schwäche und Erschlaffung von

Muskeln überall im Körper, verbunden mit Zittern. Auf die Beckenorgane bezogen bedeutet dies, dass der Muskel- und Bandapparat, der dem Uterus in seiner Position im kleinen Becken Halt gibt, bei Argentum erschlafft und es dadurch der Gebärmutter ermöglicht herabzuhängen. Mit anderen Worten, es kommt zum Uterusprolaps. Sie werden vielleicht überrascht sein, wenn ich Ihnen sage, dass homöopathische Mittel auch hierbei wunderbare Dienste leisten können; sie haben die Fähigkeit, den Muskeltonus wieder aufzubauen, und können so dem Uterus wieder zu seiner normalen Lage verhelfen. Dadurch verschwindet auch das Gefühl des Herabdrängens, das die Frauen zumeist beschreiben, das sog. ›Bearing-down-Syndrom‹ – eine Empfindung, als würden die inneren Teile wie durch einen Trichter nach unten gedrückt oder als würden sie herabgezerrt. All dies sind Empfindungen, die gewöhnlich mit einer Prolapsneigung einhergehen, und Argentum ist eines der möglichen Heilmittel für diesen Zustand. Darüber hinaus sind bei Argentum die gesamten Beckenorgane gestaut und schwerer an Gewicht; die Gewebe sind infiltriert und möglicherweise verhärtet. Der Gebärmutterhals ist kongestioniert, vergrößert, induriert und neigt zur Ulzeration. Argentum hat sich als ein ausgezeichnetes Palliativum bei Epithelkarzinom der Cervix uteri erwiesen, mit brennenden, stechenden Schmerzen sowie reichlichem, putridem, gelblichgrünem und blutigem Ausfluss. Argentum hat auch eine Neigung zur Menorrhagie, zu verstärkter Menstruationsblutung geheilt. Die Muskelerschlaffung, die bei Hämorrhagien dieser Art gewöhnlich vorhanden ist, wird nach Gabe des Mittels bald überwunden sein, sofern die Symptome übereinstimmen und auch der allgemeine Zustand des Patienten dem Mittelbild entspricht. »Gebärmuttergeschwüre, mit Sekretion einer eitrigen, jauchigen, manchmal blutigen Flüssigkeit, die einen unerträglichen Gestank verbreitet.«[GS] Argentum ist ein nützliches Mittel bei entsetzlich übelriechender Leukorrhö (*Kalium arsenicosum, Kalium phosphoricum*). »Gebärmutterhals stark verschwollen; er bildete eine schwammige Masse, die in verschiedenen Richtungen von tiefen Ulzera angefressen war.«[GS] In einem Fall von Szirrhus des Muttermundes, wo Argentum verabreicht worden war, heißt es: »In weniger als drei Tagen war der faulige Geruch so gut wie verschwunden.«[GS] Wenn ein Mittel in dieser Weise wirkt, schränkt es auch das Krebswachstum deutlich ein, genauer gesagt: Eine Krebspatientin, die sonst noch etwa 15 Monate zu leben hätte, wird 2 oder 3 Jahre am Leben bleiben, und das bei relativem Wohlbefinden. Das Mittel, das indiziert ist, gebietet dem ulzerierenden und destruierenden Prozess Einhalt und ermöglicht der Patientin noch über Jahre ein verhältnismäßig angenehmes Leben im Kreis ihrer Angehörigen. Bei Krebserkrankungen ist die Lebenskraft so stark geschwächt, dass der frühere Ordnungszustand im Allgemeinen nicht wiederhergestellt werden kann. Daher werden Sie jemanden, der behauptet, er hätte einen hohen Prozentsatz an Krebsfällen geheilt, schnell als das erkennen, was er ist: ein Narr oder ein Betrüger. Entweder ist er nicht intelligent genug, um zu wissen, was Krebs ist, und er nennt fast alles Krebs, was ihm in der Praxis begegnet, oder er ist schlicht und einfach ein Betrüger, ein Hochstapler. Es liegt nun einmal in der Natur der Krebsgeschwulst, dass sie nur auf dem Boden einer sehr geringen Lebenskraft oder eines ungenügenden Ordnungszustandes gedeiht, und daher kann sie gewöhnlich selbst mit den bestgewählten Arzneien nicht geheilt werden.

Nun zu den Kehlkopferkrankungen, für die Argentum ein so wunderbares Heilmittel darstellt. Laryngitis mit Stimmverlust durch Überanstrengung der Stimme, wie sie bei Rednern und Sängern vorkommt, bei Menschen, die gezwungen sind, viel ihre Stimme zu benutzen. Es handelt sich um eine lähmungsartige Schwäche der Stimmbänder. Überall im Arzneimittelbild von Argentum finden wir Verschlimmerung durch die geringste Überanstrengung – eine paralytische Tendenz, die durch jede Art von Anstrengung vermehrt wird. Wie in den Lungen und jedem anderen Körperteil, so ist es auch im Kehlkopf: eine gewisse Strapazierung der Stimmbänder, und schon ist die Stimme weg. Die Neigung von Argentum zur Infiltration zeigt sich in diesem Bereich in Form von Kehlkopftuberkulose. Sänger, Redner, Prediger etc., die eine schwächliche Konstitution geerbt haben, verbunden mit einer Neigung zu Nervosität und schlechter Verdauung, erkranken vorzugsweise an Kehlkopftuberkulose und verlieren ihre Stimme. Bald bilden sich Geschwüre, und schließlich geht das Leiden auf die Lungen über; die Patienten magern ab und bekommen Nachtschweiße. »Vollständige Aphonie«[GS], zumeist von schmerzhaftem Charakter.

Erkältungen neigen dazu, sich im Kehlkopf festzusetzen. »Laryngitis chronica; die Kranke war sehr heiser, sodass sie kein lautes Wort hören lassen konnte, klagte über ein fortwährendes Kitzeln im Halse, was sie zu häufigem Husten reizte.«[JB1,160] »Roh und wundschmerzhaft oben im Luftröhrkopfe, beim Husten ...«[RA32] Lachen erzeugt oder verstärkt den Hustenreiz und den Kitzel, und *der Patient räuspert viel grauen Schleim heraus;* dies gilt auch, wenn der Reiz tiefer in den Atemwegen, in den Bronchien oder Lungen lokalisiert ist. »Es ist wie ein roher Fleck in der Luftröhre, in der Gegend des Halsgrübchens, schlimmer beim Reden, Sprechen, Singen.«[AR23,1,99] Ein Wundheitsgefühl, das genau in der Mitte der Brust empfunden wird; mal wird es als Brennen, mal als Beißen beschrieben, mal als ein Gefühl wie wund oder roh. All diese Empfindungen sind sich so ähnlich, dass die eine durchaus für die andere stehen kann. »Rauhigkeit und Heiserkeit der Stimme, bei Kehlkopftuberkulose«; schon bei jungen Leuten auftretend, die wie verdorrt wirken. Ein noch nicht 25-Jähriger sieht aus, als wäre er 50 Jahre alt. Sein Gesicht ist von vielen Fältchen durchzogen, so als hätte er viel Kummer und Sorgen gehabt. Er leidet an überwiegend trockenem Husten, nur gelegentlich räuspert er etwas grauen Schleim heraus. Dabei kann er insgesamt recht drahtig erscheinen und einigermaßen gut im Leben zurechtkommen. Die Neigung zur Tuberkulose ist ihm vererbt worden. Der Husten besteht zumeist nur aus wenigen kräftigen Hustenstößen und wird durch Lachen, Sprechen und Zimmerwärme verstärkt. »Durch Lachen wird Schleim in der Luftröhre erregt* und Husten hervorgebracht.«[RA(77)] Argentum wird die drohende Schwindsucht abwenden und die Neigung zum Reizhusten beseitigen. Kurzer, röchelnder Husten[RA33] oder trockenes, reizendes Hüsteln[RA(31)] ist die für dieses Mittel charakteristische Hustenform. So gut wie nie finden wir diesen heftigen, den ganzen Patienten erschütternden Krampfhusten, wie wir ihn z.B. von *Bryonia* kennen. Meist wird, wenn Schleim vorhanden ist, dieser durch einen einzigen Hustenstoß ausgeworfen[RA(80)], oder es ist ein geringfügiger, trockener Reizhusten, der gelegentlich mit Wundheitsschmerz im Hals verbunden ist. »Husten, mit ... leicht abgehendem Auswurfe, wie gekochte Stärke ...«[RA33] Der Patient hustet gewöhnlich nicht so sehr, um Schleim herauszubringen, als vielmehr, um einen leichten Hustenreiz zu lindern; ist aber Schleim vorhanden, so löst sich dieser in der Regel viel leichter ab als bei den meisten anderen Mitteln. Auch Schleim im Kehlkopf ist durch einfaches Räuspern leicht zu beseitigen. Generell tritt der Hustenreiz vorzugsweise tagsüber und abends auf, nicht in der Nacht; er verstärkt sich in warmen Räumen und bessert sich im Freien.

Der Argentum-metallicum-Patient neigt zu einem Gefühl von Schwäche der Brust. Es gibt zwei Mittel mit dieser Art von Brustschwäche,** und sie sind nicht leicht auseinanderzuhalten: Argentum und *Stannum.* Sie resultiert bei diesen Mitteln aus einer großen Schwäche der Thoraxmuskulatur und geht mit einer Schwäche der Stimme einher; dem Patienten fällt es schwer zu sprechen, es fällt ihm schwer zu husten, ja selbst zu atmen. Bei der Anamnese kommt er immer wieder auf dieses Thema zurück. Es ist eine Schwäche, die weit über das hinausgeht, womit bei der Tuberkulose zu rechnen ist – ein Gefühl von lähmungsartiger Muskelschwäche im Bereich des Thorax. Natürlich ist dieser Zustand ein ganz anderer als bei *Antimonium tartaricum*, das ebenfalls eine große Brustschwäche hat; hier tritt die Schwäche, wie Sie sich erinnern werden, nur bei akuten Krankheiten in Erscheinung. Das ist bei Argentum

* Von Allen und Hering mit »produces«, von Kent mit »causes« wiedergegeben. Gemeint ist aber wahrscheinlich »erregt« im Sinne von ***gelöst*** oder ***mobilisiert***, wie auch die Symptome (79) und (80) in der *Reinen Arzneimittellehre* nahelegen.

** Kents Repertorium führt unter der Rubrik »Chest, weakness« insgesamt 60 Mittel auf, darunter dreiwertig: **Ant-t.**, **Arg-m.**, **Carb-v.**, **Ran-s.**, **Seneg.**, **Stann.**

und *Stannum* keineswegs der Fall. Diese beiden Mittel eignen sich vor allem für langwierige, chronische Leiden, und für diese beiden Mittel bedeutet »große Schwäche der Brust«[GS] das, was ich eben zu beschreiben versucht habe und was die Patienten häufig vergeblich zu beschreiben versuchen ... »Herr Doktor, ich fühle mich irgendwie so schwach in der Brust.«

Abschließend noch ein paar Worte über die Herzbeschwerden dieses Mittels, an denen es nicht mangelt. »Untertags häufiges krampfhaftes, jedoch schmerzloses Zusammenzucken des ganzen Herzmuskels, besonders beim Liegen auf dem Rücken.«[ÖZ2,170] »Gefühl von Zittern in der Brust«, von manchen Patienten auch als Beben, Zucken oder Flattern beschrieben. Zittrige Schwäche des ganzen Körpers, der Hände und der Füße. Herzklopfen mit allgemeinem Tremor ist bei diesem Mittel häufig anzutreffen. Besonders in der Schwangerschaft kommt es oft zu heftigem Herzklopfen, das z. T. mit Angstgefühl verbunden ist und sowohl tags wie nachts auftreten kann.[ZÖ1,553] »Herzklopfen in Verbindung mit Kopfschmerzen.« Herzklopfen mit plötzlicher allgemeiner Schwäche.[ZÖ1,553] Allmählich zunehmende Schwäche. Aufgrund der Kraftlosigkeit der unteren Extremitäten knicken beim Gehen die Knie oft unter der Last des Körpers zusammen.[ÖZ2,167] Zittern in den Knien mit Herzklopfen und allgemeiner Schwäche.[(ZÖ1,553)] Steifigkeit der Gliedmaßen.[GS] »Taubheit in den Gliedmaßen, wie eingeschlafen.«[GS] »Kraftlosigkeit der Glieder.«[ÖZ2,171] *Viele Beschwerden verstärken sich in der Ruhe* und im Sitzen, besonders die Rückenschmerzen und einige Gelenkbeschwerden. In der Pathogenese dieser Arznei finden sich alle nur erdenklichen Nervensymptome.

Argentum nitricum

Silbernitrat; Höllenstein

Wenn wir die Symptome von Argentum nitricum untersuchen, können wir feststellen, dass es (wie *Argentum metallicum*) den Patienten überwiegend auf der intellektuellen Ebene in Mitleidenschaft zieht, dagegen nur in beschränktem Maße auf der emotionalen Ebene. Geistige Symptome herrschen eindeutig vor, besonders finden wir Störungen des Gedächtnisses und des Verstandes, des logischen Denkens. Der Argentum-nitricum-Patient kann höchst irrational werden, wenn er seine Handlungen oder Verhaltensweisen erklären soll. Er tut eigenartige, unvernünftige Dinge und fasst seltsame Beschlüsse; zuweilen handelt er regelrecht töricht. Er neigt zu allen möglichen Einbildungen, Täuschungen, selbst Halluzinationen. Sein Geist wird von lauter lästigen Gedanken bedrängt, und besonders abends und nachts quälen ihn seine Gedanken so sehr, dass er panische Angst bekommt. Er hält es in seinem Zimmer nicht mehr aus, muss unbedingt an die frische Luft. Wie getrieben wandert er die Straßen entlang, und je schneller er geht, desto schneller meint er gehen zu müssen – immer weiter, bis er völlig müde und erschöpft ist. Eigenartige Vorstellungen, Ideen oder Ängste bemächtigen sich seiner; z.B. kann er urplötzlich befürchten, von einer schlimmen Krankheit befallen zu werden oder einen Anfall zu bekommen. Der absonderliche Gedanke kommt ihm in den Sinn, er könnte, wenn er um eine bestimmte Straßenecke biegt, einen Anfall bekommen, zu Boden stürzen und dadurch Aufsehen erregen. So macht er, um dies zu vermeiden, eine großen Bogen um den ganzen Block; er meidet diese Straßenecke aus Furcht, er könnte etwas Verrücktes anstellen. Sein Geist ist so schwach, dass alle möglichen Impulse in sein Bewusstsein vordringen können; die abwegigsten Ideen machen sich in seinem Kopf breit. Beispielsweise wird er, wenn er eine Brücke überquert oder sonst einen hochgelegenen Ort passiert, von der Vorstellung heimgesucht, dass er sich das Leben nehmen könnte, indem er von dort hinunterspringt; oder er malt sich aus, wie es wohl wäre, wenn er es wirklich täte; und manchmal kommt gar der *Impuls* in ihm hoch, sich von der Brücke hinab ins Wasser zu stürzen. Wenn er aus einem hohen Fenster nach unten schaut, überkommt ihn der Gedanke, wie schrecklich es wohl wäre, aus dem Fenster zu springen, und zuweilen verspürt er den Impuls, es tatsächlich zu tun. Wir finden bei Argentum nitricum nicht in dem Maße Abscheu vor dem Leben und Sehnsucht nach dem Tod, wie es für *Aurum* und einige andere Mittel charakteristisch ist, sondern eher Furcht vor dem Tod und übertriebene Befürchtungen, dass sein Tod kurz bevorstehe. Oft sagt er sogar, wie *Aconitum*, den Zeitpunkt seines Ablebens voraus: An dem und dem Tag, um soundsoviel Uhr, so meint er, werde er sterben. Wenn er irgendwelche Termine vor sich hat, ist er nervös und ängstlich; ebenso, wenn er an etwas denkt, was er sich vorgenommen oder zu tun versprochen hat, oder wenn er etwas Bestimmtes erwartet. Ist er mit jemandem verabredet, so verbringt er die ganze Zeit bis dahin in angstvoll-gespannter Erwartung. Auch bei einer Reise mit der Eisenbahn ist er vorher außerordentlich nervös und zittrig vor Angst, was sich erst legt, wenn er glücklich eingestiegen und der Zug abgefahren ist. Wenn er auf der Straße in einiger Entfernung einen Bekannten auf sich zukommen sieht, passiert es häufig, dass ihm vor Angst und Aufregung der Schweiß ausbricht, bis er das Zusammentreffen hinter sich gebracht hat. Als Folge seiner ängstlichen Verlegenheit kommt es jedoch nicht allein zu Schweißausbrüchen; er kann auch gereizt reagieren und schnell wütend werden, was wiederum Schmerzen nach sich zieht. Bei Zorn oder Wut wird er sehr heftig, und dann bekommt er Kopfschmerzen. Auch Husten, Brustschmerzen und Schwächezustände können sich entwickeln, wenn er sich geärgert oder erzürnt hat.[LH318] Stets ist die Angst, die bei all den genannten Situationen in ihm hochkommt, der

Auslöser für irgendwelche Beschwerden körperlicher Art. Beschwerden jedes Mal bei diesen Angstzuständen, jedes Mal bei Ärger, Zorn oder Wut. Der Argentum-nitricum-Patient neigt in besonderer Weise dazu, dass in solchen Augenblicken bestimmte körperliche Symptome zutage treten. Wenn er im Begriff ist, irgendwo hinzugehen – zu einer Hochzeit, in die Oper oder zu sonst einem ungewohnten Ereignis –, geht dies mit so großer Furcht und Erwartungsangst einher, dass er davon Durchfall bekommt. So haben wir es bei Argentum nitricum mit einer ebenso wunderbaren wie wunderlichen Arznei zu tun. Im Text* heißt es: »Der Patient gab alle möglichen verqueren Gründe für sein merkwürdiges Verhalten an, in dem Bestreben, dadurch seine Torheit, die ihm selbst bewusst war, vor den anderen zu verbergen.« Traurigkeit und Melancholie. Verwirrung und Verlegenheit. Gedächtnisschwäche.

Schwindel beim Anblick hoher Häuser; »es kommt ihm dabei vor, als wollten die Häuser von beiden Seiten sich ihm nähern und ihn erdrücken.«[LH321] Schließen der Augen erzeugt oder verstärkt den Schwindel. »Schwindel und Ohrensausen, bei allgemeiner Abgeschlagenheit der Glieder und Zittern.«[ÖZ2.78]

Tief in der Konstitution verankerte Kopfschmerzen als Folge von Gehirnermüdung, von fortgesetzter Überanstrengung des Geistes. Argentum nitricum passt häufig bei geistiger Erschöpfung, Kopfschmerz, nervöser Angespanntheit und Tremor, bei organischen Herz- und Leberleiden von Kopfarbeitern (Geschäftsleuten, Studenten, etc.), von Menschen, die beruflich unter einer chronischen Anspannung stehen, von Schauspielern, die lange Zeit hindurch im Rampenlicht der Öffentlichkeit gestanden haben. Irgendwann kommt es, wenn der Geist zu lange überfordert worden ist, neben den psychischen Symptomen auch zu körperlichen Beschwerden, zu allgemeinen Schwächezuständen, mit Zittern, Lähmungen, Taubheitsempfindungen, Herzklopfen, Pulsieren am ganzen Körper oder sonstigen funktionellen Störungen. Hält die nervliche Überlastung weiter an, können schließlich sämtliche Organe des Körpers in Mitleidenschaft gezogen werden. Der Magen versagt seine Dienste, Verdauungsstörungen stellen sich ein. Alles, was der Patient zu sich nimmt, scheint in Gase umgewandelt zu werden; der Bauch ist von Blähungen schmerzhaft aufgetrieben. Zusätzlich zum Herzklopfen scheint nun auch die Blutzirkulation erheblich beeinträchtigt zu sein. Vollheit der Blutgefäße und klopfende Empfindungen am ganzen Körper. Die Gefäßwände erkranken und neigen zu atheromatöser Degeneration; erweiterte, variköse Venen. Fortschreitende Haut- und Schleimhautgeschwüre. Das Herz wird zunehmend schwächer. Die Extremitäten werden kalt und livid, ebenso die Lippen. All diese Beschwerden verschlimmern sich durch jede Aufregung – durch einen Opernbesuch, ein Treffen mit einem Freund oder das Herannahen einer Verabredung.

Argentum nitricum ist in erster Linie ein Nervenmittel; es hat eine Vielzahl von spinalen Symptomen, ziehende oder reißende Schmerzen die Gliedmaßen entlang; Schmerzen, wie sie z. B. bei der lokomotorischen Ataxie vorkommen, blitzartig in die Beine fahrende Schmerzen.

Eine wichtige Eigenschaft von Argentum nitricum, die sich auf die meisten seiner Symptome auswirkt, ist seine große Ähnlichkeit mit *Pulsatilla:* der Patient hält sich mit Vorliebe an der frischen, kalten Luft auf; Verlangen nach kalten Dingen: nach Eis, Eiscreme und kalten Getränken; sein Kopf muss von kühler Luft umgeben sein, in warmen Räumen ›erstickt‹ er, desgleichen in warmer Kleidung. Türen und Fenster hat er am liebsten weit geöffnet; er bekommt in stickigen Räumen keine Luft, ebenso wenig, wenn mehrere Leute mit im Zimmer sind. Aus demselben Grund kann er nicht in die Kirche gehen, nicht in die Oper, nicht in Vergnügungs- oder Versammlungslokale. Er muss zu Hause bleiben, weil er Menschenmengen und geschlossene Räume fürchtet.

Überall können sich bei dieser Arznei Ulzerationen entwickeln, vor allem aber im Bereich der Schleimhäute. Geschwüre im Rachen, an den Augenlidern und an der Hornhaut, in der Blase und im Nierenbecken, im Uterus und am

* In den *Guiding Symptoms*, die normalerweise mit »Text« gemeint sind, in dieser Form nicht vorhanden.

Muttermund, in der Scheide und an den äußeren Geschlechtsteilen. Es erscheint eigenartig, dass Argentum nitricum in seiner Pathogenese eine solche Neigung zur Geschwürsbildung zeigt, wo doch die alte Schule Höllenstein zur Kauterisation von Ulzera benutzt und sie damit zur Abheilung bringt; d.h., eigentlich ist es eigenartig, dass die alte Schule ausgerechnet solche Ätzmittel wie dieses einsetzt, um Geschwüre auszuheilen! *Phosphorus* ›brennt‹, wie wir wissen, und verstärkt bei seiner Applikation die Neigung zur Geschwürsbildung bzw. trägt zur Vertiefung von Geschwüren bei, während Argentum nitricum, bei dem die Ulzerationsneigung zum tiefsten Wesen der Arznei gehört, diese heilt. Wir finden an den Schleimhäuten rote Wülste, Granulationen, Gefäßerweiterung und bläulichrote Verfärbung. Die Geschwüre von Argentum nitricum sind sehr empfindlich.

Bei Frauen treten viele Beschwerden im Zusammenhang mit der Menstruation auf, und zwar *vor* und *während* der Regel; dies ist die bevorzugte Verschlimmerungszeit der Symptome von Argentum-nitricum-Patientinnen. Sie leiden an heftigsten Dysmenorrhöen, allen möglichen nervösen und hysterischen Erscheinungen und ungewöhnlich starken Blutungen. Überhaupt ist diesem Mittel eine Neigung zu Hämorrhagien eigen: die Geschwüre bluten; Epistaxis; Lungenblutungen; blutiger Urin; reichlicher, blutiger Ausfluss; Menorrhagien und Metrorrhagien; Blutungen allgemein aus den Schleimhäuten; Erbrechen von Blut. Es hat chronische, äußerst hartnäckige Magengeschwüre geheilt, wenn diese mit Bluterbrechen verbunden waren.

Die Verschlimmerung zur Zeit der Menstruation tritt in Argentum-nitricum-Fällen zuweilen so stark in den Vordergrund und fällt so heftig aus, dass die Patientinnen in der Zwischenzeit relativ beschwerdefrei erscheinen und man Schwierigkeiten hätte, das Mittel herauszufinden. Das Herzklopfen; das Zittern; die kalte Haut, bei gleichzeitigem Verlangen nach kalter, freier Luft; die blauen Lippen; die kalten Extremitäten; die kalten, lividen Füße und Unterschenkel; die kalten, lividen Hände und Unterarme – und dennoch das Bedürfnis nach Abkühlung, nach kalten Getränken: all dies sehen wir häufig nur vor und während der Menstruation, zu keiner anderen Zeit.

Auffällig ist das folgende Symptom: »Kann nicht auf der *rechten* Seite schlafen, weil es starkes Herzklopfen verursacht.«[GS] Wir kennen viele Mittel mit Herzklopfen, das durch Liegen auf der linken Seite verstärkt wird, dagegen sind Mittel mit Herzklopfen beim Liegen auf der rechten Seite ausgesprochen selten *(Alumen, Badiaga, Kalium nitricum, Lilium tigrinum, Platinum, Spongia)*. Dies ist »auffallend, sonderlich, ungewöhnlich und eigenheitlich«. Es ist ein so hervorstechendes Merkmal, dass man es, zumal in seiner Eigenschaft als *Herzsymptom*, das sich auf den ganzen Organismus auswirkt, weitgehend als Allgemeinsymptom ansehen kann. Aufgrund dieser besonderen Empfindlichkeit ist der Patient häufig genötigt, eine andere Lage einzunehmen; oder er muss, wenn er mal auf der rechten Seite gelegen hat, aufstehen und umhergehen. Der Patient berichtet, er verspüre, wenn er auf der rechten Seite liege, sein Herz im ganzen Körper schlagen, ein allgemeines Pulsieren von Kopf bis Fuß. Vergessen Sie nicht diese allgemeinen Charakteristika, wenn wir gleich auf die lokalen Besonderheiten von Argentum nitricum zu sprechen kommen. Vergessen Sie auch nicht die ungemeine *Flatulenz* dieses Mittels, sie ist mit die größte in der gesamten Materia medica. Magen und Abdomen sind zeitweise so aufgebläht, dass sie zu platzen drohen.[ÖZ2,67] Dabei verschaffen Aufstoßen und Abgang von Winden durchaus nicht immer Erleichterung.

»Beständige Angst,* dass alle seine Unternehmungen misslingen werden und müssen.«[LH320] »Beim Gehen wird ihm vor Angst ganz mulmig, was ihn unwillkürlich schneller gehen

* Von Hering in den *Guiding Symptoms* etwas willkürlich mit »Possessed of distressing idea« wiedergegeben, was wohl mit dazu beigetragen hat, dass Kent dieses Symptom zur Untermauerung seiner These vom Überwiegen der Verstandessymptome herangezogen hat (siehe Kents Bemerkung am Ende des Abschnitts). Tatsächlich stammt das Symptom aber aus einem Fall von **Melancholie**. Auch das nachfolgende Symptom, das bei einem Fall von Hypochondrie beobachtet wurde, will – so aus dem Zusammenhang gerissen – nicht recht zu Kents These passen (die dadurch freilich nicht in Frage gestellt werden soll).

lässt.«[GS(RA8)] Stets überwiegen bei Argentum nitricum die Symptome des Verstandes [vgl. Fußnote].

Die Kopfschmerzen sind von kongestivem Charakter; starkes Pochen im Kopf, erleichtert durch Kälte und festes Zusammenbinden. Der Patient möchte die Kopfbinde möglichst stramm angelegt haben.[ÖZ2,77] Die Kopfschmerzen sind häufig Folge von geistiger Anstrengung[ÖZ2,71] oder von Aufregung; sie können mit Schwindel oder auch mit Übelkeit und Erbrechen verbunden sein. »Halbseitiger Kopfschmerz (rechts): Wühlen und Toben im Gehirne bis zur Unbesinnlichkeit.«[ÖZ2,72] »Ein rasch sich steigernder und ebenso abnehmender, wühlend-schneidender Zug durch die linke Gehirnhälfte, in der Richtung von hinten nach vorne, gegen die Stirnprotuberanz zu (sich öfter wiederholend).«[ÖZ2,71] »Stiche und Wühlen im linken Stirnhügel (... das constanteste aller Kopfwehsymptome).«[ÖZ2,67] »Pulsiren in der linken Stirne.«[ÖZ2,69] »Schmerz im Kopfe, wobei ihr dieser zu gross deucht.«[ÖZ2,75]

Die Augensymptome sind sehr zahlreich, sodass sie hier nur relativ kurz abgehandelt werden können. Vom allgemeinen Charakter her handelt es sich um katarrhalische Erscheinungen mit Ulzerationsneigung und deutlicher Kältebesserung. Sämtliche Augenbeschwerden von Argentum nitricum verschlimmern sich in der Zimmerwärme oder durch Sitzen am Kaminfeuer. Der Patient wünscht kalte Auflagen, kalte Spülungen. Starke Lichtscheu, ebenfalls durch Aufenthalt in warmen Räumen vermehrt; der Kranke möchte es kühl und dunkel haben. Die Bindehaut ist so stark injiziert und gerötet, dass das Auge wie bloßliegendes, rohes Fleisch erscheint. »Chemosis mit eingeschnürten Blutgefäßen ...«[GS] »Hornhauttrübung.«[ÖZ2,84] »Hornhautgeschwür bei Neugeborenen; zwischen den Lidern sickert reichlich Eiter hervor.«[GS] Dies sind die klassischen Indikationen, bei denen bis auf den heutigen Tag von den ›normalen‹ Ärzten Silbernitrat eingesetzt wird. Photophobie nach langem, angestrengtem Sehen auf Kleingedrucktes oder feine Näharbeiten; schlimmer in einem warmen Raum. Wenn jemand von heute auf morgen weitsichtig wird, liegt dies zumeist an einer kongestiven Erkrankung der Augen; es ist keine Altersweitsichtigkeit, sondern etwas, das durchaus einer Heilung zugänglich ist. Auf einmal kann der Patient seine Lektüre nicht mehr in der gewohnten Entfernung von den Augen lesen, sondern muss sie weiter von sich weg halten[ÖZ2,75]; in der Nähe fließen die Buchstaben ineinander. Wenn dies bei einem 25-Jährigen oder bei einem Kind passiert, ist Argentum nitricum wahrscheinlich das passende Mittel. Es hat Akkommodationsstörungen, die zu Weitsichtigkeit führen, hervorgerufen und geheilt. »Lidödeme«[GS], etc.

Ödematöse Schwellungen ziehen sich durch das gesamte Arzneimittelbild; d.h., Argentum nitricum neigt zu Wassersucht, wo immer Wassereinlagerungen möglich sind.

Das Gesicht ist die nächste Körperregion, die erwähnenswerte Lokalsymptome darbietet: »Schweißperlen bedeckten sein Gesicht.«[LH265] »Eingefallenes, blasses, bläuliches Angesicht.«[ÖZ2,62] »Frühgealtertes Aussehen.«[LH315] »Blau im Gesichte und tief athmend, ... dazu ohne Puls.«[LH321]

Nun zu den Halssymptomen. Argentum nitricum neigt zur Bildung von Warzen; überall begünstigt es die Entstehung von Warzen, und so finden wir auch im Rachenbereich kleine warzenähnliche Gebilde. Polypöse Auswüchse im Rachen sowie im Genital- und Analbereich. Daher sein großer Nutzen bei Menschen mit sykotischer Veranlagung; ferner hat es die Neigung zu Absonderungen aller Art, die eine Voraussetzung ist, um es bei der sykotischen Diathese mit Erfolg einsetzen zu können.

»Halsschmerz beim Schlucken, ... als stecke ein Splitter im Halse.«[ÖZ2,58] Die nahe Verwandtschaft dieses Mittels mit *Hepar sulfuris* in Bezug auf geschwürige Halsentzündungen wird Ihnen nicht entgangen sein. Der Hauptunterschied ist, dass sich der Argentum-nitricum-Patient lieber in kalten Räumen aufhält, dass er lieber kühle Luft einatmet und Kaltes schluckt, während der *Hepar*-Patient heiße Getränke, warme Kleidung und gut geheizte Räume bevorzugt; er kann nicht einmal die Hand unter der Bettdecke hervorstrecken, ohne dass sich gleich die Halsschmerzen verschlimmern. Es sind, wie Sie sehen, völlig entgegengesetzte Modalitäten, dennoch haben beide Mittel das gleiche Splittergefühl im Hals. Bei trockenem, chronischem Rachenkatarrh können auch *Alumina* und *Natrium muriaticum* ›Splitter‹ im Hals haben; doch bei akuten Halsentzündungen mit Röte, Schwellung und Schmerz bringen sie keine Erleichterung, da sind die beiden erstgenannten Mittel besser. Splittergefühl im Halse wie von einer Fischgräte: *Nitricum acidum, Hepar sulfuris* und Argentum nitricum sind die herausragendsten Arzneien mit der Empfindung, als habe man eine Gräte verschluckt und als sei diese im Hals steckengeblieben. Viele Mittel haben Stechen im Hals, doch diese drei sind bei Weitem die wichtigsten. Wir alle wissen natürlich, wie beliebt Silbernitrat bei den Schulmedizinern zur Lokalbehandlung von Rachengeschwüren ist. Für uns ist es hierbei vor allem dann hilfreich, wenn die Geschwüre im Verein mit einer langwierigen Halskongestion entstanden sind. Chronische Kehlkopfkatarrhe mit Stimmverlust. Warzen, Polypen, Kondylome im Bereich des Larynx bzw. der Stimmbänder. Aphonie infolge von Stimmbandparese und Schwellung der laryngealen Schleimhaut.

»Kein Appetit.«[ÖZ2,55] Der Patient lehnt, obwohl er durstig ist, angebotene Getränke ab, wenn sie nicht mit Zucker versüßt worden sind.[LH265] Verlangen nach Zucker – dies ist ein weiteres Charakteristikum. Der Argentum-nitricum-Patient hat das Gefühl, dass er unbedingt Zucker braucht – doch gleichzeitig macht Zucker ihn krank; er bekommt davon Aufstoßen, starke Blähungen und einen übersäuerten Magen. Er kann Süßigkeiten nicht richtig verdauen; sie wirken wie ein Abführmittel und rufen Durchfall hervor. So nachhaltig ist die Verschlimmerung durch Zucker, dass ein Säugling grüne Durchfälle bekommt, wenn die ihn stillende Mutter Süßigkeiten isst. Ist es da verwunderlich, dass einem Baby über die Mutter auch ein homöopathisches Mittel zugeführt werden kann, wo sich zudem die homöopathische Potenz blitzartig im mütterlichen Organismus ausbreitet, während Zucker den ganzen Tag braucht, um verdaut, dynamisiert und dann als Gift ans Baby weitergegeben zu werden? Ich erinnere mich an einen Fall, an dem ich lange herumgerätselt habe. Das Baby hatte typische *Mercurius*-Stühle, sie waren – selbstredend – grasgrün. Nun, auch *Chamomilla* hat grasgrüne Stühle, und *Arsenicum, Mercurius* und viele andere Mittel haben sie ebenfalls. Als ›Routinebehandler‹, der ich damals war, konnte ich aus dem Fall nichts anderes als *Mercurius* herauslesen; doch obwohl das Kind *Mercurius, Arsenicum* und *Chamomilla* erhalten hatte, trat keinerlei Besserung ein – bis ich herausfand, dass die Mutter die ganze Zeit über Süßigkeiten verzehrt hatte. Gefragt, ob sie denn süße Dinge esse, Zucker o. Ä., sagte sie nein. »Aber natürlich tust du das«, warf ihr Mann ein. »Jeden Tag bringe ich dir doch ein Pfund Naschereien mit. Was machst du denn damit?« »Ach das, das ist doch nicht der Rede wert!« meinte sie. Aber das Baby wurde erst gesund, als es Argentum nitricum bekommen und die Mutter aufgehört hatte, Süßes zu essen. *»Unwiderstehlicher Appetit auf Zucker.«*[ÖZ2,90] Es gibt viele Menschen, die ein starkes Verlangen nach Süßem haben, aber die meisten von ihnen können es ungestraft zu sich nehmen. Es ist immer etwas Merkwürdiges, wenn Nahrungsmittel wie Milch, Zucker, Salz, Stärke etc. und die aus ihnen hergestellten Speisen krank machen. Wenn wir erfahren, dass jemand »keinen Teelöffel eines Gerichts, das Stärke, Ei oder Zucker enthält, essen kann, ohne davon Übelkeit und Erbrechen zu bekommen«, so ist das stets eine sonderbare und eigentümliche Sache, weil wir es hier nicht einfach mit einer Begierde zu tun haben, deren Befriedigung den Magen verstimmt hat, sondern mit einer Affektion, die den ganzen Menschen erfasst hat. Wenn ein Patient berichtet, es werde ihm von diesem oder jenem schlecht, dann handelt es sich um ein Allgemeinsymptom. Wenn ein Patient von Zuckergenuss Durchfall bekommt, so ist dies nicht bloß eine lokale Erscheinung; vor Beginn des Durchfalls muss er bereits in seiner Ganzheit krank gewesen sein – die Diarrhö ist nur die Folge davon. Wir haben es auch hier mit einem Allgemeinsymptom zu tun, und als solches muss es eingehender untersucht und berücksichtigt werden.

»Erbrechen, dessen Inhalt die Bettwäsche schwarz färbte.«[ÖZ2,91] ›Unablässiges Erbrechen von Speisen ...«[GS] Zuweilen erbricht der Patient mundvollweise, so lange, bis der Magen ganz entleert ist. Wie bei *Phosphorus* und *Ferrum* kann anlässlich des Luftaufstoßens ein Mundvoll unverdauter Speise herauskommen. Mundvolles Aufschwulken von Mageninhalt.

»Aufstoßen erleichtert.«[GS] »Blähungen gehen massenhaft nach oben ab.«[GS] Der Argentum-nitricum-Patient leidet unter häufigem Aufstoßen, was ihm aber nicht zwangsläufig Linderung verschafft; oftmals gleicht das Mittel in dieser Beziehung eher *China*. Bei *Carbo vegetabilis* verhält es sich folgendermaßen: Magen und Abdomen sind fast bis zum Platzen aufgetrieben, der Patient kann aber keinerlei Luft entweichen lassen; erst nachdem er lange unter den spannenden Schmerzen gelitten hat, bringt er endlich portionsweise Luft heraus; dies bringt ihm dann für eine gewisse Zeit etwas Erleichterung. Der *China*-Patient ist ebenfalls stark aufgebläht, und alle Augenblicke stößt er ein wenig Luft auf, aber es scheint nicht zu helfen. Manche *China*-Patienten meinen gar, es gehe ihnen nach Aufstoßen schlechter, aber damit wollen sie oft nur zum Ausdruck bringen, dass bei ihnen Aufstoßen nicht im Geringsten bessert. So verhält es sich zuweilen auch mit Argentum nitricum. Es hat offensichtlich beides. »Die meisten Digestionsstörungen sind mit Luftaufstossen vergesellschaftet.«[ÖZ2,90] »Schwieriges Aufstoßen; schließlich platzt die Luft mit großer Heftigkeit heraus.«[GS] »Uebelkeit nach jedem Essen, besonders lange während und nach dem Mittagessen.«[HV10,343] »Beständiger Ekel und häufige, höchst beschwerliche Brechanstrengungen.«[ÖZ2,91] Ich habe Argentum-nitricum-Patienten gesehen, die an gleichzeitigem Erbrechen und Durchfall litten – nicht Erbrechen im einen und Durchfall im nächsten Augenblick, sondern wirklich ein gleichzeitiges Herausströmen in beide Richtungen, verbunden mit äußerster Prostration wie bei Cholera, so schwach, schlaff und erschöpft. »Erbrochenes mit braunen Streifen durchsetzt und flockig, wie Kaffeesatz.«[GS]

Vielerlei Schmerzen im Magen, in der Lebergegend, im Abdomen. Der Bauch ist von diesen schrecklichen Blähungen enorm aufgetrieben. Gastritis; Magengeschwüre; sehr beschwerliche Diarrhö. Durchfälle mit reichlichem Windabgang. »Säuglingsdiarrhö, mit Bauchweh und zähen, sanguinolenten Stühlen sowie Tenesmus ...«[GS] »Chronische Durchfälle, besonders der Kinder ... in der Entwöhnungsperiode.«[KE5,402] Ein anderes Merkmal in Verbindung mit Diarrhö und Dysenterie ist, dass mit dem Stuhl Schleimhautexsudate abgehen, die aussehen wie diphtherische Membranen oder Ablagerungen, teilweise wie Rektumabgüsse wirkend. »Er musste die Nacht hindurch sechzehnmale grünlichen, sehr stinkenden Schleim entleeren, der unter vielem Blähungsgetöse abging.«[ÖZ2,55]

»Harn läuft ihm unbemerkt und unausgesetzt ab.«[LH265] Viel Drang zum Harnen, aber wenig Urin.[NZ11,130] »Der Harn geht nicht so frei und leicht ab.«[HV10,343] »Bluten aus der Harnröhre; schmerzhafte Erektionen. (Gonorrhö.)«[GS] Zum Wirkungskreis von Argentum nitricum gehören beim Mann qualvolle Trippererkrankungen mit schmerzhaften Erektionen. Bei Frauen großer Wundheitsschmerz in der Vagina; die Labien sind geschwollen. Die Scheide tut beim Wasserlassen weh; blutiger Ausfluss. Argentum nitricum ist ein nützliches Mittel, wenn Absonderungen in diesem Bereich unterdrückt worden sind, besonders bei Gonorrhö. Beim Mann kann es dadurch zu Hodenentzündungen kommen, bei der Frau zu Entzündungen der Eierstöcke und der übrigen Beckenorgane. Die ganze Beckengegend ist schmerzhaft und empfindlich. Uterusgeschwüre. »Schmerz beim Beischlafe und heftiges Bluten nachher.«[HV10,343] Wegen der Schmerzen kann der Koitus unmöglich werden. »Schmerzen wie von Splittern in und an der Gebärmutter, beim Gehen oder Fahren und beim Stuhlgang.«[GS] Dies ist die typische Empfindung, wenn Geschwüre vorliegen. »Uterusprolaps mit Ulzeration von Os oder Cervix uteri.«[GS] Die Geschwüre können kurzfristig bluten und mit Schmerzen einhergehen, die durch den ganzen Bauchraum bis in den Magen ausstrahlen. Neigung zu Metrorrhagien, z. B. bei Frauen in den Wechseljahren, verbunden mit nervöser Reizbarkeit. Dysmenorrhö. Menstruation unterdrückt oder spärlich. Beschwerden während der Schwangerschaft.

An Herz-Kreislauf-Symptomen finden wir: »Angst mit Herzklopfen und Pochen am ganzen Körper.«[GS] »Plötzliche starke Muskelthätigkeit ... sowie Gemüthsbewegungen verursachten ein stärkeres Herzklopfen.«[AZ29,63] »Herzklopfen nötigt sie, ihre Hände fest gegen die linke Brustseite zu pressen, um Erleichterung zu bekommen.«[GS] Herztätigkeit unregelmäßig; der Herzschlag setzt zuweilen aus.[AZ29,63]

»Heftiger Kreuzschmerz, wie verrenkt, und nur im Sitzen, der das Aufstehen kaum gestattet ...«[ÖZ2,59] »Kreuzschmerz im Stehen und Gehen gebessert.«[ÖZ2,57] Rückenschmerzen infolge von Blähungen. Wundheitsschmerz in der Wirbelsäule. »Nächtliche Rückenschmerzen.«[ÖZ2,101] »Schwere im Kreuze lässt nicht ruhig sitzen.«[ÖZ2,57] Argentum nitricum ist ein nützliches Mittel bei lokomotorischer Ataxie.[GS]

Große Unruhe. Die Nervensymptome sind sehr zahlreich. »Periodisch auftretendes Zittern am ganzen Leibe.«[AZ53,178] Chorea mit Reißen in den unteren Extremitäten.[AZ64,124] Krämpfen geht große Ruhelosigkeit voraus. »Grosse Angegriffenheit, ohnmachtartiges, zitteriges Wesen, Schwäche und Gefühl, als entspinne sich eine bedeutende Krankheit.«[ÖZ2,69]

Die Schlafsymptome bieten nichts Außergewöhnliches dar. Grausige Träume, quälende Albträume, aus denen er verstört hochschreckt. Im Schlaf geschehen ihm alle möglichen seltsamen und scheußlichen Dinge; ihm wird Gewalt angetan, oder er wird gemein behandelt. Wird nachts von Visionen geplagt, sieht Verstorbene und Gespenster[AZ64,190], etc. »Morgens beim Erwachen fühlen sich die Glieder wie zerschlagen an, die Brustseiten tun ihm weh ...«[GS] »Kann nachts nicht schlafen, weil er ›so nervös‹ ist.«[GS]

»Bekommt beim Fahren einen Anfall von Herzklopfen mit Angst und Zittern, weswegen er aus dem Wagen steigen und zu Fuß weitergehen muss – und das sehr schnell.«[GS]

»Ein Decubitus als Erysipelas an der linken Schulter, am Kreuzbeine und an beiden Hüftgelenken ... (Flecktyphus.)«[LH265] Bläulichrote Exantheme, wie sie in den schwersten Formen des Scharlachfiebers und anderer Infektionskrankheiten vorkommen.

Das natürlichste Antidot von Argentum nitricum ist *Natrium muriaticum*. Wenn Sie einen Fall haben, bei dem Geschwüre im Rachen, am Gebärmutterhals oder an den Augenlidern mit Höllenstein kauterisiert worden sind, studieren Sie *Natrium muriaticum*, und stellen Sie fest, ob nicht die Symptome des Falles die Verabreichung dieses Mittels rechtfertigen. Es ist das am häufigsten angezeigte, natürliche Antidot gegen die Auswirkungen dieser unheilvollen Praxis.

Arnica montana

Bergwohlverleih

Der Arnica-Patient ist verdrießlich und in sich gekehrt[RA626], möchte in Ruhe gelassen und nicht angesprochen werden. Er will noch nicht einmal, dass man sich ihm nähert, zum einen, weil er keine Lust hat, sich zu unterhalten – ein psychisches Symptom –, zum anderen, weil er wegen der schmerzhaften Überempfindlichkeit seines Körpers[RA514] fürchtet, angestoßen[HC1,57] oder berührt zu werden. Dies sind die beiden auffallendsten Merkmale dieser Arznei. Der Patient ist reizbar und empfindlich[RA610], mürrisch[RA614], niedergeschlagen[RA612], sehr schreckhaft[RA635], ängstlich besorgt[RA609] und hypochondrisch[RA617]; er bildet sich alles Mögliche ein, vor allem bald sterben zu müssen, herzkrank zu sein oder ein anderes schlimmes Leiden zu haben. Nachts hat er oft schreckliche Albträume, ängstliche Träume[RA564]; Träume von Räubern, von Lebendig-begraben-Werden[NZ4,27]; von schmutzig-trübem Wasser, etc. Er hat nachts entsetzliche Ängste auszustehen. Er wacht häufig auf, greift sich ans Herz, gerät in Panik, fürchtet, es werde etwas Schreckliches passieren. Eine plötzliche Todesangst überfällt ihn mitten in der Nacht und reißt ihn aus dem Schlaf; er fasst sich an die Brust und meint, es gehe jeden Augenblick mit ihm zu Ende.[(EN17)] Er durchleidet qualvolle Ängste, bevor er endlich zu sich kommt und wieder einschläft; doch bald wacht er erneut von Träumen gepeinigt auf, fährt vor Todesangst hoch und ruft: »Der Doktor muss sofort kommen!« Nacht für Nacht wiederholt sich dieses Drama – bei Menschen, die tagsüber ganz gesund erscheinen; sie ernten nur wenig Verständnis und Mitgefühl, weil man ihre Krankheit für eingebildet hält, für rein psychisch. Man kann derartige Zustände auch bei Menschen beobachten, die in einen Verkehrsunfall verwickelt gewesen sind oder sonst einen schweren Schock erlitten haben, bei Menschen, die sich durch Verletzungen wund und zerschlagen fühlen. Mit einem Ausdruck des Entsetzens im Gesicht wachen sie nachts auf und fürchten, jeden Augenblick vom Tod ereilt zu werden; die schreckliche Angst, die sie durchlitten haben, kommt jede Nacht in ihnen wieder hoch. Dies ist ähnlich wie bei *Opium*, nur dass die *Opium*-Angst ständig vorhanden ist, auch am Tage; der Arnica-Patient träumt davon.

Wenn ein Arnica-Patient krank im Bett liegt, mit einem heftigen fieberhaften Infekt oder mit Fieber nach einem Unfall oder einer Verletzung, verfällt er in eine große Prostration und wird immer benommener, bis hin zur Bewusstlosigkeit. Wenn er die Besinnung noch nicht ganz verloren hat, kann er durch lautes Anreden wieder zu sich kommen[HY13,139] und z.B. eine Frage korrekt beantworten, doch dann sinkt er rasch in seinen Sopor zurück. Ebenso kann er aber auch beim Versuch, zu antworten, große Schwierigkeiten haben und nicht in der Lage sein, die richtigen Worte zu finden. Besonders charakteristisch ist es, wenn der Patient, nachdem man ihn wachgerüttelt hat, den Arzt ansieht und sagt: »Was wollen Sie denn hier? Ich bin nicht krank. Ich brauche keinen Arzt!« Selbst wenn er ernstlich krank ist, wird er so reagieren. Der Zustand eines Arnica-Patienten, der mit einer schweren, mit bösartigem [kongestivem] Frost und fleckigem Gesicht einhergehenden Infektionskrankheit darniederlag, hatte sich so sehr verschlechtert, dass man um sein Leben fürchtete. Als ich ihn zu sehen bekam, hatte er gerade seinen Magen von einer schwarzen, blutähnlichen Flüssigkeit entleert; doch er lehnte sich zurück und murmelte: »Ich bin nicht krank. Ich habe Sie nicht kommen lassen. Gehen Sie!« In gesunden Tagen hatte derselbe Mann ein freundliches, gutherziges Wesen; er kannte mich gut und freute sich immer, wenn er mich traf und mir die Hand schütteln konnte. Jetzt aber war er ungehalten, mich zu sehen, und bestand darauf, dass mit ihm alles in Ordnung sei. Er befand sich in einer Art Schockzustand, fast wie in einem Delirium. Wenn ein Arnica-Patient eine solche Äußerung getan hat, fällt er gewöhnlich gleich in seinen soporösen

Zustand zurück, rollt sich im Bett zusammen und gibt, wenn er angesprochen wird, nur noch stöhnende Laute von sich. Er will in Ruhe gelassen werden, möchte weder angesprochen noch sonstwie belästigt werden. Ein solcher psychischer Zustand ist oft nur der Vorbote für noch weiter reichende Beschwerden nach einem Schock, der den ganzen Organismus erschüttert und die Blutzirkulation beeinträchtigt hat. Wenn sich ein symptomatisches Typhoid entwickelt, d.h., wenn ein intermittierendes oder remittierendes Fieber Symptome von typhösem Charakter annimmt, wenn die Zunge glänzend wird und sich schmutzige Beläge an Lippen und Zähnen bilden, wenn große Hinfälligkeit und ein ungeheures Wundheitsgefühl am ganzen Körper bestehen, dann kommt es vor, dass ebendieser psychische Zustand zu Tage tritt – und dann braucht der Patient Arnica. Arnica wird das weitere Fortschreiten des Prozesses unterbinden und so verhindern, dass der Kranke in einen typhösen Zustand gerät. Bisweilen passt die Arznei auch beim Scharlach, wenn das typische Exanthem nicht herauskommt, und zwar in jenen schweren Fällen, wo stattdessen die Haut dunkel, scheckig und von roten Flecken übersät erscheint; der Patient wälzt sich in einem fort im Bett herum, und besagter Geistes- und Gemütszustand stellt sich ein – Mürrischkeit und Benommenheit. Arnica ist ein ebenso wunderbares wie weithin missverstandenes und missbrauchtes Mittel, weil sein Einsatz fast nur auf Quetschungen und Prellungen beschränkt wird. Dabei ist es z.B. einer der Rettungsanker bei den intermittierenden Fiebern, die zu bestimmten Jahreszeiten in den Malariatälern der westlichen Vereinigten Staaten grassieren; und zwar ist es hier beim sog. kongestiven Frost angezeigt, jenen schrecklichen Malariaanfällen, die durch plötzlich auftretende Kopfkongestion, Prostration, Sopor, fleckige Haut und Angst gekennzeichnet sind. Die Ärzte dort kennen und fürchten diese Fieber, und sie können sie nur beherrschen durch den Einsatz von Mitteln wie Arnica und *Lachesis* und ein paar anderen tiefwirkenden Arzneien. Es stimmt nicht, dass diese Malariakranken unbedingt Chinin bekommen müssen. Ich habe früher jahrelang in einer solchen Gegend praktiziert und viel mit Fällen dieser Art zu tun gehabt; darunter waren zahlreiche Fälle von kongestivem Frost, Chinin aber habe ich nie gebraucht. Mir sind mein Repertorium und ein paar ausgewählte potenzierte Arzneien allemal lieber als all das Chinin und Arsen in den Apotheken. Die kleinen Zuckerkügelchen heilen sicher, sanft und anhaltend, während Chinin in Substanz niemals heilt, sondern im Gegenteil nur unterdrückt. In der Katamnese dieser mit Chinin und Arsen gefütterten Patienten findet man, solange sie leben, nichts als Kongestionen und andere heftige Beschwerden.

»Panische Angst, jeden Augenblick zu sterben.[EN17] (Bei nächtlichen Herzbeschwerden.*)«[GS] Diese Furcht vor einem unmittelbar bevorstehenden Tod ist ein hervorstechendes Merkmal von Arnica, das auch unabhängig von irgendwelchen Herzaffektionen auftreten kann. Auch wenn es nichts gibt, was sein Leben bedroht, neigt der Patient doch zu solchen nächtlichen Angstanfällen. Fürchterliche Kopfkongestionen, die besonders das Kleinhirn und das obere Rückenmark betreffen.

»Sopor, mit unwillkürlichem Stuhlabgang. (Flecktyphus.)«[GS;RA555] »Koma, Besinnungslosigkeit.«[GS] »Liegt wie tot da.«[GS] Zustände wie diese treten bei schweren Krankheiten auf, z.B. bei typhösen Krankheitsverläufen.** Viele der Wechselfieber verwandeln sich, wenn sie falsch behandelt werden oder wenn man sie bei mangelhafter Krankenpflege unbehandelt lässt, zu einem kontinuierlichen Fieber, d.h., aus ihnen entsteht ein symptomatisches Typhoid. Während sich der idiopathische Typhus [abdominalis] nur allmählich – nach wochenlangem Kräfteverfall – entwickelt, kann ein symptomatisches Typhoid ganz plötzlich einsetzen, eine viel ernstere Symptomatik zeitigen als der genuine Typhus und unter Umständen innerhalb weniger Tage zum Tode führen. Der idiopathische Typhus verläuft selten tödlich; meist

* Gemeint sind damit Herzrhythmusstörungen, wie aus dem vollständigen Symptomenbild hervorgeht, das im Kapitel »Herz« der *Guiding Symptoms* abgedruckt ist: »Schwächegefühl; schwacher, beschleunigter, veränderlicher Puls und unregelmäßiger Herzschlag; panische Angst, er könnte jeden Augenblick sterben.«

** Neben Flecktyphus nennen die *Guiding Symptoms* Gehirnerschütterung, Apoplexie, kongestiven Frost und Meningitis.

nimmt er, wenn kein Arzt sich einmischt, ein glückliches Ende. Arnica zeigt bei diesen schweren Fieberverläufen oft auch delirante Zustände, selbst solche, die einem Delirium tremens[GS] gleichen. Hoffnungslosigkeit.[RA638] Gleichgültigkeit.[RA622] »Hypochondrische Aengstlichkeit.«[RA617] »Hypochondrische Verdrießlichkeit ...«[RA618] »Größte Furcht, er könnte von Personen, die auf ihn zukommen, angestoßen [oder auch nur berührt[GS]] werden. (Gicht.)«[HC1,57] Diese Furcht kann durch körperliche Beschwerden gerechtfertigt sein, aber auch unabhängig davon als rein psychisches Phänomen bestehen.

Dieser Gemütsverfassung stets eingedenk, sind wir gerüstet, uns mit dem allgemeinen körperlichen Zustand von Arnica zu befassen, der besonders dadurch gekennzeichnet ist, dass die meisten Beschwerden mit einem Gefühl von Zerschlagenheit in den Gliedern[RA521] oder am ganzen Körper[EN796] einhergehen. Von daher verwundert es nicht, dass Arnica überwiegend bei Folgen von Schlägen, Stößen etc.[RA] eingesetzt wird; allerdings ist es sehr töricht, es äußerlich anzuwenden, es z.B. als Tinktur einzureiben. Arnica ruft in der Arzneiprüfung bunte Flecken hervor, wie von Prellungen.* Wenn man es innerlich in großen Dosen zu sich nimmt, bekommt man blaue Flecken, die sich später gelb verfärben – Folgen von flächenhaften Blutaustritten aus den kleineren Kapillaren (Ekchymosen). Dies ist genau das, was auch bei stumpfen Traumata passiert; es sind Blutaustritte aus den Kapillaren und manchmal auch aus größeren Gefäßen. Dabei fühlt sich der Patient am ganzen Körper wie wund und zerschlagen, so als hätte er Prügel bezogen. Wenn Sie einen Arnica-Patienten von Weitem beobachten, um die äußeren Zeichen seines Zustandes zu erfassen, werden Sie sehen, wie er sich ständig hin und her bewegt oder dreht. Unweigerlich werden Sie sich fragen, warum er wohl so ruhelos ist. Und wenn Sie dann in Ihrem Geist die in Frage kommenden Arzneien Revue passieren lassen, werden Sie sich sagen: Er sieht aus wie ein *Rhus-toxicodendron*-Fall; er verharrt eine Weile an einem Ort, dann bewegt er sich wieder. Auch wenn er schon halb bewusstlos ist, können Sie beobachten, wie er eine kleine Drehung macht, nur geringfügig, und dann noch ein bisschen, und so weiter, bis er ganz auf der anderen Seite liegt. Dann geht es wieder zurück, Stück für Stück, und auf diese Weise dreht er sich allmählich von einer Seite auf die andere. Die Frage ist: Warum bewegt er sich so viel? Warum ist er so unruhig? Dies ist ein wichtiger Punkt, der geklärt werden muss. Wenn es sich um einen *Arsenicum*-Patienten handelt, können Sie die schreckliche *Angst* spüren, die ihn in Bewegung hält. Beim *Rhus*-Patienten ist es das am ganzen Körper empfundene *schmerzhafte Unbehagen*, weswegen er nicht ruhig liegen bleiben kann. Der Arnica-Patient wiederum fühlt sich überall wie *wund* und zerschunden, sodass er es nur kurze Zeit auf einer Stelle aushalten kann und dann eine andere Position suchen muss. Wenn wir ihn also fragen, warum er sich so viel bewegt, wird er sagen, dass sich das Bett zu hart[RA467] anfühlt. Das ist eine Möglichkeit, das Wundheitsgefühl am ganzen Körper zum Ausdruck zu bringen. Ein anderer Arnica-Patient wird vielleicht direkt feststellen, dass er sich wie wund und zerschlagen fühlt und deswegen so häufig seine Lage wechselt. Dieses Wundheitsgefühl kann bei einem symptomatischen Typhoid bestehen, bei intermittierendem oder remittierendem Fieber oder auch nach einem Unfall, wenn er wirklich etliche Prellungen davongetragen hat. Bei all diesen Zuständen besteht die gleiche anhaltende Unruhe, die ihn alle Augenblicke zu einer Bewegung zwingt. Der Patient bringt sich in eine andere Lage und glaubt, endlich bequem liegen zu können, aber das ist nur für einen kurzen Augenblick der Fall. Das Wundheitsgefühl nimmt zu, je länger er liegt, und schließlich wird es so unerträglich, dass er gezwungen ist, sich zu bewegen. Bei *Rhus toxicodendron* wird der Patient umso unruhiger und schmerzgeplagter, je länger er liegt, bis er meint, in die Luft gehen zu müssen, wenn er sich nicht rührt. Bei *Rhus* vergeht das schmerzhafte Unbehagen nach Bewegung, bei Arnica das Wundheitsgefühl, wenn er eine andere Position gefunden hat. Den *Arsenicum*-Patienten sehen Sie mit unstetem Blick im Zimmer umherwandern; er ist

* In Allens *Encyclopedia* (Bd. 1+10) nicht nachzuweisen.

verängstigt, und diese Angst nötigt ihn zu fortwährender Bewegung; und weil er ständig unterwegs ist, kommt er nicht zur Ruhe. Sowohl dem *Rhus*- als auch dem Arnica-Patienten geht es dagegen nach jeder kleinen Bewegung kurzfristig besser.

Der Arnica-Patient blutet leicht; die Blutgefäße scheinen schlaff und durchlässig geworden zu sein, sodass Blutextravasate begünstigt werden. Auf der Haut kommt es schnell zu blauen Flecken, innerlich zu Hämorrhagien der Schleimhäute. Körperteile, die entzündet sind, bluten. Der Patient ist anfällig für katarrhalische Erkrankungen, und wenn er z.B. eine Bronchitis hat, ist der ausgeworfene Schleim von Blutstriemen oder stecknadelkopfgroßen Blutklümpchen durchsetzt.[(RA335)] Der Urin enthält Blut[GS], und ebenso kann aus allen anderen Körperöffnungen Blut austreten. Die Muskelfasern des Gefäßsystems haben nicht genügend Tonus, um die Blutkörperchen innerhalb der Gefäßwände zu halten, und so entstehen allenthalben diese Blutaustritte und Sickerblutungen.

Am ganzen Körper besteht ein Gefühl von Lahmheit, Wundheit und Zerschlagenheit. Rheumatische Bewegungseinschränkung; die Gelenke können geschwollen sein. »Es liegt ihm in allen Gliedern; ein gleichsam lähmiger Schmerz in allen Gelenken und wie von Zerschlagenheit, bei der Bewegung.«[RA515] Wenn eine akute Krankheit einen schweren Verlauf nimmt, treten mehr und mehr die beschriebenen psychischen Symptome in Erscheinung, und auch das Wundheitsgefühl in den Muskeln nimmt immer mehr zu. Für diesen Wundheits- und Zerschlagenheitsschmerz am ganzen Körper passt Arnica hervorragend, deswegen ist es ein überaus wichtiges Mittel bei Verletzungen, Prellungen, Stößen und Schlägen[RA], bei Gelenkläsionen, bei traumatisch bedingten lähmigen Rückenschmerzen. Bei solchen Zuständen ist Arnica eines der ersten Mittel, und solange nicht klare und eindeutige Allgemeinsymptome anderer Arzneien vorhanden sind, sollte es auch *das* erste Mittel sein. Wenn jemand heftig mit dem Fuß umgeknickt ist, beseitigt Arnica die Schmerzhaftigkeit des verstauchten Knöchels zumeist so rasch, dass der Verunglückte zu jedermanns Verblüffung schon nach wenigen Tagen wieder umhergehen kann. Neben den Schmerzen verschwindet auch die blaurote bis grünliche Verfärbung des verstauchten Gelenks binnen kürzester Zeit, und der Patient kann es bald wieder uneingeschränkt bewegen. Ich hatte einmal eine Distorsion des Sprunggelenks zu behandeln; der Fuß war dunkelblau verfärbt und so geschwollen, dass er nicht mehr in den Schuh hineinpasste. Nach einer Gabe Arnica ging die Schwellung unglaublich schnell zurück, die Verfärbung blasste ab, und der Patient konnte den Fuß bald wieder belasten. Mit der äußerlichen Anwendung einer Arnica-Lösung wäre ein solches Ergebnis nicht zu erzielen gewesen. Bei diesen mit Hämatombildung verbundenen Verrenkungen wirkt eine Hochpotenz Arnica bei Weitem am überzeugendsten, und Arnica ist hier das als Erstes zu verabreichende Mittel, wenn keine klaren Kontraindikationen vorliegen. Für die Sehnenschwäche jedoch, die nach solchen Distorsionen zurückbleibt, reicht Arnica nicht immer aus; dann ist *Rhus toxicodendron* das natürliche Folgemittel. Wenn das Gelenk auch danach noch schwach und empfindlich ist, lasse man als nächstes *Calcarea* folgen. Dies ist zwar eine Art von Routinepraxis, in diesen Fällen aber durchaus erfolgversprechend. Natürlich darf man die genannten Arzneien nicht alle am selben Tag geben und erst recht nicht alle auf einmal. Man warte die Wirkung von Arnica so lange ab, bis gewissermaßen alles aus dieser Arznei herausgeholt ist, bevor man auf *Rhus* übergeht. Dass Schmerzen, Unruhe und Schwäche in einem verletzten Körperteil zurückbleiben oder neu entstehen, ist durchaus nicht ungewöhnlich, und *Rhus* ist hier das Mittel der Wahl. Ebenso wenig ungewöhnlich ist es, wenn ein nicht optimal behandeltes Gelenk anschließend noch schmerzhaft und schwach ist, und dann tritt, als natürliches Folgemittel von *Rhus*, *Calcarea* auf den Plan. Hin und wieder müssen wir auch wegen besonderer Eigentümlichkeiten des Falles zu *Causticum*, *Staphisagria* oder anderen Mitteln greifen, die alle mehr oder weniger verwandtschaftliche Beziehungen zu Arnica, *Rhus* und *Calcarea* aufweisen. Was andere Verletzungsarten betrifft, so verweise ich auf meine Vorlesungen über *Ledum* und *Hypericum*.

Arnica kann auch bei einigen chronischen Krankheiten von Nutzen sein, besonders bei alten Gichtfällen.[(SK90)] Bei diesen kommt es nicht selten vor, dass die Gelenkbeschwerden exazerbieren, verbunden mit höchst schmerzhafter Empfindlichkeit der Gelenke. Dann können Sie z. B. erleben, wie der Großvater in der hintersten Ecke des Wohnzimmers sitzt und dem kleinen Johnny zuruft, sobald er diesen auf sich zu rennen sieht: »Oh, Junge, bleib mir vom Leibe weg!« Geben Sie ihm eine Dosis Arnica, und er wird Johnny auf sich herumturnen lassen. Der akut Gichtkranke, der Arnica benötigt, mag nicht berührt werden; er kann es nicht einmal haben, wenn man sich ihm nähert, weil er meint, jeder, der auf ihn zukommt, werde ihm wehtun. Er ist höchst empfindlich und vor allem darum besorgt, dass niemand an seine schmerzhaften Gelenke anstößt.

Zum Arzneibild von Arnica gehören auch erysipelatöse Entzündungen.[AZ63,55] Wenn Sie eine Gesichtsrose zu behandeln haben, die mit dem abweisenden Gemütszustand und dem allgemeinen Wundheits- und Zerschlagenheitsgefühl verbunden ist, brauchen Sie mit der Verschreibung von Arnica nicht lange zu zögern. Das wunde, wie zerschlagene Gefühl am ganzen Körper sowie der charakteristische Gemütszustand entscheiden zugunsten von Arnica und gegen jedes andere Mittel. Bei Entzündungen der Nieren und der Blase, der Leber und selbst der Lungen können Sie, wenn diese beiden Begleitumstände zugegen sind, mit Arnica Erstaunliches leisten, auch wenn das Mittel niemals Lungenentzündungen hervorgerufen hat. Es hat aber alles, was bei Pneumonien so vorkommt: den blutig tingierten, rostbraunen Auswurf, das wunde, rohe Gefühl in der Brust[RA358] und die diversen Brustschmerzen, den katarrhalischen Zustand, den Husten und das leere Würgen[RA201], das allgemeine Wundheits- und Zerschlagenheitsgefühl.* Finden Sie dazu noch den Sopor sowie den abweisenden, die Krankheit negierenden Gemütszustand, welcher bei allen Organentzündungen so charakteristisch für Arnica ist, brauchen Sie sich um besondere Feinheiten der Diagnose nicht weiter zu bemühen und können ganz auf Arnica vertrauen.

Arnica hat einen »Widerwillen gegen Fleisch und Fleischbrühe«[RA168] sowie gegen Milch[RA166]. Zu bestimmten Zeiten tritt großer Durst auf; z. B. hat der Patient starken Durst [vor und] *während des Frostes* eines Wechselfiebers, weniger in der Hitze[KE4,838] und fast gar keinen Durst während des Schweißes.[GS] »Erbrechen von dunkelroten Blutklumpen, bitterer Mundgeschmack; allgemeines Wundheitsgefühl. (Nach Verletzungen.)«[GS] Erbrechen tintenschwarzer Massen.

Arnica ist auch ein nützliches Mittel bei entzündlichen Zuständen im Bauchraum, bei Entzündungen der Leber und der Därme, mit Anschwellung und »tympanitischer Auftreibung des Unterleibes«[MT214], Prostration[GS], Neigung zu Unruhe und so großem allgemeinen Wundheitsgefühl, dass man den Kranken nicht berühren darf. Ein solcher Zustand entwickelt sich z. B. beim Typhus abdominalis. Vergessen Sie Arnica auch nicht bei der Appendizitis! Sie brauchen nicht jeden Fall von Blinddarmentzündung gleich dem Chirurgen zu übergeben, wenn Sie *Bryonia, Rhus toxicodendron, Belladonna*, Arnica und ähnliche Arzneien kennen. Das passende homöopathische Mittel wird diese Fälle heilen, und außer bei rezidivierenden Entzündungen werden Sie sich nie an den Chirurgen wenden müssen – wenn Sie mit den in Frage kommenden Arzneien vertraut sind. Wenn Sie Ihre Arzneien nicht so gut kennen, werden Sie sich der vorherrschenden Meinung, nach der es stets notwendig ist, einen entzündeten Appendix operativ zu entfernen, anschließen müssen. Meist ist es nur bedauerliche Unkenntnis, die eine Appendizitis lieber dem Skalpell anvertraut.

Übler Geruch ist sehr charakteristisch für Arnica. Aufstoßen mit dem Geruch nach faulen Eiern[RA182], desgleichen Blähungen[RA255]. Auch die Stuhlausleerungen stinken entsetzlich.[KE1,822] »Unwillkürlicher Stuhlabgang die Nacht im Schlafe.«[RA270] »Nächtlicher Durchfall ...«[RA269] »Unverdaute ... Stuhlgänge.«[RA271] »Blutige, eiterige Stuhlgänge.«[RA261] »Blutig-schleimige Stühle, mit

* Charakteristisch für die Arnica-Lungenentzündung ist nach Müller (*Hom. Vierteljahrschrift*, Bd. 1) eine Mitbeteiligung der Pleura mit entsprechend starken Schmerzen, vor allem aber ein Zerschlagenheitsschmerz in allen Zusammenfügungen und Gelenken des Thorax, besonders bei Bewegung und beim Atmen. (*RA* 359)

Stuhldrang und heftigen Bauchschmerzen.«[GS] »Reichlicher Abgang von dunklem, venösem Blut ...«[GS] Hier sehen wir wieder die Neigung zu Hämorrhagien an den Schleimhäuten. Schwarze, wässrige Stühle mit Erbrechen schwarzer Massen. »Harnverhaltung[RA279] als Folge von körperlicher Anstrengung«[GS], Überarbeitung, Gehirnerschütterung, Verletzung oder schwerem Unfall. Brauner[RA290] oder schwarzer, tintenfarbener Urin. »Durchbohrende, schneidende Schmerzen wie von Messern, die in die Nieren gestoßen werden ...«[GS] Urin von gesättigterer Farbe, saurerer Reaktion und größerem spezifischen Gewicht als gewöhnlich.[NZ7,20]

Ein anderer Aspekt des Mittels ist seine Wirkung auf Schwangere. Die extreme Empfindlichkeit und das große Wundheitsgefühl am ganzen Körper macht sich bei diesen Frauen vor allem an den Baucheingeweiden bemerkbar, an der Gebärmutter und in der Beckenregion. Die Schwangere reagiert empfindlich auf die Bewegungen des Fötus; sie werden als sehr schmerzhaft empfunden und halten die Patientin die ganze Nacht wach. Arnica beseitigt diese schmerzhafte Empfindlichkeit, sodass die Kindsbewegungen nicht mehr wahrgenommen werden. Es handelt sich hierbei nicht um eine vermehrte Aktivität seitens des Fötus, sondern nur um eine größere Empfindlichkeit seitens der Schwangeren auf diese Bewegungen. »Beständiges Harntröpfeln nach der Entbindung.«[GS]

Ein allgemeines Merkmal dieser Arznei ist auch, dass der Körper kalt ist und der Kopf heiß; Rumpf und Gliedmaßen sind eiskalt, der Kopf aber fühlt sich heiß an.[(RA597)] Besonders ausgeprägt ist dieser Zustand bei plötzlich auftretenden Kopfkongestionen, bei kongestivem Frost oder kongestivem Wechselfieber. Manchmal kündigt dieses Symptom das unmittelbare Bevorstehen eines schweren Wechselfieberanfalls an, nachdem es zuvor kaum Hinweise darauf gegeben hat, außer vielleicht ein oder zwei schlechter verbrachte Nächte mit bösen Träumen, Ängstlichkeit und Benommenheit sowie einem gewissen allgemeinen Wundheitsgefühl. Wenn dann der kongestive Zustand nachlässt, nimmt das Wundheitsgefühl immer mehr zu, bis sich der Kranke am ganzen Körper wie zerschlagen oder verprügelt fühlt. Bei Kindern, die heftige Fieberanfälle bekommen, mit drohenden Fieberkrämpfen, heißem Kopf und kaltem Körper, denken die meisten Ärzte an *Belladonna*, das ebenfalls kalte Gliedmaßen mit heißem Kopf hat. Vergessen Sie aber in solchen Fällen Arnica nicht, besonders bei den Kindern, die anscheinend eine Abneigung gegen Berührung haben und jedes Mal anfangen zu schreien, wenn die Mutter sie an den Armen oder Beinen anfasst. Beschäftigen Sie sich ein wenig mit der Vorgeschichte des Falls, und Sie werden erkennen, dass dieser Berührungsempfindlichkeit ein Wundheitsgefühl zugrunde liegt; und wenn Sie das Kind ausziehen, werden Sie, als weiteren Hinweis auf Arnica, möglicherweise blaue Flecken entdecken.

Arnica ist auch ein wichtiges Keuchhustenmittel. Die Indikationen für Arnica bei dieser Krankheit können Sie sich jetzt sicher leicht selbst zusammenstellen: Verschlimmerung durch Berührung; Wundheits- und Zerschlagenheitsschmerz, vor allem an den Rippen[RA333]; Krampfhusten mit Auswurf von Blut[RA335], von blutstreifigem oder mit winzigen Blutklümpchen durchsetztem Schleim. Erbrechen der genossenen Speisen, vermischt mit schwarzem Schleim, ist oft ein Begleitsymptom. Auch den Gemütszustand des Kindes kann man sich leicht vorstellen: Das Kind ist verdrießlich und zänkisch[RA632], mürrisch und trotzig[RA634]. »Schreien bei Kindern, unter Unwillen und Umherwerfen, erregt Husten.«[RA328] »Hustenanfälle nachts im Schlaf[RA326] nicht weckend.«[GS] »Keuchhusten: das Kind weint und wimmert[RA329] vor dem Anfall, als fürchte es die Schmerzen, die der Husten verursacht ...«[GS] Ohne Weiteres können Sie die Besonderheiten, die Sie von dieser Arznei kennengelernt haben, auch auf die verschiedensten anderen Krankheiten übertragen. Beim Keuchhusten kommt es typischerweise zu stechenden Schmerzen in der Brust; pleuritische Schmerzen bei diversen entzündlichen Erkrankungen im Thoraxbereich, wie Lungenkatarrh, Pneumonie und natürlich Pleuritis. Arnica hat aber auch schleichende, chronische Zustände, wie z.B. »fettige Degeneration des Herzens«[GS]. Stiche in der Herzgegend[EN574]; »Stiche im Herzen von der linken zur rechten Seite.«[RA360] »Mattigkeit, Müdigkeit, Zerschlagenheit, die ihn zum Liegen nötigt[RA523], aber das Bett fühlt sich zu hart an.«[GS]

Ich möchte Ihnen empfehlen, all diese Symptome in den *Guiding Symptoms* durchzulesen; es gibt zahlreiche Besonderheiten bei Arnica, viele kleine Symptome, die von großem Interesse sind.

Arnica ist oft angezeigt nach *Aconitum, Ipecacuanha* und *Veratrum album*[SK90], wobei es besonders die Wirkung von *Aconitum* komplementiert.[GS*]

* Kent sagt: »It follows well after *Aconite* and is complementary to *Aconite, Ipecacuanha* and *Veratrum.*« Da sich Kent im Allgemeinen eng an die *Guiding Symptoms* anlehnt, ist anzunehmen, dass es sich hier um eine Verwechslung handelt, denn Hering ordnet die Mittel genau andersherum zu.

Arsenicum album

Weißes Arsenik, arsenige Säure

Von der Zeit Hahnemanns bis auf den heutigen Tag ist Arsenicum album eines der am häufigsten indizierten und am meisten verwendeten Arzneimittel gewesen. Von der alten Schule wird es – in Form der Fowler'schen Lösung – ausgiebigst missbraucht [als ›Roborans‹].

Arsenik wirkt auf den ganzen Menschen ein; fast all seine Fähigkeiten und Kräfte vermag es, wie es scheint, zu heben oder zu schwächen, fast all seine körperlichen Funktionen anzuregen oder zu beeinträchtigen. Wenn all unsere Arzneien später einmal so gründlich geprüft sein werden wie diese, werden wir zu vielen weiteren wunderbaren Heilungen in der Lage sein. Arsenik ist eine Substanz, die aufgrund ihrer Aggressivität leicht zu prüfen ist, und gerade auch durch den Missbrauch, der mit diesem Mittel getrieben worden ist, haben wir viel über sein Wesen gelernt. Auch wenn es den gesamten Organismus in Mitleidenschaft zieht und sämtliche Körperfunktionen und Gewebe alteriert, zeigt es doch bestimmte vorherrschende und auffallende Merkmale, von denen *Angst, Unruhe, Prostration, Brennen und aashafter Geruch* als besonders charakteristisch herausragen. Die Körperoberfläche ist blass, von kaltem, klebrigem Schweiß[CK1179] bedeckt, das Gesicht totenähnlich[CK275]. Arsenicum leistet große Dienste bei chronischen Krankheiten, die von Anämie und außerordentlicher Schwäche gekennzeichnet und auf längeren Aufenthalt in Malariagebieten, auf Mangelernährung oder Syphilis zurückzuführen sind.

Die *Angst*, die wir bei Arsenicum sehen, ist oft mit bestimmten Befürchtungen verbunden, mit impulsivem Handeln, mit selbstmörderischen Tendenzen, mit plötzlichen Verrücktheiten, mit Irrsinn, mit einer Neigung, alle möglichen seltsamen Dinge anzustellen. Der Arsenicum-Patient neigt zu Wahnvorstellungen; diverse Arten von Geisteskrankheit gehören ebenso zum Arzneimittelbild wie, in den mehr aktiven Formen, Delirien und Erregungszustände. Eine melancholische, *traurige Gemütsstimmung*[CK2] herrscht in den allermeisten Fällen vor. Der Patient ist so niedergeschlagen, dass er des Lebens überdrüssig wird[SK103]; er verabscheut das Leben und möchte sterben – und der Arsenicum-Patient gehört zu jenen, die tatsächlich Selbstmord begehen.* Diese ***suizidalen Neigungen*** sind der Arznei in besonderem Maße eigen. Die Angst des Patienten zeigt sich auch in seiner Ruhelosigkeit; er ist unablässig in Bewegung. Wenn er in der Lage ist aufzustehen, wandert er von einem Stuhl zum anderen; das Arsenicum-Kind läuft vom Kindermädchen zur Mutter und zurück, wechselt ständig zwischen den Personen hin und her. Ist der Patient bettlägerig, ohne sich aufrichten zu können, so wälzt oder wirft er sich von einer Seite auf die andere[CK26]; wenn er aber dazu imstande ist, klettert er aus dem Bett und setzt sich auf den Stuhl, fortwährend bewegt er sich bald hierhin, bald dorthin, um dann schließlich vor Erschöpfung zurück ins Bett zu sinken. Die Unruhe scheint bei Arsenicum überwiegend psychischen Ursprungs zu sein; es ist eine ängstliche Unruhe, oder wie es bisweilen heißt, eine Todesangst[CK19], im Sinne von sehr großer, unerträglicher Angst[CK16]. Der Begriff »Todesangst« soll nur das Extreme dieser Angst zum Ausdruck bringen. Man hat den Eindruck, als könne der Patient unter keinen Umständen so weiterleben, und es sind nicht so sehr Schmerzen, die ihn in diesen qualvollen Zustand versetzen, sondern es ist vor allem Angst, verbunden mit Unruhe und Traurigkeit; alles erscheint ihm in den düstersten Farben. Dieser Zustand herrscht bei sämtlichen Krankheiten von Arsenicum vor und geht zudem mit

* Zur Illustration sei hier aus einem Fall zitiert, der in den *Annalen der homöopathischen Klinik* (Bd. 1, S. 64–67) veröffentlicht wurde: »Innere Angst ... Er meinte, es sei schrecklich zu sagen, aber wenn die Angst komme, müsste er suchen, sich das Leben zu nehmen; er hat daher grosse Furcht, will nicht allein sein, geht nicht allein im Hause umher und bittet die Seinigen, ihn nicht aus der Acht zu lassen, damit er sich kein Leid zufüge. Trotz der Obhut ist er doch zweimal im Wasser gewesen, wo er sich ersäufen wollte, und einmal fanden sie ihn schon an einem Strange hängend, wo er noch schnell abgeschnitten und gerettet wurde.«

Erschöpfung einher. Im ersten Stadium der Krankheit wird der Patient von Unruhe befallen, die dann aber im weiteren Verlauf einer immer größer werdenden Erschöpfung weicht. Wenn er im Bett liegt, wälzt er sich zunächst darin herum und steht auch immer mal wieder auf; dann aber nimmt die Erschöpfung zu, sodass er nur noch seine Gliedmaßen bewegen kann, bis er zuletzt so schwach wird, dass er zu gar keiner Bewegung mehr fähig ist und vollkommen regungslos in äußerster Prostration daliegt. Es hat den Anschein, als sei die Erschöpfung an die Stelle der Angst und Unruhe getreten; der Kranke sieht aus wie eine Leiche. Denken Sie also daran, dass diese von Angst und Unruhe geprägten Zustände bei Arsenicum zu einem leichenhaften Aussehen und schließlich zum Tode führen können. Dies sehen wir z.B. beim Typhus, wenn Arsenicum angezeigt ist. Zuerst ist da diese ängstliche Unruhe, doch die zunehmende Schwäche tendiert immer mehr in Richtung Prostration.

Das *Brennen*, das ich als eines der ausgeprägtesten Allgemeinsymptome erwähnt hatte, zieht sich durch das gesamte Arzneimittelbild von Arsenicum. So kann z.B. ein Brennen im Gehirn entstehen, das in dem Patienten ein Bedürfnis weckt, den Kopf mit kaltem Wasser zu waschen. Dieses Hitzegefühl im Innern des Kopfes, das mit Klopfen einhergeht, wird durch kalte Anwendungen gelindert; handelt es sich aber um einen rheumatischen Zustand, der die Kopfhaut und die äußeren Nerven befällt, und besteht dabei Brennen, so wird dieses durch Wärme gebessert. Ist der Kopfschmerz von kongestivem Charakter, mit einem Gefühl von Hitze und Brennen im Innern des Kopfes sowie einem Klopfen, als solle es den Schädel auseinandertreiben[CK146], und ist das Gesicht ferner heiß und gerötet, wird dieser Kopfschmerz durch kaltes Wasser, kalte Umschläge oder an der kühlen, freien Luft gelindert. Diese Modalität ist bei Arsenicum so ausgeprägt, dass ich schon Patienten gesehen habe, die bis zum Hals warm eingepackt am offenen Fenster saßen, umso Erleichterung der Kopfkongestion zu finden. Deshalb sagen wir, ein auffallendes Merkmal dieser Arznei ist: Linderung aller körperlichen Beschwerden durch warme Bekleidung und Wärme allgemein, aber Linderung der Kopfschmerzen durch Kälte, ausgenommen die mehr äußerlichen [rheumatischen] Schmerzen im Kopfbereich, die ebenfalls durch Wärme gebessert werden. Neuralgien des Gesichts, der Augen und oberhalb der Augen werden besser durch Wärme.

Brennen kann auch im Magen[CK493 ff.] verspürt werden, in der Blase[CK616], in der Vagina, in den Lungen[(CK758)]. Mitunter fühlt es sich an, als befänden sich glühende Kohlen in den Lungen, wenn eine Lungengangrän droht oder in bestimmten Stadien der Pneumonie. Brennen im Halse[CK332]; Brennen sämtlicher Schleimhäute. Brennendes Jucken der Haut.[CK1034] Der Patient kratzt so lange, bis die Haut wund ist; dann fängt sie an zu brennen, aber das Jucken hört auf. Sobald das Brennen auch nur geringfügig nachlässt, fängt das Jucken wieder an. Die ganze Nacht hindurch kann so Jucken und Brennen abwechseln: eine Minute lang brennt es, und dann juckt es, und er muss die Stelle wieder kratzen, bis sie wund ist; doch der Juckreiz lässt nicht lange auf sich warten, und so findet er keine Ruhe.

Die Sekrete und Exkrete von Arsenicum sind *scharf;* sie machen die Teile wund und verursachen brennend-beißende Schmerzen. Die Absonderungen von Nase und Augen rufen eine Rötung der Umgebung hervor, und Gleiches gilt für alle anderen Absonderungen aus den Körperöffnungen. Auch in Geschwüren kommt es zu brennenden Schmerzen[CK919], und das dünne, blutige Sekret exkoriiert die umgebende Haut. Der *Geruch* der ulzerösen Absonderung ist *faulig*. Wenn Sie schon einmal den Geruch einer Gangrän, den Geruch von verwesendem Fleisch in der Nase gehabt haben, kennen Sie auch den Geruch von Arsenicum-Ausscheidungen. Die Stühle stinken faulig[CK587], wie ein Kadaver[KE5,291] oder zersetztes Blut. Die Absonderungen aus der Gebärmutter, die Monatsblutung, die Leukorrhö, der Kot, der Urin, der Auswurf: all diese Ausscheidungen haben einen fauligen Charakter. Faulige, wie verwesendes Fleisch riechende Geschwüre.

Arsenik ruft eine Neigung zu *Blutungen* hervor; überall kommt es leicht zu Hämorrhagien. Erbrechen von Blut[CK452]; Lungenblutungen[KE3,211];

Blutungen im Bereich des Halses. Bisweilen Blutaustritte aus den Schleimhäuten, wenn diese hochgradig entzündet sind. Blutungen aus Darm, Nieren, Blase[CK628] und Uterus; überall, wo Schleimhäute sind, können Blutungen auftreten. Hämorrhagien von schwarzem, wenig gerinnendem Blut[GS] sowie übelriechende Absonderungen.

Gangränbildungen und akute Entzündungen gangränösen oder erysipelatösen Charakters kommen bei Arsenicum häufig vor. Hautpartien können urplötzlich von einem Erysipel befallen werden, oder verletzte Körperteile werden plötzlich gangränös. Gangrän innerer Organe, maligne Entzündungen, erysipelatöse Entzündungen. Gleichgültig, welche Diagnose Sie stellen, welchen Namen die Krankheit hat – wenn es sich um eine plötzlich einsetzende Entzündung handelt, die eine bösartige Neigung zu erkennen gibt, müssen Sie an Arsenicum album denken. Eine Entzündung des Darmtrakts schreitet über mehrere Tage fort, begleitet von entsetzlich stinkenden Stuhlentleerungen, Erbrechen von Blutklumpen, heftigem Brennen in den Därmen und tympanitischer Bauchauftreibung. Sie halten den Zustand fast für eine gangränöse Entzündung, so heftig, akut und maligne verläuft sie; zudem besteht Angst, Erschöpfung, Furcht vor dem Tod und Fröstеligkeit – der Patient möchte warm zugedeckt sein. Wenn bei dieser Art von Darmentzündung der Patient Besserung durch Wärme erfährt, heißt das Heilmittel Arsenicum. *Secale* hat – das müssen Sie sich merken! – einen ganz ähnlichen Zustand: Es hat all den Meteorismus, die Geschwürsbildung, die Prostration, all die übelriechenden Ausscheidungen, das Erbrechen von Blutklumpen und all das Brennen – aber der *Secale*-Patient möchte *nicht* zugedeckt sein, er will alles kalt haben, die Fenster müssen geöffnet sein. Das einzige Unterscheidungskriterium zwischen diesen beiden Mitteln kann in einem gegebenen Fall durchaus nur das sein, dass *Secale* nach Kälte verlangt und Arsenicum nach Wärme. Aber das ist die Art und Weise, wie wir bei unseren homöopathischen Verordnungen individualisieren. Oder nehmen wir den Fall einer Lungengangrän ... Wir erfahren, dass der Patient Schüttelfrost gehabt hat, sehr unruhig, ängstlich und schnell erschöpft gewesen ist. Wir betreten das Krankenzimmer, und uns schlägt ein entsetzlicher Gestank entgegen; ein Blick in den Spucknapf verrät uns, dass der Patient massenhaft schwarzes, fauliges Sputum expektoriert. Jetzt brauchen wir nur noch zu schauen, ob der Patient warm zugedeckt sein möchte. Wenn dies der Fall ist, wenn er leicht friert und ihm Wärme guttut, haben wir den Fall so gut wie gelöst; dann brauchen wir eigentlich keine weiteren Symptome mehr, denn es dürfte uns schwerfallen, ein Mittel zu finden, das den Fall ähnlich gut abdeckt wie Arsenicum. Die Prostration, der dunkle Auswurf*, die Angst, die Unruhe, der aashafte Geruch und das leichenhafte Äußere sind vorhanden: Welches Mittel außer Arsenicum hätte eine solche Symptomentotalität aufzuweisen? Auf der kurzen Strecke von der Tür bis zum Krankenbett habe ich oft schon einen weiten diagnostischen Weg zurückgelegt, indem ich allein aufgrund des Augenscheins all diese Symptome gesammelt habe. Jedes von ihnen entspricht Arsenicum; der Patient sieht aus wie Arsenicum, er verhält sich wie Arsenicum, er riecht wie Arsenicum! Oder: Sie kommen zu einer Patientin mit schwerer Blasenentzündung, häufigem Harndrang und heftigem Tenesmus. Der Urin ist blutig, mit Klümpchen durchsetzt. Der behandelnde Arzt beobachtete, als er den Katheter einführte, um den Urin abzulassen, dass kleine Klumpen den Katheter verstopften; ein wenig Harn konnte abgesaugt werden, und dann war Schluss. Aus der Vorgeschichte erfahren Sie, dass Unruhe bestanden hatte, Angst, Furcht vor dem Tod, Besserung durch Wärme und große Erschöpfung. Das zu verabreichende Mittel heißt Arsenicum album – nicht weil eine Blasenentzündung vorliegt, sondern weil es sich um eine rasch voranschreitende Entzündung handelt und weil diese von gangränösem Charakter ist. Ohne Arsenicum würde die Entzündung in kürzester Zeit auf die ganze Blase übergreifen. So verhält es sich mit allen anderen inneren Organen, der Leber, den Lungen etc.; jedes von ihnen kann von einer heftigen, hochakuten Entzündung befallen werden. Ich spre-

* Kent spricht irrtümlich von »Erbrechen«.

che jetzt nicht von den lokalen Symptomen, sondern versuche, Ihnen einen Begriff vom allgemeinen Zustand des Arsenicum-Patienten zu vermitteln, um aufzuzeigen, was sich wie ein roter Faden durch das Arzneibild zieht. Wenn wir das Mittel dann im Einzelnen untersuchen, werden wir feststellen, dass diese allgemeinen Charakteristika überall das Krankheitsbild prägen.

Bei den *Gemütssymptomen* fällt zu Beginn einer Erkrankung die ängstliche Ruhelosigkeit auf, die im weiteren Verlauf bis zum Delirium und sogar bis zum Wahnsinn ausarten kann – mit allem, was dazu gehört: Beeinträchtigung des Intellekts, des Willens, usw. »Verzweifelt und weinend, glaubt er, es könne ihm Nichts helfen, und er müsse doch sterben ...«[CK44] Ich wurde einmal zu einem Typhuspatienten gerufen, der das allgemeine Arsenicum-Bild, das ich beschrieben habe, vollständig darbot; er war imstande zu sprechen, blickte mich an und sagte: »Sie kommen ganz umsonst, ich werde ja doch sterben; gehen Sie ruhig nach Hause; meine ganzen Eingeweide sind am Absterben.« Sein Freund saß an der anderen Seite des Bettes und gab ihm tropfenweise Wasser zu trinken, und sobald er ihm etwas gereicht hatte, wollte der Kranke schon wieder davon haben. Das war alles, wonach er verlangte; sein Mund war schwarz und ganz ausgetrocknet. Ich gab ihm Arsenicum album. Eines der Charakteristika von Arsenicum ist *häufiger Durst auf kleine Mengen Flüssigkeit*[CK383], gerade so viel, um den Mund anzufeuchten. Zur Unterscheidung zwischen *Bryonia* und Arsenicum wird häufig – als Gedächtnisstütze – das Merkmal herangezogen, dass *Bryonia* Durst auf große Mengen und in langen Abständen hat, Arsenicum dagegen Durst auf kleine Mengen und in kurzen Abständen. »Heftiger Durst.«[CK375] »Unauslöschlicher Durst.«[CK378]

»Gedanken an den Tod und die Unheilbarkeit seines Leidens.«[GS] »Zudrang verschiedner Gedanken, die er zu schwach ist, von sich zu entfernen, um sich mit einem einzigen zu beschäftigen.«[CK84] Der Arsenicum-Patient wird, wenn er im Bett liegt, Tag und Nacht von niederdrückenden Gedanken und Vorstellungen gequält.[(CK3)] Auch dies ist eine Form seiner Angst; wenn er von quälenden Gedanken bedrängt wird, ist er ängstlich. Im Delirium sieht er lauter Ungeziefer auf seinem Bett herumlaufen.[CK34] »Zupfen an der Bettdecke.«[JB1,148] Delirium während starker Fieberhitze.[AZ8,148]*

»Heftige Hitze mit Irrereden und Bewußtlosigkeit ...«[KE4,858] »Wimmern und Zähneknirschen.«[GS] »Lautes Seufzen, Stöhnen und Weinen.«[GS] »Jämmerliches Wehklagen ...«[CK7] »Er verzweifelt an seinem Leben.«[CK43] »Schreit vor Schmerzen.«[GS] »Vor Furcht springt er aus dem Bette und verkriecht sich in dem Kleider-Schrank ...«[CK39] Dies sind z. T. schon psychotische Zustände, die in den ersten Stadien von Furcht, Angst und Unruhe geprägt sind. Religiöser Wahnsinn, mit der zwanghaften Vorstellung, durch ihre Sünden die göttliche Gnade verspielt zu haben; die biblischen Heilsversprechungen gelten für sie nicht mehr; es besteht keine Hoffnung mehr für sie, sie ist auf ewig verdammt. Sie hat so lange über religiöse Fragen nachgedacht, dass sie darüber verrückt geworden ist. Schließlich verfällt sie, wenn sich die Psychose weiter verstärkt, in einen Zustand religiöser Schwermut und Zurückgezogenheit[CK4], der durch eine gleichgültige[CK66] Seelenruhe[CK67] und große Schweigsamkeit[CK48] gekennzeichnet ist. Wir sehen hier, wie ein Stadium in das andere übergehen kann. Wir müssen unsere Fälle in ihrer Gesamtheit betrachten. Um einen Fall richtig beurteilen zu können, müssen wir den ganzen bisherigen Verlauf in Betracht ziehen; dann werden wir feststellen, dass in einem Stadium bestimmte Symptome vorherrschen, in einem anderen Stadium aber ganz andere Symptome. Ein Beispiel: Wir wissen, dass in *akuten* Arsenicum-Zuständen entweder Durst auf kleine Schlucke eiskalten Wassers besteht – gerade so viel, um den Mund damit zu benetzen –, oder Durst auf große Mengen Wasser, die dennoch den Durst nicht löschen können. Dieses ›durstige‹ Stadium aber geht über in ein anderes mit Abneigung gegen Wasser. Das ist der Grund, warum Arsenicum bei *chronischen* Krankheiten durstlos sein kann. So verhält es sich auch beim Wahnsinn: Im chronischen Zustand ist der Pa-

* Bei Kent heißt es »Delirium during sleep ...«, womit er das Symptom aus den *Guiding Symptoms* nicht korrekt wiedergibt.

tient ruhig, in den früheren Stadien jedoch muss er, wenn es ein Arsenicum-Fall sein soll, Unruhe, Angst und Furcht durchgemacht haben.

Furcht und *Angst* ist ein bedeutendes Element im Gemütszustand des Arsenicum-Patienten. Furcht vor dem Alleinsein.[GS] Fürchtet, er könnte sich ein Leid zufügen, wenn er allein ist.[A1,66]* Er hat schreckliche Angst vor der Einsamkeit[HV12,33] und möchte unter Menschen sein, weil er in Gesellschaft reden und so seine Angst vergessen kann. Wenn aber sein Zustand sich verschlimmert, kann er auch Gesellschaft nichts mehr abgewinnen, weil die Angst trotzdem in ihm hochkommt. Seine Befürchtungen und Ängste nehmen in der Dunkelheit gewaltig zu, und viele Beschwerden setzen überhaupt erst abends ein, wenn die Dunkelheit anbricht. Viele seelische und körperliche Leiden treten zu bestimmten Zeiten auf oder werden dann vermehrt. Während manche Schmerzen und Beschwerden am Morgen schlimmer sind, verstärken sich die meisten in der Mittagszeit von 13–14 Uhr sowie nachts von 1–2 Uhr. Nach Mitternacht, manchmal auch sehr bald nach Mitternacht, fängt die Leidenszeit des Patienten an und erreicht ihren Höhepunkt vor 1–2 Uhr. Große Ängstlichkeit abends im Bett.[CK12]

»Bekannten zu begegnen ist ihm [in der Angstperiode] sehr zuwider, und er vermeidet es, weil er dieselben früher beleidigt zu haben glaubt, obgleich er sich nicht des mindesten bewußt ist; jeden möchte er daher gern um Verzeihung bitten.«[AR8,2,57] Große Niedergeschlagenheit. »Traurigkeit und Trübsinn.«[CK1] Melancholie bis hin zur Verzweiflung. Der Patient zweifelt an seiner Genesung, glaubt, es könne ihm nichts mehr helfen.[CK44] Er fürchtet sich vor dem Tod[CK], besonders wenn man ihn allein lässt oder wenn er zu Bett geht[EN83], verbunden mit Beklemmung und Unruhe. Er meint, sterben zu müssen[CK44], und möchte, dass jemand bei ihm ist. Nachts können die Angstanfälle so heftig werden, dass sie ihn aus dem Bett treiben.[CK(AR8,2,56)] Diese Angstanfälle greifen auch das Herz an, sodass hier seelische Angst und Herzbeklemmung [Herzangst[CK21]] zusammenzufallen scheinen. Eine furchtbare innere Angst und Beklommenheit[AR3,2,56] überfällt den Patienten mitten in der Nacht; er springt aus dem Bett aus Furcht, er könnte sterben oder ersticken. Arsenicum album ist ein Mittel voll von Atemnot, von kardialer Dyspnoe bis hin zu den diversen Asthmaformen. Die Anfälle kommen abends im Bett oder nach Mitternacht; zwischen 1 und 2 Uhr wird der Patient von Angst, Atemnot, Todesfurcht und Kälte heimgesucht, die Haut ist von kaltem Schweiß bedeckt. »Innere Angst, wie sie mit der zu vergleichen ist, die ein Mörder haben muss; sie jagt ihn von einem Ort zum andern ...«[AR8,2,56] Dies ist eine weitere typische Angst des Arsenicum-Patienten, in die er sich so sehr hineinsteigern kann, dass er meint, er würde von Polizisten verfolgt, und so ist er ständig auf der Lauer, ob sie kommen, um ihn abzuholen. Er ist überzeugt, ein böses Schicksal werde ihn ereilen; stets ist er darauf gefasst, dass sich etwas Schreckliches ereignen wird. »Die Gemüthsstimmung verdriesslich, muthlos, unruhig.«[AZ51,119] »Unruhe...«[CK28 ff.] »Er kann auf keiner Stelle Ruhe finden ...«[CK27] »Als Folge von Schreck Neigung, sich das Leben zu nehmen.«[GS(A1,65)]

Der Arsenicum-Patient, der sich in diesem Gemütszustand befindet, *friert ständig*, hält sich dauernd in der Nähe des Ofens auf und kann sich nicht warm genug anziehen. Kälte ist es, worunter er besonders zu leiden hat. Chronische Arsenicum-Kranke haben nicht genügend Körperwärme; sie frösteln immer und haben ein blasses und wächsernes Aussehen. Wenn diese Menschen mehrere größere Schwächeanfälle durchgemacht haben, treten wassersüchtige Zustände auf. Arsenicum-Patienten neigen sehr zu Aufgedunsenheit und allgemeiner Hautwassersucht[CK989]; Ödeme an den Gliedmaßen; Ergüsse in den geschlossenen Körperhöhlen; Schwellungen um die Augen herum[CK195 ff.]; Geschwulst des ganzen Gesichts[R3,6], sodass auf Druck Dellen in der Haut zurückbleiben. Bei den Schwellungen um die Augen hat Arsenicum einen besonderen Bezug zu den unteren Augenlidern, während *Kalium carbonicum* mehr

* Kent schreibt: »Fears something is going to injure him when he is alone.« (Fürchtet, *etwas* könnte *ihn* verletzen, wenn er allein ist.) Hierfür gibt es in den Quellen keinen Beleg. Dagegen führt Hering in seiner *Condensed Materia Medica* das oben wiedergegebene Symptom an (»Fears to be left alone, lest he do himself bodily harm«), und so erscheint es auch in Kents eigenem Repertorium (S. 43).

die oberen Lider befällt, den Bereich zwischen Lid und Augenbraue. Es kommt vor, dass *Kalium-carbonicum*-Fälle große Ähnlichkeit mit Arsenicum-Fällen zeigen, und dann können kleine Merkmale wie dieses eine große differenzialdiagnostische Hilfe sein. Wenn zwei in Frage kommende Arzneien in ihren Allgemeinsymptomen zu viele Gemeinsamkeiten aufweisen, müssen wir verstärkt auf die lokalen Besonderheiten zurückgreifen.

Bei den *Kopfschmerzen* macht sich ein auffallender Zug von Arsenicum bemerkbar, nämlich die *Periodizität*[CK120]. Periodizität zieht sich durch das ganze Arzneimittelbild, und deswegen hat sich Arsenicum bei Malariaerkrankungen als überaus nützlich erwiesen[(CK927)], für die ja gerade diese Eigenschaft ein Wesensmerkmal darstellt. Die periodischen Beschwerden von Arsenicum treten typischerweise jeden zweiten, vierten[CK928], siebten oder vierzehnten Tag in Erscheinung, die Kopfschmerzen jeden zweiten, dritten, vierten, siebten oder vierzehnten Tag. Je chronischer das Leiden ist, desto größer sind die Zwischenräume. So haben die akuteren und heftigeren Beschwerden, für die Arsenicum passt, Verschlimmerungen jeden zweiten oder vierten Tag; mit zunehmender Chronifizierung jedoch tritt mehr und mehr die wöchentliche Verschlimmerung in den Vordergrund, und schließlich kommt es – als Ausdruck tiefverwurzelter Psora – zur vierzehntäglichen Krise. Dieses zyklische Erscheinen von Krankheitssymptomen ist einer ganzen Reihe von Arzneien eigen, besonders ausgeprägt aber *China* und Arsenicum. Diese beiden Mittel sind sich in vieler Hinsicht ähnlich, und in ihren allgemeinen Wesenszügen gleichen sie besonders den oft bei der Malaria vorkommenden Erscheinungen. Allerdings ist es so, dass Arsenicum hier häufiger angezeigt ist als *China;* zumindest fand ich bei jeder Malariaepidemie, die ich bisher erlebt habe, mehr Arsenicum-Symptome als solche von *China*. Interessanterweise kann man in den malariaverseuchten Gegenden feststellen, dass diese beiden Substanzen – in Form von Chinin und Fowler'scher Lösung – die Hauptstützen der dort ansässigen Allopathen sind.

Die periodisch auftretenden Kopfschmerzen weisen zugleich auf ein weiteres interessantes Phänomen hin, das ich eingangs bereits angesprochen habe. Zum Wesen von Arsenicum gehört nämlich auch der *Szenenwechsel* [Metastasis], das Alternieren einer Krankheit zwischen verschiedenen Organen oder Körperteilen, und dies kann durchaus auch mit einem Wechsel allgemeiner Symptome und Modalitäten einhergehen. Arsenicum ist in all seinen körperlichen* Beschwerden ein kaltes Mittel, d.h., der Patient fröstelt leicht, sitzt viel am Ofen, zieht sich immer sehr warm an und will das Zimmer stark geheizt haben. Dies ist so, solange sich die Beschwerden am Körper abspielen; betreffen sie jedoch den Kopf, möchte er zwar den Körper weiterhin warm halten, aber den Kopf am liebsten mit kaltem Wasser waschen oder der kühlen Luft aussetzen. Die Beschwerden des Kopfes werden gelindert nach Maßgabe der Modalitäten, die für den Kopf gelten, und die Beschwerden des Körpers sind verbunden mit den Modalitäten, die sich auf den Körper beziehen. Es ist schwer zu sagen, welcher dieser beiden Modalitätengruppen der größere Allgemeinheitsanspruch zukommt, und manchmal ist es auch nicht leicht zu beurteilen, welche Modalität nun im konkreten Einzelfall am ehesten als Allgemeinsymptom zu werten ist. So kann ein Patient Sie z.B. verwirren, wenn er sagt: »Mir geht es schlechter in der Kälte«, bei Vorhandensein von Kopfschmerzen aber meint: »Mir geht es besser in der Kälte, ich halte mich gern in einer kalten Umgebung auf.« In Wirklichkeit ist es nur der Kopf, der durch Kälte Linderung erfährt, und Ihre Aufgabe ist es, solche Dinge auseinanderzuhalten und zu untersuchen, ob sich die angegebenen Besserungen oder Verschlimmerungen nicht vielleicht nur auf den leidenden Körperteil beziehen. Wenn Patientenaussagen so auffällig differieren, müssen Sie nachfragen, um den Grund dafür herauszufinden. Ein ähnliches Phänomen können Sie bei *Phosphorus* beobachten: Die Beschwerden vonseiten des Magens und des Kopfes werden durch Kälte gebessert, d.h., der Patient möchte bei Kopfschmerzen kalte Umschläge haben und bei Magenerkrankungen kaltes Essen und kalte Ge-

* Körper hier und im Folgenden verstanden als Rumpf plus Gliedmaßen.

tränke; alle übrigen körperlichen Beschwerden jedoch finden durch Wärme Erleichterung. Geht der *Phosphorus*-Patient nach draußen an die kalte Luft, wird er anfangen zu husten, wenn er ein Brustleiden hat. Wir sehen also, dass wir die Modalitäten, die erkrankten Körperteilen zugehören, stets berücksichtigen müssen. Wenn Sie z.B. einen Patienten haben, der an rheumatischen oder Nervenschmerzen leidet, und ebendiese Schmerzen erstrecken sich auch auf den Kopf, dann möchte der Patient den Kopf warm eingehüllt haben, weil ihm Wärme bei dieser Art von Schmerzen guttut. Handelt es sich hingegen um einen Fall von Kopfkongestion, geht es ihm besser, wenn er seinen Kopf kühlen kann. Nun gibt es, wie gesagt, bei Arsenicum den Szenenwechsel, das Alternieren von Krankheitszuständen. Lassen Sie mich dies an einem Beispiel illustrieren ... Ein Patient von mir hatte sich lange Zeit mit einer periodisch auftretenden Migräne herumgequält. Erleichterung erfuhr er jeweils, wenn er den Kopf in kaltes Wasser tauchte oder mit kalten Umschlägen versah; sie konnten ihm nicht kalt genug sein, je kälter, je lieber. Diese Migräneschmerzen kehrten regelmäßig alle zwei Wochen wieder, und solange sie anhielten, wollte er Kaltes an seinem Kopf haben. Dann wurden die periodischen Kopfschmerzen über viele Monate besser; doch als sie schließlich ganz verschwunden waren, litt er stattdessen an einem Gelenkrheumatismus, der ebenfalls periodisch auftrat und ebenfalls recht hartnäckig war. Solange dieser Rheumatismus, verbunden mit mal mehr, mal weniger ödematösen Schwellungen, bestand, so lange konnte er es nicht warm genug haben; er röstete sich, obwohl dick angezogen, vor dem Kamin, denn die Hitze brachte ihm Linderung. Nach einer gewissen Zeit ließ der Rheumatismus nach, und dafür stellte sich die Migräne wieder ein und quälte ihn in regelmäßigen Abständen. Das ist genau das, was wir unter Szenenwechsel verstehen. Arsenicum 50M heilte den Mann, er hatte seitdem keinerlei Beschwerden mehr. ›Szenenwechsel‹ bedeutet zuweilen auch, dass der Körper abwechselnd von zwei ganz unterschiedlichen Krankheiten in Beschlag genommen wird, und es kommt nicht selten vor, dass ein und dieselbe Arznei diesem gesamten Szenarium von alternierenden Zuständen ein Ende setzt. Ich erinnere mich an einen Fall, der diese eigentümliche Art von Krankheitswechsel – er kommt auch bei anderen Mitteln vor – beispielhaft zeigt. Eine Patientin litt an einem Druckschmerz auf dem Scheitel, wie ich ihn kürzlich in der Vorlesung über *Alumen* beschrieben habe. Dieser Druckschmerz hielt zumeist mehrere Wochen an, und die einzige Erleichterung erfuhr sie paradoxerweise durch festen Druck; durch das viele Drücken war sie ganz erschöpft, und so ersann sie alle möglichen Gewichte, die sie auf den Kopf legen konnte. Der Schmerz pflegte jeweils in der Nacht zu verschwinden, doch dafür plagte sie am nächsten Morgen regelmäßig ein beständiger Harndrang. Die Reizblase alternierte mit Scheitelschmerzen. *Alumen* heilte die Patientin. Solche Szenenwechsel finden Sie bei vielen antipsorischen Arzneien, woraus sich die Notwendigkeit ergibt, bei der Mittelwahl stets die Symptome aller Krankheitszustände zu berücksichtigen, die geheilt werden sollen; anderenfalls werden Sie es oft erleben, dass Sie mit Ihrer Verschreibung für einen chronischen Fall psorischen Charakters nur eine temporäre Linderung erreichen, und dann kehrt die Krankheit in einer anderen Gestalt zurück. Sie haben durch Ihr Vorgehen lediglich den natürlichen Verlauf der Krankheit etwas beschleunigt. Das ist aber keine homöopathische Verschreibung. Vergewissern Sie sich, dass ein Arzneimittel, das den einen Zustand abdeckt, ebenso deutlich auch für den anderen Zustand indiziert ist, sonst ist es nicht das Simillimum. Sie müssen so lange suchen, bis Sie das Mittel gefunden haben, das beiden Krankheitszuständen entspricht, oder Sie werden eine Enttäuschung erleben. Mitunter kommt es vor, dass wir diesen Szenenwechsel nicht erkennen, bis wir die verdeckte andere Krankheitsgestalt durch falsche Verordnungen zwei- oder dreimal hervorgebracht haben. Manche Menschen sind im Anamnesegespräch so reserviert und wortkarg, dass wir nicht immer an die notwendigen Informationen herankommen. Überprüfen Sie aber Ihre Aufzeichnungen, so werden Sie unschwer erkennen, wo Sie eine falsche Verordnung getroffen haben, nämlich da, wo das ständige Hin und Her von Unterdrückung des bestehenden Zustandes und Wiederkehr des früheren begonnen hat, insgesamt aber keine Fortschritte erzielt wurden. Sie müssen den ganzen Fall noch einmal von vorn studieren und diesmal auch die Wechselzustände berücksichtigen. Bei Arsenicum alternieren die Kopfsymptome mit Symptomen des übrigen Körpers. Bei anderen Mitteln finden wir als Wesensmerkmal, dass psychische Symptome mit physischen abwechseln: Wenn die physischen Symptome vorhanden sind, schweigen die psychischen – und umgekehrt. Wenn in einem Fall ein so wichtiges Allgemeinsymptom wie dieser Szenenwechsel eruiert werden konnte, ist das ein großer Pluspunkt;* dennoch findet man bisweilen nicht das passende Mittel, weil viele unserer Arzneien noch nicht gründlich genug geprüft und insbesondere nicht ausreichend auf ihre Wechselzustände hin untersucht worden sind. Von *Podophyllum* kennen wir die Eigentümlichkeit, dass die Kopfschmerzen mit Diarrhö alternieren; der Patient neigt zu Migräne und zu Durchfall, und fast immer wird entweder das eine oder das andere vorhanden sein. Bei *Arnica* wechseln Gemütssymptome mit Uterussymptomen ab. Die Uterussymptome sind es, die vor allem an *Arnica* denken lassen, doch verschwinden sie über Nacht, und an ihre Stelle treten psychische Symptome; die Patientin wirkt plötzlich ernst, düster und mürrisch. Es bedarf schon einer tieferen Einsicht in das Wesen mancher Arzneien, um die ihnen eigenen Wechselzustände als solche zu erkennen. Die Prüfungen haben diese Zusammenhänge nicht immer zutage gefördert, denn bisweilen verteilten sich die Symptomengruppen dieser Wechselzustände auch auf verschiedene Prüfer. Gleichwohl ist eine Arznei, die in der Lage ist, beide Symptomengruppen hervorzubringen, auch geeignet, den entsprechenden Wechselzustand zu heilen.

Die periodischen Kopfschmerzen von Arsenicum können in allen Teilen des Kopfes auftreten. Es kommen kongestive Kopfschmerzen vor, die den ganzen Kopf einnehmen, mit Klopfen[CK146] und Brennen[HV10,125], mit Angst und Unruhe; Hitze des Kopfes[CK708], durch Kälte gelindert. »Klopfendes Kopfweh in der Stirne ...«[CK143], verstärkt durch Bewegung[CK144], durch Licht[EN222], oft mit großer Angst und Unruhe einhergehend, die den Patienten nicht ruhen lässt. Die meisten Arsenicum-Kopfschmerzen sind mit Übelkeit und Erbrechen verbunden. Die Migräne-Kopfschmerzen sind von der schlimmsten Art, besonders die vierzehntäglich wiederkehrenden. Von den wenigen Mitteln, die Kopfschmerzen alle zwei Wochen haben, ist Arsenicum das allerwichtigste. Manche dieser seit langem kränkelnden Menschen sind ständig bleich, kalt und fröstelig – außer wenn die Kopfschmerzen da sind; dann ist ihnen warm, und ihre Kopfschmerzen bessern sich durch Kälte. Generell sind sie sehr ängstlich, haben ein runzeliges Gesicht und keinen Durst. Denken Sie daran, dass Arsenicum-Patienten bei akuten Zuständen oder Exazerbationen durstig sind; sie haben einen trockenen Mund und häufig das Verlangen, Lippen und Mund mit einem Schluck Wasser zu befeuchten. Während der chronischen Zustände jedoch sind sie in der Regel durstlos. Die Kopfschmerzen können halbseitig sein[CK117] und dann sowohl das Gehirn wie auch den äußeren Kopf betreffen. Kopfschmerzen schlimmer durch Bewegung, besser durch kaltes Wasser[CK118], besser durch Gehen in der freien, kalten Luft, obwohl die Erschütterung durch die Schritte sehr oft Schmerzwellen im Kopf hervorruft, so als würde das Gehirn lose sein und gegen den Schädel schwappen[CK149f.] oder als würde es durch die Schritte in Vibrationen versetzt. Dies sind die subjektiven Empfindungen, doch hängen sie wohl vor allem mit Pulsationen des Gefäßsystems zusammen. Dann gibt es bei Arsenicum schreckliche Hinterkopfschmerzen, die so heftig sind, dass sich der Patient ganz benommen oder wie betäubt fühlt. Sie können hervorgerufen werden durch Aufregung oder körperliche Anstrengung und setzen oft erst nach Mitternacht ein; sie entstehen ferner durch Erhitzung beim Gehen, wel-

* In den heute erhältlichen englischsprachigen Ausgaben der *Lectures* ist ein gravierender Satzfehler (Zeilenvertauschung) aus der 4. Originalauflage stehengeblieben (S. 156 der indischen Ausgabe von 1988, 5. Zeile v. o.), der hier korrigiert sei. Richtig muss der Satz nach der 1. Auflage lauten: »... when the physical symptoms are present, the mental symptoms are not *present, and vice versa. When a general feature of a case like* that is determined it is a good point ...«

ches einen Blutandrang zum Gehirn bewirkt. *Natrium muriaticum* ist ein Mittel, das in dieser Beziehung, aber auch hinsichtlich seiner Periodizität und vieler anderer Beschwerden mit Arsenicum vergleichbar ist. Es hat ebenfalls die kongestiven Kopfschmerzen vom Gehen und von Erhitzung, besonders vom Gehen in der Sonne. Die Arsenicum-Kopfschmerzen werden generell durch Licht und Geräusche verschlimmert[EN222]; besser durch Liegen in einem abgedunkelten Raum – mit erhöhter Kopflage. Viele Kopfschmerzen beginnen nach dem Mittagessen in der Zeit von 13–15 Uhr, werden im Laufe des Nachmittags schlimmer und halten die ganze Nacht hindurch an. Oft gehen sie mit großer Blässe, Übelkeit, Erschöpfung und ungeheurer Schwäche einher. Die Arsenicum-Kopfschmerzen können auch anfallsweise kommen, sehr heftig z. B. in der Frostphase eines Wechselfiebers; kongestiver Schmerz in Anfällen, als müsste der Kopf zerspringen[AZ44,87], während eines Wechselfiebers. Für den Durst von Arsenicum bei Wechselfieber ist übrigens charakteristisch, dass dieser während des Froststadiums fehlt; allerdings besteht bisweilen ein Verlangen nach heißen Getränken, nicht weil der Patient Durst hat, sondern weil er sich wärmen will. Während der Hitze besteht nur wenig Durst, jedoch ein häufiges Verlangen nach kleinen Schlucken Wasser, um den Mund anzufeuchten. Während des Schweißes schließlich wird der Durst sehr groß. Das Verlangen zu trinken entwickelt sich mit dem Einsetzen der Fieberhitze und verstärkt sich mit zunehmender Mundtrockenheit; er möchte aber nur den Mund feucht halten. Erst wenn der Schweiß ausbricht, wird der Kranke sehr durstig und verlangt häufig nach größeren Mengen Wasser, und je mehr er schwitzt, desto größer wird der Durst. Der Kopfschmerz beginnt, wie eben erwähnt, im Froststadium und steigert sich zu einem heftigen kongestiven Klopfen während des Frostes und der Hitze. Gegen Ende der Hitzephase, wenn der Schweiß einsetzt, nimmt er wieder ab, bis ihm schließlich das starke Schwitzen ein Ende setzt.

Bei chronischen Kopfschmerzen, bei kongestiven Kopfschmerzen und bei Malariabeschwerden können wir eine *Neigung zum Runzligwerden der Haut* feststellen. Die Haut erscheint vorzeitig gealtert und faltig, und auch die Schleimhäute von Mund und Lippen schrumpfen zusammen und werden runzlig. Dies trifft sogar für die diphtherischen Pseudomembranen im Halsbereich zu[GS], was meines Wissens nur Arsenicum eigentümlich ist, keinem anderen Mittel. Die Exsudate haben ein lederähnliches, schrumpeliges Aussehen. Dies ist zwar kein sicheres Zeichen für Arsenicum, doch wenn das Mittel durch andere Symptome ebenfalls angezeigt ist, finden Sie mit großer Wahrscheinlichkeit auch diese Art von Belägen vor. Es sind Diphtheriefälle von sehr bösartigem Charakter, mit höchst üblem, fauligem oder gangränösem Geruch

Zuweilen ist der *Kopf in ständiger Bewegung*, wenn im Bereich des Körpers so schmerzhafte Beschwerden bestehen, dass dieser kaum bewegt werden kann. Dann bewegt der Patient wegen des Unbehagens und der inneren Unruhe zum Ausgleich fortwährend den Kopf, obwohl seine Schmerzen dadurch nicht gelindert werden. Die Haut von Kopf und Gesicht neigt zu ödematöser Anschwellung[CK161 ff.]. Ödem der Kopfhaut und erysipelatöse Entzündung des Gesichts und des Kopfes. Auf Fingerdruck entstehen unter leichtem Krepitieren Dellen auf der Kopfhaut. Der behaarte Kopf ist sehr zu Hautausschlägen geneigt und höchst empfindlich. So empfindlich ist die Kopfhaut[CK152 f.], dass das Haar unmöglich gekämmt werden kann; der Patient hat das Gefühl, als würde der Kamm oder die Bürste beim Berühren der Kopfhaut direkt bis ins Gehirn vordringen.

Große Empfindlichkeit[JP2,2,164] ist ein wichtiges Charakteristikum von Arsenicum. Überempfindlichkeit auf Gerüche und Berührung[AZ32,246] – auf alles und jedes. Alle Sinne sind krankhaft empfindlich[AZ57,91]; besonders sensibel jedoch reagiert der Arsenicum-Patient auf jedwede Unordnung in seiner häuslichen Umgebung. Er ist ein extrem pingeliger Mensch und nur sehr schwer zufriedenzustellen. Hering beschrieb ihn einmal als »den Patienten mit dem Goldknauf am Spazierstock«. Eine kranke, bettlägerige Frau, die Arsenicum benötigt, leidet geradezu Seelenqualen, wenn nicht jedes Bild vollkommen gerade an der Wand hängt. Menschen, die nicht die geringste Unordnung vertragen und keine Ruhe finden können, solange nicht alles an seinem Platz ist, leiden an Pedanterie, an einer krankhaften Ordnungsliebe, die ihr Simillimum zumeist in Arsenicum album findet.

Die Augensymptome dieses Mittels sind von großer Bedeutung. In besonders unangenehmer Weise treten sie in Fällen von unterdrückter Malaria in Erscheinung, bei blassen, kränklich aussehenden Menschen in schlechtem Allgemeinzustand, die allenthalben zu katarrhalischen Entzündungen neigen, vor allem aber im Bereich der Nase und der Augen. Es kommen alle möglichen Arten von Sekretionen aus den Augen vor. Entzündung der Bindehaut[R1,11] (des Augapfels wie der inneren Lider), mit einer Neigung zur Geschwürsbildung[KE5,136]. Aus den Geschwüren fließt zunächst ein dünnes, blutiges, später ein dickes, scharfes Sekret, welches das Auge wund macht, die Lidwinkel rötet und brennend schmerzhafte Granulationen verursacht. Das Beißen und Brennen in den Augen[CK188] wird gelindert durch Spülen mit kaltem Wasser, aber auch durch trockene Wärme. Sehr häufig entstehen die Geschwüre auf dem Augapfel und auf der Hornhaut[GS] [sowie auf den Innenflächen der Lider[AZ34,252]]. Arsenicum hat verschiedene Arten von Hypertrophien an den Augen; diese können z.B. als kleine Flecken beginnen und dann Narben bilden; oder aus alten geschwürigen Stellen wachsen wie ein Pterygium Gewebswucherungen in Richtung Zentrum und bedrohen das Sehvermögen. Die Entzündungen im Augenbereich sind nicht selten von starker Schwellung, Brennschmerz und wundmachender Absonderung begleitet. Die Schwellung um die Augen nimmt gewöhnlich eine sackartige Form an, und so finden wir bei Arsenicum sackförmig herunterhängende Augenlider, oder es bilden sich kleine Säcke unter den Augen. Das Gesicht ist blass und wächsern, wie bei einem stark geschwächten oder wassersüchtigen Kranken.

Der katarrhalische Zustand erfasst auch den Hals und die Nase, und es ist manchmal nicht leicht, Hals- und Nasensymptome auseinanderzuhalten. Der Arsenicum-Patient hat fast immer einen Schnupfen und fängt bei jedem Wetterwechsel an zu niesen. Ihm ist ständig kalt, er leidet sehr unter Zugluft; besonders unangenehm ist feuchtkaltes Wetter; er ist schnell ›bis auf die Knochen‹ durchgefroren. Wenn er Schnupfen hat, ist er sehr lichtempfindlich[CK235]; die Augen werden, wenn er in helles Licht blickt, so geblendet, dass sie tränen.[CK236] Niesen und Schnupfen, mit Entzündung des gesamten Nasenrachenraums, des Kehlkopfes und der Bronchien. Die Erkältung beginnt in der Nase und zieht von dort in den Hals hinunter; häufig kommt dann auch noch Heiserkeit hinzu, verbunden mit einem trockenen, harten, krächzenden Husten, der von einem brennenden Kitzel in der Luftröhre und im Halsgrübchen erregt wird.[KH] Es ist schwierig, Arzneien für einen Schnupfen zu finden, der in der Nase anfängt und von dort in die Brust wandert und Bronchialbeschwerden verursacht. Sehr häufig muss man dann nämlich das Mittel wechseln, weil die Brustsymptome auf ein anderes Mittel hindeuten. Ein Arzneimittel, das sowohl die Nasen- als auch die Brustsymptome abdeckt, ist nicht leicht zu finden.

Arsenicum ist das Heilmittel bei chronischer katarrhalischer Rhinitis, wenn die Nase leicht blutet[GS], der Patient immer niest, sich leicht erkältet, ständig fröstelig und blass, müde und unruhig ist und nachts von großer Angst und sorgenvollen, fürchterlichen Träumen[CK1123] gequält wird. Die Nasenschleimhaut entzündet sich leicht, es entwickeln sich rote Flecken und Geschwüre, die leicht bluten. Hinten in der Nase bilden sich große Borken. Wir finden bei Arsenicum eine auffallende Tendenz zur Geschwürsbildung. Ist der Hals entzündet, so kommt es dort zu Ulzerationen. Erkältungen mit katarrhalischen Begleitentzündungen der Augen enden nicht selten mit kleinen Hornhautgeschwüren, und auch Schnupfen geht oft mit Geschwürsbildung in der Nasenschleimhaut einher. Diese Ulzerationsneigung ist, wo immer das Leiden lokalisiert sein mag, ein sehr charakteristisches Merkmal von Arsenicum. Arsenicum ist das Heilmittel für katarrhalische Beschwerden der Nase wie auch anderer Organe bei durch Syphilis oder Malaria konstitutionell geschwächten Menschen; bei solchen, die eine Blutvergiftung durchgemacht haben, sei es aufgrund einer Sektionsverletzung oder im Gefolge eines Erysipels, einer Typhuserkrankung oder einer anderen zu septischen Verläufen neigenden Infektionskrankheit, die fehlbehandelt worden ist; schließlich bei Missbrauch oder Intoxikation mit Chinin und ähnlichen Substanzen, die das Blut verdorben und eine Anämie herbeigeführt haben. Bei jedem dieser Zustände kommt es zu katarrhalischen Erscheinungen, denn der Körper hat das Bestreben, sich durch die Absonderungen und ulzerösen Eiterungen nach außen Linderung zu verschaffen. Wenn sich ein Unterschenkelgeschwür bildet, ein vaginaler Ausfluss entsteht, eine wie immer geartete Absonderung in Gang kommt, erfährt der Patient dadurch Erleichterung. Wenn sich eine Bronchitis entwickelt, was bei alten Leuten häufiger vorkommt, und eine reichliche Schleimexpektoration stattfindet, wirkt dies wie ein Ventil, und der Patient fühlt sich dadurch wohler. Bringen Sie dagegen irgendeine dieser Absonderungen zum Stillstand, produzieren Sie damit ein chronisches Leiden, das augenscheinlich durch die Retention der Sekrete, letztlich aber vor allem durch eine Art schleichender Blutvergiftung verursacht wird. So verhält es sich mit unterdrückten Ohrabsonderungen, mit unterdrückten Rachensekreten, mit unterdrücktem Weißfluss, mit unterdrückten Absonderungen aus Geschwüren. Arsenicum entspricht, neben anderen Arzneien, dem anämischen Zustand, der jeder dieser Suppressionen folgt. Heutzutage ist es ja große Mode geworden, zur Kauterisation oder zu sonstigen lokalen Anwendungen zu greifen, um vaginalen Ausfluss und andere Absonderungen zu unterbinden oder um Geschwüre zur Granulation anzuregen. Doch sobald diese äußerlichen Übel verschwunden sind, entwickelt sich besagte Blutarmut; der Patient bekommt ein bleiches, wächsernes, kränkliches Aussehen, und es entstehen die erwähnten katarrhalischen Beschwerden – gewissermaßen um die Folgen der Unterdrückung anderer Lokalübel abzumildern. Wenn z.B. eine Frau seit der Unterdrückung ihres Ausflusses an dicken, blutigen oder wässrigen Absonderungen aus der Nase leidet, kann sie, wenn auch sonst Arsenicum-Symptome bestehen, durch dieses Mittel geheilt werden. Arsenicum ist häufig von Nutzen, wenn ein eiterndes Geschwür durch Salben ausgetrocknet oder eine alte Otorrhö durch äußere Anwendung von Pudern zum Stillstand gebracht worden ist. Der Doktor meint, mit dem Unterdrücken solcher Absonderungen etwas sehr Kluges getan zu haben, doch in Wirklichkeit hat er nur erreicht, dass Sekretionen, die dem Patienten Erleichterung verschafft haben, am Fließen gehindert worden sind. Arzneien wie *Sulfur, Calcarea* und Arsenicum sind geeignete Heilmittel von Katarrhen, die bei konstitutionell geschwächten Menschen auftreten und von solchen Unterdrückungen herrühren. Arsenicum ist darüber hinaus jenem Zustand ähnlich, der durch die Inkorporation tierischer Gifte entsteht. Es zielt direkt auf die Wurzel des Übels, da es auch den Symptomen gleicht, die nach Sektionsverletzungen auftreten [Ptomainvergiftung]. Arsenicum und *Lachesis* sind Arzneien, die unmittelbar auf die Ursache einwirken, indem sie das Gift unschädlich machen und so Harmonie und Ordnung wiederherstellen.

Die Nasensymptome von Arsenicum – um darauf noch einmal zurückzukommen – sind ungemein lästig und machen vom Symptomenbild des typischen Arsenicum-Patienten einen nicht unerheblichen Teil aus. Er zieht sich sehr leicht Erkältungen zu, reagiert stets auf Kälte empfindlich und bekommt vom geringsten Anlass einen Schnupfen. Wenn es einem Arsenicum-Patienten am besten geht, hat er zugleich auch immer ein mehr oder weniger dickes Nasensekret; doch schon von einer geringfügigen Erkältung verflüssigt sich das Sekret; die dickflüssige Beschaffenheit, die für sein Wohlbefinden nötig ist, lässt nach, und dann bekommt er Kopfschmerzen, und Durst, Unruhe, Angst und Sorge bemächtigen sich seiner. Dieser Zustand geht in ein zwei- oder dreitägiges katarrhalisches Fieber über, woraufhin das dicke Sekret wieder erscheint und er sich besser fühlt; alle Beschwerden und Schmerzen verschwinden. Arsenicum ist bei Epitheliomen der Nase und der Lippen von großem Nutzen gewesen.

Entzündung des Rachens und der Mandeln mit einem Brennen, das durch kalte Getränke zunimmt und durch warme Getränke abnimmt. Röte und Runzligkeit der Schleimhaut. Wenn sich eine Sepsis entwickelt, wie z.B. bei Diphtherie, erscheinen Exsudate auf der Schleimhaut, die zu aschgrauen, trockenen[GS], runzeligen Pseudomembranen werden und zuweilen den ganzen weichen Gaumen und die Gaumenbögen bedecken können. Die befallenen Bezirke sehen aus wie ausgedörrt und zusammengeschrumpft. Der Patient ist ängstlich und äußerst schwach und hinfällig; das Fieber ist nicht sehr hoch, die Mundtrockenheit aber groß.

Die katarrhalische Entzündung wandert weiter abwärts; sie greift auf den Kehlkopf über, wo sie Heiserkeit[CK673] hervorruft, und dann auf die Luftröhre, verbunden mit brennenden Schmerzen[GS], die vor allem bei dem typischen trockenen Reizhusten auftreten; schließlich kommt es zu Brustbeklemmung[CK723] und asthmatischer Atemnot[CK737]. Der quälende Reizhusten wird von Angst, Prostration, Unruhe und Schweiß begleitet und bringt offenbar keinerlei Erleichterung. Er stellt die erste Phase der Brustaffektion dar und währt als trockener, rauer, krächzender Husten mehrere Tage lang, ohne dass er produktiv wird. Erst mit dem Einsetzen asthmatischer Beschwerden kommt auch ein dünn-wässriger Auswurf in Gang. Zusammenschnürung der Brust[CK730]; so starkes Beklemmungsgefühl mit Pfeifen und Giemen auf der Brust, dass der Patient glaubt, jeden Augenblick ersticken zu müssen.[CK738] Zwar wird auch manchmal blutiger Schleim ausgeworfen[CK701], doch sind in der Regel die Symptome rein katarrhalisch. Mitunter stellen sich auch Pneumoniesymptome ein, mit dem typischen rostfarbenen Sputum. Wundmachender Auswurf. Gefühl von Brennen in der Brust[CK758], wie von glühenden Kohlen, gefolgt von Hämoptysis[GS] und leberfarbenem Auswurf.

Arsenicum ruft eine Neigung zu Blutungen hervor, die an allen Schleimhäuten auftreten können. Gewöhnlich ist das Blut hellrot, aber im Bereich der Schleimhäute wird das Gewebe bei Arsenicum leicht gangränös, sodass das Blut eine schwarze Färbung erhält und sich kleine Klumpen darin finden, die wie Leberstückchen aussehen. Solche Klümpchen sind oft auch im Erbrochenen und im Stuhl vorhanden. Der Auswurf ist äußerst übelriechend, so stinkend, dass man unweigerlich an einen gangränösen Prozess denkt. Der Patient ist im Begriff, eine Entzündung zu entwickeln, die man wohl am besten als gangränöse Pneumonie bezeichnet; es finden sich entsprechende Entzündungszeichen, und der Gestank des Auswurfs schlägt einem schon an der Zimmertür entgegen. Das Sputum besteht aus einer dünn-wässrigen Flüssigkeit, die mit kleinen Blutklümpchen vermischt ist. Der Auswurf sieht im Gefäß wie Pflaumensaft aus, und in der Mitte sammeln sich die Blutklumpen an; der Geruch ist ekelerregend. Der Patient hat zu diesem Zeitpunkt die Phase der Ruhelosigkeit bereits hinter sich und ist nun völlig erschöpft, abgeschlagen und bleich, und wahrscheinlich ist er von kaltem Schweiß bedeckt. Dies ist der Anblick, der sich einem bietet, und jeder gute Homöopath wird hier sogleich auf Arsenicum tippen!

In Bezug auf den Magen finden wir im Arzneimittelbild von Arsenicum alles, was zu einer Gastritis dazugehört. Typisch für Arsenicum ist dabei besonders: das Erbrechen alles Genossenen[CK444], selbst eines Teelöffels Wasser; stärkste Magenreizung; große Prostration; entsetzliche Angst; Mundtrockenheit; eine kleine Menge heißes Wasser lindert manchmal für eine Minute, kommt aber dann wieder hoch – kalte Getränke werden sofort erbrochen. Die Speiseröhre ist in ihrer ganzen Länge entzündet[GS]; alles, was heraufkommt oder hinuntergeht, verursacht brennende Schmerzen. Erbrechen von Galle[CK447] und Blut[452]. Die Magengegend ist überaus empfindlich, der Patient mag dort nicht einmal berührt werden. Äußere Wärmeanwendung tut gut, kurzfristige Besserung auch durch heiße Getränke; jede Form von Wärmezufuhr ist dem Patienten hochwillkommen.

Viele Beschwerden bestehen auch im Bereich des Darmtrakts. Arsenicum hat alle Symptome, die wir bei einer Peritonitis erwarten würden. Starker Meteorismus; darf nicht berührt oder angefasst werden; ist aber aus innerer Unruhe ständig in Bewegung (manchmal bewegen sich auch nur Kopf, Arme oder Beine). Weil er nicht still liegen bleiben kann, wird er schließlich so geschwächt, dass Erschöpfung an die Stelle der Unruhe tritt. Ruhr[CK591] geht bei Arsenicum zumeist mit unwillkürlichem Kot- und/oder Urinabgang[R1,47] einher, mit Blutungen aus dem Darm[CK590] und blutigem Urin[CK628]. Der Stuhl verbreitet einen aashaften Gestank[KE5,291], wie faules, verwesendes Fleisch; er ist blutig, wässrig und braun wie Pflaumensaft oder schwarz. Bisweilen nehmen die Stuhlentleerungen dysenterische Formen an, mit fürchterlichen Tenesmen und brennenden Schmerzen in After und Mastdarm[CK579]; jeder Stuhlgang brennt, als befänden sich glühende Kohlen im Rektum; Brennen auch in den Därmen, im Verlauf des gesamten Verdauungstrakts. Die Bauchschmerzen werden durch Wärme gebessert, z.B. durch eine Wärmflasche, wenn sie nicht zu schwer ist. Die Bauchauftreibung kann extrem sein. Gelegentlich kommt eine Gastroenteritis vor, die einen gangränösen Charakter annimmt, was in früheren Zeiten als Darmbrand bezeichnet wurde – eine Nekrose des Darms, die stets tödlich verlief. Dabei kommt es zu dickflüssigen, blutigen Darmausscheidungen von ekelhaftem Geruch, zu Erbrechen alles Genossenen. Der Kranke möchte das Zimmer stark geheizt haben und dick zugedeckt sein, er möchte heiße Anwendungen und warme Getränke. Er hat ein leichenhaftes Aussehen und riecht wie eine Leiche, ein herb-beißender, alles durchdringender Geruch. Bei einem solchen Sachverhalt benötigt der Kranke natürlich Arsenicum album. Es gibt aber auch Fälle, wo der Patient unbedeckt oder entblößt liegen möchte, wo er das Zimmer kalt, das Fenster geöffnet haben will, wo er nach kalten Waschungen und eiskalten Getränken verlangt: hier ist *Secale* das Mittel der Wahl. Ähnliche Krankheitszustände haben ähnliche Symptome, aber, wie Sie sehen, mit unterschiedlichen Modalitäten.

Ich möchte Sie vor dem allzu wahllosen Gebrauch von Arsenicum bei den Sommerdurchfällen der Säuglinge und Kleinkinder warnen, als Mittel gegen Ruhr und Cholera infantum. Arsenicum hat in seinem Arzneimittelbild eine so große Vielzahl an kleinen Symptomen, die auch für diese Beschwerden typisch sind, dass Sie, wenn Sie nicht aufpassen und diese Warnung missachten, ihren kleinen Patienten wahrscheinlich Arsenicum verabreichen. Damit aber werden Sie, statt den Fall zu heilen, meist nur einige Symptome unterdrücken und das Krankheitsbild so verändern, dass Sie das wirkliche Heilmittel nicht mehr erkennen können. In dieser Beziehung ist Arsenicum, weil es so viele Symptome hat, eines der gefährlichsten Mittel, die wir haben. Es besteht eine starke Tendenz, bei diesen Beschwerden routinemäßig zu verfahren und Arsenicum zu geben – ohne dass ausreichend Allgemeinsymptome vorhanden wären; d.h., man gibt das Mittel nur auf der Basis der Lokalsymptome eines Falls, nicht aufgrund der Allgemeinsymptome. Ein Fall aus der jüngsten Vergangenheit, den zu beobachten ich Gelegenheit hatte, soll die Problematik veranschaulichen ... Ein eigentlich sehr tüchtiger Arzt, der aber nicht viel auf unsere Lehre von den Allgemeinsymptomen gab, zog mich zu einem Fall hinzu. Der Patient litt an kardialen Ödemen und zeigte all die Unruhe von Arsenicum, all die Angst von Arsenicum, selbst die mitternächtliche Verschlimmerung, das plötzliche Hochschrecken aus dem Schlaf, die große Erschöpfung und eine ganze Reihe anderer Symptome, die alle für Arsenicum sprachen. Das Erste, was ich den Patienten fragte, war, wie lange es ihm schon so schlecht gehe. »Mehrere Jahre.« Dann wollte ich wissen, wie er sich in den vergangenen Jahren gewöhnlich in den Sommer- und Wintermonaten gefühlt habe. »Oh«, sagte er, »im Sommer muss ich aus der Stadt raus, an einen kühlen Ort.« »Und wie ist es im Winter?«, fragte ich. »Wie warm müssen Sie sich im Winter anziehen?« »Ach, dann bin ich auch nur ziemlich leicht bekleidet. Ich bin ganz aufgebläht und vertrage nicht viel Kleidung auf meinem Bauch; ich kann nicht auf der rechten Seite liegen, weil ich davon Herzklopfen bekomme. Um Mitternacht springe ich oft aus dem Bett und bin dann ganz außer mir; als ich z.B. erfuhr, dass Sie hierher kommen würden, bekam ich fast einen Anfall.« Ich zog den Kollegen ins Nebenzimmer und sagte: »Junger Mann, wissen Sie nicht, dass *Argentum nitricum* Verschlimmerung durch Wärme hat, Besserung im Winter? Dass es die Verschlimmerung gegen Mitternacht hat, die Angst, die Unruhe, all die Dinge, die dieser Patient auch hat; die Besserung durch Kälte, durch kalte Luft?«

Der Fall zeigt, wie leicht Ärzte einen gravierenden Fehler begehen können, wenn sie Allgemeinsymptome wie diese, die ja schon von ihrer Art und Ausprägung her Arsenicum geradezu kontraindizieren, geringschätzig beiseite lassen; sie kennen diese allgemeinen Zeichen nicht bzw. widmen ihnen nicht genügend Aufmerksamkeit; sie verlassen sich zu sehr auf Guernseys *Keynotes*. Ich bin überzeugt, dass Hering und Guernsey, wenn sie diese Keynotes benutzt haben, niemals die allgemeinen Modalitäten aus den Augen gelassen haben.

So kann es passieren, dass wir Arsenicum aufgrund von Lokalsymptomen und anderen wenig charakteristischen Zeichen bei Sommerdurchfällen verabreichen. Sie finden diese ›kleinen‹ Symptome zwar im Arzneibild von Arsenicum, doch wenn Sie die Allgemeinsymptome betrachten, stellen Sie fest, dass diese Arsenicum ausschließen. Warten Sie nicht darauf, dass jemand kommt und Ihnen sagt, dass Sie einen großen Fehler gemacht haben. Warten Sie mit der Erforschung der Allgemeinsymptome nicht so lange, bis das Kind gestorben ist. Arsenicum ist wegen der Fülle seiner Details ein sehr vorsichtig zu handhabendes Mittel; es sind vor allem die Allgemeinsymptome, die zugegen sein müssen: Besserung durch Wärme, Verschlimmerung durch Kälte, etc. – Dinge, die mit dem ganzen Fall zusammenhängen, mit der Konstitution.

Wir finden bei Arsenicum eine Vielzahl an Diarrhö- und Dysenteriesymptomen, und diese Erkrankungen gehen fast durchweg mit Blässe und Angst, leichenhaftem Aussehen und aashaftem Geruch einher. Bei der Ruhr besteht ein häufiger und höchst quälender Stuhlzwang[CK568]; Stühle gering[CK580], schleimig[CK582], schwarz[CK586], flüssig[GS], tintenfarben, von aashaftem Geruch; mit großer Erschöpfung, Unruhe und Blässe. Bei Darmerkrankungen und schweren Verlaufsformen akuter Infektionskrankheiten geht der Stuhl häufig unwillkürlich ab.[KE4,705] Dies hängt natürlich nicht mit der Beschaffenheit des Stuhls, sondern mit dem Rektum zusammen, das stark erschlafft ist. Unwillkürlicher Stuhlabgang lässt gewöhnlich auf eine lokale, oft aber auch auf eine allgemeine Erschöpfung schließen, und bei dieser Arznei ist die Erschöpfung außerordentlich groß, sodass bei Typhus und malignen, protrahierten Verläufen akuter Infektionskrankheiten der Stuhlgang nicht mehr kontrolliert werden kann. Aus demselben Grund kommt auch der unwillkürliche Harnabgang zustande.

Massive Durchfälle kommen bei Arsenicum nur gelegentlich vor, gewöhnlich sind die Durchfälle weit weniger reichlich als z. B. bei *Podophyllum, Phosphoricum acidum* und einigen anderen Mitteln, bei denen die Stühle wie Wasser aus einem Hydranten herausschießen. Meistens sind geringe, allerdings recht häufige Stuhlabgänge vorhanden – kleine Spritzer mit Blähungen – sowie große Erschöpfung, wie wir sie z. B. bei der Cholera sehen; kleine Spritzer aus Schleim oder schleimig-weißlichen Stühlen. Arsenicum ist bei Cholera nicht sehr häufig angezeigt, zumindest nicht im ersten Stadium der massiven Brechdurchfälle. Manchmal kommt es aber in Betracht, wenn das Erbrechen und die Diarrhö vorüber sind und extreme Erschöpfung eingetreten ist. Es ist ein komaähnlicher Zustand; der Kranke sieht aus, als wäre er tot – würde man nicht erkennen, dass er noch atmet. Dann ist ein Zustand erreicht, wo wir mit Arsenicum erfahrungsgemäß eine Reaktion bewirken können. Das Stadium der Brechdurchfälle hat dagegen selten Ähnlichkeit mit Arsenicum, obwohl es dabei oft routinemäßig eingesetzt wird. Wenn wir hier und heute eine Choleraepidemie hätten, würden wir erleben, wie unsere ›Routiniers‹ allesamt auf dieses Mittel verfallen und es in den empfohlenen Dosen verabreichen, und wenn es nicht wirkt, würden sie die Dosis erhöhen. Es ist ein fataler Irrtum, zu glauben, man könnte durch eine Dosiserhöhung zugleich die Qualität einer Arznei steigern. Diese Vorstellung scheint heute weit verbreitet zu sein, denn immer wieder hören wir, dass Ärzte genau dies tun. Sie sagen, wenn sie von einer kleinen Dosis keine Wirkung sehen, so erhöhen sie sie – als ob eine Erhöhung der Dosis das Mittel ähnlicher machen würde. Auf diese Weise wird man mit der Homöopathie nicht zum Erfolg kommen. Cholera infantum, mit großer Prostration, schnellem Kräfteverfall[KE5,405] und totenähnlichem Aussehen; mit großer Kälte, kalten Extremitäten[CK1131]; von kaltem Schweiß bedeckt[CK1179]; kalt wie der Tod; kadaveröser, widerlich fauliger, beißend penetranter Geruch im Zimmer durch Fäzes, Urin und Erbrochenes. Die Darmausscheidungen sind scharf[CK587] und wundmachend[KE5,405], sie verursachen Röte[NZ2,4] und Brennen[CK604] im Analbereich. Sehr oft erstreckt sich das Brennen den Darm entlang bis in den Bauch hinein. Mastdarm und After brennen[CK579] wie Feuer; »schründender Schmerz am After.«[CK602] Zum Arzneimittelbild gehört ferner Tenesmus[CK568]: ein unerträglich schmerzhafter Stuhldrang, verbunden mit großen Schmerzen im unteren Darmabschnitt, Mastdarm und After sowie mit schrecklicher Angst. Der Schmerz ist so heftig, das Leiden so qualvoll, dass der Patient nur noch den Gedanken an den Tod im Kopf hat – dass sein Ende kurz bevorstehe. Nie zuvor im Leben hat er solche Ängste und Qualen durchgemacht, sodass er davon überzeugt ist, bald sterben zu müssen. Wie alle anderen Beschwerden gehen auch diese mit großer Unruhe einher; wenn er nicht gerade seinen Darm entleert, ist er zwischen Bett und Nachtstuhl unterwegs. Er begibt sich auf den Nachtstuhl und von dort zurück ins Bett; bald schon treibt es ihn erneut zum Stuhl, und manchmal verliert er auch welchen auf dem Weg dorthin. Bisweilen bestehen chronische, mit Brennen einhergehende Hämorrhoiden, die beim Stuhlgang heraustreten. Bei solchen Hämorrhoiden, die traubengroß sein können und wie glühende Kohlen brennen, ist der Patient, wenn er nach dem Stuhlgang wieder ins Bett geht, vollkommen erschöpft. Die Knoten sind heiß und trocken und bluten leicht. Analfissuren[GS],* die bei jedem Stuhlgang bluten und brennen. Jucken[CK601] und ekzematöse Hautveränderungen am After, mit Brennen.

Brennender Schmerz kann überall am Körper auftreten; er ist sehr charakteristisch für Arsenicum, ebenso wie stechender Schmerz. Fügen Sie nun diese beiden Empfindungen zusammen, so entsteht das Gefühl, als würde man mit glühendheißen Nadeln gestochen[CK294], wie es die Patienten tatsächlich oft beschreiben. Diese Empfindung kann sich überall einstellen, z.B. am After und besonders dann, wenn Hämorrhoiden bestehen: »Blinde Hämorrhoiden, mit Schmerzen wie langsame Stiche mit einer heißen Nadel.«[CK608]

Manchmal, wenn ein Patient in das Frühstadium einer schweren Fieberkrankheit eintritt, kommt es zu all den Begleiterscheinungen des Frostes, die wir aus der Materia medica bzw. von den Krankheiten her kennen. Schüttelfrostanfälle[CK1154] und Fieberschauder[CK1136] der heftigsten Art; in solchen Phasen kann der Kranke z.B. die Empfindung haben, als ob das Blut, das durch seine Adern rinnt, Eiswasser wäre, oder er fühlt eiskalte Wellen durch seinen Körper ziehen. Wenn dann die Fieberhitze kommt und er am ganzen Körper glüht, kann er, bevor der Schweiß ausbricht, das Gefühl haben, als würde kochendes Wasser durch seine Arterien strömen. Dann kommt der Schweiß, verbunden mit Atemnot sowie Beschwerden, die mit der dann einsetzenden Erschöpfung und Kälte zusammenhängen. Obwohl der Schweiß bisweilen das Fieber und die Schmerzen mildert, ermattet er ihn doch sehr[CK1178] und hält recht lange an; die Erschöpfung bessert er in keinem Fall. Viele Beschwerden werden durch den Schweiß verstärkt, z.B. der Durst. Der Patient trinkt reichlich, was aber seinen Durst nicht löscht; er kann kaum genug zu trinken bekommen. Dann hört man etwa von ihm: »Bringt mir einen Eimer Wasser!« oder »Ich könnte einen Brunnen leer trinken!« Während der Fieberhitze dagegen möchte der Patient zwar ständig trinken, aber nur geringste Mengen, und während des Frostes hat er gar keinen Durst, möchte nur dann und wann etwas Heißes trinken.

Die Harnwegssymptome sind gleichermaßen quälend wie die Darmsymptome, und der Harn kann ebenso wie der Kot unwillkürlich abgehen.[R1,47] Albuminurie.[AZ51,5] Blut im Urin.[CK628] Die verschiedensten Formen von Harnzylindern, wie sie allgemein bei Proteinurie vorkommen, besonders aber bei den akuten parenchymatösen Nephritiden, die im Gefolge von Scharlach, Diphtherie und anderen akuten Infektionskrankheiten auftreten können. »Harn-Unterdrückung.«[CK612] Harnretention, entweder mit fürchterlichem Drängen[CK614] oder auch völligem Fehlen desselben aufgrund von Blasenlähmung[CK], wie bei *Opium*. Lähmungsartige Blasenschwäche oder Blasenatonie[CS], mit bestän-

* Wie auch schon in seinem Repertorium spricht Kent hier irrtümlich von »Rektumfissuren«. Die entsprechende Rubrik im englischen Repertorium (S. 617) sollte *Fissure of anus* lauten.

digem Harntröpfeln[AZ60,141 f.]; Harntröpfeln bei Kindern.

Arsenicum ist ein sehr nützliches Mittel bei Hautausschlägen an den Genitalien, wenn diese mit Brennen verbunden sind; bei kleinen Geschwüren, die brennen, selbst wenn sie syphilitischen Ursprungs sind. Bläschenausschlag auf der Vorhaut [chron. Herpes praeputialis[CM]] und den Labien. Harter oder weicher Schanker, mit brennenden, beißenden, stechenden Schmerzen; besonders aber auch indolente schankröse Geschwüre[KE5,557] ohne Heilungstendenz, die sich im Gegenteil immer weiter ausbreiten, indem sie sich von den Rändern her in die Umgebung fressen (sog. phagedänischer Schanker). Arsenicum und *Mercurius corrosivus* sind die beiden Hauptmittel für diese Art von Geschwüren. Schankergeschwüre mit wässriger, stinkender Jaucheabsonderung.[KE5,557] Geschwürsbildungen, wie sie nach dem Öffnen schankröser Leistenbubonen entstehen können, ohne erkennbare Heilungstendenz. Aus der Öffnung fließt beständig ein wässriges, übelriechendes Sekret, das die Abheilung des Ulkus verhindert und zu dessen Vergrößerung beiträgt. Arsenicum kann auch angezeigt sein, wenn der Patient in den Händen eines Chirurgen gewesen ist, der den in Abszedierung begriffenen Bubo inzidiert hat, und wenn sich die Stelle daraufhin erysipelartig entzündet und keine Heilungstendenz zeigt. Die Geschwürsränder werden durch den Ulzerationsprozess immer mehr abgetragen, sodass schließlich eine rohe Fläche von der Größe eines Dollars zurückbleibt. Serpiginöse* Schankergeschwüre[KE5,557], die sehr berührungsempfindlich sind und wie Feuer brennen.

Bei den männlichen und weiblichen Geschlechtsorganen finden sich viele wichtige Symptome. Die männlichen Genitalien können ödematös anschwellen[CK]; der Penis kann so stark geschwollen sein, dass er aussieht wie ein Wassersack. Das Skrotum und besonders dessen Haut enorm angeschwollen, die Umgebung des Hodensacks feucht. Beim weiblichen Geschlecht sind es die Schamlippen, die z.T. erheblich anschwellen, verbunden mit brennenden und stechenden Schmerzen. Erysipelatöse Entzündung der Labien, Ulzerationen von syphilitischem Charakter – wenn Brennen, Beißen und Stechen vorhanden sind. Heftig brennende Schmerzen an den äußeren Geschlechtsteilen, mit oder ohne Schwellung. Brennen, das sich bis in die Scheide erstreckt, verbunden mit großer Trockenheit und Jucken darin. Wundmachender Ausfluss, der ein beißendes Fressen an den berührten Teilen hervorruft[CK658], Jucken und Brennen. »Statt der Menstruation floss eine dünne, weissliche Feuchtigkeit von üblem Geruch aus den Genitalien.«[AZ55,4] So reichlich ist der Ausfluss zuweilen, dass er die Oberschenkel herunterrinnt, und so scharf und wundmachend, dass auf den Schenkeln rote Streifen davon zurückbleiben. Auch das Monatsblut hat bei Arsenicum sehr oft wundmachende Eigenschaften. Fluor, vermischt mit der Regelblutung, sehr reichlich und ätzend. Monatelanges Ausbleiben der Menstruation; Amenorrhö bei erschöpften, nervösen Frauen mit faltigem, verhärmtem und abgespannt wirkendem Gesicht. Fälle von Anämie ... Arsenik hat in der alten Schule bekanntlich einen guten Ruf als Mittel gegen Anämie, es soll hier ebenso wirksam sein wie *Ferrum*. Beides sind tatsächlich wichtige Mittel bei Blutarmut, und so verwundert es nicht, dass diese ›Bleichgesichter‹ durch Arsenik eine Besserung erfahren können. »Bei der Regel, scharfes Stechen vom Mastdarme bis in den After und die Scham.«[CK654] »Scharfer, wundmachender Scheiden-Fluss.«[CK] »Scheide-Fluss, wohl eine Obertasse voll in 24 Stunden, gilblich und dicklich ...«[CK558], etc.

Arsenicum ist ein wichtiges Mittel, wenn Frauen nach der Entbindung kein Wasser lassen können, entweder weil die Harnsekretion sistiert und die Blase leer ist (Anurie) oder weil die volle Blase nicht entleert werden kann (Blasenatonie[GS]). *Causticum* ist, wie Sie feststellen werden, das am häufigsten angezeigte Mittel, wenn Sie zu einer Wöchnerin kommen, die auch nach längerer Zeit noch kein Wasser hat lassen können. Sie werden es hier oft indiziert finden, wenn keine anderen Symptome da sind, auf die Sie sich stützen können. *Aconitum* ist häufiger als jedes andere Mittel dann vonnöten, wenn ein Neugeborenes diese Probleme hat

* Laut F. Hartmann (*Specielle Therapie acuter und chronischer Krankheiten*, Bd. 2, S. 655) »jene Abart, wenn der Schanker auf einer Seite heilt, während er auf der andern weiter frisst«.

[Folge von Schreck]. Dieses Verschreiben nach Keynotes ist freilich dann ungerechtfertigt, wenn noch weitere Symptome bestehen, die ein anderes Mittel erforderlich machen könnten. Ist dies aber nicht der Fall, sollten Sie *Aconitum* und *Causticum* studieren und herausfinden, ob es irgendwelche Gründe gibt, die gegen diese Mittel sprechen. Bleibt in Bezug auf Frauenkrankheiten noch zu erwähnen, dass Arsenicum auch ein wunderbares Palliativum bei kanzerösen Erkrankungen der Gebärmutter und der Brustdrüsen ist. Es bringt, wenn es angezeigt ist, bei unheilbaren Fällen zumindest die brennenden und stechenden Schmerzen zum Verschwinden[KE5,637] und gehört zu den wichtigsten Palliativmitteln, die wir haben.

Aphonie.[GS] Laryngitis, mit trockenem, quälendem Reizhusten – ein Husten, der keinerlei Erleichterung verschafft. »Trocknes Hüsteln.«[CK695] »Nach Mitternacht tiefer, trockner, kurzer, unablässiger Husten.«[CK694] Arsenicum hat einen starken Bezug zu den unteren Luftwegen, mit den verschiedensten Formen der Dyspnoe; studieren Sie die entsprechenden Symptome in der Materia medica. Es hat etliche langwierige Fälle von nervösem Asthma bronchiale geheilt. Asthma, das sich nach Mitternacht einstellt, bei Patienten, die schnell frieren und sehr blass sind, mit trockenem, keuchendem Husten; sie müssen aufrecht im Bett sitzen und sich die Brust halten; ängstliche Unruhe mit Erschöpfung.

Herzbeschwerden sind, wenn der Kranke in einen Arsenicum-Zustand gerät, in der Regel schwierig zu behandeln. Sie gehen mit großer Schwäche einher, verbunden mit heftigem Herzklopfen[R1,77] und großer Angst[CK766]; Herzklopfen durch die geringste Anstrengung oder Aufregung. Der Patient kann sich kaum bewegen, geschweige denn gehen oder Treppen steigen, ohne Herzklopfen zu bekommen; jede kleine Aufregung verursacht Herzklopfen. »Heftige Anfälle von Herzjagen oder Ohnmachtsanfälle, bei Endokarditis.«[GS(AZ27,19)] Arsenicum entspricht schwersten Herzbeschwerden und passt bei vielen unheilbaren Herzleiden; d.h., wenn Arsenicum in der gesamten Symptomatik mit so ausgeprägten Herzaffektionen wie Perikarditis o.Ä. zur Deckung gebracht werden kann, haben wir es mit Fällen zu tun, die eine ernste Prognose haben. »Angina pectoris ...«[GS] »Rheumatismus mit Herzbeteiligung ...«[GS] »Herzbeutelwassersucht, mit großer Reizbarkeit, Todesangst und Unruhe ...«[GS] »Puls ... klein, schnell und häufig, ja zitternd.«[KE4,692] »Klopfen und Pulsiren im ganzen Körper«[AZ51,119], etc., etc. Andererseits gibt es Fälle, wo das Herz schwach wird, wo der Puls fadenförmig, kaum tastbar und der Patient blass, kalt und schweißgebadet ist, die primär nichts mit einer Herzaffektion zu tun haben: in solchen Fällen ist Arsenicum noch in der Lage zu heilen. Ist das Herz aber selbst betroffen, ist es oft so schwach, dass der Patient mit einem Bein im Grabe steht; d.h., wenn die Beschwerden dem Endzustand eines organischen Herzleidens entsprechen, ist der Kranke dem Tode nahe, und Arsenicum kann ihn nicht mehr retten. Wenn dagegen keine organische Herzkrankheit besteht, sondern der Patient selbst es ist, den die Erschöpfung ergriffen hat, ist der Fall durchaus heilbar. Machen Sie also stets einen Unterschied zwischen den Symptomen, die mit dem organischen Endzustand eines Leidens, und solchen, die mit dem *Patienten* zusammenhängen. Mit anderen Worten: Die Symptome, die dem Patienten angehören, sind Symptome, die an der Oberfläche verspürt werden, ohne Vorhandensein von organischen Endzuständen; die Symptome aber, die von solchen Endzuständen abhängen, sind Symptome, die in Gewebsläsionen, in Herzdefekten, in alterierten Organen und Geweben verspürt werden. Um Ihnen ein Beispiel zu geben ... Nehmen wir an, eine Frau hat einen faustgroßen Knoten in der Brust und sagt, dieser brenne wie Feuer und sei steinhart, so werden Sie nicht lange mit dem Urteil zögern, dass es sich um einen malignen Prozess handelt. Er ist kein Symptom der Patientin an sich. Ist dagegen kein pathologischer Befund vorhanden, die Brust normal geformt und die Patientin klagt dennoch, es brenne wie Feuer darin, dann sehen Sie, wie unterschiedlich die Genese einer Schmerzsymptomatik sein kann. Ähnlich ist es am Herzen: Wenn ein organisches Herzleiden besteht und Sie aufgrund der Symptome den Verdacht auf eine bestimmte Herzkrankheit hegen und Ihren Verdacht durch eine körperliche

Untersuchung untermauern, dann sind diese Symptome nicht so leicht zu heilen wie solche, die überhaupt nicht zu erklären und reine Empfindungen und Merkmale des Patienten selbst sind. Dasselbe gilt für alle anderen organisch bedingten Symptome des Körpers, sei es an den Lungen, den Nieren oder wo immer. Wir müssen die organischen Symptome strikt trennen von jenen, die Ausdruck des Allgemeinzustands des Patienten sind. Daraus folgt, dass Sie, wenn Sie für Symptome verschreiben, die aus organischen Veränderungen resultieren, keine unmittelbare Wirkung Ihrer Arznei erwarten dürfen, denn das ist nicht das Ziel Ihrer Arznei; das Ziel eines homöopathischen Mittels ist stets darauf gerichtet, die Dinge positiv zu beeinflussen, die mit dem Patienten selbst zu tun haben. Wenn Sie dies immer im Hinterkopf behalten, werden Sie organisch bedingte Beschwerden nicht mehr so schnell mit Arzneien angehen und erwarten, den Patienten damit heilen zu können. Wenn Sie also z.B. für die Empfindungen verschreiben, die bei Krebserkrankungen gewöhnlich vorkommen, so werden Sie vielleicht diese Empfindungen – das Brennen, das Stechen, das Reißen – etwas mildern und den Patienten, ohne dass Sie sich auch nur im Geringsten mit den ihm eigentümlichen Symptomen befasst hätten, in den Zustand zurückversetzen, in dem er sich befand, als er den Krebs bekam. Es ist so, als würde sich die Arznei an den Krebssymptomen verausgaben und nicht an den Symptomen des Kranken. Wollen Sie dagegen dem Patienten selbst Erleichterung verschaffen, müssen Sie die Krebszeichen hintansetzen und auf die Symptome zurückgreifen, die dem *Patienten* eigen sind; für diese müssen Sie verschreiben, denn sie gehen der Krebserkrankung voraus und schaffen erst die Voraussetzungen dafür. Wir müssen mithin für die Anfänge verordnen, und oft genug wird ein so gewähltes Mittel auf höchst erstaunliche Weise selbst dann das Brennen oder Stechen einer Krebsaffektion lindern, wenn es diese Empfindungen niemals selbst hervorgebracht hat – allein aufgrund dessen, dass es auf die Symptome des *Patienten* ausgerichtet war. Verordnen Sie also ihre Arzneien nicht auf der Basis pathologischer Endzustände! Wer das tut, schwächt allenfalls die Symptome oder Beschwerden innerhalb des aktuellen pathologischen Zustandes etwas ab. Zielen Sie mit ihren Arzneien immer auf den Patienten in seiner Gesamtheit! Denn, wie Hahnemann sagt: »Des Arztes höchster und *einziger* Beruf ist, kranke Menschen gesund zu machen, was man Heilen nennt.«

Lassen Sie mich zum Schluss noch ein paar wichtige Dinge nachtragen, die für fast alle Wechselfieber vom Arsenicum-Typ zutreffen. Grundsätzlich können Sie all das, was Sie über Wechselfieber und Fieber im Allgemeinen in den Büchern lesen, auch in der Pathogenese von Arsenicum wiederfinden. Arsenicum hat all die Heftigkeit des Frostes, die wir von anderen Mitteln kennen, mit der Erregbarkeit, dem Kopfschmerz, der Mundtrockenheit, dem Verlangen nach heißen Getränken und warmen Zudecken und natürlich auch mit der ängstlichen Unruhe und Prostration der anderen Mittel. Bezeichnender für die Frostanfälle in einem Arsenicum-Fall ist vielmehr deren zeitliches Auftreten; es fällt nämlich auf, dass die Frostanfälle höchst unregelmäßig wiederkehren – kaum, dass einmal ein Anfall zur gleichen Zeit einsetzt wie ein vorangegangener, der Beginn ist ausgesprochen beliebig. Arsenicum hat Frost am Nachmittag und Frost nach Mitternacht; mal tritt er am Morgen auf, mal um 15 oder 16 Uhr, mal um 13 Uhr. Die Disposition von Arsenicum zum intermittierenden Fiebertyp hängt natürlich mit seiner allgemeinen Neigung zur Periodizität zusammen. Auffallend ist fernerhin die Art des Durstes im Verlauf eines Fieberzyklus. Während des Frostes hat der Patient, obwohl er gelegentlich durstig ist, eine Abneigung gegen kalte Getränke; er kann nur heiße Getränke zu sich nehmen, heiße Tees etc. Während der Fieberhitze nimmt der Durst insofern zu, als er wegen der Mundtrockenheit häufig löffelweise den Mund mit Wasser befeuchten muss. Größere Mengen Wasser löschen seinen Durst offenbar nicht, denn er möchte immer nur einen Löffel voll trinken, das aber fortwährend. Dieser Zustand geht über ins Schweißstadium, verbunden mit Erschöpfung, vermehrter äußerer Kälte, Verlangen nach vielem Trinken, unstillbarem Durst auf kalte Getränke. Das Froststadium geht mit heftigen Knochenschmerzen einher, die zumeist in den Gliedmaßen beginnen; zugleich besteht eine deutliche Kopfkongestion, mit bläulicher Verfärbung der Finger und Zehen. Fügen Sie all dies und die Erschöpfung und die schreckliche Angst zusammen, und Sie können so gut wie immer über die Allgemeinsymptome den Arsenicum-Fall identifizieren. Auf der anderen Seite hat Arsenicum so viele unwichtige Einzelheiten in seiner Pathogenese bezüglich Frost, Hitze und Schweiß, dass Sie, wenn Sie diese Symptomendetails verwerten, aber die allgemeinen Züge unberücksichtigt lassen, mit großer Wahrscheinlichkeit in der Lage sein werden, fast jeden Fieberfrost mit Arsenicum zur Deckung zu bringen. Sie meinen ja vielleicht, dass Sie dies getan haben, aber wenn nicht mehrere der erwähnten Allgemeinsymptome vorhanden sind, die den Fall erst zu einem Arsenicum-Fall machen, werden Sie mit Ihrer Verordnung Schiffbruch erleiden. Es ist eine Sache, einen ganzen Fall als Arsenicum-Fall zu identifizieren, eine andere aber, zu sagen, dies oder jenes sind Arsenicum-Symptome. Ähnlich verhält es sich mit *China* und *Chininum sulfuricum:* Beide Mittel haben zahllose Lokalsymptome, doch um einen Fall als *China-* oder *Chininum*-Fall identifizieren zu können, müssen die für sie typischen Allgemeinsymptome vorhanden sein.

Arsenicum jodatum *

Arsentrijodid

Ein Studium der Bestandteile dieser Verbindung verrät uns, dass es sich bei Arsenicum jodatum um ein tiefwirkendes Konstitutionsmittel handeln muss. Arsenicum-jodatum-Patienten reagieren im Allgemeinen auf Kälte wie auf Wärme empfindlich, manche jedoch mehr auf Kälte (wie *Arsenicum album*), andere mehr auf Wärme (wie *Jodum*); Empfindlichkeit sowohl auf Sommerhitze wie auf Winterkälte. Verschlimmerung durch Wärme in jeder Form: warmes Wetter, warmer Südwind, Zimmerwärme, Bettwärme, heiße Umschläge. Der Patient leidet unter Hitzegefühl und Blutwallungen; er ist empfindlich auf geschlossene Räume, möchte die Fenster geöffnet haben; großes Bedürfnis, sich im Freien aufzuhalten – wenn es nicht zu kalt ist. Kalter Wind[(EN8)] und nasskaltes Wetter werden als unangenehm empfunden und bringen Symptome hervor. Verschlimmerung auch durch Baden; erkältet sich leicht beim Baden. Ständiges Erkälten, mit Entstehung von Schnupfen und Zunahme anderer katarrhalischer Beschwerden. Bewegung, besonders schnelles Gehen und überhaupt jede Art von körperlicher Anstrengung, vermehrt viele Leiden; dennoch hat der Kranke das *Bedürfnis, sich zu bewegen*, denn Bettruhe und Liegen auf der schmerzhaften Seite (Druck) verschlimmern ebenfalls die Symptome. »Schwere der Gliedmaßen, mit Abgeschlagenheit am ganzen Körper.«[EN30] Außerordentliche Mattigkeit und Schwäche, wie ein Darniederliegen der Lebenskraft, besonders morgens; sie zeigt sich schon *bei leichten Anstrengungen*, beim Gehen, beim Treppensteigen sowie vermehrt während der Regel. Arsenicum jodatum kann angezeigt sein bei Frauen, denen es während der Menstruation schlechter geht und die dann besonders zu Schwäche- und Ohnmachtsanfällen neigen. Der Arsenicum-jodatum-Patient leidet, wenn er hungrig ist, und wie *Jodum* geht es ihm besser, wenn er etwas gegessen hat. Rapider Gewichtsverlust[AZ77,152] bei phthisischen Patienten; Marasmus von Kindern. Veranlagung zu Tuberkulose und Beschwerden aufgrund der tuberkulinischen Diathese; besonders hilfreich hat es sich gezeigt »bei hectischem Fieber der Tuberculösen mit Morgenremissionen.«[HR2,6] Hochgradige Anämie, wie sie Tuberkulösen eigen ist; oft sind seine Symptome auch bei chlorotischen Mädchen anzutreffen. Das Mittel hat sich ferner bei skorbutischen Zuständen als nützlich erwiesen, sofern die Symptome hinreichend ähnlich waren. Die Symptome finden sich bei Arsenicum jodatum tendenziell eher auf der rechten als auf der linken Seite [?], und sie entwickeln sich vorzugsweise *in der Nacht* und am Morgen.

Allgemeiner Reaktionsmangel. Neigung zu Abszessbildungen. Beschwerden infolge von Säfteverlust. Ausgeprägte *ängstliche Unruhe*, mit großem körperlichen Unbehagen. Taubes Gefühl in den Gliedmaßen sowie in den leidenden Teilen. Ameisenlaufen auf der Haut.[NR1,374] Hände und Füße kribbeln wie eingeschlafen. Zahlreiche Zusammenschnürungsempfindungen, äußerlich wie innerlich sowie im Bereich der Körperöffnungen; die Gliedmaßen fühlen sich an, als würden sie von einer Schnur zusammengeschnürt. Zittern der Gliedmaßen. Muskelzuckungen. Konvulsive, zuckende Bewegungen der Glieder; choreatische Muskelzuckungen bei jungen Mädchen sind durch das Mittel geheilt worden. Der Patient ist sehr schmerzempfindlich; typischerweise leidet er, wie *Arsenicum album*, unter brennenden Schmerzen. Wundheits- und Zerschlagenheitsgefühl.

* Bei diesem Arzneimittelbild handelt es sich, ähnlich wie bei *Baryta muriatica* und einigen anderen Mitteln, größtenteils um eine Auflistung jener Repertoriumsrubriken, in denen *Ars-j.* aufgeführt ist (anfangend mit den Allgemeinsymptomen). Die Eintragung von *Ars-j.* ins Repertorium hat Kent offenbar dann vorgenommen, wenn in den Rubriken zugleich *Arsenicum* und *Jodum* vertreten waren. (Die aus den spärlichen Prüfungen und klinischen Quellen stammenden Symptome fallen demgegenüber zahlenmäßig kaum ins Gewicht.) Da eine Beibehaltung der von Kent gewählten (dem Repertorium folgenden) alphabetischen Anordnung der Symptome in einer Übersetzung wenig sinnvoll gewesen wäre, habe ich deren Reihenfolge innerhalb der einzelnen Abschnitte nach *thematischen* Gesichtspunkten verändert.

Heftige, lähmende Schmerzen [z.B. im linken Unterschenkel[EN34]]; kneifende, drückende, stechende oder reißende Schmerzen. Schmerzen in den Knochen[EN31], Drüsen und Lymphknoten. Pulsieren äußerlich und innerlich, wie bei *Jodum*. Puls: stark beschleunigt[GS] und klein; hart und voll[NR1,375]; aussetzend; unregelmäßig[EN26].

Entzündungen, äußerlich wie innerlich: im Bereich der Blutgefäße[RP1368], der Drüsen und Lymphknoten, der Knochen, der serösen Häute. Neigung zu inneren und äußeren Ödemen[HR2,6], wie bei *Arsenicum*. Ödematöse und entzündliche Schwellungen; Schwellung der leidenden Körperteile, von Drüsen und Lymphknoten. Verhärtungen sind charakteristisch: Verhärtung und Schwellung von Drüsen und Lymphknoten; indurierte Geschwüre; Indurationen bei Hauterkrankungen. Arsenicum jodatum hat sich als überaus nützlich bei Krebserkrankungen erwiesen; es hat Epitheliome geheilt sowie Lupus erythematodes[HR2,6]. Ferner hat es sich *in allen Stadien und Formen der Syphilis* heilsam gezeigt. Schleimhautblutungen.[EN30] Schleimhautabsonderungen allgemein vermehrt; reichliche katarrhalische Sekrete, von honigähnlicher Beschaffenheit: dickflüssig und gelb oder gelblichgrün.

Extreme Angstzustände, mit größter Unruhe, verschlimmert durch Bettwärme. Furcht vor anderen Menschen. Der Arsenicum-jodatum-Patient ist ein furchtsamer Mensch; besonders fürchtet er sich davor, dass ihm ein Unglück zustoßen oder er geisteskrank werden könnte. Manchmal hat es tatsächlich den Anschein, als würde er verrückt werden. Er ist oft in einem Zustand großer Erregung, leidet unter hartnäckigen, quälenden Gedanken, unter plötzlich aufkommenden Impulsen, jemanden zu töten. Nächtliche Delirien; sieht in seiner Einbildung Leichen; schreckt aus dem Schlaf hoch. Die Gemütsverfassung ist recht wechselhaft; mal ist er redselig und ausgelassen, mal mag er nicht angesprochen werden und gibt nur ungern Antwort. Traurigkeit, bis zur Verzweiflung; weint viel. Abneigung gegen jede Arbeit; der Kranke sitzt oft untätig herum. Gleichgültig selbst gegenüber seiner nächsten Umgebung, seinen Angehörigen und Freunden, gegenüber dem persönlichen Glück. Zorn und Reizbarkeit können sich bei allen Beschwerden einstellen. Unzufriedenheit. Geistige Anstrengung verursacht Kopfschmerzen[GS] und verstärkt viele andere Symptome. Ausgesprochene geistige Schwäche; eine gewisse geistige Erschöpfung ist ständig vorhanden; die Gedanken schweifen leicht ab. Er ist unentschlossen, kann sich nicht für eine Meinung entscheiden. Ungeduldig und stets in Eile. Überempfindlich, vor allem auf Geräusche. Benommenheit bzw. Eingenommenheit des Kopfes, besonders am Morgen und Abend. Schwindel beim Gehen. Arsenicum jodatum heilt die nachfolgend aufgeführten lokalen Beschwerden, wenn die oben genannten Allgemein- und Gemütssymptome deutlich vorherrschen.

Dumpfes, schweres Gefühl im Kopf[EN3]; Kopf erscheint groß und schwer[EN4]. Kopfschmerzen morgens[EN3] und nachmittags, besser im Freien und nach dem Essen; schlimmer in einem warmen Raum, durch Hunger, Bewegung[EN3], Gehen und Geräusche. Kopfschmerzen durch Katarrh der Nasenschleimhäute. Periodische Kopfschmerzen infolge Malaria, verbunden mit Herzbeschwerden, sowie solche syphilitischen Ursprungs. Kopfschmerzen wie wund und zerschlagen. Reißender Kopfschmerz. Betäubender Kopfschmerz. Stechen im Kopf, in den Schläfen. Pulsieren im Kopf, in der Stirn, in den Schläfen. Heftige Stirnkopfschmerzen vormittags[EN7] und abends, über den Augen und über der *Nasenwurzel*. Drückender Stirnkopfschmerz, mit Schläfrigkeit. Schmerzen im Hinterkopf, in den Kopfseiten, in den Schläfen [rechts[EN9]], auf dem Scheitel. Drückender Schmerz im Hinterkopf und in den Schläfen. Schwitzen der Stirn.

Kältegefühl auf der Kopfhaut, trotz Blutfülle des Gehirns. Haarausfall. Jucken der Kopfhaut, mit oder ohne Ausschlag. Kopfhautekzem. Krustiger oder schorfiger Ausschlag auf dem Kopf [Psoriasis capitis[GS;HC1,50]].

Die Augen hervorgetrieben; der Blick stier, wild aussehend. Pupillen erweitert. Die [Unter-[NR1,372]] Lider sind ödematös geschwollen. Lidzucken. Augen gerötet. Chronischer Bindehautkatarrh psorischen oder syphilitischen Ursprungs. Entzündung der Konjunktiva und der Iris. Leichtes Tränen der Augen, besonders bei

Schnupfen.[RP245(GS)]* Eingefallene Augen. Skleren ikterisch. Wundes Gefühl in den Augäpfeln; [brennende[EN10], beißende[GS] und] stechende Augenschmerzen. Schwäche der Sehkraft; die Augen schmerzen beim Lesen. Trübsichtigkeit, wie durch Nebel. Flimmern oder Funken vor den Augen.

»Chronische Otorrhö mit wundmachender, jauchiger Absonderung«[NR1,373]; mit fötidem Eiter. Tuben- und Mittelohrkatarrh. Stechende und reißende Ohrenschmerzen. Schwerhörigkeit, mit Gefühl, als wenn die Ohren verstopft wären. Summen, Brummen, Klingen, Brausen in den Ohren.

Nase geschwollen.** »Akuter und chronischer Nasenkatarrh, mit Ulzeration und Entzündung der Nasengänge und Stirnhöhlen.«[NR1,373] Überaus hartnäckiger, chronischer[GS] Nasenkatarrh. Absonderungen: blutig; reichlich; scharf und *wundmachend*[NR1,373]; *eitrig;* dick oder dünnwässrig[NR1,373]; *grünlich,* grünlichgelb oder gelb *wie Honig.* »Scharfer Fließschnupfen, mit Niesanfällen – schlimmer im Freien.«[NR1,373] Schnupfen mit Husten. Das Mittel ist von größtem Nutzen bei *Heuschnupfen.*[NR2,342] »Große Trockenheit der Nase.«[EN11] *Verstopfung der Nase.* Wundheitsschmerz in der Nase.[NR1,373] *Nasenbluten.* Verlust des Geruchssinns.

Gesichtskälte und Gesichtsblässe. Livide Verfärbung des Gesichts[GS], blaue Ringe um die Augen, bläuliche Lippen. Blassgelbe[GS] bis ikterische Gesichtsfarbe; gelbe Flecken im Gesicht. Bräunliche oder erdfahle Gesichtsfarbe. Es kann aber auch Gesichtsröte[NR1,374] oder umschriebene Wangenröte bestehen. Gesichtsschmerzen. Gesichtszuckungen. Entstellte oder verzerrte Gesichtszüge; kränkliches, abgezehrtes, gealtertes Aussehen. Hautausschläge im Gesicht und auf der Nase: Ekzem, Akne, Blüten, Pusteln. Schwellung der *submandibulären Drüsen und Lymphknoten.*

Mund morgens mit Schleim angefüllt. Aphthen im Mund. Übler, fauliger Mundgeruch. Schlechter Mundgeschmack: faulig, bitter, salzig, *sauer* oder süßlich. *Speichelfluss.*[NR1,373] Trockenheit von Mund und Zunge, besonders nachts und während des Schlafs. Die Zunge ist rissig und vergrößert.*** Wundheitsschmerz und Brennen auf der Zunge. Brauner oder weißer[NR1,373] Belag auf der Zunge. Zahnfleisch geschwollen, entzündet, schmerzhaft, leicht blutend; skorbutisch. Zahnschmerzen nach dem Essen. Reißende Zahnschmerzen. Die Zähne fühlen sich wie verlängert an. Stotternde Sprache.

Trockenheit des Halses.[ES357] Beständiges Kratzen im Hals. Brennen im Hals. Rachen geschwollen; schwieriges Schlingen. Häufig Empfindung von Zusammenschnüren im Hals. Diphtherische Beläge im Hals [»Diphtheria maligna«[NR1,373]]. Syphilitische Geschwüre im Hals.

Der Appetit ist gesteigert[ES357], bis zum Heißhunger; es kann aber auch Abneigung gegen Essen[EN14] bestehen. Heftigster Durst[GS], besonders am Abend. Unauslöschlicher Durst. Durst beim Essen. Verlangen nach alkoholischen Getränken. Viel Schluckauf. Leeres oder saures Aufstoßen. Häufiges Sodbrennen.[EN16] Verdauungsstörungen. Übelkeit nach dem Essen, mit Wasserzusammenlaufen im Mund. Brechreiz beim Husten. Heftiges, fortgesetztes Erbrechen. Erbrechen gleich nach jedem Essen und Trinken; nach Trinken von Milch. Erbrechen bei gleichzeitigem Durchfall. Erbrechen von Galle, von Blut, von Speisen. Gelbliches Erbrechen. Wässriges Erbrechen. Völlegefühl im Magen, mit Widerwille gegen Essen. Schwere im Magen, wie von einem Stein, nach dem Essen. Aufgetriebenheit und Gespanntheit des Magens. Leeregefühl im Magen. Subakute[GS] oder chronische Gastritis. Magenschmerzen nach dem Essen. Zusammenschnürendes Gefühl in der Magengegend. Brennen, Krampfen, Schneiden, Nagen, Drücken oder Stechen im Magen. Zittern im Magen. Pulsieren im Epigastrium.

* Kent schreibt: »Easy lachrymation, worse in cold air.« Hier hat Kent wahrscheinlich die Repertoriumsrubriken verwechselt, denn in der entsprechenden Rubrik ist Arsenicum jodatum nicht vertreten – wohl aber in der direkt darunter gelegenen Rubrik »Lachrymation, coryza, during«. Diese Vermutung wird durch die Quellen gestützt.

** Nach Kent sollte es hier »Nase innerlich geschwollen« heißen. Berücksichtigt man aber das Repertorium und die Quellen (einschließlich der Symptome von *Arsenicum* und *Jodum*), so ist eher von einer ***äußerlichen*** Nasengeschwulst auszugehen.

*** Kent schreibt »tongue *feels* enlarged«, aber die Zunge ist, zumindest in den Pathogenesen von *Arsenicum* und *Jodum*, tatsächlich vergrößert.

Schmerzen in den Hypochondrien, in der Leber-, Milz- und Nabelgegend, im Hypogastrium, in der Inguinalregion. Stiche in den Hypochondrien. Arsenicum jodatum hat viele Leberbeschwerden. Schneiden in der Leber. Drücken und Wundheitsschmerz in der Lebergegend. Wundheitsschmerz in der Milz. Entzündung der Leber, der Milz, des Intestinums. Vergrößerung der Leber[GS], der Milz, der Mesenteriallymphknoten, der Leistenlymphknoten. »Das Abdomen ist hart und von Blähungen aufgetrieben ...«[EN18] Häufige Einklemmung der Winde, mit viel Kollern im Bauch. Pulsieren im Unterleib. Bauchschmerzen nach dem Essen, während der Regel und beim Stuhlgang[EN19]; besser durch äußere Wärme. Brennen, Ziehen oder Krampfschmerzen im Abdomen. Schneidende Bauchschmerzen vor und beim Stuhlgang, die zum Zusammenkrümmen nötigen, besser nach dem Stuhlgang.[EN19]

Sehr beschwerliche Stuhlverstopfung, mit vergeblichem Drängen. Stuhl hart, knotig, von heller Farbe. Obstipation im Wechsel mit Diarrhö. Häufige Durchfälle, fangen morgens an, wenn er sich zu bewegen beginnt.[EN23] Durchfall nach dem Essen. Dysenterie[GS] mit Tenesmus[ES357] und blutigen, schleimigen Fäzes. Der Stuhldrang hört auch nach der Defäkation nicht auf. »Fast beständiger, reichlicher, wässriger Durchfall.«[GS] Stühle übelriechend; von weißer, gelber oder brauner Farbe. Wundmachende Stühle, besonders bei alten Leuten. Stinkender Windabgang. Äußere Hämorrhoiden. Jucken des Afters. Brennen im After nach dem Stuhlgang.

Arsenicum jodatum hat eine tiefgreifende Wirkung auf Nieren und Blase. Es hat sich als nützliches Mittel beim Morbus Addison erwiesen. Harnverhaltung. Häufiger oder permanenter Harndrang, vor allem nachts. Harntröpfeln. *Unwillkürlicher* Harnabgang. Unterdrückte Harnsekretion [Anurie]. Der Urin kann eiweißhaltig sein, wolkig, dunkel, rot, übelriechend, reichlich oder spärlich.

Die Geschlechtsorgane weisen eine Vielzahl an Symptomen und Beschwerden auf. Lästige Erektionen, besonders stark am Morgen, zu anderen Zeiten aber unvollständig oder ganz ausbleibend. Jucken am Penis und an der Eichel. Neigung zu Pollutionen. Geschwüre am Penis. Weicher und harter Schanker mit Bubonen. Schwitzen der Genitalien. Hodengeschwulst. Das Mittel hat Hydrozele und Hodenverhärtung geheilt.

Auch viele gynäkologische Beschwerden erfahren durch Arsenicum jodatum Erleichterung. Das Fortschreiten von Gebärmutterkrebs ist in beeindruckender Weise durch diese Arznei aufgehalten worden; das Brennen und der üble Geruch wurden beseitigt, die Ulzerationen vermindert. In mehreren Fällen konnte das Leben der Frauen um Jahre verlängert werden. Gebärmuttervorfall. Menstruation: ausbleibend oder unterdrückt; zu stark und zu früh; verspätet; schmerzhaft, von kurzer Dauer. Metrorrhagien. *Scharfer, wundmachender Ausfluss*[HR2,6]*; reichlicher, blutiger, Beißen und Brennen verursachender Ausfluss*, verstärkt nach der Regel; Fluor dick- oder dünnflüssig, gelblich. Wundheitsschmerz in den Geschlechtsteilen, namentlich dem Uterus[RP741] und den Ovarien. Ovarialschmerzen, besonders rechts. Es hat das Wachstum von Ovarialtumoren verhindert, Geschwulst, Verhärtung und Entzündung der Eierstöcke geheilt. Sexuelles Verlangen gesteigert.

Entzündliche Kehlkopfenge (Krupp). Trockenheit der Atemwege. Laryngitis und Tracheitis. Larynx und Trachea stark verschleimt. Laryngospasmus. Brennen in Kehlkopf und Luftröhre; wie roh und wund im Kehlkopf. Kehlkopftuberkulose. Die Stimme ist heiser, rau, schwach und schließlich fast erloschen.

Atmung beschleunigt, selbst in Ruhe.[GS] Dyspnoe und Kurzatmigkeit vermehrt in der Nacht, beim Steigen, Gehen und sonstiger körperlicher Anstrengung, verbunden mit Herzklopfen. Atmung ungleichmäßig, mit Rasselgeräuschen, Erstickungsgefühl und *Giemen. Asthmatische* Beschwerden[NR1,374]; Asthmaanfälle besonders von 23 bis 2 Uhr.

Husten tritt vor allem morgens, abends und nach Mitternacht auf. Er kann asthmatisch oder kruppös sein, tief und trocken[NR1,374], auch erschöpfend. Husten bei Fieber. Husten durch Reiz und Kitzel in Kehlkopf und Luftröhre. Krampfartiger, erstickender Husten. Husten schlimmer durch jede körperliche Anstrengung[GS], selbst durch Sprechen oder leichte Bewegungen; schlimmer in einem warmen Raum. Arsenicum jodatum ist eines der Heilmittel bei Keuchhusten. Oftmals lockerer Husten, mit schleimig-eitrigem Auswurf.[GS] »Starker Auswurf nachts und morgens.«[GS] Der Auswurf ist reichlich, zuweilen mit Blut vermischt oder aus blutigem Schleim bestehend, zuweilen zäh, klebrig, fadenziehend[GS] und schwer zu lösen; Farbe gelb oder grünlichgelb. Übelriechendes, eitriges Sputum. Fauliger, salziger oder süßlicher Geschmack des Sputums. Arsenicum jodatum ist von erheblichem Nutzen bei eitriger und kavernöser Lungentuberkulose.

Hitze und Brennen in der Brust. Jucken[RP836] in der Brust.* Brustbeklemmung in warmen Räumen; Zusammenschnüren der Brust. Schneiden in der Brust. Drückender Schmerz auf und in der Brust. Wundheitsgefühl in der Brust, wie roh. Stiche in der Brust beim Husten. Schmerzen in den Brustseiten. Schwäche der Brust; Lungenlähmung. Bronchialkatarrh. Entzündung der Bronchien, der Lungen, der Pleura.

Enge in der Herzgegend. Herzbeklemmungen und schneidende Herzschmerzen. Ausgeprägte Präkordialangst.[NR1,374] Starkes Herzklopfen, besonders durch Aufregung oder körperliche Anstrengung. Herzgeräusche. Gefühl von Zittern und Schwäche in der Herzregion. Herzlähmung. Fettige Herzdegeneration. Herzhypertrophie.[NR1,374] Endokarditis; Perikarditis.

Geschwulst der Achselhöhle, der axillären Lymphknoten. »Knoten in der Mamma, mit eingezogener Brustwarze; Geschwulst auf Berührung schmerzhaft empfindlich.«[GS]

Rückenschmerzen während der Menses, besonders in der Lumbalregion. Kreuz- und Steißbeinschmerzen.

Kälte der Gliedmaßen[GS], vor allem der Hände, Unterschenkel und Füße. Kalter Schweiß an Händen und Füßen. Hitze in den Händen. An allen Gliedmaßen kann Jucken auftreten. Coxitis tuberculosa [hip-joint disease]. Schmerzen in den Ellbogen, Unterarmen, Hüften, Oberschenkeln, Knien und Füßen. Schmerzhafte Muskelkrämpfe in den Armen, Oberschenkeln, Unterschenkeln und Füßen. Gichtige und rheumatische Gelenkschmerzen. Rheumatische Schmerzen in den oberen Extremitäten. Reißen in den Gelenken, Ellbogen und Fingern. Ziehen in den Beinen, besonders den Oberschenkeln und Knien. Stechen in den Schultern, Handgelenken und Knien. Steifigkeit der Glieder, besonders der Finger. Schwäche der Arme und der Knie. Lähmungsartige Schwäche in den Armen. Lähmung der Beine. »Schwere der Glieder, mit Mattigkeit des ganzen Körpers«[EN30]; Schwere der Füße. Taubheit der Glieder, vorzugsweise der Finger, Unterschenkel und Füße. Zittern der Hände und der Beine. Zucken in den Armen und in den Unterschenkeln. Ödematöse Schwellung der Hände, Unterschenkel und Füße. Schuppige, ekzematöse oder vesikuläre Hautausschläge an den Extremitäten.

Erotische Träume. Ängstliche, fürchterliche Träume, z.B. von Toten. Lebhafte Träume. Albträume. Unruhiger Schlaf.[EN43] Schläfrigkeit am Abend. Schlaflosigkeit nach Mitternacht. Frühes Erwachen am Morgen.

Frösteln äußerlich [in der Haut] oder innerlich. Das Frostgefühl tritt vermehrt nachts auf, im Bett sowie bei Bewegung. Frost und Kälte werden durch äußere Wärme, z.B. in einem warmen Raum, nicht vermindert. Schüttelfrost jeden dritten oder vierten Tag; ausgeprägte Periodizität. Fieber nachmittags und nachts. Fieberhitze im Wechsel mit Frost oder mit Frost sich vermischend. Trockene Hitze der Haut. Äußerliche Hitze. Innere Hitze bei äußerer Kälte. Hitzewallungen; hektisches Fieber. Chronisches, intermittierendes Fieber. Fieber ohne Schweiß. Fieber mit Verlangen, sich aufzudecken. Schweiß morgens und nachts. Kalter Schweiß. Erschöpfende Schweiße. Schweiß bei Bewegung oder leichter Anstrengung. Profuse Nachtschweiße.

Gefühllosigkeit der Haut. Ameisenlaufen.[NR1,374] Brennen in der Haut, doch ist diese kalt anzufühlen. Brennendes oder stechendes Jucken der Haut.[NR1,374] Vielfältige Hautausschläge: Furunkel, Pusteln, Exantheme; juckende, schuppige Ausschläge[NR1,374]; feuchte Ausschläge; Ekzeme; Flechten; Psoriasis[GS]. Arsenicum jodatum hat Ichthyosis geheilt. »Trockene, schuppige, brennende, juckende Ausschläge an verschiedenen Stellen des Körpers.«[NR1,374] Urtikaria. Es heilt alle syphilitischen

* Kent schreibt irrtümlich: »Stitching of the skin of chest.«

Ausschläge, wenn die Symptome übereinstimmen; Ausschläge, die durch lokale Behandlung unterdrückt worden sind. Exkoriationen. Erysipel. Indurationen. Gelbfärbung der Haut. Trockenheit der Haut[ES357], mit Unfähigkeit zu schwitzen. Rauheit der Haut. Leberflecken und rote Flecken. Purpura haemorrhagica. Ödematöse oder schwammige Hautgeschwulst. Blutende Geschwüre; Geschwüre mit blutigem Sekret; mit ätzender, wässriger oder gelb-eitriger Absonderung. Krebsgeschwüre. Indurierte, indolente oder höchst empfindliche Geschwüre. Geschwürsschmerzen, besonders in alten syphilitischen Geschwüren.

Arum triphyllum

Dreiblättriger Aronstab, Zehrwurzel

Vielleicht sind auch Sie als Kinder durch die Niederungen gestreift und haben von dieser wilden Rübe probiert, die dort wächst; dann werden Sie sich gewiss an die Empfindungen erinnern, die Sie davon im Mund bekommen haben. Ich selbst kann mich noch gut erinnern, wie ich einmal den Versuch unternahm, mich an einem Stück dieser Rübe gütlich zu tun: Das Kribbeln, das davon in den Lippen, auf der Zunge und vom Rachen bis tief in die Nasenhöhle hinein ausgelöst wird – überall dort, wo sensible Nerven an die Oberfläche treten –, ist verblüffend und geht bald in ein schmerzhaftes Prickeln über. Es ist ein Gefühl, gegen das man unbedingt etwas unternehmen muss, das ein fortgesetztes Reiben und Zupfen erforderlich macht. Es vermittelt einen Eindruck von den Empfindungen jener Kinder, die bei einer akuten Krankheit dieses Mittels bedürfen. Trotz der Wundheit, des Blutens, des Brennens und Beißens in diesem Bereich sind sie unablässig damit beschäftigt, an ihren Lippen zu zwicken, zu kratzen oder zu zupfen, um den ganzen Mund herum Druck auszuüben und in der Nase zu bohren. Dieses Verhalten ist zu einem Leitsymptom von Arum triphyllum bei vielen akuten Krankheiten geworden, z.B. bei Scharlach und anderen exanthematischen Infektionskrankheiten sowie bei zahlreichen Halsaffektionen. Aber auch bei Krankheiten, die einen schleichenden Verlauf nehmen, kommt es vor, etwa bei den kontinuierlichen [typhösen] Fieberformen, ferner bei Delirien, bei Erregungszuständen und selbst bei manchen Formen des Wahnsinns. Bei all diesen Krankheitszuständen sehen wir, wenn es sich um einen Arum-triphyllum-Fall handelt, mit großer Wahrscheinlichkeit dieses charakteristische Verhalten. In der Nase und in den Lippen muss ein ungeheures, schmerzhaftes Kribbeln vorhanden sein, dass der Patient ständig mit den Fingern in der Nase bohrt und sich an den Lippen zu schaffen macht, an ihnen kneift und zupft. Ein ganz und gar anders geartetes Symptom ist das ›Flockenlesen‹, das wir bei blanden Delirien beobachten können: Der Patient zupft fortwährend am Bettzeug, an allem, was ihm zwischen die Finger kommt, nestelt an seinem Schlafanzug und murmelt ununterbrochen leise vor sich hin. Die ganze Zeit muss er irgendetwas tun; tastet mit den Fingern herum, als suche er irgendetwas. Das ist das sog. Flockenlesen, dem wir in der Literatur begegnen, und es ist ein psychisches Symptom. Wenn *Zupfen an den Lippen* im Repertorium unter den Geistes- und Gemütssymptomen aufgeführt ist [in der Rubrik »Delirium«], soll das jedoch nicht bedeuten, dass es in gleicher Weise ein psychisches Symptom wäre wie das Flockenlesen.* Auf zwei weitere Rubriken möchte ich Sie noch hinweisen, die beide ihre Existenzberechtigung haben; die eine ist »Jucken der Nase«, die andere »Reibt sich die Nase«** – er tut etwas, nämlich das, was man gewöhnlich tut, wenn einem die Nase juckt. Man denkt nicht immer gleich an beide Rubriken – die eine ist ein direkter, die andere ein indirekter Ausdruck für ein Phänomen. Ich erinnere mich, wie sich dieses Problem einmal genau in dieser Weise gestellt hat. Ich war in Bezug auf einen Patienten zu dem Schluss gekommen, dass *Carbo vegetabilis* das passende Mittel sein müsse. Mein damaliger Assistent meinte, nachdem er im Repertorium nachgeschlagen hatte: »Aber das Mittel hat gar nicht das ›Reiben der Nase‹.« Ich antwortete, dass in der Pathogenese von *Carbo vegetabilis* aber ›Jucken der Nase‹ zu finden sei. Er hatte nicht daran gedacht, sich auch diese Rubrik anzusehen. Denn wenn sich jemand an der Nase kratzt, tut er es nicht deshalb, weil sie juckt? Ich gebe Ihnen dies nur als Tipp, damit Sie immer daran denken, dass es

* Die Repertoriumsrubrik für Letzteres lautet »Gestures, hands, grasping or reaching at something«.

** Unter diesem Stichwort (»Rubs nose«) wird im heutigen Kent-Repertorium auf eine Unterrubrik von »Itching« (»rubs constantly«) verwiesen. Arum triphyllum ist dort, im Gegensatz zur allgemeinen Rubrik »Itching«, nicht vertreten, wohl aber dreiwertig in den Rubriken »Picking nose« und »Boring in nose«.

verschiedene Arten gibt, wie ein Symptom im Repertorium erscheinen kann.

Arum triphyllum ist noch nicht ausreichend geprüft, um etwas Fundiertes über seine chronischen Wirkungen aussagen zu können. Zweifellos hat es etwas in dieser Art, doch ist es bislang nur in beschränktem Umfang bei akuten Krankheiten von zymotischem* Charakter eingesetzt worden. Gegen chronische Migräne ist es nur sehr sporadisch zur Anwendung gelangt; es hat aber des Öfteren Kopfschmerzen geheilt, die durch Erhitzung und äußere Wärme verschlimmert wurden, durch zu warme Räume, zu warme Bekleidung, zu warme Bedeckung. Neigung zu Hitze im Kopf; Blutandrang zum Kopf. Es hat ferner ekzemähnliche Ausschläge auf der Kopfhaut zum Verschwinden gebracht. Auch bei katarrhalischen Beschwerden der Nase, der Augen und der Lider ist das Mittel für nützlich befunden worden, wobei die Nasenaffektionen zumeist von akuter Art gewesen sind. Der Arum-triphyllum-Patient hat oft einen scheußlichen Schnupfen. »Die Nase ist verstopft; er muss durch den Mund atmen.«[EN52] »Die linke Nasenseite ist verstopft.«[EN54] Häufiges Niesen[EN57], besonders in der Nacht.[EN59] Fließschnupfen, scharf und wundmachend[GS], während die Tränen in der Regel mild sind. Von einigen Ausnahmen abgesehen, sind die Absonderungen bei Arum triphyllum scharf. Der über die Lippen fließende Speichel macht diese wund, sodass sie beißen und brennen und sogar bluten. Das Nasensekret hinterlässt, wo es mit der Haut in Berührung kommt, rote Streifen. »Scharfes, jauchiges Nasensekret, das die Nasenhöhle, die Nasenflügel und die Oberlippe wund macht.«[GS] Das ist typisch für Arum triphyllum und zeigt sich besonders bei Diphtherie, Scharlach und diversen Formen der Halsentzündung.

Entzündung der Zunge, der Zungenwurzel, der Tonsillen, des Rachens und des weichen Gaumens, verbunden mit ätzendem Nasensekret und Schwellung der Halslymphknoten. Dieser entzündliche Zustand wird gefolgt von einer lähmungsartigen Schwäche, die es dem Patienten unmöglich macht, feste oder flüssige Speisen zu schlucken. Drückt der Mund Nahrung in den Schlund, so versagt der Ösophagus seinen Dienst, und die Speise wird, wenn sie flüssig ist[GS], durch die Nase wieder nach außen befördert. Dies ist klinisch, bei Diphtherie und Angina, oft beobachtet worden. »Häufiges Niesen, als hätte er sich erkältet, mit wiederholten Frostschauern über den ganzen Körper, am Scheitel beginnend ...«[EN61], dabei Schmerzen in den Knochen, als wenn diese gebrochen wären – wie bei *Nux vomica, Eupatorium perfoliatum, Arnica, Rhus toxicodendron, Bryonia* und *Arsenicum*, denen bei ›Erkältungen‹ ebenfalls sämtliche Glieder wehtun. Diese Arznei eignet sich besonders gut zur Illustration des sog. ›Keynote-Systems‹, d.h. die Methode jener Ärzte, die auf ein Symptom hin verschreiben.** Sie verabreichen sofort Arum triphyllum, wenn ein Patient in der Nase bohrt oder an den Lippen zupft, ungeachtet der Tatsache, dass z.B. auch der *Cina*-Patient in der Nase bohrt oder an den Lippen zupft (doch neigt *Cina* mehr zu kongestiven und nervösen Symptomen). Die Nasenlöcher sind bei Arum triphyllum durch die Schärfe des Nasensekrets so wund, dass der Patient das Gefühl hat, sie stünden in Flammen; andere beschreiben es als ein Gefühl von geschmolzenem Blei, glühenden Kohlen oder kochendem Wasser in den Nasenlöchern. So drücken sich Arum-triphyllum-Patienten aus, wenn sie ihre Symptome schildern. Sie kommen in die Praxis mit einer entzündeten Nase, in der es so heftig kitzelt und kribbelt, dass sie ständig darin herumbohren müssen. Die Nase läuft in einem fort, wodurch auch die Oberlippe ganz wund wird. Die zervikalen Lymphknoten sind häufig angeschwollen. Wenn ein Arum-triphyllum-Patient einen Schnupfen bekommt, tun ihm zumeist auch der äußere Hals und die Ohrspeicheldrüsen weh. Ein vom gewöhnlichen Nasebohren abweichendes und für Arum triphyllum besonders charakteristisches Symptom ist das Bohren mit dem Finger in die

* Zu diesem Begriff siehe Fußnote im Kapitel »Aconitum«. (S. 6)

** Diese Charakterisierung wird dem von H.N. Guernsey entwickelten ›Keynote-System‹ nicht gerecht. Vgl. Guernseys Vortrag zu diesem Thema, der im Anhang der dt. Ausgabe seines Werks *Keynotes to the Materia Medica* (Dynamis Verlag) wiedergegeben wird.

Nasenseite[GS], in die Gegend des Nasenbeins. Kinder, die auf diese Weise ständig die seitliche Nase traktieren, leiden an einer katarrhalischen Entzündung des Tränensacks[GS] und des Tränennasengangs, verbunden mit Tränenfluss über die Wangen und einem Kitzelreiz bis hoch oben in die Nase, den sie mit dem Finger vergeblich zu besänftigen suchen. »Konnte wegen Verschleimung der hinteren Nasenhöhle kaum sprechen ...«[GS]; spricht durch die Nase. Die Nase ist voller Schleim, und die Schleimhäute sind stark angeschwollen, wodurch die Sprache eine nasale Färbung bekommt. »Geschwollenes, aufgedunsenes Gesicht.«[GS] Wenn wir Nase und Gesicht des Arum-triphyllum-Patienten betrachten, stellen wir überrascht fest, wie viele Beschwerden sich in der *linken* Gesichtshälfte manifestieren, im linken Nasenloch, im linken Tränennasengang, etc. Bluten der Ober- und Unterlippe. Besonders die Unterlippe ist exkoriiert, Blutstropfen bilden sich auf ihrer Oberfläche. Das Kind zupft und kneift an den Lippen herum, und wenn man es bittet, damit aufzuhören, oder seine Hände wegnimmt, fängt es an zu brüllen, als ginge es um sein Leben. »Kinder bohren und zupfen oft an den wunden Schleimhäuten, obwohl es ihnen Schmerzen bereitet und sie manchmal schreien müssen, aber sie können nicht davon ablassen.«[GS] Das ist ein bemerkenswertes Symptom! Nasenschleim und Speichel lassen die Lippen rau und wund werden, und dann entsteht dieses Kitzeln und Kribbeln, das zu den beschriebenen Gegenmaßnahmen reizt. »Entstehung von rohen, blutenden Oberflächen auf den Lippen, in der Mundhöhle, in der Nase, etc. ...«[GS], verbunden mit heftigem, juckendem Kribbeln. Bei alledem sind die Parotiden und Unterkieferdrüsen geschwollen.[GS] Selbst beim Typhus, wo wir kaum eine Schwellung der Parotiden erwarten würden, sind diese Drüsen vergrößert, wenn es sich um einen Arum-triphyllum-Fall handelt. Vergrößerung der Speicheldrüsen auch bei Diphtherie, Scharlach und unspezifischen Halsentzündungen. Der entzündliche Zustand geht mit Schmerzhaftigkeit und Schwellung dieser Drüsen einher, sie sind verhärtet und berührungsempfindlich. Auch die Zunge bleibt von Beschwerden nicht verschont. »Zunge wund und gerötet, die Papillen geschwollen und erhaben.«[GS] Sie sieht wie entblößt aus, wie abgezogen, wie roh. Bisweilen blutet sie an einzelnen Stellen, und wenn dies einige Tage angehalten hat, erscheint sie nicht selten wie eine große rote Erdbeere – daher der Name ›Erdbeerzunge‹[GS]. »Rissige Zunge, schmerzhaft brennend.«[EN88] »Zunge rissig, blutend.«[GS] Beißendes Brennen auf der Zunge und im Rachen.[GS] »Fauliger Mundgeruch. (Diphtherie.)«[GS] »Der Mund war innerlich so schmerzhaft, dass er nicht trinken mochte. (Scharlach.)«[GS] Kribbeln und Wundheit können sich von der Mundhöhle bis weit in den Rachen erstrecken. Wenn wir in den Mund schauen, sehen wir, wie exkoriiert und blutig die Schleimhäute dort sind. »Exzessiver Speichelfluss; Speichel scharf, ätzend.«[GS] »Der Mund brennt und tut so weh, dass die Kinder sich weigern zu trinken und schon schreien, wenn ihnen etwas angeboten wird.«[GS] »Mundschleimhaut von diphtherischen Pseudomembranen und Geschwüren übersät«[GS]; Aphthen[HB146], die die ganze Mundschleimhaut einschließlich der Zunge bedecken. Auf den Rachenbereich bin ich indirekt schon genügend eingegangen; lesen Sie die lokalen Symptome in der Materia medica nach. In den *Guiding Symptoms* ist von einer »stechend brennenden Empfindung im Hals« die Rede; dieses »Stechen« ist jedoch eher als schmerzhaftes Prickeln oder feines Stechen (wie das einer Biene) zu verstehen. Ulzerationen, Rohheit und Bluten des Rachens.

Arum triphyllum hat Durchfälle, wie sie beim Typhus abdominalis vorkommen. Wenn Sie je gesehen haben, wie gelber Maisbrei auf einen Teller fällt, wissen Sie, wie die gelben Typhusstühle aussehen. Wenn Arum triphyllum beim Typhus das passende Mittel ist, sind die Durchfälle gelb wie Maisbrei; häufig, kotig, dünn, breiig, gelb: dies sind die Attribute der typhösen Stühle von Arum triphyllum. Zu anderen Zeiten können die Exkremente auch dunkelbraun und wässrig[EN133] sein. Wie bei diesem Mittel ›üblich‹, sind auch diese Ausscheidungen von scharfem, ätzendem Charakter. Die dünnflüssigen Fäzes laufen aus dem After aus und machen die Umgebung wund und brennend. Bei anderen Beschwerden, besonders beim Typhus, entstehen in der Leistengegend Exkoriationen, die eine scharfe Feuchtigkeit absondern. Feuchte, wunde Stellen auch in der Gesäßspalte, auf dem Steißbein und unterhalb davon.[GS]

Ein großer Teil der Arum-triphyllum-Beschwerden bezieht sich auf die Stimme, wobei Redner und Sänger besonders betroffen sind. Ein Rechtsanwalt, der gegen Ende eines langen, drei- bis vierstündigen Plädoyers in Schweiß gerät und dann Zugluft ausgesetzt ist oder eine Pause im Freien macht, bekommt, wenn er davon heiser wird und seine Rede nicht fortsetzen kann, oft durch eine Gabe Arum triphyllum wieder eine glockenreine Stimme, sodass er sein Plädoyer ohne Probleme beenden kann. Das Mittel ist angezeigt bei Rednern und Sängern, die trotz einer Erkältung ihre Stimme einsetzen müssen und schließlich nach fortgesetztem Stimmgebrauch heiser werden; dies ist das auffallendste Merkmal der Arum-triphyllum-Stimme. »Stimme heiser[EN152] ... durch Überanstrengung der Stimme beim Sprechen und Singen.«[GS] »Stimme unsicher, sich beständig verändernd[TM13], unkontrollierbar; mal tief und hohl, mal kaum vernehmbar, mal hoch und quiekend.«[GS] Dies ist die Art und Weise, wie sich die Stimmbeschwerden zeigen: Jemand beginnt, wenn er etwas sagen möchte, in einer bestimmten Tonhöhe, bringt aber keinen Ton heraus; dann versucht er es in einer anderen Tonhöhe – und plötzlich kann er sprechen. Das erinnert mich an einen meiner Patienten, der auf die Frage, wie es ihm gehe, antwortete: »Diese Lunge ist hinüber« (wobei er im Flüsterton sprach), »aber diese ist in Ordnung« (mit kräftiger Stimme). Es ist ein seltsames Phänomen, dass manche Patienten nur in einer bestimmten Tonhöhe keine Stimme haben. Dies deutet auf eine ungleichmäßige, nur stellenweise bestehende Entzündung der Stimmbänder hin; wären sie gleichmäßig entzündet, wäre auch die Stimme einheitlich betroffen. »Halsentzündung von Predigern«[GS] ist kein treffender Ausdruck, denn es ist die *Heiserkeit von Predigern,* die gemeint ist. Rauer Hals und Heiserkeit bei Menschen, die viel öffentlich sprechen müssen, durch Reden jedes Mal weiter verstärkt.[TM12] Nun werden Sie sicher sagen, jede heisere Stimme wird durch Reden verschlimmert – aber das ist durchaus nicht immer so. Nehmen Sie die *Rhus-tox.*-Heiserkeit mit der charakteristischen Linderung durch Bewegung (und der Gebrauch der Stimme ist ja nichts anderes als Bewegung des Kehlkopfs)!

Wenn der *Rhus-tox.*-Patient anfängt, seine Stimme zu gebrauchen, bemerkt er, dass er heiser ist; doch wenn er eine Weile gesprochen oder gesungen hat, ›taut‹ die Stimme auf und wird freier; sie wird, mit anderen Worten, durch Bewegung gebessert. Dies ist sowohl bei akuter wie chronischer Heiserkeit der Fall. Bei Arum triphyllum nun wird die Stimme, wie bei *Phosphorus*, durch Räuspern gebessert, d.h. dadurch, dass man die Stimmbänder von Schleimauflagerungen befreit. Anders ist es bei *Rhus*, wo eine Schwäche oder Lähmung der Stimmbänder aufgrund von Kälteeinwirkung vorliegt. Wohlbekannt von *Rhus* ist, dass die Sehnen und Muskeln, die von Rheumatismus befallen sind, schwach werden. Sie sind zu Beginn der Bewegung steif und lockern sich erst, wenn sie durch fortgesetzte Bewegung erwärmt worden sind; so ist es auch mit der Stimme.

Im Bereich des Thorax finden wir »brennende Schmerzen in den Lungen beim Husten«[EN161]; ferner »Brennen in den Lungen, das sich bis in die Magengrube erstreckt.«[EN160] »Rohes Gefühl in der Brust.«[GS] »Die Lungen fühlen sich wund an.«[EN164] »Wundheitsgefühl in der linken Lunge ...«[EN162] Sie werden feststellen, dass Patienten (und Prüfer) oftmals Beschwerden als in den Lungen lokalisiert angeben, doch muss das nicht unbedingt richtig sein. Nach dem, was wir von anderen Symptomen dieses Mittels wissen, tritt das Brennen höchstwahrscheinlich in der Luftröhre auf und nicht in den Lungen, wie es im Text heißt. Gewiss ist, dass während eines Hustenanfalls brennende Schmerzen in der Trachea auftreten, in ihrem gesamten Verlauf und auch noch in den größeren Bronchialverzweigungen. Der katarrhalische Zustand ist weitgehend auf diesen Bereich, auf Trachea und Bronchien, beschränkt. Allerdings hat Arum triphyllum auch schon Pneumonien geheilt. Ferner hat es sich als Palliativum bei Lungenschwindsucht bewährt.[HB146] Bei den Farmern dient die rohe Wurzel als Hausmittel gegen Husten und Erkältungen sowie zur Linderung von Schwindsuchtbeschwerden. In vielen Farmen finden Sie die Rübe wie Perlen an Fäden zum Trocknen aufgehängt; bei Bedarf wird sie dann gerieben und mit Zucker und Sahne verzehrt.

Ich habe darauf hingewiesen, dass Arum triphyllum die linke Seite des Kopfes zu bevorzugen scheint, die linke Gesichtshälfte, das linke Nasenloch. Gleiches gilt auch für die linke Brust, die linke Lunge. »Vollheitsgefühl im Thorax; Wundheitsgefühl in der linken Lunge und im linken Oberarm ...«[EN162]

Hier die klinische Beschreibung von Fiebererkrankungen dieses Mittels: »Typhöse Fieberformen; zupft an den Fingerspitzen, zupft an den trockenen Lippen, bis diese bluten; bohrt in der Nase; wälzt sich unruhig im Bett hin und her, möchte entfliehen ...«[GS;CM]

Bei den meisten dieser fieberhaften Beschwerden ist die Harnsekretion sehr spärlich, mitunter auch vollständig unterdrückt.[GS] Gewöhnlich werden Sie eine gute Wirkung von Arum triphyllum daran erkennen, dass gleich nach Verabreichung der Arznei ein reichlicher Harnfluss in Gang kommt. Dem Patienten geht es unmittelbar darauf besser.[GS(TM19)]

Arum triphyllum hat in seinem Arzneimittelbild all die exanthematischen Hauterscheinungen, wie wir sie vom Scharlach kennen, und es hat auch die typhösen Petechien.

Asa foetida

Stinkasant, Gummiharz der Ferula asa-foetida

Asa foetida ist ein Mittel, das früher häufig missbräuchlich verwendet worden ist, bei Menschen wie bei Tieren. Unsere Großväter waren der Ansicht, dass es Schutz vor Krankheiten biete, und setzten es folglich u.a. in den Pferdeställen ein. Kleine Stückchen ›Foety‹, wie sie es nannten, wurden unter den Hafer gemischt, um die Druse [eine katarrhalische Pferdekrankheit] fernzuhalten. Was es hier bewirkt hat, vermag ich nicht zu sagen; sicher ist jedenfalls, dass es von den Farmern als Schutzmittel gegen Krankheiten sehr geschätzt wurde. Vielleicht meinten sie auch nur, dass der strenge Geruch dieser Pflanze jeden Krankheitserreger vertreiben müsste. Darüber hinaus ist Asa von vielen Laien als Mittel gegen Ohnmacht, Hysterie und allerlei nervöse Symptome und Beschwerden benutzt worden – eine Anwendung, die durch die Prüfungen gedeckt wird. Zwar sind diese Dinge kaum der Erwähnung wert, doch zeigen sie, in welchem Umfang die Rohsubstanz als Hausmittel in Gebrauch gewesen ist. Es ist in dieser Form weitaus häufiger in legitimer Weise angewandt worden als je in der ärztlichen Praxis.

Es gibt eine Gruppe von Patienten, die Ihnen später in der Praxis einmal Probleme bereiten wird: Es sind jene Fälle, die mit verschwollenem, venösem, purpurfarbenem Gesicht in Ihre Sprechstunde kommen. Sie sehen sehr plethorisch aus, das Gesicht wirkt aufgedunsen, verquollen, bisweilen auch ödematös, und es ist dunkel bis düsterrot verfärbt. Menschen mit einem solchen Äußeren können wir unter Umständen mit Asa foetida helfen, eventuell auch mit *Carbo animalis, Carbo vegetabilis, Aurum* oder *Pulsatilla*. Es ist ein sehr bedenklich stimmendes Gesicht, das an eine Herzstörung mit venöser Stauung denken lässt, etwa eine Rechtsherzinsuffizienz. Über Fälle dieser Art bin ich nie besonders erbaut, wenn sie in meine Praxis kommen, denn sie sind nur schwer in den Griff zu bekommen. Die Krankheit ist bei ihnen tief in der Konstitution verankert. Die Patienten neigen zu Blutungen und plötzlichen Entzündungen und machen nur sehr langsam Fortschritte. Bei Asa foetida finden wir besonders eine Tendenz zur Geschwürsbildung; eine winzige verletzte Stelle fängt an zu ulzerieren und zu eitern, und das Geschwür gräbt sich immer tiefer – das ist sehr typisch für Asa. Ein weiteres Merkmal dieses Konstitutionstyps ist die Neigung zu Knochenhautentzündungen mit erheblichen lokalen Schwellungen, vorzugsweise an Stellen, wo die Blutversorgung nicht so reichlich ist, etwa im Bereich der Tibia[KE4,425]. Knorpelentzündungen mit ödematöser Schwellung, blauroter Verfärbung der Haut, stechenden Schmerzen, Ulzeration und Fistelbildung. Dies sind genau die Zustände, bei denen Asa foetida angezeigt ist. »Äußerst empfindliche Hautgeschwüre.«[GA]

Asa-foetida-Patienten sagen oft: »Wenn ich krank bin, hat kaum jemand Mitleid mit mir, weil ich trotzdem relativ gesund aussehe.« Es sind in der Regel korpulente, schlaffe Menschen mit purpurnem Antlitz. Bei mageren Personen wird man selten an Asa denken, sie scheinen von den für dieses Mittel typischen Beschwerden frei zu sein. Umso häufiger ist es bei Übergewichtigen indiziert, wenn diese zu extremer Nervosität, großer Schmerzempfindlichkeit und Hysterie neigen. Sie laufen blaurot an, sobald sie sich aufregen oder in der Kälte aufhalten; d.h., wir haben es mit einer venösen Konstitution zu tun. Diese Menschen geraten in die schlimmsten hysterischen Zustände; aus den nichtigsten Anlässen können sie in Ohnmacht fallen: wenn sie sich in geschlossenen Räumen aufhalten, wenn sie sich über etwas ereifern oder wenn sie sonst irgendwie aus dem Gleichgewicht gebracht werden. Es können sich auch Krämpfe einstellen, doch gewöhnlich werden sie ohnmächtig. Der Asa-foetida-Patient neigt zu stechenden Schmerzen, die sich von den Knochen in Richtung Körperoberfläche erstrecken, also von innen nach außen. Das Periost ist sehr leicht gereizt, und die lokalen Lymphknoten schwellen an. Zustände dieser Art sehen wir bisweilen bei der Syphilis. Durchblutungsstörungen, Periostitiden, Nekrosen, Verhärtung der Lymphknoten, Neurosyphilis und Kopfschmerzen. Wir müssen an Asa denken bei alten Syphilitikern mit venösem Gesicht und Neigung zu Hämorrhagien, deren Geschwüre eine purpurne Färbung annehmen oder schwarz werden (ähnlich wie bei *Lachesis*). Alte Narben werden plötzlich bläulichrot und drohen zu eitern; sie bekommen ein venöses Aussehen, fangen an zu schmerzen, und bald werden sie schwarz. Schließlich bilden sich an diesen alten Narben Geschwüre, vornehmlich bei chronischen Syphilitikern und manchmal auch bei psorischen Patienten. Die meisten Beschwerden entstehen bei Asa foetida während der Ruhe und bessern sich durch langsame Bewegung.*

Ein weiteres Charakteristikum dieser Arznei sind Absonderungen: katarrhalische Absonderungen, Absonderungen aus Geschwüren, wässrige Absonderungen aus den diversen Körperöffnungen, einschließlich wässriger Stühle; all diese Absonderungen sind wie Jauche und stinken abscheulich. Tiefe oder auch flache Geschwüre infolge Knochen- und Periostaffektionen sondern ein wässriges, blutiges Sekret von übelstem Geruch ab, einhergehend mit nach außen stechenden Schmerzen. Prägen Sie sich die Idee der venösen Stase gut ein, erweitert um den hier skizzierten syphilitischen Zustand!

Viele Schmerzen kennzeichnen das Arzneibild von Asa foetida, und zwar vorwiegend nächtliche Schmerzen, wie bei der Syphilis – nächtliche Schmerzen in den Knochen und der Knochenhaut. Die Geschwüre sind zumeist tief, mit harten Rändern von bläulichem Aussehen.[KE4,425] Variköse Venen umgeben die Geschwüre. Entzündung von Knochen und Periost, wobei der Umkreis der Knochengeschwüre bläulich verfärbt ist. Wenn sich das Periost der Tibia entzündet hat, die Entzündung aber eher passiv verläuft, so haftet die äußere Haut durch Adhäsionskräfte am Knochen an[GS] und ist dort wie verklebt. Sie ist zu schwach, um zu ulzerieren; sie entzündet sich nicht lebhaft, sondern verbleibt in einem passiven Zustand. Sämtliche Lymphknoten des Körpers können entzündet sein, hart und geschwollen, heiß und pochend, mit stechenden, ruckenden Schmerzen[GS]; dies sehen wir bei alten psorischen und skrofulösen Leiden wie auch bei der Syphilis.

Die Knochenschmerzen, die im Kopf verspürt werden, sind mitunter sehr quälend. Chronische syphilitische Knochenschmerzen im Kopf, wie tief eindringende Stiche oder Stöße[GA1,22]. Knötchen oder Knoten, die sich in der Haut des Kopfes gebildet haben, scheinen unter der Einwirkung von Asa beschleunigt aufzubrechen und abzuheilen. Verschiedenartige Schmerzen in der Stirn, besonders im linken Stirnhügel, vorzugsweise von stechendem[GA1,22], reißendem[NZ13,129] oder drückendem[GA1,13] Charakter. Bisweilen werden die Schmerzen auch so beschrieben, als würde ein Nagel in den Kopf hineingeschlagen[GS] oder ein Pflock[GA1,34] hineingedrückt. Diese nervösen Kopfschmerzen sind in der Regel syphilitischen, hysterischen oder skrofulösen Ursprungs, wobei die hysterisch bedingten Kopfschmerzen meist als reißend oder stechend empfunden werden. Während die Stiche überall am Kopf auftreten können, wird die Empfindung von einem eingetriebenen Nagel oder Pflock überwiegend an den Stirnhöckern[(GA1,22)] und an den Schläfen[GA1,34] verspürt. Die meisten Kopfschmerzen von Asa scheinen sich allerdings eher von den Schädelknochen zur Oberfläche zu erstrecken, d. h., ihre Richtung geht von innen nach außen.[GA]

Asa foetida ist von Nutzen bei alten Syphilitikern, die zu Augenaffektionen neigen: Geschwüre des Augapfels oder der Hornhaut, gelindert an der freien Luft, verbunden mit einem Taubheitsgefühl in den Augen oder um die Augen[GS]; Entzündung der Regenbogenhaut, deren Ränder wie gezackt oder ausgefranst erscheinen; heftige, scharf stechende Schmerzen, von

* Diese Aussage ist von Kent in der 2. Auflage der *Lectures* nachträglich dem Abschnitt angefügt worden. Sie hat in Bezug auf manche Symptome ihre Gültigkeit, wie ein Blick in die Arzneiprüfung von Franz *(Gesammelte Arzneiprüfungen aus Stapfs »Archiv...«)* lehrt. Ebenso kann aber auch ihr Gegenteil zutreffen, worauf von Franz besonders hingewiesen wird, sowohl im Vorspann seiner Prüfung als auch in einer Fußnote zum Symptom Nr. 298; dort heißt es: »Charakteristisch für Asa, daß ihre meisten [!] Schmerzen, wenn sie in der Ruhe entstanden, auch bei der Bewegung fortdauern, so daß sie von Veränderungen der Lage unabhängig und permanent sind ..., wodurch sie sich von der *Zaunrebe*, dem *Giftsumach*, der *China* unterscheidet.«

innen nach außen. Asa ruft sehr häufig Brennen hervor, und so brennt es auch in den Augäpfeln[GA1,43 ff.], besser im Freien. Iritiden, bei denen die Entzündung manchmal auf die Chorioidea, die Retina und die Konjunktiva übergreift und so in eine allgemeine Ophthalmie von syphilitischem Charakter mündet. Reißende Schmerzen an verschiedenen Stellen der Augen und ihrer Umgebung; stechende Schmerzen, schlimmer nachts. Hornhautgeschwüre mit stechenden Schmerzen, besonders in der Nacht. Brennende Stiche in den Augen[GA1,47 f.] mit Trockenheit derselben[GA1,51], sodass die Lider an den Augäpfeln festkleben; Schmerzen schlimmer nachts. Eine Art Trübheit vor den Augen[GA1,52], als würde man durch Nebel schauen. Zuweilen scheinen vor den Augen lauter kleine, schwarze Fliegen oder Mücken durch die Luft zu schweben: »Mouches volantes.«[NZ13,138] Die Absonderungen aus den Augen sind jauchig, blutig und oft sehr übelriechend.

Dasselbe syphilitische Miasma kann auch das Ohr und die Gehörknöchelchen befallen. Hammer, Amboss und Steigbügel fallen dem Knochenfraß zum Opfer, der Patient wird taub. »Brennen im Ohr, mit stinkendem Eiterausfluss.« Stechende Schmerzen in den Ohren, *von innen nach außen.*

Ein widerlich stinkendes Sekret fließt aus der Nase; Geschwüre hoch oben in der Nase; Karies der Nasenknochen; syphilitische Ozäna. Faulig riechende, alte Katarrhe. »Vollheit des Kopfes beim Fahren im Wagen, mit Verstopfungsgefühl oben in der Nase, sodass er nicht durch die Nase atmen kann.«[ES361] *(Aurum, Aurum muriaticum.)*

Einen Punkt habe ich bei den eingangs geschilderten allgemeinen Zügen von Asa vergessen: Ich habe Taubheitsgefühl schon ein- oder zweimal erwähnt, aber Empfindungen von Taubheit sind auch ein wichtiges allgemeines Merkmal der Arznei. Taubheit der Kopfhaut; betäubendes Spannen im Kopf[GA1,5]. »An verschiedenen Stellen im Gesichte, z.B. auf dem Jochbeine, dem Nasenknochen, unschmerzhaftes Spannen mit einer Art von Taubheitsgefühl.«[GA1,56] Taubheit kann überall auftreten, oft auch in Verbindung mit schmerzhaften Empfindungen, namentlich Drücken.[GA1,66] Taubheitsgefühl nach Schmerz, häufig auch nach Schlaf.

Außer den hysterischen Manifestationen gibt es auch noch andere nervöse Erscheinungen bei Asa, so etwa choreatische Bewegungen. Überhaupt würden wir von einer so eigentümlichen nervösen Konstitution erwarten, dass in ihrem Arzneibild fast alle Nervensymptome versammelt sind. »Beständiges Kauen und Herausbringen von schaumigem Speichel; Zunge geschwollen; Sprache unverständlich; Zähneknirschen; nächtliches Aufschrecken ... (Chorea.)«[GS]

Schwellung der Wangenschleimhaut; ebenso der Lippen, besonders der Unterlippe.[MT369] Brennen in der Mundhöhle.[MT369]

Syphilitische Symptome im Halsbereich, z.B. Geschwüre mit den typischen brennenden und stechenden Schmerzen. Brennen mit nachfolgendem Wundheitsgefühl in Hals, Speiseröhre und Magen.[MT376 f.] »Nach dem Rachen dringendes Stechen in der Brusthöhle ...«[GA1,70] »Trockenheit im Schlunde; während des Schlingens Spannen* daselbst.«[GA1,68] Gefühl von Aufsteigen eines (runden) Körpers in der Speiseröhre bis in den Hals hinein[MT355], wie beim Globus hystericus, verbunden mit Atemnot[GS], Würgen und ständigen Schluckanstrengungen. Hysterische und choreatische Affektionen des Ösophagus und der Trachea. Speiseröhrenkrampf mit einem Gefühl von umgekehrter peristaltischer Bewegung.[MT370 ff.] Dieses Globus- oder Erstickungsgefühl im Hals ist eine Art hysterischer Ösophagospasmus. »Abwechselnd ... in der Speiseröhre entweder Brennen oder Trockenheit.«[MT377]

Wenn Sie je einen typischen Asa-foetida-Fall von Magenbeschwerden gesehen haben, werden Sie sich gefragt haben, wo bei dem Patienten wohl all die Luft herrührt, die in so großen Mengen aus seinem Magen kommt. »Schluckaufähnliche Kontraktionen des Zwerchfells. (Chorea.)«[GS] Choreatische Zuckungen des Zwerchfells, mit plötzlicher Austreibung von Luft [aus dem dilatierten Magen], wie das

* Kent schreibt nur »pain when swallowing«; mit ziemlicher Sicherheit aber stammt diese Modalität (wie auch die vor- und nachstehenden Symptome) aus den *Guiding Symptoms*, und dort ist von »Tender feeling in throat, < when swallowing« die Rede. Dieses Symptom wiederum stellt mit großer Wahrscheinlichkeit eine verkürzte und fehlerhafte Wiedergabe des o.g. Symptoms dar, wobei »tender« mit ***tensive*** verwechselt wurde.

Geräusch vom herausfliegenden Stöpsel einer Spielzeugpistole, die fast jede Sekunde losgeht. Es ist ein Zustand, den der Patient willentlich nicht beeinflussen kann – ein unwillkürliches, lautes Rülpsen oder Luftaufstoßen. Einige der Magensymptome in den *Guiding Symptoms* sind besonders beachtenswert: »Fühlbares [und] sichtbares Pulsiren in der Herzgrube.«[GA1,77 ff.] Gastralgie, mit aus Drücken, Spannen, Stechen, Brennen und Schneiden zusammengesetzten Schmerzen, die absatzweise und ganz unregelmäßig erscheinen; Magengegend meteoristisch aufgetrieben, mit leerem Aufstoßen von üblem Geschmack, schmerzhaftem Würgen und Aufschwulken einer ranzigen, ätzenden Flüssigkeit; Stuhl verstopft.[Z1,15] Eine kuriose Beobachtung hat man bei Asa foetida machen können, nämlich die, dass sämtliche Blähungen nach oben abgehen, aber keine nach unten.[GS] Entsprechend finden wir fauliges oder nach Fäzes riechendes Aufstoßen[GS]; ferner Aufstoßen von knoblauchartigem Geruch[MT345] oder von scharfem, ranzigem Geschmack[MT361]. Fast immer aber riecht es widerwärtig, wie überhaupt übler Geruch ein Kennzeichen dieses Mittels ist. »Flaues, leeres Gefühl in der Magengrube; ›es tut ein bisschen weh‹, aber kein direkter Schmerz; Pulsieren darin nach dem Essen ...«[GS] »Meteorismus des Magens, wenn das Spannungsgefühl groß und das Aufstoßen beschwerlich und mühsam ist.«[GS] Asa hat eine Vielzahl an gastrischen und abdominellen Beschwerden. Bauchschmerzen sind reichlich vertreten, vor allem solche stechenden Charakters.[GA1,87 ff.] Blähungskoliken mit Poltern in den Gedärmen.[MT363] Die Durchfälle sind mehr oder weniger beschwerlich. Von der leichtesten Magenverstimmung bekommen die Patienten Durchfall; schmerzhafte, wässrige Stühle vom geringsten Diätfehler. »Wässrige oder flüssige Stuhlausleerungen von höchst ekelhaftem Geruch ...«[GS] Schwarzbraune, breiige, sehr ekelhaft riechende Exkremente, danach Verschwinden aller Symptome.[MT360]

»Gefühl von Herabdrängen in den weiblichen Geschlechtsteilen, besonders beim Fahren in einem Wagen.«[GS] »Gebärmuttergeschwüre, schmerzhaft empfindlich ...«[GS] Asa hat sich bei Uteruskarzinom als nützliches Palliativum erwiesen, wenn die eingangs beschriebene Konstitution bestand – bei Frauen mit purpurnem Teint, niemals bei sehr blassem Gesicht. Frauen von schwacher, schlaffer, venöser Konstitution, die zu Blutungen und Fehlgeburten neigen. Hin und wieder kommt es bei nichtschwangeren Frauen vor, dass die Brüste anschwellen und Milch absondern.[MA1,201] Dies ist ein ebenso seltsames wie unangenehmes Phänomen, das nur von wenigen Mitteln bekannt ist, und Asa foetida ist eines von ihnen.* Ebenso hat Asa aber auch nachlassende oder versiegende Milchsekretion geheilt, z. B. bei einer Mutter von sechs Kindern, die alle nur 1–2 Wochen gestillt werden konnten. »Nachdem am 4ten Tage nach der Geburt [des siebten Kindes] die Milchsecretion sich mäßig eingestellt hatte, fing bereits 10 Tage nachher die Milch an, immer sparsamer zu fließen, sodass am 14. Tage nach der Entbindung nur noch wenige Tropfen aus der Brustwarze ausgepreßt werden konnten.«[AZ26,65 f.] Schon am zweiten Tag nach Beginn der Asa-foetida-Medikation (Urtinktur, später C3) war die Milchsekretion wieder in vollem Gange.

Asa-foetida-Patienten leiden manchmal an hysterischem Asthma bronchiale, mit den verschiedensten Atembeschwerden. »Asthmatisches Gefühl in der Trachea ...«[GS] Asthmaanfälle seit der Kindheit, zuletzt »täglich mindestens ein Mal ...; durch jede körperliche Anstrengung, jeden Beischlaf, ganz vorzüglich aber durch jede reichliche oder auch nur bis zur Sättigung genossene Mahlzeit hervorgerufen.«[AZ13,36] Atemnotanfälle beim** Koitus, wie bei *Ambra*. »Hartnäckiger Kitzelhusten, schlimmer nachts ...«[GS] Auch hier wieder, wie bei vielen anderen Beschwerden von Asa, die nächtliche Verschlimmerung! Syphilitische Beschwerden treten gewöhnlich nachts stärker in Erscheinung, und so haben auch die antisyphilitischen Mittel, wie *Mercurius, Staphisagria, Hepar sulfuris, Nitricum acidum* etc., ihre Verschlimmerungen überwiegend in der Nacht. – Von den in den *Guiding Symptoms* hervorgehobenen Brustbe-

* Kent nennt in seinem Repertorium (S. 837; Chest, Milk, nonpregnant women): Ars., *Asaf.*, Bell., Bor., *Cycl.*, Lyc., *Merc.*, Phos., **Puls.**, Rhus-t., *Tub.*, *Urt-u.*

** Kent schreibt fälschlich »after coition«; entsprechend ist ein Eintrag im Repertorium zu korrigieren (S. 764). Auch der Vergleich mit *Ambra* ist nur zutreffend, wenn es »bei« oder »durch« heißt *(GS)*.

schwerden von Asa will ich noch die besonders ins Auge stechenden Symptome vorlesen ... »Drücken und Brennen unter dem Brustknochen, nebst öfterem Reize zum Husten.«[MT371] »Brust so beengt, dass es schien, als würde dieselbe durch einen schweren, auf dem Brustknochen aufliegenden Körper zusammengepreßt.«[MT356] »Stiche in der Brusthöhle, von innen nach außen.«[GS] »Einzelne heftige Stiche von innen heraus, in kurzen Absätzen. (Pleuropneumonie.)«[GS]

Das Arzneibild von Asa foetida weist zahlreiche rheumatische und gichtige Symptome auf. Gichtaffektionen im Allgemeinen – bei nervösen Konstitutionen. Wenn solch ein nervöser Mensch schließlich Gichtknoten bekommt, nimmt seine Nervosität oft ein Ende, da diese durch die Ablagerungen in den Gelenken Erleichterung erfährt; ein Szenenwechsel hat stattgefunden.

Aurum metallicum

Gold

Die charakteristischen Allgemeinsymptome des metallischen Golds entstammen zum einen dem psychischen, zum anderen dem körperlichen Bereich. Wenn Sie sich einmal die Gemütssymptome von Aurum vor Augen führen und sie als ein großes Ganzes betrachten, werden Sie erkennen, dass alle positiven Gefühlsregungen, die für einen gesunden Menschen natürlich sind, bei dieser Arznei abgestorben sind. Das geht so weit, dass selbst eine so fundamentale Eigenschaft wie die Liebe zum Leben – der Trieb zur Selbsterhaltung – in ihr Gegenteil verkehrt wird. Der Aurum-Mensch verabscheut das Leben, ist des Lebens überdrüssig[CK22], sehnt sich nach dem Tod[CK5] und sucht nach einer Methode, wie er sich am besten umbringen kann. Alles Interesse am Leben ist ihm abhanden gekommen. In erster Linie ist bei diesem Mittel der affektive Bereich gestört, die verstandesmäßige Ebene wird nur sekundär tangiert. Natürlich gibt es bei Aurum auch Zustände von Geistesgestörtheit, doch diese beginnen in der Regel mit einer Störung des Willens bzw. der Affekte, und erst später wird auch der Verstand in Mitleidenschaft gezogen; diese Art von Psychose macht sich zuerst dadurch bemerkbar, dass die Patienten keinerlei positive Gefühle mehr zum Ausdruck bringen können. Man wundert sich, wie jemand in einen solchen Gemütszustand hineingeraten kann, in eine so große Niedergeschlagenheit[CK1], eine so tiefe Depression, dass er nicht mehr die geringste Freude zu empfinden vermag. Wenn einem Menschen jede Hoffnung genommen ist und er nichts mehr hat, wofür es sich zu leben lohnt, wird der Wunsch nach dem Tod übermächtig. Dies, so scheint es, ist genau der Zustand, in dem sich der Aurum-Patient befindet. Selbstverdammung, ständige Selbstvorwürfe und Selbsttadel, ein fortwährendes kritisches In-sich-Hineinschauen. Er ist kleinmütig[CK16], schnell mutlos und verzagt[CK19]. »Er glaubt, es könne ihm nichts gelingen[CK18], er mache alles verkehrt[CK19]; ist mit sich selbst uneinig[CK20].«[GS] Mit allem unzufrieden, glaubt er, dass ihm überall Hindernisse im Weg liegen, die, was ihn besonders grämt, teilweise selbstverschuldet sind.[CK4] Stets hat er das *Gefühl, nicht genügend zu leisten*[CK11]*, sich nicht genug um seine Mitmenschen zu kümmern oder seine Pflichten zu versäumen* – und sich dadurch Vorwürfe zuzuziehen.[CK13] Meint, er sei nachlässig, im Unrecht, durch und durch böse; er habe durch seine Sünden das ewige Leben verspielt, sei der Erlösung nicht würdig: dies sind die Gedanken, die in seinem Kopf kreisen. Er kann sich ihrer nicht erwehren; ganz in sich versunken, grübelt er ständig darüber nach. Doch durch all sein Grübeln verschlimmert er seinen Zustand nur, weil immer neue Dinge zum Vorschein kommen, die ihm Anlass zur Klage und zur Sorge sind. »Melancholie; er glaubt nicht in die Welt zu passen und sehnt sich daher nach dem Tode, an den er mit inniger Wonne denkt.«[CK5] Er sieht grundsätzlich in allem schwarz, lebt stets in der Erwartung schlechter Nachrichten; meint von jeder Unternehmung, dass sie missglücken werde. Die Zukunft erscheint ihm so düster, dass er am liebsten sterben möchte. Er wird, so ist er überzeugt, nie Erfolg haben, denn alles, was er in die Hand nehme, gehe schief. Seine Geschäfte laufen schlecht, seine Familie bereitet ihm Kummer, seine Freunde fallen ihm zur Last. Er wird *extrem* reizbar, gerät schnell in Zorn, wenn man ihm widerspricht[CK30], regt sich über jede Kleinigkeit auf. »Jähzorn und Heftigkeit.«[CK34] »Aergerlich und auffahrend ...«[CK30] Wegen dieses Ungestüms in Verbindung mit Niedergeschlagenheit ist das Gemütsleiden von Aurum schrecklich mit anzusehen. Das Mittel passt bei depressiven Zuständen, wo der Patient still und verschlossen für sich in einer Ecke sitzt, dann aber bei der leisesten Störung in Zorn gerät und sich vollkommen vergisst.[RA(189)] »Melancholie; er fühlt sich abscheulich und sucht Streit ...«[GS] »Fürchterliche Schwermut nach Quecksilbermissbrauch ...«[GS] Was sind nun die Ursachen für diese Art von Gemütsleiden? Nicht selten spielen ständige Angst und Besorgnis sowie eine ungewohnt große Verantwortung eine Rolle; auch Syphilis kann häufig eine Ursache sein, Vermögensverlust eine andere. Menschen, die wiederholt mit Quecksilberpräparaten behandelt worden sind, haben sich dadurch oft ein Merkurialleiden mit Lebervergrößerung zugezogen, und dies ist fast stets mit einem gewissen Maß an Schwermut, Traurigkeit und eben jener Mut- und Hoffnungslosigkeit verbunden, wie wir sie bei Aurum finden. Aurum ruft Leberfunktionsstörungen hervor, die mit Herzleiden wie Endokarditis oder Herzbeutelwassersucht einhergehen oder mit rheumatischen Erkrankungen, die aufs Herz geschlagen sind. Immer wenn bei psychischen Krankheiten in erster Linie die *Affekte* gestört sind, lassen sich zugleich auch Herzschwäche, Endokarditis, Herzvergrößerung oder irgendein anderes organisches oder funktionelles Herzleiden nachweisen. Und sehr oft findet man in der Vorgeschichte eine Quecksilbermedikation als Ursache einer rheumatischen Erkrankung, die wiederum so lange durch Salben unterdrückt wurde, bis das Herz affiziert war – mit der Folge von Hoffnungslosigkeit, Willenshemmung und Affektstörungen. (Auf diese besondere Verbindung zwischen Herz und Gefühlsleben wird in den Lehrbüchern der alten Schule nur selten hingewiesen, doch allein durch die klinische Beobachtung können Sie feststellen, dass sie besteht; auch das Studium der Materia medica legt diese Beziehung nahe.) In welchem Zustand muss sich ein Mensch befinden, der bislang gesundheitlich kaum Probleme hatte und in seinem beruflichen Umfeld geachtet war, dass er nun auf einmal den Wunsch verspürt, Selbstmord zu begehen! Während bei Aurum die Störung in der Willenssphäre beginnt und erst später eventuell auf die Verstandesebene übergreift, finden Sie bei anderen Arzneien und anderen psychischen Erkrankungen ganz andere Verläufe, etwa eine primäre Schwäche des Intellekts oder ein so weitgehendes Versagen desselben, dass der Patient zu keinem logischen Denken und vernünftigen Urteilen mehr imstande ist. Seine Gefühlswelt ist praktisch intakt, aber er gerät mehr und mehr in einen Zustand der Imbezillität; oder aber er verliert die Kontrolle über sich und bringt sich, einem plötzlichen Impuls gehorchend, um. Letzteres kann dann passieren, wenn die Störung bereits von der Ebene des Verstandes auf die des Willens fortgeschritten ist. Der Aurum-Zustand dagegen entwickelt sich gewöhnlich, ohne dass irgendwelche Einbußen seitens des Verstandes zu beobachten wären; der Patient bleibt geistig voll leistungsfähig. Ein Aurum-Kandidat mag beruflich seinen Mann stehen, seinen Kindern ein guter Vater sein und von seiner Umgebung als hochintelligent eingeschätzt werden, gleichzeitig aber grübelt er insgeheim über seinen Zustand nach, über seinen Hass auf die Welt; er hat niemandem etwas davon gesagt, und dann findet man ihn eines Tages in seinem Zimmer – erhängt. Gewöhnlich hält der Mensch den Kontakt mit der Außenwelt über seinen Verstand aufrecht, während er seine Gefühle größtenteils für sich behält. Er kann alle möglichen Dinge lieben oder hassen, aber sein Verstand rät ihm, diese Vorlieben und Abneigungen nicht so sehr nach außen dringen zu lassen. Doch während seine emotionale Seite weitgehend unsichtbar bleibt, kann er seinen Intellekt kaum verheimlichen; er ist sozusagen zur Besichtigung freigegeben. Man könnte sagen, seine Gefühle und Affekte liegen tief in seinem Inneren verborgen, wie von einem Umhang verhüllt; sie machen sein innerstes Wesen aus und sind der Wahrnehmung von außen entzogen. Sein Verstand dagegen ist gewissermaßen sein äußeres Gewand; er umgibt und verbirgt die Gefühle, wie die Kleidung seinen Körper verhüllt. Und die Gefühle, denen Aurum in Ähnlichkeit entspricht, sind die von allen am meisten verborgenen, die am tiefsten innen liegenden.

»Beschwerden infolge von Kummer, unglücklicher Liebe, Schreck, Zorn, Widerspruch, Kränkung ...«[GS] »Schmerzen treiben ihn zur Verzweiflung, sodass er aus dem Fenster springen möchte ...«[GS] Er sinnt über den Tod nach, über Selbstmord[CK]; möchte der Welt entfliehen, sich selbst vernichten; ihm liegt nichts mehr an seinem Leben, er hält es für sinnlos.

Aurum hat viele rheumatische Beschwerden, nicht unähnlich denen, die man bei chronischen Merkurialleiden findet: Rheumatismus mit Anschwellung der Gelenke; Affektionen der Knorpel und Knochen; Entzündungen des Periosts; Verdickung und Verhärtung des Periosts; Induration der Drüsen und Lymphknoten sowie der Gelenkknorpel. All diese Beschwerden sind von syphilitischem und merkurialem Charakter. Aurum ist von Nutzen bei Spätsyphilis mit ubiquitärer Knochenkaries, vor allem im Bereich der Schienbeine, des Nasenbeins, der Gehörknöchelchen und allgemein der kleinen Knochen. Wie bei Syphilis und Quecksilberintoxikation werden die Beschwerden von Aurum nachts schlimmer; sie setzen am Abend ein und halten die ganze Nacht hindurch an. Die Schmerzen sind gewöhnlich sehr heftig und oft von reißendem Charakter. Die Knochen schmerzen, als würden sie zerbrechen, und zwar bei chronisch-syphilitischen Knochenleiden, nicht bei akuten Fiebern! Messerstichartige Schmerzen in der Knochenhaut. Stärkste Gelenkschmerzen, die jede Bewegung unmöglich machen. Entzündungen des Knochengewebes, verbunden mit Karies. Besonders ist die stark vaskularisierte Umhüllung der Knochen, das Periost, betroffen, was sich aus der engen Beziehung von Aurum zu den Gefäßen erklärt. Die Venen sind erweitert, brüchig, in einem kongestionierten und entzündeten Zustand; sie verdicken sich und schwellen an. Allgemeines Pulsieren der Blutgefäße im ganzen Körper. »Vaskuläre Reizbarkeit und Vollheit der Gefäße charakterisiert nahezu sämtliche Beschwerden ...«[GS] Venenstauung in den Extremitäten, die so überhandnehmen kann, dass Wasser in den Gliedmaßen einlagert wird und sich eine lähmige Schwäche[CK384] ausbildet. Allgemeine Wassersucht. Ödeme in den Extremitäten, die auf Druck Dellen hinterlassen, vor allem bei Herz- und Leberaffektionen. Allenthalben können bei Aurum unechte plethorische Zustände [= lokale Hyperämien] auftreten, ein regelrechter Aufruhr in den Blutgefäßen. Auffallende Blutwallungen[CK383], die z.T. als fliegende Hitze empfunden werden und mit nervöser Erregung einhergehen. Große nervöse Unruhe, mit einem Gefühl, als werde mit dem Körper etwas Schlimmes passieren; dann beruhigt es sich für eine Weile, bis alles wieder von vorne losgeht. Diese heftigen Blutwallungen sind häufig als Vorzeichen von ernsteren Organerkrankungen anzusehen. Beispielsweise kann sich ein Herzleiden auf diese Weise ankündigen, verbunden mit ausgeprägtem Beklemmungsgefühl hinter dem Brustbein und Atemnot beim Treppensteigen und schnellen Gehen. Eine beginnende Endokarditis etwa wird von diesem Aufruhr im Gefäßsystem begleitet. Achten Sie aber auch auf Eiweiß im Urin, auf Lebervergrößerung, auf Zeichen von Gebärmutterkrebs oder anderen tiefverwurzelten Krankheiten.

»Bohrende Schmerzen in den Knochen[NZ11,29]; Schmerzen bringen ihn zur Verzweiflung.«[GS] Sie treiben den Patienten nachts aus dem Bett und lassen ihn umherwandern. Dies sehen wir z.B. bei Knochenschmerzen chronisch-syphilitischen Ursprungs oder auch nach fortwährendem Quecksilberabusus. Ein Patient, der sein halbes Leben lang Merkurpräparate geschluckt hat, leidet an Lebervergrößerung und Gelenkschwellungen und zieht deshalb von einem Arzt zum anderen in der Hoffnung, endlich Linderung seiner Qualen zu erfahren. Quecksilberintoxikation und ursprüngliche Krankheit sind so sehr miteinander verquickt, dass von Ihrer ersten Verschreibung ein großer Aufruhr im Organismus entstehen wird. In periodischen Anfällen wird er immer wieder heftige Verschlimmerungen erleben, und Sie werden Arzneien wie Aurum, *Chelidonium* und *Staphisagria* benötigen, um ihm über diese schrecklichen Phasen, die er durchmachen *muss*, hinweghelfen zu können.

Aurum affiziert besonders auch die Drüsen, die Parotis, die Leisten- und Mesenteriallymphdrüsen, eigentlich alle Drüsengewebe. Brustdrüsen, Hoden und Ovarien werden befallen und leiden an Induration, Infiltration etc. Das Mittel heilt chronische Hodengeschwülste und Brustknoten, des Weiteren hat es Tumoren von zystischem Charakter in diesen Drüsen geheilt. Aurum ist ein Arzneimittel, das dynamische Krankheiten nicht dadurch zu heilen vermag, dass der Patient Goldmünzen in der Tasche mit sich herumträgt. In einem gewissen Grade kann dadurch der Verstand in Mitleidenschaft gezogen werden, das räume ich ein, aber die Krankheit selbst wird davon nicht berührt. Hahnemann potenzierte Gold und gab davon einem Patienten, aber es wirkte nicht; daraufhin verrieb er es gründlich weiter bis zur 15. Potenz, und jetzt tat es seine Wirkung und ließ den Patienten wiederhergestellt in den Schoß seiner Familie zurückkehren. Hahnemann sagt, dass die Dosis in den niederen Verreibungen noch zu groß ist, um heilen zu können; deswegen ging er zu immer höheren Potenzen über, bis die Dosis zur Heilung klein genug war – ausreichend verkleinert, um durch die verschiedenen Schichten des Menschen hindurch zu dessen Kern vorstoßen zu können.

Es gibt noch einen überaus bedeutsamen Punkt im Arzneibild von Aurum, und der betrifft die Art und Weise, wie der Kranke von Temperatur und Wetter beeinflusst wird. Hier einige Symptome, die sich auf den ganzen Menschen beziehen und deswegen an dieser Stelle erörtert werden müssen ... »Verlangen nach freier Luft.«[GS(CK390)] Der Aurum-Patient zeigt ähnliche Reaktionen auf Wärme und Kälte wie *Pulsatilla*, doch ist er alles andere als mild, sanftmütig und nachgiebig; er ist eigensinnig, aufbrausend und jähzornig – das genaue Gegenteil des *Pulsatilla*-Patienten. »Im Allgemeinen besser durch Wärme«[GS], vor allem in Bezug auf Kopfschmerzen [im Gegensatz zu *Pulsatilla*[RA44]]. »Kaltes Wasser lindert die Schmerzen in den Augen [bei Trachom].«[GS] »Abneigung, sich aufzudecken oder zu entblößen«[GS], dennoch hat er ein Verlangen nach frischer Luft, wie *Pulsatilla*. »Warme Luft verschlimmert Asthma.«[GS] Viele Symptome verschwinden nach Waschen[GS], besonders mit kaltem Wasser. Wann immer der Patient an nervöser Erregung, Aufruhr im Blutkreislauf, Plethora, Blutwallungen oder Pulsationen leidet, möchte er nur leicht bekleidet sein, Türen und Fenster geöffnet haben und am liebsten an die kühle freie Luft gehen. Der Erregungszustand und das allgemeine Pulsieren wird im Freien besser. Aurum hat auch die Anfälle fliegender Hitze, wie sie so häufig bei Frauen in den Wechseljahren auftreten, und diese Hitzewallungen werden gefolgt von Schweißausbrüchen, gelegentlich auch von Frostschauern.

Das meiste von dem, was ich bisher über das Mittel gesagt habe, bezieht sich auf dessen allgemeines Erscheinungsbild, denn auch die psychischen Symptome können als Allgemeinsymptome angesehen werden.

Die Kopfschmerzen sind bei Aurum äußerst intensiv, ja unerträglich. Oft sind sie begleitet von einem »Gefühl, als zöge Wind durch den Kopf«[SK126] oder als stünde er in Zugluft. Der Patient dreht sich um, um zu sehen, wo die Zugluft herkommt, aber in Wirklichkeit zieht es gar nicht. Er ist in dieser Beziehung höchst empfindlich. Er muss den Kopf häufig warm eingehüllt haben[SK126], selbst wenn sich dieser ganz heiß anfühlt und einigem Blutandrang[CK74] ausgesetzt ist. Wundes Gefühl im Kopf, wie von Zerschlagenheit des Gehirns.[CK55] »Migräne, alle 3 bis 4 Tage wiederkehrend, mit Stechen, *Brennen* und Klopfen in einer Seite der Stirne, Uebelkeit, Würgen und selbst galliges Erbrechen.«[AZ29,362] »Reißendes Kopfweh ...«[CK63] Rot glänzendes, aufgedunsenes Gesicht bei den kongestiven Kopfschmerzen. Man findet diese kongestiven Kopfschmerzen oft bei Syphilitikern, und nicht selten treten sie in Verbindung mit einem Herzleiden auf. Hinterkopfschmerzen, verbunden mit Kardialleiden, träger Blutzirkulation, blaurotem Gesicht und düsterer Hautfarbe. Kleine Exostosen auf dem Kopf[CK80], wie bei Syphilis. Die Schädelknochen sind empfindlich auf Berührung, vor allem das Periost. In alten Merkurial- und Syphilisfällen mit Knochenaffektionen und Nekrosen an den Schädelknochen kommt es zu massivem Haarausfall, bis hin zum völligen Verlust des Kopfhaars. Kahlköpfigkeit infolge von Syphilis[GS]; die Kopfhaut glänzt, und das Haar wächst nicht mehr nach. Bei manchen akuten Krankheiten kann das Haar ebenfalls ausfallen, aber dann wächst es wieder nach, oft schöner und voller als zuvor. Wenn dagegen jugendliche Syphilitiker ihr Haar verlieren, behalten sie oft den Rest ihres Lebens eine Glatze zurück.

Im Arzneibild von Aurum finden wir zahlreiche Augenerkrankungen, vom einfachen Katarrh bis hin zu Ulzeration und Infiltration der verschiedenen Gewebeschichten des Auges sowie erheblicher Beeinträchtigung des Sehapparats. Ich werde Ihnen einige Besonderheiten aus den *Guiding Symptoms* vorlesen, doch vergessen Sie bei all den lokalen Details nicht die typische Aurum-Konstitution; denken Sie an die charakteristische Gemütsverfassung, an die merkurialen und syphilitischen Zustände; denken Sie an die Gichtneigung des Aurum-Patienten, an seine Gelenkbeschwerden; denken Sie an die Herzstörungen. So sind Ihnen stets die konstitutionellen Erscheinungen gegenwärtig, mit denen diese Augensymptome wahrscheinlich einhergehen. »Heftige Lichtscheu ...«[AZ55,60] »Schwächegefühl in den Augen[CK89] und Sehschwäche.«[GS] »Bei Lichteinwirkung Sehen von hellen, schwebenden Punkten und Flecken.«[GS] »Gesteigertes Sehvermögen bei Mondlicht.«[GS] »Gelbe, sichelförmige Figuren schweben im Gesichtsfeld schräg nach oben.«[GS] »Obere Hälfte des Gesichtsfeldes verdunkelt[CK112], mit gelegentlichen Schauern von hellen, sternförmigen Figuren.«[GS] Dies erinnert an ein wunderliches Symptom von *Calcarea:* Der Patient sieht plötzlich aus dem unteren Gesichtsfeld einen Lichtstrahl hochsteigen; er schießt hinauf und teilt sich, und dann stieben Sternchen in alle Richtungen auseinander. Es ist fast dieselbe Erscheinung, wie man sie beim Abfeuern einer jener Raketen beobachten kann, die oben in der Luft explodieren und dann wie ein Sternenschauer herabregnen. Das ist aber, wie gesagt, bei *Calcarea* beobachtet worden. »Hemianopsie des linken Auges.«[GS]* Und so geht es mit vielen eigentümlichen Symptomen weiter, die kaum anders als in der Sprache der Arzneimittellehren zu beschreiben sind. »Aufgetriebene, hervorgetretene Augen.«[CK107] Hervorstehende Augen wie beim Morbus Basedow (mit Vergrößerung der Schilddrüse und des Herzens sowie rasendem, vollem Puls) sind von Aurum geheilt worden, ferner von *Natrium muriaticum, Lycopus virginicus* und einigen anderen Mitteln mit ähnlicher Symptomatik. »Sein Blick ist stier, das [allgemeine] Aussehen sehr übel.«[AZ74,173]** Hornhauttrübung.[AZ55,75] »Iritis, mit vielen Schmerzen um das Auge herum; die Schmerzen scheinen tief in den Knochen lokalisiert zu sein ...«[GS] Ein solcher Zustand wird gewöhnlich durch eine Syphilis hervorgerufen, die mit Quecksilber behandelt worden ist, und Aurum ist dann in der Regel das ›Antidot‹ sowohl gegen die Syphilis als auch gegen die Quecksilberintoxikation. »Pupillen ungleichmäßig dilatiert ...«[GS] Katarrhalische Augenentzündungen, wie wir sie aber auch bei anderen Mitteln sehen. Entzündung der Konjunktiva, der Iris, der Chorioidea, der Retina. Aurum kann sämtliche Gewebe des Auges affizieren, genauso wie es die Syphilis vermag, verbunden mit einer ausgesprochenen Neigung zu Infiltrationen. Schmerzen rund um den Augapfel; die dünnen Knochen der Orbita und die Schädelknochen sind gleichermaßen empfindlich, besonders auf Druck. Periostitis.

Wie die Syphilis greift Aurum häufig auch die Ohren an, indem es die Knochen dieses Sinnesorgans affiziert. »Knochenfraß des Warzenfortsatzes[SK126]; hartnäckige Otorrhö ...«[GS] Karies der Gehörknöchelchen.[GS] »Parotiden geschwollen, schmerzhaft bei Berührung, wie gedrückt oder gequetscht.«[GS(CK120)] »Überempfindlichkeit auf Geräusche; Musik wird aber als angenehm empfunden.«[GS] »Brummen[CK118], Summen und Brausen[CK119] in den Ohren«[GS], wie das Brausen des Windes oder eines Wasserfalls[CK77]. »Lästige Trockenheit in Ohren und Nase.«[GS] All diese Symptome können in ähnlicher Form auch bei der Syphilis vorkommen und werden dann durch Aurum geheilt. Doch Aurum entspricht auch einem anderen Ohrsymptom und hat es oftmals geheilt, nämlich »stinkender Eiterausfluß«[SK126], besonders wenn dieser im Gefolge eines Scharlachfiebers entstanden ist und mit völligem Verlust der Gehörknöchelchen [Karies][GS] und des Trommelfells einhergeht. Natürlich kann Aurum in einem solchen Fall das Gehör nicht wiederherstellen. Bei Patienten, die wegen eines Ohrenleidens zu Ihnen kommen, finden Sie nicht selten, dass der ganze Gehörapparat zerstört ist; die Schleimhaut und die Gehörknöchelchen sind ulzeriert und nekrotisiert, und das herausfließende Sekret hat einen üblen Geruch. Von den Erwartungen des Patienten, dass Sie ihm das Gehör wiedergeben und den Ausfluss zum Stillstand bringen, werden Sie wohl nur die Letztere erfüllen können. Wenn Sie heute zu unseren Ohrenspezialisten gehen und über das Heilen von Patienten sprechen, verstehen diese meist gar nicht, wovon Sie überhaupt reden. Ihr einziges Bestreben geht bei Vorliegen einer Otorrhö dahin, diese so

* Aus dem Umfeld der Symptome in den *Guiding Symptoms* lässt sich schließen, dass es sich wohl um eine **horizontale** Hemianopsie handelt.

** Von Hering in den *Guiding Symptoms* nicht ganz korrekt mit »staring, dreary look« übersetzt.

schnell wie möglich zu beseitigen. Sie werden das Ohr untersuchen und feststellen, ob es intakt ist; wenn nicht, ist das Gehör natürlich verloren, und dann ist das Stoppen der Sekretion das Einzige, was sie noch interessiert. Demgegenüber lehrt die Homöopathie, dass es der *Patient* ist, der behandelt werden muss, und nur der Patient; danach normalisieren sich, sofern überhaupt heilbar, auch die Organe und Gewebe. »Des Arztes höchster und *einziger* Beruf ist, kranke Menschen gesund zu machen, was man Heilen nennt.«[OR1] Oder nehmen Sie die Nasenspezialisten mit ihren lokalen Behandlungen ... Das Einzige, was sie mit diesen Dingen erreichen, sind Knochenerkrankungen und tuberkulöse Probleme! Sie stoppen die Absonderung aus der Nase, und da die Natur unbedingt ein Ventil braucht, kommt anschließend eine Absonderung in der Brust in Gang. Das Übel verschlimmert sich, indem es sich von den Nasenschleimhäuten aufs Lungenparenchym verlagert, und oft nimmt es dabei einen tuberkulösen Charakter an. Und dann hören wir von diesen Herren: Das sind die Bazillen! Dies hat mit Wissenschaft nichts zu tun; saubere, gesunde Gewebe sind der einzige Schutz vor Tuberkulose.

Aurum hat eine Vielzahl an Nasenleiden, die häufig von entsetzlich riechendem Nasenausfluss[AZ54,6] begleitet werden. Die Nasenknochen nekrotisieren, vor allem bei Syphilis; die äußere Nase fällt ein[AZ29,144], und mit dem Nasensekret gehen Knochensplitter ab. Wenn Sie Menschen mit diesen eingesunkenen Nasen zu nahe kommen, raubt Ihnen der Gestank, den sie verbreiten, fast den Atem. Fast all diese Leute sind Syphilitiker. Nur wenige Arzneien haben die Fähigkeit, diese syphilitischen Nasenaffektionen zu heilen; drei von ihnen sind Aurum, *Mercurius* und *Hepar sulfuris*. Einige Male habe ich derartige Zustände mit *Hepar sulfuris* zur Ausheilung gebracht. Bei einem dieser Fälle war das Nasenbein und die Nasenscheidewand so weich geworden, dass sich die Nase mit Leichtigkeit hin und her biegen ließ; nur eine Art Knorpelgerüst hielt sie noch einigermaßen in Form. Ich gab dem Patienten *Hepar sulfuris* 55M, wonach die Nase wieder Knochensubstanz einlagerte und ihre alte Festigkeit zurückerlangte. Darüber hinaus heilte das Mittel seine Syphilis, nachdem er zuvor vergeblich mit Merkurpräparaten gefüttert worden war. »Schnupfen mit Ausfluß eines dicken Schleimes, wie Eiweiß.«[AZ29,362] »Schleimige Absonderung aus den hinteren Nasenöffnungen, morgens.«[GS] »Nasenspitze ›knubbelig‹, rot«[GS], wie bei *Lachesis;* Erdbeernase. Kleine, aus varikösen Venen bestehende Auswüchse auf der Nase, vornehmlich bei Herzerkrankungen mit Rechtsinsuffizienz; manchmal auch bei alten Trinkern und allgemein bei Herzleiden zu finden. Das Gesicht ist dabei gerötet und aufgedunsen. Aurum hat Epitheliome der Nasenflügel und der Lippen geheilt. »Bei Ozaena ... ekelhafter Gestank aus der Nase, Geruchsmangel, anhaltende Nasenverstopfung.«[AZ5,35] Schmerzhaftigkeit des Nasenbeins.[CK121] »Schnupfen, in Verbindung mit Melancholie oder gar suizidaler Stimmung.«[GS] »Geschwürige, zugebackene, schmerzhafte Nasenlöcher ...«[CK129] »Schorfe in der Nase.«[AZ29,362] »Gefühl von Verstopfung der Nase, wie im Stock-Schnupfen, und doch hat er gehörige Luft durch.«[CK262] Bei fast allen dieser Nasenaffektionen ist der Patient von Kummer und Gram niedergedrückt; es ist als würde eine schwarze Wolke über ihm hängen, und er sehnt sich nach dem Tod. Er verabscheut das Leben und sucht einen Weg, wie er am besten Selbstmord begehen kann.

Schwellung unter den Augen.[GS] »Blau um Nase und Lippen.«[GS] »Gesicht glühendrot.«[GS] »Starkes Bohren im rechten Jochbein, im Gehen.«[NZ11,121] »Cariöse Zähne.«[AZ54,23] »Nächtliche Zahnschmerzen.«[GS] »Faulichter Geruch aus dem Munde.«[CK176] »Syphilitische Geschwüre an Gaumen und Rachen.«[GS] »Bohren am Gaumen«[SK127] Aurum hat Trunksucht geheilt.[GS(AZ29,362)]

Ein weiteres ausgeprägtes Merkmal dieses Arzneimittels ist seine Fähigkeit zur Verhärtung[AR20,2,175], Vergrößerung und Entzündung der Leber.[GS] Leberverhärtung mit Herzleiden; Vergrößerung des Herzens und der Leber. Wenn Sie die enge Beziehung des Pfortaderkreislaufs zum Herzen bedenken, z. B. im Hinblick auf die abdominale Blutzirkulation oder seine Funktion als Blutspeicher, wird es Sie nicht verwundern, dass neben den Herzerkrankungen auch Leberleiden mit Hoffnungslosigkeit und Verzweiflung einhergehen. Auf der anderen Seite werden Sie immer wieder erleben – und das wird Sie vielleicht nachdenklich machen –, dass in Fällen von Phthisis kein einziger der Patienten ohne Hoffnung ist; alle glauben, dass sie wieder gesund werden. Die Lungen sind durch die Tuberkulose schon halb zerstört, aber der Patient ist überzeugt, dass es wieder aufwärtsgehen werde, wenn er nur dieses bisschen Auswurf herausbefördern könnte. Beachten Sie also diese eigentümliche Beziehung zwischen den Lungen und dem Verstand einerseits und zwischen dem Herzen und dem Willen andererseits. Bei jeder kleinen Beschwerde, die im Herzen lokalisiert ist, kommt Hoffnungslosigkeit auf; manifestiert sich die Krankheit dagegen in den Lungen, ist der Kranke erstaunlich zuversichtlich.

Aurum ist auch ein schätzenswertes Heilmittel bei hartnäckigen Formen der Bauchwassersucht[AZ13,38], bei Leistenbrüchen[SK128] sowie bei Mesenteriallymphknotentuberkulose[AZ13,39]. Sämtliche Drüsen und Lymphknoten des Körpers werden mehr oder weniger in Mitleidenschaft gezogen. Alle möglichen Störungen der Geschlechtsorgane: »Alte Hoden-Verhärtung.«[CK] »Nachts häufige Pollutionen.«[AZ74,173] »Affectionen ... im Gefolge der Onanie.«[AZ54,23] »Hydrocele.«[KE2,213] »Geschwüre am Skrotum, nach Gonorrhö.«[GS] »Schneiden und Stechen im Perineum.«[GS*] »Condylome ... um Eichelkrone und After.«[AZ26,380**] »Verhärtung des Uterus.«[CK] Gebärmuttersenkung nach Heben einer schweren Last; Collum und Portio verdickt und verhärtet. (Ischurie.)[AR6,1,72 ff.] »Menses zu spät und spärlich.«[GS] »Weißfluß weißen, dicken Schleimes.«[AZ29,363] Beschwerden in der Gebärmutter und Beckengegend infolge von Anstrengung und Hochrecken der Arme[GS]; Abort vom Hochstrecken der Arme, z. B. vom Gardinenaufhängen. Aurum ist ein Heilmittel bei Indurationen und Ulzerationen der Gebärmutter als Folge von wiederholten Fehlgeburten[(AR6,1,76)] oder Abtreibungen. Wenn Sie den Verlust an Wärme und Liebe, den ein solcher Zustand mit sich bringt, mit dem bei Aurum vorherrschenden Gefühlsmangel vergleichen, können Sie eine tiefreichende Ähnlichkeit der Symptome erkennen. Das ist die Art und Weise, wie wir unseren Arzneien nachspüren sollten. Es gehört zu den Obliegenheiten des Arztes, sowohl diesen Zustand des Menschen zu erforschen, in welchem er fähig ist, seine Nachkommenschaft zu zerstören, als auch die Eigenschaften von Arzneien zu untersuchen, die einen solchen Zustand hervorrufen können. Bei Aurum kommt es zu einer Pervertierung aller menschlichen Gefühle von Liebe und Zuneigung und schließlich zu deren völliger Zerstörung.

Bei den Asthma- und Atemnotsymptomen von Aurum würden Sie nach dem bisher Gesagten natürlich erwarten, dass diese mit irgendwelchen Herzaffektionen verbunden sind. Grundsätzlich gibt es ja, wie Sie wissen, zwei Hauptarten von Atembeschwerden, solche, die primär auf Störungen der Lunge (bzw. deren Innervation) zurückzuführen sind, und solche, die primär mit dem Herzen zusammenhängen. So kann etwa eine asthmatische Dyspnoe einerseits von kardialem und andererseits von rein respiratorischem Charakter sein. Beide Formen sind von ihrem Wesen her völlig verschieden; die kardialen Atembeschwerden entsprechen Arzneimitteln mit einer überwiegenden Wirkung auf die Affekte, die respiratorischen Atembeschwerden Arzneimitteln mit einer überwiegenden Wirkung auf den Verstand. Letztere hängen mit einem defekten Lungenparenchym zusammen und führen schließlich zum Emphysem, Erstere sind von ganz anderer Art, mit irregulärer Herztätigkeit und nur sekundär mit Lungenemphysem assoziiert. Studieren Sie Ihre Pathologiebücher noch einmal unter diesem Aspekt, und Sie werden die Natur der Krankheit Asthma und ihre Folgen tiefer erfassen. Diese Dinge beruhen nicht nur auf Beobachtung, sind weder eine Marotte noch bloße theoretische Spekulation, sondern das Ergebnis eines Studiums, das die äußeren Symptome eines Menschen von seinem inneren Wesen her begreift.

Rheumatische, von Gelenk zu Gelenk ziehende Beschwerden setzen sich bei Aurum

* Kent gibt dieses Symptom (irrtümlich?) mit »*Brennen* und Stechen ...« wieder. Allerdings ist in der Prüfung Molins (*AHZ* 29,363) auch ein »Hitzegefühl« im Perineum bemerkt worden.

** Der Patient wurde dadurch geheilt, dass er jeden Morgen 20 Minuten lang ein Stück Gold in den Mund nahm; nach 2 Monaten waren die Kondylome spurlos verschwunden.

leicht in der Herzgegend fest[HY18,442], und oft endet ein alter Gelenkrheumatismus mit Angina pectoris. »Schwerer Athem.«[AZ10,5] Wenn die pektanginösen Beschwerden fortbestehen, können sich auch Blutflecke in der Haut bilden, und wenn der Patient auf der rechten Seite liegt, kommt es zur Lungenhypostase; die unten liegenden Lungenabschnitte weisen eine Klopfschalldämpfung auf, während die oberen sonor klingen. »Höchst qualvolles Herzklopfen.«[GS] Heftigste Herzbeklemmungen bei raschem Gehen und bei Treppensteigen, verbunden mit Ödemen in den Beinen.

Aurum muriaticum

Goldchlorid

Diese Arznei übt auf Geist und Körper eine tiefe Wirkung aus. Patienten, die an latenter Syphilis leiden, reagieren auf Aurum muriaticum hochempfindlich, und oftmals bedürfen sie des Mittels auch aufgrund ihrer Beschwerdesymptomatik. Zum Arzneibild gehören zahlreiche Knochensymptome und Knochenschmerzen, die sich in der Nacht verschlimmern. Die katarrhalischen Entzündungen des Mittels gleichen in hohem Maße jenen, die man in alten Syphilisfällen findet, in Fällen, die lange mit Quecksilber- und Jodpräparaten behandelt worden sind. Auch eine rheumatische Veranlagung ist vorhanden, sodass Aurum muriaticum bei akuten und chronischen Rheumaerkrankungen von Nutzen sein kann. Es hat rheumatisches Fieber geheilt, wenn die schmerzhaften Gelenkschwellungen verschwunden waren und stattdessen vor allem das Herz in Mitleidenschaft gezogen wurde.[GS] Überhaupt hängen bei dieser Arznei viele Beschwerden mit einem kardialen Leiden zusammen. Hydropische Zustände[AR20,2,175] kommen gehäuft vor, etwa infolge einer Herzinsuffizienz[ZÖ1,191] oder in Form eines Aszites[AZ17,248] aufgrund einer Leberaffektion, verbunden mit Proteinurie[GS]; ferner können sich im Anschluss an eine Scharlacherkrankung[ZÖ1,490] oder bei intermittierenden Fiebern Ödeme entwickeln. Aurum muriaticum kann auch bei alten Syphilitikern angezeigt sein, die beständig an Gewicht verlieren.[KE1,393] Induration der Drüsen, Lymphknoten und entzündeten Körperteile. Bösartige Drüsengeschwülste.[GS] Entzündungen der Knochen und der Knochenhaut[ZÖ2,41]; Exostosen und Knochenkaries bei sekundärer Syphilis, besonders nach Quecksilbermissbrauch.[GS] Karies der Gelenke, mit tiefsitzenden, bohrend nagenden Schmerzen[GS(AZ61,123)] während der Nacht. *In vielen Regionen* treten *brennende Schmerzen* auf; auch reißende, ziehende, drückende und stechende Schmerzen kommen häufiger vor. Nasskaltes Wetter bessert[GS(AZ17,248)], Wärme in jeder Form dagegen verschlimmert das Allgemeinbefinden, sei es warme Luft, Zimmer- oder Bettwärme[NZ4,182], heiße Umschläge oder Erhitzung (selbst solche an der freien Luft). Viele Symptome entwickeln sich in der Ruhe, andere wiederum eher im Gehen, bei Bewegung bzw. bei körperlicher Anstrengung; so kann z. B. durch anstrengendes Gehen oder Steigen heftiges Herzpochen, Atemnot und größte Schwäche ausgelöst werden.[AZ88,18] Obwohl dem Patienten frische Luft guttut, ist er im Freien nicht in der Lage, sich anzustrengen oder zu gehen.[AZ88,18] Die nervösen Symptome sind sehr ausgeprägt; der Patient ist in einem aufgeregten Zustand, bis hin zu allgemeinem Erethismus[W11,379f.]; er ist sehr geräuschempfindlich, erschrickt, wenn man ihn anspricht; schreckt aus dem Schlaf auf[AZ29,372]. Wenn die oben genannten Symptome Begleiterscheinung einer Herz- und Lebererkrankung sind, wird Aurum muriaticum sehr wahrscheinlich hilfreich sein. Allgemeine venöse Plethora ist ein charakteristisches Merkmal dieses Mittels. Aurum muriaticum ist von größtem Nutzen bei Patienten, die an chronischen Folgen sowohl der Gonorrhö als auch der Syphilis leiden – bei denen gleichzeitig Feigwarzen und syphilitische Geschwüre vorhanden sind.

Die Gemütssymptome gleichen größtenteils denen, die uns von *Aurum* bekannt sind. Aurum muriaticum hat die gleiche suizidale Neigung[AZ29,372] wie das metallische Gold. Die Gedanken des Patienten kreisen immer wieder um seine Gebrechen, seine zerrüttete Gesundheit, bis er am Ende ganz düster gestimmt[AZ87,10] und des Lebens überdrüssig wird[AZ29,372], sich nach dem Tode sehnt. »Häufiges Weinen; *Trägheit;* Widerwille gegen jede Beschäftigung.«[AZ29,372] Melancholie bei alten Syphilitikern.[KE1,393] Große Ängstlichkeit mit Herzpochen.[AZ87,11]

Der Patient hat ein sehr »launenhaftes Wesen«[AZ29,374]; er regt sich ständig über Dinge auf; ist ohne allen Grund reizbar, ärgerlich und verdrießlich.[AZ29,372] Alles berührt ihn unangenehm[NZ4,183]; man kann ihm nichts recht machen. Unüberwindliche seelische und körperliche Unruhe[AZ87,10]; oft geht er langsam die Straße auf und ab, um sich im Freien aufzuhalten, was ihm Linderung verschafft; im Haus bzw. in der Zimmerwärme dagegen geht es ihm deutlich schlechter. Wenn er an seine Krankheit denkt, bekommt er fühl- und hörbares Herzklopfen.[AZ87,11] Üble Folgen von Ärger[AZ29,375] oder Schreck.[AZ87,11] Wenn die oben erwähnten Allgemeinsymptome deutlich vorherrschen, können die nachfolgenden Lokalsymptome in den verschiedenen Körperregionen durch Aurum muriaticum geheilt werden.

Die Arznei heilt heftige syphilitische Kopfschmerzen mit häufigem Schwindel. Heftige linksseitige Kopfschmerzen. Starker Stirnkopfschmerz.[NZ4,182] Brennen und Stechen im Hinterkopf.[AZ29,373] Blutandrang zum Kopf, bis zum Delirium steigend.[HB177] Klopfender Kopfschmerz, durch Anwendung von kaltem Wasser sich verlierend.[NZ4,210] Brennen in der Stirn.[AZ29,373] Kopf heiß, die Extremitäten kühl.[AZ53,28] Die Knochenhaut und die Exostosen des Schädels schmerzen wie wund. Reißen in den Kopfknochen.[NZ4,182] Verschlimmerung der Kopfbeschwerden nachts.*

Aurum muriaticum heilt auch chronische Augenleiden, die mit Syphilis zusammenhängen. Die Bindehäute der Lider und der Bulbi sind gerötet, verdickt und stark injiziert. Die Augenlider sind am Morgen verklebt.[AZ29,373] Trübes Sehen am Abend bei künstlichem Licht.** Verlust des Sehvermögens nach Syphilis und am Ende eines Scharlachfiebers[AZ15,38]. »Unvermögen, die Augen schnell für nahe und entfernte Gegenstände zu accomodiren.«[NZ4,182] Chronische Entzündung der Lidränder.[GS] Brennen in den Augen.[AZ29,373]

Summen[NZ4,182], Klingen[CK4] oder Sausen[HB177] in den Ohren. »Taubhörigkeit, nach dem Ohrenklingen, als wenn die Ohren inwendig weit und hohl wären*** und so Nichts deutlich vernähmen.«[CK5] Musik lindert die von Aurum muriaticum erzeugten Symptome.[AZ29,378] »Schorfe hinter den Ohren; Brennen und Jücken hinter den Ohren, besonders Nachts.«[AZ29,373]

Aurum muriaticum ist eines der nützlichsten Mittel bei Schnupfen von Patienten, die auf warme Räume empfindlich reagieren. In dieser Beziehung ist es mit *Pulsatilla* und *Kalium sulfuricum* vergleichbar, die beide Besserung im Freien haben. Die Absonderungen aus der Nase sind dünn oder dick[AZ29,373], von eitriger Beschaffenheit[KE1,393], sehr übelriechend[AZ29,373] und bisweilen mit Blut vermischt.[GS] »Nasenlöcher mit festen Schorfen verklebt.«[KE1,393] Viele harte Borken in der Nase, die beim Ausschnauben Nasenbluten veranlassen. ›Ausfluß einer gelbgrünlichen Materie aus der Nase ...«[CK11] Das Mittel heilt die hartnäckigsten syphilitischen Nasenkatarrhe [Ozäna[KE1,393]]. Nasenknochen empfindlich[NZ4,182] auf Druck. »Caries der Nasenknochen.«[AZ29,375] »Röthe und Geschwulst der Nase.«[AZ29,373] Tiefe Schrunden in den Nasenflügeln, bei alten Ozäna-Fällen.[AZ87,79] »Lupus an den Nasenflügeln.«[AZ29,375] Kleinkinder mit angeborener Syphilis, chronischem Schnupfen und eingefallener Nase.

Aurum muriaticum ist oft das Heilmittel, wenn folgende Symptomenkombination vorliegt: umschriebene Wangenröte bei insgesamt blassem Gesicht und Hals, in Verbindung mit Herzbeschwerden; das Herz klopft schon bei leichten Anstrengungen heftig; hinter dem Brustbein Druckgefühl, vermehrt beim Gehen; Erstickungsgefühl in engen, geschlossenen Räumen; Verlangen nach kühler Luft; Besserung durch sanfte Bewegung. Das blasse Gesicht mit dem roten Fleck auf jeder Wange**** entspricht nicht der hektischen Wangenröte, die wir bei der Schwindsucht sehen, sondern ist die Begleiterscheinung eines chronischen Herzleidens. Altes Aussehen von Babys und Klein-

* In den Arzneiprüfungen finden sich nur Hinweise auf eine *Besserung* der Kopfschmerzen in der Nacht, mit einer Ausnahme, wo es heißt: »Reissen in der linken Schläfe, mehrere Stunden andauernd und im Bette wiederkehrend.« (*NZ* 4, 210) Beim Symptom Nr. 26 in Allens *Encyclopedia* muss es statt »returning after midnight« ***returning in the afternoon*** heißen. (*NZ* 4,210)

** Dieser Aussage liegt wohl folgendes Prüfungssymptom Buchners zugrunde: »Verschwinden der einzelnen Buchstaben Abends beim Kerzenlicht, einige Minuten andauernd; statt der Buchstaben war das Papier weiss wie ungedruckt.« (*NZ* 4,208)

*** Kent schreibt hier fälschlich: »Sensation as if the ears were wide *open*.«

**** In der Prüfung Mclins (dt. Übersetzung in *AHZ*, Bd. 29, S. 372–375) wird als klinisches Symptom nachgetragen: »Bleiches Gesicht mit einzelnen rothen Flecken«, und so erscheint es auch in den *Guiding Symptoms*.

kindern. Acne rosacea.[AZ29,375] Oft hat der Aurum-muriaticum-Patient auch ein rotes Gesicht[AZ29,373], wodurch er gesund und vital aussieht, obwohl er schwerkrank ist. Es wird durch eine venöse Stase hervorgerufen und entspricht einer falschen Plethora, wie ich sie schon bei *Aurum* beschrieben habe. Knochenkaries des Unterkiefers[GS] *(Phosphorus)* und Exostosen des rechten Jochbeins.[GS] Die Lippen sind geschwollen, brennen und jucken.[AZ29,374] Indurationen in den Lippen.[GS] »Krebsartige Geschwüre an den Lippen.«[AZ29,375] »Schmerzhafte Anschwellung der Unterkieferdrüsen.«[AZ29,373]

Das Mittel ist bei Zungenkrebs von Nutzen gewesen.[AZ65(MB)12] Zurückbleibende Verhärtung der Zunge nach einer Glossitis.[GS] »Trockenheit der Zunge. Rothe Zunge. Excoriation der Zunge. Warzen auf der Zunge.«[HB177] Metallischer Mundgeschmack.[NZ4,182] »Vermehrter Speichelausfluss.«[NZ4,182]

»Halsweh und Röthung der Rachenschleimhaut.«[NZ4,210] Ulzerationen der Tonsillen und des Rachens. Halsentzündung mit Heiserkeit.[GS] Trockenheit im Halse.[NZ4,182]

Große Schwäche des Magens und langsame Verdauung[AZ29,373]. »Brecherlichkeit nach dem Essen; fauliges Aufstoßen.«[AZ29,373] »Gefühl von Unbehagen und Vollheit im Magen nach dem Essen.«[AZ29,373] Verschlimmerung der Symptome durch Kaffee, Tee und Wein.[AZ29,378] »Morgens nüchtern Uebelkeit und Brechneigung, nach dem Frühstücke sich verlierend.«[NZ4,210] »Erbrechen grüner Flüssigkeit.«[AZ53,29] »Heftigste Gastritis.«[W11,379] Magenkrampf.[AZ29,375] »*Brennen*, Stechen, Nagen und Schneiden im Magen.«[AZ29,373] Großer Durst.

Vergrößerung der Milz[AZ53,28] und der Leber.[GS] Chronische Hepatitis. Die Leber ist geschwollen und verhärtet.[GS] Brennen im rechten Hypochondrium.[AZ29,373] »Fortwährendes Gefühl von Spannen im rechten Hypochonder.«[AZ29,373] Chronische Leberleiden[AZ29,375], verbunden mit Herzbeschwerden, Proteinurie und Ödemen der Gliedmaßen.

Ziehen im ganzen Unterleib.[AZ29,373] Hartnäckige Formen der Bauchwassersucht.[AZ13,38] »Aufgetriebenheit des Unterleibes.«[CK14] »Empfindlichkeit des Bauchs gegen Berührung.«[AZ29,373]

Häufiger, dünnflüssiger Stuhl.[NZ4,209] Stuhl grauweißlich[AZ29,373], ohne Gallenfarbstoffe. Diarrhö bei Morbus Brightii[AZ53,28] oder bei Leberaffektionen. Durchfall besonders nachts[AZ29,373] und nach dem Essen.[GS] Hämorrhoidalknoten, die beim Stuhlgang bluten.[AZ29,373] Zahlreiche perianale Feigwarzen, die stark nässen[GS] und Ulzerationen verursachen. Ausgeprägte Exkoriationen um den After und zwischen den Oberschenkeln.[GS] Aurum muriaticum hat Analfisteln geheilt.

Häufiger Harndrang, besonders zur Nachtzeit.[AZ53,29] Harntröpfeln. Vermehrte Harnabsonderung.[HB178] »Trüber Urin, mit ziegelrothem Sedimente.«[HB178] Gonorrhö bei alten Syphilitikern, die falsch behandelt worden sind. Schankergeschwüre am Hodensack.[AZ37,54] »Warzen und Condylome an der Vorhaut.«[HB178] Feigwarzen an Penis, Skrotum oder Anus. Linksseitiger Leistenbubo.[GS] Gänzliches Fehlen des Geschlechtstriebes, »trotzdem des Morgens bei voller Blase ziemlich ausgiebige Erectionen stattfinden.«[AZ87,11] Hodenverhärtung.

Vergrößerung und große Verhärtung des Uterus. Indurierte Zervix. Chronische Entzündung des Uterus[GS] und der Ovarien. Regel sehr stark und zu früh erscheinend; das Blut scharf und wundmachend.[NZ4,210] Reichlicher Fluor, scharf und die Schenkel wund machend.[NZ4,210f.] »Ausfluß eines klaren, gelben Schleims ..., besonders am Morgen.«[AZ29,374] Uterus prolabiert[GS] und schwer. Entzündung der Scheide[AZ29,375] und der Schamlippen. Gonorrhö, mit Schwellung der Leistenlymphknoten.[GS] Hitzegefühl, Brennen und Jucken der Vulva und Vagina.[AZ29,373f.]

Erstickungs- und Beklemmungsgefühl in warmen Räumen, durch enge Kleidung[AZ29,373], durch Treppensteigen und schnelleres Gehen im Freien.[AZ88,18f.] Nächtliche Erstickungsanfälle.[AZ29,374] »Kurzer, trockner Husten, anfallsweise wiederkehrend, besonders in der Nacht.«[AZ29,374] Arger Husten* mit weißlichem, blutstreifigem Auswurf.[AZ29,374] »Anhaltender lösender Husten mit dickem, gelbem Auswurfe.«[AZ29,374] Höchst quälender Druck am Brustbein, als sollte die Brust platzen, mit Herz-

* In den *Guiding Symptoms* mit »hard cough« wiedergegeben, in Kents *Lectures* (wahrscheinlich akustisch) als »heart cough« missverstanden.

klopfen und Atembeklemmung, was sich durch fortgesetztes Gehen, Treppensteigen und jede sonstige Anstrengung immer mehr steigert.[AZ88,18 f.] Das Herzklopfen verschlimmert sich nicht nur durch körperliche Betätigung, sondern auch durch geistige Anstrengung und jegliche Gemütserregung[AZ87,11], z. B. wenn der Patient unvermittelt angesprochen wird. Das Herzklopfen lässt ihn häufig nicht einschlafen.[AZ87,11] Schmerzen in der linken Brustseite, wie bei Rippenfellentzündung, von einer Stelle zur anderen wandernd.[AZ29,374] Druck und Wehgefühl in der Herzgegend.[NZ4,182] Stechen[CK16], Ziehen, Schneiden oder Brennen in der Herzgegend.[AZ29,374] Präkordialangst bei Endokarditis.[GS] Endocarditis rheumatica.[GS] Aurum muriaticum ist eines der wichtigsten Mittel bei Angina pectoris.[GS] Rechtsherzvergrößerung. Frequenter, kleiner Puls.[GS] Herzschwäche und schwacher Puls.[GS] Heftiger, unregelmäßiger Herzschlag, mit starker Herzbeklemmung.[GS] Heftiges Pulsieren in den Karotiden und Temporalarterien.[AZ88,18]

Die Hände zittern am Morgen.[NZ4,183] »Unwillkührliche, erschütternde Schläge in den Armen.«[AZ29,374] Brennen und Stechen in Ober- und Unterarmen.[AZ29,374] Ziehen in den Schultern, am schlimmsten im Bett[NZ4,182] und in Ruhe. Reißen in der (linken) Schulter.[NZ4,211] Steifigkeit der Arme und der Fingergelenke.[AZ29,374]

Ödematöse Schwellung der Beine.[AZ53,29] Exostosen an beiden Schienbeinen.[GS] Periostitis und größte Empfindlichkeit der Tibia. Nächtliche Beinschmerzen. Brennen in den Füßen.[AZ29,374] Fußschmerzen, schlimmer abends und nachts, durch jede Bewegung und besonders durch Wärmeeinwirkung.[ZÖ2,40] Schneidende Schmerzen in den Zehen beim Gehen.[AZ29,374] »Röthe und Geschwulst der Zehen mit Brennen und Stechen, was das Auftreten hindert.«[AZ29,375] Extremitäten kalt und mit kaltem Schweiß bedeckt.[AZ15,38] Ziehende, reißende Schmerzen an verschiedenen Teilen des Körpers, besonders in den Extremitäten.[NZ4,209] Venöse Stauung in den unteren Gliedmaßen.

Schlaflosigkeit durch Hitze und Aufregung[NZ4,182], durch Herzklopfen.[AZ87,11] Aufschrecken aus dem Schlaf.[AZ29,372] »Unruhiger Schlaf mit erschreckenden Träumen. Fürchterliche Träume die ganze Nacht.«[NZ4,210] »Schwere Träume von bevorstehendem Unglücke.«[NZ4,211] *

* Bei Kent heißt es: »Tormenting dreams of sadness«; in den *Guiding Symptoms* dagegen: »Dreams: with sadness; tormenting.« Die Interpunktion macht deutlich, dass die beiden Attribute als voneinander **unabhängig** zu verstehen sind. Was die »traurigen Träume« betrifft, so könnte sich diese Interpretation von dem in Allens *Encyclopedia* falsch übersetzten Prüfungssymptom »Heavy dreams of impending unhappiness« herleiten (Original siehe Text).

Baptisia tinctoria

Wilder Indigo

Baptisia eignet sich für akute Krankheiten. Es ist in erster Linie ein kurzwirkendes Mittel, passend für Beschwerden, die noch nicht lange bestehen. Soweit wir wissen, ist es kein antipsorisches Mittel, wirkt es nicht tief auf den Organismus ein, obschon es am Körper heftige, durch Blutzersetzung bedingte Veränderungen hervorbringt. All seine akuten Krankheitszustände und Beschwerden erwecken den Anschein von Zymosis [›Gärung‹, Zersetzung, Sepsis], wie bei Scharlach, Diphtherie, Typhus oder gangränösen Zuständen. Ungewöhnlich dabei ist jedoch, dass diese septischen Verläufe bei Baptisia weitaus schneller einsetzen als bei den meisten anderen Arzneien; so entwickeln sich z.B. die zymotischen Zustände von *Arsenicum, Phosphorus, Rhus toxicodendron* und *Bryonia* deutlich langsamer. Daher ist Baptisia in erster Linie bei sehr rasch entstehenden typhoiden Erkrankungen angezeigt, weniger häufig beim idiopathischen Typhus abdominalis. Man sollte an Baptisia denken, wenn jemand ganz plötzlich eine Erkältung oder eine Malaria bekommt oder vom Trinken verseuchten Wassers krank wird und wenn er dann binnen weniger Tage – nicht erst nach 4, 5 oder 6 Wochen – durch einen zymotischen oder septischen Prozess aufs Krankenlager geworfen wird. Die klassischen Fälle von Bauchtyphus entwickeln sich dagegen deutlich langsamer. Baptisia passt bei jenen hochakuten septischen Verläufen, wie sie etwa beim Kindbettfieber oder beim Scharlach auftreten können. Der Patient erkrankt vielleicht zunächst unter dem Bild eines plötzlichen, heftigen Zusammenbruchs und mit wechselndem Fieber; doch auf einmal wird dieses Fieber kontinuierlich, und septische Symptome treten auf. So viel zur Art des Fortschreitens der Krankheit bei Baptisia, zu seiner ›Geschwindigkeit‹. Jedes Arzneimittel hat seine eigene Gangart, seine eigene Geschwindigkeit; sie stellt ein wichtiges Merkmal seines Wesens dar. Jedes Mittel muss auf seine zeitlichen Verläufe hin untersucht werden – seine Geschwindigkeit, seine Periodizität, seine mehr oder weniger wellenförmige Bewegung. Und wir erfahren dies, indem wir genau auf die Symptome achten. Nehmen Sie einen Menschen, der sich in einem Bergwerk, einem Sumpf oder Morast oder in der Kanalisation aufgehalten und dort Fäulnisgase eingeatmet hat. Er geht mit einer Art Somnolenz ins Bett, und schon ganz am Anfang fühlt er eine Benommenheit in seinem Kopf; nicht allmählich, sondern urplötzlich fängt die Krankheit mit dieser Benommenheit an. Im weiteren Verlauf wird er immer kraftloser, sein Gesicht wird fleckig; Sordes bilden sich auf den Zähnen, viel früher, als man sie beim regulären Typhus abdominalis erwarten würde, und auch der Bauch ist deutlich früher aufgetrieben. Wer derartige Fälle schon oft gesehen hat und gewohnt ist, darauf zu achten, der weiß, dass diese Dinge gewöhnlich erst viele Tage später in Erscheinung treten. Bei Baptisia hingegen ist der Bauch schon am dritten Tag aufgebläht, der Mund blutet und ist von Fäulnis befallen. Der Kranke verbreitet einen abscheulichen Gestank und befindet sich im tiefsten Delirium – auch dies etwas, was normalerweise erst etliche Tage nach Beginn der Kontinua erscheint. Baptisia zeichnet sich in seinem Krankheitsverlauf durch eine so hohe Geschwindigkeit aus, dass sie den Kranken rasch an den Rand des Grabes bringt. Die Entkräftung schreitet ungeheuer schnell voran; es ist kein allmählicher Verfall, der wie beim typischen Bauchtyphus mehrere Wochen in Anspruch nimmt. Der Patient gerät in einen soporösen Zustand, der unmittelbar ins Delirium übergeht, sobald man den Kranken weckt. Es spielt überhaupt keine Rolle, ob es sich dabei um Scharlach, Typhus, septisches Wundfieber, Puerperalfieber oder was immer handelt. Wenn man den fiebernden Kranken anschaut, ihn anspricht, ihn zu sich hin dreht, ihn wachrüttelt und, was nicht leicht ist, seine Aufmerksamkeit zu wecken sucht, dann hat man den Eindruck, als befände er sich in einem Zustand der Volltrunkenheit. Dies ist der erste

Gedanke, der sich einem in einem Baptisia-Fall aufdrängt. Das Gesicht wirkt wie berauscht; es ist aufgedunsen, purpurfarben und ganz scheckig. Blut sickert aus dem Mund. Sie alle kennen den benebelten Gesichtsausdruck eines stark Betrunkenen; genauso müssen Sie sich den Baptisia-Patienten vorstellen – wie einen alten Säufer.

Sein Verstand scheint ihm abhanden gekommen zu sein. Er ist sich dessen, was er so redet, nicht bewusst, geistig völlig verwirrt. Rüttelt man ihn wach, versucht er etwas zu sagen und bringt auch ein paar Worte heraus; doch dann ist schon wieder alles vorbei, und er sinkt in seinen soporösen Zustand zurück. Ganz gleich, um welche Krankheit es sich handelt, welche Art von Entzündung vorliegt, welches Organ entzündet ist – wenn eine Blutzersetzung oder Sepsis besteht, die derartige Symptome, einen derartigen Geisteszustand entstehen lässt, haben wir es mit einem Baptisia-Fall zu tun.

Alle Absonderungen des Kranken sind von Fäulnis gekennzeichnet, von aashaftem, beißendem, durchdringendem Geruch. Wenn er schwitzt, riecht der Schweiß säuerlich fötide. Selbst wenn er nicht schwitzt, verströmt der Körper einen sonderbaren Geruch, der, wenn das Krankenzimmer nicht fest verschlossen ist, einen schon an der Haustür empfängt. Auch der Gestank des Stuhls ist faulig und so penetrant, dass man ihn schon beim Betreten des Hauses bemerkt.

Das Arzneibild von Baptisia wird von einer eigentümlichen geistigen Verwirrung geprägt, in welcher sich der Kranke in einer ständigen Auseinandersetzung mit seinen Körperteilen befindet. Oder er scheint das Gefühl zu haben, doppelt vorhanden zu sein. Sobald man ihn aus seinem Sopor wachgerüttelt hat, empfindet er eine Art von Doppelexistenz. Er fängt an, von einem anderen, der mit ihm im Bett liegt, zu faseln. Klinisch heißt es: »Er meint, sein gichtiger großer Zeh plaudere mit seinem gichtigen Daumen.«[GS] Oder: »Er meint, seine Beine unterhielten sich miteinander.«[GS] Ein Körperteil redet mit einem anderen. Oder: Teile seines Kopfes oder Körpers liegen verstreut im Bett; er wühlt darin herum, und fragt man ihn, was er da mache, bekommt man zur Antwort: »Ach, ich versuche, diese Stücke wieder zusammenzusuchen.«[KE6,50] Aber es gelingt ihm niemals, denn die Gespaltenheit ist ein Ausdruck seines Deliriums. Dies sind nur Beispiele; jeder Baptisia-Fall bietet ein etwas anderes Bild. Gemeinsam ist ihnen allen jedoch diese Idee von Dualität, der Versuch, etwas zu vereinigen, was getrennt ist. Die meiste Zeit hindurch ist der Patient nicht bei Bewusstsein, außer wenn man ihn wachrüttelt. Manchmal kommt es vor, dass er vor sich hin murmelt; Sie sehen, wie er seine Lippen bewegt, und wecken ihn, um zu erfahren, was mit ihm los ist – und er versucht, seine Körperteile zusammenzubringen. »Benommen und geistig verwirrt, als wäre er betrunken.«[GS] Es gibt auch Phasen, in denen der Kranke nicht ganz so benommen ist, sondern eher unruhig und schlaflos; doch dies sind Ausnahmen. In den allermeisten Fällen werden Sie ihn wie ein Hund zusammengerollt auf einer Seite liegend antreffen, die Knie bis ans Gesicht herangezogen; er möchte in Ruhe gelassen werden, möchte nicht gestört werden. Bei weniger tiefem Sopor wirft er sich vor Unruhe im Bett hin und her. Er kann nicht einschlafen, weil er »sich nicht zusammenfinden kann«[KE6,50]. Er hat das Gefühl, er bräuchte nur einmal seine Körperteile zusammengesetzt zu haben, dann würde er schlafen können – aber diese Teile, die auch noch ständig miteinander reden, halten ihn wach. »Seine Gedanken schweifen ab, sobald er die Augen schließt.«[GS] Sopor und Delir treten vor allem nachts verstärkt auf.[GS] »Unwillen bzw. Unfähigkeit zu denken.«[EN11] »Der Geist scheint schwach zu sein ...«[EN9] Bei allen Beschwerden und bei allen akuten Krankheiten zeigt sich das komplette psychische Bild von Baptisia. Aber sie entwickeln sich alle mit einer ungeheuren Geschwindigkeit, nehmen rasch einen septischen Verlauf, wie z.B. Scharlach und andere maligne Infektionskrankheiten, und gehen frühzeitig in ein kontinuierliches Fieber über. Diese Patienten sterben, wenn man der Krankheit ihren Lauf lässt, innerhalb von zehn bis zwölf Tagen, während der idiopathische Abdominaltyphus sich über mehrere Wochen erstreckt und manchmal erst nach Ablauf von vier Wochen in einer Krisis zum Tode führt.

Die Blutungen von Baptisia sind schwarz und übelriechend. Überall herrscht ein intensiver Fäulnisgeruch vor. Der Schleim aus Rachen und Nase, der sich im Mund ansammelt, ist blutig tingiert und putride. Wässrige, gelbe Durchfälle mit festen Kotbeimengungen. Baptisia hat auch Stuhlentleerungen wie beim Bauchtyphus. Der Typhusstuhl sieht typischerweise aus wie gelber Maisbrei, stellt sich mehrmals täglich ein und hat, wie der Maisbrei, eine weiche Konsistenz. Auch Baptisia hat diese Art von Stühlen, aber es ist nicht die häufigste Form; am häufigsten sind schwarze oder dunkelbraune Stühle. Bei der Behandlung von Typhuserkrankungen hatte ich das Glück, auch eine Vielzahl an Baptisia-Fällen beobachten zu können, die durch das Mittel prompt kuriert wurden. Der Stuhl war, wo Baptisia den größten Nutzen brachte, von krümeliger Konsistenz, wie zerkleinerter Schiefer, und auch schieferfarben (bis bräunlich). Der Geruch war äußerst penetrant. Darüber hinaus habe ich das Mittel auch bei Durchfällen wirksam gesehen, wenn diese eine schiefergraue Farbe hatten, so dünnflüssig wie Wasser waren, entsetzlich faulig stanken, aashaft wie verwestes Fleisch, und wenn zudem große Prostration bestand. Es hat diese Art von Diarrhö selbst dann geheilt, wenn sonst keinerlei Typhussymptome vorhanden waren. Die mit dem Durchfall verbundene Erschöpfung trat sehr schnell ein, innerhalb von drei Tagen waren die Kranken völlig entkräftet.

Die Kopfschmerzen von Baptisia sind ziemlich uncharakteristisch. Es finden sich nur jene kongestiven Anfälle – heftige Schmerzen in Stirn, Kopf und besonders Hinterkopf –, wie sie allgemein bei adynamischen Fieberkrankheiten häufig vorkommen. Es kommt überhaupt höchst selten vor, dass ich mich bei der Arzneiwahl von irgendwelchen Kopfschmerzdetails leiten lasse. Und Baptisia ist alles andere als ein ›Kopfschmerzmittel‹; es ist kein Mittel, das wir auswählen würden, um damit Kopfschmerzen zu behandeln – ausgenommen die besagten heftigen Kopfschmerzen von kongestivem Charakter, die diese schweren Fieberverläufe begleiten.

Neben geröteten Augen und kongestionierten Blutgefäßen[EN80], neben Schmerzen in und hinter den Augen* gibt es auch ein paar typische Augensymptome. Ähnlich ist es mit dem Gehör [»Baptisia ist in fieberhaften Krankheiten (Typhus etc.) bes. dann angezeigt, wenn Schwerhörigkeit auftritt.«[KE6,200]], ähnlich mit den Nasensymptomen. Allerdings sind diese Beschwerden immer nur Begleiterscheinungen von Fieberkrankheiten! Erst wenn wir das Gesicht in seiner Gesamtheit auf uns wirken lassen, erkennen wir die charakteristischen Baptisia-Symptome, diesen wie betrunkenen Ausdruck; die Augen zeigen es, das ganze Gesicht weist darauf hin. Und das sind die Symptome: »Gesicht: dunkelrot, mit benebeltem Aussehen; heiß und merklich gerötet[EN99]; düsterrot.«[GS] Das verrät uns eigentlich schon alles! »Brennende Hitze im Gesicht, mit roten Wangen.«[GS] »Kritischer Schweiß auf Stirn und Gesicht.«[GS] »Ängstliches, erschrockenes Aussehen.«[GS] Beim Erwachen aus dem Schlaf sieht der Kranke aus, als hätte er einen schrecklichen Traum gehabt.

Mund, Zähne, Hals und Zunge: sie alle weisen ausgeprägte Baptisia-Züge auf. Die Zunge ist geschwollen, schmerzhaft, übelriechend; von schwarzem Blut bedeckt; wie roh und abgezogen; steif und trocken wie Leder. Manchmal wird sie auch als wie aus Holz oder versengtem Leder bestehend beschrieben. Sie ist geschwürig[GS], wie sich überhaupt Ulzerationen durch das ganze Mittelbild ziehen. »Aphthen des Mundes.«[NZ2,174] Diese kleinen Geschwürchen, die zu Anfang nicht größer als ein Stecknadelkopf sind, verfärben sich schwarz, riechen ekelhaft und fließen zusammen, sodass sich schließlich die ganze Mundhöhle in einem geschwürigen Zustand befindet. Die Mundhöhle erscheint roh, wie ihrer Schleimhaut entkleidet, wobei ein dickflüssiger, faulig riechender Schleim heraussickert. Auch der Hals bleibt von Ulzerationen nicht verschont, mit Rohheit und Blutungen. Es können auch diphtherische Exsudate vorhanden sein, dies aber immer auf dem Boden einer insgesamt dunkel verfärbten, übelriechenden und wenig widerstandsfähigen Schleimhaut. Der Rachen ist stark angeschwol-

* Von »Schmerzen hinter den Augen« ist in den Arzneimittellehren expressis verbis nirgends die Rede; möglicherweise meint Kent aber das Symptom »Gefühl, als würden die Augen in den Kopf hineingepresst ...« (*EN* 82).

len, und der Patient kann deshalb nur mühsam schlucken. Baptisia hat sich als überaus nützliches Mittel bei gangränösen Mund- und Halsentzündungen erwiesen. »Cancrum oris [Noma].«[GS] Die Geschwüre fressen sich in die Umgebung hinein und breiten sich auf diese Weise schnell aus; es sind wahrhaft phagedänische Geschwüre. Auf den Zähnen bilden sich rasch schwarzbraune Beläge (Sordes). Schon nach wenigen Stunden soporösen Schlafs häufen sich auf den Lippen und in den Mundwinkeln Krusten von eingetrocknetem Blut an, die ebenfalls übel riechen. Häufiges Bluten aus Mund, Rachen und Nase – mehr ein Heraussickern von dickem, putridem Blut. »Zunge rot und trocken, besonders in der Mitte.«[GS(KE6,50)] »Die Zungenwurzel* ist geschwollen und fühlt sich taub an.«[GS] »Ekelerregender fauliger oder bitterer Mundgeschmack.«[GS] »Zunge dunkel verfärbt.«[GS] »Zunge belegt, braun und trocken, besonders in der Mitte.«[KE6,50] »Zunge von einer dicken, braunen Kruste bedeckt.«[GS] »Dicker, gelblichweißer Zungenbelag.«[GS] Die ganze Mundhöhle ist von kleinen Geschwüren übersät. Baptisia hat geschwürige Halsentzündungen und Stomatitiden[GS] junger Mütter geheilt sowie die Mundfäule von Säuglingen, wenn die Mundhöhle düsterrot verfärbt war, die Geschwüre sich rasch ausbreiteten, der Mundgestank putride war und die allgemeine Prostration rasch zunahm. Das Kind bzw. die Mutter wird, wenn es sich um einen Baptisia-Fall handelt, außerordentlich schnell schwach und erschöpft – und all dies ohne Fieber. Viele dieser ulzerösen Erkrankungen gehen bei Baptisia nicht mit Fieber einher. Manchmal hat man den Eindruck, als wäre nicht genügend Lebenskraft vorhanden, um ein Fieber zu erzeugen. Aphthöse Schleimhäute bei Typhuskranken, Kleinkindern und stillenden Müttern. »Stomatitis aphthosa.«[GS] »Putride Ulzerationen in der gesamten Mundhöhle ...«[GS] Bei all diesen Beschwerden ergießt sich viel dicker, zäher Speichel in den Mund und läuft auf das Kopfkissen, wie bei *Mercurius*.

Die Halsentzündungen von Baptisia können einen gangränösen Charakter annehmen. Ein bedeutsames Merkmal des Mittels ist, dass die Geschwüre sehr schnell entstehen und *schmerzlos* sind – wie taub, ohne Empfindung. Gleichwohl hat es gelegentlich auch schmerzhafte Halsentzündungen. »Rachen dunkelrot; dunkel verfärbte, faulige Geschwüre; Tonsillen und Parotiden geschwollen; ungewöhnliches Fehlen von Schmerzen. (Putride Halsentzündung etc.)«[GS] »Tonsillen und weicher Gaumen geschwollen, mit ständiger Neigung zum Schlucken, welches nicht von Schmerzen begleitet ist.«[GS] Starke Anschwellung und purpurne Verfärbung des Halses. Je dunkler der Rachen, desto eher bin ich geneigt, an Baptisia zu denken – nie aber bei einem leuchtenden Rot! Niemals habe ich den typischen Geisteszustand von Baptisia in Verbindung mit einem leuchtendroten Aussehen angetroffen. Die stark reduzierte mentale Verfassung dieser Arznei geht mit Blutzersetzung einher, mit düsterer Verfärbung und dunklem Aussehen von Haut und Schleimhäuten. Es ist kein leuchtendes Rot oder Rosa, wie wir es bei *Belladonna* sehen. *Belladonna* ist überwiegend von einem leuchtenden Rosarot gekennzeichnet, wenngleich es auch ein dunkleres Rot haben kann, das aber mit dem von Baptisia nicht zu vergleichen ist. *Belladonna* hat auch nichts von der Fäulnistendenz, die für Baptisia so charakteristisch ist.

»Zusammenschnürungsgefühl auf der ganzen Länge der Speiseröhre ...«[GS] Die Speiseröhre bietet einen weiteren Angriffspunkt für die Wirkung von Baptisia. Vom entzündeten Hals dehnt sich das Leiden auf den Ösophagus aus, der zunächst zu Spasmen neigt und später dann von Lähmung befallen wird. Flüssigkeiten können anfangs noch getrunken werden, feste Speisen aber kann der Kranke nicht mehr schlucken. Der Speisebissen bleibt schon im oberen Abschnitt des Ösophagus stecken, wo er sich wie ein Klumpen anfühlt und ein Erstickungsgefühl hervorruft. Der Kranke windet sich und keucht und würgt, bis er den Bissen wieder herausgebracht hat, und dann trinkt er

* Hering schreibt irrtümlich »roof of the tongue« statt »***root*** of the tongue«. Kent möchte dies als »roof of the mouth« (Gaumen) verstanden wissen. Dagegen spricht aber, dass das Symptom in den *Guiding Symptoms* im Kapitel »Taste and **Tongue**« erscheint und dass es ähnliche Prüfungssymptome gibt (*Encyclopedia*, Nr. 111, 113). Hale schreibt in seinen *New Remedies* (Bd. 1): »Tongue feels swollen, thick, with numbness.«

etwas. Flüssigkeiten kann er schlucken, aber nichts Festes. Der kleinste Bissen lässt ihn würgen, während Flüssiges keine Probleme bereitet. *Natrium muriaticum* und eine ganze Reihe anderer Mittel haben Ösophaguskrämpfe, die im Zusammenhang mit Nervenleiden entstehen; aber bei diesem schlechten Allgemeinzustand weiß ich von keiner anderen Arznei, die besagtes Symptom in Verbindung mit Lähmung und Spasmen der Speiseröhre aufzuweisen hätte. »Zusammenschnürungsgefühl im Hals, das häufige Versuche zum Schlucken notwendig macht.«[EN129] »Hals entzündet, mit Gefühl wie zusammengezogen.«[EN131] *»Kann nur Flüssigkeiten herunterbekommen ...«*[GS] »Kinder können keine festen Speisen schlucken; der kleinste Bissen verursacht Würgen, weswegen sie nichts als Milch zu sich nehmen; bisweilen dünne, wässrige, stinkende Stuhlentleerungen, bei Tag wie auch bei Nacht«[GS] – all dies verbunden mit allgemeiner Fäulnisneigung, stinkendem Geruch, düsterer Hautverfärbung und Prostration. Mehr brauchen Sie nicht zu wissen, ob es sich nun um Diphtherie, Scharlach oder Bauchtyphus handelt – diese Symptome werden Sie zum richtigen Mittel führen. »Lähmung der Schlingorgane.«[GS] Aus jedem Mittel das herauszufiltern, was wir definitiv von ihm wissen, und die Verbindungen – die Begleitsymptome – herauszufinden, die ein bestimmtes Mittel einzigartig machen: dies ist die vornehmliche Aufgabe jedes Homöopathen.

Magen und Unterleib[NZ2,174] sind aufgetrieben. Wir finden dies z.B. bei Leberentzündungen, wenn Baptisia das passende Mittel ist – wie überhaupt Meteorismus bei allen bisher genannten Krankheiten häufig vorkommt. Großes Wundheitsgefühl in der Gegend der rechten Fossa iliaca[(GS)], schmerzhaft empfindlich, von der Ausdehnung her nicht größer als eine Faust. Aber diese ganze Fäulnisneigung von Baptisia wird Sie gewiss davon abhalten, in einem solchen Fall zum Skalpell zu greifen und den Appendix herauszuoperieren.

»Stinkende, erschöpfende Durchfälle ...«[GS] »Aphthöser Durchfall«[NZ2,174], was bedeutet, dass die bei der Defäkation nach außen tretenden Teile des Anus ulzeriert sind, während die inneren Teile von kleinen Aphthen besetzt sind. »Unwillkürlich abgehende Durchfälle.«[GS] Sowohl Stuhl als auch Urin gehen bei diesen schweren Krankheitsverläufen unwillkürlich ab. »Dunkelbraune, schleimige und blutige Stühle ...«[GS] »Stinkende Stühle.«[KE6,50] Baptisia hat Dysenterie geheilt.

Nach der Entbindung hören die Lochien plötzlich auf zu fließen, und der Bauch wird sehr empfindlich. All die Fäulniszeichen – die Blutzersetzung, das Aussehen des Gesichts, die plötzliche Prostration und der plötzliche Sopor – sowie ergänzend die psychischen Symptome weisen bei Kindbettfieber auf Baptisia als Heilmittel hin. Zusätzlich werden, wenn der Fall einige Tage fortgeschritten ist, die Gliedmaßen unbeholfen und zittrig. Die Zunge zittert, wenn sie herausgestreckt wird, desgleichen die Hand, wenn sie nach vorne ausgestreckt wird. Zittern und Beben am ganzen Körper. Die Erschöpfung nimmt rapide zu. Der Unterkiefer fällt herab, und die Patientin liegt mit weit geöffnetem Mund bewusstlos auf dem Rücken. Allmählich rutscht sie immer tiefer in Richtung Fußende des Bettes. Es ist eine eigentümliche, lähmungsartige Schwäche. Dies ist die Art und Weise, wie die Erschöpfung zusammen mit der Krankheit immer mehr zunimmt. Aber selbst in diesem heruntergekommenen Zustand ist Baptisia noch imstande, das Fieber zu durchbrechen, sofern die Symptome insgesamt passen. Auch Bauchtyphus kann durch Baptisia ein Ende gesetzt werden – wenn es angezeigt ist. »Prostration und Tremor.«[GS] »Rutscht im Bett immer weiter nach unten; hat das Gefühl, wegzusacken oder zu sterben.«[GS] »Liegt in halb komatösem oder halb bewusstlosem Zustand da und scheint im Sterben zu liegen.«[GS] »Extreme Schläfrigkeit.«[GS] »Deliriöser Sopor; schläft ein, während er eine Frage beantwortet oder während man zu ihm spricht.«[GS] »Absonderungen und Ausdünstungen fötide: Atem, Stühle, Harn, Schweiß, Geschwüre.«[GS] »Ulzerationen der Schleimhäute, besonders jener des Mundes ...«[GS] »Vergrößerte Drüsen und Lymphknoten.«[GS]

Baryta carbonica *

Bariumcarbonat; Schwererde

Das Studium von Baryta carbonica ist besonders interessant, weil es sich um ein Konstitutionsmittel handelt, das zudem sehr gut geprüft ist. Solche Arzneien sind immer von größerem Interesse als die kurz und oberflächlich wirkenden Mittel; sie überwinden selbst tiefverwurzelte, chronisch-miasmatische Leiden. Baryta carbonica zielt in seiner Wirkung vor allem auf die Entwicklung von Kindern und Jugendlichen. Sie finden in der Pathogenese dieser Arznei *[Guiding Symptoms]* des Öfteren den Begriff »zwergenhaft«. Dies bedeutet nicht immer nur kleinwüchsig – was Baryta auch sein kann –, sondern auch *Zwergenhaftigkeit* im geistig-seelischen Sinne wie auch in Bezug auf einzelne Organe. Wir sprechen von Frühreife, wenn Kinder ungewöhnlich begabt sind, geistig weit fortgeschritten. Wir sagen dann, sie sind ihrem Alter weit voraus, eben frühreif und manchmal auch etwas altklug. Vergegenwärtigen Sie sich zuerst diesen Zustand, denken Sie darüber nach, was er beinhaltet, und dann machen Sie sich klar, dass wir es bei Baryta carbonica genau mit dem Gegenteil zu tun haben. Das meinen wir mit Zwergenhaftigkeit! Die Kinder sind in jeder Beziehung Spätentwickler: sie lernen spät sprechen und lesen, bekommen erst spät einen Begriff vom Leben; ihre Auffassungsgabe und ihr Vorstellungsvermögen sind nicht sehr ausgeprägt; sie lernen erst spät, sich selbst zu beschäftigen oder irgendwelche Arbeiten zu verrichten. Wir sagen manchmal, dass *Calcarea-carbonica*-Kinder spät laufen lernen – Gleiches gilt auch für Baryta-carbonica-Kinder, aber aus einem ganz anderen Grund. Man könnte es vielleicht so ausdrücken: Baryta carbonica lernt spät, *wie* man laufen soll, auch wenn die Beine gut entwickelt sind; *Calcarea* dagegen hat schwächliche Gliedmaßen, schlaffe Muskeln und weiche Knochen und kann deswegen erst spät laufen. Auf eine ganz kurze Formel gebracht: spätes Laufen*können* ist *Calcarea carbonica*, spätes Laufen*lernen* Baryta carbonica. Baryta ist in dieser Hinsicht mit *Borax* und *Natrium muriaticum* zu vergleichen. Alle drei Mittel weisen eine eigentümliche Verzögerung in ihrer Gehirnentwicklung auf, sodass sie die altersgemäßen Fähigkeiten erst später beherrschen lernen; Baryta carbonica hinkt in seiner Entwicklung aber am weitesten hinterher.

Sie werden Patienten zu behandeln haben, bei denen diese Entwicklungsverzögerung erst in einem Alter von 18 bis 25 Jahren augenfällig wird. Junge Frauen, die Dinge tun, die sie als kleine Mädchen taten, und Wörter benutzen, die sie in ihrer Kindheit gebrauchten. »Kindliche Art, etwas zu tun. Kindisches Benehmen.[KE1,85] Sie spielt mit Puppen und sagt Albernheiten.« Es sind Frauen, die noch nicht zu ihrer Weiblichkeit gefunden haben. Die Tätigkeiten einer Frau und die Rolle, die sie in der Gesellschaft spielt, erschließen sich ihnen nur sehr langsam. Es mangelt ihnen an weiblicher Klugheit und Umsicht, und sie sagen Dinge, wie sie auch ein Junge oder ein Mädchen äußern könnte. Das ist es, was mit Zwergenhaftigkeit des Geistes gemeint ist! Nur wenn wir diese Entwicklungshemmung erkennen und sie in all ihren Symptomen und Erscheinungsformen in Baryta carbonica wiederentdecken, erlangen wir ein tiefes Verständnis der Arznei. Manches davon sehen wir auch in Mitteln wie *Graphites, Sulfur* und *Calcarea,* aber das ist nichts, verglichen mit Baryta carbonica. Baryta scheint die Entwicklung, die das Kind zum Mann oder zur Frau reifen lässt, aufzuhalten. Es ist nicht so sehr ein kleinwüchsiger Mensch, der mich an Baryta carbonica denken lässt, sondern vielmehr der ›Zwergwuchs‹ in geistig-seelischer Hinsicht und in Bezug auf einzelne Organe. Ein einzelnes Organ wird gewissermaßen gelähmt oder entwickelt sich nicht richtig; seine Entwicklung kommt zum Stillstand, während alle anderen Organe sich normal weiterentwickeln. Das ist es, was mich an Baryta carbonica den-

* Einschließlich **Baryta acetica**, das von Stapf geprüft wurde (*Archiv* 3,3,183) und dessen Symptome Hahnemann in die Pathogenese von Baryta carbonica mit aufgenommen hat.

ken lässt. Ein einzelnes Organ stellt seine Reifung oder Ausbildung ein, während die anderen ›weitermachen‹ – eine einseitige, eine nur partielle Entwicklung.

Das nächste große Charakteristikum dieses Mittels ist seine starke Affinität zum lymphatischen Gewebe. Sämtliche Lymphknoten des Körpers vergrößern und verhärten sich, die zervikalen wie die inguinalen und die mesenterialen. Am Hals bilden sich regelrechte Ketten von geschwollenen Lymphknoten. Zusammen mit einigen anderen Merkmalen, die ich Ihnen gleich vorstellen werde, fällt beim Baryta-carbonica-Patienten vor allem seine eigentümliche Figur, seine Gestalt ins Auge: Der Patient ist abgemagert – ehemals fett und wohlgenährt, hat er in der letzten Zeit langsam, aber stetig an Gewicht verloren –, wobei der Bauch aber vergrößert ist. Baryta hat sich bei Marasmus als nützlich erwiesen, und zwar bei marastischen Kindern mit hypertrophierten Lymphknoten, vergrößertem Abdomen, Abmagerung der Gliedmaßen und aller übrigen Gewebe sowie mit Zwergenhaftigkeit des Geistes und Gemüts; dies ist das vollständige Bild des Baryta-carbonica-Marasmus.

So große Kraftlosigkeit, dass er kaum sitzen kann und sich hinlegen muss, verbunden mit schwachem Puls: dies ist ein weiteres typisches Merkmal von Baryta carbonica; am größten ist die Schwäche im Stehen[(CK723)] sowie nach dem Essen.* Viele Schmerzen und andere Beschwerden vergehen durch Bewegung und in freier Luft.[CK698 f.] Der Baryta-carbonica-Patient ist ein fröstеliger Mensch; er ist sehr empfindlich gegen Kälte[CK712], friert ständig[CK773] und zieht sich deshalb gerne warm an. Seine Beschwerden verschlimmern sich durch Kälte. Die hypertrophierten Lymphknoten kongestionieren bei lokaler wie allgemeiner Kälteeinwirkung und werden empfindlich. »Leichtes Verkälten, und davon vorzüglich Hals-Entzündung«[CK713], wodurch die Mandeln allmählich immer größer werden. Auch die zervikalen Lymphknoten nehmen durch jede Erkältung und Verkühlung an Größe und Härte zu.

»Geschwulst und Verhärtung von Drüsen[SK131] und Lymphknoten.«[GS] »Entzündung von Drüsen und Lymphknoten mit Infiltration.« Infiltration ist ein Kennzeichen dieses Mittels. Drüsen und lymphatisches Gewebe werden nach und nach immer härter. Geschwüre indurieren an ihrem Grund, Wundoberflächen an ihren seitlichen Begrenzungen. Nach fast jeder Krankheit kann die Entwicklung eines Baryta-carbonica-Kindes zum Erliegen kommen, nach Masern, Scharlach, Mumps oder auch Malaria, selbst nach einer schlimmen Erkältung; Zwergwuchs ist die Folge, ein Zustand, der bei Baryta carbonica nicht angeboren ist, sondern erworben. Dieser Entwicklungsstillstand führt zu Abmagerung und Abzehrung des ganzen Körpers, ausgenommen das Abdomen, das mehr und mehr anschwillt. Gerade diese Anfangsstadien dürfen wir nicht übersehen, denn die hierin auftretenden Symptome bilden die Grundlage für spätere Störungen und Gewebsveränderungen.

Ein weiteres wichtiges Charakteristikum dieser Arznei ergibt sich aus der Anwendung des bisher Gesagten auf Menschen fortgeschrittenen Alters. Wir waren bisher davon ausgegangen, dass die Entwicklung in der Kindheit oder Jugend stehengeblieben ist. Für die Anwendung von Baryta carbonica spielt es aber keine Rolle, ob diese Entwicklungshemmung während der Zeit des Heranwachsens oder in einem vorgerückten Alter von, sagen wir, 50 Jahren einsetzt. Aufgrund von Faktoren, die wir nicht ergründen können, bekommen manche Menschen deutlich schneller als andere ein greisenhaftes Aussehen; wir sagen dann, sie sind vorzeitig gealtert. (Baryta carbonica hat langwierige Beschwerden geheilt, die als Folge einer Malaria, von geistiger oder körperlicher Überanstrengung oder von fortgesetzter seelischer Belastung entstanden waren, wenn *vorzeitiges Altern* eine auffallende Begleiterscheinung dieser Beschwerden gewesen ist.) In mancher Hinsicht bestehen zwischen Kindheit und hohem Alter nur geringe Unterschiede, und deswegen nennt man das Greisenalter bisweilen auch die zweite Kindheit. Wir sehen es immer mit großem Bedauern, wenn ein Mann, der noch keine siebzig

* »Nach dem Essen, hinfällig, matt, unbehaglich, mit stetem Stuhldrange und ängstlichem Gefühle in der Lendengegend, wie in der Ruhe.« (*CK* 309) Bei der Übernahme dieses Symptoms aus der Baryta-acetica-Prüfung im *Archiv* (Bd. 3, H. 3, S. 201, Sy.-Nr. 124) hat sich ein Fehler eingeschlichen: statt »Ruhe« muss es ***Ruhr*** heißen.

ist, plötzlich wieder kindisch und einfältig wird; gleichwohl erleben wir es ziemlich häufig. Es ist nicht nur Altersschwachsinn, der sich hier entwickelt, sondern auch ein Rückfall in kindliche Verhaltensweisen. Die Alten tun und sagen Dinge, die sie zuletzt als Kinder getan und gesagt haben. So sind es vor allem diese Symptome kindlichen Verhaltens, die uns bei vorzeitig gealterten Menschen an Baryta carbonica denken lassen sollten, können sie doch als eine Erscheinungsform des für das Mittel so charakteristischen Entwicklungsstillstands angesehen werden.

Baryta carbonica hat Fett- und Balggeschwülste[SK131] [Lipome und Atherome] geheilt, zystische Tumoren und tuberkulöse Hautknoten.[GS*] Ferner hat es auf wunderbare Weise die Schmerzen und Leiden bei kanzerösen Erkrankungen gelindert und das Leben verlängert.

In Bezug auf die Geistes- und Gemütssymptome ist Baryta carbonica eines besonders eingehenden Studiums wert; und Sie werden sehen, dass in der Regel zugleich mit den psychischen Symptomen auch die verschiedenen Gewebsveränderungen zutage treten. Das Baryta-carbonica-Kleinkind versteckt sich typischerweise hinter einem Möbel, wenn Fremde das Zimmer betreten[CK], und blickt verstohlen dahinter hervor. Der Kleine verbirgt sich, so als würde er sich schämen oder fürchten. Er bildet sich alle möglichen Dinge ein, etwa dass man über ihn redet oder sich über ihn lustig macht.[CK4] Baryta-carbonica-Kindern kann man nur schwer etwas beibringen, sie scheinen in dieser Beziehung kaum Fortschritte zu machen. Es scheint zwecklos zu sein, sie unterrichten zu wollen, denn trotz aller Bemühungen machen sie immer wieder dieselben Dinge falsch; deshalb bleiben sie oft unausgebildet. Entweder begreifen sie nichts[CK31], oder sie können sich nichts merken[CK27 ff.], oder sie schweifen sofort wieder vom Thema ab. Wieder und wieder kaut die Mutter mit ihrem Baryta-carbonica-Kind dasselbe Thema durch, und bald fragt sie sich verzweifelt, ob es überhaupt je etwas lernen wird; der Lehrer spricht dem Kind gleich jedes Lern- und Aufnahmevermögen gänzlich ab. Das Kind ist kein Idiot, es hat einen wohlgeformten Kopf – aber irgendetwas stimmt nicht mit ihm. Der Lehrer kann es nicht verstehen, die Mutter kann es nicht verstehen; der Homöopath jedoch sollte sofort das Problem erfassen. Wenn er seine Materia medica kennt, sollte er auf dem Gebiet der Entwicklungsstörungen in der Kindheit gut bewandert sein. Er sollte erkennen, wenn ein Kind rachitisgefährdet ist, wenn die Konstitution geschwächt ist, wenn ein Kind auf die Hilfe anderer angewiesen ist und nur zu einfachsten Arbeiten herangezogen werden kann. Der homöopathische Arzt tut immer gut daran, wenn er die kleinen Jungen und Mädchen auf seinen Knien reiten lässt; so kann er sich ein besseres Bild von ihren Fähigkeiten und Defiziten machen und weiß dann eher, welches Mittel nötig ist, um die fehlenden oder unterentwickelten Seiten der Kinder aufzubauen. Ist nicht das allein schon eine wunderbare Sache, für die es sich zu arbeiten lohnt? Um Konstitutionen in den Griff zu bekommen, bedürfen wir der verschiedensten Potenzen; einige Patienten brauchen mittlere, andere sehr niedrige und wieder andere sehr hohe Potenzen. Enthalten wir unseren kleinen Patienten nichts von dem vor, was sie benötigen! Nur so können wir auf den größtmöglichen Nutzen hoffen: dass sich die Fähigkeiten der Kinder voll und ganz entfalten mögen.

Hering verwendet hier in den *Guiding Symptoms* folgenden Ausdruck: »Mangel an klarem Bewusstsein.« Nach alldem, was ich bisher vorgetragen habe, werden Sie jetzt verstehen, was dieses Symptom bei Baryta zu bedeuten hat und dass der Hintergrund hierfür bei Baryta ein ganz anderer ist als bei den meisten anderen Arzneien. Hätten Sie dagegen das Symptom unvorbereitet gelesen, so hätten Sie es wohl kaum zu schätzen gewusst. »Ein Mangel an klarem Bewusstsein.« Besonders im hohen Alter hat dieses Symptom seine Gültigkeit und seinen

* Kent nennt darüber hinaus »sarcoma«, welches auch im Repertorium genannt wird (S. 949 u. 1409). Nach meinen Recherchen handelt es hierbei aber nicht um ein Sarkom (im heutigen Sinne einer malignen mesenchymalen Geschwulst)! Kent bezieht die Information aus den *Guiding Symptoms*, wo zu lesen ist: »Sarcoma, with burning« (S. 356) bzw. »Sarcoma in neck, with burning« (S. 348). Dies nun geht auf die falsche Übersetzung eines klinischen Symptoms aus Jahrs *Symptomenkodex* zurück, wo es im Kapitel »Rücken, Kreuz etc.« heißt: »***Speckgeschwulst*** [= Fettgeschwulst], mit Brennen in der Tiefe.«

Nutzen. Es ist nicht zu verwechseln mit der »Eingenommenheit des Kopfes«[CK35], die wir auch bei Baryta finden, eine Art Benommenheit. Nein, der Patient ist von seinem Intellekt her nicht klar im Kopf. Wir sehen in der Pathogenese, wie dieses Mittel den Verstand und in gleicher Weise das Gedächtnis in Mitleidenschaft zieht. Es beginnt mit einer gewissen intellektuellen Schwäche und schreitet allmählich bis zur Imbezillität fort. Auf dem Wege dorthin gibt es alle möglichen Abstufungen, von einer bloßen Unklarheit in den Gedankengängen über Benebelung oder Düsterheit im Kopf[CK34] bis hin zu ausgesprochenem Schwachsinn.

Wenn Baryta-carbonica-Kleinkinder in die Klinik gebracht werden, halten sie die Hände vor das Gesicht und blinzeln vorsichtig durch die Finger hindurch. Sie sind äußerst schüchtern und furchtsam[CK16], sehr schreckhaft[CK11], haben »Scheu vor fremden Personen, vor Gesellschaft«[CK]. Andere Mittel zeigen ähnliche Züge, aber bei Baryta sind sie besonders ausgeprägt. Welkes, kränkliches Gesicht. Hinter dem Bedecken des Gesichts und der Augen steckt die Idee des Verbergens, der Furchtsamkeit. Das Kind, sagt die Mutter, hat keine Lust zum Spielen, es sitzt die ganze Zeit untätig in der Ecke[GS] und beachtet seine Spielsachen nicht. Es sitzt nur herum und scheint völlig geistesabwesend zu sein[GS], so als würde es ihm an der Fähigkeit zu denken mangeln. Baryta-carbonica-Patienten wachsen heran ohne Unterscheidungsvermögen, ohne Auffassungsgabe, und deshalb können sie sich nicht richtig entwickeln. Durch ihre Art handeln sie sich ständig Unannehmlichkeiten ein, geraten leicht in Schwierigkeiten. Wie *Causticum* neigen sie zu bösen Vorahnungen[CK7], befürchten stets, es könnte sich etwas Schlimmes ereignen. Voller Einbildungen. »Große Bedenklichkeit und ängstliche Besorgtheit.«[CK9] Ihnen kommen alle möglichen Leiden und Krankheiten in den Sinn, die sie befallen könnten[(CK6)], ähnlich wie *Arsenicum*-Patienten. Die Kinder sind ständig in einer weinerlichen Stimmung.[CK] »Je mehr er an seine Beschwerden denkt, desto schlimmer werden sie.«[GS] Das Denken an die eigenen Beschwerden verstärkt diese augenblicklich. Rasche Ermüdung des Gehirns durch jede längere geistige Anstrengung.

Quälendes Kopfweh. »Druck im Gehirne unter dem Scheitel ...«[CK52] »Heftiges Pressen im ganzen Kopfe, als ob er auseinander gesprengt werden sollte ...«[CK59] Gefühl von Lockerheit des Gehirns, das bei Bewegung hin und her zu fallen[CK90] oder beim Gehen auf und ab zu wippen scheint. »Beim Anstoßen mit dem Fuße, Erschütterung im Gehirne.«[CK92] »Wenn sie sich aufrichtet, ist ihr, als würde der Kopf umgestülpt.«[HV10,95] Auch beim Schütteln des Kopfes wird eine entsprechende Mitbewegung des Gehirns verspürt.[CK89] Die Kopfschmerzen werden an der frischen, freien Luft gebessert* und durch Wärme verschlimmert[CK73]. Dies ist das Gegenteil der allgemeinen Modalitäten. Der Allgemeinzustand des Baryta-carbonica-Patienten wird durch Kälte verschlimmert; er ist empfindlich auf Kälte und bekommt Beschwerden durch jede Verkühlung; seine Kopfschmerzen aber werden in kühler Luft gelindert. Der Patient reagiert oft sowohl auf die Extreme der Kälte als auch der Wärme sensibel. Heißes Wetter führt zu Beschwerden; es lässt das Blut zum Kopf steigen und begünstigt Schlaganfälle. Baryta verursacht viele Störungen im Bereich des Kopfes, die einem apoplektischen Sopor ähneln. Zu seinem Arzneibild gehören auch paralytische Zustände, die den Gebrechen alter Apoplektiker entsprechen[ST2,341], und so hat es sich in diesen Fällen zur Wiederherstellung der Nervenversorgung und Nervenfunktion als sehr nützlich erwiesen. Wie *Phosphorus* ist es ein ausgezeichnetes Mittel bei alten Lähmungen, die infolge einer Gefäßruptur im Gehirn und nachfolgenden Drucks auf Nervenbahnen entstanden sind. Die Kopfschmerzen von Baryta sind überwiegend kongestiver Natur und daher durch drückende Empfindungen und Schmerzen gekennzeichnet.

Diese kümmerlichen Baryta-Kinder, wie ich sie beschrieben habe, neigen zu Ausschlägen auf dem Kopf[CK], zu Ekzemen der Kopfhaut; und wenn es sich um Kinder aus den ›besseren Kreisen‹ handelt, sind diese Ausschläge wieder mit-

* Laut *Guiding Symptoms* (S. 336) werden sie im Freien verschlimmert. Die Prüfungen geben hierüber keinen weiteren Aufschluss. Wohl aber heißt es bei Hahnemann (*CK* 35): »Eingenommenheit des Kopfes ...; an der freien Luft vergehend.«

tels Salben und sonstiger Anwendungen vertrieben worden. »Feuchte und trockne Ausschläge und Grinder auf dem Haarkopfe.«[SK133] »Ausfallen der Haare, auf dem Scheitel anfangend, bis zur Kahlköpfigkeit ...«[HA109] Die Unterdrückung dieser Ausschläge führt bei Baryta zu Kopfbeschwerden und intellektuellen Defekten, zu einem ›zwergenhaften‹ Geist.

Baryta carbonica hat zahlreiche Augensymptome. »Trachom.« »Geschwulst der Augenlider, früh.«[CK133] Sämtliche Gewebeschichten der Augen können verdickt und infiltriert sein. »Hornhauttrübung.« Es hat Katarakt[GS] und verschiedene andere Arten von Trübsichtigkeit geheilt[CK], besonders aber Eintrübungen im Bereich der Cornea *(Baryta jodata)*. Sieht alles wie in Nebel[AR3,3,192]* oder in Rauch gehüllt. »Ulcera der Cornea«[AZ37,359], die kleine, weiße, den Visus beeinträchtigende Flecken hinterlassen. Nachts »Zuschwären der Augenlider«[CK], sodass sie morgens nur schwer geöffnet werden können.[CK138] Gerstenkörner.[HV10,95] »Gefühl wie von einem Gewicht in den Oberlidern.« Gefühl eines Gewichts in den Augenbrauen, mit Kopfschmerzen, als würde die Stirn über die Augen hinweg nach unten drücken, wie bei *Carbo vegetabilis, Carbo animalis* und *Natrium muriaticum*. Der Patient greift oft mit den Händen an die Stirn und sagt: »Ich habe das Gefühl, als würde das alles hier über die Augen nach unten drücken.«

Viele Ohrgeräusche, vor allem aber »Knickern«[CK166] oder Knacken im Ohr: beim Gehen, Schlingen, Niesen[CK165], Kauen oder Atmen; besser im Liegen. Das rechte Ohr ist mehr betroffen als das linke. Brausen oder Rauschen im (rechten) Ohr bei jeder Einatmung.[HC4,40] Ausschlag auf und hinter den Ohren[CK]; Knoten hinter den Ohren.[CK] Lymphknotenschwellungen im Bereich der Ohren.[GS;CK164] Entzündung der Ohrspeicheldrüsen[GS] mit Induration; zuerst handelt es sich um eine bloße Anschwellung, später aber geht diese in eine bleibende Vergrößerung und Verhärtung über, wobei die Größenzunahme erhebliche Ausmaße annehmen kann. In Verbindung mit Ohraffektionen können auch die zervikalen Lymphknoten vergrößert sein; Schwellung der Lymphknoten unter den Ohren entlang dem Hals *(Baryta muriatica, Tuberculinum)*. Vergrößerung und Verhärtung der submandibulären Lymphknoten sowie der Tonsillen. Bei jedem Kälteeinfluss und jedem plötzlichen Wetterwechsel entzündet sich dieses lymphatische Gewebe und wird empfindlich, und anschließend bleibt es in einem leicht vergrößerten Zustand zurück. Baryta carbonica ist ein wunderbares Mittel zur Heilung vergrößerter Lymphknoten. Als klinische Erfahrung ist in den *Guiding Symptoms* auch Eiterung von Lymphknoten angegeben, doch habe ich Baryta noch nie als gutes Mittel bei Eiterungen erlebt. Viel eher gehen die Entzündungen bei dieser Arznei in vermehrte Infiltration über. Ferner wird Mandelvereiterung[CK279] [rechts[HV10,97] (klinisch)] angeführt, aber aus langer Erfahrung ist es für mich eines der letzten Mittel, an die ich bei diesem Symptom denken würde. Es mag eitrige Tonsillitis geheilt haben – ich kann es nicht bestätigen, und ich habe große Zweifel, ob der hohe Wert, den Hering dieser Beobachtung beimisst, wirklich berechtigt ist. Gewiss ist jedoch, dass die Infiltration durch jede Verkühlung allmählich zunimmt. Die hypertrophierten Mandeln röten und entzünden sich und werden schmerzhaft, dann lassen die Rötung und die akute Entzündung nach – aber wieder sind die Mandeln gegenüber der letzten Erkältung um ein kleines Stück gewachsen. Auf diese Weise werden sie langsam, aber sicher immer größer. Bei Kindern werden diese riesigen Tonsillen dann häufig gekappt oder ganz herausgeschnitten. Es gibt Fälle, wo ich die Notwendigkeit dieses Eingriffs einsehen kann, und zwar dann, wenn die Wucherung so stark geworden ist, dass bereits Sprachstörungen und Schluckbeschwerden eingetreten sind. Zwei- oder dreimal ist es mir auch mit nach bestem Wissen gewählten Arzneien nicht gelungen, hier eine Heilung zu erzielen, und die Patienten haben sich die Mandeln schließlich operativ entfernen lassen. Dennoch bin ich überzeugt, dass all diese Tonsillenhypertrophien auf homöopathi-

* Dieses Symptom aus der Baryta-acetica-Prüfung im *Archiv* (Sy.-Nr. 39) ist von Hahnemann in den *CK* (Nr. 141) falsch wiedergegeben worden, ebenso von Hering und Allen. Aus Platzgründen sei hier nur das Originalsymptom von Groß zitiert: »Fortwährend Drücken auf den Augäpfeln: schließt sie dann die Augenlieder und drückt mit der Hand etwas auf die Augäpfel, so sieht sie ***nachher*** [Hervorhebung durch den Übers.] alles wie in einem Nebel; mehrere Minuten lang.«

schem Wege zu heilen sein müssten. Hahnemanns *Organon* lehrt uns, dass, wenn für eine bestimmte Arznei keine Symptome vorhanden sind, von der Verabreichung dieser Arznei auch nicht viel zu erwarten ist. Die Vergrößerung der Mandeln allein ist kein Symptom, auf das hin eine Arzneiwahl getroffen werden könnte; man müsste ein Dutzend Mal raten und hätte unter Umständen auch dann das passende Mittel noch nicht gefunden. Dies ist die schlechteste Art, Homöopathie zu betreiben, das Raten und Ausprobieren von Mitteln! Und doch gibt es Kinder mit vergrößerten Mandeln, die ansonsten offenbar keinerlei Symptome aufweisen, auf die man eine Arzneiwahl gründen könnte. Die Symptome, nach denen wir verschreiben sollten, sind diejenigen, die den Patienten repräsentieren, nicht die Drüsen oder Lymphknoten, nicht die Gewebsveränderungen. Es ist immer sehr bedauerlich, wenn der Chirurg eingreifen muss, denn das Herausschneiden von jedwedem Gewebe kann der Konstitution des Patienten durchaus zum Nachteil gereichen. Mitunter sind solche Eingriffe aber unumgänglich, und der konstitutionelle Schaden muss in Kauf genommen werden. Wir müssen die Menschen ja auch arbeitsfähig erhalten, damit sie sich ihren Lebensunterhalt verdienen können, und manchmal kommen sie um eine Operation schon deswegen nicht herum, weil sie bis zur Heilung nicht ein oder zwei Jahre das Bett hüten können. Der Chirurg wird auch in der Homöopathie immer eine Existenzberechtigung haben; doch tun wir zunächst das Unsrige, um den Patienten nach Möglichkeit eine Operation zu ersparen.

Hautausschläge im Gesicht.[CK] Das Gesicht sieht kränklich aus; oft ist es gerötet[CK204] bis purpurfarben; es kann aufgedunsen[GS] sein oder auch hager und abgezehrt, welk und greisenhaft. Kinder wirken wie kleine alte Leute, wie wir es zuweilen bei *Natrium muriaticum* und *Calcarea* sehen. Bei Gesichts-, Zahn- und besonders Rachenbeschwerden sind die Unterkiefer- und Halslymphknoten geschwollen. Ohrerkrankungen im Gefolge von Scharlachfieber; Entzündung und Verhärtung der Parotiden und Unterkieferdrüsen nach Scharlach.[GS] Scharlach ruft im Organismus oft eine Menge Störungen hervor, besonders wenn die Krankheit nicht richtig behandelt worden ist, sei es durch einen Allopathen oder einen nervösen Homöopathen. Ein nervöser Homöopath ist ein solcher, der entgegen seinen eigenen Überzeugungen nicht abwarten kann, dass die von ihm gewählte Arznei Wirkung zeigt, und daher ein Mittel nach dem anderen verabreicht. Und während das Scharlachfieber seinen Lauf nimmt, wird der Patient ernstlich krank; er bekommt ein Ohrenleiden, Drüsen und Lymphknoten schwellen an, und gelegentlich kommt es auch zu entzündlichen Veränderungen an den Nieren. Wenn eine Scharlacherkrankung durch Ohraffektionen und zervikale Lymphknotenschwellungen kompliziert wird, ist Baryta carbonica eines der Mittel, die wir in Betracht ziehen müssen.

Zungenlähmung oder Zungenschwäche bei alten Leuten.[ST2,341] Verhärtung der Zunge[CK246] bei alten Leuten. Vorzeitiges Altern und Schlaffheit der Muskulatur.

Ausgeprägte katarrhalische Zustände; Neigung zu Schleimansammlungen in Nase[CK483], Rachen, Kehlkopf[CK495] und Luftröhre. Baryta carbonica passt oft für alte Leute, die über Schleimrasseln in der Luftröhre klagen. Bei jedem Umschlag zu kalter Witterung und jedem sonstigen Kälteeinfluss verstärken sich die Schleimansammlung und das Rasselgeräusch beim Atmen. Es gibt nur wenige Mittel, die in einem solchen Maße grobes Schleimrasseln alter Leute haben; neben Baryta carbonica sind dies vor allem *Senega, Ammoniacum* und *Baryta muriatica.* Wenn ein alter Mann fortwährend diese groben Rasselgeräusche auf der Brust aufweist – kein vorzeitig Gealterter wie der Baryta-Patient, sondern ein Achtzigjähriger, dem es im Sommer vonseiten des Katarrhs relativ gut, im Winter aber miserabel geht – und wenn sonst keine anderen Symptome vorhanden sind, dann wird *Ammoniacum* große Erleichterung bringen.

Die Halsentzündungen von Baryta carbonica gehen mit zahlreichen Symptomen einher. »Schleimhautentzündung im Bereich des Rachens und der Mandeln, mit Fieber ...«[GS] Allgemeine katarrhalische Erscheinungen des Halses. Die Rachenschleimhaut ist granuliert und atrophisch; sie glänzt und ist übersät von groben Körnchen, die sich bei jedem Einbruch kalter Witterung oder bei jeder Verkühlung entzünden. Auch die Mandeln entzünden sich bei jedem Wechsel zu kaltem Wetter, und bei Kindern vergrößern sie sich sehr bald. Kinder mit hypertrophierten Tonsillen und geschwollenen Lymphknoten, die intellektuell zurückgeblieben sind und nur langsam lernen, werden durch Baryta carbonica geheilt. Dies sind, wie Sie sehen, konstitutionelle Symptome; wir können das Heilmittel nicht allein aufgrund vergrößerter Mandeln bestimmen. »Akute Tonsillitis.«[GS] Die Entzündung ist hier nicht so heftig wie bei *Belladonna*, sie entsteht nicht innerhalb einer Nacht und geht auch nicht so schnell in Eiterung über. Gleichwohl sind die Beschwerden erheblich; sie sind langsam während mehrerer Tage nach der Kälteexposition entstanden – allmähliches Anschwellen der Mandeln, allmähliche Entwicklung. Das ist der Charakter der Baryta-Tonsillitis, während die von *Belladonna* mit großer Plötzlichkeit entsteht. Die Angina von *Hepar sulfuris* entwickelt sich ebenfalls sehr schnell und geht auch schnell in Eiterung über. Es gibt ein Mittel, bei dem das Ohr in Mitleidenschaft gezogen wird und Wärme bessert, das aber nur von wenigen Homöopathen bei Mandelentzündung eingesetzt wird, obwohl es hier von großem Wert ist; das Mittel ist *Chamomilla*, und es ist besonders dann angezeigt, wenn der Patient höchst reizbar und ungehalten ist. Die Schmerzen treten mit großer Heftigkeit in Erscheinung, weswegen man es mit *Belladonna* verwechseln kann; aber nur *Chamomilla* wird diese Anginaform dauerhaft heilen. »Neigung zu Tonsillitis, nach jeder leichten Verkühlung oder nach Unterdrückung von Fußschweiß[AZ34,151].«[GS] »Beide Tonsillen sind hypertrophisch geworden und verhärtet«[AZ54,70] – das ist das charakteristische Merkmal von Baryta carbonica! »Gefühl im Schlunde ..., als wäre ein Knoll im Schlunde oder ein Bissen stecken geblieben«[CK276]; d.h., die Mandeln sind so groß, dass sie sich wie ein Ball oder Kloß im Hals anfühlen. Sie verändern den Klang der Stimme und verursachen Schluckbeschwerden; mit jeder kleinen Erkältung werden sie sehr schmerzhaft, sodass selbst Flüssiges nur mit Mühe heruntergeschluckt werden kann. »Schründendes Halsweh, beim Schlucken, doch am meisten beim leer Schlucken ...«[CK264] »Unfähigkeit, etwas anderes als Flüssigkeiten zu schlucken ...«[GS] Dieser Reizzustand führt zu öfteren Anfällen von »Würgen oder Zusammenziehen im Halse«[CK270]; Zusammenschnürungsgefühl, Ziehen und schmerzhafte Krämpfe im Hals. Baryta hat auch ösophageale Spasmen beim Schlingen, vornehmlich bei alten, nervösen oder vorzeitig gealterten, hinfälligen Patienten. »Speiseröhrenkrampf ..., kann nur Flüssiges schlucken.«[GS] Ein Speisebissen wandert ein Stück hinunter und verursacht dann Krämpfe in Schlund und Speiseröhre, die den Patienten zum Würgen nötigen. Dieses Würgen beim Schlucken von Speisen ist besonders typisch für *Kalium carbonicum, Graphites* und *Mercurius corrosivus;* es ist aber auch Baryta carbonica eigen, wenngleich nicht in so ausgeprägtem Maß wie *Mercurius corrosivus.*

Die Störungen hinsichtlich des Essens und Trinkens, des Appetits und des Magens sind wenig charakteristisch und können daher hier kurz und summarisch abgehandelt werden. *Es besteht eine ausgesprochene Verdauungsschwäche.*[GS] Alle möglichen Störungen und unangenehmen Empfindungen im Magen, besonders nach dem Essen; mal ist es Magenschmerz, mal Auftreibung des Magens von zu viel Luft. »Magendrücken, auch nach dem Essen.«[CK] Nach dem Essen größte Mattigkeit.[CK309] »Schmerzhafte Aufgetriebenheit des Unterleibes.«[CK374] »Derber, angespannter Unterleib.«[CK376] Baryta carbonica ist oft angezeigt »bei fühlbarer Anschwellung der Glandulae meseraicae bei einem atrophischen Zustande mit dickem Bauche, Drüsengeschwülsten, Empfindlichkeit der Bauchdecken bei Berührung ...«[ST2,132] Es hat Mesenteriallymphknotentuberkulose[GS] in den Anfangsstadien geheilt, ferner vergrößertes Abdomen von Kindern, wenn diese allgemein und besonders an den Gliedern abgemagert waren, zu Lymphknotenschwellungen neigten und einen ›zwergenhaften‹ Verstand besaßen.

Der Baryta-carbonica-Patient neigt zu hartnäckiger Stuhlverstopfung. »Stuhl hart und ungenüglich.«[CK] »Schwieriger, knotiger Stuhl«[CK]; ausgesprochene Trägheit des Mastdarms. Hämorrhoiden: »Nicht nur beim Stuhle, sondern auch beim Harnen treten die Afterknoten heraus.«[HV10,96]

Im Bereich der männlichen Geschlechtsorgane fällt auf, dass Baryta jedes sexuelle Verlangen und auch die Zeugungsfähigkeit untergräbt; es lässt die Genitalien erschlaffen und führt zu Impotenz. »Schlaffheit des Gliedes und zu früher Saamenabgang.«[HV10,99] »Schwäche des Geschlechts-Vermögens.«[CK] »Der Geschlechtstrieb schweigt.«[CK456] »Er schläft über der Begattung ein, ohne Samen-Erguß.«[CK459] »Prostatahypertrophie.«[GS] »Hodenatrophie.« »Chronische Verhärtung der Hoden.«[GS] Baryta carbonica ist ein Heilmittel beim postgonorrhoischen Katarrh der Harnröhre – beim chronischen, schmerzlosen, weißlichen Nachtripper. Es ist ein übelriechender Ausfluss ohne irgendwelche Entzündungszeichen. »Taubheit der Geschlechtstheile ...«[CK455]

Vergleichbare Störungen finden wir auch bei der Frau. [»Verminderung des weiblichen Begattungstriebes.«[HH58]] Unfruchtbarkeit. Schrumpfung der Ovarien. Die Brustdrüsen atrophieren, während die Lymphknoten allenthalben anschwellen und verhärten. Weißlicher, dicker, beständiger, oft sehr reichlicher Vaginalausfluss, verstärkt in der Woche vor der Regel.

Manche Baryta-carbonica-Patienten leiden an einer konstitutionellen lähmungsartigen Schwäche des Kehlkopfes. »Heiserkeit, oder vielmehr Stimmlosigkeit ...«[CK494] Heisere, belegte oder auch ganz tiefe Stimme. Aphonie aufgrund konstitutioneller Schwäche oder als Folge von Lähmung. »In der Kehle [im Halse[R3,189]], Gefühl, als wenn er lauter Rauch einathmete«[CK492]; oder Staub; oder Dämpfe von Pech[GS] oder Schwefel. Mit der Heiserkeit geht oft ein chronischer, trockener, heiser bellender Husten einher; es ist kein starker Husten, aber er kommt jede Nacht.[CK] »Erstickungs-Katarrh* und Lungenlähmung bei Greisen.«[SK138] Die drohende Lungenlähmung passt zur allgemeinen Natur des Mittels. Die Brust ist mit Schleim angefüllt[CK], der Patient aber nicht in der Lage, diesen auszuwerfen. Man kann an den Anstrengungen, die er beim Husten unternimmt, erkennen, dass irgendwo eine Schwäche vorliegen muss, ein Mangel an austreibender Kraft, denn die Anstrengungen zum Husten sind sehr begrenzt. »Brust-Belegtheit mit Nacht-Husten.«[CK] Beständiger trockener Husten, durch Kitzel im Halse[CK497] und in der Luftröhre[CK501] erregt. Es gibt bei Baryta einen Husten, der immer wiederkehrt und der nur gebessert wird, wenn der Patient sich auf den Bauch legt; solange er auf dem Bauch liegenbleibt, ist er von dem Husten befreit. Hier ist das vollständige Symptom: »Husten und Röcheln ist schlimmer im Liegen, ausser er legt sich auf den Bauch, das bessert es. Muss die Nacht sich oft aufsetzen nach dem Zubettgehen.«[HV10,98]

»Herzklopfen, für sich fühlbar«[CK], schon von leichter Anstrengung. »Herzklopfen beim Liegen auf der linken Seite.«[CK529] »Sie kann nicht auf der linken Seite liegen vor Blutwallung und starken Herzschlägen, mit Gefühl wie von einer Wunde im Herzen und großer Aengstlichkeit.«[CK696] »Herzklopfen, das durch Denken daran erneuert wird, denn dann wird es ihr ängstlich ...«[CK530] »Herzklopfen, was bis in den Kopf schlägt ...«[HV10,99] »Herzklopfen bleichsüchtiger ... Mädchen.«[GS] Beschleunigter, aber schwacher Puls.[KE1,85]

Baryta carbonica hat viele bemerkenswerte Rückensymptome, mit denen Sie sich eingehender beschäftigen sollten. Natürlich dürfen Sie dabei nicht die Konstitution des Patienten, der über diese Symptome klagt, aus den Augen verlieren. »Spannen in der Rückenmuskulatur.« »Mehre geschwollene Drüsen [= Lymphknoten] im Nacken am Hinterkopfe.«[CK562] »Drüsen-Geschwülste im Nacken und am Halse, mit Härte, wie Stein.«[HH58] *Lipome* im Bereich des Rückens, besonders des Halses[EN596], sind, so erstaunlich es klingen mag, durch Baryta zum Verschwinden gebracht worden. Des Öfteren schon wurde ich von Patienten gefragt: »Herr Doktor, hatten Sie eigentlich auch vorgehabt, diese Fettgeschwulst zu beseitigen, die ich früher auf meinem Rücken hatte?« Die Wahrscheinlichkeit ist groß, dass ich nicht einmal von der Existenz einer solchen Fettgeschwulst gewusst habe. Dinge wie diese passieren häufig in einer homöopathischen Praxis, denn der Arzt verschreibt nicht für die Geschwulst, und wahrscheinlich wird er sie auch bei seiner Arzneiwahl nicht besonders berücksichtigen. Er verabreicht das passende Konstitutionsmittel, und

* Kent schreibt irrtümlich »suffocative cough«.

daraufhin verschwinden in vielen Fällen auch diese Gewächse nach einiger Zeit. Dann denken die Patienten, der Arzt habe ein Wunder vollbracht, während es in Wirklichkeit ein Nebeneffekt des Heilmittels gewesen ist. Der Homöopath erntet mehr Ruhm und Ansehen, wenn er eine Warze beseitigt, als wenn er den ganzen Menschen heilt. Der Arzt, der korrekt verschreibt, bringt den Organismus damit in einen Zustand größerer Ordnung. Er heilt den *Patienten*, und der wieder ins Gleichgewicht gebrachte Patient ist es, der jetzt die Reparaturmechanismen seines Körpers aktiviert. Die Gewebe werden einem Großreinemachen unterzogen und die Dinge, die nicht mehr gebraucht werden, abgestoßen – und der Arzt gilt dann als Wunderdoktor. Auf diese Weise heilt Baryta carbonica auch diverse andere Geschwülste und Gewächse, wie etwa Warzen[CK]. Warzen auf dem Rücken und an den Gliedmaßen, besonders an den Händen.

Die Gliederschmerzen sind von gichtigem oder von rheumatischem Charakter, schlimmer durch Verkühlung und kaltes Wetter. »Stinkender Fuß-Schweiß.«[CK] »Fußschweiß, der Zehen und Sohlen wund macht ...«[GS] Folgen der Unterdrückung von Fußschweiß.[AZ34,151] »Fuß-Geschwüre.«[CK*] Lähmige Schwäche der Füße. Einschlafen der Füße.[CK695] »Zittern der Füße [= Beine?] im Stehen«[CK663] und Wackeln derselben beim Gehen. »Ziehen und Reißen in den Beinen.«[CK] Bei Bewegung urplötzlich durchfahrende, scharfe Stiche im Knie, die zum Niedersetzen nötigen und das Bein lähmen.[AZ52,60(CK643)]

* Wird von Jahr im *Symptomenkodex* – wahrscheinlich zu Recht – als ***Unterschenkelgeschwüre*** wiedergegeben.

Baryta muriatica*

Bariumchlorid; salzsaure Schwererde

Dies ist eines unserer tiefwirkenden Konstitutionsmittel – und ein Mittel, das sehr vernachlässigt wird. Es wurde von den frühen Homöopathen häufig und mit großem Erfolg eingesetzt. Abstumpfung der Verstandeskräfte, bis hin zum Schwachsinn[HY24,17]; Formen des Wahnsinns, bei denen der Geschlechtstrieb gesteigert ist[HY24,18]; vergrößerte Drüsen und Lymphknoten: diese Symptomengruppe dürfte schwerlich ohne Baryta muriatica zu heilen sein. Wenn dann noch Kraftlosigkeit[GA4,59] mit extremer Muskelerschlaffung[GA4,60] hinzukommt, müssen wir irgendwann im Laufe der Behandlung Baryta muriatica verordnen, sonst wird die Heilung, wenn überhaupt, nur sehr verzögert ablaufen.

Schwäche des ganzen Körpers, besonders beim Gehen und Stehen und selbst im Sitzen, sodass er sich hinlegen muss; Aufrichten, Sich-Erheben vom Sitzen oder Liegen bringt viele Symptome hervor. Es ist eine lähmungsartige Schwäche, eine extreme Mattigkeit und Müdigkeit. »So schwer im Körper, daß er nicht aufdauern [aufbleiben] konnte ...«[GA4,59] Ohnmachtsanfälle.[GA4,64] Allgemeine Muskelschwäche.[GS(GA4,60)] »Erschlaffung der Muskeln des Körpers und Sinken der Kräfte, daß er kaum zu kriechen und ein Glied zu rühren im Stande war.«[GA4,60] Die Beschwerden von Baryta muriatica treten vermehrt morgens und nachts in Erscheinung, ferner im Frühjahr und im Herbst [Angina tonsillaris[KE5,235]]. Der Patient hält sich gern im Freien auf, doch in der Regel verstärkt freie, kalte Luft, feuchtes Wetter und allgemein jede Art von Verkühlung die Symptome. Viele Symptome verschlimmern sich durch Treppensteigen, wie etwa Atembeschwerden, Herzklopfen und die Schwäche, doch einige Symptome bessern sich auch durch Bewegung. Beschwerden verstärkt vor und während der Menstruation. Aufkommen von Symptomen während des Schlafs [Niesen[GS]]. Linksseitige Beschwerden.** Halbseitenlähmung, links.[GS] Furcht und Abscheu vor dem Baden, wie bei ***Sulfur.*** Ängstlichkeit, die mit körperlichen Beschwerden [vor allem im Bereich des Magens[GA4,68 ff.]] einhergeht, ist ein ausgeprägtes Merkmal der Arznei. Ein bedeutender Zug von Baryta muriatica ist auch die Neigung zu Konvulsionen[MA3,113]; Konvulsionen nach vorangegangenem Brennen im Magen, mit Kopfschmerzen und völliger Taubheit[WI1,399]; Konvulsionen*** in Anfällen, mit Erschütterungen und Stößen, die den Körper herumwerfen[HB203]; klonische Krämpfe. *Gefühl wie von elektrischen Schlägen bei [vor[RP1399]] Konvulsionen.* Konvulsives Zucken in den Gliedmaßen. Gliederzittern und Zuckungen.[GA4,64] Die Arznei hat hartnäckigste Epilepsien geheilt. Ameisenlaufen am ganzen Körper. Vollheitsempfindungen. Blutungen[HB203] aus Schleimhäuten und Geschwüren. Variköse Venen.[GS] Brennen kann an vielen Körperteilen auftreten. Innerlicher Wundheitsschmerz; Schneiden in inneren Or-

* Das Arzneimittelbild von Baryta muriatica ist erst in der 2. Auflage in die *Lectures* aufgenommen worden, stellt aber nach Stil und Art der Darstellung keine Vorlesung dar. Nach einigen einleitenden Sätzen ist es größtenteils eine bloße Aneinanderreihung von Baryta-muriatica-Symptomen, deren Anordnung innerhalb eines Abschnitts nicht inhaltlich begründet ist, sondern im Wesentlichen der alphabetischen Logik des Repertoriums folgt; auch die Wortwahl entspricht im Original überwiegend der des Repertoriums. Bei der Übersetzung habe ich die Reihenfolge der Symptome nach inhaltlichen Kriterien verändert, damit man sie sich leichter einprägen kann, und auch der Wortlaut hat durch die Rückführung auf die Quellen häufig Veränderungen erfahren. Anzumerken ist ferner, dass die meisten der nicht durch Quellenangaben markierten Symptome allem Anschein nach **synthetischen** Ursprungs sind, d.h., sie sind weder geprüft noch klinisch verifiziert worden; vielmehr wurden sie von Kent offenbar dann postuliert, wenn in einer Repertoriumsrubrik zugleich **Bar-c.** und **Mur-ac.** vertreten waren.

** Die *Guiding Symptoms* führen doppelt so viele ***rechtsseitige*** Beschwerden auf.

*** Kent schreibt: »Convulsions with full consciousness ...« Diese Mitteilung stützt sich auf ein Dyspnoe-Symptom aus den *Guiding Symptoms*, wo als Krankheit »Epilepsy with full consciousness« angegeben wird. Es handelt sich bei diesem Krankheitsbild jedoch nicht um wirkliche epileptische Krämpfe, wie aus dem originalen Fall hervorgeht (*AHZ* 23, S. 345): »Ein junger Mann von beinahe 30 Jahren wurde seit langer Zeit täglich mehrmals (auch in der Nacht) von einer solchen Beängstigung [= Engbrüstigkeit] und einem solchen Mangel an Luft überfallen, daß er sich auf der Erde wälzen mußte und einem Epileptischen völlig ähnlich sah, nur daß er sein völliges Bewußtsein behielt ...«

ganen; wühlende, grabende Schmerzen. Nagen in den äußeren Teilen. Spannen in den äußeren Teilen. Stechende Schmerzen in Drüsen [Stiche in Hodengeschwulst, nach unterdrücktem Tripper[AZ23,346]] und im Verlauf peripherer Nerven. Nach unten zerrende Schmerzen in Muskeln. Affizierte Körperteile schmerzen häufig schon auf gelinden Druck.[GS(KE4,366)] Insgesamt überwiegen bei Baryta muriatica jedoch unschmerzhafte Symptome, Schmerzen sind eher die Ausnahme. Pulsieren im Abdomen und in den Gliedern. Das Mittel hat in vielen Fällen von Aneurysma geholfen, z. B. bei Aneurysma der Bauchaorta[GS]. Puls: beschleunigt, bis 120[GS]; hart; voll[WI1,399]; klein, kaum tastbar[EN73]. Allgemeine Abmagerung.[AZ21,214] »Allgemeine Hautwassersucht nach Scharlachfieber.«[SK140] Zu den Erkrankungen, die am häufigsten auf dieses Mittel ansprechen, gehören die Affektionen der Drüsen und des lymphatischen Systems. Entzündung, schmerzhafte Schwellung und Verhärtung von Drüsen und Lymphknoten.[GS] Baryta muriatica ist das natürliche Komplementärmittel von *Conium* bei Affektionen dieser Art; es zeigt hier große Ähnlichkeit, wirkt aber viel tiefer.

Der Baryta-muriatica-Patient ist schnell verärgert, erzürnt sich leicht; ist besonders am Abend reizbar. Argwöhnisch, furchtsam, kleinmütig[GA4,1] und feige. Furcht vor Unheil. Menschenscheu.[GA4,1]* Er ist abends ängstlich, hat Angst um die Zukunft. »Heftige Angst mit Brechwürgen.«[GA4,68] »Bei großer Angst, Magendrücken und Uebelkeit.«[GA4,70] »Bei Gefühl von Beängstigung Wahn, ohne Unterschenkel auf den Knieen zu gehen, während die Umgebungen ebenfalls in einer anderen Beschaffenheit als gewöhnlich erscheinen.«[HB203] Baryta muriatica ist ein nützliches Mittel für Kinder, die nur langsam lernen oder verstehen; für Kinder, die keine Lust haben zu spielen wie andere Kinder.[GA4,1] Sie können sich beim Lernen nicht konzentrieren, sind unaufmerksam.[GA4,1] »Zerstreutheit, die Kinder sitzen in den Winkeln, thun nichts und antworten verkehrt.«[HB203] Schreckhaftigkeit.[SK140] Unentschlossenheit. Geistesträgheit.** »Blödsinn.«[HB203] Gleichgültigkeit. Niedergeschlagenheit[GA4,1], besonders am Morgen; sitzt schweigend da. Unaufgelegt zum Reden; redet aber im Schlaf. Törichtes, albernes Verhalten. Erotomanie – ***Wahnsinnsformen, bei welchen der Geschlechtstrieb gesteigert ist.***[HY24.18] Nymphomanie.

»Schwindel, was er sah, drehte sich herum.«[GA4,3] Schwindel beim Gehen. Bewusstlosigkeit.

Baryta muriatica ist von großem Nutzen bei Hautausschlägen im Bereich des Kopfes. »Der ganze Kopf mit einer dicken, sehr übelriechenden Grindborke bedeckt.«[AZ21,214] »Tinea capitis, die sich bis zu den seitlichen und hinteren Halspartien erstreckt.«[GS] »Eine Art Grindkopf; ein sehr eiternder Ausschlag des Haarkopfs.«[GA4,7] »Krätzartiger Ausschlag am Kopfe und Halse.«[GA4,6] Geschwüre im Kopfbereich. Die Kopfhaut fühlt sich wie zusammengezogen an.

Schweregefühl im Vorder- oder Hinterkopf; »so schwer im Kopfe, daß er nicht aufdauern konnte.«[GA4,5] Gefühl von Lockerheit des Gehirns oder von Bewegung im Kopf. Kopfschmerz morgens beim Aufstehen; nachmittags; abends. Kopfschmerz schlimmer an der freien Luft; vom Hochbinden der Haare; nach dem Essen; im Liegen; beim Bewegen der Augen; durch Geräusche; durch äußeren Druck; beim Bücken; beim Gehen. Schmerzen in der Stirn, im Hinterkopf, in den Kopfseiten, in den Schläfen. Bohren in den Schläfen. Wundheitsgefühl im Kopf. Brennen im Kopf. Druck im Kopf. Drücken in der Stirn, von innen nach außen. Stiche in Stirn, Hinterkopf, Seiten und Schläfen. Betäubender Kopfschmerz. Reißen im Hinterkopf und in den Kopfseiten. Erschütterung im Gehirn [beim Anstoßen mit dem Fuß]***.

»Scrophulöse Augenentzündung.«[AZ21,215] Gefäßinjektion.[GS] Röte der Skleren; der Lider. Hornhautgeschwüre. Trübsichtigkeit [Trübung der Cornea[AZ21,215]]. »Erweiterte Pupillen, bei Unbeweglichkeit und Unempfindlichkeit.«[HB204]

* »Fear of men« lautet die Übersetzung von Allen und Hering für ***menschenscheu***, bedeutet daher nicht, wie das Repertorium suggeriert, »Furcht vor Männern«.

** Das Symptom »Thinks she is going to die«, das Kent hier erwähnt, ist meines Erachtens nicht zu verwerten. Es ist bei einem schweren Vergiftungsfall aufgetreten, bei dem die Kranke sehr litt und etwa eine Stunde später tatsächlich starb. (Vgl. Franks *Magazin*, Bd. 3, S. 113.)

*** Ergänzung aus der Pathogenese von *Baryta carbonica*, da das Symptom sonst unverständlich wäre.

»Lichtscheu.«[AZ21,214] Jucken, Brennen und Drücken in den Augen. Zusammenkleben der Augenlider, besonders am Morgen. Absonderung von Schleim[WI1,399] oder Eiter aus den Augen. »Beide Augenlider angeschwollen.«[AZ21,214] »Lähmung des linken [oberen?] Augenlides.«[EN12] »Die Augen werden ganz steif, er konnte sie nicht bewegen.«[GA4,9] Augenbeschwerden und Kopfschmerzen durch angestrengtes Sehen, ganz ähnlich wie bei *Conium*. Flimmern vor den Augen.

»Hinter den Ohren Abscesse, aus denen ein übelriechender Eiter ausfloß; wie fauler Käse stinkender Ausfluß aus beiden Ohren.«[AZ21,214] Stinkender Eiter aus den Ohren[AZ21,214]; profus.[GS] Otorrhö nach Scharlach.[GS] Rezidivierende Gehörgangsentzündungen. Jucken in den Ohren. Tubenkatarrh. Ohrenschmerzen bei Angina tonsillaris.[GS] »Ohrenschmerz auf der rechten Seite, schlimmer durch Liegen auf der schmerzhaften Seite, besser durch Nippen an kaltem Wasser.«[GS] Ziehende, stechende oder reißende Ohrenschmerzen. Kribbeln und Zucken im Ohr. Klopfen im Ohr. Reißen hinter dem Ohr. Ausschlag auf den Ohren. Schwerhörigkeit, bis hin zur Taubheit[WI1,399]. Ohrgeräusche beim Kauen und beim Schlucken; Summen, Klingen und Brausen vor den Ohren.

Katarrh der Nase bei Fieberhitze.[WI1,399] Reichliche Schleimabsonderung aus der Nase; Schleim dick und gelb. Verstopfung der Nase. Trockenheit in der Nase. Jucken in der Nase. »Niesen im Schlaf, vier-, fünfmal vor Mitternacht, nicht aus dem Schlaf weckend (bei einem Knaben).«[GS] Wundheitsgefühl in der Nase. Nasenbluten. »An der Seite der Nasenspitze ein breiter, rother Knoten von etwas beißiger, kitzelnder Wundheitsempfindung, mit kleinen feinen Stichen beim Berühren und Reiben ...«[GA4,11]

Gesichtsröte bei Fieberhitze.[WI1,399] Gesichtshitze. »Gesichtsblässe mit ängstlichem Ausdruck.«[EN14] Hautausschläge auf Stirn und Nase. Blüten und Schorfe im Gesicht. »Empfindliches Ziehen in den Gesichtsmuskeln.«[GA4,10] »Spannende Empfindung im ganzen Gesichte ...«[HB204] »Krampfhaftes Verziehen der Gesichtsmuskeln.«[MA3,113] Trockenheit der Lippen. Entzündliche Geschwulst beider Ohrspeicheldrüsen, besonders aber der rechten, nach überstandenem Scharlach.[KE4,365 f.] »Bedeutende Anschwellung der rechten Parotis ...; sie war hart, wenig schmerzhaft, und die Geschwulst erstreckte sich bis unter den Rand des Unterkiefers.«[KE4,366] Schmerzhafte Schwellung und Verhärtung der Unterkieferdrüsen[ST2,74], bei Otorrhö.[GS]

Fauliger Mundgeruch. »Stinkender Mundgeruch, wie von Quecksilber.«[GA4,16] »Starker Speichelfluß.«[GA4,18] Extremer Speichelfluss bei jedem Paroxysmus von Luftmangel.[AZ23,345 f.]* »Fauliger Geschmack im Munde; auch die Speisen schmecken faulig.«[GA4,19] Bitterer, saurer oder süßer Mundgeschmack. Brennen im Mund. Trockenheit der Zunge und des Mundes[WI1,399], besonders morgens. (Zäher) Schleim bedeckt die Zunge[AZ23,346] und die Mundschleimhaut. Zunge rissig; weiß belegt. Geschwüre auf der Zunge. Lähmung der Zunge. Erschwertes Sprechen. »Gaumengeschwulst.«[GA4,15] Das Zahnfleisch ist geschwollen und schmerzt wie wund. Bluten des Zahnfleisches, des Mundes. Lockerwerden der Zähne, bei Salivation.[AZ23,346] »Zahnweh, erst fein stechend, dann (zuckend) klopfend nach dem Takte des Pulses, vorzüglich nach dem Schlafe und nach Mitternacht, welches zum Aufsitzen im Bette nöthiget ...«[GA4,12] Reißen in den Zähnen.

Halsschmerzen, besonders auf der rechten Seite, zum Ohr hin ausstrahlend, mit starkem Speichelfluss und vermehrten Schmerzen beim Schlucken.[GS] »Erschwertes Schlingen.«[HB204] Brennen im Hals. Trockenheit des Halses. Zäher Schleim im Hals. Entzündung des Rachens und der Speiseröhre.[MA3,114] Chronische Hypertrophie und Induration der Mandeln.[Z4,129] »Grosse Disposition zu Tonsillaranginen, die nach jeder Erkältung entstanden, eiterten und im Herbst und Frühlinge fast beständig waren. ... Varicositäten der Gefässe, Verlängerung des Zäpfchens ...«[KE5,235] Starke Schwellung und Verhärtung der zervikalen Lymphknoten.[AZ21,214]

* Dieses Symptom ist von Kent (und Hering) nur verkürzt wiedergegeben worden (»Salivation with every paroxysm«), sodass nicht klar wird, was für ein Anfall gemeint ist. (Auf diese Weise ist auch eine falsche Repertoriumseintragung zustande gekommen: »Mouth, salivation, convulsions, with«.) Es handelt sich bei diesem Fall aber nicht, wie eingangs bereits in einer Fußnote erwähnt, um epileptische Konvulsionen, sondern um Atemnotanfälle. Den Ursprung der Anfälle lokalisierte der Kranke stets in der Pankreasgegend, wo eine Verhärtung tastbar war.

»Magenschwäche; hoher Grad von Verdauungsschwäche«[HB204]; kann deshalb nur die einfachsten Speisen zu sich nehmen. »Appetitverlust.«[GA4,20] Ekel vor Speisen und Übelkeit.[HB204] »Appetit sehr gering, eine Lust zu trockenem Weißbrod.«[AZ21,214] »Starke Eßlust.«[AZ23,346] »Größerer Durst, trockne Zunge.«[MA3,446] Durst während des Fieberfrostes.[MA3,446] Heftiger Schluckauf. Aufstoßen nach dem Essen. Bitteres Aufstoßen. Aufschwulken von Wasser. Sodbrennen. Unaufhörlich quälendes, erfolgloses, krampfhaftes Würgen.[MA3,113] Erbrechen des Morgens [jedes Mal nach Einnahme des Baryt].[AZ23,346] Erbrechen, gefolgt von Kopfschmerzen.[WI1,399] »Heftiges Erbrechen und Purgiren.«[HB204] »Starkes Erbrechen mit Aengstlichkeit.«[GA4,26] »Blutbrechen.«[MA3,446] »Erbrechen einer schleimig-wäßrigen Flüssigkeit.«[MA3,113] Erbrechen von Galle. Magenentzündung.[MA3,114] Gefühl von Wärme im Magen, nach Brust und Kopf aufsteigend.[WI1,399] Leeregefühl im Magen. Auftreibung des Magens. Völlegefühl im Magen. »Gefühl von Schwere im Magen.«[HB204] »Magendrücken, besonders nach dem Genusse fester Speisen.«[HB204] »Krampf im Magen.«[GA4,30] Wundheitsschmerz im Magen. Stiche durch den Magen. Spannungsgefühl im Epigastrium.

Vergrößerung und Verhärtung der Leber wie auch der Mesenteriallymphknoten.[(GS)] Schmerzen in den Hypochondrien. Stiche in den Hypochondrien und in der Leistengegend. Flatulenz. »Unterleib stark aufgetrieben und hart.«[AZ21,214] Gespanntheit des Abdomens. Vollheit des Unterleibs. Bauchschmerzen nach dem Essen; vor dem Stuhlgang. »Brennende Schmerzen im Unterleibe.«[GA4,32] Klemmendes, kneifendes oder schneidendes Leibweh. »Schmerz in der Nabelgegend, ... vorzüglich des Morgens.«[AZ23,346] »Klemmender Schmerz in der Beckenhöhle.«[GA4,44] Baryta muriatica hat sich bei abdominalen Aneurysmen als sehr hilfreich erwiesen. Schmerzhafte Schwellung der inguinalen Lymphknoten (Bubonen) nach unterdrückter Gonorrhö.[AZ23,346] »Stinkende, jauchichte Geschwüre in der Leistengegend.«[HB203]

»Hartnäckige Stuhlverstopfung«[HB204], bei fehlendem Stuhldrang. Der Stuhl ist mit Schleim überzogen[GA4,33]; hart; schwer, doch gewöhnlich schmerzlos abgehend. Auch der Durchfall von Baryta muriatica bereitet normalerweise keine Schmerzen. Ruhr: täglich viele Male Entleerung von blutigem Schleim, ohne besondere Schmerzen[AZ5,35]; gallertartige, blutige Stühle.[GS] Lähmung des Sphinkter ani[GS]; des Rektums. Unwillkürlich abgehender Stuhl. Tenesmus. Äußerst stinkende Flatus. Brennen im Mastdarm und After, während und nach dem Stuhlgang. Drückende oder stechende Schmerzen im Mastdarm. Blutung aus dem Rektum; aus dem Darm[WI1,399]. Hämorrhoiden, die nicht nur beim Stuhlgang, sondern auch beim Harnen heraustreten. Jucken des Afters. Nässen des Afters. Schmerzende Wundheit um den After. Stühle: grünlich und gehackt[GA4,34]; gelb und schleimig[HB204]; schleimig oder gallertig, mit Blut vermengt[GS]; dünn-wässrig und sehr stinkend[AZ21,214]; weich[HB204]; weiß und steinhart[AZ21,214]. Starke Ausleerungen von Spulwürmern und von Schleim.[AZ23,346]

Blasenentzündung.[GS] Harnretention; vergeblicher Harndrang. »Heftiger, immerwährender Trieb zum Uriniren, sodass nicht selten und mit vielen Schmerzen der Urin unwillkürlich abging.«[AZ23,346] Häufiger Harnabgang, mit weißlichem Bodensatz.[AZ23,347] Muss nachts mehrmals zum Harnen aufstehen. Nächtliche Harninkontinenz. Häufiges Harnen im Schweißstadium. Postgonorrhoischer Harnröhrenkatarrh. Baryta muriatica hat chronische Gonorrhö geheilt.[GS(AZ23,346)] Urin: gelblich und sehr übelriechend[AZ21,214]; heiß; reichlich; wässrig.

»Hodengeschwulst in Folge eines gestopften Trippers; ... der Hode wurde immer größer, härter, schmerzhafter.«[AZ23,346] »Oeftere nächtliche Pollutionen.«[GA4,45] Stark gesteigerter Geschlechtstrieb.[HY24,18] »Induration, Geschwulst oder Atrophie der Ovarien.«[GS] Sterilität.[GS] Leukorrhö.[GS] Die Menstruation stellt sich zu früh ein und fließt sehr stark. Dysmenorrhö.

Reizung und Katarrh des Larynx und der Trachea. Kitzel im Kehlkopf. Schwache, heisere Stimme.[MA3,113] Engbrüstigkeit und Luftmangel in Anfällen – »er mußte beständig aufrecht sitzen, mit vorwärts gebeugtem Kopfe, wobei fast unaufhörlich Schleim [Speichel] aus dem Munde lief.«[AZ23,345] »Schnelle Respiration.«[HB205] Kurzatmigkeit. Brustbeklemmung.[GA4,47] Atemnot mit Husten. Schleimrasseln. »Schleim-Asthma.«[SK141] Tiefes Atmen.

Der Husten von Baryta muriatica kann zu jeder Tages- und Nachtzeit auftreten. Husten durch Reiz in Kehlkopf und Luftröhre. »Trockner Husten.«[AZ23,346] *»Chronischer Husten skrofulöser Kinder.«*[GS] Asthmatischer Husten. Keuchhusten. Röchelnder Husten. Auswurf: morgens; reichlich; schleimig; schleimig-eitrig; gelb. Blennorrhö der Lungen bei Skrofulösen.[AR20,2,175] Phthisis scrophulosa, mit flechtenartigem Ausschlag an verschiedenen Teilen des Körpers und verhärtetem Testikel von ansehnlicher Größe, wurde binnen drei Monaten von Baryta muriatica geheilt.[AZ23,345]

»Herzklopfen; beschleunigter Herzschlag.«[SK141]

Das Mittel hat sich auch bei Wirbelsäulendeformierungen bewährt; so war etwa bei einem 2-jährigen Knaben nach dreimonatiger Behandlung mit Baryta muriatica von einem Buckel im Bereich des 7. und 8. Brustwirbels keine Spur mehr zu sehen.[AZ21,214]

Schwäche der Glieder.[(GA4,60)] Schwere und Mattigkeit der Glieder, sodass er sich hinlegen muss.[(GA4,59)] Anziehen bzw. Hochziehen der Glieder bessert allgemein. »Gliederzittern.«[GA4,64] »Lähmung der oberen und unteren Extremitäten«[HB205]; der Hände und Füße.[EN82] Linksseitige Hemiplegie.[GS] »Periodische Anfälle von Konvulsionen mit Zuckungen und ungeheurem Werfen der Glieder.«[SK140] Klopfen in den Schultern. »Unschmerzhafte Zuckungen im Arme, vorzüglich Nachts.«[GA4,51] Schmerzen in den Armen. Heiße Hände. Kalte Hände und Füße. Geschwulst der Hände und Füße.[GA4,54] »Hirsenartiger, herpetischer Ausschlag an beiden Händen.«[MA2,645] Taubheit der Finger. Jucken der Glieder, besonders der Oberschenkel. Zuckungen in den Oberschenkeln. »Ziehschmerzen in den Oberschenkeln.«[SK141] Geschwulst des rechten Knies[KE5,923], der Beine[AZ23,347]. »Spannen in der rechten Kniescheibe.«[KE5,923] Unterschenkelgeschwüre. Fußschweiß; Folgen von unterdrücktem Fußschweiß. »Krämpfe in den Zehen.«[GA4,52]

Träume: fürchterlich, erschreckend; ängstlich; von Unglück; erotisch; angenehm; lebhaft. Schläfrigkeit nachmittags; abends; nach dem Mittagessen. Schlaflosigkeit vor Mitternacht. Häufiges Erwachen in der Nacht. Unruhiger Schlaf.

Fieberfrost am Morgen; am Abend[MA3,446]. Frostschauder im Bett. Allgemeine Fröstеligkeit. Äußere Kälte der Haut.[EN104] »Tertianfieber«[GA4,66], mit Schüttelfrost jeden dritten Tag. Fieber am Abend und während der ganzen Nacht. Brennende Hitze. »Abwechselnd Hitze und Frost, bei Angina tonsillaris.«[GS] »Trockne Hitze des ganzen Körpers, über Tag und Nacht.«[GA4,65]

Brennende Trockenheit der Haut.[RP1308] Kälte der Haut. Ameisenlaufen. Gänsehaut und Haarsträuben. Beißender Schmerz in der Haut.[GA4,55] Feines Stechen in Ausschlägen.[GA4,11] Ekzematöse oder flechtenartige[AZ23,345] Ausschläge. »Gelbliche, schuppige Ausschläge.«[SK140] »Krätzartiger Ausschlag am Kopfe und Halse.«[GA4,6] »Juckender Hautausschlag im Nacken.«[GA4,8] »Hautentzündung.«[WI1,399] Erysipel. Schwellung und Spannen der Haut. Urtikaria. Der ganze Körper ist von Geschwüren übersät.[AZ21,214] Brennen in Geschwüren. Unheilsame Haut.

Belladonna

Atropa belladonna; Tollkirsche

Belladonna ist ein Mittel, das mit großer Heftigkeit auf den Organismus einwirkt. Es eignet sich besonders für plethorische, vitale Menschen von eher intellektueller Wesensart. Kopfbetonte Menschen neigen zu Beschwerden, die plötzlich einsetzen, vorausgesetzt, sie haben eine robuste Gesundheit und eine gute Durchblutung. Die Beschwerden von Belladonna stellen sich plötzlich ein, nehmen ihren regulären Verlauf und klingen plötzlich wieder ab. Alle Schmerzen und Leiden setzen plötzlich und mit großer Heftigkeit ein und lassen ebenso unvermittelt nach. Erkältungen werden außergewöhnlich schnell durchgemacht; sie nehmen einen kurzen, aber umso heftigeren Verlauf und sind urplötzlich wieder vorbei. Belladonna beeinträchtigt in erster Linie das Gefäßsystem, das Herz, die Lungen sowie das Gehirn und das Nervensystem.

Zu den ersten Dingen, die wir bei Belladonna zu untersuchen haben, gehört die Fieberhitze. Prinzipiell kann bei diesem Mittel jedes Organ entzündet sein, am häufigsten aber ist das Gehirn, die Lunge oder die Leber betroffen; auch der Darmtrakt ist nicht selten affiziert. Diese Entzündungen gehen stets mit *heftiger Fieberhitze* einher. Die Hitze ist bei Belladonna ein ungewöhnliches Phänomen; sie ist ausgeprägter als bei fast jedem anderen Mittel. Wenn Sie einen Belladonna-Patienten berühren, werden Sie augenblicklich Ihre Hand wieder zurückziehen, so intensiv ist die Hitze, und die Erinnerung daran bleibt Ihnen noch eine ganze Weile in den Fingern erhalten. Alle möglichen Schmerzen und Leiden, nächtliche Delirien und heftige Anfälle von entzündlichem Charakter gehen mit dieser großen Fieberhitze einher. Gleichgültig, wo die Entzündung lokalisiert ist, stets finden wir diese immense Hitze. Dennoch kommt es bisweilen vor, dass diese Art von Hitze besteht und der Patient trotzdem kein Belladonna benötigt, und zwar dann, wenn das Fieber vom kontinuierlichen Typ ist. Belladonna hat in seiner Pathogenese kein derartiges Fieber. Zwar empfehlen einige der älteren Lehrbücher Belladonna für diese heftige Hitze bei Typhus oder anderen kontinuierlichen Fiebern, aber selbst bei gründlichem Durchforsten der Materia medica werden Sie nichts Fortgesetztes, nichts Anhaltendes in seinen Fieberverläufen entdecken. Das Fieber von Belladonna ist remittierend – im Laufe des Tages größeren Schwankungen unterworfen. Es fängt niemals langsam an, wie dies beim Typhus der Fall ist; es hat weder den allmählichen Anstieg noch das allmähliche Absinken einer Kontinua. Ich erwähne das nur, damit Sie sich nicht verwirren lassen. Unser dahingegangener Hering, einer der fähigsten Lehrer, die die Welt bisher gesehen hat, empfiehlt Belladonna bei Typhus, wenn das Delirium und die Fieberhitze in etwa dem Belladonna-Bild gleichen. Aber ich will Ihnen sagen, was passieren wird ... Wenn Sie Belladonna für das Delirium eines typhösen Fiebers verabreichen – für ein Delir, das ganz nach Belladonna aussieht –, werden Sie zwar unter Umständen das Delirium dämpfen oder unterdrücken, stattdessen aber andere Manifestationen der Krankheit provozieren. Sie werden das typhöse Fieber selbst kaum, wenn überhaupt, beeinflussen, dafür aber den Patienten ›unterdrücken‹. Der Patient wird länger krank sein, wird in eine noch größere Prostration geraten, als wenn Sie das Delirium in Ruhe gelassen hätten. Auf eine Fallbeschreibung Herings, in der er meint, dass Belladonna gegeben werden müsse, passt in Wahrheit *Stramonium* sehr viel besser! Nun denn, prägen Sie sich jedenfalls von Belladonna die Idee der Hitze ein – *Hitze, intensive Hitze, heftige Hitze.*

Es gibt noch ein anderes Moment, das die entzündlichen Beschwerden und fieberhaften Erkrankungen von Belladonna charakterisiert: Die entzündeten Teile und meist auch die darüberliegende Haut sind *sehr rot* und nehmen mit Fortschreiten der Entzündung eine düstere Färbung an; das Gesicht wird im weiteren Verlauf des Fiebers fleckig. Die ersten Entzündungsstadien sind noch von einem leuchtendem Rot gekennzeichnet, und die Haut glänzt. Sichtbare entzündete Körperteile erscheinen leuchtendrot; bei Entzündung von Drüsen und Lymphknoten ist die darüberliegende Haut lokal stark gerötet. So finden wir etwa feuerrote Flecken über entzündeten Zervikallymphknoten, über entzündeten Ohrspeicheldrüsen, über entzündeten Unterkieferdrüsen oder -lymphknoten. Der Rachen leuchtet, wie überhaupt alle entzündeten Schleimhäute, scharlachrot. Nach einer gewissen Zeit aber wird die Schleimhaut dunkelrot und zuletzt scheckig – ein Hinweis auf den Charakter und die Tendenz der Belladonna-Konstitution. Diese strebt nämlich in Richtung eines septischen Zustands, wie wir es beim Scharlachfieber oder bei schweren entzündlichen Prozessen beobachten können; am Anfang besteht ein ungeheurer Blutandrang, gefolgt von zunehmender Lähmung der Vasomotoren, mit bläulicher oder purpurner Verfärbung und Fleckenbildung.

Ein weiteres bedeutsames Merkmal von Belladonna macht sich in seinen entzündeten und schmerzenden Körperteilen bemerkbar. Wann immer Belladonna in seinen Prüfungen eine starke Wirkung gezeigt hat, gehörte heftigstes *Brennen* dazu. Das Brennen im Hals[RA495] bei einer Belladonna-Pharyngitis wird wie das Brennen von glühenden Kohlen empfunden. Entzündung der Mandeln[RA507], die wie Feuer brennen. Die Haut brennt, sie ist brennend heiß für das Empfinden des Patienten und von intensiver Hitze für die tastende Hand des Arztes. Dies ist z.B. bei Scharlach der Fall, bei biliösen oder remittierenden Fiebern. Bei der Entzündung eines Organs brennt sowohl das Organ selbst als auch der entsprechende Hautbezirk; es entsteht »Brennfieber«[RA1247]. Blasenentzündung mit Brennen. Hirnkongestion – und der Kopf brennt. Kongestion des Rachens – und dem Patienten brennt es im Hals. Die subjektiv als Brennen empfundene lokale Hitze ist auch objektiv zu spüren. »Brennen im Magen«[RA633] bei Gastritis[GS(RA637)]. Bei Hepatitis[GS] brennt die Leber. – Nun haben wir also drei Hauptmerkmale von Belladonna (nennen Sie sie nicht ›Keynotes‹, denn das ist nicht das, was ich meine): *Hitze, Röte und Brennen*. Wir werden sehen, wie diese das ganze Erscheinungbild einer Krankheit modifizieren, wie sie das Krankheitsbild prägen und anreichern und welche Bedeutung ihnen zukommt.

Doch damit nicht genug. Belladonna zeichnet sich auch durch starke *Schwellungen* aus. Die entzündeten Teile schwellen sehr schnell an. Sie sind äußerst berührungsempfindlich und überaus schmerzhaft, verbunden mit dem Gefühl, als sollten sie platzen, mit drückenden Schmerzen, Stechen und Brennen. Neben Schwellung besteht natürlich wieder Hitze, Röte und Brennen der entzündeten Teile – und darüber hinaus *Klopfen*. »Schlagen der Adern im Kopfe und allen Theilen des Körpers.«[RA1253] Bei allen kongestiven und entzündlichen Zuständen kann dieses Klopfen auftreten. Der betroffene Körperteil selbst klopft, und die Karotiden pochen. Wenn Kinder krank im Bett liegen und das Hirn kongestioniert ist, haben sie einen sehr heißen Kopf. Wenn sie alt genug sind, um es beschreiben zu können, sagen sie: »Es brennt im Kopf.« Und dann bemerken wir das Pulsieren der Arterien: Die Temporalarterien und die Karotiden pulsieren heftig. Ein wahrer Aufruhr findet statt, ein Erdbeben; alles wird durchgeschüttelt, wenn das Kind Belladonna benötigt. Belladonna ist darüber hinaus eines der ›schmerzvollsten‹ und ›schmerzempfindlichsten‹ Mittel. Wegen dieser Empfindlichkeit leidet der Patient wesentlich stärker unter seinen Schmerzen, als es andere Menschen an seiner Stelle tun würden. Und, wie gesagt, *die Schmerzen kommen plötzlich*, halten eine Weile an *und vergehen ebenso plötzlich*. Das tun sie bei Neuralgien; sie tun es bei entzündlichen Veränderungen, in entzündeten Organen; sie tun es, wo immer sie auftreten. Die Schmerzen reißen, stechen, drücken, brennen und beißen – alles zur gleichen Zeit. Wie um die Leiden des Patienten zu verstärken, treten all diese Charakteristika, zu einem Bündel zusammengeschnürt, gemeinsam auf. Und all seine Schmerzen sind schlimmer durch Bewegung, schlimmer bei hellem Licht, schlimmer durch Erschütterung, schlimmer durch Kälte. Der Belladonna-Patient möchte warm eingehüllt sein; durch jede Kälteexposition, jede Zugluft geht es ihm schlechter. Die Kopfschmerzen sind ähnlich wie viele andere Schmerzen. Bei jedem Schritt entsteht ein Gefühl, als würde sich das Gehirn in der Stirn heben und senken.[RA102] Reißen [Rucken[RA120]] und Brennen im Kopf bei jedem Auftreten, bei jeder Bewegung. Verschlimmerung der Kopfschmerzen selbst durch Bewegen oder Drehen der Augen; ferner durch Treppensteigen[RA120], durch Erheben vom Sitzen oder durch Niedersetzen. Jede Art von Bewegung ruft heftigste Kopfschmerzen hervor. »Heftiges Klopfen im Gehirne ...«[RA105] »Wallung des Blutes nach dem Kopfe ...«[RA150] »Heftiges Pressen im ganzen Kopfe nach außen, als ob er zersprengt werden sollte«[RA95] oder als ob die Augen herausgedrückt werden sollten. Immer wenn sich der Patient bewegt, veranlasst er dadurch Herz und Arterien, gegen seine wunden, schmerzhaften Körperteile zu schlagen, und dann nennt er dies »hämmernde Schmerzen«. Wo immer diese Schmerzen auftreten, er kann es nicht ertragen, wenn die schmerzenden Bereiche berührt werden; werden sie dennoch berührt, beginnt es darin zu klopfen. Werden sie entblößt, so tun sie noch mehr weh. Wenn jemand in seinem Zimmer auf und ab geht, bewirkt selbst diese geringe Erschütterung eine Verschlimmerung seiner Beschwerden. Ein typisches Merkmal von Belladonna ist die Verschlimmerung durch *Erschütterung des Krankenbettes.* Wenn der Patient so krank ist, dass er das Bett hüten muss, macht die Erschütterung des Bettes all seine Beschwerden schlimmer. Treten Sie an das Bett eines Patienten, der an einer Leberentzündung leidet, wird er es nicht zulassen, dass Sie das Bett anfassen oder sich darauf stützen, denn die dadurch hervorgerufene Erschütterung verstärkt seine Beschwerden. Bei Bauchschmerzen, bei einem entzündeten Uterus oder während der Wehen ist es genau das Gleiche. Die Verschlimmerung durch Erschütterung ist ein so tiefverwurzeltes Merkmal des Belladonna-Zustandes, dass sie nicht allein auf Entzündungen beschränkt ist. Oft ist sie z. B. auch eine charakteristische Modalität bei nervöser Überempfindlichkeit. Nehmen wir an, Sie kommen zu einer Schwangeren, bei der die ersten Wehen eingesetzt haben. Obwohl keinerlei Entzündung vorliegt oder droht, ist sie in einem solchen Zustand der Hyperästhesie, dass sie die Frischluft aus einem leicht geöffneten Fenster nicht ertragen kann; sie mag nicht berührt werden; jede kleine Erschütterung, z. B. durch Anstoßen ans Bett, erhöht ihre Schmerzen. Auch wenn kein Körperteil besonders empfindlich ist, reagiert sie doch allgemein höchst sensibel auf jede Art von Erschütterung. Wenn Sie zu einem solchen Fall gerufen werden, werden Sie bald erkennen, dass Sie es ohne Belladonna mit einer sehr schwierigen und schmerzreichen Geburt zu tun bekommen würden. Doch mit einer Gabe Belladonna lassen all diese Beschwerden binnen kürzester Zeit nach, so rasch setzt die Wirkung dieser Arznei ein. Die Modalität »schlimmer durch Erschütterung des Bettes« wird Sie oft auf die Spur des Mittels bringen. Oder: Sie treten an das Bett eines Patienten mit Gallensteinkolik ... Er leidet Schmerzensqualen, möchte nicht, dass das Bett berührt wird. Sein Gesicht ist rot, seine Haut brennt; er mag nicht angefasst werden. Manches von dem hat er Ihnen schon verraten, bevor Sie an seinem Bett angelangt sind, allein vom Aspekt her. Und dann sagt er: »Fassen Sie bloß nicht das Bett an, Herr Doktor!« Diese ausgeprägte Verschlimmerung durch leichteste Erschütterung ist ein ganz besonderes Merkmal von Belladonna.

Krämpfe – generalisierte Krämpfe und lokale Spasmen. Spasmen der Ringmuskulatur kleiner Gänge und Kanäle, wie bei der erwähnten Gallenkolik. Der Ductus choledochus oder auch der Ductus cysticus krampft sich um einen kleinen Stein zusammen und lässt ihn nicht mehr los. Das Lumen der Gallenausführungsgänge wäre eigentlich groß genug, um eine solche Steinpassage zu gestatten, und der Stein ist ja auch schon auf dem Weg – aber die Reizung des Gallengangs bewirkt, dass sich dieser verkrampft und den Stein noch fester umschließt. Geben Sie dem Patienten ein Kügelchen Belladonna auf die Zunge, und der Spasmus lässt nach, der Stein wandert weiter, und binnen 15 Minuten ist alles vorüber. Bei Gallenkoliken gibt es mit einer homöopathischen Behandlung so gut wie keine Fehlschläge. Die Symptome entsprechen zwar nicht immer Belladonna, aber in dem vorhin geschilderten Fall – mit der schrecklichen Empfindlichkeit – heißt das Heilmittel eindeutig Belladonna.

»Convulsionen bei Kindern.«[HY5,209] Diese Krämpfe sind heftig und werden gewöhnlich von einer bedeutenden zerebralen Kongestion begleitet, wobei die Haut stets fiebrig erhitzt ist. Sie können durch Licht, Kälte, Zugluft und Verkühlung hervorgerufen werden. Meist sind es nervöse, kluge Kinder, die betroffen sind, solche mit wohlgeformten Köpfen, oder auch dicke, stämmige Knaben mit großen Köpfen. Knaben besonders, aber auch Mädchen mit jungenhaften Köpfen bekommen Krämpfe, wenn sie Kälte ausgesetzt sind. Licht, Bewegung und Kälte sind die Hauptursachen für diese Krämpfe. Der Belladonna-Patient erfährt, wie der *Bryonia*-Patient, eine Verschlimmerung sämtlicher Beschwerden durch jede Art von Bewegung: Bewegung ruft Krämpfe hervor; Bewegung verursacht Schmerzen; Bewegung steigert die Herztätigkeit und führt allenthalben zu Pulsationen. Bewegung ist die Ursache für zahlreiche Beschwerden und erhöht das Leiden an bereits bestehenden.

Wann immer Sie einen ›Belladonna-Verdacht‹ haben, denken Sie daran, diese Allgemeinsymptome zu eruieren; sie sollten, da sie die Idee des Mittels darstellen, in ihrer Mehrzahl vorhanden sein. Wie viele kleine Symptome Sie auch feststellen mögen, sehen Sie zu, dass Sie zuerst diese Allgemeinsymptome verifizieren.

Die psychischen Symptome von Belladonna sind unterhaltsam zu lesen, aber schrecklich mit anzusehen. Es sind Symptome, wie sie bei Zuständen von hohem Fieber auftreten, wie sie bei manischer Erregung und im Delir zu beobachten sind. Alle Gemütssymptome sind von Erregtheit und Heftigkeit gekennzeichnet; sie sind stets von aktivem Charakter, niemals von passivem. Es gibt kein blandes, passives Delirium bei Belladonna; das Delir geht immer mit Wildheit einher.[RA1408] Der Kranke ist rasend[RA1417], schlägt um sich[RA1419], beißt[RA1424f.] und zerreißt alles, was ihm in die Quere kommt[RA1426]; er tut seltsame, ungewöhnliche, unerwartete Dinge. Er befindet sich in einem Zustand großer Reizbarkeit und Empfindlichkeit der Sinne.[RA1400] Diese psychischen Symptome, die bei Fiebererkrankungen, Delirien und Erregungszuständen auftreten, werden häufig durch das Essen von leichten Speisen abgemildert. Das ist als Zug von Belladonna nicht so sehr bekannt, gleichwohl aber eine recht typische Modalität des Mittels. Denken Sie jedenfalls an die *Heftigkeit* von Belladonna und damit verbunden, wenn Sie zu einem Fall von derart heftigem Delirium kommen, an die *Hitze*, die *Röte* und das *Brennen*.

Der Belladonna-Patient bildet sich oft die verschiedensten Dinge ein. Er glaubt, Gespenster zu sehen[ZÖ1,215] oder Geister oder Polizisten oder wilde Tiere[HV16,254]. Im ersten Stadium des Fiebers ist das Delirium sehr heftig, der Patient stark erregt, doch im weiteren Verlauf versinkt er in einen schlummerähnlichen, halb komatösen Zustand. Wenn er träumt, passiert es nicht selten, dass er laut aufschreit.[(RA1135)] Schreckliche Träume.[RA1134] Sieht in seinen Träumen die Dinge, von denen er im Schlaf redet, lebhaft vor sich. Wenn er wirklich schläft oder ruht – sofern er überhaupt einmal zur Ruhe kommt –, neigt er zu heftigen Träumen und Albträumen. Träumt von Feuer[EN2420], von Feuersgefahr[RA1133], dass Dinge Feuer fangen. Leidet im Delir große Qualen. Der Kopf ist zuweilen wie benebelt.[RA25f.] Verliert die Besinnung oder das Bewusstsein[RA45]. Gedächtnisverlust; kann sich an nichts erinnern[RA59] und gerät dann in einen wilden, rasenden Zustand. Auch wenn er zu schlafen scheint, hält sein Delirium an. Die genannten Symptome treten oft in Verbindung mit Hirnkongestion auf, besonders mit den heftigen zerebralen Kongestionen kleiner Kinder. Wenn die Kinder schon sprechen können, sagen sie, es würde in ihrem Kopf hämmern oder klopfen. Häufig verfällt das Belladonna-Kind auch, bedingt durch die Hirnkongestion, in einen tiefen Sopor; die Pupillen sind dilatiert, die Haut heiß und trocken, das Gesicht feuerrot, mit klopfenden Karotiden. Schließlich wird das Kind, wenn der Sopor weiter zunimmt, leichenblass[RA171ff.]; der Hals wird nach hinten gezogen, weil mit zunehmendem Sopor auch die Hirnbasis und das Rückenmark in Mitleidenschaft gezogen werden und so die Nackenmuskulatur zur Kontraktion gebracht wird. Der zurückgezogene Kopf wird hin und her gerollt, die Augen sind stier, die Pupillen erweitert. Diesen soporösen Geisteszustand finden wir z.B. bei Scharlach und Zerebrospinalmeningitis.

Der Gemütszustand von Belladonna kann auch die Form einer akuten Psychose annehmen. Der Kranke beißt Löffel entzwei, bellt wie ein Hund[RA1416], wird auf die verschiedenste Art und Weise gewalttätig[RA1418 ff.], neigt sogar dazu, sich aus dem Fenster zu stürzen[HA20]. Er muss deswegen festgehalten und in eine Zwangsjacke gesteckt werden. Das Gesicht ist gerötet, die Haut heiß; manchmal gibt der Patient an, er fühle ein Brennen am ganzen Körper oder auch nur am Kopf. Während der Kopf heiß ist, sind oft Hände und Füße oder auch nur die Füße eiskalt. Es scheint, als würde alles Blut in Richtung Kopf drängen. Mit der akuten Psychose gehen alle Arten von Wahnideen und Halluzinationen einher. Gespenster[RA37], schreckliche Ungeheuer[EN48], eigentümliche Wesen und Missgestalten bevölkern seine Phantasie. Fürchtet sich vor eingebildeten Dingen und will davonlaufen. Im Belladonna-Delir hat der Kranke das Bestreben, sich aus dem Fenster zu stürzen oder fortzulaufen, seinen Aufpassern zu entfliehen[RA1435]. Er glaubt, sie würden ihm etwas zuleide tun. Die bei einem solchen psychotischen oder deliranten Zustand hervortretenden Erscheinungen sind von großer Heftigkeit, Gewalttätigkeit und Destruktivität geprägt. In diesen hochakuten Phasen muss der Patient ständig beobachtet und überwacht, festgehalten und manchmal auch ans Bett gefesselt werden. In der Pathogenese wurden diese Zustände als »rasende, gewalttätige Wuth«[RA1414] beschrieben. »Stöhnen.«[RA1320] »Er biß, statt das Verlangte zu essen, den hölzernen Löffel entzwei, zernagte die Schüssel und knurrte und bellte wie ein Hund.«[RA1416] »Der Junge rannte übermütig lachend im Zimmer umher ...« Belladonna hat ein irres Lachen, ein »unbändig lautes Gelächter«[RA1363]. »Ein Stück Brot, das er für einen Stein hielt, warf er weit von sich; sein Delirium war stets lustig ...«[GS] »Er tobt ganz rasend im Bette herum.«[RA1411] »Er wünscht Einsamkeit und Ruhe; jedes Geräusch und der Besuch von Andern ist ihm zuwider.«[RA1395] Große Lichtscheu[RA226]; es geht ihm besser im Dunkeln. Zwischen diese gewalttätigen Anfälle tritt zuweilen eine mehr passive Episode. Die aktiven Phasen sind stets von Gewalt und Heftigkeit gekennzeichnet, doch mitunter beruhigt sich der Patient, und dann sitzt oder liegt er im Bett, reißt das Bettzeug in Streifen oder zerbricht alles, dessen er habhaft werden kann, manchmal einen halben Tag lang.[GS]

Ein Merkmal, das sich durch alle Beschwerden zieht, sei es Delirium, Fieber oder Schmerzen, ist *Aufschrecken*. Aufschrecken aus dem Schlaf[RA1136 ff.] wie von einem elektrischen Schlag. Genau in dem Moment, wo er im Begriff ist einzuschlafen, durchfährt es ihn wie ein elektrischer Schlag. »Er erschrickt sehr leicht, besonders wenn Jemand zu ihm kömmt.«[RA1311] »*Große Aengstlichkeit* ...«[RA1312 f] ist eine weitere typische Erscheinung. »Furcht vor eingebildeten Dingen, möchte vor ihnen davonlaufen.«[GS] Wenn ein Belladonna-Patient aus diesen Delir- oder Krampfanfällen wieder zu sich kommt, steht ihm die Angst noch deutlich ins Gesicht geschrieben. Der Patient ist sehr erregt, und auch Herz und Kreislauf sind in Aufruhr; jede körperliche Bewegung, jede Gefühlsregung verursacht starkes Herzklopfen.

Aus all dem bisher Gesagten werden Sie entnommen haben, dass Belladonna ein überaus *empfindliches* Mittel ist; der Körper ist in einem Zustand der Hyperästhesie, die Gewebe sind höchst irritabel – was auf eine gesteigerte Reizbarkeit der Nervenzentren zurückzuführen sein soll. Daraus resultiert ein verstärkter Geschmacks-, Geruchs- und Tastsinn*; sämtliche Sinne sind extrem geschärft.[RA1400] Der Patient reagiert auf alle Sinneseindrücke überempfindlich. Er ist *empfindlich auf Licht, auf Geräusche, auf Berührung, auf Erschütterung*. Das ganze Sensorium ist heftig erregt. Extreme nervöse Reizbarkeit ist wohl eines der herausragendsten Merkmale von Belladonna, im Gegensatz zu Mitteln wie etwa *Opium*, welches den Patienten all seiner Empfindlichkeit beraubt. Je stärker die Kopfkongestion bei Belladonna, desto größer die Erregbarkeit. Je stärker die Kopfkongestion bei *Opium*, desto geringer die Erregbarkeit. Und doch sind diese beiden Arzneien in vieler Hinsicht sehr ähnlich: ähnlich in Bezug auf ihre

* Hahnemanns Begriff »Tast-Gefühl« (*RA* 1400) ist von Allen in seiner *Encyclopedia* (Sy.-Nr. 2208) falsch mit »sense of taste« wiedergegeben worden (statt ***sense of touch***), was von Hering ungeprüft in die *Guiding Symptoms* übernommen wurde.

äußere Erscheinung; ähnlich in Bezug auf die Augen und das Gesicht; ähnlich auch in ihren pathologischen Zuständen. Wenn ich nur auf der Basis der Pathologie zu verschreiben hätte – des Blutandrangs zum Gehirn, des äußeren Erscheinungsbildes –, ohne die Intensität, die Heftigkeit der Lebensäußerungen dieser beiden Mittel zu kennen, so wäre ich nicht in der Lage, zwischen *Opium* und Belladonna zu unterscheiden. (Häufig antidotieren sie auch einander.) Aber wir treffen unsere Verordnungen nicht aufgrund von pathologischen Veränderungen, sondern, nach sorgfältiger Individualisierung, aufgrund von Symptomen.

»Schwindel«[RA1] in Verbindung mit dieser großen Erregbarkeit. Der Schwindel steigert sich besonders bei Bewegung des Körpers[ZG417], beim Umdrehen im Bett[EN284], bei Bewegung des Kopfes und selbst der Augen. »Schwindel, als drehete sich alles im Kreise herum.«[RA5] »Schwindel, fühlbares Pulsiren im Kopfe, Uebligkeit und erweiterte Pupillen.«[AZ32,322] Kopfbewegungen verschlimmern sowohl den Schwindel als auch das Pulsieren im Kopf. Der Patient liegt im Bett und ist nicht in der Lage, den Kopf anzuheben. Die gesteigerte Empfindlichkeit der Belladonna-Patienten betrifft in besonderem Maße die Kopfhaut, was wir in erster Linie bei Frauen beobachten können: Sie müssen das Haar immer locker herunterhängen lassen, es darf nicht hochgesteckt werden, sonst bekommen sie Kopfschmerzen.[GS] »Lässt das Haar den Rücken herunterhängen« – so empfindlich ist die Kopfhaut; das Haar muss so locker wie möglich sein, damit keinerlei Spannung entstehen kann. »Gefühl, als würde am Kopfhaar gezogen.«[EN494] Oft darf das Haar auch nicht gekämmt oder gebürstet werden. »Der äußere Kopf ist so empfindlich, daß die geringste Berührung, ja schon der Druck des Haares ihr Schmerzen verursacht.«[RA168] – Es gibt eine ganze Reihe von Arzneien, die für die extremen Leidens- und Reizzustände hochempfindlicher Naturen passen können: z.B. *Hepar sulfuris,* wo der Patient vor Schmerzen ohnmächtig wird; z.B. *Nitricum acidum,* wo Geräusche von vorbeifahrenden Wagen als qualvoll und unerträglich empfunden werden; z.B. *Coffea,* wo Beschwerden selbst durch entfernte Geräusche von Schritten verschlimmert werden, die sonst niemand hören kann; auch bei *Nux vomica* verstärken Schrittgeräusche jeden Schmerz, wo immer er bestehen mag. All diese Empfindlichkeit, einschließlich der gegenüber Schmerzen, gehört gleichermaßen, als Teil des allgemeinen Sensoriums, zur Natur von Belladonna; sämtliche Körperfunktionen sind bei diesem Mittel intensiviert. Der *Chamomilla*-Patient ist ebenfalls überempfindlich auf Schmerzen, aber wir brauchen ihm kein Mitgefühl entgegenzubringen, er macht die Sache mit sich selber ab. Demgegenüber werden wir einen Belladonna-Patienten spontan bedauern, ähnlich wie wir bei einem *Pulsatilla-* oder *Nitricum-acidum*-Patienten Mitleid empfinden.

Ein eigentümlicher Bestandteil der Überempfindlichkeit von Belladonna ist die große ›reaktive Erregbarkeit‹ des Patienten: Die Reaktion auf die Arznei setzt so schnell und so plötzlich ein, dass ich oftmals einen Patienten sagen hörte, noch ehe ich mich von ihm abgewendet hatte: »Ich fühle mich jetzt schon viel besser.« Bei vielen Arzneien kommt die Reaktion nur verzögert in Gang, bei Belladonna aber ist sie stark beschleunigt, desgleichen bei *Nux vomica* und bei *Zincum.* Besonders ausgeprägt ist diese Reagibilität, wenn der Fall hochakut ist, bisweilen aber auch noch in subakuten Fällen. *Cuprum metallicum* ist eines dieser hochsensitiven Mittel; der Patient hat empfindliche Haut, empfindliche Warzen und empfindliche Polypen; alles ist ausgesprochen empfindlich. Und er ist auch in seiner Reaktion auf Arzneien so empfindlich, dass andere, nur teilweise indizierte Mittel nicht ›funktionieren‹, weil sie zu stark auf den Patienten einwirken. Die geringste, die mildeste Dosis einer Arznei ist für den *Cuprum*-Patienten noch zu stark. Alles verschlimmert seine Beschwerden, z.B. Gerüche. Gut gewählte Arzneien bringen, anstatt zu heilen, den Fall noch mehr durcheinander. *Cuprum* verringert diese Empfindlichkeit, sodass jetzt gut gewählte Arzneien erstmals ihre Heilkraft entfalten und auch anhaltend wirken können. Im Gegensatz zu Belladonna zeigt *Cuprum* diese Sensitivität aber nicht in Verbindung mit hochgradigen Kongestionen – jenen ›aktiven‹, mit Kongestionen, Pulsieren und Kreislaufstörungen einhergehenden Fieberformen –, sondern mehr bei chronischen Zuständen. Frauen und Kinder, die *Cuprum* benötigen, sind so überempfindlich, dass man nicht mehr geneigt ist, ihnen Mitgefühl entgegenzubringen; gleichwohl ist das Mittel nicht so sehr für hysterische Personen geeignet, sondern eher für diejenigen, die sich nicht voll unter Kontrolle haben, die sich nicht beherrschen können. Das ist *Cuprum metallicum*. Wir haben viele Arzneien, die für empfindliche Menschen geeignet sind, besonders für empfindliche Frauen. Sie reagieren empfindlich auf alle nur erdenklichen äußeren Einflüsse, wie beispielsweise auf Gerüche. Der Arzt, der sich dieser bemitleidenswerten Geschöpfe annimmt, der ihr Wesen versteht, ihre Eigenart erkennt und sie von ihrem Leiden befreit, wird sämtliche Angehörigen auf seiner Seite haben, ungeachtet des Rufs all jener Doktoren, die schon vor ihm da waren. Er darf allerdings niemand sein, der an alle Patienten den Maßstab seines eigenen Sensoriums anlegt; wenn er z.B. selbst ein Dickhäuter ist, muss er sich doch der Tatsache bewusst sein, dass es Patienten gibt, die weitaus empfindlicher sind als er.

Diese Empfindlichkeit zeigt sich auch bei den meisten Kopfschmerzen von Belladonna. Klopfen im Gehirn[RA105] und stechende bzw. messerstichartige Schmerzen durch den Kopf[RA129ff.], im Zusammenhang mit der zerebralen Kongestion; verschlimmert durch Bewegung, selbst Augenzwinkern, durch Licht, Erschütterung oder Zugluft; mitunter gebessert durch leichte Speisen. Belladonna ist gelegentlich auch angezeigt, wenn der Patient den Kopf hin und her rollt; die Schmerzen sind so heftig, dass er den Kopf nicht stillhalten kann, obwohl die Bewegung den Kopfschmerz noch verstärkt. Ein Belladonna-Kind, das mit Hirnkongestion im Bett liegt, wirft den Kopf von einer Seite auf die andere und stößt von Zeit zu Zeit einen lauten Schrei aus, den sog. Cri encéphalique. Dann schläft es, nachdem es gefüttert worden ist, wieder ein. Schon nach kurzer Zeit wacht es abermals auf und beginnt seinen Kopf hin und her zu rollen, und alle paar Minuten stößt es diesen ›Hirn-Schrei‹ aus. Es gerät mehr und mehr in einen soporösen Zustand. Der Nacken wird nach hinten gebogen, das Gesicht, nachdem es anfangs stark gerötet war, immer bleicher. Das Kind schreit nur in den Phasen des Sopors auf; gibt man ihm aber zu essen, kommt es bald zur Ruhe.[GS] Dies ist, was wenig bekannt ist, ein starker Hinweis auf Belladonna. Wie das eingangs erwähnte Delirium wird auch der Sopor durch leichte Speisen gebessert. Bei allen Hirnaffektionen sollten wir darauf achten, dass der Magen nicht überladen wird, denn er ist dann geschwächt und kann keine größeren Mengen verdauen. Daher sollten die Speisen sorgfältig ausgewählt und vor allem leicht sein.

Große Schwere des Kopfes[RA66ff.]; der Kopf fühlt sich wie ein Gewicht an. Manchmal wird der Kopf durch Kontraktion der Nackenmuskulatur nach hinten gezogen[ZÖ1,122], wenn die oberen spinalen Meningen gereizt sind; manchmal neigt der Belladonna-Patient aber auch selbst den Kopf nach hinten, weil dies seine heftigen Kopfschmerzen häufig lindert.[RA98] Die Besserung hält dabei so lange an, wie er den Kopf in dieser Position belässt. Verschlimmert werden sie, wenn er im Sitzen oder Stehen oder auch beim Bücken[RA97] den Kopf nach vorne beugt. Es fühlt sich an, als wollte das Gehirn zur Stirn heraus[RA97], als würde es dorthin pressen[RA98] oder als wollten die Augen herausfallen. Dieses Vorbeugen verstärkt die Kopfschmerzen so sehr, dass sie sich bisweilen in messerstichartige oder hämmernde Schmerzen verwandeln. Dies sind die von den Patienten benutzten Ausdrücke. Gefühl von Hämmern und Nägeleinschlagen; Kopfschmerzen reißender Art[RA141]; stets aber sind zugleich auch drückende und klopfende Empfindungen vorhanden. All diese Schmerzen und Empfindungen treten verstärkt beim Aufstehen vom Sitzen in Erscheinung. Klopfen, Pulsieren, als würden mit jedem Pulsschlag kleine Hämmerchen gegen das Innere der Schädeldecke schlagen, die als eine einzige wunde Fläche empfunden wird. Manchmal lassen die Beschwerden bei ruhigem Sitzen oder im Liegen nach, doch bei jedem Aufstehen setzen sich die Hämmerchen wieder in Bewegung. Dieses Symptom ist besonders charakteristisch für Belladonna, obwohl es auch ein paar andere Mittel haben. »Ausdehnen«, »Auftreiben«[RA94] und »Zersprengen«[RA100] sind Ausdrücke, mit denen Patienten ihre Kopfschmerzen oft beschreiben, und sie sind auch von den Prüfern verwendet worden. Es sind Empfindungen des Expandierens, als ob das Gehirn sich vergrößern würde – ein von innen nach außen gerichteter Druck. Diese Art von Kopfschmerz wird durch vorsichtigen äußeren Druck gemildert. Plötzliches Berühren oder Drücken des Kopfes verschlimmert, aber Druck, der vorsichtig ausgeübt und allmählich gesteigert wird, lindert, wie z.B. der Druck eines Verbandes oder einer fest umschließenden Mütze. All die erwähnten Kopfschmerzen können ausgelöst werden, wenn der Kopf kalter Luft ausgesetzt wird, etwa durch Aufenthalt im Freien ohne Kopfbedeckung. Es kommt vor, dass heftigste Kopfschmerzen allein durch Haarschneiden verursacht werden. »Blutandrang zum Kopf, mehrere Tage anhaltend, mit Empfindungen von Pulsieren der Adern und Schlagen des Herzens im Innern des Kopfes[AZ32,300]; nach Haarschneiden.« Ohrenbeschwerden, Brustbeschwerden und rheumatische Beschwerden können dadurch entstehen, dass man sich die Haare schneiden lässt oder sich ohne Kopfbedeckung kühler Luft aussetzt, so empfindlich ist der Kopf auf Kälte. Man könnte sagen, dass bei Belladonna Beschwerden der verschiedensten Körperregionen durch den Kopf Einlass finden und dann abwärts wandern. Beschwerden der unteren Extremitäten, rheumatische Gelenkbeschwerden mit starker Rötung und Schwellung können hervorgerufen werden durch Entblößen des Kopfes, durch Kälteexposition des Kopfes, durch Nasswerden des Kopfes, durch Überraschtwerden von einem Regenschauer. Es gibt eine Belladonna-Beschwerde, die Ihnen Kopfzerbrechen bereiten wird, wenn Sie sie einmal antreffen sollten und nicht wissen, was ich Ihnen jetzt verraten werde ... Im Allgemeinen werden die Beschwerden von Belladonna durch Ruhe gebessert und durch Bewegung verschlimmert. Doch es gibt bei diesem Mittel eine Art von körperlicher Unruhe[RA1093], die man kaum mit ansehen kann; sie geht einher mit reißenden Schmerzen, die sich von den Hüften nach unten erstrecken, und sie nötigt den Patienten, ständig umherzulaufen.[(RA964)] Sobald er eine Ruhepause einlegt, fangen die Schmerzen wieder an. Manchmal schießen sie regelrecht nach unten, manchmal fahren sie die Nerven entlang auf und ab – und all dies verursacht durch Kälteexposition des Kopfes und nicht etwa durch Nasswerden der Füße. Beschwerden von *Aconitum* und *Pulsatilla* haben als Auslöser häufig ein Nasswerden der Füße, und diese Beschwerden wandern aufwärts; ihre Eintrittspforte sind gewissermaßen die Füße, von wo sie nach oben ziehen und den Kopf affizieren. Belladonna-Beschwerden entstehen durch Verkühlung des Kopfes und wandern dann abwärts, befallen mal den Kopf, mal die Brust, mal den Magen; oder sie konzentrieren sich aufs Abdomen oder auf die Gebärmutter und die Eierstöcke. *Rhus toxicodendron* bekommt ebenfalls Beschwerden als Folge von Nasswerden, aber sie bleiben gewöhnlich an dem Ort, der nass geworden ist. Wenn die Beine nass geworden sind, bekommt der *Rhus*-Patient Rheumatismus in den Beinen. Das ist ein gewaltiger Unterschied, und diese Unterscheidung müssen Sie in fast jeder Ihrer Verordnungen treffen. Homöopathie ist eine Sache der Individualisierung, und dabei ist auch die Art und Weise, wie sich Beschwerden im Organismus ausbreiten, von Bedeutung. Manche Beschwerden beginnen auf der rechten Seite des Körpers und dehnen sich dann auf die linke aus. Manche Beschwerden beginnen am obersten Körperteil und ziehen von dort nach unten – dies ist auch die Richtung, die Belladonna einschlägt. Bei einigen Arzneien entstehen Kopfschmerzen, wenn die Füße eiskalter Zugluft ausgesetzt werden *(Silicea);* aber bei Belladonna ist es die Kälteexposition des Kopfes, die zu Kopfschmerzen oder Neuralgien der unteren Gliedmaßen führt. Nun, jene reißenden Schmerzen, die infolge körperlicher Ruhe auftreten, stellen bei Belladonna eine Ausnahme dar; dies illustriert wieder einmal, wie wichtig es ist, klar und deutlich zwischen allgemeinen und lokalen Symptomen zu unterscheiden. Ohne das Wissen um ›Allgemeinsymptome‹ und ›Lokalsymptome‹ werden Sie nie zu einem sorgfältigen Verschreiben in der Lage sein. Die in dem erwähnten Beispiel aufgeführten reißenden Schmerzen in den unteren Extremitäten entsprechen einem Lokalsymptom. Der Patient bzw. der Allgemeinzustand des Patienten sowie seine Symptome werden durch Ruhe gebessert. All die Symptome, die von dem Patienten selbst ausgehen, werden durch Ruhe gebessert; aber besagte Schmerzen in den Beinen, diese neuralgischen Schmerzen, sie werden durch Bewegung gebessert und entstehen in der Ruhe. Dies bedeutet nicht, dass bei Belladonna *sämtliche* Schmerzen in den Beinen durch Bewegung Linderung finden, denn die Schmerzen bei Rheumatismus werden ausnahmslos durch Ruhe gebessert und durch Bewegung verschlimmert. Jene reißenden Schmerzen aber, von den Hüften abwärts und ohne irgendwelche Schwellungen, werden durch Ruhe und Stillhalten der Beine hervorgerufen. Alle Arzneien haben ihre Absonderlichkeiten, und es ist gerade das Herausfinden solcher »eigenheitlichen Zeichen«, das uns in die Lage versetzt, gute Verschreibungen zu tätigen.

Verlieren Sie bei all den Beschwerden von Belladonna nicht die nach oben gerichtete Kongestion aus den Augen! »Wallung des Blutes nach dem Kopfe ...«[RA150], bei Kälte der Extremitäten.[(RA1199)] Kalte Hände und Füße[RA1201], bei Hitze im Kopf[RA151].

Wir kommen zu den Augenerkrankungen ... Entzündliche Augenbeschwerden. »Glänzende (gläserne) Augen, bei ganz erweiterten Pupillen.«[RA300] »Sehr rothes, heißes Gesicht, bei eiskalten Gliedmaßen.«[RA182] »Intensive Röte der entzündeten Teile.« Sämtliche Gewebe der Augen können entzündet sein, die Lider und alle Strukturen des Augapfels, verbunden mit heftigsten Schmerzen. Hitze, Röte und Brennen; diese drei das ganze Mittel prägenden Merkmale finden sich natürlich auch bei den Augenleiden. Pochen[RA211], Schwellung und Tränen der Augen[RA220]. All diese Beschwerden verschlimmern sich durch Bewegung und Licht. Größte Lichtscheu.[RA226] »Gelegentliche Lichtblitze vor den Augen.«[EN734] Flimmern vor den Augen.[AZ19,160] Funken[RA288] und alle möglichen Farben vor den Augen.[MA4,54] Sieht die Gegenstände doppelt[RA290] oder gar dreifach.[GS] »Beim Lesen erscheinen die Linien gekrümmt.«[GS] »Trübsichtigkeit ...«[RA272] oder regelrechte »Blindheit«[RA266]. Alle Augengewebe sind stark kongestioniert. »Netzhautblutung [nach Unterdrückung der Menses] ...«[GS] »Augen glotzend, hervorragend, gegen Lichteinwirkung ganz unempfindlich.«[MA3,447] »Augen nur halb geschlossen, drohend.«[MA1,204] Das finden wir bei soporösen Kleinkindern – die Augen halb offen, das Gehirn kongestioniert, das Gesicht gerötet und sehr heiß, der Kopf beständig hin und her rollend; wenn dieser Zustand mehrere Tage angehalten hat, wird das Gesicht leichenblass, und der Hals wird nach hinten gezogen. Wenn die Kinder mit diesen kongestiven Störungen mit halb geöffneten Augen daliegen, ist kaum einmal ein Lidschlag festzustellen. »Neuralgien des Nervus supraorbitalis und besonders des Nervus infraorbitalis ...«[GS] »Hervorgetretene Augen, mit erweiterten Pupillen.«[RA295] »Entzündung des Sehnervs und der Netzhaut.«[GS] »Die Augen sind kongestioniert, stark gerötet ...«[GS] Ein weiteres Merkmal im Bereich der Augen ist das Schielen[UE], und zwar nicht der Strabismus, der sich allmählich entwickelt und operativ angegangen werden muss, sondern derjenige, der relativ plötzlich im Zusammenhang mit der Hirnkongestion entsteht, verbunden mit Mydriasis, Kopfrollen, Gesichtsröte, Klopfen der Karotiden und intensiver Hitze. Ein oder zwei Tage nach Beginn der akuten Erkrankung fangen die Augen an zu konvergieren, der Kleine schielt. Dies ist ein zusätzlicher Hinweis auf Belladonna. Gelegentlich bleibt im Anschluss an einen heftigen Kongestionszustand ein Strabismus bestehen, und hier ist mitunter Belladonna das passende Mittel (meist ist es jedoch ein anderes). All die Funktionsstörungen der Augen, die nach derartigen Kreislaufturbulenzen zurückbleiben, sollten arzneilich behandelt und niemals an den Chirurgen überwiesen werden. Auch wenn sie bereits längere Zeit oder gar Monate bestehen, können sie noch durch gut gewählte Arzneien behoben werden – im Gegensatz zu den unabhängig von akuten Ereignissen allmählich sich entwickelnden Strabismusfällen oder jenen Kindern, die schielend geboren worden sind. Nur der durch Augenmuskelkrampf und im Verein mit Hirnkongestion oder danach entstandene Strabismus ist einer Arzneitherapie zugänglich. Diese Differenzialdiagnose müssen wir sorgfältig stellen! – Gelbliche Skleren in Verbindung mit Leberkongestion und Duodenalkatarrh.

Bei Entzündungen der Ohren, die in Eiterung übergehen, ist Belladonna nur selten von Nutzen. Hier müssen wir nach tiefer greifenden Mitteln Ausschau halten. In Frage kommt es bei allen akut entzündlichen Veränderungen in diesem Bereich, mit Schmerz, Überempfindlichkeit, Röte und Schwellung; aber Belladonna-Fälle gehen selten in Eiterung über.

Im Bereich der Schleimhäute – Nase, Mund, Rachen, Kehlkopf, Eustachische Röhre, Bronchien – haben wir es mit einem weiteren wichtigen Merkmal zu tun, das die meisten Belladonna-Erkrankungen charakterisiert: *starke Trockenheit* oder großes Trockenheitsgefühl. Trockenheit der Nase, des Mundes und Schlundes[WI1,359]; Trockenheit der Zunge[ZG417]; Trockenheit der Brust bzw. der Bronchien mit Anhaltspunkten wie »trockener Husten«[RA814] und Bronchialspasmen. Diese Trockenheit tritt gewöhnlich an allen Schleimhäuten in Erscheinung, auch wenn nur lokale Beschwerden wie Schnupfen, Halsschmerzen oder Husten bestehen. Wir sehen dies in gleicher Weise bei *Phosphorus*. Wenn der *Phosphorus*-Patient einen entzündeten Hals hat, so hat er zugleich einen trockenen Mund, eine trockene Zunge und allgemein trockene Atemwege. »Katarrh [der Nase], oder Husten mit Schnupfen.«[RA800] »Mehrmaliges Nießen.«[RA798] Feine Stiche, Kribbeln und Brennen in der Nasenspitze.[RA358ff.] Hitzegefühl in der Nase. Der Allgemeinzustand ist bei einem Belladonna-Schnupfen von starker Gesichtsröte und viel Hitze gekennzeichnet, von heißem Kopf und kalten Extremitäten; heftige Kopfschmerzen aufgrund der Trockenheit der Schleimhäute. Die Trockenheit selbst ist manchmal der Auslöser für Kopfschmerzen und Fieber, weil die natürliche Sekretion aus den Schleimhäuten versiegt ist. Wann immer Sekretionen zum Stillstand kommen, entwickelt sich Fieber, und in besonderem Maße ist dies bei Belladonna der Fall. Aufhören von Absonderungen: mit Fieber; mit Hitze, Röte und Brennen; mit rotem, brennendem Gesicht; mit Hitze im Gesicht und Kopf bei Kälte der Gliedmaßen. In den *Guiding Symptoms* heißt es: »Unterdrückter Nasenkatarrh, mit rasenden Kopfschmerzen.« Nun, in einem Klima wie dem unsrigen haben die meisten Menschen während der Wintermonate bzw. bei kaltem Wetter und bei Witterungsumschwung mehr oder weniger Schleimsekretion aus der Nase, den Augen und den Atemwegen. Es geht ihnen gut, solange dies stattfindet. Urplötzlich aber kann die Sekretion aufhören, sodass die Schleimhäute trocken werden; dann kommt es zu schrecklichen, pochenden Kopfschmerzen. Belladonna eignet sich nicht für länger bestehende Katarrhe mit reichlicher Absonderung dicken, gelben Schleims. Die katarrhalischen Entzündungen, die in Belladonna ihr Heilmittel finden, sind lediglich die massiven weißlichen Schleimsekretionen. Wo ein dicker, gelber Schleim produziert worden ist, der durch eine Erkältung sistiert und zu einem Stockschnupfen wird, ist Belladonna wertlos. Denken Sie immer daran, dass Sie bei unterdrücktem Katarrh ein Arzneimittel wählen, zu dessen Wirkungskreis auch die Symptome gehören, die unterdrückt worden sind. So kämen als Heilmittel für dicke, gelblichgrüne Absonderungen etwa *Mercurius, Sulfur* oder *Pulsatilla* in Frage; mit diesen Arzneien würden Sie sich im Rahmen der Mittel bewegen, die imstande sind, den Abfluss wiederherzustellen und gleichzeitig eine heilsame Wirkung auf die betroffenen Gewebe auszuüben. Dann befände sich der Patient anschließend in einem deutlich gebesserten Allgemeinzustand.

Heftige Gesichtsschmerzen reißenden oder pochenden Charakters; schlimmer auf der rechten Seite, durch jede Erschütterung; verbunden mit starker Hitze im Kopf und Gesicht sowie Klopfen der Karotiden; ausgelöst durch kalten Wind. Auch Gesichtslähmungen infolge Fahrens in kaltem Wind sind durch Belladonna geheilt worden, doch in der Regel ist hier *Causticum* das passende Mittel. »Convulsionen der Gesichtsmuskeln.«[AZ19,160] »Krampfhaftes Spiel der Gesichtsmuskeln.«[MA1,695] Außerordentliche Zuckungen der Gesichtsmuskeln.[HV16,339] Gesichtsrose[KE4,134ff.] von leuchtendem Rot, das allmählich in ein Purpurrot übergeht, wenn das Erysipel mit Fieber einhergeht; wenn kein Fieber vorhanden ist, bleibt das Erysipel hell. Auch die Gesichtsneuralgien von Belladonna sind stets mit mehr oder weniger Kongestion und leuchtendroter Verfärbung des Gesichts verbunden.

Bei septischen Verläufen, wenn das Fieber hartnäckiger wird und das Blut sich zu zersetzen beginnt, wird aus dem dunkelroten[RA191] ein fleckiges Gesicht, wie wir es bei *Baptisia* beobachten können, wo dieses Phänomen allerdings ausgeprägter ist. »Starke Röte[RA181] mit brennender Hitze[RA179] im Gesicht.«[GS] Zahlreiche Zahnschmerzen in Verbindung mit lokalen Kongestionen; Zähne sehr empfindlich.

Die Zunge ist normalerweise trocken[ZG417], da die Trockenheit der Schleimhäute ein Allgemeinsymptom von Belladonna ist. Trockener Mund[RA475] und trockene Zunge; Zunge dick geschwollen, hängt trocken zum Munde heraus[MA4,53]; Zunge trocken und hart, fühlt sich wie Leder an. Empfindungslosigkeit der Zunge [»wie eingeschlafen, todt und pelzig«[RA441]], Geschmacksverlust[RA527], Kraftlosigkeit der Zunge[AZ7,212] und Sprachlosigkeit[RA454] sind alles Belladonna-Zeichen. »Lähmungs-Schwäche der Sprach-Werkzeuge.«[RA453] »Zittern der Zunge«[RA448] beim Herausstrecken aus dem Mund.[GS] Die Zunge ist schwach und kommt nur schwer und zitternd heraus. Schon nach einem wenige Tage bestehenden Belladonna-Fieber ist der Patient kräftemäßig stark heruntergekommen und von einer lähmungsartigen Schwäche befallen. Beim Gehen zittern ihm die Füße [Beine], und wenn er seine Hände einen Augenblick ausgestreckt nach vorne hält, fangen auch diese, wie die Zunge, bald an zu zittern. Das, was man an der Zunge sieht, ist nur eine Begleiterscheinung des geschwächten Allgemeinzustands; das Zittern hängt mit kongestiven Einflüssen auf die Nervenzentren zusammen. »Die Zungenwarzen sind hochroth, entzündet und stark geschwollen.«[RA447] Hochrote Zunge bei Scharlach, bei Hirnkongestion – und dabei die geschwollenen und erhabenen Papillen. Diese sog. Erdbeerzunge sehen wir u.a. auch bei *Arum triphyllum;* die Zunge sieht so rot aus wie eine reife Erdbeere, und darauf sitzen als ›Samen‹ die Papillen. »Roter Streifen in der Mitte der Zunge, breiter zur Zungenspitze hin.«[GS] »Zunge weiß in der Mitte, die Ränder rot.«[GS] Eine weiß belegte Zunge bei Hirnaffektionen kommt gar nicht so selten vor. Belladonna hat bei zerebralen Störungen einen dicken, weißen Belag auf der ganzen Zunge. »Trockenheit im Munde, mit Durst.«[RA478] »Trockenheit im Munde, ohne Durst.«[RA1125] Belladonna ist insgesamt ein eher ›durstiges‹ Mittel, worauf wir später bei den Magensymptomen noch näher eingehen werden. Mal hat der Patient ein Verlangen nach großen Mengen Wasser[RA1188], mal, wie der *Arsenicum*-Patient, ein beständiges Verlangen nach kleinsten Mengen. Wie bei *Arsenicum* kommt es bei Belladonna häufig vor, dass der Patient fortwährend löffelweise Wasser zu sich nehmen will, gerade so viel, dass er damit seine ausgedörrte Zunge und den trockenen Mund und Rachen anfeuchten kann. Trockenheit der hinteren Nasenöffnungen; der Schleim, den er von dort herunterzieht, ist zäh und fadenziehend, spärlich und weiß, gelegentlich auch einmal blutig. Bisher habe ich noch kein einziges Wort über die Anwendbarkeit von Belladonna bei Blutungen und blutigen Absonderungen verloren. Wie wir noch sehen werden, gehört Belladonna zu den sogenannten Blutungsmitteln; an den diversen Organen treten leicht Blutungen auf. Blutungen z.B. aus den Augen, aus der Nase[RA354], aus Hals[EN1135] und Kehlkopf, aus der Brust[RA818], aus der Blase[WI1,364], aus der Gebärmutter[RA796]. »Brennende Geschwüre, die sehr leicht bluten.«[EN2304] Winzige Geschwürchen im Hals, nicht größer als ein Stecknadelkopf. Kleine Aphthen auf den Tonsillen[GS] und der Rachenschleimhaut, die zuweilen bluten. Aphthöse Halsentzündungen. Die meisten Halsentzündungen[RA497] sind jedoch nur durch Trockenheit und Röte charakterisiert, verbunden mit größter Empfindlichkeit, Schwellung[RA500] und Unfähigkeit zu schlucken[RA509ff.]. »Schweres und schmerzhaftes Schlucken«[RA504] bei diesem empfindlichen, entzündeten Hals. Entzündung[RA507] und Schwellung der Mandeln, mit rotem Gesicht, klopfenden Karotiden, hohem Fieber und starkem Hitzegefühl, als Folge von Erkältung. Racheneingang und Pharynx hochrot; weicher Gaumen und Tonsillen geschwollen.[GS] Das Schlucken, besonders von Flüssigem, ist schmerzhaft und beschwerlich.[RA521] Sprechen erschwert[RA456]; undeutlich, unartikuliert.[AZ7,212] Aufgrund der geschwollenen Mandeln kommt es zu einem »Kloßgefühl im Hals, das zu häufigem Räuspern nötigt.«[GS] Beständiges Kratzen im Hals.[(RA503)]

Pharynx und Larynx sind sehr häufig verkrampft, teils durch die Trockenheit, teils durch die extreme Empfindlichkeit der Nerven in diesem Bereich. Umklammerungsgefühl im Hals beim Einschlafen und beim Husten. »Speiseröhrenkrämpfe.«[GS] »Krampfhaftes Zusammenschnüren des Schlundes«[GS], des Kehlkopfes. »Schmerzhafte Verengung und Zusammenziehung des Schlundes ...«[RA516] Belladonna hat in manchen Körperregionen Zusammenschnürungsschmerzen, die sich anfühlen, als würden die Teile von Fingern umklammert, außer am Hals z. B. auch im Uterus, in der Leber und im Gehirn. Rucken und Zucken von Muskeln in erkrankten Körperteilen, das mit heftigem Schmerz einhergeht, ist ein charakteristisches Belladonna-Zeichen.

Die bei Halsentzündungen auftretende Konstriktion passiert genau während des Schluckaktes, und so werden Speisen und Flüssigkeiten in den Nasenrachenraum und mitunter auch zur Nase herausgedrückt. Manche Arzneien haben dieses Symptom auch als Folge einer Lähmung: Die für den Schluckakt verantwortlichen Muskeln sind weitgehend gelähmt und vollführen nicht mehr die natürlichen Kontraktionen, um den Bissen die Speiseröhre hinunter zu drängen. Auf diese Weise wird die Speise in die Nase hochgedrückt und verursacht so eine Verlegung der Atemwege. Die entzündlichen Veränderungen und die Schlundspasmen sind es, die Belladonna in seinem akuten Stadium von Mitteln wie *Lachesis* unterscheiden, wo dieses Heraustreten der Speise aus der Nase als Lähmungsfolge nach einer Diphtherie auftritt, oder z. B. von *Alumina*, das Spasmen des Ösophagus aufweist. Die Symptome dieser beiden Mittel entstehen nur relativ langsam, die von Belladonna bereits im Frühstadium einer fieberhaften Erkrankung. Die Frühphase eines Fiebers ist bei Belladonna die Zeit der Muskelirritation, die Spätphase die der Muskelrelaxation. »Rasch sich bildende aphthöse Geschwürchen auf den Mandeln.«[GS] Bei all diesen Halsentzündungen von Belladonna werden Sie so gut wie immer eine Vergrößerung, entzündliche Kongestion und Schmerzhaftigkeit von zervikalen und submandibularen Lymphknoten feststellen können. Eine typische Begleiterscheinung ist ferner die extreme Empfindlichkeit des Patienten.

Ein seltsames Phänomen, das sich bei allen Belladonna-Fiebern häufig einstellt, ist ein unbezähmbares Verlangen nach Zitronen oder Zitronensaft; auch Limonade scheint manchmal gutzutun.[GS] Wenn Patienten bei akuten Krankheiten einen starken Appetit auf Zitronen haben, dann sind diese in der Regel auch gut für sie. Es passiert ja oft, dass Menschen, wenn sie krank sind, plötzlich ganz ausgefallene Dinge zu sich nehmen möchten. Grundsätzlich sollten Sie hier nicht allzu streng sein und Verboten so zugeneigt, dass Sie z. B. einem Patienten, der bei einer akuten Krankheit ein Verlangen nach Bier entwickelt, dieses vorenthalten. »Durst auf Wasser wandelt sich in Durst auf Bier.«[GS] Durst auf Dinge, die man ihm selbst in gesunden Tagen nicht zugestehen würde. »Ungeheurer Durst auf kaltes Wasser.«[RA1188]

Die entzündlichen Erscheinungen im Magen-Darm-Trakt können wir hier in einer Gruppe zusammenfassen. Schmerz, Brennen, Auftreibung – die verschiedensten Beschwerden. Empfindlichkeit auf Erschütterung, auf die geringste Bewegung, auf den geringsten Druck. Belladonna reagiert, wie schon eingangs bei den Allgemeinsymptomen beschrieben, empfindlicher auf Erschütterung und Bewegung als fast jedes andere Mittel. »Magenschmerzen, die sich bis zum Rücken, zur Gegend zwischen den Schulterblättern erstrecken.«[GS] Entzündung des Magens als Folge von Unterkühlung, mit hohem Fieber und großer Hitze, mit starkem Brennen[RA633]. Über die Verwendung von Belladonna bei Gallenkoliken habe ich schon genügend gesagt. Belladonna hat heftigste, krampfartige Leibschmerzen, Blähungskoliken[GS], die vor allem bei Kleinkindern und Säuglingen auftreten. Das Gesicht ist dabei rot und heiß, und die Schmerzen werden durch Zusammenkrümmen gelindert.[RA656] Es gibt auch Fälle, wo die Bauchschmerzen, wie bei *Dioscorea*, durch Rückwärtsbeugen gebessert werden, doch das sind Ausnahmen. In der Regel findet die Mutter bald heraus, dass die Koliken zu lindern sind, wenn sie das Kind bäuchlings auf ihrem Arm trägt. Das ist wie bei *Colocynthis;*

aber *Colocynthis* hat kein so hohes Fieber und nicht so viel Durst; ferner hat es Schmerz an einer umschriebenen Stelle, einen heftigen, kolikartigen Schmerz, der durch Zusammenkrümmen gebessert wird, z.B. dadurch, dass man sich über einen harten Gegenstand beugt – das ist *Colocynthis.* In einem solchen Fall kann *Colocynthis* auf diese eine Symptomengruppe hin verschrieben werden.

»Starke Schmerzen in der Ileozäkalregion; kann nicht die leiseste Berührung vertragen, nicht einmal die Berührung durch die Bettdecke.«[GS] Es gibt Appendizitis-Fälle, die nur durch Belladonna geheilt werden können. Sie wissen jetzt genug über Belladonna, um sagen zu können, wie das allgemeine Krankheitsbild beschaffen sein muss, damit bei einem Symptom wie diesem die Anwendung von Belladonna gerechtfertigt ist.

Belladonna hat dysenterische Beschwerden. Durchfall mit spärlichem, dünnflüssigem Stuhl, unter starkem Drängen[RA706ff.], wobei das Gesicht gerötet ist. Hitze, Röte und Brennen im Gesicht und Kopf, bei kalten Extremitäten. Trotz heftigen Zwängens geht nur wenig Stuhl ab.[RA711] »Krampfhaftes Zusammenschnüren des Sphinkter ani. (Dysenterie.)«[GS] Hämorrhoiden, die hochgradig entzündet sind, mit heftigsten Schmerzen[HY19,103], starker Anschwellung und intensiver Rötung; die Knoten vertragen nicht die geringste Berührung; muss mit weit auseinandergespreizten Beinen im Bett liegen, so sehr schmerzen und brennen die Hämorrhoiden.

Nun zu den Harnwegsorganen ... Kein Mittel hat heftigere Reizzustände der Blase und der Harnwege als Belladonna. Es besteht ein »unaufhörlicher Harndrang.«[RA740] Die kleinste Menge Harn reizt die Blase, und der Patient findet nicht eher Ruhe, als bis er den Harn herausgebracht hat.[AZ32,323] Der Harn geht nur tropfenweise ab[RA736], wobei es in der ganzen Länge der Harnröhre heftig brennt und beißt. Der ganze Harntrakt ist aufs Äußerste gereizt. Belladonna hat Blasenentzündungen geheilt. Mit der Reizung und Kongestion ist auch die Druckempfindlichkeit vorhanden, wie wir sie an jedem anderen Ort vorfinden, wenn Belladonna angezeigt ist; Gleiches gilt für die Empfindlichkeit auf Erschütterung. *Reizbarer Gemütszustand,* reizbarer Zustand des gesamten Nervensystems. »Blasentenesmus«[EN1534]; der Patient sitzt auch nach dem Wasserlassen noch lange auf der Toilette und quält sich, ein paar Tropfen mehr herauszubringen. Die Harnsekretion ist nicht selten stark vermindert[AZ32,322]; der Urin bisweilen blutig[WI1,364], aus reinem Blut bestehend oder mit Blutklümpchen vermischt. Eine beträchtliche Menge Blut kann in Form dieser kleinen Gerinnsel aus der Blase abgehen. »Urin sieht aus wie mit Ziegelmehl* vermengt, mit streifigen Trübungen; stark sauer riechend.«[GS] Wir finden bei Belladonna sowohl krampfbedingte Harnverhaltung[(HV16,305)] als auch unwillkürlichen Harnabgang durch Lähmung des Blasenhalses[RA763]. Harntröpfeln bei Hirnaffektionen. »In tiefem Schlafe ... entging ihm der Urin.«[RA764] Träumt, er würde urinieren, und unwillkürlich geht der Harn ab. Harnretention als Folge von Schock, von Hirnkongestion oder postpartal[GS]. Die Vollheit und Ausdehnung der Blase geht mit großen Schmerzen und höchster Empfindlichkeit einher. »Unwillkürlicher Harnabgang im Stehen«[GS] oder Gehen, manchmal auch durch geringfügige Bewegungen. Der Harndrang entsteht plötzlich und mit großer Heftigkeit. Schon bei einer kleinen Harnmenge in der Blase bekommt der Patient plötzlich ein gewaltiges, schmerzhaftes Zwängen, das den ganzen Organismus in Mitleidenschaft zieht. Der Harnzwang ist im Wesentlichen im Blasenhals lokalisiert und von spasmodischer Art, mit der Empfindung, als würde dieser fest umklammert. Der Spasmus des Blasenhalses kann auch unabhängig vom Harndrang auftreten; Auslöser für den Spasmus sind häufig Schock, Kälteeinwirkung, Angst oder sonstige psychische Irritationen. Neben *Dulcamara* und *Causticum* muss auch an Belladonna gedacht werden, wenn Frauen nach Aufenthalt in eiskalter Luft oder sonstiger Verkühlung plötzlich Urin verlieren. Bettnässen beim Aufschrecken aus dem

* Bei Hering heißt es stattdessen »black dust«, was Kent – wahrscheinlich mit Recht – in ***brick dust*** umgeändert hat. Eine Verifikation dieses klinischen Symptoms war mir leider nicht möglich. In einem Prüfungssymptom (*Encyclopedia*, Nr. 1612) ist aber ebenfalls von »brickdust sediment« die Rede.

Schlaf[GS]; träumt von einem großen Schreck, der sie auffahren und Urin verlieren lässt. Oder beim Einschlafen durchfährt es sie wie ein elektrischer Schlag, und Urin geht ab. Belladonna ist reich an solchen kleinen Eigentümlichkeiten; doch sind sie letztlich nur ein Hinweis auf die allgemeine Krampfneigung und Erregbarkeit der Belladonna-Konstitution. Wir können diese seltsamen Erscheinungen und Zustände, diese hochgradige Erregbarkeit in allen Körperregionen beobachten, besonders aber dort, wo Sphinkteren oder zirkuläre Muskelfasern vorhanden sind, etwa im Blasenhals, in der Vaginalöffnung, im Uterus oder an den diversen Gängen und Kanälen. Besonders ausgeprägt sind die Symptome jedoch im Bereich des Blasenhalses. Belladonna macht bei Frauen deutlich mehr Beschwerden als bei Männern; d.h., im Zusammenhang mit den weiblichen Geschlechtsorganen, mit den Mammae, mit Schwangerschaft und Geburt treten zahlreiche Symptome und Zustände auf, die Belladonna benötigen. Es ist ein überaus wichtiges Mittel für nervöse, empfindliche Frauen, für Frauen von ›reizbarer Faser‹.

Im Bereich der männlichen Geschlechtsorgane gibt es kaum nennenswerte Symptome, umso mehr und umso qualvollere bei den weiblichen. Die weiblichen Genitalien sind reizbar und empfindlich; Uterus und Ovarien sind kongestioniert, schmerzhaft bei Berührung und Erschütterung. Postpartale Subinvolution des Uterus. Oder der Uterus wird nach jeder Menstruation ein bisschen größer; er kehrt nicht zu seiner normalen Größe zurück, sondern bleibt kongestioniert, sodass die Patientin in der ganzen Zeit zwischen den Menses das Gefühl hat, sie bekäme ihre Regel. Die Gebärmutter fühlt sich wie zerschlagen an und ist überempfindlich auf jede Art von Erschütterung. Das auffallendste Merkmal bezieht sich jedoch auf die uterinen Blutungen, die auf diese Kongestionsneigung zurückzuführen sind und mit Uteruskrämpfen und großer Empfindlichkeit einhergehen. Der Uterus zieht sich immer wieder mit großer Heftigkeit krampfartig zusammen. Großes Wundheitsgefühl, mit *reichlichem Abgang von heißem, hellrotem Blut, zuweilen mit Klumpen darin*[GY66], *ist das große Charakteristikum der Belladonna-Blutung.* Es ist in dieser Beziehung mit *Sabina* vergleichbar; beide Mittel haben dieses Symptom in hohem Grad. Der Uterus ist mit klumpigem Blut angefüllt; dann kommt eine wehenähnliche Kontraktion und stößt die Blutklumpen aus, gefolgt von reichlichem, flüssigem Blut. Allmählich lässt die Blutung nach, der Uterus füllt sich mit rasch gerinnendem Blut, und bald setzt erneut eine wehenartige Kontraktion ein, die die Blutklumpen austreibt, gefolgt von flüssigem Blut; und so geht es im Wechsel immer weiter. Die Blutung geht mit großer Erschöpfung einher und tritt meist ohne irgendeine äußere Veranlassung auf; sie kann aber auch im Zusammenhang mit einem Abort entstehen. Belladonna ist ein wichtiges Mittel zur Stillung von Uterusblutungen, aus welchen Gründen diese auch entstanden sein mögen – wenn nur die große Empfindlichkeit vorhanden ist. Empfindlich auf Berührung, empfindlich auf Erschütterung; die Patientin selbst ist in diesem Zustand reizbarer Empfindlichkeit und großer nervöser Erregbarkeit, sowohl im Wachen wie im Schlafen, oft in Verbindung mit Fieber. Metrorrhagien bei fieberhaften Erkrankungen, wobei aber gewöhnlich die Blutung die Stelle des Fiebers einnimmt bzw. dieses absenkt.

Belladonna ist auch ein wichtiges Mittel bei postpartalen Blutungen, die *als heiß empfunden* werden. Hämorrhagie bei Sanduhrkontraktion des graviden Uterus.[GY79] Es kommt nicht selten vor, dass die Plazenta sanduhrförmig in ihrer Mitte durch eine Uteruskontraktion zusammengeschnürt wird, wodurch sie an verschiedenen Stellen losgerissen und von starken Blutungen abgelöst wird. Belladonna entkrampft diese Sanduhrkontraktionen.

Heftigste Dysmenorrhö mit wehenartigen Schmerzen. Krampfwehen, wobei zirkuläre Uteruskontraktionen die bei Belladonna am häufigsten vorkommenden Störungen sind. Normalerweise sollten sämtliche Muskelfasern in gleichem Maße an der Austreibungsaktion beteiligt sein und so den Druck auf den Gebärmutterinhalt allmählich und gleichmäßig erhöhen. Bei Belladonna ist es jedoch so, als würde eine Schnur durch die Muskeln des Uterus verlaufen und diesen zusammenschnüren, sodass keine normale Wehentätigkeit gewährleistet ist. Dies ist der gleiche Prozess, wie er auch bei der Dysmenorrhö stattfindet – heftige Kontraktionen zirkulärer Muskelfasern, die ein Gefühl hervorrufen, als wäre eine Schnur eng um den Uterus gebunden und als würde diese immer fester zusammengezogen. Belladonna ist reich an Verkrampfungen, an Hämorrhagien, an Reizzuständen, an Wundheitsempfindungen; die Genitalregion ist überaus empfindlich, die Patientin vor Schmerzen völlig außer sich. Zusätzlich können Schmerzen in den Eierstöcken auftreten. Belladonna bevorzugt in vielen Körperregionen die rechte Seite, und so ist gewöhnlich auch das rechte Ovar schmerzhafter als das linke, oder das rechte Ovar ist ganz allein betroffen. So ist es mit der rechten Seite des Halses, so ist es manchmal mit der ganzen rechten Körperhälfte. »Schmerzen in den Ovarien mit dem Einsetzen der Menses.«[GS] »Schmerzen in der Beckengegend, die plötzlich kommen und genauso plötzlich wieder gehen.«[GS] Hier haben wir wieder die charakteristischen Belladonna-Schmerzen – sie erscheinen plötzlich, verweilen ein paar Sekunden oder Minuten, und dann verschwinden sie so schnell, wie sie gekommen sind. Schmerzen infolge uteriner Kongestion. Akute Gebärmutterentzündung mit krallenden Schmerzen, »als ob eine Hand mit Nägeln den Theil packte.«[GY56] »Vergrößerung des Uterus und periodisch wiederkehrendes, krampfartiges Herabdrängen ...«[GS] Belladonna hat in diesem Bereich aber auch eine Tendenz zur Erschlaffung, und zwar im Hinblick auf den uterinen Bandapparat: Der Uterus ist durch die Kongestion vergrößert und schwerer geworden, wodurch die Mutterbänder allmählich ›ausleiern‹, schlaff und überdehnt werden; der ›übergewichtige‹ Uterus zerrt immer weiter an den Bändern, und so entsteht das Gefühl, das Frauen so oft beschreiben: ein Herabdrängen, als ob der Uterus herausfallen wollte[(GY55)] oder als ob er wie durch einen Trichter nach unten pressen würde. So drücken sich die Frauen aus, die an Uterusprolaps leiden. (Diese Art von Erschlaffung tritt auch bei vielen Mutterkornvergiftungen auf.) Die Gebärmutter kann so weit heruntersinken, dass die Zervix zwischen den Schamlippen herausragt. Gebärmuttervorfall[AZ26,190] mit dem Gefühl, »als wollte alles zu den Geburts-Theilen herausdrängen«[RA795], ist ein relativ häufiges Belladonna-Merkmal. Damit einher geht eine Verschlimmerung des Zustandes durch Erschütterung[GY41], große Empfindlichkeit der Geschlechtsteile[GY61], Wundheitsgefühl im Uterus sowie fortwährendes Schweregefühl[GY55]. Ich habe Frauen gesehen, die mit weit auseinandergespreizten Beinen sitzen mussten, so empfindlich war der Gebärmutterhals, der aus der Vulva heraustrat. »Muss sitzen; kann nicht liegen.« Viele Belladonna-Patientinnen können nicht ausgestreckt liegen, weil dann die Bauchmuskeln gedehnt werden; sie müssen, wenn sie liegen, die Beine anziehen, um die Bauchmuskeln zu entspannen. »Die Geschlechtstheile sind sehr empfindlich; sie kann die geringste Berührung nicht vertragen, sogar des Bettzeugs nicht.«[GY61] »Muss sitzen oder eine gebeugte Haltung einnehmen.« »Ein heftiges Zwängen und Drängen nach den Geschlechts-Theilen ...; beim krumm Sitzen und Gehen schlimmer, bei Stehen und gerade Sitzen besser.«[RA773] Es gibt bei Belladonna alle möglichen verschlimmernden oder bessernden Positionen, je nachdem, welche Muskeln besonders in Mitleidenschaft gezogen sind. Manche Patientinnen können z. B. besser liegen als sitzen. Fast allen geht es im Stehen schlechter. Einige bekommen Erleichterung wenn sie mit weit auseinandergespreizten Beinen sitzen. Die meisten erfahren eine Verschlimmerung durch starkes Vorwärtsbeugen; wenn sie auf einem Stuhl sitzen, können sie sich weder allzu weit nach vorne beugen noch nach hinten lehnen, ohne ihr Leiden zu erhöhen, so empfindlich und so geschwollen sind die Geschlechtsorgane. Wenn sie eine bequeme Position gefunden haben, müssen sie ganz still sitzen; schlimmer durch jede Bewegung, durch Erschütterung, durch Aufregung, vom Zuschlagen einer Tür (durch das damit verbundene Zusammenzucken). All das zeigt, wie fürchterlich empfindlich der Genitalbereich ist. Brennen in der Ovarial-[EN1642] und Uterusregion[EN1634]. »Gefühl der Hitze und Trockenheit in den leidenden Theilen, besonders der Scheide.«[GY63] »Bei jedem Tritte heftige Stiche in der Scham-Gegend, [so]wie in den innern Geschlechts-Theilen.[RA782]* Oft kommt es auch zu reißenden Schmerzen, welche meist eine Steigerung jener Umklammerungs- und Zusammenschnürungsempfindungen darstellen, die wiederum auf Spasmen zirkulärer Muskelfasern beruhen.

Belladonna eignet sich gut für Schwangere, die extrem empfindlich sind, die unter Wundheitsgefühl im Unterleib leiden, die plethorisch sind und bei Erkältungen zu kongestiven Beschwerden neigen. Ferner passt es oft bei drohendem Abort sowie während oder nach einem Abort, wenn Blutungen bestehen. Darüber hinaus ist Belladonna ein wunderbares Mittel für plethorische, kräftige Frauen mit rotem Gesicht, die spät geheiratet haben und spät schwanger geworden sind, wenn beim Herannahen des Geburtstermins die Muskeln des Uterus bzw. des Muttermundes noch sehr angespannt und rigide[GY77] sind. Der Uterus will nicht erschlaffen. Die Schwangere zeigt Röte und Hitze und ist sehr aufgeregt sowie empfindlich auf Berührung und Erschütterung. Hier kann Belladonna Erstaunliches bewirken, indem es sehr bald eine Relaxation in Gang setzt. Dennoch kann man nicht erwarten, dass die Geburt nun sehr leicht wird, denn Frauen, die erst mit 28, 30 oder mehr Jahren heiraten, neigen generell zu einer verlängerten Wehentätigkeit.

Belladonna ist bisweilen bei Puerperalfieber[KE2,436] und Wochenbettpsychose angezeigt, wenn starke Kongestionen bestehen, das Übel den Kopf in Mitleidenschaft zieht und sich Delirien entwickeln – sofern die Lochien noch nicht vollständig zum Erliegen gekommen sind. Wenn die Lochien ganz aufgehört haben und übler Geruch, große Erschöpfung und starkes Schwitzen vorhanden sind, ist Belladonna weniger nützlich. Es beherrscht manchmal die oberflächlichen Symptome, aber im Allgemeinen wirkt es nicht tief genug. Dann ist es besser, sofort zu einem Mittel überzugehen, das in der Lage ist, das Übel an der Wurzel zu packen, als mit oberflächlicher wirkenden Arzneien wie *Aconitum*, Belladonna, *Gelsemium* o.Ä. Zeit zu vergeuden. Nehmen Sie lieber Arzneien in der ›Größenordnung‹ von Sulfur. Wählen Sie ein tiefgreifendes Mittel, das soweit wie möglich auch die psychischen und nervösen Symptome abdeckt. In den *Guiding Symptoms* heißt es: »Lochien: ungenügend, zu schwach; übelriechend, machen ein heißes Gefühl an den Teilen[GY83]; unterdrückt[GY84].« Letzteres ist keine so gute Indikation für Belladonna. Geeigneter sind die Lochien, die nur teilweise unterdrückt sind und noch ein wenig fließen. Es gibt ein typisches Merkmal der Blutungen und Absonderungen von Belladonna: sie fühlen sich heiß an.[GY66] Während und nach der Geburt profuser Fluss von heißem Blut. Lochien, die als heiß empfunden werden, zusammen mit Empfindlichkeit und Wundheitsgefühl in diesem Bereich. Große Druckempfindlichkeit. Entzündung der Brustdrüsen im Wochenbett[AZ34,151]; Milchfieber[ST1,518]. Die Brüste werden rot und äußerst empfindlich auf Berührung. Die Patientin kann sich nicht im Bett umdrehen, erträgt es nicht, wenn das Bett angestoßen wird. Die Karotiden klopfen, das Gesicht ist gerötet; es besteht heftiges Fieber. Gesteigerte Empfindlichkeit des ganzen Körpers. Mammae geschwollen, steinhart.[GS] Belladonna wird in einem solchen Fall dem Schmerz und der entzündlichen Kongestion in wenigen Stunden ein Ende setzen und sämtliche Beschwerden lindern.

Natürlich gibt es Arzneien, die einen besonderen Bezug zu bestimmten Organen haben. Wenn dem nicht so wäre, hätte nie die Mode der Organtherapie aufkommen können. Manche Ärzte haben sich sogar dazu bekannt, fast ihre gesamte Tätigkeit organtherapeutisch auszurichten – mit Arzneien, die eine spezielle Affinität zu einzelnen Organen haben. Belladonna allerdings ist kein Mittel, das irgendwelche Organe bevorzugt, vielmehr vermag es so gut wie alle Organe und Körperteile gleichermaßen zu affizieren. Wenn nur die Brustdrüsen entzündet und keine anderen Lokal- oder Allgemeinsymptome zu eruieren sind, verabreichen Sie *Phyto-*

* Drei Korrekturen sind im Zusammenhang mit diesem Prüfungssymptom anzubringen:
1. Hahnemann hat das von Stapf beobachtete Symptom (Nr. 782) wie auch das Symptom Nr. 773 irrtümlich bei den männlichen Geschlechtssymptomen eingereiht.
2. Allen hat in seiner *Encyclopedia* (Nr. 1637) das ***wie*** als »as if« missverstanden, was von Hering ungeprüft übernommen wurde (*GS*, S. 397 unten).
3. Kent schreibt in der 2. Auflage fälschlich »twitching« statt ***stitching*** (in der ursprünglichen Vorlesungsmitschrift und in der 1. Auflage erscheint es noch richtig).

lacca, und Sie können getrost nach Hause gehen. Diese Art zu verschreiben kommt der Organtherapie schon sehr nahe, denn *Phytolacca* hat einen außerordentlich starken Bezug zu den Brustdrüsen und ist sehr häufig angezeigt, wenn nur diese entzündet sind und keine anderen Symptome vorliegen. Doch es gibt bei Mastitis eben auch Indikationen für *Mercurius*, für *Phosphorus* oder für Belladonna, und diese Indikationen müssen unbedingt beachtet und befolgt werden. *Phytolacca* dagegen konzentriert sich in seiner Wirkung weitgehend auf die weibliche Brust. Seit langer Zeit wissen die hiesigen Viehzüchter, dass die Wurzel der Kermesbeere ein großartiges Heilmittel ist, wenn die Milch der Rinder schon im Euter dick wird. Sie ist ein altes, auf vielen Farmen in Amerika verbreitetes Hausmittel. Doch all diese Dinge sind nicht geeignet, Sinn und Nutzen der Organtherapie unter Beweis zu stellen. Diese Therapieform ist auf nur wenige Arzneien beschränkt, die eine besondere Affinität zu einzelnen Organen haben, und macht sich auf diese Weise gerade so viel Homöopathie zunutze, dass man zu ihrer Ausübung nicht den Verstand bemühen muss.

Kehlkopfentzündungen.[GS] Auch hier finden wir wieder die Idee des Umklammerns; es ist ein Gefühl, »als schnürte ihm Jemand die Kehle zusammen«[ZÖ1,215], verbunden mit großer Erstickungsnot. Das Leiden beginnt mit Trockenheit, Rauheit, Beißen und Kratzen im Hals sowie mit etwas Schleimproduktion. Nach vielem Räuspern und Husten wandert der Schleim nach oben, wodurch die Trockenheit und der Hustenreiz für eine Weile gelindert werden. Der Reizzustand des Kehlkopfes geht oft mit Stimmverlust einher, und beim Versuch einzuschlafen setzt dann dieses Umklammerungsgefühl ein und weckt ihn wieder auf. »Rauhe, heisere Stimme.«[RA804] »Laryngitis, mit plötzlichen Anfällen von Heiserkeit ...«[GS]; jede Bewegung des Halses, der geringste Versuch, zu sprechen, Geräusche hervorzubringen oder die Kehle von außen zu berühren, bringt Kehlkopfbeschwerden hervor. Rückwärts- oder Seitwärtsneigen des Kopfes löst Schmerzen und Husten aus. Das Herunterschlucken von Speisen verschlimmert; wenn der Bissen hinter dem Kehlkopf heruntergleitet, spürt der Patient dort eine große wunde Fläche – es ist der Kehlkopf. Der Klang der Stimme ist sehr veränderlich; eine Minute lang hat sie diese Tonlage, in der nächsten Minute schon wieder eine andere. Mal ist die Stimme heiser, dann klar und deutlich[EN1678], dann wieder »piepig«[RA457], bis hin zu völliger Aphonie, dass er keinen Laut von sich geben kann[RA454]. »Anfallsweise, kruppähnliche Kehlkopfkrämpfe ...«[GS] »Spasmus glottidis.«[KE3,158] Wir finden alle Symptome des Krupp, nur nicht die Pseudomembranen. Die Schleimhaut ist entzündet und exkoriiert, aber trocken, mit Rauigkeit und Kratzen. Dies ist das Bild der akuten Belladonna-Laryngitis; sie entsteht ganz plötzlich. »Heftige, kleine, öftere, ängstliche Odemzüge.«[RA831] »Respiration kurz, hastig.«[MA3,115] »Die Respiration erschwert, der Athem heiß.«[AZ19,159] Nicht selten ist das Atmen schmerzhaft. »Asthmatische Beschwerden mit Erstickungsanfällen.«[GS] »Brust-Beklemmung.«[EA824] »Asthma bei schwülwarmem Wetter, vermehrt nach Schlaf.«[GS]

Der Belladonna-Husten hängt häufig mit jenem Umklammerungsgefühl im Kehlkopf zusammen. Hustenanfall, als wäre ein Fremdkörper – Staub[RA810], ein Speisekrumen, ein Wassertropfen – in Kehlkopf oder Luftröhre gelangt.[RA811] »Trockener Krampfhusten ...«[GS] »Heftiger Husten während des Schlafs, mit Zähneknirschen.«[RA820] »Nacht-Husten, der sie oft aus dem Schlafe weckt ...«[RA809] Husten im Liegen, mehr abends und nachts als am Tage.[RA812] Der Husten ist krampfhaft[KH], kurz und trocken[RA812]; mit rauem, hohlem, bellendem Ton.[KH] Belladonna ist ein wunderbares Mittel bei Keuchhusten mit ausgeprägtem Laryngospasmus, verbunden mit heftigem Keuchen und erschwertem Atmen. Das Ergebnis des hustenbedingten ›Aufruhrs‹ in den Atemwegen ist schließlich, nach längerem Husten, der Auswurf von etwas hellem, geronnenem Blut[KH] oder etwas dünnem, weißem Schleim. Der Belladonna-Husten zeigt eine Eigentümlichkeit: Nachdem durch die Heftigkeit und die große Anstrengung des Hustens ein wenig Schleim herausgebracht worden ist, kehrt für eine Weile Frieden ein, der Husten hört auf. Während der Ruhephase jedoch werden Kehlkopf, Luftröhre und Bronchien immer trockener und fangen schließlich an zu kitzeln; Konstriktionsgefühl und Verkrampfung der Brust setzen ein, als würden alle Atemwege daran teilhaben, und mit dem Husten entstehen Keuchen, Würgen und manchmal auch Erbrechen. Mit dem Auswurf einer kleinen Menge Schleims lässt der Husten wieder nach, und nach einer weiteren Ruhephase beginnt der nächste Anfall. Das ist der typische paroxysmale Verlauf eines Belladonna-Keuchhustens, der vor allem gekennzeichnet ist durch die große Trockenheit der Schleimhäute in den Zeiten zwischen den Anfällen.

»Engbrüstigkeit.«[RA838] Schmerzen und Wundheitsgefühl in der Brust. Das Belladonna-Kind fängt an zu weinen, sobald es den Husten kommen fühlt[RA827], weil es weiß, welche Qualen ihm bevorstehen. Die Brust tut ihm dabei so weh, dass es den Husten fürchtet und schon vorher zu weinen beginnt. Das Weinen des Kindes verrät der Mutter und der Amme, dass es gleich wieder einen Hustenanfall bekommen wird. Dies ist genauso wie bei *Bryonia, Hepar sulfuris* und *Phosphorus*, welche dieses Symptom in stärkerem Maße haben als jede andere Arznei. Brennen in der Brust[RA839]; heftiger Blutandrang zur Brust. Bei all diesen Brustbeschwerden finden wir diesen trockenen, quälenden Krampfhusten, am meisten abends und nachts.

Belladonna heilt Pneumonie und Pleuritis. Ich bin sicher, jeder von Ihnen könnte ein Bild der Belladonna-Pneumonie oder der Belladonna-Pleuritis zeichnen, und sicher kennen Sie mittlerweile auch den *Patienten* so gut, dass ich ihn nicht näher beschreiben muss – den Kopf, die Kongestion, das rote Gesicht oder das Brennen. Doch will ich Ihnen das ›Geheimnis‹ des Mittels in Bezug auf seine Rippenfellentzündung verraten: bevorzugtes Auftreten auf der rechten Seite; größte Schmerzen; extremes Wundheitsgefühl in dem betroffenen Bereich; ***kann nicht darauf liegen; schlimmer durch Erschütterung des Bettes*** – das ist die Belladonna-Pleuritis. *Bryonia* bevorzugt ebenfalls die rechte Seite, aber der *Bryonia*-Patient *muss* auf der kranken Seite liegen; er braucht den Druck [und die dadurch bewirkte Ruhigstellung des Brustkorbs] und ist nicht so empfindlich auf Erschütterung; er zeigt nicht die intensive Hitze, hat nicht das starke Klopfen und auch nicht das Brennen von Belladonna. Bei jeder Art von Krankheit, die Sie behandeln, müssen Sie in dieser Weise individualisieren. Es gibt keinen anderen Weg, Homöopathie zu betreiben.

Um es noch einmal zusammenzufassen: Bei allen entzündlichen Zuständen ist Klopfen vorhanden, Hitze, Röte, Brennen, Schmerzhaftigkeit bei Berührung sowie Empfindlichkeit auf Erschütterung. Zudem kann Belladonna nicht auf dem entzündeten Körperteil liegen, während *Bryonia* genau das vorzieht, weil Druck bessert. Pulsieren in sämtlichen Arterien; starker Blutandrang; Aufruhr im Gefäßsystem: auch das finden wir bei allen Entzündungen des Mittels.

Belladonna heilt akuten Gelenkrheumatismus, wenn alle Gelenke oder eine große Zahl von ihnen geschwollen sind, heiß, rot und brennend. Auch hier treffen wir durchgängig Hitze, Röte und Brennen an, und wir sehen die gleiche Empfindlichkeit des ›ganzen‹ Patienten, besonders aber Empfindlichkeit der Gelenke gegen Erschütterung des Bettes. Der Patient will vollkommen still liegen, erfährt durch jede Bewegung eine starke Verschlimmerung und hat erhebliches Fieber. Manchmal, wenn das Fieber sehr hoch steigt, kann auch ein Delirium entstehen. Aber die wesentlichen Merkmale sind neben der Röte und Schwellung der Gelenke die ungeheure Empfindlichkeit auf Bewegung und Erschütterung. Belladonna passt besonders für Patienten, die sehr kälteempfindlich sind, die nicht das geringste Aufdecken, die geringste Zugluft vertragen, die sehr empfindlich sind gegen das Bewegen der Bettdecke und denen Wärme guttut. Sie sehen: Wie bei allen anderen Beschwerden von Belladonna zeigt sich auch in dessen rheumatischen Leiden ganz das Gepräge, der Charakter der Arznei. Es ist jedoch der *Mensch*, der Belladonna in den Prüfungen diesen Charakter gegeben hat, und ebenso ist es der *Mensch*, der der Krankheit diesen Belladonna-Charakter verleiht; und es ist nur die Erfüllung des Ähnlichkeitsgesetzes, wenn Prüfungs- und Krankheitssymptome zusammenfallen und die Arznei so die Krankheit auslöscht.

Gelenkentzündung, die durch plötzliche Kälteexposition des betreffenden Gelenks entsteht. Oder ein einzelnes Gelenk entzündet sich aufgrund einer schweren allgemeinen Erkältung; das Übel konzentriert sich auf eine einzige Stelle, wobei grundsätzlich jedes Gelenk befallen werden kann. Bei plethorischen Menschen ist die plötzliche Kälteexposition eine der hervorstechendsten Ursachen einer Belladonna-Krankheit. Bei Vorliegen einer chronischen Erkrankung bringt eine Erkältung den Organismus aus dem labilen Gleichgewicht und verursacht eine Störung, die sich dann am schwächsten Körperteil manifestiert. Robuste, widerstandsfähige Menschen erkälten sich in der Nase, von wo aus sie das Übel leicht wieder loswerden können. Oft können Sie Ihren chronisch Kranken den Sachverhalt so erklären: »Ihre Erkältung hat Sie jetzt an Ihrem schwächsten Punkt erwischt. Wenn Sie schon vorher Probleme mit der Leber (oder welchem Organ auch immer) hatten, wird die Erkältung jetzt besonders auf die Leber schlagen. Wenn Sie später aber wieder gesund sind, werden Sie Ihre Erkältungen wie andere Leute auch bekommen – in der Nase.« Absolut gesunde Menschen erkälten sich nur äußerst selten, aber ihnen begegnen wir nicht allzu oft. Und das Schniefen, Niesen und Naselaufen ist lediglich als das Bemühen normalerweise gesunder Menschen anzusehen, den Ballast der Erkältung wieder abzustoßen.

An den Gliedmaßen kommt es, entsprechend der allgemeinen Neigung des Mittels, oft zu Krämpfen.[RA1080] »Konvulsionen, Verdrehungen aller Muskeln.«[RA1079] Kinder verfallen in Konvulsionen als Folge von Kopfaffektionen[HY5,209], Hirnkongestion oder Hirnreizung. Krämpfe bei plethorischen Kindern, vor allem an den Extremitäten, infolge von Erkältung. Äußerst schmerzhafte Muskelkrämpfe. »Alle Glieder sind in convulsiver Bewegung.«[HV16,322] Ein Gemisch von tonischen und klonischen Krämpfen.[AZ37,247] Bei den Krämpfen werden die Glieder mal plötzlich nach oben gezogen, dann wieder plötzlich nach außen geworfen; bisweilen werfen sie auch den Körper abwechselnd mal nach hinten (Opisthotonus), mal nach vorn[HY20,567] (Emprosthotonus).[GS] Die meisten Beschwerden von Belladonna werden durch Stillhalten gebessert. Die ziehenden Schmerzen, die Pulsationen, die entzündlichen Zustände wecken in dem Patienten das Verlangen nach absoluter Ruhe, da sie durch jede Bewegung verschlimmert werden. Die Abneigung gegen die geringste Bewegung ist bei Belladonna genauso häufig und genauso ausgeprägt wie bei *Bryonia*. Belladonna ist teilweise so empfindlich, dass selbst die Bewegung des Sprechens Schmerzen hervorruft, dass die Erschütterung durch die Stimme noch in weit entfernten Entzündungen Schmerzen auslöst. Auch ein Mann mit einer kräftigen Stimme, einer Bassstimme, wird kaum damit rechnen, dass durch das Sprechen sein ganzer Körper erschüttert wird; noch viel weniger gilt dies für eine weibliche Stimme. Und doch habe ich bei Frauen eine so deutliche Verschlimmerung durch diese Art von Bewegung und Erschütterung beobachtet, dass die Schwingungen der Stimme wie ein Hämmern empfunden wurden. Bei einer Entzündung des Uterus, der Ovarien oder des Darms vermeidet eine Belladonna-Patientin jegliches Sprechen, weil dadurch das leidende Organ erschüttert wird. Dieses Beispiel soll Ihnen zeigen, wie weit die Empfindlichkeit auf Bewegung und Erschütterung bei Belladonna gehen kann.

Wenn Sie das Nerven-Kapitel von Belladonna studieren, werden Sie dort die größte Ansammlung von eigentümlichen nervösen Manifestationen vorfinden: Empfindlichkeit der Nerven, verschlimmert durch Schlag oder Stoß; diverse Störungen des zentralen wie peripheren Nervensystems; Krämpfe; Zuckungen[HV16,322]; Rucken; Zittern[RA1095]; Sehnenhüpfen[R1,12], etc. Crampi, Spasmen und Konvulsionen bei Kindern. Die Krämpfe entstehen bei Belladonna mit großer Plötzlichkeit und vollkommen unerwartet. In den meisten Fällen von Wochenbettkrämpfen, die langwirkenden Arzneien und Sepsismitteln entsprechen, ist es den Frauen in den letzten Tagen der Schwangerschaft nicht gut gegangen; bei Belladonna hingegen verlaufen die ersten Wehen oder auch die ganze Geburt weitgehend unproblematisch, ohne deutliche Hinweise auf bevorstehende Komplikationen. Vielleicht ist das Gesicht der Gebärenden etwas zu stark gerötet, aber die dann einsetzenden heftigen, generalisierten Krämpfe kommen doch wie aus heiterem Himmel. Hirnkongestion mit allgemeinem Erregungszustand. Intensive Hitze; alles ist bei Belladonna intensiv, alles ist heftig, alles ist plötzlich, alles ist unerwartet. Es kommt vor, dass die Wehen schlagartig aufhören und die Gebärende stattdessen einen Krampfanfall bekommt; das ist typisch für Belladonna. Dann vergewissern Sie sich, dass die Patientin auch all die Empfindlichkeit aufweist, die ich beschrieben habe. Die Wehen hören plötzlich auf; das Blut scheint zum Kopf zu steigen; *das Gesicht wird hochrot;* Krämpfe* stellen sich plötzlich ein. Konvulsionen von epileptiformem Charakter. (Bei der regulären Epilepsie ist Belladonna ohne Wert. Wenn man während eines epileptischen Krampfanfalls eine Dosis Belladonna auf die Zunge gibt, wird das Mittel vielleicht den Anfall verkürzen, aber das ist auch alles, was man erwarten kann. Es eignet sich nur für singuläre, nichtrezidivierende Konvulsionen, die ganz plötzlich auftreten. Bei Anfällen aber, die regelmäßig wiederkehren, bei Menschen, die zu Krämpfen neigen, ist Belladonna nutzlos. Auch wenn Belladonna einmal zu einem dieser Anfälle passt, so fehlt ihm doch dies eine: das Element der Wiederholung.)** Belladonna ist ungeeignet für alle Arten von rezidivierenden Leiden, auch wenn einzelne Anfälle gelegentlich durch die Arznei gelindert werden sollten. Nehmen wir als Beispiel irgendeinen Anfall dieser Art, sei es ein Krampfanfall, eine Kopfschmerzattacke oder eine Hirnkongestion: Der Patient wird krank und gerät in einen Erregungszustand; er bekommt kongestive Kopfbeschwerden, geht zu Bett und wirft seinen Kopf hin und her. Sie behandeln den Kranken mit Belladonna, und der Anfall wird gelindert. Nun geben Sie acht: Was ich vorausgesetzt habe – dass dies ein Anfall von vielen ist – wissen Sie ja nicht unbedingt; es kann auch der erste Anfall einer Serie sein! Sie vermindern die Heftigkeit der Beschwerden mit Belladonna. Sobald nun der Patient den gleichen widrigen Einflüssen ausgesetzt ist, kehren die gleichen anfallsweisen Beschwerden zurück. Diesmal aber bewirkt Belladonna weniger als beim ersten Mal. Nach zwei oder drei weiteren Anfällen wird es gar nichts mehr ausrichten, und dann sind Sie schlechter dran als zuvor. Daher sollte der Arzt, wenn er den ersten Anfall kupieren konnte, spätestens beim Auftreten eines zweiten erkennen, dass er es mit einem rezidivierenden Leiden zu tun hat und Belladonna somit ungeeignet ist. Oft handelt es sich um einen Fall, der *Calcarea* benötigt – oft, aber durchaus nicht immer. Zwischen den Anfällen sollten sämtliche Symptome gründlich erforscht werden, damit der Patient durch Gabe des passenden chronischen Mittels auf ein höheres Gesundheitsniveau (höher als die Ebene der Anfälle) gebracht werden kann. Das akute Mittel kann nur dem ersten, zweiten oder allenfalls dritten Anfall einigermaßen adäquat sein. Es hat weder die notwendige Tiefe noch eine ausreichende Wirkungsdauer; es trifft das Individuum nicht in seinem Wesenskern. Seine Wirkung verflüchtigt sich schon nach wenigen Tagen, weswegen es häufig wiederholt werden muss. Bei allen rezidivierenden Krampfleiden und periodischen Beschwerden sollte der Patient daher nach einer Arzneigabe sorgfältig kontrolliert und beobachtet werden. Belladonna ist kein gutes Mittel bei rezidivierenden Leiden, da es ihm gleichermaßen an Periodizität wie Kontinuität der Beschwerden mangelt. Auch wenn der erste Anfall ganz nach Belladonna aussieht und das Mittel deshalb gegeben wird, zeigt der zweite Anfall doch genau das gleiche Erscheinungsbild. Belladonna passt bei solchen Erkrankungen, die, wenn sie überwunden werden, keine Rezidivneigung in sich bergen – bei solchen Erkrankungen, die entweder mit dem Tod oder mit Genesung enden. Jene Beschwerden dagegen, die ständig wiederkehren, kann es allenfalls ***abmildern.***

Der Schlaf von Belladonna ist oft ein von Kongestionen geprägter, wie betäubter[RA1135] Schlaf. Traumvoller Schlaf[RA1129], voll von ängstlichen, von Gewalttaten handelnden Träumen.[RA1135]

* Im *Journal of Homoeopathics* und in der 1. Auflage heißt es »contractions«, in der 2. Auflage »congestions«.

** Die hier in Klammern gesetzte Passage stammt aus dem *Journal.* Ich habe sie mit übersetzt, weil sie zum Verständnis des Nachfolgenden hilfreich ist und Kent seine Meinung bez. des geringen Nutzens von Belladonna bei Epilepsie nicht geändert zu haben scheint. Demgegenüber werden in Rückerts *Klinischen Erfahrungen* (Bd. 4, S. 527 ff.) 25 mit Belladonna geheilte Fälle von Krampfleiden geschildert, von denen viele einer genuinen Epilepsie zu entsprechen scheinen, d.h., sie traten z.T. seit Jahren wiederholt auf – was Kent als Kontraindikation für das Mittel ansieht.

Erwacht mit Schrecken aus einem fürchterlichen Traum[RA1144f.], einem Albtraum. Zuckungen im Schlaf.[HV16,327] »Krunken [= Ächzen] und Stöhnen im Schlafe.«[RA1319] »Unruhiger Schlaf; das Kind wirft sich herum, strampelt und redet zänkisch im Schlafe.«[RA1126] Deliriöse Symptome nachts[RA1343], im Schlaf. »Im Schlafe fährt er erschrocken auf und erwacht.«[RA1141] Mitunter fängt der Patient im Schlaf an zu reden, immer schneller und lauter; der Kopf erhitzt sich[GS], die Füße werden kalt, bis er zum Schluss mit einem schrillen Schrei erwacht: das ist ein typisches Belladonna-Symptom. »Unruhiges Hin- und Herwerfen im Bette.«[ZÖ1,122] Nachts »die Füsse eiskalt und kaum zu erwärmen ...«[ZG418] Der Kopf wird im Schlaf heiß.[GS] »Wacht mit Fieber auf und ist sehr erregt.«

Belladonna hat Symptome, die dem wahren, glatten Scharlachfieber Sydenhams[RA] so ähnlich sind, dass es sich bei dieser Krankheit als überaus hilfreich erwiesen hat. Tatsächlich ist es hier wohl das am häufigsten angezeigte Mittel! Zumindest entspricht es in einigen Epidemien dem ›Genius epidemicus‹, d.h., die große Mehrzahl der Fälle sind Belladonna-Fälle, mit leuchtendrotem Gesicht und glatter Haut. Leuchtende Röte, intensive Hitze, starke Kongestion – wobei jedoch die Scharlachflecken schon nach kurzer Zeit eine dunkelrote Färbung[RA1280] annehmen, wenn Belladonna nicht verabreicht wird. Stets aber ist der Zustand mit folgenden drei Begriffen zu charakterisieren: *Hitze, Röte und Brennen.* Überall brennt es. Wie schon bei den Allgemeinsymptomen beschrieben, ist die Körpertemperatur, das Fieber so hoch, dass Sie die Empfindung davon noch geraume Zeit, nachdem Sie einen Belladonna-Patienten mit Scharlach angefasst haben, in Ihren Fingern spüren. Der Belladonna-Scharlach unterscheidet sich grundlegend von einem *Apis*-Scharlach, der ein raues Exanthem aufweist; das Belladonna-Exanthem ist glatt und leuchtendrot. *Apis* hat es gerne kühl, möchte sich nicht zudecken; Belladonna hat es lieber warm, möchte das Zimmer gut geheizt haben. *Apis* hat keinen nennenswerten Durst; bei Belladonna ist es eher eine Ausnahme, wenn der Patient durstlos ist; gewöhnlich ist er sehr durstig, mit häufigem Verlangen nach kleinen Mengen Wasser. Zu beachten ist bei Belladonna ferner die große Trockenheit der Schleimhäute wie auch der Haut, darüber hinaus die Kälte der Extremitäten bei Hitze des Kopfes. Bei *Arum triphyllum* finden Sie das typische fortwährende Zupfen am Mund, in Verbindung mit unterdrückter oder spärlicher Harnsekretion; die Haut ist blass, nur hier und da ist etwas Ausschlag zu erkennen. Letztlich wird Sie das ständige Jucken an Fingern, Zehen, Nase und Lippen veranlassen, *Arum triphyllum* zu verabreichen. Der *Baptisia*-Fall wiederum ist durch den eigentümlichen Geisteszustand charakterisiert, in welchem der Patient sein Bett durchwühlt, »um seine Körperteile zusammenzusuchen«. Oder nehmen wir folgenden Fall: Es ist kaum ein Exanthem vorhanden, nur hier und da ein kleiner Fleck, der uns die Diagnose Scharlach erlaubt (oder wir stellen die Diagnose, weil jemand anderes in der Familie die Krankheit hat); das Kind trinkt eiskaltes Wasser, erbricht es aber, sobald es im Magen warm geworden ist. Wer würde in einem solchen Fall nicht *Phosphorus* geben? So geht es am Krankenbett zu – immer wieder fällt uns bei der Betrachtung der unterscheidenden Merkmale auf, wie wenig ähnlich sich die in Frage kommenden Arzneien im Grunde sind. Belladonna ragt heraus mit seiner Hitze, seiner Röte, seiner »Gefässaufregung«[GY101].

Denken Sie daran, dass Belladonna kein kontinuierliches Fieber erzeugt; es ist daher ungeeignet bei typhösen Fiebern. Nehmen wir an, Sie kommen an das Krankenlager eines Typhuspatienten und finden das typische Bild eines Belladonna-Deliriums vor, mit der Hitze des Kopfes und dem roten Gesicht ... Was werden Sie tun? Wenn Sie Belladonna geben, wird Ihr Patient in zehn Tagen tot sein. Warum? Nicht weil Belladonna ihn umgebracht hat, sondern weil Sie die Totalität der Symptome nicht genügend berücksichtigt haben. Diese Fälle, die Belladonna simulieren, haben nämlich von sich aus eine ungünstige Prognose, daher muss von Anfang an *allen* Symptomen wirksam Einhalt geboten werden. Wenn Sie Belladonna geben, wird das Delirium und die intensive Hitze nachlassen. Innerhalb einer Nacht bringt Belladonna das Fieber herunter und beruhigt das

Delir – aber wie ist es in der nächsten Nacht? Das Fieber kommt zurück, und dem Patienten geht es schlechter als zuvor; zehn Tage später ist er ein Fall für den Leichenbestatter. Einfach deshalb, weil Belladonna nicht halten kann, was es anfangs versprochen hat. Es hat nicht dieses kontinuierliche Element in sich und ist somit ungeeignet für Fälle dieser Art. Wenn Sie es mit einem typhösen Zustand zu tun haben, benötigen Sie ein Mittel, das kontinuierlichem Fieber entspricht. Die früheren Homöopathen berücksichtigten häufig nur das, was sie im Augenblick sahen. Erst nachdem unsere Schule viele entsprechende Erfahrungen gesammelt hatte, fand man heraus, dass Periodizität ein Symptom darstellt – und auch das Fehlen von Periodizität ist ein Symptom. Jedes Arzneimittel hat seine eigene Geschwindigkeit, seine Zeiten der Verschlimmerung und seine Zeiten der Besserung. So ist es auch bei Belladonna. Seine Verschlimmerungszeit beginnt gewöhnlich um 3 Uhr nachmittags, und die Beschwerden steigern sich bis nach Mitternacht bzw. bis 3 Uhr morgens. Daher ist das Belladonna-Fieber nachts am höchsten. Das Fieber steigt nach seinem Beginn sehr rasch an, manchmal auf Werte um 40 oder 40,5° C, und dann sinkt es wieder zu fast normalen Werten ab, allerdings nicht zu vollständiger Apyrexie. Belladonna passt nicht zu intermittierenden Fiebern, zu fieberhaften Beschwerden mit zwischenzeitlicher Fieberlosigkeit, denn das würde Periodizität bedeuten, welche Belladonna nicht hat.

Hitze, Röte und Brennen kennzeichnen auch die meisten Hautsymptome. Belladonna hat ein sehr zartes Exanthem; es ist nicht grob und rau, sondern fein und glatt und scharlachrot. Hautentzündungen in Form eines tief herabreichenden phlegmonösen Erysipels[GS]; zunächst zeigt die Entzündung ein kräftiges, leuchtendes Rot, um dann allmählich eine bläuliche oder purpurne, fleckig erscheinende Färbung anzunehmen. Belladonna ist im Allgemeinen nicht bei mit Bläschenbildung einhergehenden Erysipelen der Haut und der tieferen Gewebe angezeigt, wie dies für *Rhus toxicodendron* typisch ist. Bläschenbildung ist manchmal vorhanden[RA1282], aber es ist die Ausnahme, während es bei *Rhus* die Regel ist. Wie bei Belladonna ist die Entzündung von *Rhus* mit Hitze, Röte und Brennen verbunden; doch wann immer *Rhus* auf der Haut eine Entzündung erzeugt, wirft es zur gleichen Zeit eine Blase auf, die sich mit Serum füllt; das tut Belladonna nicht. Doch geht fast jede Hautentzündung von Belladonna mit einem roten Exanthem einher. Auch bei heftigen Fiebererkrankungen, selbst wenn es sich nicht um Scharlach oder die üblichen exanthematischen Fieber handelt, tritt mit großer Wahrscheinlichkeit ein flüchtiger[RA1275], roter, feiner, glatter Ausschlag hervor. Beispielsweise ist es bei Hirnkongestion und biliösen Fiebern nicht ungewöhnlich, dass dieses Exanthem erscheint, was den Arzt gelegentlich dazu verleiten kann, eine der exanthematischen Infektionskrankheiten zu diagnostizieren, während es in Wirklichkeit eine Mischform ist. Wenn die Belladonna-Haut sich rötet, ist diese Rötung so passiv, dass man fast seinen Namen auf die Haut schreiben kann; fährt man nämlich mit dem Finger strichförmig über die Haut, bleibt dahinter eine weiße Linie zurück [weißer Dermographismus]. Dies ist auch ein altes diagnostisches Scharlachzeichen, was zeigt, dass Belladonna auf der Hautoberfläche eine passive Kongestion erzeugt, die der vom Scharlach erregten sehr ähnlich ist. Wir haben in den Belladonna-Prüfungen also ein Symptom, das man sogar als für das Scharlachexanthem pathognomonisch ansehen kann.* Aber wir verschreiben unsere Mittel natürlich nicht, um einzelne Symptome zu beeinflussen. Keinem Homöopathen würde es in den Sinn kommen, eine Arznei zu verordnen, nur um z.B. den Puls oder das Fieber zu senken. Er verschreibt für den *Patienten*. Sicher, die Temperatur geht herunter, wenn wir das richtige Mittel getroffen haben; aber das Verabreichen eines Mittels mit dem Zweck, den Puls oder die Temperatur herunterzubringen, würde bedeuten, das Pferd am Schwanz aufzuzäumen. Jemand, der homöopathisch denkt, wird niemals eine Arznei verabreichen, nur um irgendein Symptom zu beseitigen. Wohl aber lässt er sich, ohne ein bestimmtes Ziel vor Augen zu haben, von den Symptomen leiten, um die

* In den Prüfungen *(Encyclopedia)* ist dieses Symptom des weißen Dermographismus nicht zu entdecken.

passende Arznei herauszufinden. Wenn dann anschließend die Symptome abklingen, mögen manche sagen, er habe die Arznei deswegen gewählt, aber der Eindruck täuscht. Verlieren wir nie das Ideal *homöopathischer* Behandlung aus den Augen, und denken wir rational! Um das zu erreichen, müssen wir uns allerdings von einem ungeheuren ererbten Ballast befreien – und geerbt haben wir auch, verkehrt zu denken.

»Gelbfärbung der Haut infolge von Leberkongestion und Duodenalkatarrh.« Wenn Menschen zu viel mit Chinin behandelt worden sind, bis sie sich bei jeder Gelegenheit erkälten und schließlich einen Anfall von Leberkongestion erleiden, mit lokalem Wundheitsgefühl, Ikterus und der ganzen Belladonna-Empfindlichkeit, dann werden derartige Fälle durch dieses Mittel geheilt.

Im Gefolge von Belladonna treten mitunter Zustände auf, die auf ein anderes, ein ›chronisches‹ Mittel verweisen. In Fällen, wo Belladonna für die akuten Erscheinungen gepasst hat (die Kongestionen etc.), wo sich dann aber die schon erwähnte Periodizität bemerkbar macht, da treten die natürlichen Folgemittel von Belladonna auf den Plan, und eines davon ist *Calcarea.* Bei wiederholt mit Belladonna behandelten, rundlich-stämmigen, plethorischen, altklugen Knaben mit großen Köpfen, die schnell Erkältungen und kongestive Kopfschmerzen bekommen, oder auch bei Schulkindern, deren Kopfschmerzen anfangs mit Belladonna gelindert werden konnten, stellt sich nach eingehender Prüfung des Falles oft heraus, dass sie *Calcarea* benötigen. Es kommt sehr häufig vor, dass *Calcarea* in dieser Weise mit Belladonna zusammenhängt.

Wir haben es heutzutage des Öfteren mit Fällen von trockenem Reizhusten zu tun, und zwar bei jenen Patientinnen, die von ihren Ärzten zu viel mit *Lachesis* behandelt worden sind. *Lachesis* wird häufig an überempfindliche Frauen verabreicht, und es erzeugt in der Tat viel Überempfindlichkeit. Es heilt zuweilen schwere Krankheiten, doch hinterlässt es dann nicht selten einen wochenlangen Reizhusten, der die Patientinnen keinen Schlaf finden lässt. Der Husten stellt sich im Liegen und vor allem nach dem ersten Schlaf ein, gewöhnlich gegen 23 Uhr. Belladonna beseitigt gewöhnlich diese Nebenwirkung von *Lachesis* – und außer dem Husten auch die nervöse Erregbarkeit dieser Frauen. Belladonna eignet sich als Antidot mehr für die akuten, *Calcarea* mehr für die chronischen Folgen einer Überdosierung mit *Lachesis.* Nach einem Abusus von Belladonna wiederum ist *Calcarea* eines der natürlichen Gegenmittel.

Benzoicum acidum

Benzoesäure

Immer wenn wir es in der Pathogenese einer *Arznei* mit einem klar umrissenen Beschwerdebild zu tun haben, das durch bestimmte charakteristische Symptomengruppen näher gekennzeichnet ist, können wird daraus schließen, dass es auch einen entsprechenden *Krankheitszustand* beim Menschen geben muss, denn ohne Resonanz seitens des menschlichen Organismus wären die Arzneien nicht in der Lage, etwas zu bewirken. Sie hätten nicht die Kraft, aus sich selbst heraus irgendeinen krankhaften Zustand hervorzubringen, wenn nicht von vornherein ein solcher Zustand im Menschen angelegt wäre. Sie erregen im Individuum lediglich etwas, was in ihm bereits vorhanden ist, und dieses Etwas ist zugleich dem ganzen Menschengeschlecht eigen. Daher können wir von jedem arzneilich bedingten pathologischen Zustand behaupten, dass es zu diesem eine Entsprechung in der menschlichen Natur geben muss. Die Dinge sind in der Welt so geordnet, dass alles zu irgendetwas nütze ist. Andersherum mag es Krankheiten geben, für die wir bisher noch kein Heilmittel gefunden haben. Zumindest sehen wir bei unseren Patienten immer wieder bestimmte eigentümliche Symptome oder Symptomenverbindungen, von denen wir wissen, dass sie bestimmte krankhafte Zustände des Organismus repräsentieren, doch bis auf den heutigen Tag haben wir für sie noch kein Gegenstück in der Materia medica gefunden. Heilmittel sind für uns die genau passenden Pendants zu den Krankheiten der Menschheit.

Dieser Arznei nun, Benzoicum acidum, entspricht ein Zustand bzw. ein Leiden, das bisweilen die *gichtige*, die urämische oder auch die lithämische Konstitution genannt wird, und diese Fälle sind wegen ihrer Hartnäckigkeit oft nur schwer zu beeinflussen. Gicht ist eine der vielen Manifestationen der Psora. Gicht-Patienten leiden, mal mehr, mal weniger, an einer gestörten Nierenfunktion; ist der Urin spärlich, kommt es zu allen möglichen körperlichen Beschwerden, ist er aber reichlich, werden all diese Beschwerden deutlich gelindert. Die Patienten neigen, bedingt durch die Gichtkonstitution, zu rheumatischen Schmerzattacken in den Gelenken, wobei sie die größte Erleichterung erfahren, wenn der Harn reichlich fließt und viel Harnsalze enthält; ist er dagegen wenig konzentriert – hat er ein geringes spezifisches Gewicht –, so kommt es in Abhängigkeit von der Harnmenge zu mehr oder weniger heftigen Schmerzanfällen. Auf diese Weise schwankt das Befinden der Kranken ständig hin und her. Wenn ein unerfahrener Therapeut seinen Patienten in dem Stadium antrifft, wo er große Mengen von rot sedimentierender Harnsäure ausscheidet, glaubt er oft, dies unterbinden zu müssen; sein Hauptaugenmerk gilt der Reduzierung dieses einen Parameters. Aber dem Patienten geht es, solange diese Ausscheidung anhält, erheblich besser. Sie einzuschränken ist wie die Unterdrückung eines Hautausschlags oder irgendeiner anderen Krankheitsmanifestation.

Eines der führenden Symptome dieser Arznei ist der außerordentlich starke Harngeruch. Er ist mitunter so beißend wie der von Hippursäure; daher heißt es, *der Urin riecht so intensiv wie Pferdeharn.*

Der Benzoicum-acidum-Patient neigt zu sehr wechselhaften Beschwerden, und wir wissen auch, warum: Wenn der Urin reichlich ist, viel Harnsäure ausgeschieden wird und sich ein dicker Bodensatz bildet, geht es dem Patienten vergleichsweise gut; ist der Urin dagegen spärlich oder von geringem spezifischen Gewicht, leidet er an Rücken- und Gelenkschmerzen und reagiert empfindlich auf atmosphärische Veränderungen, auf Zugluft und freie Luft. Sobald der Harn dann wieder zu fließen beginnt – was gewöhnlich unter starken Schwankungen der Harnkonzentration vor sich geht –, fühlt sich der Patient bald wohler. Es gibt auch Beschwerden, bei denen der Urin stark und durchdringend riecht; besonders oft kommt dies bei Kindern vor. (Es ist schon erstaunlich, dass diese kleinen Wesen so früh in ihrem Leben Zeichen einer Harnsäurediathese hervorbringen!) Mütter beschreiben diesen Geruch meist als sehr intensiv, wie von einem Urinkonzentrat. Es ist nicht so sehr der Geruch von zersetztem Urin, und es ist auch kein besonders übler Geruch; es ist einfach der Geruch von stark konzentriertem Urin. Benzoicum acidum hat viele Male Enuresis geheilt, unwillkürlichen Harnabgang während des Schlafs. Das so häufig nass gewordene Bett ist bald nicht mehr zu reinigen; man nimmt den Harngeruch wahr, sobald man ins Zimmer tritt. All diese Kinder riechen stark nach Urin, das ganze Haus riecht danach. Wenn zwei oder drei dieser Kleinen nachts ihr Bett nass gemacht haben, ist der Harngeruch im Zimmer so ätzend, dass der Homöopath dadurch gleich auf die richtige Spur gebracht wird.

Benzoicum acidum sollte weitere Prüfungen erfahren, da die Feinheiten noch nicht genügend herausgebracht sind; die gichtige Natur dieses Mittels steht jedoch hinreichend fest. Wir haben eine ganze Reihe von Gichtmitteln, aber dieses gehört mit zu den wichtigsten. Natürlich passt es nicht auf alle Gichtpatienten, weil es nicht all die speziellen Symptome dieser Patienten abdeckt; aber es hat die allgemeine gichtige Natur oder Diathese, die natürlich allem vorangeht, und wenn es zusätzlich auch den Lokalsymptomen entspricht, bringt es wunderbare Veränderungen zustande.

Es gibt nur wenige Gemütssymptome im Arzneimittelbild von Benzoicum acidum. »Das Gemüth ist geneigt, bei unangenehmen Dingen zu verweilen. Sah er Jemand, der körperlich missgebildet war, so schauderte es ihn.«[AA2] Tiefer Schlaf wechselt ab mit langen Phasen der Schlaflosigkeit, und in diesen schlaflosen Phasen beschäftigt er sich nachts mit allen unangenehmen Dingen, die ihm in den Sinn kommen. Der Zustand alterniert mit Nächten, in denen er über Wochen wie in betäubten Schlaf versunken zu sein scheint. Diese Schwankungen korrespondieren mit den Schwankungen der Harnbeschaffenheit. »Niedergeschlagene Mattigkeit.«[AZ37,126] »Schweiß mit Angstgefühl.«[AZ37,126] »Kind sehr schwach, quengelig, will die ganze Zeit in den Armen gewiegt werden.«[HC4,42]

Viele urämisch bedingte Schmerzen in allen möglichen Regionen des Kopfes. »Schrecklicher Schmerz im Hinterkopf bzw. Kleinhirn ...«[GS] »Rheumatische Schmerzen an äußern Kopftheilen* ...«[AZ37,126] Das ist gut beobachtet, denn diese urämischen Kopfschmerzen sind rheumatischen sehr ähnlich. »Schmerz und Hitze in den Organen der Ehrfurcht und Festigkeit.«[AA15]** »Reißender Kopfschmerz am Scheitel.«[AZ37,126] Dumpf drückende Hinterhauptschmerzen, besonders nachts und bei Wetterwechsel auftretend. Schmerzen an der Schädelbasis, wenn die Schmerzen zuvor eine Zeitlang in den Gelenken bestanden haben und nur wenig Harn ausgeschieden worden ist. Bei jeder geringfügigen Erkältung wird der Urin spärlich, und der Patient klagt über dumpfe Kopfschmerzen, besonders im Hinterkopf.

»Geschwächter Geruch.«[AZ37,127] Diverse Geruchstäuschungen [Staub; Kohl[AZ37,127]]. »Schmerz am Nasenbein.«[AZ37,127]

Eine weitere Art von Szenenwechsel oder Metastasis sehen wir bei diesem Mittel, wenn sämtliche äußeren Gichtsymptome verschwinden und es zu einer Zungenentzündung[AZ37,128] kommt. Bedingt durch eine Erkältung oder durch stürmisches Wetter hören die Gelenkbeschwerden schlagartig auf, und stattdessen schwillt die Zunge plötzlich an. *Mercurius* hat das Symptom ebenfalls. »Ausgebreitete Geschwüre an der Zunge, mit einer tief eingeschnittenen oder schwammigen Oberfläche.«[AA75] Statt einer Glossitis kann durch dieselbe Ursache auch eine Halsentzündung entstehen. Die Harnmenge wird plötzlich geringer; der Harn wird spärlich, dunkelfarbig, von beißendem Geruch, wie Pferdeharn *(Nitricum acidum)* – und damit einher geht eine akute Entzündung und Schwellung der Mandeln und des Rachens. Ein metastatisches Phänomen kann auch bestehen, wenn ein Patient, der an gich-

* Bei Kent und in den *Guiding Symptoms* heißt es irrtümlich »... *in* head«.

** Nach der Gall'schen Schädellehre (Phrenologie), die von Hering in seinen *Amerikanischen Arzneiprüfungen* zwecks genauerer Lokalisation von Kopfbeschwerden eingeführt wurde, entspricht diese Angabe zwei aneinandergrenzenden, etwa mandarinengroßen Arealen entlang der Sutura sagittalis, an der höchsten Stelle des Kopfes.

tig-rheumatischen Gelenkschmerzen leidet, plötzlich anlässlich einer Erkältung keine Beschwerden mehr hat, aber am nächsten Tag eine *Gastritis* bekommt, die ihn alles wieder erbrechen lässt. Die Gicht, die die verschiedensten Körperteile befallen kann, ist in diesem Fall auf den Magen geschlagen; hier ist mit großer Wahrscheinlichkeit Benzoicum acidum, *Antimonium crudum* oder *Sanguinaria* angezeigt. Geht sie auf den Rachen über oder folgt eine Schwellung der Zunge, sollte man neben Benzoicum acidum auch an *Mercurius* denken. Natürlich müssen, wenn das Gichtleiden zum Magen wandert, die daraus resultierenden Symptome denen von Benzoicum acidum entsprechen, wenn dieses Mittel indiziert sein soll. Zu Benzoicum acidum gehören: »Ekel, Uebelkeit mit beständiger Unbehaglichkeit.«[AZ37,127] »Magenschmerz, Ekel, Erbrechen.«[AZ37,126] »Ausbrechen bitterer Stoffe; Ausbrechen salziger Stoffe.«[AZ37,127] Wenn wir bei Vorliegen derartiger Magensymptome Benzoicum acidum in Betracht ziehen, ist es wichtig, dass wir uns das Wesen dieses Mittels genau vergegenwärtigen – wie es seine Beschwerden hervorbringt und was einen Benzoicum-acidum-Patienten näher charakterisiert. Nur aufgrund der Magensymptome wären wir nicht in der Lage, uns für Benzoicum acidum zu entscheiden; der Charakter der Arznei muss ebenfalls erkennbar sein.

Benzoicum acidum neigt zu Funktionsstörungen der Leber und hat eine Reihe von Lebersymptomen hervorgebracht. Sehr reich an Symptomen ist es in Bezug auf Darmkanal, Stuhl, Rektum und Anus sowie die Harnwegsorgane. Auf die auffallenderen Symptome unter ihnen will ich Sie an dieser Stelle hinweisen; denken Sie aber an die metastatische, die ›wandernde‹ Natur dieses Mittels – die Beschwerden verlagern sich von einem Körperteil zum anderen –, die bei all diesen Symptomen eine Rolle spielt. »Stühle: reichlich, wässrig ...«[GS] Dies trifft zu für Sommerdurchfälle, die ganz plötzlich entstehen; sie sind »außerordentlich übelriechend«[GS]. »Gräulich-weißer, wie schmutziger Seifenschaum aussehender Stuhl«[HC4,42] ist ein so charakteristisches Symptom, dass dabei das Mittel auch dann noch wirksam ist, wenn keine Gichtveranlagung besteht. »Stühle von entsetzlichem Gestank, der das ganze Haus erfüllt.«[GS] »Faulige, blutige Durchfälle.«[AZ37,127] »Kinderdurchfälle; der Abgang reichlich, wässerig, hellfarbig, sehr stinkend ...«[AA131] Merken wir uns, dass die Stühle weißlich sind und die ersten Ausleerungen wie Seifenschaum aussehen; später lässt die seifig-schaumige Beschaffenheit nach, und der Stuhl ist nur noch weiß und flüssig. Bei einem hellfarbigen, durchfälligen Stuhl ist es häufig sinnvoll, an die wenigen Mittel zu denken, die einen solchen Zustand hervorrufen können, und dann herauszufinden, ob der Stuhl wie Seifenschaum aussieht bzw. mit Luftblasen durchsetzt ist. Achten Sie bei Durchfällen von Kindern auf etwaigen Uringeruch des Körpers und besonders auf den für Benzoicum acidum so typischen, ungemein intensiven und beißenden Geruch des Urins selbst.

In der Gesäßspalte runde, geschwürige Stellen, hier und da zusammenfließend, etwas erhaben und von warzenähnlichem Aussehen, empfindlich und wundschmerzend.[AA309]

Die Harnsymptome sind zu zahlreich, um sie hier alle aufzählen zu können. »Stinkender Harn ...«[AA152] »Harn sehr widerlichen Geruches, ... trübe, alkalisch reagirend, brausend mit Salzsäure ...«[AA160] Der Geruch erinnert manchmal an den von Hirschhornsalz, ein beißend-ätzender Geruch (mit Vergleichen dieser Art soll nur der außerordentlich starke, penetrante Geruch des Harns zum Ausdruck gebracht werden). »Urin dunkelbraun ...«[HC1,78] Zwar nimmt auch normaler Urin, wenn er eine Weile gestanden hat, einen üblen Geruch an, aber bei diesem Mittel riecht schon der frisch gelassene Harn intensiv ›urinös‹. »Empfindlichkeit der Harnblase, mit eiterig schleimigem Abgange ...«[AA147] »Krankhafte Harnbeschaffenheit, wie bei Personen mit Calculus oder gichtischer Diathese.«[AA145] »Es vermehrt die Ausscheidung von Harnsäure ...«[GS]; weiter heißt es hier »von Hippursäure«, aber das ist relativ selten. »Brauner, sauer riechender Harn ...«[GS] »Gereizter Zustand der Blase; zu häufiges Verlangen, sie zu entleeren ...«[AA139] »Nierenkolik.«[AA133] »Harn dunkelfarbig, ... mit überaus starkem Harngeruche.«[AA148] Gichtbedingte Leberfunktionsstörungen; Rheumatismus; Nierenkoliken: solche Erkrankungen, aufgetreten nach einer Gonorrhö, sind durch

Benzoicum acidum geheilt worden; dennoch kann man es nicht direkt als Trippermittel bezeichnen. Wenn rheumatische Beschwerden und einige dieser Harnsymptome bestehen, sind in der Regel auch mehr oder weniger Nierenschmerzen vorhanden. »Wundheitsschmerz in der linken oder rechten Nierengegend.«[AA133b] »Heisser, brennender Schmerz in der linken Niere, mit Ziehen, besonders beim Bücken.«[AA133c] »Stinkender Harn, bei Muttervorfällen.«[AA152] »Harnverhaltung bei Säuglingen.«[GS]

»Asthma [in Verbindung] mit entzündlichen rheumatischen Leiden.«[AA175] »Husten, dem ein grünlicher Schleimauswurf folgt.«[AZ37,128]

Das Organ, das allgemein bei rheumatischen Leiden am häufigsten mit betroffen ist, ist das Herz. Wenn sich der Rheumatismus aus den äußeren Regionen ins Innere des Körpers zurückzieht, wird kein anderes Organ mit so großer Wahrscheinlichkeit in Mitleidenschaft gezogen wie das Herz. Angesichts der Gichtdiathese von Benzoicum acidum und seines streng riechenden Harns können wir erwarten, dass auch bei dieser Arznei das Herz mit affiziert wird. »Schmerz in der Herzgegend.«[AA211] »Die Schmerzen wechseln den Ort unaufhörlich und plötzlich, aber am beständigsten sind sie in der Herzgegend.«[AA212] »Herzklopfen ...«[AZ37,128] Natürlich befällt auch der Rheumatismus bei Benzoicum acidum das Herz. »Erwacht nach Mitternacht mit heftigem Herzklopfen ...; kann nicht wieder einschlafen.«[AA216] Wenn Sie einen Augenblick nachdenken, werden Sie erkennen, in welchen Fällen Sie Benzoicum acidum benötigen werden. Denken Sie an die Konstitution des Mittels, mit seinen Herzsymptomen, seiner Dyspnoe und seinen Herzschmerzen in Verbindung mit rheumatischen Beschwerden; denken Sie an das Alternieren von Schlaflosigkeit und Schlaf; denken Sie an den konzentrierten Harn mit seinem starken Geruch; denken Sie an die ständig wechselnden, hin und her wandernden Beschwerden. »Heftiges Herzklopfen, am schlimmsten während der Nacht und im Liegen ... Von Zeit zu Zeit reissende rheumatische Schmerzen bald in den Armen, bald in den Beinen ... Herzklopfen setzte aus, so oft sie das Reissen in den Beinen hatte.«[AZ78,191] Das ist als Linderung zu verstehen: Die Herzsymptome bessern sich, sobald sich das Rheuma auf die Extremitäten verlagert! Das Herz findet Erleichterung, wenn der Urin reichlich zu fließen beginnt oder wenn das Rheuma sich wieder auf die Gliedmaßen schlägt, auf die Finger oder die Knie (bei Benzoicum acidum vor allem die Knie). Der Rheumatismus wechselt zwischen Herz und Extremitäten hin und her. Das Mittel hat alte Herzleiden geheilt, wenn Rheumatismus vor langer Zeit aus Armen und Beinen verschwunden und seitdem das Herz befallen war. Nach der Verabreichung von Benzoicum acidum ist es dann ein sehr gutes Zeichen für dessen Wirkung, wenn die Glieder wieder schmerzen und die Urinmenge stark zunimmt, sowohl die flüssigen wie die festen Bestandteile; das früher niedrige spezifische Gewicht erhöht sich deutlich. »Harter, frequenter Puls.«[GS]

Im Bereich der Extremitäten finden wir die verschiedensten rheumatischen Beschwerden. »Schlaffheit der untern Extremitäten.«[AZ37,128] »Geschwulst des rechten Kniees.«[AA255b] Sämtliche Gichtaffektionen finden wir bei dieser Arznei in ausgeprägter Weise vor. »Gichtkonkremente.«[GS] »Knoten der Gelenke der Ober- und Unterglieder ...«[AA273] Benzoicum acidum ist häufig ein ausgezeichnetes Palliativum für chronisch Gichtkranke. Ihre deformierten Finger tun ihnen weh und knacken bei jeder Bewegung. Sie wollen nichts weiter, als diese Schmerzen in Fingern, Gelenken und Gichtknoten los zu sein. Es kann aber auch passieren, dass die Schmerzen bereits mit anderen Mitteln gelindert worden sind, wenn Sie zu den Kranken kommen, und dass das Übel dadurch in tiefere Körperbereiche vertrieben worden ist. In solchen Fällen gehört Benzoicum acidum zu den Arzneien, die Beschwerden aus inneren Organen an die Oberfläche zurückbringen können und so die Schmerzen in den Gliedmaßen erst einmal erhöhen – und darüber sind die Patienten alles andere als erfreut.

»Zittern, bei Herzklopfen.«[AA270b] »Ausserordentliche Schwäche, Schweiss und comatöser Zustand.«[AA271] Beachten Sie diesen mit Schweiß einhergehenden komatösen Zustand! Der Benzoicum-acidum-Patient schwitzt ohne Erleichterung; starker, erschöpfender Schweiß und tiefer Schlaf, aber dennoch keine Erleichterung.

»Erwachen mit Erstickungs-Empfindung.«[AZ37,126] Pulsieren am ganzen Körper.

Alle möglichen katarrhalischen Erkrankungen.[GS] Geschwüre an Haut und Schleimhäuten. »Gichtige Diathese.«[GS] »Arthritis urica mit Bildung von Gichttophi.«[GS] »Syphilitische Rheumatismen«[AA276], etc. Die Gewebe werden bei Benzoicum acidum so stark angegriffen, die Lebenskraft so geschwächt, dass diese Patienten dem Tode oft sehr nahe sind.

Berberis vulgaris

Sauerdorn, Berberitze

Wenn wir das Studium von Berberis abgeschlossen haben, werden wir feststellen, dass es zwar nicht gerade ein Polychrest ist, nichtsdestominder aber ein sehr wichtiges Mittel, das wir gut kennen sollten. Es ist, wie *Benzoicum acidum*, ein Heilmittel für den Formenkreis der gichtigen und rheumatischen Erkrankungen. Es entspricht Gichtzuständen, die nicht auf ihre ›angestammten‹ Lokalisationen beschränkt sind. Der typische Berberis-Patient befindet sich in einer schlechten körperlichen Verfassung; seine Konstitution ist geschwächt, und er leidet an Anämie mit auffallender Gesichtsblässe. Der Patient sieht angegriffen, kränklich und gealtert aus. Vorzeitig gealterte Männer und Frauen mit welker, runzliger Haut. Die Lebenskraft ist zu geschwächt, um den Gichtablagerungen die Finger- und Zehengelenke ›zuzuweisen‹, wohin sie normalerweise gehören; stattdessen wandert das Übel gleichsam im ganzen Organismus umher. Wandernde Schmerzen in den Nerven und Nervenscheiden. Die von einem Ort zum anderen wandernden stechenden, reißenden oder zwängenden Schmerzen, die in der Prüfung von Berberis allenthalben vorkommen, werden auch von chronisch Gichtkranken empfunden, und so sehen wir bei diesen Patienten den größten Nutzen von Berberis. Es sind blasse, fröstelige Menschen von kränklichem Aussehen, bei denen die Gichtablagerungen an den Gelenken nicht sonderlich ausgeprägt sind, die Schmerzen an Fingern und Zehen aber genauso heftig wie an den Stellen, wo tatsächlich Gichttophi existieren. Natürlich müssen wir bei all diesen chronischen Gichtleiden auch nach Beschwerden im Bereich der Leber und der Nieren fahnden. Da diese Organe stets mehr oder weniger in Mitleidenschaft gezogen sind, sollten sie ebenso im Mittelpunkt unserer Untersuchung stehen. Und sehr häufig kommen Herzbeschwerden hinzu. Nieren-, Leber- und Herzfunktion sind durch die Gicht in unterschiedlichem Maße beeinträchtigt, und die Heilwirkung von Berberis erstreckt sich auch auf diese Organe. Die hyperurikämische Stoffwechselstörung, die schließlich zu diesen Krankheitsbildern führt, ist für Berberis besonders charakteristisch. Typisch für das Mittel sind auch die zwängenden, zwickenden oder klemmenden Schmerzen im Verein mit den diversen Nierenstörungen.

Die Uropoese ist bei Berberis erheblich gestört. Reichliche und spärliche Harnsekretion wechseln einander ab. Der Urin kann wenig oder stark konzentriert sein, mit z.T. massivem Niederschlag von Harnsäurekristallen. Die Harnqualität ist insgesamt größten Veränderungen unterworfen, ähnlich wie bei *Benzoicum acidum*. So unterschiedlich die Symptome dieser beiden Mittel sind, so sehr gleichen sie sich in diesem Punkt.

Von den vielfältigen Schmerzarten von Berberis kommen die stechenden Schmerzen wohl am häufigsten vor; sie sind in nahezu jedem Körperteil vertreten, und sie wechseln ständig ihre Lokalisation. Wandernde Stiche; Zwicken und Zwacken, mal hier, mal da. Nehmen wir an, Sie sprechen gerade mit einem Gichtpatienten, und plötzlich entfährt diesem ein lautes »Autsch«. Was ist passiert? Er hatte gerade einen dieser Stiche oder Kniffe, und im nächsten Moment ist der Schmerz schon wieder woanders; im Knie, in den Zehen, am Kopf – überall kann er auftreten. In einer späteren Krankheitsphase können dann auch schmerzhafte Gichtknoten in den Fingern entstehen. Doch wenn sich die Gicht erst einmal in dieser Weise in den Gelenken manifestiert und konzentriert hat, sind in erster Linie Mittel wie *Ledum, Sulfur, Aesculus* und *Lycopodium* gefragt. Bei Berberis tauchen diese stechenden, zwängenden, reißenden oder auch brennenden Schmerzen überall auf; sie bleiben nie an einem Ort, sondern ziehen ständig umher. Bewegung hat zumeist keinerlei Einfluss auf sie; ob sich der Patient bewegt oder ruhig dasitzt, sie entstehen immer wieder aufs Neue. Manchmal sehen wir auch eine Verschlimmerung durch Bewegung, doch das ist, gemessen an der Vielzahl der bei Berberis vorkommenden Schmerzen, eher selten. Normalerweise bewegt sich der Patient sehr viel, weil er es sonst vor Schmerzen nicht aushält. In der Pathogenese von Berberis gibt es auch viele drückende, pressende Schmerzen; aber die umherziehenden stechenden, reißenden, zwickenden oder brennenden Schmerzen stehen eindeutig im Vordergrund; sie sind *das* große Charakteristikum von Berberis. Wenn sich die Schmerzen auf einzelne Stellen, etwa auf ein bestimmtes Gelenk, konzentrieren, so strahlen sie gewöhnlich von dort in alle Richtungen aus. Ist das Kniegelenk befallen, so ziehen die Schmerzen von dort nach oben, nach unten, nach allen Seiten, desgleichen z.B. beim Fingergelenk; ist die Niere befallen, so erstrecken sie sich überallhin, vorzugsweise aber den Ureter entlang; ist die Leber befallen, so strahlen sie in jede Richtung aus, vornehmlich nach unten ins Abdomen. *Von einem bestimmten Punkt ausstrahlende Schmerzen* sind ein höchst charakteristisches Merkmal von Berberis, das wir bei kaum einem anderen Mittel so ausgeprägt wiederfinden. Es ist ein so gewichtiges Zeichen, dass Berberis oftmals allein aufgrund dieser seiner Fähigkeit, Schmerzen in alle Richtungen zu schicken, Nierenkoliken geheilt hat. Es heilt Gallenkoliken fast augenblicklich, wenn die typischen zwängenden oder stechenden Schmerzen von einer kleinen Stelle in der Gegend der Gallenblase in jede beliebige Richtung ziehen. Wir sehen also, dass diese speziellen Schmerzen bei einer Gichtkonstitution mit Störungen im Bereich der Harn- und Gallenwege zusammenhängen, und auf diesem Grundstock können wir unser weiteres Studium von Berberis aufbauen.

»Gelenkauftreibungen.«[NT245] Die befallenen Gelenke können bei Berberis bisweilen anschwellen, doch in den meisten Fällen sind die Gelenkschmerzen nicht mit irgendwelchen Schwellungen verbunden. Wundheitsgefühl und Lähmigkeit in den Gelenken – mit besagten ausstrahlenden Schmerzen. Brennen, Stechen und Reißen in den Gelenken – und die Schmerzen strahlen aus, mal in diesen, mal in jenen Körperteil. »Empfindung von Unterschworenseyn [Eiterung unter der Haut] in den Fersen, vorzüglich nach längerem Stehen.«[JH1071] Die Schmerzen können von der Ferse in die verschiedensten Richtungen ziehen. Taubheit und lähmungsartige Schwäche der Gliedmaßen.

Was das Herz betrifft, so finden wir eine Verlangsamung des Pulses; oft ist der Puls extrem niedrig.

Die Geistes- und Gemütssymptome von Berberis sind ziemlich unvollständig, d.h., es sind nur wenige in den Prüfungen herausgekommen. Was wir wissen, ist Folgendes: Die Verstandeskraft lässt nach; der Patient ist vergesslich und kann sich nicht lange konzentrieren. »Nachdenken erfordernde Kopfarbeiten fallen schwer und greifen an, vorzüglich früh.«[JH1212] »Bei geistiger Arbeit bringen ihn sonst nicht auffallende Störungen leicht außer Fassung; er verliert leicht den Zusammenhang, wird ärgerlich und muß abbrechen.«[JH1208] »Geistige Abspannung mit Schwerbesinnlichkeit und Gedächtnißschwäche.«[JH1207] »Aengstliche Stimmung mit großer Furchtsamkeit und Schreckhaftigkeit von 4 Uhr Nachmittags bis zum Schlafengehen; im Halbdunkel erscheinen ihr ein Paar Hunde und Kinder noch einmal so groß, als sie von Natur sind.«[JH1210] »Furchterregende Erscheinungen in der Dämmerung.«[GS*] Es ist für ein Kind nicht ungewöhnlich, dass es sich in der Dunkelheit alle möglichen Dinge einbildet, weil es von seinen Großeltern Schauermärchen erzählt bekommen hat. Bei diesem Mittel aber sieht das Kind in der *Dämmerung*, also vor Einbruch der Dunkelheit, Gespenster oder sonstige Phantasiewesen, die es umzingeln. An weiteren Gemütssymptomen finden wir: »Auffallende Schwermuth und Unlust zu sprechen ...«[JH1205] »Gleichgültige, gelassene, bisweilen selbst apathische Stimmung.«[JH1202]

»Schwindel und Duseligkeit im Kopfe.«[JH2]

Die Kopfschmerzen der hyperurikämischen Berberis-Patienten, die viel Sand und Ziegelmehlsediment im Harn haben, weisen die gleichen Charakteristika auf wie die übrigen

* Kent zitiert hier lediglich dieses etwas vage Symptom aus den *Guiding Symptoms*, auf das er sich dann im Folgenden bezieht. Das von mir davor eingefügte Symptom aus Hesses Prüfung stellt aber offenbar das Substrat für Herings Kurzversion dar. Es ist ein Unterschied, ob in der Dämmerung reale Dinge größer erscheinen oder ob irreale Dinge gesehen werden.

Schmerzen; auch von den umherwandernden Schmerzen ist der Kopf nicht ausgenommen. Stechende, reißende, zwängende Schmerzen in der Kopfhaut, in der Schädeldecke, im Hinterhaupt, in Augen und Ohren. Brennende Schmerzen. Eigentümlich ist das »Gefühl im Kopfe, als wenn er größer geworden«[JH17] wäre. »Aufgedunsenheitsgefühl im ganzen Kopfe.«[JH20] »Spannendes Gefühl in der Kopfhaut und der Haut des Gesichts, als wenn der Kopf angeschwollen wäre; die Kopfhaut ist schwer zu bewegen.«[JH19] »Spannend drückende Eingenommenheit des ganzen Kopfes, als wenn eine Kappe über denselben gezogen wäre und als wenn er von hinten gerade herabgezogen werden sollte.«[JH21] Wegen dieses Gefühls einer Kappe auf dem Kopf muss sich der Patient immer wieder an den Kopf fassen, weil er meint, dort etwas wegnehmen zu müssen. Es ist kein schmerzhafter Druck, so »als steckte der Kopf in einer Rüstung«[RP189]; nein, es ist lediglich die Empfindung einer Kappe auf dem Kopf. Diese Empfindung kann sich bis über die Stirn erstrecken. Das Symptom wird nicht immer als Gefühl einer Kappe beschrieben, es kann auch als Taubheit dargestellt werden. Viele Patienten berichten von einem Taubheitsgefühl auf dem Kopf, so als würden sie eine Kappe tragen. Manche versichern jedoch nachdrücklich, bei ihnen sei es kein Taubheitsgefühl, sondern lediglich das Gefühl einer Kopfbedeckung. Früher war ich eine Zeitlang überzeugt, dies ›Kappengefühl‹ teile sich in zwei verschiedene Empfindungen auf: war es schmerzhaft, so verbuchte ich es unter »Druck«; war es nicht schmerzhaft, so nahm ich an, es gehöre zu »Taubheit«. Doch jetzt habe ich eine neue Repertoriumsrubrik eingerichtet: »Kopf; Kappe; Gefühl, als ob man eine Kappe aufhat«[KK198], die, wie ich meine, deutlich von »Taubheit« abgegrenzt ist. Aber die beiden anderen Rubriken müssen zum Vergleich herangezogen werden.

Auch die Augen bleiben von gichtigen Affektionen nicht verschont: stechende, reißende, zwängende Schmerzen, die in alle Richtungen ausstrahlen. Das herausragendste Charakteristikum von Berberis ist, dass es bei der Schmerzausstrahlung keine bestimmte Richtung bevorzugt; die Schmerzen können jeden beliebigen Weg einschlagen. Bei den meisten Arzneien gibt es einen typischen Verlauf der Schmerzen, von einem Körperteil zum anderen, beispielsweise vom Auge zur Schläfe, etc. Nicht so bei Berberis; bei diesem Mittel kann man nicht sagen: die Schmerzen ziehen in diese oder jene Richtung. Es sind wandernde Schmerzen, und sie strahlen völlig ungeordnet aus. Die Schmerzen in den Ohren zeigen dasselbe Verhalten. Überall am Körper können diese ausstrahlenden Schmerzen (von zwängendem, reißendem, brennendem oder stechendem Charakter) sporadisch auftauchen und wieder vergehen, sodass der Patient zuweilen ganz plötzlich das Gesicht verzieht und ein lautes Stöhnen von sich gibt.

Der Berberis-Patient sieht heruntergekommen und kränklich aus; das Gesicht ist auffallend blass, »mit schmutzig graulichem Anstrich, eingefallenen Wangen und tiefliegenden, mit bläulichen oder schwärzlichgrauen Höfen umgebenen Augen.«[JH153] Berberis hat sich bei phthisischen Zuständen als sehr nützlich erwiesen, ferner bei jenen Leiden, die sich oft nach *Analfistel*-Operationen einstellen. Handelt es sich um einen Berberis-Fall, so kommt es nach Verschluss der Fistel fast unweigerlich zu diesen umherwandernden Schmerzen, zu Nieren- oder Leberstörungen oder zu Herzschwäche.

Alternierende Zustände: Großer Durst, verbunden mit Fiebrigkeit und vielen Schmerzen, wechselt mit dem Gegenteil ab, mit Widerwillen gegen Getränke und Prostration; mal besteht Appetitlosigkeit und Ekel vor Speisen, dann wieder regelrechter Heißhunger.[AZ47,176] Der Magen ist angegriffen, die Verdauung träge und schwach; die Patienten »haben es an der Galle«, wie sie sich ausdrücken. Bitteres oder galliges Aufstoßen.

Vielfältige Leberbeschwerden. Zu den bereits erwähnten Schmerzarten können sich Schmerzen wie von Messerstichen durch die Leber gesellen; sie sind für den Patienten besonders qualvoll. Reißende, brennend-stechende, drückende, zwängende Schmerzen, die von einem Ort zum anderen ziehen. »Gallensteinkolik.«[GS] Auch Gelbsucht – in Verbindung mit den genannten Schmerzen. Die Leberfunktion kann so stark gestört sein, dass der Patient ikterisch wird. Der Stuhl verfärbt sich weiß als Folge der fehlenden Gallenfarbstoffe. »Heftiges Zwicken in der Leber, plötzlich aufkommend und von großer Intensität.«[GS] »Heftige Stiche in der Lebergegend, den Atem benehmend und zum Vorbeugen nötigend.«[GS] Dieses Zwicken und Stechen in der Leber dauert nur einen kurzen Augenblick und ist dann wieder verschwunden. Bei Gallenkoliken sind die Schmerzen dagegen von spasmodischem Charakter, sie nehmen an Stärke zu und lassen wieder nach, hören aber nie ganz auf. Berberis wird, wenn es angezeigt ist, den Gallenstein freigeben, sodass er abgehen kann. Der Patient atmet tief durch und fragt sich, warum er den Doktor nicht schon früher hat kommen lassen. Alle krampfartigen Schmerzen können durch homöopathische Mittel augenblicklich gelindert werden.

Schmerzen, die durch den ganzen Unterleib ziehen. Mehrere »starke, dickbreiige Stuhlgänge«[JH365] innerhalb eines Tages, von gelbem Aussehen, wie Maisbrei. Durchfall aus breiigem, gelblichem Kot.[JH364] »Lehmfarbene Stühle ...«[GS] Nach allem, was wir bisher gesehen haben, kommen diese lehmfarbenen oder weißen, gallenlosen Stühle nicht unerwartet; die Wirkung von Berberis auf die Leber ist dafür verantwortlich. Wenn Sie diese Stuhlbeschaffenheit zusammen mit ausstrahlenden und umherwandernden Schmerzen bei kälteempfindlichen Patienten vorfinden, die in schlechter körperlicher Verfassung sind und blass und angegriffen aussehen, dann haben Sie einen Berberis-Fall vor sich.

Später wird der Patient dann obstipiert, wobei die Stühle weiterhin weiß oder zumindest sehr hell gefärbt sind. »Brennend stechender Schmerz bei, vor und nach dem Stuhlgange.«[JH340] Vergrößerung der Prostata, ein beständiges Druckgefühl am Perineum erzeugend. Drücken, als wäre dort ein Klumpen oder als würde etwas herabdrängen. »Reißender Schmerz rund um den After.«[EN369] * »Flechtenartiger Ausschlag im Bereich des Anus.«[GS] »Analfistel.«[GS] Fast alle Chirurgen empfehlen bei Fisteln im Analbereich, diese operativ zu verschließen. Die Homöopathie vermag sie jedoch auch ohne solch drastische Maßnahmen zu heilen; allein in meiner Praxis waren es einige hundert Fälle. Ich habe in den letzten zwanzig Jahren keine einzige Analfistel mehr operiert. Die Arznei, die für den *Patienten* angezeigt ist, wird den Patienten *und* die Fistel heilen. Das Wichtigste ist jedoch, dass diese Fisteln nicht operiert werden! Es ist ein gefährliches Unterfangen, Fistelöffnungen chirurgisch anzugehen und so den Patienten in seiner Ganzheit außer Acht zu lassen. Sollte ich mir je ein solches Leiden zuziehen und nicht in der Lage sein, die passende Arznei zu finden, so würde ich es, bei all meinem jetzigen Wissen, lieber geduldig ertragen, weil es das bei Weitem geringere Übel ist. Daher könnte ich auch niemals einem Patienten zu etwas raten, was ich an mir selbst nicht durchführen lassen würde! Analfisteloperationen sind alles andere als unbedenklich, sondern im Gegenteil eine äußerst heikle Angelegenheit. Wenn eine Fistel künstlich verschlossen wird und der Patient tuberkulös belastet ist, wird sich eine Schwindsucht entwickeln; wenn er zu Nierenentzündungen (Morbus Brightii) neigt, so werden diese dadurch begünstigt. In welcher Richtung der Patient auch zu dekompensieren droht, immer wird das schwächste Glied in der Kette durch eine solche Maßnahme gelockert, sodass der Zusammenbruch programmiert ist. Gelegentlich vergeht bis dahin allerdings so viel Zeit, dass der unwissende Arzt nicht den Zusammenhang zwischen den beide Zuständen erkennt. Sie aber werden, da Sie nun davon erfahren haben, es nie wieder vergessen.

Und jetzt zu den Beschwerden im Bereich der Nieren und ableitenden Harnwege. In der Lenden- und Nierengegend besteht ein so starker Wundheitsschmerz, dass der Patient nicht den geringsten Druck ertragen kann. Wenn er aus einem Wagen steigen will, muss er dies sehr vorsichtig tun. Jede Erschütterung wird wie ein Schlag empfunden, und manchmal ist der Schmerz so groß, dass er fast ohnmächtig wird. Wundheitsgefühl im Rücken, in der Rückenmuskulatur, in der Nierengegend, verbunden mit allen möglichen Veränderungen der Harnbeschaffenheit, mit großen Mengen an Harn-

* Das Symptom soll aus der Prüfung Hesses stammen, ist dort aber nicht zu finden.

sediment. Die Nieren sind überlastet,* sie können, um die harnpflichtigen Substanzen auszuscheiden, gewissermaßen nur noch Notdienste verrichten. Wenn dem Patienten nicht bald geholfen wird, werden sie sich völlig erschöpft haben, und es wird sich eine ernste Krankheit entwickeln. So finden sich u.a. die folgenden Symptome: »Brennen und Wundheitsgefühl in der Nierengegend.«[GS] »Brennende Stiche, einzelne oder mehrere hinter einander, in der Lenden- und Nierengegend.«[JH578] »Starke Schmerzen, Wundheit und Empfindlichkeit im Rücken, in der Nierengegend.«[GS] »Nierengegend so empfindlich, dass jede erschütternde Bewegung – das Fahren in einem Wagen, das Abspringen von demselben – unerträglich war.«[GS] »Fauliger, bitterer Mundgeschmack und Blutandrang zum Hals im Gefolge von Nierenbeschwerden ...«[GS] »Starker Harndrang, mit Schmerzen im Blasenhals, Brennen beim Wasserlassen und spärlichem Urin.«[GS] »Heftig schneidender, dehnender Schmerz in der linken Seite der Blase tiefsitzend, schief in die weibliche Harnröhre bis an deren Mündung, zuletzt in Stechen übergehend, eine halbe Viertelstunde lang.«[JH401] Sie haben jetzt einen Eindruck davon gewonnen, wie sich die Störungen seitens des Harntrakts manifestieren. Die Nieren können ein- oder doppelseitig entzündet und schmerzhaft empfindlich sein. Im Nierenbecken bilden sich Harnkonkremente – kleine, stecknadelkopfgroße Steinchen, von denen immer mal wieder einer seine Reise durch den Harnleiter in die Blase antritt und dadurch den Patienten schrecklich leiden lässt. Das ist die Ursache für die in alle möglichen Richtungen ausstrahlenden Nierenschmerzen. Die Schmerzen können in die Nieren hoch- oder in die Blase herunterfahren, beim Mann offenbar auch den Samenstrang entlang bis in die Hoden hinein, was besonders schmerzhaft ist. Man ist verblüfft, wenn man sieht, wie schnell Berberis diese spezielle Art von Nierenkolik zu lindern vermag. Wie in den Nieren können sich auch in der Blase brennende Schmerzen bemerkbar machen. »Der Harn ... bald ganz dunkel, gallig gefärbt, bald trübe mit kopiösem Sedimente versehen. [Anfälle von Gelbsucht.]«[AZ47,176] »Der Urin fließt nur sehr langsam, bei starken, drückenden Schmerzen in der vorderen Blasengegend.«[GS] »Beständiger Harndrang ...«[GS] Ausgeprägte Reizblase. Katarrhalische Entzündung der Harnblase. Schründende[JH411], brennende, stechende Blasenschmerzen. Alle möglichen schmerzhaften Beschwerden der Samenstränge und Hoden bei Gichtpatienten. Brennende Schmerzen in der Urogenitalregion.

Berberis eignet sich besonders für Frauen, die müde und abgeschlagen sind und seit langem an Gichtbeschwerden leiden. Sie sind, obwohl noch nicht alt, körperlich so erschöpft, dass all ihre häuslichen Verpflichtungen sie sehr mitnehmen und verdrießen. Den Geschlechtsverkehr empfinden sie als schmerzhaft[AZ53,176], deswegen entwickeln sie eine Abneigung dagegen. Der Orgasmus kommt nur noch verzögert oder gar nicht mehr, und er erschöpft sie sehr. In ihrem tiefsten Innern fühlen sie sich ausgebeutet, wie Sklavinnen. Kneifende, zwickende, zwängende Schmerzen in sämtlichen Nerven. »Brennender Schmerz in der weiblichen Harnröhre ...«[JH429] »Gefühl von Brennen und Wundseyn in der Mutterscheide ...«[JH453] Die normalen Empfindungen in diesem Bereich sind den Frauen abhanden gekommen.

* An dieser Stelle hat sich in der 2. Auflage ein gravierender Satzfehler eingeschlichen. Die Passage »kidneys radiate in every direction. Pains run up into the kidney« ist zu streichen (sie taucht später im richtigen Zusammenhang noch einmal auf) und durch folgenden Text aus der 1. Auflage zu ersetzen: »kidneys are overworked, they are working hard to throw off something, to perform emergencies, [and ...]«.

Borax

Borax veneta, Natrium boracicum

Borax ist ein Hausmittel, das von alters her zur Linderung und Heilung von allen möglichen lokalen Entzündungen eingesetzt worden ist. Als Boraxpulver, mit Honig vermischt, kam es besonders äußerlich bei Mundentzündungen von Säuglingen und stillenden Müttern zur Anwendung. Der häufige Gebrauch, der von diesem Mittel gemacht worden ist, veranlasst den Homöopathen natürlich, sich zu fragen, ob die Menschen hier nicht eine Entdeckung gemacht haben; und es ist tatsächlich so, dass Borax einen wunden Mund oft zur Abheilung bringt. Das ist auch nicht verwunderlich, denn Borax hat in seinen Prüfungen aphthöse Veränderungen der Mundschleimhaut hervorgerufen, die sich bis in den Schlund und sogar bis in den Magen erstrecken können. Auch wo Genitalien und Anus von Aphthen befallen sind, kann es heilend wirken.

Ängstlichkeit, Nervosität, zappelige Unruhe und Empfindlichkeit sind hervorstechende Eigenschaften des Borax-Patienten. Selbst harmlose Dinge versetzen ihn in Angst und Schrecken. Er fährt bei jedem Geräusch zusammen[HA114], erschrickt leicht beim Hören von Musik und lässt sich von unerwarteten Nachrichten und ähnlichen Aufregungen schnell aus der Fassung bringen. Er befindet sich in einem Zustand großer ängstlicher Unruhe, und diese Angst und Anspannung, dieses unbeschreibliche Gefühl, von dem er beherrscht wird, wird durch jede Art von Auf- und Abwärtsbewegung bedeutend verstärkt. Eine Bewegung wie das Aufwärtsfahren in einem Fahrstuhl macht ihn halb wahnsinnig, noch schlimmer aber ist für ihn die Abwärtsfahrt. Sämtliche Beschwerden nehmen bei Abwärtsbewegung zu; überall in der Pathogenese von Borax stoßen wir auf diese Modalität. Seitens der routinemäßig verschreibenden Kollegen wird – wie ich meine, zu Recht – die Ansicht vertreten, dass in allen Fällen von kindlicher Stomatitis, bei denen zugleich diese Verschlimmerung durch Abwärtsbewegung vorhanden ist, Borax das passende Mittel sein muss. Besonders typisch ist die Situation, wo die Mutter ihr schlafendes Baby ins Bett legen will: Just im Augenblick des Niederlegens erwacht das Kind vor Schreck und fängt zu schreien an. Sie können diese Angst besser nachvollziehen, wenn Sie sich einmal zum obersten Stockwerk eines Hochhauses begeben und von dort mit dem Fahrstuhl herunterfahren. Angesichts der raschen Beschleunigung hat man ein Gefühl des Fallens, verbunden mit einem flauen, ängstlichen Gefühl im Magen; dies ist normal für einen gesunden Menschen. Stellen Sie sich diese Empfindung noch um einiges gesteigert vor, und Sie kommen dem Zustand nahe, den der Borax-Patient in solchen Momenten durchlebt. Die geringste Abwärtsbewegung, selbst sanftes Bergabfahren oder Treppabgehen oder (bei einem Kind) das treppab Getragenwerden in den Armen der Mutter, ruft eine heftige Verschlimmerung hervor; das ganze Nervensystem gerät dabei in Aufruhr.

Viele Organe sind bei Borax in ihrer Funktion krankhaft gesteigert. Sämtliche Sinne, wie etwa der Gehörsinn, sind geschärft. Der Patient reagiert überempfindlich auf alles, was ihn umgibt. Er ist überängstlich, in jeder Beziehung leicht erregbar. Bergabfahren ruft Schwindel hervor.[GS] »Sehr ängstlich beim schnellen Herabfahren von einem Berge ...«[CK4;*] dies ist außerordentlich charakteristisch! Borax hat viele Symptome dieser Art, vor allem aber sind es die Nerven- und Gemütssymptome, die durch Abwärtsbewegung verschlimmert werden. Wenn wir gleich das Mittel durchgehen, werden noch etliche andere Dinge zur Sprache kommen, aber diese Modalität *Schlimmer durch Abwärtsbewegung* kann als das Hauptmerkmal im Bereich

* In der 2. Auflage der *Lectures* heißt es lediglich (was insbesondere im Hinblick auf den nachfolgenden Text wenig Sinn ergibt): »On nervous excitement, fear and apprehension.« Wie der Vergleich mit der 1. Auflage aber zeigt, ist hier – offenbar versehentlich – ein Satzteil abhanden gekommen; der vollständige Satz lautet demnach: »Riding down hill in a wagon behind an ordinary team brings on nervous excitement, fear and apprehension.«

der Psyche gelten und ist der Schlüssel zu einem Großteil aller Borax-Fälle. »Ängstlichkeit bei Abwärtsbewegung oder Wiegen des Kindes.«[HC1,9] Durchfall wird geheilt, wenn dieses Symptom vorhanden ist. Aphthen werden geheilt, wenn dieses Symptom vorhanden ist. Rheumatismus, Menstruationsstörungen und zahlreiche andere Beschwerden verschwinden nach Verabreichung von Borax, wenn dieses Leitsymptom vorhanden ist.

Zum Arzneimittelbild gehören auch hysterische Züge, was nicht verwundert, wenn man die extreme Nervosität des Borax-Patienten bedenkt. »Er trödelt Nachmittags nur herum, ohne daß er wirklich zu einer Arbeit kommt, geht von einem Geschäfte zum andern, aus einem Zimmer in das andere, ohne bei einem Gegenstande zu bleiben.«[CK21] Der Patient ist ruhelos, nervös, ängstlich und leicht erregbar. »Dem Kinde wird es beim Tänzeln ängstlich ...«[CK5] Dies ist, wenn man es so liest, kaum verständlich; es bedeutet eigentlich: mit dem Kind im Arm rauf und runter schaukeln oder wippen. Die Idee ist nicht die des Tanzens; die Idee ist, dass das Kind sofort anfängt zu heulen, wenn es von der Mutter oder Amme in den Armen geschaukelt oder gewiegt wird. Die Bewegung des Gehirns, das Auf und Ab, das beim Schaukeln, Wippen etc. vollführt wird, bewirkt, dass das Kind völlig durcheinander gerät; es weiß kaum noch, wo es ist, und wird schwindelig und verwirrt. Die Fortsetzung des obigen Symptoms lautet: »... wenn man es in den Armen wiegt, macht es beim Herabbewegen ein sehr ängstliches Gesicht.«[CK5] – »Die Aengstlichkeit nahm zu bis 11 Uhr Abends ...«[CK1] Das ist, wie ich bestätigt gefunden habe, die für Borax typische Zeitmodalität in Bezug auf die Verschlimmerung der Angst. Ich habe dies oftmals bei geisteskranken Frauen festgestellt, bei Frauen, die nur phasenweise vom Wahnsinn ergriffen waren, deren alterierter psychischer Zustand bis ziemlich genau 23 Uhr anhielt. Geisteskranke vermitteln manchmal den Eindruck, als ob sie vom Teufel besessen wären; ganz plötzlich aber können sie dann lichte Momente haben, in denen sie reden, als wenn nichts gewesen wäre. So ist es auch bei Borax: Um 23 Uhr kann eine große Veränderung eintreten; der Zustand von Angst und nervöser Erregung kann um diese Zeit urplötzlich ein Ende finden. »Vor dem Stuhle ... verdrießlich, mißmuthig, träge, unzufrieden; nach demselben heiter, zufrieden mit sich und der Welt, und froh in die Zukunft blickend.«[CK255] Der Borax-Patient ist äußerst *schreckhaft:* »Ein ängstliches Schreien macht, daß ihm der Schreck in alle Glieder fährt.«[CK8] Er erschrickt bei jedem unerwarteten Geräusch, z.B. wenn ein Gegenstand auf den Boden fällt oder sich plötzlich eine Tür öffnet. All dies ist typisch für Borax! Wenn wir Borax mit den anderen Natriumsalzen, etwa *Natrium muriaticum* oder *Natrium carbonicum*, vergleichen, können wir eine erstaunliche Ähnlichkeit hinsichtlich der nervösen Erregbarkeit feststellen. Verschlimmerung durch Geräusche, Überempfindlichkeit auf Geräusche und Übererregbarkeit der Nerven ziehen sich wie ein roter Faden durch die gesamte Natriumfamilie. Es sind sehr ernsthafte, gefühlsbetonte Menschen.

Eine weitere Besonderheit von Borax ist: »Starke Ueblichkeit, während des Nachdenkens bei der Arbeit ...«[AH3,47(CK421)] Borax hat diese Art von Befindensstörung viele Male geheilt. Ich habe den Vorgang folgendermaßen beobachtet: Der Patient wird durch jegliches Nachdenken so kribbelig und zittrig[CK421], dass ihm übel wird und er seine Arbeit liegenlassen und sich eine Weile ausruhen muss; dann rafft er sich auf, bis ihm kurz darauf wieder ganz elend im Magen wird und er sich aufs Neue erholen muss. – Mit der Verschlimmerung durch geistige Anstrengung, durch Geräusche, durch Aufregung und durch Abwärtsbewegung haben wir die wichtigsten Modalitäten benannt, die auf die Psyche des Borax-Patienten einwirken.

Im Bereich des Sensoriums finden wir folgendes Symptom: »Schwindel und Vollheit im Kopf beim Herabsteigen* von einem Berg oder einer Treppe.«[GS] Dieser Schwindel ist eine andere Erscheinungsform der Angst bei Abwärtsbewegung. Borax hat eine ganze Reihe von Schwindelsymptomen; manchmal ist es auch ein an-

* Das Originalsymptom Schréters in den *Annalen der homöop. Klinik* (Bd. 3, S. 309) lautet demgegenüber: »Beim Treppen- oder Berg**aufsteigen** Vollheit im Kopfe und Schwindel.« (Hervorhebung durch den Übers.; vgl. *CK* 29.) Möglicherweise hat Hering das Symptom aufgrund klinischer Erfahrungen abgewandelt.

haltender Schwindel, der bei Abwärtsbewegung so sehr gesteigert wird, dass der Patient sofort innehalten und sich ganz still verhalten muss. – Viel kongestive, drückende Kopfschmerzen und viel Hitze im Kopf.

Zahlreiche Augensymptome, vom »Trachom«[GS] bis zum »Entropium«[GS]. »Die Wimpern kehren sich in das Auge hinein und entzünden es, besonders im äußern Winkel ...«[CK77] Granulation und Hypertrophie der Bindehaut an der Lidinnenfläche; narbige Kontrakturen mit Einwärtsdrehung der Lider. »Die unteren Augenlider sind vollständig nach innen gewendet.«[GS] »Mühsames Öffnen der Augenlider.«[GS(CK84)]

Wie bei allen Natriumsalzen ist auch bei Borax die Nasenschleimhaut chronisch entzündet, ein katarrhalischer Zustand mit reichlicher Schleimsekretion und vielen trockenen Krusten in der Nase[CK111]. Verstopfung der Nase. Die ganze Natriumfamilie neigt zur Bildung dieser trockenen Krusten in der Nase und zur reichlichen Schleimabsonderung. *Natrium muriaticum* produziert überwiegend *weißes* Sekret – wie Borax –, *Natrium sulfuricum* überwiegend *gelbes* oder gelblichgrünes Sekret. In der Prüfung von Borax ist nur der »Abgang vielen grünlichen, dicken Schleimes aus der Nase«[CK314] vermerkt; charakteristischer jedoch ist das weiße Sekret, das zugleich ein Allgemeinsymptom des Mittels darstellt.

»Gesichts-Farbe des Säuglings elend, blaß, erdfahl.«[CK115] »Kinder haben kleine Bläschen um den Mund und auf der Stirn ...«[GS] *Natrium muriaticum* ruft, wie Sie wahrscheinlich wissen, bei all seinen Fiebererkrankungen und bei Erkältungen einen Herpesausschlag im Bereich des Mundes hervor. Borax wird hier gerne vergessen! An *Natrium muriaticum* denkt man eher, weil es besser bekannt ist. Wenn eine Natriumkonstitution vorhanden ist, muss weiter individualisiert werden, um entscheiden zu können, welche Natriumverbindung tatsächlich angezeigt ist.

»Schwämmchen [= Aphthen] im Munde; ... im Innern der Backe; ... auf der Zunge.«[CK150ff.] Nun, dies allein stellt noch keine hinreichende Indikation für Borax dar! Wenn der Mund wegen Aphthen so empfindlich ist, dass der Säugling vor Schmerz die Brustwarze oder Flasche wieder loslässt, ist Borax nur eines von mehreren möglichen Mitteln. Viele Ärzte verabreichen Borax nur auf dieses eine Symptom hin; doch sollte stets der Konstitutionstyp bestimmt werden, damit eine solide Grundlage für die Verschreibung besteht. So ist etwa *Sulfuricum acidum* bei dieser Erkrankung häufiger angezeigt als Borax. »Auf der Zunge rothe Bläschen ...«[CK153] »Nach dem Trinken Erbrechen« (bei Aphthen)[AZ37,92] – das lässt vermuten, dass die aphthösen Veränderungen bereits durch die Speiseröhre bis in den Magen vorgedrungen sind. Es gibt in der Pathogenese von Borax viele Magensymptome, die mit einer gewissen Wahrscheinlichkeit auf solche Veränderungen zurückzuführen sind. »Die hochrothe Mundschleimhaut fast ganz mit weißen, käsestoffähnlichen Schwämmchen bedeckt.«[AZ37,92] Der wunde, entzündete Mund, wie er bei Säuglingen, aber auch bei stillenden Müttern vorkommt, kann durch eine einzige Gabe potenziertes Borax geheilt werden; eine lokale Anwendung von Boraxpulver ist nicht erforderlich. »Nach jedem Essen, Blähungs-Auftreibung.«[CK188] »Ständiges Erbrechen.«[GS] »Erbrechen sauren Schleimes ...«[CK210] Der Borax-Patient mit Aphthen im Magen neigt zu Hustenattacken mit Brech- und Würgereiz, was von manchen Müttern als ›Magenhusten‹ bezeichnet wird: »Magenhusten mit Schmerz, der sich bis in die Milzgegend erstreckt.«[GS]

Kleinkinder, die Borax benötigen, neigen dazu, an Sommerdurchfällen zu erkranken. Der ganze Analbereich ist voller Aphthen. Tag und Nacht gehen unter kläglichem Geschrei des Kindes schleimige, grünliche Durchfälle ab[AZ37,92]; der Mund ist aphthös; das Kind magert stark ab, hält den Kopf weit nach hinten gebogen. »Oefterer, sehr leichter Stuhl ...«[CK238] »Weicher, lichtgelber, schleimiger Stuhl ...«[CK242] Wie gekochte Stärke aussehender Schleim tritt in Mengen aus dem After aus; neben Borax ist dieses Symptom nur noch von *Argentum nitricum* bekannt. Als Folge der Verdickung der Rektumschleimhaut können Strikturen entstehen, die das Lumen des Mastdarms immer weiter einengen, bis schließlich nur noch lange, bleistiftdünne Stühle passieren. Solche entzündlich bedingten Strikturen sind durch Borax geheilt worden.

Wenn bei einem derart empfindlichen Kind der Katarrh auch die Harnwege erfasst, brennt der Urin beim Abgang so sehr, dass das Kleine schon beim ersten Harndrang zu schreien anfängt (weil es sich erinnert, dass es wehtun wird): »Der Säugling harnt beinahe alle 10, 12 Minuten, und oft weint und schreit er, ehe der Harn kömmt ...«[CK271] Das ist der Hintergrund für das in den *Guiding Symptoms* besonders hervorgehobene Symptom »Schlimmer vor dem Harnen«. Es bedeutet nicht, dass die Harnwegsorgane vor dem Wasserlassen mehr Beschwerden machen, sondern dass das Kind schon beim Gewahrwerden des Harndrangs unruhig wird und zu jammern beginnt. »Häufiges Harnen, dem Schreien und Weinen vorangehen.«[GS] Der heiße Urin brennt wie Feuer, und an dem Schreien erkennt man, dass das Kind bald wieder Wasser lassen muss. »Nach dem Harnen schmerzt die Spitze der Harnröhre, wie wund.«[CK277] »Harndrang, ohne daß sie einen Tropfen lassen konnte ...«[CK267]

Borax hat auch Gonorrhö geheilt. Der Genitalbereich kann, wie die übrigen Schleimhäute, ebenfalls von aphthösen Herden befallen sein. Es gibt ein weiteres Zeichen, das Borax mit *Natrium muriaticum* und *Natrium carbonicum* gemein hat, und das ist das fehlende sexuelle Verlangen, bei Männern wie bei Frauen. Das Mittel ›betäubt‹ den Patienten in dieser Hinsicht, weswegen sich sowohl die Psyche als auch die Geschlechtsorgane gewissermaßen in einem Zustand der Gleichgültigkeit befinden.*

Wir kommen zu dem auffälligsten Merkmal in Bezug auf die weiblichen Geschlechtsorgane: große *Schleimhautfetzen* im Monatsblut. Borax vermag die schlimmsten Formen von Dysmenorrhoea membranacea zu heilen, mit heftigen, wehenartigen Schmerzen vor und während der Blutung, als ob die Gebärmutter sich selber durch die Vagina heraustreiben wollte. Auch wenn die Blutung nur geringfügig ist, halten diese heftigen Schmerzen so lange an, bis die ganze Dezidua abgestoßen ist. Ich habe Borax als Heilmittel von Dysmenorrhöen erlebt, wenn die Schleimhaut als zusammenhängende Membran ausgeschieden wurde und regelrecht einen Abguss der Uterushöhle bildete. Solche Patientinnen werden oft durch Abwärtsbewegungen erschreckt – lassen Sie diese Modalität Ihr Leitsymptom zur Verschreibung von Borax bei membranöser Dysmenorrhö sein! Die Patientin hat Angst bei jeder Abwärtsbewegung, bei Bewegungen wie Schaukeln, Wippen u. Ä. »Bei der Regel, Klopfen im Kopfe und Sausen in den Ohren.«[CK301] »Kneipen im Leibe«[CK300] während der Regel; dieser Begriff beschreibt den Sachverhalt jedoch nur unzureichend, denn in den meisten Fällen handelt es sich um geradezu wehenartige Schmerzen. »Der Monatfluss tritt um vier Tage zu früh und sehr stark, unter Grimmen im Leibe, Brecherlichkeit, Übelkeit und Schmerz im Magen bis ins Kreuz ein; Letzterer dauert bis nach Mitternacht an und endet unter Ausbruch eines starken Schweisses, durch den sie über und über nass wurde. Alles diess bewirkte, dass sie erst gegen Morgen einschlafen konnte.«[ZÖ2,221**] »Bei der Regel, krampfhaft drängender und stechender Schmerz im Schooße«[CK302] – oder auch lanzinierende Schmerzen in den Leisten[GY7], sowohl während als auch vor der Menstruation. »Regel 2 Tage sehr gering, den 3ten aber sehr stark, ... unter Mattigkeit, daß sie kaum stehen konnte.«[CK298(ZÖ2,221)] Bedenken Sie aber, dass bei derartigen Symptomen auch die psychische Verfassung von Borax, der nervöse, leicht erregbare Zustand vorhanden sein muss, damit das Mittel die Dysmenorrhö heilen kann. Ein anderes herausragendes Symptom von Borax ist der eiweißartige Fluor albus: »Weißfluß, wie Eiweiß, mit Empfindung, als flösse warmes Wasser herab ...«[CK305] »Weißfluß, dick wie Kleister und weiß von Farbe.«[CK306] »Wundmachender, scharfer Ausfluß, zwei Wochen lang, zwischen den Menses.«[GS] »Weißfluß, weiß, wie Schleim, ohne sonstige Beschwer-

* Die Prüfungssymptome sprechen eher für eine rein psychische Indifferenz, z. B. das folgende: »Oefterer Reiz in den Geschlechtstheilen, ohne Verlangen nach Beischlaf.« (*CK* 284)

** Das Symptom stammt aus der Prüfung Fischers, die 1857 in der *Zeitschrift des Vereins der hom. Ärzte Oesterreichs* im 2. Band veröffentlicht wurde. Es entspricht dem Symptom Nr. 297 in den *CK*, wie überhaupt die ganze Prüfung bereits 22 Jahre zuvor (unter dem Namen Schréters) von Hahnemann in die *CK* aufgenommen wurde; darauf wird in der Zeitschrift aber mit keinem Wort hingewiesen. Es ist indes anzunehmen, dass die Prüfung Fischers die Urfassung darstellt, die Hahnemann dann etwas gestrafft wiedergegeben hat – mit einigen Ungenauigkeiten, wie ein Vergleich der Symptome zeigt.

den ...«[CK304] Angesichts des scharfen Fluors sowie der membranösen Menstruationsstörungen wundert es uns nicht, dass diese Frauen unfruchtbar sind. Und die Unfruchtbarkeit ist durch Borax geheilt worden, wenn die genannten Umstände dafür verantwortlich waren.[CK307] Es gibt auch ›Routiniers‹, die jeder sterilen Frau Borax verschreiben, ungeachtet ihres Allgemeinzustandes. Doch wenn wir Unfruchtbarkeit erfolgreich behandeln wollen, ist es gerade der *Allgemeinzustand*, den wir berücksichtigen müssen. Der Allgemeinzustand muss in seinen Eigentümlichkeiten dem Zustand entsprechen, den die Arznei an Gesunden hervorzurufen vermag.

Kommen wir zu einem weiteren Charakteristikum ... Ich habe in meiner Praxis häufig Borax eingesetzt, wenn eine Mutter ihr Kind nicht stillen konnte. Sie berichtete dann meistens, dass sie zu wenig und zu dicke Milch habe. »Die Milch ist zu dickflüssig und schmeckt schlecht.«[GS] Es ist vor allem diese Milchbeschaffenheit, die die Mutter davon abhält, ihr Kind zu stillen. Es ist ein konstitutionelles Problem. Wird einer Borax-Patientin zu Beginn ihrer Schwangerschaft Borax gegeben, wird dies die Milch wie die gesamte Konstitution so verändern, dass sie ihr Kind später ohne Schwierigkeiten stillen kann. Ich habe oftmals Borax an Mütter verabreicht, die mehrere Kinder zur Welt gebracht hatten und keines hatten stillen können; nach Borax traten dann so große Veränderungen ein, dass sie dem nächsten Kind die Brust geben konnten. Zum Arzneibild von Borax gehört auch das »Verschmähen der Brust«[KI130] bei Säuglingen, was nicht unbedingt daran liegen muss, dass mit dem Kind etwas nicht in Ordnung ist, sondern auch dadurch bedingt sein kann, dass die Milch nicht gut schmeckt. Man mag zuerst den Impuls haben, für das Kind zu verschreiben, doch wenn man sich näher mit dem Fall beschäftigt, erkennt man, dass das Kind die Milch deswegen nicht nimmt, weil sie widerwärtig schmeckt. Die Mutter ist es, die eine Dosis Borax benötigt, und dann wird auch der Durchfall des Kindes und sein Widerwille gegen die Muttermilch behoben. »Der Säugling wird blaß, beinahe erdfahl ...«[CK414] »Das Kind wirft die Arme hoch, sobald man versucht, es hinzulegen.«[GS] Wenn die Mutter eine Borax-Mutter ist, ist auch das Kind mit großer Wahrscheinlichkeit ein Borax-Kind. Es ist nicht ungewöhnlich, dass Mutter und Kind dieselbe Arznei benötigen, und oft habe ich das Kind durch die Muttermilch damit versorgt, wenn beide dasselbe Mittel brauchten. Ein eigentümliches Symptom von Borax ist auch, dass beim Trinken des Säuglings *Schmerzen in der anderen Brust* entstehen.[CK361] Die Anwendung von Borax ist nicht notwendigerweise auf die Zeit des Wochenbetts und der Säuglingspflege beschränkt; es kann bei nervösen Frauen in allen Lebenssituationen von Nutzen sein.

Borax hat vornehmlich rechtsseitige Rippenfellentzündungen geheilt, die große Ähnlichkeit mit denen von *Bryonia* aufwiesen. »Stechende, von außen nach innen schießende Schmerzen durch den rechten oberen Lungenflügel, hinter der zweiten Rippe.«[GS] Auch der stechende Charakter lässt hier an *Bryonia* denken.

»Welke, runzelige Haut.«[AZ37,92] »Haut blass oder livide.«[GS] Abmagerung; Kinder mit schlaffen Muskeln, die stetig an Gewicht verlieren. Die Kinder werden aufgrund der aphthösen Schleimhautveränderungen marastisch; sie können nicht richtig verdauen, leiden an Erbrechen oder Durchfall. Die Aphthen können sämtliche Schleimhäute des Magen-Darm-Trakts befallen. Es sind überempfindliche Kinder, die bei jeder Art von Abwärtsbewegung anfangen zu jammern und zu schreien. Die Aphthen bedingen auch etliche andere Symptome, so z.B. das Schreien vor dem Wasserlassen – weil die Blase mit betroffen ist.

Die Aphthen; die Verschlimmerung durch Abwärtsbewegung; die Überempfindlichkeit auf Geräusche und das leichte Erschrecken über alles Erdenkliche; die große Ängstlichkeit, etc.: dies sind wohl die auffallendsten und am meisten charakteristischen Züge von Borax.

Bromium

Brom

Bromium wird von manchen als Routinemittel benutzt. Es gehört zu den Mitteln, die der Anfänger gern bei jedem Diphtherie-, Krupp- oder Laryngitisfall einsetzt, der ihm begegnet, und wenn es nicht wirkt, versucht er ein anderes. All diejenigen, die nach Krankheitsnamen verschreiben, verwenden Bromium hier als eines ihrer Routinemittel. Es ist bei diesen Leiden aber so selten indiziert, dass sie es früher oder später als völlig wertlos abschreiben. Sie geben Brom als ›Diphtheriemittel‹, und wenn es nicht wirkt, geben sie *Mercurius cyanatus*, und wenn auch das nicht wirkt, geben sie irgendetwas anderes »für Diphtherie«, immer *für Diphtherie*. Sie nehmen nicht die Symptome des ganzen Falles auf und verordnen dann individuell. Sie verordnen nicht für den *Patienten*, sondern für die Krankheit. In den nächsten zwanzig Jahren werden Sie vermutlich nicht mehr als ein halbes Dutzend Diphtheriefälle sehen, die nach Bromium verlangen; doch wenn der Fall dann eintritt, müssen Sie Bromium kennen. Ein grundlegendes Merkmal fast aller Brom-Zustände ist, dass die Patienten durch Erhitzung krank werden. Nehmen wir an, es herrscht gerade eine Diphtherie-Epidemie und eine Mutter lässt ihr Baby zu warm eingepackt in einem geheizten Raum schlafen, und nehmen wir weiter an, das Kind ist gegen so viel Wärme empfindlich und bekommt davon Beschwerden, dann seien Sie auf der Hut, denn Sie könnten es mit einer Brom-Diphtherie zu tun haben. Das Mittel ist oft auch bei Beschwerden angezeigt, die nachts nach einem heißen Sommertag in Erscheinung treten.

Nun, dies ist die größte Nähe zu routinemäßigem Handeln, in die ein Homöopath bei der Verschreibung für Diphtherie- oder Kruppfälle geraten kann. Wenn die Mutter bei bitterkaltem, trockenem Wetter mit ihrem Baby längere Zeit draußen gewesen ist und das Kind dann gegen Mitternacht mit krampfhaftem Krupphusten aufwacht, wissen Sie, dass es mit größerer Wahrscheinlichkeit *Aconitum* benötigt als irgendeine andere Arznei. Werden Sie dagegen um Mitternacht zu einem plethorischen Baby gerufen, das tagsüber trotz sommerlicher Hitze zu warm angezogen im Freien verbracht hat, und stellen Sie bei der Untersuchung neben Gesichtsröte etc. Pseudomembranen im Hals fest, so wird Ihnen die große Ähnlichkeit mit Bromium ins Auge fallen, dessen Arzneimittelbild wir im folgenden studieren wollen.

Langwährende Heiserkeit bis hin zur Stimmlosigkeit, nach Erhitzung und anschließender Erkältung.[AZ49,135] Erhitzung bringt den ganzen Organismus durcheinander. »Kopfschmerz ... in der Sonnenhitze, was im Schatten vergeht.«[GA1,28] Diese Verschlimmerung durch Erhitzung ist ein durchgängiges Muster bei Bromium; sie kann bei heißem Wetter ebenso auftreten wie bei Aufenthalt in einem überheizten Zimmer oder beim Übergang von der Kälte in die Wärme. Sind die Beschwerden aber, wo immer sie bestehen mögen, erst einmal da, ist der Patient so kälteempfindlich, dass ihn schon ein kühler Luftzug bis auf die Knochen frösteln lässt. Gleichwohl mag er auch in einem solchen Zustand keine übermäßige Erwärmung, denn sie verursacht gleich wieder neue Beschwerden.

Bromium ist auch eine starke Tendenz zur Infiltration von Drüsen und Lymphknoten eigen. Sie werden hart, gehen aber nur selten in Eiterung über; im Allgemeinen bleiben sie anschließend hart. Die Parotis, die Unterzungendrüsen wie auch die submandibulären und zervikalen Drüsen und Lymphknoten schwellen enorm an und indurieren. Die Entzündungsprozesse laufen nur sehr verlangsamt ab; sie zeigen bei Weitem nicht jene Schnelligkeit und Heftigkeit, wie wir sie bei *Belladonna* und *Mercurius* sehen. »Teile, die sich entzünden, werden infiltriert und hart.« Entzündung mit Verhärtung – das ist die Idee. Bromium hat sich als sehr nützliches Mittel bei infiltrierten Geschwüren erwiesen, bei vergrößerten, steinharten Drüsen und Lymphknoten, die keine Neigung zur Suppuration zeigen. Es heißt in den

Guiding Symptoms: »Eiterung der linken Parotis«; dies ist jedoch, obwohl von Bromium geheilt, eher eine Ausnahme. Zur Natur von Bromium gehört auch die tuberkulöse Entartung von Drüsen, Lymphknoten und anderen Geweben. Drüsen, die sich entzünden, fangen nach einer Weile an zu degenerieren und minderwertiges Gewebe zu produzieren, vergleichbar der Anschwellung und Verhärtung der skrofulösen Drüsen, die wir so oft im Halsbereich sehen[GA1,359]; Vergrößerung der Ohrspeichel- und Unterkieferdrüsen. Bromium hat Vergrößerung und Verhärtung der Schilddrüse geheilt[AZ43,244], und für manche ist es geradezu ein Routinemittel gegen Kropf geworden; und wenn das nichts nützt, versuchen sie es mit Eierschalen oder was ihnen sonst noch einfällt – anstatt die Symptome des ganzen Patienten zu berücksichtigen.

Des Weiteren finden wir Abmagerung[AZ43,242], und es verwundert nicht, wenn wir dies mit der Infiltrationsneigung (und dem entsprechenden Parenchymverlust) zusammen betrachten, dass sich Brom als Heilmittel bei Krebs[(AZ43,241)] und Tuberkulose erwiesen hat. Es besteht »große Schwäche und Kraftlosigkeit«[GA1,410] bei dieser Arznei. Große Mattigkeit der Beine beim Gehen.[GA1,409] Zunehmende Prostration, mit zittrigen Gliedern[GA1,415] Zuckungen; zittrige Schwäche; Ohnmacht[GS]. Bei den katarrhalischen Schleimhautaffektionen bilden sich, mal mehr, mal weniger, membranöse Exsudate aus – ein natürlicher Vorgang, der durchaus nicht bromspezifisch ist. Die Schleimhäute werden in einer Weise infiltriert, dass auf ihrer Oberfläche gräulichweiße Auflagerungen erscheinen, während die darunter gelegene Schicht induriert. Diese Verhärtungen treten auch bei Geschwüren auf: Ein Ulkus auf der Schleimhaut frisst sich immer tiefer hinein und bildet unter sich eine verhärtete Gewebeschicht. Die katarrhalischen Entzündungen von Bromium werden in der Regel von Fieber begleitet, von großer nervöser Erregung, Eiseskälte der Glieder, Hitze im Kopf[GA1,462], Atemnot mit starkem Schwitzen sowie von kruppösen Erscheinungen.

Die meisten Beschwerden des Mittels sind mit Herzklopfen[GA1,348] verbunden: Herzklopfen bei Übelkeit, bei Kopfschmerzen[GS], bei jeder Art von nervöser Erregung. Die Brom-Patientin wird allmählich so schwach, dass sie eine »Abneigung gegen jede Art von Arbeit entwickelt, selbst gegen Lesen[AZ37,115]; sie hat keinerlei Interesse an ihren häuslichen Pflichten noch an irgendwelchen anderen Dingen [besonders vor der Menstruation].«[HC2,145] »Unaufgelegtheit. Mattigkeitsgefühl.«[AZ37,118] »Über alle Beschreibung niedergeschlagen und trostlos.«[AZ43,242] »Auffallend deprimirt.«[AZ43,243] »Traurig und entmutigt.«[GS] Bei fast allen Beschwerden macht sich Angst breit.

Kopfschmerzen als Folge von Überhitzung. Ohrgeräusche [wie fernes Rauschen[AZ37,120], Klingeln[GA1,83], Sausen[GA1,84]]. »Klopfen[GA1,81] und Brennen[GA1,80] in den Ohren.«[GS] Bei Ohrenleiden vergrößern sich die periaurikulären Lymphknoten, und auch die Ohrspeicheldrüsen schwellen an und werden hart. Affektionen der Ohren [und der Parotiden[GS]] im Gefolge von Scharlach, mit Ausfluss aus den Ohren[GA1,82]. Drückende Ohrenschmerzen[GA1,77]; Entzündung und Abszess der Ohren. Gelegentlich kommt es auch einmal zu Eiterung der Parotiden [z.B. nach Scharlach][GS], aber das ist eher eine Ausnahme. »Warm anzufühlende Geschwulst und Härte der linken Parotis ...«[GA1,85] Überall am Körper finden wir diese Drüsenverhärtungen; die Ovarien, die Hoden etc. – all diese Organe werden von Bromium in Mitleidenschaft gezogen.

Nasenbluten mit Erleichterung der Brustbeschwerden.[GA1,95] Geschwüre in der Nase.[GA1,91] Katarrhalische Symptome, mit häufigem, starkem Niesen.[GA1,262] Heftiger, akuter Schnupfen, mit viel Brennen in der Nase und zeitweise mit Kältegefühl, als würde die Schleimhaut durch Einatmen kalter Luft abgekühlt. Bromium ist von Nutzen bei Schnupfen, der im Juni oder Juli mit der ersten Hitzeperiode einsetzt. Heftiger Schnupfen einmal im Jahr – während der heißen Jahreszeit. Fließschnupfen mit Kopfschmerzen. »Die ganze Nase ist wund und die Nasenflügel geschwollen; es bildet sich ein Grind darin, mit Schmerz und Bluten beim Abwischen.«[GA1,94] Wundheit um die Nasenlöcher herum.[GA1,265]

Bromium-Patienten haben typischerweise ein gerötetes Gesicht, zumindest diejenigen, die zu akuten Brom-Zuständen neigen. »Gesichtshitze.«[HB294] Sie sind ›heißblütig‹, erhitzen sich sehr leicht. Dies ist freilich das gerade Gegenteil vom chronischen, konstitutionellen Brom-Zustand – ein Zug, den wir bei einer ganzen Reihe von Arzneien, besonders den antipsorischen, beobachten können. Die alten, heruntergekommenen Kranken, die Brom für ihre chronisch vergrößerten Drüsen benötigen, für ihren hartnäckigen Kropf[AZ43,244], für ihre Krebserkrankung[AZ43,241 ff.], haben eine »graue, erdfahle Gesichtsfarbe«[AZ43,242] und sehen »10 Jahre älter geworden«[AZ43,243] aus. Es ist ein kränkliches Gesicht, ein aschgraues[GS] Gesicht. Auf der anderen Seite sehen wir Kinder, die plethorisch sind, mit rotem Gesicht und schnell erhitzt. Natürlich, wenn diese Kinder akut erkranken und stunden- oder tagelang dyspnoisch waren, werden auch sie blass-zyanotisch; sie schnappen nach Luft, ringen um Atem, und dann wird das Gesicht aschfahl, wie etwa bei Diphtherie, Krupp und anderen laryngealen Affektionen.

»Steinharte Anschwellung der Drüsen, ... namentlich am Unterkiefer und Halse«[AZ53,172] – aber auch in vielen anderen Körpergegenden. Viele der Halsbeschwerden, die von Bromium bekannt sind, fangen im Kehlkopf an und wandern von dort in den Rachen. Manche verlaufen aber auch umgekehrt, vom Rachen zum Kehlkopf. Diese beiden Regionen stehen bei Bromium jedoch in so enger Beziehung, dass sie mit großer Wahrscheinlichkeit beide befallen werden; so geht z. B. die Brom-Diphtherie leicht von einem Bereich auf den anderen über. Die Arznei entspricht den bösartigsten Formen dieser Krankheit. Die Pseudomembranen wuchern wie Unkraut und behindern durch Verlegen des Kehlkopfes die Atmung. So ernst sind die Fälle, dass der Patient, selbst wenn er nur zwei oder drei Tage krank gewesen und Bromium der Krankheit Herr geworden ist, anschließend äußerst erschöpft ist. Alle Fälle vom Brom-Typ nehmen diesen von großer Heftigkeit und Prostration geprägten Verlauf. Der Patient ist schwerkrank und extrem schwach. Viele der mit Brom geheilten Halsentzündungen waren linksseitige Diphtherien, doch hat es auch geheilt, wenn beide oder nur die rechte Seite befallen waren. Nur sehr selten werden Sie erleben, dass sich ein Brom-Zustand bei kaltem, trockenem Wetter entwickelt; Brom-Fälle entstehen vorzugsweise bei schwülem, feuchtwarmem Wetter, im Frühjahr, Sommer oder Herbst.

Die chronischen Fälle, die dieser Arznei bedürfen, weisen häufig Magengeschwüre auf. Geschwüre und andere Symptome seitens des Magens, die an ein malignes Geschehen denken lassen. Kaffeesatzartiges Erbrechen; Erbrechen mit Hinweisen auf einen ulzerösen Prozess. Verschlimmerung nach dem Essen;* entweder kommt es zu Erbrechen oder zu Durchfall[GA1,213]. Kann keine sauren Speisen oder Getränke zu sich nehmen, weil sich dadurch die Symptome erhöhen.[GA1,149] Durchfall oder Husten schlimmer nach dem Essen, besonders nach dem Genuss von Saurem. Nach Austernessen Durchfall[GA1,213] und Magenverstimmung. Verschlimmerung durch das geringste Einatmen von Tabakrauch [Husten[GS]; erregt Bauchschmerzen[GA1,187], Übelkeit und Schwindel[GA1,150]]. »Erbrechen von blutigem Schleim.«[GS] »Oefteres Aufstoßen ...«[GA1,157] Verdorbener Magen. Magenschmerzen durch warme Speisen, heißen Tee, heiße Getränke. Es ist jedoch ein gewöhnliches Zeichen, dass heiße Getränke nicht vertragen werden, wenn ein Magengeschwür vorhanden oder im Entstehen begriffen ist.

Das Phänomen der Exsudation zeigt sich auch bei den Stuhl- und Rektumsymptomen. Membranähnliche Gebilde gehen mit dem Stuhl ab.[GS] Durchfällige Stühle mit Schleimhautfetzen. »Durchfall schwarzen Kothes ...«[GA1,206] »Durchfall nach jedem Essen ...«[GA1,213], selbst der kleinsten Menge.

Allenthalben finden sich bei Bromium erweiterte Venen, so auch im Mastdarm. Hämorrhoiden treten aus dem After hervor und brennen Tag und Nacht. »Blinde, heftig schmerzende Afterknoten«[GA1,226], die mit dem Stuhlgang kommen und längere Zeit bestehen bleiben. Während des Stuhlgangs schmerzt der Mastdarm aufgrund der Hämorrhoidalknoten.

»Kältegefühl des linken Hoden.«[GA1,236] »Geschwulst und Verhärtung[NZ2,124] des linken Hodens.«[GS] Beachten Sie wieder die Linksseitigkeit: die linke Halsseite, der linke Hoden. Ent-

* Die Prüfungssymptome weisen in erster Linie auf eine Besserung nach dem Essen hin, vor allem in Bezug auf Übelkeit (*GA* 1, 153) und Magenkrämpfe (*GA* 1, 169).

sprechend finden wir beim weiblichen Geschlecht »fortdauernden dumpfen Schmerz in der Gegend des *linken Eierstocks*«[AZ50,4] oder »Schwellung und Verhärtung des linken Eierstocks«[GS]. Es ist ein seltsames Phänomen, dass einige Arzneien eine besondere Affinität zu den linken Organen und zur *linken* Körperseite haben. Wie *Lachesis* greift auch Bromium in vielen Fällen besonders die linke Körperhälfte an. Eine ganze Reihe von Mitteln bevorzugen eine bestimmte Seite des Körpers. Die Drüsen bei Bromium sind mehr auf der linken Seite betroffen als auf der rechten. »Schwellung der Ovarialregion vor und während der Menstruation.«[GS] »Unterdrückung des Monatlichen.«[GA1,252] »Lauter Windabgang aus der Scheide.«[GA1,245]

Nun zu der wohl bedeutendsten Lokalisation von Bromium, dem Kehlkopf, wo es mehr Symptome hervorgerufen und geheilt hat als in jeder anderen Region. Das Mittel erzeugt ein wundes, raues Gefühl[GA1,278] im Kehlkopf beim Einatmen. Rauigkeit im Kehlkopf.[AZ44,370] »Heiserkeit; Verlieren der Stimme, er kann nicht rein durchsprechen; die Stimme ist schwach und leise und im Halse wie geschabt so rauh; Abends.«[GA1,276] Heiserkeit nach Erhitzung und anschließender Verkühlung.[AZ49,135] Der Kehlkopf entzündet sich, wenn der Patient an einem heißen Tag zu warm angezogen ist oder wenn er in einem geheizten Raum zu lange seinen Mantel anbehalten hat und dann beim Gehen ins Freie abkühlt. »Kitzeln im Kehlkopf«[AZ44,377] und dadurch ständiger Hustenreiz. »Kratzen und Rauhigkeit im Kehlkopf ...«[AZ44,370] Krächzender Husten als Versuch, den Schleim aus dem Larynx zu entfernen – kein Räuspern, das den Hals vom Schleim befreit. Jeder Medizinstudent sollte bemüht sein, all die Geräusche zu analysieren, die er bei anderen wahrnimmt, und – soweit möglich – an sich selbst beobachten, mit welchen Empfindungen sie einhergehen, damit er sich in die Lage der anderen hineinversetzen kann. Jedes dieser Kratzgeräusche hat seinen eigenen Klang, und sobald Sie ein solches bei jemandem hören, sollten Sie auf Anhieb den Ort bestimmen können, wo sich die Reizung befindet und von wo der Betreffende den Schleim zu entfernen sucht. Wenn Sie es dem Patienten überlassen, die Lokalisation zu beschreiben, werden Sie fast immer falsche Begriffe zu hören bekommen. Der Patient weiß gewöhnlich über diese Körperregion nur sehr wenig, außer dass es sich um den Hals handelt, und ob er nun Schleim aus dem Rachen oder aus dem Kehlkopf nach oben befördert, es ist für ihn stets der »Hals«. Auf derartige Angaben kann sich der Arzt also nicht verlassen, er muss schon sein eigenes Gehör zu Hilfe nehmen und auf den spezifischen Klang des Geräusches achten. Benutzen wir deshalb unsere einsamen Spaziergänge auch dazu, all die Geräusche nachzumachen, die wir bei den Menschen wahrnehmen, um dann an uns selbst zu entdecken, welche Teile des Halses im Einzelnen beteiligt sind. Es mag lächerlich erscheinen, aber wie sonst wollen Sie darüber Näheres in Erfahrung bringen? Es ist genauso wichtig, diese Klänge und Geräusche zu verstehen, wie es unabdingbar ist, anhand der Geräusche und der Bewegungen eines Kindes feststellen zu können, was ihm fehlt. Nur durch die Interpretation seiner Bewegungen sind wir in der Lage, die Symptome und die Bedürfnisse eines Kindes zu erkennen. Jede Bewegung, die es macht, hat etwas zu bedeuten. Jemand, der durch jahrelange Beobachtung von Kindern geübt ist, wird ein Kind unmittelbar verstehen und braucht der Mutter kaum Fragen zu stellen. Er wird durch das, was das Kind tut, sofort wissen, wo es krank ist. In dieser Beziehung ist ein Kind mit dem Tier zu vergleichen. Ein Pferd oder einen Hund können wir nicht fragen, wo der Schmerz sitzt – seine Bewegungen werden es uns auch so verraten. Ähnlich verhält es sich mit dem Kind.

Die Heiserkeit entsteht bei Bromium nach Erhitzung – denken Sie daran! »Heiserkeit, rauher und trockner Husten, Schmerzen am Kehlkopfe; im Schlafe ganz schwerer und dem Schnarchen ähnlich lautender Athem, mitunter Aufspringen, wie wenn sie keine Luft hätte.«[AZ48,173] »Keuchen und Schnappen nach Luft, mit Pfeifen und Rasseln im Kehlkopf. (Laryngospasmus.)«[GS] »Gefühl, als seien die Atemwege voller Rauch.«[GS] Nun, all diese rauen Atemgeräusche – schnarchendes, keuchendes, sägendes[AZ43,245], rasselndes Atmen, etc. – sind nur verschiedene Arten, die diversen Kruppformen anschaulicher zu beschreiben; man kann mit ihrer Hilfe nicht bei der Mittelwahl individualisieren, da die an Krupp leidenden Kinder Atemgeräusche in ganz unterschiedlichen Tonlagen produzieren. Umso wichtiger ist es, die Konstitution des Kindes und die seiner Mutter zu erfassen! »Die Stimme kaum hörbar.«[AZ43,246] »Kehlkopfkrampf.«[KE3,122] Beim Brom-Krupp bilden sich regelrechte Pseudomembranen auf den entzündeten Schleimhäuten aus, die sich sehr oft vom Kehlkopf abwärts ausdehnen, durch die Luftröhre bis in die Bronchialverzweigungen hinein[(KE3,122)], von wo aus sich eine kruppöse Pneumonie entwickeln kann. Dies liegt in der Natur des Mittels. Aber auch ohne jede Membranbildung vermag Brom den Kehlkopf zusammenzuziehen. Es hat »Zusammenschnüren im Kehlkopf«[AZ44,373], wie ein Krampf oder als würde die Kehle zusammengedrückt. »Kitzeln im Kehlkopf mit Hustenreiz ...«[AZ44,377] »Kratzen und Rauhigkeit im Kehlkopf, reizt zum Räuspern.«[AZ44,370] »Kältegefühl am Kehlkopfe und kühles Gefühl beim Einathmen ...«[GA1,279] Letzteres ist ein höchst eigentümliches Bromium-Symptom, vor allem wenn der Patient bei einer Laryngitis zusätzlich das Gefühl hat, als ob der Kehlkopf *von einem Flaum bedeckt* wäre. Ich habe von Patienten auch schon geschildert bekommen, sie hätten die Empfindung, dass ihr Kehlkopf von Samt überzogen sei – und dennoch fühle er sich kalt an. Die eingeatmete Luft wird als kalt empfunden, so als sei sie über Schnee oder Eis herübergeweht. »Beständiger Wundheitsschmerz in der Kehlkopfgegend«[AZ48,135], einhergehend mit Empfindlichkeit gegen Berührung. *Phosphorus, Belladonna* und *Rumex* haben ebenfalls Wundheitsgefühl im Kehlkopf, das durch Berührung verstärkt wird; aber das Bromium-Wundheitsgefühl tritt gewöhnlich auch unterhalb des Kehlkopfes und im Halsgrübchen auf. Das »Gefühl wie von Rauch in den Atemwegen«[GS] wird von manchen Patienten auch so empfunden, als ob sich Teerqualm oder Schwefeldämpfe[GA1,291] in den Atemwegen befänden. Einige Stunden nachdem sich der Bromium-Patient erhitzt hat, beginnt sich Schleim im Kehlkopf und in der Luftröhre anzusammeln; ständig expektoriert der Kranke einen weißlichen, dicken Schleim, und obwohl er fortwährend hustet und sich räuspert, findet er doch keine Ruhe. Diese Symptome stellen sich oft bei einer gewöhnlichen Laryngitis ohne jede Membranbildung ein. Bromium wird bei Aphonie, Kehlkopfreizung und Rauheit im Kehlkopf nicht so oft verschrieben, wie es angezeigt wäre, weil Laryngitis und Heiserkeit als Folge von Erhitzung nicht so häufig vorkommt und das Mittel deshalb nicht zu unserem Standardrepertoire gehört. Dabei könnten viele dieser Fälle prompt mit Bromium geheilt werden. Sehr wohl aber denkt der ›Routinier‹ an Bromium bei allen Fällen von Krupp oder Diphtherie ... Ein solches Vorgehen wurde niemals von Hahnemann gelehrt! »Viel Schleimrasseln im Kehlkopf beim Atmen und mehr noch beim Husten ...«[GS] »Die Inspiration war sehr beschwerlich, der Larynx wurde gegen die Brusthöhle hinabgezogen, der Thorax hob sich nicht.«[AZ43,245] Dieses Krankheitsbild sehen wir bei diphtherischem Krupp, wenn sich die Pseudomembranen ausgebildet haben. »Der Husten hatte den heisern, krähenden Croupton, war mit Erstickungsanfällen verbunden, der Athem war sehr beengt, pfeifend, sägend ...«[AZ53,164] »Kehlkopfkrampf.«[KE3,122] »Kruppartige Entzündung des Kehlkopfes aufgrund von Pilzwucherungen.«[GS] »Asthma der Seeleute, sobald sie an Land gehen«[GS]; besser, sobald sie wieder auf See sind. Erschwertes Atmen, mit Schleimrasseln in der ganzen Brust.[AZ79,29] Bronchitis und Pneumonie[GS]. Bromium ist oft das Heilmittel, wenn im späten Frühjahr, an den ersten warmen Tagen, der Keuchhusten grassiert und sich dabei Beläge im Kehlkopf bilden. »Wenn Patient ... etwas Staub in den Hals bekommt, so wird der Husten bis fast zum Ersticken gesteigert«[AZ49,135], etwa beim Herunterholen alter Bücher von den Regalen. Niesen, Heiserkeit, Atemwegsreizung durch das Aufheben und Handhaben von staubigen Dingen. »Husten mit Erstickungszufällen ...«[GA1,290]* Bromium zeigt

* Kent zitiert hier ein missverständliches Symptom aus den *Guiding Symptoms*, wo es heißt: »Cough, with sudden paroxysms of suffocation on swallowing. ...« Dies ist die verkürzte Wiedergabe des folgenden Prüfungssymptoms: »Husten mit Erstickungszufällen, augenblicklich beim Niederschlucken von 5 Tr. in 1/2 Unze Wasser. ...« D.h., der Erstickungshusten ist **nicht generell beim Schlucken** aufgetreten, sondern nur bei der Einverleibung der Prüfungssubstanz Brom. Von den *Guiding Symptoms* ist dieses fragwürdige Symptom ins Repertorium eingegangen: »Cough, suffocative, swallowing, on: **Brom.**« (einziges Mittel!) und »Cough, swallowing agg.« (**Brom.** ist hier das einzige 3-wertige von 12 Mitteln).

eine Vielzahl an katarrhalischen Zuständen, besonders an den Atemwegen. Bei Pneumonie finden wir Hepatisation [der Lungenunterlappen][GS]; Infiltration ist ein wesentliches Merkmal der Arznei.

Bryonia

Bryonia alba und Bryonia dioica; Zaunrübe

Jedes Heilmittel hat seinen eigenen Wirkungskreis, seine eigene Individualität, die es von allen anderen Arzneien unterscheidet; dementsprechend eignet es sich nur für eine bestimmte Gruppe von Beschwerden, während es gegenüber andersgearteten Beschwerden wirkungslos bleibt. Es ist ähnlich wie bei den unterschiedlichen menschlichen Charakteren und auch wie bei den Krankheiten, die alle ihre eigene Natur haben. Wir studieren ein Arzneimittel auch in Bezug auf die Schnelligkeit und die Dauer seiner Wirkung, ferner hinsichtlich des remittierenden oder intermittierenden Charakters seiner Symptome. Die Symptome einiger Arzneien entstehen plötzlich, mit großer Geschwindigkeit und Heftigkeit, bleiben auf dieser Höhe aber nur kurze Zeit bestehen, um dann zu verschwinden, als ob nichts geschehen wäre. Die Symptome anderer Arzneien entwickeln sich langsam, sind aber tiefer verwurzelt und langwieriger, wie die Fieber vom kontinuierlichen Typ. Bei den Beschwerden von *Ignatia* fällt auf, wie flüchtig, intermittierend und unerwartet sie auftreten; bei *Aconitum* überrascht die ungeheure Heftigkeit der Symptome, bei *Belladonna* vor allem die Plötzlichkeit, mit der diese einsetzen. Wenn wir dagegen Bryonia betrachten, so sticht uns in erster Linie dessen Beharrlichkeit ins Auge; seine Beschwerden kommen nicht von einer Minute auf die andere, sondern entwickeln sich *für akute Zustände verhältnismäßig langsam;* und sie sind gewöhnlich anhaltend, allenfalls etwas schwankend und nur selten ganz aussetzend. Zwar nehmen sie an Heftigkeit zu, doch ist dies nicht mit dem heftigen Auflodern der Symptome von *Aconitum* oder *Belladonna* zu vergleichen. Von daher entspricht Bryonia einem Krankheitstyp mit *kontinuierlichem Fieber* – oder auch einem *Rheumatismus*, der nur allmählich an Schwere und Umfang zunimmt, indem er ein Gelenk nach dem anderen befällt, bis schließlich alle *fibrösen Gewebe* schmerzhaft entzündet sind. Bryonia kann überall am Körper Entzündungen hervorrufen; typischerweise aber greift es die Fasergewebe an: die serösen Häute, den Bandapparat der Gelenke sowie die Sehnen und Aponeurosen der Muskeln. Auch die Nervenscheiden werden von den allmählich zunehmenden Kongestionen in Mitleidenschaft gezogen.

Schon gleich zu Beginn einer rheumatischen Erkrankung sind die charakteristischen Merkmale von Bryonia vorhanden, welche eine Diagnose des Mittels erlauben. Der Patient fühlt sich mehrere Tage unwohl, ist matt und träge, möchte nicht angesprochen werden und vermeidet jede unnötige Bewegung. Dieser Zustand steigert sich immer mehr: Schmerzen durchziehen seinen Körper, treten mal hier, mal dort an fibrösen Geweben auf und verschlimmern sich, so oft er sich rührt, bis sie schließlich in ein Schmerzkontinuum übergehen. Die befallenen Körperteile werden heiß und entzünden sich, und am Ende ist er mit einem vollentwickelten Rheumatismus ans Bett gefesselt. Beschwerden entstehen bei Bryonia vorzugsweise *nach Erkältungen*, allerdings nicht, wie bei *Aconitum* und *Belladonna*, schon in den ersten Stunden; erst am Tag nach einer Verkühlung stellt sich ein Unbehagen ein, der Patient muss niesen, die Nase läuft, und er verspürt ein wundes Gefühl in der Brust. Nach etwa einem weiteren Tag bekommt er Fieberfrost, und es entwickelt sich eine entzündliche Krankheit, meist in Form einer Lungen- oder Rippenfellentzündung. Die entzündlichen Leiden umfassen bei Bryonia Hirnhautentzündungen, die sich bis zum Rückenmark ausdehnen können, ferner Entzündungen der Pleura, des Peritoneums und des Perikards – dies sind die häufigsten Lokalisationen. Aber auch Entzündungen von Organen kommen vor. Wenn diese Erkrankungen entstehen, kann man schon sehr frühzeitig, noch bevor die eigentlichen Schmerzen einsetzen, eine Abneigung gegen jegliche Bewegung erkennen. Der Kranke weiß gar nicht, warum, bis er schließlich feststellt, dass sich sein Befinden verschlechtert, sobald er seine Lage ändert.

Missmutig und verärgert widersteht er deshalb jedem aufkommenden Bedürfnis nach einem Lagewechsel, und wenn er sich notgedrungen doch bewegt, erhöht sich unweigerlich sein Leiden; immer mehr Schmerzen entwickeln sich und verschlimmern seinen Zustand. Dies ist die wohlbekannte *Verschlimmerung durch Bewegung* von Bryonia, die wir überall im Arzneimittelbild wiederfinden.

Bryonia passt bei einer Vielzahl von Krankheiten, vornehmlich solchen *typhösen oder typhoiden Charakters*, bei Krankheiten, die zu Beginn von remittierendem, dann aber von kontinuierlichem Fieber begleitet werden, wie z. B. Pneumonien, Pleuritiden, Entzündungen der Leber, der Drüsen, des Darmtrakts, etc. Jede Art von Entzündung im Bauchraum, sei es eine Gastroenteritis oder eine Peritonitis, kann durch Bryonia geheilt werden, sofern große Empfindlichkeit besteht, Verschlimmerung durch Bewegung sowie ein Bedürfnis, sich während des ganzen Krankheitsverlaufs vollkommen ruhig zu verhalten. Gelenkentzündungen, ob rheumatischer Natur oder nicht, ob durch Kälteexposition oder durch Trauma veranlasst. Oft ist Bryonia auch bei Gelenkverletzungen angezeigt, bei denen sich *Arnica* als Fehlschlag erwiesen hat.

Bei allen akuten und chronischen Beschwerden von Bryonia zeigt sich ein Zustand außergewöhnlicher *Reizbarkeit*[RA771]. Jedes an den Kranken gerichtete Wort, das ihm eine Antwort oder Nachdenken abverlangt, verschlimmert sein Befinden. Es graut ihm vor der Anstrengung, die das Sprechen für ihn bedeutet. Nehmen wir an, Sie werden zu einem Patienten im ersten Krankheitsstadium gerufen, der schon seit ein paar Tagen mürrisch und verstimmt gewesen ist, und an der Haustür erfahren Sie von den Angehörigen, dass er nun schon »halb bewusstlos« sei. Sie sehen sich den Kranken an und bemerken sein aufgedunsenes, purpurfarbenes Gesicht sowie eine große Benommenheit. Eine Art venöser Stase scheint den ganzen Körper erfasst zu haben, vor allem aber das Gesicht, das fast wie das eines Schwachsinnigen wirkt. Gleichwohl ist er, wenn er sich aufrafft, durchaus in der Lage, etwas zu sagen oder zu antworten; doch wegen des großen Widerwillens dagegen erscheint es Außenstehenden, als würde er alles ignorieren, was gesagt wird. Ein derartiger Zustand kann sich mitunter auch in relativ kurzer Zeit entwickeln: Der Patient wacht morgens mit dumpfen, kongestiven Kopfschmerzen und großer Benommenheit auf; sein Geist ist träge, sodass er sich nicht in der Lage sieht zu arbeiten, und dieses Gefühl verstärkt sich mehr und mehr. Ein solcher Zustand ist manchmal der Vorbote einer schweren, ganz andersgearteten Krankheit. Tatsächlich können wir feststellen, wenn eine Pneumonie, eine Hepatitis oder irgendeine schleichende, noch nicht lokalisierte Entzündung irgendwo im Körper im Anzug ist, dass diese Krankheit dann mit solchen morgendlichen Beschwerden beginnt. Das ist typisch für die Verschlimmerungszeit von Bryonia – seine Symptome entstehen oftmals am frühen Morgen. Mit der ersten Bewegung erkennt der Patient beim Erwachen, dass etwas mit ihm nicht in Ordnung ist; er ist so »dumm im Kopfe«[RA23], dass er sich kaum besinnen kann.[RA29] Manche Bryonia-Patienten sind eine ganze Woche oder zehn Tage lang nicht wohlauf gewesen, bevor sie eines Morgens aufwachen und sich schrecklich elend fühlen; irgendwann im Laufe des Tages, spätestens aber am nächsten Tag muss nach dem Doktor geschickt werden. Wenn jetzt noch einige Tage zugewartet wird, kann man ein kontinuierliches, typhöses Fieber sich entwickeln sehen. Oder der Patient bekommt nachts Schüttelfrost mit heftigen Brustschmerzen, Husten, rostbraunem Auswurf und anderen Symptomen, auf die wir später näher eingehen werden und die alle darauf hindeuten, dass sich das Leiden in der Brust festsetzen wird. Es kann aber auch passieren, dass sich die Krankheit nur in Form der dumpfen, kongestiven Kopfschmerzen manifestiert, die allmählich an Heftigkeit zunehmen. Diese Hirnkongestion sehen wir vor allem bei *plethorischen* Individuen, die zu Bryonia-Krankheiten besonders prädisponiert erscheinen; es sind Menschen mit einer venösen Konstitution, Menschen, die auf Erkältungen neben katarrhalischen Erscheinungen mit starken Kongestionen reagieren. *Katarrhalische Fieber* sind nicht selten durch das Arzneibild von Bryonia gedeckt. Typisch für das Mittel ist dabei die erwähnte *Geistesträgheit* und Benommenheit (im Gegensatz zu der geistigen Erregung, wie wir sie etwa bei *Coffea, Nux vomica* und *Ignatia* sehen), ferner die Verschlimmerung durch Bewegung und Angesprochenwerden; der Patient liegt reglos im Bett und will seine Ruhe haben. Typisch ist aber auch die außerordentliche Reizbarkeit, die mit der von *Nux vomica* und *Chamomilla* vergleichbar ist. Diese Reizbarkeit finden wir sowohl bei akuten wie chronischen Beschwerden; sie kann durchaus auch zu einem Dauerzustand werden. Die chronischen Leiden des Bryonia-Patienten werden erheblich verschlimmert, wenn er emotional aus dem Gleichgewicht gebracht wird, sich über etwas aufregt oder wütend wird. Auch akute Beschwerden verstärken sich, wenn man den Kranken stört oder zornig macht, wenn man ihn aus dem Schlaf weckt oder sich mit ihm streitet. Auf die anfängliche Trägheit folgt bei Bryonia später ein Zustand starker Benommenheit, die bis zur völligen Bewusstlosigkeit gehen kann, wie beim Typhus oder beim Hydrozephalus der Kinder.

Wenn der an Rheumatismus, Pneumonie oder Typhus leidende Bryonia-Patient aus seinem benommenen Zustand wachgerüttelt wird, ist er vollkommen verwirrt und hat optische Halluzinationen; *meint von zu Hause fort zu sein und möchte wieder heim.*[GS] Manchmal liegt er nur da und sagt nichts, als dass er wieder nach Hause möchte. Das Delirium ist ein eher passives; es gibt nicht diese aufflackernden, wilden Erregungszustände von *Belladonna* oder *Stramonium*, sondern das gerade Gegenteil: Er murmelt und phantasiert etwas vor sich hin, sagt aber nicht viel, außer wenn er gestört wird. Spricht man ihn aber an, bricht es aus ihm heraus: »Gehen Sie weg, lassen Sie mich in Frieden!« Und tut man dies, fällt er wieder in seinen regungslosen Zustand zurück und spricht kaum noch ein Wort. »Früh, bei Tagesanbruch, delirirendes Schwatzen von zu verrichtenden Geschäften ...«[RA691] oder »Irrereden von Geschäften ...«[RA766], vor allem nachts, nach 3*Uhr.[HC1,10] Gewöhnlich beginnt das *Delirium gegen 21 Uhr* und hält, wie das Fieber, die ganze Nacht hindurch an. *Die geistigen Störungen in Akutfällen* [Trägheit, Benommenheit] zeigen sich schon *am frühen Morgen beim Erwachen*, aber die übrigen Symptome verschlimmern sich hauptsächlich am Abend, gegen 21 Uhr[SK184], parallel zur Entwicklung des Fiebers. Diejenigen, die Frostanfälle bekommen, werden davon um 21 Uhr befallen, bei anderen stellt sich das Fieber um diese Zeit ein. Stehen die psychischen Symptome im Vordergrund, so nehmen sie während der Nacht zu und haben ihren Höhepunkt ab 3 Uhr [siehe Fußnote]. Bei *Belladonna* beginnen viele Beschwerden um 15 Uhr und dauern bis Mitternacht, bei Bryonia beginnen sie um 21 Uhr und bleiben die ganze Nacht bestehen. Die Verschlimmerungszeit der *Chamomilla*-Patienten, die ebenfalls höchst reizbar sind, ist um 9 Uhr morgens. Es kommt vor, dass wir bei kranken Babys kaum zwischen Bryonia und *Chamomilla* unterscheiden können, weil beide überaus reizbar und hitzig reagieren; mit beiden wird man so schwierig fertig, dass man noch eine zusätzliche Pflegekraft benötigt. Hier hilft differenzialdiagnostisch die Verschlimmerungszeit weiter: Dem *Chamomilla*-Baby geht es morgens um 9 Uhr besonders schlecht, dem Bryonia-Baby dagegen abends um 21 Uhr.

Es gibt bei Bryonia ein ›Keynote‹, das aber auch einem Dutzend weiterer Mittel eigen ist, nämlich »Er möchte etwas, weiß aber nicht was«. Obwohl dies ein wichtiges und häufiges Bryonia-Symptom ist, ist es doch in keiner Weise ein unfehlbares Leitsymptom; wahlanzeigend ist es nur dann, wenn auch die übrigen Symptome passen. Es mag immerhin der Anlass sein, dass man untersucht, ob Bryonia nicht vielleicht auch die Symptomengesamtheit des Falles abdeckt; nur wenn sich dies bestätigt, ist die Verabreichung des Mittels gerechtfertigt. Nehmen wir an, Sie werden zu einem Kind gerufen, das die ganze Zeit auf dem Arm getragen werden will und ein Spielzeug nach dem anderen verlangt. Sie holen ein Spielzeug, auf das es gezeigt hat, und geben es ihm, aber das Kind will es plötzlich nicht mehr und wirft es Ihnen zurück; bei näherer Betrachtung kommen Sie möglicherweise zu dem Schluss, dass der Fall

* Kent spricht irrtümlich von »3 p.m.« (also 15 Uhr), während es in den *Guiding Symptoms*, die er zitiert, heißt: »***Nightly*** delirium; delirious talk, especially about business, ***worse after 3 a.m.***« Für die Verschlimmerungszeit »nach 3 Uhr nachts« sprechen neben dem oben zitierten Hahnemann'schen Symptom Nr. 691 auch die Symptome Nr. 763–765 in Bd. 2 der *RA*.

am ehesten *Kreosotum* entspricht. Ein anderes Kind ist gleichfalls mit nichts zufrieden und wirft eben noch Verlangtes gleich wieder weg; Sie sehen sich den Fall näher an und finden heraus, dass er insgesamt am besten zu *Chamomilla* passt. Das sog. Keynote-System [von Guernsey] hat sich für viele Ignoranten als Stolperstein erwiesen. Hering pflegte zu sagen, dass kein Stuhl auf weniger als drei Beinen stehen kann, und in der Tat: Wenn Sie drei dieser ›Keynotes‹ zusammenbekommen, wird das oftmals hinreichen, um darauf eine Verschreibung zu gründen – aber es gibt auch Dinge, die ein Mittel kontraindizieren können. Eine einzige wichtige Modalität kann einen Fall unversehens in einem völlig anderen Licht erscheinen lassen. Sie finden z.B. bei einem Patienten lauter Bryonia-Symptome – und doch kann ein Allgemeinsymptom, in ein oder zwei Worten beschrieben, ausreichen, um die Arznei insgesamt zu kontraindizieren.

»Er verlangt Dinge, die nicht vorhanden sind«[RA27] oder die er dann nicht mehr haben will, wenn man sie ihm anbietet.[RA28] »Bedenklichkeiten, Befürchtungen.«[RA768] »Beängstigung im ganzen Körper, die ihn immer zu etwas hintrieb,* und wo er hinkam, fand er keine Ruhe.«[RA769] Mit dem letzteren Symptom müssen wir uns etwas eingehender befassen, weil es unter Umständen einen Fall widersprüchlich erscheinen lassen kann. Der Bewegungsdrang hängt mit dieser Angst zusammen, die den ganzen Körper durchdringt. Bei Bryonia gibt es, wie auch bei *Arsenicum*, ein Gefühl von Angst und Unbehagen, welches den Patienten nötigt, sich zu bewegen. Zwar geht es ihm durch Bewegung schlechter, aber das angstvolle Unbehagen ist so groß, dass er sich einfach bewegen muss. Ebenso gibt es Schmerzen, die so heftig sind, dass er dabei nicht ruhig bleiben kann – und doch schreit er vor Schmerzen auf, sobald er sich bewegt. So haben wir es in Wahrheit nicht mit einem Widerspruch zu tun, denn die Bewegung, die sonst so strikt gemieden wird, erklärt sich aus der Intensität der Schmerzen. Obwohl der Patient weiß, dass es ihm durch Bewegung schlechter geht, hält es ihn doch wegen der Schmerzen nicht ruhig an seinem Platz. Ich habe Patienten erlebt, die in meinem Sprechzimmer auf und ab gingen und sagten: »Ach, Herr Doktor, durch das Herumgehen wird alles noch viel schlimmer; aber ich kann vor Schmerzen einfach nicht still sitzenbleiben.« Ganz am Anfang seiner Erkrankung ist ein solcher Patient noch in der Lage, sich ruhig zu verhalten; er stellt fest, dass es ihm körperlich wie seelisch besser geht, wenn er still in einer Position verharrt, und dass die ängstliche Unruhe größer wird, je mehr er sich bewegt. Dann aber kommt ein Punkt, wo er nicht mehr anders kann, als sich zu bewegen. Oberflächlich betrachtet könnte man meinen, dass es diesem Patienten durch Bewegung besser geht, wie bei *Rhus toxicodendron*, aber der *Rhus*-Patient wird durch das ständige Bewegen ganz matt, und wenn er sich hinsetzt, fangen die Schmerzen wieder an. Das ist der Unterschied zwischen den beiden Arzneien – und doch können sie sich ziemlich ähnlich sehen, wenn man die Symptome nicht sorgfältig hinterfragt. Dem Bryonia-Patienten geht es gewöhnlich an der *kalten Luft* und durch *kühle Umschläge* besser. Wenn er sich nun bewegt, wärmt er sich innerlich auf und erhöht auch von daher seine Schmerzen. Es gibt bei Bryonia allerdings gewisse rheumatische Schmerzen, die durch Wärme gelindert werden, und unter diesen Umständen kann fortgesetzte Bewegung auch einmal hilfreich sein.** Ich frage mich manchmal, ob Bryonia, insgesamt gesehen, häufiger durch Wärme oder häufiger durch Kälte Linderung erfährt. Die meisten *Kopfbeschwerden*, die von *kongestiver* Natur sind, werden durch kühle Umschläge erleichtert, durch kalte Luft, etc. Doch es gibt auch einige Beschwerden im Kopfbereich, die durch Wärmeanwendung vergehen, und diese scheinen nicht mit zerebraler Kongestion einherzugehen. Sie sehen, es gibt bei Bryonia auch gegensätzliche Modalitäten; aber bei all seinen widersprüchlich erscheinen-

* Der Relativsatz ist in Allens *Encyclopedia* nicht korrekt übersetzt worden (»which compelled him to do something constantly«); er wurde von Hering so fehlerhaft in die *Guiding Symptoms* übernommen.

** Vgl. Hahnemanns Symptom Nr. 476: »Ein Ziehen den Rücken herab beim Sitzen, welches durch Bewegung vergeht.« Oder Nr. 518: »Schmerz in dem Hüftgelenke, wie Rucke oder Stöße, wenn sie liegt oder sitzt; beim Gehen wird's besser.«

den Zuständen machen sich in der Regel doch genügend *Wesensmerkmale* des Arzneimittels bemerkbar, dass Sie es identifizieren können.

In einem feuchten Klima wie dem unsrigen ist Bryonia eines der am häufigsten angezeigten Mittel, während in trockeneren Gebieten, wo das Thermometer tief in den Keller geht, *Aconitum* öfter indiziert ist. Weiter im Süden wiederum entspricht vor allem *Gelsemium* den dort auftretenden entzündlichen Beschwerden. Im hohen Norden bringen die plötzlichen, heftigen Kälteeinbrüche gleichermaßen heftige Erkältungen mit sich, die nach *Aconitum* verlangen, während die in unseren Breiten und weiter südlich auftretenden Beschwerden einen eher heimtückischen, schleichenden Charakter an den Tag legen – wie Bryonia. Diese unterschiedlichen atmosphärischen Bedingungen sollten wir im Hinblick auf unsere Materia medica stets gebührend berücksichtigen.

Der Geistes- und Gemütszustand des Bryonia-Patienten wird im Allgemeinen durch kühle Luft gebessert, weshalb er die Fenster geöffnet haben will. Eingenommenheit des Kopfes[ÖZ3,1,89], Ängstlichkeit[RA623] und Beengungsgefühl bessern sich an der kühlen, freien Luft.* Kopfkongestionen, die sich auf die Psyche auswirken, wie auch Deliriumszustände verstärken sich durch große Zimmerwärme, strahlende Ofenhitze, warmes Zudecken und innere Erwärmung. Bei Kindern kann man beobachten, dass sie erst dann gut schlafen, wenn die Fenster geöffnet und das Zimmer gut durchgelüftet ist. Neben Bryonia kommen hier auch Mittel wie *Apis, Pulsatilla* und andere in Betracht. Nehmen wir an, Sie betreten ein Zimmer, in dem ein delirantes Kind sich wild im Bett hin und her wälzt, und die Mutter ist bemüht, den Raum warm zu halten, weil *sie* fröstelt; Sie weisen auf die Stickigkeit des Zimmers hin und öffnen das Fenster ... Wenn Sie jetzt feststellen, dass das Kind sofort einschläft, ist das ein Hinweis, den Sie nicht außer Acht lassen dürfen, denn eine so prompte Besserung kommt nicht von ungefähr. Nichts von dem, was das Befinden des Patienten beeinflusst, sollte Ihnen entgangen sein, bevor Sie den Raum wieder verlassen. Seien Sie sich über die Ursache jedweder Befindensveränderung im Klaren!

Voller Furcht. »Furcht ... vor dem nahe geglaubten Tode.«[UE] »Aengstlichkeit; es ist ihm bange vor der Zukunft.«[RA770] »Verzweiflung an der Genesung.«[UE] »Heftiger Mißmuth, Unaufgelegtheit zum Denken. Abspannung der Geisteskräfte.«[RA781] »Er braucht sowohl seelische wie körperliche Ruhe«[CS]; oft möchte er auch sein Zimmer abgedunkelt haben. Der Bryonia-Patient ist überaus reizbar[RA771] und wird schnell zornig.[RA772] Er bekommt Beschwerden, wenn er sich über etwas aufregt; daher sollte er am besten keinen Besuch erhalten, denn fast immer wird sein Zustand dadurch verschlechtert. »Mürrisch, alles mit Verdruß ansehend.«[RA779] Hüten Sie sich, einen Bryonia-Patienten zu verärgern, denn Sie verschlimmern dadurch sein Leiden.[SK184] »Üble Folgen von Kränkung ...«[GS] Beschwerden infolge von Zorn, Ärger und Verdruss[GS], gewöhnlich in Form von Kopfschmerzen.[(RA777)] Heftige kongestive Kopfschmerzen mehrere Stunden nach einem Streit, einer Auseinandersetzung oder nach einer kleineren Meinungsverschiedenheit mit jemandem, dem man nicht so antworten konnte, wie man es gern getan hätte, entsprechen in der Regel *Staphisagria* – aber auch bei Bryonia finden wir dieses Phänomen. *Staphisagria* passt für reizbare, heftig reagierende, nervöse Menschen, die sich selbst über Kleinigkeiten schnell ereifern können und mit anderen darüber in Streit geraten. Wenn nach einem solchen Vorfall akut Kopfschmerzen entstehen, muss man auch an Bryonia denken. Wenn dies aber ein chronischer Zustand ist und der Patient sagt: »Immer wenn ich mich mit jemandem über etwas gestritten habe, bin ich anschließend lange Zeit ganz außer mir, kann deswegen nicht schlafen und bekomme Kopfschmerzen«, dann brauchen Sie nicht lange zu überlegen – dann ist höchstwahrscheinlich *Staphisagria* das Mittel der Wahl.

Bryonia hat alle möglichen Arten von *Schwindel;* Schwindel der sich vor allem in warmen Räumen verschlimmert. Sie werden im Folgenden feststellen, dass der Patient bei allen Beschwerden, die eine nervöse Komponente

* »In der Stube war es ihr zu ängstlich [= beengend], im Freien besser.« (*RA* 623)

haben, von der rein psychischen Erregung bis zu den meisten körperlichen Zuständen, durch Wärme eine Verschlimmerung erfährt: schlimmer in geheizten Räumen, durch zu warme Kleidung, durch Bettwärme; möchte die Fenster geöffnet haben und frische, kühle Luft atmen. Er leidet in einem stickigen Raum mehr, als es Menschen normalerweise tun. Personen, die zu Bryonia-Beschwerden neigen, müssen (wie *Lycopodium*) in geschlossenen, warmen Räumen viel leiden. Mädchen und junge Frauen, die jedes Mal in der Kirche ohnmächtig werden, benötigen dagegen eher *Ignatia*.

Wenden wir uns nun den Kopfsymptomen zu ... Die Kopfbeschwerden kann man als ein herausragendes Merkmal des Mittels ansehen, treten sie doch bei fast jeder akuten Erkrankung in Erscheinung. Die Kopfschmerzen sind bei Bryonia zumeist mit entzündlichen und kongestiven Zuständen verbunden. Geistige Trägheit und Benommenheit hängen oft mit kongestiven, berstenden Kopfschmerzen zusammen. So großes Vollheitsgefühl im Kopf[RA18], dass das Bedürfnis besteht, diesen zusammenzubinden[GS] oder mit den Händen dagegen zu drücken; über den ganzen Schädel verteilter, gleichmäßiger Druck wird als wohltuend empfunden. Die Kopfschmerzen erhöhen sich in einem warmen Raum und zumeist auch durch jede andere Form von Wärme. Hin und wieder werden zwar oberflächliche Neuralgien durch lokale Wärmeanwendung gelindert, doch Zimmerwärme oder geschlossene Räume sind dabei immer noch eine Tortur für den Patienten. Kopfschmerzen, als würde jeden Augenblick der Schädel auseinanderplatzen; jede Bewegung, sogar die Lidschlussbewegung der Augen, die zum Sprechen nötige Muskelbewegung und die Anstrengung des Denkens, verschlimmert, sodass in diesem Zustand jede körperliche und geistige Tätigkeit ausgeschlossen ist. Der Patient ist gezwungen, sich vollkommen ruhig zu verhalten. Manchmal bringt auch das reglose Liegen in einem abgedunkelten Zimmer zusätzliche Erleichterung; Lichteinwirkung dagegen verstärkt die Schmerzen. Wenn Sie einmal kurz nachdenken, wird Ihnen klar sein, dass die Akkommodation auf Licht und Schatten eines Raums Bewegung beinhaltet. Demnach ist auch die Lichtverschlimmerung letztlich auf Bewegung zurückzuführen: auf die akkommodierende Bewegung der Ziliarmuskeln. Der Kopfschmerz von Bryonia ist sehr häufig der Vorläufer ganz anderer Beschwerden, etwa einer Lungenanschoppung [als erstem Stadium der Pneumonie], einer Bronchitis oder einer Kongestion in irgendeinem anderen Körperteil. Handelt es sich um einen im Anzug befindlichen Schnupfen, so wird der Patient am Morgen mit Kopfschmerzen aufwachen und im Laufe des Tages zu niesen beginnen. Auch wenn das Übel viel weiter entfernt seinen Sitz hat, wird er, noch bevor sich lokale Symptome zeigen, morgens mit diesen kongestiven Kopfschmerzen (über den Augen, im Hinterkopf oder in beiden Bereichen) aufwachen. Er hat das Gefühl, als wollte der Kopf platzen: besser durch Druck, schlimmer durch Zimmerwärme und jegliche Bewegung. Kopfschmerzen über den Augen, zuweilen wie von Messerstichen, schlimmer gleich bei der ersten Bewegung. Der Patient bemerkt die Schmerzen, sobald er nach dem Erwachen die Augen öffnet und bewegt[RA36], mit Wundheitsgefühl in den Augäpfeln und einem Gefühl wie zerschlagen im ganzen Körper. Die Bewegung der Arme, wie sie bei vielen Tätigkeiten erforderlich ist, geht bei Bryonia gewöhnlich mit Beschwerden des Oberkörpers und besonders des Kopfes einher, sodass eines der alten Keynotes aus der Zeit Herings lautete: »Beschwerden vom Bügeln.«[HC1,58] Das Bügeln findet bekanntlich normalerweise in sehr warmen Räumen statt und beinhaltet starke Armbewegungen, sodass hier zwei typische Auslöser für eine Bryonia-Pathologie zusammenkommen. So ist dieses Symptom nicht länger eine abstrakte Feststellung; es muss nicht separat vom Wesen der Arznei betrachtet werden, sondern hilft, dieses zu veranschaulichen.

Heftige, durch Blutandrang bedingte Kopfschmerzen von berstender Art. »Kopfweh, als wollte alles zur Stirne heraus.«[RA54] »Wühlender Druck im vordern Theile des Gehirns mit Pressen nach der Stirne, besonders heftig beim Bücken und Schnellgehen ...«[RA42] »Vollheit und Schwere in der Stirn, als würde das Gehirn herausgepresst ...«[GS] Diese Vollheit oder Kongestion des Kopfes geht meist mit großer geistiger

Trägheit einher, und oft sieht der Kranke dabei wie betrunken oder wie schwachsinnig aus. In einem fortgeschrittenen Bryonia-Zustand führt die Kopfkongestion zu einer Sprenkelung und bläulichroten Verfärbung des Gesichts. Die Augen sind gerötet und kongestioniert; der Patient wirkt teilnahmslos, möchte sich nicht rühren, nicht sprechen noch sonst etwas tun, weil jede Art von Bewegung seinen Zustand verschlechtert. All dies trifft auch für *Belladonna* zu; auch *Belladonna* hat diese Kopfkongestion, dieses Druckgefühl im Kopf. Doch während die Krankheitsentwicklung bei Bryonia langsam, schwerfällig, passiv, ja fast heimtückisch verläuft, sind bei *Belladonna* die psychischen Symptome und alles, was mit der Krankheit zusammenhängt, von größter Aktivität gekennzeichnet. Auch bei Bryonia können die Kopfschmerzen, wie bei *Belladonna*, mehr oder weniger brennend sein[SK188], und auch Klopfen kommt gelegentlich vor[RA72 ff.], doch meist nur dann, wenn sich der Patient bewegt. Er verspürt ein heftiges Pochen im Kopf, sobald er mit Kopfschmerzen eine Treppe hinaufsteigt, eine Strecke geht oder auch nur sich im Bett umdreht; wenn er dann einen Moment innegehalten hat, lässt das Pochen wieder nach und geht in ein inneres Drücken über, als sollte der Schädel auseinandergetrieben werden. Es gibt noch eine Reihe weiterer Kopfschmerzformen bei Bryonia; so ist in den *Guiding Symptoms* z.B. von reißenden[RA65], stechenden[RA67 ff.] oder scharfen[EN236] Schmerzen zu lesen. Einige der drückenden Empfindungen werden auch als Last auf dem Kopf[EN214] oder Schwere im Kopf[RA52] beschrieben, aber die dahinter stehende Idee ist die gleiche: Es ist ein innerer Druck, eine träge Blutzirkulation im Gehirn, eine Stase, als würde alles Blut des Körpers zum Kopf fluten und dort gestaut. »Im Kopfe Stechen.«[KH] »Zersprengungsschmerz im Kopfe.«[KH] »Blutandrang gegen den Kopf.«[ÖZ3,1,30] Drohender Apoplex.[GS] »Kopfschmerzen nach Waschen des schwitzenden Gesichts mit kaltem Wasser ...«[HC2,225]; mit anderen Worten: Erkältung durch Unterdrückung der Transpiration. »Beim Husten fährt's allemal in den Kopf, wie ein Druck.«[RA423] So schlimm ist der Kopfschmerz in vielen Fällen von Pneumonie oder Bronchitis, aber auch bei anderen entzündlichen oder kongestiven Zuständen, dass man oft den Patienten seinen Kopf zwischen den Händen festhalten sieht, wenn er weiß, dass er gleich husten muss; dadurch kann er die beim Husten entstehende Erhöhung des Schmerzes etwas eindämmen. Dieses Symptom ist vielen Mitteln eigen, doch es entspricht natürlich auch der allgemeinen Verschlimmerung von Bryonia durch Bewegung, Erschütterung und jegliche Anstrengung. »Der Kopfschmerz ist ausdehnend, auseinanderpressend[RA60], schlimmer ... nach jedem Essen[RA293] ...«[GS] Die Verschlimmerung nach dem Essen trifft auch für den Bryonia-Zustand insgesamt zu. Der Patient selbst, mit all seinen Beschwerden, fühlt sich nach dem Essen schlechter. Worunter er auch immer leiden mag – es verschlimmert sich nach dem Essen; der Husten ist schlimmer nach dem Essen[RA292], die Gichtbeschwerden nehmen durch Essen zu. Wenn der Patient sagt: »Ich fühle mich grundsätzlich nach Essen schlechter«, so wird dies zu einem Allgemeinsymptom, d. h., die meisten seiner Symptome werden durch Essen modifiziert. Die Kopfschmerzen von Bryonia werden, ebenso wie andere Beschwerden, oft von Nasenbluten begleitet, das eine gewisse Erleichterung zu bringen scheint. »Hartnäckige Kopfschmerzen bei Obstipation ...«[GS] Bryonia eignet sich besonders für venöse, phlegmatische Konstitutionen, mit langsamer Herztätigkeit und träger Blutzirkulation, trotz eines robusten, plethorischen Aussehens. Es besteht eine ausgesprochene Neigung zu Exazerbationen gichtig-rheumatischer Beschwerden, sobald das Wetter umschlägt.

Schuppen- und Schorfbildung auf dem Kopf[GS] kommt häufig vor, verbunden mit großem Wundheitsgefühl und Empfindlichkeit[ÖZ3,1,36] der Kopfhaut[EN212], schlimmer durch die leiseste Berührung. Gefühl, als würde an den Haaren gezogen; Frauen müssen das Haar stets herunterhängen lassen. Bei den Bryonia-Kopfschmerzen wie auch bei den rheumatischen Leiden findet der Patient Erleichterung, wenn er reichlich schwitzen kann. Viele Mittel erfahren durch Schwitzen eine Verschlimmerung ihrer Beschwerden, wie z.B. *Mercurius*, aber dem Bryonia-Patienten geht es in jeder Hinsicht besser, wenn er am ganzen Körper ungehindert schwitzen kann.

Katarrhalische Augenentzündungen. Wenn keine anderen Symptome vorhanden sind, denkt man nicht so schnell an Bryonia als Mittel für Augenentzündungen; dennoch gehören zum Arzneibild auch zahlreiche Augensymptome: Röte und Entzündung[SK188], Kongestion, Venenerweiterung, Hitzegefühl, Brennen[RA102 ff.] und Beißen[RA118], verbunden mit Kopfschmerzen, Schnupfen, Atemwegsbeschwerden, Bronchitis, etc. Wundheits- und Zerschlagenheitsschmerz in den Augen; die Augäpfel dürfen kaum berührt werden, so empfindlich sind sie, schlimmer durch Husten und Druck. Solche Zustände treten bei Brustaffektionen, Erkältungen und Kopfschmerzen auf. »Augen-Schmerz beim Bewegen derselben.«[HH73] »Sehr empfindlicher Druckschmerz[ÖZ3,1,66] oder Quetschungsschmerz in den Augen ...«[GS] »Entzündung der Augen und Lider*, mit Röthe, vorzüglich bei Neugebornen, wie auch bei Gichtischen.«[HH73] Denken Sie an Bryonia, wenn Gichtaffektionen bestimmte Regionen verlassen haben und auf einmal die Augen befallen werden: Die Lider schwellen an[RA98], die Bindehaut ist so stark entzündet, dass sie aussieht wie rohes Fleisch, rot und blutig. Sie erfahren, dass der Patient, ein alter Gichtiker, wenige Tage zuvor noch an heftigen Gelenkbeschwerden gelitten hat, die dann aber urplötzlich verschwanden – und jetzt sind die Augen schmerzhaft entzündet. »Rheumatische Iritis, durch Erkältung veranlasst ...«[GS] »Rheumatische Entzündung der Augen«[GS], d.h. entzündliche Kongestion und Röte der Augen, mehr oder weniger mit rheumatischen oder gichtigen Gelenkbeschwerden verbunden. Früher sagte man auch »arthritische Augenentzündung« dazu, was eine entzündliche Miterkrankung der Augen bei gichtiger Konstitution bedeuten soll.

Viele Bryonia-Beschwerden fangen in der Nase an: Am ersten Tag treten Niesen mit Stock- oder Fließschnupfen auf, dazu Rötung und Tränen der Augen sowie Schmerzhaftigkeit von Nase, Augen und Kopf. Dann greift das Übel auf den Nasenrachenraum über, affiziert den Kehlkopf und ruft Heiserkeit hervor. Schließlich kommt es zur Bronchitis, die, wenn ihr nicht Einhalt geboten wird, in eine Pneumonie oder Pleuritis übergehen kann. So werden die Atemwege sukzessive, von der Nasenschleimhaut bis zu den Lungenalveolen, befallen. Dies ist eine bevorzugte Region im Wirkungskreis von Bryonia, und auch hier verschlimmern sich sämtliche Beschwerden durch Bewegung. In allen Abschnitten des Respirationstrakts kann Blutandrang und z.T. erhebliches Brennen auftreten. Es besteht mehr oder weniger Fieber, mitunter auch sehr hohes. Der Patient selbst wird durch die geringste Bewegung in Mitleidenschaft gezogen und muss sich deshalb vollkommen ruhig verhalten. Benommenheit und geistige Trägheit, besonders nach Schlaf bzw. morgens beim Erwachen, mit drückenden, kongestiven Kopfschmerzen. Wundes, lahmes und wie zerschlagenes Gefühl am ganzen Körper, oftmals gesteigert abends gegen 21 Uhr. Der Husten setzt mit großer Heftigkeit ein, erschüttert den ganzen Körper und macht die Kopfschmerzen unerträglich; er fördert reichliche Schleimmengen zutage.

»Oefteres Nießen ...«[RA384] »Niesen zwischen den Hustenstößen.«[GS(RA419)] »Verlust des Geruchssinns.«[GS] Bei Schnupfen oder Kopfkongestion besteht eine Neigung zu Nasenbluten. Auch Nasenbluten während der Regel, was wohl mit einem während der Menstruation verstärkten Blutandrang zum Kopf zusammenhängt; vor allem aber kommt es bei Ausbleiben oder Unterdrückung der Regel sehr leicht zu vikariierender Epistaxis.[HH73] Wenn die Monatsblutung plötzlich durch eine Erkältung gedrosselt oder ganz zum Stillstand gebracht wird, setzt Nasenbluten ein. »Oftes Nasenbluten, wenn das Monatliche kommen sollte (ebenso bei Uterinleiden).«[GY2] Trockenheit in der Nase.

Sehr wichtig ist das Aussehen des Gesichts: Es erinnert an das eines Betrunkenen, ist purpurn verfärbt und aufgedunsen. Diese Aufgedunsenheit[RA94] resultiert weniger aus einer ödematösen Schwellung (wenngleich auch das gelegentlich vorkommt), sondern vielmehr aus einer vaskulären Stase, bei der auf Druck keine Dellen zurückbleiben. »Blaurote Gedunsenheit des Gesichtes«[SK189] und wenig intelligent wir-

* Von Kent irrtümlich mit »lips« wiedergegeben.

kender Gesichtsausdruck. Der Bryonia-Patient sieht den Arzt oft fragend an, als würde er nicht verstehen, was dieser gesagt oder getan hat. Der Intellekt scheint wie betäubt zu sein. Wenn ein Patient dabei ist, eine Bryonia-Krankheit auszubrüten – ein Wechselfieber, kongestive Kopfschmerzen, eine Lungenentzündung oder irgendeine andere Atemwegserkrankung –, werden seine Angehörigen bemerken, dass er morgens beim Erwachen diesen wie betrunkenen Gesichtsausdruck hat. Er selbst wird sagen, dass er sich sehr anstrengen muss, um auch nur etwas denken oder tun zu können. Sein Kopf tut ihm weh, besonders bei jeder Bewegung. Das Gesicht ist dabei oft gerötet, verbunden mit brennender Hitze.[HH73] »Rothe Flecke im Gesicht und am Halse.«[RA92] »Rothe, heiße, weiche Aufgedunsenheit des Gesichts.«[RA94]

Bei Kindern wie bei Erwachsenen entwickeln sich Hirnstörungen, die allmählich zunehmen, mit erweiterten Pupillen, berauscht wirkendem Antlitz und beständiger Seitwärtsbewegung des Unterkiefers. Diese Kieferbewegungen bei Hirnkongestion sind ein wichtiges und charakteristisches Zeichen von Bryonia. Es ist kein Zähneknirschen, was ich meine – obwohl das auch vorkommt –, sondern eine Bewegung wie beim Kauen[GS], wobei sich aber die Zähne nicht berühren, und die Patienten fahren Tag und Nacht damit fort. Wenn ein intermittierendes Fieber entsteht, mit ausgeprägten Kongestionen, heftigen Schüttelfrostanfällen und großer Benommenheit, wobei der Kranke wie betäubt und halb bewusstlos im Bett liegt und den Unterkiefer stundenlang hin und her bewegt (ohne mit den Zähnen zu knirschen), dann ist sehr oft Bryonia angezeigt. Schon bei Säuglingen mit Hirnaffektionen können wir diese fortwährenden Kaubewegungen beobachten.

Auch im Bereich der Lippen und in der unteren Gesichtspartie machen sich Schwellungen, träge Blutzirkulation und venöse Stauung bemerkbar und tragen so zu dem Aspekt eines chronischen Alkoholikers bei. Die Symptomatik ist aber insgesamt nicht so ausgeprägt wie bei *Baptisia* und geht auch nicht mit einem so schlechten Allgemeinzustand, mit so fortgeschrittenem Sopor einher. »Starke Trockenheit der Lippen ...«[ÖZ3,1,22] »Die Lippen wie ausgedörrt, will sie oft anfeuchten ...«[HC2,177] »Kinder zupfen an ihren Lippen.«[GS] »Aufgesprungene, blutende Lippen.«[KH] Die trockenen, blutenden Lippen können wir bei typhösen Fiebern beobachten, wo der ganze Mund braun verfärbt und ausgetrocknet ist, mit blutigen Einrissen, trockener, brauner Zunge und schmutzigen Belägen auf den Zähnen. An Typhus erkrankte Bryonia-Kinder liegen vollkommen reglos im Bett und tun nichts – außer dass sie an den Lippen zupfen, bis diese bluten; wie *Arum-triphyllum*-Patienten versuchen sie, die kleinen Krusten und Schuppen zu entfernen, die sich auf den Lippen gebildet haben. Bei *Arum triphyllum* sehen wir ein besonders ausgeprägtes Zupfen an den Lippen und an der Nase sowie ständiges Bohren in der Nase.

Bryonia neigt zu Zahnschmerzen, die durch Wärme hervorgerufen oder verstärkt werden.[RA181] »Beim Essen entsteht ein ... reißend stechendes Zahnweh, was sich vorzüglich vom Warmen verschlimmert«[RA182] – durch warme Speisen und Getränke, in einem warmen Raum, durch Bewegung; möchte etwas Kaltes im Mund haben oder sich in kühler Luft aufhalten. »Linderung der Zahnschmerzen durch kaltes Wasser[RA183] und Liegen auf der schmerzhaften Seite[RA185].«[GS] Drücken mit dem Finger auf einen schmerzenden Zahn verschafft Erleichterung.[RA174] »Zuckendes Zahnweh beim (gewohnten) Tabakrauchen.«[RA175] Sie sehen, wie uns die Besserung durch Kälte und die Verschlimmerung durch Wärme begleitet. Wir werden auf diese Modalitäten, die den Patienten als Ganzes betreffen, immer wieder zu sprechen kommen und dabei erkennen, dass fast alle seine Symptome durch Bewegung und Wärme verschlimmert werden. In jeder Körperregion, die wir abhandeln, finden wir zudem diese Besserung durch Druck, sodass wir auch hier zu dem Schluss kommen: Es handelt sich um ein Allgemeinsymptom. Wir mögen bei zwei Arzneien eine Reihe gleichartiger Symptome vorfinden, und doch kann es sein, dass diese durch diametral entgegengesetzte Umstände gebessert oder verschlimmert werden. Daraus lässt sich folgern, dass Modalitäten Arzneimittel indizieren wie auch kontraindizieren können. Es ist dies das überaus wichtige Studium der Arzneien anhand ihrer Modalitäten, denn Modalitäten stellen bisweilen so starke Allgemeinsymptome dar, dass sie bei der Arzneiwahl den Ausschlag geben.

Es wird Sie nicht überraschen zu erfahren, dass bei Bryonia auch der Geschmackssinn beeinträchtigt ist, sodass der Patient, wenn er an Schnupfen leidet, nichts mehr richtig schmecken kann. Nicht nur sein Verstand arbeitet träge, auch seine Empfindungen sind ›verlangsamt‹; sein ganzer Zustand ist wie betäubt. »Fader, lätschiger [= süßlich-fader] Geschmack im Munde; er hat fast gar keinen Geschmack.«[RA223] »Der Geschmack im Munde pappig.«[ÖZ3,1,92] Sein Urteilsvermögen ist so sehr getrübt, dass er nicht einmal weiß, wo er sich befindet (glaubt von zu Hause fort zu sein); und diese mangelnde Urteilskraft erstreckt sich auch auf das Sinnesorgan Zunge, sodass z.B. etwas, was sauer ist, bitter schmeckt.[RA227] Seine Sinne trügen ihn. »Die Zunge dick weiss belegt.«[ÖZ3,1,52] Bei Typhus, Hirnkongestion und Halsentzündung, bei Pneumonie und allen anderen Atemwegserkrankungen wie auch bei rheumatischen Leiden ist die Zunge dick belegt. »Zunge trocken, blutend und mit Krusten bedeckt.« Eine solche Zunge sieht man bei typhösen Fiebern, eine trockene, braune Zunge mit blutigen Fissuren. Der Bryonia-Patient bekommt, wenn er sich erkältet hat, einen trockenen Mund. Und in aller Regel hat er starken Durst, wobei er dazu neigt, in langen Abständen große Mengen Wasser zu trinken.[GS] Bei dieser trockenen, braunen Zunge[GS] jedoch schmeckt ihm kein Wasser, und deswegen trinkt er oft nichts. »Trockenheit im Munde ohne Durst«[RA208], wie bei *Nux moschata*. »Aphthen.«[ÖZ3,1,127] »Übler [fauliger[RA232]] Mundgeruch ...«[GS]

Bryonia hat relativ unspezifische Halsentzündungen, mit stechenden Schmerzen[RA198 f.], Trockenheitsgefühl im Hals[RA203 f.], wie ausgedörrt wirkender Rachenschleimhaut und mit heftigem Durst, bei welchem der Patient viel auf einmal trinken muss.[RA733] »Konstitutionelle Neigung zur Bildung von Aphthen im Rachen.«[GS(ÖZ3,1,19)]

Wir kommen zu den Verlangen und Abneigungen, soweit sie die Ernährung bzw. den Magen betreffen. Dem Patienten geht es allgemein durch Essen schlechter. Der Magen hat seine Fähigkeit zu verdauen weitgehend eingebüßt, und daher ist der Appetit oft sehr gering.[RA234 ff.] »Er verlangt Dinge sogleich, die er dann nicht will.«[RA28] Er ist sehr wechselhaft, weiß nicht recht, was er will. In seinem Kopf entsteht manchmal ein Begehren nach bestimmten Speisen, die sein Magen dann anzunehmen sich weigert[RA248] [und umgekehrt[RA247]]; wenn die Speise auf dem Tisch steht, kommt ihm die Esslust abhanden. Sein Urteilsvermögen ist auch in dieser Hinsicht getrübt. »Verlangen nach Saurem (Obst*).«[ÖZ3,1,92] »Heftiger Durst, Tag und Nacht«[RA215]; er muss viel Kaltes trinken.[RA717] »Durst auf große Flüssigkeitsmengen in langen Abständen.«[GS] Bei vielen Mitteln besteht ein Bedürfnis, fortwährend und in kleinen Schlucken Wasser zu trinken. Bei Bryonia hingegen löschen große Mengen augenblicklich und für längere Zeit den Durst. Bei *Arsenicum* ist dies nicht der Fall, stattdessen muss der Patient fast ständig an einem Glas Wasser nippen.

Die Magenbeschwerden von Bryonia werden durch warme Getränke gelindert[HC2,225]; dies ist ein lokales Symptom, denn das Verlangen geht zumeist in Richtung kalte Getränke; besser aber geht es dem Magen durch warme oder heiße Getränke. Bei Fieberzuständen und Kopfbeschwerden hat der Patient ein Bedürfnis nach Kaltem, welches aber häufig Husten und Schmerzen hervorruft oder verschlimmert; heiße Getränke dagegen, nach denen es ihn nicht verlangt, mildern die Magen-Darm-Beschwerden ab. Selbst im Fieberfrost besteht oft ein Verlangen nach eiskaltem Wasser, das ihn aber noch mehr frieren lässt, während heißes Wasser guttut. »Durst auf kalte Getränke, ... auf saure Getränke.«[SK190] Abneigung gegen gehaltvolle oder fette Speisen.[GS] »Er verlangt Dinge, die nicht vorhanden sind.«[RA27]

Wenn Patienten unter dem Einfluss konstitutioneller Mittel stehen, müssen sie gegenüber bestimmten Speisen und Getränken, die mit ihrem Konstitutionsmittel nicht harmonieren, Vorsicht walten lassen. So bekommt z.B. der

* Diese Spezifizierung des Verlangens nach Saurem ist von Allen *(Encyclopedia)* falsch, nämlich mit »very much« übersetzt worden. So ist auch ein entsprechender Eintrag in Kents Repertorium unterblieben.

Bryonia-Patient oft Beschwerden, wenn er Sauerkraut oder andere Gemüsearten, Austern oder Hühnersalat zu sich nimmt.[GS] Es darf Sie daher nicht überraschen, wenn ein Bryonia-Patient, dem Sie das Mittel für seinen konstitutionellen Zustand verabreicht haben, wieder zu Ihnen kommt und berichtet, dass er durch eines dieser Dinge krank geworden ist. Patienten, denen Sie *Pulsatilla* gegeben haben, sollten Sie darauf hinweisen, dass fette Speisen zu meiden sind, da diese die Wirkung der Arznei sehr häufig stören. *Lycopodium*-Patienten wiederum sollten Sie davor warnen, Austern zu essen. Diese Arzneien verändern die Magenfunktion in einer Weise, dass die Patienten auf bestimmte Nahrungsmittel empfindlich reagieren. Manche Arzneien haben beispielsweise ein ›feindliches‹ Verhältnis gegenüber Säuren (Zitronen etc.). Wenn Sie nicht extra auf diesen Umstand hinweisen, indem Sie sagen: »Halten Sie sich fern von Essig und Zitronensaft, solange das Mittel wirkt«, wird der Patient über kurz oder lang die Mittelwirkung beeinträchtigen – und Sie werden sich fragen, was passiert ist. Oft hört die Arznei ganz auf zu wirken, und der Patient bekommt Magen-Darm-Störungen; ein Mittel, das eigentlich lange Zeit wirken sollte, wirkt plötzlich nicht mehr, und Ihnen ist nicht klar, woran es liegt. Wie Sie wissen, ist in der Geschichte der Homöopathie immer wieder versucht worden, Diätpläne zu erstellen, die dann für alle Patienten gleichermaßen gelten sollten; doch das ist routinemäßiges Handeln. Der ›Routinier‹ drückt jedem seiner Patienten die gleiche ellenlange Liste von Nahrungsmitteln in die Hand und weist sie an, die darin aufgeführten Dinge samt und sonders zu meiden. Würde er wirklich homöopathisch arbeiten, so würde er gezielt die Nahrungsmittel benennen, die das verabreichte Mittel antidotieren oder damit unverträglich sind, und darüber hinaus gegebenenfalls diejenigen Speisen auswählen, die entweder allgemein für den Patienten ungesund oder für die jeweilige Konstitution nicht zu empfehlen sind. Hier an starren Regeln festzuhalten und lange Verbotslisten aufzustellen ist falsch und völlig unsinnig. Das einzige eiserne Prinzip, das man haben sollte, ist, dass man sich der Homöopathizität des zu verabreichenden Mittels sicher ist und dass die Dinge, die der Patient zu sich nimmt, mit diesem Mittel in Einklang stehen. Es ist nicht ungewöhnlich, dass ein Patient, dem es unter dem Einfluss von *Rhus toxicodendron* eine Zeitlang gutgegangen ist, plötzlich nach einem [kalten] Bad seine alten *Rhus*-Beschwerden wiederkehren sieht; das Mittel hörte direkt nach dem Baden auf zu wirken. In einigen konstitutionellen Fällen von *Rhus* muss man daher die Empfehlung aussprechen, diese Art der Körperpflege für eine gewisse Zeit einzustellen, damit das Mittel ungestört wirken kann. Ähnlich verhält es sich mit *Calcarea* – auch hier wird durch [kaltes] Baden die Mittelwirkung oftmals aufgehoben. All dies erwähne ich nur, um Ihnen zu demonstrieren, wie wichtig es ist, dass Ernährung und Behandlung Ihrer Patienten mit den jeweiligen Arzneien harmonieren. Sie müssen mit dem homöopathischen Heilprinzip übereinstimmen, dürfen aber nicht in ein starres Schema gepresst werden. Fertigen Sie keine Verbotsliste mit Nahrungsmitteln an, die für jeden Ihrer Patienten gültig sein soll; so etwas gibt es in der Homöopathie nicht!

Nicht nur die Magensymptome werden, wie man annehmen könnte, bei Bryonia durch Essen verschlimmert[FA297 ff.], auch der Patient selbst erfährt dadurch bei vielen der ihm eigenen Beschwerden eine Verschlechterung: der Husten wird schlimmer nach Essen[RA292]; Kopfbeschwerden oder Kopfschmerzen entstehen nach dem Essen[RA293]; die Atmung wird vom Essen beeinträchtigt; der Magen ist nach dem Essen von Luft aufgebläht, besonders nach Austern.[GS] Austern sind in der Regel ein unbedenkliches Nahrungsmittel, dennoch werden einige Menschen davon regelrecht vergiftet. »Krampf- und Stickhusten, vorzüglich ... nach Essen und Trinken.«[HH76] Wenn es sich um Keuchhusten handelt, treten die Hustenanfälle und alle anderen Symptome kurze Zeit nach dem Essen verstärkt in Erscheinung, aber später, wenn die Verdauung abgeschlossen und der Magen leer ist, geht es dem Patienten wieder besser. Der Bryonia-Patient findet normalerweise durch Trinken Erleichterung, doch wenn er in erhitztem Zustand kaltes Wasser trinkt, erhöhen sich seine rheumatischen Beschwerden, sein Husten und seine Kopfschmerzen. Er bekommt heftigstes Kopfweh, wenn er erhitzt kaltes Wasser trinkt; die Kopfbeschwerden werden zu klopfenden und berstenden Schmerzen, die zehnmal so schlimm sind wie vor dem Trinken. Auch die Leiden von *Rhus*-Patienten vermehren sich, wenn in erhitztem Zustand kaltes Wasser getrunken wird.

Der Bryonia-Patient ist außerordentlich anfällig für Magenverstimmungen, mit Neigung zu Schluckauf, Luftaufstoßen, Übelkeit und Erbrechen. Bitteres Aufstoßen[RA266]; übler, bitterer Mundgeschmack.[RA229] Erbrechen von Galle.[RA276] All diese Dinge verschlimmern sich nach dem Essen. Im Bereich des Magens und Abdomens gibt es zahlreiche Symptome, die entweder auf einen verdorbenen Magen, eine Erkältung, eine Überhitzung oder auf das Trinken von eiskaltem Wasser in erhitztem Zustand zurückzuführen sind. Die Magenschleimhaut ist entzündet und so gereizt, dass der Patient nichts zu sich nehmen kann, ohne starke Schmerzen zu erleiden. Dieser Zustand kann sich zu einer ausgeprägten Gastroenteritis steigern, einhergehend mit Druckempfindlichkeit, großem Wundheitsgefühl und stechenden, brennenden Schmerzen im ganzen Magen-Darm-Bereich, dazu Aufgetriebenheit des Unterleibs, Übelkeit, Erbrechen und Durchfall. Alle Schmerzen und Beschwerden werden vor allem durch Bewegung so erhöht, dass der Patient nicht in der Lage ist, auch nur einen Muskel zu rühren.

Mit Ausnahme der Bauch- und Magenschmerzen[ÖZ3,1,32] werden die *Bryonia-Schmerzen durch Druck gelindert;* wenn die Schmerzen an einem Ort sitzen, wo Druck wirklich hinreicht, hilft dieser, doch wenn z.B. Magen und Darm durch Luft aufgetrieben sind, erhöht jeder Druck und jede Berührung den Schmerz. Den an Entzündungen im Bauchraum leidenden Bryonia-Patienten sieht man meistens vollkommen reglos im Bett liegen, die Knie hochgezogen, um die Bauchmuskeln zu entspannen. Er möchte nicht angesprochen werden, nicht nachdenken müssen. Jede Bewegung ist mit Schmerzen verbunden, erhöht das Fieber und ruft oft alternierende Frost- und Hitzezustände hervor; hohes Fieber. Für all dies steht uns mit Bryonia ein sehr gutes Heilmittel zur Verfügung, auch wenn es sich um eine so schreckliche Erkrankung wie die Appendizitis handelt, die man so gerne operativ angeht. Selbst wenn der Wurmfortsatz voll von Traubenkernen oder eingedickten Fäzes ist, wird Bryonia – wenn die Symptome passen – augenblicklich das Fieber senken und Schmerzen wie Entzündung beseitigen. Auch wenn der Patient dann doch operiert werden muss, kann man wenigstens so lange warten, bis er sich wieder besser fühlt, statt dass man bei bestehender hochgradiger Entzündung zum Messer greift.

Der Bryonia-Patient ist, wenn er sich vollkommen ruhig verhält, manchmal frei von Übelkeit; sobald er aber nur den Kopf aus dem Kissen hebt, kehrt der schauderhafte Brechreiz zurück, sodass er sich unmöglich aufrichten kann. Wenn er unbedingt sitzen will und sich beim Aufrichten helfen lässt, wird die Übelkeit schlimmer denn je und ist mit Brennen im Magen verbunden. Bei jeder Bewegung rülpst er ein wenig Schleim aus dem Magen herauf[RA291], der im Mund einen fauligen Geschmack hinterlässt[RA286].

Im Magen und Darm können alle möglichen Arten von Schmerz auftreten, besonders aber solche stechenden und brennenden Charakters.[SK191] Der Meteorismus ist so heftig, dass der Patient das Gefühl hat, Magen oder Bauch müssten platzen. Peritoneale Exsudationen [»Jählinge Bauchwassersucht ...«[RA312]]. Epigastrium und der ganze Unterleib sind überaus empfindlich, wie wund.[ÖZ3,1,38] Diese Beschwerden werden gewöhnlich durch lokale Wärmeanwendung gemildert, während der Patient es gleichzeitig vorzieht, in einem kühlen Raum zu liegen. Zimmerwärme wird als bedrückend, lokale Wärme dagegen als angenehm empfunden. Jede Einatmung, jede Bewegung des Brustkorbs vermehrt die Magen- und Bauchbeschwerden beträchtlich, weswegen der Kranke nur ganz flach atmet – so lange, bis er es nicht mehr aushält und unter großem Stöhnen einen tiefen Atemzug tut. Die Magenbeschwerden von Bryonia reichen von der einfachen Magenverstimmung bis zur Gastritis und Gastroenteritis. »Magenaffektionen bei Mädchen und jungen Frauen«[GS] infolge unterdrückter Menses.

Hepatitis[KE1,673] und viele andere Lebersymptome. Die Leber, besonders der rechte Leberlappen, liegen wie ein Gewicht im Hypochondrium, mit Wundschmerz[KH] und Druckempfindlichkeit[ÖZ3,1,25] in der Gegend; der Patient kann sich praktisch nicht bewegen. Jede Bewegung, jede Berührung, jede tiefe Inspiration ruft Schmerzen in der Leber wie in den übrigen Baucheingeweiden hervor. Die Atmung ist oberflächlich, kurz und beschleunigt, und wenn er einmal tief Luft holen muss, bekommt er brennend-stechende Schmerzen in der Lebergegend.[KE1,674] Damit einher gehen Magenstörungen mit Übelkeit, Würgen und Galleerbrechen, verschlimmert durch Bewegung. »Brennender Schmerz im Unterleibe, in der Lebergegend.«[RA315] »Flüchtige Stiche im rechten Hypochondrium ...«[ÖZ3,1,25] Wenn er hustet, hat er den Eindruck, als würde die Leber bersten; überhaupt heftigste Schmerzen beim Husten.

Bryonia hat viele Symptome im Zusammenhang mit dem Mastdarm resp. Stuhlgang hervorgebracht. Obstipation ist ebenso durch das Mittel geheilt worden wie Dysenterie und Diarrhö. Seine Pathogenese weist zahlreiche Krankheitszustände dieser Art auf und gleichermaßen eine Vielzahl an Symptomen, die sich auf das Rektum beziehen. Bei der Verstopfung ist der Stuhl hart und trocken, wie verbrannt.[SK191] Es besteht keinerlei Stuhldrang, und erst nach vielen Tagen gehen kleine, feste Kotballen ab, die aussehen, als wären sie über einem Feuer geröstet worden. Keine Feuchtigkeit im Bereich des Mastdarms, keine Schleimsekretion, um den harten Stuhl weicher zu machen. Jeglicher Schleim, der möglicherweise vorhanden ist, wird separat ausgeschieden. Mitunter besteht der – mal geringe, mal umfangreiche – Stuhlgang aus kleinen, harten, wie verbrannt aussehenden Stückchen, und dann geht eine Menge Schleim ab, so als wäre dieser oberhalb der Kotmassen abgelagert worden. Zwar ist Bryonia des Öfteren bei überaus hartnäckiger Stuhlverstopfung angezeigt[GS], doch hat es auch durchfällige Stühle, die den Patienten morgens aus dem Bett treiben können; d.h., wenn er sich morgens im Bett zu bewegen beginnt, setzt ein Gefühl der Übelkeit ein, der Bauch bläht sich auf und fängt an zu schmerzen – und dann kommt der Stuhldrang. Es kommt auch vor, dass der Darm erst nach dem Aufstehen und einer Zeit des Umhergehens aufgetrieben wird, gefolgt von Leibweh und plötzlichem Stuhldrang. Manchmal sind die Stuhlentleerungen überreichlich und sehr häufig, und der Patient hat nicht eher das Gefühl, fertig zu sein, als bis er völlig erschöpft ist; wie tot liegt er anschließend in seinem Bett und ist in Schweiß gebadet. Er ist so abgemattet[RA344], dass er beim nächsten Mal kaum mehr die Toilette erreichen kann, und dann schießen große Mengen galligen[ÖZ3,1,48] Stuhls heraus. Wenn er sich im Bett die geringste Bewegung erlaubt, treibt es ihn sogleich zum Stuhl Bryonia hat Ruhrerkrankungen mit blutig-schleimigen Entleerungen und qualvollsten Tenesmen und Bauchschmerzen geheilt. – Bei der Verstopfung ist das Pressen sehr oft erfolglos; trotz jedesmaligen Stuhldrangs klappt es häufig erst nach mehreren Anläufen. Der Kot scheint im Mastdarm steckenzubleiben, trotz heftigen Zwängens und Pressens. Auch völlige Inaktivität des Rektums und mangelnde Austreibungskraft kommen vor; gewöhnlich aber fehlt es nicht an dieser Kraft, und die Entleerungen könnten durchaus normal erfolgen, wenn der Stuhl nur nicht so trocken wäre.

Eine besondere Art des Durchfalls von Bryonia ist jener Stuhl, der wie Maisbrei aussieht und den wir vor allem bei Typhuspatienten beobachten: ein gelber, breiartiger Stuhl, der zuweilen auch mit Schleim oder Blut vermischt sein kann. Diese Stuhlbeschaffenheit sehen wir aber nicht nur beim Typhus, sondern auch bei mancher chronischen Diarrhö. Bryonia hat viele Fälle von hartnäckiger Diarrhö geheilt, die durch diese gelb-breiigen Stuhlausleerungen gekennzeichnet waren; sie treten mehrmals täglich, besonders aber am frühen Morgen auf.[RA345] Manchmal hat der Patient mehrere Stuhlgänge am Morgen, und dann hat er für 24 Stunden Ruhe; oder es erfolgen fünf oder sechs Stühle am Morgen und nur noch ein oder zwei am Nachmittag. Nachts kommen in der Regel gar keine Stühle, weil er kaum Drang verspürt, solange er ruhig und bequem im Bett liegen kann. Ist er aber auf den Beinen oder bewegt er sich im Bett, setzt unweigerlich Stuhldrang ein.

Man könnte vom Erscheinungsbild her geneigt sein, dies für einen nur am Tage auftretenden Durchfall zu halten, und deshalb etwa an *Petroleum* denken; aber wie sehr sich der *Petroleum*-Patient nachts auch bewegt, er bekommt davon keinen Stuhldrang, alle Stühle gehen wirklich nur am Tage ab. In den *Guiding Symptoms* heißt es [zu Bryonia]: »Durchfall, welcher heftig wie fauler Käse roch.«[RA347] »Breiige, sehr übel riechende Stuhlentleerung.«[ÖZ3,1,72] »Braune, dünne[RA337], kotige Stühle.«[GS] Lienterische Stühle; manchmal setzen sich chronische Bryonia-Patienten deshalb auf Diät und nehmen nur noch flüssige Nahrung zu sich, vermeiden feste Speisen etc., und doch wird die Nahrung am nächsten Morgen fast unverdaut wieder ausgeschieden.[GS(HH75)] »Drang zum Stuhle und hierauf eine sehr ausgiebige breiartige Stuhlentleerung ...«[ÖZ3,1,69] »Unwillkührlich abgehender Stuhl die Nacht im Schlafe.«[RA683] »Durchfall, vorzüglich die Nacht, und bei jedem Abgange Brennen im After.«[RA346] Diese nächtlichen Stühle treten in erster Linie dann auf, wenn der Kranke sich viel im Schlaf bewegt.

Auch zahlreiche Harnwegssymptome finden wir bei dieser Arznei, z. B. entzündliche Zustände der Nieren[GS]; karminrotes Harnsediment[GY18] [Ziegelmehlsediment[GS]]; vermehrte Harnsäurekristalle im Urin; bedeutend vermehrte Urinabsonderung[ÖZ3,1,59]. Immer wenn sich der Patient körperlich anstrengt, sei es, dass er etwas Schweres hebt oder sonst irgendwelche ungewohnten Bewegungen vollführt, entstehen kongestive und langanhaltende Schmerzen in der Nierengegend. Es besteht eine gichtige Konstitution mit Neigung zu Nierenleiden, sodass vor allem nach Erhitzung und Überanstrengung Rückenschmerzen im Bereich der Nieren auftreten. »Es treibt ihn, auch ohne dass die Blase voll ist, mit einer solchen Eile auf den Urin, dass er ihn kaum einen Augenblick zu halten im Stande ist.«[RA362] »Beim Bewegen entgehen ihm unbewußt öfters etliche Tropfen heißen Harns.«[RA365] »Brennen in der Harnröhre«[RA369], außer beim Wasserlassen[RA368], welches lindert.

Vonseiten der weiblichen Geschlechtsorgane gibt es ebenfalls eine Reihe von Symptomen, die von großem Interesse sind. Bryonia-Patientinnen neigen zu Dysmenorrhö und zu Ovarialschmerzen während der Periode. Jede Menstruation geht mit einer ausgeprägten Kongestion der Eierstöcke einher, welche sehr berührungsempfindlich[ÖZ3,1,46] sind. Vor der Regel klagen die Frauen über Empfindlichkeit und Wundheitsgefühl in beiden Leisten, was sich mit Einsetzen der Blutung steigert und immer weiter ausdehnt, bis schließlich während der Regel der ganze Bauchbereich schmerzt. Das Hypogastrium ist höchst empfindlich, der Uterus fühlt sich wund an. »Gebärmutter-Entzündung.«[GY] Brennschmerz im Fundus[GS] oder Corpus uteri [während der Schwangerschaft[HH75]]. Die Bryonia-Patientin neigt zu Amenorrhö[GS] bzw. zum Sistieren der Regelblutung durch den geringsten Anlass. Wenn sie sich wenige Tage vor der Periode erhitzt, z. B. durch Bügeln oder Waschen, bleibt die Blutung aus, und beim nächsten Mal hat sie umso größere Beschwerden. Neben Amenorrhö kommt es auch zu Oligurie, wenn sich junge, plethorische Frauen zu sehr körperlich angestrengt haben; es entsteht zwar das gewohnte Wundheitsgefühl im Unterbauch, aber die Regel bleibt aus oder kommt erst etliche Tage später. Fast immer wird eine solche Symptomenkombination durch Bryonia geheilt. Wenn der Urin durch heftige körperliche Anstrengung spärlich wird, ist Bryonia eines der in Betracht zu ziehenden Mittel. Normalerweise nehmen bei einem Gesunden die Ausscheidungen (wie z. B. Schweiß oder Harn) durch körperliche Anstrengung zu, um dem vermehrten Anfall an Stoffwechselprodukten Rechnung zu tragen. Bei gichtigen Konstitutionen läuft dies jedoch häufig in die entgegengesetzte Richtung, und wir benötigen – natürlich entsprechend den vorhandenen Symptomen – Arzneien wie Bryonia, *Lycopodium* oder *Benzoicum acidum*.

Drohende Frühgeburt[GY23] als Folge von Überanstrengung und Erhitzung. Bryonia ist häufig angezeigt bei Mastitis mit stockender Milchsekretion[KE2,416] von Wöchnerinnen [und stillenden Müttern]. »Milchfieber«[SK192] mit schmerzhafter Anschwellung der Brüste. Natürlicherweise erhitzt sich eine Frau während der Niederkunft und gerät dabei ins Schwitzen; besonders am Ende der Geburt, während der Austreibungsphase, passiert es leicht, wenn Hebamme und

Arzt nicht aufpassen und die Gebärende nicht wärmer zudecken oder zumindest die Zimmertemperatur erhöhen, dass plötzlich die Schweißsekretion unterdrückt wird – und das führt zu Milchfieber und anderen Fiebererscheinungen, welche mit einiger Wahrscheinlichkeit nach Bryonia verlangen. Auch infolge Schweißsuppression auftretende postpartale Peritonitiden[GS], gonorrhoische Beschwerden oder rheumatische Leiden (sofern sie durch geringste Bewegungen verschlimmert werden) können durch Bryonia oft sofort kupiert werden. Sind die Beschwerden jedoch eher auf eine Septikämie als auf unterdrückte Schweißsekretion zurückzuführen, bedarf es im Allgemeinen eines tiefer wirkenden Mittels, und Bryonia passt allenfalls für das Anfangsstadium der Erkrankung. Bei den Mastitiden von Bryonia ist eines der am meisten hervorstechenden Merkmale die steinerne Härte der Brüste[HY13,142] – Härte und Schwere.[GY29] Das Mittel passt auch oft bei Entzündungen der Mammae, die unabhängig von der Stillzeit auftreten[HY6,104]; Härte und Schwere der Brüste vor den Menses.

Kommen wir zu den Atemwegsorganen, die wir bisher nur andeutungsweise behandelt haben, bei denen aber eine eingehende Untersuchung unumgänglich ist. Sehr häufig beginnen Bryonia-Zustände in diesem Bereich mit einer Erkältung, die sich zuerst nur als Stimmlosigkeit[AZ13,372] äußert, verbunden mit Rauheit in der Luftröhre und Wundheitsgefühl in der Brust; hinzu kommt ein trockener, kurzer, heftiger Husten[(RA406)], als sollte die Brust vom Husten platzen. Der Bryonia-Patient setzt sich beim Husten hin und hält Kopf oder Brust fest; er stemmt beide Hände gegen die Brust, wenn er husten will, weil er das Gefühl hat, sie würde sonst zerspringen.[KE3,280] Die Brustschmerzen können auf beiden Seiten auftreten, überwiegend aber sind sie rechts lokalisiert. Auch wenn es sich um eine *Lungenentzündung* handelt, zieht Bryonia deutlich die rechte Seite vor. Nehmen wir an, wir haben es mit einem Patienten zu tun, der sich eine Erkältung zugezogen hat; die Erkältung hat sich auf die tieferen Atemwege gelegt mit Heiserkeit, Husten und Wundheit in der Brust. Der Husten ist so schlimm, dass er den ganzen Körper erschüttert.[GS] Dann setzt heftiger Frost ein, und der Patient begibt sich zu Bett. Der hinzugezogene Arzt erkennt den entzündlichen Prozess, und die Auskultation bestätigt die Diagnose Pneumonie. Der Kranke kann mittlerweile kaum noch Hände und Füße bewegen. Die Brust tut hauptsächlich auf der rechten Seite weh, weswegen er auf dieser Seite oder auf dem Rücken liegen muss; er meidet ängstlich jede Bewegung. Wenn die Pleura mit beteiligt ist, nehmen die Schmerzen einen scharfen, stechenden Charakter an; doch unabhängig davon, ob es sich um eine Pleuropneumonie oder eine einfache Pneumonie handelt, die bei jedem Atemzug auftretenden Schmerzen sind in jedem Fall erheblich. Der Bryonia-Patient liegt deshalb immer auf der betroffenen, auf der schmerzhaften Seite, umso die Atemexkursionen zu vermindern, und sehr oft legt er auch noch eine Hand darunter, um den Brustkorb auf dieser Seite möglichst ruhigzustellen. Der Auswurf ist blutstreifig, von schmutzig-rötlicher Färbung[KE3,277] oder rostfarben[GS], und wenn Sie dieses Symptom finden, zusätzlich zu der Rechtsseitigkeit der Entzündung, dann weist dies umso mehr auf Bryonia als das heilende Mittel hin. Es gibt einige Arzneien, die in Pneumoniefällen mit Bryonia eine gewisse Ähnlichkeit haben. Nehmen wir beispielsweise einen Fall mit hohem Fieber, intensivem Hitzegefühl in der Brust und großer Erregtheit [auch: Bryonia]; ziehen wir dazu aber die hohe Geschwindigkeit in Betracht, mit der die Entzündung entstanden ist, die *Linksseitigkeit* sowie das hellrote Blut im Sputum, dann lautet die Diagnose *Aconitum*. Wenn die Leber beteiligt ist, mit Vollheitsgefühl in der rechten Seite, stechenden Schmerzen über der Leber und ikterischem Gesicht, ist es nicht ausgeschlossen, dass Bryonia indiziert ist, denn es hat die Symptome ebenfalls. Sind die Schmerzen aber sehr heftig und ziehen beständig von vorn nach hinten ins rechte Schulterblatt, wird mit größerer Wahrscheinlichkeit *Chelidonium* heilen. Wir könnten diese Vergleiche endlos fortsetzen, wäre das Studium von Bryonia in Bezug auf die Atemwegsorgane nicht schon interessant genug ... Bei den Erkältungen von Bryonia, die in der Aphonie ihren Endpunkt erreichen, kommt es oft zu brennend stechenden

Schmerzen im Kehlkopf[KE3,95] oder zu »Kitzel im Kehlkopfe, mit starkem, erschütterndem, einige Minuten anhaltendem Husten.«[ÖZ3,1,56] Heiserkeit[RA385] und Stimmlosigkeit bei Sängern. »Wundschmerz in der Luftröhre.«[KH] Rauheit[RA412] und Enge in der Luftröhre, bis hin zu Erstickungsgefühl, wie bei *Phosphorus*. Die Atmung gleicht mitunter einem »Schnappen nach Luft«[KH] und ist stark beschleunigt: schnelle, kurze, krampfhafte Atemzüge[RA424] aufgrund der Tatsache, dass tiefes Atmen die Schmerzen ungemein erhöht. Der Bryonia-Patient hat den dringenden Wunsch, tief zu atmen[KH], er braucht es, gelegentlich tief Luft zu holen – wenn es nur nicht so weh täte! »Beständige Neigung zu seufzen, tief zu seufzen«[EN1124] – aber er kann nicht, weil es mit so großen Schmerzen [Stichen in der Brust[RA440ff.]] verbunden ist. Kurzatmigkeit[RA429], Erstickungsanfälle[RA424], Asthma bronchiale[GS]. Asthmaanfälle infolge von Erhitzung. Das Asthma ist schlimmer in warmen Räumen, der Patient hat das Bedürfnis, kühle Luft zu atmen. »Trockner Husten.«[RA397] »Krampf- und Stickhusten, vorzüglich nach Mitternacht.«[HH76] »Krampfartiger Keuchhusten, wie von Schwefeldampf oder von Kitzel im Halse und in der Herzgrube erregt, Abends und Nachts ohne, Morgens und am Tage mit Auswurf ...«[KH] »Keuchhusten mit vielem Niesen.«[GS] »Der Husten lässt ihn im Bett unwillkürlich hochfahren.«[GS] »Schmerzhafter Husten und erschwertes Atmen.«[GS] »Husten, der den ganzen Körper erschüttert; Schmerz wird im Kopf oder in den Bauchmuskeln empfunden.«[GS] »Auswurf zäh und schwer zu lösen ...«[GS]

Eine weitergehende Schilderung der Bryonia-Symptomatik erübrigt sich, da sie viele Wiederholungen mit sich bringen würde. Wenn Sie die Pathogenese gründlich durchlesen und das hier Gesagte darauf anwenden, werden Sie den allgemeinen Charakter, die ›Idee‹ des Mittels verstehen. In deutlichen Umrissen wird ein Bild der Arznei vor Ihren Augen erstehen, das Sie dann mittels einer vollständigen Materia medica nach Belieben weiter ausfüllen können.

Bufo

Bufo rana (vulgaris); Krötengift

Die wulstartigen Hautdrüsen auf dem Rücken und vor allem hinter dem Kopf der Kröte sondern, wenn sie mit einer Zange gedrückt werden, ein giftiges Sekret ab, das in Alkohol löslich ist.[HV13,311] Diese Lösung ist der Gegenstand der Prüfungen gewesen,* und mit deren Ergebnis wollen wir uns heute beschäftigen. (In meiner Praxis benutze ich das Gift von *Bufo sahytiensis.***) Bufo ist ein wunderbares Arzneimittel; es wirkt tief auf die Psyche und in besonderem Maße auf den Intellekt ein, wo es Verwirrtheitszustände und Gedächtnisschwäche erzeugt; am Ende verfällt der Patient immer mehr in einen Zustand der Imbezillität. Den größten Nutzen dieser Arznei sehen wir bei Nervenleiden, bei Muskelzuckungen und Muskelkrämpfen sowie bei Ulzerationen an Haut und Schleimhäuten – und all dies vor allem bei solchen Patienten, die zugleich von zunehmender Verwirrung und Schwäche des Geistes charakterisiert sind. Imbezillität kommt bei Bufo häufiger vor als die aktiven Formen von Geisteskrankheit, wie etwa Manie oder Wahnsinn, wenngleich auch diese gelegentlich auftreten.

Das erste Symptom in den *Guiding Symptoms* lautet: »Sucht die Einsamkeit, um sich der Masturbation hingeben zu können.«[EN407(AZ74,181)] Schon dieses eine Symptom wirft sehr viel Licht auf die Natur des Mittels: mangelnde Selbstbeherrschung, fehlende Kontrolle über das geschlechtliche Verlangen und große Triebhaftigkeit. Dies ist überaus charakteristisch für Bufo! »Wimmerte und schrie, bis er in einen komatösen Zustand versank.«[GS] Ein derartiges Verhalten (eine klinische Beobachtung) sehen wir bei Erwachsenen, die sich wie Kinder benehmen. Es ist eine Art kindlicher Einfalt, bei der Geist und Gemüt in einen Zustand kindlicher Unschuld zurückkehren. In seinem Schwachsinn nimmt der Erwachsene wieder die Verhaltensweisen eines Kindes an. Diese psychische Verfassung sehen wir insbesondere auch bei *Baryta-carbonica*-Erwachsenen, bei Menschen, die sich nie aus ihrer Kindheitssituation fortentwickelt haben, die immer Kind geblieben sind. Sie denken und reden wie ein Kind, jammern und heulen wie ein Kind, möchten wie ein Kind gestreichelt werden. Wir können diesen Zustand etwa bei Jugendlichen beobachten, die an Epilepsie erkrankt sind. Aber wir verschreiben Bufo natürlich nicht wegen der Epilepsie; im Vordergrund steht immer die Entwicklungsstörung, und die Epilepsie ist nur eine der Manifestationen dieser Fehlentwicklung. Die Ursache hierfür liegt weit zurück und ist letztlich in der psorischen Veranlagung des Patienten zu suchen. Durch sie ist das Kind in seiner Entwicklung zurückgeblieben, konnte weder hinsichtlich des Verstandes noch der Vernunft zu einem reifen Mann oder einer reifen Frau heranwachsen; es bleibt dieses jammernde und weinende kleine Kind. Dieser Mangel an Entwicklung ist sowohl *Baryta carbonica* als auch Bufo eigen; die Mittel sind in der Beziehung miteinander verwandt, dass der kindhafte Zustand bestehen bleibt, während der Körper wächst. Beide behalten bis ins Erwachsenenalter die den Kindern eigene Naivität und Furchtsamkeit. Die Patienten kränkeln ständig, sind zurückgeblieben, erreichen nie die Reife eines Erwachsenen, behalten immer eine gewisse Kindlichkeit. »Schau mal, diese Frau sieht aus wie ein Kind« oder »Dieser Mann wirkt aber sehr jungenhaft« – dies sagen wir manchmal selbst von alten Leuten, so kindlich wirken sie auf uns. Andererseits behaupten die ›Routiniers‹ von jenen Menschen, die vorzeitig gealtert und senil geworden sind, dass sie *Baryta carbonica* benötigen. Doch auch Bufo ist für solche Zustände von großer Bedeutung! Ein Mann von fünfzig Jahren handelt wie ein hin-

* Desterne verwendete in seiner Prüfung die in Alkohol digerierte Krötenhaut (*AHZ*, Bd. 60, Monatsblatt S. 6); Hencke wiederum zerstampfte die ganze in Alkohol getötete Kröte (*AHZ*, Bd. 61, S. 9).

** Eine südamerikanische Krötenart, die von Mure geprüft wurde. Allen führt diese Prüfung in seiner *Encyclopedia* separat auf, während Hering *(Guiding Symptoms)* die Symptome aller Krötenarten in dem Kapitel »Bufones« zusammenfasst.

fälliger, achtzigjähriger Greis; vor fünf, sechs Jahren hat er all sein Hab und Gut verloren, und danach ist er einfältig und unschuldig geworden wie ein Kind; er wirkt beinahe wie ein Schwachsinniger. Bei einem solchen Sachverhalt müssen wir an Bufo denken. Bislang ist hierfür *Baryta carbonica* als das führende Mittel angesehen worden, doch Bufo ist ebenfalls sehr wichtig. »Verließ (nach apathischem Zustand) sein Bett und lief, in einem fort brüllend, wie ein Verrückter durchs Haus.«[GS] Hier hat bereits der Übergang vom Zustand der Imbezillität zu aktiver, exaltierter Geisteskrankheit stattgefunden. Die meisten Bufo-Patienten sind jedoch ruhig und in jeder Hinsicht passiv, nicht manisch erregt. Sie sind von kindlicher bis dümmlich-einfältiger Wesensart. »Gedächtnisschwäche; Idiotie.«[GS] »Sucht die Einsamkeit und fürchtet sich doch, allein zu sein und verlassen zu sterben.«[EN7(AZ74,165)] »Neigung, zornig zu werden und zu beißen.«[TM1[AZ60(MB)7]] »Beißt in umliegende Gegenstände.«[GS] Bufo ist erfolgreich bei Delirium tremens eingesetzt worden, in den Stadien der Erregung und der geistigen Erschöpfung, wenn der Patient nach Dingen schnappte und in sie hineinbiss. »Lacht oder weint sehr leicht ...«[GS] Ein treffenderer Ausdruck als »Lachen« wäre *Kichern* ... Der Bufo-Patient kichert über alles und jedes; kichert und sagt alberne Sachen; kichert über Dinge, die alles andere als komisch sind. Alles, was gesagt wird, erscheint dieser einfältigen, kindischen Person lächerlich. Kinder lachen und sind vergnügt, aber von einem Erwachsenen würden wir ein solches Verhalten nur erwarten, wenn etwas wirklich Komisches passiert ist oder gesagt worden ist. Dieses häufige Lachen und Kichern ist ein Symptom, das wir manchmal bei Epileptikern beobachten können. »Weint wegen der kleinsten Sache«[AZ74,164] – der Bufo-Patient ist emotional sehr leicht zu erregen, ein hochempfindlicher, reizbarer, nervöser Typ. Zudem ist er ungeheuer ängstlich[AZ74,164]: ringt seine Hände und redet davon, dass etwas Schreckliches geschehen werde – irgendein furchtbares Ereignis stehe bevor; ist verzweifelt und sieht die Zukunft in den düstersten Farben; läuft händeringend auf und ab und redet ununterbrochen von den schlimmen Dingen, die passieren würden, während es in Wahrheit keinen Grund zur Sorge gibt und die Zukunft sicher ist. Dies können wir in Fällen von Wahnsinn beobachten. Während die Bufo-Patienten, die zum Schwachsinn neigen, eher passiv sind und überhaupt nicht verstehen, was um sie herum vorgeht, haben die Patienten, die sich an der Grenze zur Psychose bewegen, eine gesteigerte Einbildungskraft und reden sich viele Dinge ein. Bufo ist besonders auch dann indiziert, wenn die genannten Symptome als Folge häufigen Masturbierens aufgetreten sind.

»Spricht oft ein Wort nur halb aus und wird dann wütend, wenn man ihn nicht versteht.«[EN33(AZ74,165)] Dies ist ein Zustand, der einer Psychose schon recht nahe kommt. Unter Medizinern und Juristen ist es wohlbekannt, dass derartige Geistes- und Gemütsstörungen bei Epilepsie vorkommen können und dass z. B. ein Epileptiker nicht immer für einen von ihm begangenen Mord verantwortlich gemacht werden kann, denn der epileptische Zustand ist bekanntlich nicht auf die klonischen Muskelkrämpfe beschränkt, auf das plötzliche Niedergestrecktwerden, den Schaum vor dem Mund, das Beißen auf die Zunge, etc. All dies macht nicht die ganze Krankheit aus. Der Epileptiker leidet im Grunde an einer psorischen Störung, die sich bei dem einen als Schwachsinn, bei dem anderen als Epilepsie und bei wieder einem anderen als Psychose manifestiert. Diejenigen, die diese eigentümliche Konstitution geerbt haben, offenbaren es – selbst innerhalb einer Familie – auf die verschiedenste Art und Weise. Einer ist geisteskrank, einer schwachsinnig; einer stirbt an Krebs, einer leidet an Epilepsie. Einer solchen Konstitution liegt oftmals Bufo zugrunde. Bufo ist ein Antipsorikum, ein tiefgreifendes, mitunter lebensnotwendiges Arzneimittel, das ins Innerste des Menschen zielt und sich von dort aus in der Peripherie manifestiert, in den Fingern und Zehen, den Augen, den Ohren, etc. Auch der Tastsinn kann gestört sein; manche Hautbezirke sind unempfindlich auf Berührung, andere hyperästhetisch. Krämpfe diverser Muskeln; manchmal sind es nur lokale Spasmen, nicht selten aber generalisierte epileptische Konvulsionen, mit Bewusstlosigkeit, Niederfallen und blutigem Schaum vor dem Mund.[AZ68,14] Neben solch ernsten Zuständen kommen bei Bufo auch mildere Epilepsieformen vor, etwa in Form von Schwindelattacken, die aber jederzeit in kollaptische Zustände übergehen können, in plötzlichen Bewusstseinsverlust mit Krämpfen und Zungenbissen. In den Prüfungen [bzw. Vergiftungen] sind apathische und z.T. sogar komatöse Zustände aufgetreten.[AZ60(MB)7] Gefühl von Betäubung des Gehirns jeweils vor einem epileptischen Anfall.[AJ6,11] Das Studium dieser Arznei ist geeignet, Ihnen etwas von der Natur der Epilepsie zu vermitteln. Aus den Abhandlungen der Allopathen über diese Krankheit erfahren Sie nur etwas über das Erscheinungsbild der epileptischen Anfälle, und der Anfall ist es, der als Epilepsie behandelt wird. Die Allopathen sind nur auf der Suche nach Medikamenten, mit denen sie die Anfälle unterdrücken oder bändigen können, in der Annahme, dass sie den Patienten geheilt haben, wenn ihnen dies gelungen ist. Sie füttern ihre Patienten mit großen Dosen Bromiden, und hin und wieder versuchen sie auch, irgendwelche Nebenaspekte der Krankheit zu behandeln; stets aber kehren sie bald zu den Bromiden zurück und machen so aus ihren Patienten halb betäubte Dummköpfe. Die Bromide haben mehr Menschen schwachsinnig gemacht als alle anderen Medikamente in unseren Lehrbüchern, und nur dieser Eigenschaft der Bromide, Schwachsinn hervorzurufen, verdanken es die Schulmediziner, dass sie in der Lage waren, die Muskelkrämpfe etwas in den Hintergrund zu drängen. Bromide sind hochwirksame Substanzen und sollten daher nur in homöopathischer Dosierung verabreicht werden – und dann auch nur, wenn sie wirklich angezeigt sind. Verschreibungen für die Anfälle haben noch nie den Patienten selbst geheilt.

»Kongestive Kopfschmerzen ...«[GS] aufgrund einer Verkrampfung der Gefäßmuskulatur und nachfolgendem Blutandrang zum Kopf. Die Wirkung von Bufo auf die zirkulären Muskelfasern der Bauchaorta bringt ein Leitsymptom des Mittels bei Epilepsie hervor: Der Patient verspürt schreckliche Angst und Beklommenheit im Bauchbereich, und dann verliert er plötzlich das Bewusstsein und fällt hin – die Aura eines Anfalls wird zuerst im Abdomen wahrgenommen. Einige Autoren geben als Ursprung der Aura auch den Solarplexus an.

»Kann den Anblick glänzender Gegenstände nicht ertragen.«[AZ74,166] »Amaurose«[GS], etc. »Pupillen vor einem Anfall stark dilatiert, reagieren nicht auf Licht.«[GS] »Größeres Sehvermögen, die Augen weniger empfindlich gegen Wind.«[GS] Bufo hat Verkrampfung von Augenmuskeln, aber auch gesteigerte Sehfähigkeit. Verminderte Empfindlichkeit der Augen bis hin zu trophischen Störungen einzelner Bereiche. Kleine Blasen bilden sich auf den Augen wie auf der Haut, wobei die Stellen nach Abstoßung der Bedeckung nicht verheilen. So entstehen schließlich kleine Geschwüre, z.B. auf den Lidern[AZ74,166] oder auf der Hornhaut. »Starke konjunktivale Gefäßinjektion ... [bei epileptischen Anfällen].«[GS] Lähmung der Augenlider[AZ58,79] oder anderer Augenmuskeln.

Sämtliche Sinnesorgane können in Mitleidenschaft gezogen werden. »Das kleinste Geräusch stört, selbst Musik ist unerträglich.«[AZ74,166] Von einem Gesunden würde man erwarten, dass er sich an schöner Musik erfreut, während Musik bei diesem Mittel den Betroffenen in eine Art Angstzustand versetzt. Das Gehör ist so hochgradig empfindlich, dass das leiseste Geräusch als Qual empfunden wird. »Eitriger Ohrenfluss.«[AZ74,166] »Entzündliche Geschwulst der Ohren und Parotiden.«[AZ74,166] »Phlegmonöser Rothlauf, welcher eine Entstellung der Gesichtszüge hinterlässt.«[AZ74,182] »Ausfallen der Zähne«[AZ60(MB)8], z.B. bei der eigentümlichen Riggs'schen Krankheit.*

»Stottern[AZ60(MB)7] und Stammeln; wird ungehalten, wenn man seine undeutliche, zusammenhanglose Sprache nicht versteht. (Chorea.)«[GS] »Beisst sich leicht in die Zunge ...«[AZ74,174] »Rissige, öfters eine bläuliche Färbung annehmende Zunge.«[AZ74,174] »Schwarze Zunge.«[AZ60(MB)7] »Mund vor einem Anfall weit geöffnet«[GS]; es zeigt an, dass die epileptischen Krämpfe kurz bevorstehen. Dieser Zustand weitet sich zeitlich immer mehr aus, sodass schließlich der Kiefer auch dann heruntergefallen ist, wenn sich gar kein Anfall anbahnt; dadurch macht der Patient einen stupiden Eindruck, so als hätte er alles

* Eine Form der Parodontopathie; ›Alveolarpyorrhö‹.

vergessen. Bufo entspricht häufig auch kleineren, eher schwindelähnlichen Anfällen. In einem solchen Zustand fallen die Menschen nicht nieder, sondern sind für ein paar Sekunden vollkommen ›weggetreten‹; manchmal tun sie ihre Arbeit auch automatisch weiter. Bei dieser milderen Epilepsieform (Vertigo epileptica) merkt man dem Patienten von außen kaum etwas an. Er wird unter Umständen nur in seiner Tätigkeit innehalten und dann weitermachen, als wäre nichts geschehen. Was während des Anfalls geschehen ist, davon weiß er nichts. Bisweilen fährt er sogar mit dem, was er gerade tut, fort, sodass niemand in seiner Umgebung etwas bemerkt. Es kommt vor, dass jemand beim Kutschieren seiner Pferde diese plötzlich im Kreise lenkt – und daran merkt, wenn er wieder zu sich kommt, dass er gerade einen seiner Anfälle gehabt hat. Es gibt eine ganze Reihe von Arzneien, die einen derartigen Geisteszustand hervorgerufen haben, einen quasibewusstlosen Zustand, in dem die Kranken wie Automaten mit ihrer Tätigkeit fortfahren.

»Erbrechen von Galle oder Blut ...«[GS(AZ74,175)] »Eine gelbe, dünne Flüssigkeit war dem Erbrochenen beigemengt, ähnlich dem Inhalt der Blasen auf der Haut.«[AJ6,11] »Nach Trinken Erbrechen des Genossenen ...«[AZ60(MB)8] »Die Krämpfe enden mit konvulsivischen Bewegungen im Abdomen.«[GS] Es heißt in den *Guiding Symptoms:* »Der epileptische Anfall hat seinen Ursprung im Abdomen«; d.h., der Patient verspürt vor dem Anfall Angst und Beklommenheit im Bauch.

»Hämorrhoidalknoten, mit Abgang von hellrotem Blut.«[GS] Unwillkürlicher Harnabgang bei beginnender Gehirnerweichung[AZ58,79] sowie bei Imbezillität aufgrund vieler epileptischer Anfälle.

Wie Sie sich denken können, sind bei Bufo die Geschlechtsfunktionen in erheblichem Maße gestört, wie es gewöhnlich auch bei Geisteskranken der Fall ist. Mal sind die männlichen Genitalorgane in einem Zustand der Erregung, mal in einem Zustand der Impotenz.[AZ74,181] Niedrige Sinnesart. »Neigung, die Geschlechtstheile zu betasten.«[AZ60(MB)9] »Vorzeitiger Samenerguss, ohne Befriedigung ...«[EN410] Schmerzhafte Krämpfe[GS] oder epileptische Anfälle während des Koitus. Bufo hat auch entzündete Lymphknoten, besonders in der Leistengegend, wie man sie bei der Syphilis findet.

Bei den weiblichen Geschlechtsorganen ist *Brennen* das charakteristischste Merkmal – Brennen in den Eierstöcken und in der Gebärmutter. Es ist eines der am schwierigsten zu behandelnden Symptome, wenn bei einem Fall von Dysmenorrhö zu Beginn oder während der Blutung Brennen im Ovarial- oder Beckenbereich besteht. Brennen in den Genitalien und in den Ovarien, in Verbindung mit reißenden Schmerzen, die sich bis in die Oberschenkel erstrecken. Besonders bei Vorhandensein von Zysten oder Hydatiden in den Eierstöcken ist die Dysmenorrhö nur schwer zu therapieren. Einige Kollegen werden Ihnen sagen, dass diese Fälle unheilbar seien. Hören Sie nicht auf sie! All diese Erkrankungen können geheilt werden! »Gefühl von brennender Hitze und Stichen in den Ovarien.«[AZ74,181] »Sich ausdehnende, brennende Schmerzen oder schmerzhafte Krämpfe im Uterus.«[GS(AZ74,182)] Bufo hat sich als hervorragendes Palliativum bei den schrecklichen Brennschmerzen erwiesen, wie sie so oft bei Uteruskarzinomen bestehen.[GS] Stechende, reißende Schmerzen bei Uteruskarzinom, wenn die Schmerzen in die Beine ausstrahlen, mit Ulzerationen im Bereich von Corpus und Cervix uteri; stechende, reißende Schmerzen und blutiger, übelriechender[AZ74,182] Ausfluss. Allgemein neigt Bufo zu übelriechenden Absonderungen, deren Geruch an eine Gangrän oder ein gangränöses Erysipel erinnert. »Große Blasen auf der geschwollenen Portio, die eine dünne, gelbe Flüssigkeit absonderten (bei einer Epileptikerin).«[AJ6,11]

»Menstruation: ausbleibend (bei Epilepsie); ... zu zeitig[AZ74,182], mit Kopfschmerzen ...«[GS] »Vor der Regel Kopfschmerzen, Brechneigung, Kolik, Fressen und Brennen im Uterus und der Scheide.«[AZ74,182] »Epileptische Krämpfe unmittelbar vor den Menses«[GS]; d.h., Frauen, die an Epilepsie leiden, bekommen zur Zeit ihrer Regel gehäuft Anfälle, manchmal während[GS], manchmal vorher. »Epileptische Anfälle schlimmer in der Zeit der Regel, welche alle drei Wochen wiederkehrt.«[GS] »Während der Regel Zusammenziehen in den Hypochondern, Schmerz in der Leber ...«[AZ74,182] »Dünne, gelbe Flüssigkeit im

Ausfluss.«[AJ6,11] Wenn eine Frau während ihrer Monatsblutung bewusstlos daliegt und mehrfach epileptische Anfälle bekommt, die sie aber nicht wahrnimmt, und wenn sie in der Zwischenzeit so benommen ist, dass sie nicht versteht, was man ihr sagt, dann benötigt sie Bufo.

Bufo ist ein wichtiges Palliativum bei Brustkrebs,* für das Brennen und für die Blasen, die in dem Bereich auf der Haut entstehen können; große, gelbe Blasen; Blasen, die mit einer gelben, serösen Flüssigkeit gefüllt sind. Besonders ist Bufo von Nutzen, wenn die Milch mit Blut vermischt ist.[AZ74,182] Ferner entspricht es Zuständen wie bei Phlegmasia alba dolens: »Schnurartige Geschwulst, ... sich von der Leistengegend bis zur Kniekehle erstreckend.«[AZ74,184]

»Brennen ... und Wundheitsschmerzen im Kehlkopf.«[AZ74,174] Sie sehen, wie sich »Brennen« durchs ganze Arzneimittelbild zieht; es tritt überall da auf, wo Gewebe entzündet oder Nerven schmerzhaft empfindlich sind. Die Nervenscheiden schmerzen und sind in ihrem Verlauf sehr berührungsempfindlich – daher der Nutzen des Mittels bei Ischias[GS] und anderen entzündlichen Veränderungen großer Nerven.

»Heftiger Husten, Erbrechen veranlassend.«[AZ74,174] Husten mit Würgen und Brechreiz. »Husten mit Auswurf von Schleim und Blut oder ganz von Blut.«[AZ74,174] Beim Husten Kältegefühl in der Brust, gefolgt von großer Hitze und Blutandrang nach der Brust.[AZ74,174] »Brennende Hitze in der Brust, wie von glühender Kohle.«[AZ74,174] Das Brennen kann sich bis in den Kehlkopf erstrecken; Lungengangrän. »Laryngitis, Hämoptyse, Phthisis pulmonalis.«[GS] Bei all diesen Brustaffektionen kann Brennen auftreten. Die phthisische Veranlagung kommt bei Bufo zum Vorschein, wenn eine Epilepsie mit Medikamenten beseitigt worden ist oder wenn Absonderungen unterdrückt worden sind, etwa durch Verschluss von Fistelöffnungen oder Auftragen starker Salben. Solche bösartigen Krankheitsformen entwickeln sich zwangsläufig, wenn äußere Manifestationen unterdrückt werden, in ihrer Ausgestaltung abhängig von der Konstitution und der Persönlichkeit des Individuums; es kann sich Epilepsie entwickeln, Wahn- oder Schwachsinn, Krebs oder irgendeine andere schwere Krankheit. Bufo entspricht einer solchen von geringer Abwehrkraft zeugenden Konstitution. Sie ist gekennzeichnet durch die Fähigkeit, Symptome zu produzieren, die vergleichbar sind mit jenen, die bei malignen Krankheitsformen entstehen. Der Bufo-Patient hat gewöhnlich keine hohe Lebenserwartung, man muss damit rechnen, dass er etwa mit vierzig Jahren zusammenbrechen wird. Frauen gehen zumeist an Gebärmutter- oder Brustkrebs zugrunde oder werden schwachsinnig, Männer erliegen in der Regel irgendwelchen anderen bösartigen Krankheiten. Dieser Arznei kommt daher in vielen Fällen eine lebensrettende Bedeutung zu. Bufo-Kinder entwickeln eine außerordentliche Neigung zu schleichenden, chronischen Krankheiten; sie sind körperlich wie geistig schwach, bekommen chronische Hautausschläge oder werden schwindsüchtig. Die Konstitution von Menschen, die schon mit 25 Jahren dem Zusammenbruch nahe sind und deren Symptome denen von Bufo ähneln, wird durch dieses Mittel auf wunderbare Weise gekräftigt, allerdings nicht ohne zuvor gehörig aufgerüttelt und zur Wiederherstellung irgendwelcher Absonderungen veranlasst worden zu sein. Fälle wie diese werden nur unter heftigen Turbulenzen und stärksten Verschlimmerungen allmählich gesund. Sie benötigen eine derart grundlegende Revision ihrer Konstitution, dass sie zuweilen dem Arzt davonlaufen – dem einzigen Menschen weit und breit, der sie gesund machen könnte. Lassen Sie sich nicht irremachen und womöglich von etwas abhalten, was doch Ihre Aufgabe ist, nur weil einer Ihrer Patienten gerade eine starke Verschlimmerung durchmacht – er wird wieder auf die Beine kommen! Wenn wir an diese schweren Krankheiten nur vorsichtig und schrittweise herangehen (manchmal ist dies tatsächlich das Beste, was wir tun können), wird der Patient nicht so sehr durcheinandergebracht und aufgewühlt, aber er wird auch nicht so radikal geheilt. Nach Mitteln wie Bufo pflegen in den verschiedensten Körperregionen alte Krankheiten wiederzukehren; ein alter Tripper oder eine alte Syphilis tauchen

* Hencke schildert in der *AHZ* (Bd. 61, S. 9–10) sogar zwei Fälle, die durch das Mittel offenbar *geheilt* wurden.

wieder auf, Geschwüre befallen die Schleimhäute, etc. Einen solchen Aufruhr im Organismus können wir mit einiger Wahrscheinlichkeit immer dann beobachten, wenn wir ein genau passendes und tiefgreifendes Arzneimittel gewählt haben, ein Mittel, das jedwede im Innern verborgene Krankheit nach außen treibt.

»Die epileptischen Anfälle wurden jeweils durch einen Ruck im Nacken [sowie Betäubungsgefühl im Gehirn] eingeleitet.«[AJ6,11] Faustgroße Knochengeschwulst (bei Karies der Rückenwirbel).[AZ58,79] »Steifwerden der Arme vor jedem epileptischen Anfall.«[GS] »Taubheit des linken Arms. (Epilepsie.)«[GS] Bufo heilte »eine alle Jahre wiederkehrende Blase in der Hand.«[GA4,5] »Panaritium ...«[AZ74,184] Sehr viele Beschwerden betreffen bei dieser Arznei die Extremitäten; lähmungsartige Affektionen, Zittern der Glieder[AZ74,183], usw.

»Zimmerwärme wird als unangenehm empfunden.«[GS] »Kopfschmerzen und Gesichtsröte viel schlimmer in einem warmen Raum oder in der Nähe eines Ofens; besser durch kaltes Baden oder an der kalten Luft.«[GS] [Epileptische] Symptome bessern sich zuweilen, wenn die Füße in heißes Wasser getaucht werden.[GS]

Bei manchen Epilepsien von Bufo kommen die Anfälle in ziemlich regelmäßigen Abständen[HC4,140], bei anderen wiederum höchst unregelmäßig. Wir kennen als Homöopathen keine spezifischen ›Epilepsiemittel‹; bedeutet das aber nun, dass wir die Menschheit in dieser Hinsicht weiter leiden lassen müssen? Keineswegs, denn wir haben eine Vielzahl an Arzneien für *Menschen*, die an Epilepsie leiden, und ein großer Prozentsatz dieser Patienten kann durch das zu ihnen passende homöopathische Mittel geheilt werden.

Nach alledem, was ich Ihnen über das Wesen dieses Mittels berichtet habe, werden Sie sich gewiss mit großem Interesse seinen Symptomen widmen. Dabei werden Sie feststellen, dass diese Symptome eng mit der Konstitution der hier beschriebenen Individuen bzw. mit der Natur ihrer Krankheitszustände verwoben sind. Bufo ist eine der Arzneien, die Sie für eine positive Entwicklung geistesschwacher Kinder oft benötigen werden – ob sie nun an Krämpfen leiden oder nicht.

Cactus grandiflorus

Königin der Nacht

Konstriktionen, Kontraktionen und Kongestionen ziehen sich durch das gesamte Arzneimittelbild von Cactus. Das Blut ist gewissermaßen stets am falschen Platz: Blutandrang zum Kopf bei Kälte der Extremitäten; Blutandrang zur Brust, zum Herzen oder irgendeinem anderen Organ. Die Blutzirkulation im Körper ist niemals konstant, sondern eher ›launisch‹ und ungleichmäßig; sie wird allenthalben gestört durch Kontraktionen von zirkulär verlaufenden Muskelfasern. Wenn diese Kontraktionen an einem Ort stattfinden, wo sie von Sinnesorganen wahrgenommen werden können, werden sie als *Zusammenschnürungsgefühl* beschrieben, z.B. als ein Gefühl, als würde der betroffene Körperteil von einer Drahtschlinge zusammengezogen. Dieses Zusammenschnürungsgefühl stellt den Schlüssel zu Cactus dar. Aber auch bei Organen, an denen die Kontraktionen nicht empfunden werden, weil sie nicht über die entsprechenden Rezeptoren verfügen, ist eine Tonuserhöhung der zirkulären Muskelfasern nachzuweisen. Im Allgemeinen spielen sich diejenigen Kontraktionen, die vom Patienten wahrgenommen werden, mehr im Bereich der Körperoberfläche ab sowie in Organen mit zirkulär verlaufenden Muskelfasern, etwa in Röhren und Gängen. Ziehen sich diese Muskeln zusammen, so empfindet der Patient ein krampfartiges Zusammenschnüren. Cactus hat ein Gefühl von Beengung und Konstriktion im Bereich des Kopfes, der Brust, des Zwerchfellansatzes an den Rippen, des ganzen Abdomens. Kontraktionen von tonischem Charakter in der Herzgegend, so als würde das Herz fest umklammert oder zusammengeschnürt. »*Zusammenschnürungsgefühl* im Herzen, wie wenn eine eiserne Hand dessen normale Bewegung hemmte.«[AZ69,152] Das Zusammenschnüren kann in Schlund und Speiseröhre empfunden werden und dann in einen regelrechten Spasmus übergehen; es kann sich in der Scheide als Vaginismus bemerkbar machen und den Koitus verhindern. Am Uterus ruft Cactus äußerst schmerzhafte Krämpfe hervor; Umklammerungs- und Zusammenschnürungsgefühl, als würde die Gebärmutter gepackt und krampfhaft festgehalten. Zur gleichen Zeit aber, da diese Konstriktionen stattfinden, ist auch Kongestion vorhanden: »Blutandrang zu einem Körperteil, verbunden mit Zusammenschnürungsgefühl daselbst.« »Heftige Kongestion der Uterusgegend, mit Konstriktionen.« »Blutandrang zur Brust, als würde diese von einem heißen Blutstrom angefüllt, zugleich Zusammenschnürungsgefühl in der Brust und im Herzen.« Besonderheiten dieser Art finden wir bei Cactus in ausgeprägterem Maße als bei jeder anderen Arznei. Viele Mittel haben dann und wann ähnliche Zustände, doch bei Cactus sind sie die Regel. Es gehört zur Natur von Cactus, Konstriktionen zu erzeugen, und das häufig an Orten, wo man sie nie zuvor verspürt hat und auch nie erwarten würde. Zusammenschnürungsgefühl am ganzen Körper, als befände sich dieser in einem Drahtkäfig. Immer festeres Zusammenziehen der Kopfhaut oder der Haut allgemein. Heftige Kongestionen, die plötzlich entstehen. Hirnkongestion mit heißem Kopf und rotem Gesicht, vor allem zu Beginn von akuten Erkrankungen, z.B. von Pneumonien. Kongestiver Frost mit heißem Kopf und kaltem Körper (wie bei *Arnica*), dabei starkes Beengungsgefühl, als würde der Kopf von außen zusammengedrückt, die Hirnhaut zu stramm aufsitzen oder das Gehirn von einem enganliegenden, immer mehr zusammengedrehten Tuch umspannt. Gleichmäßiges Beengungsgefühl an einem Organ, als ob dieses immer fester eingewickelt würde. Dagegen tritt das Zusammenschnürungsgefühl an Röhren und Gängen mehr lokal auf, so als würden einzelne Stellen von einem Bindfaden umschnürt. Sanduhrförmige Kontraktion des Uterus. Zum Arzneimittelbild von Cactus gehören ferner Entzündungen bzw. lokale Kongestionen mit allmählichem Übergang zu Entzündung und Infiltration. Entzündungen der verschiedensten Körperteile.

Auch die rheumatischen Beschwerden des Mittels weisen diese Charakteristika auf. Cactus gehört zu den Rheuma- und Gichtmitteln. Es ist hilfreich bei chronischer Gicht und bei akutentzündlichem Gelenkrheumatismus [= rheumatisches Fieber]. In letzterem Fall treten die Kongestionen an den befallenen Gelenken auf, und wieder kommt es dabei zu diesem konstriktiven Gefühl, so als wären die Gelenke mit festen Bandagen umwickelt – was Empfindungen wie Enge, Spannen und Druck mit einschließt. Cactus hat einen so lange währenden Blutandrang zum Herzen, dass die Herzfunktion und schließlich auch die Herzgewebe davon in Mitleidenschaft gezogen werden. Es zeigt eine tiefgreifende Heilwirkung am Herzen; selbst organische Herzerkrankungen können durch Cactus geheilt werden, sofern diese ihre Ursache in einer chronischen Herzkongestion haben. Herzkongestion bei Rheumatikern, bei denen das Rheuma die Gelenke zum Teil verlassen und sich aufs Herz geschlagen hat, verbunden mit dem typischen Zusammenschnürungsgefühl, das mehr oder weniger konstant vorhanden ist. Von den Prüfern und Patienten sind verschiedene Versuche unternommen worden, dieses Zusammenschnürungsgefühl am Herzen näher zu beschreiben. So wurde es beispielsweise mit dem Attribut »als ob das Herz von einer eisernen Hand gepackt würde« versehen; dies soll vor allem die Festigkeit und Beständigkeit der Konstriktion illustrieren. Rheumaerkrankungen, bei denen die Gelenkaffektionen nachlassen oder ganz verschwinden und das Herz zunehmend kongestioniert und hypertrophiert, gehen gewöhnlich auch mit Veränderungen der Herzklappen einher, mit Herzgeräuschen, steter Hitze des Kopfes und fortschreitender Abmagerung des Patienten. Später gesellen sich dann Nierenprobleme hinzu, das Herz wird schwächer und schwächer, und schließlich setzen Ödeme ein. Dies ist der typische Verlauf des akuten Gelenkrheumatismus von Cactus – am Ende der Erkrankung stehen kardiale und renale Komplikationen, Abmagerung und ödematöse Schwellungen an Händen, Unterschenkeln und Füßen. Dieser Verlauf entspricht genau dem Wesen von Cactus, und Sie werden in der ganzen Materia medica kein Mittel finden, das in dieser Beziehung mit Cactus vergleichbar wäre. Auch im Hinblick auf die Intensität der genannten Symptome hebt sich Cactus deutlich von den übrigen Arzneien ab. All das, was ich bisher dargestellt habe, scheint sich um diese drei Begriffe zu drehen: Kongestion, Konstriktion und Kontraktion. Sie ziehen sich wie ein roter Faden durch das Arzneimittelbild von Cactus, ähnlich wie die Begriffe Hitze, Röte und Brennen durch das von *Belladonna*.

Die Schmerzen von Cactus sind zumeist sehr heftig, wo immer sie auftreten, und veranlassen den Patienten, laut aufzuschreien. Sie sind in der Regel von umklammerndem, zusammenschnürendem, nicht selten aber auch [im Bereich der Extremitäten] von reißendem Charakter. Nehmen wir an, wir binden ein breites Band um ein stark kongestioniertes Organ und ziehen es immer fester zusammen: Die hierdurch entstehenden Schmerzen scheinen mir in etwa die Art von Leiden zu sein, die der Patient bei der Konstriktion eines kongestionierten Organs empfindet. Schmerzen in kongestionierten oder entzündeten Körperteilen. Reißen; Zusammenschnüren; schmerzhaftes Verkrampfen. Wenn die Schmerzen an den Därmen entstehen, sind sie zusammenschnürend; treten sie aber an den Skelettmuskeln auf, so haben sie nicht diesen konstringierenden Charakter, weil es hier keine zirkulär verlaufenden Muskelfasern sind, die sich zusammenziehen, sondern lange Muskelfasern, und diese schmerzhaften Krämpfe nennen wir Crampi. Cactus erzeugt einige krampfartige Beschwerden an den langen Muskeln der Gliedmaßen, aber sie fallen zahlenmäßig nicht sehr ins Gewicht. Viele Krampfmittel und besonders *Belladonna* zeigen neben ihrer Wirkung auf die glatte Eingeweidemuskulatur auch eine ausgesprochene Krampfneigung an den Extremitäten. So geht die heftige Hirnkongestion von *Belladonna* gewöhnlich mit schmerzhaften, tonischen Muskelkrämpfen (Crampi) an Armen und Beinen sowie mit epileptiformen, klonischen Krämpfen (Konvulsionen) einzelner Regionen oder des ganzen Körpers einher. Nicht so bei Cactus! Der Cactus-Patient leidet ebenfalls an starker Hirnkongestion, doch wird er davon eher benommen oder soporös. Der Blutandrang zum Kopf bringt zunächst starke Gesichtsröte hervor, dann verfärbt sich das Gesicht aufgrund der venösen Stase dunkler, und schließlich verfällt der Patient in eine Art Sopor; er wird unter der zerebralen Kongestion immer träger und schwerfälliger in seinen Reaktionen.

Der Gemütszustand des Cactus-Patienten ist wegen der Intensität der Leiden von Furcht und Sorge geprägt. Er hat früher nie an derartigen Beschwerden gelitten, und er versteht gar nicht, was da mit ihm passiert. So viel Leiden, so heftige Schmerzen, die so plötzlich auftreten, so schmerzhafte Krämpfe, solch Reißen, solch Zusammenschnüren: was mag das alles zu bedeuten haben? Wenn dieses Konstriktionsgefühl am Herzen und im Brustbereich einsetzt, ist er überzeugt, dass es bald mit ihm zu Ende geht; er wird augenblicklich von großer Furcht gepackt – sie steht ihm ins Gesicht geschrieben. Er fürchtet den Tod, und seine Schmerzen sind so groß, dass es wirklich den Anschein hat, als werde er sterben. Doch trotz der Intensität der Schmerzen hat er nichts von der entsetzlichen Angst des *Aconitum*-Patienten an sich, der ein ähnliches Konstriktionsgefühl an Brust und Hals verspürt. Der *Aconitum*-Patient leidet an heftigem Erstickungsgefühl und hat schreckliche Angst, tatsächlich zu ersticken. So groß ist die Angst bei Cactus nicht; allerdings kommt es häufig vor, dass der Patient vor Schmerzen laut schreien muss. »Anhaltende Schweigsamkeit, er antwortet selbst auf öfteres Fragen nicht.«[AZ69,152] »Tiefe Hypochondrie, er will nicht ein Wort sprechen.«[AZ69,152] Das sehen wir oft bei Cactus – im Gegensatz zu den meisten anderen Arzneien mit starken Schmerzen. »Traurigkeit, Schweigsamkeit und unwiderstehliche Neigung zu weinen.«[AZ69,152] »Heftige und andauernde Todesfurcht ...«[AZ69,145]; d.h., angesichts der Schwere der Schmerzen meint er sterben zu müssen. »Todesfurcht, er hält sein Uebel für unheilbar«[AZ69,145]; er hat den Eindruck, dass ein solches Leiden unweigerlich zum Tode führen müsse. Die heftige, unregelmäßige Herztätigkeit von Cactus findet eine Entsprechung auf der Ebene der Blutgefäße, indem auch die Durchblutung höchst ungleichmäßig und wechselhaft vonstatten geht. Der Patient empfindet den einen Körperteil als heiß, den anderen als kalt. Hitze im Kopf oder Hitze in der Brust. Die Blutzirkulation zeichnet sich stets durch Blutandrang zu irgendeinem Körperteil aus. Bei allen Herzmitteln besteht eine Neigung zu heftigen Träumen, zu großer Erregung des Gehirns während des Schlafs, welche den Patienten oftmals erschreckt und verstört aufwachen lässt, sehr häufig in Verbindung mit einem Gefühl des Fallens. Träume zu fallen; sehr aufregende Träume. Diese Charakteristika treffen wir auch bei Cactus vermehrt an, besonders bei Vorhandensein von kardialen Symptomen.

»Schwindel infolge Blutandrangs zum Kopf; Gesicht feuerrot, mit klopfendem Kopfschmerz; starke Kopf- und Gesichtshitze, als hätte er vor einem großen Feuer gestanden, Raserei und schreckliche Angst verursachend.«* Bei den meisten Herzmitteln bzw. jenen Mitteln mit starker Beeinträchtigung des Herz-Kreislauf-Systems finden wir eine ausgeprägte Schwindelsymptomatik, so auch bei Cactus: »Schwindel, < durch körperliche Anstrengung, Umdrehen im Bett, Bücken, Aufrichten aus dem Liegen und tiefes Einatmen.« Viele Beschwerden von Cactus werden durch Unregelmäßigkeiten der Atmung hervorgebracht, in diesem Fall Schwindel durch tiefes Einatmen. Oder der Patient hat, wenn er den Atem anhält, das Gefühl, als wollte sein Herz auseinanderfliegen, so schnell schlägt es. Verstärktes Pulsieren überall am Körper durch Anhalten des Atems.

Die Kopfschmerzen von Cactus sind häufig von zusammenziehendem, spannendem oder drückendem Charakter. Da es sich um kongestive Kopfschmerzen handelt, sind sie sehr heftig und mit großer Hitze des Kopfes verbunden. Pressender Schmerz auf dem Scheitel, als sollte der Kopf gewaltsam eingedrückt werden; gleichwohl wird diese Empfindung *durch*

* Die hier durch Semikola getrennten Prüfungssymptome gehören strenggenommen nicht zusammen; sie sind an ganz verschiedenen Tagen aufgetreten. Hering hat sie in den *Guiding Symptoms* unter dem Stichwort »Vertigo« zusammengefasst, was m.E. nicht gerechtfertigt ist. Der gemeinsame Nenner ist die ***Kopfkongestion***, nicht der Schwindel. – Ein Irrtum scheint mir ferner in der Übersetzung des italienischen »acceso« (Allens *Encyclopedia*, Sy.-Nr. 68) vorzuliegen; bei Allen und Hering wird es als »bloated« (aufgedunsen) wiedergegeben (wie auch in Kents Repertorium), während es eigentlich *feurig* und in diesem Zusammenhang ***feuerrot*** bedeutet.

festen Druck auf die schmerzhafte Stelle gelindert. »Drückender Schmerz wie von einem Gewicht auf dem Scheitel, durch äussern Druck vermindert.«[AZ69,151] Oftmals machen sich die Patienten über die wirklichen ›Druckverhältnisse‹ in ihrem Kopf falsche Vorstellungen; zumindest geben sie nicht selten bei der stärksten Kopfkongestion an, sie hätten das Gefühl, als würde der Schädel von außen eingedrückt, obwohl doch die zerebrale Blutfülle objektiv Druck von innen nach außen erzeugt und eine Linderung durch äußerlichen Gegendruck vermuten ließe. Gleichwohl klagt ein Teil der Patienten mit Hirnkongestion über diese einwärts drückenden Schmerzen, während der andere Teil das ›normalere‹ Gefühl hat, die Schädeldecke würde nach außen gedrängt. »Schwerheitsgefühl auf dem Scheitel, mit dumpfem Schmerz, durch Sprechenhören oder ein anderes Geräusch vermehrt[AZ69,151]; oder durch starkes Licht.«[GS] Diese Modalitäten finden wir auch bei anderen Kopfschmerzarten von Cactus. Besonders nehmen die Schmerzen zu, wenn der Patient andere Menschen reden hört. Stimmen und Geräusche scheinen durch die Schädeldecke hindurch direkt auf das empfindliche Gehirn zu treffen, als ob der Schall etwas Materielles wäre, das gegen das Gehirn geschleudert wird. Bei einer ganzen Reihe von Arzneien kann das Gehirn in dieser Weise affiziert sein. Rechtsseitige Kopfschmerzen. »Heftige, klopfende Kopfschmerzen.«[GS] Spannende Schmerzen im Kopf oder auf dem Scheitel. Spannungsgefühl quer über den Scheitel, als ob die Kopfhaut immer strammer über dem Schädel zusammengezogen würde. Es kann kein Zweifel daran bestehen, dass all diese Symptome von einer ausgeprägten zerebralen Kongestion begleitet werden – die Augen zeigen es, das Gesicht zeigt es, die Hitze des Kopfes zeigt es. Cactus wird bei drohendem Apoplex empfohlen, wenn die Kongestion sehr heftig und das Gesicht gerötet ist (purpurn oder feuerrot) und wenn das Klopfen im Kopf und überall sonst verspürt wird.

Das Mittel hat Kopfkongestionen, die in ihrer Heftigkeit mit *Belladonna* vergleichbar sind; doch *Belladonna* hat dabei hohes Fieber, mit intensiver Hitze des ganzen Körpers, was bei Cactus nicht der Fall ist. Cactus bringt es nur zu mäßigem Fieber, und die Hitze ist mehr auf die obere Körperhälfte beschränkt, besonders auf Kopf und Hals. Vollheit und Aufgedunsenheit des Halses. Gefühl, als würde sich der Kopf durch den erhöhten Blutdruck ausdehnen – doch ohne stärkere Temperaturerhöhung. Cactus kann auch mal Fieber haben, aber die genannten Symptome sind gewöhnlich nicht mit Fieber verbunden. Wenn dagegen bei *Belladonna* das typische Klopfen vorhanden ist, bestehen zugleich auch hohes Fieber sowie Brennen am ganzen Körper. Brennende Empfindungen kommen gelegentlich auch bei Cactus vor, sie sind jedoch in ihrer Intensität nicht mit *Belladonna* zu vergleichen. Hitze im Kopf durch geistige Anstrengung ist ein Symptom, das stark für Cactus spricht. Man kann es beobachten bei Personen, die gerade versuchen, sich das Kaffeetrinken abzugewöhnen, und Cactus ist hierbei oft sehr hilfreich.

Der Patient neigt zu Würgen und Engegefühl im Halsbereich, wie von einem zu engen Kragen. Allenthalben Gefühl von Zusammenziehen und Spannen an Haut und Muskeln. Erstickungsnot und Würgen im Halsbereich, verbunden mit Zusammenschnürungsgefühl am Herzen. Hysterisches Würgen; Globus hystericus; Gefühl eines Klumpens oder Balls, der immer wieder in den Hals aufsteigt, sodass er beständig schlucken und würgen muss und schließlich in Krämpfe verfällt.

Schmerzhafte Krämpfe, besonders des linken Arms. Vollständige Taubheit des linken Arms als Zeichen von Hysterie oder bei Herzleiden nach vorausgegangenem Gelenkrheumatismus. Gelenkrheumatismus in der Vorgeschichte ist immer geeignet, eine bereits bestehende Verdachtsdiagnose ›Cactus‹ zu erhärten. Das Gesicht ist bei diesem Mittel zunächst leuchtendrot und wird dann zunehmend livid; bei manifester Herzschwäche sind Gesicht und Lippen schließlich blau. Wir benötigen Cactus, wenn wir zu einem Patienten mit folgenden Symptomen kommen: Zusammenschnürungsgefühl am Hals mit kongestioniertem Kopf, bläulichem Gesicht und fleckigen Lippen; Zusammenschnürungsgefühl am Herzen; Taubheit der linken Hand. Wenn die linke Hand nicht taub ist, ist sie stattdessen oft seltsam kraftlos, oder es prickelt und kribbelt darin, wie Ameisenlaufen.

Ein weiterer Punkt, der sich durch das Mittel zieht, ist – nicht von ungefähr – die Blutungsneigung. Jede Arznei mit derartigen Herz- und Gefäßerkrankungen hat zuweilen Phasen, in denen die Blutgefäße mal mehr, mal weniger erschlaffen, und dann kommt es naturgemäß leichter zu irgendwelchen Blutungen. Cactus hat Hämorrhagien zweierlei Art: Blutungen infolge vaskulärer Erschlaffung bei Herz- und Gefäßleiden sowie Blutungen infolge heftiger Kongestion eines Körperteils. Der Blutandrang zum Kopf ist bei dem mäßig plethorischen Patienten so heftig, dass es zu Nasenbluten oder Ausräuspern von Blut kommt. Der Blutandrang zur Brust ist so gewaltig, dass der Patient Blut aus den Lungen heraufhustet. Hämoptoe hängt bei Cactus viel eher mit Kongestion zusammen als mit Tuberkulose. Metrorrhagien infolge Uteruskongestion. Hämaturie bei Kongestion der Blase oder der Nieren. Blutungen als Folge vaskulärer Erschlaffung treffen wir vor allem bei lange bestehenden Herzerkrankungen an, bei denen die Erschlaffung der Gefäße deutlich im Vordergrund steht.

Starkes Pulsieren an ungewöhnlichen Orten, im Magen und in den Därmen, gelegentlich auch in den Gliedmaßen, in Händen und Füßen und ebenso im Kopf. Klopfen am ganzen Körper. Rund um den Zwerchfellansatz ein Gefühl, als würde dort ein Strick immer fester zusammengezogen (auch im unteren [sowie mittleren und oberen] Teil der Brust kann dieses Zusammenschnürungsgefühl auftreten[AZ69,152]). Dies ist ein sonderbares Symptom; der Patient wird um die Taille herum so fest umklammert oder umschnürt, dass er kaum noch Luft bekommt und nach Atem ringt. Doch je mehr er dagegen ankämpft und sich bewegt, desto stärker wird das Beengungsgefühl – bis es nach einer Weile von selbst nachlässt. Cactus erzeugt Kongestionen im Bereich der Eingeweide, Entzündungen des Uterus, des Magens etc., und diese gehen zumeist mit einem Gefühl des Zusammenschnürens einher.

Die Erschlaffung des Pfortadersystems und der unteren Mastdarmvenen ist die Ursache für die Neigung von Cactus zur Bildung von Hämorrhoiden (die es entsprechend zu heilen vermag). Die Venenwände sind so schlaff und nachgiebig, dass sich große Hämorrhoidalknoten bilden, die massiv bluten können. Zusammenschnürungsgefühl am After. Neigung zu beschwerlicher Verstopfung. Verstopfung in Verbindung mit Hämorrhoiden.

Paralytische Blasenschwäche. Harnretention: »Zusammenschnürung des Blasenhalses, die Anfangs das Urinlassen verhindert, doch wenn er sich sehr anstrengt, geht der Urin wie gewöhnlich ab.«[AZ69,168] Die Nieren können so stark kongestioniert sein, dass es zur Unterdrückung der Harnsekretion kommt, zur Anurie. Blut oder Blutklumpen im Urin. Cactus ist ein Mittel, das die Bildung von Blutgerinnseln begünstigt. Austretendes Blut gerinnt so schnell und bildet so dichte Klumpen, dass es rasch die Abflusswege und Körperöffnungen verstopft. Blutungen in die Blase verlegen den Blasenausgang und führen zur Harnverhaltung. Harnverhaltung kann auch durch Blutung in die Vagina entstehen: Ein dicker Blutpfropf, der nur schwer herauszupressen ist, drückt so auf die Harnröhre, dass der Urin nicht mehr abfließen kann; er wirkt wie ein übergroßer Tampon. Daher heißt es in den *Guiding Symptoms:* »Miktion durch Blutklumpen verhindert« – Blutklumpen sowohl in der Blase als auch in der Vagina.*

Entzündung der Ovarien; Entzündung des Uterus. Cactus ist ein Mittel, das Sie kennen müssen, wenn eine plethorische, kräftige junge Frau zur Zeit der Menstruation stark unter uterinem Blutandrang leidet und vor schmerzhaften Krämpfen und Umklammerungsgefühlen in der Gebärmuttergegend laut schreien muss. Etwa einen Tag vor Beginn oder direkt mit dem Einsetzen der Blutung kommt es zu heftigen Krämpfen in diesem Bereich. Die zirkulären Muskelfasern des Uterus ziehen sich zusammen, und die Patientin beschreibt dies als ein

* In den *Guiding Symptoms* bezieht sich dieses Symptom allerdings allein auf die Blase: »Hämaturia; urination prevented by clots.« Grundlage für diese Angabe ist ein geheilter Fall Rubinis, des italienischen Prüfers von Cactus. Er wird in der Übersetzung der *AHZ* (Bd. 69, S. 168) wie folgt wiedergegeben: »*Schreckliche Hämaturie in Folge von Hämorrhoidalcongestion in der Blase, Urinverhaltung, Paralyse der Blase;* nur mit Schwierigkeit dringt der Katheter durch die vorsitzenden Blutklumpen, die sich durch denselben mit dem Urin entleeren.«

Gefühl, als ob ein breites Band um den empfindlichen und kongestionierten Uterus festgezurrt würde. Der Uterus füllt sich mit Blutklumpen, und die zu ihrer Austreibung einsetzenden Spasmen sind durchaus mit Wehen vergleichbar. Bis die Regel richtig fließen kann und so Erleichterung verschafft, vergeht eine geraume Zeit. Cactus wird eine solche Dysmenorrhö besonders dann heilen, wenn darüber hinaus eine rheumatische Veranlagung vorliegt, mit rheumatischen Beschwerden und Umklammerungsschmerzen an den Gelenken sowie Empfindungen von Zusammenschnüren an anderen Orten. Das Mittel hat mit die schmerzhaftesten Dysmenorrhöen, die ich je gesehen habe, und ich habe auch die Linderung gesehen, die es zu bringen vermag. Die aufgeregten, schrillen Schreie der betroffenen Frauen sind in der ganzen Nachbarschaft zu hören. Zusätzlich haben Cactus-Frauen während der Regel nicht selten Erstickungsanfälle, weil das Herz mitleidet und die Uteruskonstriktionen gewöhnlich von Konstriktionen des Herzens begleitet werden.

Bei Herzaffektionen hat man den Eindruck, als würde der Patient an seiner Atemnot zugrunde gehen. »Zusammenschnürungsgefühl in der Brust ...«[AZ69,152] »Athembeengung wie von einer großen Last auf der Brust«[AZ69,152] – der Patient wird es vielleicht einen Mühlstein nennen, der das Leben aus ihm herausquetscht, so groß ist die Beengung und die Blutfülle in der Brust. In vielen Fällen tritt die Kongestion ganz plötzlich ein, und sie kommt und geht ohne irgendwelche Entzündungserscheinungen: ein heftiger Blutandrang zur Brust mit schrecklicher Dyspnoe und Konstriktion des Herzens, und dann endet der Anfall ohne weitere Komplikationen. Ein andermal gerät der Cactus-Patient vielleicht in einen pneumonieähnlichen Zustand – die Lungen sind kongestioniert und schließlich entzündet, der Auswurf blutig tingiert oder blutgestreift. Cactus ist auch ein Heilmittel bei Lungenhypostase; der Kranke kann dann nicht liegen, er muss halb zurückgelehnt oder vollkommen aufrecht im Bett sitzen; gedämpfter Klopfschall über den hinteren unteren Lungenpartien, allmählich höher steigend infolge Austritts von Serum in die unteren Lungenabschnitte. Diese hypostatische Blutfülle ist ein Zeichen von Herzinsuffizienz. Cactus ist oft in der Lage, bei einem solchen Zustand einige Male Linderung zu verschaffen, wenn es sich um Fälle im Endstadium der Bright'sche Krankheit oder um chronische Fälle kardialer Wassersucht handelt; es schiebt den letalen Ausgang hinaus. »Periodische Anfälle von Suffocation mit Ohnmacht, kaltem Schweiss im Gesicht und Pulsmangel.«[AZ69,158] »Konnte nur mit hochgezogenen Schultern und in Rückenlage atmen.«[GS]

Lassen Sie mich einige Herzsymptome von Cactus nachtragen, um Ihnen einen Eindruck von dem zu vermitteln, was in den *Guiding Symptoms* niedergelegt ist (ich werde mich auf die wichtigsten beschränken) ... »Gefühl, als würde das Herz von einer Hand zusammengedrückt oder gequetscht.«[GS] »Rheumatische Carditis.«[AZ69,158] »Das Herz schien über mehrere Stunden wie von einer eisernen Hand gepackt.«[GS] »Schmerzen in der Herzregion.«[GS] »Starkes Druckgefühl am Herzen, unter die linke Axilla bis zum linken Rücken sich erstreckend, ›wie ein Schmerzgürtel‹.«[GS] Oft zieht dieser Schmerz auch den linken Arm hinunter bis in die Fingerspitzen, verbunden mit Taubheit des linken Arms und zuweilen mit ödematöser Schwellung der Hand. Taubheit, Prickeln, Schwellung. »Dumpf drückende Schmerzen in der Herzgegend, durch (äussern) Druck vermehrt.«[AZ69,158] »Zusammenziehender Schmerz in der Herzgegend, bis ins linke Abdomen hinein.«[GS] »Hatte manchmal das Gefühl, als würde jemand das Herz packen und fest umklammert halten ...«[GS] »Paroxysmale Herzschmerzen«[GS]; d.h., diese Art von Konstriktion tritt periodisch und in heftigen Anfällen auf. »Acute Herzentzündung ...«[AZ69,158] »Chronische Carditis ...«[AZ69,158] »Herzklopfen, beständig Tag und Nacht, schlimmer beim Gehen und Nachts beim Liegen auf der linken Seite.«[AZ69,158]

Typisch für Cactus ist ferner, dass sich viele Herz- und Brustsymptome um 11 Uhr entwickeln oder verschlimmern, 11 Uhr morgens oder 11 Uhr abends. Das Wechselfieber von Cactus bringt seine mit heftiger Kopfkongestion einhergehenden Froststadien ebenfalls um diese Zeit hervor. Regelmäßige Schüttelfrostanfälle um 11 Uhr und/oder 23 Uhr. Täglich auftretender Frost um 11 Uhr vormittags. Cactus hat Wechselfieber vom kongestiven Typ geheilt, wenn die Kongestionen mal hier, mal dort, vor allem aber im Kopfbereich auftraten und mit Konstriktionen und Kontraktionen verbunden waren.

Cadmium sulfuricum

Cadmiumsulfat *

Cadmium sulfuricum ist nur fragmentarisch geprüft worden, sodass wir nur über eine begrenzte Menge an Informationen über das Mittel verfügen. Ein Mittel kann dann als gut geprüft gelten, wenn es allen Ebenen des Menschen seinen Stempel aufgedrückt hat; wenn es das Gedächtnis und den Verstand ebenso affiziert hat wie auf der körperlichen Ebene die Organe und deren Funktionen; mit anderen Worten: wenn es so lange von Gesunden eingenommen worden ist, bis all diese Bereiche in Mitleidenschaft gezogen und die Ergebnisse als tatsächliche Arzneiwirkungen verifiziert worden sind. Jedes Mittel übt auf die eine oder andere Weise Einfluss auf die verschiedenen Ebenen des Menschen aus, und kein Mittel ist als ausreichend geprüft anzusehen, wenn man nicht weiß, wie diese Ebenen beeinflusst werden. Bei Cadmium sulfuricum sind nur wenige solcher Arzneiwirkungen bekannt. Wir wissen nicht, in welcher Weise das Gedächtnis affiziert wird, was bei der Behandlung chronischer Krankheiten von Bedeutung sein kann. So gut wie nichts wissen wir über die Einwirkung des Mittels auf die intellektuellen Fähigkeiten. Geringfügige Veränderungen sind in Bezug auf den Willen bzw. den Antrieb festgestellt worden: »Abscheu vor ... Arbeiten«[AZ48,181]; es besteht eine große Trägheit, mit Widerwillen sowohl gegen geistige wie körperliche Anstrengung. Mittlerweile hat sich jedoch – mehr durch Heilungen als durch die Prüfungen – ein Maß an Ängstlichkeit herauskristallisiert, dass wir es in dieser Beziehung gut genug kennen, um es in eine Reihe mit *Arsenicum album* zu stellen. Auch die große Mattigkeit und Prostration des Mittels erinnern an *Arsenicum*, darüber hinaus die Auswahl der angegriffenen Organe, namentlich seine Einwirkung auf den Magen. Reizung oder Entzündung der Magenschleimhaut, mit Erbrechen und großer Erschöpfung. Cadmium sulfuricum hat ein Erbrechen, wie es bei lebensbedrohlichen Fiebererkrankungen zu finden ist, einen solchen Reizmagen mit schwarzem Erbrechen, wie wir es z.B. vom Gelbfieber kennen, und hierin wird die Ähnlichkeit zu *Arsenicum* besonders deutlich. Was Cadmium sulfuricum aber von *Arsenicum* unterscheidet, ist das Bestreben, sich vollkommen ruhig zu verhalten, welche Symptome auch immer vorhanden sein mögen. Teils liegt dies an der Trägheit des Patienten, teils an seiner Abneigung gegen Bewegung, weil diese verschlimmernd wirkt (vergleichbar mit *Bryonia*). So finden wir im Arzneimittelbild allenthalben die Erschöpfung von *Arsenicum* – und andererseits die Trägheit und die Abneigung gegen Bewegung von *Bryonia*.

Zum Wesen des Mittels gehört ferner eine Krampfneigung der Muskulatur sowie eine gesteigerte Erregbarkeit der Nerven. Wie *Zincum* wirkt es besonders auf die motorischen Nerven ein. In der Natur trifft man Cadmium nur in Gesellschaft von Zink an. Hering machte mehrere Beobachtungen, anhand derer er nachzuweisen suchte, dass Substanzen, die in der Natur zusammen aufgefunden werden, auch Verwandtschaften miteinander zeigen. Als Beispiel führte er *Tellurium* an, das z.B. als Goldtellurid vorkommt. Es mag etwas daran sein, dass derart vergesellschaftete Stoffe einander in mancher Hinsicht ähnlich sind; doch ist dies eher ein Nebenaspekt, denn jedes Arzneimittel muss auf seine eigenen Qualitäten hin untersucht werden. Beim Studium von Arzneiprüfungen haben Mutmaßungen keinen Platz. Jedes Arzneimittel muss aufgrund seiner eigenen Symptome verschrieben werden, und für diese gibt es keinen Ersatz. Wenn ein Mittel nicht wirkt, bleibt dem Homöopathen nichts übrig, als den Fall neu aufzurollen und nach neuen Symptomen und einem anderen Mittel zu fahnden.

* In vielen Sekundärquellen, so in den *Guiding Symptoms* und in Allens *Encyclopedia*, fälschlich als »Cadmium sulfuratum« (Cadmiumsulfid) angegeben.

»Schwindel; Zimmer und Bett scheinen herumzuwirbeln.«[GS]* Kopfbeschwerden, Angst und Schwindel kommen typischerweise bei schweren gastrointestinalen Erkrankungen vor, bei kontinuierlichen Fiebern sowie bei Gelbfieber, verbunden mit Prostration und Bluterbrechen oder schwarzem Erbrechen. »Lanzinierende Stiche im Kopf.«[EN9] »Klopfen in den Schläfen.«[AZ48,181] Cadmium sulfuricum ist weniger bei gewöhnlichen Kopfschmerzen angezeigt als vielmehr bei den Begleitkopfschmerzen schleichender, adynamischer Fieber, die mit starkem Blutandrang zum Kopf einhergehen. Messerscharf schneidende Kopfschmerzen, wie sie etwa beim Gelbfieber auftreten können.

Die Augensymptome des Mittels sind zahlreich. Entzündungen von lokalem Charakter. Blennorrhöen und torpide, chronische Konjunktivitiden.[GS] Rezidivierende Augenentzündungen, die bei jeder Erkältung und jedem Wetterwechsel wieder aufflammen. Verdickung der Bindehaut. »Skrophulöse Entzündung der Augen.«[AZ48,181] Hornhautgeschwüre aufgrund alter Narben, die wieder aufbrechen, sind eine Indikation für diese Arznei. Cadmium sulfuricum leistet hervorragende Dienste bei alten Augenleiden, vor allem bei entzündlichen Hornhauttrübungen oder traumatisch bedingten Hornhautflecken.[GS] »Drücken über den Augen.«[AZ48,181] Lähmung der Augenlider, Lidptose; gewöhnlich wird nur eine Gesichtshälfte und ein Auge befallen. Das Mittel hat paralytische Zustände wie *Causticum;* Lähmung einer Körperhälfte oder einzelner Körperteile. Wenn in der Genesungsphase nach einem Schlaganfall Schwäche eines Arms oder Beins zurückbleibt, konkurriert Cadmium sulfuricum mit *Phosphorus* und nur wenigen anderen Mitteln.

Parästhesien hier und da: Kribbeln der Haut und tieferer Gewebe; Gefühl von Eingeschlafensein der Gliedmaßen oder von Ameisenlaufen tief in Haut und Muskeln. Hyperästhesie oder Anästhesie. Taubheit einzelner Körperteile, z.B. der Nase, der Oberschenkel[GS] oder einer Hand; Taubheit an kleinen Stellen. Auch darin zeigt es Ähnlichkeit mit *Causticum*. Gelähmte Körperteile können manchmal schmerzen oder kribbeln.

Chronischer Nasenkatarrh, der so weit fortschreiten kann, dass die Nasenknochen von Karies zerstört werden. »Geschwürige Nasenlöcher.«[AZ48,181] Schmerzen in den Nasenknochen. Niesen; Schnupfen. Furunkel auf der Nase[GS], Abszesse.

Geschmacksstörungen. [»Geschmack wie Pech; die Speisen salzig.«[AZ48,182]] Cadmium sulfuricum kommt bei schweren Verläufen kontinuierlicher Fieber (wie Flecktyphus, Bauchtyphus oder Gelbfieber) in Betracht, mit Fuligo, dunkler, blutender Zunge und Mundtrockenheit. Träge, schwerbewegliche Zunge. Dysphagie; das Mittel greift die Schlundmuskulatur an und ruft Schluckbeschwerden hervor. »Zusammenschnürung des Schlundes.«[AZ48,181] Heftiger Durst. Immer wenn der Patient kaltes Wasser trinkt – wonach es ihn verlangt –, bekommt er, wie der *Capsicum*-Patient, eine Gänsehaut; es überläuft ihn kalt, oder es sträuben sich ihm die Haare.

Die wichtigsten und markantesten Symptome bietet uns der *Magen*. Er arbeitet nicht mehr richtig, eine Verdauung findet kaum mehr statt. Jede Flüssigkeit, die einfachsten Speisen führen zu einer überschießenden Säurebildung im Magen, zu saurem Aufschwulken und saurem Erbrechen, vermischt mit Blut oder Galle. »Ranziges Aufstoßen«[AZ48,182]; Aufstoßen mit großer Erschöpfung. Quälende Übelkeit, die überall zwischen Mund und Bauch empfunden werden kann[AZ48,182], wie bei *Ipecacuanha, Antimonium tartaricum* und *Arsenicum;* dabei oft kalter Schweiß im Gesicht. Erbrechen von gelbgrünem Schleim. Übelkeit schon durch Berührung der Lippen.** Ein erfahrener Praktiker denkt angesichts dieser Symptome – Erbrechen selbst der leichtesten Kost, etc. – natürlich sofort an eine Gastritis. Magenschleimhautentzündung nach langwierigen Krankheiten wie Meningitis cerebrospinalis, Bauchtyphus oder Gelbfieber. Der Magen versagt seine Dienste, er verdaut nichts mehr; alles wird erbrochen. Zwar befindet sich der Patient in der Rekonvaleszenz, aber

* Kent gibt dieses Symptom aus den *Guiding Symptoms* falsch als »Vertigo in the room; the bed spins round« wieder.

** Nach Hering (*Guiding Symptoms*, S. 93) führt Berührung der Lippen bei vorbestehender Übelkeit zu **Erbrechen**.

der Magen ist weiterhin so reizbar und empfindlich, dass der Kranke jede unnötige Bewegung vermeidet. Bei *Arsenicum* treten die Prostration und die Magenreizung gleich zu Beginn der Fiebererkrankung auf, während der Fieberhitze, und sie gehen mit großer Ruhelosigkeit einher. Cadmium sulfuricum ist dagegen erst nach Abklingen des Fiebers angezeigt, und trotz seiner Angst hat der Patient das Bedürfnis, sich ruhig zu verhalten. Der *Arsenicum*-Patient wandert angsterfüllt in der Wohnung umher und fürchtet sich besonders vor dem Tod. Der Cadmium-sulfuricum-Patient scheint sagen zu wollen: »Sprecht mich nicht an; lasst mich in Ruhe; lasst mich in Frieden sterben!« Er scheut die geringste Bewegung, und dieser Zustand setzt erst am Ende der Fiebererkrankung ein. Viele dieser Patienten sterben, weil sie nichts essen können, doch Cadmium sulfuricum könnte sie vor dem Tod bewahren. Wenn Sie es mit einer Krebserkrankung zu tun haben, mit brennenden Schmerzen, starker Erschöpfung und Erbrechen, wird das Mittel die Symptome für etliche Wochen lindern. Ich habe Krebspatienten gesehen, die so lange Analgetika eingenommen hatten, bis der Magen nichts mehr bei sich behalten konnte; Cadmium sulfuricum brachte ihnen regelmäßig Erleichterung. Es ist ein großartiges Mittel bei *gastrischen Reizzuständen von Karzinom-Patienten*, ein hervorragendes Palliativum. *Kaffeesatzartiges Erbrechen.*

»Magen: Brennende und schneidende Schmerzen.«[AZ48,182] Magenbeschwerden, wie sie in der Schwangerschaft und bei Trinkern vorkommen. Brennen im Magen, das sich bis in die Speiseröhre erstreckt; aufgestiegene Magenflüssigkeit brennt bis in Rachen und Mund; saurer, scharfer Magensaft. Auch Kältegefühl im Magen kommt vor. Cholera infantum mit Magenreizung.

»Bauchschmerzen mit Erbrechen.«[GS] »Lanzinierende Stiche im Unterleib ...«[GS] Diese Schmerzen deuten darauf hin, wie tiefgreifend Cadmium sulfuricum auf Magen, Leber, Milz und andere Bauchorgane einwirken kann. Drohende Gangrän. »Mattigkeit ... [nach häufigem Erbrechen]; am folgenden Morgen Schmerzen in den Halsmuskeln, wahrscheinlich von dem Würgen und Anstrengen beim Erbrechen.«[MA2,771] *

Fieberrezidive mit Erbrechen, Durchfall und großer Erschöpfung. Es kommt vor, dass ein Gelbfieberpatient auf dem Weg der Besserung ist, doch dann erkältet er sich geringfügig aufgrund von Zugluft, und schon bekommt er einen Rückfall: Er ist plötzlich vollkommen abgeschlagen und erschöpft, schwarzes Erbrechen tritt ein – und möglicherweise der Tod. Hier kann, neben Cadmium sulfuricum, auch *Carbo vegetabilis* angezeigt sein, das bislang in den Händen guter Homöopathen das Hauptmittel für solche Zustände gewesen ist.

* Hier liegt ein Fehler im Schriftsatz der 2. Auflage vor, wo es statt dieses Symptoms heißt: »The main remedy in the hands of good prescribers« – mit denselben Worten endet auch der letzte Abschnitt des Kapitels! In der 1. Auflage ist dagegen zu lesen: »Exhaustion after vomiting. Pain in the muscles of the neck.« Wie obige Wiedergabe des Originalsymptoms zeigt, hängen diese beiden Symptome – entgegen dem Anschein, den Kents Text vermittelt – miteinander zusammen.

Caladium seguinum

Schweigrohr

Caladium ist ein wunderbares Mittel, das aber nicht leicht zu verstehen ist – vielleicht haben einige von Ihnen sich schon einmal vergeblich darum bemüht. Der Grund dafür scheint mir darin zu liegen, dass die Prüfer dieser Arznei offenbar Schwierigkeiten hatten, die an sich wahrgenommenen Symptome zu beschreiben. Sie wussten nicht, wie sie ihre Empfindungen in Worte fassen sollten, weil sie ihnen so fremd waren. Auch ihre geistige Verfassung konnten sie uns nicht gut vermitteln.

Typisch für den Caladium-Patienten ist, dass ihm Dinge, die ihm eigentlich vertraut sind, plötzlich fremd vorkommen. Es kann passieren, dass er selbst nach angestrengtem Nachdenken kaum in der Lage ist zu sagen, ob bestimmte reale Dinge tatsächlich vorhanden sind oder ob sich bestimmte Geschehnisse wirklich ereignet haben oder nicht. Dies ist ein recht seltsamer Geisteszustand. Man könnte ihn vielleicht als geistige Verwirrung bezeichnen, aber das trifft es nicht ganz; oder man könnte ihn als Störung des Intellekts ansehen, aber das ist ein zu weit gefasster Begriff.

Wenn sich ein Caladium-Patient auf irgendein Tagesereignis zu besinnen versucht, wird er häufig unsicher, ob dieses überhaupt stattgefunden hat; immer wieder grübelt er darüber nach, und doch bekommt er keine Gewissheit – bis er sich schließlich aufrafft und an Ort und Stelle vergewissert. Er muss sich mit eigenen Augen und möglichst durch Berühren mit den eigenen Händen überzeugen, dass seine vage Erinnerung nicht auf Einbildung beruht, sondern den Tatsachen entspricht. Und schon auf dem Rückweg kann er in Bezug auf die Realität des soeben Wahrgenommenen wieder Zweifel hegen. »Sehr vergeßlich; er kann sich nicht erinnern, ob das, was er den Tag schreiben und thun sollte, wirklich geschehen sey, bis er sich davon selbst überzeugt.«[GA4,3] Aufgrund dieser Gedächtnisschwäche und Zerstreutheit ist Caladium oftmals mit Erfolg bei den verschiedensten psychischen Störungen verabreicht worden, bei an Schwachsinn grenzenden Zuständen ebenso wie bei Erkrankungen aus dem Grenzbereich der Psychose. Immer wieder ertappt sich der Patient im Laufe des Tages dabei, wie er irgendwelche Dinge kontrolliert, die er zu tun hatte. Die Erinnerung daran, dass er sie längst erledigt hat, ist in seinem Gedächtnis wie ausgelöscht; er hat es schlicht vergessen. Es ist, als weise sein Gehirn an einzelnen Stellen Löcher auf. Der Patient leidet zeitweise an völliger Geistesabwesenheit, die bei akuten Krankheitszuständen bis zur Bewusstlosigkeit gesteigert sein kann. Eine gewisse Hirnkongestion kommt bei Caladium vor, verbunden mit mehr oder weniger geistiger Erregung; bedeutsamer aber ist die geistige Erschöpfung und Geistesschwäche, die Unfähigkeit zu jedweder geistigen Arbeit. Er kann nicht denken; je mehr gedankliche Arbeit er auf etwas verwendet, desto mehr ermüdet er und desto weiter scheint sich der Gegenstand seiner geistigen Bemühungen zu entfernen; je mehr er es versucht, desto weniger konzentriert ist er bei der Sache. Nach alledem verwundert es nicht, dass auch die Prüfer nicht in der Lage waren, diese Gedanken sprachlich zu vermitteln und uns eine nachvollziehbare Darstellung der Prüfungssymptome zu geben. Nur durch Lesen zwischen den Zeilen, durch den praktischen Umgang mit dem Mittel und durch das eingehende Studium seiner Symptome können wir allmählich den roten Faden aus dem Symptomendickicht herauspräparieren. »Geistesabwesend.«[GS] »Sehr vergeßlich* ...«[GA4,3] Bei akuten Exazerbationen der Fieberzustände von Caladium kann es auch zum Delirium kommen, zu höchster Erregung[EN1], zur Bewusstlosigkeit oder zum Koma.[GS] Dies sehen wir besonders dann, wenn das Fieber längere Zeit anhält. Caladium kann bei kontinuierlichen Fiebern [z.B. Typhus[GS]] von Nutzen sein.

* In der 2. Auflage der *Lectures* heißt es versehentlich »thoughtful« statt ***forgetful***.

Einer der wichtigsten Punkte, die wir bei der Beurteilung des Geistes- und Gemütszustands einer Arznei klären müssen, ist der, ob wir diese Arznei bei Hysterie, bei Psychosen oder bei den Delirien der verschiedenen Fieberstadien einsetzen können, und um das herauszufinden, müssen wir uns dem Teil der Prüfung zuwenden, der etwas über den Fiebertyp des Mittels aussagt, über die Geschwindigkeit oder die ›Gangart‹ dieses Fiebers. Wenn wir z.B. das Delirium von *Belladonna* und *Bryonia* verstehen wollen, um zu erfahren, welches von ihnen in einem gegebenen Fall geeignet sein könnte, wenden wir uns den Fiebersymptomen der beiden Mittel zu und schauen, wie diese beschaffen sind. Die Art des Fieberverlaufs sagt viel über die Art des zu erwartenden Deliriums aus (wenn wir es nicht bereits durch die Deliriumsymptome selbst wissen). Dann werden wir erkennen, dass es bei *Belladonna* kein kontinuierliches Fieber gibt, und da es gerade das Wesen der Arznei ist, das zum Wesen der Krankheit passen muss, wäre es sinnlos, den zahlreichen Empfehlungen in unserer Literatur zu folgen, die da sagen, man solle *Belladonna* bei den akuten Formen typhöser Delirien verabreichen. Eben solche Delirien aber finden wir im Arzneimittelbild von *Bryonia*. Und so können wir erleben, dass *Bryonia* in Fällen mit typhusähnlicher Symptomatik von Nutzen ist, weil nämlich der Fieberverlauf beim Typhus mit dem kontinuierlichen Fieberverlauf von *Bryonia* weitgehend übereinstimmt. *Belladonna* hat neben intermittierendem* vor allem remittierendes Fieber, und daher passt das Mittel auch besonders zu den akuten Delirien der remittierenden Fieber. Um nun diesen Punkt auf unser Mittel anzuwenden: Caladium hat ein kontinuierliches Fieber; dieser Zug ist nicht sonderlich ausgeprägt, aber das Fieber ist doch anhaltend. Infolgedessen finden wir Koma, Bewusstlosigkeit und Sopor – Zustände, die durch das kontinuierliche Fieber begünstigt werden. »Delirantes, unverständliches Gemurmel (Typhus)«[GS]; große geistige Schwäche. Das Mittel passt bei schleichend und träge verlaufenden, sehr erschöpfenden Fällen von Abdominaltyphus, bei denen das Delirium nicht sehr ›aktiv‹, aber mit vielem Gemurmel verbunden ist; die Kranken dämmern vor sich hin, sind nur halb bei Bewusstsein, häufig auch komatös oder soporös (wie bei *Phosphoricum acidum*).

Vergesslichkeit von Personen, die durch sexuelle Verausgabung oder durch *übermäßigen Tabakkonsum* geistig und körperlich erschöpft sind. Caladium ist angezeigt bei alten Lüstlingen, die jedoch zum Vollzug des ehelichen Verkehrs nicht in der Lage sind. Sie werden vom anderen Geschlecht unwiderstehlich angezogen, können aber den Koitus nicht vollziehen. »Wollüstige Gedanken.«[GS] Häufig stehen solche Männer an den Straßenecken herum und weiden sich am Anblick vorbeigehender junger Frauen, wobei ihnen nicht selten Samenflüssigkeit heraussickert – ein Zustand, wie wir ihn auch von *Picrinicum acidum* und *Selenium* kennen. Diese Patienten können nur geheilt werden, wenn sie wirklich den Wunsch haben, sich zu ändern, und wenn sie dazu animiert werden können, ein anderes Leben zu führen. Ohne diesen Vorsatz sind sie nicht zu retten, und wer an solchen Dingen Gefallen findet, ist es auch nicht wert, gerettet zu werden; dann wirken auch die passendsten Arzneien nicht. Zu einer wirklichen Heilung muss der Patient auch seinen Willen, gesund zu werden, bemühen, um die Arznei zu unterstützen.

Der Caladium-Patient hat zumeist sehr schwache Nerven. Er kann so furchtsam sein, dass er sich vor seinem eigenen Schatten fürchtet. Nachts liegt er häufig wach im Bett und wird von wollüstigen oder ängstlichen Gedanken gequält. Angst vor der Zukunft. »Bangigkeit vorm Einschlafen.«[GA1,98] »Sehr besorgt um seine Gesundheit und über alles besorgt und ängstlich.«[GA1,100] Furcht vor ansteckenden Krankheiten, selbst wenn diese gar nicht in der Luft liegen. Diese allgemeine Ängstlichkeit kann mit dem genau entgegengesetzten Zustand abwechseln, sodass er manchmal vollkommen unfähig ist, Gefahren richtig einzuschätzen. Ohne nachzudenken begibt er sich in alle möglichen gefahrvollen Situationen; er ist äußerst leichtsinnig – eine Art törichter Kühnheit. Alles in allem kann man sagen, dass der Caladium-

* Im *Belladonna*-Kapitel sagt Kent, *Belladonna* passe nicht zu Fiebern mit zwischenzeitlicher Apyrexie.

Patient ein extrem nervöser, sehr leicht erregbarer Mensch ist.

Schwindel beim Schließen der Augen. Er kann nicht mit geschlossenen Augen stehen oder gehen. Das Mittel hat aber zur lokomotorischen Ataxie nicht genügend Bezug, um bei dieser Krankheit von irgendeinem Nutzen zu sein. »Er muß sich legen und die Augen schließen, dann ist es aber, als würde er gewiegt.«[GA1,1] »Morgens schwindlich und üblich [= Nausea], mit Stichen in der Herzgrube.«[GA1,20] »Öffnet die Augen und fragt: ›Wo bin ich? Was wollt ihr alle hier?‹«[GS]

In der Symptomensammlung von Caladium gibt es zahlreiche Symptome von eher vagem Charakter. Die Geistes- und Gemütssymptome sind bei diesem Mittel die wichtigsten.

Das gesamte Nervensystem befindet sich in einem Zustand großer Erregung. Dinge werden nur in Hast und Eile erledigt. Der Patient ist außerordentlich nervös. Er leidet an allen möglichen Ängsten und Befürchtungen. »Aeußerst empfindlich gegen Geräusch, besonders wenn er schlafen will«[GA1,9]; das Zuschlagen einer Tür lässt ihn regelrecht zusammenfahren, und selbst das Rascheln einer Zeitung schreckt ihn beim Einschlafen auf[GA4,73]. Kann bei Vorhandensein leisester Geräusche nicht schlafen.

Der Zustand des Patienten wird im Allgemeinen durch Wärme und in warmen Räumen verschlimmert, während ihm frische, kühle Luft guttut. Dennoch zieht er für den Magen warme Getränke vor; Widerwillen gegen kaltes Wasser[GA1,12], wovon er Magenschmerzen bekommt. »Verlangen nach Bier, ohne eigentlichen Durst, er hätte durchaus kein Wasser trinken können.«[GA1,13] Isst und trinkt ohne eigentlichen Hunger oder Durst.[GA1,14+16] Höchst seltsame nervöse Erscheinungen, die auf die Beziehung des Mittels zu neurasthenischen und hysterischen Patienten hinweisen, prägen das Arzneimittelbild von Caladium. »Öfteres Aufstoßen von sehr wenig Luft, als wäre der Magen voll trockner Speise.«[GA1,17]

Die Haut ist ungemein empfindlich. Neigung zu Jucken und Kribbeln der Haut. »Auf der Haut, besonders im Gesichte, öfters Empfindungen, als kröche eine Fliege herum.«[GA4,67] Caladium gehört auch zu den Mitteln mit dem Gefühl von Spinnweben im Gesicht. Der Schweiß ist süßlich, und wenn sich der Patient mit anderen in einem Raum aufhält und dabei schwitzt, kann er sicher sein, dass sich alle Fliegen auf ihn stürzen werden; es ist der süßliche Geruch des Schweißes, der die Fliegen anlockt.

Tabakherz. Die für die Raucher typischen nervösen Störungen weisen einige Ähnlichkeit mit dem Symptomenbild von Caladium auf, und so ist das Mittel oft bei den Folgen des Tabakkonsums wie auch bei manchen anderen Nervenleiden von großem Nutzen. Es hat oftmals Patienten gänzlich ihrer Zigarre entwöhnt und das überwältigende Verlangen nach Tabak beseitigt, das die Raucher so oft daran hindert, mit ihrer Gewohnheit zu brechen. Ferner hat es bei den Kopfschmerzen und Geistesstörungen von Rauchern gute Dienste geleistet.

»Klopfen in der Herzgrube nach dem Gehen ...«[GA1,58] »Leeres, hohles Gefühl im Magen.«[GS] »Beständiges, Übelkeit erregendes Gefühl, als flattere ein Vogel im Magen und versuche, von dort zu entkommen.«[EN57]

Gelbe, weich-breiige bis durchfällige Stühle[GA4,43], wie beim Bauchtyphus. »Stiche wie mit Messern im Mastdarme.«[GA4,39] Zahlreiche Harnwegssymptome. Urin spärlich und übel oder faulig riechend.

Heftiger Juckreiz, vor allem im Bereich der Genitalien.[AZ79,24] Das Mittel ist extrem nervösen Frauen eine Hilfe, die an Pruritus vulvae leiden und davon die ganze Nacht wachgehalten und sexuell außerordentlich erregt werden.

»Impotenz, bei Geilheit und Anreitzung bleibt das Glied schlaff.«[GA1,41] »Früh, im Halbschlafe Erectionen, beim völligen Erwachen hörten sie auf.«[GA4,50] Ausgerechnet wenn das sexuelle Verlangen am stärksten ist, ist die Potenz am geringsten. Starke, schmerzhafte, unwillkürliche Erektionen, jedoch ohne Geschlechtstrieb. »Es will sich kein Saame bei der Begattung entleeren und keine Entzückung entstehen.«[GA1,44] Zum Arzneibild von Caladium gehören ferner Absonderungen aus der Harnröhre, und es hat sich als nützliches Mittel beim Tripper erwiesen. Zuweilen entwickelt sich selbst bei kräftigen Individuen nach der Unterdrückung eines gonorrhoischen Sekrets eine Impotenz; in solchen Fällen hat Caladium ebenso häufig wie *Thuja* die Ausheilung dieser Krankheit bewerkstelligt. »Heftig juckender Ausschlag am Skrotum.«[HC2,240]

Das herausragendste Symptom an den weiblichen Genitalien ist der Pruritus, der zum ständigen Reiben und Kratzen nötigt; durch den quälenden Juckreiz kommen die Patientinnen seelisch und körperlich sehr herunter.[AZ79,24] Caladium heilt oft das heftige Jucken, auch wenn keine anderen Symptome zugegen sind.

Caladium hat einige sonderbare Schlafsymptome. Schlaflosigkeit durch Kribbeln und Jucken, besonders an den Genitalien. »Er stöhnt und ächzt so ängstlich im Schlafe, daß ihn die Nachbarn wecken, mehrmal in einer Nacht, und viele Nächte so.«[GA1,80] Unruhiger Nachtschlaf. Unruhige, beängstigende[GA4,76], mitunter auch sehr klare, helle Träume[GA1,78]. »Im düseligen Schlafe fällt ihm alles ein, was er wachend vergessen hatte.«[GA1,74]* »Träume von Verstorbenen und Begebenheiten früherer Jahre, so lebhaft, daß er, wenn er auch erwacht, gleich wieder einschläft und davon fortträumt.«[GA4,75]

* Statt der letzten beiden Symptome heißt es bei Kent: »Anxious, vivid dreams which he remembers better than the things of the day.« Meines Erachtens handelt es sich hier um ein Missverständnis, und gemeint sind eigentlich die zitierten Prüfungssymptome von Hering.

Calcarea arsenicosa

Calciumarsenit; arseniksaurer Kalk

Da es sich bei Calcarea arsenicosa um eine chemische Verbindung von zwei gut geprüften, tiefwirkenden Arzneien handelt, kann man davon ausgehen, dass es ebenfalls ein tief und lang wirkendes Mittel darstellt, welches für viele chronische Krankheiten geeignet ist. Tatsächlich ist es von so tiefer Wirkung, dass es schon einige der hartnäckigsten Epilepsie-Fälle geheilt hat.[AH2,35] Große geistige und körperliche Abgespanntheit.[GS] Mattigkeit, Müdigkeit und Schläfrigkeit.[GS] Schwäche- und Schwindelanfälle, mit vorübergehender Blindheit. Zittrige und lähmige Schwäche des ganzen Körpers.[(GS)] Anfallsweises Gefühl von Schwerelosigkeit, als würde der Körper in der Luft schweben.[GS] Ohnmacht nach größeren Anstrengungen.[GS] Epileptische Konvulsionen, wobei die Aura in der Herzgegend verspürt wird, besonders als Herzschmerz, Zusammenschnürungsgefühl, Herzklopfen[GS] oder auch als Schwächegefühl in der Herzgegend. Epilepsien, die von Herzklappenerkrankungen herrühren.[GS]

Abendliche und nächtliche Verschlimmerungen sind für das Mittel typisch.[GS] Mangel an Lebenswärme – der Patient ist überaus kälteempfindlich und hält sich deshalb nur ungern im Freien auf. Ängstlichkeit, die mit körperlichen Beschwerden einhergeht. Treppensteigen erzeugt oder verschlimmert viele Symptome. Viele brennende Schmerzen, wie bei *Arsenicum album.*[GS] Calcarea arsenicosa hat viele Fälle von Proteinurie geheilt[GS], wenn diese noch nicht zu weit fortgeschritten waren. Auch bei Chlorose ist es ein nützliches Mittel. Neigung zu Ödembildung, ähnlich wie bei *Arsenicum album* und *Calcarea carbonica. Beschwerden verschlimmern sich durch jegliche Anstrengung*, es kommt zu Schwächezuständen, Herzklopfen und Atemnot. Die linke Körperseite ist im Allgemeinen stärker betroffen als die rechte.[GS]

Die folgenden Geistes- und Gemütssymptome geben oft einen Hinweis auf die Verwendung von Calcarea arsenicosa ... Gleichgültig gegenüber den angenehmen Dingen des Lebens. Unentschlossenheit. Große Niedergeschlagenheit[GS], verstärkt am Abend und bei Fieberhitze. Lebensüberdruss, Abscheu vor dem Leben. Neigung zu klagen und zu jammern. Weinerliche Stimmung, vor allem abends und nachts. Empfindlich, leicht beleidigt. Scheu, furchtsam. Angst und Besorgnis um die Zukunft.[GS] Angst am Abend und in der Nacht; beim Liegen im Bett; beim Erwachen; während des Fieberfrostes. Religiöse Verzweiflung, mit Angst um das eigene Seelenheil. Zweifelt an seiner Genesung. Furcht vor dem Tod, besonders nachts; vor Geisteskrankheit; vor dem Alleinsein. Bedürfnis, in Gesellschaft zu sein. Extreme Ruhelosigkeit, besonders nachts, mit Herumwerfen im Bett; bei Fieberhitze; während der Menses. Leichtes Erschrecken und Zusammenfahren. Unzufrieden, reizbar, schnell erregt. Neigung, andere zu kritisieren. Boshaft, schadenfroh. Eigensinnig. Zorn und Ärger sowie Beschwerden davon. Große Benommenheit beim Erwachen. Gedächtnisschwäche. Geistesträgheit; schwer von Begriff, kann sich nicht konzentrieren.[GS] Wahnsinn; Neigung zu Sinnestäuschungen, Halluzinationen etc., besonders nachts und beim Schließen der Augen; sieht Leichen, Feuersbrünste und andere Phantasiegebilde.*

Heftiger Blutandrang zum Kopf (oft mit Schwindel verbunden), vornehmlich vor den epileptischen Krämpfen.[GS] Calcarea arsenicosa hat viele chronische Kopfschmerzen hervorgerufen und geheilt. Eine Besonderheit mancher Kopfschmerzen dieses Mittels ist, dass sich die Schmerzen aus dem Teil des Kopfes, auf dem der Patient gerade liegt, fortbewegen zum gegenüberliegenden Teil des Kopfes, auf dem er

* In der Prüfung Herings sind nur wenige psychische Symptome herausgebracht worden. Die hier von Kent aufgeführten Symptome sind überwiegend **synthetischer** Natur, d.h., sie wurden von Kent als auch für Calcarea arsenicosa zutreffend angenommen, wenn in den entsprechenden Repertoriumsrubriken sowohl *Arsenicum album* wie *Calcarea carbonica* vertreten waren. Da die Anordnung der in diesem Abschnitt genannten Symptome der alphabetischen Logik des englischen Repertoriums folgt, habe ich sie nach inhaltlichen Kriterien umgestellt.

nicht liegt; so ändern die Kopfschmerzen mit jeder Lageveränderung ihre Lokalisation.[GS] Natürlich trifft dieses ›Verhalten‹ nicht für alle Kopfschmerzarten zu. Calcarea arsenicosa hat viele solcher eigentümlichen Symptome, so etwa auch dieses: Kopfschmerz geringer bei geistiger Anstrengung, anschließend aber umso schlimmer.[GS] Kälte [aber auch Hitze[GS]] des Kopfes.

Ödematöse Schwellung des Gesichts, besonders um die Augen herum[GS], der Lider, der Schläfenregion[GS] und der Ohren. Gesichts- und Kopfhautekzeme. Gesicht aufgedunsen; blass und leidend aussehend.[GS] Fließschnupfen und Niesen.[GS]

Völlige Appetitlosigkeit, aber Durst auf kaltes Wasser.[GS] Aufstoßen und Erbrechen nach Essen; kann nur Suppe genießen.[GS] Der Magen ist schnell ›verdorben‹, besonders nach Milch und kalten Speisen. Magenschmerzen nach Trinken von kaltem Wasser. Schwere im Magen nach dem Essen, als würden die Speisen nicht verdaut.[GS] Schmerz in den Leisten nach Genuss von Wein.[GS] Aufschwulken von Wasser in den Mund, mit saurem Geschmack.[GS] Hyperazidität des Magens.[GS] Beängstigung in der Magengrube.[GS] Brennen im Magen.[GS] Stiche oder Wühlen (Nagen) in der Magengrube.[GS] Auftreibung und Gespanntheit von Magen und Abdomen.[GS] Calcarea arsenicosa hat Magengeschwüre geheilt.[GS]

Druckempfindlichkeit[GS] und Wundheitsgefühl in der Nierengegend. Brennen beim Wasserlassen, spärlicher Harn.[GS] Urin enthält viel Eiweiß[GS] und Zylinder.

Schmerzen im Samenstrang nach körperlicher Anstrengung und nach Weingenuss.[GS]

Scharfer, wundmachender, gelber Fluor vaginalis. Übelriechender, blutiger Ausfluss. In Bezug auf den übelriechenden Ausfluss lässt sich Calcarea arsenicosa mit *Kalium arsenicosum* und *Kalium phosphoricum* vergleichen. Es ist von Nutzen bei Uteruskarzinom, wenn brennender, scharfer, übelriechender Blutabgang aus der Gebärmutter besteht. Das Mittel stellt, wenn die Symptome übereinstimmen, die regulären Menses wieder her. Spärliche[GS] oder reichliche Monatsblutungen; zu früh wiederkehrend; zu lange anhaltend. Prämenstruelle Beschwerden. Metrorrhagien. Brennen in Uterus und Vagina.

»Ziehen wie mit einem Faden vom Kehlkopf nach hinten ...«[GS] Trockenheit im Kehlkopf und raue Stimme.[GS] Stimmverlust vor einem epileptischen Anfall.

Erstickungsgefühl mit Herzklopfen[GS], nachts im Bett. Schmerzen in der Herzgegend mit schrecklichem Herzklopfen und brennender Hitze im Brustkorb[GS] vor epileptischen Anfällen. Blutwallungen in der Herzgegend. Pochen in den Blutgefäßen, besonders im Kopf und im Rücken, treiben den Patienten nachts aus dem Bett.[GS] Angina pectoris. »Zusammenschnürungsgefühl am Herzen. (Vor epileptischem Anfall.)«[GS] Herzklopfen vermehrt abends und nachts; von jeder körperlichen oder geistigen Anstrengung[RP875]. »Häufige Anfälle von Herzklopfen, verbunden mit Gesichtshitze, mehrere Tage anhaltend, nach jeder noch so geringfügigen Gemütsbewegung ...«[GS] Aussetzen jedes vierten Pulsschlags.[GS] Puls stark beschleunigt.[GS]

Heftige Rückenschmerzen* zwischen Schulterblättern und Kreuzbein.[GS] Die Schmerzen im Rücken können bis in die Arme ausstrahlen[GS], ebenso die Schmerzen im Thorax. Ödematöse Schwellung der Hände [Handrücken[GS]] und der Füße [Beine[GS]]. Lähmungsartige Schwäche der Beine.[GS]

Der Schlaf wird von heftigen Träumen gestört. Oft wird er auch von Herzklopfen oder Atemnot beeinträchtigt.[GS] Besonders die zweite Nachthälfte ist von Schlaflosigkeit, Unruhe und starkem Schwitzen gekennzeichnet.[GS]

Wenn wir beim Studium von Calcarea arsenicosa das mit berücksichtigen, was *Calcarea carbonica* und *Arsenicum album* gemein ist, werden wir ein tieferes Verständnis dieser wunderbaren Arznei erlangen. Doch unabhängig davon benötigen wir weitere Prüfungen, vorzugsweise solche in den höheren Potenzen.

* Kent schreibt versehentlich »headache«.

Calcarea carbonica

Calcium carbonicum Hahnemanni; Austernschalenkalk, Kalkerde

Wenn Sie es darauf anlegten, aus einem Menschen einen Calcarea-Patienten zu machen, bräuchten Sie ihm nur über einen gewissen Zeitraum Kalk oder Kalkwasser unter die Nahrung zu mischen, bis seine Verdauungsorgane so geschwächt wären, dass sie keinerlei Kalk mehr verwerten könnten. Dann würde den Geweben in zunehmendem Maße ein Mineralstoff vorenthalten, den diese dringend benötigen; wir hätten es mit einem Calcarea-Patienten zu tun – mit einem Fall von Kalkmangel, denn das ist es, worum es bei diesen Patienten letztlich geht. Kleinkinder, die mit Kalkwasser angereicherte Milch bekommen, werden schon nach kurzer Zeit zu ›Kalkopfern‹. Schon bald sind sie nicht mehr in der Lage, aus der natürlichen Nahrung den Kalk herauszuziehen, den sie benötigen, und sie werden zu den Calcarea-Patienten, die in dieser Vorlesung beschrieben werden sollen. Auf der anderen Seite gibt es die natürlichen Calcarea-Fälle: das sind diejenigen Menschen, die mit einer Calcarea-Konstitution geboren wurden – mit der angeborenen Unfähigkeit, genügend Kalk aus der Nahrung zu resorbieren – und die auf eine natürliche Weise krank geworden sind. Calcarea-Kinder sind dick und schlaff und produzieren nur unzulängliches Knochengewebe. Die Knochen haben einen höheren Knorpelanteil als normal, sodass sie sich leichter verbiegen und für destruierende Prozesse und andere Knochenkrankheiten anfälliger sind. Auch die Zähne sind mangelhaft, sofern sie überhaupt vorhanden sind. Schließlich können die Knochen ganz das Wachstum einstellen, die Kinder in Marasmus verfallen. Welch törichte Idee, einem solchen Kind Kalk zufüttern zu wollen, wenn es diesen gar nicht verwerten kann! Ist dies nicht genauso scharfsinnig wie alles andere in der Allopathie? Und doch setzen sogar etliche unserer Homöopathen derartige Mittel allopathisch ein. Sie benutzen die niedrigsten Potenzen, die sie bekommen können, und es sollte schon verwundern, wenn diese Substanzen in ihren Händen besser wirken als in denen der Allopathen. Auf der anderen Seite ist es umso erstaunlicher, dass eine einzige Dosis derselben Substanz in höherer Potenz in der Lage ist, dem Zustand der Unordnung entgegenzuwirken, und so das Kind befähigt, seine Nahrung wieder vollständig zu verdauen und sich all den Kalk zu eigen zu machen, den es für die Knochen und andere Gewebe braucht. Auf einmal kommen die Zähne heraus, die Knochen fangen an zu wachsen, und die Beine des Kleinen werden erstmals so stabil, dass er auf ihnen laufen kann – und sie werden ihn tragen. Es ist erstaunlich, welche Veränderungen sich unter den verschiedenen Arzneien ergeben können, die bei Störungen des Haar-, Nagel- und Knochenwachstums die passenden sind; nur müssen sie ausreichend potenziert sein, um dem Übel auf gleicher Ebene entgegentreten zu können. Keinesfalls darf es die rohe Substanz sein, denn davon ist die Entwicklung des Kindes meist ohnehin schon stark gehemmt worden. Binnen eines Monats oder sechs Wochen nach der Einzelgabe des genügend potenzierten Mittels bilden die ehedem ungleichmäßigen, unebenen, gewellten und gefleckten Nägel einen Rand, hinter dem sie gesund und glatt herauswachsen. Oder nehmen wir die häßlich verformten, kleinen Zahnkronen, die oft schon schwarz verfärbt aus dem Zahnfleisch austreten; wenn sie unter dem Einfluss des passenden homöopathischen Mittels stehen, kann man bei diesen Zähnen bald eine Abgrenzungslinie erkennen, unterhalb derer sie glatt und rund und vollkommen gesund aussehen; es ist, als hätte das Kind einen Anstoß bekommen, fortan bessere Zähne wachsen zu lassen. Gleiches spielt sich wahrscheinlich im Bereich der Knochengewebe ab – das Periost arbeitet plötzlich einwandfrei. Um einen Calcarea-Zustand handelt es sich hierbei, wenn der Patient Kalk benötigt, ihn aber nicht aufnehmen kann, weil er damit überfüttert worden ist oder weil er eine Verdauungsschwäche hat. Er ist nicht in der Lage, den in der Nahrung enthaltenen Kalk zu assimilieren; der Kalk wird ungenutzt durch die Fäzes wieder ausgeschieden. So ist es mit vielen Krankheiten, denen wir begegnen: Es besteht eine spezifische Unfähigkeit, etwas, was der Körper braucht, aus den Speisen zu extrahieren und zu assimilieren. Wie einfältig wirkt es da, anzunehmen, man könne etwa durch Zufütterung von Kalk auch nur einen Zahn aufbauen. Mit unseren hohen Potenzen dagegen führen wir nur einen höheren Ordnungszustand herbei, sodass fortan Verdauung und Assimilation fehlerfrei arbeiten und die Gewebe in einen besseren Zustand versetzt werden. Gesundheit kehrt ein – und mit ihr Schönheit, Haarwuchs, eine bessere Haut und bessere Nägel.

Es ist die *Konstitution*, die wir bei einem Patienten in Erfahrung bringen wollen. Wir brauchen nicht zu wissen, ob der Patient je mit Kalk vergiftet worden ist. Dieses Wissen führt uns nicht viel weiter, denn es gibt uns keinen Hinweis auf das passende Heilmittel. Wenn durch Verabreichung von Kalk eine Kalkverwertungsstörung eingetreten ist, bedarf es einer von vielleicht zehn verschiedenen Arzneien, um diese Störung zu beheben. Es ist durchaus nicht immer Calcarea, welches zu den vorhandenen Symptomen passt. Das Mittel, das die Symptome abdeckt, ist dasjenige, welches den Organismus von einem abnormalen zu einem normalen Zustand verhilft; die Verdauung funktioniert wieder ordnungsgemäß, der Organismus kann wieder wachsen und gedeihen. Ein Calcarea-Fall ist an seinen Symptomen zu erkennen, nicht an der Tatsache, dass er früher einmal mit Kalk vergiftet worden ist; ja, es ist sogar eher unwahrscheinlich, dass die Calcarea-Patienten, die wir zu behandeln haben, jemals irgendwelche Kalkpräparate eingenommen haben. Den meisten dieser Patienten ist niemals Kalk verschrieben worden, vielmehr sind sie von Geburt an unfähig, dieses Mineralsalz in ausreichender Menge zu assimilieren.

Calcarea zeigt eine Vielzahl an *Kongestionen;* wir finden zerebralen Blutandrang mit heißem Kopf und kalten Füßen; Kongestion der Brustorgane. Calcarea entspricht in hohem Maße chlorotisch-anämischen Personen, die bei ihrem blassen, wächsernen Aussehen zugleich übergewichtig sind. Tatsächlich kommen aber beide Typen vor: fette, blasse und schlaffe Patienten neben stark abgemagerten Kranken. Die Muskeln atrophieren, besonders im Halsbereich; Abmagerung vom Hals an abwärts. Anämische Zustände; bleiches, wächsernes, kränkliches Aussehen; blasse Lippen; blasse Ohren; blasse Finger; blassgelbliche Hautfarbe. Chlorose ist eine leichtere Anämieform, die vorzugsweise beim weiblichen Geschlecht in den Jahren der Pubertätsentwicklung vorkommt, besonders dann, wenn die Menarche spät einsetzt und die Regelblutungen insgesamt sehr spärlich sind. Über einen längeren Zeitraum geht es mit den Mädchen gesundheitlich immer mehr bergab, verbunden mit allgemeiner Mattigkeit und Schlaffheit, Unlust oder Unfähigkeit zu jedweder anstrengenden körperlichen und geistigen Arbeit, Kurzatmigkeit und natürlich mit der ausgesprochenen Blässe. Eine große Zahl von Arzneien kommt für diese Beschwerden in Frage, aber auch Calcarea erzeugt jene Art von Anämie, die man als Chlorose oder Bleichsucht[SK210] bezeichnet. Es kann aber auch bei schwersten, perniziösen Anämieformen geeignet sein. Große *Erschlaffung* sämtlicher Gewebe: Erschlaffung der Muskeln; Erschlaffung der Venen, besonders im Bereich des Anus und der unteren Extremitäten, sodass es dort leicht zur Ausbildung von Hämorrhoiden bzw. Varizen kommt. Brennen und Beißen in diesen erweiterten Venen, mit leichtem Bluten. Entzündung und schmerzhafte Schwellung der Gelenke.

Ein weiteres ausgeprägtes Merkmal, das sich durch das ganze Mittel zieht, ist seine Neigung, die Drüsen und besonders die Lymphknoten zu befallen. Die mesenterialen Lymphknoten entzünden sich, werden hart und groß wie Pekannüsse. Calcarea ist von Nutzen bei Mesenteriallymphknotentuberkulose und anderen tuberkulösen Erkrankungen. Mit Verkalkung einhergehende degenerative Prozesse; Verhärtung und Verkalkung von Lymphknoten. Es ist ferner wirksam bei Indurationen von Geschwüren, des Geschwürsgrundes wie der Umgebung von Geschwüren; daher sein Nutzen bei der Palliation und Zurückdrängung maligner Geschwüre, denn diese haben stets eine indurierte Basis.

Alte Krebsgeschwüre werden in ihrem Wachstum gehemmt; d.h., der konstitutionelle Zustand verbessert sich, der Patient selbst entwickelt mehr Widerstandskraft, sodass nun erstmals in den Geschwüren auch Heilungsprozesse in Gang kommen. Unter dem Einfluss von Calcarea kann der Patient, wenn das Mittel indiziert ist, bei kanzerösen Affektionen, die ihn sonst binnen sechzehn Monaten dahingerafft hätten, durchaus noch fünf Jahre leben. Das ist schon etwas, und oftmals ist es das Einzige, was man bei einem Karzinom erwarten kann. Ernst ist die Prognose vor allem dann, wenn die regionalen Lymphknoten infiltriert und verhärtet sind, wenn brennende und stechende Schmerzen vorhanden sind und wenn die Krebszellen bereits in das umgebende Gewebe eingewandert sind, sodass die Lymphknoten damit verwachsen. Hier ist ein bösartiger Verlauf so gut wie programmiert. Die Schmerzen bei diesen kanzerösen Prozessen sind meist von brennendem und stechendem Charakter. Diese Fälle unterscheiden sich vollkommen von jenen, wo die Lymphknoten noch gut unter der Haut verschieblich, also noch nicht mit dem subkutanen Gewebe verwachsen sind. Calcarea heilt, wenn die Symptome übereinstimmen, viele gutartige Tumoren, seien es Fettgeschwülste, Atherome [Balggeschwülste[HH80]] oder zystische Gebilde[GS], so sehr entspricht es derartigen Gewebswucherungen. Proliferationsneigung vor allem im Bereich des lymphatischen Gewebes und der Knochen.

Auch *pyämische Zustände*[GS] kommen bei Calcarea gehäuft vor, mit Abszessbildungen tief in den Muskeln; Abszesse tief im Hals, tief im Oberschenkel, im Abdomen. Sicher werden Sie erstaunt sein zu erfahren, dass Calcarea (wenn die Symptome passen) solche Abszesse beseitigen kann, ohne sie zu öffnen. Ich habe schon viele Abszesse verschwinden sehen, obwohl deutliche Fluktuationszeichen vorhanden waren und nach Meinung der Chirurgen unbedingt inzidiert werden musste, um den Eiter abfließen zu lassen. Und es verschwanden nicht nur die Abszesse, sondern auch die Pyämie, die diesen vorausging und sie bedingte. Wir haben nur wenige Arzneien, die so etwas können; es ist ein ziemlich einzigartiger Vorgang. Warum begünstigt Calcarea die Resorption solcher Flüssigkeiten und die Verkalkung der übrigbleibenden Gewebereste? Ich kann es nicht erklären, aber dies ist genau das, was passiert – wenn die Symptome übereinstimmen. *Sulfur* und *Silicea* hingegen beschleunigen (bei Übereinstimmung der Symptome) die Eiterung und bewirken einen Abfluss des Eiters nach außen, während Calcarea eine besondere Fähigkeit zur Konzentration und Kontraktion eigen ist. In dem einen Fall mag *Sulfur*, in dem anderen Calcarea durch die Symptome angezeigt sein. Wenn aber eigentlich *Sulfur* angezeigt ist, werden Sie den Abszess nicht mit Calcarea beseitigen können. Kein Mittel kann durch ein anderes ersetzt werden. Sie werden vielleicht die eine oder andere Stelle als zu gefährlich ansehen, um dort einen Abszess aufbrechen zu lassen; doch wenn es sich um einen *Sulfur*-Fall handelt, können Sie den Abszess nicht einfach mit Calcarea zum Verschwinden bringen – wir haben es mit einem ganz anders gelagerten Problem zu tun. Bisweilen ist auch *Silicea* das eigentlich passende Mittel, doch der Abszess ist so ungünstig gelegen, dass seine Eröffnung durch *Silicea* – mit der unvermeidlichen Ausbreitung des Inhalts in die Umgebung – zu gefährlich wäre. In einem solchen Fall muss der Chirurg gebeten werden, den Abszess auf sichere Weise zu drainieren, auch wenn wir wissen, dass es für den Patienten viel besser wäre, sein Simile zu bekommen, wenn sich der Abszess an einem sicheren Ort befände. Fragen dieser Art tauchen immer wieder auf. Umso einzigartiger erscheinen vor diesem Hintergrund die Fähigkeiten von Calcarea – wenn es angezeigt ist. Manchmal wird, z.B. durch einen Hammer, das Periost gequetscht oder verletzt; die Stelle entzündet sich und fängt an zu eitern. Wenn dann durch die Konstitution des Patienten Calcarea angezeigt ist, ist ein operativer Eingriff wenig sinnvoll, ja sogar schädlich. Doch in seinem alten Denken befangen, wird der Schulmediziner, der nichts von der Homöopathie und den wunderbaren Fähigkeiten der homöopathischen Arzneien weiß, die Hände über dem Kopf zusammenschlagen: »Wenn Sie es schaffen, diesen Eiter zur Resorption zu bringen, werden Sie eine Blutvergiftung hervorrufen und den Patienten damit umbringen!« Unter dem Einfluss von Calcarea aber findet die Resorption statt, und dem Patienten geht es trotzdem zusehends besser. Er hört auf zu schwitzen, sein Schüttelfrost verschwindet, sein Appetit kehrt zurück, und wenn alles vorüber ist, fühlt er sich anhaltend wohler und kräftiger. Probleme, die unter einer homöopathischen Behandlung auftauchen, können mit schulmedizinischem Denken nicht adäquat angegangen werden. Wir können sie nur vom homöopathischen Standpunkt aus – mit unserem homöopathischen Wissen – richtig beurteilen. Und wenn Sie hören, dass ein Kollege dies oder jenes ohne Erfolg versucht hat, seien Sie sich darüber im Klaren, dass der Betreffende damit nichts als sein eigenes Unvermögen demonstriert hat. In intelligenten Händen ist die Homöopathie immer in der Lage, ihre Wirksamkeit nachzuweisen. Wenn ein Arzt mit Verstand begabt ist, das Ähnlichkeitsgesetz beachtet und die homöopathische Arznei in Übereinstimmung mit den Symptomen anwendet, werden seine Krankheitsfälle stets einen Verlauf nehmen, wie ich ihn eben beschrieben habe.

Ein anderer hervorstechender Zug von Calcarea ist seine Neigung, *Polypen*[HH79] wachsen zu lassen. Bei Calcarea-Menschen entstehen leicht Polypen in der Nase, in den Ohren, in der Vagina, in der Blase, an allen möglichen Orten; auch besteht eine Neigung zur Bildung von zystischen Geschwülsten[GS] und kleinen Papillomen.

Typisch für das Mittel ist ferner das Wachsen von *Exostosen*, eine Störung, die aus einer ungleichmäßigen Verteilung des Kalks resultiert. Man sollte meinen, dass die Natur bemüht ist, den zur Verfügung stehenden Kalk so gleichmäßig zu verteilen, dass damit das Bestmögliche erreicht wird; aber nach Einsetzen des für Calcarea charakteristischen Mangelzustands an ›Knochensalz‹ kann sich der Kalk an einer Stelle anhäufen, während er an einer anderen fast völlig fehlt. Ein Knochen bleibt knorpelig, während sich auf einem anderen knöcherne Auswüchse bilden. Knochenerweichung.[SK196] Mangelhaftes Knochenwachstum. Aus dieser Situation hat sich ein Leitsymptom ergeben: »Spätes Laufenlernen der Kinder«[HH86] – weil die Beine so schwach sind. Es ist eigentlich kein spätes Laufenlernen, sondern vielmehr ein spätes *Laufenkönnen*. Das Kind weiß, wie man geht, kann es aber nicht. *Natrium muriaticum* dagegen hat Gehirnstörungen, bei denen das Kind schlecht *lernt*, bestimmte Dinge zu tun. »Verzögerte Entwicklung der Knochengewebe ...«[GS] »Verkrümmung der Knochen.«[HH79] »Muskeln weich und schlaff.«[GS] Gelenkerkrankungen, besonders der Hüftgelenke [Coxitis tuberculosa]. Viel *Rheumatismus*.[GS] Rheumatische und gichtige Gelenkbeschwerden.

Der Calcarea-Patient ist ein überaus *fröstelliger* Mensch. Er ist äußerst empfindlich auf kalte Luft[CK1446] und rauen Wind. Empfindlich reagiert er auch auf das Herannahen eines Sturms oder einer Kaltwetterfront. Wenn das Wetter von warm nach kalt umschlägt, kann er sich kaum so kleiden, dass er nicht friert; allgemein ist er immer ziemlich warm angezogen. Der Kopf ist mitunter kongestioniert und heiß anzufassen, dennoch wird er dabei subjektiv oft als kalt empfunden, besonders die Kopfhaut. Der übrige Körper ist dagegen fast immer subjektiv wie objektiv kalt. Ausgesprochene Neigung zu kalten Füßen, vor allem abends.[CK] Der Patient schwitzt an den verschiedensten Stellen; Neigung zu lokalen Schweißen. Schwitzen an der Stirn, im Gesicht, im Nacken, auf der vorderen Brust oder an den Füßen. Wenn er nicht am ganzen Körper schwitzt, so doch meist an einzelnen Stellen. Neben der Kälteempfindlichkeit prägt auch *Schwäche* das Arzneibild. Mattigkeit in den Beinen.[CK1284] Calcarea-Patienten haben keinerlei Ausdauer, jede Art von Anstrengung wirkt sich negativ auf ihr Befinden aus. Sie geraten sehr leicht außer Atem. Es sind dicke, schlaffe, blutarme Menschen; manchmal sehen sie auch eher stämmig als dick aus und neigen zu Gesichtsröte, doch haben sie keine Ausdauer. Wenn ein solcher Patient sich auch nur etwas zu viel anstrengt, bekommt er gleich Fieber[CK1439] oder Kopfschmerzen. Der Calcarea-Patient hat immer wieder Beschwerden infolge von Verheben[CK1408], Überanstrengung oder Gehen, besonders wenn er dabei in Schweiß geraten ist. Diese Beschwerden treten ganz unvermittelt auf, denn er kann keine Ruhepause einlegen, um das Schwitzen zu beenden, weil er dann noch stärkere Beschwerden bekommt. Wenn er geschwitzt hat und längere Zeit ausruht, um sich wieder wohl zu fühlen, hört die Schweißsekretion so plötzlich auf, dass er Frost oder Kopfschmerzen bekommt.

Große Schwäche, Müdigkeit und Ängstlichkeit. Atemnot. Herzschwäche; Schwäche des ganzen Körpers. Die Muskeln sind zu keiner fortgesetzten Anstrengung in der Lage, und Gleiches gilt für den Geist. Der Calcarea-Patient ist *ständig müde*. Er kann den mit der Nahrung zugeführten Kalk nicht richtig verwerten und leidet deshalb an Kalkmangel. Allmählich gerät er in einen Zustand, der von vergrößerten Drüsen und Lymphknoten sowie Abmagerung des Halses und der Glieder gekennzeichnet ist, während sein Bauchumfang immer mehr zunimmt. Besonders bei Kindern kann man dies beobachten – dickbäuchige Kinder mit dünnen Extremitäten, schmalem Hals und geschwollenen Lymphknoten. Blasse, schlaffe, kränkliche Personen; solche, die leicht an Gewicht zunehmen, ohne dabei aber an Kraft zu gewinnen. Sie setzen Fett an und werden immer schlaffer, immer schlaffer, immer schwächer. Wenn sie von einer Krankheit genesen, werden sie zunehmend fett, schwammig, aufgedunsen und ödematös. Dem Calcarea-Patienten fällt es schwer, Treppen zu steigen, so matt ist er in den Beinen und in der Brust; er keucht und ringt nach Atem, wenn er eine Treppe hinaufgeht. Es finden sich alle Zeichen von muskulärer Schwäche und Schlaffheit. Ernährungsstörungen der Gewebe allenthalben. Dies ist die Art von Patienten, die man früher als skrofulös bezeichnet hat. Heute nennen wir den Zustand *Psora*, und Calcarea ist eines unserer tiefstgreifenden Antipsorika. Es ist ein Mittel, das tief auf das Leben einwirkt und jeden Teil des Organismus nachhaltig beeinflusst.

Wir kommen zu den *Geistes- und Gemütssymptomen*. Alle psychischen Symptome von Calcarea können als Ausdruck der *großen Schwäche* dieses Mittels angesehen werden. Der Calcarea-Patient ist nicht zu längeren Denkvorgängen in der Lage. Zu dieser geistigen Schwäche gesellt sich eine Vielzahl an Ängsten und Besorgnissen. Jede längere geistige Arbeit ermüdet und erschöpft ihn außerordentlich, sowohl geistig wie körperlich. Der Schweiß bricht ihm aus, er regt sich auf, ist gereizt und völlig durcheinander. Starkes emotionales Aufgewühltsein; Beschwerden durch Gemütserregung, die tage- oder wochenlang anhalten. Sorgen, Ärger oder sonstige Aufregungen lassen ihn fast zusammenbrechen. »Unfähigkeit, sich geistig anzustrengen.« Noch längere Zeit nach einer solchen Aufregung, Beunruhigung oder Besorgnis ist er nicht in der Lage, einigermaßen klar zu denken. Calcarea ist ein nützliches Mittel bei Beschwerden infolge von ständigen Sorgen, beruflicher Überlastung und allgemein von emotionaler Erregung. Charakteristisch für den Patienten ist eine Art des seelischen Empfindens, die sich von den meisten anderen Arzneien unterscheidet: Er fühlt seine geistige Erschöpfung, und er hat angesichts dieser Schwäche, dieser Unfähigkeit, folgerichtig zu denken und zu handeln, die Befürchtung, seinen Verstand zu verlieren.[CK26] Er grübelt darüber so lange nach, bis er fest davon überzeugt ist, verrückt oder schwachsinnig zu werden oder gar schon zu sein – und man kann ihm dies auch anmerken, denn zugleich hegt er die große Angst, dass die Leute ihm seine Verwirrtheit ansehen.[CK27] Er glaubt, seine Mitmenschen würden ihn argwöhnisch betrachten, und so begegnet er ihnen ebenfalls mit Argwohn und fragt sich insgeheim, warum sie ihn nicht auf sein Problem ansprechen. Er meint, er werde geisteskrank und den anderen würde seine geistige Verfassung auffallen, und dieser Gedanke geht ihm kaum mehr aus dem Kopf. Tagsüber muss er immer wieder daran denken, und jedes Mal wühlt ihn der Gedanke aufs Neue auf. Abends denkt er ebenfalls daran, was ihn am Einschlafen hindert; noch spät in der Nacht liegt er wach im Bett und grübelt darüber nach. Calcarea führt zu Kleinigkeitskrämerei, d.h. zu einer gewissen geistigen Beschränktheit, in der belanglose Gedanken unverhältnismäßig lange im Kopf bewegt und Kleinigkeiten übertrieben wichtig genommen werden. Der Geist wird gewissermaßen gezwungen, sich mit unwesentlichen Dingen, die er nicht beiseite schieben kann, immer wieder neu zu beschäftigen. Wenn der Calcarea-Patient seinen Freunden erzählt, wie er sich fühlt, werden sie ihm instinktiv raten: »Hör doch auf, daran zu denken; das führt doch zu nichts!« Aber für ihn ist es eine große Sache, die er nicht einfach ad acta legen kann. All diese Dinge zusammengenommen lassen ihn schließlich zu der Überzeugung kommen, dass er im Begriff ist, seinen Verstand zu verlieren. Er spürt seine geistige Schwäche, und er meint, andere müssten dies aus dem, was er sagt und tut, sofort bemerken. Er kann nicht rechnen, kann nicht ernsthaft nachdenken, kann den Dingen nicht auf den Grund gehen. Vielleicht ist er einmal ein Philosoph gewesen, doch nun hat er seine Fähigkeit, Probleme philosophisch zu durchdringen, verloren; seine frühere geistige Tiefe ist ihm abhanden gekommen. Er zieht Schlussfolgerungen, die mehr von seinen Gefühlen als von seinem Verstand diktiert sind, und er beurteilt die Dinge nicht so, wie sie sind, sondern wie er sie sehen möchte. Fast gewinnt man den Eindruck, dass er den Wunsch hat, verrückt zu werden, so viel redet er davon. In Bezug auf seine psychische Verfassung und sein übertriebenes Wichtignehmen von Kleinigkeiten ist er rationalen Argumenten gegenüber wenig zugänglich, und dies verschlimmert sich im Laufe der Zeit immer mehr. Beruhigende Versicherungen seines Arztes, in den er immer Vertrauen gehabt hat, kann er nicht mehr akzeptieren. Er weiß, die Dinge verhalten sich so und so – er verliert seinen Verstand, oder ihm passiert sonst etwas Schlimmes. Es scheint zwecklos zu sein, ihm derlei Vorstellungen ausreden zu wollen. Gleichwohl ist er noch nicht in eine Psychose abgerutscht, denn über andere Themen als seinen eigenen Geistes- und Gemütszustand kann er ganz vernünftig reden. Er bildet sich alles Mögliche ein, und man wundert sich wirklich, warum er über diese eingebildeten Dinge so lange nachdenkt, sind es doch ausgesprochene Lappalien. Dies ist auch der Fall, wenn er wirklich geisteskrank oder schwachsinnig wird oder einen allgemeinen Zusammenbruch erleidet. Es ist ein passiver Zustand, in welchem er nur dasitzt und über seine kleinen Probleme nachgrübelt, die ganz ohne Belang sind. »Sitzt den ganzen Tag da und zerbricht Holzstückchen oder verbiegt Stecknadeln.« Tut irgendwelche unwichtigen Dinge und beschäftigt sich auf diese Weise, verausgabt sich aber auch immer mehr, sodass er am Ende keinen klaren Gedanken mehr fassen kann. Auch beruflich bringt er kaum noch etwas zuwege. Wenn er eine Reihe von Zahlen zusammenrechnen soll, kommt er fast nie zu demselben Ergebnis; selbst die einfachsten Additionen und Subtraktionen sind ihm nicht mehr möglich. So viel grübelt er über all dies nach, so sehr wähnt er sich von allen beobachtet, dass ihm zuletzt, wenn er abends im Bett die Augen schließt, Phantasiegebilde vor die Augen treten. Sobald er zur Ruhe kommt, die Augen zumacht und glaubt, endlich einschlafen und alles, was ihn bedrängt, abschütteln zu können, muss er die Augen schleunigst wieder öffnen, weil ihm sonst widerwärtige Gesichter[CK1512] oder schreckliche Gespenster erscheinen; er kann seinen Geist einfach nicht davon befreien. Er kann nicht einschlafen, weil ihn ärgerliche Gedanken quälen[CK1507] oder weil er alle möglichen Gestalten sieht. Sein Geist ist ohne Struktur, sein Denken ohne Stringenz. Ein funktionsfähiger Verstand kann sich derartiger Torheiten erwehren, während sie für einen Calcarea-Patienten Anlass ausufernder Grübeleien sind. Spricht mit sich selbst: Wenn er allein dasitzt oder im Bett liegt, führt er mit allen möglichen Leuten aus seinem Bekanntenkreis Gespräche über die verschiedensten Themen. Dies nimmt im Laufe der Zeit immer mehr zu, und die Gesprächssituationen erscheinen ihm ganz real. Von einem gesunden Geist, einem normalen Verhalten ist dies zwar weit entfernt, gleichwohl ist der Patient kein Fall für die Psychiatrie, denn wenn er in Gesellschaft ist, hat er sich noch weitgehend unter Kontrolle – dann kann er sich ganz normal unterhalten. Nur wenn er allein ist, wenn er niemanden hat, mit dem er reden kann, verhält er sich so seltsam. »Sitzt da und zerbricht Holzstückchen oder verbiegt Stecknadeln« – ein solches Verhalten legt er an den Tag, wenn er in ein Delirium gerät oder tatsächlich verrückt wird. Dann knibbelt er an seinen Nägeln, zupft an seinen Fingern oder zeigt andere seltsame Verhaltensweisen. Wenn er die Augen schließt, sieht er menschliche Gesichter und alle möglichen Erscheinungen. »Meint, es würde jemand neben ihm herlaufen.«[GS] Dieses befremdliche Gefühl ist auch in der Prüfung von *Silicea* hervorgetreten [?], und auch bei *Petroleum* ist ein ähnliches Phänomen beobachtet worden. Es ist unwahrscheinlich, dass eine solche Sinnestäuschung bei jemandem auftritt, der völlig gesund und bei klarem Verstand ist. Umso häufiger unterliegen ihr nervenschwache, furchtsame Menschen, besonders Frauen. »Geistesverwirrung, mit schrecklichen Erscheinungen vor den Augen und Herzensangst ...«[AR20,2,177] [bei postpuerperaler Melancholie]. »Irrsinn; sieht sich von vielen Hunden umzingelt und erwehrt sich ihrer.«[GS] Hier eine Empfindung, die vor allem bei neurasthenischen Frauen vorkommt: »Ihr ist, als müsste sie im Zimmer hin und her rennen und schreien.«[GS] Sie hat das Gefühl, nicht anders zu können – sie muss einfach schreien. Dies kommt z.B. bei Personen vor, die durch einen Todesfall in der Familie erschüttert worden sind, etwa wenn eine Frau ihr Kind oder ihren Ehemann verloren hat oder eine junge Frau ihren Zukünftigen. Sie ist untröstlich und nervlich völlig überreizt. Es ist eine Art von Hysterie, die ich auch schon bei Männern beobachtet habe. Ich erinnere mich noch gut an einen Patienten, der durch geschäftliche Sorgen in einen solchen Zustand hineingeraten war und genau diese Empfindungen hatte. Er ging ständig in seiner Wohnung auf und ab – mit einem Gefühl, als müsste er in die Luft gehen, aus dem Fenster springen oder sonst etwas Verrücktes anstellen. Es ist ein Zustand größter nervöser Erregung, wie er auch bei der Hysterie vorkommt. »Sie denkt und spricht von Ermordung, Feueranlegen oder von Ratten und Mäusen.«[GY3] Dahinter steckt die gleiche Idee der Beschäftigung mit unbedeutenden und törichten Dingen, mit Dingen, die keinen Menschen interessieren. Wenn ich solche Verhaltensweisen bei Patienten beobachtet habe, habe ich sie immer nach dem Grund gefragt, und gewöhnlich bekam ich zur Antwort: »Ich hab' ja immer wieder versucht, damit aufzuhören, und wenn es dann nicht geklappt hat, habe ich eben weitergemacht; außerdem habe ich gemerkt, dass es mir irgendwie guttut.« »Geschwätz von Feuer, Mord, Ratten und Mäusen.«[SK200] Nun, dies soll Ihnen nur als Beispiel dienen; Ihr Patient wird vielleicht ganz anderen Unsinn erzählen. Ich will damit nur veranschaulichen, dass die Patienten dazu neigen, sich mit solch törichten Dingen aufzuhalten, und dass sie darüber keine Kontrolle haben. Die Gedanken kreisen ständig in ihrem Kopf, oder sie müssen in einem fort davon reden.

Der Calcarea-Patient kann heftige Schreianfälle bekommen[GS], andererseits aber auch sehr wortkarg sein[CK36]. Er spricht mit sich selbst, wenn er allein ist, doch in Gesellschaft weigert er sich oft, an Gesprächen teilzunehmen, und sitzt die ganze Zeit schweigend dabei. »Unaufgelegt zu sprechen, ohne mißlaunig zu seyn.«[CK37] Es kommt auch vor, dass der Patient Widerwillen gegen seine Arbeit entwickelt[CK58] und dann von heute auf morgen seinen Job an den Nagel hängt. Ein Kaufmann, der viel gearbeitet und es mit seinem Geschäft weit gebracht hat, kann davon so ausgelaugt sein, dass er unvermittelt sein blühendes Unternehmen im Stich lässt, nach Hause fährt und fortan keinen Finger mehr rührt. Als Grund führt er dann an, er sei für das Geschäftsleben eben nicht geschaffen, er sei die Arbeit restlos leid. Er habe die Befürchtung, er würde verrückt werden, wenn er noch einen Tag länger zur Arbeit ginge. Er möchte von seinen Geschäften nichts mehr sehen und hören. Es ist offenkundig, dass dieser Calcarea-Patient nicht durch irgendwelche Sorgen um sein Geschäft in einen solchen Zustand von Schwäche und Erschöpfung hineingeraten ist (obwohl das ebenfalls vorkommt). Was ich meine, ist vielmehr, dass er sich so lange mit seiner Arbeit verausgabt hat, bis er absolut nicht mehr weitermachen konnte. Erst dann hat er – mitten in seiner erfolgreichen Tätigkeit – alles stehen und liegen lassen und sich völlig zurückgezogen. Äußerlich betrachtet könnte man den Eindruck gewinnen, dass dieser Mensch ein Faulpelz ist. Doch es ist eher eine Art Geisteskrankheit, keine Faulheit, wie sie dem Vagabunden eigen ist – obwohl auch diese unter Umständen durch Calcarea geheilt werden mag. Nein, er ist sehr fleißig gewesen, und urplötzlich hat sich dies ins Gegenteil verkehrt. Eine große Veränderung hat in seinem Inneren stattgefunden, und nun entwickelt er bestimmte Symptome. Es sind nicht Menschen, die faul geboren wurden, die schon immer arbeitsscheu gewesen sind, sondern Menschen, die so *geworden* sind. Es ist wie bei dem frommen, rechtschaffenen Mann, der sich plötzlich verändert und gotteslästerlich zu fluchen beginnt. Hier wissen wir natürlich, dass es sich um ein Symptom von Geistesgestörtheit handelt. Auf der anderen Seite gibt es Patienten, die immer normal fleißig gewesen sind und auf einmal eine manische Arbeitswut entwickeln, in der sie beinahe Tag und Nacht arbeiten können; sie stehen früh auf und gehen erst ganz spät zu Bett. Dies ist ebenfalls ein krankhafter Zustand. Die Repertoriumsrubrik »Fleiß« bedeutet demnach keinen normalen Fleiß, sondern einen Fleiß, der zu einem Symptom übersteigert ist – im Sinne von Arbeitswut.

»Wimmern.«[GS] »Niedergeschlagen und melancholisch ...«[CK1] Es mutet seltsam an, wenn man erlebt, wie ein fröhliches Mädchen von 8 oder 9 Jahren plötzlich traurige, melancholische Züge bekommt und von der Zukunft zu sprechen beginnt[CK3], von den Engeln und dass sie sterben möchte, um zu ihnen zu gelangen; voller Traurigkeit liest sie den ganzen Tag in der Bibel. Das ist wirklich ein seltsames Verhalten – und Calcarea hat (neben *Arsenicum* und *Lachesis*) solche Kinder geheilt. Diese Kinder wirken meist etwas altklug; sie haben immer brav am sonntäglichen Religionsunterricht teilgenommen und die Dinge, die sie dort gelernt haben, zu ernst genommen. Traurige, unglückliche Kinder – und andererseits alte Leute, die des Lebens überdrüssig geworden sind. Dieser Zustand ist dem von *Aurum* nicht ganz unähnlich. Bei der Besprechung von *Aurum* bin ich näher darauf eingegangen, dass die größte Liebe die Liebe zum Leben ist; und wenn ein Mensch aufhört, sein eigenes Leben zu lieben, wenn er Abscheu davor empfindet und lieber sterben möchte, dann befindet er sich im Grenzbereich zur Psychose. Genaugenommen handelt es sich dabei um eine Beeinträchtigung der Willenssphäre, des Antriebs, des Gefühlslebens. Es bedarf keiner außergewöhnlichen Beobachtungsgabe, um zu erkennen, dass es bei den Psychosen zwei grundverschiedene Bereiche oder Ebenen gibt, die erkranken können: zum einen die Ebene der Affekte und zum anderen die Ebene des Intellekts. Die eine Ebene kann weitgehend intakt sein, während die andere schon völlig zerstört ist. Bei Calcarea kann jede der beiden Ebenen gleich stark betroffen sein, entweder die eine oder die andere. Der eine Patient kann z. B. überwiegend in seiner Willenssphäre gestört sein, sodass all seine positiven Gefühle abgestorben oder pervertiert sind; kein Gefühl ist mehr so wie früher, als er noch gesund war, selbst seine Familie oder einzelne Familienmitglieder kann er nicht mehr ausstehen. Oder das Gefühlsleben des Patienten ist einigermaßer intakt geblieben, dafür lässt ihn der Verstand zunehmend im Stich, und er stellt alle möglichen verrückten Dinge an.

Der Calcarea-carbonica-Patient ist voller Furchtsamkeit. Lebensüberdruss, Hoffnungslosigkeit und Angst machen sich breit. Die Welt erscheint düster und trostlos. »Furcht, dass etwas Trauriges oder Schreckliches passieren wird.«[GS(CK22 ff.)] »Sie befürchtet, den Verstand zu verlieren.«[CK26] »Sie fürchtet, die Leute sehen ihr ihre Verwirrtheit im Kopfe an.«[CK27] »Furcht: vor dem Tod[AR17,1,8]; vor Abzehrung[CK25]; vor Unglück[CK23]; vor dem Alleinsein[(CK21)].«[GS] Die Ängste von Calcarea sind zahlreich, besonders wenn die Willenssphäre in Mitleidenschaft gezogen ist. Der Patient ist schreckhaft[CK], er fährt von jedem nahen Geräusch zusammen.[CK34] Aufschrecken aus dem Schlaf.[CK1516] Kann nachts nicht schlafen, findet weder körperlich noch geistig Ruhe.[CK1500 ff.] »Schauderige, fürchterliche Träume«[CK1582] stören seinen Schlaf. Unruhiger Schlaf.[CK1547] »Große Beängstigung und Athemnoth.«[AZ31,236] »Aengstliche Unruhe und Vielthätigkeit ...«[CK17] »Große Angst und Herzklopfen.«[CK14] »Verzweiflung über zerrüttete Gesundheit«[CK], ohne alle Hoffnung auf Genesung.[AR17,1,8] All diese Symptome treten bei den beschriebenen leukophlegmatischen, blassen, schlaffen, kränklichen Individuen auf. »Kind mürrisch, quengelig, unruhig.«[GS] Viele Beschwerden nach geistiger Anstrengung[GS], nach Aufregung[GY25], nach dem mindesten Ärger[BÖ208] oder nach Schreck[GY53].

Der Calcarea-carbonica-Patient hat eine ausgesprochene Neigung zu *Schwindel*. So große Herz- und Kreislaufschwäche, dass er von der geringsten Aufregung Herzklopfen bekommt und bei jeder körperlichen Anstrengung außer

Atem gerät[GY42]. Diese Anstrengungen haben einen solchen Einfluss auf die Blutzirkulation, speziell die Hirndurchblutung, und sie wirken sich so sehr auf den Intellekt und auf das Sensorium aus, dass fast bei jeder Gelegenheit augenblicklich Schwindel entsteht, verknüpft mit allen nur erdenklichen Symptomen. Furcht, Angst und Schwindel. Wenn der Patient von Emotionen aufgewühlt wird, wird ihm schwindelig. Beim Treppensteigen drängt das Blut in seinen Kopf – ihm wird schwindelig. Geistige Anstrengung verursacht Kopfeingenommenheit und Schwindel. Bei seelischen Erschütterungen, schlechten Nachrichten, Ärger[CK91] oder sonstigen Aufregungen macht sich sogleich Schwindel bemerkbar. Benommenheit, Blutandrang zum Kopf, kalte, schweißbedeckte Extremitäten – verbunden mit Schwindel. »Schwindel beim hoch Steigen«[CK]; dies liegt an der Anstrengung des Steigens: das Blut drängt in den Kopf, und Schwindel setzt ein. »Schwindel beim Treppen-[CK] oder Bergaufsteigen«[GS]; beim Aufrichten vom Bücken.[GY5] »Schwindel beim schnell Drehen des Kopfes, und auch in der Ruhe.«[CK92] »Schwindel beim Gehen im Freien, als sollte er taumeln, besonders bei schnellem Wenden des Kopfes.«[CK97] Die meisten dieser Schwindelsymptome haben als gemeinsamen Nenner die Modalität *Schlimmer durch Anstrengung*.

Eines der auffallendsten Symptome im *Kopfbereich* ist der Schweiß; Kopfschweiß bei der geringsten Anstrengung. Der Calcarea-Patient schwitzt im Gesicht, auch wenn er sonst nirgends schwitzt, und sein Kopf ist mit kaltem Schweiß bedeckt, während die Haut sonst überall trocken ist. Entsprechendes lässt sich von den Füßen sagen. Wenn die Füße kalt werden, fangen sie an zu schwitzen, ebenso wenn sie sehr warm sind. Normalerweise würde man erwarten, dass jemand, der in einen kühlen Raum kommt, sofort aufhört zu schwitzen; dem Calcarea-Patienten jedoch bricht in einem kühlen Raum der Schweiß aus[CK1615], vornehmlich auf dem Kopf und an den Füßen. Besonders schwitzt er auf der Stirn, sodass er von jeder Zugluft fröstelt und schließlich Kopfschmerzen bekommt. Kältegefühl auf der Kopfhaut, sodass er oft eine Kopfbedeckung tragen muss. Bei Kopfkongestion kann der Kopf gelegentlich aber auch als sehr heiß empfunden werden. Die Kopfschmerzen von Calcarea sind oft von betäubendem, drückendem Charakter und gehen mit Unbesinnlichkeit und Benebelung des Kopfes einher.[CK113] Der Calcarea-Patient hat fast immer ein gewisses Maß an katarrhalischer Absonderung aus der Nase, die aber versiegt, sobald er sich an einem kühlen Ort aufhält – und dann bekommt er Kopfschmerzen. Kopfschmerzen über den Augen, in der Stirn. Kongestion des Kopfes, des Hinterkopfes. »Reißender Kopfschmerz über den Augen, bis in die Nase herunter ...«[GS] ist charakteristisch für Calcarea. Manchmal hat der Patient den Eindruck, als befände sich dort ein dicker Keil; diese Empfindung wird durch heiße Umschläge und Dunkelheit gelindert, durch Tageslicht verstärkt. Er muss einen dunklen Raum aufsuchen und sich hinlegen, um etwas Erleichterung zu bekommen. Diese Art von Kopfweh nimmt im Laufe des Tages immer mehr zu, bis der Schmerz gegen Abend so heftig wird, dass sich Übelkeit und Erbrechen einstellen. Es ist ein konstitutioneller Kopfschmerz, der alle zwei Wochen auftreten kann. Kopfschmerzen, die wöchentlich oder zweiwöchentlich wiederkehren, von migräneartigem Charakter. Gewöhnlich zeigen sie diese Art von Periodizität, doch können sie auch unabhängig davon durch Kälteexposition entstehen, wie etwa durch längeres Fahren in kaltem Wind. Der Calcarea-Patient ist ein Mensch, der schnell friert, und wenn er sich verkühlt, kann auch dadurch ein Migräneanfall ausgelöst werden. »Oft halbseitige Kopfschmerzen ...«[CK104], vorzugsweise auf der linken Seite; schlimmer durch Geräusche und durch Sprechen, besser am Abend[GS], durch Liegen im Dunkeln. Schmerzen in den Schläfen, die sich bis in die Nasenwurzel erstrecken. Auch die Schmerzen aus der Supraorbitalregion ziehen bevorzugt in die Nase. Die Schläfenschmerzen scheinen ein Gefühl des Spannens in der Stirn[CK146] zu verursachen. Die Kopfschmerzen von Calcarea verschlimmern sich im Allgemeinen durch Bewegung, durch Gehen [im Freien[CS]] und durch Sprechen. Die meisten Calcarea-Kopfschmerzen sind von drückendem oder reißendem Charakter und gehen, sobald sie heftiger werden, mit Klopfen und Pulsieren einher. Das Klopfen ist so stark, dass die Patienten es häufig auch als ein Hämmern[CK] beschreiben. »Erschütternde, stechend-klopfende Kopfschmerzen, als würde der Kopf gespalten ...«[GS] »Schmerzhafte Erschütterung im Gehirne ... bei geringem Schütteln des Kopfes und bei jedem Tritte.«[CK209] Manchmal verspürt der Patient eine eisige Kälte im oder am Kopf[CK206], verbunden mit dem Gefühl, als sei der kalte Kopf taub oder aus Holz. Diese Taubheit wiederum kann ihm den Eindruck vermitteln, als habe er eine Kappe oder einen Helm auf dem Kopf. All diese Empfindungen sind für den Patienten nicht leicht zu beschreiben, und bisweilen sind sie auch ein und dasselbe. Alle Kopfschmerzen von Calcarea sind mehr oder weniger kongestiv. Eine Eigentümlichkeit des Mittels ist, dass die Körperoberfläche umso kälter wird, je ausgeprägter die inneren Organe kongestioniert sind. Bei Brust-, Magen- oder Bauchaffektionen werden Hände und Füße eiskalt und schweißig; und wenn der Patient mit Fieber im Bett liegt, ist die Kopfhaut gewöhnlich von kaltem Schweiß bedeckt. Das ist merkwürdig! Es ist durch keine pathologische Überlegung zu erklären, und wenn etwas so seltsam ist, dass man es logisch nicht erklären kann, wird es zu einem wertvollen Charakteristikum der Arznei, das man beim Verschreiben für einen Patienten nicht ohne Weiteres übergehen darf. Es ist fast ein Allgemeinsymptom, so durchgängig taucht es in der Pathogenese auf. So hat Calcarea etwa ein Brennen auf dem Scheitel[GS], welches oft gleichzeitig mit Kälte der Stirn besteht, oder der ganze Kopf fühlt sich kalt an – außer einer brennenden Stelle auf dem Scheitel. Wenn der Calcarea-Patient bei kaltem Wetter spazierengeht, hat er zumeist einen kalten Kopf und eiskalte Füße; sobald aber die Füße im Hause warm werden, schlägt dies ins Gegenteil um, und sie fangen an zu brennen, sodass sie schließlich aus dem Bett gestreckt werden müssen. Dies hat unerfahrene Homöopathen oft veranlasst, *Sulfur* zu verordnen, weil es ein ›Keynote‹ dieser Arznei ist. All diejenigen, die nach Keynotes verschreiben, verabreichen *Sulfur*, wann immer ein Patient seine Füße aus dem Bett streckt. Aber es gibt eine ganze Reihe von Arzneien mit Hitze und Brennen der Füße, sodass wir hier wahrhaftig nicht auf dieses eine Mittel beschränkt sind.

Calcarea neigt zu Affektionen der Schädelknochen und allgemein des äußeren Kopfes. Langsames Wachstum der Schädelknochen bei Kindern; die Fontanellen bleiben lange offen.[HH81] Hydrozephalus mit Ausweitung der Liquorräume; das Knochenwachstum kann mit dem Wachstum des Kopfes nicht Schritt halten, sodass die Suturen sich zu trennen beginnen und der Kopfumfang immer mehr zunimmt. Bei hydrozephalischen Kindern ist das Schwitzen des Kopfes ein sehr verbreitetes Phänomen. Wenn der Kopf des Kindes nachts auf dem Kopfkissen liegt, fließt der Schweiß nur so herunter und macht das Kissen in großem Umkreis nass. Nachts ist das Schwitzen des Kopfes besonders ausgeprägt. Dieses Nasswerden des Kopfkissens ist auch typisch für Menschen, die an Gehirnerweichung leiden.[GS] Kinder, die sich gerade in einer schwierigen Zahnungsphase befinden, haben oft auch schreckliche Träume; sie schreien nachts laut auf, und am nächsten Morgen ist das Kopfkissen völlig durchnässt! Alte, plethorische Patienten, schwindsüchtige, hinfällige Kranke oder dicke, schlaffe Lymphatiker mit vergrößerten Drüsen und Lymphknoten: sie alle neigen nachts sowie bei der geringsten Anstrengung zu diesen profusen Kopfschweißen, zu kaltem Schweiß auf dem Kopf, wenn sie Calcarea benötigen. Das Haar fällt aus[CK], nicht auf die im Alter normale Art, sondern stellenweise. An den Kopfseiten oder am Hinterkopf werden plötzlich einzelne kahle Bezirke erkennbar; büschelweise fallen an zwei oder drei Stellen die Haare aus. Häufig finden sich bei Calcarea auch Hautausschläge auf dem Kopf und im Gesicht[CK228 ff.]; Kopfhautekzeme bei Kindern und Säuglingen. »Dicke Schorfe auf dem Kopf, mit gelbem Eiter ...«[GS] Übelriechende Ausschläge.

Die *Augen* sind an der Symptomatik in erheblichem Maße beteiligt, und Calcarea kann für den Augenarzt von großem Wert sein – wenn er es denn zu nutzen weiß. Es ist kein Allheilmittel für Augenentzündungen, sondern passt vor allem für die besagten dicken, schlaffen Konstitutionen, bei denen jede Erkältung die Augen mit entzünden lässt. Wenn eine solche Entzündung einige Tage anhält und in Ulzeration überzugehen droht, dann denke man an Calcarea.

Winzige Bläschen oder Pusteln bilden sich auf der Hornhaut, brechen auf und dehnen sich zu kleinen Geschwüren aus.[GS] Augenbeschwerden entstehen bei Calcarea besonders als Folge von Durchnässung der Füße, von Fahrtwind und von nasskaltem Wetter. Bei allen Augen- und Kopfbeschwerden besteht eine so ausgeprägte Photophobie, dass der Patient selbst normale Lichtverhältnisse nicht toleriert[CK315 f.], und sich draußen im Sonnenlicht aufzuhalten ist sogar schmerzhaft. Oftmals beginnen Augenentzündungen damit, dass er sich hellem Sonnenlicht ausgesetzt, fortwährend auf einen Gegenstand geblickt oder die Augen anderweitig überanstrengt hat. Alle Anstrengungen dieser Art führen bei Calcarea zu Kopfschmerzen und Augenleiden. Oft besteht eine Schwäche einzelner Augenmuskeln, die dann durch gesteigerte Anspannung anderer Augenmuskeln ausgeglichen werden muss. Akkommodationsstörungen, verstärkt bei jeder Anstrengung der Augen; dies entspricht exakt der für Calcarea so typischen allgemeinen Modalität »Schlimmer durch Anstrengung«. Jede auch nur etwas längere Anstrengung ist dem Patienten abträglich, und das gilt gleichermaßen für den Organismus als Ganzes wie für seine Teile. Lesen, Schreiben und konzentriertes Blicken in eine Richtung ist, wie Sie wissen, für die Augen eine anstrengende Sache, und deshalb bringen auch diese Tätigkeiten eine Verschlimmerung seiner Beschwerden mit sich. Die Arznei hat Katarakt geheilt, wenn die übrigen Symptome des Patienten genügend Hinweise auf Calcarea als sein Konstitutionsmittel geliefert haben. Andere Augen- bzw. Visusstörungen von Calcarea treten in Verbindung mit Kopfaffektionen auf, in Verbindung mit Fiebererkrankungen oder wenn er sich durch eine größere Anstrengung verausgabt hat. Er gerät dabei leicht in eine Art Exzitationszustand mit fast deliranter Geistesverwirrung, und dann kann es passieren, dass er beim Schließen der Augen die schrecklichsten Erscheinungen hat, Geister, Gespenster etc.[CK1511 f.] Weitere Sehstörungen: Lange bevor mit Hilfe des Ophthalmoskops irgendwelche Veränderungen an den Geweben festzustellen sind, an der Netzhaut, dem Glaskörper usw., klagt der Patient über Rauch oder Dampf in seinem Gesichtsfeld, als blicke er durch einen Schleier oder durch eine Wolke – was alles auf ein und dasselbe hinausläuft. »Trübsichtigkeit.«[CK] Das Sehvermögen ist eingeschränkt, die Augenmuskeln sind schwach. Mit der zunehmenden allgemeinen Schwäche kann das Trübsehen allmählich in völlige Blindheit übergehen. Alle Augensymptome des Calcarea-Patienten, seine Kopfschmerzen und seine nervösen Symptome werden durch Lesen und stetes Blicken auf einen Gegenstand verschlimmert. Nach einer solchen Anstrengung ist er sehr erschöpft, und dann bekommt er reißende Schmerzen über oder hinter den Augen oder auch an anderen Stellen im Kopf. Das ist ein für Calcarea typischer Kopfschmerz, unter dem er oft zu leiden hat. Bei dieser Art von Überanstrengung der Augen ist Calcarea ein wunderbares Heilmittel *(Onosmodium)*.

Calcarea hat auch viele Fälle von Hornhauttrübung geheilt *(Baryta jodata)*; allerdings kann man in lange bestehenden Fällen niemals eine Heilung versprechen. Eine Hornhauttrübung ist eine Krankheitsfolge, für die der vernünftige Homöopath nie verschreiben wird, und deswegen kann er sich hier auch auf keine Prognose einlassen. Er verschreibt für den Patienten, nicht für eine Krankheitsfolge. Wenn eine Trübung der Kornea vorhanden ist, so ist dies kein Symptom, sondern nur das, was von einer vorangegangenen Erkrankung übriggeblieben ist. Nicht selten aber passiert es, dass ein Patient, der auf der Basis seiner allgemeinen Symptome die passende Arznei bekommen hat, nach einer gewissen Zeit auch seinen Hornhautfleck verliert. Dem Patienten geht es insgesamt besser, und er fühlt sich besser. Seine aktuellen Symptome lassen nach, und wenn sie ganz verschwunden sind, gehen unter Umständen auch etwaige pathologischen Restzustände zurück. Geben Sie nicht die Hoffnung auf, wenn dies längere Zeit auf sich warten lässt! Wenn alle Symptome des Patienten vergangen sind, wenn es ihm gut geht und er gut isst und gut schläft, glauben Sie nicht, dass nicht auch noch die Hornhauttrübung verschwinden kann, denn genau das ist manchmal der Fall. Ich habe Patienten gehabt, die ich, weil all ihre Symptome verschwunden waren, als geheilt entlassen hatte und die dann nach Jahren wegen einer solchen Sache wiederkamen – und ich war so töricht, ihnen zu sagen: »Nun, ich glaube nicht, dass diese Trübung (oder irgendein anderer Restzustand) jemals weggehen wird. Aber es geht Ihnen gut, es gibt nichts, wofür ich Ihnen noch etwas verschreiben könnte; daher wäre es wenig sinnvoll, wenn Sie noch irgendeine Arznei einnähmen.« Doch ein halbes Jahr später kam dann der eine oder andere erneut zu mir und fragte: »Glauben Sie, Herr Doktor, dass Ihre Behandlung von damals etwas damit zu tun hat, dass ich jetzt endlich auch dieses übriggebliebene Übel loszuwerden scheine? Es ist nämlich schon fast ganz verschwunden!« Ich erzähle Ihnen das nur, damit Sie eine Vorstellung davon bekommen, wie lange es dauern kann, bis im Organismus wieder Ordnung eingekehrt ist, bis die Natur schlechtes Gewebe durch gutes, gesundes ersetzt und ein Organ völlig wiederhergestellt hat. Es braucht seine Zeit, und in Bezug auf das Ergebnis sollten wir uns am besten auf alles gefasst machen. Es kann durchaus sein, dass von dem verabreichten Arzneimittel nichts mehr zu erwarten ist, dass es alles getan hat, was es zu tun vermag. Aber auch eine andere Reaktion ist möglich, wie ich beobachtet habe: Selbst wenn in einem Fall keine Symptome mehr vorhanden waren und ich lange Zeit zugewartet hatte, ohne dass neue Symptome aufgetaucht wären, habe ich erlebt, dass eine neuerliche Dosis desjenigen Mittels, das für die letzten Symptome verabreicht worden war, dem Patienten noch einmal einen großen Schub gab und auch die pathologischen Restzustände zu beseitigen begann. Um auf Calcarea zurückzukommen ... Das Mittel kann dem Augenarzt ein guter Freund sein, und jeder Arzt sollte bei Augenerkrankungen ein ebenso guter Verordner sein, wie es der Augenarzt sein kann – wenn er denn für den Patienten und nicht für dessen Lokalsymptome verschreibt. Was die Arzneiwahl anbelangt, habe ich meine Zweifel, ob es so etwas wie spezifische Mittel gibt, denn der homöopathische Arzt verschreibt stets für den *Patienten*, ob dieser nun an den Augen erkrankt ist, an den Ohren, am Hals, an den Lungen oder an der Leber.

Auch an den *Ohren* finden wir bei Calcarea eine Vielzahl an Beschwerden. Das Mittel ruft dicken, gelben Ausfluss aus den Ohren hervor. Kaltes, frostiges Wetter verursacht Ohrenbeschwerden. Es ist sehr wahrscheinlich, dass der Calcarea-Patient durch Kälteexposition, Kaltwerden oder plötzlichen Umschlag zu nasskaltem Wetter zusätzlich zu den anderen Leiden auch Ohrenbeschwerden bekommt. Für den Ohrenausfluss gilt das Gleiche wie für die anderen katarrhalischen Erkrankungen, dass es nämlich dem Patienten vergleichsweise gut geht, solange der Ausfluss reichlich fließt. Durch Kälteeinwirkung jedoch lässt der Katarrh etwas nach, und wenn dies eintritt, steigert sich die Entzündung, und höchstwahrscheinlich fängt es in den Ohren an zu klopfen, und Kopfschmerzen entstehen. Dieser Prozess wiederholt sich bei jeder Kälteexposition. Ob sich der Katarrh in der Nase, den Augen oder den Ohren abspielt, es kommt bei Verkühlung zu Kopfschmerzen. Der Calcarea-Patient ist so kälteempfindlich, wird durch kaltes Wetter und Kälteeinwirkung jeder Art so leicht aus dem Gleichgewicht gebracht, dass es für ihn fast unmöglich wird, sich durch Kleidung ausreichend zu schützen. Er ist schlaff und schwach, wenig widerstandsfähig und sehr empfindlich auf alles, was ihn umgibt. Wenn er an den Ohren erkrankt, kann er an Schwerhörigkeit[CK] leiden, an einem Mittelohrabszess, an einem Tubenkatarrh oder was immer; stets aber führen diese Affektionen Kopfschmerzen herbei, und rund um die Ohren sind die Lymphknoten geschwollen.

Der Katarrh der *Nase* ist bei Calcarea überaus lästig und beschwerlich. Es sind hartnäckige, sich lange hinschleppende Katarrhe mit dickem, gelbem Sekret, das häufig große Borken in der Nase bildet. Der Patient schnaubt des Morgens riesengroße, schwärzlich-blutige Klumpen aus. Einen Teil der Nacht atmet er durch die Nase, und dann ist diese so verstopft, dass er die übrige Nacht durch den Mund atmen muss. Calcarea hat unzählige Male Nasenpolypen geheilt. Im Vertrauen auf das Symptomenbild kann sich der homöopathische Arzt nach Studium des Falles meist sicher sein, dass die Arznei, die er allein aufgrund dieser Symptome wählt, für den *Patienten* passen wird. Er sagt sich: Dieser Patient braucht Calcarea, daran kann kein Zweifel bestehen. Er gibt ihm das Mittel und entlässt ihn nach Hause. Nach drei oder vier Wochen kommt der Patient mit einer gallertartigen, zähen Masse auf dem Taschentuch wieder und sagt: »Schauen Sie mal, Herr Doktor, was da aus meiner Nase gekommen ist. Glauben Sie, dass Ihre Medizin etwas damit zu tun hat?« Möglicherweise wusste der Arzt nicht einmal von der Existenz dieser Polypen! Doch einerlei, ob Polypen bekannt sind oder nicht, es hat auf die Verschreibung keinerlei Einfluss. Wir können als Homöopathen – außer durch unsere Arzneien – ohnehin keine Polypen entfernen, daher müssen wir das Abtragen oder Abschnüren dieser Gewächse denen überlassen, die von der Homöopathie nichts verstehen. Somit ist auch eine entsprechende Untersuchung nicht so wichtig, wie es für diejenigen ist, die sich auf die Beseitigung der Polypen konzentrieren und dabei den Menschen außer Acht lassen. Affektionen der Nasenknochen; d. h., die Katarrhe sind so langwierig und so tief verwurzelt, dass schließlich die Knochen und die Knorpel der Nase infiltriert und letztlich zerstört werden. Dann schneiden Chirurgen Knochen- oder Knorpelstückchen heraus und veranstalten diverse Operationen, die ich hier nicht alle erläutern kann. Doch um wirklich geheilt zu werden, sollte der Patient auch dann noch einen Homöopathen aufsuchen, wenn er schon operiert worden ist. Noch besser aber wäre es, er würde erst geheilt, und wenn dann noch etwas zu entfernen ist, möge er sich eventuell einer Operation unterziehen.

Das *Gesicht* ist kränklich, kalt, mit Schweiß bedeckt. Schweißperlen im Gesicht von der leichtesten Anstrengung, manchmal aber auch nachts, besonders auf der Stirn. »Kalter Schweiß im Gesicht.« »Blasse, cachectische Gesichtsfarbe«[AZ13,68], wie wir sie in fortgeschrittenen Fällen von Krebs und Schwindsucht sehen. Bleiches, aufgedunsenes Gesicht.[AZ13,68] »Jücken und Ausschlag im Gesichte.«[CK] Ausschlag im Bereich der Lippen. Aufgesprungene Lippen[CK429], rau und blutig. Wundheit des Mundes. Schmerzhafte Schwellung der Parotiden, der Unterkiefer-[CK446] wie der Unterzungendrüsen. Fast immer sind Drüsen und Lymphknoten bei Calcarea-Beschwerden mit beteiligt.

Calcarea ist ein wichtiges Heilmittel bei *chronischen Halsentzündungen*. Die Racheninspektion allein reicht in der Regel nicht aus, um darauf eine Verschreibung zu gründen. Die Halsbeschwerden treten aber bei Personen auf, die sich so häufig erkälten[CK1449], dass ihnen kaum Zeit bleibt, sich von einer Erkältung zu erholen, bevor sie von der nächsten ereilt werden. Dieses beständige Rezidivieren verleiht dem Beschwerdebild den Charakter einer chronischen Angina. Am Anfang der Erkältung mögen wir es mit einer *Belladonna*-Symptomatik zu tun haben – was ziemlich wahrscheinlich ist –, doch noch bevor der Patient mit Hilfe dieses Mittels die Erkältung ganz überwunden hat, hat er sich schon die nächste zugezogen. Prägen Sie sich ein, dass dieses leichte Erkälten typisch für den Calcarea-Patienten ist; er erkältet sich fast von jedem Luftzug, durch jede Kälteeinwirkung und durch nasskaltes Wetter. Sobald er seine *Belladonna*-Halsentzündung überstanden zu haben glaubt, hat er sich schon aufs Neue erkältet. Möglicherweise konnten die Beschwerden zwei- oder dreimal mit *Belladonna* gelindert werden, doch dann chronifiziert sich der Zustand, und es bilden sich kleine, rote Flecken auf der Rachenschleimhaut, vielleicht sogar kleine Ulzera. Diese Veränderungen dehnen sich allmählich immer mehr aus. Sie gehen auf den Gaumen über, mit wunder Zunge und einem ständigen Trockenheits- und Würgegefühl im Hals; sie legen sich auf die Mandeln und erstrecken sich bis in die hinteren Nasenöffnungen, die sich mit dickem, gelbem Schleim füllen. Oft ist bei diesen chronischen Entzündungen auch das Zäpfchen gerötet und geschwollen.[CK530] »Hals geschwollen und gerötet«, aber in Flecken. Hals sehr schmerzhaft beim Schlucken.[CK521 ff.] Große Trockenheit des Halses.[CK535] »Krampfhafte Verengerung des Schlundes.«[CK518]

Der *Magen* und der gesamte Verdauungsapparat arbeiten bei Calcarea sehr langsam. »Speisen bleiben lange Zeit im Magen liegen«, sie werden nicht verdaut und säuern stark, besonders Milch. »Erbrechen des Genossenen mit saurem Geschmack.«[UE] »Milch bekömmt ihm nicht, macht ihm Uebelkeit und Brecherlichkeit.«[CK582] Anschwellung der Magengegend[CK656] und Völlegefühl[CK655]. »Nach wenigem Essen und

Trinken Auftreibung des Magens und Unterleibes.«[CK595] Verdauungsschwäche des Magens[CK]; Hyperazidität und Magenverstimmung von jeglichem Essen. Der Calcarea-Patient hat ein sehr starkes *Verlangen nach Eiern.*[GS] Besonders ausgeprägt sehen wir dies bei Kleinkindern: Bei jeder Mahlzeit wollen sie Eier haben, und Eier werden auch besser verdaut als alle anderen Nahrungsmittel. Es kommt sehr selten vor, dass Kleinkinder von Natur aus ein Verlangen nach Eiern haben. Anders das Calcarea-Kind, das darüber hinaus folgende Symptome zeigt: kalte Füße, dünne Gliedmaßen und großer Kopf; dicker, aufgetriebener Bauch; Magengrube geschwollen, tritt wie eine umgestülpte Untertasse hervor[GY14]; kalt und kälteempfindlich; blasse, wächsern aussehende Haut. »Gänzliche Appetitlosigkeit«[CK572]; wenn überhaupt noch ein Verlangen besteht, dann ist es das nach Eiern. Abscheu vor Fleischspeisen[CK]; Abneigung gegen warme[CK] oder gekochte[CK574] Speisen. Saures Erbrechen, saurer Durchfall; d.h., der Durchfall hat einen beißend-sauren Geruch, besonders bei Kindern.[GS] Bei Säuglingen, die gestillt werden, geht die Milch unverdaut wieder ab. Der Stuhl ist so sauer, dass sein Geruch in der Nase sticht; wo die Fäzes durch die Windel auf der Haut gehalten werden, machen sie die Gesäßbacken wund. Flatulenz. Der Unterleib ist aufgetrieben und hart[CK717]; es kommt auch vor, dass das Abdomen schlaff und eingefallen ist, aber die meiste Zeit ist es von Blähungen aufgetrieben. Wenn es gerade mal nicht aufgebläht ist, kann man unter Umständen Knoten unter den Bauchdecken feststellen. Die mesenterialen Lymphknoten sind verdickt und verhärtet[GS] und können dann durch die dünnen Bauchdecken getastet werden. Calcarea hat eine deutliche Disposition zur Tuberkulose, insbesondere zur Mesenteriallymphknotentuberkulose. Diese ist durch saure, wässrige Durchfälle gekennzeichnet sowie durch fortschreitende Abmagerung, besonders der Extremitäten. Jede Erkältung vermehrt die Verdauungsstörungen und das saure Erbrechen. Durchfall, der nicht zum Stillstand gebracht werden kann, weil er sich jedes Mal erneuert, sobald der Patient sich erkältet. Bei akuter Diarrhö wird *Dulcamara* oftmals Linderung bringen, aber wenn die Diarrhö mehrfach wiedergekehrt ist, kann *Dulcamara* nichts mehr ausrichten, und dann ist Calcarea eine der in Frage kommenden Arzneien.

Andererseits ist Calcarea eines der nützlichsten Mittel bei hartnäckiger *Stuhlverstopfung.*[CK791] Sowohl die mäßig durchfälligen als auch die harten Stühle sind nicht selten ganz weiß.[CK817] Bei Säuglingen, die mit Milch ernährt werden, erklärt sich die weiße oder helle Farbe des Stuhls aus dieser Tatsache. Bei Patienten aber, die normale Nahrung zu sich nehmen, wird der Stuhl hell, weiß oder gelblich, weil er acholisch ist und ihm die Gallenfarbstoffe fehlen; dies ist besonders bei Obstipation der Fall.

Calcarea ist eine Gärungsdyspepsie eigen, welche die Ansiedlung von Würmern[CK829ff.] begünstigt, sodass Calcarea-Babys häufig an Wurmbefall leiden. Die Würmer können sowohl mit dem Stuhl als auch mit Erbrochenem abgehen. Die Arznei korrigiert diese Verdauungsstörung (wenn die Symptome übereinstimmen) auf eine Weise, dass sich keine Würmer mehr im Darm halten können. Die Symptome verschwinden, und man fragt sich, was wohl aus den Würmern geworden ist. Statt Anthelminthika zu verabreichen, zieht es der Homöopath vor, die Verdauung bzw. das Darmmilieu so zu verändern, dass Würmer nicht darin gedeihen können. Und in der Tat: In einem gesunden Darm finden diese keine Existenzgrundlage mehr. Was nach Gabe des homöopathischen Mittels aus den Würmern wird, ob sie vertrieben werden oder ob sie vernichtet werden, ich weiß es nicht. Sie aber durch Abführmittel oder Vermifuga zu entfernen bedeutet, den Teufel mit Beelzebub auszutreiben, denn dies zerstört nur das Gleichgewicht der Säfte im Magen-Darm-Kanal, vermehrt die Verdauungsstörungen und begünstigt so den neuerlichen Wurmbefall. Mit allen Würmern, vom Magenausgang bis zum Rektum, verhält es sich nämlich so: All die verschiedenen Wurmarten stellen sich sehr leicht wieder ein, wenn ihre Fortpflanzung durch jeweils genau die richtige Säftemischung gewährleistet ist – sie kommen und wachsen und vermehren sich. Ich schätze, ich habe in den letzten zwanzig Jahren wenigstens fünfundzwanzigmal mittels Calcarea Bandwürmer[AR17,1,8] zum Verschwinden gebracht, und in den meisten Fällen wusste ich nichts von deren Existenz; ich hatte allein für die Patienten verschrieben. Ähnlich verhält es sich mit vielen anderen Mitteln, doch bei Calcarea ist es mir besonders häufig passiert.

Zu der allgemeinen Schlaffheit gesellt sich auch in sexueller Hinsicht eine gewisse Schwäche. Manchmal ist der Geschlechtstrieb zwar stark erhöht[CK922], sodass der Patient nachts davon wach gehalten wird, doch zeigt sich dann die Schwäche darin, dass er nach dem Beischlaf tagelang matt und angegriffen ist[CK942]; dabei bestehen Schwäche im Kreuz und in den Knien[CK943] sowie vermehrte Schweißneigung. Er muss sich wegen dieser Beschwerden immer relativ lange des Geschlechtsverkehrs enthalten.

Die Frau ist in ähnlicher Weise betroffen. Angesichts all dieser konstitutionellen Schwächen werden Sie nicht überrascht sein zu erfahren, dass Calcarea-Frauen häufig unfruchtbar[HH84] sind. Müde und schlapp, wie sie ist, ist die Patientin zur Fortpflanzung nicht in der Lage. Wie der Mann leidet sie nach jedem Koitus unter allgemeiner Schwäche und Mattigkeit[CK953], vermehrtem Schwitzen und Schlaflosigkeit. Die Geschlechtsorgane fühlen sich erschlafft an; der Uterus drückt nach unten, mit einer Empfindung, als wolle er nach außen treten. Bei Frauen wie Männern besteht ein Zustand allgemeiner Schwäche und Erschlaffung der Geschlechtsorgane. Calcarea hat eine Neigung zur Bildung von [Feig-] Warzen und polypösen Gewächsen, im Bereich der Genitalien wie auch allgemein; gestielte Gewächse, die weich und schwammig sind und leicht bluten.

Die Regelblutung ist gewöhnlich sehr stark, dauert zu lange und kehrt zu früh zurück.[CK] Oft kommt sie alle drei Wochen und hält dann eine ganze Woche an. »Monatliches *zu oft und zu reichlich, zu lange während* ...«[GY24] Die alten Homöopathen pflegten Frauen mit derartigen Menstruationsstörungen, wenn sie auch noch kalte und feuchte Füße hatten, fast immer Calcarea zu geben. Aber ich könnte Ihnen an die zwanzig Mittel nennen, die ebenfalls diese Symptomenkombination aufweisen ... Calcarea ist hier durchaus nicht immer angezeigt – nicht solange auch alle anderen Symptome für das Mittel sprechen. Es mag Ihnen gerechtfertigt erscheinen, bei Vorhandensein von fünf oder sechs Calcarea-Keynotes dieses Mittel zu verabreichen. Doch nehmen wir an, Sie hätten so viele Keynotes von Calcarea zusammen, die Patientin aber wäre eine *Pulsatilla*-Patientin – würden Sie dann erwarten, sie mit Calcarea heilen zu können? Gesetzt den Fall, die Patientin würde jede Form von Wärme meiden, sie würde sich nur leicht kleiden und sich gerne an der kühlen, frischen Luft aufhalten, gleichzeitig hätte sie aber ein Dutzend Calcarea-Keynotes – Sie würden jedes Mal mit Calcarea Schiffbruch erleiden! Wenn Sie nicht gleichermaßen die Lokalsymptome *und* die Allgemeinsymptome berücksichtigen, wenn das Mittel nicht in jeder Beziehung – innerlich wie äußerlich, allgemein wie lokal – zum Individuum passt, brauchen Sie keine Heilung zu erwarten. Darum sage ich: Verschreiben Sie nicht auf der Basis von Keynotes, sondern auf der Basis der Symptome des Patienten!

Die Schwäche und Erschlaffung des Muskelsystems, die wir in jedem Calcarea-Fall antreffen, geht bei Frauen zumeist mit *Leukorrhö* einher.[AZ13,69] Reichliche, dicke, Tag und Nacht abgehende Leukorrhö. Scharfer Ausfluss, verbunden mit fortwährendem Jucken, Beißen und Brennen. »Weissfluss, zuweilen dick und gelb ...«[GY22], von einer Menstruation bis zur nächsten anhaltend und sich mitunter auch damit vermischend. »Vaginale Polypen ...«[GS] »Brennendes Beißen, mit Wundheit, in der weiblichen Scham«[CK949] oder auch »heftiges Jucken und Wundheit der Vulva«[CS] infolge der Leukorrhö. Uterusblutungen als Folge von Aufregung, seelischem Schock, Furcht oder jeder anderen Art von Gemütserregung; durch Verheben oder sonstige Überanstrengung von Muskeln. Die Patientin kann sich vor Schlaffheit und Schwäche nicht anstrengen, weder körperlich noch geistig.

Die Beschwerden während der *Schwangerschaft* hängen gewöhnlich mit dieser großen Erschlaffung und Schwäche zusammen. Drohende Fehlgeburt.[GS] Nach der Entbindung größte Erschöpfung, Ermattung und starkes Schwitzen. Große Schwäche vom Stillen.

Auffällig bei der Stimme von Calcarea ist eine *schmerzlose Heiserkeit*.[CK1018] Die Stimmbänder sind ermüdet und können kaum beansprucht werden; es ist eine Art lähmiger Schwäche, eine Parese. Manchmal besteht reichliche Schleimabsonderung im Bereich des Kehlkopfes. Starke Reizung, aber zugleich Schwäche des Kehlkopfes. Bei der Heiserkeit fehlt das Brennen und das Wundheitsgefühl, wie wir es etwa bei *Belladonna* und *Phosphorus* finden. Die Heiserkeit von *Phosphorus* ist schmerzhaft, die von *Belladonna* sehr schmerzhaft; der Patient kann nicht sprechen, ohne dass es ihm weh tut. Der Calcarea-Patient dagegen wundert sich, warum ihm sein Kehlkopf Probleme bereitet, weil er nichts darin spürt. Dieser Zustand kann sich noch erheblich verschlechtern und angesichts der Tb-Neigung des Patienten in eine Kehlkopftuberkulose übergehen. Calcarea kann, wenn es frühzeitig gegeben wird, diese Neigung überwinden, und es hat auch schon manifeste Kehlkopftuberkulose geheilt. Viel Schleimrasseln in Kehlkopf, Luftröhre und Bronchien. »Schleim auf der Brust ...«[CK1023] Starke Dyspnoe. Atemnot und Kurzatmigkeit beim *Treppensteigen,* beim Gehen gegen den Wind[CK1062]. Alles, was irgendeine Anstrengung bedeutet, führt zu Atemnot. Wir sehen dies bei Asthma, bei Herz- und Brustschwäche, bei drohender Phthisis. Die Lungentuberkulose erkennt man häufig schon an der Art und Weise, wie der Patient atmet, denn alle Tb-Kranken sind von großer körperlicher Müdigkeit und Schwäche gezeichnet. Der Patient ist zu erschöpft, um noch zusätzliche Atemanstrengungen bewältigen zu können; er ermüdet sehr leicht, sodass er beim Treppensteigen, Bergaufgehen und selbst beim Gehen gegen den Wind große Schwierigkeiten bekommt.

Erkrankungen der *Atmungsorgane* gehören zu den wichtigsten Indikationen von Calcarea, und zwar allgemein, nicht nur in Bezug auf einige spezifische Leiden. Wir finden in der Pathogenese blutigen Auswurf[CK1053 f.] bzw. Bluthusten[GS], anhaltenden Husten[CK1036], viel Auswurf von dickem, gelbem Schleim[CK1049 f.] und sogar von Eiter[CK1052]; häufig Schleimauswurf von süßlichem Geschmack[CK1050] (wie bei *Phosphorus* und *Stannum*); Ulzerationen und Lungenabszesse.[GS] »Kitzelhusten, wie von Federstaub im Halse.«[CK1027] Wir finden – im Hinblick auf drohende Lungenphthise – die beginnende Abmagerung, die Blässe, die Empfindlichkeit auf Kälte, auf kalte Luft, auf Wetterwechsel, auf feuchtes Wetter und auf Wind. Der Patient erkältet sich häufig, und stets schlagen die Erkältungen auf die Brust; seine Gliedmaßen magern allmählich immer mehr ab; er ist ständig müde und erschöpft. Jeder, der sich mit Tuberkulose auskennt, wird damit rechnen, dass ein solcher Mensch, wenn er zu husten anfängt, nicht mehr weit davon entfernt ist, schwindsüchtig zu werden. Calcarea entspricht genau jener konstitutionellen Schwäche, wie sie in den ersten Stadien der Phthisis vorhanden ist oder dieser vorangeht. Es dämmt die spezifischen Entzündungsherde ein und unterbindet die ständigen Erkältungen, die der Tuberkulose den Boden bereiten. Der Patient fühlt sich nach der Einnahme von Calcarea zunehmend wohler; das Mittel verbessert seinen Allgemeinzustand und veranlasst sogar die Einkapselung der Tuberkel. Diese verwandeln sich von der käsigen in die verkalkte Form, und verkalkte Herde sind noch lange danach in den Lungen nachgewiesen worden. Selbst wenn die Tuberkulose schon ziemlich fortgeschritten war, sind Patienten nach der Einnahme von Calcarea wieder ganz gesund geworden. Natürlich muss man bei weit fortgeschrittener Phthisis immer mit dem Ableben der Betroffenen rechnen. Bewahren Sie sich im Hinblick auf die Heilungschancen von Schwindsucht daher stets einen gewissen Skeptizismus. Alle Augenblicke kommt ja heutzutage jemand mit irgendeinem Mittel gegen Schwindsucht auf den Markt, mit einer neuen Heilmethode. Keiner, der etwas von der Natur dieser Krankheit versteht, wird in solche Dinge großes Vertrauen setzen, und gegenüber jemandem, der hier Heilung verspricht, verliere ich allen Respekt. Er muss entweder verrückt sein oder Schlimmeres. Gewöhnlich ist er hinter dem Geld her, das damit zu verdienen ist. Kaum ein Sachkundiger wird der Welt guten Gewissens eine neue Heilmethode bei Schwindsucht präsentieren können. Was *wir* können und wollen ist, die Krankheit gar nicht erst so weit fortschreiten zu lassen, und dabei ist uns Calcarea oft eine große Hilfe.

Es gibt eine Vielzahl an *Rücken*-Symptomen. Wichtig ist die Rückenschwäche, die in allen

Graden anzutreffen ist. Der Calcarea-Patient ist so schwach im Rücken, dass er z. B. nicht aufrecht sitzen kann. Beim Sitzen auf einem Stuhl rutscht er so weit nach unten, dass sein Kopf an der Rückenlehne zu liegen kommt. Schwacher und empfindlicher Rücken, dazu stark vergrößerte Lymphknoten im Hals-[CK] und Nackenbereich[CK1178]. Ein markantes Rückenleiden kann sich bei Kleinkindern einstellen, wenn in die Wirbel nicht genügend Kalk eingelagert wird und es zu Deformierungen und Rückgratverkrümmungen kommt. Es wird Sie vielleicht überraschen, aber Calcarea kann auch hier sehr hilfreich sein; es hat solche Deformitäten sogar schon ohne irgendwelche Stützkorsetts geheilt, wenn es frühzeitig gegeben wurde. Man lasse Babys mit so ausgeprägter Rückenschwäche flach auf dem Rücken liegen, verabreiche ihnen das indizierte Mittel – manchmal ist es Calcarea –, und nach einiger Zeit geht die Gibbusbildung zurück; bald kann das Kleine dann erstmals aufrecht sitzen. Solch wunderbare Dinge geschehen unter dem Gebrauch von Calcarea – wenn die Symptome übereinstimmen.

Im Bereich der Extremitäten finden wir alle nur erdenklichen *rheumatischen* Beschwerden. Gichtige Gelenkaffektionen, besonders der kleinen Gelenke an Fingern und Zehen, mit Verdickung derselben. Rheumatische Gelenkbeschwerden durch jede Kälteeinwirkung, durch jeden Witterungsumschwung zu kaltem und vor allem nasskaltem Wetter. Die Füße sind ständig kalt oder feuchtkalt[CK], außer nachts im Bett, wenn sie zuvor besonders warm eingepackt wurden – dann fangen sie nicht selten nach einiger Zeit an zu brennen.[CK1370] Aber zunächst sind die Füße so kalt im Bett, dass sie viel stärker gewärmt werden müssen als der übrige Körper. Spätes Laufen bei Kindern; große Schwerfälligkeit des Körpers[CK1424], Ungeschicklichkeit und Steifheit. Diese Steifheit kann bei Calcarea am ganzen Körper auftreten, verstärkt zu Beginn der Bewegung, z. B. beim Erheben von einem Sitz, sowie abends und nachts. Steifigkeit sämtlicher Gelenke zu Beginn der Bewegung. Wenn das Wetter abkühlt oder kalter Regen fällt, muss der Calcarea-Patient immer besonders leiden[CK1448]; dann plagen ihn innere Frostigkeit[CK1586], kalte Hände und Füße, allgemeine Steifigkeit und diverse Rheumatismen. Rheumatische Beschwerden bei jedem Wechsel zu kaltem Wetter.

Der *Schlaf* des Calcarea-Patienten ist oft erheblich beeinträchtigt. Er kann schlecht einschlafen, manchmal schläft er nicht vor 2, 3 oder 4 Uhr ein.[CK1498 ff.] Es gehen ihm noch alle möglichen Gedanken durch den Kopf, derer er sich nicht erwehren kann.[CK1506] Beim Schließen der Augen kommen ihm widerwärtige Gesichter oder verworrene Vorstellungen vor die Phantasie.[CK1511 f.] Nächtliches Zähneknirschen; Kinder kauen und schlucken im Schlaf und knirschen mit den Zähnen. Ein beträchtlicher Teil der Nacht ist von Schlaflosigkeit und häufigem Erwachen geprägt.[CK] Kalte Füße abends oder nachts im Bett.

Calcarea fluorica

Calciumfluorid; Flussspat

Die chemische Verbindung von Kalk und Fluorwasserstoffsäure ergibt ein Arzneimittel mit ganz neuen Eigenschaften. Wie vertraut man auch mit den beiden Elementen dieser Verbindung sein mag, man könnte doch niemals die Heilkräfte des Flussspats im Einzelnen vorhersagen. Ich beziehe mich hier besonders auf die Fähigkeit von Calcarea fluorica, verhärtete Infiltrationen von Drüsen und Lymphknoten, von Kapsel-, Bänder-, Faszien- und Sehnengewebe sowie von Knochen zu heilen. Knoten im Verlauf von Sehnen, Exostosen, steinharte Lymphknoten, knöcherne Infiltrationen im Periost und ›Reiskörperchen‹ in Knorpelgeweben, sie alle sind auf wundersame Weise durch Calcarea fluorica zum Verschwinden gebracht worden, auch wenn sonst kaum Symptome vorhanden waren, die auf das Mittel hinwiesen. Erst recht heilt es natürlich, wenn das Symptomenbild insgesamt übereinstimmt; doch um häufiger individualisierend verschreiben zu können, benötigen wir weitere Prüfungen.*

Bei einer Patientin war eine Bindegewebsgeschwulst in der Kniekehle operativ entfernt worden; es kam aber zu einem Rezidiv, und der Tumor erreichte schließlich die Größe einer Faust. Das Knie war ständig in einem Winkel von 45 Grad gebeugt und wurde zunehmend unbeweglicher. Die Patientin erhielt dann auf der Basis der Symptome des Falles sowie der Härte des Tumors diese wunderbare Arznei. Daraufhin schrumpfte die Geschwulst allmählich immer mehr zusammen, bis das Bein wieder ganz normal war. Die Patientin hat seither ein gesundes Kind zur Welt gebracht und ist vollkommen beschwerdefrei geblieben. Ihre Heilung liegt mittlerweile zehn Jahre zurück.

Der Calcarea-fluorica-Patient reagiert empfindlich auf Kälte, Zugluft, Wetterwechsel und feuchtes Wetter[GS]. Die Symptome werden gebessert durch Wärme und heiße Umschläge.[GS] Verschlimmerung der Symptome in Ruhe.

Bei Gicht, die mit kopiösem, blassem Urin und mit Diarrhö einhergeht, kann die Arznei von Nutzen sein.

Der Patient neigt zu Niedergeschlagenheit und großer Besorgnis um sein finanzielles Auskommen; fürchtet ohne jeden Grund, er könnte in Not geraten.[ES398]

Calcarea fluorica hat abgegrenzte, fluktuierende Schwellungen auf dem Schädeldach von Neugeborenen geheilt, die als Kephalhämatome[AT36] bezeichnet werden.[GS]

Verschwommenes Sehen schon nach geringer Anstrengung der Augen.[ES399] Katarakt.[TT39] Das Mittel heilt Hornhautgeschwüre, wenn deren Ränder verhärtet sind[TT39], ferner kleine, indurierte Hornhautflecken[GS] sowie gelegentlich Konjunktivitiden[GS].

Es hat adenoide Vegetationen im Nasenrachen[TT39] ebenso geheilt wie dickes, grünlichgelbes Nasensekret[GS]. Übelriechender[GS], chronischer Nasenkatarrh. Ozäna.[AZ97,71]

Neigung zu Zahnschmelzdefekten.[GS]

Ulzeration und Granulation** der Rachenschleimhaut; mit Schmerzen [Brennen[GS]], < in der Nacht und durch kalte Getränke, > durch warme Getränke[GS]. Große, verhärtete Mandeln werden durch Calcarea fluorica endgültig ausgeheilt, wenn zuvor *Baryta carbonica* nur teilweise gewirkt hat.***

---

* 1953 wurde von J. Mezger eine umfangreiche Prüfung durchgeführt, die u.a. in einer Zusammenfassung in seiner *Gesichteten homöopathischen Arzneimittellehre* (12. Aufl. Stuttgart: Haug; 2005) enthalten ist.

** Gemeint ist wahrscheinlich die Körnelung der Rachenhinterwand bei *Pharyngitis chronica hyperplastica (granulosa)*, dem sog. Predigerhals, bedingt durch die Hyperplasie der dort befindlichen Lymphfollikel; geht mit Fremdkörpergefühl, Würgereiz und Räusperzwang einher (Pschyrembel).

*** Kent schreibt hier: »Large indurated tonsils will be cured after *Baryta carbonica* has failed.« Quelle für diese Behauptung ist vermutlich *The Twelve Tissue Remedies of Schüssler* von Boericke und Dewey, wo es lediglich heißt: »Large indurated tonsils after *Baryta*.« Da es mehrere Mittel gibt, die große, verhärtete Tonsillen heilen können, wird die Wahrscheinlichkeit, dass Calcarea fluorica das Heilmittel ist, durch das **gänzliche** Versagen von *Baryta (carbonica?)* nicht wesentlich größer. Nur eine **Teilwirkung** von *Baryta* könnte den Kreis der Folgemittel deutlich einschränken.

Schmerzen in der Lebergegend gegen Mitternacht und am Morgen, anfallsweise und lanzinierend; schlimmer im Liegen auf der schmerzhaften Seite und im Sitzen, besser im Liegen auf der schmerzlosen Seite, durch Zusammenkrümmen und Umhergehen.[ES399]

Durchfall bei Gichtikern.[TT40] Verstopfung.[GS] Nächtliches Jucken am After.[ES399] Schmerzhafte, harte Hämorrhoiden. Hämorrhoidalblutungen.[AT51] Analfissuren.[TT40]

Reichlicher Abgang von blassem, wässrigem Urin.[ES399] Urin von starkem, stechendem Geruch.[GS] Brennen in der Harnröhre beim Wasserlassen.[GS]

Hodenverhärtung.[AT49] Knotige Verhärtungen an den Hoden.[TT40f.]

Variköse Venen an der Vulva.[TT41] Uterusmyome.[TT41] Harte Knoten in den Brüsten.[GS] [Verhärtungen bei Mastitis.[AT48]]

Trockenheit und Kitzeln im Kehlkopf.[ES399] Bedürfnis, durch Räuspern die Stimmbänder von Schleim zu befreien.[ES399] Heiserkeit nach Lachen und lautem Lesen.[ES399] Kitzelndes Jucken im Kehlkopf reizt zum Hüsteln, besonders nach dem Essen[ES399] und in kalter Luft. Krampfhusten nachts von Kehlkopfkitzel.[ES399]

Calcarea fluorica hat eine mannsfaustgroße Exostose am Winkel der rechten achten Rippe geheilt.[GS]

Es hat Lumbago infolge Überanstrengung geheilt; dabei Verschlimmerung der Beschwerden in Ruhe und zu Anfang der Bewegung, Besserung durch fortgesetztes Bewegen sowie durch Wärme (nachdem *Rhus* nicht geholfen hatte).[GS] Ermüdungsschmerz im Kreuz, mit körperlicher Unruhe und Bewegungsdrang.[ES399]

Halslymphknoten verhärtet, fast so hart wie Stein.[GS]

Sehr lebhafte Träume; springt, während er träumt, aus dem Bett.[ES400] Schlaf nicht erquickend wegen Träumen von erfolglosen Versuchen, bestimmte Dinge zu tun, beim Erwachen ein unangenehmes Gefühl hinterlassend.[ES400]

Calcarea fluorica hat bei Eiterungen Ähnlichkeit mit *Silicea*.

Calcarea phosphorica

Calciumhydrogenphosphat; phosphorsaurer Kalk

Calcarea phosphorica wird von vielen Kindern während der Wachstumsperiode benötigt. Oft ist es dann vonnöten, wenn sich die Schädelknochen nur langsam ausbilden oder mit dem Wachstum des Kindes nicht Schritt halten. Wenn das Kind an Gewicht verliert[GS], wenn sich seine Motorik nur langsam entwickelt, wenn es spät laufen lernt[GS] oder die Beine nicht kräftig genug sind, den Körper zu tragen, oder wenn es in seiner geistigen Entwicklung zurückbleibt, dann ist Calcarea phosphorica eines jener Mittel, die näher in Betracht zu ziehen sind (wie auch *Baryta carbonica, Borax, Phosphoricum acidum, Natrium muriaticum* und *Calcarea carbonica*). »Schlaffe, abgezehrte, hagere Kinder«[GS], »schlechtes Heilen von Knochenbrüchen«[GS] und »geschwollene Gelenkknorren«[GS]: dies sind Zeichen, die von allen Arzneimittellehren als charakteristisch für Calcarea phosphorica angesehen werden. Das Mittel hat Nasen-, Rektum- und Uteruspolypen geheilt.[GS] Es hat Lymphknotenschwellungen an Hals, Mesenterium und Leisten rückgängig gemacht. »Rachitis bei abgemagerten Kindern mit weit offenen Fontanellen und Durchfall«[EN517] ist eine wichtige Indikation. Rheumatische Schmerzen in den Gelenken[GS] und Gliedmaßen, die sich bei kaltem Wetter und auch schon bei Witterungsumschwung zu kaltem Wetter erhöhen. Anämie[GS] mit blasser, wächsern aussehender Haut. Nächtliche Wachstumsschmerzen bei schnell wachsenden Kindern. Schwindsuchtneigung. Knochenkrankheiten. Neigung zu Geschwürsbildungen. Juckende und brennende Hautausschläge. *Kälteempfindlichkeit.* Empfindlichkeit gegenüber Erschütterung.

Schmerzen von stechendem, ziehendem, brennendem oder drückendem Charakter. Typisch für Calcarea phosphorica ist ein Schüttelfrost, der sich von oben nach unten ausbreitet. »Trockene Fieberhitze am Abend ...«[EN634] »Reichliche Nachtschweiße ...«[EN637]

Die Beschwerden dieser Arznei werden gewöhnlich durch Ruhe gelindert, entstehen bei Bewegung und verschlimmern sich durch Anstrengung erheblich. Steifigkeit morgens im Bett, sodass er sich kaum drehen[EN525] oder bewegen kann. Allgemeine körperliche Schwäche.[EN528] Taubheitsempfindungen[GS] an einzelnen Stellen. Zittern. Angst bringt körperliche Beschwerden hervor[EN7], z. B. Herzklopfen.[EN8]

Fürchterliche Krampfanfälle [dreißig pro Tag, jeweils mehrere Minuten andauernd]; »der Krampf durchzuckt ihren Körper in Form eines elektrischen Schlages, dass sie zusammenstürzt.«[AZ92,87] »Epilepsie; ... passt ganz besonders für junge Leute, die im Wachsen begriffen sind, und für skrophulöse Subjekte.«[AZ97,103] Konvulsionen bei Kindern; allerdings sollte man die Arznei, um gute Resultate zu erzielen, nicht während eines Anfalls verabreichen.

Der Geist zeichnet sich vor allem anderen durch Ermüdung und Schwäche des Gehirns aus. Ausgesprochene Gedächtnisschwäche[EN23 ff.] und Unfähigkeit, sich über längere Zeit geistig zu betätigen. Kopfbeschwerden von geistiger Anstrengung. Scheut geistige Arbeit. Der Geist ist träge. Schwachsinn, besonders bei Kindern. Das Kind fasst sich mit den Händen an den Kopf und schreit.[GS] »Verdrießliche, quengelige Kinder.«[EN12] Äußerst mürrisch, verstimmt.[GA4,1] Beschwerden erscheinen oder werden schlimmer, wenn der Patient an sie denkt.[GS] Beschwerden durch unangenehme Nachrichten[GA4,2], Kummer und unglückliche Liebe[GS], nach Ärger[EN6]. Sucht die Einsamkeit[EN1], um seinen Gedanken nachhängen zu können und um die Anstrengung, die die Gesellschaft anderer Menschen bedeutet, zu vermeiden. Unzufrieden mit der jeweiligen Umgebung; möchte immer woanders sein, als er gerade ist, ist deshalb ständig unterwegs.[EN2]

Schwindel: beim Gehen im Freien, besonders wenn kalter Wind weht[(GA4,7)]; aufgrund geistiger wie körperlicher Anstrengung; beim Aufstehen oder beim Erheben von einem Sitz[EN28].

Besonders typisch sind die Kopfsymptome von Calcarea phosphorica, namentlich die dumpfen Kopfschmerzen von Schulkindern – stets kommen sie mit Kopfweh von der Schule nach Hause. Der Kopf ist empfindlich auf jede Form von Erschütterung, ferner auf äußeren Druck, wie etwa auf den Druck einer Kopfbedeckung[EN42]. Bei Kopfbeschwerden möchte sich der Calcarea-phosphorica-Patient ruhig verhalten und allein sein; Linderung bringt häufig Waschen des Kopfes mit kaltem Wasser[EN40]. Brennen[EN38] und Klopfen[EN59] im Kopf. Rheumatische Kopfschmerzen[GS], scheinbar im ganzen Kopf lokalisiert, bei kaltem Wetter und Aufenthalt in kaltem Wind; < beim Gehen, bei körperlicher Anstrengung; vermehrt auch nachts auftretend[GS]. Calcarea phosphorica hat oftmals das Entstehen eines Hydrozephalus verhütet.[HC3,48] Stirnkopfschmerzen und Augenbeschwerden verschlimmern sich durch den Druck von Kopfbedeckungen. Reißende Schmerzen in den Schädelknochen, hauptsächlich entlang den Suturen.[EN62] Schwitzen des behaarten Kopfes; Stirn bei Berührung kalt. Kältegefühl am Hinterkopf.[EN63] Kopfhautekzeme. Geschwüre oben auf dem Kopf.[GS]

Calcarea phosphorica passt bei Kindern mit Folgezuständen nach Hirnkongestion, wenn Strabismus, Diarrhö und Abmagerung zurückgeblieben sind. Glitzernde, feurige Ringe vor den Augen.[EN90] Die Augen werden durch Lesen bei künstlichem Licht, besonders Kerzenlicht, sehr angegriffen.[EN86(GA4,13)] Verschwommenes Sehen. Die Augäpfel schmerzen wie wund und zerschlagen.[EN85] Augenbeschwerden werden durch Darandenken stets erneuert.[EN68] Hornhautgeschwüre.[GS] Die Augen[lider] fühlen sich heiß an.[EN80] Leichtes Tränen der Augen.[GA4,16]

Rheumatisches Reißen in den Ohren, wenn das Wetter kalt wird. Sehr kalte Ohren.[GS] Dumpf drückende Schmerzen tief in den Ohren. Vergrößerte und schmerzhafte Parotiden. Hautausschläge im Bereich der Ohren. Ohrgeräusche[EN103] nach dem Stuhlgang. Trockener Mittelohrkatarrh.

Das Mittel ist bei chronischem Schnupfen[EN117] von Nutzen, wenn die Allgemeinsymptome übereinstimmen. »Große, gestielte Nasenpolypen.«[GS] Eiskalte Nase [Nasenspitze[EN104]]. Fließschnupfen im kühlen Zimmer, Stockschnupfen in warmer Luft.[GA4,23] Nasenbluten.[EN118]

Blasses, wächsernes Gesicht mit schmutzig wirkender Haut. Rheumatische Gesichtsschmerzen bei jedem kalten Wettereinbruch. Kalter Schweiß im Gesicht.[EN639] Gesichtsneuralgie, schlimmer nachts[GS], in kalter Luft und durch Anstrengung; besser durch Wärme, empfindlich auf Druck (*Magnesia phosphorica* zeigt Besserung durch Wärme und Druck). Dunkle Flecken und Pusteln im Gesicht. Geschwollene Oberlippe; schmerzhaft, hart und brennend.[EN127]

Die Zähne kommen spät heraus[EN128] und verfaulen frühzeitig.[GS] Zähne empfindlich auf Berührung, Druck und Kauen[EN130]. Beschwerden zahnender Kinder.[AZ97,102]

Fauler Mundgeschmack.[EN155] Bitterer Mundgeschmack des Morgens.[EN153] Morgens beim Erwachen die Zunge stark weiß belegt.[GA4,35] Zunge geschwollen, taub, steif.[GS]

Heranwachsende, die an chronischen Halsbeschwerden leiden, an chronisch vergrößerten Tonsillen[AZ75,95]. Jede Erkältung affiziert stark die Mandeln *(Baryta carbonica, Alumen)*. Starke Verschleimung des Halses, muss sich deswegen viel räuspern.[GA4,38f.] Trockenheit des Halses, nachts.[EN164]

Verlangen nach gesalzenem Speck und geräuchertem Fleisch. Starker Appetit.[ES401] Säuglinge wollen die ganze Zeit gestillt werden.[GS] Schnell verdorbener Magen; kalte Getränke[EN244], Eiscreme[GA4,58] und Obst[GA4,56] verstimmen den Magen und verursachen Bauchweh und Durchfall[EN276]. Magenschmerzen nach dem Essen, mit Wundheitsgefühl beim Daraufdrücken.[EN220] Aufstoßen und Übelkeit.[EN197] Saures Aufstoßen.[EN199] Brennen im Magen.[EN217] Brechreiz durch Räuspern.[EN209] Erbrechen bei Säuglingen, bei Kindern[EN210] und bei Schwangeren. »Heftige Magenschmerzen, mit großer Schwäche, Kopfweh und Durchfall; die Magenschmerzen werden durch den kleinsten Speisebissen ausgelöst.«[GS]* Leeres, flaues[EN214], nagendes Gefühl in der Magengrube.

Nach Verkühlung Wundheitsschmerz in der Lebergegend, schlimmer nach Essen und durch

* Bei Kent heißt es: »Violent pain in the stomach; diarrhoea aggravated by the least food.« Dies ist wahrscheinlich ein Missverständnis des o.g. Symptoms aus den *Guiding Symptoms*.

Bewegung; möchte sich vollkommen ruhig verhalten. Stechen in der Lebergegend durch tiefes Atmen[GA4,55] oder plötzliches Bewegen. Pochen in der Lebergegend.[EN223] Scharfe[EN226], schneidende Schmerzen in der Milzgegend. Leeres, flaues Gefühl im ganzen Abdomen.[EN227] Brennen im Bauch, bis in Brust und Hals aufsteigend.[EN216] Bauchschmerzen besser nach Abgang von Blähungen.[EN242] Kolikartige Schmerzen, gefolgt von Durchfall.[EN249] »Heraussickern einer blutigen Flüssigkeit aus dem Nabel, bei Säuglingen.«[GS] Bewegung im Bauch (aufgrund von Blähungen), wie von etwas Lebendigem.[EN236] Abdomen vergrößert, schlaff.

Morgendliche Durchfälle bei Schwindsüchtigen. Beginnende Mesenteriallymphknotentuberkulose, mit viel Durchfall, mit übelriechenden, z.T. lienterischen Stühlen. Durchfall: nach saftigem Obst oder Apfelwein[EN276]; nach Eiscreme oder kalten Getränken; nach Ärger[GS]. »Durchfall argen Gestankes.«[SK214] Grüne, bisweilen schleimige Diarrhö bei Kindern.[GS] Heiße und wässrige Stühle.[GS] Weiße, breiige Stühle.[GS] Stühle mit viel Windeabgang.[SK214] Stinkende Flatus.[GS]

Obstipation, mit hartem, schwer auszutreibendem Kot.[ES402] Blutabgang aus Rektum und Anus während des Stuhlgangs.[GA4,68ff.] Hervortretende Hämorrhoidalknoten[GA4,70]; so schmerzhaft, dass der Patient wochenlang ans Bett gefesselt ist; der Schmerz wird heftig im Stehen, beim Gehen und bei Berührung, gelindert durch Wärme; verbunden mit allgemeinen Beschwerden bei jedem plötzlichen Kaltwettereinbruch. Die prolabierten Hämorrhoiden jucken und brennen und schwitzen eine gelbe Flüssigkeit aus.[(EN264)] Afterjucken, besonders am Abend.[EN267] Stiche im Mastdarm[GA4,62] oder After[EN259], ob mit oder ohne Hämorrhoiden. Furunkel und Abszesse im Analbereich, blutigen Eiter entleerend.[(GS)] Analfisteln[AZ81,159] bei Tuberkulosekranken. Analfissuren[GS], mit brennenden, stechenden Schmerzen.

Blasenschwäche. Blasenkatarrh. Reizblase, mit häufigem Harndrang[GS]. »Häufiger Abgang vielen Urins bei Abgespanntheit und Mattigkeit des Körpers.«[HB356] Schmerzen im Blasenhals[EN299], verstärkt vor und nach dem Wasserlassen. Schneiden in der Harnröhre.[GA4,77] Stiche in der Prostata. »Wundschmerzhaftigkeit der Blase, schlimmer nach dem Harnen.«[EN298] Calcarea phosphorica hat Diabetes mellitus geheilt. Heftige Schmerzen in der Nierengegend beim Heben und Naseschneuzen.[EN295f.]

Erhöhter Geschlechtstrieb.[SK214] Schmerzhafte Erektionen.[EN325] Calcarea phosphorica hat chronische Gonorrhö geheilt[AZ97,102], wenn diese mit postgonorrhoischem, dünn-schleimigem Katarrh und scharfen Schmerzen in Harnröhre und Prostata verbunden war; desgleichen Tripperrheumatismus, wenn dieser schon lange bestanden hatte und durch jeden Wetterwechsel zum Kalten verschlimmert wurde *(Medorrhinum)*.

Calcarea phosphorica ist ein überaus wichtiges Mittel für Frauen. Pubertätsbeschwerden von Mädchen, die nur langsam heranreifen, werden häufig von dieser Arznei abgedeckt. Eine Erkältung, die sich zur Zeit der Menarche einstellt, führt oft eine Neigung zur Dysmenorrhö herbei, die die Frauen bis zur Menopause nicht wieder loswerden – es sei denn, sie erhalten Calcarea phosphorica. Heftige Krampfschmerzen in der Gebärmutter und den Leisten mehrere Stunden vor Beginn der Regelblutung, besser, wenn diese voll in Gang gekommen ist. Die Schmerzen lassen die Patientin manchmal laut aufschreien. Starke sexuelle Erregung (wie bei *Platinum, Gratiola, Origanum*), besonders vor der Regel.[EN349] Gebärmuttervorfall, mit Gefühl von Schwäche und Unbehagen im kleinen Becken, vermehrt bei Stuhlgang und Miktion.[GS(EN333)] Uteruspolypen.[GS] Wehenartige Schmerzen zu Beginn der Menstruation.[(GS)] Starke Menorrhagie, mit dunklen Klumpen und Schleimhautfetzen. Leukorrhö, wie Eiweiß aussehend, Tag und Nacht.[EN353] Pulsieren und Kitzeln in den äußeren Genitalien.[GS] Brennen in Vagina und Uterus während der Menses. »Der Säugling verweigert die Muttermilch ...«[EN396] Man kann das Mittel Frauen verabreichen, die bereits ein oder zwei Babys vom Calcarea-phosphorica-Typ geboren haben; das nächste Kind wird dann kräftiger sein und eine bessere Konstitution haben.

Es ist immer wieder beobachtet worden, dass sich Calcarea-phosphorica-Patienten vor dem Sprechen oder Singen räuspern müssen, weil der Hals so verschleimt ist.[GA4,89f.] Heiserkeit und Husten, Tag und Nacht.[EN356] »Heiserkeit, Halsschmerzen und trockener Reizhusten, morgens.«[GS] Kehlkopftuberkulose.

Atemnot mit Erstickungsgefühl schon bei geringfügigen Anstrengungen, besonders beim Treppensteigen. Calcarea phosphorica passt für magere, blasse, kränklich aussehende Rheumatiker, die vor allem bei feuchtkaltem Wetter an Reizhusten leiden. Morgens Husten mit gelbem Auswurf. *Unwillkürliches Seufzen.**

Stiche in den Brustseiten.[EN384ff.] Abmagerung des Brustkorbs. Schwieriges Expektorieren. Calcarea phosphorica ist ein sehr nützliches Mittel bei Schwindsüchtigen mit Bluthusten und profusen Schweißen[AZ81(MB)11].** Schleimrasseln auf der Brust[GS] mit schwierigem Abhusten, wie bei *Causticum*. Der Thorax schmerzt bei Berührung wie wund.[EN374] »Herzklopfen bei Angst, gefolgt von zittriger Schwäche, vor allem der Unterschenkel.«[GS]

Die Rückenschmerzen gehen mit großer Steifheit einher, verstärkt am frühen Morgen sowie bei kaltem, stürmischem Wetter. Der Rücken und besonders der Nacken sind sehr empfindlich auf Zugluft.[GA4,95] Kreuzschmerzen schon bei der geringsten körperlichen Anstrengung[HB356], beim Heben.[GS] Rückgratverkrümmung.[GS] Reißende, schneidende, stechende Rückenschmerzen.[EN296] Allgemeine Empfindlichkeit und Wehtun von Wirbelsäule und Rücken. Gefühl von Wundsein und Getrenntheit im Iliosakralgelenk.[EN419] Schmerzen in der Lendengegend und im Kreuzbein während der Menses.

Rheumatische Schmerzen in den Gliedmaßen, vornehmlich in der kalten Jahreszeit[GS], verstärkt bei Bewegung, besser in Ruhe und durch Wärme. Zittern der Arme und Hände[EN421] wie auch der Beine. Steifigkeit der Glieder nach Ruhe und am frühen Morgen. Die Knochen tun weh, wie Wachstumsschmerzen. Gichtige Finger und Zehen[GS], die bei kaltem Wetter schmerzhaft werden. Geschwürige Schmerzen in den Wurzeln der Fingernägel.[EN464]

Die heftigsten reißenden und stechenden Schmerzen treten an den unteren Extremitäten auf. Der Grund hierfür ist wahrscheinlich, dass die Beine ständig von den Füßen bis zu den Knien kalt sind – und die kalten Teile leiden bei Calcarea phosphorica stets am meisten. Heftige Schmerzen in den Sehnen der Beine [der inneren Oberschenkel[EN483]], besonders beim Gehen. Starke Schmerzen, teils bohrenden Charakters[EN488], in den Knien und langen Röhrenknochen. Ziehende oder Wundheitsschmerzen in den Schienbeinen.[EN505f.] Schmerzhafte Krämpfe in den Waden.[EN501f.] Chronische Unterschenkelgeschwüre[(GS)], ohne Granulationsgewebe, ohne Heilungstendenz. Rheumatismus der Fußgelenke. Karies des Fersenbeins.[GS] Feines und grobes Stechen in den Zehen.[GS]

Schläfrigkeit den ganzen Tag über[EN597] und auch abends.[GS] »Kann früh morgens kaum wach werden.«[EN592] Kann nach dem Zubettgehen bis Mitternacht oder später nicht einschlafen.[GA4,128] Alle Nächte sehr lebhafte Träume.[GA4,134] Kinder schreien im Schlaf laut auf.[GS] Fürchterliche Träume wecken den Patienten nachts auf und lassen ihn erschreckt hochfahren.

* Vom Übersetzer wegen der Wichtigkeit des Symptoms aus den *Guiding Symptoms* ergänzt.

** Kent schreibt: »Much sweat on the chest.« Hier handelt es sich m.E. um ein Missverständnis des Symptoms »Profuse sweat in phthisis«, das, ursprünglich aus der *AHZ* stammend, in den *Guiding Symptoms* im Abschnitt »Inner Chest« (wie auch unter »Fever«) aufgeführt wird. Die Einordnung des Symptoms unter »Inner Chest« erfolgte sicherlich wegen der Schwindsucht, nicht wegen eines vermeintlichen lokalen Schweißes auf der Brust.

Calcarea sulfurica

Calciumsulfat; Gips, Alabaster

Vor vielen Jahren hat Schüßler dieses Mittel in die Materia medica eingeführt, und es ist seither oft nach seiner biochemischen Methode verschrieben worden. Viele glänzende Heilungen konnten so erzielt werden, doch wären die meisten von uns ohne Weiteres in der Lage, sie als primär homöopathische Heilungen zu identifizieren (auch wenn es sich um eine etwas krude, wenig entwickelte Form der Homöopathie handelt). Durch das Studium dieser geheilten Fälle erhält man viele Symptome, denen von den Berichterstattern offenbar kein Wert beigemessen wurde; dabei stellen sie oft eine Grundlage für weitere Betrachtungen oder klinische Beobachtungen dar. Von Calcarea sulfurica sind auch einige fragmentarische Prüfungen angestellt worden, aus denen viele der in diesem Kapitel verzeichneten Symptome stammen. Der Verfasser hat früher hauptsächlich von der Schüßler'schen 12. Potenz Gebrauch gemacht, später aber mehr und mehr von der 30. und 200. und gegenwärtig von noch weit höheren Potenzen. All die genannten Quellen zusammengenommen haben zahlreiche wertvolle Symptome erbracht. Einige Zeichen wurden darüber hinaus an Kranken beobachtet, die unter dem Einfluss von Calcarea sulfurica standen, und sind seither bestätigt worden. So bietet die nachfolgende Symptomenzusammenstellung* die breiteste Basis, auf der wir gegenwärtig verordnen können. Die beste Beschreibung, die das Mittel je erfahren hat, findet sich in der Materia medica der Gewebemittel** von Boericke und Dewey.

Ein höchst charakteristisches Merkmal von Calcarea sulfurica ist seine Neigung zur Bildung von Abszessen[AZ97,119] an jeder beliebigen Körperstelle, ähnlich wie wir es von *Pyrogenium* kennen. Besonders aufgebrochene Abszesse, die fortwährend gelben Eiter absondern und nur sehr langsam verheilen, weisen stark auf das Mittel hin. Chronische Eiterungsprozesse. Eitrige Exsudationen in seröse Körperhöhlen.[TT57] Blutiger Eiter[AZ97,119] aus Abszessen, Geschwüren und Schleimhäuten. Dicke, gelbe, blutige Absonderungen von den Schleimhäuten.[AZ97,119] Das Mittel ist ferner von großem Nutzen bei der Behandlung maligner Geschwülste, wenn diese zu ulzerieren begonnen haben[TT60]; unter solchen Umständen ist es ein ausgezeichnetes Palliativum. Da es aber auch ein tiefwirkendes Konstitutionsmittel, ein Antipsorikum ist, kann es, frühzeitig gegeben, gelegentlich sogar den üblichen letalen Ausgang derartiger Wucherungen verhindern. Geschwollene und verhärtete[AZ97,119] Drüsen und Lymphknoten. Wenn gut gewählte Arzneien trotz Übereinstimmung der Symptome nur kurze Zeit wirken, ist Calcarea sulfurica eines der Mittel, an die man denken muss, neben Arzneien wie *Sulfur, Psorinum* und *Tuberculinum*.[TT61] Nicht selten ist es bei Knochenerkrankungen resp. Knochenkaries angezeigt, die mit ganztägigen Knochenschmerzen einhergehen. Auch heilt es die zugrunde liegenden Störungen bei manchen epileptischen, epileptiformen oder hysterischen Krämpfen. Übermäßiges Masturbieren und sexuelle Ausschweifungen können den Organismus so weit herunterbringen, dass die Patienten ihre konstitutionellen Schwächen zu spüren bekommen, und dann gehört Calcarea sulfurica zu den Arzneien, die den Körper wieder in einen höheren Ordnungszustand bringen. Allgemeine Schwäche und Mattigkeit.[EN297 ff.] Verlangen nach Anregungsmitteln, um seine zittrige Schwäche zu überwinden.[TT58] Gefühl von Schlaffheit der Muskeln. Muskelzuckungen.[TT59] Heftige Blutwallungen, Hitzewellen und Pulsationen in Brust und Kopf, manchmal bis in die Glieder hinein; Klopfen am ganzen Körper. Neigung zu Hämorrhagien.[AZ97,118]

* Die Symptome erscheinen bei Kent in alphabetischer Reihenfolge, bzw. so wie sie in seinem Repertorium angeordnet sind. Da mir eine neuerliche Anordnung nach dem Alphabet wenig sinnvoll erschien, habe ich sie nach inhaltlichen Kriterien umgestellt. Einige auf falscher Interpunktion beruhende Fehler konnten durch den Vergleich mit Kents Repertorium behoben werden.

** *The Twelve Tissue Remedies of Schüssler.*

Der Patient reagiert sowohl auf Kälte wie auf Hitze überaus empfindlich. Besonders nasskaltes Wetter macht ihm zu schaffen. Er erkältet sich schon bei geringfügigen Anlässen, vor allem wenn er Zugluft ausgesetzt ist. Calcarea sulfurica ist eines der in Betracht zu ziehenden Mittel bei Beschwerden, die nach Kaltwerden oder Verkühlung auftreten. Während der Patient allgemein eher fröstelig veranlagt ist, möchte er doch bei bestimmten Erkrankungen nicht zugedeckt sein. Beispielsweise empfindet er bei Krupp oder bei Kopfschmerzen Wärme oft als unangenehm, während Schmerzzustände am übrigen Körper meist durch mäßige Wärmeapplikation gelindert werden. Innere Erhitzung, etwa durch körperliche Anstrengung, wirkt sich dagegen generell ungünstig aus, desgleichen allgemeine äußere Wärme, wie z.B. warme Raumluft oder Bettwärme; dann hat der Patient das Bedürfnis, sich zu entblößen oder ins Freie zu begeben, wo er sich schnell besser fühlt.[EN244] Bewegung und körperliche Anstrengung verschlimmern, muss sich deshalb oft ganz ruhig verhalten. Gehen, vor allem schnelles, mit Erhitzung verbundenes Gehen verursacht und erhöht viele Beschwerden[TT60], aber auch Stehen kann verschlimmern, besonders Gelenkbeschwerden. Beschwerden durch Überanstrengung von Muskeln und Sehnen[TT60], durch Verheben, etc.; z.B. lahmes Kreuz als Folge von Verheben. Viele Symptome treten verstärkt beim Erwachen aus dem Schlaf in Erscheinung.

Sie werden sehen, dass die oben genannten Allgemeinsymptome vielfach bei den lokalen Beschwerden wieder auftauchen, ja es scheint, als sei der körperliche Zustand von ihnen regelrecht durchdrungen.

Der Calcarea-sulfurica-Patient ist geistig schnell erschöpft und neigt zu Geistesabwesenheit[TT57]. Geistesschwäche bis hin zum Schwachsinn. Gedächtnisschwäche[EN17] und Vergesslichkeit. Kann plötzlich nicht mehr denken[EN17], die Gedanken entschwinden ihm mitten in seiner geistigen Arbeit. Die Sinne sind abgestumpft, wie betäubt. Benommenheit morgens beim Erwachen wie auch abends[EN16], ferner bei geistiger Anstrengung; besser im Freien. Geistige Trägheit. Mag keine Fragen beantworten; mag nicht reden[EN307] und nicht angesprochen werden. Der Patient stockt beim Sprechen und neigt dazu, Wörter an die falsche Stelle zu setzen. Abneigung gegen jede geistige und körperliche Arbeit – regelrechte Faulheit[EN296]. Viele kleine Spleens, Launen, Wahnvorstellungen oder seltsame Einbildungen. Hartnäckige, quälende Gedanken. Schreckliche Bilder oder Erscheinungen vor den Augen, besonders wenn er abends einzuschlafen versucht. Calcarea sulfurica kann bei Delirium tremens von Nutzen sein, bei Menschen, die ihre Gesundheit durch Alkohol ruiniert haben.[TT60]

Wechselhafte Stimmungen[TT57]; schwermütig morgens, heiter abends. Einige psychische Störungen, die morgens verstärkt in Erscheinung treten und vor allem mit Niedergeschlagenheit einhergehen, verwandeln sich zum Abend hin in gute Laune[EN2 ff.], ja Ausgelassenheit. [»Lebhaftigkeit und gute Stimmung verwandeln sich in Kummer und Melancholie, Nachmittags und Abends.«[AZ97,109]] Hysterie; große Launenhaftigkeit. [»Zuweilen ein Verlangen, zu irgendeinem Zweck auszugehen; sobald sie sich aber anschickte, es zu thun, war das Verlangen verschwunden.«[AZ97,109]] Abneigung gegen Gesellschaft. [»Gute Laune, aber Bedürfnis, allein zu sein.«[EN1]] Widerspenstigkeit; Neigung zum Widersprechen.

Traurigkeit und Weinen, vermehrt beim Schwitzen. Sitzt da und grübelt über sein vermeintlich schweres Schicksal nach. Gleichgültig gegenüber allem, was ihn umgibt. Abscheu vor dem Leben. Kann sich nur schwer zu etwas entschließen. Bekommt leicht Angst, besonders morgens beim Erwachen, abends und nachts im Bett sowie allgemein im Liegen; die Angst bessert sich, sobald er sich im Freien aufhält[TT57]. Angst mit Furcht. Angst bei Fieber. Angst um die Zukunft, um sein Seelenheil, um seine Gesundheit; speziell um sein Herz besorgt. Zweifelt daran, jemals wieder gesund zu werden, vor allem bei Fieberhitze. Scheu, furchtsam und schüchtern, weswegen Unterhaltungen mit ihm äußerst ermüdend sein können. Wird vorwiegend nachts von Sorgen und Befürchtungen gequält, mit Furcht vor dem Tod, vor Geisteskrankheit, vor einem Unglück oder Unheil, das ihm oder seinen Angehörigen[EN7] widerfahren könnte.

Ungeduldig; ruhelos[EN305 ff.]; immer in Eile. Ständig unzufrieden.[TT57] Eigensinnig, dickköpfig.

Reizbar[TT57]; mürrisch; schnell erzürnt; streitsüchtig[EN15]; boshaft; argwöhnisch. Große Reizbarkeit am späten Nachmittag[EN14] und gegen Abend, ferner nach Geschlechtsverkehr. Bekommt einen Schwächeanfall, wenn er ärgerlich oder wütend ist. Schnell beleidigt oder gekränkt; jammert gerne, er werde von anderen nicht gebührend gewürdigt oder geschätzt. Hasst jene Menschen, die nicht seiner Meinung sind. Leichtes Erschrecken und Zusammenfahren.

Schwindel mit Neigung zu fallen tritt bei diesem Patienten gehäuft auf, vorzugsweise morgens beim Aufstehen sowie abends; besser im Freien. Schwindel mit schrecklicher Übelkeit.[AZ97,109] Epileptischer Schwindel. Schwindel bei schnellem Bewegen des Kopfes[TT57], beim Gehen[AZ97,109], beim Bücken.

Kältegefühl am Scheitel und allgemein am Kopf; auch im Kopf Kältegefühl, besonders in der Stirn. Hirnkongestion: verstärkt abends und nachts; nach alkoholischen Getränken; beim Husten; während der Menses sowie bei Ausbleiben oder Unterdrückung derselben; in einem warmen Raum; besser im Freien. Hitzegefühl im Kopf, vor allem morgens und abends, z.T. in Wellen kommend, als ›fliegende Hitze‹; Stirn und Scheitel sind besonders betroffen. Schwere in Stirn und Hinterkopf.

Viele chronische und periodisch wiederkehrende Kopfschmerzen, z.B. Migräne mit Übelkeit und Erbrechen, sind mit diesem Mittel geheilt worden. Die Kopfschmerzen entstehen oder verschlimmern sich bevorzugt: morgens beim Erwachen, nachmittags bis abends oder auch nachts; durch Bewegung; durch Bewegen des Kopfes; beim Aufstehen vom Liegen; beim Gehen, beim Bücken und selbst im Stehen; beim Sprechen; durch Stoß[AZ97,109] oder Erschütterung, wie etwa durch Husten oder Schütteln des Kopfes; durch Sehen nach oben; durch geistige Anstrengung; durch Lesen; durch Geräusche; durch Sistieren katarrhalischer Absonderungen;* nach dem (Abend-) Essen[EN31]; nach Magenverstimmungen; durch alkoholische Getränke; durch Sonneneinstrahlung oder sonstige Erhitzung; vor und während[AZ97,109] der Menses; nach Schlaf; beim Waschen des Kopfes; bei kaltem Wetter. Gebessert werden die Kopfschmerzen in der Regel durch Druck, im Liegen[AZ97,109] und an der freien Luft. Bisweilen *entstehen* die Kopfschmerzen durch Kaltwerden bzw. Verkühlung, und doch werden sie, wenn sie erst einmal da sind, an der kühlen [freien] Luft gebessert.[TT57] Zusammenschnürungsgefühl am Kopf, besonders im Stirnbereich und am Hinterhaupt. In vielen Fällen treten die Kopfschmerzen in der Stirn auf, besonders morgens[EN21] beim Erwachen und abends nach dem Abendessen[EN30] sowie beim Bücken und beim Gehen. Heftige Stirnkopfschmerzen über den Augen. Schmerzen können sich auch in den Kopfseiten einstellen[EN33], auf dem Scheitel[EN32] und im Hinterhaupt. Viele Kopfschmerzen von Calcarea sulfurica sind von drückendem Charakter, besonders bei geistiger Anstrengung. Oft klopfendes Kopfweh[EN18], < beim Aufstehen vom Liegen; Klopfen in den Schläfen. Stechen im Kopf beim Husten; Stiche in der Stirn und in den Schläfen. »Reissen um den ganzen Kopf herum, mit Uebelkeit, beim Aufstehen vom Liegen; besser im Liegen.«[AZ97,109] »Eine Empfindung um den Kopf, als ob er seinen Hut auf hätte ...«[AZ97,109], 16 Uhr.

Viele Schuppen auf dem Kopf.[TT57] Kopfhautekzeme. Milchschorf bei Kindern.[GS] Schmerzhafte Pickel auf der Kopfhaut, die gelbe Schorfe zurücklassen.[EN35f.] Ameisenlaufen auf der Kopfhaut. Brennendes Jucken auf dem behaarten Kopf. Haarausfall.[TT57]

Zahlreiche Augensymptome, vorwiegend psorischen Ursprungs und von katarrhalischem Charakter. Chronische Augenentzündungen mit Bildung von dickem, gelbem Eiter.[GS(AZ95,44)] Augen gerötet, sehen aus wie rohes Fleisch. Tiefe Geschwüre auf der Hornhaut.[AZ97,110] Jucken und Brennen der Augen, schlimmer am Morgen. Drücken oder Schneiden im (linken) Augapfel, verbunden mit Wundheitsschmerz, abends.[EN46f.] Augenwinkel entzündet[TT57] und gerötet; Fissuren in den Canthi. Die Augenlider kleben des Morgens zusammen. Zucken der Augenlider.[AZ97,110] Trübsichtigkeit, oft wie durch

* Kent schreibt hier **katarrhalische Kopfschmerzen** (und so lautet auch die entsprechende Repertoriumsrubrik). Dies sind, wie er es in der Vorlesung über *Rumex crispus* definiert hat, »Kopfschmerzen, die in den Phasen der Trockenheit der Schleimhäute, bei Sistieren des Katarrhs entstehen; sie wechseln ab mit Phasen verstärkter Schleimsekretion, in denen die Kopfschmerzen wieder nachlassen oder ganz verschwinden«.

Nebel. Calcarea sulfurica hat zur Heilung mehrerer Fälle von Katarakt beigetragen. Es hat Doppeltsehen hervorgerufen und geheilt. Photophobie. Flimmern oder Flackern vor den Augen.

Blutig-eitrige Absonderungen aus den Ohren, gelegentlich übelriechend. Fälle von Otorrhö nach Scharlach, mit Ausfluss von dickem, blutigem Eiter und schmerzhafter Vergrößerung der rechten Parotis. Calcarea sulfurica heilt Katarrh der Eustachischen Röhre, wenn die Symptome passen. Stechende Ohrenschmerzen. Pulsieren in den Ohren. Gefühl von Verstopfung der Ohren. Jucken in den Ohren und hinter den Ohren. Hautausschlag und Schwellung hinter den Ohren.[TT58] Schwellung der Ohrspeicheldrüsen. [»Schmerzhaftigkeit der rechten Parotiden-Drüse; besser beim Gehen im Freien.«[AZ97,110]] Summen, Brummen, Sausen, Klingen oder Singen[AZ97,110] in den Ohren.

Äußerst hartnäckiger, chronischer Nasenkatarrh ist durch das Mittel geheilt worden. Schnupfen und Niesen, im Freien gebessert.[EN53] Stockschnupfen[EN61]; Nase so verstopft, dass er keine Luft durch sie bekommt und immer den Mund offenhalten muss. Borken bilden sich in der Nase[TT58], in den vorderen wie hinteren Nasenöffnungen. Das Nasensekret kann blutig tingiert sein[EN64], wässrig und wundmachend[EN59], übelriechend, eitrig, gelblichgrün oder gelb, dick und klumpig[AZ97,110]. In der Praxis haben Fälle von einseitigem Schnupfen[TT58] immer am besten angesprochen. Großes Trockenheitsgefühl in der Nase.[TT58] Jucken der Nase[TT58], außen wie innen. Nasenbluten[GS], besonders morgens. Karies der Nasenknochen. Nase äußerlich angeschwollen. Übler Geruch aus und in[RP342] der Nase. Verlust des Geruchssinns.

»Ungemein blasses, krankhaftes Aussehen.«[AZ97,110] Juckreiz im Gesicht. Viele, teils juckende Hautausschläge im Gesicht: Furunkel[EN320]; Ekzeme; Flechten[GS]; Pickel[EN314] und Pusteln[AZ97,110]; schorfig-schuppige Ausschläge; Bläschen [an den Lippen[AZ97,110]]. Schmerzen im Gesicht infolge von Verkühlung; schneidende Schmerzen. Kalter Schweiß im Gesicht. »Zuweilen Hitzeüberlaufen«[AZ97,110] im Gesicht. Aufgesprungene Lippen. Schwellungen der Drüsen und Lymphknoten im Kopfbereich, besonders submandibulär.

Übler Mundgeruch. Schlechter Mundgeschmack: seifig[EN82]; bitter[EN83]; sauer[EN84]; metallisch; süßlich. Starker Speichelfluss. Morgens viel Schleimabsonderung im Mund. Bläschen im Mund. Hitzegefühl im Mund.[TT58] Trockenheit des Mundes[AZ97,110] und der Zunge. Geschwüre an Mundschleimhaut und Zunge. Entzündliche Schwellung von Mundschleimhaut und Zunge[AZ97,110]. Dicker, gelber Belag auf der Zungenwurzel, einer Lage halb getrockneten Lehms gleichend.[AZ97,110] Brennen der Zunge. Sprache wegen Schwellung und Steifheit der Zunge erschwert. Brennende, wunde Stellen an den Innenseiten der Lippen.[EN317] Zahnfleisch geschwollen und wund[AZ97,110], blutet beim Bürsten der Zähne.[EN77]

Zusammenschnürungsgefühl im Hals, wie zum Ersticken, ist für dieses Mittel ebenso charakteristisch wie für *Hepar sulfuris*.[TT58] Globusgefühl. Entzündung mit Röte[EN85] und Schwellung des Rachens[AZ97,110]; dabei drückende oder stechende Schmerzen, besonders beim Schlucken, wodurch das Herunterschlingen sehr erschwert wird. Wundheitsschmerz im Hals[EN85], wie roh. Trockenheit des Halses. Kratzen im Hals, mit Ausräuspern des dort befindlichen Schleims; dicker, gelber Schleim aus den Choanen.[(EN87)] Geschwüre im Rachen. Schwellung und Vereiterung der Mandeln. »Tonsillitis, wenn Eiterung befürchtet wird.«[AZ97,111] Hals äußerlich geschwollen. Zervikale Lymphknoten schmerzhaft vergrößert.

Gesteigerter Appetit, bis zum Heißhunger[EN90]; oder auch gänzliche Appetitlosigkeit. Abneigung gegen Kaffee, Fleisch[EN95] und Milch. Verlangen: nach Gemüse und grünem, saurem Obst[EN93] wie nach Saurem allgemein; nach Salzigem und Süßem; nach Tee und Rotwein[EN97]. Großer Durst.[EN96]

Aufstoßen nach dem Essen. Aufstoßen von Luft oder von Speisen. Saures[EN99], bitteres[EN98], scharfes oder fauliges Aufstoßen. Wasser aus dem Magen läuft zum Munde heraus. Sodbrennen. Übelkeit mittags und abends.[EN101 f.] Übelkeit mit Schwindel, Kopfweh und Schmerz im Becken.[AZ97,117] Erbrechen, besonders abends und nach dem Essen; mit Kopfschmerzen verbunden. Bitteres oder saures Erbrechen. Erbrechen von Galle, Blut, Schleim oder Speisen.

Aufblähung des Magens. Völlegefühl nach dem Essen. Schwere im Magen, wie von einem Gewicht[EN115] oder Stein. Leeregefühl im Magen. Magenschmerzen, vermehrt abends[EN121] und nach dem Essen[EN122]. Brennen im Magen[AZ97,117], Krampfschmerzen[EN119], Drücken (nach dem Essen), Schneiden, Nagen oder Stechen. Druckempfindlichkeit des Magens. Klopfen in der Magengegend. Verdauungsstörungen durch den geringsten Anlass.[EN104 ff.]

Heftige Schmerzen in der Lebergegend[AZ97,117], teils drückend, teils stechend. Völlegefühl und Bauchauftreibung nach dem Essen[EN134]. Gefühl von Gespanntheit der Bauchdecken.[GS] Lautes Kollern und Knurren im Bauch. Pulsieren im Abdomen. Kälte- oder Schweregefühl im Bauch. Viele Bauchschmerzen von Calcarea sulfurica sind von kolikartigem Charakter und treten vorzugsweise am späten Abend[EN142] und in der Nacht[EN135] auf [besonders aber morgens beim Aufstehen[EN136 ff.]]. Die Schmerzen können brennend sein, krampfartig, schneidend, zerrend, ziehend, stechend oder wie wund.

Hartnäckige Stuhlverstopfung[AZ97,117], mit vergeblichem Drang. Heftiger Tenesmus.[EN151] Inaktivität und Trägheit des Rektums, mit schwergehendem, ungenügendem Stuhl. Calcarea sulfurica hat, wie *Sulfur*, morgendliche Diarrhö, aber auch Diarrhö am Abend; < nach dem geringsten Essen[TT58]. Schmerzlose Diarrhö.[EN163] Es ist bei Durchfall von Kindern ein sehr nützliches Mittel. Unwillkürlicher Stuhlabgang.[TT58] Stuhlbeschaffenheit: blutig; knotig; trocken und hart[EN191]; voluminös[EN190]; lienterisch[EN181]; weich und breiig[EN163]; eitrig oder blutig-eitrig[AZ97,117]; gelb; hell[EN195] oder weiß. Blutungen aus Rektum und Anus. Äußere Hämorrhoiden. »Vorfall des Mastdarms.«[AZ97,117] Ameisenlaufen und heftiges Jucken in Rektum[TT58] und Anus. Feuchtigkeit am After[TT58], Jucken und Beißen verursachend. Schmerzen im After bei und nach dem Stuhlgang. Abschürfender, brennender und stechender Schmerz im After während des Stuhlgangs, anschließend Wundheitsgefühl daselbst.[EN156] Schmerzlose* Abszesse am After in Verbindung mit Fistelbildung.[TT58]

Calcarea sulfurica hat chronische Nephritis geheilt[AZ97,117] und ist ein wertvolles Mittel bei Blasenkatarrh mit viel gelbem Eiter.[TT59] Auch bei Harnröhrenkatarrh ist es des Öfteren dienlich, wenn das Sekret gelb-eitrig und blutig ist, ferner beim Nachtripper. Brennen in der Harnröhre beim Wasserlassen. Es ist ein sehr effektives Mittel bei Impotenz[AZ97,117] – sofern auch die übrigen Symptome übereinstimmen.

Bei Frauen mit mehreren Aborten in der Vorgeschichte ist es ebenso hilfreich – wenn die Symptome passen. Menstruation: blass oder dunkel; reichlich oder spärlich; zu früh (häufig) oder zu spät (selten)[AZ97,118]; unregelmäßig; länger anhaltend[AZ97,118]; unterdrückt oder ausbleibend. Primäre Amenorrhö oder verzögerte Menarche. Metrorrhagie. Uterusmyome. Uterusprolaps. Gebärmutterschmerzen während der Regel. Gefühl des Herabdrängens im kleinen Becken während der Regel, wie bei einem Prolaps. Geschwüre an den Genitalien und am Os uteri. Brennschmerz in den Geschlechtsorganen. Jucken hoch oben in der Vagina. Jucken der äußeren Genitalien aufgrund von Ausfluss sowie während und nach der Menstruation[TT59]. Leukorrhö: reichlich, dick, gelb, eitrig und blutig; brennend, scharf und wundmachend; verstärkt vor und nach der Regel auftretend. Labien eitrig entzündet, geschwollen[TT59], exkoriiert.

Kehlkopf- und Luftröhrenkatarrh, mit reichlichem Auswurf von gelbem, zeitweise blutigem Schleim; muss häufig Schleim aus der Kehle räuspern. »Katarrh mit dicker, klumpiger, weisslich gelber oder eiterartiger Absonderung.«[AZ97,118] Hartnäckige Heiserkeit.[TT59] Trockenheit von Larynx und Trachea. Wundheitsschmerz in den Atemwegen, wie roh. Drohende Kehlkopf- und Lungentuberkulose. Laryngitis und Tracheitis. Calcarea sulfurica wird schon seit langem als Kruppmittel[AZ97,118] geschätzt. Es besteht ein kruppöser Husten, der mit heftigem Würgen und Erstickungsgefühl einhergeht. Ein erfahrener Praktiker würde hier mit Recht an *Hepar sulfuris* denken – doch Sie werden sich erinnern, dass bei *Hepar* die kruppösen Beschwerden und der Krupphusten durch jegliche Entblößung verstärkt werden, sei es durch Herausstrecken einer Hand oder durch Abdecken

* Laut *Guiding Symptoms* »schmerzhaft«.

der Brust, und dass der *Hepar*-Patient allgemein extrem empfindlich auf freie Luft und auf Zugluft ist. Der Calcarea-sulfurica-Patient hingegen empfindet das Entblößen im Falle eines Krupps als sehr angenehm. Er stößt die Decken von sich und verlangt nach frischer Luft, die ihn offenbar leichter atmen und weniger husten lässt. Es ist schon eigenartig, dass das Sulfid und das Sulfat des Kalziums so große Unterschiede in der Symptomatik hervorbringen können!

Der Husten tritt vor allem abends und nachts in Erscheinung und wird, ungleich *Hepar sulfuris*, in kühler Luft besser. Asthmatischer Husten. Krupphusten morgens beim Erwachen und nach dem Mittagsschlaf. Trockener Husten in der Nacht. Heftiger, kurzer, trockener Husten.[EN218] Anfälle von Krampfhusten. Quälender, den ganzen Körper erschütternder Husten. Hüsteln. Heiserer Husten. Lockerer, rasselnder Husten. Auswurf: reichlich am Morgen; dick; zäh[EN238]; grünlich[EN235]; gelb[EN240]; eitrig-jauchig[TT59]; blutig tingiert.

Kurzatmigkeit, Atemnot und Brustbeklemmung[TT59], besonders abends und nachts; vermehrt beim Gehen und Treppensteigen sowie im Liegen. Oftmals auch Erstickungsgefühl mit Rasselgeräuschen und Giemen auf der Brust. Calcarea sulfurica ist ein ausgezeichnetes Asthmamittel – wenn die Symptome passen.

Abszess in der Achselhöhle. Eiterungsprozesse im Thorax, z. B. Pleuraempyem [Z. n. Thorakozentese].[AZ95,45] Bronchialkatarrh. Hämoptoe als Folge von Lungenentzündung* oder schlecht behandelter Lungenentzündung. Lungenhepatisation. Schwäche in der Brust.[TT59] Schmerz in der Brust, wie roh. Wundheitsschmerz in der Brust[TT59] beim Husten oder beim Einatmen. Brennen[TT59] oder Schneiden in der Brust. Beklemmungsgefühl in der Herzgegend. Herzklopfen, auch nachts[TT59]; mit Angst verbunden; beim Treppensteigen. Das Mittel ist bisweilen bei Lungentuberkulose[TT59] angezeigt.** Äußerliches Jucken und Brennen auf der Brust.

Kältegefühl im Rücken. Calcarea sulfurica hat sich als wertvolles Mittel bei der Behandlung von Rückgratverkrümmungen erwiesen, besonders bei Verkrümmung der Brustwirbelsäule,*** die es dem Patienten schwermacht, aufrecht zu sitzen.

Die Symptome an den Extremitäten erklären sich teilweise aus der Gichtneigung des Patienten. Gichtknoten an den Gelenken.[TT59] Finger steif[TT59] und unbiegsam[EN278] und daher sehr ungeschickt, z. B. bei gichtigen Gelenkaffektionen. Gichtige und rheumatische[TT59] Gelenkschmerzen. Rheumatische Gliederschmerzen. Schmerzen in den Gliedern während des Fieberfrostes. Schmerzen in den Armen (nachts), in den Schultern[EN261 ff.], in Ellbogen, Handgelenken[EN266] oder Fingern[EN279 ff.]. Schmerzhafte Steifigkeit der Schultern und Arme.[EN259] Schmerzen in den Beinen, ziehend, stechend, reißend, rheumatischer Art oder als Ischialgie[AZ97,118]; Ausstrecken der Beine verschlimmert. Schmerzen in den Hüftgelenken, Oberschenkeln[EN285] oder Knien[AZ97,118]. Das Mittel ist in vielen Fällen von Coxitis tuberculosa [im eitrigen Stadium[GS]] hilfreich gewesen. Schwäche der Arme und Beine[AZ97,118], besonders der Knie[EN286], Unterschenkel und Fußgelenke. Zittern der Hände und der Beine. Taubheit der Hände[EN258] und auch der Beine und Füße. Kribbeln in den Fingern, wie eingeschlafen. Lähmung oder Lahmheit der oberen wie der unteren Extremitäten. Die Beine fühlen sich schwer an. Wadenkrämpfe.[TT59] Rheumatische Kniegelenksschwellung; ödematöse Schwellung der Unterschenkel und Füße. Allgemeine Neigung zu variköser Venenerweiterung. Kälte der Gliedmaßen – der Hände, der Beine, der Unterschenkel, der Füße. Hitze der Hände. Schwitzen der Hände[EN343] und Füße. Fußschweiß kalt und übelriechend. Hautjucken an den Gliedmaßen, oft als juckendes Brennen. Brennen der Hände und Füße bzw. der Handinnenflächen und Fußsohlen. Brennen und Jucken der Fußsohlen.[AZ97,118] Unterschenkelgeschwüre, die brennen und jucken und mit Schorfen

* Nach Kents Repertorium tritt die Hämoptoe als Folge von Lungenentzündung auf, während die beiden Erscheinungen im Text beziehungslos nebeneinanderstehen.

** Korrigiert nach dem Repertorium. Nach Kents Text müsste es – allzu einschränkend – »Herzklopfen von Schwindsüchtigen beim Treppensteigen« heißen.

*** Korrigiert nach dem Repertorium. Kent spricht im Text von »Verkrümmung der Lendenwirbelsäule«. Diese Unterrubrik gibt es im Repertorium nicht, während in der Unterrubrik *Verkrümmung der Brustwirbelsäule* neben *Calc-s.* auch *Calc.* und *Sulf.* zweiwertig erscheinen.

bedeckt sind. Hautausschläge: Pickel oder Pusteln[EN315]; Bläschen.

Unruhiger Schlaf, mit angstvollen, schrecklichen Träumen. Schläfrigkeit am Tage[TT59] und am Abend; Schlaflosigkeit bis Mitternacht wie auch nach 3 Uhr, vor allem durch Gedankenzudrang[TT59].

Calcarea sulfurica hat viele Fälle von chronischem Wechselfieber[AZ97,118] mit abendlichem Frost geheilt, wobei der Frost typischerweise in den Füßen beginnt.[TT60] Schüttelfrost. Fieberhitze abends und nachts. Das abendliche Fieber ist mit Frostepisoden vermischt[TT60]; anschließend Fieberhitze, dem aber kein Schweiß folgt; dabei Schmerzen in den Beinen, welche durch Umhergehen gelindert werden. Hitzewallungen. Hektisches Fieber.[AZ97,118] Kalter Schweiß. Nächtlicher Schweiß. Schwitzen schon von geringer Anstrengung. Profuser Schweiß. Säuerlich riechender Schweiß.

Es gibt eine Vielzahl an Hautsymptomen, wie dies angesichts der Bestandteile Schwefel und Kalzium nicht anders zu erwarten ist. Wie die Haut allgemein neigen auch die Hautausschläge von Calcarea sulfurica zu Jucken und Brennen. Jucken der Haut in der Bettwärme; Jucken mit Brennen oder Kribbeln, durch Kratzen gebessert. Ameisenlaufen. An Hautausschlägen finden wir: mit Eiterung verbundene Veränderungen wie Furunkel[AZ107,23 f.], Karbunkel[TT60], kleine Pusteln[AZ97,119] oder auch eiternde Knoten[GS]; brennende und trockene oder nässende Ekzeme; flüchtige Exantheme, z.B. Scharlachausschlag[AZ97,119]; Urtikaria; Flechten[AZ97,119]; Schuppen und Schorfe zurücklassende Bläschen. Calcarea sulfurica heilt auch Psoriasis, wenn die Symptome insgesamt passen. Die Haut ist trocken und empfindlich und neigt zu übermäßigem Abschilfern. Aufgesprungene, rissige Haut, besonders im Winter nach dem Waschen, vornehmlich an den Händen, wie beim Salzfluss.* Wunden heilen nur sehr langsam[TT60]; allgemein hat Calcarea sulfurica eine unheilsame Haut.** Warzen. Leberflecken. Exkoriationen und Intertrigo. Große Neigung zu Ulzerationen. Tiefe, blutende, brennende, von Schorfen oder Krusten bedeckte Ulzera. Geschwüre, die dicken, gelben[GS], blutigen, übelriechenden Eiter absondern. Fistelnde Geschwüre. Faulige Geschwüre. Indolente, aber auch schmerzhafte Geschwüre. Indurierte Geschwüre. Klopfen in Geschwüren. Haut blass oder gelblich, bis hin zu ausgesprochener Gelbsucht.

* Nach Grimms *Deutschem Wörterbuch* »ein Hautausschlag, der eine salzige Feuchtigkeit absondert und beim Abtrocknen eine weiße, salzähnliche Kruste zurückläßt«.

** Engl.: *unhealthy skin*. Dieser Begriff wird in fast allen Übersetzungen aus der angelsächsischen homöopathischen Literatur als »ungesunde Haut« missverstanden, so als wäre dies ein nosologischer Terminus. Die ursprüngliche Bedeutung aber ist ***unheilsam***. Zwar gilt der Begriff heute als veraltet, doch ist er in seiner Prägnanz unersetzlich.

Camphora

Kampfer

Das Fläschchen mit Kampferlösung stellt einen Gefahrenherd im Haushalt dar, da Kampfer fast all unsere homöopathischen Arzneien antidotiert. Deshalb sollten Sie ein Kampferfläschchen niemals in der Nähe Ihrer homöopathischen Apotheke aufbewahren; stellen Sie es weit weg, am besten ans andere Ende des Hauses! Aber das ist nicht das Thema, über das wir heute reden wollen. Kampfer in potenzierter Form ist in der Lage, viele Beschwerden zu heilen. Es passt bei akuten Erkrankungen, die mit großer nervöser Erregung – bis hin zur Raserei[EN4] – einhergehen, mit Krämpfen und Konvulsionen, und die schließlich in völliger Erschöpfung enden. Der Kampferzustand ist entweder von Krämpfen oder von großer Kälte gekennzeichnet. In der akutesten Phase der Kampfer-Erregung ist die Reizbarkeit so extrem, dass sie in Raserei übergehen kann. Der Patient kann stattdessen aber auch in das andere Extrem verfallen, bei dem die Reizbarkeit der Nerven vollkommen schwindet – es kommt zu Empfindungslosigkeit, Bewusstlosigkeit und Kälte. Die beiden Extreme können auch bei ein und demselben Kranken auftreten, das eine früher und das andere später. Der Patient kann vom Extrem der Erregung und Heftigkeit in einen Zustand der Prostration und Erschöpfung geraten, bei dem der Körper kalt und zyanotisch wird, gleichwohl aber nicht zugedeckt werden darf. Im Erregungszustand bestehen größte Furcht und Angst: Furcht vor Menschen; vor fremder Umgebung; vor der Dunkelheit[EN37], besonders davor, nachts im Dunkeln aus dem Bett aufzustehen[EN40]. Die Dunkelheit ist voller Geister und Gespenster; alles, was sich im Dunkeln bewegt, ist ein Gespenst, selbst die Gegenstände im Raum werden lebendig und erschrecken ihn. Er ist dem Wahnsinn nahe. Damit verbunden sind bei Camphora häufig Nieren- und Harnwegsbeschwerden, vergleichbar denen von *Cantharis*, und wegen dieser Ähnlichkeit verhalten sich die beiden Mittel komplementär und antidotarisch zueinander. Wenn sich eine Frau mit der spanischen Fliege vergiftet hat und die Erregung und die Nymphomanie jener Arznei vorhanden sind, wird Camphora wie ein Antidot wirken.

Die Details der psychischen Symptomatik verdienen eine nähere Betrachtung. Der Patient gerät in einen Geisteszustand, der an Schwachsinn erinnert. Die intellektuellen Fähigkeiten werden schwer gestört[MA3,464], desgleichen das Gedächtnis[RA(12)]. »Liegt mit geschlossenen Augen da, scheinbar schlafend, und beantwortet keine Fragen ...«[GS] Fieberdelirien.[GS] »Wuth, mit Schaum vor dem Munde.«[RA(239)] »Wahnsinn in Verbindung mit Melancholie.«[GS] Möchte aus dem Bett[GS]; kann in seinem furibunden Delir nur mühsam von zwei Männern im Bett festgehalten werden.[EN11] Drang, sich aus dem Fenster zu stürzen.[HV1,232] »Schreit, tobt und schimpft in der unflätigsten Art und Weise.«[GS] Schreit um Hilfe, klammert sich an den Umstehenden fest, um zu verhindern, dass sie ihn allein lassen.[HV1,233] »Sie wirft sich ängstlich im Bette herum, unter stetem Weinen.«[RA(235)] »Angst; verliert dabei fast das Bewusstsein.«[GS] Diese Symptome indizieren Camphora bei Kindbettfieber, bei Hirnkongestion[RA11] oder bei Kollaps- bzw. Schockzuständen aufgrund von heftigen Organentzündungen. Folge dieser Schockzustände ist eine geistige Verwirrtheit[RA(236)], die ganz plötzlich einsetzen kann. Je stärker der Patient leidet, desto eher friert er und wird auch objektiv kalt, und trotz dieser Frostigkeit und Kälte will er selbst in einem kühlen Raum nicht zugedeckt sein. Dies ist ähnlich wie bei *Secale*. Auch der *Secale*-Patient möchte sich trotz Kälte des Körpers entblößen und in einem kühlen Raum aufhalten; da er ebenfalls tobsüchtig werden kann, haben wir bislang noch kein Merkmal, mit Hilfe dessen wir *Secale* von Camphora unterscheiden können. Doch es gibt noch einen anderen Punkt, der Camphora auszeichnet, und damit können wir eine Unterscheidung treffen: Kälte, Hitze und Raserei vermischen sich bei Camphora sehr häufig! Wenn der Patient in einen Kältezustand gerät, überlaufen ihn in Anfällen *Hitzewellen;* diese Hitzewellen gehen oft mit reißenden oder brennenden Schmerzen einher, entweder in dem entzündeten Organ oder im Verlauf von Nerven. Der Camphora-Kranke ist in der Pflege ein höchst schwieriger Patient; nichts und niemand kann es ihm recht machen. Wenn sich etwa eine Blasenentzündung entwickelt, ist dieser Bereich ungemein schmerzhaft und empfindlich, und das Übermaß an Leiden macht ihn fast rasend, wie von Sinnen. Dann kommen Frost und Kälte, und der Kranke möchte die Bettdecken fort haben; es verlangt ihn nach kalter Luft, die Fenster sollen geöffnet werden. Doch bevor man ihm diese Wünsche erfüllen kann, überkommt ihn schon wieder eine Hitzewelle; auf einmal möchte er zugedeckt sein, die Heizung soll aufgedreht werden, und er verlangt Wärmflaschen im Bett. Bald geht auch dieses Stadium vorüber, und wenn die Schwester gerade die Wärmflaschen bringt, werden sie schon nicht mehr benötigt. Sie soll die Fenster öffnen, alles soll kühl sein. Und bei alledem immer wieder diese Zustände des Außer-sich-Seins, der Raserei. Sie sehen sofort, dass es sich hier um sehr ernste, schwerwiegende Fälle handelt. Diese Zustände kommen vor in Verbindung mit Opisthotonus[EN730], mit Krämpfen, mit Entzündung des Gehirnes[RA(35)], der Leber, der Nieren oder der Blase. Die Ursache ist zumeist ein heftiger Schock mit Kälte und großer Erschöpfung. Wir finden dies z. B. bei einem Mann, der stundenlang um sein Leben gekämpft hat, und wenn die Aufregung vorüber ist, setzt eine stürmische Gegenreaktion des Organismus ein. Er hat bis zur Erschöpfung gekämpft, und nun ist er vollkommen kraftlos, kalt und blau. Dies sind die Fälle, bei denen sich die alten Kräuterweiber mit ihren Kampferfläschchen einen Ruf erworben haben. Doch potenziertes Camphora wird bei dem Patienten einiges mehr ausrichten können: Es lässt ihn in einen erquickenden Schlaf fallen, aus dem er am nächsten Morgen in völligem Wohlbefinden erwacht.

Camphora ist bei Frauen im Klimakterium von Nutzen, die in warmen Räumen Hitzewellen und Schweißausbrüche bekommen. Gliedmaßen und Abdomen sind kalt, und die Patientinnen leiden unter der Kälte, wenn sie nicht zugedeckt sind; wenn sie sich aber zudecken, sind sie bald in Schweiß gebadet. Daher ertragen sie keine Decken, um die Glieder zu wärmen, obwohl sie andererseits unter der Kälte leiden.

Sehr viel Kopfweh, vor allem in Form von klopfenden Schmerzen.[RA3f.] Überall im Hinterkopf und Nacken [im Kleinhirn[HY13,456]] Klopfen wie von Hammerschlägen, schlimmer durch Vorbeugen des Kopfes. Zusammenschnürender Schmerz im Kleinhirn.[GS(RA8f.)] Brennende und stechende Kopfschmerzen. Auch Stirnkopfschmerzen kommen häufig vor.

Wir haben viel über die Wirksamkeit von Camphora bei der Cholera gehört, einer Krankheit, die den Patienten sehr schnell an den Rand des Grabes bringt. In den Fällen, die einen an Camphora denken lassen sollten, ist das Gesicht kalt, blau und eingefallen, ohne viel Schweiß darin. Überhaupt ist die Schweißsekretion bei diesem Mittel nicht sehr stark, und auch die Darmentleerungen und das Erbrechen halten sich in Grenzen; der Erkrankte wird ziemlich unvermittelt kalt, zyanotisch und kollaptisch, gewissermaßen paralysiert[(RA77)], und verfällt rasch in einen soporösen Zustand.

Konvulsionen[RA(196f.)]; dabei »krampfhafte Verzerrung der Gesichtsmuskeln mit Schaum vor dem Munde.«[RA(38)] Blaue Lippen.[GS] Kieferklemme (Trismus)[RA28]; Tetanus. »Zu Anfange des Erbrechens, kalter Schweiß, besonders im Gesichte.«[RA(81)] Erysipelatöse Hautveränderungen[RA75] im Gesicht.

Der Camphora-Patient trinkt gerne, ohne direkt Durst zu haben.[RA31] Andererseits kann aber auch ein ungeheurer, brennender Durst bestehen, der selbst durch Riesenmengen kalten Wassers nicht zu löschen ist.[GS] Das Wasser kann nicht kalt und nicht reichlich genug sein, doch häufig erbricht er bald alles wieder.

Der Magen ist außerordentlich gereizt; alles Genossene wird sogleich wieder erbrochen. Die Zunge ist bläulich verfärbt und kalt, der Atem kühl[GS]. Alles, was aus dem Körper herauskommt, ist kalt. Die ausgeatmete Luft fühlt sich kalt an, wie aus einem Keller kommend *(Carbo vegetabilis, Veratrum album).* »Die Zunge kalt, breit, zitternd ...«[HV8,107] Diese Symptome finden wir bei der asiatischen Cholera. Während des ganzen Kältestadiums leidet der Patient unter innerlichem Brennen; manchmal ist es ein Brennen wie roh oder wund, manchmal auch ein Brennen ohne jedwede Hitzeempfindung.

Die Magenschmerzen von Camphora bei Gastritis sind so heftig, dass die sich im Gesicht ausdrückende Angst mit der von *Arsenicum* zu vergleichen ist. Er verspürt eine qualvolle Angst im Magen und hat das Gefühl, jeden Augenblick sterben zu müssen.[GS] Brennende[RA(89)] und reißende Schmerzen im Magen mit Würgen und Erbrechen. Schmerzhafte Krämpfe im Magen-Darm-Trakt, die sich von dort in andere Körperregionen ausbreiten, bis es zu allgemeinen Krämpfen und Opisthotonus kommt. »Brennen und schreckliche Angst in der Magengrube treiben ihn zur Verzweiflung.«[GS] »Starkes Hitzegefühl im Magen.«[EN390] Kältegefühl im Magen.[EN387 f.] Schneidende Kolikschmerzen[RA41] und brennende Hitze[RA87 f.] im Bauch. »Kälteempfindung im Ober- und Unterbauche.«[RA(86)]

Typische Begleiterscheinungen der Cholera von Camphora sind: Reiswasserstühle[GS]; große Angst und Unruhe [*ohne* Stuhlausleerungen][JB2,40]; schmerzhafte Verkrampfung der Thoraxmuskeln; tonische Muskelkrämpfe und jähes Sinken aller Kräfte[AR11,1,123]; zunehmende Kälte und Zyanose des ganzen Körpers bei gleichzeitigem Bestreben, sich abzudecken[GS]; schließlich Kreislaufkollaps[GS]. Die klassischen Mittel gegen die asiatische Cholera sind nach wie vor Camphora, *Cuprum* und *Veratrum album*. Bei Camphora imponieren besonders die Prostration, die Zyanose und die eisige Kälte, die kein Zudecken verträgt; der Patient schwitzt nicht viel, die Körperoberfläche ist kalt und trocken. Die beiden anderen Mittel beinhalten alles, was für die Cholera charakteristisch ist, doch bei *Cuprum* finden wir nicht so viel Kälte und nicht so große Prostration, dafür eine umso größere Krampfneigung. Je mehr Krämpfe bestehen, desto eher ist *Cuprum* angezeigt. Je reichlicher die Darmentleerungen, das Erbrechen und der Schweiß, desto eher müssen wir an *Veratrum* denken. Kalt und trocken – Camphora. Kalt und reichliche Ausscheidungen – *Veratrum*. Exzessive Krämpfe – *Cuprum*.

»Nach Erkältung schneidende Schmerzen im Unterleib, mit unwillkürlichem Abgang breiiger, dunkelbrauner oder schwarzer Stühle, wie Kaffeesatz.«[CM] Tenesmus. Der Cholera-Patient, der in seinem kalt-lividen Zustand Camphora benötigt, würgt bisweilen, versucht zu erbrechen und leidet unter schrecklichem Tenesmus, bei dem nur wenig Stuhl abgeht[RA(102)]; gleichzeitig kommt es da und dort zu Krämpfen einzelner Muskeln. Diese Darmsymptome nehmen allmählich immer mehr zu, bis der Patient nicht mehr imstande ist, beim Stuhlgang Druck auszuüben – ein paralytischer Zustand. »Der Mastdarm ist wie verengert, geschwollen und schmerzhaft ...«[RA44]

Auch in Bezug auf die Harn- und Geschlechtsorgane muss der Camphora-Patient viel leiden. Brennen beim Wasserlassen.[RA51] »Häufiges Wasserlassen, es geht mehr Harn ab, als er trinkt ...«[GS] »Häufiger Harndrang ...«[GS] »Häufiges, aber erschwertes Harnen ...«[EN451] Strangurie.[RA(114)] »Harnverhaltung bei Harndrängen, und Tenesmus des Blasenhalses.«[RA47] Die Blase erleidet ein ähnliches Schicksal wie das Rektum, und es kommt zu qualvoller Harnretention. Der Patient sitzt auf der Toilette und bemüht sich, Wasser zu lassen, aber die Harnblase hat keine Kraft[RA45], sie ist wie gelähmt. Urin rötlich und zuweilen blutig, geht nur tropfenweise ab, wie nach Anwendung von Kanthariden.[ZÖ1,563]

Camphora steigert die sexuelle Erregbarkeit oft auf ein unerträgliches Maß. In manchen Fällen mit hohen Dosen ist der Geschlechtstrieb extrem erhöht, in anderen Fällen wiederum zeigt sich das gerade Gegenteil. In den Camphora-Prüfungen finden wir beides: erhöhten Geschlechtstrieb[RA(119)] wie Mangel daran, einschließlich Impotenz[RA(117 f.)]. Ich kannte einmal eine Französin, die krankhaft bestrebt war, ihre heranwachsenden Jungen zu Hause zu halten; und sie dachte, sie könnte dies am besten erreichen, wenn sie sie von den Mädchen fernhielte. Um dies zu bewerkstelligen und ihren Geschlechtstrieb zu dämpfen, pflegte sie ihnen ein Säckchen mit Kampfer unter das Kopfkissen zu legen – alle Jungen wurden impotent. Bei einigen Prüfern hat es aber eben auch sexuelle Erregung hervorgerufen, wie *Cantharis*.

Camphora erzeugt eine Art Schnupfen, eine reichliche Absonderung von Schleim aus der Nase[RA54f.] wie den gesamten Atemwegen[SK219], von der Nase bis zu den Bronchien. Bronchitis von Kindern und alten Leuten. Alte Leute erkälten sich schon, wenn sie sich nur geringfügig Wind und Wetter aussetzen, und werden kalt und fröstelig. *Antimonium crudum, Ammonium carbonicum* und Camphora sind wunderbare Arzneien für Achtzigjährige, für die jede Erkältung gleich lebensbedrohlich wird. Alte Menschen erkälten sich nicht in der gleichen Weise wie junge; oft werden sie davon zutiefst erschöpft und hinfällig und bekommen ein Rasseln auf der Brust, sodass die Angehörigen geneigt sind zu glauben, dass es Großvaters letzte Erkältung und dies das Röcheln eines Sterbenden ist. Diese drei Mittel, welche fortgeschrittenen Pneumoniestadien entsprechen, passen in der Regel auf einen solchen Fall. *Antimonium tartaricum, Antimonium crudum, Ammonium carbonicum* und Camphora decken jene Fälle ab, bei denen das Hitzestadium von Fiebererkrankungen weitgehend ausbleibt. Camphora hat nur sehr wenig Hitze; es hat manchmal ein Hitzegefühl, aber keine ausgeprägte Fieberhitze. Es gibt bei Camphora noch eine ganze Reihe anderer Symptome, die typischerweise bei alten Leuten auftreten.

»Konvulsionen und Krämpfe verschiedner Art; Starrkrämpfe ...; epileptische Krämpfe ...«[SK216] Krampfzustände mit Zittern. Zucken der Glieder[SK216]; Zittern[RA(198)] und Zucken. Zittern der Zunge.[HV8,107]

Der allgemeine, *konstitutionelle* Zustand des Camphora-Patienten ist durch äußerliche Kälte und extreme Kälteempfindlichkeit gekennzeichnet. Bei akuten Entzündungen ist der Patient kalt, möchte aber dennoch nicht zugedeckt sein. Bei akuten Beschwerden besteht heftiger Durst, bei chronischen Beschwerden Durstlosigkeit (wie bei *Arsenicum*).

Ein wichtiges Merkmal von Camphora, an das man bei akuten Fiebererkrankungen immer denken sollte, ist: Der Patient möchte während des Hitzestadiums sowie bei ggf. bestehenden Schmerzen gut zugedeckt sein; dagegen findet die Kälte des Körpers im Froststadium Linderung durch weitere Kälte von außen.

Cannabis indica

Indischer Hanf, Haschisch

Ein eigenartiges ekstatisches Gefühl durchdringt den Körper und die Sinne. Gliedmaßen und andere Körperteile erscheinen vergrößert. Ein Schauder der Glückseligkeit durchläuft die Glieder. Die Glieder zittern. Der ganze Körper wird von großer Schwäche befallen. Katalepsieähnliche Symptome. Empfindungslosigkeit der Haut und Ausfall der Tiefensensibilität. Die Beschwerden werden allgemein durch Ruhe gebessert. Exaltierte Stimmung mit großer Fröhlichkeit.[EN172] Wundersame Phantasien und Halluzinationen. Ungemeine Ausdehnung von Raum und Zeit.[GS] Der Patient hat das Gefühl, als würde er durch den Weltraum geschleudert. Es kommt ihm so vor, als hätte er zwei verschiedene Existenzen[GS] oder als lebte er in zwei Sphären; in seinem Bewusstsein existieren zwei völlig verschiedene Zustände. Wahnvorstellungen. Zusammenhangloses Reden.[EN7] Jammern und Weinen.[EN192] Lacht und weint durch den geringsten Anlass. Lacht selbst über ernst gemeinte Bemerkungen. Anfallsweises Ausbrechen in Gelächter.[EN189] Sehr zum Scherzen aufgelegt. Große Furcht vor herannahendem Tod.[EN214] Beständige Furcht, verrückt zu werden.[EN211] Es graut ihm vor der Dunkelheit.[EN213] Große Traurigkeit.[EN195] »Qualvolle Angst mit großer Beklemmung, besser an der freien Luft.«[EN210] Allgemein bessern sich die psychischen Symptome durch Gehen im Freien, während für die Schwächezustände des Mittels eher das Gegenteil zutrifft: Ihm schwinden im Freien die Sinne, und er fällt zu Boden. Der Patient schwankt in raschem Wechsel zwischen Vernunft und Unvernunft hin und her. Er vergisst, was er zuletzt gesagt und getan hat[EN259] und ist unfähig, auch nur einen Satz zu Ende zu bringen[EN261]. Die Gedanken drängen so verwirrend auf ihn ein, dass er nicht vernünftig reden kann. Sein Kopf ist voller unfertiger Ideen und Phantasiegebilde. Ständig produziert sein Gehirn neue, großartige Theorien.[EN20] Außerordentliche Redseligkeit.[EN171] Er hat seinen Geist nicht so weit unter Kontrolle, dass er rational über eine Sache nachdenken kann. Jede gedankliche Anstrengung wird sofort von abenteuerlichen Theorien und geistigen Höhenflügen abgelöst. Vor seinem inneren Auge jagt eine Vision oder eine Vorstellung die andere. In seiner verzückten Verwirrtheit hört er Stimmen, die ihn rufen[EN95], Glockengeläut[EN99] oder auch Musik[EN98].

Gefühl, als würde sich die Schädeldecke öffnen und schließen, als würde sie angehoben und wieder abgesenkt.[GS] Dumpfer, schwerer, klopfender Schmerz durch den ganzen Kopf.[EN311] Großes Schweregefühl im Hinterkopf[GS], mit Pulsieren darin. Heftige Schläge durch den Kopf, wenn er wieder zu sich kommt[EN315] oder aus dem Schlaf erwacht. Stechende Schmerzen in den Schläfen.[EN332] Kopfhaut empfindlich auf Berührung.[EN344] Spannungsgefühl in der Kopfhaut.[EN344]

Trübsichtigkeit.[GS] Beim Lesen laufen die Buchstaben zusammen.[EN398] Hellseherische Fähigkeiten.[EN384ff.]

Gehör überempfindlich.[EN412] Singen[EN426], Klingen und Summen in den Ohren[EN428]. Klopfen und Vollheitsgefühl in beiden Ohren.[EN410]

Gesicht blass[EN438] und eingefallen. Es sieht aus wie das eines Wahnsinnigen; oder schläfrig und benebelt[EN436]; oder kränklich, ausdruckslos.

Zähneknirschen im Schlaf.[EN458] Stammeln und Stottern.[EN495] Metallischer Geschmack auf der Zunge.[AJ5,51] Großes Verlangen nach Wasser und gleichzeitig Angst, es zu trinken[EN530], weil er glaubt, er könnte daran ersticken.[EN529]

Blähungen[GS], die den Bauch auftreiben, erleichtert durch Aufstoßen.[EN554]

Zahlreiche Symptome seitens des Urogenitalsystems. Nierenentzündung, verbunden mit brennenden Schmerzen[EN570]. Wundheitsgefühl in der Nierengegend, mit dumpfem, drückendem Schmerz. Heftige Stiche in den Nieren.[EN572] Häufiges oder fast beständiges Harnen. Der Harn brennt beim Abgang.[EN577] Brennen[EN579] oder feines Stechen vor, während oder nach dem Harnen[EN590]. Cannabis indica hat viele Fälle von Gonorrhö geheilt[GS]; es ist vor allem im ersten [entzündlichen] Stadium der Erkrankung von Nutzen und heilt auch die Symptome, die von *Cannabis sativa* bekannt sind. Der Patient muss eine ganze Weile warten, bis der Harn zu fließen beginnt.[EN603] Nachtröpfeln von Urin nach Beendigung des Wasserlassens.[EN606] Viel Schleim im Urin.[GS] Die Arznei ist hilfreich bei tripperbedingter Penisverkrümmung (Chorda).[EN618] [Vgl. *Cannabis sativa.*] Das Sekret bei Gonorrhö ist gelblich.[GS]

Das sexuelle Verlangen ist bei beiden Geschlechtern extrem gesteigert: Satyriasis[EN613] und Nymphomanie[EN632]. Priapismus[EN617]; sehr schmerzhafte Dauererektion, auch nach dem Koitus[EN615]; Neigung zu Erektionen ohne sexuelle Empfindung.[EN614] Profuse, schmerzhafte Periode von dunklem, aber klumpenfreiem, flüssigem Blut.[GS] Spärliche Menses alle zwei Wochen.[GS] Heftige, paroxysmale Uteruskrämpfe, wie Wehen wiederkehrend.[GS] Drohende Fehlgeburt infolge Gonorrhö.[GS]

Krampfhafte Beengung der Brust, mit Erstickungsgefühl.[EN654]

Herzklopfen, das aus dem Schlafe weckt.[EN674] Drückende Herzschmerzen mit Atemnot, die ganze Nacht hindurch.[EN667;GS] Herzstiche.[EN668 ff.] Puls langsam (46[EN687]) oder auch stark beschleunigt (bis 160[EN685]). ›Nervöser‹ Puls: unregelmäßig, schwach und flatternd.

Rückenschmerzen, besonders während der Menstruation.[GS] Schmerz in der Brustwirbelsäule, der am aufrechten Gehen hindert.[EN694]

Lähmige Schwäche[EN733] bis hin zu völliger Lähmung der Gliedmaßen[EN699], besonders der Beine[EN725]. Angenehmes Schaudern durch Arme[EN709] oder Beine[EN735]. Zittern der Arme und Hände.[EN706] Taubheitsgefühl der linken Fußsohle, dann des Fußes und schließlich des ganzen Beins.[EN752] Stechende Schmerzen in den Fußsohlen.[EN754] Beim Versuch zu gehen heftigste Schmerzen in den Fußsohlen, als würde er auf Stacheln oder Nägel treten; die Schmerzen ziehen durch die Beine bis in die Hüften hinein.[EN751]

Ruhe lindert allgemein[GS], Bewegung verschlimmert.

Größte Schläfrigkeit.[EN830] Großes Schlafverlangen, kann aber nicht einschlafen.[GS] Zusammenzucken der Gliedmaßen im Schlaf, wovon er erwachte, mit Furcht, einen Anfall zu bekommen.[EN860] Träume von Leichen[EN888]; prophetische Träume.[EN883] Jeden Abend Albträume, sobald er eingeschlafen ist.[EN889]

Prickeln der gesamten Haut, verbunden mit Taubheitsgefühl, oft als angenehm empfunden.[GS] Ameisenlaufen[Z1,116] oder Jucken an verschiedenen Teilen des Körpers.[GS] Spannungsgefühl in einzelnen Hautbezirken [besonders in Kopfhaut und Gesicht[GS*]]. Allgemeine Anästhesie.[EN800]

* Kent schreibt: »The skin feels drawn tight over the body«, was in dieser Ausdehnung nicht durch die Quellen gedeckt ist.

Cannabis sativa

Hanf

Die Ähnlichkeit dieses Mittels mit *Cannabis indica* ist bemerkenswert und hat dazu geführt, dass früher viele meinten, die beiden Mittel seien identisch. Oft ist ein Mittel durch das andere ersetzt worden, und ein Mittel hat Symptome geheilt, die durch das andere hervorgerufen worden sind. Die Geistes- und Gemütssymptome von Cannabis sativa und *Cannabis indica* sind einander sehr ähnlich, ebenso die Harnwegssymptome. Die Empfindung, als ob sich der Scheitel öffnen und schließen würde, ist von beiden Arzneien geheilt worden.

Der Cannabis-sativa-Patient hat das Gefühl, als befände er sich in einem Traum, als seien die Dinge nicht wirklich; vertraute Gegenstände kommen ihm plötzlich fremd vor. Auch von sich selbst glaubt er zuweilen, er sei jemand anderer.[GS] »Er verschreibt sich oft«[RA11], oder er vergisst, was er schreiben[GA4,7] oder sagen[GS] wollte. Missversteht, was er liest oder andere sagen hört. »Er ist sehr zerstreut, kann nichts gehörig auffassen ... und verwechselt seine Gedanken im Sprechen.«[GA4,5] Geräusche oder Stimmen, einschließlich der eigenen[GS], scheinen von weit her zu kommen; die eigene Stimme erscheint ihm fremd, so als würde jemand anderer sprechen *(Alumina)*. »Gemüth Vormittags niedergeschlagen, Nachmittags heiter.«[RA321] »Außerordentliche Furcht vor dem Bette ...«[RA300] »Es wird ihr so ängstlich und bänglich in der Herzgrube, mit Athem-Beklemmung und Herzklopfen; es steigt ihr warm herauf bis in den Hals und verschließt den Odem, als wenn etwas in der Luftröhre säße, mit fliegender Hitze.«[RA91 *]

»Schwindel und Eingenommenheit des Kopfes.«[AZ6,34] »Schwindel beim Gehen, verbunden mit einem Gefühl des Fallens und gleichzeitig mit dem Gefühl, als würden ihr die Sinne schwinden.«[**]

Blutandrang zum Kopf[GA4,13], wie aus dem Magen kommend. »Schmerz in der rechten Schläfe und im Scheitel, als würden sich diese öffnen und schließen, morgens beim Erwachen beginnend und den ganzen Tag anhaltend; < durch Geräusche.«[GS] Auf kleinen Stellen des Kopfes »ein kältendes Gefühl, als wäre ein Tropfen kalten Wassers darauf getropft.«[RA32***] »Ein Kriechen in der Haut des Haarkopfs.«[RA33]

Konjunktivitis mit varikösen Venen. »Im rechten Auge eine Empfindung, als wenn ein Sandkorn hineingefallen wäre, er muß dasselbe reiben.«[GA4,17]

»Ohrenklingen.«[RA61] »Brausen vor den Ohren.«[RA56]

»Gefühl, als würde sich die Nase vergrößern und die Sicht behindern.«[GS] »Nasenbluten.«[RA55] »Blutsturz aus der Nase, bis zur Ohnmacht.«[RA54] »Betäubender Druck wie mit einer stumpfen Spitze auf die Nasenwurzel.«[RA52] »Trockenheit in der Nase.«[RA51] Rote Wange linkerseits (ohne Hitze), während die rechte blass ist.[GA4,21] Ekelhafter Mundgeschmack beim Erwachen, nach jeder Mahlzeit wiederkehrend.[GS] Zuweilen fällt dem Patienten das Sprechen schwer: »Er konnte gar nicht ordentlich sprechen; bald gebrach es ihm an Worten, bald an der Stimme selbst ...; gegen Abend wiederholten sich die Anfälle, es war bald ein Strom von Beredtsamkeit, als jagte man ihn, bald ein Stocken in der Rede, daß er zuweilen dasselbe Wort zehn Mal nach einander in einem Odem aussprach ...«[RA76] »Trockenheit im Munde, Schlund und den Lippen.«[WI2,23] Abneigung gegen Fleisch.[GS] Leeres Aufstoßen[RA85] oder Aufstoßen einer bittersauren Flüssigkeit[RA84].

Nieren- und Blasenentzündungen.[GS] Geschwüriger Schmerz in der Nierengegend.[RA121] Ödematöse Geschwulst der Vorhaut[RA175 f.], bei

* Kent fasst den zweiten Teil dieses Symptoms lediglich in den vagen Begriff »hysterical feeling in the throat.«

** Der zweite Teil dieses klinischen Symptoms von Berridge (zitiert nach Choudhuri: *A Study on Materia Medica*) ist von Hering versehentlich als Gemütssymptom aufgefasst worden (Feeling, as if she would lose her senses [= Verstand]).

*** Dieses Symptom wird in den *Guiding Symptoms* sowie in Kents Repertorium (Water, dripping on head) falsch, nämlich in der Verlaufsform wiedergegeben. Verursacher des Missverständnisses ist wahrscheinlich Jahr gewesen, der in seinem *Handbuch* als Erster diesem Irrtum unterlag.

Tripper.[AR18,3,13] Gonorrhoischer Ausfluss eines dicken, gelben Schleims. Brennen in der Harnröhre, am Anfang, während und besonders gegen Ende des Harnens[RA159] und gleich danach[RA151]; während des Wasserlassens auch mit stechenden Schmerzen vermischt. Ebenso finden wir aber auch »außer dem Harnen einiger brennender Schmerz vorne in der Harnröhre ...«[RA154] oder »Stiche längs der Harnröhre außer dem Harnen«[RA157]. »Die Harnröhre ist wie entzündet und beim Befühlen in ihrer ganzen Länge schmerzhaft; bei Erektionen entsteht spannender Schmerz.«[RA166] Schmerzhafte Krümmung des erigierten Penis nach abwärts, bedingt durch die gonorrhoische Entzündung der Urethra (Chorda).* Sehr schwierige und schmerzhafte Miktion. »Während des Harnens, Schmerz von der Mündung der Harnröhre an, bis hinter [= bis nach hinten], brennend beißend, hinten mehr stechend.«[RA147] Nach dem Harnen herausdrängendes Gefühl an der Harnröhrenmündung (bei einer Frau). Heftiger Harndrang, mit drückendem Schmerz.[RA139] Häufiger oder beständiger Harndrang. Unwillkürlicher Harnabgang. Urin rötlich und trübe[RA141]; wie mit Blut vermengt.[SK222] Am Ende des Harnens sehr schmerzhaftes, krampfhaftes Verschließen des Blasensphinkters.[GS] Urethritis. Entzündung und Schwellung der Harnröhrenmündung, mit Brennen beim Wasserlassen (bei Frauen).

Cannabis sativa wirkt auf den Geschlechtstrieb stark anregend.** Bei Frauen hat Cannabis sativa den Ruf, bei Unfruchtbarkeit zu helfen. »Zu reichliches Monatliche, mit Schwerharnen und Wundheitsschmerz die ganze Harnröhre entlang.«[GY2] Leukorrhö bei kleinen Mädchen *(Sepia)*. Gonorrhö. Postpartale Uterusblutung.[GS] »Bei drohender Frühgeburt, wenn die Weiber früher einen heftigen Tripper hatten.«[GY4]

Bronchial- und Trachealkatarrh. Bronchitis mit Pfeifen in der Luftröhre und Schleimrasseln.[GS] »Periodisches Asthma; muss am offenen Fenster mit vorgebücktem Oberkörper stehen, um nicht zu ersticken.«[KE3,186] Asthma in Verbindung mit Harnwegsaffektionen. »Trockner, sehr heftiger Husten.«[RA232] Husten mit zähem, grünem Auswurf.[HH90] »Bisweilen Hüsteln vom Halsgrübchen aus, wobei eine kühle, salzige Feuchtigkeit tief hinten im Halse gespürt wird.«[RA230] Husten mit Hämoptyse und Stichen in der rechten Brustseite (bei Pleuritis).[GS] Heftiges Herzklopfen.

»Auf dem Steißknochen, Druck, wie mit einer stumpfen Spitze.«[RA233] »Krampf der Achillsehne, mit heftigen Schmerzen.«[SK224] Lästiges Feinstechen am ganzen Körper, wie mit tausend Nadelspitzen, wenn er nachts im Bett in Schweiß gerät.[RA278] Kribbeln in den Fingerspitzen, wie taub und eingeschlafen.[RA253]

* Die entsprechende Repertoriumsrubrik im engl. Kent lautet »Urethra, chordee«.

** Oder auch dämpfend bzw. zwiespältig, wie die Prüfungssymptome von Schréter (*Gesammelte Arzneimittelprüfungen aus Stapfs »Archiv ...«*, Bd. 4, Heidelberg: Haug; 1994) zeigen: »Geschlechtliche Aufreizung ohne Wollustgefühl ...«; »Starke Erektionen ohne Wollustgefühl ...«; »Die Lust zum Beischlafe verliert sich ganz, doch hat er keinen Widerwillen dagegen«, etc.

Cantharis

Cantharis vesicatoria; Blasenkäfer, ›Spanische Fliege‹

Das wichtigste Merkmal von Cantharis ist die Entzündung, und besonders charakteristisch für die Entzündung ist die Rasanz, mit der sie in Gangrän übergeht. Normalerweise nehmen Entzündungen einen bestimmten, sich über mehrere Tage hinziehenden Verlauf; doch wenn diese Arznei auf einen Körperteil gelegt oder innerlich eingenommen wird, endet der entzündliche Zustand in erstaunlich kurzer Zeit mit dem Absterben des betroffenen Bereichs. Innerlich eingenommen, greift Cantharis fast augenblicklich den Urogenitaltrakt an – bis hin zu akuter Urämie –, was die psychischen Symptome entscheidend prägt. Die lokale Entzündung entsteht außerordentlich schnell und lässt den Patienten umgehend heftigst erkranken. Von größeren Dosen geraten die Opfer dieses Gifts rasch in eine lebensbedrohliche Situation; der Organismus gerät völlig aus dem Gleichgewicht, wobei in der Regel die schwerwiegendsten Symptome an den Harnwegen auftreten. Diese Teile können schon in einem frühen Entzündungsstadium gangränös werden.

Die Geistes- und Gemütssymptome von Cantharis sind bemerkenswert; zu den führenden gehören die nachfolgend genannten ... »*Plötzlicher* Bewusstseinsverlust mit Gesichtsröte.«[GS] Verfällt plötzlich in Sopor. »Geistesverwirrung.«[R1,27] Viele seltsame Ideen bedrängen ihn, derer er sich nicht erwehren kann[GS(GA1,1)]; seine Gedanken gehen gewissermaßen mit ihm durch, er hat keinen Einfluss mehr auf sie – als wären sie von außen gesteuert. Hitze des Kopfes[GA1,117]; Wahnsinn[R1,28]; Delirium[R1,25], mit *großer Erregung und unbändiger Wut*[R1,30]; die Wutanfälle [und Konvulsionen] erneuern sich durch Berührung der Kehle, durch den Anblick von Wasser[R1,31] oder blendenden, glänzenden Gegenständen, durch das Geräusch von Wasser[GY21] oder den Versuch, Wasser zu trinken[CM] – wie bei Tollwut. »Ängstlich und geistig verwirrt, kann keinen klaren Gedanken fassen.«[GS] Oft gehen die Gedanken in eine Richtung, die von den entzündeten Geschlechtsteilen nahegelegt wird. Blase und Genitalien sind entzündet, und die Reizung und Kongestion dieses Bereichs wecken häufig auf eine Weise den Geschlechtstrieb, dass die Patienten ganz und gar von sexuellen Vorstellungen beherrscht werden, bis hin zu sexuell bestimmtem Wahnsinn. Heftige Erotomanie[GS] – eine allein durch die Entzündung bedingte sexuelle Erregung mit den entsprechenden Phantasien. »Unmässige Geilheit, und unersättliche Begierde zum Beischlaf.«[R1,575] Der Geschlechtstrieb hat sich verselbständigt, spielt sozusagen verrückt. Beim Mann kommt es zu heftigen und schmerzhaften Erektionen.[R1,580] Der Penis bzw. die Harnröhre ist entzündet[GA1,44] oder schmerzt wie wund[GA1,42], weshalb der Koitus eigentlich schmerzhaft sein müsste, doch in seinem manischen Zustand lässt sich der Kranke davon nicht zurückhalten. »Laune von Trotz* und Widerspenstigkeit ...«[GA1,118] Zum Fluchen geneigt, gotteslästerlich.[GS] Ängstliche Unruhe[ZÖ1,563], die in Tobsucht endet.[GS] Höchste Unruhe, muss sich ständig bewegen.[R1,12] Ein rasendes, ›liebestolles‹ Delirium, wie wir es in ähnlicher Weise auch bei *Hyoscyamus, Phosphorus* und *Secale* sehen: ein von großer Heftigkeit geprägter deliranter Zustand, der mit sexuellen Phantasien und obszönem Reden einhergeht. In manchen Fällen singt der Kranke in seinem Delir anzügliche Lieder, oder er schwatzt fortwährend von Genitalien, Urin und Kot – ein wildes Phantasieren über Dinge, über die er in gesunden Tagen als anständiger Mensch nie ein Wort verlieren würde. Keusche und sittsame Jungfrauen beginnen plötzlich, wenn sie krank werden, auf eine Weise zu reden, dass man sich verwundert fragt, wo sie all diese Ausdrücke

* Dieses Symptom Hahnemanns wurde von Allen (*Encyclopedia*, Sy.-Nr. 50) nicht korrekt, nämlich mit »*insolent* and contradictory mood« übersetzt, was als »*Unverschämtheit* und Widerspruchsgeist« verstanden werden muss. Es hat dann aber offenbar klinische Bestätigung gefunden (ob in dieser Bedeutung, muss offenbleiben), denn es wurde in der *Encyclopedia* mit einem Sternchen versehen. Daher erscheint *Canth.* zweiwertig in den entsprechenden Rubriken des Kent'schen Repertoriums, während es andererseits in der eigentlich ›zuständigen‹ Rubrik ***Widerspenstig*** (Contrary) fehlt.

aufgeschnappt haben. In solchen Fällen ist es meist ratsam, alle Personen außer der Krankenschwester und dem Doktor aus dem Zimmer zu schicken. Ich habe erlebt, wie eine alte Mutter weinend ihre Hände rang und sich fragte: »Wo hat meine Tochter nur diese Sprache her?« Die Tochter trägt hierbei keine Schuld. Ihr Zustand hängt schlicht mit einer Harnwegserkrankung infolge einer Verkühlung zusammen oder mit einer Menstruationsstörung, weil die Mutter es versäumt hat, ihr das notwendige Wissen über die weibliche Regelblutung zu vermitteln. Nun sind die Eierstöcke oder der Uterus oder die Vulva entzündet; der brennende Harn zieht die äußeren Geschlechtsteile in Mitleidenschaft, oder es kommt zu schmerzhafter Harnverhaltung – und all dies begleitet von extremer Wollust. Das ist das typische Cantharis-Bild!

Hirnhautentzündung mit heftigen, lanzinierenden Schmerzen tief im Gehirn[GS] (wie Messerstiche); bei Cantharis wirken sich solche Kopfschmerzen extrem auf die Psyche aus [typischerweise in Form von Tobsuchtsanfällen[GS]]. Durch das ganze Arzneimittelbild ziehen sich *brennende* Schmerzen, und so ist auch der Kopf davon betroffen: »Brennen in den Kopfseiten ...«[GS] Fernerhin finden sich häufig klopfende, berstende oder stechende Kopfschmerzen. Stechen in den Kopfseiten sowie im Hinterhaupt.[R1,66ff.] Starker Haarausfall.[R2,23]

Cantharis ist selten bei reinen Augenleiden indiziert, meistens gehen diese mit Kopf- und Gemütssymptomen einher. Brennen[R1,98] oder Glühen der Augen, wie von Kohlen[R2,27]; die Tränen werden als heiß empfunden. »Beißende Empfindung in den Augen, als wenn Salz hinein gekommen wäre.«[GA1,10] Erysipel der Augen, mit Neigung zu Gangränbildung. *Gelbsehen.*[R1,100]

Gesichtserysipel mit großen Blasen. Erysipel, das auf dem Nasenrücken beginnt, sich von dort auf die Wangen ausbreitet[GS] und auch die Lider einbeziehen kann. Gewöhnlich kommt *Rhus toxicodendron* bei solchen Affektionen zur Anwendung, doch wenn diese sehr heftig sind, ist oft Cantharis indiziert und *Rhus* vorzuziehen. Auch *Rhus* hat die Blasen und das Brennen, doch bei Cantharis hat sich, im Gegensatz zu *Rhus*, die Gesichtsrose in der Zeit bis zu Ihrer nächsten Visite dunkel oder nahezu *schwarz* verfärbt; der Zustand hat sich rapide verschlechtert, das Erysipel droht zu gangräneszieren. Das befallene Areal brennt wie Feuer, und die umgebende Haut brennt, wenn man sie berührt, so als wäre der berührende Finger ein Stück glühender Kohle. Das ist bei *Rhus* nicht so. Die von Cantharis hervorgerufenen Hautausschläge, wie etwa Bläschen im Gesicht[R1,794], *brennen schon bei der leisesten Berührung.*

Bei hochakuten Zuständen wie diesen verfällt der Patient rasch in Prostration, einhergehend mit bleichem[R1,135], eingefallenem, hippokratischem Gesicht[R1,141], bis schließlich der Tod seinem Leiden ein Ende setzt. Cantharis entspricht schwersten Krankheitsverläufen, bis hin zu heftigen Entzündungen und Gangränbildungen der Eingeweide, der Blase, des Gehirns und Rückenmarks oder der Lungen, verbunden mit raschem Kräfteverfall und höchst elendem Aussehen[R1,139]. Bei gangräneszierender Lungenentzündung brennt der befallene Lungenabschnitt wie Feuer, oder als wäre er mit kochendem Wasser gefüllt; der Kranke expektoriert eine aashaft stinkende, blutig-wässrige Flüssigkeit. Das ganze Krankheitsbild hat sich enorm schnell entwickelt, und es wird – angesichts des verfallenen, hippokratischen Antlitzes mit der spitzen Nase und in Anbetracht der völlig zum Erliegen gekommenen Harnsekretion[R1,440] – nicht lange dauern, bis der Patient stirbt. Ich erinnere mich an einen Patienten, der gerade aus einem längeren Alkoholrausch erwacht war. Ich verließ ihn abends in einem Zustand, wie ich ihn eben beschrieben habe; blutiger Speichel lief ihm aus dem Mund – er lag im Sterben. Der Zustand hatte sich binnen einer Nacht entwickelt, weil er in seiner Trunkenheit beinahe erfroren wäre. Es konnte nur heißen: Cantharis – oder Tod noch vor dem Morgengrauen. Dank Cantharis wachte er am nächsten Morgen wieder auf, hustete ein rostfarbenes Sputum ab und machte gute Fortschritte in Richtung Genesung. Auch der *Arsenicum*-Kranke hat, neben anderen Pneumoniezeichen, dieses Brennen in der Lunge, dazu schwärzliches Sputum, die typische Angst und Ruhelosigkeit etc.; hier wird *Arsenicum* das Leiden umgehend kupieren. Heftige Arzneien wie Cantharis und *Arsenicum* werden in Fällen benötigt, die sonst letal enden würden.

Brennen im Halse.[R1,164] »Gewaltiger Durst, mit brennenden Schmerzen in Rachen und Magen.«[En451] »Unauslöschlicher Durst mit Widerwillen gegen Getränke«[AZ56,115]; d.h., das Bedürfnis von Mund und Rachen wird konterkariert durch die Gemütsverfassung – Durst im Hals und eine Abneigung gegen Trinken im Kopf. Heftiges Brennen im Magen[R1,288], am Pylorus[R1,286] und im Unterleib[GA1,28]. Abdomen geschwollen und von Luft tympanitisch aufgebläht.[EN588] Lanzinierende, stechende Bauchschmerzen; Leibschneiden[R1,335]. Wo auch immer sich im Darmkanal eine akute Entzündung abspielt, es entsteht Durchfall, der aus Schleim und Blut besteht.[EN695] Serös-wässrige, blutige Entleerungen aus Darm und Magen. Eine ähnlich blutig-wässrige Flüssigkeit kann aus den Augen abgesondert werden, und der Urin ist ebenfalls typischerweise blutig[R1,507 ff.]. Überall, wo diese Absonderungen mit der Haut in Berührung kommen, wird sie wund und fängt an zu brennen.

Stuhldrang während des Wasserlassens.[GA1,71] Beständiger, heftiger Stuhl-[R2,96] und Harnzwang[R1,468]; der Patient hat das Gefühl, wenn er nur noch ein paar Tropfen Urin oder etwas blutigen Stuhl mehr herausbringen könnte, so würde er Erleichterung finden, aber das ist nicht der Fall. Entzündungen und Brennen überall in der Genitalregion. Vergebliches Drängen und Zwängen nicht nur, wenn die Blase leer ist, sondern oft auch, wenn sie voll ist. »Verhaltung des Harns, wovon nur selten nach der heftigsten Anstrengung einige Tropfen abgingen.«[R1,439] »Bluthaltiger Urin.«[R1,514] »Heftige Schmerzen in der Blase, öfteres Drängen zum Harnen, unerträglicher Harnzwang.«[ÖZ3,629] Der Tenesmus geht häufig mit schneidenden[ZÖ1,563] oder stechenden[GA1,54] Schmerzen einher, besonders im Bereich des Blasenhalses, von wo sie in die verschiedensten Richtungen ausstrahlen können. Der Patient kann sich bei diesem extremen Leiden in Angst und Raserei hineinsteigern, und oft empfindet er die mit dem Harn- und Stuhldrang einhergehende geschlechtliche Aufreizung als überaus quälend. Der gesamte Harntrakt und die Genitalien befinden sich in einem entzündlichen Reizzustand, der sehr leicht in eine Gangrän übergehen kann. »Brennen beim Harnen und auch ausser demselben.«[R1,546] Der blutige Urin brennt wie Feuer in der Blase und an den übrigen Teilen, mit denen er in Berührung kommt. Harnretention[R1,438] oder auch Harnsuppression [Anurie][R1,440]. Es kommt selten vor, dass ein Tripperkranker an derart heftiger Entzündung mit Brennen und Harn- und Stuhlverhaltung leidet; wenn es aber doch einmal vorkommt, ist Cantharis das Mittel der Wahl. Neben der großen Intensität der Beschwerden ist deren rasante zeitliche Entwicklung ein weiterer Hinweis auf die Arznei. Cantharis bringt bei Gonorrhö so große Schmerzen und einen solchen sexuellen Erethismus hervor, wie man es bei keinem anderen Mittel findet. Vom Symptomenbild her kommt ihm bei dieser Krankheit *Mercurius corrosivus* am nächsten.

Charakteristische Symptome des weiblichen Geschlechts sind: »Überempfindlichkeit der gesamten Genitalregion.«[GS] Entzündung der Ovarien oder des Uterus.[GS] »Brennen in der Scheide ...«[EN1057] »Membranöse Dysmenorrhö mit Dysurie.«[GS] »Monatliches zu zeitig, zu reichlich, schwarzen Bluts ...«[GY10]

Puerperale Krämpfe.[GS] Plazentaretention mit Brennen beim Harnlassen.[GS] Wenn in einem Fall keine ausreichenden Wehen zur Austreibung der Nachgeburt stattgefunden hatten und auch die übrigen Symptome für Cantharis sprachen, haben nach Verabreichung des Mittels oftmals normale Kontraktionen eingesetzt, die dann für die Ausstoßung der Plazenta sorgten.

Heftige, lanzinierende Schmerzen durch die Nieren und den Rücken. »Schmerzen in den Lenden, Nieren und im ganzen Bauche, mit so schmerzhaftem Harnen, dass er ohne Heulen und Schreien nicht einen Tropfen Harn lassen konnte ...«[R1,308]

Capsicum

Capsicum annuum; Spanischer oder Roter Pfeffer

Die meisten Substanzen, die bei Tisch als Gewürz oder Anregungsmittel dienen, werden im Verlauf von ein oder zwei Generationen sehr nützliche Arzneien sein, denn die Menschen vergiften sich mit ihnen, etwa mit Tee, Kaffee oder Pfeffer. Die giftigen Wirkungen auf die Eltern führen bei den Kindern zu einer Anfälligkeit für Krankheiten, die den durch diese Stoffe ausgelösten Arzneikrankheiten sehr ähnlich sind.

Fette, schlaffe, rotwangige Kinder von ›überstimulierten‹ Eltern, die gern Bier trinken und viel mit Pfeffer würzen, benötigen sehr häufig Capsicum als Heilmittel. Capsicum-Patienten zeichnen sich durch allgemeine Reaktionsschwäche und eine schlaffe Konstitution aus, verbunden mit einer Neigung zu variköser Venenerweiterung. Das Gesicht sieht rosig aus, ist aber nicht warm, sondern kalt, und bei näherer Betrachtung erkennt man, dass es von einem feinen System erweiterter Kapillaren durchzogen ist. Capsicum-Menschen sind ohne jede Ausdauer, von weicher, rundlicher Gestalt, mit einem pausbäckigen Gesicht, das durch falsche Plethora[(RA257)] [= lokale Hyperämie] gekennzeichnet ist – wie bei *Calcarea*. Neben den Wangen[RA256] sind oft auch die Nasenspitze[RA259] und die Augen[RA28] gerötet. Solche Konstitutionstypen erholen sich nach Krankheiten nur sehr langsam und reagieren nicht auf Arzneien; sie sind schlaff, matt und träge. Capsicum-Schulkinder können weder lernen noch arbeiten[RA(68)], bekommen schnell Heimweh und wollen nur nach Hause. Gichtneigung[GS], mit Knacken der Gelenke[RA207] und Ablagerung harnsaurer Salze in denselben. Lähmige Steifigkeit in allen Gelenken.[RA208 ff.] Gliedmaßen und Gelenke ungeschickt[RA4], matt[PM2,29], werden schnell kraftlos[RA226]. Allgemeine Trägheit des gesamten Organismus. Es sind fröstelige Menschen, die sehr empfindlich sind auf freie Luft[GS], auf Zugluft[RA238], auf Baden, auf Kälte jeder Art; sie halten sich bevorzugt in warmen Räumen auf. Selbst bei mäßig warmem Wetter fangen sie an zu frieren, sobald sie nach draußen gehen.

Was die Gemütsverfassung betrifft, so ist kein Symptom auffallender als dieses: *Heimweh*. Heimweh finden wir bei allen Capsicum-Beschwerden, und typischerweise geht es mit Wangenröte,* Schlaflosigkeit[UE] sowie Hitzegefühl im Rachen einher.[CH27] Große Schreckhaftigkeit.** Capsicum-Patienten sind überempfindlich auf alle Sinneseindrücke.[RA6] Empfindliche Reizbarkeit[SK234], mit Übelnehmen der geringsten Kleinigkeit und Neigung zu Vorwürfen und Tadeln der Fehler anderer[RA266]; immer misstrauisch und schnell beleidigt; sehr leicht zu erzürnen[RA268]. Eigensinnig[UE] und widerspenstig bis ins Extrem.[RA264 f.] Ihr Verhalten kann wirklich abscheulich sein; selbst wenn sie etwas Bestimmtes wollen, sind sie dagegen, wenn der Vorschlag von jemand anderem kommt. Nach Gemütserregung röten sich die Wangen[GS], ohne dass man, selbst bei allgemein erhöhter Körpertemperatur, mit der Hand eine besondere Hitze darin fühlt[RA257]; oder aber eine Wange ist blass und die andere rot, oder in beiden Wangen wechseln Blässe und Röte einander ab[GS]. Capsicum-Kinder sind schwerfällig und ungeschickt.[GS]

Der Capsicum-Patient wird bisweilen von hartnäckigen Selbstmordgedanken heimgesucht. Er möchte sich nicht umbringen und widersteht deshalb diesen Gedanken, aber sie sind ständig da und quälen ihn.*** Bei vielen Arzneien gibt es solche hartnäckigen Gedanken oder fixen Ideen, und es ist notwendig, hier zwischen Impulsen und Wünschen zu unterscheiden. Wenn der Patient einen Strick oder

* Dieses klassische Leitsymptom von Capsicum, **Heimweh mit Backenröte**, geht auf Hahnemann zurück, doch findet es sich nicht in der Prüfung *(RA)*, sondern im ersten (!) Band der *CK*, S. 164.

** Bei Kent heißt es irrtümlich »fearfulness« (Furchtsamkeit), was Capsicum zwar auch haben kann (vgl. *RA* [67]), was aber wohl nicht so charakteristisch ist wie die von Hahnemann selbst stammende ***Schreckhaftigkeit*** (*RA* 270). Der Übersetzungsfehler stammt aus Allens *Encyclopedia* und wurde in die *Guiding Symptoms* übernommen.

*** In Jahrs *Therapie der Geisteskrankheiten* (S. 125) heißt es dagegen: »Lebensüberdruss und Neigung zum Selbstmord.«

ein Messer wünscht, um sich zu töten, so ist das etwas völlig anderes als der bloße Impuls, Selbstmord zu begehen. Allerdings ist ein Impuls manchmal so übermächtig, dass der Geist davon überfordert ist und der Patient wirklich Hand an sich legt. Sie sollten stets von einem Patienten zu erfahren suchen, ob er des Lebens überdrüssig ist und deshalb sterben möchte oder ob er nur Impulse zur Selbsttötung hat, die er fortwährend bekämpft. Manche Menschen liegen des Nachts wach im Bett und sehnen sich nach dem Tod, und es gibt keinen Grund dafür. Dies ist eine Störung der Willenssphäre, eine Erkrankung auf der Ebene des Willens und der Affekte. Andere Menschen wiederum werden von plötzlich auftauchenden Selbstmordgedanken gepeinigt, denen sie hilflos ausgeliefert sind. Die genaue Unterscheidung zwischen diesen beiden Merkmalen gibt oftmals den Ausschlag für ein bestimmtes Mittel. Wünsche sind Äußerungen des Willens, Impulse beeinträchtigen die gedankliche, die verstandesmäßige Ebene.

Kopfweh, als wenn die Hirnschale zerspringen sollte, beim Husten[RA153], bei Bewegung des Kopfes und beim Gehen[RA7]. Muss den Kopf wegen dieses berstenden Gefühls festhalten. Routinemäßig verordnende Kollegen geben *Nux vomica* in einem solchen Fall, und wenn es nicht hilft, geben sie *Bryonia*, und wenn auch das nicht hilft, irgendetwas anderes. Aber es gibt eine lange Liste von Mitteln mit diesem Symptom, und Capsicum ist nur eines von ihnen. »Ein ausdehnender Kopfschmerz, oder als wenn das Gehirn zu voll wäre«[RA17] oder Gefühl, als sei der Kopf zu groß[GS]; besser durch Hochlagern des Kopfes[GS], schlimmer beim Husten und Gehen. Berstender Kopfschmerz oder Klopfen im Kopf.[GS] »Pochendes Kopfweh in der Stirne«[RA9] oder in einer der beiden Schläfen[RA8]. »Drückender Kopfschmerz in der Stirne, als wenn es vom Hinterhaupte vor zur Stirne heraus drückte ...«[RA12] Beim Bücken ein Gefühl, als würden das Gehirn oder die roten Augen aus dem Kopf gedrückt.

Die Sinneswahrnehmungen des Patienten sind beeinträchtigt, teils abgestumpft[GS], teils übermäßig geschärft[RA6]. Überempfindlichkeit auf Geräusche[CH357] und andere Sinneseindrücke; überempfindlicher Geschmacks-, Geruchs- und Tastsinn. Auch psychisch überempfindlich und leicht reizbar.

Ohrenschmerzen. Drückender und später juckender Schmerz tief im Ohr.[RA35f.] »Bei jedem Mal Husten, ein drückender Schmerz im Ohre, als wenn da ein Geschwür aufgehn wollte.«[RA156] Capsicum hat eine besondere Wirkung auf die Knochen des inneren Ohres, auf das Felsenbein[RA37] und auf den Warzenfortsatz[GS], speziell in Form von Knochenkaries. Nekrose des Felsenbeins. Neigung zu periaurikulären Abszessbildungen, vorzugsweise hinter und unter den Ohren. Capsicum ist ein häufig angezeigtes Mittel bei Mastoidabszess und Mastoiditis, welche die Ärzte der alten Schule aus Furcht vor den Komplikationen (wie Meningitis usw.) gern operativ angehen, um die pneumatischen Zellen auszuräumen – eine furchtbare Praxis, denn sie können den Patienten leicht damit umbringen, und wenn nicht, trägt er nicht selten ein Krampfleiden davon! Aber auch dann heißt die indizierte Arznei immer noch Capsicum: Es wird den Kranken heilen, samt den Krämpfen und den Ohrenbeschwerden.

Alte, chronische Nasenkatarrhe. Der Patient erkältet sich in der Nase und im Hals, worauf sich dort viel dicker Schleim ansammelt[GS]. Von weniger intelligenten Patienten ist es oftmals schwierig, bei Schnupfen verwertbare Symptome zu erfahren, und dann sind wir auf das angewiesen, was wir sehen können, wie etwa die Beschaffenheit des Nasensekrets und ein paar andere Dinge. Einige dieser Fälle werden geheilt, wobei auch alle anderen Symptome verschwinden; doch bei manchen alten Katarrhen scheint auch nach sorgfältigster Arzneiwahl keine Reaktion zu erfolgen. Auf einmal fällt dem Doktor auf, dass der Patient ein rotes, aber kaltes Gesicht hat, und ebenso ist die Nasenspitze rot, aber kalt. Auch ist er dick und schlaff und hat nur wenig Ausdauer; in der Schule ist er schlecht mitgekommen; wenn er sich anstrengt, bricht er gleich in Schweiß aus, und in kalter Luft friert er schnell. Jetzt hat der Arzt einen Schlüssel zu dem Patienten gefunden und untersucht ihn mit Hilfe dieses Schlüssels, d.h. anhand der Pathogenese der Arznei; dies ist eine weniger gute Praxis, auf die man nur als letzten Ausweg und bei dummen Patienten zurückgreifen sollte. Wenn er dem Patienten nun Capsicum verabreicht, wird es diesen ›aufwecken‹. Das Mittel mag ihn vielleicht nicht vollständig heilen, doch danach wird sich *Silicea, Kalium bichromicum* oder eine andere tiefgreifende Arznei, die möglicherweise zuvor erfolglos gegeben worden war, seiner annehmen und die endgültige Heilung herbeiführen.

Bei Hahnemann heißt es: »Heiße Ohren und heiße, rothe Nasenspitze, gegen Abend«[RA259]; allerdings ist zu bedenken, dass diese Hitze meist nur subjektiv empfunden wird. Allenthalben kann es zu Rötung und Brennen einzelner Hautareale kommen, doch in der Regel handelt es sich nur um eine Kongestion der Kapillaren, die nicht zu objektiv wahrnehmbarer Erwärmung führt. »Abwechselnd ist das Gesicht bald blass, bald, nebst den Ohrläppchen, roth, mit einer Empfindung von Brennen, ohne daß man jedoch mit der Hand besondre Hitze fühlt.«[RA257] Rote Punkte im Gesicht.[RA24] Gesichtsschmerzen, die in den Knochen empfunden und durch äußere Berührung erregt werden.[RA22] Prosopalgie, < durch Berührung und am Abend.[GS] »Tauber Druck auf dem Jochbeine«[HH95] oder Empfindlichkeit desselben. Druckempfindlichkeit des Mastoids. Schmerzhafte Geschwulst in der Gegend des Mastoids.[(GS)]

Fauliger Geschmack im Mund, wie von verdorbenem Wasser.[RA63] »Der Hauch aus der Lunge, beim Husten, erregt einen fremden, widrigen Geschmack im Munde.«[RA160] *Heiße, ätzende Luft kommt aus dem Hals*, die beim Husten faulig schmeckt.

»An der Zunge und innern Fläche der Lippen mehrere flache, sehr empfindliche, hartnäckige, umsichgreifende Geschwüre mit speckigem Grunde.«[KE5,218] Die Schleimhaut der Lippen und andere Hautbezirke verbleiben, wenn man sie zwischen zwei Fingern hochzieht, eine Weile in dieser angehobenen Position – ein Ausdruck der trägen Blutzirkulation und der allgemeinen Schlaffheit von Capsicum. Die Haut hinterlässt auf Druck kleine Falten – ebenso ein Zeichen der schlechten Durchblutung. Welches Körperteil man auch berührt, überall fehlt es an »straffer Faser«[RA]; die Haut ist schlaff, ›schwabbelig‹, adipös, gerötet und kalt. Kinder mit Masern haben eine geringe Abwehrkraft[GS] und reagieren kaum oder gar nicht auf scheinbar gut gewählte Arzneien – bis sie Capsicum erhalten. Die Haut zeigt, bedingt durch die kapillare Kongestion, feine, morbilliforme Veränderungen und ist feucht und kalt. Wenn das Kind alt genug ist, wird es klagen, dass ihm ständig zu kalt sei. Allgemeiner Reaktionsmangel nach exanthematischen Fieberkrankheiten, nach Erkrankungen der Drüsen und Lymphknoten sowie nach Darmaffektionen. Ehemals dicke und schlaffe Kinder, die solche Krankheiten durchgemacht haben, erlangen nicht mehr ihr früheres Gewicht.

Der Capsicum-Patient erkältet sich im Hals und in der Nase, und der entzündete Hals ist dabei so rot, als würde er bluten – aufgedunsen, purpurfarben bis dunkelrot verfärbt, fleckig; schlaff und schwammig aussehendes Gewebe. Brennen und Wundheitsgefühl im Hals, mit Ulzerationen der Rachenschleimhaut.[GS] Uvula verlängert.[GS] »Anhaltende Stiche im Halse, in der Gegend des Kehldeckels, welche trocknen Husten erregen, ohne daß sie dadurch vergehen.«[RA(38)] Tonsillen entzündet[GS], vergrößert, schwammig. Nach einer Erkältung oder Halsentzündung tut der Hals noch lange Zeit weh. Rachen entzündet, dunkelrot, mit brennenden, drückenden Schmerzen und schlaffer, aufgelockerter Schleimhaut.[GS] Schmerzen beim Schlucken.[RA54] »Krampfhafte Zusammenziehung des Schlundes.«[RA58] »Dysphagia paralytica.«[GS] Die Halsentzündungen von Capsicum können wochenlang in einem torpiden Zustand verharren, in dem nichts passiert; zwar kommt es zu keiner weiteren Verschlimmerung, aber auch zu keinerlei Besserung – ein gänzlicher Reaktionsmangel.

Durst, sobald der Fieberfrost einsetzt.[GS] Durst nach jedem Stuhlgang[RA100] (bei Dysenterie[GS]) – ein plötzliches Verlangen nach eiskaltem Wasser, welches dann aber jedes Mal Schauder und Frostschütteln hervorruft[RA242]. Verlangen nach Wasser vor dem Frost, doch vom Trinken wird das Einsetzen des Frostes beschleunigt. »Eine Kälte im Magen: ein Gefühl, als wenn kaltes Wasser darin wäre ...«[RA72] Verlangen nach etwas Warmem, nach etwas Anregendem [Kaffee[RA76]], nach scharf gewürzten Speisen. Dies sehen wir besonders bei Whiskytrinkern; sie haben ein Verlangen nach Pfeffer, und der Pfeffer wiederum verstärkt das Verlangen nach Whisky. Diese leicht in den Körper übergehenden Stimulanzien erzeugen einen Bedarf nach weiteren anregenden Dingen, nach ›Unterstützung‹. »Dipsomanie.«[GS]

Zum Thema *Trunksucht* hier eine Anmerkung: Alkoholiker, die auch im Laufe des Tages zur Flasche greifen, gelangen manchmal an einen Punkt, an dem sie auch nachts aufstehen müssen, um etwas zu trinken, weil sie sonst am Morgen nicht aus dem Bett kommen. Die ersten drei oder vier Drinks müssen sie morgens erbrechen, bevor endlich der nächste im Magen bleibt – sie haben immer einen gewissen ›Vorlauf‹. Sie sind in einen Zustand geraten, der eines regelmäßigen Nachschubs – auch in der Nacht – bedarf. Wenn sie daher zu lange schlafen, werden ihnen die ersten Gläser Whisky wieder hochkommen. Sie sehen dies z. B. bei Rechtsanwälten, die eine Menge Arbeit unter Alkoholeinfluss erledigen. *Nux vomica, Arsenicum* und Capsicum können ihnen eine Hilfe sein, wenn sie bereit sind zu kooperieren. Ich erinnere mich an einen Gewohnheitstrinker, der ausschließlich Champagner trank. Ich riet ihm, Alkohol gänzlich zu meiden, doch er jammerte: »Was habe ich denn davon?« Wenn er nicht seinen Champagner bekäme, habe das Leben für ihn keinen Wert. Wenn solche Menschen wollen, dass ihnen geholfen wird, müssen sie natürlich kooperieren.

Ruhr; nach Abgang durchfälligen, schleimigen Stuhls vergeblicher Stuhlzwang.[RA104f.] »Nach jedem Stuhlgange, Durst und nach jedem Trunke, Schauder.«[RA100] Beißen[RA112] und Brennen im After[RA110] und im Rektum.[GS] Heftiger Stuhl- und Harnzwang gleichzeitig.[GS] Äußere Hämorrhoiden, die brennen, beißen und stechen, als wenn Pfeffer darauf gestreut worden wäre.[GS]

»Harnzwang, Tenesmus des Blasenhalses; es treibet ihn zu öfterm, fast vergeblichem Harnen.«[RA116] Nach dem Wasserlassen brennend beißender Schmerz in der Harnröhre.[RA120] Capsicum ist gelegentlich in alten Tripperfällen angezeigt, in denen seitens des Organismus keine Reaktion mehr stattfindet. *Der Harnröhrenausfluss ist dabei weiß, wie fette Milch.*[CH292] Sie bemerken die Gesichtsröte bzw. die falsche Plethora des Gesichts und stellen fest, dass der Patient korpulent, schlaff und kälteempfindlich ist und keinerlei Ausdauer besitzt. Wegen seiner Abwehrschwäche dauern Erkältungen stets sehr lange. Er hat einen langwierigen postgonorrhoischen Katarrh[GS] oder besagte sahnige Absonderung sowie Brennen beim Harnen.[RA119] In einem solchen Fall wird Capsicum die Krankheit oft augenblicklich beenden. »Kälte des Hodensacks ...«[RA131] Vorhaut ödematös geschwollen.[GS] Schmerzen in der Prostata nach [bei[GS]] Gonorrhö.

Kälte erkrankter Körperteile oder an einzelnen Stellen der Haut. Kälte am ganzen Körper.[RA240]

Capsicum ist mitunter hilfreich bei beschwerlicher und lästiger chronischer Heiserkeit[RA143]. Ein Patient hat eine Erkältung durchgemacht, und ihm sind Arzneien für den akuten Zustand gegeben worden, vielleicht zwei oder drei – *Aconitum, Bryonia, Hepar, Phosphorus* –, doch ganz plötzlich wird Ihnen klar, dass seine zurückgebliebene Heiserkeit konstitutioneller Natur ist. Er hat eine rundliche Statur, ein rotes Gesicht und ist fröstelig veranlagt – hier wird Capsicum die Heiserkeit endgültig beseitigen. Ähnlich verhält es sich mit chronischem Husten: Nach mehreren therapeutischen Fehlschlägen wird Ihnen bewusst, dass Sie es mit einem Capsicum-Fall zu tun haben und Sie deshalb bisher nicht an die Wurzel des Übels herangekommen sind. Diese Beispiele zeigen, wie wichtig es ist, dass man von Anfang an die Allgemeinsymptome stärker berücksichtigt. Wenn der akute Leidenszustand groß ist, muss man natürlich ein ›akutes‹ Mittel geben; doch wenn sich der Patient nur sehr langsam erholt, sollte das nächste Mittel unbedingt das Konstitutionsmittel sein. Dies ist manchmal *Sulfur, Phosphorus* oder *Lycopodium*, und manchmal ist es eben auch Capsicum. Wenn der Patient insgesamt in einer guten körperlichen Verfassung ist, wird er allein mit der akuten Arznei gut über die Erkältung hinwegkommen. Aber die Patienten von »schlaffer Faser«, die chronischen Gichtiker und Rheumatiker, sie benötigen zur endgültigen Heilung ihr Konstitutionsmittel.

Husten in plötzlichen Anfällen, den ganzen Körper durchschüttelnd.[GS] »Weint nach dem Husten«[GS] aufgrund der dadurch ausgelösten Kopfschmerzen[RA153]. Jeder Hustenstoß erschüttert die leidenden Teile. Stiche in den leidenden Teilen beim Husten.[GS] Der konstitutionelle Zustand ist bei der Arzneiwahl als Erstes zu berücksichtigen, und dann müssen die Lokalsymptome übereinstimmen, d. h., wir müssen nach der *Gesamtheit* der Symptome verschreiben.

Carbo animalis

Tierkohle

Die tierische Kohle, Carbo animalis, ist ein tief und lange wirkendes Mittel. Es passt für Beschwerden, die schleichend entstehen, die sich nur langsam entwickeln, die chronisch werden und oft einen malignen Charakter annehmen. Beschwerden anämischer, gebrechlicher Menschen. Gefäßerkrankungen. Alle Kohlemittel affizieren mehr oder weniger die Venen, indem sie diese lähmen und zur Erschlaffung bringen. Eine Eigentümlichkeit von Carbo animalis ist die Neigung zur Infiltration speziell der Venolen. Wenn beim Carbo-animalis-Patienten ein Organ kongestioniert und sich entzündet, wird es mit ziemlicher Sicherheit infiltriert, und die daraus resultierende Härte und blaurote Verfärbung hat die Tendenz, bestehen zu bleiben. Bei der Entzündung einer Drüse oder eines Lymphknotens werden die Venen schwach und infiltriert, das Organ selbst sowie das umliegende Gewebe werden hart und schmerzhaft, und die darüberliegende Haut verfärbt sich blaurot. Die zervikalen und axillären Lymphknoten nehmen eine purpurne Farbe an und indurieren, ohne die geringste Neigung zur Erweichung. Einige Arzneien beschleunigen nach Ablauf des Infiltrationsprozesses den entzündlichen Vorgang und führen rasch den nekrotischen Zerfall des Gewebes und anschließende Eiterung herbei, wie *Hepar sulfuris, Mercurius* und *Sulfur*. Carbo animalis jedoch lähmt und infiltriert die kleinen Venen in dem entzündeten Areal, und eine Tendenz zur Eiterung scheint gänzlich zu fehlen.

Der Organismus des Carbo-animalis-Patienten befindet sich, wie Sie sehen, in einem Zustand großer Trägheit; es finden keine raschen Veränderungen statt, alles läuft stark verlangsamt ab. Selbst der Entzündungsprozess ist verlangsamt und eher passiv. Sehr oft entwickelt sich bei dieser Arznei eine schleichende, erysipelähnliche Entzündung; der befallene Bezirk wird blaurot und ödematös, sodass auf Druck Dellen zurückbleiben. Wie groß ist hier doch der Kontrast zu einem Mittel wie *Belladonna! Belladonna* entzündet sämtliche Drüsen und Lymphknoten; sie schwellen an, werden heiß und so empfindlich, dass man sie kaum berühren darf. Die Geschwülste zeigen zunächst eine leuchtendrote, später eine dunkelrote bis purpurne Farbe und haben, wenn sie in Ruhe gelassen werden, die Neigung, zur ursprünglichen Größe zurückzukehren. Dagegen entsteht die Carbo-animalis-Entzündung sehr zögerlich und schreitet nur langsam voran; Reparaturmechanismen kommen nicht in Gang. Allenthalben können am Körper Venen dilatieren und varikös werden. Die chronisch entzündeten, indurierten und purpurn verfärbten Körperteile zeichnen sich durch heftiges Brennen aus. Brennendes Gefühl in Halsdrüsen und zervikalen Lymphknoten. Träge Leistenbubonen bei alten, hinfälligen Kranken. Bubonen im ersten Stadium der Syphilis[J34,61 ff.]; die inguinalen Lymphknoten entzünden sich, schwellen stark an, werden hart und blaurot und brennen fürchterlich. Knoten in den Brustdrüsen.[ST2,249] »Tumor in der rechten Brust seit 12 Monaten ... von der Größe eines Hühnereies, mit harter, unebener Oberfläche, mit heftig brennendem Schmerz darin.«[KE2,375] Die Geschwulst geht nicht in Eiterung über, wie man annehmen könnte, sondern bleibt weitgehend unverändert bestehen; sie vergrößert sich kaum und ist fast steinhart.

Carbo-animalis-Frauen haben bisweilen ein so starkes Brennen in der Scheide, dass sie den Arzt bitten müssen, bei der Untersuchung besonders vorsichtig zu sein. In solchen Fällen findet der Arzt mit großer Wahrscheinlichkeit den gesamten Gebärmutterhals in entzündetem Zustand vor, blaurot verfärbt und mäßig vergrößert. Die Patientin beschreibt ihre Schmerzen als ein Brennen wie von glühenden Kohlen.

Schließlich erzeugt Carbo animalis Ulzerationen der Gewebe in verschiedenen Körperteilen, besonders in Drüsen und Lymphknoten. Das Geschwür bildet sich erst dann, wenn der Krankheitsprozess schon eine Weile fortgeschritten ist; nach einer gewissen Zeit kommt die Ulzeration zum Stillstand, das Geschwür induriert und wird indolent. Ein Bubo bricht auf und bildet ein Geschwür; doch dann stoppt die Eiterung ganz plötzlich, und das umgebende Gewebe verhärtet sich und wird blaurot. Die ›lobenswerte‹ Eiterung hört auf, und ihren Platz nimmt eine blutige Jauche ein; die Umgebung des Geschwürs fängt an zu brennen. Carbo animalis ist mithin häufig das Heilmittel bei Geschwüren und Fistelöffnungen, deren Wände hart werden und brennen und deren Sekret scharf und wundmachend wird.

Es verwundert nicht, dass sich Carbo animalis als eines der besten Mittel bei länger bestehenden, hartnäckigen Krebsleiden, bei karzinomatös entarteten Geschwüren erwiesen hat. All diese Geschwüre brennen, sie alle sind von infiltriertem, induriertem und dunkelfarbigem Gewebe umgeben, und sie alle sezernieren eine scharfe, jauchige Flüssigkeit. Carbo animalis hat derartige Leiden bei konstitutionell stark geschwächten Personen mit Neigung zu Nachtschweißen[CK723] und Blutungen geheilt. In unheilbaren Fällen hat es Linderung gebracht und das Krebsleiden über Jahre zurückgedrängt, letztlich aber dessen Wiederkehr und den Tod nicht verhindern können. Die Arznei ist oft ein großartiges Palliativum für die stechenden und brennenden Schmerzen, die der Krebs mit sich bringt. Natürlich möchte ich Sie nicht glauben oder schlussfolgern lassen, dass ein Patient mit einer weit fortgeschrittenen Krebserkrankung, wie etwa einem Szirrhus, zu vollkommener Gesundheit wiederhergestellt und das kanzeröse Gewebe vollständig beseitigt werden kann. Sehr wohl aber können wir dem Patienten Linderung verschaffen und zumindest auf Zeit den Organismus in einen größeren Ordnungszustand versetzen, sodass der Patient bei solchen bösartigen Erkrankungen nicht allzu sehr leiden muss. Tatsächlich ist bei den meisten Krebskranken die Ordnung so schwer gestört, dass nur eine vorübergehende Einstellung der ›Feindseligkeiten‹ erwartet werden kann. Und jedem, der sich öffentlich der von ihm ›geheilten‹ Krebsfälle rühmt, sollte mit großem Misstrauen begegnet werden. Halten Sie sich, wenn Sie verschreiben, nicht bei der Krebsaffektion selbst auf, denn es ist nicht der Krebs, den Sie behandeln, sondern der Patient. Es ist der ganze Mensch, der krank ist, und wann immer ein Patient krank genug ist, um ein Karzinom zu bekommen, ist sein Organismus zu sehr aus dem Gleichgewicht geraten, um ganz geheilt werden zu können.

Die Prüfung von Carbo animalis bietet das Erscheinungsbild einer völlig zerrütteten Gesundheit dar. Sie hat bei den Prüfern genau solche Symptome hervorgebracht, wie sie auch bei hinfälligen alten Menschen vorkommen, mit Reaktionsmangel und ungenügenden Selbstheilungskräften. Daher ist das Mittel bei Patienten palliativ wirksam gewesen, die an malignen Infiltrationen und Indurationen litten, an verdächtigen Verhärtungen der Basis oder der Umgebung eines Geschwürs, an verdächtigen Verhärtungen von Drüsen und Lymphknoten. Ein Lymphknoten entzündet sich, wird steinhart und bleibt so: Carbo animalis steht an der Spitze der Liste jener Mittel, die diesen Zustand beheben können.

Überall zeigt sich bei diesem Mittel eine Neigung zur Hypertrophie[GS], zur Größenzunahme von Geweben und Organen. Harte Knoten bilden sich, Gewebe vergrößern oder vermehren sich in Lymphknoten, Drüsen und anderen Organen. Der Organismus ist aus dem Gleichgewicht geraten, und die Folge ist eine ungleichmäßige ›Materialverteilung‹. Große Schwäche[KE2,352] und Mangel an Energie[CK638], verbunden mit Herzklopfen[CK488], Angst[CK642] und abnormalem Puls. Schwacher Puls; schneller Puls[KE2,352]; unregelmäßiger Puls. Pochen in den Blutgefäßen.[GS] Es besteht ein ›Aufruhr‹ im Organismus, der manchmal auch als Hitze empfunden wird. Hitzewallungen, als wäre der Körper voller Dampf. Ein schreckliches Gefühl in der Brust und im Kopf, als fände ein starkes Erdbeben statt. Diese Empfindungen hängen mit Störungen im Bereich des rechten Herzens zusammen. Oft fliegende oder aufsteigende Hitze[CK156 f.]; Pulsationen mal hier, mal dort. Hämorrhagien, besonders bei Frauen. Menstruation zu früh[CK406], zu lang[CK410], zu stark[CK409]. »Nach dem Eintritte der Regel so grosse Mattigkeit, dass sie kaum sprechen konnte ...«[CK416] Die Carbo-animalis-Patientin ist bei jeder Regelblutung so matt und erschöpft, als ob sie sterben müsste. Eine so ausgeprägte Schwäche ist in keiner Weise durch die Größe des Blutverlusts zu erklären. Chronische, von Jahr zu Jahr zunehmende *(Aurum muriaticum natronatum)* Anschwellung und Verhärtung des Uterus.[KE2,352] Induration des Gebärmutterhalses[GS] wie des gesamten Uterus. Reichlicher Weißfluss.[CK417] »Übelriechende Absonderungen aus der Gebärmutter. (Gangrän. Karzinom.)«[GS] Geschwüre des Muttermundes, die mit der Zeit maligne werden.[GS] Regelblut schwarz, klumpig, faulig riechend.[GS] Die arme, schwächliche Frau, die sich jahrelang mit diesem Zustand herumgequält hat, bekommt schließlich bösartige Geschwüre am Gebärmutterhals, die wie glühende Kohlen brennen, fortgesetzt bluten und eine fötide, wässrige Flüssigkeit absondern. Das Brennen in der Gebärmutter erstreckt sich gewöhnlich bis in die Schenkel.[KE2,351]

Immer wenn eine Carbo-animalis-Mutter ihren Säugling anlegt, bekommt sie ein leeres, flaues Gefühl in der Magengegend, eine Art Hungergefühl, das aber durch Essen nicht zu bessern ist[GS] und sie zwingt, das Kind von der Brust zu nehmen.

Vielfältige Störungen und Beschwerden des Uterus, zumeist verbunden mit brennenden, beißenden oder stechenden Schmerzen. Gelbbrauner Sattel über dem Nasenrücken, etwa in der Art des fleckigen, gelben Sattels von *Sepia*.

Blutandrang zum Kopf[CK84], zu fürchterlichen Träumen[CK697] führend, die ihn aus dem Schlaf reißen. Der bemitleidenswerte Carbo-animalis-Patient leidet an Beschwerden im Bereich der Hirnbasis, an reißenden Kopfschmerzen[CK70], besonders im Hinterhaupt[CK74], wird zunehmend kälteempfindlich, zunehmend fröstelig[CK700], bekommt ein zunehmend wächsernes Aussehen, bis er schließlich an Schwindsucht oder Krebs erkrankt, mit varikösen Venen und all den Zuständen, die ich beschrieben habe. Dies ist in groben Umrissen der Werdegang der Patienten, und Carbo animalis ist das einzige Mittel, das sie retten kann.

Carbo vegetabilis

Holzkohle

Wir beginnen mit dem Studium der vegetabilischen Kohle oder Holzkohle – Carbo vegetabilis. Die Kohle ist eine vergleichsweise inerte Substanz, die erst durch den Verreibungsprozess arzneiliche Kraft gewinnt und in ein großartiges Heilmittel verwandelt wird. Erst durch ausreichende Zerteilung wird es dem geistartigen, dynamischen Wesen des Krankseins ähnlich, und nur so vermag es Kranke wirklich zu heilen. Die Schulmedizin verwendet das Mittel teelöffelweise für alles Mögliche, etwa um eine Hyperazidität des Magens[SK254] zu neutralisieren. Tatsächlich ist Carbo vegetabilis jedoch ein großartiges Denkmal für Hahnemann und seine Lehren: Weitgehend wirkungslos im rohen Zustand, werden seine wahren Heilkräfte erst dadurch zum Leben erweckt, dass es genügend potenziert wird. Es ist ein langwirkendes und tief ins Leben eingreifendes Antipsorikum. In seiner Prüfung hat es Symptome hervorgebracht, die lange anhielten, und es hat langwierige Krankheitszustände geheilt, solche, die sich nur langsam und schleichend entwickelt haben. Carbo vegetabilis beeinflusst vor allem das Gefäßsystem und dort besonders den venösen Teil des Kreislaufs – das rechte Herz und das gesamte Venensystem. *Trägheit*[CK1101] ist ein guter Ausdruck für das, was beim Studium der Pathogenese am meisten imponiert. Trägheit, Schwerfälligkeit und Turgeszenz: dies sind Begriffe, die einem häufig in den Sinn kommen, weil entsprechende Zustände in der Symptomatologie immer wiederkehren. Alles am Organismus ist träge, schwerfällig, blutüberfüllt, erweitert, geschwollen, gedunsen. Die Hände sind geschwollen, die Venen gestaut; der ganze Körper fühlt sich voll und aufgedunsen an. Im Kopf ein Gefühl von Blutfülle, desgleichen in den Gliedmaßen, sodass der Patient das Bedürfnis hat, die Beine hochzulagern, um das Blut besser zurückfließen zu lassen. Die Venen reagieren äußerst träge, sind erschlafft und weitgehend gelähmt. Vasomotorische Paralyse. Allgemeine Venenerweiterung; Varizenbildung an den Extremitäten.

Wie auf der körperlichen Ebene ist der Carbo-vegetabilis-Patient auch geistig stark verlangsamt. »Langsamer Gang der Ideen ...«[CK40] »Geist träge und unaufgelegt zum Denken.«[CK35] »Dummlichkeit im Kopfe ...«[CK48] Kann sich nicht aufraffen oder motivieren, etwas zu tun; möchte einfach nur daliegen und vor sich hin dösen. Die Glieder sind ihm schwer und steif[CK1057], fühlen sich vergrößert an. Die Haut ist dunkel, fast schmutzig wirkend, der kapillare Kreislauf gestaut, das Gesicht düster bis purpurfarben. Jede anregende Speise, die geringste Menge Alkohol lassen das Gesicht des Patienten erröten. Wenn Sie einmal eine Gruppe von Menschen in Augenschein nehmen, die an einem Tisch sitzen und Wein trinken, können Sie leicht die Carbo-vegetabilis-Kandidaten an ihrem geröteten Gesicht erkennen.[GS] Nach einer Weile der Abstinenz lässt die Röte nach, und der bläuliche Teint kommt wieder zum Vorschein.

Brennen zieht sich wie ein roter Faden durch das Arzneimittelbild. Brennen in den Venen und Kapillaren. Brennendes Kopfweh[CK137] und Hitze im Kopf[CK130]. »Jücken und Brennen an verschiedenen Stellen der Haut ...«[CK1084] Brennen von entzündeten Körperteilen. Innerliches Brennen bei äußerlich fühlbarer Kälte.[CK1176] Kälte bei Herz-Kreislauf-Schwäche. Frost mit eisiger Kälte des Körpers.[GS] Hände und Füße kalt und trocken oder auch kalt und feucht. *Kalte Knie,* besonders nachts.[CK1146] *Nase kalt;* Ohren kalt; Zunge eiskalt[AZ47,28]. Kältegefühl im Magen, verbunden mit Brennen[CK447 f.]. Ohnmachtsanfälle.[CK1073] Der ganze Körper ist von kaltem Schweiß bedeckt, wie bei einem Kollaps. *Kreislaufkollaps mit kaltem Atem, kalter Zunge und kaltem Gesicht.* Sieht aus wie eine Leiche; dennoch möchte der Patient bei all diesen Kältezuständen *angefächelt* werden.

Blutungen prägen ebenfalls die Symptomatologie. Heraussickern von Blut aus entzündeten Oberflächen. Schwarzes Blut aus Geschwüren. Blutungen aus den Lungen[KE3,214], aus der Gebärmutter[GS], aus der Blase[GS]. Bluterbrechen.[SK254] Passive Hämorrhagien; aufgrund der schwachen Blutzirkulation kommt es zu einem fortgesetzten Heraussickern von Blut aus den Kapillaren. Selten treffen wir aktive, schwallartige Blutungen an, wie sie für *Belladonna, Ipecacuanha, Aconitum, Secale* und ähnliche Mittel so typisch sind. Während bei diesen das Blut mit großer Heftigkeit hervorquillt, haben wir es bei Carbo vegetabilis mit einer mehr passiven Blutung zu tun, mit einem passiven, langsamen Heraussickern von Blut. Frauen leiden an dieser Art von Blutung; die ganze Zeit sickert etwas Blut aus der Gebärmutter, sodass die Menstruation verlängert ist. Heraussickern von Blut nach der Entbindung, welches eigentlich durch Uteruskontraktionen sofort unterbunden werden müsste. Die Blutgefäße ziehen sich nicht zusammen, sie sind völlig erschlafft. Bei diesen Sickerblutungen ist Carbo vegetabilis eines der wichtigsten Mittel überhaupt. Heraustreten von schwarzem Blut aus den Venen. Nach chirurgischen Eingriffen findet keine Kontraktion und Retraktion der Blutgefäße statt. Hautverletzungen bluten lange nach. Die Blutzufuhr aus den Arterien ist weitgehend gestoppt, doch die Wände der kleinen Venen scheinen jegliche Kontraktilität eingebüßt zu haben. Entzündete Körperteile werden leicht hämorrhagisch. Schwaches Herz; erschlaffte Venen.

Geschwüre[CK1091 ff.] sind ein weiteres Charakteristikum. Wenn Sie einen Fall haben, wie ich ihn beschrieben habe – mit Erschlaffung der Blutgefäße und Schwäche der Gewebe –, wird es Sie nicht wundern, wenn die Reparaturmechanismen des Organismus versagen, wenn keine Gewebsneubildung stattfindet. Wenn daher ein Körperteil verletzt wird, neigt der verletzte Bereich zu nekrotischem Zerfall. Und hat sich erst einmal ein Geschwür gebildet, so zeigt es keinerlei Heilungstendenz. Die befallenen Gewebe sind im Allgemeinen indolent. »Schmerzlose Geschwüre an den Spitzen der Finger und Zehen.«[SK247 f.] »Leicht blutende, stinkende Geschwüre[CK], mit Brennschmerz und scharfem, jauchigem Eiter.«[SK248] Syphilitische Geschwüre mit dünnflüssiger, scharfer, übelriechender Absonderung.[GS] Sowohl die Haut als auch die Schleimhäute können ulzerieren. Geschwüre in Mund und Rachen. Überall können Geschwüre entstehen wegen der allgemeinen Gewebsschwäche und Gefäßerschlaffung. Gewebsneubildung ist mangelhaft oder fehlt ganz. Pathophysiologisch hängt dies mit ungenügender Oxygenierung des Blutes zusammen[GS] – aber wichtiger ist es zu wissen, wie das äußere Erscheinungsbild eines solchen Prozesses ist. »Das Blut stagniert in den Kapillaren ...«, so heißt es in den *Guiding Symptoms*.

Dem bisher Gesagten können Sie entnehmen, wie leicht sich bei Carbo vegetabilis eine Gangrän entwickelt. Jede kleine Entzündung oder Kongestion wird schwarz oder purpurn und geht in Nekrose über – die Voraussetzung zur Bildung einer Gangrän. Carbo vegetabilis ist ein wunderbares Mittel bei Sepsis nach Operationen und nach Schock (Kreislaufversagen), aber auch bei septischen Zuständen anderer Genese, etwa im Gefolge von Scharlach; bei jeder Krankheit, die in Trägheit und Reaktionslosigkeit des Organismus mündet und mit blauroter, fleckiger Haut einhergeht, kann Carbo vegetabilis angezeigt sein.

Der Schlaf ist bei Carbo vegetabilis so voller ängstlicher Träume[CK1160 f.], dass er alles andere als erholsam ist. Schon am Abend nach dem Niederlegen, besonders beim Schließen der Augen[GS], überfällt den Patienten eine Angst, dass er kaum liegen bleiben kann.[CK1121] »Beim Einschlummern fährt er auf und schrickt zusammen.«[CK1128] Er bekommt Zuckungen in Armen und Beinen, die ihn am Einschlafen hindern.[CK1127] Wenn das Zimmer dunkel ist, treten ihm schreckliche Figuren vor das Gesicht.[CK1123] Sehr schreckhaft[CK12]; wird von vermeintlichen Geräuschen im Zimmer geweckt[CK1131]; Schauder laufen ihm über den Rücken[CK1132]. Alles ist geeignet, ihn in Angst und Schrecken zu versetzen. Der Schlaf selbst ist oft wie betäubt[SK248], ein todesähnlicher Schlaf. Häufiges Erwachen in der Nacht[CK1146 f.], dabei ängstlich[CK1149] und in kaltem Schweiß gebadet. Auf diese Weise erschöpft Schlaf den Patienten mehr, als dass er ihn erquickt[CK1117]. Diese Umstände bereiten ihm solche Angst, dass er am liebsten gar nicht schlafen gehen würde. Angst im Dunkeln. »Nächtliche Gespenster-Furcht.«[CK] »Abends, nach dem Niederlegen, Angst, wie von Bedrückung* der Brust ...«[CK1122]; dabei ein Gefühl, als müsste er ersticken. Die Angst ist so groß, dass er es vermeidet, sich niederzulegen.

Aus all dem Leiden kann bei Carbo vegetabilis eine so große Gleichgültigkeit resultieren, dass diese zu einem signifikanten Symptom wird. Der Patient ist nicht mehr in der Lage, Eindrücke aus der Umgebung wahrzunehmen oder emotional zu verarbeiten. Sein Gefühlsleben ist wie ausgelöscht, sodass ihn nichts von dem, was man ihm sagt, sonderlich tangiert oder aufregt. »Gleichgültig hört er Alles ohne Wohl- oder Missbehagen mit an, und ohne dabei Etwas zu denken.«[CK34] Weder scheinen ihn schreckliche Ereignisse zu berühren, noch sprechen ihn positive Dinge, die er sonst liebt, wie z.B. Musik[CK36], in irgendeiner Weise an. Er weiß nicht einmal genau, ob er seine Frau und seine Kinder liebt oder nicht. Auch dies kann als ein Aspekt der allgemeinen Trägheit angesehen werden, ebenso wie die Beeinträchtigung des Denkvermögens; alles zusammen ist die unmittelbare Folge der Neigung zur Turgeszenz. Die Venen sind dilatiert und reagieren träge; Kopf bzw. Gehirn fühlen sich voll[CK71] und gespannt[CK72f.] an. »Eingenommenheit des Kopfes, die das Denken erschwert.«[CK41] Der Patient vermag nicht zu erkennen, ob sich eine bestimmte Sache so oder anders verhält – ob er seine Familie liebt oder nicht, ob er seine Feinde hasst oder nicht. »Wüstheit des Kopfes«[SK249], wie dumm oder wie betäubt.

Die Kopfschmerzen des Carbo-vegetabilis-Patienten betreffen zumeist den Hinterkopf. Der ganze Kopf fühlt sich angeschwollen, voll oder vergrößert an. Er hat das Gefühl, als wäre die Kopfhaut zusammengezogen[CK91] oder zu eng. »Gefühl, als sei der Kopf mit einem Tuche zusammen gebunden.«[CK94] Schreckliche Hinterkopfschmerzen; er kann sich nicht bewegen, sich nicht umdrehen, nicht auf der Seite liegen; verträgt keinerlei Erschütterung, weil er dann das Gefühl hat, der Kopf würde zerspringen oder der Hinterkopf von etwas umklammert. »Dumpfer Kopfschmerz am Hinterhaupte.«[CK67] »Heftig drückender Schmerz an und in dem Hinterhaupte, ganz unten.«[CK76] »Der Kopf ist ihm so schwer wie Blei.«[CK70] Wenn der Schmerz im Hinterkopf lokalisiert ist, hat der Kranke das Gefühl, als würde der Kopf in das Kopfkissen zurückgezogen oder als könnte er den Kopf unmöglich aus dem Kissen erheben *(Opium)*. »Beim Athemholen schmerzhaftes Klopfen im Kopfe ...«[CK777] Der Patient atmet nur kurz und oberflächlich und versucht, dabei möglichst still zu bleiben, bis er schließlich gezwungen ist, einen tiefen Atemzug zu machen, der dann mit einem heftigen Stöhnen wieder exspiriert wird. »Kopfweh, wie von Zusammenziehen der Kopf-Bedeckungen.«[CK91] »Beim Husten schmerzhafte Stiche durch den Kopf.«[CK756] Blutandrang zum Kopf[CK131 ff.], mit großer Hitze und Brennen des Kopfes, gefolgt von Nasenbluten[GS]. »In überheizten Räumen Kopfkongestion, verbunden mit krampfhaftem Zusammenziehen auf dem Kopf, Übelkeit, Druck über den Augen und Gefühl eines beginnenden Schnupfens.«[GS] Viele dieser Kopfschmerzen entstehen anlässlich einer Erkältung, eines Schnupfens oder durch das Versiegen eines langwierigen Nasenkatarrhs. Der Carbo-vegetabilis-Patient leidet häufig an chronischer Rhinitis. Dabei geht es ihm am besten, wenn das Nasensekret reichlich fließt; wenn er sich aber erkältet und die Sekretion zum Erliegen kommt, setzt Blutandrang zum Kopf ein. Er verträgt nicht die geringste Unterdrückung von Absonderungen. Kopfschmerzen entstehen bei jeder Erkältung, bei feuchtkaltem Wetter und wenn er sich an einem feuchtkalten Ort aufhält und dort verkühlt. Es kann sich hierbei um fürchterliche Hinterkopfschmerzen handeln, um Kopfschmerzen über den Augen[CK81] oder um hämmernde Kopfschmerzen, die den ganzen Kopf einnehmen. Diese Zustände und Modalitäten sind vergleichbar mit denen von *Kalium jodatum, Kalium bichromicum* und *Sepia*. Viele der hier beschriebenen Kopfschmerzen haben ihre Ursache in kupierten Katarrhen.

Starker Haarausfall.[CK150] Hautausschläge auf dem Kopf. »Der Hut drückt auf dem Kopfe, wie eine schwere Last, und wenn er ihn abnimmt, behält er doch das Gefühl, als sei der Kopf mit

* Die von Kent am Ende des nächsten Abschnitts nachgetragenen Angstsymptome aus den *Guiding Symptoms* wurden von mir bereits hier integriert. Dort hat sich bei der Übertragung aus den *Guiding Symptoms* ein Fehler eingeschlichen: Während es bei Hering richtig heißt »anxiety as if ***oppressed***« (vgl. *CK* 1122), wird bei Kent daraus »anxiety as if possessed«.

einem Tuche zusammen gebunden.«[CK94] Carbo vegetabilis ist mitunter bei Schulkindern angezeigt, die träge sind, nur langsam lernen und an nächtlichen Angstzuständen leiden; sie können weder allein schlafen noch ohne Begleitung einen dunklen Raum betreten; und – sie neigen zu Kopfschmerzen, die durch den Druck einer Mütze o.Ä. verschlimmert werden. Noch lange nach Abnehmen der Mütze spüren sie den Druck davon auf dem Kopf. Trotzdem verabreichen routinemäßig verschreibende Ärzte immer noch jedem Schulkind, das an Kopfschmerzen leidet, *Calcarea phosphorica*, ungeachtet der tatsächlich vorhandenen Symptome. Kopfschweiß, besonders kalter Schweiß auf der Stirn[GS]. Der Carbo-vegetabilis-Patient neigt zu starkem Schwitzen, und der Schweiß erscheint zuerst auf der Stirn und ist kalt. Die Stirn fühlt sich kalt an und schmerzt, sobald sie dem geringsten Wind ausgesetzt ist; deshalb möchte der Patient die Stirn draußen immer gut bedeckt haben. Allgemein ist der Kopf sehr kälteempfindlich. Wenn der an Schnupfen leidende Carbo-vegetabilis-Patient sich erhitzt hat und am Kopf zu schwitzen beginnt und dann den schweißnassen Kopf Zugluft aussetzt, hört der Katarrh augenblicklich auf, und Kopfschmerzen stellen sich ein. Hände, Knie und Füße werden kalt, und er schwitzt während der Schmerzen ohne Anzeichen irgendeiner Linderung durch den Schweiß.

Die Augensymptome sind sehr lästig und begleiten häufig die Kopfschmerzen. »Brennen in den Augen.«[CK179] Augen matt, glanzlos[JB1,145] und tiefliegend; Pupillen reagieren nicht auf Licht.[GS] Dies können wir im Zusammenhang mit der geistigen Trägheit beobachten, die ich eingangs beschrieben habe. Der Patient mag nichts tun, mag nicht denken, möchte einfach nur daliegen oder dasitzen, weil jede Anstrengung ihm Kopfschmerzen bereitet. Immer wenn dieser Zustand besteht, weisen die matten Augen unmittelbar darauf hin. Sie wissen sofort, dass er krank ist, weil alles Glänzen und Funkeln aus seinen Augen gewichen ist. Wenn er nur irgendwo allein sein und sich hinlegen könnte – vorausgesetzt, es ist nicht dunkel –, dann wäre er schon zufrieden. Er möchte nur, dass man ihn in Ruhe lässt; er ist von des Tages Arbeit müde und erschöpft. Er kommt mit bläulich verfärbtem Gesicht nach Hause, die Augen matt, das Gesicht eingefallen[JB1,145], der Kopf ermüdet, der Geist abgespannt. Jede geistige Anstrengung strapaziert ihn ungeheuer. Der Kopf ist ihm schwer und wie voll, die Extremitäten dabei kalt. Das Blut steigt zum Kopf, verbunden mit Blutungen aus den Augen.[SK251] Brennen, Beißen[CK176], Jucken[CK170] oder Drücken[CK159] in den Augen. Myopie durch Überanstrengung der Augen, z.B. durch feine Näharbeiten.[GS]

Carbo vegetabilis gehört zu den Mitteln, die bei Absonderungen aus den Augen in Betracht kommen.[CK210] Übelriechende[CK211], wässrig-jauchige, scharfe und wundmachende Absonderungen, besonders wenn diese auf eine Malaria, auf Masern oder auf Scharlach zurückgehen, vor allem auf Scharlach. Meist haben wir es in solchen Fällen mit einem trägen venösen Kreislauf zu tun. Bei allen alten, seit langem bestehenden Beschwerden scheinen die Venen am stärksten in Mitleidenschaft gezogen zu sein, besonders wenn der Patient von sich (oder die Mutter von ihrem Kind) sagt, dass er sich von einer Malariaerkrankung nie mehr richtig erholt habe. Auch bei Folgezuständen von Masern, Typhus oder Scharlach sind es die Venen, die am meisten betroffen sind. Carbo vegetabilis ist eine der Arzneien, an die man denken muss, wenn die Symptomatik in solchen Fällen verworren ist – wenn so lange an dem Patienten herumgedoktert worden ist, dass die Symptome mit keinem Mittel mehr zur Deckung zu bringen sind. Chronische Otorrhöen oder chronische Kopfschmerzen, wenn alle anderen Symptome ›weggedoktert‹ worden sind. Hier ist Carbo vegetabilis häufig indiziert, um die Dinge wieder in Ordnung und eine ›gesündere‹ Absonderung aus dem Ohr in Gang zu bringen. Es stellt die Reaktionsfähigkeit wieder her, fördert die Durchblutung und heilt den Fall partiell; anschließend kann dann ein besser passendes Mittel gewählt werden.

Entzündung der Parotiden bzw. Mumps.[GS] Wenn die Krankheit durch eine Verkühlung ihre Lokalisation wechselt und bei Mädchen die Brustdrüsen, bei Knaben die Hoden befällt, ist Carbo vegetabilis eines jener Mittel, die wieder Ordnung in den Fall bringen können. In der

Regel wird es das Übel an seinen Ausgangspunkt zurück und zu einem sicheren Ende führen. Ohrenschmerzen.[CK194] »Taubheit, besonders nach akuten Exanthemen ...«[GS] Mittelohrvereiterung.[SK251] »Es liegt ihm schwer in und vor den Ohren; sie deuchten ihm wie verstopft, doch ohne Gehör-Verminderung.«[CK213] Besonders in Fällen, die auf ein altes Leiden zurückgehen, besteht dieses Verstopfungsgefühl.

Der Carbo-vegetabilis-Typ leidet ständig an Schnupfen. Der Gang der Dinge ist gewöhnlich folgender: Der Patient hält sich in der Innenstadt auf und betritt einen warmen Raum; in der Annahme, dass er in einer Minute wieder draußen sein werde, behält er seinen Mantel an. Es dauert nicht lange, und er erhitzt sich. Der Schweiß bricht ihm aus, aber seinen Mantel behält er trotzdem an, weil er ja jeden Augenblick wieder gehen wird. Ein Ablauf wie dieser sorgt bei einer Carbo-vegetabilis-Konstitution mit ziemlicher Sicherheit für einen Schnupfen. Der Katarrh fängt in der Nase mit einem wässrigen Sekret an[GS], und der Patient muss ständig niesen[CK683], Tag und Nacht. Er leidet unter äußerer Wärme und friert in der Kälte. Jeder Luftzug lässt ihn vor Kälte erschauern, und in einem warmen Raum beginnt er zu schwitzen, und so macht ihm beides sehr zu schaffen. Er kann keinen Ort finden, wo er sich wohl fühlt, und so niest und schneuzt er in einem fort. Gelegentlich blutet dabei auch die Nase.[CK232] In der folgenden Nacht verfärbt sich das Gesicht bläulich. Der Schnupfen dehnt sich auf den Hals aus, verbunden mit einem rauen, trockenen Gefühl in Mund und Rachen. Ein reichliches, wässriges Sekret sammelt sich in den Choanen und im Pharynx an. Bis zum nächsten Abend hat sich eine starke Heiserkeit entwickelt[CK712], mit Rauheit der Kehle und der Stimme.[CK718] Die Kehle schmerzt beim Berühren und beim Husten wie wund und roh[CK743], und je mehr er hustet, desto schlimmer wird das Wundheitsgefühl. Dieser Zustand erstreckt sich dann weiter bis tief in die Brust hinein, mit Absonderung von viel dünnem Schleim, der zunehmend dicker wird, eine gelblichgrüne Farbe annimmt und schlecht schmeckt. Dies ist der typische Verlauf eines Carbo-vegetabilis-Schnupfens. Damit einher gehen Magen-Darm-Störungen, welche mehr oder weniger alle Carbo-vegetabilis-Beschwerden begleiten: häufiges leeres[CK400] oder auch saures[CK407] Aufstoßen bei Hyperazidität des Magens[GS]; starke Auftreibung und Gespanntheit des Unterleibs[CK]. Umgekehrt neigt der Patient verstärkt dazu, sich einen Schnupfen zu holen, wenn er seinen Magen verdorben hat. Oder er bekommt einen Schnupfen, wenn er sich in einem geheizten Raum zu sehr erwärmt, verbunden mit Niesen und Bronchialkatarrh.

Die katarrhalische Entzündung der Nase steht nur beispielhaft für das, was an allen Schleimhäuten passieren kann. Katarrhe mit wässrigem Schleim und Bluten der Schleimhäute. Carbo vegetabilis hat Katarrhe des Rachens, der Nase, der Augen, der Bronchien und der Vagina. Alte katarrhalische Blasenentzündungen. Katarrh der Därme und des Magens. Es ist in erster Linie ein katarrhalisches Mittel, und dem Patienten scheint es am besten zu gehen, wenn er eine Menge Schleim produziert. Frauen fühlen sich am wohlsten, wenn sie mehr oder weniger Vaginalausfluss[CK675] haben – dem Ausfluss scheint eine Art Schutzfunktion zuzukommen. Diese Absonderungen, mit denen wir es als Ärzte täglich zu tun haben, werden durch alle möglichen Arten lokaler Behandlung (Spülungen etc.) ausgetrocknet und zum Stillstand gebracht – und der Patient wird so zu einem elenden Wrack, wenn nicht gar ein Fall für den Totengräber. Wenn diese Katarrh-Patienten nicht von innen nach außen geheilt werden, ist es besser, man lässt die Absonderungen unangetastet, denn solange sie bestehen, fühlt er sich leidlich wohl. Der Carbo-vegetabilis-Patient bekommt normalerweise Fieber bei seinem Schnupfen, doch bei vielen anderen Beschwerden bleibt er kalt: kalte Glieder, kaltes Gesicht, kalter Körper, kalte Haut, kalter Schweiß. Im ersten Stadium des Schnupfens oder einer anderen katarrhalischen Erkrankung weist der Patient gewöhnlich noch keine Kältesymptome auf, vielmehr wird er zum Abend hin und in der Nacht fiebrig. Doch im zweiten Stadium, wenn der Schleim reichlich zu fließen beginnt, werden die Knie und auch die Nase und die Füße kalt, und kalter Schweiß tritt auf die Haut.

Das Gesicht des Carbo-vegetabilis-Patienten ist eines eingehenden Studiums wert. Der Gesichtsausdruck verrät uns viel über seinen Allgemeinzustand. Das Allgemeinbefinden des Patienten spiegelt sich in seinem Gesicht wider, besonders in seinen Augen. Sein Gesicht zeigt uns, wie krank er ist und wodurch seine Gesundheit gefährdet wird. Es ist durch große Blässe[CK238] und Kälte gekennzeichnet, durch schmale Lippen und eine spitze[AZ13,85], eingezogene Nase. Lippen gekräuselt, bläulich-livide oder leichenblass. Gesicht hippokratisch, mit kaltem Schweiß bedeckt.[KE4,725] Wenn die Zunge zur Untersuchung vorgestreckt wird, erscheint sie kalt[AZ47,12] und blass; auch der Atem ist kalt[CK775] – und dennoch möchte der Patient angefächelt werden. Dieses Verlangen, angefächelt zu werden, sehen wir bei Cholera, bei Diarrhö, bei erschöpfenden Schweißen oder bei Beschwerden nach Fiebererkrankungen. Manchmal, wenn ein Schnupfen abgelaufen ist und mit einer Brustaffektion geendet hat, besteht starke Atemnot, reichlicher Auswurf, erschöpfende Schweiße, große Kälte – und der Kranke muss Luft zugefächelt bekommen. Husten, gefolgt von Dyspnoe, Erschöpfung und profusem Schweiß, dabei Erstickungs- und Rauheitsgefühl in der Brust – und der Patient möchte angefächelt werden. Kaltes, abgehärmtes Gesicht. Der Gemütszustand des Kranken, seine Leiden stehen ihm ins Gesicht geschrieben. Schmerzen, Angst, Kummer: alles kann man am Gesicht erkennen. Wenn wir es verstehen, in den Gesichtern unserer Patienten zu lesen, ist dies, abgesehen davon, dass es Freude macht, eine äußerst nutzbringende Fähigkeit. Es lohnt sich auch, den Gesichtsausdruck gesunder Menschen zu studieren, damit wir beurteilen lernen, was ihre Absichten und Bestrebungen sind. Was jemanden im Leben umtreibt, das zeigt sich in seinem Gesicht; das Gesicht offenbart seine Art zu denken, seine Sehnsüchte, seine Liebe und seinen Hass. Wie leicht ist es, einen Menschen zu erkennen, der in seinem Leben niemals etwas anderes geliebt hat als das Essen – das epikureische Gesicht. Wie leicht können wir in einer Gruppe von Menschen jene ausmachen, die in ihrem Leben immer nur das Geld geliebt haben – das geizige Gesicht. Auch was jemand von Berufs wegen tut oder schätzt, kann man in der Regel dem Gesicht ansehen; ebenso kann man erkennen, ob jemand noch Student ist. Die meisten Gesichter sind Ausdruck der Liebe zu eben dem Leben, das ihre Besitzer führen. Manche Gesichter verraten aber auch Hass: Hass auf das Leben, das sie zu führen gezwungen worden sind; Hass auf die ganze Menschheit; Hass auf das Leben als solches. Menschen, die in allem, was sie unternommen haben, enttäuscht worden sind, steht der Hass ins Gesicht geschrieben. All dies sehen wir bei Arzneimittelbildern in gleicher Weise wie bei den Menschen. Ein tüchtiger, nachdenklicher und aufmerksamer Arzt hat den Kopf voller Dinge, die er niemandem erzählen kann – Dinge, die er über das menschliche Gesicht weiß. Am Gesicht können wir oft das passende Arzneimittel ablesen. Bei Carbo vegetabilis errötet das Gesicht schon von ein wenig Wein[GS] – das ist außerordentlich charakteristisch! Auch die übrige Haut wird rot. Bisweilen erscheint die Rötung zuerst in einzelnen Inseln, die dann zusammenfließen und sich bis zur Kopfhaut ausdehnen. Die Wirkung dieser Arznei auf den Kapillarkreislauf ist so markant, dass manchmal schon ein einziger Schluck Wein ausreicht, um eine solche Hautrötung hervorzurufen.

Skorbutisches Zahnfleisch – Ablösen des Zahnfleisches von den Zähnen.[CK298] »Das Zahnfleisch ist los von den Zähnen und empfindlich.«[CK299] Bluten des Zahnfleisches.[CK300] Die Zähne lockern sich.[CK] Wenn wir hören oder lesen »die Zähne klapperten ihm im Mund«, müssen wir immer an *Carbo*-Arzneien denken, denn sie produzieren genau diesen Zustand: Schwammigwerden, Zurücktreten und Schwinden des Zahnfleisches, was zu Lockerheit der Zähne, Zahnfleischbluten und schmerzhafter Empfindlichkeit des Zahnfleisches[CK290] führt. »Rascher Verfall der Zähne.«[GS] Zahnfleischbluten beim Reinigen der Zähne.[CK287] Zahn- und Zahnfleischaffektionen von Quecksilbermissbrauch.[GS] Die Zähne fühlen sich verlängert an und schmerzen beim Berühren mit der Zunge wie geschwürig.[CK272] »Ziehender und reissender Zahnschmerz in allen Backzähnen.«[CK282] Zahnschmerzen bei Genuss von Salzigem[CK27?], von Kaltem wie auch Warmem.[CK] All dies passt ins Bild der allgemeinen Venostase.

»Empfindlichkeit der Zunge und Rohheits-Gefühl daran.«[CK308] Glossitis.[GS] Bei bestimmten adynamischen Fiebern wie Fleck- oder Abdominaltyphus verfärbt sich das Zahnfleisch dunkel, d.h., es sondert ein schwärzliches, blutiges, faulig riechendes Exsudat ab. Wenn es berührt oder gereizt wird, fängt es an zu bluten, und auf der Zunge häuft sich all das schwärzliche Exsudat und das heraussickernde dunkel-venöse Blut an. »Die Zunge wird schwarz.«[GS] Dies finden wir bei putriden Fieberformen wie dem Typhus – bei zymotischen Zuständen. Carbo vegetabilis ist reich an solchen zymotischen Symptomen, an Symptomen, die gemeinhin mit dem Begriff ›Blutvergiftung‹ belegt werden. Carbo vegetabilis ist oft ein Rettungsanker bei solchen bösartigen typhösen Fiebern; bei Scharlach, der einen typhoiden Verlauf nimmt; im fortgeschrittenen Stadium eines Kreislaufzusammenbruchs; bei Cholera und Gelbfieber zum Zeitpunkt des Kollapses, wenn Kälte, kalter Schweiß, große Prostration und Dyspnoe vorhanden sind – und das Bedürfnis nach Angefächeltwerden. Größte Erschöpfung, dabei eine kalte Zunge.

Mund und Rachen sind von purpurnen aphthösen Geschwürchen übersät, die als kleine, weiße Flecken begannen, sich dann aber blaurot verfärbten und schließlich schwarzes Blut absonderten. Diese aphthösen Stellen bluten leicht, brennen[GS] und stechen. Blasen bilden sich am Gaumen.[CK330] Beißen und Brennen[CK326] und Trockenheit im Munde[CK317] bei diesen Aphthen. Bei allen Mund- und Halsaffektionen von Carbo vegetabilis sind dies häufig anzutreffende Zeichen. Viel zäher Schleim im Rachen[CK331]; blutiger Schleim im Rachen. Die kleinen Geschwüre fließen nach und nach zusammen, dehnen sich aus und werden so zu einem einzigen großen Herd. Ein großer Teil des inneren Mundes ulzeriert, wird seiner Schleimhaut beraubt und fängt an zu bluten. Kleine schwarze Stellen bilden sich in diesen Defekten. »Wundheits-Schmerz im Halse, beim Essen.«[CK348] Gewöhnlich fühlt sich der Hals innerlich geschwollen an.[CK343]

Der Carbo-vegetabilis-Patient hat ein großes Verlangen nach Kaffee[SK253], nach Süßem und Salzigem[CK372] sowie nach Saurem. Widerwille gegen die besten und am leichtesten verdaulichen Nahrungsmittel, wie etwa Fleisch[CK] oder Milch, welche Blähungen verursacht[CK371]. Wenn ich jemanden in einen Carbo-vegetabilis-Zustand bringen wollte, würde ich mit dem Magen anfangen. Wenn ich diese varikösen Venen und das schwache rechte Herz hervorrufen wollte, diese Blutfülle und Kongestion, die Flatulenz, die Magen-Darm-Störungen, die Kopfschmerzen und die geistig-seelischen Störungen – kurz: die allgemeine Trägheit –, dann würde ich damit beginnen, ihm den Magen vollzustopfen. Ich würde ihn mit fetten Speisen füttern, mit Süßigkeiten, mit Puddings und Kuchen, mit dicken Soßen und all diesem schwerverdaulichen Zeug, und ich würde ihm reichlich Wein zu trinken geben: dann hätte ich über kurz oder lang einen Carbo-vegetabilis-Patienten vor mir. Bekommen wir es überhaupt je mit solchen Patienten zu tun? Ganz gewiss – und es sind nicht wenige! Sobald sie anfangen, ihre Geschichte zu erzählen, wissen Sie genug über ihre Lebensweise, um voraussagen zu können, dass sie Fans von gefüllten Pasteten sind. Zwanzig Jahre haben sie davon gelebt, und nun kommen sie und klagen: »Ach, Herr Doktor, ich hab's mit dem Magen, nur mit dem Magen; wenn Sie bloß meinen Magen wieder in Ordnung bringen könnten!« Was machen Sie nun mit einem solchen Patienten? Er hat sich selbst zu einem Carbo-vegetabilis-Fall gemacht, doch wird es wahrscheinlich eine Weile dauern, bis Sie ihn zu einer vernünftigen Diät bewegen können, denn er muss in dieser Beziehung vollkommen umlernen. Ich habe das Thema zur Sprache gebracht, um Ihnen zu zeigen, wie ein Carbo-vegetabilis-Patient entsteht, wovon er sich ernährt und wie sehr sein Magen davon in Mitleidenschaft gezogen wird. Er leidet an Brennen im Magen[CK447], Auftreibung des Magens[GS], ständigem Aufstoßen[CK397], viel Blähungen im Bauch[CK521] und Abgang fürchterlich stinkender Winde[CK539]. Fäulnis und fötider Geruch allenthalben. »Nacht-Schweiss faulichten Geruches.«[CK1186] Stetes Sodbrennen.[CK410] Der Magen regurgitiert die genossenen Speisen.

»Viel Erbrechen gegen Ende des Frostes. (Wechselfieber.)«[GS] Aufhören des Brechdurchfalls oder des Erbrechens (bei Fortbestehen des

Durchfalls) ist in der asiatischen Cholera ein Hinweis auf Carbo vegetabilis.[KE1,934f.*] »Bluterbrechen.«[SK254**] Das Mittel kommt besonders dann in Betracht, wenn das Bluterbrechen mit häufigen Ohnmachten, hippokratischem Gesicht, Eiseskälte der Extremitäten, kühlem Atem[GS] sowie aussetzendem, kleinem, kaum fühlbarem Puls einhergeht[KE1,568]; das Blut ist schwarz und dick.[GS] »Erbrechen saurer, gallig-blutiger Massen.«[GS]

Im Magen häuft sich viel Luft an[GS], sodass sich dieser gespannt[CK429] und aufgebläht anfühlt. Alle Speisen scheinen sich im Magen in Luft zu verwandeln, sodass der Kranke ständig aufstoßen muss, was ihm für eine Weile etwas Erleichterung bringt. Viele schmerzhafte Krämpfe im Magen-Darm-Trakt, die den Patienten ängstlich machen.[CK469] »Grosse Angst im Unterleibe.«[CK506] »Brennen im Unterleibe.«[CK504] »Auftreibung des Unterleibes.«[CK] All diese Symptome werden durch Aufstoßen oder Blähungsabgang gemildert.[(CK488)] Besserung durch Aufstoßen scheint eine Selbstverständlichkeit zu sein, doch wenn wir *China* durchnehmen, werden Sie sehen, dass das Befinden dadurch eher noch verschlechtert wird. Sowohl der *China*- als auch der *Lycopodium*-Patient scheinen durch Aufstoßen keinerlei Erleichterung zu erfahren. Obwohl sie ununterbrochen auf diese Weise Luft entweichen lassen, scheint die Aufblähung davon nicht geringer zu werden. Dem Carbo-vegetabilis-Patienten hingegen geht es durch Aufstoßen entschieden besser. Dies ist bei Carbo vegetabilis nicht nur eine lokale Erscheinung (Auftreibung von Magen und Darm besser durch Windabgang), sondern oftmals auch ein Allgemeinsymptom: Kopfschmerzen, rheumatische und diverse andere Beschwerden werden durch Aufstoßen gelindert.

Die Vollheit in Magen[CK429] und Abdomen[CK472] verschlimmert sämtliche Beschwerden des Körpers. Die Vollheit, die sich normalerweise auf die Venen bezieht, ist bisweilen auch auf einen emphysemähnlichen Zustand der Gewebe oder der Subkutis zurückzuführen, sodass es bei der Palpation zu Knistergeräuschen kommt. Dies ist ein Merkmal der Arznei, und bei rheumatischen Erkrankungen ist nicht selten ein Teil der Schwellungen emphysematös bedingt. Speisen bleiben bei Carbo vegetabilis lange Zeit im Magen liegen, werden sauer und faulig. Nach Übergang in den Darm gären sie weiter, sodass schließlich entsetzlich stinkende, faulige Blähungen abgehen[CK532]. Die Auftreibung des Magens verursacht neben Völlegefühl kolikartige, brennende[CK447], zusammenziehende[CK441], krampfhafte[CK440] Schmerzen. Der Patient klagt über ein Gefühl von Rohheit oder Wundheit im Magen[HY18,449]; es wird als eine Art Brennen oder Beißen beschrieben, das mal durch Essen, mal durch Trinken von kaltem Wasser hervorgerufen werde – ein Hinweis auf einen ulzerativen Prozess im Magen. Carbo vegetabilis hat Magengeschwüre aller Art geheilt. Es ist ein tief und lang wirkendes Mittel und kann die verschiedensten Magenaffektionen heilen; Magenverstimmungen durch schwerverdauliche Speisen, durch gefüllte Pasteten oder andere gehaltvolle Mahlzeiten.

Wie alle anderen Organe befindet sich auch die Leber in einem Zustand großer Trägheit. Vergrößerung der Leber. Das Pfortadersystem ist gestaut[SK254], und infolgedessen bilden sich leicht Hämorrhoiden aus.[CK603] Schmerz und Auftreibung in der Lebergegend. »Die Leber-Gegend ist sehr empfindlich und beim Befühlen schmerzhaft.«[CK451] Brennender Schmerz[GS] und Empfindlichkeit in der Lebergegend, begleitet von Aufblähung des Magens und Abdomens. »Spannen in der Leber-Gegend, als wäre es da zu kurz ...«[CK453] Die Leber fühlt sich eingezwängt an, als hätte sie nicht genügend Platz. »Pressender Schmerz in der Leber, beim Gehen im Freien.«[CK454]

Vieles von dem, was ich über die Blähsucht und das Vollheitsgefühl im Magen gesagt habe, gilt auch für den Abdominalbereich. Carbo vegetabilis kann bei adynamischen Fieberformen[GS] angezeigt sein, etwa bei septischen Zuständen, wenn diese mit ausgeprägtem Meteorismus einhergehen, mit Durchfall, Blutungen aus dem Mastdarm[CK605] und ungeheurem Windabgang[CK536]. Fortwährend gehen äußerst

* Kent, der hier offenkundig aus den *Guiding Symptoms* zitiert, schreibt irrtümlich »vomiting and diarrhoea«, wo es heißen müsste: »***No vomiting; diarrhoea*** ... (Cholera asiatica.)«

** Statt ***vomiting of blood*** (1. Aufl.) heißt es in der 2. Auflage fälschlich »vomiting and blood«.

faulig riechende Winde[CK540] ab. Ein auffallendes Bauchsymptom von Carbo vegetabilis ist, dass sich die Blähungen hier und da in den Därmen wie zu einem Klumpen aufstauen.[CK515f.] Inkarzerierte Flatus; Zusammenschnürungen des Darmrohrs halten die Luft für eine gewisse Zeit an einem Ort fest, sodass die Empfindung eines Klumpens oder einer Geschwulst entsteht. Blähungsbedingte, an verschiedenen Orten des Abdomens auftretende Koliken. »Brennen im Unterleibe.«[CK504] Um welche Beschwerden es sich auch handeln mag, stets ist bei Carbo vegetabilis Brennen dabei. Lokale Hyperämie mit Brennen, Vollheits- und Stauungsgefühl. Diarrhö, Dysenterie, Cholera, verbunden mit blutigen, wässrigen Stühlen[GS]. Cholera infantum: dabei mit dem Stuhl viel Schleimabgang[CK567]; wässriger Schleim, mit Blut vermischt[(CK570)]. Das Kind verfällt zusehends, mit großer Prostration, allgemeiner Kälte, Blässe und kaltem Schweiß. Hippokratisches Antlitz; Gesicht eingefallen, Nase spitz, Lippen verschrumpelt. Bei allen Durchfallerkrankungen weist – bisweilen mehr noch als die Stuhlbeschaffenheit – die ungeheure Erschöpfung auf das Mittel hin. Wie der Stuhl bei der Diarrhö im Einzelnen auch beschaffen sein mag, stets riecht er ekelhaft faulig und wird von fauligen Winden begleitet. Je mehr der Stuhl mit dünnflüssigem, dunkel-blutigem Schleim vermischt ist, desto eher ist Carbo vegetabilis indiziert. Jucken, Brennen[CK597] und Wundheit[CK609] am After und perianal sind charakteristisch für die Arznei. Wundsein im Analbereich und Druckschmerzhaftigkeit des Abdomens bei allen Durchfallerkrankungen. Bei Kindern ist die Analregion wundgescheuert, wie roh[GS], mit Rötung, Jucken und Bluten. Intestinale Geschwüre[GS]; diese Neigung zur Bildung von Schleimhautgeschwüren ist ebenfalls sehr charakteristisch. Überall, wo sich Schleimhäute befinden, können Ulzerationen auftreten. Neigung zur Entwicklung von Aphthen. Geschwüriger Zerfall der Peyer-Plaques. Nachts im Bett sickert eine serumähnliche, blutige Flüssigkeit aus dem After.

»Blennorhoea vesicae«[GS]; chronische Blasenkatarrhe vorwiegend alter Leute, mit Schleim im Urin sowie kaltem Gesicht, kalten Extremitäten und kaltem Schweiß. Harnabsonderung vermindert[CK] bis gänzlich aufgehoben.

Schwäche und Erschlaffung der männlichen wie der weiblichen Geschlechtsorgane. Beim Mann Impotenz und Neigung zu kalten und schwitzenden Genitalien. »Allzuhäufige Pollutionen.«[CK] »Allzuschnelle Entladung des Samens im Beischlafe.«[CK] »Abgang von Vorsteherdrüsen-Saft, beim Drücken zum Stuhlgange.«[CK653]

Bei der Frau manifestiert sich die Erschlaffung durch ein herabdrängendes Gefühl: ›Bearing-down‹ des Uterus, als würden die inneren Organe nach unten drängen. Diese Empfindung ist so heftig, dass sich die Patientin nicht auf den Beinen halten kann. Sämtliche Eingeweide fühlen sich schwer an und hängen schlaff herunter.

Ein weiteres typisches Merkmal von Carbo vegetabilis ist eine dunkle, heraussickernde Blutung aus der Gebärmutter. Es ist nicht so sehr eine kopiöse, stoßweise Blutung (obwohl das ebenfalls vorkommt), sondern vielmehr ein geringfügiges, dafür aber beständiges Heraussickern von Blut. Die Menstruation hält auf diese Weise jeweils fast bis zur nächsten Periode an. Das Blut riecht faulig und ist dunkel, fast schwarz, versehen mit kleinen Klümpchen und einem beträchtlichen Anteil an Serum. In den *Guiding Symptoms* heißt es: »Metrorrhagie infolge von Uterusatonie*.« *Atonie* ist ein guter Ausdruck für den Zustand – Mangel an Tonus, Erschlaffung, Gewebsschwäche. Atonie ist in der Carbo-vegetabilis-Konstitution überall zugegen. Die Muskeln sind ermüdet, die Glieder matt; der ganze Mensch ist müde, erschöpft und schlaff. Die atoniebedingte Sickerblutung von Carbo vegetabilis steht im völligen Gegensatz zu dem Herausströmen von Blut, wie es *Belladonna, Ipecacuanha, Secale* und *Hamamelis* eigen ist. Dort geht das Blut in kräftigen Schwallen ab, natürlicherweise gefolgt von Uteruskontraktionen, denn an Tonizität mangelt es diesen Mitteln wahrlich nicht. Bei Carbo vegetabilis dagegen zieht sich die Gebärmutter nicht zusammen, weder bei einer Geburt noch bei der Menstruation noch bei einer Zwischenblutung. Subinvolution durch bloße Atonie – keine Kontraktionen, kein Tonus, stattdessen

* In der 2. Auflage der *Lectures* heißt es stattdessen irrtümlich »uterine agony«.

Schwäche und völlige Relaxation. Nach Menstruation, Geburt und verschiedenen gynäkologischen Beschwerden kann eine Phase der Schwäche einsetzen, die oft durch Carbo vegetabilis zu beheben ist. Bei einer Plazentaretention mit spärlicher Dauerblutung – lediglich ein Sickern, keine stärkere Hämorrhagie – mag sich der Arzt daran erinnern, dass bereits die ganze Schwangerschaft von Trägheit gekennzeichnet war und dass auch während der Geburt die Wehen sehr schwach und zögerlich verliefen, und er fragt sich, warum er nicht schon eher an Carbo vegetabilis gedacht hat. Tatsächlich hätte die Patientin das Mittel schon seit einem Monat gebraucht. Er verabreicht eine Dosis, und ehe er sich's versieht, hat die Gebärmutter die Plazenta ausgestoßen und die Dinge soweit in Ordnung gebracht, dass eine – anderenfalls wohl unumgängliche – manuelle Intervention entbehrlich geworden ist.

Wir hören ja heutzutage viel über diese einmischungsfreudige Geburtshilfe, über deren Neigung, zu kürettieren und dies und das und jenes zu unternehmen, dass es einen homöopathischen Arzt nur abstoßen kann. Als ob diese Körperregion nicht von der Natur gemacht wäre und nicht für sich selber sorgen könnte; als ob es ohne Austupfen und Ausspülen nicht ginge! Diese Injektionen von Bichloriden etc., um den Keimen den Garaus zu machen, sind allesamt Nonsens; denn wenn sich der Organismus in einem Zustand der Ordnung befindet, gibt es keine Krankheitserreger. Ein Homöopath kann mit Hunderten solcher Fälle fertigwerden, ohne Probleme zu bekommen. Wenn er schon im vorhinein deutlich sieht, welche Arznei eine Schwangere benötigt, wird die Geburt komplikationslos verlaufen. Unregelmäßige Wehen, die zu pathologischen Zuständen führen, werden vermieden, wenn die Frau sich schon geraume Zeit vor der Entbindung einer homöopathischen Behandlung unterzogen hat. Carbo vegetabilis gehört zu den Mitteln, die eine Schwangere gut auf die Geburt vorbereiten können, d.h., oft sind in solchen Fällen Symptome vorhanden, die nach Carbo vegetabilis verlangen. Die Carbo-vegetabilis-Patientin ist in der Schwangerschaft oft gesundheitlich stark angeschlagen, schlapp und müde. Die Schwangerschaft ist die Ursache für eine Vielzahl an ungewöhnlichen Beschwerden, etwa die typische Übelkeit, die Flatulenz, der üble Geruch von Absonderungen, die Schwäche, die erweiterten Venen. Man wird Ihnen sagen, dass die Venenerweiterung an den Beinen durch höheren Druck bedingt sei, doch in der Regel ist nicht der Druck dafür verantwortlich, sondern die Schwäche der Venen selbst.

»Versiegen oder Suppression der Milchsekretion.«[GS] »Große Erschöpfung oder Schwäche vom Stillen.«[GS] Es ist nicht normal, wenn eine gesunde Frau vom Stillen ihrer Kinder erschöpft wird. Das Stillen erschöpft sie, weil sie krank ist. Sie war bereits in einem geschwächten Zustand, bevor sie zu stillen anfing, und die Schwäche sollte durch ein geeignetes homöopathisches Mittel behoben werden. Dann wird sie in der Lage sein, Milch zu produzieren und ihr Kind zu nähren, ohne den Säfteverlust zu spüren. Dies wäre der Normalzustand. Carbo vegetabilis ist oft ein wichtiges Mittel für Mütter und ihre Kinder. Wenn Sie zehn Jahre lang eine gute Homöopathie betrieben haben, werden Sie erstaunt sein, wie wenig entwicklungsgestörte oder behinderte Babys Sie zu betreuen haben. Die Kinder, die unter Ihrer Obhut groß werden, blühen und gedeihen; kleinere Missbildungen wachsen sich in der Regel aus. Oft sind diese Kinder auch hübscher anzusehen als die meisten anderen Kinder, weil sie ordentlich umsorgt und gepflegt worden sind. Kein Baby, kein Kleinkind sollte ohne kontinuierliche homöopathische Betreuung heranwachsen. Der Doktor beobachtet und untersucht das Kind und gibt ihm hin und wieder ein paar süße Kügelchen, um etwaigen Fehlentwicklungen vorzubeugen. Er registriert genau die Veränderungen, die mit dem Kleinen vor sich gehen, und führt es so allmählich aus all seinen krankhaften Neigungen und Veranlagungen heraus. Kinder, die unter der Fürsorge eines homöopathischen Arztes heranwachsen, bekommen keine Tuberkulose, kein Bright'sches Nierenleiden. Sie erlangen alle eine stabile Gesundheit, und später sterben sie in hohem Alter. Vielleicht reiben sie sich auch durch berufliche Überlastung oder geschäftliche Sorgen auf, niemals aber ›rosten‹ sie vor Untätigkeit ein. Es ist die Pflicht des Arztes, die Kleinen gut zu beobachten. Sie vor ihren ererbten Belastungen und sonstigen negativen Tendenzen zu bewahren ist das Größte, was er in seinem Leben leisten kann; allein dafür lohnt es sich zu leben! Wenn wir bei einem Kind solche Diathesen zutage treten sehen, sollten wir niemals andeuten, dass sie auf den Vater oder die Mutter zurückgehen. Es würde zu nichts führen und könnte sogar beleidigend wirken. Das Wissen des Arztes um das, was er tut, ist sein Eigen – und die Befriedigung, die er aus seiner Arbeit zieht, ebenfalls. Er sollte nie erwarten, dass irgendjemand wertschätzt, was er vollbracht oder abgewendet hat. Der Arzt, den es nach Lob und Anerkennung seiner Arbeit dürstet, hat im Allgemeinen kein Gewissen. Der noble, aufrechte, wahrheitsliebende Arzt arbeitet in der Nacht, im Verborgenen, in der Stille; er heischt nicht nach Anerkennung. Er tut seine Arbeit, wenn er zu einem Patienten gerufen wird oder wenn Eltern ihre Kleinen in die Praxis bringen. Auf diese Weise können die Kinder studiert und ihre Symptome wahrgenommen und näher untersucht werden. Wenn eine Mutter ihr Kind in die Praxis bringt in der Erwartung, eine Arznei zu erhalten, so mag sie zu wissen bekommen, dass das Kind eine solche erhält. Wenn sie aber nicht um eine Arznei bittet, soll sie ruhig glauben, das Kleine lutsche Zuckerkügelchen.

Die Stimme weist bei Carbo vegetabilis vielfältige Symptome auf. Teilweise habe ich schon bei der Beschreibung des Schnupfens auf sie hingewiesen. Ich habe erklärt, wie der Schnupfen in der Nase beginnt und dann zum Rachen, zum Kehlkopf und in die Brust herunterwandert. Nun, viele Kehlkopfbeschwerden beginnen mit einer Erkältung in der Nase, die sich schließlich im Kehlkopf festsetzt, und an diesem Merkmal erkennen wir oft die Carbo-vegetabilis-Fälle. Es passiert nur selten, dass sich eine Carbo-vegetabilis-Erkältung von vornherein auf den Kehlkopf beschränkt; gewöhnlich wandert sie von der Nase nach unten.[CK709] Die meisten Arzneien haben eine bevorzugte Lokalisation, wo eine Erkältung anfängt. So beginnt z. B. die Mehrzahl der *Phosphorus*-Erkältungen in der Brust oder im Kehlkopf. Nicht so bei Carbo vegetabilis; dessen Erkältung beginnt im Allgemeinen in der Nase mit einem Schnupfen, und der Kehlkopf ist lediglich eine Zwischenstation auf dem Weg nach unten. Wenn die Carbo-vegetabilis-Erkältung auf die Brust schlägt[CK727], befällt sie in der Regel die kleinen Bronchien oder die Lungen. Dies sind weitere Prädilektionsstellen des Mittels, und man gewinnt den Eindruck, als wollte sich das Übel auf Dauer dort einnisten. Heiserkeit oder Schwäche des Kehlkopfes nach vielem Reden.[SK257] Der Kehlkopf ermüdet schnell bei Rednern und Sängern, bei kraftlosen, abgespannten Individuen. *Die Heiserkeit entsteht vor allem am Abend.*[CK715] Am Morgen mag der Kehlkopf noch unauffällig sein, doch sobald der Abend naht, wird die Stimme heiser. In schwereren Fällen kann der Patient schon in der Früh fast stimmlos sein[CK713], doch Heiserkeit und Belegtheit der Stimme am Abend sind charakteristischer. »Heiserkeit und Rauhheit der Kehle«[CK716], vermehrt nachmittags und besonders abends.[GS] »Er muss Abends so oft räuspern, dass ihm der Kehlkopf wie roh und wund wird.«[CK743] Einige Kranke werden den Schmerz auch als ein Brennen beschreiben, aber die Empfindung ist fast dieselbe. »Beim Husten, arger Schmerz im Kehlkopfe und in der Gegend des Schildknorpels, wie geschwürig.«[CK755] Rauheit in Kehlkopf und Luftröhre beim Husten. Beständige Bildung von Schleim im Kehlkopf, den der Patient herausbefördern muss. Überall an den Schleimhäuten sehen wir bei Carbo vegetabilis die gleiche Neigung zur Schwäche – keine Reparaturmechanismen, keine Heilungstendenz. Ein Kehlkopf- und Luftröhrenkatarrh kommt nicht zum Stillstand, sondern wird immer schlimmer. Lassen Sie mich hier noch einen Punkt in Bezug auf die Materia medica klarstellen: Die meisten Prüfer waren Laien, und daher gibt es in den Prüfungen bei manchen Dingen eine gewisse Begriffsverwirrung. Dessen muss sich der Arzt stets bewusst sein. Wenn z. B. in einer Prüfung von »Halsreizung durch Husten« die Rede ist, dann ist fast immer *Kehlkopfreizung* gemeint. Desgleichen ist bei dem Symptom »Husten von Reiz und Kriebeln im Halse«[CK734] in der Regel nicht der Hals bzw. Rachen der Sitz des Reizes, sondern der Kehlkopf. Auch das bereits erwähnte Räuspern[CK743] [engl.: to clear the throat] bezieht sich nicht auf den Rachen, sondern auf den Kehlkopf. »Geschwüriger Schmerz, Kratzen oder Kitzeln im Kehlkopf.«[GS] »Reiz im Kehlkopf löst Niesen aus.«[GS] »Kehlkopf- und Luftröhrschwindsuchten.«[SK257] Diese katarrhalische Entzündung im Verein mit der mangelnden Widerstandskraft an den Schleimhäuten besteht so lange fort, dass dadurch die Entwicklung einer Tuberkulose begünstigt wird.

Carbo vegetabilis ist eine unserer wichtigsten Arzneien für das Anfangsstadium des Keuchhustens.[KH] Sein Husten zeigt all das Würgen und Erbrechen[CK748] sowie die Gesichtsröte, die wir auch beim Keuchhusten finden. Es ist eines unserer besten Mittel, wenn ein Fall verworren ist – wenn die Charakteristik des Hustens nicht eindeutig auf ein Heilmittel hinweist oder wenn der Husten in einem nur partiell entwickelten Stadium stehenbleibt. Eine Gabe Carbo vegetabilis bessert die Situation in solchen Fällen erheblich, und leichtere Keuchhustenformen können dadurch sogar oft binnen weniger Tage geheilt werden. Wenn das Mittel aber nicht dauerhaft heilt, bringt es wenigstens die Symptome deutlicher heraus, die dann die nächste Arznei indizieren. Die meisten Keuchhustenfälle, die homöopathisch behandelt werden, gesunden unter einer sorgfältig gewählten Arznei innerhalb von 7 bis 10 Tagen. Wenn man dagegen der Natur ihren Lauf lässt, hält die Krankheit sehr lange an; sechs Wochen steigern sich die Beschwerden allmählich, um dann – entsprechend den Wetterverhältnissen – mehr oder weniger langsam wieder abzunehmen. Wenn der Keuchhusten im Herbst gekommen ist, wird er nicht selten den ganzen Winter über fortdauern. So stellt die Krankheit für den homöopathischen Arzt eine gute Gelegenheit dar, zu demonstrieren, dass an der Homöopathie etwas dran ist.

Der Carbo-vegetabilis-Patient leidet stark unter Atembeschwerden. Erstickungsnot; kann nicht einen Moment liegen.[AZ13,85] »Gefühl von Schwäche und Angegriffenheit der Brust«[CK803], als hätte er nicht mehr die Kraft weiterzuatmen. Manchmal hängt dies mit einer Herzschwäche zusammen, manchmal mit einer Verschleimung der Brust und dadurch bedingter Verlegung der Atemwege; Letzteres ist weitaus häufiger. Manchmal sind die Schwierigkeiten auch asthmatischer Natur. Carbo vegetabilis vermag Asthma zu heilen.[KE3,186] Wenn wir zu einem solchen Patienten gerufen werden, finden wir ihn am offenen Fenster sitzend und nach Luft schnappend, oder ein Familienmitglied fächelt ihm so schnell wie möglich Luft zu. Das Gesicht ist eiskalt, die Nase spitz[AZ13,85], die Gliedmaßen kalt, die Haut leichenblass. Halten wir eine Hand vor seinen Mund, spüren wir sogar die Kälte des Atems.[CK775] Der Atem riecht übel[GS] oder faulig. Die Extremitäten sind bis direkt an den Rumpf heran kühl; nicht nur die Hände sind kalt[CK912], sondern auch die Arme, und nicht nur die Füße sind kalt[GS], sondern auch die Beine. Nur der übrige Körper fühlt sich warm an.

Carbo vegetabilis hat einen rasselnden Husten, verbunden mit Würgen und Erbrechen[CK748]. Chronischer Bronchialkatarrh[NZ21,30] mit reichlichem Auswurf. Morgendlicher Husten mit viel Schleimrasseln auf der Brust; die Brust füllt sich immer wieder mit Schleim, und beim Versuch, diesen durch Husten auszuwerfen, fängt der Patient an zu würgen oder zu erbrechen. Zu jeder Tages- und Nachtzeit kann sich, bedingt durch die Schleimansammlung in der Brust, dieser eigentümlich würgende, bis zum Erbrechen angreifende Husten entwickeln. Der Patient kann den Schleim nur schwer herausbringen; der Auswurf ist zäh[GS], gelblich-eitrig[CK752] und dick. Von einer solchen Brustaffektion werden vor allem Menschen mit stark reduzierter Lebenskraft betroffen, alte Leute und hinfällige, erschöpfte Personen. Das Mittel passt oft für Menschen, die durch langwierigen Husten oder fortgesetzte Überanstrengung angegriffen und völlig ermattet[CK1067] sind.

Der Husten besteht bisweilen aus einem harten, trockenen Reizhusten[GS], doch nach einiger Zeit fängt dieser dann an, sich zu lösen, und der Patient wirft große Schleimmengen aus. Auch in der Phase des Reizhustens kann bereits Rasseln auf der Brust zu hören sein, der Husten scheint dem Patienten aber in keiner Weise zu nützen. Er hustet bis zur völligen Erschöpfung – bis ihm der Schweiß ausbricht und er kurz davor ist zu ersticken. Am Ende gelingt es ihm, etwas Schleim zu mobilisieren, und dann folgt mundvollweises Auswerfen von dickem, eitrigem Schleim. Häufiger Krampfhusten in heftigen Anfällen[CK745], die Minuten bis manchmal Stunden[CK746] andauern können. Die ohnehin bestehende Neigung zu Kälte und kaltem Schweiß, zu einem abgehärmten Aussehen des Gesichts verstärkt sich während eines solchen Hustenanfalls beträchtlich. Sein Gesicht sieht vollkommen ausgezehrt aus, so sehr nimmt ihn der Husten mit. Wir sehen diese Zustände in unheilbaren Fällen fortgeschrittener Schwindsucht. Hier ist Carbo vegetabilis ein exzellentes Palliativum. Es scheint die Thoraxmuskulatur zu kräftigen, sodass der Patient effektiver abhusten kann; es mildert den Husten, und auch das Würgen, der Brechreiz und die Dyspnoe werden gelindert. Auf diese Weise wird dem Patienten für einige Zeit Erleichterung verschafft. Carbo vegetabilis ist ein wunderbares Palliativum in vielen unheilbaren Zuständen mit Atemnot und Brustschwäche. Bei der Bright'schen Krankheit, bei Tuberkulose und bei Krebserkrankungen lindert das Mittel ungemein, indem es die heftigen Symptome beseitigt.

Um noch einmal auf den Keuchhusten zurückzukommen ... Carbo vegetabilis gehört zu den Arzneien, die oft am Anfang dieser Krankheit angezeigt sind. Es vereinfacht den Verlauf des Keuchhustens sehr, und gelegentlich heilt es ihn sogar in wenigen Tagen. Beim Carbo-vegetabilis-Keuchhusten hustet der Kranke so lange, bis sich die ganze Brust wund und zerschlagen anfühlt. Auch nachts leidet er an Hustenanfällen, wobei er, wie *Lachesis*, in einen solchen Anfall regelrecht hineinschläft. Er erwacht aus dem Schlaf mit Husten, Würgen, Schwitzen und Erstickungsnot. Gewöhnlich kann er zwei oder drei Stunden ohne Beschwerden schlafen, doch dann kommt ein Anfall, der eine ganze Stunde anhält. Auf diese Weise hat er im Laufe einer Nacht zwei oder drei schwere Hustenanfälle durchzustehen. In der beschwerdefreien Zeit füllt sich die Brust langsam mit Schleim, und wenn er im Halbschlaf das Rasseln auf seiner Brust wahrnimmt, weiß er schon, dass ihm bald wieder eine schwere Zeit bevorsteht.

Diese gesteigerte Schleimsekretion hält in manchen Asthmafällen ein Leben lang an, und dann sprechen wir vom sog. ›feuchten Asthma‹. Aufgrund des chronischen Bronchospasmus ist bei diesen Kranken selbst bei relativem Wohlbefinden ein beständiges leises Giemen auf der Brust zu hören. Bei jeder Erkältung verstärkt sich das Giemen zu einem lauten Pfeifen, und die Patienten expektorieren reichlich Schleim, der im weiteren Verlauf immer zäher und schließlich purulent wird. Bei alledem besteht eine außerordentliche asthmatische Dyspnoe. Carbo vegetabilis ist ein ausgezeichnetes Heilmittel all jener Asthmafälle, bei denen die Kurzatmigkeit so groß ist, dass das Blut in der Lunge nur zum Teil oxygeniert wird. Als Folge davon leidet der Patient sehr unter Hinterkopfschmerzen und möchte angefächelt werden. Lange bestehende Fälle von rezidivierendem Asthma bronchiale.[GS] Die Anfälle kommen vorzugsweise bei schwüler, feuchtwarmer Witterung[SK247] sowie in der Nacht. Der Patient begibt sich ohne irgendwelche Anzeichen eines bevorstehenden Anfalls ins Bett, macht vielleicht nur die Bemerkung, dass ihm das Wetter nicht behage – und prompt wacht er in der Nacht mit Erstickungsnot auf, springt aus dem Bett und stellt sich ans offene Fenster oder möchte Luft zugefächelt bekommen.

Carbo vegetabilis wird in verschleppten oder schlecht behandelten Pneumoniefällen[HC1,121] benötigt, bei denen eine Bronchitis zurückgeblieben ist; in Fällen, bei denen es zur Hepatisation gekommen ist, welche sich nicht vollständig aufgelöst hat, und bei denen nun Bezirke mit minderwertigem Lungen- und Bronchialgewebe vorhanden sind, verbunden mit Schwäche der Brust[CK803]. Diese Schwäche der Brust macht sich vor allem beim Husten bemerkbar. Der Kranke spürt, dass er nicht genügend Kraft in den Thoraxmuskeln hat, um richtig abhusten oder ausreichend weiteratmen zu können. »Pneumonie: drittes Stadium, Sputum stinkend; Atem und Schweiß kalt; möchte angefächelt werden; zu befürchtende Lungenlähmung.«[GS] Dies ist eine Kombination von klinischen Zuständen, auf die Carbo vegetabilis gut passt. Es kommt vor, dass ein Asthmaleiden eine Zeitlang währt, doch dann entstehen spezifische Granulationen in Form von Tuberkeln. Wenn hier rechtzeitig Carbo vegetabilis verabreicht wird, kann der Prozess noch kupiert werden.

Viele Schmerzen in der Brust, die meisten davon brennenden Charakters. »Arges Brennen in der Brust, wie von glühenden Kohlen, fast ununterbrochen.«[CK811] Einseitiges Brennen.[CK812] Brennen hinter dem Brustbein[HC1,121], auf der ganzen Länge der Luftröhre, vermehrt beim Husten.* »Beim Husten, Schmerz auf der Brust, wie rohes Fleisch«[CK754]; Wundheitsschmerz selbst beim Atmen. Beklemmendes Drücken auf der Brust[CK787], wie von einer schweren Last. Viele dieser Beschwerden treten im Zusammenhang mit Schnupfen auf. Wie bereits eingangs bei den Allgemeinsymptomen erwähnt, beginnt das Übel in der Nase mit Niesen und reichlichem Schleimausfluss. Es kann sich aber auch gleich auf die Brust schlagen – obwohl der Kehlkopf der Hauptsitz der Beschwerden ist –, und dann kommt es zu dieser Dyspnoe, mit dem Husten und der allgemeinen Kälte.

Das Herz wird bei Carbo vegetabilis in mannigfacher Weise in Mitleidenschaft gezogen, besonders das rechte Herz muss sich sehr anstrengen. Die Venen sind gestaut[CK1179] und können ihre Aufgabe kaum bewältigen. Ein Zustand von Erschlaffung der Venen und Überanstrengung des Herzens. Häufige Blutwallungen[CK1050], die von manchen als Andrang des Blutes nach der Brust empfunden werden[CK806 ff.], von anderen als Pulsieren in der Brust[CK818] oder ungeheures Herzklopfen[CK816]. Das Klopfen kann am ganzen Körper verspürt werden.[SK247] Hitzewellen, die nach oben steigen und mit einem Schweißausbruch enden. Carbo vegetabilis ist manchmal bei Frauen im Klimakterium angezeigt, und besonders häufig passt es für alte Leute[GS].

Die meisten Carbo-vegetabilis-Beschwerden entstehen bei Kindern, die erschöpfende Krankheiten[GS] durchgemacht haben, und bei Jugendlichen, die in einer geschwächten Allgemeinverfassung sind; in den mittleren Lebensjahren ereilen sie Menschen, die vorzeitig gealtert erscheinen, und im Alter jene, die sich im Stadium des körperlichen Verfalls befinden. Carbo vegetabilis ist ein großartiges Linderungsmittel für alte Leute mit geschwollenen Venen und kalten Extremitäten. Charakteristisch ist dabei ferner Heraussickern von Blut aus den Gefäßen und ein stürmisches Herzklopfen, das noch aus einiger Entfernung optisch wahrzunehmen ist. Das Herz hämmert wie eine Maschine und erschüttert selbst noch das Bett, in dem der Kranke liegt.

Der Puls ist schwach und kaum zu tasten. Es hat den Anschein, als müsste das Blutvolumen bei Carbo vegetabilis ungeheuer groß sein, aber das ist nicht der Fall. Das gesamte Gefäßsystem ist durch ausgeprägte Schwäche charakterisiert. »Puls höchst unregelmäßig, aussetzend, beschleunigt.«[HC4,54] »Das Blut stagniert in den Kapillaren, Zyanose; kaltes Gesicht und kalte Gliedmaßen; kalter Schweiß; völlige Apathie; drohende Herzlähmung. (Gelbfieber.)«[GS] Brennen in der Herzgegend.[CK813] Mit diesen Symptomen geht ein entsetzliches Angstgefühl in Brust und Herzgegend einher, als ob der Kranke sterben müsste[GS] oder als ob etwas Schreckliches bevorstünde. Die Empfindung dieser stürmischen Herztätigkeit erschöpft seine Kräfte außerordentlich.

Im Laufe dieser Vorlesung habe ich Ihnen bereits so viel über die Gliedmaßen mitgeteilt, dass nicht mehr viel zu sagen bleibt. Carbo vegetabilis ist ein hervorragendes Heilmittel für die konstitutionelle Störung, die der Entstehung von indolenten Unterschenkelgeschwüren[CK] zugrunde liegt. Diese Krampfadergeschwüre zeigen keinerlei Aktivität, keinerlei Neigung zur Abheilung; sie sondern lediglich ein dünnes, wässriges Sekret oder eine dickflüssige, blutige Jauche ab. Schmerzlose oder auch brennende Geschwüre.[SK247 f.] Schwellung der Extremitäten. Gangränöse Veränderungen aufgrund der äußerst schlechten Durchblutung. Altersbrand[GS]; die Gliedmaßen verkümmern, besonders die Unterschenkel, Füße und Zehen, und verfärben sich dunkel. Blasen entstehen auf dem brandigen Grund und ergießen eine blutige Lymphe. Die gangränösen Stellen brennen wie Feuer. Einschlafen und Neigung zum Taubwerden der Hände[CK914 ff.], der Beine[CK966 f.],

* Die Angabe in den *Guiding Symptoms* »Coughs day and night, with [?] burning and pressing under sternum« ist nicht ganz korrekt. Nach der originalen Fallbeschreibung im *Journal of Homoeopathic Clinics* (Bd. 1, S. 121) muss es heißen: »He had burning and pressing under the sternum, and coughing day and night ...« Das Brennen besteht also auch unabhängig vom Husten.

der Glieder allgemein[CK1052]. Anhaltende Gefühllosigkeit der Beine[CK967] und Füße[CK]. »Die Glieder, auf denen er liegt, schlafen leicht ein.«[CK1053] Wenn er auf der rechten Seite liegt, wird die rechte Hand taub; dreht er sich auf die linke Seite, passiert das Gleiche mit dem linken Arm. Die Durchblutung der Glieder ist so mangelhaft, dass sie schon vom geringsten Druck taub werden. Starker Fußschweiß[CK1018], macht die Zehen wund[GS]; bald darauf Taubheit der Zehen. Steifheit in den Gelenken.[(CK969)]

Die Haut, insbesondere an den Extremitäten, fühlt sich kalt an.[GS] Der Patient ist träge[CK1099], schwach[CK1068] und ständig matt[CK1063] und abgespannt[CK1064], mit einer Abneigung sowohl gegen geistige[CK35] wie körperliche[CK1062] Arbeit. Jede kleine Anstrengung verursacht ein Gefühl, als müsste er ohnmächtig werden und niedersinken.[CK1072 f.]

»Sehr traumvolle Nächte.«[CK1153] Nächtliches Erwachen mit Atemnot. »Nachts erwacht sie oft mit Kälte in den Beinen und Knien.«[CK1146] »Kann Nachts nicht anders ruhig bleiben als mit herangezogenen Beinen an den Unterleib.«[CK1144] Der Schlaf ist unruhig und wenig erquickend.[CK1117] Die Träume des Carbo-vegetabilis-Patienten sind typisch für jene Arzneien, die eine ausgeprägte Wirkung auf die Venen, die Hirnbasis und das willkürliche Nervensystem haben. Sie sind einfach fürchterlich. Der Patient träumt von Feuer, von Einbrechern, von beängstigenden und grauenhaften Dingen. Angst[CK1121], Unruhe[CK1116] und Blutandrang zum Kopf[CK1134] hindern ihn am Einschlafen. Bei der Kopfkongestion fühlt sich der Kopf innerlich heiß an, während die Haut des Kopfes kalt ist. In der Brust besteht ein Gefühl von Brennen, aber äußerlich ist der Brustkorb kalt anzufassen. Genauso ist es im Bereich des Abdomens. Das Gefühl innerlichen Brennens und innerlicher Hitze bei äußerlicher Kälte ist ein häufig auftretendes Merkmal von Carbo vegetabilis.[CK1176]

Damit kommen wir zu den Fiebersymptomen. Die Fieberhitze kann sehr heftig werden, desgleichen der Frost, der sich bis zum Schüttelfrost[CK1174] steigern kann. Natürlich ist dem Patienten während des Frostes kalt, doch eigenartig ist, dass es ihn dabei nach kaltem Wasser dürstet; wenn dann aber die Hitze kommt, verschwindet der Durst. Das ist seltsam und ungewöhnlich! Normalerweise sind Patienten während der Fieberhitze durstig, nicht aber während des Frost- und Schweißstadiums. Beim Carbo-vegetabilis-Patienten hingegen beobachten Sie Kälte, Schüttelfrost, kalten Atem und selbst im Frost mitunter kalten Schweiß – und es erscheint Ihnen sehr merkwürdig, dass er dabei so viel kaltes Wasser trinkt. Das ist »auffallend, sonderlich, ungewöhnlich und eigenheitlich« – und daher ein starker Hinweis auf das Mittel bei Fieberzuständen.

Beim Frost dieser Arznei fühlt sich eine Körperhälfte häufig normal warm an, während die andere kalt ist. Das ist höchst ungewöhnlich – »einseitige Frostzustände«[GS]. »Frost mit eisiger Kälte des Körpers.«[GS] »Frost mit starkem Durste.«[CK1172] »Schweißneigung[CK1182], besonders im Gesicht[CK1183] und am Kopf.«[GS] Nacht-[CK1186] und Morgenschweiße[CK1185], sehr erschöpfend.[GS] Vermehrter Schweiß[CK1184]; sauer[CK1187] oder faulig[CK1186] riechend. In Anbetracht der Schwäche des Carbo-vegetabilis-Patienten verwundert der faulige Geruch des Schweißes nicht. Der Stuhl riecht faulig, desgleichen das Aufstoßen, die Blähungen, die Geschwüre. Die Haut dünstet einen stark putriden Geruch aus, und entsprechend riecht auch der Schweiß.

Adynamische Fieber[GS] wie z.B. Gelbfieber; schwerste Verläufe von Abdominal- und Flecktyphus. Nachdem das Fieber etwas nachgelassen hat, leidet der Patient unter länger anhaltenden Kälteperioden mit ausgeprägtem Reaktionsmangel[SK247]. Er scheint keine Fortschritte zur Gesundung zu machen, sondern ist kalt und fröstelig; seine Knie sind kalt, sein Atem ist kalt, der Schweiß ist kalt – eine Art paralytischer Schwäche. Das Gesicht sieht aus wie das einer Leiche. »Allgemeine Zyanose, Kälte der Extremitäten.«[GS] »Gelbfieber im dritten und letzten Stadium, dem Stadium der Hämorrhagien, mit großer Gesichtsblässe, heftigen Kopfschmerzen, Gliederschwere und Zittern des Körpers.«[GS] Kollaps[GS] mit kaltem Atem, kaltem Schweiß und kalter Nase; Nase spitz, Gesicht eingefallen. Lebenskraft äußerst gering – das ist ein wesentliches Merkmal der Carbo-vegetabilis-Konstitution. »Nervöse Unreizbarkeit, mit Mangel an

Reaction auf gegebene Arzneien«[SK247] – nach einem heftigen Anfall, einem heftigen Schock, einem heftigen Leiden. Bei stark geschwächten Patienten, die dem Ende nahe sind, mit Dyspnoe, Kälte, kopiösen Schweißen, Erschöpfung, Kreislaufversagen und leichenhaftem Äußeren muss Carbo vegetabilis verabreicht werden.

Carbo vegetabilis ist indiziert bei Schock nach einem chirurgischen Eingriff, wenn der Patient kollaptisch wird und durch den Operationsschock in Lebensgefahr gerät. Dies geschieht, noch bevor eine Entzündung in Gang gekommen ist, denn die Vitalität ist nicht groß genug, um überhaupt eine Entzündung hervorrufen zu können. Das Herz ist zu schwach, um die zur Ausbildung einer Entzündung nötige Kreislaufanpassung zu gewährleisten. Eine Entzündung kann erst nach einer solchen Reaktion des Organismus einsetzen. Findet die Reaktion aber nicht statt, so ist Carbo vegetabilis eines unserer wichtigsten Arzneimittel.

Carboneum sulfuratum *

Schwefelkohlenstoff, CS_2; ›Schwefelalkohol‹, ›Alcohol sulfuris lampadii‹

Das Kohlenstoffdisulfid ist ein sehr tiefwirkendes Mittel, das häufig angezeigt ist und lange vernachlässigt wurde. Der Carboneum-sulfuratum-Patient reagiert sowohl auf Wärme wie auf Kälte empfindlich. Es geht ihm in der Sommerhitze generell schlechter, aber auch die Winterkälte kann ihm zu schaffen machen.** Kälte im Allgemeinen verschlimmert oder bringt Symptome hervor; Verschlimmerung durch Kaltwerden, durch kalte Luft, durch kaltes Baden. Große Erkältungsneigung, besonders wenn sich der Patient in erhitztem Zustand kalter Luft aussetzt. Andererseits hat er ein *starkes Verlangen nach frischer Luft, er möchte stets die Fenster geöffnet haben*. Er erfährt eine *Besserung im Freien*, jedoch deutliche Verschlimmerung durch Zugluft. Er reagiert sehr empfindlich auf jeden Wetterwechsel[AH2(B)116], besonders auf Wechsel zu *feuchtwarmem Wetter*. Verschlimmerung ferner durch Zimmerwärme, durch Bettwärme, durch warme Umschläge – durch Wärme überhaupt; gleichzeitig ist er aber auch kälteempfindlich und leidet unter einem Mangel an Lebenswärme. Bewegung verstärkt sämtliche Symptome, weshalb er sie tunlichst meidet. Viele Zustände verschlimmern sich auch durch Erschütterung, z.B. durch stärkeres Auftreten. Treppensteigen kann Atembeklemmungen[232] und Schwäche[EN640] verursachen. Gehen[AH2(B)114] und sogar Stehen vermehrt oder erzeugt viele Beschwerden, während Gehen im Freien, wie überhaupt freie Luft, zumeist Linderung verschaffen[EN].*** Neigung, sich niederzulegen. Liegen bessert alle Beschwerden außer Dyspnoe und Kopfschmerzen; der Patient fühlt sich im Liegen allgemein wohler. Druck hilft bei den meisten Beschwerden.**** Nach dem Essen können Beschwerden sowohl schlimmer als auch besser[7] werden.[EN] Sie verschlimmern sich vor allem durch kalte Speisen[RP1362],***** durch Genuss von Fett und Milch. Auch warme Speisen können verschlimmern, während warme Getränke eher lindern. Viele Symptome nehmen nach dem Frühstück zu.[GS] Wein erhöht sämtliche Beschwerden[8] und bringt neue hervor. Carboneum sulfuratum ist eines unserer besten Mittel für Patienten, die ihre Gesundheit durch fortgesetzten Alkoholmissbrauch ruiniert haben.****** Beschwerden schlimmer vor, besonders aber ***während*** und *nach* der Menstruation. Die Symptome des Mittels verschlimmern sich am ***Morgen***, Vormittag, Nachmittag und ***Abend***, in der ***Nacht*** und vor Mitternacht.

* Für Carboneum sulfuratum gilt das Gleiche, was bereits in den Fußnoten zu *Baryta muriatica* etc. dargelegt wurde: Kents Darstellung des Mittels orientiert sich größtenteils an den Einträgen in seinem Repertorium, weshalb eine Umstellung der Symptome nach inhaltlichen Gesichtspunkten sinnvoll erschien. Zwar gibt es von Carboneum sulfuratum eine recht umfangreiche Prüfung (Alois Pemerl, *Allgemeine Zeitung für Homöopathie* [nicht *AHZ*!], Bd. 2, Beilage Nr. 2, München 1850), doch hat Kent offenbar die Arznei zusätzlich auch dann in die Repertoriumsrubriken aufgenommen, wenn zugleich *Sulfur* und *Carbo vegetabilis* oder *Carbo animalis* in ihnen vertreten waren. Da die Prüfung Pemerls nur schwer zugänglich und auch nicht in Possarts Sammelwerk *Homöopathische Arzneimittellehre* berücksichtigt worden ist, habe ich mich entschlossen, das von Pemerl erstellte Symptomenregister im Anschluss an Kents Arzneimittelbild wiederzugeben (s. S. 344 ff.). Dabei wurde die Nummerierung unverändert übernommen, aber die Symptome anhand der Prüfungsberichte überprüft und vielfach korrigiert. Allen hat sich in seiner *Encyclopedia* ausschließlich auf diese Prüfungsberichte gestützt, was manche Abweichungen in Bezug auf Zahl und Umfang der Symptome erklärt. Die im Symptomenregister verwendeten Hochzahlen als Chiffren für die Prüfer entsprechen denen in der *Encyclopedia*. Im Kent'schen Text habe ich jene Symptome, die im Register Pemerls enthalten sind, durch hochgestellte Symptomnummern kenntlich gemacht. Die übrigen Quellenangaben erfolgten nach dem üblichen, von mir für dieses Werk gewählten Schlüssel.

** Das Repertorium führt das Mittel nur bei der Sommerverschlimmerung auf, und in Pemerls Prüfung (Sy.-Nr. 7) wird festgestellt: »Nach Tisch und *in der Kälte verlieren oder vermindern sich die Symptome*.«

*** Kent schreibt: »Walking in open air *agg.* many symptoms«, während im Repertorium Carb-s. nur unter ***amel.*** verzeichnet ist. Wahrscheinlich werden die Symptome, die sich im Freien bessern, auch durch Gehen im Freien gebessert, während die Symptome, die sich durch Gehen verschlimmern, auch durch Gehen im Freien verschlimmert werden.

**** Die Prüfungen (u.a. die Symptome 155, 172, 184 des beigefügten Registers) und auch die *Guiding Symptoms* belegen nur das Gegenteil.

***** Statt ***cold food*** heißt es bei Kent versehentlich »cold feet«.

****** Im Original (S. 121) heißt es: »Eben so wohlthätig zeigte er [der Schwefelalkohol] sich bei bis zur völligen Bewusstlosigkeit mit Branntwein Berauschten.«

Große Mattigkeit*[2] *und Schwäche des ganzen Körpers: am Morgen[AH2(B)79]; *bei alten Säufern;* infolge von (Sommer-) Hitze; während der Menses; nach Muskelanstrengung. Schmerzhafte Abgeschlagenheit[EN636], besonders morgens. Schwächegefühl und Zittrigkeit bei und nach dem Stuhlgang.[EN419]* Wie *Carbo vegetabilis* ist Carboneum sulfuratum ein wichtiges Mittel bei *Kreislaufkollaps*, verbunden mit einer ausgeprägten venösen Stase in Organen und Körperteilen. Erweiterung der Blutgefäße; variköse Venen. Vollheitsgefühl in inneren Organen und allgemeine venöse Blutfülle. Blutwallungen.[AH2(B)68] *Passive Blutungen.* »Krampfhafter Puls.«[AH2(B)115] Puls beschleunigt[306ff.], vereinzelt auch verlangsamt – bis auf 52 Schläge/Minute[ZÖ1,122]. Neigung zu ödematösen Schwellungen, besonders an den Extremitäten. Schwereempfindungen. Empfindungen des Zusammenschnürens, z.T. mit dem Gefühl eines Reifens um bestimmte Körperteile; Konstriktionsgefühl am Herzen. Der Patient kann enganliegende Kleidung nicht ertragen. Taubheit einzelner Teile, besonders jener, auf denen er liegt. Ausgeprägte Anästhesie der Haut und Schleimhäute.[NZ16,144] Lähmung[ZÖ1,122] einzelner Organe; einseitige Lähmung; schmerzlose Lähmung. »Gefühl von Vibriren** und Zittern im ganzen Körper.«[NZ16,144] Ohnmachtsanfälle, im Anschluss daran hoher Grad von Verwirrtheit und Demenz.[NZ16,143] Carboneum sulfuratum passt bei manchen Formen klonischer und epileptischer Krämpfe. Muskelzuckungen. Allgemeine Steifigkeit. Allmähliches Atrophieren der Muskulatur, bis hin zu ausgeprägter Abmagerung.[ZÖ1,122] Zwergwuchs und auch geistige Zurückgebliebenheit. Vergrößerung und Verhärtung von Lymphknoten.[GS] Das Mittel ist, wenn es angezeigt ist, sehr hilfreich bei der Eindämmung kanzeröser Gewächse (wie *Graphites*), und es hat auch schon Lupus geheilt. Blasses, anämisches Aussehen[ZÖ1,122], der Chlorose nicht unähnlich. Tuberkulose der Lunge[AH2(B)126] oder des Darms[CS]. Schleimsekretionen *vermehrt*, dick und zäh. Schmerzen in Knochen, Drüsen und Lymphknoten. Vielfältige Schmerzen in allen Körperregionen. »Die Einzelerscheinungen treten meistens in kurz dauernden, aber schnell sich wiederholenden Anfällen auf ... [ein] allen seinen Wirkungsäusserungen aufgeprägtes Charakteristikum.«[AH2(B)123] Zerschlagenheitsschmerz am ganzen Körper.[EN636] Brennende, schneidende und vor allem ***zuckende*** Schmerzen. Drückende Schmerzen kommen allenthalben vor, ebenso stechende oder flüchtige, zuckend stechende Schmerzen. »Feine, juckende Stiche an verschiedenen Hautstellen.«[302] Heftig reißende Schmerzen, vorzugsweise nach unten gerichtet. Wandernde rheumatische Schmerzen.[EN654] Carboneum sulfuratum ist mitunter sehr erfolgreich bei chronischem, fieberlosem Rheumatismus, besonders solchem der Gelenke.[AH2(B)125] »Fieberlose oder nur mit schwachem Fieber verbundene Rheumatismen.«[AH2(B)113] Chronische rheumatisch-arthritische Leiden.[AH2(B)125] Gichtbefall der Gelenke.[AH2(B)119] Große Schmerzempfindlichkeit. Verschlimmerung des Allgemeinbefindens nach Schmerzzuständen.

Nach Einnahme des Arzneimittels kommt es zunächst zu lebhafteren Geistesfunktionen[9] und größerer Gesprächigkeit[EN14], später dann zu Schweigsamkeit, Benommenheit und Stumpfsinnigkeit. *Geistesschwäche.*[AZ53,63] Geistige Erschöpfung und Trägheit. Geistesabwesenheit und Gedächtnisschwäche: »Patientin wusste oft nicht, was sie mit den Gegenständen, welche sie gerade in den Händen hatte, anfangen sollte.«[NZ16,143] Oder sie konnte beim Sprechen nicht die richtigen Wörter finden.[ZÖ1,122] Macht Fehler beim Schreiben, indem sie z.B. die Wörter falsch stellt. »Grosse ***Zerstreutheit*** mit schwierigem Auffassen des Gelesenen.«[14] »Im Kopfe ganz wirr und das Denken erschwert.«[27] Benommenheit, besonders morgens beim Erwachen, in Verbindung mit Kopfschmerzen[AH2(B)68] und infolge geistiger Anstrengung. »Eingenommenheit des Kopfes, wie nach Uebermaass geistiger Getränke.«[17] Bewusstlosigkeit.[AH2(B)121] »Mit blöden Augen betrachtete sie ... ihre Hand und ihre Finger.«[NZ16,143] »Eigentümlich läppisches und kindisches Benehmen.«[NZ16,144]

* Die Schwäche und Zittrigkeit im Zusammenhang mit dem Stuhlgang wurde von Kent im Repertorium und in den *Lectures* auf das *Abdomen* bezogen, wofür es in der Pathogenese keinen Hinweis gibt. In Allens *Encyclopedia* heißt es: »8 p.m. urging to stool, which was pappy and accompanied and followed by a feeling of weakness and tremulousness.«

** Wurde von Allen (*Encyclopedia*) fälschlich mit »throbbing« übersetzt.

Irrsinn. Hartnäckige, quälende Gedanken. Wahnsinniges, selbstmörderisches Verhalten: springt aus dem Fenster. »Wütendes Delirium; das Kind fiel über seinen Vater her und versuchte ihn zu beißen.«[EN3] *Reizbarkeit*, besonders am Morgen. »Heftig und zornmüthig.«[ZÖ1,122] So reizbar, aufbrausend und jähzornig[10ff.], dass er Dinge zerbricht, die er gerade in der Hand hält. Mürrische[11], missvergnügte Gemütsstimmung.[GS] Übermäßig gewissenhaft in Kleinigkeiten. *Hysterisches Benehmen*. »Stimmung sehr wechselhaft; mal war er ausgelassen und fröhlich, dann wieder konnte er durch den nichtigsten Anlass einen Wutanfall bekommen und dabei alles zerschlagen, was er in die Finger bekam.«[EN12] Fröhlich und sorglos nach Windabgang[GS] am Morgen. Gehobene Stimmung, wie durch Alkohol angeheitert und beschwingt[NR1,99], mit Neigung, zu singen[EN6] und zu pfeifen. *Niedergeschlagenheit*[ZÖ1,121], besonders abends; im Frost-, Hitze- und Schweißstadium des Fiebers. Gleichgültigkeit. Unentschlossenheit. Arbeitsunlust, besonders morgens; Energielosigkeit[ZÖ1,122]. Neigung, schweigsam dazusitzen; mag nicht angesprochen werden. Abneigung gegen Gesellschaft. »Unangenehme und niederdrückende Vorstellungen.«[EN4] Verzweiflung und Entmutigung. Weinerlich; weint sogar im Schlaf; abwechselndes Weinen und Lachen. Misstrauisch. Leicht beleidigt. ***Angst*** tritt verstärkt *morgens, abends im Bett* sowie *nachts* (vor Mitternacht) in Erscheinung, besonders vor der Menstruation. Angst um die Zukunft. Gewissensangst bei religiösen Gemütsstörungen. Angst mit Furcht. Furcht überwiegend morgens und nachts; vor dem Tod, vor dem Verrücktwerden, vor einem Unglück, vor Menschen, vor Gehen im Dunkeln. Scheu und furchtsam. Sehr *schreckhaft*. Schreckhaftes Auffahren aus dem Schlaf. Reden im Schlaf. »Nächtliche Aufgeregtheit und Unruhe ...«[322] Große nächtliche Unruhe[EN709], besonders nach Mitternacht.* Allgemeine Neigung zu *Hast und Eile*.

Schwindel, vermehrt morgens beim Aufstehen, nachmittags[24] und abends. »Schwindel im Vorderkopf mit Neigung zum Vorwärtsfallen.«[26] Schwindelanfälle *im Sitzen*[25], beim Bücken, beim Gehen sowie während der Regel; besser bei Aufenthalt an der freien Luft. Schwindel mit Taumeln beim Gehen, ganz ähnlich wie beim Alkoholrausch.[AH2(B)90]

Hirnkongestion mit Vollheitsgefühl im Kopf, vor allem in der Stirn. Hitze bzw. Hitzegefühl im Kopf[51] (auch nur nachmittags), besonders in der Stirn[52] und am ***Scheitel***. Schwere des Kopfes.[19] »Schmerzhafte Schwere im Kopf nach dem Frühstück.«[GS] Der Kopf sinkt beim Gehen nach vorn.[EN538] Zusammenschnürungsgefühl am Kopf, besonders an *Stirn* und *Hinterkopf*, manchmal wie von einem Reifen. »Benebelter Vorderkopf mit dem Gefühle von Zusammenziehung der Hemisphären.«[20] Hohles Gefühl im Kopf. Taubheitsgefühl am Scheitel.[GS] Kopfschmerzen setzen ein: beim Erwachen morgens im Bett[EN99]; vormittags um 9 Uhr[AH2(B)68]; nachmittags; abends[35], um 22 Uhr[EN57]; nachts. Sie bessern sich im Freien und sind schlimmer in warmen Räumen.[43] Verschlimmerung ferner durch Hochbinden der Haare, *nach dem Frühstück*[EN50], dem Mittagessen[GS] – dem Essen überhaupt, durch Erhitzung, durch Erschütterung, etwa durch starkes Auftreten[53], Treppensteigen, Kopfschütteln[53] oder sonstige Bewegung, durch geistige Anstrengung wie Lesen[31] oder Nachdenken, *nach Schlaf* und *nach Stuhlgang*. Kopfschmerzen entstehen infolge Erkältung, im Fieberfrost und in der Fieberhitze. Rheumatische Kopfschmerzen. Katarrhalische Kopfschmerzen [einsetzend beim Stocken der Schleimsekretion]. Kopfschmerzen in Verbindung mit Nackenschmerzen. »Klopfender Kopfschmerz den ganzen Tag, < durch Bewegen des Kopfes.«[EN63] »Heftige Kopfschmerzen, zuletzt bis zum Irrewerden gesteigert.«[AH2(B)115] Stirnkopfschmerzen morgens beim Erwachen[AH2(B)79]; den ganzen Tag anhaltend[EN69], besonders heftig vormittags. Schmerz im ***Hinterkopf*** abends und nachts. Halbseitiger Kopfschmerz[EN101], vermehrt links. »Nachmittags andauernder schwankender Schmerz in beiden Schläfen, besonders durch Schütteln des Kopfes und durch starkes Auftre-

* Kent schreibt »worse before midnight«. Hierfür gibt es in den Quellen keinen Beleg, wenn man gewisse Einschlafschwierigkeiten (Sy.-Nr. 321) abrechnet. Dagegen spricht die *Sulfur*-Komponente für die Verschlimmerung ***nach*** Mitternacht, ferner das Symptom Nr. 325 (»Schlaf nach Mitternacht sehr unterbrochen ...«) sowie *Encyclopedia*, Sy.-Nr. 715: »First part of night slept well; after that did nothing but toss about.«

ten* hervorgerufen oder vermehrt.«[53] »Heftige klopfende Schmerzen in der Schläfe (Migräne) beim Erwachen um 6 Uhr früh ...«[EN99] Klopfen im Hinterkopf. Bohrende Schmerzen in Stirn und Schläfen. Brennender Schmerz im *Scheitel*. Schneiden in den Schläfen, besonders nach dem Mittagessen. Spannend-ziehender Schmerz in der Stirn um 22 Uhr[EN72]; ziehender Schmerz in den Schläfen[45] oder im Hinterkopf. Dumpfer Kopfschmerz, schlimmer zum Abend hin.[EN59] Zuckende Stiche in der Stirn.[51] Drückender Kopfschmerz (vormittags).[30] »Drückendes Stirnkopfweh, durch Lesen und Bücken vermehrt.«[31] »Dumpfer, gegen die Augen herab drückender Schmerz in der Stirngegend.«[AH2(B)76] »Dumpfer Druck in der Stirne und den Schläfen mit Neigung zum Schlafe.«[38] Gefühl von Druck im Vorderkopf, bis hin zu den Augenhöhlen und Schläfen.[AH2(B)65] »Einwärtsdrücken an den Schläfen, später bis in die Scheitelgegend ziehend.«[42] ***Drückende Schmerzen im Scheitel, tagelang.***[ZÖ1,121] ***Drückender Schmerz im Hinterkopf.*** Wundheitsschmerz auf dem Scheitel beim Haarebürsten.[EN62] »Stechen in der linken Schläfegegend, bis in das Hinterhaupt sich ziehend.«[50] »Ziehende und reissende Schmerzen von der Stirne nach den Schläfen hin, ... in freier Luft gelinder als im Zimmer und in der Ruhe.«[43]** Reißende Schmerzen im Hinterkopf, in den Kopfseiten und in den Schläfen, besonders linkerseits[48]. Gefühl wie von einem elektrischen Schlag durch den Kopf.

Kälte der Stirn, mit kaltem Schweiß darauf. Hautausschläge auf dem Kopf (*Schorfe*, ***Ekzeme***, Erysipel), oft *juckend* und ***nässend***. Schuppenbildung auf dem Kopf. »Am Kopfe unter den Haaren einzelne, bei Berührung wundschmerzende Knötchen.«[56] »Jucken am Kopfe.«[55] Die Kopfhaut ist schmerzhaft empfindlich auf das Kämmen und Bürsten der Haare.[(EN62)] Haarausfall.

Augen matt und glanzlos aussehend. Eingefallene, grau umränderte Augen.[EN106] Stierer Blick.[66] Hautausschläge im Bereich der Augen, vornehmlich auf den Lidern. Konjunktivale Gefäßinjektion; viele dunkle Adern in der Bindehaut. Rötung der Augen, der Lider und der Lidränder[60]. Trachom. Geschwüre auf der Hornhaut und an den Lidern. Unempfindlichkeit der Hornhaut.[EN126] Augenkatarrh. Reichliche Absonderung von Schleim in den Augen[72], von scharfem, blutigem, gelblichem[72], eitrigem Schleim. Die Augenlider kleben zusammen, vor allem nachts und morgens. Pusteln am oberen Augenlid, die jucken und brennen[61]. Rezidivierende Gerstenkörner. Lider entzündet, geschwollen, verdickt. Tränen der Augen beim Lesen[71] und im Freien. Jucken der Augen und besonders der *Lider*[57]. Schwere der Augenlider.[62] Herabhängen der Oberlider. »Fippern der Augenlider.«[76] Wundheitsschmerz im linken Augenschließmuskel beim Bewegen der Lider.[70] Auch die Augen schmerzen bei Bewegung. Brennen der Augen, besonders morgens und abends, in Verbindung mit Kopfschmerzen sowie beim Lesen; hauptsächlich brennen die Lidränder[58] und die Augenwinkel. Weitere Schmerzcharakteristika: schneidend; wie von Sand; wie wund[(70)]; drückend[63f.]; stechend[67ff.];*** reißend. Ziehender Schmerz, als würde der Augapfel zurückgezogen. »Druck auf den linken Augapfel, mit Hitzgefühl in demselben.«[65] Stiche**** im Auge beim Lesen[67] und nach dem Stuhlgang. Hitzegefühl in den Augen.[65] ***Trübsichtigkeit.***[74] Myopie. »Schwäche des Gesichtes: alle Gegenstände erscheinen wie verschwommen, eines Nebelschleiers wegen, der sich vor ihnen ausbreitet.«[ZÖ1,121]***** Vorübergehende Blindheit.[NZ16,143] ***Photophobie***. Pupillen zu-

* Kent schreibt irrtümlich »stooping« statt ***stepping***. Die Verschlimmerung durch Bücken bezieht sich auf einen *reißenden* Schläfenschmerz (Sy.-Nr. 49).

** Dieses Symptom hat nur sehr verstümmelt und z.T. falsch Eingang ins Repertorium gefunden, aus welchem Kent das Symptom wieder rekonstruiert, indem er schreibt: »Tearing pains better in open air and during rest« (statt Letzterem heißt es im Repertorium »motion agg.«). Verlässt man sich aber auf die Syntax des Originals, so haben wir es hier mit der Modalität *schlimmer in Ruhe* bzw. *besser durch Bewegung* zu tun. Abgesehen davon ist im Repertorium weder die Schmerzcharakteristik noch die Ausdehnung des Schmerzes exakt wiedergegeben.

*** Kent schreibt versehentlich »itching« statt ***stitching***.

**** Auch hier heißt es in den *Lectures* fälschlich »itching« (vgl. Repertorium).

***** Kent schreibt: »Objects seem too far off.« Dies beruht auf der Repertoriumsrubrik »Vision, Distant, objects seem«. Grund für die Eintragung in diese Rubrik ist wahrscheinlich eine missverständliche Übersetzung Allens (***Encyclopedia***, Sy.-Nr. 131): »Weak vision; objects seemed to *fade away [= schwinden!]* on account of a mist which spread out before them.« Die gleiche Passage lautet in Hughes' Übersetzung (***Cyclopaedia***, Bd. 2, S. 39) des Vergiftungsberichts aus dem Französischen: »The faculty of vision declined, beginning with a slight obscuration of the field of sight and going on to complete inability to recognise small objects.«

sammengezogen[EN130] oder auch erweitert[73]. *Doppeltsehen. Flimmern vor den Augen.*

Ohrmuscheln heiß und rot. Ausschlag hinter den Ohren. Jucken in den Ohren. Entzündung des Gehörgangs und des Mittelohrs. Carboneum sulfuratum hat sog. *Ohrenhusten* geheilt.* *Absonderung aus den Ohren;* Sekret blutig eitrig, *übelriechend*, stinkend. Ohrenschmerzen, verstärkt nachmittags und abends[79] sowie beim Schlucken[GS]. »Drückender Schmerz im rechten Ohre, der sich zeitweise wiederholte, gerade als wenn Jemand mit einem stumpfen Instrumente an das Trommelfell rasch anstösse.«[82] ***Stiche*** in den Ohren, mehr *rechtsseitig*[79], besonders nach dem Stuhlgang. Reißende Schmerzen. Pulsieren in den Ohren. Verstopfungsgefühl.[EN136] Das Hörvermögen ist zunächst gesteigert, dann *beeinträchtigt* und schließlich ganz aufgehoben[EN152]. Ohrgeräusche, vermehrt morgens, abends und nachts: Summen[EN151] oder Brummen; Knacken; Zirpen; Flattern; Widerhallen; ***Klingen***[77]***; Brausen;*** Rauschen.

Nase äußerlich kalt und geschwollen. Nasenspitze gerötet und wie wund brennend.[EN153] »Prickeln in der Nasenspitze mit Reiz zum Niesen.«[89] *Häufiges Niesen.*[91] Carboneum sulfuratum ist ein überaus nützliches Mittel bei chronischem Nasenkatarrh. Beständiger ***Schnupfen*** mit Frösteln und Husten, besonders im Freien. Fließ- oder *Stockschnupfen*, Letzteres vermehrt zum *Abend* hin. ***Verstopfung der Nase.***[92] Das Nasensekret kann sehr verschieden beschaffen sein: blutig[90]; klar, wässrig; kopiös; borkig, hart und trocken; *wundmachend;* grünlich oder gelb, dick, *eitrig; zäh;* übelriechend. ***Trockenheit in der Nase.*** Epistaxis morgens und abends, das Blut dunkel; beim Schneuzen Spuren von Blut im Nasenschleim[90]. Ulzerationen in der Nase. Wundheitsschmerz in der Nase.** Das Mittel hat Nasenpolypen geheilt. *Ozäna;* übler Geruch in und aus der Nase. Der Geruchssinn ist unter der Einwirkung des Schwefelkohlenstoffs zunächst gesteigert, später *erloschen.*

Der Gesichtsausdruck des Carboneum-sulfuratum-Patienten deutet auf Verwirrtheit und Demenz hin[NZ16,143]; er kann auch ängstlich sein, kränklich oder leidend wirken, leer und ausdruckslos. Gesicht aufgedunsen und gerötet[84]; ödematös geschwollen; *bläulich, dunkel* oder gelb verfärbt; eingefallen. Chlorose; ***blasses***, anämisches Aussehen[ZÖ1,122]. *Kalter Schweiß im Gesicht.* Lippen trocken[114] und brennend[EN664], aufgesprungen oder *rissig*, geschwürig. Hautausschläge auf der Nase[GS], um den Mund, auf den Lippen und am Kinn. Akne vulgaris, besonders der Stirnpartie. »Akne potatorum.«[EN665] Rosacea.*** *Komedonen.* Krustige Ausschläge im Gesicht und auf der Nase. Herpes exedens [fressende Flechte] des Gesichts: flechtenartiges Geschwür an der linken Wange; Ulzerationen schnell sich ausbreitend, mit gelbbräunlichen Krusten bedeckt und unausstehlich juckend; verbunden mit Hartleibigkeit, Leibschneiden, nicht abgehenden Blähungen sowie Ziehen und Reißen in den Gliedern und besonders im Kopf.[AH2(B)119f.] *Nässende* und *juckende* Ausschläge. Pickel oder Pusteln. Exantheme. Vorübergehender roter Ausschlag auf *Wangen* und Nase.[NR1,100] Schuppige Ausschläge. Vesikuläre Ausschläge. Phlegmonöses Erysipel. Schwellung der Drüsen und Lymphknoten, besonders im Bereich des Unterkiefers; Schwellung der Parotiden. Gefühl von Spannung oder von Spinnweben im Gesicht. Wärme[83] oder Hitze[86] im Gesicht, vor allem abends sowie im Fieberfrost; in Form von ***Hitzewellen*** erscheinend. Kälte-[87] oder Hitzegefühl[85] in den Wangen. Gesichtsschmerzen in *kalter Luft* sowie im Liegen; brennenden, ziehenden[83], stechenden oder reißenden Charakters; Schmerzen wie wund und zerschlagen. Steifheit des Unterkiefers, mit zusammenziehendem, spannendem Gefühl in den Muskeln desselben[GS].

Mund und Zunge sind sehr trocken, besonders morgens, verbunden mit heftigem Durst. Anästhesie der Schleimhäute von Mund und Zunge.[NZ16,144] Sprechen erschwert; der Patient

* Eine Quelle für diese Angabe konnte ich leider nicht finden. Gemeint ist wahrscheinlich der Reflexhusten, der durch Reizung der tussigenen Zone im äußeren Gehörgang ausgelöst wird.

** Das Symptom »Burning in root of the nose«, das Kent hier aus dem Repertorium wiedergibt, ist falsch; statt »Nasenwurzel« muss es richtig ***Zungenwurzel*** heißen. Der Fehler stammt aus Allens *Encyclopedia* (Sy.-Nr. 159). Das originale Symptom findet sich auf Seite 79 des Prüfungsberichts (im Register Sy.-Nr. 108).

*** Kent fehlinterpretiert sein Repertorium, indem er schreibt: »Acne rosacea on face and forehead.«

stößt beim Sprechen häufig mit der Zunge an, wie ein Kind.[NZ16,143] Vermehrte Speichelsekretion[107]; der Speichel bisweilen blutig. Bluten der Mundschleimhaut. Geschwüre im Mund. Aphthen im Mund und auf der Zunge. Übler oder fauliger Mundgeruch. Kitzel am weichen Gaumen nach dem Niederlegen.[EN233] Brennen im Mund und auf der Zunge.[104] Zunge weiß belegt. Kältegefühl auf der Zunge.[102] Rissige Zunge. Geschmack: schlecht[EN179]; übel[AH2(B)88]; ***bitter***[NZ16,144]; bitter-sauer am Morgen[113]; metallisch[109]; faulig[131]; pappig[112]; salzig-säuerlich[EN206]; süßlich[131].

Das Zahnfleisch ist geschwollen[95f.]; von den Zähnen abklaffend; blutend. Stumpfheit der Zähne.[93] Lockerheit der Zähne. Zahnschmerzen: vorwiegend abends und nachts[94;97f.]; in großer Kälte erträglicher[97];* schlimmer oder hervorgerufen durch Spülen mit kaltem Wasser; während und nach dem Essen; beim Kauen; durch Berührung; durch warme Speisen[NR1,101] und Getränke; durch äußerliche Wärme; allgemein durch kalte wie warme Dinge. Die Schmerzen können *reißend*-ziehend[97] sein, zuckend, *stechend*[99] oder auch zuckend-stechend (9 Uhr)[101]; abends und nachts bisweilen klopfend und brennend[94]. »Reissend-ziehender Zahnschmerz von Nachmittags an, am Abend schlimmer und erst nach Mitternacht etwas nachlassend; in grosser Kälte erträglicher.«[97] [Siehe Fußnote.]

Große Trockenheit im Hals.[NZ16,143] Zäher Schleim im Hals. Morgens viel Räuspern mit Brechreiz; der ausgeräusperte Schleim hat einen salzigen Geschmack.[AH2(B)88] Schwellung des Halses, der Tonsillen. Vollheits- oder Globusgefühl. Ständige Neigung zu schlucken. »Erschwertes Schlingen.«[107] Hals gerötet und entzündet, mit Neigung zur Gangräneszenz. Chronische Pharyngitis.[NR1,101] Geschwüre im Hals. Rauigkeit[117] und Wundheit im Hals. »Anhaltendes Kratzen und scharriges Gefühl im Hals, als ob ein Catarrh im Anzug wäre.«[221] Kratzender, rauer Schmerz im Hals, wie von einem Fremdkörper, beim Schlingen bis ins Ohr ziehend.[116] Halsschmerzen beim Husten, beim Schlucken[116] und Leerschlucken. Stiche im Hals beim Schlucken. Schmerzen und Brennen im Hals mit starkem Katarrh durch nasskaltes Wetter.[AH2(B)68f.] »Brennen im Schlunde und bis in den Magen.«[105] Brennen in der Speiseröhre.[106] Ösophaguskrämpfe. »Heftig stechender, zusammenschnürender Schmerz in der oberen Speiseröhre, als ob ein Knochensplitter dort festsäße.«[EN535] Schwellung der zervikalen Lymphknoten. *Kropf.*

Appetit vermindert.[AH2(B)92] Ekel vor Speisen. Darniederliegen des Appetits bzw. schnelle Sättigung.[130] »***Hunger*** und doch Abneigung gegen Essen; wenn er aber einmal am Essen ist, schmeckt es doch.«[129] Abneigung gegen fette Speisen, Fisch, ***Fleisch***[AH2(B)88] und Milch. Verlangen nach Bier[133], kalten Getränken und sauren Dingen. Großer Durst[133], vor allem morgens; auch während des Fieberfrostes und der Fieberhitze. Brennender Durst; trinkt große Mengen an Wasser. *Aufstoßen bessert*[NR1,101] vor allem die Brechneigung.[148] Aufstoßen von Speisen; ungenügende Ructus[AH2(B)86]; ***leeres Aufstoßen*** bzw. Luftaufstoßen[123]. Aufstoßen nach dem Essen[124] und beim Gehen. »Aufschwulken der genossenen Milch.«[AH2(B)76] Das Aufstoßen kann laut[EN254] sein, von ätzendem[124], saurem[125], ekelhaftem[121], bitterem[EN257], fauligem oder ranzigem Geschmack. Wasserzusammenlaufen im Mund.[137] Sodbrennen den ganzen Tag, besonders nach Rauchen[EN274] und Essen. Schluckauf. Übelkeit und Brechneigung[142], vermehrt morgens, nachmittags und nachts sowie nach dem Essen. Übelkeit[140] und Erbrechen bei Kopfschmerzen. »Oeftere vorübergehende Uebelkeiten, gleichsam wie Ohnmachten.«[147] »Brechneigung, besonders beim Eintritt ins Zimmer oder beim Austritt aus demselben ins Freie.«[146] Erbrechen vor allem am Morgen, während der Menses und nach dem Essen. Brechwürgen oder Erbrechen beim Husten. Erbrochenes bestehend aus bitterem Wasser[149], grüngalligen Massen[ZÖ1,121], grünem Schleim, Blut oder Speisen. Saures oder wässriges Erbrechen. Kältegefühl im Magen.[158] »Angenehme, durch den ganzen Magen sich ausbreitende Wärme.«[153] Aufblähung des Magens.[EN318] Völlegefühl[154f.] nach dem Essen. Unbehagliches, leeres Gefühl im Magen.[AH2(B)90] Magenschmerzen treten besonders morgens und nachts auf; nach Essen und Trinken, z.B. nach

* Kents Angabe »worse in cold air« beruht auf einer falschen Übersetzung in Allens *Encyclopedia* (Sy.-Nr. 174), wo es »intolerable in great cold« heißt.

Bier[EN326] und anderen kalten Getränken; während der Menses. »Magenweh nach dem Frühstück, besonders beim Tiefathmen.«[165] Brennen im Magen, vermehrt durch äußeren Druck[160] und nach Stuhlgang. Krampfartige, kneifende[EN319] oder nagende Schmerzen. Drücken im Magen nach dem Essen[EN331] und nach Stuhlgang[EN325]; Druck wie von einem schweren Gewicht[EN332]. Wundheitsschmerz im Magen. Heftiges Stechen im Magen, bis in den Rücken hinein.[EN337] *Zusammenschnürendes* Gefühl im Magen.[164] Pulsieren im Magen.

Lebererkrankungen mit ödematöser Schwellung der Füße.[NR1,102] Lebergegend und Abdomen verhärtet. Bauch voll und *gespannt*[AH2(B)67]; Völlegefühl nach dem Frühstück. Schweregefühl im Bauch. Aszites. Auftreibung des Bauches nach dem Essen.[192] Abdomen tympanitisch aufgebläht. Eingeklemmte Blähungen, setzen sich besonders in der Zäkalregion fest.[170] Vermehrter Windabgang.[194] Hörbares Gurren im Bauch.[167] Kollern im Bauch vor und bei[209] dem Stuhlgang. »Leibschmerz, Grimmen, Rollen und Kollern in den Gedärmen, als ob Durchfall entstehen wollte.«[178] Die Bauchschmerzen machen sich in der Regel früh morgens[170], nachmittags, abends[169] und nachts bemerkbar, verstärkt nach dem Essen[183], bei tiefem Einatmen[170], vor und während der Menstruation, bei Bewegung[170] sowie durch Druck[184]. Schmerzen in den Hypochondrien nach längerem Sitzen[AH2(B)87], in der *Leber*, besonders dem linken Leberlappen[168], in der Nabelgegend[175], im Hypogastrium[184], in der Zäkalregion[170], in der Leistengegend. Brennende Schmerzen in Hypochondrien, *Leber* und Abdomen. Kneifende (grimmende) Bauchschmerzen: morgens, besonders um 10 Uhr; nachmittags; nachts; vor[175] und nach dem Stuhlgang[202]; in der Nabelgegend[175] und im Hypogastrium. Leibschneiden vor dem Stuhlgang[198]; schneidender Schmerz im Hypogastrium[172]. Ziehen im Abdomen; Nabel schmerzhaft nach innen gezogen[208] *(Plumbum)*. Herabdrängen im Unterleib. Stumpf zuckende Muskelschmerzen[AH2(B)83], zuckende Risse[181 f.] oder auch zuckende Stiche[AH2(B)89] in Unterleib oder Hypochondrien[AH2(B)85]. Drückend zusammenziehender Schmerz im Bauch.[EN380] Drückend stechender Schmerz in der *Leber*.[169] Wundheitsschmerz in den Bauchdecken[191]; Schmerzgefühl unbestimmter Art im Bauch[183] und im linken Leberlappen[168]. Stiche im Bauch[186], in den Hypochondrien[AH2(B)87] und der Leber[169], in den Bauchseiten[AH2(B)87 f.], im Hypogastrium[184] und in der Leistengegend. Reißende Bauchschmerzen[187]; einzelne zuckende Risse von der Nabelgegend zur Harnblase hin[181].

Bei einigen der dem Schwefelkohlenstoff ausgesetzten Kautschukarbeitern kommt es zu Obstipation, bei anderen zu Diarrhö.[ZÖ1,121] Stuhlverstopfung[AH2(B)88], mit viel Aufstoßen nach dem Essen.[NR1,104] »Ungenüglicher harter [oder weicher[AH2(B)85 ff.]] Stuhl mit geringem Drange.«[AH2(B)89] »Kleine, geringe und wenngleich weiche, doch *schwierig abgehende* Stühle, wie in Folge von *Unthätigkeit des Mastdarmes*.«[199] Vergeblicher Stuhldrang. Eiliger Stuhldrang, besonders morgens nach dem Frühstück, um 8 und um 10 Uhr sowie mittags[204]; auch während der Defäkation fortbestehender Stuhldrang. Unwillkürlicher Stuhlabgang beim Urinieren.[EN442] Durchfall: morgens beim Erwachen um 5.30 Uhr[EN433]; nach dem Frühstück[EN425]; in der Nacht[208]; nach dem Mittagsmahl bis nachmittags[205]; nach dem Essen allgemein; unter viel Kollern im Bauch[209]. Schmerzlose Diarrhö. »Ein eigenthümlich habitueller* nächtlicher Durchfall, der sich alle 4–6 Wochen ... einstellte und 1–2 Tage währte, mit Abgang gelblich schäumiger, säuerlich riechender Flüssigkeit sowie mit kolikartigen Bauchschmerzen, bei denen der Nabel nach innen gezogen wurde ...«[208] Heftiger Tenesmus beim Durchfall.[209] Diarrhö-Stühle stark ***übelriechend***[EN424]; breiig, ***dünnflüssig***[201] oder ***wässrig***[206]. Dysenterie mit blutigen[EN448], schleimigen[207] Stühlen. Stuhlbeschaffenheit: scharf[EN433]; schwarz; hellgefärbt; *blutig*[EN437]; ***hart***, fest[200]; knotig; wie Schafskot; *lienterisch*. ***Viel Abgang sehr übelriechender Blähungen.***[AH2(B)92] Windabgang besonders morgens beim Erwachen[EN366] sowie beim Gehen[EN373]. Besserung durch Windabgang. Hämorrhoiden: bläulich; chronisch; *äußerlich;* groß; *wie wund schmerzend;* verstärkt während der Menses auftretend. Beträchtliche Absonderung von kirschrotem Blut mit dem Stuhl.[EN437] Heftige, stichar-

* Hering und Kent schreiben fälschlich »chronic«.

tige, kaum erträgliche Krampfschmerzen beim Wasserlassen in Blase, Blasenhals, Harnröhre, Mastdarm und After.[EN456] Flüchtige Stiche im Rektum[210], besonders am Abend und während des Stuhlgangs. Schneidende oder herausdrückende Schmerzen in Rektum und After. Reißender Schmerz im After. Anus nach dem Stuhlgang schmerzhaft berührungsempfindlich.[EN416] Ameisenlaufen am After. Perianale Hautausschläge. Wunde, exkoriierte Stellen am After und zwischen den Gesäßbacken. *Feuchtigkeit und Nässen des Afters.* Jucken des Afters[210], besonders morgens. Brennen am After[210], besonders nach Stuhlgang[EN416]; auch während des Stuhlgangs kann der After brennend schmerzen.[200] Analfisteln. Analprolaps. Wurmbeschwerden aufgrund von Spul-, Maden- oder Bandwürmern.

Nieren: Harnsekretion unterdrückt. Blasenkatarrh mit mukösem Sediment im Urin. Blasenlähmung. Harnverhaltung. Starker Harndrang[211], beständig oder nur nachts bestehend; schmerzhaft; vergeblich. Blasentenesmus. Dysurie mit schwachem Strahl oder Harntröpfeln. Häufiges Wasserlassen, besonders nachts; unwillkürliche Harnentleerung nachts im Schlaf[NZ16,144]. Drücken in der Blase. Stechende, krampfartige Schmerzen in Blase und Blasenhals beim Wasserlassen, bis in die Harnröhre sich erstreckend.[EN456] Postgonorrhoischer Harnröhrenkatarrh. Bluten aus der Harnröhre. »Jucken in der vorderen Harnröhre, mit einem Gefühl, als würde etwas Harn auslaufen.«[EN458] Brennen in der Harnröhre[213] beim Urinieren[ZÖ1,121] und beim Stuhlgang. Schneiden in der Harnröhre beim Urinieren. Urin: reichlich oder ***spärlich***; scharf oder brennend; von dunkler oder roter Farbe; blutig; eiweißhaltig; wolkig nach Stehenlassen; übelriechend. Sediment: eitrig; schleimig; weiß.

Hodenatrophie, mit vollständiger Impotenz.[EN470] »Vollständiger Mangel an Geschlechtslust und an Erektionen; Unmöglichkeit, den Beischlaf auszuüben.«[ZÖ1,121] »Schlaffheit der Genitalien.«[216] Die Nacht hindurch heftige Erektionen[213] und Samenergießung.[214] Vorzeitiger Samenerguss. Linker Hoden und Nebenhoden geschwollen, verhärtet und schmerzhaft, selbst in der Ruhe.[EN473f.] Hodentuberkulose. *Hydrozele.* Stechend brennende Schmerzen im linken Samenstrang, bis tief ins Abdomen hinein.[EN476] Zuckend stechender Schmerz im linken Hoden.[215] Ziehen in den Hoden. Entzündung der Glans penis. Schwellung der Vorhaut. Penis und Skrotum stark zusammengeschrumpft.[EN472] Jucken an den Genitalien, besonders am Skrotum. Abendliches Schwitzen der Genitalien, besonders des Hodensacks.

Atrophie der Ovarien.[EN482] Frauen, die beruflich Schwefelkohlenstoff ausgesetzt sind, werden dadurch oftmals unfruchtbar. Abneigung gegen Beischlaf [Mangel an Geschlechtslust[ZÖ1,121]]. Entzündung des Uterus. Uterusschmerzen. Wehenschwäche.[AH2(B)121] Gebärmutterkrebs. Menstruation: ausbleibend oder unterdrückt; unregelmäßig[EN484]; zu früh[217] oder zu ***spät*** einsetzend; von kurzer Dauer; zuerst reichlich, später ***spärlich;*** schmerzhaft;* wundmachend; dunkel bis schwarz; übelriechend. Verspätete Menarche. Langsame, passive Uterusblutung. ***Leukorrhö: scharf*** oder brennend; blutig; milchig-weiß; dünn-wässrig; kopiös, besonders vor und nach der Regel. Vulva schmerzhaft empfindlich; Brennen der Vulva. Hautausschläge, Wundheit und Juckreiz an der Scham. Zystische Tumoren an den äußeren Genitalien [Bartholin-Zysten?].

Reizung[225], Kitzel und Katarrh der oberen Luftwege, mit Schleimrasseln darin. Muss sich ständig räuspern.[228] Heiserkeit[227f.], besonders morgens und abends, bei feuchtem Wetter und in Verbindung mit Schnupfen. Aphonie. »Gefühl von Enge des Kehlkopfes, von dem viel Hustenreiz bis zum Würgen mit Schleimauswurf ausgeht.«[220] Kehlkopftuberkulose. Kehlkopfentzündung; Kehlkopf schmerzhaft empfindlich. Brennen des Kehlkopfes. Schmerzen wie roh oder wund in Kehlkopf und Luftröhre. »Hitze im Kehlkopf, ... erhöhte Wärme der ausgeathmeten Luft.«[225]

Erschwerte Atmung, vermehrt abends und nachts, beim Einschlafen und Erwachen, im Liegen, bei Bewegung[229], Treppensteigen[232] oder sonstiger körperlicher Anstrengung, nach dem Essen, bei Husten sowie in eingeschlossener Zimmerluft; der Kranke muss unbedingt die

* Kent schreibt versehentlich »painless«.

Fenster geöffnet haben. Das Mittel hat bei asthmatischen Beschwerden gute Dienste geleistet. Asphyxie nach Kohlengaseinwirkung oder infolge von Branntweingenuss.[AH2(B)125] Erstickungsanfälle nachts und in warmen Räumen. Kurzatmigkeit. Rasselnde Atmung[248]; Giemen oder Pfeifen. Beschleunigte Respiration.[AH2(B)66] Seufzendes Atmen.

Husten: morgens; abends; ***nachts;*** vor Mitternacht; trocken[223]; locker (morgens); kurz, hüstelnd; heiser; paroxysmal; asthmatisch; krampfartig[EN497]; erstickend; durch Rauheit oder Kratzen im Kehlkopf[(222)] verursacht; durch Reiz oder Kitzel in Kehlkopf, Luftröhre oder Bronchien [Bifurkation[224]]; infolge Zusammenschnürungsgefühls im Kehlkopf; durch Sodbrennen[EN275]; in kalter Luft; beim Kaltwerden; durch Reden; sofort nach dem Niederlegen, abends im Bett[EN497]; aus dem Schlaf weckend. Keuchhusten. *Auswurf:* nur tagsüber; *morgens;* abends; nachts; reichlich; blutig-schleimig[247]; ***grünlich*** oder gelb; eitrig; übelriechend; faulig oder salzig schmeckend. Carboneum sulfuratum hat anfallsweise auftretenden ›Ohrenhusten‹ geheilt. [Siehe Fußnote S. 336.]

Beständiges Schwächegefühl in der Brust. Gefühl von Wärme[234] oder Kälte in der Brust. Vollheitsgefühl in der Brust.[230;244] Hartnäckiger Bronchialkatarrh. Entzündung der Bronchien, der Lungen, des Rippenfells. Lungenblutungen.[244] Lungenemphysem. Carboneum sulfuratum kann bei Lungentuberkulose von großem Nutzen sein. Pleuraerguss. ***Starke Atembeklemmung,*** verbunden mit Ängstlichkeit.[232] *Zusammenschnürungsgefühl in der Brust,* schlimmer abends, besser im Freien[EN509]. Brustschmerzen bei Bewegung; bei Husten, wie roh oder wund. Schmerzen in den Brustseiten. »Dumpfdrückender Schmerz in der rechten Brustseite.«[237] *Drückender Schmerz* in der Brust, mehr linksseitig. »Zeitweises *Brennen* in der linken Brusthälfte und unter dem Sternum.«[238] Schneidend-stechender Schmerz in der linken unteren Brust bis zum Rücken hin beim tiefen Atmen. »Heftige Stiche unter dem Brustbein, die wie ein Blitz nach oben ziehen.«[EN518] Flüchtige brennende Stiche in der Brust. Reißen in der Brust. Bläschenförmiger Hautausschlag auf dem Brustkorb. Jucken überall auf dem Brustkorb,* vor allem aber in den Achselhöhlen und an den weiblichen Brüsten. Vermehrte Schweißsekretion in den Axillen. Erysipel der Mammae. Mastitis. Drückender Schmerz in den Mammae. Brustdrüsenverhärtungen. Das Mittel hat sich bei Mammakarzinom als hilfreich erwiesen. *Präkordialangst.* Stechende Herzschmerzen. Entzündung des Herzens. Herzklopfen[ZÖ1,121]: vermehrt abends; durch Bewegung und die geringste Anstrengung; bei anämischen Patienten[NR1,106]; äußerlich sichtbar; stürmisch; mit Angst verbunden.

Schwäche im Rücken, namentlich in der Lendengegend. »Gefühl, als läge eine schwere Last quer auf seinen Schultern und drückte ihn nieder, sodass der Kopf nach vorne sank (beim Gehen).«[CY2,29;(EN538)**] Kältegefühl im Rücken, speziell in der Lendengegend. Rückenschmerzen: nachts; beim Atmen; bei Bewegung; im Sitzen; im Fieberfrost; während der Regel. Schmerzen in der Zervikalregion; in der Dorsalregion zwischen den Schulterblättern; in der Lumbalregion[EN540] (beim Sitzen). »Heftiger Schmerz im Lumbosakralbereich morgens beim Erwachen«[EN542] sowie während der Regel. Steißbeinschmerzen. Beständige dumpfe Rückenschmerzen, vorwiegend im Lumbosakralbereich[EN541]. Lumbale Schmerzen wie verrenkt[EN543] oder wie zerschlagen. Brennen im Rücken; zwischen den Schulterblättern. Ziehen im rechten M. sternocleidomastoideus[249]; im Kreuz[251]. Drückende Rückenschmerzen. »Druck und Reissen im Kreuze.«[250] Reißen im Nacken. Stechen im Rücken, im Bereich des Nackens und der Schulterblätter. Zuckende Stiche in der rechten Lendengegend.[AH2(B)89] Schmerzhafte Nackensteifigkeit.[EN534] Spannen im Rücken, vor allem zervikal. »Spannen im Kreuze, besonders beim Treppensteigen, mit einzelnem Zucken gegen das Hüftgelenk.«[252] Juckender Hautausschlag auf dem Rücken.[303]

---

* Zwar ist das Symptom »Itching on the chest ...« in der *Encyclopedia* (Sy.-Nr. 682) falsch – es lautet im Original *Jucken an beiden **Oberschenkeln*** (Nr. 303 des Registers) –, dennoch wird man es, wie auch das Jucken an den beiden anderen Lokalisationen, wegen der gleichen Symptomatik bei *Carbo veg.* und *Sulfur* mit Recht postulieren können.

** Kent schreibt in Anlehnung an die *Guiding Symptoms* »a heavy load *between the scapulae*«. Nach Hughes und Allen muss es aber heißen ***across shoulders*** – was auch das Niedersinken des Kopfes besser erklärt.

Schwäche der oberen wie der unteren Extremitäten; der Gelenke, besonders der Fußgelenke[EN636]. Mattigkeit und Abgeschlagenheit der Füße.[AH2(B)92] Lähmung der Handgelenksstrecker (wie bei der Bleivergiftung)[EN579]; der Beine[(NZ16,143 f.)]. Schwere der Arme und *Beine,* besonders der *Unterschenkel* und der Füße. Gefühl von Zittern und Vibrieren überall, besonders in den Händen[NZ16,144]; Zittern des linken Unterarms[269]. Unruhe der Unterschenkel und Füße. Steifigkeit der Arme und Beine, besonders der Finger und der Knie. Spannen in der Kniekehle beim Gehen und Ausstrecken des Fußes[287]; Spannen in den Unterschenkeln. Tonische Krämpfe oder Kontrakturen[ZÖ1,122] von Muskeln und Sehnen, besonders an den Armen [im Gefolge einer Lähmung[RP966]], Händen[EN580] und Fingern. Gefühl von Zusammenschnüren an den Beinen. Empfindliches Zusammenzucken einzelner Muskelbündel.[257] Unwillkürliche krampfartige Bewegungen, wie bei Chorea. Schmerzhafte Krämpfe an den Gliedern[ZÖ1,122]: Armen, Ober- und *Unterschenkeln,* ***Waden***[290] ***(im Bett), Füßen, Fußsohlen***[299], Zehen[290].* Kälte der oberen Extremitäten,** besonders der Hände und Finger; Kälte der unteren Extremitäten, besonders der Knie, Unterschenkel und ***Füße***[AH2(B)77]; kalte Füße abends im Bett. Kalte Extremitäten bei Kopfschmerzen.[AH2(B)115] Blaufärbung der Fingernägel im Fieberfrost. Wärme der Hände, besonders der Handteller[278]; der Füße und Fußsohlen. Schwitzen der Hände. ***Fußschweiß: kalt;*** profus; übelriechend. Abmagerung der Gliedmaßen. ***Taubheit der Arme*** und Beine. »Verminderung der Sensibilität in Armen und Händen.«[ZÖ1,122] Ameisenlaufen[ZÖ1,122] oder Kribbeln an Armen[264] und Beinen, vor allem an Unterarmen[265] und Händen[263], Unterschenkeln und Füßen. Jucken an Armen[266] und Händen[EN686] sowie den Beinen, besonders den Oberschenkeln[301]. Hautausschläge an den Extremitäten: Impetigo[AH2(B)120]; juckende Knötchen[303]; Flechten auf dem Handrücken[GS]; Bläschen zwischen den Fingern[EN686]. Rissige Haut an den Händen. Exkoriationen zwischen Gesäßbacken und Oberschenkeln. Geschwüre in der Umgebung der ***Fingernägel***, an den ***Unterschenkeln*** und Füßen. Schwellung der Hände, Beine, Unterschenkel, Fußgelenke und Füße. »Ödematöse Schwellung der Füße*** bei Lebererkrankungen.«[GS] Varizen an den *Beinen,* besonders den ***Unterschenkeln.*** Phlegmasia alba dolens ist durch Carboneum sulfuratum geheilt worden.

Gichtige Gelenkschmerzen; Gichtschmerzen in den Händen.[AH2(B)115] Coxitis tuberculosa. Knarren der Gelenke; des rechten Schultergelenks.[AH2(B)115 f.] Gliederschmerzen rheumatischer Natur. Heftiger rheumatischer Schmerz in der rechten Schulter[EN557]; im Ellbogengelenk, schlimmer bei Bewegung[EN568]. Rheumatismus in den unteren Extremitäten, bei der geringsten Bewegung die heftigsten Schmerzen auslösend.[AH2(B)114] Rheumatischer Schmerz in den Unterschenkeln.[(EN608)] Akute, entzündliche Ischias (links) im Gefolge einer Erkältung oder chronische Ischias (rechts) im Gefolge eines rheumatischen Fiebers.[AH2(B)114] Typisch für Carboneum sulfuratum sind ***anfallsartig auftretende Gliederschmerzen.*** Gliederschmerzen im Fieberfrost. Schmerzen in den oberen Extremitäten, vorzugsweise *nachts.* Lähmender Schmerz im linken Arm.[EN556] Schmerzen in den Handgelenken.[271 ff.] Schmerzen im Hüftgelenk[283]; im Kniegelenk[285], besonders in der Kniekehle[280]. »Schmerz an der Ansatzstelle der Achillessehne an das Fersenbein, beim Stiegensteigen.«[AH2(B)83] Schmerzen in den Mittelfußknochen beim Gehen[EN614]; in den Sohlen nach dem Mittagessen[EN622]. Anhaltender dumpfer Schmerz im Unterarm. Brennen in den Extremitäten, z. B. brennend prickelnde Schmerzen in den Fußgelenken[297]. Ziehende Schmerzen allenthalben, z. B. Ziehen im linken Oberschenkel beim Gehen[286]. »*Juckend stechender Schmerz* im Deltamuskel des linken Oberarms«[AH2(B)87] – und in vielen anderen Regionen. »Kurze, vorübergehende, zuckende Schmerzen in den Fussgelenken«[296] und in den Hüften, vermehrt beim Treppensteigen. ***Zuckendes Stechen*** in allen Gliedmaßen, u. a. am Sehnenansatz des Bizeps[261], in den Finger-[276] und Daumengelenken[AH2(B)89], in den Oberschenkelmuskeln[AH2(B)88], im Unterschenkel zwischen Tibia und Fibula[289], in den Zehen[AH2(B)88]. Zu-

* In der *Encyclopedia* heißt es bei Sy.-Nr. 609 fälschlich »thighs« statt ***toes.***
** Nicht der »Oberarme«, wie Kent versehentlich schreibt.
*** Kent schreibt irrtümlich »Gliedmaßen«.

ckend stechender Schmerz längs der Mitte des Oberschenkels, wie Nervenschmerz, nach dem Mittagessen.[282] Stechende Schmerzen in den Gliedern und Gelenken. Stiche vom *rechten Schultergelenk* bis zum Ellbogen, z.T. bis in die Handwurzel, besonders nach Mitternacht, bei Wetterwechsel und bei feuchter oder kalter Witterung.[AH2(B)116f.] Stechen in den Händen[EN581] und Fingern[EN588]. Stechen auch in den unteren Gliedmaßen: in den Oberschenkeln[257]; vom Knie bis zur großen Zehe[284]; von den Mittelfußknochen bis in die Zehen (beim Gehen). Vorübergehendes Reißen in allen Gliedern, bald in diesem, bald in jenem.[AH2(B)118] Nächtliches Reißen im linken Schultergelenk und im rechten Ellbogen.[255] Reißen im *Unterarm,* im Kniegelenk[288], in den Füßen, besonders den Fußwurzelknochen[295], in den Zehen, etc. Drückender Schmerz in den Unterarmen, durch Auflehnen vermehrt[269f.]; in der linken Ferse[291]. ***Wundheits- und Zerschlagenheitsschmerz in Armen und Beinen*** sowie in den *Gelenken;* in den Fußsohlen[GS] beim Gehen. Heftige Schmerzen in den Fußgelenken, wie verrenkt, morgens im Bett.[EN615]

Der Schlaf besonders morgens tief und erquickend.[326] Oder auch: Nach Schlaf müde[EN722] und unerfrischt. Das Aufwachen fällt schwer; spätes[EN702] oder auch frühes[EN721] Erwachen. Große ***Schläfrigkeit: morgens;*** nachmittags[314], von 14 oder 15 Uhr an[AH2(B)68]; abends[315]; nach dem (Mittag-) Essen; beim Lesen. Schlaflosigkeit vor Mitternacht[(314)], trotz Schläfrigkeit[EN699]. Spätes Einschlafen am Abend.[321] »Nächtliche Aufgeregtheit und Unruhe; öfters Aufwachen, mit Träumen abwechselnd.«[322] Schlaflos wegen Gedankenzudrangs. Kann nach nächtlichem Erwachen nicht mehr einschlafen. »Schlaf nach Mitternacht sehr unterbrochen und voll unangenehmer Träume.«[325] Träume: erotisch[AH2(B)80]; phantastisch; bunt[320]; ***ängstlich;*** beunruhigend[318]; schrecklich; ***ärgerlich;*** von früheren Ereignissen; von Gefahr; von Toten; von Geistern.

Fieberfrost oder Frostschauer: morgens im Bett; nachmittags; *abends,* gegen 19[EN726] oder 20 Uhr; nach dem Essen; während des Schlafs. Fieberfrost wird direkt von Schweiß gefolgt, ohne Hitzestadium. »Auffallendes Kältegefühl, Frostigkeit und Frieren von Innen heraus«[AH2(B)77], vor allem am Abend und während der Menses. Eiseskälte des Körpers. *Fieberhitze* nicht oft und meist nur bei ***Nacht***[ZÖ1,122] oder abends. Fieber mit Kälteschauern. Nächtliches Fieber, verbunden mit Frösteln. Fieber ohne jeden Frost. Fieber ohne Schweiß. Septische bzw. ***zymotische Fieber.*** Hitzewallungen. Äußerliche Hitze:* trockene, z.T. brennende Hitze der Haut, welche nachts nicht schlafen lässt.[AH2(B)91] *Schweiß:* nur am Tage; morgens; abends; *nachts* besonders stark; vermehrt bei Angst; bei Husten; bei geringer Anstrengung oder bei Bewegung; ***während und nach Essen;*** während und nach Schlaf. Der Schweiß kann kalt sein, übel oder sauer riechend (Letzteres besonders nachts). *Beschwerden* durch Hemmung oder Unterdrückung der Hautausdünstung[AH2(B)91f.], durch Kälteexposition während des Schwitzens.

Jucken der Haut abends und nachts in der Bettwärme.[AH2(B)84] »Morgens nach dem Erwachen Jucken an beiden Oberschenkeln, der rechten Seite des Rückens bis zur Nierengegend und dem rechten Vorderarme, welches zum Kratzen nöthigte; bei Besichtigung kleine, farblose Knötchen, welche durch Kratzen nur noch mehr Reiz und Jucken machten und durch die mechanische Reibung sich rötheten und spitzten und so endlich einen ***krätzartigen Ausschlag*** bildeten[303]; nach Aufkratzen leichtes Bluten und Brennen der Knötchen.«[AH2(B)84f.] Ameisenlaufen[ZÖ1,122] und Kribbeln[263f.]. »Zuckende Stiche«[AH2(B)89] oder »feine, juckende Stiche«[302] an verschiedenen Hautstellen. Stechen oder Beißen in der Haut nach Kratzen. Ausgeprägte Anästhesie der Haut.[NZ16,144] Kälte der Haut. »Haut trocken, heiss ...«[304] Aufgesprungene Haut; *im Winter tiefe Risse.* Hautverfärbungen: bläulich oder gelb (ikterisch); rote Flecken; Leberflecken. Beißende oder *brennende Hautausschläge.* Klebrige Absonderungen von Ausschlägen. Trockene Ausschläge. Ekzeme. Masern oder masernähnliche Ausschläge. Papeln, die bei Berührung jucken.[AH2(B)83] Juckende, nesselähnliche Knötchen.[AH2(B)83] Pustulöse, impetiginöse[AH2(B)120], eiternde Ausschläge. Furunkel.[EN670] *Mit starker Schwellung und Blasenbil-*

---

* Statt ***external heat*** schreibt Kent versehentlich »extreme heat«.

dung einhergehendes Erysipel. Blasen oder Bläschen, die mit einer trüben, gelben Flüssigkeit gefüllt sind, welche die Umgebung wundmacht und heftiges Jucken hervorruft.[GS] Herpes zoster. Flechtenartige, juckende Ausschläge, phagedänisch ulzerierend und mit Schorfen und Krusten bedeckt [Herpes exedens].[AH2(B)119]* *Verhärtungen* in der Haut; Wucherungen, Gewächse. ***Exkoriationen;*** Neigung zum Wundkratzen. Geschwürähnliche Schmerzen in der Haut. ***Geschwüre:*** schmerzhaft oder indolent; empfindlich; brennend; stechend; schwarz; blutend; eiternd; induriert; *kanzerös;* phagedänisch; tief; mit Fistelbildung; ***schwammig;*** mit überschießenden Granulationen. Geschwürabsonderungen: reichlich; blutig; jauchig; gelb-eitrig; ***übelriechend.*** Unheilsame Haut; schon *kleine Wunden fangen an zu eitern.*

* Die von Kent hier erwähnten »reißenden Schmerzen« treten nicht an der Hautaffektion, sondern an den Gliedmaßen auf.

Carboneum sulfuratum (Symptomenregister)

(nach Dr. Alois Pemerl)

Allgemeines und Eigenthümliches

Aufregung des ganzen Körpers, welche aber schon nach einigen Minuten wieder verschwand.

Mattigkeit und Abgeschlagenheit des ganzen Körpers.[12]

Zuckend stechende Schmerzen, anhaltsweise auftretend und nur sehr kurz andauernd, bald an dieser, bald an jener Körperstelle auftauchend.[11]

Die Insertions-Stellen der Muskeln, die sehnigen Partien derselben sowie die kleineren Gelenke der Finger, der Zehen etc. scheinen insbesondere dem feindlichen Angriffe des Schwefel-Alkohols ausgesetzt zu sein.[11]

5 Anfallsweise kurzes Auftreten der einzelnen Erscheinungen, aber lange Wirkungsdauer im Allgemeinen scheint dem Mittel eigenthümlich zu sein.[11]

Nach dem Abendessen waren sämmtliche Erscheinungen verschwunden.

Nach Tisch und in der Kälte verlieren oder vermindern sich die Symptome.[11]

Verschlimmerung der Symptome durch Wein.[2]

Geist und Gemüth

Lebhaftere Geistesfunktionen.[1]

10 Aergerliche, schnell aufwallende Gemüthsstimmung.[11]

Mürrische Stimmung und Neigung zum Jähzorn.[4]

Getrübte, leicht reizbare Gemüthsstimmung.[3]

Getrübte, mehr eigensinnige Gemüthsstimmung.[4]

Grosse Zerstreutheit mit schwierigem Auffassen des Gelesenen.[11]

Erscheinungen im Kopfe

15 Grosse Eingenommenheit des Kopfes.[1,2,7,12]

Eingenommenheit und Schwindel des Vorderhauptes.[2]

Kurz nach dem Einnehmen Eingenommenheit des Kopfes, wie nach Uebermaass geistiger Getränke.[4]

Eingenommenheit des Kopfes und dumpfer Schmerz in der Stirn- und Schläfengegend.[6]

Schwere des Kopfes.[1,12]

20 Benebelter Vorderkopf mit dem Gefühle von Zusammenziehung der Hemisphären.[2]

Stirne heiss.[5]

Schwindel.[4]

Augenblicklich eintretender Schwindel.[4]

Anwandlungen von Schwindel Nachmittags im Sitzen.[4]

25 Oeftere Schwindelanfälle im Sitzen.[4]

Schwindel im Vorderkopf mit Neigung zum Vorwärtsfallen.[2]

Im Kopfe ganz wirr und das Denken erschwert.[3]

Dumpfer Kopfschmerz mit Uebelkeit.[3]

Die Stirne einnehmender Kopfschmerz.[3]

30 Drückender Kopfschmerz (vormittags).[7]

Drückendes Stirnkopfweh, durch Lesen und Bücken vermehrt.[7]

Leicht drückender Schmerz in der Stirne.[9]

Drückender Schmerz und Hitzegefühl in der Stirngegend.[10]

Drückender Schmerz in der Stirne, vom Stirnbeinhöcker gegen die linke Schläfe sich ziehend, mit einzelnen Rissen in dieser Richtung.[10]

35 Gegen Abend tauchte der Stirnkopfschmerz, der Nachmittags verschwunden war, wieder auf.[10]

Drücken in der Stirn und leiser, dumpfer Schmerz daselbst, schnell kommend und wieder verschwindend.[12]

Drücken in der Stirn und leises Wühlen daselbst.[12]

Dumpfer Druck in der Stirne und den Schläfen mit Neigung zum Schlafe.[6]

Leichter, fliegender Schmerz in der Stirne, der sich allmählig gegen die linke Schläfe hinzog.[10]

40 Druck im rechten Seitenwandbeine.[9]

Drückender Schmerz an den Schläfen.[10]

Einwärtsdrücken an den Schläfen, später bis in die Scheitelgegend ziehend.[2]

Ziehende und reissende Schmerzen von der Stirne nach den Schläfen hin, den ganzen Tag andauernd, in freier Luft gelinder als im Zimmer und in der Ruhe.[3]

Ziehender Schmerz in der linken Schläfe.[6]

45 Ziehender Schmerz in den Schläfen.[7]

Stirnkopfschmerz mehr reissender Art, der sich gegen das Schläfenbein hinzieht, bis Nachmittag dauernd.[4]

Den ganzen Tag über drückender Stirnkopfschmerz mit zeitweisen, flüchtigen, reissenden Schmerzen in den Schläfen.[6]

Risse in der linken Schläfegegend.[7]

Flüchtiges Reissen in der rechten Schläfegegend, beim Bücken.[7]

50 Stechen in der linken Schläfegegend, bis in das Hinterhaupt sich ziehend.[10]

Oefters vorübergehende, zuckende Stiche in der Stirne, Hitze im Kopfe und im Gesichte.[(10)]

Hitzegefühl in der Stirne mit mässigem Druckschmerz und dem Drange, beständig mit der Hand an der Stirne zu wischen.[10]

Nachmittags andauernder, schwankender Schmerz in beiden Schläfen, besonders durch Schütteln des Kopfes und durch starkes Auftreten hervorgerufen oder vermehrt.[6]

Unruhe im Kopfe Nachts.

55 Jucken am Kopfe.[3]

Am Kopfe unter den Haaren einzelne, bei Berührung wundschmerzende Knötchen.[11]

Augen

Jucken der Augenlider.[4]

Brennen der Augenlidränder.[7]

Beissen am rechten untern Augenlid.[7]

60 Brennen der Augenlidränder, welche etwas geröthet sind.[7]

Unter juckendem Brennen entstand am obern Augenlide ein kleines, sich mit Eiter füllendes Bläschen, welches 4 Tage stehen blieb.[4]

Schwere der Augenlider.[3]

Empfindung von Druck in den Augenhöhlen.[1]

Starker Druck auf die Augen.[10,12]

65 Druck auf den linken Augapfel, mit Hitzegefühl in demselben.[10]

Augen stier.[5]

Einzelne stumpfe Stiche im rechten Auge beim Lesen.[11]

Zuckende Stiche in den Augenmuskeln rechterseits.[11]

Zuckend stechender Schmerz im rechten Auge an verschiedenen Muskeln, absatzweise und abwechselnd erscheinend.[11]

70 Wundheitsschmerz am linken Augenschliessmuskel gegen den äusseren Augenwinkel zu, besonders bei Bewegung der Augenlider.[11]

Thränen der Augen beim Lesen.[10]

Im Auge sonderte sich viel weisslichgelber Schleim ab.[4]

Pupillen erweitert.[3,5]

Trübheit vor den Augen.[3]

75 Umflorung des Gesichts (bald nach dem Einnehmen).[11]

Fippern der Augenlider.[6]

Ohren

Ohrenklingen, mehrere Tage andauernd.[4]

Stechen im linken Ohre (nach 2 Stunden).[7]

Einzelne Stiche im rechten Ohre, die sich in Zwischenräumen von 1/4 Stunde wiederholten, Abends sich vermehrten und auch anhaltender wurden.[10]

80 Einzelne feine Stiche im Ohr.[11]

Bohren im rechten Ohr.[11]

Drückender Schmerz im rechten Ohr, der sich zeitweise wiederholte, gerade als wenn Jemand mit einem stumpfen Instrumente an das Trommelfell rasch anstösse.[10]

Angesicht

Wärme im Gesicht.[1]

Gesicht aufgedunsen, geröthet, die Mundwinkel zuckend.[5]

85 Hitze der Backen, 3/4 Stunden lang.[2]

Hitze im Gesichte, besonders in den Backen (Nachmittags).[7]

Unangenehmes Kältegefühl in beiden Wangen, bei den Unterleibsbeschwerden.[11]

Ziehender Schmerz im linken Unterkiefer.[10]

Nase

Prickeln in der Nasenspitze mit Reiz zum Niesen.[11]

90 Niesen und Spuren von Blut im Nasenschleim.[11]

Zweimaliges Niesen sogleich nach dem Eingeben, bei einem Hunde.

Nase verstopft.[4,11]

Zähne

Stumpfheit der Zähne, die der Schwefelalkohol berührt hatte.[1]

Abends klopfender Schmerz mit Brennen im hintersten obern Backenzahn linker Seite, nicht heftig, aber die ganze Nacht dauernd (bei einem Prüfer, der öfters an Zahnschmerz leidet).[4]

95 Zahnschmerz mit sich allmählig um den schmerzenden Zahn bildender Geschwulst, die sich gegen den Gaumen hin ausbreitete, keine Schmerzen, wohl aber Spannen und Jucken verursachte und das Kauen erschwerte.[4]

Die Geschwulst des Zahnfleisches verlor sich nach 2 Tagen ganz und ohne Eiterung.[4]

Reissend-ziehender Zahnschmerz von Nachmittags an, am Abend schlimmer und erst nach Mitternacht etwas nachlassend; in grosser Kälte erträglicher.[4]

Heftiger Zahnschmerz den ganzen Tag hindurch, bei Nacht sich vermehrend.[4]

Leises Stechen an einem kariösen Zahnstumpf oben rechts.[11]

100 Aehnliche Stiche von der Krone gegen die Wurzel an einem gesunden Stockzahn unten rechts.[11]

Zuckend-stechender Schmerz eines kariösen Zahnes in Anfällen (9 Uhr).[11]

Mund, Rachen, Schlund und Hals

Gefühl von Kälte auf der Zunge, welches schnell zu einem stechenden Brennen sich steigert und nach dem Verschlingen des *Spirit. Lamp.* ein Gefühl zurücklässt, gleich jenem nach Genuss einer scharfen und zusammenziehenden Substanz.[1]

Aehnliches Gefühl im Schlunde beim Hinabrutschen der Flüssigkeit.[1]

Stechendes Brennen auf der Zunge; Brennen im Munde.[2]

105 Brennen im Schlunde und bis in den Magen.[3,10,12]

Brennen und Kratzen im Schlunde und in der Speiseröhre.[10]

Brennen und Kratzen den ganzen Schlund hinunter, erschwertes Schlingen, vermehrte Speichelsekretion.[5]

Brennen im Schlunde und der Zungenwurzel, prickelndes Gefühl an der Zungenspitze.[10]

Metallischer Geschmack.[1,10]

110 Reichliche Speichelabsonderung, bei vermehrtem Appetit.[1]

Klebrigkeit des Mundspeichels und Verlangen nach Getränk.[2]

Pappiger Mundgeschmack.[11,12]

Morgens bittersaurer Geschmack (nach 24 Stunden).[4]

Trockne Lippen.[4]

115 Scharriges, kratzendes Gefühl mit flüchtigen, feinen Stichen im Hals.[6]

Kratzender, rauher Schmerz (wie von einem fremden Körper) in der linken Seite des Halses und bis in das linke Ohr ziehend, beim Schlingen.[11]

Rauhigkeit im Halse.[11]

Im Schlunde ein Gefühl, als ob ein Haar sich im selben befände.[3]

Gastrische Erscheinungen

Aufsteigen von Blähungen mit dem scharfen Geruch und Geschmack des *Spirit. Lamp.*, bald nach der Einnahme desselben.[1]

120 Aufstossen mit dem dem *Alcohol sulph.* eigenthümlichen Geschmack.[10]

Eckelhaftes Aufstossen.[1]

Leeres Aufstossen.[6]

Luftaufstossen.[7]

Brennend ätzend-saures Aufstossen, 1–2 Stunden nach dem Mittagessen.[11]

125 Oefteres saures Aufstossen.[3,5]

Gereizter Appetit.[1]

Appetit etwas gesteigert.[4]

Guter Appetit.[10]

Hunger und doch Abneigung gegen Essen; wenn er aber einmal am Essen ist, schmeckt es doch.[11]

130 Schnelle Sättigung.[12] Darniederliegen des Appetits.[1]

Geschmack süsslich faulig.[3]

Geschmack bitter-sauer des Morgens.[4]

Durst gross, und das Bier mundete vorzüglich.[4]

Den ganzen Tag Wasserzusammenlaufen im Munde mit süsslichem Geschmack.[6]

135 Vermehrtes Ausspucken.[2]

Vermehrte Speichelabsonderung.[10]

Uebelkeit mit Wasserzusammenlaufen im Munde (sogleich).[6]

Geringer Grad von Uebelkeit und Brecherlichkeit, mit Kollern im Bauch, ohne Schmerz.[6]

Gefühl wie vor dem Erbrechen, mit Neigung zum Erbrechen.[13]

140 Uebelkeit mit drückendem Stirnkopfschmerz.[6]

Brecherlichkeit und Magendrücken, aber nur kurze Zeit andauernd.[6]

Grosse Uebelkeit und Brechneigung.[7,12]

Uebelkeit, Aufstossen und Brechreiz.[10]

Leise Uebelkeitsanwandlungen.[11]

145 Leise Uebelkeitsanwandlungen, anfallsweise kommend, im erhöhteren Grade mit Wasserzusammenlaufen im Munde, durch Bücken oder durch Aufdrücken oder nur Auflegen des Armes auf die Magengegend oder den Unterleib erhöht oder wieder zum Vorschein gebracht.[11]

Brechneigung, besonders beim Eintritt ins Zimmer oder beim Austritt aus demselben ins Freie, aber schnell vorübergehend.[12]

Oeftere vorübergehende Uebelkeiten, gleichsam wie Ohnmachten.[12]

Brechneigung, durch Aufstossen gelindert; dabei Athembeengung.[2]

Einmaliges Erbrechen einer geringen Quantität bitteren Wassers.[7]

Magen

150 Angenehme, durch den ganzen Magen sich ausbreitende Wärme.[1]

Wärme in der Herzgrube, durch die ganze Brust aufsteigend.[1]

Intensive, durch die Brust bis in den Kopf aufsteigende und auch um den Nabel sich ausbreitende Wärme.[1]

Uebelkeit und öfteres Aufstossen von Luft mit dem specif. Geruch und Geschmack des Mittels.[12]

Völle des Magens, mit Aufstossen, Gähnen und Brechreiz.[2]

155 Vollheit im Magen mit Empfindlichkeit gegen Druck.[10]

Leichter Druck im Magen.[1]

Drückender Schmerz in der Magengegend.[6]

Brecherlichkeit, Druck und Kältegefühl im Magen.[3]

Oefteres leichtes Magendrücken.[7]

160 Brennen im Magen und der Lebergegend, durch Druck vermehrt.[10]

Brennen in der Herzgrube und im Magen.[5]

Flüchtige Stiche in der Magengegend.[6]

Oefters Stiche im Magen.[5]

Zusammenschnürendes Gefühl im Magen.[10]

165 Magenweh nach dem Frühstück, besonders beim Tiefathmen.[7]

Empfindlichkeit im Magen.[5]

Unterleib

Im Bauche hörbares Gurren.[4]

Unangenehmes Schmerzgefühl unbestimmter Art in der Gegend des linken Leberlappens, in Anfällen kommend.[11]

Abends 5 Uhr erhöht sich dieser obige Schmerz zu einem drückend (aufquellenden) stechenden Gefühl.[11]

170 Morgens 4 Uhr nach dem Erwachen Leibschneiden mit umgehendem Aufquellen, wie von Blähungsaufstauchungen, welches sich durch Tiefeinathmen und durch Druck zum Stichschmerz steigert und in der Coecalgegend festsetzt, etwa eine Stunde andauernd; geringer Blähungsabgang war ohne Einfluss auf obige Beschwerden; Umwenden im Bette oder Zusammenkrümmen erhöhte den Schmerz oder vermochte ihn neu hervorzurufen, wenn er bereits zu verschwinden begann.[11]

Gurren und kolikartige, reissende Schmerzen im Bauche.[4]

Leicht schneidende Schmerzen im Unterbauch, durch Bücken und Auflegen des Armes auf den Unterleib erhöht oder neu hervorgerufen.[11]

Grimmender Schmerz in den kleinen Gedärmen.[6]

Grimmender Leibschmerz mit folgendem Stuhl, nach dem Stuhl wieder verschwindend.[6]

175 Grimmender Schmerz in der Nabelgegend mit Nöthigung zum Stuhl.[6]

Leibweh, nach Stuhlgang sich verlierend.[7]

Leibschmerz wie von genommenem Laxirmittel.[8]

Leibschmerz, Grimmen, Rollen und Kollern in den Gedärmen, als ob Durchfall entstehen wollte.[8]

Leichte Kolikschmerzen.[10]

180 Oeftere, obwohl leichtere Koliken.[1]

Einzelne feine, zuckende Risse von der rechtsseitigen Mittelbauchgegend nach der Harnblase zu.[11]

Zuckende Risse im Unterleib, öfters wiederkehrend bis nach dem Mittagessen.[11]

Nach dem Essen unbestimmbares Bauchweh.[3]

Beim Druck auf die Unterbauchgegend dumpf stechender Schmerz.[6]

185 Schmerz im Bauch bei Druck auf den Unterleib.[7]

Hie und da Stiche im Bauch.[12]

Hie und da schwach reissende Bauchschmerzen.[1]

Kollern und Umgehen in den Gedärmen.[6]

Umgehen im Bauch wie Blähungen.[11]

190 Auftreibung des Bauches.[2]

Aufgetriebenheit des Unterleibs mit Wundheitsgefühl der Bauchdecken.[10]

Auftreibung des Bauches nach dem Essen.[12]

Stuhlgang und Aftererscheinungen

Abgang von Blähungen mit dem Gefühle des Juckens im Mastdarm und am After.[3]

Vermehrter Windabgang.[6]

195 Viel Blähungsabgang mit dem Geruch des Schwefelalkohols.[12]

Ein mehr trockner Stuhl als sonst.[11]

Zweimaliger Stuhl, bald nacheinander, ohne Nebenbeschwerden.[7]

Geringes Schneiden im Unterleib mit folgendem halbweichem, halbkothigem, festem Stuhle.[11]

Kleine, geringe und wenngleich weiche, doch schwierig abgehende Stühle, wie in Folge von Unthätigkeit des Mastdarmes, Abends.[11]

200 Anfangs fester, dann flüssiger Stuhl mit Afterbrennen, dem 3 Stunden später ein kothiger Stuhl ebenfalls mit Afterbrennen folgte.[11]

Ein breiiger und ein flüssiger Stuhl, kurz hintereinander.[11]

Zwei kleine, breiige Stühle; die eigenthümlich aufquellend stechenden Leberschmerzen gingen denselben vorher, kneipend stechende Coecalschmerzen folgten.[11]

Diarrhöe-Stuhl.[11]

Mittags eiliger Stuhldrang.[2]

205 Diarrhöe nach eingenommenem Mittagsmahle, die sich den Nachmittag hindurch mit Kolikschmerzen zweimal wiederholte.[10]

Zweimal wässrige Diarrhöe.[10]

Schleimige Diarrhöe.[10]

Ein eigenthümlich habitueller nächtlicher Durchfall, der sich alle 4–6 Wochen bei der Prüferin einstellte und 1–2 Tage währte, mit Abgang gelblich schäumiger, säuerlich riechender Flüssigkeit sowie mit kolikartigen Bauchschmerzen, bei denen der Nabel nach innen gezogen wurde, verbunden mit Stuhlzwang; verschwand, ohne wiederzukehren.[3]

Unter Kollern heftiger Durchfall, die Stühle sauer riechend und mit heftigem Zwang verbunden.[5]

210 Brennen und Jucken am After.[10] Flüchtige Stiche im Rectum.[6]

Erscheinungen in den Harnfunktionen

Starker Trieb zum Urinlassen (nach 2–3 Stunden).[1]

In der Nacht ein schnell vorübergehender Reiz zum Harnen in der *Fossa navicularis*, ohne eigentlichen Drang und ohne Bedürfniss zum Harnen.[4]

Erscheinungen in den Geschlechts-Theilen

a) Männliche

Die Nacht hindurch heftige Erektionen mit Brennen in der Harnröhre.[10]

Nachts Erektionen und Samenergiessung.[10]

215 Zuckend stechender Schmerz im linken Hoden.[11]

Schlaffheit der Genitalien, während der ganzen Dauer der Versuchszeit.[2]

b) Weibliche

Die sonst regelmässige Periode um 5 Tage zu früh eingetreten.[3]

Luftröhre und Husten

Zweimaliges Niesen, bei einem Hunde, sogleich nach der Eingabe.

Häufiges Niesen, bei Kaninchen.

220 Beim Verschlingen des *Alcohols* Gefühl von Enge des Kehlkopfes, von dem viel Hustenreiz bis zum Würgen mit Schleimauswurf ausgeht.[2]

Anhaltendes Kratzen und scharriges Gefühl im Hals, als ob ein Katarrh im Anzug wäre.[7]

Scharriges Gefühl im Halse, zum Husten reizend.[6]

Etwas trockner Husten.[6]

Hustenreiz, von der Theilungsstelle der Bronchien ausgehend.[2]

225 Hitze im Kehlkopf, Reizung desselben, erhöhte Wärme der ausgeathmeten Luft.[2]

Etwas belegte Stimme, doch ohne andere katarrhalische Symptome.[11]

Heiserkeit, durch 2 Stunden andauernd.[9]

Heiserkeit des Kehlkopfes; namentlich an seiner Rückwand viel Reiz zum Räuspern, seltner zum Husten.[2]

Brust und Athmen

Bei Bewegung etwas beengter Athem.[6]

230 Völle auf der Brust und Athembeengung, vom rechten vordern Zwerchfell ausgehend.[2]

Athembeklemmung mit Druck auf das Sternum.[2]

Athembeklemmung, vermehrt von eingeschlossener Zimmerluft und durch Stiegensteigen, verbunden mit Aengstlichkeit.[2]

Abends Empfindlichkeit des vordern Brustkastens beim Niesen.[2]

Wärmegefühl in der Brust.[5]

235 Kongestivzustand der Lunge, der aber mehr die obern Lungenlappen einzunehmen scheint.[2]

Druck unter dem Sternum.[9]

Dumpf drückender Schmerz in der rechten Brustseite.[6]

Zeitweises Brennen in der linken Brusthälfte und unter dem Sternum.[10]

Zeitweises Stechen in der linken Brusthälfte, ohne Husten.[10]

240 Stumpf zuckendes Stechen an der untern rechten Brustseite.[11]

Einzelne flüchtige Stiche an der Brust und unter den linken kurzen Rippen.[11]

Zuckend stechender Schmerz zuerst an der rechten, dann an der linken Unterrippengegend, beiderseits nur einige Minuten anhaltend.[11]

Stichlichtes Zucken in der linken Unterrippengegend.[11]

Lungen voll von Blut. (Hund.)

245 Lungen zum Theil mit ecchymotischen Stellen, zum Theil mit infiltrirten Tuberkeln besäet. (Kaninchen.)

Hepatisation der untern Lungenlappen. (Kaninchen.)

Blutiger Schleim in den Bronchien. (Hund.)

Rasselnde Respiration (nach Einathmen). (Hund.)*

Nacken und Rücken

Ziehender Schmerz im *Musc. sternocleidomastoideus dexter.*[6]

250 Reissen und Druck im Kreuze.[10]

Ziehen im Kreuze.[10]

Spannen im Kreuz, besonders beim Treppensteigen, mit einzelnem Zucken gegen das Hüftgelenk.[2]

Jucken der Haut am Rücken.[4]

Obere Extremitäten

Zuckend stechender Schmerz im rechten Achselgelenk.[11]

255 Reissende Schmerzen in der linken Achsel und im rechten Ellenbogen, Nachts, nur kurz andauernd.[8]

Oefters leichte Stiche in den Armen vom Schultergelenke bis zur Handwurzel.[3]

An einzelnen fingerspitzgrossen Stellen der Innenseite des Oberarmes und Oberschenkels absatzweise erscheinender stumpfstechender Schmerz (empfindliches Zusammenzucken einzelner Muskelbündel).[11]

Einschlafen des linken Armes mit Schmerz und Ermüdungsgefühl in demselben.[10]

Mattigkeit des linken Armes.[10]

260 Zucken in der Ellenbogengegend.[11]

Zuckend stechender Schmerz am Sehnenansatz des Biceps an dem Vorderarm, anfallsweise erscheinend.[11]

Leichte Stiche vom rechten Ellenbogengelenke nach dem Verlaufe der Extensoren bis an die Handwurzel, sich vorübergehend öfters des Tages einstellend.[3]

Kriebeln vom Ellenbogen des linken Armes bis zu den Fingerspitzen mit Ausnahme des Daumens.[3]

Am ganzen rechten Arme leichtes Kriebeln mit dem Gefühle, als wollte derselbe einschlafen.[3]

265 Kriebeln in beiden Vorderarmen mit gelinden Stichen.[3]

Jucken am rechten Vorder- und Oberarm, in der linken Ellenbogenbeuge und an den Oberschenkeln.[11]

Mehrere juckende Knötchen am rechten Vorderarme.[11]

Zittern des linken Vorderarmes mit Stechen in demselben, besonders um das Handgelenk.[10]

Drückender Schmerz im linken Vorderarme, bei Berührung desselben und durch Auflehnen vermehrt.[9]

270 Drückender Schmerz im linken Vorderarme, durch Auflehnen vermehrt, eine halbe Stunde andauernd.[10]

Zuckende, flüchtig stechende Schmerzen in der rechten Handwurzel, aber nur von kurzer Dauer.[6]

Schmerz im linken Handwurzelgelenk.[9]

Stechen im linken Handwurzelgelenk.[10]

Stumpfes Stechen im Handwurzelgelenk des linken Zeigefingers.[11]

275 Vom dritten Tage der Versuchszeit an, mehrere Wochen lang, ein vorübergehend zuckender Schmerz in den Handgelenken, bald im linken, bald im rechten auftretend, öfters des Tages, aber immer nur wenige Sekunden andauernd.[12]

* *Anm.* Von 244–248 sämtlich Sektionsresultate an vergifteten Kaninchen und Hunden.

Zuckendes Stechen in verschiedenen Fingergelenken.[11]
Zuckend stechender, absatzweiser Schmerz am Mittelhandgelenke des vierten Fingers der linken Hand, öfters wiederkehrend.[11]
Wärme der Hände, besonders der Handteller.[1]

Untere Extremitäten

Müdigkeit in den Unterextremitäten.[13]
280 Juckend stechende Schmerzen an verschiedenen Stellen, besonders am rechten Sitzknorren und an den Ansatzstellen des *Gracilis* und *Sartorius* in der Kniekehle.[11]
Nachmittags beim Fahren ein empfindlicher Schmerz am rechten Sitzknorren und die Beugeseite des Fusses entlang.[11]
Nach dem Mittagessen zuckend stechender Schmerz längs der Mitte des Oberschenkels, wie Nervenschmerz, ½ Stunde lang, welche Erscheinung sich am folgenden Vormittag wiederholte.[2]
Ziehen vom linken Hüft- bis zum Kniegelenk und Gefühl in letzterem, als ob es verrenkt wäre.[4]
Während der Nacht öfters leichte Stiche von der innern Seite des linken Knies bis an die grosse Zehe.[4]
285 Ziehen und Schmerz im Kniegelenk.[13]
Ziehender Schmerz im linken Oberschenkel beim Gehen.[7]
Spannender Schmerz in der rechten Kniekehle beim Gehen und Ausstrecken des Fusses.[6]
Reissender Schmerz im rechten Knie- und Fusswurzelgelenk.[10]
Nachmittags zuckend stechender Schmerz zwischen *Tibia* und *Fibula*.[2]
290 Krämpfe an den Waden und Zehen.[8]
Dumpfer, drückender Schmerz in der linken Ferse.[6]
Zuckende Stiche am Ansatz der linken Achillessehne an das Fersenbein.[11]
Zuckendes Stechen im rechten Zehballen.[11]
In den Fussgelenken Schmerz wie bei grosser Ermüdung durch weite Touren.[12]
295 Reissende Schmerzen im linken Fuss, besonders in den Fusswurzelknochen, bald vorübergehend.[6]
Kurze, vorübergehende, zuckende Schmerzen in den Fussgelenken.[12]
Brennender, wimmernder [= prickelnder] Schmerz in den Gelenken der Füsse.[12]
Zuckende, flüchtig stechende Schmerzen im linken Fussrücken.[6]
Heftiger Krampf der rechten Fusssohle, der durch Auftreten gemildert wurde.[11]
300 Kälte der Vorderfüsse bei allgemeiner Wärme des Oberkörpers.[2]

Haut

Jucken der Haut am Rücken und den Oberschenkeln.[4]
Feine, juckende Stiche an verschiedenen Hautstellen.[11]
Morgens nach dem Erwachen Jucken an beiden Oberschenkeln der rechten Seite des Rückens bis zur Nierengegend und an den rechten Vorderarm, welches zum Kratzen nöthigte; bei Besichtigung kleine, farblose Knötchen, welche durch Kratzen nur noch mehr Reiz und Jucken machten und durch die mechanische Reibung sich rötheten, spitzten und so endlich einen krätzähnlichen Ausschlag bildeten.[11]
Haut trocken, heiss, besonders Nachts nicht schlafen lassend.[12]
305 Haut wochenlang trocken, die Hautausdünstung gehemmt oder unterdrückt.[12]

Fieber

Die Aderschläge werden etwas frequenter.[1]
Puls von 76 Schlägen auf 92 erhöht, doch nur 10 Minuten lang, worauf er sich wieder regelmässig zeigt.[3]
Beschleunigung des Pulses sogleich nach dem Einnehmen.[3,4]
Starker Puls.[8]
310 Puls 90–95.[5]
Hitzegefühl am ganzen Körper mit geringem Kopfschmerz, 3 Stunden andauernd und grosse Ermattung zurücklassend, mit folgendem Schlaf.[8]

Frostigkeit.[3]

Frostgefühl bald nach dem Einnehmen (5 Tropfen *Alcoh. sulph.*), dabei Aufstossen, Brechreiz, vermehrte Speichelabsonderung und Metallgeschmack.[10]

Schlaf

Nachmittags grosse Schläfrigkeit und doch am Abend im Bette lange Zeit schlaflos.[3]

315 Abends in Gesellschaft ungewöhnliche Schläfrigkeit.[6]

Ausnehmende Schläfrigkeit, verbunden mit grosser Schwere der Augenlider, welche immer zufallen wollten.[7]

Grosse Schläfrigkeit den Tag über, bei Nacht aber unruhiger Schlaf.[12]

Viele beunruhigende Träume, mit Weinen.[7]

Unruhiger Schlaf mit verworrenen Träumen.

320 Unruhiger Schlaf mit bunten Träumen.[3]

Konnte Abends erst spät einschlafen.[4]

Nächtliche Aufgeregtheit und Unruhe, öfters Aufwachen, mit Träumen abwechselnd.[10]

Wenig Schlaf wegen Zahnschmerz.[4]

Unruhiger Schlaf mit beständigem Herumwälzen im Bette, besonders mit dem Kopfe.[12]

325 Schlaf nach Mitternacht sehr unterbrochen und voll unangenehmer Träume.[2]

Morgens tiefer, erquickender Schlaf.[3]

Carduus marianus

Mariendistel

Dies ist eines der wichtigsten ›Lebermittel‹, die wir haben (wenn ein Homöopath einen solchen Begriff überhaupt benutzen darf). Wir finden im Arzneimittelbild von Carduus marianus viele Schmerzen, besonders solche drückenden, ziehenden oder brennenden Charakters, und verschlimmert werden diese in erster Linie durch Bewegung. Der Patient ist sehr kälteempfindlich, und er ist, in mehr oder weniger regelmäßigen Abständen, Anfällen galligen Erbrechens unterworfen. Ich habe mit Carduus marianus viele schlimme Migränefälle geheilt, die mit Galleerbrechen endigten *(Sanguinaria)*, namentlich solche Patienten, die gegen diese ›biliösen Anfälle‹ gewohnheitsmäßig Kalomel eingenommen hatten. »Hydropische Zustände im Gefolge organischer Lebererkrankungen.«[GS] Das Mittel ist von Nutzen bei Neigung zu passiven Blutungen[AZ98,36] und bei Gelbsucht[AZ97,178] – wenn die Symptome passen.

»Traurigkeit mit Neigung zum Weinen.«[AZ98,19] Reizbarkeit; Neigung zu zorniger Aufregung.[AZ98,27]

Kongestive Kopfschmerzen; drückende, periodisch wiederkehrende Kopfschmerzen. »Gefühl von Vollheit und Schwere im Kopf.«[GS] »Grosse Empfindlichkeit des Kopfes gegen Kälte.«[Z2,46]

»Drücken in den Augäpfeln, als würden sie gegen die Augenhöhle gedrängt.«[AZ98,12] Gelbliche Skleren.[Z2,46] Brennen der [oberen] Augenlidränder.[AZ98,12]

Brennen in den Nasenlöchern.[AZ98,13] Nasenbluten.[NZ18,129]

Bitterer Mundgeschmack.[Z2,46] »Fader Geschmack der wie gewöhnlich gesalzenen Suppe.«[AZ98,12] Geschmackswahrnehmung ganz aufgehoben. Zunge schmutzig belegt. Appetitmangel.[HV3,478]

Übelkeit und Erbrechen, zuerst von Schleim und dann von Galle. »Schmerzhaftes Würgen und Erbrechen saurer, gründlich gefärbter Flüssigkeit.«[HV3,478] Erbrechen von Blut[AZ97,178], von schwarzem Blut. Brennen im Magen.[AZ98,12] »Ziehender Schmerz von links nach rechts durch die Herzgrube [= Fossa epigastrica] und die Oberbauchgegend.«[AZ98,14]

Am wichtigsten von allen sind die Lebersymptome ... Beim Liegen auf der linken Seite entsteht ein herunterzerrender Schmerz [Spannungs- und Druckgefühl[AZ98,13]] in der Lebergegend, wie bei *Arnica, Magnesia muriatica, Natrium sulfuricum* und *Ptelea*. Drücken, Ziehen und Stechen in der Lebergegend[AZ98,11 ff.], besonders im rechten Leberlappen. Carduus marianus regt den Gallenfluss an und beugt so der Entstehung von Gallensteinen vor. In vielen Fällen hat es die Neigung zu Gallensteinkoliken gänzlich behoben.[AZ97,178] Das Mittel ist hauptsächlich da angezeigt, wo eine *Plethora im Pfortadersystem* besteht, mit Hyperämie der Leber, Katarrh der Gallengänge, träger Peristaltik im Dickdarm, Hämorrhoiden und Luftauftreibung in den Gedärmen.[AZ98,36] Die Leber ist geschwollen, schmerzhaft empfindlich und verhärtet[AZ97,180], manchmal der linke Leberlappen[GS], häufiger aber der rechte. Leberleiden, die mit Lungen- und Herzsymptomen kompliziert sind; mit Husten und blutigem Auswurf.[AZ98,35]

[Gefühl von] Aufgetriebenheit im Unterleib, besonders in der rechten Seite.[HV3,478] Ziehende, stechende oder brennende Schmerzen im Unterbauch.[AZ98,11 ff.] »Leibschneiden in den Gedärmen, bald hier, bald dort.«[HV3,478 f.]

Hartnäckige Stuhlverstopfung.[AZ98,36] Der Stuhl ist knollig und hart.[AZ98,27] Teerstühle.[AZ57,190] Breiartiger, lehmiger Stuhl, ohne Gallenfärbung.[HV3,478] »Brennender Schmerz ... im Mastdarm und After, am Sitzen hindernd.«[AZ98,19] Juckende, blutende Hämorrhoiden.

Brennen in der Harnröhre.[AZ98,19] Reichliche Entleerung von goldgelbem Urin[AZ98,28]; mit viel rotem Bodensatz[NZ6,18]. »Urin trübe, ohne Sediment ...«[HV3,477] Harnverhaltung.

Menstruation übermäßig stark[AZ57,190] oder ganz ausbleibend.[GS] Chronische Uterusblutungen[AZ57,190] bei Stauung im Pfortaderkreislauf.[GS]

Fluor albus.[AZ98(Sy.-Reg.)] »Zusammenziehender* Schmerz in der Scheide.«[AZ98,20]

›Leberhusten‹: konsensueller Husten bei chronischer Leberkongestion, wenn der rechte untere Lungenabschnitt von der Kongestion in Mitleidenschaft gezogen ist.[AZ97,139] Brustschmerzen in Verbindung mit Leberschmerzen. Stechende oder ziehende Schmerzen in der Brust, schlimmer bei jeder stärkeren Bewegung des Körpers[HV3,478], besonders bei tiefem Atmen.[AZ98,11 ff.]

Schmerzen im Rücken unterhalb des rechten Schulterblatts[AZ98,13] (ähnlich wie bei *Chelidonium* und *Aesculus*). Ziehende Schmerzen im ganzen Rücken.[AZ98,13] Empfindlichkeit der Brust- und Halswirbelsäule.[GS]

Krampfartige, ziehende, drückende oder rheumatische Schmerzen in den Gliedmaßen.[AZ98,11 ff.] »Heftige, rheumatismusähnliche Schmerzen im rechten Deltoideus.«[AZ98,13] »Schmerz in den Hüftgelenken, durch die Hinterbacken sich verbreitend, das Aufstehen erschwerend, durch Bücken verschlimmert«[AZ98,13]; < durch jede Bewegung. Neuralgische Schmerzen in den Beinen [Ischias[AZ97,179]], < durch Bewegung. Fußödeme.[AZ98(Sy.-Reg.)] Variköse Fußgeschwüre.[AZ97,139] Rheumatismus und Muskelzucken. Krampfschmerz in den Waden[AZ98,19] und Fußsohlen[AZ98,13]; Gehen fast unmöglich.

Gastrische[AZ98,35] und biliöse[AZ97,179] Fieber.

* Der Prüfer O. Buchmann hat dieses von seiner Frau beobachtete Symptom in seinem im Anschluss an das Prüfungsprotokoll erstellten Symptomenregister (das der *AHZ* als Beilage beigefügt wurde) irrtümlich als »Ziehender Schmerz in der Scheide« aufgeführt. So ist es dann in den *Guiding Symptoms* als »drawing pain« statt ***constricting pain*** wiedergegeben worden, und das Kent-Repertorium weist den gleichen Fehler auf.

Causticum

Causticum Hahnemanni; ›Ätzstoff‹

Causticum ist ein sehr tiefgreifendes Mittel, das auch in Fällen, wo die Gesundheit schon längere Zeit zerrüttet ist und sich chronische Krankheiten etabliert haben, noch helfen kann. Nur gelegentlich ist es bei akuten Krankheiten indiziert. Seine Beschwerden nehmen langsam, aber stetig zu und begleiten einen allgemeinen Verfall der körperlich-seelischen Verfassung. Allmähliche Abnahme der Muskelkraft; alles tendiert in Richtung Paralyse: Lähmung der Speiseröhre[GS]; Lähmung des Schlundes, wie sie nach Diphtherie auftreten kann; Lähmung der oberen Augenlider[GS]; Lähmung der Blase[GS]; Lähmung der Arme[CK1034] und der Beine[GS]. Große Mattigkeit[CK1372]; Muskelerschlaffung; unbeschreibliche Müdigkeit und Schwere des Körpers. Und es besteht eine allgemeine Zittrigkeit[CK1365], ein Beben, Rucken und Zucken der Muskeln[CK1299]; Muskelzuckungen selbst im Schlaf.

Ein weiteres markantes Merkmal von Causticum sind vorübergehende oder auch bleibende tendogene Beugekontrakturen: Sehnen verkürzen sich und ziehen Arme oder Beine krumm.[SK265] Sehnen am Unterarm ziehen sich zusammen, infolgedessen kommt es zu einer allmählich zunehmenden Beugung des Handgelenks. Auch ganze Muskeln können sich verhärten und verkürzen[GS], sodass diese wie harte Stränge unter der Haut zu tasten sind. *Kontrakturen von Muskeln und Sehnen.*

Nahe damit verwandt ist ein rheumatischer Zustand der Sehnen und Bänder im Bereich der Gelenkkapseln, was zuweilen mit Schwellung, stets aber mit Schmerzen verbunden ist. Der Prozess endet mit Schrumpfung und Straffung der Kapseln, sodass die Gelenke schließlich ankylosieren. Große Steifheit der Gelenke[CK1317]; der Patient wird dabei immer schwächer und gerät in einen Zustand von Melancholie[CK], Hoffnungslosigkeit[CK], Furcht und Ängstlichkeit[CK21]. Ständig ist in ihm eine hoffnungslose Stimmung vorhanden und ein Gefühl, als stünden ihm irgendwelche Unannehmlichkeiten bevor[CK7] oder als hätte er etwas Schlimmes zu befürchten[CK6]. Dies sind allgemeine Kennzeichen von Causticum. Sie sind Bestandteile eines Bildes, die untrennbar miteinander verbunden sind.

Eine andere Art fortschreitender Krankheit bei Causticum ist dessen Neigung zur Hysterie[GS]; es ist eine Hysterie, die allmählich immer weitere Bereiche der Persönlichkeit erfasst. »Hysterische Krämpfe und Beschwerden.«[SK265] Die Causticum-Frau verliert jede Kontrolle über sich und sagt törichte Dinge. Ihr Nervensystem wird höchst empfindlich auf Geräusche, auf Berührung, auf Gemütserregung und auf alle ungewöhnlichen Umstände. Sie fährt vom leisesten Geräusch zusammen. »Oft Aufschrecken aus dem Schlafe.«[CK1467] Zucken und Rucken von Gliedmaßen. Causticum-Kinder sind sehr schreckhaft[CK], oft zucken sie sogar ohne ersichtlichen Grund zusammen.

Die lähmungsartige Schwäche[CK1379] hängt mit der rheumatischen Veranlagung zusammen. Der Rheumatismus des Causticum-Patienten weist einige Besonderheiten auf: Der Kranke kann zumeist weder Kälte noch Wärme vertragen; beides verschlechtert sein Rheumaleiden, seine nervliche Belastbarkeit und seinen Allgemeinzustand. Seine Schmerzen werden zwar durch Wärme gelindert, doch verschlimmern sie sich bei trockenem Wetter. Starke Deformierungen der Gelenke; sie sind geschwollen, weich und infiltriert, besonders bei trockenem Wetter; mehr Schmerzen bei trockenem Wetter. Rheumatismus, der sowohl die Muskeln als auch die Gelenke befällt. Der Causticum-Patient muss vermehrt leiden, wenn er kalten, trockenen Winden ausgesetzt ist. So mancher, der aus dem Flachland im Osten der Vereinigten Staaten ins bergige Colorado gezogen ist, bekommt dort erstmals ein rheumatisches Leiden durch die kalten, trockenen Winde, die dort herrschen. Nehmen wir an, ein solcher Patient unternimmt eine Fahrt im kalten [wahrscheinlich trockenen] Wind in der Nähe der Großen Seen, dann wird er sich eine Gesichtslähmung auf der dem Wind zugewandten Seite zuziehen. Eine lange Fahrt, bei der [trockener] Ostwind seitlich gegen das Gesicht bläst – und am nächsten Tag wird die entsprechende Gesichtshälfte gelähmt sein. Eine solche Lähmung wird fast stets durch Causticum geheilt.[SK271]

Reißende[CK1180], lähmige[CK1069] Schmerzen; betäubende Schmerzen; Schmerzen, die so heftig sind, dass sie fast die Sinne rauben. Sie bleiben mit einiger Wahrscheinlichkeit lange Zeit am selben Ort. Causticum hat oft die blitzartigen Schmerzen gemildert, die bei der lokomotorischen Ataxie[GS] auftreten können.

Aufgrund all dieser Leiden wird der Patient allmählich immer schwächer, bis er schließlich nicht mehr in der Lage ist, zu gehen[CK1376] oder auch nur aufrecht zu sitzen. Er ist so matt und abgeschlagen[CK1370], dass er ständig bettlägerig ist. Körperliche wie auch geistige Müdigkeit – eine fast lähmungsartige Erschöpfung.

Konvulsivische Symptome. »Schmerzhafte Krämpfe, mal hier, mal dort.«[GS] Wenn der Causticum-Patient erschreckt wird, kommt es fast regelmäßig zu irgendeiner Form von Krämpfen.[AZ24,237] Zur Hysterie neigende Frauen bekommen durch Schreck hysterische Anfälle. Nervöse, reizbare junge Mädchen, die mehr zum Veitstanz neigen, verfallen dadurch in gräßliche Muskelzuckungen, die Tag und Nacht anhalten können.[AZ3,142] »Chorea selbst in der Nacht ...«[GS] Lokal begrenzte Chorea, mit Zuckungen nur an einzelnen Körperteilen; Chorea der Zunge oder einer Gesichtshälfte.*

Epileptische Anfälle: bei Jugendlichen in der Zeit der Pubertät[GS]; nach Schreck[GS]; durch Verkühlung; bei plötzlichem, ausgeprägtem Wetterwechsel. Epilepsie, Chorea, Paralyse, Hysterie: all dies verschlimmert sich während der Menses. Sie sehen, Causticum ist ein äußerst tiefgreifendes Mittel. Seine Beschwerden erhöhen sich vor allem, wenn der Patient kaltem, trockenem Wind ausgesetzt ist. Die Arznei hat zwar auch rheumatische Beschwerden, die sich an warmen, feuchten Tagen verschlimmern, bei nassem Wetter, aber das ist nicht so charakteristisch.

Jedes der bisher von mir genannten Leiden kann auch durch Baden in kaltem Wasser ausgelöst werden.[GS] Eine längere Periode von kalter, trockener Witterung verschlimmert die rheumatischen Beschwerden, Nasswerden oder Verkühlung beim Baden setzt sie meist in Gang.

Causticum hat auch Geisteskrankheiten geheilt, und zwar nicht den akuten Wahnsinn bei einem heftigen Delirium, sondern Geistesverwirrung der eher passiven Art, bei der das Gehirn allmählich erschöpft wurde. Die Konstitution ist unter dem langen Leiden und den vielen Sorgen zusammengebrochen, und am Ende ist der Geist wirr. Zunächst erkennt der Kranke seine zunehmende Unfähigkeit, etwas zu schaffen, Dinge zu verrichten, und dann kommen diese Vorahnungen, dass sich in der Zukunft Schlimmes ereignen werde. Er kann nicht mehr klar denken[CK60f.] und ist folglich unfähig, weiter seinen Beruf auszuüben.[GS] Langsam, aber sicher ist er im Begriff, schwachsinnig[BÖ222] zu werden. »Voll furchtsamer Ideen, Abends.«[CK17] »Befürchtende Angst ...«[KH]; er wird von ängstlichen Phantasievorstellungen geplagt. »Grosse Befürchtungen bei allen Vorfällen.«[CK14] »Aengstlich sorgsam bei allen Vorfällen.«[CK13] »Gemüth weinerlich-hoffnungslos, den Tod erwartend.«[KE4,463] »Furcht vor dem Tod.«[GS] Befürchtet, es könnte seiner Familie etwas zustoßen. Lebt ständig in der Erwartung, es werde etwas Schreckliches passieren – das ist überaus charakteristisch für den Gemütszustand von Causticum. Man findet das Symptom in fortgeschrittenen Fällen von Gemütskrankheiten, nach lange währender Angst und Besorgnis, nach langwierigen Mühen und Anstrengungen. »Abends vor dem Einschlafen Angst ...«[CK1445] Hinzu kommt, dass es dem Causticum-Patienten an Gelassenheit mangelt; er verliert schnell sein seelisches Gleichgewicht. Er ist »sehr empfindlich, hitzig und auffahrend«[CK38], regt sich über jede Kleinigkeit auf[CK42]. Je mehr er über seine Beschwerden nachdenkt, desto schlimmer werden sie.[HY23,285] »Psychische und andere Störungen durch lange bestehenden Kummer und Gram.«[GS] Nachteilige Folgen von Furcht und Ärger.[KE4,502] Erschöpfung durch beruflichen Ärger und Stress.

---

* In den Quellen (*Guiding Symptoms*, S. 459, *Klinische Erfahrungen*, Bd. 4, S. 502) ist nur von ***Lähmungen*** dieser Teile ***bei*** Chorea die Rede.

Das Unterdrücken von Hautausschlägen führt bei Causticum leicht zu psychischen Veränderungen.[GS] Geistige Erschöpfung, Hoffnungslosigkeit und Verzweiflung stellen sich ein, wenn ein Ausschlag mittels Zinksalbe zum Verschwinden gebracht worden ist. Es ging dem Patienten leidlich gut, solange er den Ausschlag hatte, doch als dieser verschwand, ging es mit ihm psychisch bergab. Ausschlag am seitlichen Kopf und Gesicht, von dort sich über den ganzen Kopf ausbreitend. Dicker, schorfiger Ausschlag [Tinea capitis[GS]] am ganzen Hinterkopf. Wenn derartige Ausschläge am Kopf bei Kindern unterdrückt werden, entwickelt sich leicht eine Chorea[GS]; Erwachsene hingegen neigen dann besonders zu Zittrigkeit, paralytischer Schwäche und dem beschriebenen Geistes- und Gemütszustand, mitunter auch zu Neuralgien. Das Zurücktreiben eines Ausschlags im Gesicht resultiert nicht selten in einer Fazialislähmung. Die Heilung eines alten Geschwürs mit granulationsfördernden Lotionen und Salben hat ähnliche Folgen.

Heftige Kopfschmerzen vornehmlich kongestiven[CK155] oder klopfenden[CK145] Charakters. Heftiges Stechen im Kopf, vermehrt am Abend.[CK131 ff.] In der Regel sind die Kopfschmerzen jedoch eher uncharakteristisch; nur gelegentlich treffen wir auf einen idiopathischen Causticum-Kopfschmerz, der als solcher im Vordergrund steht. Gewöhnlich ist er mit rheumatischen oder gichtigen Erkrankungen des Körpers verbunden, die auch die Kopfhaut in Mitleidenschaft ziehen. Die Kopfhaut zieht sich stellenweise zusammen und spannt[CK168], wie die Kontrakturen in anderen Bereichen. Rheumatischer Kopfschmerz, manchmal so heftig, dass er Übelkeit und Erbrechen hervorruft.[GS] Blindmachender Kopfschmerz mit nachfolgender Lähmung.

Tortikollis. Durch Kontraktur von Halsmuskeln wird bisweilen der Kopf auf eine Seite gezogen. Causticum ist ein wichtiges Heilmittel bei dieser Verkürzung von Sehnen und Muskeln.

Das Mittel ist reich an Augensymptomen. Oft berichtet der Causticum-Patient, seine oberen Augenlider fühlten sich so schwer an, dass er sie kaum hochhalten könne.[CK226] Dieser Zustand kann sich allmählich bis zur völligen Lähmung der Lider steigern.[GS] Typisch ist auch eine »Verdunkelung der Augen, als wenn ein Flor davor gezogen wäre«[CK240] oder eine »Trübsichtigkeit wie von einem dicken Nebel vor den Augen«[CK244]. Flimmern[CK249] oder auch Flirren vor den Augen, wie von einem Insektenschwarm[CK248] (die sog. Mouches volantes). Es können auch große schwarze oder grüne[GS] Flecken gesehen werden. Nach Blicken ins Licht erscheint ein grüner Fleck im Gesichtsfeld und verbleibt dort über längere Zeit. Diplopie [bei Parese des linken N. abducens].[NZ14,132] Das Sehvermögen kann so sehr nachlassen, dass der Patient schließlich völlig blind wird. Lähmung des Nervus opticus. »Thränen der Augen, selbst im Zimmer, am meisten aber im Freien.«[CK219] Ophthalmie mit scharfen Tränen und Stechen in den Augen.[KE1,231] Brennen in den Augen.[CK206] Bindehautgeschwüre[RP269] mit reichlicher Eitersekretion aus den Augen[SK270] und nächtlichem Zuschwären der Lider[CK214]. »Augenmuskellähmungen, besonders wenn diese durch Kälteexposition entstanden sind.«[GS] Causticum heilt skrofulöse Augenentzündungen[KE1,264] mit Hornhautgeschwüren. Chronisch-eitrige Augenentzündungen psorischen Ursprungs. Hornhaut von kleinen, roten Blutgefäßen durchzogen.[GS]

Ein herausragendes Merkmal dieses Mittels ist seine Neigung, Warzen wachsen zu lassen.[SK267] Alte Warzen im Gesicht[AZ34,152], in den Augenbrauen und auf der Nase[CK], an den Händen und besonders den Fingerspitzen, dicht an den Nägeln[KE4,309]. Harte, trockene, hornige Warzen an verschiedenen Stellen des Körpers.

Typisch für Causticum sind auch reichliche, dicke, zähe, klebrige Absonderungen der Schleimhäute. Der Katarrh wandert von der Nase über den Rachen und die Eustachische Röhre bis ins Mittelohr, wo er Ohrgeräusche hervorruft, z.B. Brausen[CK] oder Knacken[HC2,220], besonders aber Widerhallen sämtlicher Töne[CK287] und selbst der eigenen Stimme[CK286]. »Anhäufung von Ohrenschmalz im Gehörgang, manchmal von üblem Geruch.«[GS] Taubheit katarrhalischen Ursprungs[HC2,220] oder infolge Lähmung des Gehörnervs. Heftige, reißende Ohrenschmerzen.[CK263]

Der Schnupfen des Causticum-Patienten ist sehr beschwerlich. Chronisch-atrophische Rhinitis mit Ansammlung von Borken in der gesamten Nasenhöhle. Postnasaler Katarrh mit Ulzerationen, Granulationen und reichlichem, dickem, gelbem oder gelblichgrünem Sekret. Häufige Anfälle von scharfem, wässrigem Fließschnupfen. Starkes Nasenbluten.[CK313] Viel Jucken an und in der Nase.[CK301 f.] Eine Warze wächst auf der Nasenspitze.

Die Gesichtsschmerzen können sehr heftig sein. Prosopalgien infolge von Kälteexposition. Diese Schmerzen sind häufig die Begleiterscheinung einer Gesichtslähmung. Reißende[CK320] oder stechende[CK323] Schmerzen im Gesicht; Schmerzen von rheumatischem Charakter.[GS]

Geschwüre im Bereich des Mundes [der Lippen[CK351]] und der Nase [Lupus[GS]]. Fissuren an den Lippen, Nasenflügeln und Augenwinkeln. Diese Risse scheinen durch den geringsten Anlass entstehen zu können. Analfissuren[GS]; Fissuren in der Haut um die Gelenke. Fälle von chronischem, nässendem Ekzem mit Rhagadenbildung in den Gelenkbeugen. Fistelöffnungen mit indurierten Rändern.

Das Zahnfleisch wird skorbutisch und tritt von den Zähnen zurück. »Starkes Bluten des Zahnfleisches.«[CK408] Zahnfleischgeschwüre. Heftiges Reißen in den Zahnwurzeln[CK382] vom Fahren im Wind. Chronische Rheumapatienten, die Causticum benötigen, leiden während jeder trockenen Wetterperiode an Zahnschmerzen. Stechende[CK388], reißende[CK385], klopfende[CK375] Zahnschmerzen. Schmerz selbst in gesunden Zähnen, wenn kalte Luft eindringt.[CK372] »Häufig rezidivierende Zahnfleischabszesse.«[GS] Fauliger[CK473], bitterer[CK470] oder saurer[GS] Mundgeschmack.

Wenn die Zunge von einer Lähmung befallen wird, kommt es zu stammelnder, undeutlicher Sprache.[SK273] Auch Schlund und Speiseröhre können völlig gelähmt sein.[GS] Daher ist Causticum oft von Nutzen bei Folgezuständen nach überstandener Diphtherie, wenn diese schlecht behandelt worden ist oder wenn die angewandte Arznei nicht ausgereicht hat, die Krankheit ganz zu heilen. Bei solchen Lähmungen der Schlingorgane[SK273] nehmen die Speisen leicht den falschen Weg und geraten in den Kehlkopf oder die hinteren Nasenöffnungen. Lähmung der Kehlkopfmuskeln[CK846] und der Zunge; der Patient ist beim Sprechen wie beim Kauen stark behindert; beißt sich beim Kauen auf die Zunge oder die Wangenschleimhaut. Die postdiphtherische Paralyse ist ein ernster Zustand, den nur wenige Arzneien überwinden können. Causticum gehört hier zu den führenden Mitteln, und auch *Lachesis* und *Cocculus* sind wichtig. Trockenheit in Mund[CK426] und Hals[CK439]. Raues, kratziges oder wundes Gefühl im Hals.[CK448 ff.] Globusgefühl: »Der Schlund ist wie zu enge und verschwollen.«[CK456] »Sie muss immer schlingen; es ist ihr, als wäre der Hals nicht gehörig weit ...«[CK457] Dieses Symptom geht oft einer Lähmung voraus. Der *Staphisagria*-Patient muss immer schlucken, wenn er sich über etwas aufregt, was ihm ein steter Quell des Verdrusses ist. »Brennend stechender Wundheits-Schmerz im Schlunde ...«[CK453] Zuckender Schmerz im Hals.[GS] Der Patient muss fortwährend dicken, zähen[CK438] Schleim ausräuspern, der sich gleich wieder ersetzt.[CK436] Achten Sie bei solchen Gelegenheiten genau auf das Geräusch, das der Patient beim Räuspern macht; so können Sie herausfinden, woher der Schleim kommt. Wenn dabei Heiserkeit vorhanden ist, zeigt dies, dass das Übel seinen Sitz im Kehlkopf hat.

Der Causticum-Patient setzt sich hungrig an den Tisch, aber sobald er sich zum Essen anschickt, vergeht ihm der Appetit.[CK488] Schon der Gedanke, der Anblick oder der Geruch von Speisen ruft in ihm Ekel hervor. Dies ist ein häufiges Symptom in der Schwangerschaft. Obwohl die Causticum-Schwangere mit einigem Appetit zu essen beginnt, bringt sie bald kaum noch einen Bissen herunter.[GS] *Kalium carbonicum* hat ein ungeheures Leere- und Schwächegefühl im Magen, dabei aber Abneigung gegen Essen. *China* hat Heißhunger, empfindet aber sogleich Ekel beim Anblick von Speisen.

Viel Durst, besonders nach dem Essen.[CK484] Starker Durst auf kaltes Getränk.[CK476] Trotz Durstes Abneigung zu trinken[GS], insbesondere Wasser. »Starker Durst auf Bier.«[CK477] »Er kann bloss Geräuchertes zu sich nehmen; auf Genuss frischen Fleisches wird es ihm übel ...«[CK492] Verlangen nach scharf gewürzten Speisen. Widerwille gegen Süßigkeiten[CK491] und andere Leckereien. Die meisten Arzneien mit Appetitmangel haben gleichzeitig ein Verlangen nach Süßigkeiten, feinem Gebäck, etc. – nicht aber Causticum. Das erwähnte Symptom des Durstes bei gleichzeitiger Abneigung zu trinken erinnert sehr an *Lachesis*. Beide Mittel haben auch in Bezug auf die Lähmungszustände im Halsbereich viel Ähnlichkeit.

Im Magen kann ein Gefühl beständigen Aufwallens bestehen, als ob dort Kalk gelöscht würde, verbunden mit einem immerwährenden, rollenden Aufstoßen vieler Luft.[R2,77] Brennen im Magen. Zittern im Magen. Der Genuss von Brot verursacht ein Gefühl von Drücken[CK] oder Schwere im Magen. Kaffee scheint alle Symptome, so auch die des Magens, zu erhöhen[R3,73], während ein Schluck kalten Wassers das Drücken im Magen und viele andere Beschwerden zu lindern vermag[AZ54,84].* So kann beispielsweise heftiger Krampfhusten hierdurch sofort gelindert werden.[KH] Kaltes Wasser scheint den paralytischen Zustand des Causticum-Patienten teilweise zu beheben. Warmes Wasser, auf die Hände gebracht, ruft bei diesen sensorischen Spinalaffektionen Schmerzen hervor; kaltes Wasser ist das einzige Linderungsmittel.

Causticum hat häufiges Aufstoßen[CK521], Übelkeit und Erbrechen, heftige Magenschmerzen[CK559] und starke Auftreibung des Bauches[CK600]. Kneifendes Bauchweh.[CK612] Im Rektum besteht die gleiche Neigung zu lähmungsartiger Schwäche wie in den anderen Körperregionen. Der Mastdarm ist inaktiv und füllt sich mit hartem, festem Kot[CK668], der bisweilen unwillkürlich und unbemerkt abgeht[CK669]. *Aloe* hat in ähnlicher Weise unwillkürliches Herausfallen von kleinen, harten Kotballen, besonders bei Kindern. Selbst wenn sie alt genug sind, um solche Dinge zu verstehen, können sie nicht verhindern, dass ihnen gelegentlich unbemerkt kleine Kotballen entweichen. Wegen des Lähmungszustandes des Rektums geht beim Causticum-Patienten der Stuhl im Stehen besser und mit geringerer Anstrengung ab als im Sitzen.[CK667] Ähnlich ist es bei *Sarsaparilla* mit dem Wasserlassen: Harnverhaltung – außer im Stehen; in keiner anderen Position kann der *Sarsaparilla*-Patient ungehindert urinieren. »Stuhl-Verstopfung.«[CK661] »Vergeblicher Stuhldrang, öfters ...«[CK662] »Zäher und fettig glänzender Stuhl.«[CK] »Hatte nur mühsam Stuhlgang mit grosser Zusammenziehung der Bauchmuskeln.«[KE4,462] *Fissuren am After.* »Jücken und Stechen im Mastdarme.«[CK708] »Ungeheures Jücken am After, Tag und Nacht.«[CK706] »Aderknoten am After ...«[CK714] Schmerz und starkes Pulsieren im Perineum.[CK720f.] Fissuren wie auch Hämorrhoiden können pulsieren und wie Feuer brennen. Die Hämorrhoiden werden infiltriert und verhärten sich[CK717].

Causticum hat zwei Arten von Blasenlähmung; die eine betrifft die austreibenden Muskeln, was zu Harnverhaltung führt, die andere konzentriert sich auf den Schließmuskel, und dabei geht der Urin unwillkürlich ab. »So leichtes Harnen, dass er den Strahl gar nicht empfindet und kaum im Finstern glauben kann, dass er harnt, bis er sich mit der Hand davon überzeugt.«[R2,130] Der Patient merkt nicht, wenn der Harn herausfließt. Causticum ist sehr hilfreich für Kinder, die nachts das Bett nass machen[CK732], und besonders für Frauen ist es ein wunderbares Heilmittel. *Unwillkürlicher Harnabgang beim Husten*[CK734] (bei Männern kommt dies sehr viel seltener vor). Harnverhaltung[CK723] bei Frauen, besonders nach Geburten. Blasenlähmung ... Eine Frau, der es peinlich ist, in einer Eisenbahn unter den beobachtenden Blicken von Männern zur Toilette am Ende des Waggons zu gehen, muss, dort angekommen, plötzlich feststellen, dass sie kein Wasser mehr lassen kann. »Blasenlähmung durch zu langes Unterdrücken des Harndrangs und Überdehnung der Blasenmuskulatur.«[GS(NZ3,79)] Wenn sich die Patientin in dieser Zeit auch noch verkühlt hat, ist das Heilmittel möglicherweise *Rhus toxicodendron. Rhus* und Causticum sind die beiden großen Arzneien für paralytische Muskelschwäche infolge Überanstrengung oder infolge Überanstrengung plus Verkühlung.

Große Schwäche während der Menstruation. »Vor der Regel, die beiden letzten Tage, viel Kreuzschmerz und ängstliche Träume«[CK803];

* Nach der genannten Quelle können z. B. epileptische Anfälle durch einen Schluck kalten Wassers meist schon im Entstehen gehemmt werden.

ferner melancholische Stimmung[CK802] und schmerzhafte Krämpfe im Unterleib.[GS] Die Regel bringt für Causticum-Frauen viele Beschwerden mit sich. Direkt mit dem Eintritt der Blutung setzen krampfartige Schmerzen und Leibschneiden[CK805] ein. Bei Müttern, die ein Kind stillen, kann der Milchfluss infolge Erschöpfung, Nachtwachen und Angst fast ganz zum Erliegen kommen. Die Brustwarzen werden wund und rissig[SK277] – ein weiteres Beispiel für die Neigung zur Fissurenbildung.

Der Causticum-Patient hat häufig Probleme mit seiner Stimme. Sie werden sich erinnern, dass ich bei *Carbo vegetabilis* von einer Verschlimmerung der Heiserkeit am Abend gesprochen habe. Nun, bei Causticum tritt die Heiserkeit verstärkt am Morgen auf.[CK841] Der Patient erwacht bereits am Morgen mit einer heiseren Stimme, die sich normalerweise nach Umherbewegen und Ausräuspern von etwas Schleim bessert. Plötzlicher Stimmverlust[GS] durch Lähmung der Stimmbänder. Manchmal beginnt die Aphonie auch mit einer morgendlichen Verschlimmerung und nimmt nur allmählich zu, bis sie schließlich Tag und Nacht anhält.

Der Husten von Causticum ist gewöhnlich sehr heftig[CK876] und greift den ganzen Körper an[CK864]. Die Brust scheint voller Schleim zu sein, und der Patient hat das Gefühl, wenn er nur ***etwas tiefer husten*** könnte, dann würde er den Schleim herausbringen, und er hustet und müht sich ab, bis er völlig erschöpft ist oder bis er herausfindet, dass ihm *ein Schluck kalten Wassers Erleichterung verschafft*. Aber das Wasser sollte nach Möglichkeit eiskalt sein. Der Husten ist hohl[CK875], er hört sich an, als würde er in ein leeres Fass husten. Auswurf lindert den Husten – wenn der Husten nur tief genug an den Schleim ›herunterreicht‹. Manchmal ist solch ein Husten auch der Vorläufer einer rasch fortschreitenden Tuberkulose. Causticum ist ein tiefwirkendes Mittel; es vermag Tuberkulose, besonders Schleimschwindsucht[GS] oder galoppierende Schwindsucht zu heilen. »Husten mit einem Gefühl, als könnte er nicht tief genug husten, um den Schleim zu lösen; von Kitzel oder Kribbeln erregt[CK854f.], einhergehend mit Wundheitsgefühl in der Luftröhre[CK874].«[GS] »Husten weckt sie aus dem Schlafe, Abends und früh; am Tage wenig oder kein Husten.«[CK868] »Ein Schluck kalten Wassers lindert den Husten.«[KH] »Husten ..., wenn er sich bückt, um Etwas aufzuheben.«[CK855] »Fortwährender, neckender [quälender] Husten, wobei jedesmal der Urin unwillkührlich fortsprützt.«[AZ52,133] »Grippeanfall ... Brustschmerzen, trockner, schmerzhafter Husten, grosse Schwäche und Abgeschlagenheit der Glieder.«[AZ59,100] Keuchhusten im ersten, katarrhalischen Stadium.[KH]

Ausgeprägtes Rohheits-[CK839] und Wundheitsgefühl in der Brust.[GS] »Beengung der Brust; er muss öfter tief athmen.«[CK896] Beklemmung der Brust[CK899], als würde ein Gewicht darauf drücken. Die Brust scheint sich langsam mit Schleim zu füllen, und der Patient hustet und hustet, bis er einen Mundvoll davon heraufgebracht hat; dann fühlt er sich eine Weile besser. Bei diesem Hustenanfall ist er leichenblass und schweißgebadet.

Es gibt im Arzneimittelbild von Causticum zahlreiche Rückensymptome. »Steifheit im Genick und Kreuze.«[CK] »Schmerzhafte Rücken-Steifheit, besonders beim Aufstehen vom Sitzen.«[CK] Steifigkeit in den Gliedern, in den Hüften und im Rücken, sodass er sich nur mit großer Mühe aus dem Sitzen oder Liegen erheben kann. In den meisten Fällen werden Schmerzen und Beschwerden im Bereich des Bewegungsapparats durch Bettwärme und Wärmeanwendungen geringer. Nur die Schmerzen an Händen und Fingern werden bisweilen durch Wärme erst hervorgebracht und durch kaltes Wasser gelindert[GS].

Chamomilla

Matricaria chamomilla; Echte Kamille

Der konstitutionelle Zustand von Chamomilla ist durch allgemeine *Überempfindlichkeit* gekennzeichnet. Der Patient ist empfindlich auf sämtliche Sinneseindrücke, empfindlich auf seine Umgebung, empfindlich gegenüber seinen Mitmenschen, vor allem aber: *empfindlich auf Schmerzen.* Die in der Konstitution begründete Irritabilität ist so groß, dass schon ein geringer Schmerz Reaktionen auslöst, als würde der Patient größte Qualen erleiden. Besonders häufig ist Chamomilla bei Frauen indiziert, wenn diese extrem empfindlich und bei Schmerzen völlig außer sich sind.

Der Gemütszustand von Chamomilla-Patienten ist entsprechend durch große Gereiztheit[RA453] und seelische Empfindlichkeit charakterisiert. Diese beiden Merkmale sind bei Chamomilla untrennbar miteinander verbunden. Geringfügige Beleidigungen (und seien sie auch nur eingebildet)[RA440] und seine Neigung zu Ärger und Verdruss[RA447 ff.] machen ihm so zu schaffen, dass seine Nerven davon überreizt werden und Schmerzen, Krämpfe, Koliken, Kopfweh und andere nervöse Beschwerden entstehen. Wenn man mit einem leicht erregbaren Chamomilla-Kind schimpft oder ihm einen kleinen Klaps gibt, verfällt es augenblicklich in Krämpfe. Eine Chamomilla-Frau, die sich über etwas ärgert, wird davon so in Mitleidenschaft gezogen, dass sie sich bald völlig erschöpft ins Bett begeben muss. Muskelzuckungen aufgrund von Kränkung oder Aufregung. Die Erregbarkeit der Nerven ist so extrem, dass Chamomilla in dieser Hinsicht nur mit wenigen Arzneien zu vergleichen ist, etwa mit *Coffea, Nux vomica* und *Opium.* Normalerweise würden Sie, wenn Sie noch keine Vorlesung über *Opium* gehört haben, bei diesem Mittel eher an dessen Fähigkeit denken, Sopor zu erzeugen und die Sinne zu betäuben. Aber das ist nicht das, woran der Homöopath bei *Opium* als Erstes denkt. Es sind viel eher die Nachwirkungen des *Opiums,* die er schätzt. Diejenigen von Ihnen, die einmal den schrecklichen psychischen Zustand und die Qualen gesehen haben, die sich nach der Verabreichung des rohen *Opiums* früher oder später einstellen, werden verstehen, was ich mit der Chamomilla-Empfindlichkeit meine. Konvulsionen bei Kindern.[RA336] Auch heutzutage kommt es, besonders in ländlichen Gegenden, immer noch häufig vor, dass junge Mütter und Ammen ihrem Baby gegen Blähungskoliken Kamillentee geben – und das Baby bekommt Krämpfe. Niemand führt dies auf den Kamillentee zurück, nur der Arzt erkennt sofort den Zusammenhang, wenn er das Arzneibild von Chamomilla kennt. Neben den Krämpfen kommt es zu Muskelzuckungen, heißem Kopf und großer Empfindlichkeit. Das Kleine reagiert plötzlich empfindlich auf Geräusche und die Gegenwart von Menschen, und zwischen den Krampfanfällen ist es außerordentlich reizbar. »Das Kind wird steif[RA338], verdreht die Augen, verzieht das Gesicht[RA337], zuckt mit einzelnen Muskeln, wirft die Glieder hin und her, schlägt die Daumen ein und biegt den Körper nach hinten.«[GS] Das ist das typische Erscheinungsbild der Chamomilla-Krampfanfälle. Sie setzen besonders dann ein, wenn überempfindliche Kinder in der Zahnungsphase Schmerzen erleiden. Das Zahnen der Kinder sollte eigentlich ein ganz natürlicher (und unproblematischer) Vorgang sein, doch es wird weithin als eine Art Krankheit angesehen. Viele Kinderärzte führen stets ›Arzneimittel für zahnende Kinder‹ mit sich, die sie bereitwillig verabreichen, erst das eine, und wenn das nicht hilft, das nächste. Chamomilla ist in den zweifelhaften Ruf geraten, ein solches ›Zahnungsmittel‹ zu sein. Es ist wahr: Viele Kinder leiden in der Zeit der Zahnung an zerebraler Erregbarkeit, Krämpfen, Magenbeschwerden und Erbrechen. Dennoch sage ich: Die Dentition sollte kein krankhafter Zustand sein, sondern ein normaler Vorgang. Wenn die Kinder gesund wären, würde bei ihnen das Durchtreten der Zähne vollkommen beschwerdefrei ablaufen. Allerdings müssen wir uns um die Kinder kümmern, wenn die Zahnung sehr langsam vonstatten geht und die Kinder so reizbar und überempfindlich sind, dass sie kaum noch Schlaf finden. Sie wachen nachts verstört auf, als hätten sie einen schrecklichen Traum gehabt, neigen zu Erbrechen und Durchfall. Grüne, schleimige Durchfälle[RA187], die manchmal wie kleingehacktes Gras aussehen und entsetzlich stinken – in Verbindung mit der Zahnung. Diese Dinge entstehen während der Zahnung, wenn die Kinder z.B. vernachlässigt aufgewachsen sind; vielleicht ist die Mutter auch während der Schwangerschaft nicht genügend auf die Geburt und die Zeit danach vorbereitet worden. »Tetanische Krämpfe nach Masern.«[HC4,90] »Zucken der Augen und Lider.«[HH111] »Schmerz in der Beinhaut der Glieder, mit lähmiger Schwäche«[RA329] und langsamem, schleppendem Gang.[GS] »Die größte Müdigkeit und Schwäche, welche an Ohnmacht gränzt.«[RA349] Neuralgische Schmerzen können überall auftreten und sind oft mit Taubheit der leidenden Teile verbunden. Zuckende, schießende, prickelnde Schmerzen. Die Schmerzzustände von Chamomilla werden meist durch äußere Wärme erleichtert[SK282], mit Ausnahme der Zähne und Kiefer. Zahnschmerzen werden durch Wärme verschlimmert[RA90f.], durch Kälte in der Regel gebessert. Ohren- oder Gliederschmerzen dagegen finden durch Wärme Linderung.

Sie finden in den *Guiding Symptoms* unter der Rubrik »Temperatur und Wetter« das Symptom »Schmerzen werden durch Wärme verschlimmert«, versehen mit zwei dicken Balken, als wäre es das wichtigste Symptom in dieser Rubrik. Darunter dann – ohne irgendeine Hervorhebung – »Sehr empfindlich auf kalte Luft; fröstelig« und »Besserung durch Wärme«.* Tatsache ist jedoch, dass nur die Schmerzen im Bereich der Zähne und Kiefer durch Wärme verschlimmert werden; sie stellen mithin ein ausgesprochenes Lokalsymptom dar – ein Symptom, das sich nur auf einen Körperteil bezieht. In seinem *Allgemeinzustand* hingegen wird der Chamomilla-Patient – in völligem Gegensatz zu dem, was in dieser Rubrik steht – *durch Wärme gebessert*. Schmerzzustände finden im Allgemeinen durch Wärme Linderung; dem Patienten selbst geht es in der Wärme besser. Folglich sollte das in den *Guiding Symptoms* so sehr hervorgehobene Symptom als Lokalsymptom kenntlich gemacht werden, das sich nur auf Zähne und Kiefer bezieht.

Der wichtigste Aspekt des Chamomilla-Bildes ist der charakteristische Gemütszustand. Er beeinflusst den gesamten Organismus, und Sie werden sehen, dass jede Körperregion, jeder Körperteil, mit dem wir uns beschäftigen, von diesem Einfluss Zeugnis gibt. Kein Körperteil weist bei Chamomilla [in den *Guiding Symptoms*] so viele Symptome auf wie die Psyche. »Weinen und Heulen.«[RA431] »Jämmerliches Heulen des Kindes, weil man ihm das Verlangte abschlug.«[RA435] »Gemüth gereizt und leicht ungeduldig.«[HV13,37] Die Reizbarkeit ist so groß, dass sie sich mitunter in recht ungewöhnlicher Weise manifestiert. Die Chamomilla-Patientin scheint in solchen Fällen durch die Schmerzen fast zur Raserei getrieben zu werden; jedenfalls vergisst sie dabei all ihre Klugheit und Diplomatie, verliert jede geziemende Zurückhaltung und nimmt keinerlei Rücksicht auf die Gefühle anderer. Sie bricht bedenkenlos einen Streit vom Zaun[RA455], ohne irgendjemanden zu schonen. Wenn Sie daher später einmal in Ihrer Praxis zu einer Gebärenden gerufen werden, die größte Schmerzensqualen zu erleiden hat, wundern Sie sich nicht, von dieser zu hören: »Ich brauche Sie nicht! Machen Sie, dass Sie rauskommen!« Dabei kann sich dieselbe Frau unter anderen Umständen durchaus als feine Dame erweisen! Die heftigen Wehen, die sie durchmacht, lassen sie halb wahnsinnig werden, und dieser Zustand, diese extreme Schmerzempfindlichkeit lassen sie dann so reagieren. Sie ist vollkommen unfähig, sich zu beherrschen, und oft genug treiben sie die Schmerzen bis zur Weißglut.

Das typische Chamomilla-Kind quengelt und jammert in einem fort, ereifert sich über alles und jedes. Seine Wünsche ändern sich ständig, jede Minute will es etwas Neues. Gibt man ihm aber, wonach es verlangt hat, so will es dies

* Das letzte Symptom ist in der genannten Rubrik so nicht vertreten; es findet sich dort lediglich Wärmebesserung von Husten und von Bauchschmerzen. Jahr (*SK* 282) berichtet von einer allgemeinen Erleichterung rheumatischer Schmerzen durch äußere Wärme.

plötzlich nicht mehr oder stößt es wieder von sich.[RA433] Ob es etwas zum Essen ist oder zum Spielen, das Kind schmeißt es quer durchs Zimmer, sobald es das Gewünschte in den Händen hält. Es schlägt dem Kindermädchen mitten ins Gesicht, weil das, was das Mädchen ihm gebracht hat, angeblich nicht das ist, was es haben wollte. *Extreme Launenhaftigkeit.*[RP10] Allem Anschein nach werden die Schmerzen und Leiden durch passive Bewegung gelindert – zumindest gewinnt man bei Kindern diesen Eindruck. Die Schmerzen scheinen geringer zu werden, wenn das Kind auf dem Arm getragen wird[RA434], deshalb will es die ganze Zeit umhergetragen werden. Dies gilt für die Koliken und für die Darmbeschwerden, es gilt für die Ohrenschmerzen, es gilt für die abendlichen Fieberzustände und für die allgemeinen Erkältungsbeschwerden, und es gilt für die in der Zahnungsperiode auftretenden Beschwerden. *Chamomilla-Kinder müssen getragen werden.* Das Kindermädchen oder die Amme ist gezwungen, das Kind ständig umherzutragen. Doch die Unruhe und Launenhaftigkeit des Kleinen machen bald einen Wechsel zu den übrigen Familienangehörigen nötig. Wenn das Kind zwei- oder dreimal mit der Amme auf und ab gegangen ist, streckt es seine Arme nach der Mutter aus. Es geht mit der Mutter ein paar Mal im Zimmer herum, und dann will es unbedingt zu seinem Vater. Und so geht es immer reihum. Nie ist es zufrieden. Es scheint nicht zur Ruhe kommen zu können. Wenn es Ohrenschmerzen hat, veranlassen die heftigen Stiche das Kind immer wieder, gellend aufzuschreien und sich mit den Händen an die Ohren zu fassen. Dieser helle, durchdringende Klang der Stimme hängt direkt mit der Intensität der Schmerzen zusammen. Die erwachsene Chamomilla-Patientin kann vor Schmerzen nicht still bleiben, so heftig werden diese empfunden. Die Schmerzen werden, auch wenn es den Anschein hat, durch die Bewegung nicht unbedingt gebessert. Sicher ist aber, dass die Patientin sich vor allem deswegen bewegt, weil sie vor Schmerzen nicht ruhig bleiben kann. Deshalb wirft sie sich, wenn sie sich im Bett befindet, ständig hin und her[RA428]; es gibt keinen Augenblick, wo sie einfach nur ruhig daliegt. Und bei all diesen Schmerzzuständen bemerken wir dieselbe Gereiztheit. Sie regt sich ungeheuer über ihr Leiden auf, ist über die Schmerzen wütend und aufgebracht, schimpft in einem fort über sie, empfindet sie als regelrechte Folter.

Die Chamomilla-Patientin neigt, wenn keine Schmerzen bestehen, zu psychischen Leiden, insbesondere zu melancholischen Anwandlungen. »Redet mit Widerwillen, abgebrochen, kurz.«[RA(33)] In einem solchen – schmerzfreien – Zustand sitzt die Patientin manchmal da, steif »wie eine Bildsäule, und scheint nichts zu bemerken um sich her.«[RA(31)] »In sich gekehrt; man kann kein Wort aus ihr [heraus-] bringen.«[RA(32)] »Das Gemüth sehr niedergedrückt.«[HV13,33] »Freudenlose Stumpfsinnigkeit ...«[RA14]

Das Chamomilla-Kind mag es nicht, angefasst zu werden.[GS] Möchte nur das tun, wozu es Lust hat. Braucht ständig Abwechslung; möchte etwas Neues machen. Die Antworten, die man von Chamomilla-Erwachsenen wie -Kindern erhält, sind unfreundlich, schroff, schnippisch. Beschwerden infolge von Zorn und Ärger[SK282], von Widerspruch. Krämpfe nach Zorn und Ärger. Wenn das Kind an Keuchhusten leidet, bekommt es einen Hustenanfall, einen Hustenkrampf, sobald es sich über etwas aufregt oder ärgert. Es wird jähzornig und ganz rot im Gesicht, und dann fängt es an zu husten. »Mürrische Verdrießlichkeit ...«[RA446] »Das Gemüth ist zu Zorn, Zank und Streit aufgelegt.«[RA455] »Zank-Aergerlichkeit; sie sucht alles Aergerliche auf.«[RA456] »Üble Folgen verletzter Gefühle.«[GS] Dies ist der typische Gemütszustand von Chamomilla, und er ist überall da anzutreffen, wo ein entzündlicher Zustand besteht, auf den Chamomilla passt. Bei Pneumonie, Bronchitis, Laryngitis, Otitis media und externa, Erysipel, Kopfschmerzen und Fiebererkrankungen ist Chamomilla in der Lage zu heilen, wenn diese Gemütssymptome und die charakteristischen Symptome auf der körperlichen Ebene vorhanden sind.

Chamomilla-Kopfschmerzen begegnen wir bei empfindlichen Menschen, besonders bei Frauen, die nervlich überreizt, überfordert und übermüdet sind. Oft ist dieses Kopfweh mit einer ungeheuren Unruhe verbunden.[RA428] Erregbare Frauen, die unverhältnismäßig stark unter solchen Schmerzen leiden; schon ein leichter Kopfschmerz wird von ihnen als äußerst qualvoll empfunden. Klopfender[RA42], reißender[RA29f.] oder berstender[RA28] Kopfschmerz. Blutandrang zum Kopf und daraus resultierend Kopfschmerzen[HV13,24]; schlimmer beim Darandenken.[GS] Verschlimmerung der Kopfschmerzen abends.[GS] Eine Zeit, zu der viele Beschwerden am Abend schlimmer werden, ist 21 Uhr. Manchmal 9 Uhr morgens, manchmal 21 Uhr abends. Fieberhitze beginnt gewöhnlich um 9 Uhr morgens.[GS] Schmerzzustände sind im Allgemeinen abends schlimmer und ganz besonders gegen 21 Uhr. Stechend reißende Schmerzen in der Stirn[RA33] und in den Schläfen[RA35]. Wandernde Schmerzen in den Schläfen.[EN205] Drücken und Pressen im Kopf, verstärkt auftretend, sobald die Aufmerksamkeit darauf gerichtet wird, desgleichen beim Bücken und bei Geistesanstrengung[HV13,16]; besser durch Ablenkung – wenn der Patient sich zwingt, an etwas anderes zu denken, oder durch leichte körperliche Betätigung. Heftige Neuralgien des Gesichts[GS], der Zähne, der Ohren, der Kopfseiten. Die Schmerzen innerhalb der Mundhöhle werden durch Kälte gebessert, den Schmerzen der Ohren und der Kopfseiten dagegen tut Wärme gut.

Viele Schmerzen und Beschwerden seitens der Augen. Ophthalmie mit Bluten der Konjunktiva; »tropfenweiser Blutausfluss aus den Augen ... bei einem Säuglinge.«[AZ8,311] Chamomilla heilt solche Zustände, wenn die Reizbarkeit des Gemüts vorhanden ist. Reichliche, scharfe Absonderung aus den Augen.[GS] »Beim gelinden Druck auf die Augenlider dringt theils reines Blut, theils Eiterschleim in Menge zwischen den Augenlidern hervor.«[AZ6,34] Starkes Pressen in der Orbitalgegend, mit Gefühl, als würde der Bulbus von allen Seiten fest zusammengepresst.[HV13,19]

Die große Empfindlichkeit von Chamomilla zeigt sich auch in Bezug auf das Gehör. Der Patient ist sehr empfindlich auf Geräusche, besonders Musik kann er nicht ertragen.[GS(RA451)] Klingen[RA75], Singen und Sausen [wie von Wasserrauschen[RA74]] in den Ohren. Stechende Schmerzen in den Ohren[RA69] [besonders in den Gehörgängen[HV13,8ff.]], gebessert durch Wärme. Anfallsweises Drücken und Reißen in den Ohren.[(Z3,70)] In solchen Fällen sehen wir das Chamomilla-Kind, wenn die Schmerzen kommen, seine Hände an die Ohren halten und vorwurfsvoll klagen und stöhnen, kreischen und schreien. Die Ohrenschmerzen werden als überaus heftig und ganz und gar unerträglich empfunden. Wenn das Kind alt genug ist, um sich auszudrücken, wird es unter Umständen über ein Hitzegefühl in den Ohren klagen[EN300] oder ein Gefühl von Vollheit, so als wären die Ohren verstopft[RA72]. Man muss an Chamomilla auch denken, wenn nervöse, empfindliche Frauen sich nicht dem geringsten Wind aussetzen können, ohne ihre Ohren zu schützen. Im Gegensatz zu anderen Teilen des Gesichts und des Kopfes sind die Ohren extrem empfindlich auf freie Luft[GS] und jegliche Zugluft. Manche Menschen können es nicht haben, wenn ihr Hals dem Wind ausgesetzt ist, andere wiederum müssen den Bereich zwischen den Schulterblättern stets warm bekleidet haben; Chamomilla dagegen reagiert vor allem mit den Ohren empfindlich auf Wind und Zugluft. Doch auch allgemein ist der Körper empfindlich auf freie Luft und Kälte, deshalb zieht sich der Chamomilla-Patient immer recht warm an.

Schnupfen mit Verstopfung der Nase[RA223f.], viel Niesen, Tränen der Augen, Kopfweh und Reizbarkeit – und mit folgendem Symptom: »Eine Wange rot und heiß, die andere blass und kalt.«[HC1,140(SK286)] Dies ist besonders typisch für Chamomilla! Wässriger Fließschnupfen mit Kribbeln in der Nase und Niesen[AZ67,90] – dabei das Gesicht oft einseitig heiß; dazu Schmerzen in Kopf und Kiefern. Der Nasenschleim kann auch zäh sein oder scharf.[GS] Geruchsverlust[GS] während der Dauer des Schnupfens.

Reißende Schmerzen im Gesicht, die manchmal auch die Zähne mit einbeziehen. Es ist nicht ungewöhnlich, dass eine überempfindliche Frau, die sich über etwas aufgeregt oder geärgert hat, davon quälende, neuralgische Gesichtsschmerzen bekommt. Wenn hierbei mehr die äußeren Gesichtsnerven betroffen sind, werden die Schmerzen durch Wärme gelindert; sind aber vor allem die Zähne betroffen, so ist es Kälte, welche hilft. Brennende Gesichtshitze bei Kälte des übrigen Körpers.[RA393] »Nach Essen und Trinken, Hitze und Schweiß des Gesichts.«[RA155] Schwitzen nur am Kopf[RA421] oder am behaarten Kopf[GS] ist ein häufiges Merkmal von Chamomilla. Gelegentlich sehen wir auch bei Masern oder Scharlach solche Chamomilla-Symptome wie Schwitzen am Kopf oder einseitige Gesichtsröte. »Halbseitige Backengeschwulst«[SK286], z.B. bei erysipelatöser Entzündung einer Wange, die immer röter wird und sich schließlich blaurot verfärbt – verbunden mit den typischen Gemütssymptomen.

»Zahnweh, wenn man etwas Warmes in den Mund bringt«[RA89], bisweilen in Form von Klopfen[HV13,46] und Brennen [Bohren[HV13,33]] in den Zahnwurzeln. Reißende[RA97], ziehende[RA99] oder stechende[HV13,42] Zahnschmerzen. Zahnschmerzen schlimmer beim Sprechen[AZ52,151], an der freien Luft, in der warmen Stube[RA90], beim Warmwerden im Bett[SK286] – durch alles, was den Körper erhitzt. Besserung durch kalte Speisen; durch kaltes Wasser im Mund[HV13,33]. Zahnschmerzen, die am Tage ganz schweigen; sobald sich der Patient aber abends ins Bett begibt, setzt das Stechen und Reißen in den Zähnen ein. Zusammen mit der Reizbarkeit, der Schmerzempfindlichkeit, der Hitze des Kopfes und dem typischen Gemütszustand ergibt dies ein vollkommenes Chamomilla-Bild. Zahnweh erneuert sich beim Betreten eines warmen Raums[RA90], während es draußen an der kalten Luft besser war. Diese Zahnschmerzen können hervorgerufen werden durch Erkältung, oder wenn man sich verschwitzt der freien, kalten Luft aussetzt[RA88]; dennoch werden sie, wenn sie erst einmal da sind, durch Kälte gebessert! »Zahnschmerz durch Zugluft hervorgerufen, zum Ohr ausstrahlend.«[GS] Periodisch erscheinende, ziehende Zahnschmerzen, am heftigsten nach dem Essen und vor Mitternacht.[AR11,2,129]* Die meisten Beschwerden von Chamomilla, die am früheren oder späteren Abend einsetzen, lassen gegen Mitternacht nach. Von Mitternacht bis zum Morgen sind fast alle Beschwerden verschwunden, viele von ihnen auch während des Tages. Die charakteristische Verschlimmerungszeit von Chamomilla ist die *beginnende Nacht*. »Die Zähne fühlen sich zu lang an.«[GS(RA99)] »Schwellung[RA81] und Entzündung des Zahnfleischs.« »Drohender Zahnfleischabszeß.« »Brennende Zahnfleischgeschwulst.«[AR11,2,129] Das zahnende Chamomilla-Kind hält oft den unteren Rand eines Glases kalten Wassers an die Stelle der Wange, die über dem schmerzhaft entzündeten Zahnfleisch liegt, wo der Zahn heraustreten will. Auf diese intelligente Art und Weise scheint es die Kälteeinwirkung auf die Mundhöhle verlängern zu wollen – und zu können. Faulig stinkender Mundgeruch.[RA117]

Die Krämpfe, zu denen das Chamomilla-Kind neigt, befallen mit großer Wahrscheinlichkeit auch den Kehlkopf, und manchmal befallen sie auch nur den Kehlkopf. »Laryngeale Krämpfe mit oder auch ohne Husten.« »Zusammenschnüren in der Kehlkopfgegend«[HV13,7] mit Hustenreiz und Erstickungsgefühl.[RA244f.] »Krampfhaftes Zusammenschnüren im Schlunde.«[HV13,23] »Halsweh, wie von einem Pflocke im Halse, beim Schlingen.«[RA105] »Entzündung und Geschwulst der Mandeln, mit dunkler Röthe.«[SK287] Chamomilla heilt Halsentzündungen, wenn Schlund und Rachen gleichmäßig dunkelrot verfärbt[HH112] und beträchtlich geschwollen sind – und wenn der typische Gemütszustand zugegen ist. Es wird niemals Halsentzündungen von Menschen heilen, die nicht reizbar und verdrießlich sind und schnell wütend werden, die nicht ungewöhnlich stark unter ihren Schmerzen leiden. Das Vorhandensein oder Nichtvorhandensein der Chamomilla-Psyche entscheidet über die Indikation der Arznei bei Halsentzündungen.

»Mangel an Appetit.«[RA119] »Unauslöschlicher Durst und Trockenheit der Zunge.«[RA415] »Viel Durst, sie möchte immer kalt und sauer trinken; Kaffee und alle warmen Getränke sind ihr zuwider.«[A2,185] Abneigung auch gegen Suppe und alle flüssige Nahrung. Der Ekel vor Kaffee ist ein merkwürdiges Phänomen ... Chamomilla und *Coffea* ähneln sich sehr in der großen Empfindlichkeit des Organismus, und sie antidotieren einander aufgrund ihrer allgemeinen Symptomenähnlichkeit. (Das Ähnlichkeitsgesetz gilt nicht nur in Bezug auf das Heilen, sondern auch auf das Antidotieren.) Wenn Menschen zu viel Kaffee getrunken haben, z.B. Krankenschwestern im Nachtdienst oder chronisch

* Die in den *Guiding Symptoms* (S. 507) bei diesem Symptom genannte Modalität »better after eating« ist falsch.

überarbeitete, erschöpfte Personen, dann ist Chamomilla das passende Gegenmittel. »Durst und Hitze bei Vorhandensein von Schmerzen.«[HC1,15] Wenn die Schmerzen einsetzen, gleichgültig wo, wird dem Patienten warm, und manchmal wird er auch richtig fiebrig. Sein Gesicht wird rot, besonders auf einer Seite, sein Kopf heiß, und er wird außerordentlich reizbar.

Chamomilla neigt sehr zu Übelkeit und Erbrechen.[AZ83,166] »Aufstossen von Luft, wie faule Eier riechend.«[HV13,31] Heftiges Würgen; vergebliche Anstrengungen zum Erbrechen[GS]. Der Patient hat dabei das Gefühl, als wollte es ihm den Magen zerreißen; er ist von kaltem Schweiß bedeckt und völlig erschöpft. Das ist genau das, was auch bei *Morphinum* passiert. Sie können diesen Zustand gelegentlich bei Patienten beobachten, die von einem Allopathen mit hohen Dosen Morphium behandelt worden sind. Zunächst werden die Schmerzen eine Weile durch das Morphium gelindert, doch dann beginnt dieses fürchterliche Aufstoßen und dieses Würgen und Erbrechen, das auch dann weitergeht, wenn es nichts mehr zu erbrechen gibt. Chamomilla wird all dem ein Ende setzen – gleich mit der ersten Dosis und binnen weniger Minuten –, und es wird das einzige Mittel sein, das Sie benötigen. Chamomilla beseitigt das Morphium-Erbrechen, wenn die analgetische Wirkung des Mittels verflogen ist und das Erbrechen in Gang kommt.

Magendrücken[RA160] und unerträgliches Bauchweh[RA171]. Kolikschmerzen, besonders bei Kleinkindern und Säuglingen. Das Kind krümmt sich vor Schmerzen zusammen[RA189], schreit und strampelt; es möchte ständig getragen werden; ist äußerst reizbar; die Anfälle kommen vor allem am Abend; eine Gesichtshälfte rot, die andere blass; möchte bestimmte Dinge haben, und wenn man sie ihm gibt, will es sie nicht mehr: dies ist das Bild der Blähungskoliken[RA164] von Chamomilla. Die eigentlichen Anfälle dauern meist nicht länger als eine Minute[RA177], dann streckt sich das Kind wieder aus – ein Hinweis darauf, dass es sich um Krämpfe handelt, um durch Blähungen hervorgerufene Darmkrämpfe. Erwachsene, die solche Koliken schon einmal erlebt haben, charakterisieren die Schmerzen als schneidend oder kneifend, mitunter auch vermischt mit Brennen oder Stechen[RA165]. »Einzelne Anfälle heftigen Kneipens im Bauche ...«[RA177]; dabei oft das Gefühl, als wollte Durchfall entstehen[HV13,45]. »Blähungskolik mit aufgetriebenem Unterleibe, die durch Aufstossen ärger wird, durch Auflegen erwärmter Tücher aber etwas nachlässt.«[A1,195] Unterleib hart und gespannt, gegen Berührung äußerst empfindlich.[KE1,828f.] »Bauchschmerzen beim Wasserlassen« – ein ungewöhnliches Symptom! »Unerträgliches Bauchweh, früh bei Sonnenaufgang.«[RA171]

Der typische Chamomilla-Stuhl sieht *grasgrün*, wie gehackte Eier[KE5,409] oder wie beides zusammengemixt aus. Stuhl weiß und gelb, vermischt mit grasgrünem Schleim, der wie mit kleingehackten Kräutern, Gras oder Spinat versetzt erscheint. »Unschmerzhafte, durchfällige, grüne, wässerige Stühle, aus Koth und Schleim zusammengesetzt.«[RA187] »Heißer, durchfälliger Stuhlgang von Fauleiergestanke.«[RA186] Chamomilla hat häufig Durchfall, mal reichlich, mal spärlich, oft mit Tenesmus verbunden wie bei Ruhr. Wässrige Durchfälle, täglich 6- bis 8-mal, mit jeweils nur geringem Abgang.[KE1,829] »Weißschleimiger Durchfall mit Leibweh.«[RA191] Gelblichbrauner Stuhl.[GS] Auch Obstipation kommt vor,* verursacht durch lähmungsartige Schwäche des Rektums: »Leibesverstopfung von Unthätigkeit des Mastdarms, so daß die Excremente blos mittels der Anstrengung der Bauchmuskeln herausgedrückt werden.«[RA183] Viel Wundheit[KE5,409] und Jucken[RA197] am After, besonders am Abend fühlbar. Der After tritt hervor, erscheint geschwollen und gerötet.

Chamomilla-Frauen, so wie ich sie beschrieben habe – extrem unleidlich, schmerzempfindlich und leicht aufbrausend –, müssen zur Zeit ihrer Periode besonders viel leiden. Das Menstrualblut ist oft dunkel und geronnen[HH113]; übelriechend[GS]. Sowohl bei Menorrhagien wie bei Metrorrhagien[RA219] finden sich viele schwarze Klumpen im Blut. »Krampfschmerzen im Uterus; Gefühl, als würde es ihr in die Gebärmutter hinein packen oder greifen[RA218]; besser

* »Alle Leibverstopfungsbeschwerden sind Nachwirkung, d.i. Gegenwirkung des Organisms auf das Bestreben der Chamille, in erster Wirkung Durchfall zu erregen.« (*RA*, Bd. 3, S. 79)

durch Wärme.« »Menstruationskoliken infolge von Zorn und Ärger«[GS], d.h. heftige Krampfschmerzen im Uterus während der Menses, wenn sie sich über etwas sehr aufgeregt und geärgert hat. Sexuelle Reizung, stärkere Emotionen und Gemütsverstimmungen können während der Regel auch bei solchen Frauen Uteruskrämpfe auslösen, die sonst nicht zu Krämpfen neigen, und sie wie eine Erkältung in Mitleidenschaft ziehen. Chamomilla ist ein sehr nützliches Mittel bei membranöser Dysmenorrhö. Der »häutige Abgang beim Monatlichen«[GY25] ist meist ein chronisches Problem und kann schon seit der Menarche bestehen. Jeden Monat geht die Gebärmutterschleimhaut unter heftigen, wehenartigen Schmerzen in großen Stücken ab, wobei das Blut oftmals koaguliert ist. Hier kann Chamomilla eine palliative Hilfe sein. Chamomilla ist nicht das konstitutionelle Mittel, das diese Störung wie die tiefer wirkenden Antipsorika auf Dauer zu beseitigen vermag, aber es lindert bei den heftigeren Anfällen häufig die Schmerzen – sofern diese mit der dem Mittel eigenen Reizbarkeit einhergehen. Typischerweise ist die Patientin dabei in einem fiebrigen Zustand, dem äußere Wärme guttut, und die Schmerzen sind von krampfartigem, ›greifendem‹ Charakter. »Hypermenorrhö: Blut dunkel, fast schwarz, klumpig; mit vom Kreuz nach vorn ziehenden Schmerzen, Ohnmachtsanfällen, Kälte der Glieder und viel Durst.«[GS] »Gelber, beißender Mutterscheidenfluß.«[RA213]

In der Zeit von Schwangerschaft, Geburt und Wochenbett kommen Chamomilla-Zustände häufig vor. Unregelmäßige Uteruskontraktionen; ›falsche‹ Wehen [= Vor- oder Senkwehen]. Chamomilla neigt zu Wehen, die an untypischen Orten empfunden werden, z.B. Wehen, die zu weit im Kreuz lokalisiert sind. Höchst schmerzhafte Kontraktionen von schneidendem oder reißendem Charakter, zum Schreien veranlassend. Die Gebärende ist äußerst gereizt[GY30]; sie schimpft auf die Wehen, auf den Doktor, auf jedermann; jagt den Doktor aus dem Zimmer; vertreibt die Hebamme – und verlangt dann wieder nach ihr; will die Dinge nicht, die man ihr anbietet. Krampfhafte Wehen[GY31], die mal hier, mal da den Uterus erfassen – ein Hinweis auf eine unkoordinierte, richtungslose Aktivität der Muskelfasern. Es fehlen die gleichmäßigen, rhythmischen Kontraktionen, die die Geburtswehen auszeichnen sollten. Wenn der Homöopath die Gebärende schon in der Zeit der Schwangerschaft betreut hat, sollte es ihm leichtfallen, die richtige Arznei zu wählen, um diese unregelmäßigen Uteruskontraktionen zu beseitigen oder sie ganz zu verhüten. Die Wehen werden dann nicht so heftig sein; die Frau registriert die Kontraktionen, aber in vielen Fällen werden sie schmerzlos sein. Natürlich werden Sie nicht immer in der Lage sein, die Schwangeren optimal auf die Geburt vorzubereiten – sie werden es nicht immer zulassen. Wie zu keiner anderen Zeit neigen Frauen nämlich in der Spätphase der Schwangerschaft dazu, sich auf sich selbst zu verlassen und nur ihren eigenen Vorstellungen und Einfällen zu vertrauen. Eine Frau sollte während ihrer Schwangerschaft durchgängig homöopathisch behandelt werden, und manchmal ist es auch sinnvoll, die Behandlung darüber hinaus fortzuführen. Die Schwangerschaft ist eine günstige Zeit für eine homöopathische Behandlung, weil Symptome an die Oberfläche kommen, die sich sonst niemals zeigen würden. Wenn die Patientin psorisch veranlagt ist, kann dies bis zum Eintritt der Schwangerschaft latent geblieben sein; die Schwangerschaft ist dann das auslösende Moment, das die konstitutionellen Schwächen endgültig herausbringt. Sie stellt daher für den Homöopathen eine gute Gelegenheit dar, den Fall zu durchdenken und der Patientin auf einer breiteren Symptomenbasis das passende Konstitutionsmittel zu verschreiben. Dieses Konstitutionsmittel wird nicht nur die neu entstandenen Symptome beseitigen und die Schwangere bestmöglich auf die Geburt vorbereiten, sondern es wird auch insgesamt eine größere Ordnung in ihrem Organismus herbeiführen. Fortan wird sie von vielen Übeln befreit durchs Leben gehen können, geheilt von mancherlei Erkrankungen, die sonst vielleicht erst bei einer anderen Gelegenheit herausgekommen wären. Eine Frau, die einiges über die Homöopathie weiß, begibt sich bei einer Schwangerschaft grundsätzlich in homöopathische Behandlung und ist bestrebt, dem Arzt so viele Details ihrer Beschwerden mitzuteilen wie möglich, damit dieser den Fall gründlich durchdenken kann. Dabei muss der Arzt diejenigen Dinge, die nur während der Schwangerschaft zu beobachten sind, zu den konstitutionellen Symptomen hinzufügen, die in der schwangerschaftsfreien Zeit vorherrschen, denn sie alle sind Ausdruck einer Störung bei ein und derselben Person. Schließlich ist es die *Patientin*, die behandelt werden soll, nicht irgendeine Krankheit. Schwangerschaftsbeschwerden sind lediglich eine andere Ausdrucksform von Störungen oder Ungleichgewichten innerhalb des Organismus.

Zu den Symptomen, die Chamomilla im Verlauf einer Geburt oder in ihrer Endphase abdeckt, gehören irreguläre Uteruskontraktionen, wie etwa »Sanduhrkontraktionen«[GS] oder »Muttermundrigidität«[GS]. Nach der Geburt ungemein quälende Nachwehen.[GY33] Bei all diesen Symptomen sehen wir die gleiche seelische Befindlichkeit, die gleiche Überempfindlichkeit gegen Schmerzen. »Postpartale Uterusblutungen.«[GS] Jedes Mal wenn das Kind an die Brust angelegt wird, entstehen schmerzhafte Krämpfe in der Gebärmutter oder in der unteren Rückenpartie. Beides kann von Chamomilla geheilt werden. Die beiden Hauptmittel für diese Art von Beschwerden sind Chamomilla und *Pulsatilla;* sie sind einander aber in psychischer Hinsicht diametral entgegengesetzt. *Pulsatilla* ist sanft und mild, wenn auch etwas spleenig, Chamomilla auffahrend und reizbar bis ins Extrem. Beide sind schmerzempfindlich, Chamomilla aber in weit stärkerem Maße als *Pulsatilla.*

Chamomilla hat, wie viele andere Mittel auch, Entzündung der Mammae. Man kann für diesen Zustand nicht verordnen, ohne begleitende Symptome zu berücksichtigen; doch bin ich sicher, dass Sie eine Chamomilla-*Patientin* erkennen werden. »Convulsionen Gebärender nach heftigem Aerger.«[GY32] Nehmen wir an, ein Ehemann kommt in das Zimmer, in dem seine Frau gerade in den ersten Wehen liegt und laut schreit, und in einem etwas unglücklichen Tonfall ermahnt er sie, »sich doch zu benehmen«. Daraufhin wird sie böse – und bekommt Krämpfe. Der anwesende Doktor schickte sich vielleicht gerade an, wieder zu gehen, doch jetzt fragt er sich: »Warum habe ich bloß nicht daran gedacht, dieser Frau Chamomilla zu geben? Ich hätte damit die Krämpfe verhüten können!« Nach Verabreichung des Mittels entspannt sich die Patientin auffallend, und oft fällt sie in einen erholsamen Schlaf.

In der Pathogenese von Chamomilla finden sich vielfältige Atembeschwerden, Erstickungsanfälle[RA244f.], Kehlkopfentzündungen etc., die Sie aber leicht selbst nachlesen können. Ich will hier nur die auffallenderen Dinge anführen. Der Husten, der vom trockenen Hüsteln[KE5,409] bis zum heftigen Hustenanfall[RA245] reicht, zeigt manche Besonderheiten. Auffällig ist vor allem das Husten während des Schlafs.[RA248] Ein Chamomilla-Kind, das sich erkältet hat und etwas fiebert, fängt abends nach dem Einschlafen an zu husten, wacht aber nicht davon auf; eine Gesichtshälfte ist gerötet. Sobald das Kind wach ist, zeigt es sich mürrisch und griesgrämig. Es wird schnell ärgerlich, wenn es erkältet ist und etwas husten muss; es merkt, dass ihm Kehlkopf und Bronchien Beschwerden bereiten, und auf einmal wird es deutlich reizbarer. Es möchte fortwährend herumgetragen werden, und wenn man nicht tut, was es will, oder es auf andere Weise verärgert, bekommt es einen heftigen Hustenanfall mit Würgen und Erbrechen. »Das Kind erboßt sich und bekommt dann Husten.«[RA250] »Hustenanfälle durch Zorn und Ärger«; d.h., das Kind hat bereits einen leichten Erkältungshusten, und wenn es sich dann über etwas erzürnt, bekommt es einen regelrechten Hustenanfall. Die Hustenbeschwerden, die Brustbeschwerden und die Kehlkopfbeschwerden verschlimmern sich im Allgemeinen zum späten Abend hin. Bei den Erkältungen, beim Keuchhusten und bei den Brustaffektionen von Chamomilla setzt das Fieber am späten Abend ein. Die meisten Chamomilla-Leiden bessern sich nach Mitternacht und sind am schlimmsten von 21–24 Uhr. »Trockener Husten, schlimmer nachts [= in der ersten Nachthälfte] und im Schlaf.«[GS] »Trockener Husten infolge Erkältung.«[GS] »Rauer, kratzender Husten von Kindern im Winter, mit ständigem Kitzelreiz hinter dem Halsgrübchen[RA246f.], < nachts [s.o.].«[GS(HC2,165)] »Trockener Husten, der auch im Schlaf fortbesteht.«[GS] »Besserung [des Keuchhustens] von Warmwerden im Bette.«[KH] Chamomilla ist sehr häufig bei Keuchhusten angezeigt. Typisch auch hier wieder: Das Kind will getragen werden, hält das Kindermädchen die ganze Zeit in Trab; ist äußerst gereizt und launisch in seinen Wünschen; Husten mit Würgen und Erbrechen; *Husten im Schlaf.*

Für die Brustsymptome gilt das Gleiche, was ich über den Husten gesagt habe – auch sie werden von den charakteristischen Gemütssymptomen begleitet, der Reizbarkeit etc. Der ›Brust-Husten‹ unterscheidet sich kaum von dem laryngeal oder erkältungsbedingten Husten. Es ist derselbe Chamomilla-Husten.

Die meisten Chamomilla-Leiden, seien es Fieber, Erkältungen oder sonstige akute Beschwerden, gehen mit Brennen in Händen[RA282] und Füßen[RA304f.] einher.* Stechende Schmerzen in den Gliedern. Schmerzhafte Muskelkrämpfe. Leichtes Einschlafen der Glieder.[RA275ff.;295] Die Schmerzen in den Gliedern (und manchmal auch in anderen Körperteilen, besonders aber in den Gliedern) sind gewöhnlich mit *Taubheitsempfindungen* verbunden[(RA275)], mit Empfindungen des Abgestorbenseins oder der Lähmung[RA302] oder mit fast vollständiger Anästhesie der Haut. Gleichwohl sind die Schmerzen in den langen Nervenbahnen, in Armen und Beinen äußerst heftig, und der Patient scheint dabei genauso schmerzempfindlich zu sein wie zu anderen Zeiten. Extreme Schmerzempfindlichkeit, aber die Schmerzen selbst verursachen ein *Gefühl von Taubheit oder Lähmung, das in dem betroffenen Körperteil nach Abklingen der Schmerzen zurückbleibt.*[RA339] In den alten Büchern ist in solchen Fällen immer von »lähmigen Schmerzen«[RA278] die Rede. Konvulsivisches Zucken[RA333ff.] oder auch Krämpfe der Gliedmaßen. Krämpfe am ganzen Körper. »Klamm in den Waden«[RA298] und in den Unterschenkeln.[GS] »Reissen in den Füssen nach einem heftigen Froste.«[KE3,507] »In der Nacht brennen die Fußsohlen, und er steckt die Füße zum Bette heraus.«[RA304] All die Kollegen, die routinemäßig Homöopathika verschreiben, verabreichen *Sulfur,* sobald sie erfahren, dass ein Patient die Füße aus dem Bett streckt. Doch es gibt eine lange Liste von Arzneien mit heißen Füßen und brennenden Sohlen, und all diese Patienten strecken natürlich die Füße aus dem Bett, um sie abzukühlen. Es gibt keinen Grund, warum sie alle *Sulfur* bekommen sollten. Der nach Keynotes verordnende Arzt gibt *Sulfur,* wenn ein Patient einen heißen Kopf hat, viel trinkt und wenig isst; mit gleichem Recht könnte er aber auch *Graphites, Pulsatilla* oder *Phosphorus* und etliche andere Mittel verabreichen.

Ein weiteres Kennzeichen der nächtlichen (vorzugsweise vor Mitternacht auftretenden) Schmerzen ist, dass der Patient wegen ihrer Heftigkeit unmöglich ruhig bleiben kann. Wenn das Chamomilla-Kind Schmerzen hat, möchte es getragen und bewegt werden, denn dies scheint ihm gutzutun. Wenn der Chamomilla-Erwachsene nachts im Bett von Schmerzen gepackt wird, steht er auf und läuft im Zimmer auf und ab. Es sind zu Taubheit und Lähmung führende, aus dem Bett treibende Schmerzen, die in der Regel durch Wärme gebessert werden und nicht selten mit Zucken der Gliedmaßen einhergehen. Überempfindlichkeit gegen jeglichen Schmerz. Große Reizbarkeit.

Der Chamomilla-Patient hat abends Schwierigkeiten einzuschlafen. Er ist schläfrig, wie *Belladonna,* ohne dass er aber schlafen kann.[A2,185] Wenn er am Tage zur Ruhe kommt, möchte er am liebsten schlafen; sobald aber die Zeit des Zubettgehens naht, ist er hellwach;** besonders vor Mitternacht kann er vor Unruhe nicht einschlafen. Bisweilen wird der Patient bei seinem allabendlichen Bemühen, Schlaf zu finden, so von Phantasiebildern geplagt[RA361], dass er, wenn er am Ende doch einschläft, dabei mit den Gliedern zuckt[RA333] und bald von ängstlichen, fürchterlichen Träumen[AZ83,150] gequält wird. »Sah [im Traum] schreckliche Gestalten, schreckte auf.«[AZ83,150] »Träumte von tödlichen Unfällen.«[GS] Von all diesen aufreibenden Schlafversuchen ist der Patient bald geistig und körperlich völlig erschöpft.

* Statt *Händen und Füßen* schreibt Kent »Extremitäten«, wofür es aber weder in der Materia medica noch in seinem Repertorium einen Anhaltspunkt gibt.

** Ein ähnliches Symptom beschreibt Hahnemann (*RA* 360): »Wenn er am Tage sitzt, so will er schlafen; legt er sich aber, so kann er nicht schlafen, soncern wacht.«

Chelidonium majus

Schöllkraut

Chelidonium ist ein Mittel, das eher für akute Krankheiten passt, wenngleich es auch bestimmte chronische Krankheiten zu heilen vermag. Es ist kein sehr tief wirkendes Mittel. In seinem allgemeinen Wirkungskreis sowie der Dauer und Tiefe seiner Wirkung ist es am ehesten mit *Bryonia* zu vergleichen. Es ist hauptsächlich eingesetzt worden bei Magen-Darm-Katarrhen, bei akuten und mehr oder weniger chronischen Lebererkrankungen sowie bei rechtsseitiger Pneumonie. Es fällt auf, dass die Haut bei all diesen Beschwerden zumeist eine blassgelbe Färbung annimmt, die sich im weiteren Verlauf zu einem ausgesprochenen Ikterus entwickeln kann. Subchronische Gastritis, mit Gelbsucht. »Gastroduodenalkatarrh.« »Kongestion und Schmerzhaftigkeit der Leber, mit Gelbsucht.« »Rechtsseitige Pneumonie, kompliziert durch Leberbeschwerden oder Gelbsucht.« Chelidonium scheint zwar auf den gesamten Organismus einzuwirken, doch die Leber ist dabei fast immer mit betroffen; besonders eignet es sich für jene Zustände, die gemeinhin als ›Gallenleiden‹ bezeichnet werden. Der typische Chelidonium-Patient ›hat es an der Galle‹, neigt zu Übelkeit und Erbrechen. »Erweiterung der Venen; Plethora abdominalis; Hämorrhoiden.«[GS] Graugelbe Verfärbung der Haut.[AZ70,189]

In den Chelidonium-Prüfungen sind nur wenige Gemütssymptome herausgebracht worden, jedenfalls nicht genug, um uns eine Vorstellung von den Neigungen und Abneigungen des Patienten vermitteln zu können. Auch von seinen intellektuellen Fähigkeiten können wir uns kein rechtes Bild machen. In dieser Hinsicht bedarf die Arznei weiterer Prüfungen, während auf der körperlichen Ebene ein großer Reichtum an Prüfungssymptomen besteht. »Angst.«[AZ70,141] »Traurig bis zum Weinen ...«[RA(127)] »Außerordentlich niedergeschlagen, voll trüber Gedanken über Gegenwart und Zukunft ...«[RA(126)] Diese Neigung zum Grübeln ist typisch für den Chelidonium-Patienten! Große Gewissensangst: »Fürchterliche Angst, Tag und Nacht keine Ruhe, als habe sie Jemanden um das Leben gebracht.«[AZ71,143] »Verdriessliche, schwermüthige, ängstliche Stimmung, als hätte ich Böses gethan, das mir keine Ruhe lässt.«[AZ71,85] Gefühl, als stünden schreckliche Dinge bevor; so kann z. B. in einer traurigen Stimmung die Befürchtung bestehen, die Gesundheit ruiniert zu haben[AZ70,125] oder gar sterben zu müssen[AZ70,108]. »Verdriessliche Stimmung mit Neigung zum Weinen.«[AZ70,108] Auch Symptome wie »Abneigung gegen die gewohnte geistige Beschäftigung«[NR2,144] und »Unlust zum Sprechen«[AZ70,180] deuten auf diese Schwermütigkeit hin. Wenn Sie einmal jene Arzneien untersuchen, die hauptsächlich auf die Leber einwirken und deren Funktion herabsetzen, werden Sie immer wieder auf den Begriff »Melancholie« stoßen. Darüber hinaus ist bei Leberaffektionen die geistige Aktivität deutlich reduziert (bei Herzleiden trifft eher das Gegenteil zu). Wir finden bei diesen ›Lebermitteln‹ ausgesprochene geistige Trägheit: Unfähigkeit zu denken, zu reflektieren, geistig zu arbeiten, verbunden mit einer Verlangsamung des Herzschlags; Trägheit des gesamten Organismus. All dies sehen wir in gleicher Ausprägung auch bei Chelidonium!

Sehr häufig wird das Sensorium in Mitleidenschaft gezogen: »Schwindel, hauptsächlich beim Schliessen der Augen, als drehe sich Alles im Kreise.«[AZ70,130] Schwindel, der nicht eher aufhört, als bis Übelkeit und (manchmal) Erbrechen einsetzen. »So heftiges Drehen im Kopf, daß er sich übergeben muß.« »Schwindel und Bewusstlosigkeit.«[AZ71,199] »Ohnmachtanfälle.«[AZ72,53] »Eingenommenheit des Kopfs.«[AZ71(MB)26] Auch dies sind nicht selten Begleiterscheinungen von Lebererkrankungen.

Wenden wir uns nun der *Leber* selbst zu ... Die psychischen Symptome von Chelidonium gehen mit folgenden Leberbeschwerden einher: Schmerzen von dumpfem, drückendem Charakter; Schmerzen wie wund oder wie gequetscht. Empfindlichkeit der Lebergegend auf Druck[AZ63,83] und selbst auf Berührung: »Der

Druck der Kleidungsstücke verursacht ... starke Schmerzen.«[AZ70,109] Schmerzen im rechten Leberlappen, verbunden mit einem Vollheitsgefühl daselbst. Nach oben gerichteter Druck in der Lebergegend, die Atmung erschwerend. Nach unten gerichteter Druck zugleich in Leber und Magen, mit Übelkeit und Erbrechen. Hinzu kommen ziemlich heftige *Schmerzen unterhalb des rechten Schulterblatts:* »Drückender, dumpfer Schmerz unterhalb des rechten Schulterblatts.«[AZ71,5] »Stiche dicht unter dem rechten Schulterblatt.«[AZ71,84] Diese Schmerzen treten unter Umständen auch in Verbindung mit Pneumonien oder Pleuritiden auf, die ebenfalls durch Chelidonium geheilt werden können. Das Mittel heilt verschiedene Formen von Leberkongestion, wenn die Schmerzen von vorn nach hinten ziehen, durch den Körper hindurch bis in den Rücken hinein. »Stiche in der Lebergegend«[AZ71,94], die von dort bis in den Rücken ausstrahlen. Diese Schmerzen können sehr heftig sein; manche Patienten beschreiben sie auch als schießend, andere als reißend und wieder andere als scharf. Gemeinsam ist ihnen der räumliche Verlauf: durch das rechte Hypochondrium oder den rechten Leberlappen direkt in den Rücken hinein. »Schmerzen, die von der Lebergegend in Richtung Rücken und Schulter schießen.«[GS] »Krampfschmerz in der Lebergegend.«[AZ70,124] »Drückender Schmerz in der Lebergegend ...«[AZ70,109] Bei derartigen Beschwerden hat sich Chelidonium als hilfreich erwiesen, gleichgültig ob eine Kongestion der Leber vorlag, eine Entzündung oder eine Vergrößerung, ob es sich um einen chronischen oder um einen akuten Prozess handelte. »Rechter Hypochonder und Herzgrube [Fossa epigastrica] gespannt und beim Druck schmerzhaft.«[AZ72,125]

Chelidonium hat vielfach Gallenkoliken geheilt. Ärzte, die gute Arzneimittelkenntnisse haben, lindern solche Koliken binnen weniger Minuten. Wir haben Arzneien, die die zirkulären Muskelfasern der Gallengänge zur Erschlaffung bringen und so den Stein schmerzlos abgehen lassen. Natürlich bilden sich bei vollkommener Gesundheit überhaupt keine Steine in der Gallenblase; aber auch bei deren Vorhandensein entstehen Kolikschmerzen nur, wenn ein Konkrement in den Ductus cysticus oder Ductus choledochus gerät, die Schleimhaut reizt und sich dort verfängt. Wenn dieser Vorgang mit schießenden, stechenden, reißenden oder lanzinierenden Schmerzen verbunden ist, die sich bis in den Rücken erstrecken, ist Chelidonium das Mittel der Wahl. »Welch eine Erleichterung ... die Schmerzen sind weg!« – so hören wir von dem Patienten, wenn Chelidonium das richtige Mittel gewesen ist. Es hat den Spasmus gelöst, das Lumen des Gallengangs erweitert und so den Stein durch den Choledochus abgehen lassen. Aber auch jedes andere Mittel, das durch die Symptome indiziert ist, vermag Gallenkoliken zu heilen.

Ein Patient, der mit einer Gallenkolik und hohem Fieber im Bett liegt, mit rotem Gesicht und heißem Kopf, der extrem empfindlich ist, nicht die leiseste Berührung [und Erschütterung] verträgt und vor Schmerzen schreit, ein solcher Patient wird innerhalb von drei Minuten durch *Belladonna* Linderung erfahren – aber das Bild ist ein völlig anderes als bei Chelidonium. *Natrium sulfuricum* und viele andere Mittel haben ebenfalls Gallenkoliken in kürzester Zeit kupiert, wenn nur die Symptome übereinstimmten.

Kommen wir zu den Lungenentzündungen ... Sie treten gewöhnlich in der rechten Lunge auf, oder sie fangen auf der rechten Seite an und gehen dann auf die linke Seite über. Die Rechtsseitigkeit ist bei Chelidonium-Pneumonien sehr betont, und es sind, wenn überhaupt, nur kleine Bereiche der linken Lunge, die mit befallen werden. Gewöhnlich ist auch die Pleura beteiligt, sodass stechende, reißende Schmerzen vorhanden sind. Sie werden wahrscheinlich nicht lange praktizieren müssen, bis Sie Ihrer ersten Chelidonium-Pneumonie begegnen. Der Patient sitzt mit hohem Fieber aufrecht im Bett, sich vornüber auf die Ellbogen stützend und jede Bewegung tunlichst vermeidend[AZ70,108], denn dieses Mittel hat eine ebenso starke Verschlimmerung durch Bewegung wie *Bryonia*. Alle schmerzhaften Zustände werden durch Bewegung enorm verstärkt. Der Patient sitzt wie angewurzelt da; er kann sich nicht rühren oder sprechen[AZ70,124f.], sich nicht bewegen, ohne dass sofort Schmerzen wie Messerstiche durch seinen Körper fahren. Am nächsten Tag werden Sie bemerken, dass seine Haut sich gelb zu verfärben beginnt. Wenn Sie ihn frühzeitig zu sehen bekommen, wird ihm Chelidonium umgehend Erleichterung verschaffen und die Pneumonie noch verhindern. Chelidonium ist bei Pneumonien von Kindern nicht selten und bei Pneumonien von Erwachsenen sogar außerordentlich häufig angezeigt.

Verwechseln Sie bei einer Lungenentzündung Chelidonium nicht mit *Bryonia!* Beide erfahren eine ausgesprochene Verschlimmerung durch Bewegung. *Bryonia* aber möchte, im Gegensatz zu Chelidonium, auf der schmerzhaften Seite liegen, weil Druck bessert, oder auf dem Rücken, wenn die Entzündung hauptsächlich den hinteren Teil der (rechten) Lunge befallen hat. Chelidonium muss dagegen aufrecht sitzen und darf sich nicht bewegen, verträgt keinerlei Berührung des Brustkorbs.[AZ70,108] *Belladonna* hat bei rechtsseitiger Pleuritis äußerst schmerzhaftes Reißen, doch darf, im Gegensatz zu *Bryonia*, diese rechte Seite weder berührt noch gedrückt werden; der Patient muss auf der anderen Seite liegen und darf sich nicht regen. Aufgrund seiner extremen Empfindlichkeit auf Bewegung erträgt er nicht einmal eine geringfügige Erschütterung des Bettes. Ich habe diese drei Mittel hier verglichen, weil sie in Bezug auf Thoraxaffektionen einige Gemeinsamkeiten aufweisen; doch eigentlich unterscheiden sie sich deutlich voneinander.

Die *rechtsseitigen* Brustsymptome und die Leberaffektionen gehen nicht selten mit quälendem Husten einher, neben den gewöhnlich ebenfalls begleitend auftretenden psychischen Veränderungen. Heftig verschlimmert werden diese Beschwerden durch jede Art von Bewegung im Thoraxbereich, während Wärme lindert, besonders jene Schmerzen, die sich bis in den Magen erstrecken. Die psychischen Symptome werden, wie überhaupt das Allgemeinbefinden[GS], durch Essen gebessert. Starkes Verlangen nach heißer Milch[(R1,59)], nach heißen Getränken, die als wohltuend empfunden werden.[AZ70,93] [Überhaupt viel Durst auf Milch[RA(44)]; »Milch schmeckt ihr so lieblich wie nie zuvor.«[AZ70,108]] Warme Speisen lindern speziell die Leber-, Brust- und Magensymptome.

»Uebelkeit und Würgen während eines Angstanfalls.«[AZ71(MB)32] »Biliöses Erbrechen, ... Würgen während des biliösen Aufstoßens.«[AZ49,23] Diese Symptome sind häufige Begleiterscheinungen der bisher beschriebenen Beschwerden. Schmerzen scheinen, wenn sie heftiger werden, den Magen in Mitleidenschaft zu ziehen und so Erbrechen auszulösen; Besserung durch etwas Heißes. »Beklemmung und Beängstigung vor dem Magen.«[AZ71,84] Anhaltende Schmerzen in der Magengrube, heftiger durch Bewegung, gelindert durch Aufstoßen.[AZ71,143] »Heftiger Schmerz in der Herzgrube, als werde der Magen zusammengeschnürt.«[AZ70,124] »Die Herzgrube ... beim Druck empfindlich.«[AZ71,143] All dies schlimmer auch durch Berührung und besser durch Essen. »Fast beständiges Magendrücken, jeweils nach dem Essen gebessert.«[NR2,144] »Magenweh ..., durch Liegen auf der linken Seite mit angezogenen Beinen gebessert.«[AZ70,85]* Wühlender oder na-

* An diesem Symptom lässt sich beispielhaft demonstrieren, wie falsche Repertoriumseintragungen zustande kommen können. Zunächst einmal erscheint das Symptom, dank der korrekten Übersetzung in Allens *Encyclopedia*, auch richtig in Kents Repertorium (S. 514: »Stomach, pain, lying, side, left, with legs drawn up amel.«). Vollkommen willkürlich aber ist in den *Guiding Symptoms* (leider kein Einzelfall, sondern tausendfach vorkommend!) diese spezielle Modalität mit ebenso speziellen Schmerzempfindungen zu einem einzigen Pseudosymptom vereinigt worden; es lautet: »Constriction, pinching, squeezing pain in stomach; > on drawing up limbs and lying on left side.« Verschlimmernd kommt, wie man sieht, hinzu, dass auch die Modalität nicht richtig wiedergegeben wird; sie müsste lauten (*Encyclopedia*, Sy.-Nr. 902): » > by lying upon the left side, ***with*** the legs drawn up.« Von den drei Schmerzempfindungen hat Kent »pinching« (Zwicken) und »constriction« (Zusammenschnüren) für sein Repertorium verwertet, und zwar unter der (doch recht heterogenen) summarischen Rubrik »Stomach, pain, cramping (griping, constricting)«, auf die er unter dem Stichwort »pinching« verweist. Hier erscheint die eigentlich zusammengehörige Modalität, entsprechend der missverständlichen Übersetzung in den *Guiding Symptoms*, getrennt: »lying, side, left amel.« und »drawing up limbs amel.« Diese beiden Eintragungen müssen demnach entweder zusammengeführt oder ganz gestrichen werden. Wenn man die Modalität aber zusammengeführt unter »cramping« stehen lässt, kann man sie mit gleicher Berechtigung auch bei allen anderen Schmerzqualitäten nachtragen, denn das Originalsymptom lautet schlicht ***Magenweh***.
In seinen *Lectures* kompliziert Kent diese Problematik, indem er dem aus den *Guiding Symptoms* zitierten Symptom auch noch die Modalität des nachfolgenden Symptoms, nämlich » > from eating«, einverleibt. Dies mag absolut gesehen durchaus richtig sein – vielleicht werden ja bei Chelidonium *sämtliche* Magenschmerzen durch Essen gebessert –, doch habe ich, zumal es sich um ein Zitat handelt, bei der Übersetzung diese Modalität ihrem ursprünglichen ›Besitzer‹ zurückgegeben.
Die beiden letzten Symptome des Textabschnitts stellen die mutmaßliche Quelle für die genannten Empfindungen »constriction« und »pinching« dar.

gender Schmerz im Magen, durch Essen gemildert.[AZ71,173] »Zusammenziehendes Gefühl im Magen ...«[R1,60] »Zwicken, bald in der rechten, bald in der linken Magengegend ...«[R1,62]

Chelidonium hat eine Vielzahl an Augensymptomen. Stechende Schmerzen. Hornhautverdunkelung.[SK291] Katarakt.[AZ71,166] Entzündungen. Schmerz im rechten Auge, »als wenn das Auge von vorn nach hinten zerdrückt werden sollte.«[AZ63,135] Rechtsseitige Supraorbitalneuralgie.[AZ63,135] In den meisten Fällen bevorzugt Chelidonium die rechte Seite!

Das auffallendste Merkmal im Gesicht ist natürlich die gelbe Farbe, wie bei Gelbsucht[AZ70,85], doch auch eine »schmutzig graue Gesichtsfarbe«[AZ71,206] ist keine Seltenheit. »Blasse, schmutzig-gelbe Farbe des Gesichts.«[GS]

Im Gegensatz zu den Magen-, Leber- und Lungenbeschwerden etc. werden die Kopfschmerzen von Chelidonium durch Wärme hervorgerufen: Kopf schlimmer durch Bewegung, durch Hitze, durch hohe Raumtemperatur, durch Wärmeanwendungen. Zahllose Arten von Kopfschmerzen. Periodisch auftretende Migräne, ausgelöst durch übermäßige äußere Wärme oder durch Erhitzung, schlimmer durch Bewegung, besser durch Galleerbrechen; der Patient möchte ganz ruhig in einem abgedunkelten Zimmer liegen.

Biliöse Diarrhö. Bei Ikterus acholische Stühle: tonfarben, hellblass, von kotiger oder kittähnlicher Beschaffenheit. Allgemein sind die Stühle bei Chelidonium zu hell gefärbt, mitunter auch ganz weiß[AZ71,206], vor allem bei Kindern. Wechsel zwischen Stuhlverstopfung und Durchfall.[AZ72,95] »Stühle: braun und wässrig[AZ71,15]; weißlich und wässrig[AZ70,180]; mit grünem Schleim vermischt; dünnbreiig und hellgelb[AZ70,130]; breiig und hellgrau[AZ70,198]; wie gelb gefärbtes Reiswasser ...«[GS]

Heiserkeit.[AZ70,157] »Beim Husten Brust- und Kreuzschmerzen und Schmerz im Kehlkopf.«[AZ70,117] »Druck in der Gegend des Kehlkopfs; Gefühl, als sei der Hals an dieser Stelle geschwollen und als hindere diese Geschwulst das Athemholen.«[AZ70,118]

Schweratmigkeit tritt bei Chelidonium in Verbindung mit Leberbeschwerden, Lungenentzündungen und allgemein bei Thoraxaffektionen auf. »Erschwertes Athemholen mit kurzem Anstoss von Husten, nach vorangegangenem Schmerz erst in der rechten, dann in der linken Seite des Thorax.«[AZ71(MB)37] »Kurzer, schneller Athem.«[AZ70,107] »Er kann nur kurz und mit Anstrengung athmen, mit Angst, als müsse er ersticken.«[AZ70,85] »Kurzathmigkeit und Brustbeklemmung.«[AZ72,13] »Behinderung des Athmens, wie durch einen zu engen Gürtel.«[AZ72,62] Chelidonium hat nächtliche Asthmaanfälle[GS] mit viel Schleimauswurf geheilt, die durch Wetterwechsel hervorgerufen wurden. Sämtliche Beschwerden können durch raschen Wetterwechsel ausgelöst oder verschlimmert werden, sowohl bei eintretendem Frostwetter[AZ71(MB)23] als auch bei plötzlichem Wärmerwerden. Rheumatische Beschwerden in Schultern, Hüften und Gliedmaßen als Folge von Wetterwechsel.

Im Zusammenhang mit den beschriebenen Leber-, Lungen- und Brustbeschwerden tritt häufig Husten auf, der gelegentlich einen krampfartigen Charakter annimmt. »Heftiger, etwas spasmodischer Husten, wie im Anfangsstadium des Keuchhustens.«[AZ63,90] »Um 4 Uhr Anfall von trocknem Husten.«[AZ70,172] »Krampfhusten, ohne Auswurf«[GS]; erst nach längerer Dauer des Hustens kann ein wenig Schleim expektoriert werden. »Oeftere Anfälle von kurzem Husten, mit Stichen in der rechten Seite und Schwerathmigkeit.«[AZ71(MB)37] »Kurzer Husten mit wenig gräulichem, dickem Auswurfe.«[AZ72,30] »Schmerzloser, quälender, erschöpfender Husten.«[GS] Anstrengender Husten, mit vielem Auswurf und Rasseln in der Brust.[AZ70,171]

Rheumatische und neuralgische Schmerzen in den Gliedmaßen: »Neuralgien im Gebiete ... der Extremitäten«[AZ71,199], überaus heftig. »Muskel- und Gelenkrheumatismus. ... Jede Berührung an irgend welcher Stelle des Körpers war ausserordentlich schmerzhaft.«[AZ79,146] Die Gliedmaßen fühlen sich schwer, steif und lahm an.[GS] »Die Glieder sind welk«[AZ71,198] und schlaff. Es geht mit dem Patienten allmählich bergab; Herz und Kreislauf sind geschwächt. »Ödematöse Geschwulst der Extremitäten.«[AZ71,199] »Plötzlich eine Unruhe in allen Gliedern ..., die sie zu Bewegungen nöthigt.«[AZ70,118] »Zittern in allen Gliedern.«[AZ70,126] »Zucken in allen Gliedern.«[AZ70,164] »Große Trägheit und Unlust zur Arbeit, mit Schläfrigkeit.«[RA(103)]

Die Neuralgien treten häufiger am Kopf und im Gesicht auf als in den unteren Körperregionen und den Extremitäten.

Chelidonium hat heftige Fieberanfälle, mit Frostschauern oder Schüttelfrost, so z.B. bei Pneumonie oder bei Leberentzündung. Es hat Wechselfieber geheilt, die täglich des Nachmittags oder gegen Abend eintraten.[AZ72,85]

»Jucken der Haut, bald hier, bald dort, besonders auf Rücken, Armen und Beinen.«[AZ71(MB)25]
Gelbsucht. »Alte, faule, um sich fressende Geschwüre.«[UE(AZ72,152)]

China

Cinchona officinalis; Chinarinde

Beginnen wir mit dem Studium von Cinchona oder China, wie es gewöhnlich genannt wird. Menschen, die durch den Einfluss der Malaria viel unter Nervenschmerzen gelitten haben[GS] oder die aufgrund wiederholter Blutungen kränklich und anämisch geworden sind, neigen mit einiger Wahrscheinlichkeit dazu, China-Symptome zu entwickeln. China erzeugt eine allmählich zunehmende Anämie mit großer Blässe und Schwäche. Zwar ist das Mittel gelegentlich auch bei plethorischen Individuen indiziert, doch das ist eher eine Ausnahme; und selbst in diesen Fällen ist eine Tendenz zur Kachexie[RA(532)] festzustellen, die durch die prompte Wirkung der Arznei abgewendet werden kann.

Charakteristisch für China ist eine sich langsam steigernde Empfindlichkeit des Körpers, eine allmählich immer größer werdende Reizbarkeit der Nerven. Das Nervensystem ist chronisch angespannt und aufgereizt[RA325 f.], und die Patienten fragen: »Was ist bloß mit mir los, Herr Doktor, dass ich ständig so nervös bin?« Überall zuckendes Reißen[RA(522)] und stechende* Schmerzen, besonders an den Gliedmaßen, aber auch am übrigen Körper. Und die Empfindlichkeit auf Berührung[RA(426)]** ist so extrem, dass der Patient häufig den Verlauf der Nervenfasern in seiner Haut spüren kann, etwa die kleinen Nerven in den Fingern. Neben Berührung reagiert der China-Patient auch auf Bewegung und kalte Luft zunehmend empfindlich. »Im Freien stärkerer Schauder, nebst Schüttelfrost mit Gänsehaut.«[RA(598)] Schmerzen entstehen durch Kälteexposition, durch Wind und kalte Luft, und sie verschlimmern sich durch Bewegung und Berührung. Alte Malarialeiden, die mittels Chinin unterdrückt worden sind; allmählich zunehmende Blässe und Blutarmut und allgemeiner Kräfteverfall, bis der Patient ständig erkältet ist, an Magen-Darm-Störungen und Leberbeschwerden leidet und von allem, was er tut, krank und elend wird. Er kann kein Obst essen, ohne davon Verdauungsstörungen [Durchfall[SK306]; Gärung im Unterleib[RA147]] zu bekommen; kann nichts Saures vertragen. Er ist schwächlich[RA(563)], hat eine blass-wächserne Haut, wird von Schmerzen geplagt, wie sie auch bei akuter Chinin-Intoxikation vorkommen, und gerät von der geringsten Anstrengung ins Schwitzen.

Die China-Patientin blutet leicht; blutet aus allen Körperöffnungen[GS] – aus der Nase[RA(125 ff.)], aus dem Mund[SK302], aus der Gebärmutter[SK306]. Und nach der Blutung bekommt die Patientin Beschwerden. Eine konstitutionell bedingte Eigenheit von China ist die in Verbindung mit Hämorrhagien auftretende Neigung zu Kongestionen und Entzündungen, entweder des Körperteils, der blutet oder geblutet hat, oder eines entfernten Körperteils. Zum Beispiel: Eine Frau erleidet einen Abort mit Uterusblutung, und scheinbar grundlos kommt es anschließend zur Metritis oder zu einer Pneumonie. Mit diesen Entzündungen einher gehen große Reizbarkeit der Gewebe, reißende Schmerzen, schmerzhafte Muskelkrämpfe und regelrechte Konvulsionen. Wenn eine China-Patientin etwas blutet, z.B. während der Geburt oder im Wochenbett, setzen mitten in der Blutung Konvulsionen ein. Das ist so charakteristisch, dass Sie kaum noch ein anderes Mittel in Erwägung ziehen müssen. *Secale* ist eines dieser anderen Mittel, aber es hat mit China kaum Ähnlichkeit. Die *Secale*-Patientin hat das Bedürfnis, sich zu entblößen, und möchte selbst bei kältestem Wetter die Fenster geöffnet haben. China hingegen ist höchst zugluftempfindlich[SK295]; wenn eine China-Patientin in den Wehen liegt und nur für einen kurzen Augenblick Zugluft ausgesetzt ist, kann sie schon in einen Krampfzustand geraten.

* Kent schreibt »cutting«, was dem Sachverhalt nicht ganz entspricht. (Vgl. Hahnemanns Fußnoten zu den Symptomen (453) und (522))

** Hahnemanns Fußnote zum Symptom (426): »Der Chinarinde ist es charakteristisch eigenthümlich, daß nicht nur durch Bewegung und vorzüglich durch Berührung des Theils ihre Schmerzen sich verschlimmern ..., sondern auch, wenn sie eben nicht vorhanden sind, durch blose Berührung der Stelle sich erneuern ...«

Mitten im Geburtsvorgang hören die Wehen auf, und Konvulsionen setzen ein. Ein weiteres Kennzeichen in Bezug auf die Entzündungen ist das rasante Fortschreiten und die Intensität derselben; sie gehen schnell in Gangrän über. Entzündung nach Blutung, und der betroffene Körperteil verfärbt sich rasch schwarz.

China neigt zu Erweiterung[GS] und Blutfülle der Venen, nicht so sehr im Sinne einer Varikose, sondern mehr im Sinne einer Lähmung der Venenwände. Blutfülle der Venen vor allem bei Fieber.

All diese Beschwerden treten bei Menschen auf, die sich in einer schlechten körperlichen Verfassung befinden, bei geschwächten, empfindlichen Patienten und besonders Patientinnen. Sie sind sehr empfindlich auf Blumenduft, Kochgerüche und Tabakrauch. Schwache, schlaffe, abgemagerte, blasse Menschen mit Herzschwäche, Kreislaufstörungen und Ödemneigung. Wassersucht[RA(534)] ist typisch für China; Hautwassersucht[RA(535)] und Hydrops von Körperhöhlen. Eine Besonderheit dieser wassersüchtigen Zustände ist, dass sie vorzugsweise nach Blutungen auftreten bzw. bei der durch diese Blutungen herbeigeführten Anämie. Das ist charakteristisch für China.

Sämtliche Schleimhäute neigen zu katarrhalischen Entzündungen. Gastroduodenalkatarrh[GS], der in Gelbsucht endet. Chronisch Leberkranke mit Gelbsucht; diese Menschen haben lange Zeit unter dem Einfluss des Malariamiasmas gelebt und sind davon schwach, empfindlich und anämisch geworden. Wir sehen solche Fälle im Süden und Südwesten [der Vereinigten Staaten] und entlang dem Mississippi-Tal.

Periodizität wird gemeinhin als die wichtigste Indikation für China angesehen, aber das ist falsch. Periodizität ist das Symptom, auf das hin Chinin verabreicht wird. China hat zwar periodisch wiederkehrende Beschwerden, aber keineswegs in stärkerem Maße als viele andere Arzneien, und es ist auch nicht so häufig angezeigt, wie die ›Routine-Verschreiber‹ meinen. Allopathen geben grundsätzlich Chinin, wann immer sie periodisch auftretende Störungen zu behandeln haben. Gleichwohl ist Periodizität ein wichtiges Merkmal von China: Schmerzen setzen regelmäßig zu einer bestimmten Tageszeit ein; Wechselfieber erscheinen mit großer Regelmäßigkeit und nehmen einen regelmäßigen Verlauf.

Teil dieser Periodizität ist eine Verschlimmerung am Abend[GS] oder in der Nacht, manchmal auch genau um Mitternacht. Wenn Sie zu einem Fall von Bauchschmerzen gerufen werden, die regelmäßig jede Nacht um 24 Uhr wiederkehren, kann es sein, dass es eine Woche dauert, bis Sie den Verdacht haben, es könnte sich um eine China-Kolik handeln. So erging es mir mit einer Dame, die stets um Mitternacht Schmerzen und Aufblähung des Abdomens bekam. Nachdem sie bereits viele Nächte gelitten hatte, verhinderte endlich eine Einzeldosis China die ständige Wiederkehr dieser Beschwerden. Regelmäßig zu einer bestimmten Zeit auftretendes Nasenbluten [»früh zwischen 6 und 7 Uhr, nach dem Aufstehen aus dem Bette«[RA(125)]]. Durchfälle nur in der Nacht abgehend.[SK306] Mehrere herausschießende, schwarze, wässrige Stühle während der Nacht. Am Tage Durchfälle *nur direkt nach dem Essen.*[SK306] Nach dem Essen kommt es zu einer allgemeinen Verschlimmerung des Befindens.

Fassen wir das bisher Gesagte noch einmal zusammen: Der China-Patient ist ein fröstelliger, kälte- und zugluftempfindlicher Mensch, dessen Beschwerden oft durch Kälteexposition ausgelöst werden; er ist außerdem empfindlich auf Berührung sowie auf Bewegung. Alle Gewebe befinden sich in einem außerordentlichen Reizzustand.

China ist angezeigt bei Krankheitszuständen, die im Gefolge von Blutverlust oder übermäßigen Verlusten anderer Körpersäfte aufgetreten sind[RA]; so vermag es beispielsweise jenen zu helfen, die unter den Folgen sexueller Ausschweifungen oder Onanie[GS] – »häufigen Saamenverlusts«[RA] – zu leiden haben. Diese Menschen werden von großer Schwäche[RA326], Schlaflosigkeit[RA343ff.] und Reizbarkeit[RA328] heimgesucht. Schwäche mit allgemeiner Kälte der Haut[GS]; lähmige Schwäche[SK296]; Rucken der Gliedmaßen und Zucken einzelner Muskeln[GS]; Ziehen und schmerzhafte Verkrampfungen von Muskeln; chronische Zuckungen; epileptiforme Krämpfe; Blutandrang zum Kopf[RA392]; Klingen in den Ohren[RA49]; Dunkelheit vor den Augen[RA(112)]; Ohnmacht[RA(555)] beim geringsten Anlass. Dies ist das Erscheinungsbild der China-Kachexie, und vor diesem Hintergrund wird Sie der Geistes- und Gemütszustand des Patienten kaum überraschen. Er entspricht genau dem, was man bei einem so nervösen und empfindlichen Menschen erwarten würde. Geistige Schwäche; »langsamer Ideengang«[RA4]. Es fällt ihm schwer, zu denken oder sich zu erinnern. Große Ängstlichkeit in der Nacht[RA403]; Furcht vor Hunden und anderen Tieren, besonders nachts[SK299]; Furcht vor kriechenden Lebewesen. Springt nachts vor Angst aus dem Bett und will sich das Leben nehmen, fürchtet sich dann aber doch, ans offene Fenster zu gehen oder sich einem Messer zu nähern.[RA403] Wenn die Geisteskraft weiter nachlässt, kann er »die Ideen nicht in Ordnung halten, ... begeht Fehler im Schreiben und Reden, indem er Wörter, die nachfolgen sollten, voraus setzt.«[RA6] Abends und nachts liegt er lange wach im Bett und macht Pläne für die Zukunft, wobei sich ihm viele Ideen auf einmal aufdrängen.[RA(713 f.)] Theoretisiert, baut Luftschlösser, denkt über all die großartigen Dinge nach, die er eines Tages realisieren will.[RA(715)] Am nächsten Morgen wundert er sich, wie er nur so törichtes Zeug denken konnte. Nach Schlaf ist sein Geist klar, und er kann die Dinge des Lebens mit größerer Gelassenheit betrachten. »Keine Lust zur Arbeit«[RA426], vor allem nicht zu geistiger Arbeit[RA(711)]. Unfähig zu jeder ernsthaften geistigen Beschäftigung.[RA(705)] Apathisch, gleichgültig gegen alle Eindrücke von außen.[RA(707)] »Verdrießlich, maulfaul, in sich gekehrt.«[RA(710)] »Unaufgelegtheit zum Denken.«[RA(704)] Er hat keine Kontrolle über seinen Geist – kann ihn nicht dazu bringen, das zu tun, was er tun soll. Sie sehen, von wirklicher Geisteskrankheit ist dies noch einiges entfernt.

Diese psychische Verfassung entwickelt sich z. B. nach Blutverlusten. Schlaflosigkeit nach Blutungen aus der Lunge, dem Uterus, etc. Eine Frau, die einen großen Blutverlust erlitten hatte und anschließend keinen Schlaf mehr fand, wurde durch China wieder gesund.

Nach stärkeren Blutverlusten sind Neigung zu Schwindel und Ohnmachtsanwandlungen eine natürliche Folgeerscheinung. Doch normalerweise gehen diese Beschwerden nach einigen Tagen unter einer vernünftigen Diät wieder zurück. Bei einer China-Patientin werden sie dagegen immer schlimmer, denn bei ihr wird nach solchen Hämorrhagien nicht genügend Blut neu gebildet. Es besteht eine Malassimilation der zugeführten Nahrung, und der Schwindel besteht wochenlang fort. China wird hier die Ordnung bald wiederherstellen.

Das Mittel hat vielerlei Kopfschmerzen. Kongestive Kopfschmerzen bei geschwächter Konstitution; die Gliedmaßen sind dabei kalt[RA392], der Körper von kaltem Schweiß bedeckt. Reißende Kopfschmerzen.[RA(38)] Schmerzhaftes Drücken und Pressen im Kopf.[RA(31)] Pochen oder Hämmern im Kopf.[FA(54 f.)] Die Schmerzen werden ausgelöst oder verschlimmern sich, sobald der Kopf freier Luft ausgesetzt wird[RA(29)]; schlimmer durch Gehen und durch Bewegung des Kopfes[RA(38)], durch Berührung, Auftreten, Zugluft und Wind[FZ34,22], ferner durch Kälte; besser in einem warmen Raum. Dies sind die Hauptmerkmale der China-Kopfschmerzen. Schon geringste Berührung[RA25] vermehrt die Beschwerden, doch beachten Sie folgende Ausnahme: Während leichter Druck verschlimmert[RA(45)], erfahren die China-Schmerzen durch *starken Druck* Erleichterung[RA(31)]. Die Gewebe sind bei China äußerst empfindlich, besonders im Verlauf von Nervenbahnen, und werden schmerzhaft durch Berührung und kalte Luft. Stechende Kopfschmerzen mit starkem Pulsieren der Schläfenarterie[RA(62)], welches mit den Fingern getastet werden kann[RA20]; besser durch festes Daraufdrücken mit der Hand[RA(41)], aber schlimmer durch Berührung. Die Erschütterung und Bewegung des Kopfes, die das Gehen mit sich bringt, tut dem Kopf weh; selbst Umdrehen im Bett erhöht die Beschwerden. Der Patient kann in keinem Gefährt fahren, in dem er stärkeren Erschütterungen ausgesetzt ist. »Schmerz, als packte Jemand mit voller Hand die Haut auf dem obern Theile des Kopfs«[RA(71)] oder als würde ihm jemand an den Haaren ziehen[GS]. Die Kopfhaut und besonders die Haarwurzeln sind bei Berührung schmerzhaft empfindlich.[RA(65)] Starker Schweiß in den Kopfhaaren, besonders beim Gehen im Freien.[RA26 f.] Die Kopfschmerzen von China treten nachts am stärksten auf und rauben den Schlaf.[AZ34,22] Kopfweh von sexuellen Ausschweifungen oder sonstigem Säfteverlust.

Wir kommen zu den Augen ... Heftige Lichtscheu.[AZ35,27] Gelbe Skleren.[SK301] Kalter Wind verursacht neuralgische Augenbeschwerden, die durch Ruhe und Wärme gebessert werden. Nachtblindheit.[GS] Trübsichtigkeit.[RA(113)] Druck, wie von Sand in den Augen, besonders bei Bewegung.[SK301] Augenbeschwerden < durch Licht, > im Dunkeln.

Ohren und Nase zeigen die gleiche Empfindlichkeit wie die Augen. Jedes geringfügige Geräusch wird als schmerzhaft empfunden. Klingen[RA49], Sausen[RA50], Summen[GS], Singen oder Zirpen (wie von Grillen) in den Ohren. Trockener Mittelohrkatarrh. Schwerhörigkeit[RA(120)] ist nicht selten die Folge eines solchen Zustandes. Sie nimmt allmählich immer mehr zu, bis hin zu völliger Taubheit. Die Ohrgeräusche halten auch dann noch an, wenn der Patient längst die Fähigkeit verloren hat, Geräusche und Laute aus seiner Umgebung wahrzunehmen und zu erkennen. »Blutung aus dem Ohr; übelriechende, blutig-eitrige Absonderungen.«[GS]

Häufiges Nasenbluten[RA(126)] bei anämischen Patienten.[GS] Auch hier wieder Beschwerden durch trockenen Schleimhautkatarrh. Stockschnupfen[RA(356)] oder auch Fließschnupfen[RA(355)]. Unterdrückter bzw. zurückgetretener Schnupfen verursacht heftiges Kopfweh.[UE] Gerüche erregen Übelkeit. Empfindlich auf den Geruch von Blumen, gekochten Speisen und Tabak.

Das Gesicht ist welk, anämisch; oder eingefallen, spitzig, bleich und krankhaft[RA(78)]. Es ist rot während der Fieberhitze[GS] und manchmal auch während des Fieberfrostes, doch in der Zeit der Apyrexie ist es blass, fahl und kränklich. Neuralgie des Gesichts; reißende und lanzinierende Schmerzen[GS] mit den für China typischen Modalitäten. Die Gesichtsvenen sind erweitert[GS]; dies wird oft beim Fieber und Schweiß des China-Wechselfiebers beobachtet.

Die Zähne wackeln und schmerzen beim Kauen[RA65]; sie fühlen sich zu lang an. Das Zahnfleisch ist geschwollen.[RA(139)] Zahnschmerzen bei jeder geringfügigen Verkühlung im Freien oder in Zugluft.[RA60] Reißende Zahnschmerzen bei Müttern, als würden Zähne herausgezogen, sobald das Kind an der Brust saugt.[(GS)] Exsudationen im Bereich des Zahnfleisches. Schwarzer Belag auf den Zähnen[SK302], übelriechend. Fäulnisprozesse im Mund bei adynamischen Fieberformen.

Der Geschmackssinn ist extrem empfindlich[GS], so übertrieben, dass nichts mehr natürlich schmeckt. »Bitterer Geschmack im Munde; auch der Tabak schmeckt beim Rauchen bitter.«[RA(174)] »Alle Speisen schmeckten ungemein salzig, nachgehends bitter.«[RA(180)] »Beißen vorne auf der Zungenspitze, wie von Pfeffer ...«[RA(157)] Starke Trockenheit in Mund[RA(163)] und Hals[RA(165)]. »Wie durch Verengerung des Halses erschwertes Schlingen.«[RA(152)] Manchmal zeigt der China-Patient Heißhunger[RA111], doch sehr viel häufiger sind Ekel und Widerwille gegen jegliche Speise[RA117]. Oft ist er gegenüber Nahrungsaufnahme auch nur gleichgültig; er setzt sich zum Essen nieder, und es schmeckt ihm auch einigermaßen, aber im Grunde ist es egal, ob er isst oder nicht. »Gleichgültigkeit gegen Essen und Trinken; nur erst während des Essens entsteht einiger Appetit und etwas Wohlgeschmack an Speisen.«[RA109] »Hunger und doch Mangel an Appetit; das richtig schmeckende Essen war ihm doch unangenehm im Munde.«[RA(198)] »Mangel an Appetit, wie von entfernter Uebelkeit.«[RA(194)] »Er hat Appetit auf mancherlei, weiß aber nicht genau, auf was?«[RA113] »Kein Verlangen nach Speise oder Trank.«[RA116] Abneigung gegen Brot.[GS] Der Appetit ist, wie Sie sehen, sehr wechselhaft. Der Durst beim Wechselfieber ist ziemlich einzigartig; der Patient sagt: »Gleich bekomme ich wieder meinen Frostanfall, denn ich werde sehr durstig.« Durst vor dem Frost – doch sobald der Frost da ist, hört der Durst auf.[RA(618)] Wenn ihm dann allmählich wieder warm wird, fängt auch der Durst wieder an; genauer gesagt, der Durst besteht nur in der Phase, wo sich Frost und Hitze überlappen. Wenn der Frost so gut wie abgeklungen ist und die Hitze überwiegt, ist auch der Durst schon wieder vorbei; der Kranke möchte allenfalls seinen Mund befeuchten. Mit dem Nachlassen der Fieberhitze steigert er die getrunkene Wassermenge immer mehr, und während des gesamten Schweißstadiums kann er *kaum Wasser genug bekommen*. Durst vor und nach dem Frost und *Durst während des*

Schweißes; durstlos während des Frostes und ebenso während der Hitze.[UE] In Fällen von Wechselfieber werden Sie mehr Patienten mit *Ipecacuanha* und *Nux vomica* heilen als mit China. Frost-, Hitze- und Schweißstadium bieten bei China ein deutlich charakterisiertes Erscheinungsbild.

Gastrische Beschwerden durch das Essen von Fisch und Obst sowie durch Weingenuss.[GS] Milch verdirbt leicht den Magen.[RA149] Trommelsucht[RA(269)]; Magen und Unterleib sind fast bis zum Platzen aufgetrieben.[GS] Ständiges lautes und kräftiges Aufstoßen, das aber keinerlei Erleichterung bringt[GY10f.], so massiv ist die Flatulenz. Der *Carbo-vegetabilis*-Patient erfährt schon durch ein wenig Aufstoßen Linderung. *Lycopodium* kann beides haben, mal ist es wie bei *Carbo vegetabilis*, mal wie bei China. Aufstoßen mit dem Geschmack der genossenen Speisen[RA123]; saures[SK304] oder bitteres[RA122] Aufstoßen. Hyperazidität.[GS] Schluckauf.[GS] Der Patient kann sich vor Wundheitsgefühl in den Därmen kaum bewegen. Übelkeit, besonders nach dem Essen, in der Gegend des Halsgrübchens.[RA(208)] »Brecherlichkeit und Erbrechen.«[RA129] Häufiges Erbrechen.[GS] Bluterbrechen[GS], manchmal gefolgt von Ödemen der Gliedmaßen. Saures Erbrechen von Schleim, Wasser und Speisen.[SK304] Galleerbrechen.[GS] Das Erbrechen tritt vorzugsweise nachts auf.[GS] »Gefühl von Kälte im Magen.«[RA152] »Pochen in der Herzgrube.«[UE] »Kollern im Oberbauche.«[RA(277)] »Von Obst- (Kirschen-) Essen Gährung im Unterleibe.«[RA147] Kollern[RA(276)], Knurren[RA(279)] und Gluckern im Unterleib.

Kopiöse, wässrige, schwärzliche[RA(330)] Stuhlentleerungen. Durchfälle, die schnell nach der Mahlzeit[AZ3,26], besonders aber nachts[AR1,3,180] erfolgen. Viel Blähungsabgang.[RA(316)] »Durchfall entwickelt sich allmählich, Stühle werden immer wässriger, ... dabei rasche Abmagerung.«[GS] Chronischer Durchfall mit starker Abmagerung[Z3,188]; besonders nachts abgehend. *Petroleum* hat ebenfalls chronischen Durchfall, doch geht dieser nur am Tage ab.

Bei den männlichen Genitalien ist das auffallendste Merkmal die Schwäche. [»Impotenz, bei aufgeregter, geiler Phantasie.«[SK306] »Allzu leichte, öftere Samenausleerungen, mit nachfolgender großer Schwäche.«[UE]]

Andersartige Beschwerden bestehen bei den weiblichen Genitalien. Frauen, die Gebärmutterblutungen erlitten haben, müssen damit rechnen, ganz plötzlich eine heftige Eierstockentzündung[SK307] zu bekommen.[GS] »Metritis nach starkem Blutverlust oder übermäßigem Beischlaf.«[GS] Uterusprolaps als Folge von Säfteverlust.[GS] Menses zu früh[GS] und zu stark, mit Abgang schwarzer Klumpen[RA225]. Menstruationskoliken.[GS] Metrorrhagien mit Leibschneiden, Krämpfen und wehenartigen Schmerzen in der Gebärmutter[CH300]; die Krämpfe treten mitten in der Blutung auf. Ferner kommt es zu Muskelzuckungen, Ohrenklingen, Schwarzwerden vor den Augen und Ohnmachtsanfällen[GY34]; Heruntersinken im Bett. Nach der Entbindung halten die Lochien zu lange an[GS] und sind zu stark. »Beeinträchtigung der Gesundheit durch langes Stillen.«[GS] Beim Stillen treten Zahnschmerzen auf.[GS] Gesichtsneuralgie als Folge des Stillens.

Dyspnoe mit Schleimansammlung in den Bronchien und Rasseln auf der Brust.[(RA230)] »Drücken in der Brust, wie von heftigem Blutandrang; starkes Herzklopfen, blutiger Auswurf, plötzliche Prostration.«[GS] Nächtlicher Erstickungshusten[RA234] oder nächtlicher trockener Krampfhusten[GS]. Profuse Nachtschweiße [bei Phthisis aufgrund von Säfteverlust[GS]]. Schmerzen in der Brust, zunehmende Kälteempfindlichkeit, Hitze und Röte des Gesichts bei kalten Händen.

Schmerzhafte Stellen entlang der Wirbelsäule. Zuckendes Reißen an verschiedenen Stellen der Gliedmaßen[RA(522)], besser durch äußere Wärme und starken Druck, schlimmer oder hervorgebracht durch Berührung und Verkühlung. Verschlimmerung der Gliederschmerzen nachts.[GS] Schwäche in den Knien[UE], besonders beim Gehen.[GS]

China heilt malariabedingte – remittierende oder intermittierende – Wechselfieber, aber auch kontinuierliche, typhöse Fieber.

Chininum arsenicosum *

Chininarsenit

Chininum arsenicosum ist von Nutzen, wenn die Konstitution stark geschwächt ist. Große Mattigkeit und Hinfälligkeit[AZ138,115], besonders beim Gehen. Völlige Erschlaffung der Muskeln[AZ119,11] *(Calcarea). Zittern.* Ohnmacht schon von geringfügigen Anlässen. Bei chronischer Diarrhö[NZ2,188] muss man an das Mittel denken, wenn *Schwäche* die auffälligste Begleiterscheinung ist. *Periodizität* ist ein weiteres, sehr ausgeprägtes Kennzeichen der Arznei.[KE5,82] Abmagerung.[NZ2,188] Zunehmende Blutarmut; Chlorose. Der Patient ist typischerweise blass und mager, schmerz- und *berührungsempfindlich* sowie äußerst *kälteempfindlich*[GS]. Beschwerden entstehen oder verschlimmern sich durch Kälte bzw. Verkühlung, im Freien sowie bei windigem, stürmischem Wetter. Starke Erkältungsneigung. Der Kranke hat es gern warm; er zieht warme Getränke und warme Speisen vor; in einem warmen Raum bessern sich die meisten seiner Beschwerden. Er hat eine Abneigung gegen übermäßige Bewegung, und körperliche Anstrengung verschlechtert sein Befinden. Verlangen, still an einem Ort zu sitzen oder zu liegen.[GS] Gehen, besonders im Freien, verschlimmert; auch Stehen erhöht viele seiner Beschwerden. Viele Symptome entwickeln sich nachts und während des Schlafs.[GS] Beschwerden nach langwierigen Eiterungen, nach Blutverlusten. *Neigung zu Ödemen;* Hydrops von Körperhöhlen. Puls stark beschleunigt, *schwach und unregelmäßig.*[AZ88,39] Überall am Körper können klopfende Empfindungen auftreten. Erweiterung der Blutgefäße. Gangräneszenz; entzündete äußere Körperteile neigen zu schwarzer Nekrotisierung. Vorherrschend stechende und reißende Schmerzen.

Gereiztheit[KE5,82], besonders beim Erwachen und im Frost. Leicht zum Zorn gereizt.[AZ119,35] Regt sich über Kleinigkeiten sehr auf. Die Gereiztheit steigert sich durch geistige und körperliche Tätigkeit.** Übertrieben gewissenhaft, peinlich genau in Kleinigkeiten *(Silicea, Thuja).* Tadelsüchtig[AZ119,35], selbst gegenüber den engsten Freunden. Ungeduld, besonders bei Wechselfieber. Bei Fieber Neigung, aus dem Bett zu springen. Unzufrieden mit allem. Neigung, sich zu beklagen. Argwöhnisch. Leicht beleidigt. Schweift beim Reden ständig ab. Sentimental. Allgemeine Überempfindlichkeit, vor allem auf Geräusche. Schreckhaft; plötzliches Auffahren beim Einschlafen – Erwachen wie durch einen Schreck. Launenhaftigkeit; will Dinge haben, die ihn aber nicht mehr interessieren, sobald er sie erhalten hat. Trauriges, niedergeschlagenes Gemüt[AZ119,12], besonders im Frost- und Hitzestadium des Fiebers, manchmal auch während des Schweißes. Große Angst[NZ2,179], sowohl tags als auch nachts, besonders aber gegen Abend. Angst beim Erwachen, bei Fieberhitze[AZ78,103] und bei Fieberfrost. Angst mit Furcht. Furcht, besonders abends, vor Geistern und Gespenstern. Furcht, es könnte ihm ein Unheil widerfahren. Scheu, zaghaft, furchtsam. Leicht zu entmutigen, hasenherzig. Jammern[GS] und Weinen. Lebensüberdruss; Suizidneigung. Wird gleichgültig gegenüber allen Vergnügungen. Lustlosigkeit; kein Verlangen, irgendetwas zu tun.[GS]

* Wie bei vielen anderen der zusammengesetzten Mittel, die in der 2. Auflage hinzugekommen sind, handelt es sich auch bei dieser Arzneidarstellung gewiss nicht um eine Vorlesung. Vielmehr werden in diesem Kapitel im Wesentlichen jene Repertoriumsrubriken alphabetisch aneinandergereiht, in denen Chin-a. aufgeführt ist. Maßgeblich für die Auflistung im Repertorium war in den meisten Fällen das Vorhandensein von sowohl *Arsenicum album* als auch *China* in den Rubriken. Nur zu einem kleinen Teil rekrutieren sich die Repertoriumseinträge aus tatsächlichen Prüfungen oder klinischen Erfahrungen. Die Reihenfolge der Symptome wurde von mir nach inhaltlichen Kriterien verändert.

** Diese Angabe ist nach den Quellen korrigiert. Kent schreibt am Ende des Abschnitts: »The headache is worse by mental exertion.« Dabei bezieht er sich auf ein Gemütssymptom in den *Guiding Symptoms*, wo es heißt: »Irritable mood precedes headache, which is < by mental and bodily exercise.« Wie aus den *Klinischen Erfahrungen* Rückerts (Bd. 5, S. 82) hervorgeht, bezieht sich die Verschlimmerung aber nicht auf die Kopfschmerzen (wie man nach Herings Übersetzung meinen sollte): »Halbseitiger Kopfschmerz, periodisch jede Nacht um Mitternacht. Vorboten in den Abendstunden: Frösteln, Gähnen, Anorexie, gereizte Stimmung, gesteigert durch geistige und körperliche Thätigkeit und stärkere Sinneseindrücke.«

Schweigsam; sitzt stundenlang an einem Ort[GS], ohne sich zu bewegen oder zu reden; weigert sich, auf Fragen zu antworten. Soporöses Darniederliegen bei bösartigen Fieberverläufen. Verzweifelt und hoffnungslos angesichts seines Leidens[NZ14,21], besonders während des Fieberfrostes und der Fieberhitze. Große nächtliche Unruhe[GS]; Unruhe bei Fieber; ängstliche, zur Verzweiflung bringende Unruhe, treibt den Kranken aus dem Bett. Stöhnen im Frost- und Hitzestadium. Psychische Symptome aufgrund sexueller Ausschweifungen und Verlust von Körpersäften. Geistesträgheit.[GS] Benommenheit [»Wüstheit im Kopfe«[AZ78,103]], besonders morgens beim Erwachen. Schwaches Gedächtnis[AZ119,36], vergesslich. Nächtliche Delirien[AZ78,103]; Delir nach Blutungen. Vielfältige Einbildungen der Phantasie; sieht schreckliche Bilder. Hartnäckige Gedanken, kann sich ihrer nicht erwehren. Reichtum an Ideen; vor allem nachts hat der Patient viele Einfälle. Hochfliegende Pläne, baut Luftschlösser. Frostschauer überlaufen ihn, sobald er an selbige denkt.[GS]

Schwindelanfälle[AZ119,11], vermehrt am Abend und beim Gehen im Freien; oft mit Übelkeit verbunden.

Kopfkongestion[AZ119,11] mit großer Hitze des Kopfes oder der Stirn. Schwere des Kopfes, besonders am Morgen. Zusammenschnürungsgefühl des Kopfes. Gefühl von Bewegung im Kopf, besonders beim Bewegen desselben [*China:* wellenförmiges Anschlagen des Gehirns an die Hirnschale[RA(53)]]. Tägliche epileptiforme Paroxysmen: »Ohne vorgängige Aura, ohne irgendeine Veranlassung fährt es ihm wie ein vielzackiger Blitz durch's Gehirn und ebenso rasch durch die rechte Gesichts- und Halsseite in den Arm, der unter hörbarem Krachen so unnatürlich verdreht und verrenkt wird, dass man eine wirkliche Fraktur besorgen möchte. Dabei verzerren sich die Muskeln des Gesichts, die Sehkraft schwindet, die Sprache versagt, endlich geht auch das Bewusstsein verloren, und er stürzt wie leblos nieder ...«[NZ14,21] »Heftige, zum Kopf hochschießende Schmerzen, den Schlaf raubend.«[GS] Die Kopfschmerzen treten gewöhnlich morgens beim Erwachen und am Nachmittag auf, am schlimmsten aber sind sie in der Nacht. Auslösung oder Verschlimmerung der Kopfschmerzen durch kalte Luft, durch Verkühlung, im Frost- und Hitzestadium (besser während des Schweißes), beim Husten, Gehen und sonstiger Erschütterung, nach dem Essen, während der Menses, *durch Geräusche, Aufregung* und geistige Anstrengung [vgl. Fußnote S. 380]. Heftiger Kopfschmerz bei Schnupfen. Katarrhalische Kopfschmerzen.* Klopfende oder hämmernde Kopfschmerzen. Berstende Kopfschmerzen. Reißende[KE5,82] oder stechende Kopfschmerzen. Nervöse Kopfschmerzen. Anfallsartige Kopfschmerzen. *Periodische* Kopfschmerzen, u.a. alle 2 Wochen. »Neuralgische Schmerzen im Bereich des äußeren Kopfes, besonders der Schläfen, schlimmer links; > durch Reiben der schmerzenden Stellen.«[GS] Schmerzen werden tief im Gehirn empfunden. Stirnkopfschmerzen[GS], vorwiegend auf der rechten Seite. Schmerzen im *Hinterkopf*[AZ119,27], besonders nach Schlaf. [Alle 4 Wochen entsteht nach halbstündigem Schüttelfrost] »links neben der Protuberantia occipitalis ein ... zunehmender Brennschmerz, der sich die linke Nackenpartie entlang in das Schulterblatt und von da endlich über die ganze linke Thoraxhälfte ... verbreitet; die Anfälle erscheinen gewöhnlich in den Frühstunden und dauern bis nach Mitternacht.«[NZ14,20] Schmerzen in den Kopfseiten, abends. Dumpfer Schmerz auf dem Scheitel.[AZ119,18] »Zerschlagenheitsgefühl am ganzen Kopf nach Fieber und nach Schlaf.«[GS] Drückende Schmerzen in der Stirn und den Schläfen[AZ88,39]; über den Augen; im Hinterkopf. Schwitzen der Stirn. Stirn kalt und mit Schweiß bedeckt. Die Kopfhaut ist empfindlich auf Berührung[KE5,82], auf Haarekämmen und Hochbinden der Haare (bei Vorhandensein von Beschwerden); Kopfschmerzen werden dadurch verschlimmert. Beschwerden durch Entblößen des Kopfes in kalter Luft.

Augenentzündung. »Skrofulöse Ophthalmie, < nach 1 Uhr nachts.«[GS] »Starke Lichtscheu mit Spasmus des M. orbicularis, Herausquellen heißer Tränen und mit großen Geschwüren beiderseits; Verschlimmerung von Mitternacht bis 3 Uhr ... (Keratitis.)«[GS] »Auge schmerzhaft und

* Entstehen bei Trockenheit der Schleimhäute und bessern sich bei Schleimabsonderung (Kents Definition).

thränend, Flimmern vor den Augen. (Hemikranie.)«[KE5,82] Augenschmerzen nachts. *Brennende* oder drückende Augenschmerzen. Tiefliegende Augen. Trübsichtigkeit. Funken vor den Augen. *Amblyopie.*

Brennende, *stechende* oder reißende Ohrenschmerzen. Gehör überempfindlich. Schwerhörigkeit. Ohrgeräusche: Klingen, *Brausen*[KE5,82,*] Summen, Brummen, *Singen.*

Chininum arsenicosum ist von besonderem Nutzen bei periodisch wiederkehrendem Schnupfen und bei häufigem Erkälten in der Nase, das einen Katarrh ständig unterhält. Fließ-[AZ119,36] oder *Stockschnupfen.* Niesen.[GS] »Beide Nasenlöcher mit *eitrigen* und blutigen Massen verstopft.«[AZ87,204] Nasenwinkel exkoriiert.[AZ87,204] Trockenheit der Nase. Reichliches Nasenbluten.[AZ119,11]

Blasses[GS], erdfahles Gesicht. Chlorotisches Gesicht. Umschriebene Wangenröte bei allgemeiner Gesichtsblässe. Kränkliches Aussehen. Ikterisches Gesicht. Aufgedunsenes[GS] oder ödematöses Gesicht. Kalter Schweiß im Gesicht. Ängstlicher Gesichtsausdruck. Gesichtsschmerzen, schlimmer an der freien Luft. Periodisch wiederkehrende Gesichtsschmerzen.[NZ20,93**] Brennende oder reißende Gesichtsschmerzen. »Schwellungen der Submaxillardrüsen, oft auch der Parotiden. (Diphtherie.)«[AZ87,113] Lippengeschwüre. Aufgesprungene Lippen. »Blauwerden der Lippen.«[NZ2,179]

Brennende Aphthen im Mund [innen an der Oberlippe, linkerseits[GS]]. Bluten der Mundschleimhaut. Hitzegefühl im Mund. Mundgeschmack: schlecht; *bitter*[AZ119,12], besonders beim Essen; fade; *sauer;* metallisch[AZ88,39]; salzig; süßlich. Speichelfluss. Trockenheit des Mundes und der Zunge[AZ78,103]. *Zunge schwarz, braun*[AZ87,204], weiß oder gelb[GS] verfärbt bzw. belegt. Rissige Zunge. Bläschen auf der Zunge. Gefühl von Brennen auf der Zunge, als wäre sie roh. *Wundheit* und Röte der Zungenspitze.[GS] *Schwellung der Zunge und des Zahnfleisches*[AZ138,116]. Zahnschmerzen nachts, < durch Zusammenbeißen oder auch nur Berührung der Zähne, durch kalte Getränke. Zahnschmerzen kehren periodisch wieder; oft von zuckend-reißendem oder *klopfendem* Charakter. Zahnbeschwerden, die seit einer Malaria bestehen.

Chininum arsenicosum ist bei Diphtherie erfolgreich zum Einsatz gekommen, wenn das Exsudat schwärzlich und weit ausgebreitet war, übelster Mundgeruch bestand und *starke Schluckbeschwerden* vorhanden waren.[AZ78,103] Hals innerlich geschwollen. Zusammenschnürungsgefühl im Schlund. »Erschwertes Schlingen.«[AZ78,103] Gangränöse Pharyngitis von fauligem Geruch, z. B. bei malignem Scharlach.[(GS)] Der Rachen fühlt sich heiß oder brennend an. Stechen im Hals beim Schlucken. Halstrockenheit.[AZ119,36] »Beständiges Räuspern.«[GS]

Appetit vermindert[AZ138,116] oder *unmäßiger Hunger*[AZ119,11]. »Kein Appetit auf Frühstück nach nächtlichem Fieber.«[GS] *Abneigung gegen jedwede Speise*, vor allem aber gegen *Fleisch*[AZ138,116] und gegen Fettes. Hunger, aber die Speisen haben wenig Geschmack.[AZ119,11] Verlangen nach Wein, nach kaltem Wasser[AZ138,116] bzw. *kalten Getränken*, nach Saurem, nach Süßigkeiten[AZ138,116]. Unlöschbarer *Durst.*[NZ2,179] Durst vermehrt am Abend und während des Schweißes. Häufiger Durst auf kleine Mengen Flüssigkeit während der Fieberhitze. Wasser schmeckt bitter.[GS] Aufstoßen nach dem Essen; *bitteres oder saures* Aufstoßen; leeres Aufstoßen[AZ138,118]; Regurgitation von Speisen[GS]. Wasseraufschwulken. Sodbrennen. Schluckauf. Übelkeit bei Kopfschmerzen[KE5,82] und nach dem Essen. [Bei Kopfschmerzen] »oft Uebelkeit und Erbrechen, darnach Schlaf.«[KE5,82] »Plötzlicher Brechreiz um 14 Uhr, nur wenige Minuten andauernd.«[GS] Brechwürgen beim Husten. Erbrechen überwiegend nachts, beim Husten, *nach Essen und Trinken* sowie bei Kopfschmerzen. Erbrechen von Galle, von *Blut*, von Schleim[AZ138,116], von Wasser; *schwarzes* oder *saures* Erbrechen.

Völle- und Schweregefühl im Magen nach dem Essen. Leeregefühl im Magen[AZ119,36], durch Essen gebessert. Kältegefühl im Magen. Pochen im Magen. Magenschmerzen vom Husten und nach dem Essen; Schmerzen *wie wund*[GS], brennend[GS], stechend, krampfartig[AZ138,116], *drü-*

* Wurde in den *Guiding Symptoms* mit »ringing« (statt *roaring*) falsch übersetzt.

** »Gesichtsschmerz, welcher früh Morgens beim Erwachen begann, 10 Minuten anhielt, dann von 10 Minuten langer vollständiger Schmerzlosigkeit abgelöst wurde, um bis zum Zubettgehen Abends in derselben Weise alle 10 Minuten wiederzukehren und aufzuhören.« (*NZ* 20,93)

ckend[AZ119,11], reißend. Verdauungsstörungen: Der Genuss von Fisch und Eiern verursacht augenblicklich schmerzlosen Durchfall.[GS]

Milz-[GS] und Lebervergrößerung nach Malaria. *Leberverhärtung. Bauchauftreibung*[AZ138,116], verstärkt am Morgen und nach dem Essen; *tympanitisch.* Flatulenz bei Wechselfieber.[GS] *Viele Darmgeräusche.* Spannen im Unterleib. *Aszites.* Vollheitsgefühl im Bauch. Schweregefühl im Bauch, wie von einer Last, nach dem Essen. Kältegefühl im Abdomen während des Frostes. Starke Bauchschmerzen bei Fieberfrost, bei Durchfall, nach dem Essen, vor dem Stuhlgang; besser durch Liegen auf dem Bauch. »Sehr empfindliches Leibschneiden.«[AZ88,39] Starke Schmerzen in der Lebergegend, im Hypogastrium, in der Nabelgegend. Die Schmerzen können brennend sein, schneidend, kolik-[AZ119,11] oder krampfartig, kneifend[AZ138,116], abwärtsdrückend, *wie wund* oder stechend.

Neigung zu Verstopfung[AZ119,18], mit harten[AZ119,27], knotigen Fäzes. Lähmung oder Parese des Mastdarms. Vergeblicher Stuhldrang. *Diarrhö*[GS]: morgens[NZ2,188], *nachmittags*, ***nachts***, *nach Mitternacht;* nach kalten Getränken; infolge Erkältung; ***nach dem Essen***; *nach Obstgenuss;* [nach Genuss von Fisch oder Eiern[GS];] bei heißem Wetter. Durchfall bei Wechselfieber.[GS] Dysenterie. Unwillkürlicher Abgang von Stuhl und Urin. Stuhl: biliös, *schwärzlich*[AZ119,36]; blutig; lehmfarben; kopiös; *häufig*[NZ2,188]; ***lienterisch***[GS]; sehr übelriechend[NZ2,188]; *dünnflüssig*[GS]; *wässrig*[NZ2,188]. *Viel Blähungsabgang,* übelriechend. Hämorrhoiden. Blutungen aus dem Anus. Afterjucken. Feuchtigkeit um den Anus. Analschmerzen während des Stuhlgangs. Brennen des Afters beim Stuhlgang, bei [und nach[NZ2,188]] Durchfall. Drückende oder stechende Schmerzen am After.

Hartnäckige Harnverhaltung.[NZ14,20] Häufiger[AZ119,27] oder vergeblicher Harndrang. Unwillkürlicher Harnabgang, besonders nach dem Stuhlgang; Enuresis. *Urin: eiweißhaltig; blutig;* brennend; wolkig beim Stehenlassen; von blasser, wasserheller oder *dunkler* Farbe; *grünlich;* reichlich (nachts); *spärlich;* übelriechend. Ziegelmehlsediment, roter Sand. Glukosurie.

Erektionen schwach. Nächtliche Pollutionen.[AZ119,27]

Jucken der Vulva. Leukorrhö: scharf, wundmachend; blutig; reichlich; nach den Menses; übelriechend; dünn-wässrig. Uterusblutungen. Menses: *reichlich;* blass; *dunkel;* zu häufig bzw. zu früh; übelriechend; schmerzhaft; verzögert; unterdrückt bzw. ausbleibend. Amenorrhö. Uterusprolaps.

Kehlkopf- und Bronchialkatarrh. Wundheitsschmerz im Kehlkopf, wie roh. Heiserkeit.[AZ78,103] Raue Stimme.

Atmung: beschleunigt; *kurzatmig*[AZ119,36]; *asthmatisch;* tief; *rasselnd; giemend* oder pfeifend. Dyspnoe: abends; *nachts;* im Liegen; mit Husten verbunden. *Erstickungsanfälle* jeden Vormittag von 9 Uhr bis Mittag (bei weit fortgeschrittener Tuberkulose); »kann nur in sitzender Stellung, mit nach Vorwärts gebeugtem Oberkörper, nur ausser dem Bette und am liebsten beim offenen Fenster Athem holen.«[NZ2,179]

Husten: *morgens,* nachmittags, *abends, nachts* und nach Mitternacht; krampfartig; *erstickend;* asthmatisch; *im Fieberfrost*[AZ119,11] *und in der Fieberhitze;* locker; kurz; trocken[AZ119,36], besonders nachts und bei Fieber; erschöpfend; < durch Bewegung und Sprechen; verursacht durch tiefes Atmen, durch Vollheitsgefühl in der Brust[GS], durch Kitzel in den Atemwegen oder durch Reiz in Kehlkopf und Trachea. Hüsteln. Auswurf: reichlich; schwierig; blutig; weißlich; *eitrig;* ***schleimig;*** zäh; übelriechend; von bitterem, fadem oder salzigem Geschmack.

Beängstigung [= Beklommenheit, Beengung] in Brust- und Herzgegend. Zusammenschnürungsgefühl vorn in der Brust.[AZ119,11] *Brustbeklemmung.* Schwäche in der Brust. Lähmige Schwäche der Atemmuskulatur.[NZ14,20] Blutung aus der Lunge. Schmerzen in der Brust, besonders beim Husten. Schmerzen in den Brustseiten.[GS] *Schmerz, als wäre die Brust innerlich roh.* Stiche in der Brust[GS] beim Husten. »Der Schmerz erreicht nicht selten in der linken Mammargegend eine solch excessive Höhe, dass der Kranke sich nicht zu lassen weiss und vorgiebt, die Muskeln an dieser Stelle würden mit glühenden Zangen gezerrt.«[NZ14,20] »Drückende Schmerzen in den Interkostalmuskeln zwischen 6. und 7. Rippe rechts, beim Einatmen.«[GS]

Angina pectoris mit hydropischen Symptomen.[GS] Herzstiche. *Herzklopfen: heftig;* verbunden mit Angst; beim Anlehnen des Rückens fühlbar[AZ88,39]; schlimmer durch die geringste körperliche Anstrengung. »Gefühl von Stillstand des Herzens.«[AZ88,39] Puls voll und kräftig bei Fieber.[GS]

Steifheit des Halses. »Schwächegefühl im Rücken wie nach einer langen Reise.«[GS] Kälte des Rückens, vor allem nachts. Rückenschmerzen während des Fieberfrostes. Schmerzen in der Zervikalregion, im Bereich der Schulterblätter und zwischen denselben, in der Lumbal- und Sakralregion, an der Wirbelsäule. Wehtun der Wirbelsäule; Schmerz wie zerschlagen; Spinalirritation; Ziehen in der Wirbelsäule. Reißen im Rücken. Hautausschläge am Rücken.

Schwäche der Gliedmaßen und der Gelenke; der Arme; der *Beine*, der *Oberschenkel* und der *Knie*. »Abspannung der unteren Extremitäten.«[AZ88,39] Schwere der Glieder, besonders der Beine. Zittern der Glieder, besonders der Hände[AZ119,35] und der Beine. *Taubheit* der Extremitäten*, der Unterarme, der Beine, der Unterschenkel. Steifheit der Glieder[AZ119,11], besonders der Hände und Finger sowie der Beine. Extremitäten eiskalt.[NZ2,179] *Kälte der Arme, Hände, Knie, Unterschenkel und Füße.* »Gänsehaut, besonders an den unteren Extremitäten, mit allgemeinen Frostschauern.«[GS] »Handinnenflächen heiß und trocken.«[GS] Langwierige Eiterungen bei Coxitis tuberculosa können durch Chininum arsenicosum beherrscht werden. Gliederschmerzen; *rheumatische* Schmerzen; *gichtige Gelenkbeschwerden*, Gelenkschmerzen[AZ119,11]. Schmerzen in den oberen Extremitäten, den Schultern und den Knien. Dumpfe, tiefe Schmerzen in den Gliedmaßen[AZ119,11], z.B. im Bizeps des linken Arms[GS]. »Vorübergehendes Wehtun, wie wund, im linken Unterschenkel nahe dem Knie.«[GS] »Schmerz in den Flexoren des linken Unterarms auf der radialen Seite nahe dem Ellbogen.«[GS] Brennen in den Gliedmaßen, besonders in den Beinen und Füßen. Ziehende Schmerzen, vorwiegend in den Armen, den *Oberschenkeln, Knien* und Füßen. Stechen in den Schultern, den Oberarmen, den *Hüften*, den Oberschenkeln, Knien und Füßen. *Reißen in den Gliedern:* Armen, Schultern[AZ119,11], *Ellbogen*, Handgelenken, Händen und *Fingern; Beinen, Oberschenkeln, Unterschenkeln*, Knöcheln und Füßen. Schmerzhafte Wadenkrämpfe. *Unruhe der Glieder*, besonders der *Beine, Unterschenkel* und Füße. Ödematöse Schwellung der Hände und Füße. Hände und Nägel zyanotisch.[NZ2,179] Hautausschläge an den Gliedmaßen. Wundheit zwischen den Oberschenkeln. Jucken** an den Gliedmaßen, an den Beinen.

»Häufiges, schnell aufeinander folgendes Gähnen.«[AZ119,11] *Schläfrigkeit*[AZ88,39] nachmittags und abends. Tiefer Schlaf während der Fieberhitze. »Tiefer, fast soporöser Schlaf.«[NZ2,179] *Schlaflosigkeit*[AZ87,204] vor Mitternacht. Spätes Einschlafen, unruhiger Schlaf. »Ruhelos bis 3 Uhr morgens, wechselt ständig die Lage, besonders sobald das Kopfkissen warm geworden ist.«[GS] Schlaf häufig unterbrochen[AZ88,39], zu frühes Erwachen. Schlaf ist nicht erquickend. Träume: ängstlich; schrecklich; ärgerlich; lebhaft; vom Tod; von Unglück.

Periodische Fieber mit vorherrschendem Frost.[AZ119,11] *Wechselfieber.*[GS] ***Frost:*** morgens; *vormittags*[GS]; mittags; ***nachmittags***; abends[GS]; nachts; um Mitternacht. Frost jeden Tag, *jeden zweiten Tag* oder jeden dritten Tag. Anteponierende [verfrüht auftretende] Frostanfälle. Frost besser durch *äußere* Wärme, in einem warmen Raum; *Trinken verschlimmert den Frost.* Heftiger Schüttelfrost. Frösteln *im Freien*, beim Gehen im Freien. »Frostschauer abends im Bett, mit Gänsehaut am ganzen Körper, besonders aber an den Beinen.«[GS] Auf Frost folgt hohes Fieber.[(GS)] Fieberhitze und Fieberfrost wechseln einander ab. Fieber ohne Frost, nachmittags und abends. Brennende Hitze. Die ganze Zeit fiebrig, in höherem Grad aber in der Nacht.[GS] Trockene Hitze nachts. Die Hitze kommt im Schlaf.[GS] Verlangen, sich in der Fieberhitze zu entblößen.[GS] *Hektisches Fieber.*[GS] Auf die Hitze folgt Frost, dann Schweiß. Schweiß *nach dem Hitzestadium. Schweiß verstärkt am Morgen und in der Nacht.* ***Profuses Schwitzen.*** *Schwitzen im Schlaf und nach dem Erwachen;* bei Angst; vom Husten; bei Bewegung; *schon von leichter*

* Kent schreibt irrtümlich »weakness« statt ***numbness***.

** Statt ***itching*** schreibt Kent versehentlich »stitching«.

körperlicher Anstrengung. **Kalter Schweiß.**[NZ14,21] Schwächende und *erschöpfende Schweiße.* Beschwerden verschlimmern sich beim Schwitzen. Der Schweiß färbt die Wäsche gelb. Fieberkrankheiten vom Leben in feuchten Räumen. Malaria-Fieber. *Fiebererkrankungen mit größter Prostration.*[AZ87,113]

Haut *blass*[GS]; bläulich oder *gelb* verfärbt; Gelbsucht jeden Sommer. *Haut trocken*[AZ78,103] *und äußerst empfindlich.* Anästhesie der Haut. *Kälte der Haut.* Gänsehaut.[GS] *Ameisenlaufen. Pruritus*[AZ119,18]; brennendes Jucken. Stechen in der Haut. Brennen[AZ138,116] und Wundheitsgefühl der Haut. Brennende Ausschläge.[AZ138,116] Pickel. »Periodisch Furunkel und Abszesse, welche den Kopfschmerz bessern.«[KE5,82] Urtikaria nach Kratzen. Vesikuläre Ausschläge. Hautwassersucht. Geschwüre: brennend; empfindlich; stechend.

Cicuta virosa

Wasserschierling, ›Wütherich‹

Dieses Arzneimittel ist vor allem wegen seiner Krampfneigung von Interesse. Es versetzt das gesamte Nervensystem in einen solchen Zustand gesteigerter Erregbarkeit, dass bereits Drücken oder Berühren[AZ10,187] eines Körperteils Krämpfe auslöst. Die Krämpfe breiten sich vom Zentrum zur Peripherie hin aus, wobei oftmals Kopf, Gesicht und Augen als Erstes betroffen sind. Die Aura epileptica kann bei Cicuta typischerweise auch im Solarplexus empfunden werden.[AZ10,187] Einige Beschwerden nehmen ihren Anfang in der Brust, besonders in der Herzgegend. Beispielsweise beginnen Schüttelfrost und Frostzustände [bei Wechselfieber[AZ82,160]] in der Brust[RA(196)], und im Bereich des Herzens besteht ein Kältegefühl, das sich von dort auf andere Körperteile ausdehnt. Konvulsionen beginnen häufig am Kopf oder Hals und ziehen dann nach unten. Der ganze Körper ist bei Cicuta in einem so angespannten Zustand, dass schon eine geringfügige Aufregung ausreicht, Krämpfe auszulösen. Jede Reizung des Schlundes oder der Speiseröhre ruft heftige Spasmen in diesem Bereich hervor. Wenn beim Verschlucken eines Knochensplitters oder einer Fischgräte die Speiseröhre verletzt wird[AZ5,126], verspürt der Cicuta-Patient nicht etwa, wie ein Phlegmatiker, nur ein leichtes Pieken, sondern der dadurch gesetzte Reiz wird als so heftig empfunden, dass sich ein Krampfzustand entwickelt, der sich auf immer weitere Bereiche ausdehnt. Cicuta war – im Wettstreit mit *Belladonna* – das alte Heilmittel bei Wundstarrkrampf und anderen Krämpfen, die durch Splitter in der Haut oder unter den Nägeln verursacht worden waren. Heutzutage finden wir *Ledum* und *Hypericum* am häufigsten bei derartigen Nervenverletzungen angezeigt.

Eine Besonderheit von Cicuta ist die Ähnlichkeit einiger seiner Symptome zum kataleptischen Zustand. Es kann eine regelrechte Katalepsie[RA(172)] vorhanden sein oder auch ein Zustand, der dieser sehr nahe kommt. Der Kranke kann sich an nichts erinnern, was während eines solchen Anfalls vorgefallen oder von ihm gesagt worden ist. Er erkennt während dieser Zeit niemanden, doch wenn man ihm eine Frage stellt, kann er richtig antworten. Wenn er dann sein Bewusstsein wiedererlangt, weiß er nicht mehr, was geschehen ist.[GS]

Cicuta übt eine außerordentliche Reizwirkung auf Hirn und Rückenmark aus. Der Kopf ist krampfhaft zurückgezogen (Opisthotonus[RA(131)]), alle Gliedmaßen sind verkrampft und starr. Cicuta hat Tetanus, Epilepsie und epileptiforme Krämpfe geheilt.[GS]

Mit dem Einsetzen heftiger Schmerzen, wie z.B. Bauchkoliken, entstehen zugleich konvulsivische Bewegungen und Krampfzustände. Wenn der Patient sich den Magen verdorben oder verkühlt hat, kommt es zu Krämpfen, desgleichen wenn er Angst hat oder auf andere Weise sein psychisches Gleichgewicht verliert. Er ist äußerst empfindlich auf Berührung; bei jeder Berührung und bei jedem Luftzug erneuern sich die Krampfanfälle. Die Krämpfe breiten sich von oben nach unten aus, und das ist das genaue Gegenteil von *Cuprum*. Die Krämpfe von *Cuprum* beginnen an den Extremitäten und greifen dann auf das Zentrum über; d.h., es werden zunächst auf die Finger begrenzte Crampi verspürt, die auf die Hände übergehen, und später kommt es dann zu Krämpfen im Bereich der Brust und am ganzen Körper. Bei Cicuta breiten sie sich vom Kopf, von den Augen oder vom Hals über den Rücken zu den Extremitäten hin aus, verbunden mit gewaltsamen Verdrehungen derselben. (Die Krämpfe von *Secale* beginnen nicht selten im Gesicht.)

Der Geistes- und Gemütszustand ist durch folgende Symptome charakterisiert: »Er erkennt niemanden, doch wenn man ihn berührt und anspricht, gibt er eine korrekte Antwort; erlangt plötzlich das Bewusstsein wieder und kann sich an nichts erinnern, was vorgefallen ist.«[GS] Verwechselt Gegenwärtiges mit Vergangenem.[RA30] »Er deuchtete sich wie ein Kind von 7, 8 Jahren, als wären ihm die Gegenstände sehr lieb und anziehend, wie einem Kinde das Spielzeug.«[RA36] »Er glaubte nicht, in den gewöhnlichen Verhältnissen zu leben; es deuchtete ihm alles fremd und fast furchtbar ...«[RA35] Er weiß nicht, wo er ist. Gesichter alter Freunde erscheinen ihm plötzlich fremd; wenn er sie anschaut, fragt er sich, ob dies dieselben Menschen sind, die er immer gekannt hat. Sein Haus und andere vertraute Orte erkennt er auf einmal nicht mehr wieder. Auch Stimmen haben einen ganz anderen Klang. Der Gesichts- und Geruchssinn und alle anderen spezifischen Sinnesorgane sind stark in Mitleidenschaft gezogen. Der Kranke ist verwirrt in Bezug auf seine Identität, sein Alter und die Verhältnisse, in denen er lebt. Ein Patient, der aus einem kataleptischen Zustand erwacht, verfällt oft in kindliche Verhaltensweisen; er glaubt, ein Kind zu sein, und benimmt sich entsprechend; lacht albern, spielt mit Spielzeug, etc. »Hat das Gefühl, als befände er sich an einem fremden Ort, was ihm Angst macht.«[GS] Denkt mit Ängstlichkeit an die Zukunft.[RA31] »Geistige Stumpfheit.«[EN32] »Gedankenlosigkeit, Unbesinnlichkeit, Sinnen-Beraubung«[RA(3)] über einen bestimmten Zeitraum. Bei Konvulsionen, aber auch unabhängig davon, ist das Gedächtnis für Stunden oder Tage wie ausgelöscht. Gewöhnlich gehen ekstatische oder kataleptische Zustände in Konvulsionen über. *Natrium muriaticum* hat eine gewisse Ähnlichkeit mit dem Geisteszustand von Cicuta, indem die *Natrium-muriaticum*-Patientin geschäftig herumläuft und die Hausarbeit erledigt, ohne am nächsten Tag noch etwas davon zu wissen. *Nux moschata* ist ein weiteres Mittel, das derartige Gedächtnislücken hinsichtlich der täglichen Hausarbeit haben kann – eine völlige Geistesabwesenheit.

Der Cicuta-Patient hat seltsame Essgelüste, z.B. ein Verlangen nach Kohlen[RA(78)] und vielen anderen merkwürdigen Dingen. Er kann zwischen Genießbarem und Ungenießbarem nicht unterscheiden; verschlingt Kohlen und rohe Kartoffeln. Menschenscheu; er flieht die Gesellschaft der Menschen und zieht sich in die Einsamkeit zurück.[RA(203f.)] »Geistesverwirrung; singt und schreit und vollführt die absonderlichsten Tanzschritte.«[EN1] Spielt gern mit Kinderspielzeug[GS], springt umher wie ein Kind. Liegt weinend, jammernd und klagend im Bett. »Große Aufgeregtheit; das Kind klammert sich ängstlich an der Kleidung der Erwachsenen fest.«[GS] Dies kann man oft vor Krampfanfällen beobachten; im Gesicht spiegelt sich panische Angst. Doch wenn das Kind aus einem solchen Anfall herauskommt, kann es sich an nichts mehr erinnern. Diese Angst und Furcht stellt sich schon zu Beginn des Anfalls ein, noch bevor die Krämpfe ausgebrochen sind. Zwischen den Krampfanfällen ist der Patient gutmütig, sanft, friedlich und nachgiebig, was das Leiden von *Strychninum*- und *Nux-vomica*-Konvulsionen unterscheidet. Die *Nux-vomica*-Konvulsionen befallen den ganzen Körper und verschlimmern sich durch Berührung und Zugluft, verbunden mit allgemeiner Zyanose, doch zwischen den Anfällen ist der Patient außerordentlich reizbar. Die Reizbarkeit kann man natürlich nicht erkennen, wenn ein Krampfanfall gleich in den nächsten übergeht; wenn aber gerade mal kein Anfall besteht, ist der *Nux*-Patient äußerst gereizt. Der Cicuta-Patient ist in der Zeit zwischen den Anfällen traurig[RA(200)], von düsterer Stimmung, pessimistisch und sehr um die Zukunft besorgt[RA35]; er ist ängstlich und wird von traurigen Erzählungen heftig angegriffen[RA(198)]. Er hat Angst vor Gesellschaft, möchte lieber allein sein. »Mangel an Zutrauen zu den Menschen und Menschen-Scheu ...«[RA(204)] Verachtet die Menschen, verabscheut ihre Torheiten[RA(203)], bei gleichzeitiger Überschätzung seiner selbst. In dieser Hinsicht ist Cicuta virosa mit *Platinum* vergleichbar, ansonsten aber gibt es zwischen den beiden Mitteln kaum Berührungspunkte. Große Schreckhaftigkeit[RA(201)]; ein Schreck kann Konvulsionen auslösen, wie bei *Opium*, *Ignatia* und *Aconitum*

Erhebliche Schwindelsymptomatik. Das gesamte Sensorium ist übererregt. Schwindel beim Gehen.[RA(5)] Gefühl, als drehten sich alle Gegenstände im Kreise.[RA(10)] Schwindel mit Summen in den Ohren, Taubheit, glasigen Augen, etc. [bei Typhus].[GS] Beschwerden infolge von Kopfverletzung[AR6,1,96], Schlag auf den Kopf oder Gehirnerschütterung[SK319]. Oftmals bestehen am Ort der Verletzung keinerlei Beschwerden; es mag eine Gehirnkompression vorliegen, aber Schmerzen und Beschwerden werden in weit entfernten Regionen empfunden, etwa Ziehen in Muskeln und schmerzhafte Krämpfe. Gehirnerschütterung und chronische Folgen davon, insbesondere Krämpfe. Halbseitige Kopfschmerzen[RA2], wie von Blutandrang, durch aufrechtes Sitzen vergehend.[SK319] »Früh, beim Erwachen, Kopfweh, gleich als wäre das Gehirn locker und würde erschüttert beim Gehen; wenn er drauf dachte, wie der Schmerz genau beschaffen sey, so war er verschwunden.«[RA1] Geistes- und Gemüts- sowie Kopfsymptome nach Verletzungen. Cicuta hat viele Fälle von Meningitis cerebrospinalis geheilt[AZ86,15], wenn diese mit Krämpfen verbunden waren, die durch Berührung verschlimmert wurden, sowie mit Fieber und selbst mit fleckiger Haut. Wenn der Patient eine solche Meningitis entwickelt, verfällt er blitzschnell aus einem Zustand, in dem er völlig normal erscheint, in einen solchen, wo er plötzlich niemanden mehr erkennt; er fällt schlaff zu Boden und wird ins Bett gebracht, und obwohl er Fragen noch richtig beantworten kann, befindet er sich in einem nur halb bewussten Zustand, der durch Nichterkennen seiner Freunde und Angehörigen gekennzeichnet ist. Hieraus kann sich dann ein Krampfanfall entwickeln. Der Kopf wird krampfartig zurückgebeugt oder zurückgeworfen, und die Krampferscheinungen breiten sich vom Kopf nach unten hin aus. »Öftere Rucke, wie elektrische Schläge, durch Kopf, Arme und Beine.«[SK317] Wie bei *Belladonna* bestehen auch bei diesem Mittel während der Krämpfe Hitze des Kopfes[GS] und Kälte der Extremitäten[NZ19,48]. Neigung, während des Schlafs auf dem Kopf zu schwitzen.[GS] »Das Kind rollt den Kopf von einer Seite auf die andere, hat Fieber und einen heißen Kopf ...«[GS]

Alle möglichen Krampfaffektionen an den Augen. Pupillen stark erweitert, unbeweglich.[MA1,40] »Starrsehen: sie sieht unverwandten Blicks auf eine und dieselbe Stelle hin und kann nicht anders ...«[RA(37)] »Starre und glasige oder nach oben gedrehte Augen«[GS], wie bei *Cuprum*. Der einzige Hinweis auf einen zerebralen Reizzustand bei einem Kind ist manchmal ein Strabismus [convergens[GS]]. Jedes Mal wenn das Kind sich fürchtet, fängt es an zu schielen.[GS] Periodisch wiederkehrendes Schielen.[GS] Auslöser können außerdem sein: Berührung, Erkältung, Sturz oder Schlag auf den Kopf[GS].

Die Nase ist sehr berührungsempfindlich[GS]; schon bei geringer Berührung blutet es aus der Nase[AZ51,110]. Berührung und Erschütterung sind allgemein Auslöser für viele Beschwerden; daher ist Cicuta von jeher eines der ersten Heilmittel bei Verletzungsfolgen gewesen, wenn der verletzte Körperteil höchst irritabel und empfindlich war.

Der Cicuta-Patient neigt zu Hautproblemen vom Rasieren. Cicuta hilft oft bei Hautausschlägen im Bereich des Bartes, etwa bei Bartflechten. Massive Ausschläge überall dort im Gesicht, wo Barthaare wachsen.[NZ21,78] Ekzemähnliche Hautveränderungen an den Wangen. Schwellung der submandibulären Lymphknoten.[KE4,235] Erysipelähnliche Ausschläge.[GS] Cicuta ist mit *Conium* insofern verwandt, als schon geringfügiger Druck auf Lippen oder Lider Indurationen hervorrufen kann. Das Mittel hat Epitheliome der Lippen geheilt.

Die Halsbeschwerden sind zumeist von spasmodischem Charakter. Nach Verschlucken einer Fischgräte, die im Hals steckengeblieben ist, kommt es zu einer Verkrampfung dieses Bereichs.[NZ24,189] Nach Verabreichung von Cicuta löst sich der Krampf, und der Fremdkörper kann entfernt werden. Cicuta ist hilfreich bei Verletzungen des Schlundes und der Speiseröhre, die mit heftigem Würgen einhergehen, sodass eine lokale Inspektion unmöglich ist.*

Gefühl von Kälte in der Brust.[GS] Hysterische[RP880] Verkrampfung der Brust. »Beim Gehen plötzlich eigenes Gefühl, als bleibe der Herzschlag aus.«[AZ51,117] Ausgeprägte Krampfsymptomatik im Bereich des Rückens; Opisthotonus. Die meisten Beschwerden der Extremitäten sind ebenfalls krampfartiger Natur.

* Das korrespondierende Prüfungssymptom lautet [*RA* (74)]: »Der Hals scheint innerlich wie zugewachsen zu seyn und äußerlich wie schmerzhaft zerschlagen beim Bewegen und Angreifen ...«

Cimicifuga

Actaea o. Cimicifuga racemosa; Wanzenkraut

Dieses Arzneimittel ist noch nicht ausreichend geprüft, doch es besitzt einige sehr nützliche Eigenschaften, mit denen wir uns näher beschäftigen sollten. Seinen Prüfungen entnehmen wir, dass es Ähnlichkeit mit Krankheitszuständen aufweist, die besonders beim weiblichen Geschlecht anzutreffen sind, nämlich zu hysterischen und zu rheumatischen Beschwerden. Die Cimicifuga-Patientin fröstelt andauernd, wird von Kälte sehr in Mitleidenschaft gezogen. Besonders empfindlich ist sie gegen feuchtkaltes Wetter; es bringt nicht nur in den Muskeln und Gelenken, sondern auch im Verlauf oder Ausbreitungsgebiet von Nerven rheumatische Beschwerden hervor. Mit dem Rheumatismus gehen nervöse Störungen einher: die willentliche Steuerung von Bewegungen, das willkürliche Nervensystem, ist erheblich beeinträchtigt – die der Hysterie zugrunde liegende Störung. Zu den lokalen Schmerzen gesellt sich ein Wundheits- und Zerschlagenheitsgefühl am ganzen Körper. Zittern; Taubheitsempfindungen; Muskelzuckungen. Die Kontrolle über die dem Willen unterworfene Muskulatur ist verlorengegangen; es herrscht gewissermaßen Aufruhr im willkürlichen Nervensystem, verbunden mit Steifheit und Verspannung einzelner Muskelpartien.

Neigung zu Erkältungen, wodurch Drüsen und größere Organe wie Leber und Uterus zunehmend empfindlich werden. Beschwerden dieser Organe infolge feuchtkalten Wetters *(Dulcamara)* und Verkühlung. Die Patientin ist überall kälteempfindlich, außer am Kopf. Sowohl lokale Kälteeinwirkung wie allgemeines Kaltwerden vermehren die Beschwerden; nur die Kopfschmerzen bessern sich im Freien und durch Kälte. Dies ist eine Ausnahme, eine lokale Besonderheit, denn die allgemeine Tendenz ist *Verschlimmerung durch Kälte.*

Bei Cimicifuga wechseln die körperlichen Beschwerden mit einer schrecklichen Gemütsverfassung, einer ungeheuren Niedergedrücktheit ab; die Patientin wirkt bisweilen zutiefst schwermütig, von Gram gebeugt, wobei sie regungslos in ihrem Sessel sitzt und trübsinnigen Gedanken nachhängt, wie *Pulsatilla* oder *Psorinum.* Dieser Zustand kann dann ganz plötzlich wieder vorübergehen; hervorgebracht oder verschlimmert wird er zumeist durch Bewegung, Furcht, Aufregung oder Erkältung. Sehr häufig fühlen sich bei Cimicifuga die *Muskeln wie wund* an, ein *Gefühl von Zerschlagenheit am ganzen Körper,* verbunden mit ziehenden Schmerzen und Muskelzuckungen. Diese Beschwerden lassen urplötzlich nach, und eine vormals nervöse, hysterische Frau versinkt in einen Zustand von Melancholie, wobei sie nur noch herumsitzt und kein Wort mehr sagt. Wenn man sie aber befragt, bricht sie nicht selten in Tränen aus oder bringt auf andere Weise ihre tiefe Traurigkeit zum Ausdruck. Ausgesprochen düster ist ihre Stimmung bei Kopfschmerzen. Allgemein ist die Stimmung sehr wechselhaft. Die psychischen wie die physischen Symptome ändern sich ständig. Das Rucken und Zucken der Muskeln bei diesen hysterisch-rheumatischen Zuständen hat die Ärzte schnell die Ähnlichkeit zum Veitstanz erkennen lassen. Der Rheumatismus kann innerhalb eines Tages in Chorea übergehen, andererseits können die choreatischen Bewegungen aber auch gemeinsam mit den Muskelschmerzen fortbestehen. Muskelzuckungen, rheumatische Schmerzen und Taubheitsempfindungen bestehen bei Cimicifuga oft zur gleichen Zeit.

Bestimmte Merkmale im Zusammenhang mit der Chorea sollten wir uns einprägen ... Die Muskelzuckungen können durch Gemütserregung und durch Verkühlung hervorgerufen werden. Wenn auf einen beliebigen Körperteil Druck ausgeübt wird, fangen die dort befindlichen Muskeln an zu zucken. Eine nervöse, rheumatisch-hysterisch disponierte Cimicifuga-Patientin leidet nicht unbedingt den ganzen Tag an choreatischen Beschwerden, aber sobald sie sich abends zur Ruhe begibt, *beginnt die ganze Seite, auf der sie liegt, so sehr zu zucken, dass sie nicht einschlafen kann.* Dreht sie sich auf den Rücken, fängt die Rücken- und Schultermuskulatur an zu zucken. Dreht sie sich auf die andere Seite, dauert es nicht lange, bis sich auch dort die gedrückten Muskeln auf diese Weise melden. Die hierdurch bedingte zunehmende Unruhe und Nervosität bringt sie schier zur Verzweiflung. Ihr Geist wird von allen möglichen Einbildungen gequält, und ihr Körper ist voller Unbehagen, weil es keine Lage gibt, in der sie Ruhe findet. Mal tun die Muskeln so weh, dass sie überhaupt nicht mehr liegen kann; mal ist es die Taubheit, mal das Zucken der Muskeln, das ihr zu schaffen macht. Dies sind merkwürdige Erscheinungen, aber sie sind der Cimicifuga-Patientin eigentümlich; sie betreffen nicht nur einen Körperteil, sondern den gesamten Organismus.

Die Patientin ist voller Furcht, quälender Angst und Ruhelosigkeit. Furcht vor dem Tod[GS]; allgemeine Erregung. Misstrauisch gegenüber allem und jedem; nimmt nicht einmal die verordneten Medikamente ein[NR2,162], weil damit etwas nicht in Ordnung sein könnte. Neigung zu Wahnvorstellungen bei nervösen, hysterischen Frauen. Das Mittel hat Wochenbettpsychosen geheilt[NR2,163]; Wochenbettpsychose infolge Erkältung während oder kurz nach der Entbindung. Cimicifuga ist in erster Linie ein Frauenmittel, denn seine Symptome hängen sehr häufig mit Frauenleiden zusammen. Psychische Störungen nach dem Verschwinden von rheumatischen Beschwerden sind ein typisches Merkmal der Arznei; der Rheumatismus bessert sich, aber der Gemütszustand wird schlechter. Mitunter verschwindet das Rheuma aber auch von einem Augenblick zum anderen, ohne dass die Psyche davon beeinträchtigt wird. Dies liegt dann z.B. daran, dass sich ein Durchfall eingestellt hat, mit heftigem Wundheitsschmerz im gesamten Bauchraum; oder es blutet aus der Gebärmutter, was Erleichterung verschafft. Irgendeine Erleichterung braucht der Organismus, sonst kommt es zu ernsteren Störungen (wie bei *Abrotanum*). Irgendein ›Ausfluss‹, ein Ventil muss geschaffen werden, wie die Metrorrhagie oder die Diarrhö; anderenfalls entstehen Probleme auf der psychischen Ebene – die Patientin wird schwermütig oder gerät in einen Zustand großer Erregung. Eines der Symptome veranschaulicht die Traurigkeit, von der ich gesprochen habe, besonders eindrucksvoll: »Gefühl, als ob sich eine schwere, schwarze Wolke über sie gesenkt und ihren Kopf eingehüllt hätte, sodass ihr alles trübe und finster vorkam, während es ihr gleichzeitig wie Blei auf dem Herzen* lag.«[NR2,162] Das ist ganz bildhaft ausgedrückt, und man könnte auch einfach »Schwermut« dazu sagen. Die Ausdrücke »Melancholie«, »düstere Stimmung«, »Niedergeschlagenheit« etc. ziehen sich wie ein roter Faden durch das Arzneimittelbild von Cimicifuga, aber der Begriff »Schwermut« lässt sich hier ebenso gut anwenden; er schließt alle anderen mit ein und ist auch derjenige, unter dem im Repertorium all die anderen Zustände subsumiert sind.

Die Kopfschmerzen sind häufig rheumatischen Charakters. »Wundheits- und Zerschlagenheitsschmerz am ganzen Kopf.« »Zerschlagenheitsgefühl am Hinterkopf, als wäre dieser mit einem Holzhammer bearbeitet worden.« »Wundheits- und Zerschlagenheitsschmerz im Bereich des Scheitels, als würde dieser zerspringen oder abgesprengt.« »Gefühl, als würde sich der Scheitel öffnen und kalte Luft aufs Gehirn wehen.«[(GS)] Die meisten dieser Kopfschmerzformen bessern sich jedoch durch Aufenthalt in kalter Luft. »Kopfschmerz infolge Erkältung, Wetterwechsels, feuchtkalten Wetters.« Es gibt bei Cimicifuga viele Arten von Kopfschmerzen, und es lohnt sich, sich näher mit ihnen zu beschäftigen. »Drückender Kopfschmerz [von innen nach außen; das Gehirn fühlt sich zu groß für den Schädel an[NR2,165]].« »Heftig klopfender Schmerz, als würde ein Bolzen** vom Hals in Richtung Scheitel getrieben,

* In den *Guiding Symptoms*, aus denen Kent hier zitiert, heißt es fälschlich »head« statt ***heart***.

** In den *Guiding Symptoms* und auch in Hales *New Remedies* heißt es statt »Bolzen« (bolt) »Ball« (was wenig plausibel ist), während Hering in seiner zuvor erschienenen *Condensed Materia Medica* noch ***Bolzen*** geschrieben hat. Ins Kent'sche Repertorium sind beide Versionen aufgenommen worden, obwohl sicher nur eine richtig ist. In seiner Vorlesung sagt Kent jedoch wörtlich (statt des von mir zitierten Symptoms): »Viele Kopfschmerzen sind heftig und werden beschrieben, als würde sich ein Bolzen bis in den Nacken erstrecken.« Ich nehme an, dass dies ein Missverständnis ist und dass sich dahinter das oben wiedergegebene Symptom verbirgt.

mit jedem Herzschlag.«[CM;NR2,165] »Ausgeprägtes Wundheitsgefühl in der Hinterkopfregion ...«[EN72] Hysterisch veranlagte Mädchen neigen sehr zu *Schmerzen im Hinterkopf- und Nackenbereich.* Mit den Kopfschmerzen gehen zumeist auch starke Schmerzen in den Augäpfeln einher; »sie tun weh, sobald man sie in eine Richtung dreht.« »Schmerzen in den Augen, Zerschlagenheitsschmerz im Kopf.«

»Schmerzen, wie wund und zerschlagen, im Abdomen [in den Bauchmuskeln[GS]].« »Abwechselnd Verstopfung und Durchfall.«[EN239] »Alternieren von Durchfall und körperlichen Beschwerden.«

Wir kommen nun zu den weiblichen Geschlechtsorganen, die bei einem Großteil der Cimicifuga-Beschwerden die Hauptrolle spielen. Seitens der ›Routine-Homöopathen‹ heißt es über Cimicifuga, dass es Entbindungen erleichtere. Dies aber lässt sich legitimerweise von keiner einzigen Arznei behaupten, und solche Redensarten sind nur geeignet, routinehaftes Handeln in der Praxis zu ermutigen. Es ist wahr: Wenn Cimicifuga schwangeren Frauen in Übereinstimmung der Symptome verabreicht worden ist, so hat es sich als fähig erwiesen, die Entbindung vergleichsweise leicht zu gestalten. Aber die Art und Weise, wie es gegeben wurde, war immer die der Routinepraxis – als Tinktur oder in der 2. oder 3. Potenz –, bis die Patientinnen selbst dann unter dem Einfluss des Mittels standen, wenn es, da keine Ähnlichkeit mit dem Fall aufweisend, gar nicht angezeigt war. Der wirklich homöopathisch arbeitende Arzt handelt niemals so! Ein Arzneimittel passt auf ein allgemeines Krankheitsbild, wenn die Symptome dieses allgemeinen Krankheitsbildes im Arzneimittel wiederzufinden sind. Nur so wird es auch bei speziellen Krankheitszuständen wirken können. Prägen Sie sich dies gut ein: Es kann bei speziellen Krankheitszuständen nur wirken, *wenn die Symptome auch in ihrer Gesamtheit übereinstimmen.* Sagen sie sich dies im Geiste immer wieder vor: *wenn die Symptome übereinstimmen* – ***wenn die Symptome übereinstimmen.*** Cimicifuga heilt, und es erleichtert die Geburt – wenn die Symptome übereinstimmen; und das gilt gleichermaßen für alle anderen Arzneien.

»Schmerzen in der Uterusgegend, von einer Seite zur anderen schießend.«[GS] »Herabdrängende, herauspressende Schmerzen.« Dieses Herabdrängen ist ein Hinweis, dass Cimicifuga, sofern die wesentlichen Allgemeinsymptome vorhanden sind, ein nützliches Mittel bei *Gebärmuttervorfall* ist. Es hat in seinem Arzneibild die hier zugrunde liegende Erschlaffung im Bereich der Geschlechtsorgane. Glauben Sie nicht, dass unsere Arzneimittel nicht in der Lage wären, derartige Zustände zu heilen – *wenn nur die Symptome übereinstimmen.* Arzneien heilen Uterusprolaps, wenn die Symptome passen – *und niemals sonst.* Nur wenn das Mittel insgesamt zur Patientin passt, wird dieses Senkungsgefühl verschwinden; die Patientin wird sich allgemein wohler fühlen, und schließlich wird auch die lokale Untersuchung zeigen, dass sich der Uterus wieder in der normalen Lage befindet. Sie können nicht für den Prolaps verschreiben, Sie müssen für den ganzen Menschen verordnen! Sie können nicht auf der Basis dieses einen Symptoms Ihre Wahl treffen, da es mehr als fünfzig Mittel gibt, denen das Symptom eigen ist.

Bei der hysterisch-rheumatischen Veranlagung der Cimicifuga-Patientin kommt es zu allen möglichen Menstruationsbeschwerden. Unregelmäßigkeit der Periode. Die Regel kann reichlich sein, spärlich oder auch ganz aussetzen [als Folge von Erkältung, Gemütserregung oder Fieber[NR2,171]]. »Heftige Schmerzen während der gesamten Regelblutung; *je stärker der Blutfluss, desto heftiger die Schmerzen.*« Das ist merkwürdig! Normalerweise lindert das Einsetzen der Blutung die Beschwerden, aber bei diesem Mittel *bestehen die Schmerzen während der gesamten Regel fort.* Normalerweise tritt der heftigste und schmerzhafteste Anfall zu Beginn der Blutung auf, bei manchen Frauen wiederum auch erst dann, wenn die Blutung gerade aufgehört hat – jede Frau hat da ihre eigenen ›Gesetzmäßigkeiten‹. Bei Cimicifuga müssen die Frauen *gewöhnlich während der Periode* am meisten leiden. Die heftigsten Gemütssymptome, die schlimmsten rheumatischen Beschwerden, die extremsten Zuckungen und Krämpfe der Gliedmaßen und die ausgeprägteste Schlaflosigkeit stellen sich zur Zeit der

Regelblutung ein. »Während der Menstruation: hysterische oder epileptische Krämpfe«[GS]; alle möglichen Nervenleiden. Wundheitsschmerz im Ausbreitungsgebiet einzelner Nerven, in Muskeln oder Gelenken – während der Menses. Die Gemütssymptome nehmen in dieser Zeit zu, die Patientin ist dann besonders fröstelig und muss sich wärmer anziehen. »Kongestive Dysmenorrhö rheumatischen Ursprungs.«[NR1,205] »Wundheitsschmerz in der Uterus- und Ovarialregion.« »Allgemeine Lähmigkeit, wie wund und zerschlagen am ganzen Körper«[NR1,209], verbunden mit schmerzhafter Menstruation. Jemand hat diesen Zustand einmal »rheumatische Dysmenorrhö« genannt – kein schlechter Name!

Viele Symptome während der Schwangerschaft. Cimicifuga heilt alle möglichen Schwangerschaftsbeschwerden bei diesen rheumatischen, nervös-unruhigen, zu Muskelzuckungen neigenden Frauen. Ihre Beschwerden wechseln so häufig, dass der Wechsel selbst als zum Wesen der Konstitution gehörig angesehen werden kann. Oft werden Sie aber auch feststellen, dass seit Beginn der Schwangerschaft alle Beschwerden verschwunden sind und die Patientin stattdessen über Übelkeit klagt. In all den Jahren zuvor war sie hysterisch veranlagt, aber jetzt, da sie schwanger ist, ist ihr nur noch übel. Wenn bei Cimicifuga eine Gruppe von Symptomen besonders heftig wird, treten andere Symptome dafür in den Hintergrund, und so finden wir, wie bei *Pulsatilla,* ein ständig sich wandelndes Symptomenbild. Um daher einen zutreffenden Eindruck von der Patientin zu erhalten, müssen die Symptome in ihrer Gesamtheit betrachtet werden. Eine Frau kommt heute mit einer Symptomengruppe zu Ihnen – und nach ein paar Wochen mit einer völlig anderen. In solchen Fällen ist es oft sehr schwierig, das passende Mittel zu finden, und manchmal müssen Sie ein Dutzend Mal die Symptome aufnehmen und sie alle zusammenfügen – so als hätte die Patientin sie alle an einem Tag gehabt –, um darauf Ihre Verschreibung gründen zu können. Mit einer hysterischen Patientin ist nicht leicht zurechtzukommen, zum einen, weil sich die Symptome ständig ändern, zum anderen, weil sie die ausgesprochene Neigung hat, den Arzt zu täuschen.

»Frostschauer in der ersten Phase der Wehentätigkeit.«[GS] »Hysterische Reaktionen während der gesamten Wehen.« Die Wehen sistieren vollständig oder kommen nur noch sehr unregelmäßig, sodass sie nichts mehr bewirken; der Muttermund weitet sich nicht. Wenn aber regelmäßige Wehen kommen, zeigen sich einige besonders wichtige Symptome ... Eine Wehe setzt ein und scheint auch zufriedenstellend zu verlaufen; sie ist regulär gewesen und anhaltend bis etwa zwei Drittel der Zeit, doch dann schreit die Patientin plötzlich auf und greift sich an die Hüfte: Der Schmerz hat den Uterus verlassen und sich auf die Hüfte verlagert, die jetzt schmerzhaft verkrampft ist. Die Patientin muss massiert und in eine andere Lage gebracht werden. Cimicifuga wird die Wehen normalisieren, und wenn die nächste Wehe kommt, wird sie bis zu ihrem natürlichen Ende anhalten. Die Patientin ist während ihrer Niederkunft so empfänglich für emotionale Eindrücke, dass ihre Wehen sofort aufhören, wenn sie z.B. eine bewegende Geschichte mitbekommt, die jemand im Zimmer erzählt, oder wenn sonst etwas Aufregendes passiert. Aus demselben Grund können nach der Entbindung die Lochien zum Stillstand kommen, so als hätte sie sich erkältet; sie bekommt Krämpfe und beschwerliche Nachwehen, der Milchfluss versiegt, sie fühlt sich am ganzen Körper wie zerschlagen, und schließlich setzt Fieber ein.

* * *

Cimicifuga sollte mit ***CAULOPHYLLUM*** verglichen werden, das folgende Symptome aufweist:*

Schwäche der weiblichen Fortpflanzungsorgane. Sterilität infolge dieser Schwäche oder Abort in den ersten Monaten der Schwangerschaft. Während der Geburt sind die Uteruskontraktionen zu schwach, um den Fötus auszutreiben, sie quälen die Patientin nur. Wehenartige Schmerzen während der Menstruation, mit ziehenden Schmerzen in Ober- und Unterschenkeln, selbst in Füßen und Zehen. Uterusblutungen aufgrund der Inaktivität dieses Or-

* Den folgenden Absatz hat Kent erst in die 2. Auflage aufgenommen. Er stellt eine vollständige Wiedergabe des Artikels über *Caulophyllum* in den sog. *New Remedies* dar.

gans. Erschlaffung des uterinen Muskel- und Bandapparats. Schwere des Uterus, bis hin zum Prolaps. Subinvolution. Wundmachender Ausfluss. Menses zu früh oder zu spät. Die Patientin ist kälteempfindlich und braucht warme Kleidung – ganz im Gegensatz zu *Pulsatilla*. Sie ist hysterisch – wie *Ignatia*. Besorgt und ängstlich. Sie ist rheumatisch veranlagt, wie *Cimicifuga*, nur dass bevorzugt die kleinen Gelenke befallen werden. Nach der Geburt leidet sie sehr unter Nachwehen, welche in den Leisten verspürt werden. Rheumatische Steifheit des Rückens und große Empfindlichkeit der Wirbelsäule. Sie kann nicht schlafen, ist unruhig und überdies sehr reizbar. Caulophyllum hat Chorea in der Pubertät geheilt, wenn die Menstruation verspätet eingesetzt hat.

* * *

Es verwundert nicht, dass ein so leicht erregbares Wesen wie die Cimicifuga-Patientin einen raschen, jagenden Puls und eine unregelmäßige Herzaktion haben kann; doch viele der ausgeprägtesten hysterischen Manifestationen laufen ganz ohne irgendwelche Störungen seitens des Herzens ab. »Gefühl in der Herzgegend, als ob das Herz wund und als ob es vergrößert wäre.«

»Hinterkopf und Nacken schmerzen wie wund.« *Der Kopf ist durch Kontraktion der Nackenmuskulatur nach hinten gezogen. Heftige, beständige Schmerzen im ganzen Rücken.* »Rheumatismus der Rückenmuskulatur.«[GS] Die Patientin kann wegen Kontraktionen und Zuckungen der gedrückten Muskeln weder auf dem Rücken noch auf der Seite liegen. »Taubheit der Gliedmaßen. Zittern. Wundheitsschmerz.«

Die Nervensymptome sind lediglich eine Wiederholung dessen, was ich bereits gesagt habe. »Hysterische Krämpfe.«[GS] »Epileptische, periodisch wiederkehrende Konvulsionen, bei Uterusaffektionen.«[GS] »Zittern der Glieder, kann kaum laufen.«[EN338] Die Taubheit ist derart, wie sie bei Lähmungen vorkommt. Lähmungsartige Schwäche.

Die besten Wirkungen von Cimicifuga haben sich mit der 30., 200., 1000. oder noch höheren Potenzen und bei Verabreichung von Einzeldosen gezeigt.

Cimicifuga hat in einigen seiner Wirkungen viel Ähnlichkeit mit *Caulophyllum*. Ansonsten vergleiche man es – laut *Guiding Symptoms* – mit *Pulsatilla, Sepia, Natrium muriaticum, Lilium tigrinum* und *Ignatia*.

Cina

Artemisia cina; Knospen des Zitwerbeifuß, ›Wurmsamen‹

Cina ist in erster Linie ein Kindermittel; es ist aber auch für Erkrankungen Erwachsener geeignet, wenngleich man bei ihnen selten an das Mittel denkt. Ein besonderes Merkmal, das sowohl den Körper als auch die Psyche betrifft, ist die *übergroße Empfindlichkeit* des Patienten. Cina-Kinder wissen nicht, was sie wollen; sie begehren alles Mögliche[RA299], doch wenn man ihnen etwas anbietet, verschmähen sie es, selbst wenn es ihnen sonst das Liebste ist[RA300]. Ihre Beschwerden werden verschlimmert, wenn man sie anfasst[RA249] oder auch nur ansieht; auch wenn Fremde anwesend sind, geht es ihnen schlechter. Die Haut ist sehr berührungsempfindlich. Die Kopfhaut und der Nacken, die Schultern und die Arme sind höchst empfindlich, beinahe so, als wären diese Bereiche wund oder als wären sie gestoßen oder geschlagen worden. Die überlieferte routinemäßige Methode, Cina gegen Würmer zu geben, sollten Sie sich auf keinen Fall zu eigen machen, denn wenn Sie sich prinzipiell von den Symptomen leiten lassen, wird der Patient durch das indizierte Mittel geheilt – und etwaige Würmer suchen dann von selbst das Weite.

Der Cina-Patient wird durch den geringsten Anlass aus dem Gleichgewicht gebracht, selbst eine mäßig große Mahlzeit bereitet ihm Beschwerden. Das Cina-Kind, das normal zu Abend isst, bekommt davon schwere Träume und Muskelzuckungen im Schlaf. Es wacht erschreckt aus dem Schlaf auf und erzählt aufgeregt, was es alles erlebt hat; glaubt, dass all die schrecklichen Dinge, die Gestalten, die bösen Hunde etc., die es im Traum gesehen hat, wirklich da waren. Noch lange wirken die Eindrücke des Traums im Wachbewusstsein nach. »Erwacht unter jämmerlichem Weinen, Stöhnen und Schluchzen, mit unruhigen Bewegungen«[RA260], Zittern und großer Angst.[GS] Obwohl der Kleine eine Verschlimmerung erfährt, wenn man ihn anrührt, möchte er doch umhergetragen und beschäftigt werden, wie *Chamomilla*. Umhertragen tut ihm gut, auch wenn er nicht ganz so reizbar und griesgrämig ist wie das *Chamomilla*-Kind. Wenn man ihn aus seinem Bettchen nimmt, schreit er zunächst, weil ihm die erste Berührung wehtut. Diese Empfindlichkeit und diese Verschlimmerung durch Berührung zieht sich durch alle Krampf- und Fieberzustände, verbunden mit Delirium, glasigen Augen, verzerrtem Mund und blass-livider Verfärbung um Mund[RA53] und Nase. Bei verdorbenem Magen treten nach dem Essen Krampfanfälle auf, mit zurückgeworfenem Kopf und glasigen Augen. Der Magen ist übersäuert, und das Kind stößt ständig saure Milch und saure Luft auf. Das ganze Kind riecht sauer. Die Mütter meinen, der saure Atemgeruch hänge mit Würmern zusammen, doch denselben Geruch finden wir auch bei Kindern, die nicht von Würmern befallen sind. »Convulsionen aller Glieder, mit Bewusstlosigkeit und Schaum vor dem Munde.«[GA4,10]

Olfaktive, optische und gustative Halluzinationen[GS] in deliriösen Zuständen, nach Erkältungen oder beim Erwachen aus dem Schlaf; die Patienten wachen mit diesen Sinnestäuschungen auf. Dinge haben plötzlich einen anderen Geschmack oder Geruch als sonst. Tast- und Geschmackssinn sind gesteigert oder verändert.

Bei Hydrocephalus internus, der nicht durch Vergrößerung des Schädels, sondern durch Flüssigkeitszunahme innerhalb des Ventrikelsystems und des Zentralkanals charakterisiert ist, bekommen die Patienten mit steigendem Hirndruck bisweilen Cina-Symptome. Die Kinder rollen ständig den Kopf hin und her[GS]; haben häufig Kopfschmerzen; sind empfindlich auf jede Erschütterung; können Palpieren der Wirbelsäule oder Klopfen auf dieselbe nicht vertragen, weil dadurch Kopfschmerzen ausgelöst werden; bekommen stets Beschwerden in der Sonne – der Kopf wird heiß, die Füße kalt. Cina wird einige dieser Fälle heilen. Jegliche Störung ihres labilen Gleichgewichts verursacht Beschwerden, vor allem Krämpfe. Man kann diese Kinder nicht bestrafen, weil sie davon gleich in Krämpfe verfallen. Wenn allerdings die Verbindung zwischen III. und IV. Ventrikel (Aquaeductus cerebri) ganz verschlossen ist, ist eine Heilung nicht mehr möglich, die Kinder sterben am ständig zunehmenden Hirndruck. Solche kongenitalen Zustände sind unheilbar.

»Dumpfer Kopfschmerz mit Angegriffenheit der Augen, früh.«[RA29] »Kopfweh vor und nach den Fallsucht- (und Wechselfieber-) Anfällen.«[UE] Vor und bei den Kopfschmerzen ist die Schädeldecke höchst empfindlich. Cina-Kinder mögen ihr Haar nicht kämmen oder bürsten lassen[GS], und die Cina-Frau muss ihr Haar locker herunterhängen lassen, wenn Kopf- und Nervenbeschwerden bestehen. Die Kopfbeschwerden können mit Kälte der Extremitäten und etwas Jucken der Haut einhergehen, doch stehen die Kopfsymptome absolut im Vordergrund. Durch geringste psychische Irritationen bekommt das Kind Verdauungsstörungen und Durchfall. Seine Beschwerden verschlimmern sich im Sommer; die Hitze beeinträchtigt das Gehirn, hemmt die Hirnfunktionen, und Durchfall entsteht, mit grünlich-schleimigen[GS] oder weißlichen Fäzes, sowie Erbrechen. Cina wirkt hauptsächlich auf das *Gehirn* ein; Impulse aus dem Gehirn werden nicht richtig weitergeleitet, und so können u.a. Magenstörungen entstehen, welche die Ansiedlung von Würmern begünstigen. Wird das Kind dann geheilt, normalisiert sich die Zusammensetzung des Magensafts, und die Würmer werden vertrieben. Das Kleine wirft im Bett ständig seinen Kopf hin und her[GS], wodurch seine Schmerzen mitunter gemildert werden. Dieses Verhalten können Sie auch bei empfindlichen Frauen beobachten, die ihre Haare herunterhängen lassen müssen: *Hin-und-her-Rollen* des Kopfes erleichtert, nicht aber das »Schütteln des Kopfes«, wie in den *Guiding Symptoms* zu lesen ist; das wäre zu heftig.

Farbensehen aller Art[GS], besonders aber *Gelbsehen.* »Gesichtstäuschungen in leuchtenden Farben: blau, violett, gelb oder grün.«[GS] Cina passt für empfindliche, nervöse Frauen, die durch jede Anstrengung der Augen gleich Beschwerden bekommen, z.B. Kopf- und Augenschmerzen[RA30] vom Nähen und anderen feinen Handarbeiten.[AZ60,69f.] Das Mittel gleicht in dieser Hinsicht *Ruta graveolens* – Symptome durch Überanstrengung der Augen. Es ist nicht so sehr bei jungen Menschen angezeigt, sondern mehr bei Frauen mittleren Alters, wenn sie erste Zeichen von Alterssichtigkeit aufweisen, etwa bei feinen Handarbeiten oder beim Lesen.[RA35] Erst nach kräftigem Reiben der Augen können sie wieder deutlicher sehen.[RA36] »Beim Aufstehen aus dem Bette, ist's ihm schwarz vor den Augen, düselig im Kopfe und ohnmächtig; er schwankt hin und her; beim Niederlegen wird's gleich besser.«[RA1] Fieberloses Schielen der Kinder bei Vorhandensein von Würmern[NZ2,10]; blasses, kränkliches Aussehen der Kinder, mit blau umränderten Augen, Bauchkneifen in der Nabelgegend, häufigem Bohren in der Nase, etc.[NZ2,6]. Tatsächlich hängt das Schielen mit einer Störung des Gehirns zusammen, wie überhaupt die Existenz der Würmer davon abhängt.

Bleiches, eingefallenes Gesicht, die Nasenflügel eingezogen. Bläulicher Rand oder grauer Streifen um den Mund – »ein sicheres Zeichen für Würmer«, sagt die Mutter. Das Kind reibt beständig seine Nase[UE], entweder mit den Händen, am Kopfkissen oder an der Schulter des Kindermädchens.[GS] »Das Kind bohrt oft so lange in der Nase, bis Blut heraus kömmt.«[RA55] Das kränkliche Aussehen dieser Kinder fällt besonders auf, doch es ist Ausdruck einer Störung seitens des Gehirns, des Zentralnervensystems. Die Hirnsymptome sind bei Cina am allerwichtigsten, sie haben den höchsten Rang. Wenn die Kinder erschreckt, gezüchtigt oder ausgeschimpft werden, wird dadurch das Gehirn in Mitleidenschaft gezogen und in der weiteren Folge der Magen in Unordnung gebracht. Sie bekommen Verdauungsstörungen, und bald siedeln sich Würmer an. »Weiß und blaulicht um den Mund.«[RA53] Zähneknirschen[UE] im Schlaf.[GS] Auch wenn das Kind noch keine Zähne hat, macht es doch seitliche Kaubewegungen. Die Zähne sind empfindlich[UE]: »Die eingeathmete Luft und kaltes Getränk fahren schmerzhaft in den Zahn.«[RA62] »Zahnschmerz wie von Wundheit.«[RA61] Bluten aus Mund und Nase.[GS] Unfähigkeit zu schlucken, besonders Flüssigkeiten.[RA67f.] Flüssigkeiten verursachen beim

Durchgang durch die Speiseröhre ein gluckerndes Geräusch – vor und nach Krampfanfällen.* Wenn Kopfsymptome vorhanden sind, sickert die Milch oder das Wasser mit einem Gluckern durch die Speiseröhre in den Magen, z.B. bei Durchfall und Erbrechen in Verbindung mit Hirnsymptomen. *Arsenicum* und *Cuprum* sind ebenfalls bekannt für dieses hörbare Gluckern in Schlund und Speiseröhre beim Trinken. »Choreatische Bewegungen ergreifen auch Zunge, Schlund und Kehlkopf ...«[GS(NZ1,54)]

Sowohl Cina-Kinder als auch Cina-Erwachsene neigen zu Gefräßigkeit[SK324], ihr Hunger ist durch Essen kaum zu stillen.[RA69] Der Magen ist voll, und doch sind sie hungrig. Nach Erbrechen würde man normalerweise erwarten, dass der Betreffende eine Abneigung gegen alles Essen hat, doch der Cina-Patient verspürt auch weiterhin ein Leere- und Hungergefühl im Magen. Wenn selbst nach einer ausgiebigen Mahlzeit ein nagendes Gefühl im Magen[GS] fortbesteht oder wenn ein Baby so viel getrunken hat, wie in seinen Magen passt, und dennoch weiter nach der Flasche schreit oder wenn es alle Nahrung ausspuckt und gleich wieder nach neuer verlangt, dann denke man an Cina. Schaudert bei jedem Schluck Wein zusammen, als habe er Branntwein oder bitteren Schnaps verschluckt.[AZ60,69]

Bauch aufgetrieben und gespannt.[ZÖ1,568] Das Cina-Kind legt sich zum Einschlafen sehr oft auf den Bauch[GS], weil es dann am ehesten Ruhe findet. Sobald man es auf die Seite zu legen versucht, wacht es auf. In den Armen der Mutter schläft es nur dann ein, wenn sein Bauch auf der Schulter der Mutter zu liegen kommt. Wenn Sie ein Kind mit reichlichen, herausstürzenden, heftig stinkenden Stühlen zu behandeln haben, dem es durch Liegen auf dem Bauch besser geht und das durch jede andere Lage neuerlichen Stuhldrang bekommt, dann ist *Podophyllum* das Mittel der Wahl. Dies wäre nicht Cina; der Cina-Stuhl ist eher gering an Masse und oftmals weiß[UE].

»Früh, nach dem Aufstehen, heiserer Kotz-Husten** ...«[RA129] Kurzes Hüsteln nachts.[GS] Trockener Krampfhusten.[GS] Keuchhusten.[KH]

Überempfindlichkeit des Körpers gegen Berührung.[(RA249)] »Beim Gähnen, Zittern des Körpers mit Schauder-Empfindung.«[RA267] Krämpfe bei Kindern.[GS] Chorea.[KE4,504f.] »Krampfhaftes Gähnen; Schmerzen werden durch schwer zu unterdrückendes Gähnen sofort wieder hervorgerufen[AZ60,69f.]. (Amenorrhö.)«[GS] Kinder können nicht schlafen, außer wenn sie auf dem Bauch liegen, wenn sie geschaukelt oder auf andere Weise in Bewegung gehalten werden.[GS]

* Das in den *Guiding Symptoms* genannte Symptom »Audible gurgling noise along oesophagus« ist ursprünglich *unabhängig* von Flüssigkeitsaufnahme aufgetreten (*AZ* 88,203).

** Dieser bei Hahnemann häufig vorkommende Begriff wurde von Allen und Hering fälschlich mit »gagging cough« (würgender Husten) wiedergegeben, und im Repertorium erscheint das Symptom im Kapitel *Stomach* als »gagging from coughing« oder »retching with cough«. »Kotzen« bedeutet aber neben *Erbrechen* auch einfach nur ***starker Husten, sich räuspern*** oder ***Husten mit Auswurf*** (Grimm). Was Hahnemann selbst unter »Kotzhusten« versteht, geht z.B. aus dem Symptom Nr. 1054 der *Calcarea*-Prüfung hervor, wo er den Begriff in Klammern mit ***kurzes Hüsteln*** erläutert.

Cistus canadensis

Helianthemum canadense; Kanadische Zistrose, Frostkraut

Diese Arznei ist ein Antipsorikum, ein sehr tiefwirkendes Mittel. Es kommt *Calcarea carbonica* nahe, ist aber milder in seiner Wirkung. Es hat die gleiche Erschöpfung durch körperliche Anstrengung, die Atemnot, das Schwitzen und die Kälte und Frostigkeit, die wir bei *Calcarea* finden.

Es ist häufig die Heilung eines schlimmen und typischen Falls, wodurch unsere Aufmerksamkeit nachdrücklich auf ein bestimmtes Arzneimittel gelenkt wird. Ich erinnere mich noch gut daran, wie ich das erste Mal nähere Bekanntschaft mit Cistus canadensis machte. Ich hatte das Studium von Cistus – als vermeintlich nebensächliches Mittel – lange Zeit immer wieder aufgeschoben, bis sich eine junge Frau von 19 Jahren in meine Behandlung begab. Sie litt an vergrößerten und indurierten Lymphknoten im Halsbereich, und besonders die Ohrspeicheldrüsen waren geschwollen und verhärtet. Dazu fötider Ohrenausfluss; Konjunktiven eitrig entzündet; Fissuren in den Augenwinkeln; Lippen aufgesprungen und leicht blutend; an den Fingerkuppen ein nässendes Ekzem. Ich konnte ihre Symptomatik nicht mit *Calcarea* zur Deckung bringen, auch war sie insgesamt kein *Calcarea*-Typ. Nach eingehendem Materia-medica-Vergleich schien mir das kleine Mittel Cistus genau passend zu sein. Die Patientin hatte zwar schon etliche homöopathische Therapieversuche hinter sich, doch erst Cistus brachte ihr die ersehnte Heilung. Seither habe ich das Mittel verschiedentlich studiert und es auch ein- oder zweimal zu prüfen versucht, leider ohne Ergebnis. Cistus gehört zu den Arzneien, die einer Nachprüfung unterzogen werden sollten.

Skrofulöse Diathese.[AZ72,34] Lymphknoten und Drüsen entzünden sich, schwellen an und eitern.[SK328] Cistus hat Knochenkaries[AZ72,10] und alte Geschwüre geheilt.[SK328] Es hat sich oft bei chronischer Ruhr und chronischer Diarrhö bewährt[NR1,211 f.], die mit (möglicherweise tuberkulös bedingten) mesenterialen Lymphknotenschwellungen einhergingen. Schlaffe, blass und kränklich aussehende Personen, die keine Treppe steigen können, ohne völlig außer Atem zu geraten. Alle Schleimhäute sondern ein dickes, gelbliches, übelriechendes Sekret ab; daher ist Cistus bisweilen bei langwierigen, beschwerlichen Katarrhen angezeigt. Die Lunge füllt sich mit großen Mengen an Schleim; nach dessen Expektoration geht es dem Kranken besser, doch stellt sich anschließend ein unangenehm rohes, wundes Gefühl in Bronchien und Luftröhre[(AZ72,17)] ein.

Cistus hat alle möglichen Arten von Hautausschlägen: Gürtelrose und Flechten[AZ72,34]; schuppige Ausschläge; nässende Ekzeme an Händen und Fingerspitzen, die im Winter und durch kaltes Waschen leicht rissig werden und bluten.

Der Cistus-Patient regt sich sehr leicht auf und bekommt davon Beschwerden, oder bestehende Beschwerden werden durch Aufregung verschlimmert[AZ72,9], wie bei *Calcarea* und *Borax*. »Jede unangenehme Gemüthsbewegung erhöht die Beschwerden ungemein.«[SK328] »Bei Gemüthsaufregung der Husten ärger«[AZ72,9], desgleichen Kopfweh und andere Schmerzen. »Üble Folgen von Aerger«[SK328] – fühlt sich anschließend wie gelähmt.[GS*]

Heftige Kopfschmerzen mit Stichen, die von den Schläfen bis in die Ohren schießen.[GS] (Überhaupt Neigung zu stechenden oder reißenden Schmerzen in entzündeten Körperteilen.) Wenn der Patient gezwungen ist, nüchtern zu sein, oder wenn er nicht rechtzeitig seine Mahlzeiten einnimmt, bekommt er Kopfschmerzen, und wie bei *Lycopodium* verlieren sich diese nach dem Essen.[AZ72,9] »In der sehr erwärmten Stube wird die Haut feucht; dabei

* Bei den meisten der hier genannten Symptome nennt Kent als Verschlimmerung nicht ***mental excitement***, sondern »mental exertion« (geistige Anstrengung). Da sich die beiden Begriffe im Englischen sehr ähnlich sehen, nehme ich an, dass es sich um eine Verwechslung handelt. Außer bei Boericke, der beide Modalitäten anführt, gibt es in der (naheliegenden) Literatur keine Hinweise auf eine Verschlimmerung durch geistige Anstrengung. Das Kent-Repertorium führt beide Modalitäten auf.

ist die Stirn nicht nur äusserlich kühl, sondern auch innerlich ist ein Gefühl von Kühle.«[AZ72,33] Mit der Kälte der Stirn entwickeln sich Stirnkopfschmerzen, und je mehr er schwitzt, desto kälter wird die Stirn und desto größer werden die Schmerzen. Migräne[GS], verbunden mit großer Kraftlosigkeit. Kopfweh mit drückendem Schmerz in der Nasenwurzel.[AZ72,9] So starke Schwellung der Halslymphknoten oder Parotiden, dass der Kopf dadurch ganz schief gezogen wird.[AZ72,9] Die Geschwülste am Hals können geschlossen bleiben oder auch sich öffnen und eitern.[AZ72,34]

Kältegefühl oder Brennen in der Nase.[AZ72,10] Diese beiden Empfindungen sind manchmal nicht leicht auseinanderzuhalten. Bei akutem Schnupfen füllt sich die Nase mit dickem, gelbem Schleim, und wenn dieser ausgeschneuzt wird, befindet sich die entleerte Nasenhöhle in einem gereizten Zustand, der mal als Wundheits-, mal als Kältegefühl, mal als Brennen beschrieben wird. Linderung findet der Patient, sobald sich wieder Schleim in der Nase angesammelt hat. Bei *Arsenicum* ist der Schleim selbst so scharf, dass dadurch Brennen in der Nase verursacht wird; bei *Antimonium crudum, Aesculus* und diesem Mittel jedoch entsteht das wunde oder brennende Gefühl, wenn die Nase frei ist. Die genannten Empfindungen werden durch das Einziehen der Atemluft veranlasst. Es gab in dieser Stadt [Philadelphia] vor Jahren eine Schnupfenepidemie, die sich vor allem durch dieses Symptom auszeichnete – Schmerzen oder Brennen in der Nase beim Einatmen. Aber es ist nicht der akute Schnupfen, wo wir den Wert von Cistus sehen, vielmehr sind es die chronischen, mit dickem Nasensekret und besagtem Kälte- oder Brenngefühl einhergehenden Rhinitiden, bei denen es sich als hilfreich erweist.

»Flechten an und in den Ohren.«[AZ72,9] Im Gefolge exanthematischer Krankheiten bleibt »Ausfluß von Feuchtigkeit und übelriechendem Eiter aus den Ohren«[SK328] zurück.

Ausschläge im Gesicht [vesikuläres Erysipel[AZ72,10]; Ekzem an der Nase[AZ56,71]]. »Scharf stechende, unerträglich juckende, dicke Krusten auf dem rechten Jochbein, mit Brennen in diesem Bereich.«[GS] Cistus hat Lupus des Gesichts geheilt[GS], Knochenfraß am Unterkiefer[SK328] und blutende Krebsgeschwüre an der Unterlippe[GS]. »Lupus [vulgaris exedens] an Mund und Nase, Theile wegfressend.«[AZ72,10] Schmerzen [Ziehen und Reißen[GS]] in den Kiefergelenken.*

»Im höchsten Grade skorbutisches Zahnfleisch, geschwollen, abklaffend, leicht blutend, faul ...«[AZ72,10] Das Zahnfleisch zieht sich zurück, die Zähne werden locker.

Im Hals besteht die gleiche Empfindung von Kühle[AZ72,10] wie in der Nase – Kältegefühl oder auch Brennen. Viel Ansammlung von Schleim in Mund und Rachen. Raues Gefühl im Hals, so als wäre Sand darin.[SK329] Chronisch-atrophische Rachenkatarrhe: zunächst fleckweise, dann allgemeine Trockenheit im Hals, < nach Schlaf, > nach Essen und Trinken; die Schleimhaut glänzt leicht, wie glasiert, ist mit Streifen zähen Schleims überzogen.[AZ72,10] Jede Erkältung setzt sich bei diesem Mittel im Halse fest. Warme Luft wird überall als angenehm empfunden. Chronische Cistus-Fälle weisen zumeist skrofulöse Lymphknotenschwellungen auf, und der Patient sucht die Wärme; er geht zum Ofen und dreht ihn auf, möchte die Wärme in Nase, Hals und Lungen spüren. Schwindsüchtige haben ebenfalls dieses Verlangen nach Wärme, es sind sehr fröstelige Menschen; sie sind nicht kalt anzufühlen, aber ihnen ist subjektiv immer kalt. »Rachen entzündet und trocken ohne Trockenheitsgefühl, mit zähem, Gummi ähnlichem Auswurfe, dick, geschmacklos, durch Räuspern herausgebracht, mehr Morgens.«[AZ72,10]

Cistus-Patienten haben ein großes Verlangen nach scharfen [oder sauren[AZ72,10]] Speisen, vor allem wollen sie etwas, das sie aufwärmt, das sie kräftigt, das sie anregt – etwas Herzhaftes oder Pikantes. Starkes Verlangen nach Käse[AZ72,10] und Hering.

»Milchbrustentzündung links, in Eiterung übergehend, bei großem Vollheitsgefühl im Thorax[AZ72,18]; bei Skrofulösen, welche die größte Empfindlichkeit gegen kalte Luft haben[GY1].«[GS] Chronische »Verhärtung[AZ72,18] und Entzündung der Mammae.«[GS] Hier sehen wir wieder die

* In den *Guiding Symptoms* heißt es etwas eigenwillig: »Pains in all the joints of face ...« Zugrunde liegen dem offenbar die beiden Prüfungssymptome Butes »Schmerz in allen Gelenken« und »Ziehen und Reissen in allen Gelenken« (*AZ* 72,33).

Tendenz von Cistus, Drüsengeschwülste hervorzurufen, sodass wir an das Mittel auch bei bösartigen Gewächsen mit Vergrößerung der regionalen Lymphknoten denken sollten. Die Halslymphknoten sind vergrößert und perlschnurartig aneinandergereiht, wie beim Morbus Hodgkin. Nur wenige Arzneien zeigen dieses Phänomen.

Skrofulöse Geschwulst und Eiterung der zervikalen Drüsen und Lymphknoten.[AZ72,18] »Am Rücken Ausschlag einer Gruppe Bläschen, wie Gürtelrose.«[AZ72,34] »Skrophulöse Geschwüre auf dem Rücken.«[AZ72,34] Brennender Zerschlagenheitsschmerz im Steißbein[AZ72,18], am Sitzen hindernd; < durch Berührung.[GS] Dies ist ähnlich wie bei *Carbo animalis,* wo der Steißbeinschmerz bei leichtem Druck zu einem Brennen wird, vorzugsweise bei nervösen Frauen nach einer Verletzung dieses Bereichs.

Flechten an den Handinnenflächen und zwischen den Fingern, mit juckenden Bläschen, die nach dem Abkratzen nässen.[AZ72,18] Panaritien.[GS] Dicke, harte Schwielen mit tiefen Rissen an den Händen von Arbeitern.[GS]

Cistus hat alte, tiefreichende, fressende Geschwüre der Knöchel- und Schienbeingegend geheilt, verbunden mit reichlichen, ätzenden Absonderungen, lokalen Parästhesien (Kribbeln) und Schwellung der inguinalen Lymphknoten; Verschlimmerung durch Baden und größte Empfindlichkeit gegen freie Luft; nur beschwerdefrei bei großer Wärme.

»Ameisenkriebeln durch den ganzen Körper ..., abends nach dem Niederlegen.«[AZ72,18] »Jücken über die Haut des ganzen Körpers, ohne Ausschlag.«[SK328] Der Patient kratzt sich, um Erleichterung zu finden, bis die Haut wund ist. Auch die Schleimhäute jucken: Juckreiz in den Ohren[GS], durch Kratzen nicht gelindert; durch das ständige Reiben und Manipulieren wird der Gehörgang ganz wund. Fortwährendes Jucken in den Augen. »Zeitweise Jucken im Halse.«[AZ72,10] Ständiges Kitzeln in der Brust, Hustenreiz auslösend. Jucken am After und allen anderen Körperöffnungen. Die juckenden Teile werden gerieben, bis sie wund sind und bluten.

Fiebersymptome sind in den Prüfungen nicht genügend zu Tage getreten. In chronischen Fällen kommt es zu profusen Schweißen mit großer Erschöpfung. Nachtschweiße.[AZ72,33]

Clemats erecta

Aufrechte Waldrebe

Clematis ist noch nicht vollständig geprüft, und entsprechend ist es bisher nur in wenigen, wenngleich sehr wichtigen Krankheitszuständen zum Einsatz gekommen. Wir können es daher nicht übergehen, wollen uns aber kurz fassen. Ein wichtiges Charakteristikum von Clematis sind vesikuläre Hautausschläge, die ein nahezu erysipelatöses Aussehen bekommen können. Ein Gemütssymptom, das wir von den wenigen, die bei der Prüfung herausgekommen sind, fast konstant antreffen, ist die Furcht vor dem Alleinsein; dennoch »flieht er die ihm sonst angenehmste Gesellschaft.«[ZÖ2,398] Der Clematis-Patient scheut jede gesellschaftliche Verpflichtung; er hat den Eindruck, von lauter furchtbaren und erschreckenden Dingen umgeben zu sein, die ihn aufs Tiefste beunruhigen. Dies macht ihn verzagt und traurig, ja melancholisch. Hinsichtlich des Gemützustandes wie auch der Allgemeinsymptome scheint Clematis der sykotischen Diathese zugehörig zu sein. Es scheint auf Menschen zu passen, bei denen in der jüngeren Vergangenheit eine Gonorrhö unterdrückt worden ist, denn danach entsteht ein solcher Gemütszustand, verbunden mit Entzündungen von Drüsen und Lymphknoten.

Was die Hautausschläge von Clematis betrifft, so sollte man nicht meinen, dass eine so harmlos erscheinende Pflanze so viel Unheil anrichten kann; doch es gibt Menschen, die auf die Waldrebe genauso empfindlich reagieren wie auf den Giftsumach, und Clematis gleicht in seinen Hautmanifestationen *Rhus toxicodendron* auch in hohem Maße. Es ruft ebenso starke Vergiftungserscheinungen hervor wie *Rhus*. An Mitteln, die einen Bezug zum *Rhus*-Gift haben, gäbe es noch mehrere zu erwähnen. Es gibt eine ganze Reihe von Arzneien, deren Bläschenausschläge wie die von *Rhus* aussehen, und all diese werden Sie aufgrund ihrer antidotarischen Wirkung zueinander immer mal wieder einsetzen müssen, die einen mehr, die anderen weniger. Im konkreten Fall ist es jedoch immer gut zu wissen, welche von diesen Arzneipflanzen die Vergiftung hervorgerufen hat. *Croton tiglium, Rhus toxicodendron, Ranunculus bulbosus, Anacardium* und Clematis sind sich manchmal in ihren Hautausschlägen so ähnlich, dass man nicht in der Lage ist, sie auseinanderzuhalten. Die Ähnlichkeit geht so weit, dass sie untereinander als universelle Antidote dienen können. *Rhus* wirkt von all diesen Mitteln am wenigsten tiefgreifend.* *Ranunculus* beispielsweise hat ein Epitheliom im Bereich der Augenlider und andere kanzeröse Erkrankungen geheilt, sodass wir sagen können, es wirkt tief auf die Gewebe ein.

Einige Clematis-Zeichen sind bereits am äußeren Kopf erkennbar: vesikuläre und pustulöse Ausschläge, die stark jucken, kribbeln oder prickeln, wie von Nadelstichen. Diese wie auch alle anderen Hautausschläge werden durch Waschen mit kaltem Wasser verschlimmert. Sie fangen nach dem Waschen an zu brennen und zu beißen, und es kommt zu einer Art Entzündung der betroffenen Stellen. Vergleichen wir nun dieses Charakteristikum mit den ›inneren‹ Modalitäten von Clematis ... Im Bereich der Zähne und Kiefer können heftige Schmerzen auftreten; doch während die Hautausschläge durch kaltes Waschen verschlimmert werden, bessern sich die Zahn- und Kieferschmerzen durch kaltes Wasser im Mund, und heiße Getränke sowie Bettwärme vermehren sie. Allerdings werden auch die Beschwerden seitens der Haut (Juckreiz etc.) durch Bettwärme verstärkt. Wir müssen schon etwas ins Detail gehen, wenn wir herausfinden wollen, ob ein Ausschlag *Rhus* benötigt oder Clematis oder irgendein anderes Mittel. Typisch für Clematis sind vesikuläre Ausschläge, bei denen sich die Bläschen mit einer gelblichen Flüssigkeit füllen und die Haut unter den Bläschen induriert. Es erzeugt Ausschläge, die mit Flechten, Herpes

* Diese Ansicht kann heute als überholt gelten; *Rhus toxicodendron* kann durchaus ein Konstitutionsmittel sein. Vgl. Alfons Geukens: *Homöopathische Praxis*, Bd. 1.

oder Ekzemen vergleichbar sind und sich allmählich ausbreiten. Ausschläge im Bereich der Augen, zunächst bläschenförmig, später geschwürig zerfallend. Leichte und schwerere Formen von Herpes. Herpes zoster, der in jeder Körperregion vorkommen kann. »Trockenheitsgefühl in den Augen und ein Brennen, als ströme ein Feuer heraus.«[ZÖ2,386] »Beissen in den Augen, am schlimmsten, wenn er sie zuschloss ...«[CK22] »Entzündung der Iris im Auge.«[UE] »Augen entzündet, vorstehend, trübe.«[GS] »Chronischer Reizzustand der Lider, mit Schwellung der Meibom'schen Drüsen ...«[GS]

Die [kariösen] Zahnschmerzen von Clematis, typischerweise von stechendem und ziehendem Charakter, sind schlimmer nachts, in der Bettwärme – dies ist auch ein Allgemeinsymptom von Clematis – sowie durch warme Getränke. Besser durch Spülen mit kaltem Wasser, durch Lufteinziehen und im Freien.[AZ78,47] »Zahnschmerz erträglich bei Tage, in wagerechter Lage im Bette aber bis zur Verzweiflung steigend und durch keine Lage und Richtung, sondern bloss durch ruhiges Verhalten allmählig zu lindern.«[CK42] »Dumpfer Schmerz in einem hohlen Zahne, durch kaltes Wasser nur kurz beschwichtigt, auch gemildert durch heraus Ziehen* von Luft, wobei es einen Stich gab, als wenn Etwas in dem Zahne sich aufhübe.«[CK46]

Ein Charakteristikum von Clematis sind geschwollene Leistenlymphknoten; sie treten auf bei szirrhösen Geschwülsten der Genitalorgane, bei unterdrückter Gonorrhö und bei Gelenkrheumatismus. Schmerzhafte Schwellung des rechten Samenstrangs, schlimmer in der Nacht, im Gehen und in der Bettwärme. Seltsamerweise sehen wir bei Clematis mehr Beschwerden in den Drüsen und Lymphknoten der rechten Körperhälfte, obwohl durchaus auch die linke Seite betroffen sein kann. Das Mittel hat eine Vielzahl von Harnwegsbeschwerden hervorgerufen. Beständiger Harndrang, höchst schmerzhafter Tenesmus. Öfteres Stocken des Harnflusses beim Urinieren.[CK69] Schmerzhaftigkeit der Harnröhre beim Befühlen und Drücken. Der Urin geht auffallend langsam und in dünnerem Strahl ab, als ob die Harnröhre ganz verengt wäre.[ZÖ2,400]

Zur Natur dieses Mittels gehört die Infiltration und Entzündung der Gewebe, und so ist es in jenen Fällen von Gonorrhö hilfreich, die sich lange hingeschleppt haben oder die mit lokalen Injektionen behandelt worden sind. Durch die langsam ablaufende Entzündung der Harnröhre kommt es zu einer übermäßigen Infiltration des umliegenden Gewebes, sodass sich die Urethra wie eine dicke Peitschenschnur anfühlt und sehr druckschmerzhaft ist; dieser Prozess schreitet immer weiter voran, bis das Lumen fast ganz verschlossen ist. Wenn Clematis indiziert ist, werden Sie nach Gabe des Mittels erstaunt feststellen, dass der ursprüngliche Tripperausfluss wiederkehrt und bald darauf die Harnröhrenstriktur ganz verschwindet. Nach Ablauf von zwei oder drei Monaten spürt der Patient nichts mehr davon.

Auffallend bei der Miktion ist, dass der Patient die Blase nicht auf einmal entleeren kann. Stets hat er das Gefühl, als ob noch etwas kommen müsste, und auch wenn er fertig zu sein scheint, tröpfelt immer noch etwas Urin nach. Dies ist ein gewöhnliches Merkmal bei jeder Art von Striktur. »Er kann den Harn nicht auf einmal entleeren; er stockte öfters im Laufen, bis er fast** heraus war; dann tröpfelte das Uebrige wider seinen Willen ab ...«[CK69] »Beim Anfange des Wasserlassens brennt (beisst) es am schlimmsten, während des Harn-Abganges sticht es zur Röhre hinaus, und nach dem Lassen brennt und beisst es noch nach ...«[CK74] »Absonderung von dickem Eiter aus der Harnröhre. (Gonorrhö.)«[GS] Clematis ist selten im ersten Stadium des Trippers indiziert, dem Stadium der akuten Entzündungssymptome, sondern meist in jenen Fällen, die chronisch zu werden drohen. Man muss an das Mittel denken bei unterdrückter Gonorrhö, wenn die ersten Folgebeschwerden auftauchen. Sehr häufig bestehen

* Nach Jahr *(Symptomenkodex)* ist dies als ***Saugen*** zu verstehen. Von Allen wurde die Passage fälschlich mit »relieved by drawing in the air« übersetzt. Dennoch scheint auch das Lufteinziehen lindernd zu wirken, wie aus einem Erfahrungsbericht in der *AHZ* (Bd. 78, S. 47) hervorgeht.

** Im Hahnemann'schen Text sollte das Wörtchen »fast« ergänzt werden, das Hahnemann bei der Bearbeitung und Übertragung der Symptome aus dem *Archiv* (Bd. 7, H. 1, S. 177), in dem die Prüfung erstmals veröffentlicht wurde, versehentlich ausgelassen hat.

diese in einer Entzündung der Hoden, und hier ist Clematis ein vorrangiges Heilmittel, besonders wenn der rechte Hoden betroffen ist (so seltsam dies auch klingen mag). Weitere für Clematis typische Beschwerden sind: der bereits erwähnte intermittierende Harnfluss, sofern die Harnröhre noch entzündet ist; der sehr empfindliche rechte Samenstrang; aufwärts ziehender Schmerz in den Hoden und im Samenstrang[CK79];* schmerzhafte, entzündete, geschwollene Testes[GS]; Orchitis mit schmerzhafter Geschwulst und Verhärtung der Hoden. Clematis ist auch angezeigt, wenn nach dem Abklingen einer Schwellung eine Verhärtung in dem Bereich zurückgeblieben ist – vielleicht nachdem Sie *Pulsatilla* gegeben haben, welches zu dem Zeitpunkt das richtige Mittel war, den Fall dann aber nicht zu Ende geführt hat. »Geschwulst der rechten Hälfte des Hodensackes, welche sich verdickte und sammt dem Hoden tief herabsenkte.«[CK83]

Clematis ist nur wenig an Frauen geprüft worden; dies ist sehr bedauerlich, denn es wäre interessant zu erfahren, ob das Mittel die Ovarien in gleicher Weise affiziert wie die Testes. Es ist natürlich klinisch zur Anwendung gekommen, und dabei hat es viele Erkrankungen von Frauen geheilt, besonders Brustdrüsenentzündungen, Verhärtung und Ulzeration von Drüsen und Lymphknoten. Szirrhus der Mamma mit Induration und Ulzeration. »Linksseitiger Szirrhus mammae, mit Stichen in der Schulter«[AZ55,21] ist ein klinisches Symptom, das durch Clematis geheilt wurde. »Geschwülste in der weiblichen Brust ..., besonders dann, wenn die Schmerzen bei Ostwinde, bei kaltem Wetter überhaupt und in der Nacht sich erhöhen.«[AZ53,11] Wenn die Patientin im Bett geschwitzt hat, verträgt sie es nicht, aufgedeckt zu werden, wegen des unangenehmen Kältegefühls.[CK141,43] Die Beschwerden können bei zunehmendem Mond verstärkt auftreten. Man hat bei Clematis oft die Beobachtung gemacht, dass sich vor allem Hautausschläge bei zunehmendem Mond verschlimmern.**

Rheumatische Erkrankungen im Bereich der Gliedmaßen als Folge unterdrückter Gonorrhö. Große allgemeine Schwäche und Abgeschlagenheit. »Muskelzucken an fast allen fleischigen Theilen des Körpers.«[CK123] Ein weiteres Allgemeinsymptom: »Beim Einschlafen heftiges Zusammenzucken des ganzen Körpers wie von elektrischen Schlägen.«[ZÖ2,293] Zum Arzneibild von Clematis gehören auch erhöhtes Wärmegefühl am ganzen Körper und fieberhafte Zustände, doch ist nichts besonders Charakteristisches daran.

»Blasenausschlag am Körper. Flechtenausschläge. Schuppenflechten, mit gelblicher, fressender Jauche.«[SK330] »Hautausschlag aus Bläschen und Pusteln; aus Ersteren tritt ein klares, wässriges Sekret aus, aus Letzteren eine eitrige Flüssigkeit ...«[GS] Gelbe Bläschen und gelbe Pusteln: beides kommt bei Clematis häufig vor. »Dunkler, brennender, miliarer Ausschlag mit heftigem Juckreiz.«[GS] Ulzerierende Flechten. Jauchige, sich ausbreitende Geschwüre.

* Von Allen falsch übersetzt mit »Pain in the testicles, drawing backward into the spermatic cord«. Der Fehler hat sich bis in die *Guiding Symptoms* und ins Kent'sche Repertorium fortgepflanzt.

** Vgl. Bönninghausens *Uebersicht der Eigenthümlichkeiten ...*: »Schmerzhafter, nicht jückender Flechtenausschlag über den ganzen Körper, bei wachsendem Monde roth und nässend, bei abnehmendem Monde blaß und trocken.«

Cocculus indicus

Getrocknete Früchte von Anamirta cocc.; Kockelskörner

Wir kommen zum Studium von Cocculus indicus, einem Mittel mit einigen merkwürdigen Besonderheiten. Widmen wir uns zunächst, wie üblich, den allgemeinen Erscheinungen, den Nervensymptomen und den psychischen Symptomen. Cocculus verlangsamt alle geistigen und körperlichen Aktivitäten, indem es eine Art paralytischer Schwäche hervorruft. Verspätung in all seinen Wirkungen; alles ist verlangsamt. Alle Sinneseindrücke erreichen nur mit großer Verzögerung das Gehirn. Zwickt man den Patienten z.B. in den großen Zeh, dauert es eine halbe Ewigkeit, bis er endlich »aua« sagt. Auf Fragen antwortet er nur sehr langsam; er scheint vorher lange überlegen zu müssen[KE4,732], was ihn einige Mühe kostet. Alle Leistungen des Nervensystems – Denken, Muskelbetätigung, etc. – sind mühsam und anstrengend. Jede Muskelanstrengung ist ihm zuwider, so matt und abgeschlagen ist er. Zuerst kommt diese Langsamkeit, dann eine Art »lähmiger Schwäche«[RA438], schließlich vollständige Lähmung, lokal oder allgemein. Was sind nun die Ursachen für diese Erscheinungen? Eine Frau, die ihren kranken Ehemann pflegt, oder eine Tochter, die ihren kranken Vater umsorgt, verausgabt sich durch die ständige Angst und Sorge und durch den Mangel an Schlaf[RA454] immer mehr, bis sie vor Erschöpfung dem Zusammenbruch nahe ist. Jede geistige oder körperliche Anstrengung wird ihr zu viel. Sie wird müde in den Knien[RA377] und lahm im Kreuz[RA278], und wenn es schließlich Zeit ist, ins Bett zu gehen, kann sie nicht einschlafen. Kranksein, das auf diese Art und Weise entsteht, ist mit dem Zustand vergleichbar, der durch das Cocculus-Gift hervorgerufen wird. Und so ist Cocculus von der Zeit Hahnemanns bis in unsere Tage ein Heilmittel für Beschwerden durch Krankenpflege gewesen – aber nicht so sehr durch professionelle, sondern vielmehr durch familiäre Krankenpflege, denn um in einen Cocculus-Zustand zu geraten, bedarf es des Zusammenwirkens von länger bestehendem Schlafdefizit und Bedrückung, Besorgnis, Angst oder auch Ärger[SK333]. Doch auch eine Krankenschwester kann gelegentlich einmal Cocculus benötigen, wenn sie sich allzu sehr von der Angst und Sorge der Familienangehörigen anstecken lässt. Eine Ehefrau, die ihren Gatten durch einen Typhus oder eine andere langwierige Krankheit begleitet und sich ständig um ihn gekümmert hat, ist am Ende selber krank; sie ist psychisch und physisch am Ende, kann nicht schlafen, leidet an Schwindel, kongestiven Kopfschmerzen, Übelkeit und Erbrechen. Dies ist der Gang der Dinge in einem Cocculus-Fall, so fängt er typischerweise an!

Eine Frau, die in dieser Weise erschöpft ist, möchte sich durch einen Ausflug mit der Kutsche erholen; doch schon bald nach der Abfahrt setzen Migräne[SK336], Rückenschmerzen, Schwindel, Übelkeit und Brechreiz[RA147] ein. Oder: Die Betreffende steigt für eine kurze Reise in einen Zug, und schon nach wenigen Meilen bekommt sie Kopfweh, ihr wird übel, und sie muss sich übergeben. Sie fühlt sich schwach und sterbenselend. Das ist charakteristisch für Cocculus – Cocculus kann keine Bewegung vertragen.[RA441] Beschwerden werden hervorgerufen oder verschlimmert durch Bewegung, durch Bewegen der Augen, durch Sprechen[RA411], durch Fahren und Schaukeln[SK333]. Wenn die Patientin etwas ansehen will, braucht sie viel Zeit, um den Kopf vorsichtig in die entsprechende Richtung zu drehen. Sie braucht viel Zeit, sich zu bewegen, viel Zeit zu denken; alles erfordert sehr viel Zeit. Der ganze Organismus arbeitet langsam und träge.

Zittrig[RA433] – matt[RA448] – leicht erregbar. Die Hände zittern, wenn sie etwas greifen[RA334]; Hände und Finger sind so ungeschickt, dass ihnen leicht Dinge entgleiten[KE5,869]. Inkoordination zieht sich wie ein roter Faden durch das Arzneimittelbild; daher ist Cocculus beispielsweise bei lokomotorischer Ataxie mit Erfolg angewandt worden.[GS] Wankender Gang.[RA444] Taubheit ist ein wichtiges Merkmal der Arznei: Taubheit der Beine[HC2,245], der Finger und Hände[(RA432)], der Schultern oder einer Gesichtshälfte[HY1,414]. Beschwerden nach Apoplexie[GS(SK336)].*

»Extreme Reizbarkeit des Nervensystems.«[GS] Das leiseste Geräusch fährt ihm durch alle Glieder[RA544], Erschütterung ist unerträglich.[GS] Sie kennen die extreme Empfindlichkeit von *Belladonna* gegenüber Erschütterung – die von Cocculus steht jener nicht sehr viel nach. Cocculus gleicht *Belladonna* auch in seiner Schlaflosigkeit[RA469] und in anderen Allgemeinsymptomen. Die von Hering erwähnte Seekrankheit[AR7,1,85ff.] mit Schwindel wird bisweilen am ganzen Körper empfunden; sie geht mit ohnmachtsähnlicher Schwäche einher und kann in Bewusstlosigkeit[SK336] oder auch paralytisches Steifwerden der Glieder[KM1,208] übergehen. »Schmerzhafte Steifigkeit der Gelenke«[RA431] ist ein häufiges Symptom bei Cocculus; es ist zwar ein lokales Symptom der Extremitäten, doch es ist so charakteristisch, dass ich es hier bereits erwähnen will. Gliedmaßen, die eine Weile in gestreckter Position belassen werden, bereiten dann, wenn man sie wieder beugt, große Schmerzen. Ein Cocculus-Patient, der von Angst und Sorge erschöpft ist, sich flach auf den Rücken legt und die Glieder von sich streckt, kann danach nur unter größten Schwierigkeiten wieder auf die Beine kommen. Der herbeigerufene Arzt weiß, was zu tun ist: Er beugt die Glieder, eines nach dem anderen, und der Patient schreit vor Schmerzen; doch anschließend geht es ihm besser, er kann wieder aufstehen und umhergehen. Dieses Phänomen finden Sie bei keinem anderen Mittel! Es spielt sich ganz ohne Entzündung ab. Es ist eine Art paralytischer Steifheit, eine Lähmung des erschöpften Körpers und Geistes. Meist sind dabei auch andere für Cocculus typische Beschwerden vorhanden, etwa Kopfschmerzen oder Rückenschmerzen. Ein Mann legt seine Beine ausgestreckt auf einen Stuhl, und bald sind diese so steif, dass er sie nur unter Zuhilfenahme der Hände beugen kann. Das ist auffallend und sonderbar! Ohnmacht bei Bewegung des Körpers[RA451], durch Bauchschmerzen[GS], durch Koliken. Sie sehen, bei aller Langsamkeit in seinen Gedanken und Handlungen bleibt der Patient doch außerordentlich empfindlich gegenüber Schmerzen und Leiden.

»Arme und Schenkel von heftigen Krämpfen ergriffen, ... [dabei] einzelne Rucke, wie electrische Schläge, durch den ganzen Körper [ausgelöst jeweils durch Berühren einer schmerzhaft empfindlichen Blatter an der Nagelwurzel des linken Zeigefingers].«[A1,310] »Krämpfe nach Defizit an Schlaf.«[GS] Die Patientin leidet so lange unter nervöser Anspannung, Besorgnis und Schlafmangel, dass sie schließlich epileptische Krampfanfälle bekommt. »Der ganze Körper befand sich in einem Zustande tetanischer Starre ...«[NZ16,119] »Chorea [rechtsseitig].«[KE4,506]** »Anfälle von lähmiger Schwäche mit Rückenschmerz.«[RA438] Halbseitige Lähmung des Gesichts.[AZ51,42] Lähmung der Augenlider[RA480] und der übrigen Augenmuskeln, der Gliedmaßen[RA436f.] – jeder Muskel kann betroffen sein. Selbst durch Diphtherie können Zustände hervorgerufen werden, die jenen gleichen, die ich als Folgezustände nach Schlafmangel und ängstlicher Sorge beschrieben habe. »Postdiphtherische Lähmungen.«[GS(KE5,868f.)] Ich erinnere mich an einen Fall von Lähmung der unteren Extremitäten, der vor vielen Jahren von einem sehr guten Homöopathen behandelt wurde. Er gehört zu den Fällen, die mich in meinen Lehrjahren am meisten beeindruckt haben. Es handelte sich um ein kleines Mädchen, das nach einer Diphtherie seine Beine nicht mehr bewegen konnte und dem man seitens der Schulmedizin keine Hoffnung machen konnte. Doch dann nahm sich Dr. Moore – er war damals bereits 80 Jahre alt – des Falles an. Ich war seinerzeit sowohl mit der Familie des Kindes als auch mit Dr. Moore gut bekannt. Er studierte den Fall gründlich und verabreichte dann Cocculus CM. Es dauerte nur wenige Tage, bis das Mädchen wieder begann, seine Beine zu bewegen. Das Leiden wurde schließlich vollständig behoben,

* Kent sagt: »Complaints from anxiety«, also Beschwerden durch Angst und Sorge. So richtig dies ist, so wenig passt es hier in den Zusammenhang, sodass ich annehme, dass er eigentlich »Complaints from apoplexy« sagen wollte. Bei dem unmittelbar vorangehenden Symptom handelt es sich um ebendiese!

** In den *Guiding Symptoms* heißt es lediglich »Tetanus, chorea«; Letzteres wurde von Kent irrtümlich als »cholera« wiedergegeben. Gleichwohl berichtet G.v. Keller in seiner *Cocculus*-Monographie (*Symptomensammlungen homöopathischer Arzneimittel.* Heft 8. Heidelberg: Haug; 1979) auch von einem geheilten *Cholera*-Fall (Heilungsbericht Nr. 134).

und ich habe niemals aufgehört, darüber zu staunen. Es war eine sehr gute Verschreibung – vollkommen im Einklang mit sämtlichen Aspekten des Falles. Dr. Moore war ein Schüler Lippes und Herings gewesen.

Lassen Sie uns nun etwas näher auf die Psyche eingehen. Wenn die geistige Aktivität als Folge von Sorge und Schlafmangel, wie etwa bei der Pflege eines kranken Angehörigen, immer mehr nachgelassen und das Denken sich verlangsamt hat, hat man oft den Eindruck, als sei der Patient im Begriff, schwachsinnig zu werden. Und bei einem richtigen Cocculus-Fall fragt man sich sogar, ob der Patient nicht schon seit ein oder zwei Jahren auf eine Geisteskrankheit zusteuert, denn in seinem Kopf scheint eine völlige Leere zu herrschen. Wenn man ihn etwas fragt, starrt er zunächst eine Weile in die Ferne und dreht dann den Kopf langsam zum Fragenden, um endlich unter großen Schwierigkeiten eine Antwort herauszubringen. Wir können dieses Verhalten bei großer nervöser Erschöpfung beobachten, aber z. B. auch bei typhösen Fiebern. Es ist dem Zustand von *Phosphoricum acidum* so ähnlich, dass wir hier sehr sorgfältig differenzieren und individualisieren müssen. »Die Zeit vergeht ihm zu schnell, und mehre Stunden deuchten ihm so kurz wie eine Stunde.«[PM2,28] Eine Nacht vergeht wie im Fluge. Eine Woche ist vergangen, und sie erscheint ihm wie ein Augenblick – so benommen ist er. »Schwer von Begriff.«[GS] »Findet oft nicht den richtigen Ausdruck für seine Gedanken; des Vergangenen kann er sich kaum erinnern.«[KE4,732] »Kann kaum verstehen, was er gerade gehört oder gelesen hat.«[GS] »Er kann keine Zwischenrede, kein Geräusch vertragen.«[RA548] »Seine Sprache ist murmelnd, und es kostet ihm Mühe, die Worte deutlich auszusprechen.«[KE4,732] Die Zunge gehorcht seinem Willen nicht mehr. Es bestehen einerseits »Eingenommensein und Betäubtheit des Kopfes«[MA1,717], andererseits Schwierigkeiten bei der Aussprache. »Schwierigkeiten beim Sprechen, wie von Zungenlähmung.«[TM26] Wenn dem Cocculus-Patienten einmal eine Idee oder ein Gedanke in den Kopf gekommen ist, so wird dieser dort sofort gleichsam fixiert. Er kann ihn nicht mehr abwandeln, ihn nicht mehr beiseite schieben oder sonst irgendwie beeinflussen. Wenn er dann etwas sagt, merkt man gleich, dass er immer noch von ein und demselben Gedanken beherrscht wird. Dies trägt wesentlich zu dem Eindruck bei, dass er sich in einem Zustand des Schwachsinns befindet. »Geistesgestörtheit mit Schwindel.«[GS] Die meisten Geistes- und Gemütssymptome gehen bei dieser Arznei mit Schwindel einher. »Unüberwindliche, wachende Schläfrigkeits-Betäubung (coma vigil).«[RA462] Der Patient liegt scheinbar bewusstlos da, bekommt aber alles mit, was um ihn herum vor sich geht. Bisweilen kann er sich sogar später genau daran erinnern und beschreiben, was in dieser Zeit vorgefallen ist. Doch bewegt er in diesem Zustand keinen einzigen Muskel, selbst die Augen blinzeln nicht. Gelegentlich hat man den Eindruck, als befinde er sich in einem Zustand der Verzückung, wenn sich ein Lächeln in seiner Mimik andeutet. Er weiß, was gerade passiert – dabei jedoch völlige Erschlaffung der Muskulatur; er spricht nicht, und scheinbar vermag er auch niemanden zu erkennen. Diese völlige Relaxation bei erhaltenem Bewusstsein erinnert an eine Katatonie. Unfähigkeit zu denken. [»Gefühl von Leerheit des Kopfes, mit Unbesinnlichkeit: oft vergehen ihr die Gedanken, so daß sie nicht selten sich erst auf sich selbst besinnen muß.«[AZ26,189]] »Bangigkeit und Todesfurcht.«[KE4,643] Hat das Gefühl, als werde irgendetwas Schreckliches passieren. Und all dies ist die Folge von Kummer, Angst, Ärger und chronischem Schlafmangel.

Der Schwindel wird gewöhnlich von Übelkeit begleitet.[RA5] Ein Cocculus-Patient kann nicht aus dem Fenster eines fahrenden Wagens schauen oder von einem Schiff hinunter auf das bewegte Wasser blicken, ohne dass ihm sofort schlecht wird.

Über die Art der zu erwartenden Kopfsymptome werden Sie vielleicht jetzt schon Vermutungen anstellen können. Im Zusammenhang mit den Kopfschmerzen entstehen in der Regel auch Schwindel[SK336], ungemeine Übelkeit und Brechreiz[RA150] und andere gastrische Erscheinungen. Kopfweh besonders bei jeder Bewegung[SK336], beim Fahren in einem Wagen, in einem Zug oder auf einem Schiff. Kann die Augen nicht an sich bewegende Gegenstände akkommodieren: Drehschwindel[RA5] und Kopfschmerzen setzen ein. »Aufsteigen des Blutes nach dem Kopf.«[AZ89,117] Pressen und Klopfen in den Schläfen.[GS(AZ8,70)] Klopfende Kopfschmerzen, als sollte der Kopf zerspringen.[HY20,161] Hinterhauptschmerzen, als würde sich dort eine Klappe öffnen und schließen.[GS] »Migräne mit Schwindel.«[GS] »Migräne, ausgelöst durch Fahren in einer Kutsche, in einem Boot, in einer Eisenbahn, etc.«[GS] »Kopfschmerzen vom Arbeiten in der Sonne.«[GS]

Lähmungsartige Schwäche sämtlicher Augenmuskeln, einschließlich der für die Akkommodation zuständigen Ziliarmuskeln. Trübsichtigkeit[RA50] und andere Sehstörungen.

Bleiche Gesichtsfarbe[HY2,135] und kränkliches Aussehen. Leichenblässe[ZÖ1,461] mit Gesichtsschmerzen, Schwindel und Übelkeit. Reißende Gesichtsschmerzen. Prosopalgie.[AZ64,42f.] »Gesicht gedunsen, roth, heiss.«[A1,310] Kurz dauerndes Zittern und Zucken in den Gesichtsmuskeln.[KE4,732] Lähmung einer Gesichtshälfte, mit Taubheitsgefühl darin (Apoplex).[HY1,414]

Die meisten Cocculus-Beschwerden gehen mit großer Prostration und nervöser Erschöpfung einher.

Metallischer[RA106] oder bitterer Geschmack[RA113]; Übelkeit erregender Geschmack[GS]; saurer Geschmack[RA107f.]. Appetitlos[RA136], keine Speise kann ihn reizen. Höchster Ekel vor dem Essen.[RA132] Der Patient liegt mit geringem Fieber oder einer Erkältung im Bett und leidet an Übelkeit, Schwindel, Kopfschmerzen und – Abscheu vor Essen und Trinken[RA135]. Bei Wechselfiebern bestehen Gliederschmerzen, besonders in den Knien und Beinknochen, dazu die charakteristische Steifigkeit, diese Übelkeit und dieser Ekel vor Nahrungsaufnahme. Sowohl bei Malaria als auch bei schleichenden, typhösen Fiebern finden wir typischerweise diesen Ekel und diese Übelkeit. Sie treten an das Bett eines solcherart Erkrankten und fragen die Krankenschwester: »Was haben Sie ihm zu essen gegeben?« – und sofort fängt der Patient an zu würgen. Die Schwester sagt, selbst wenn sie Essen nur erwähne, bekomme er gleich Brechreiz. Allein von dem Gedanken an Essen oder durch Speisegerüche aus dem Nebenzimmer oder der Küche wird ihm übel. Zwei Arzneien haben dies in besonders ausgeprägter Form: Cocculus und *Colchicum*. Ich erinnere mich an einen – schließlich geheilten – Malariafall, bei dem ich lange Zeit überlegt hatte, um das passende Mittel zu finden. Irgendwann erwähnte ich gegenüber der Patientin etwas von Essen, und sie sagte: »Oh, Herr Doktor, reden Sie bitte nicht davon, sonst wird mir ganz schlecht!« Ich überflog noch einmal meine Aufzeichnungen – und siehe da, mir starrte ein klarer *Colchicum*-Fall ins Gesicht. Ähnlich kann es einem mit Cocculus ergehen.

»Eine Art Lähmung des Schlundes; die Speiseröhre läßt das Schlingen nicht zu.«[RA102] Solche paralytischen Zustände können wir z. B. nach Diphtherie beobachten. Halsentzündungen bei adynamischen, schleichenden Fieberkrankheiten können manchmal Cocculus benötigen. Das Fieber ist verschwunden, aber der Patient erholt sich nicht, er leidet unter nervösem Zittern, Taubheitsempfindungen, Muskelzuckungen und großer Schwäche. »Im Magen ein Gefühl, als ob ein Wurm sich darin bewegte.«[RA139] Heftige Magenkrämpfe.[RA161] Klemmende, spannende[RA160], zusammenschnürende[RA165] oder zusammenkneifende[RA164] Schmerzen im Epigastrium. Periodisch auftretende Anfälle heftigster Magenschmerzen.[AZ60,72] Schmerzen in den Gedärmen, als würden diese bei jeder Bewegung *zwischen scharfkantigen Steinen eingeklemmt.*[(GS;RA231)] Diese Schmerzen können Erbrechen und Ohnmacht auslösen. Kolikartige Schmerzen in den Därmen. Starke Bauchauftreibung[RA185], wie man sie z. B. beim Typhus findet, verbunden mit Blähungskoliken[RA187]. Spannung im Unterleib, schlimmer durch Trinken.[GS] Reißende[RA183], schneidende[RA179] oder krampfartige Unterleibsschmerzen. Durchfall, begleitet von in den Bauch ausstrahlenden Schmerzen. Lähmung des Mastdarms; der Patient ist nicht in der Lage, zum Stuhl zu pressen. »Stuhldrang und Brennen im Mastdarm ...«[GS] »Anregung im Mastdarme zum Stuhle; es fehlt aber in den obern Gedärmen an wurmförmiger [peristaltischer] Bewegung ...«[RA211]

Menstruation: zu lang anhaltend[AZ5,152]; profus und zu früh wiederkehrend[AZ29,121]; zwei Wochen vor der Zeit[GS]. Diese zu frühe, zu starke und zu lange Periode stellt sich bei Frauen ein, die durch Kummer und Sorge und chronischen Schlafmangel erschöpft sind; gewöhnlich leiden sie außerdem an Kopfschmerzen, Schwindel und Übelkeit. Während der Regel bekommen sie heftige Krampfschmerzen im Unterbauch[KE2,227] und Umklammerungsschmerzen am Uterus. Auf die gleichen Umstände reagieren manche Frauen aber auch mit einem Ausbleiben der Regelblutung[RA234]; oder genau in der Zeit, wo die Menses kommen sollten, stellt sich *statt der Regel Leukorrhö* ein. Die Patientinnen sind meist sehr abgemagert und werden immer kränklicher und chlorotischer, mit bleicher, ins Grünlichgelbe spielender Gesichtsfarbe. »Weissfluss statt des Monatlichen.«[GY25] Oder bei unregelmäßigen, aber sparsamen Regelblutungen tritt der Weißfluss *in der Zwischenzeit* auf.[AZ13,115]

Das Herz ist schwach, der Puls meist klein, schwach und wenig beschleunigt[KE4,916].

Lähmungsartige Schwäche der Gliedmaßen.[RA436] Taubheit und Eingeschlafenheit der Glieder.[HY2,159] Fippern, Zittern[RA434] und Zucken in den Muskeln der Glieder.[KE4,731 f.] Kraftlosigkeit und Schwäche.[RA441 ff.] Ungeschicklichkeit der Finger und Hände.[KE5,869] Eine Art wandernder Taubheit in den Händen[KE4,643]: »Bald die eine, bald die andre Hand ist wie gefühllos und eingeschlafen.«[RA331] Oder auch mehr oder weniger permanente Taubheit der Hände, verbunden mit lähmiger Schwäche; bisweilen ist auch die eine Hand taub und die andere gelähmt. [»Eingeschlafenheit bald der Füße, bald der Hände, wechselweise, in bald vorübergehenden Anfällen.«[RA432]] »Im Sitzen schlafen ihm beide Unterfüße* ein.«[RA382] »Lästiges Pelzigsein der Fußsohlen und Zehen. [verbunden mit] Schwere der Füße«[KE5,869], wie wir es bei der lokomotorischen Ataxie finden. Kalte Füße.[GS] »Er möchte für Müdigkeit in den Knieen zusammensinken; beim Gehen wankt er, und will auf die Seite fallen.«[RA444] »Steifigkeit in den Knien.«** »Lähmung der Beine: ausgehend vom Kreuz und infolge einer Erkältung; nach Quecksilbermissbrauch.«[GS] »Vollkommene Paralyse der untern Extremitäten, indem sowohl die Empfindlichkeit in denselben gänzlich erloschen, als auch die geringste Bewegungsfähigkeit unmöglich war.«[AZ22,182] »Die Oberschenkel sind ihm gelähmt und wie zerschlagen.«[RA355] Lähmiges Erstarrungsgefühl in den Beinen.[RA351 f.]

»Schlaflosigkeit durch lange währende Krankenpflege und häufige Nachtwachen«[GS] – darauf habe ich ja schon mehrfach hingewiesen. »Sehr lebhafte, Furcht erregende Träume.«[RA471] »Üble Folgen von Schlafmangel und Nachtwachen.«[GS] »Die mindeste Abbrechung vom Schlafe erzeugt Kräfteverlust; er vermisst jede Stunde Schlaf.«[RA454]

* Laut Keller Dialektausdruck für ***Füße*** wurde von Allen *(Encycl.)* und den *Guiding-Symptoms*-Autoren als »Fußsohlen« fehlinterpretiert. Dennoch gibt es bei Cocculus auch eine Art Taubheit nur der Fußsohlen, wie das nachfolgende klin. Symptom zeigt.

** Ein Symptom aus Hahnemanns Krankenjournalen (zitiert nach Keller).

Coccus cacti

Cochenille; Mexikanische Schildlaus

Dies ist nur ein kleines Mittel, und es wird für Sie nach dem Studium so vieler schwieriger Arzneimittelbilder eine kleine Erholung sein. Wenn es einmal vollständiger geprüft ist, wird es sich zweifelsohne als ein wichtiges Konstitutionsmittel erweisen. Obwohl es schon einige tief verwurzelte, chronische Leiden geheilt hat, ist es doch bisher hauptsächlich bei akuten Erkrankungen angewandt worden. Dies liegt nur daran, dass es nicht ausreichend geprüft ist und wir in allgemeiner Hinsicht nicht genug über das Mittel wissen. So sind z. B. nur sehr wenige Gemütssymptome herausgebracht worden. Seine Anwendung, soweit durch Veröffentlichungen bekannt geworden, beschränkt sich im Wesentlichen auf katarrhalische Erkrankungen der Atemwege sowie auf Keuchhusten, der mit reichlicher Absonderung eines zähen, fadenziehenden[AZ55,97], gallertartigen Schleims verbunden ist. Große Mengen dieses Schleims bilden sich in der Nase, im Rachen, in den gesamten Atemwegen sowie in der Vagina. Der routinemäßig verordnende Praktiker denkt, wenn er einen Patienten mit zäher, fadenziehender, gallertartiger Schleimsekretion vor sich hat, nur an *Kalium bichromicum*. Das liegt daran, dass er sich bei seinem Homöopathiestudium weitgehend auf die Keynotes beschränkt hat. Doch sei hier daran erinnert, dass neben *Kalium bichromicum* auch noch andere Mittel diese Schleimqualität aufweisen.

Krampfhusten. Keuchhusten. »Beschwerlicher Husten bei Trinkern.«[AZ74,78] Der chronische Katarrh des Coccus-cacti-Patienten tritt besonders im Winter auf. Er setzt mit der kalten Witterung ein und dauert so lange, bis wieder wärmeres Wetter herrscht. Der Patient friert leicht, und entsprechend neigt er in der Kälte häufiger zu Beschwerden. Er ist empfindlich auf Kälte und zieht sich dabei schnell eine Erkältung zu. Aber wir müssen unterscheiden zwischen dem Patienten einerseits und seinen Beschwerden andererseits, denn sie verhalten sich gegenüber Wärme und Kälte vollkommen entgegengesetzt. Wenn der Coccus-cacti-Patient erst einmal durch Kälteeinwirkung krank geworden ist, geht es ihm in einem warmen Raum stets schlechter – und besser an der freien, kalten Luft oder in einem ungeheizten Raum. Sein Husten z. B. wird dann durch Wärme ausgelöst, in einem warmen Zimmer, in der Bettwärme oder durch warme Getränke; schlimmer durch körperliche Anstrengung, durch jede innere wie äußere Erwärmung; gelindert durch Trinken von kaltem Wasser und in einem kalten Raum. Mit anderen Worten: Sobald Beschwerden da sind, kehrt sich sein Verhältnis zu Temperaturen um.

Vergleichbares sehen wir bei vielen anderen Mitteln. Ich habe zahlreiche Briefe von Ärzten erhalten, in denen gefragt wurde: »Wie kommt es, dass in Ihrem und in Bönninghausens Repertorium *[Therapeutisches Taschenbuch]* manche Mittel sowohl unter Kältebesserung als auch unter Kälteverschlimmerung verzeichnet sind? Sie können doch gewiss nicht beides haben.« Aber genau dies ist der Fall, manchmal unter verschiedenartigen Bedingungen, manchmal unter den gleichen. Manchmal handelt es sich um primäre, manchmal um sekundäre [von anderen Zuständen abhängige] Symptome. Diese Mittel müssen wir näher untersuchen, wenn wir klären wollen, wie solch gegensätzliche Modalitäten zustande kommen. Allerdings finden in Bönninghausens Repertorium die Dinge, die sich auf Lokalsymptome beziehen, die gleiche Berücksichtigung wie die Dinge, die sich auf Allgemeinsymptome beziehen. Wenn z. B. ein Symptom seiner Meinung nach durch einen bestimmten Umstand auffallend verschlimmert wird, so schätzt er dies selbst dann sehr hoch ein, wenn es der allgemeinen Tendenz völlig entgegensteht. Am Beispiel von *Phosphorus* lässt sich gut illustrieren, was ich meine. Wenn Sie die Pathogenese von *Phosphorus* näher betrachten, werden Sie feststellen, dass die Brustbeschwerden sämtlich durch Kälte, durch Einatmen kalter Luft und durch Frieren vermehrt werden. Der *Phosphorus*-Patient bekommt leicht Erkältungen, die sich in der Brust festsetzen, und der Husten und der Reizzustand der Atemwege verschlimmern sich durch Kälte bzw. kalte Luft. Andererseits hat er ein Verlangen nach kalten Speisen und Getränken, denn seinem Magen tut Kaltes gut. Auch seine Kopfbeschwerden bessern sich durch Kälte, sogar durch Kaltes im Magen, wonach es ihn verlangt. Wenn er Magenbeschwerden hat, nehmen diese durch jede Form von Wärme zu; er möchte kaltes Wasser trinken – doch sobald es sich im Magen erwärmt hat, bricht er es nicht selten wieder aus. Sie sehen, *Phosphorus* hat sowohl Verschlimmerung durch Kälte als auch durch Wärme. Schmerzen in den Extremitäten beispielsweise werden durch Wärme gebessert. Es wäre ein schwieriges Unterfangen, in ein Repertorium all das einzufügen, was zu einem Verständnis derartiger Widersprüche nötig wäre. Man muss schon die Arzneiprüfungen und Symptomenverzeichnisse studieren – aus Repertorien ist das Wesen einer Arznei nicht zu erfassen.

Der chronische Husten von Coccus cacti beginnt, wie gesagt, typischerweise mit dem Einsetzen der kalten Witterung, hält den ganzen Winter über an und ist mit einer starken Verschleimung der Atemwege[ÖZ4,3,550] verbunden. Es ist ein krampfartiger Husten, der für den Patienten eine ungeheure Anstrengung bedeutet und das Gesicht oft blaurot anlaufen lässt. Der Patient expektoriert dabei große Mengen eines zähen, fadenziehenden Schleims, der sich überall in Mund und Rachen festsetzt und ihn schließlich würgen und erbrechen lässt.[GS(ÖZ4,3,541 f.)]* Der Brechreiz entsteht, weil der Schleim aufgrund seiner klebrigen Beschaffenheit nicht auf normale Weise – durch Räuspern, Husten etc. – aus dem Rachenraum entfernt werden kann. Alles, was mit der Rachenwand, der Mundschleimhaut, ja selbst mit dem Zahnfleisch in Berührung kommt, kann einen Hustenanfall mit nachfolgendem Würgen und Erbrechen auslösen[ÖZ4,3,520]; das ist ein sehr auffälliges und charakteristisches Merkmal von Coccus cacti! Wir sehen dies vor allem bei den chronischen Zuständen empfindlicher Personen; sie können nicht einmal mehr ihre Zähne putzen oder ihren Mund ausspülen, ohne gleich Husten-, Würge- und Brechreiz zu bekommen.[ÖZ4,3,519f.]

Allgemeine Hyperästhesie der Haut und der Schleimhäute; der Kranke ist sogar auf den Druck der Kleidung empfindlich

Mit der Brustverschleimung geht große Atemnot einher. Der Patient kann nicht gehen, ohne kurzatmig zu werden, und beim Bergansteigen hat er schon nach wenigen Schritten das Gefühl zu ersticken. Nachdem die großen Schleimmengen herausgebracht sind, bessert sich der Husten für einige Stunden; dann kommt es erneut zu einem dieser entsetzlichen Hustenanfälle. Nachts in der Bettwärme[ÖZ4,3,543] treten die Anfälle in der Regel verstärkt auf, doch können die Abstände dazwischen vergrößert werden, wenn er in einem kühlen Raum liegen kann und sich nur mit einer dünnen Decke zudeckt.

Der Keuchhusten dieses Mittels ist von ganz ähnlichem Charakter. Wenn Sie zu dem kranken Kind kommen, werden Sie es ohne Zudecke im Bett liegend vorfinden. Es möchte das Zimmer nicht geheizt haben, und die Mutter wird Ihnen erzählen, dass sie den Hustenanfall oft noch abwenden kann, wenn sie schnell genug mit einem Glas kaltem Wasser zur Stelle ist.[ÖZ4,3,541] Die Brust füllt sich allmählich mit Schleim, bis das Kind nicht mehr genügend Luft bekommt; doch obwohl der Schleim dringend entfernt werden müsste, versucht es, durch Luftanhalten den nächsten Hustenanfall noch etwas hinauszuschieben. Sie werden erstaunt sein, wie schnell Coccus cacti in einem solchen Fall den Charakter des Keuchhustens verändert. Eines der ersten Zeichen der Besserung, das Sie beobachten können, ist die leichtere Atmung. Der Husten wird weniger heftig, das Würgen hört auf, und nach einer Woche oder zehn Tagen wird auch der Husten ganz verschwunden sein. Der Coccus-cacti-Husten wird verschlimmert nach dem Mittagessen[ÖZ4,3,542], früh morgens im Bett[ÖZ4,3,558] beim Erwachen [bzw. zum Erwachen führend[ÖZ4,3,541]], in einem warmen Raum und beim Betreten eines warmen Raums.[ÖZ4,3,541]

Am Anfang eines Keuchhustens ist häufig *Carbo vegetabilis* angezeigt; es entwickelt das Krankheitsbild, bringt die Symptome heraus und liefert so ein gutes Bild für eine zweite Verschreibung (wenn es nicht sogar selber heilt).

* Kent schreibt: »Finally he retches and vomits [?] long strings of tough, ropy mucus«, was so nicht richtig ist.

Absonderung von dickem, gelbem Schleim aus der Nase.[GS] Die Nase ist trocken und verstopft.[ÖZ4,3,511] Häufiges, heftiges Niesen.[ÖZ4,3,593] In den Atemwegen bleibt nach Entfernung des Schleims ein brennendes Gefühl zurück. Brennen in der Brust schon allein durch das Ausatmen. Halsentzündung mit großer Trockenheit und Brennen im Hals.[ÖZ4,3,594] »Gaumensegel und Rachenhöhle leicht geröthet.«[ÖZ4,3,515] »Kitzel im Halse.«[ÖZ4,3,589] »Im Halse eine Empfindung, als stecke ein fester Brocken hinter dem Kehlkopfe.«[ÖZ4,3,533] »Gefühl, als wenn ein Haar im Schlunde stecke.«[ÖZ4,3,514] »Gesteigerte Empfindlichkeit des Schlundes und Rachens, sodass das Mundausspülen zum Husten reizte und Erbrechen dicker Schleimmassen veranlasste.«[ÖZ4,3,519] Alle Halsbeschwerden steigern sich in der Wärme, besonders im Bett[ÖZ4,3,571], sowie durch warme Getränke (heiße Getränke scheinen indes nicht so sehr zu verschlimmern); besser durch kaltes Wasser[ÖZ4,3,541]. Wenn ihm im Bett warm wird oder wenn das Zimmer geheizt wird, fasst sich der Patient an die Kehle und fängt an zu husten. Bei der Untersuchung des Halses löst die geringste Berührung des Gaumens oder selbst des Zahnfleisches Würgen aus, manchmal auch dann, wenn diese Teile ganz normal aussehen. Er kann sich nicht räuspern, ohne gleich Brechreiz zu bekommen. Beim Schlucken von Speisen kommen diese zuweilen gleich wieder hoch und verursachen Brechwürgen. Ich möchte, dass Sie sich dies besonders einprägen, denn nur wenige Arzneien rufen einen solchen Zustand hervor.

Großer Durst; trinkt oft und reichlich Wasser.[HC4,100] »Ekelhaft widriger Geschmack«[ÖZ4,3,529] im Mund, den er nie ganz los wird. Übelkeit, die im Hals empfunden wird. »Erbrechen eines weißen, bitter schmeckenden Schaums.«[HC4,100] Plötzliches Ziehen in den Zähnen.[ÖZ4,3,581]* Große Empfindlichkeit der Zähne auf Kaltes.[ÖZ4,3,557]

Die Gemütssymptome von Coccus cacti sind in erster Linie Niedergedrücktheit[ÖZ4,3,564] und Ängstlichkeit[ÖZ4,3,557]. »Abends Bangigkeit.«[ÖZ4,3,520] Große Traurigkeit[ÖZ4,3,578]; alles scheint von einer düsteren Wolke umhüllt. Die Traurigkeit geht mit dem Wunsch einher, Selbstmord zu begehen; dies verschlimmert sich nach Schlaf und besonders in der Zeit von 2 bis 4 Uhr nachts.** Dieser Zustand kann mit ungewöhnlicher Heiterkeit[ÖZ4,3,519] und Redseligkeit[ÖZ4,3,513] abwechseln, wie bei *Lachesis*.

Schlaf verschlimmert auch einige andere Symptome, z.B. Kopfschmerzen. Der Patient wacht morgens mit Schmerzen in der Schädelbasis oder in der Stirn[ÖZ4,3,524] auf. Außer nach Schlaf können die Kopfschmerzen auch nach dem Niederlegen[ÖZ4,3,536] verstärkt auftreten, bei Husten sowie bei körperlicher und geistiger[GS] Anstrengung; Besserung zuweilen durch langsame Bewegung [und durch Waschen mit kaltem Wasser[ÖZ4,3,541]].

Eine wichtige Wirkung von Coccus cacti ist die auf die Nieren, wo es Symptome hervorruft, die einer akuten Glomerulonephritis ähneln. Proteinurie. Dunkelrotes Harnsediment. Ziehende[ÖZ4,3,549] oder auch stechende[ÖZ4,3,570] Schmerzen in der Nierengegend, die über die Harnleiter bis in die Blase und sogar bis in die Beine ausstrahlen können; schlimmer bei Bewegung. Nierenkolik.[ÖZ4,3,550] »Harndrang; kann aber kein Wasser lassen, ehe nicht ein dicker [mensueller] Blutklumpen aus der Scheide abgegangen ist.«[HC4,100] Bei Coccus cacti wird das rechte Herz in Mitleidenschaft gezogen, die Venen werden brüchig, und es kommt zu Sickerblutungen, bei denen sich dicke, schwarze Klumpen bilden. Letzteres finden wir vor allem bei Frauen mit Neigung zu Gebärmutterblutungen. Es gibt Metrorrhagien, bei denen das Blut ungehindert abfließt, nur allmählich gerinnt und kaum zur Klumpenbildung in der Vagina neigt. Bei diesem Mittel jedoch bilden sich die Koagel sehr schnell, und die Scheide wird von ihnen so angefüllt, dass die Harnblase ohne Entfernung der Klumpen nicht entleert werden

* Die von Kent beschriebene Verschlimmerung durch Kälte und Berührung bezieht sich nicht auf die ziehenden Zahnschmerzen, wie es die Interpunktion nahelegt. Und die in der österreichischen Prüfung genannte »Empfindlichkeit bei Berührung« betrifft zum einen einen abgebrochenen, kariösen Zahn (ÖZ 4,3,544), zum anderen den Teil von Ober- und Unterkiefer, auf dem der Prüfer nachts gelegen hatte (ÖZ 4,3,551).

** Hier ist beim Druck der 2. Auflage eine Zeile ausgelassen worden. Korrekt muss der Text lauten (Ergänzung kursiv): »Apprehensiveness. *Sadness, with desire to commit suicide. This is worse after sleep, and* especially at 2 to 4 a.m.«

kann. Gebärmutterblutungen sind ein typisches Merkmal dieser Arznei. Die Menses von Coccus-cacti-Frauen kommen zu früh und sind reichlich und langwierig.[ÖZ4,3,577] Große, harte, schwarze Blutklumpen häufen sich im Uterus an, um dann unter wehenartigen Schmerzen ausgestoßen zu werden; dieser Vorgang wiederholt sich unzählige Male. Entzündung des Uterus und der Vagina, einhergehend mit reichlicher Sekretion von weißem, dick-zähem, gallertartigem Schleim. »Wundheitsgefühl an der Vulva; kann den Druck der Kleidung nicht ertragen.«[GS]

Bluthusten von dunklem, klumpigem Blut, schlimmer durch körperliche Anstrengung.

Beim männlichen Geschlecht finden wir Impotenz, verbunden mit dumpfen Schmerzen in der Lendengegend.[GS] Dumpf drückende Schmerzen in der Nierengegend, mit Proteinurie, massivem Harnsediment etc. – ein Zustand, wie wir ihn gelegentlich bei Kindern beobachten können, die sich nach einem durchgemachten Scharlach eine Erkältung zugezogen haben.

Coffea cruda

Ungeröstete Bohne von Coffea arabica

Coffea ist vor allem durch seine allgemeine Überempfindlichkeit charakterisiert. Sehvermögen, Gehör, Geruchs- und Tastsinn sind erheblich geschärft oder gesteigert, desgleichen die Empfindlichkeit gegenüber Schmerzen. Diese übergroße Empfindlichkeit der Sinnesorgane[HA5] zeitigt bisweilen ganz erstaunliche Phänomene, und am auffallendsten ist dieses: *Schmerzen werden durch Geräusche schlimmer.* Die Empfindlichkeit des Gehörs ist so groß, dass Klänge und Geräusche Schmerzen auslösen oder verstärken können. Ob es Schmerzen im Gesicht sind, Zahnschmerzen, Kopfschmerzen oder Schmerzen in den Beinen, überall werden sie durch Klänge, Geräusche oder Lärm erhöht. Man findet bei Coffea alle nur erdenklichen nervösen Störungen, und sie alle werden durch akustische Reize vermehrt. Selbst das Öffnen einer Tür oder das Klingeln der Türglocke bedeutet für den Betroffenen größeres Leiden. Coffea-Patienten haben so empfindliche Ohren, dass sie noch Geräusche wahrnehmen, die Gesunde gar nicht mehr hören können. Wohl kein Mittel in der Materia medica reicht an die Empfindlichkeit des Gehörs von Coffea heran, sofern das Hören mit Schmerzen verbunden ist – außer *Nux vomica*. Ärzte, die das nicht wissen, greifen gewöhnlich auf *Nux vomica* zurück, wenn sie Schmerzen behandeln sollen, die durch Stimmen im Nebenzimmer oder durch Kindergeschrei verschlimmert werden. Nun, es gibt viele Menschen, die durch die Einwirkung von Geräuschen nervös werden, und Geräusche können auch schon mal Kopfschmerzen oder sonstige Kopfbeschwerden schlimmer machen. Aber Schmerzen in den Gliedmaßen, die durch Geräusche verstärkt werden, das ist schon ziemlich eigenartig! Es hat den Anschein, als würden die Geräusche den Patienten so beeinträchtigen, dass er etwaige leichte Schmerzen plötzlich nicht mehr aushalten kann.

Der Coffea-Zustand wird hervorgebracht durch übermäßige Gemütsbewegung[HH131] oder heftige seelische Erregung, besonders aber durch zu große Freude[HH131] oder durch »Schreck mit plötzlicher, freudiger Ueberraschung«[HA5]. Das Ergebnis sind Schlaflosigkeit, nervöse Überreiztheit, Neuralgien, Muskelzuckungen, Zahnschmerzen, Gesichtsröte und Hitze des Kopfes.

Stellen Sie sich vor, Sie werden an das Krankenbett einer Frau gerufen, die aus einem wichtigen Grund eine Zeitlang fast ununterbrochen hart gearbeitet hat. Ihre Arbeit war von Erfolg gekrönt, aber jetzt, da sie zur Ruhe kommen will, kann sie nicht einschlafen; sie heult laut[GA1,187], leidet an Nervenschmerzen und gerät allmählich in einen deliranten Zustand. Ihr Herz pocht heftig, ihr Puls jagt, und sie bekommt immer wieder Ohnmachtsanfälle. Ohne Coffea könnte sie unter Umständen sogar sterben. Kaffeetrinker, die eine schwere Zeit durchgestanden haben und dann zusammenbrechen, sind in ähnlicher Weise betroffen.

Der Coffea-Patient ist sehr empfindlich gegen Wein.[HH131] Schon eine kleine Menge Wein steigert die Nervosität, erzeugt Schlaflosigkeit, Gesichtsröte, Fiebrigkeit und große Aufregung. Dies sind nicht so sehr Anzeichen eines Alkoholrausches als vielmehr Hinweise auf eine gesteigerte nervöse Erregung.

Coffea zeigt gelegentlich eine schmerzhafte Empfindlichkeit der Haut, die unser Vorstellungsvermögen übersteigt. Ein bestimmter Fall ist mir unvergesslich geblieben ... Es handelte sich um eine Frau, die ständig ein auf einer Seite feuerrotes Bein aus dem Bett hängen lassen musste. Als ich mich ihr näherte, um das Bein zu untersuchen, sagte sie: »Fassen Sie um Gottes willen nicht das Bein an, das kann ich nicht ertragen! Ich darf es nicht einmal selbst berühren.« Auf meine Frage, wie lange sich die Hautveränderung bis zum jetzigen Zustand entwickelt habe, antwortete sie, es habe keine Stunde gedauert. Ein solches Symptom können wir nicht selten bei Kaffeetrinkern beobachten. Dabei besteht gewöhnlich kein Fieber. Das intensiv rote und heiße Erythem geht mit heftigem Stechen und Brennen einher und verschwindet in der Regel genauso schnell, wie es gekommen ist. Der befallene, hochempfindliche Körperteil wird sowohl durch kalte Luft als auch durch Wärme verschlimmert; Wind, Zugluft oder Zufächeln verträgt er ebenso wenig wie Bewegung. Selbst wenn jemand durch das Zimmer geht, verschlimmert dies (die Patientin heulte auf, als ich auf sie zuging). Ich habe eine ganze Reihe solcher Fälle kennengelernt – sie alle erfuhren durch Coffea binnen weniger Minuten Erleichterung.

Ohnmacht durch plötzliche Gemütserregung.[HA5] Hysterie, Nervosität, Weinen.[GS] Jämmerliches Weinen vor Schmerzen. Zittern und Weinen durch verletzte Gefühle, schon von geringfügiger Missachtung oder Vernachlässigung. »Große Unruhe, liegt nachts die meiste Zeit wach und wälzt sich im Bett hin und her.«[GS] Die von Coffea hervorgerufene Schlaflosigkeit ist natürlich jedermann bekannt. Krankenschwestern trinken Kaffee, um nachts bei ihren Patienten besser wach bleiben zu können. Der Coffea-Patient denkt und handelt schnell und mit großer Leichtigkeit.[GA1,186] Es kommen ihm so viele Ideen[GA1,190], dass er nachts wach im Bett liegt, Pläne schmiedet und dabei tausend Dinge durchdenkt. Er ist völlig unfähig, sich all der Gedanken zu erwehren, die seinen Geist überfluten. Er nimmt auch noch die entferntesten Kirchenglocken, das entfernteste Hundegebell wahr – wie *Opium, China* und *Nux vomica*. So groß ist die Hirnaktivität, die geistige Erregung, dass er selbst Geräusche hört, die gar nicht vorhanden sind. »Lebhaftes Gedächtnis, leichte Auffassungsgabe; gesteigertes Denkvermögen[GA1,189].«[GS] Sehr rege bei Diskussionen. Coffea erhöht in der Erstwirkung die geistigen Fähigkeiten, während sich bei der nachfolgenden Gegenreaktion des Organismus Benommenheit und Schläfrigkeit einstellen. »Die größte Abspannung des Geistes und Körpers.«[GA1,187] »Mangel an Gedächtniß und Aufmerksamkeit.«[GA1,192] Ein Prüfungssymptom lautet: »Lebhafte Phantasie, voll Pläne für die Zukunft, gegen seine Gewohnheit beständig entzückt und empfindelnd über Naturschönheiten, von welchen er Beschreibungen liest.«[GA1,185] Diese Phantasietätigkeit will bei Coffea kein Ende nehmen; phantastische Bilder treten ihm im Geiste vor die Augen. Er erinnert sich an Dinge, an die er jahrelang nicht mehr gedacht hat [GA1,191] Es fallen ihm plötzlich Gedichte ein, die ihm zuletzt als Kind von den Eltern vorgelesen wurden. Dabei glänzen seine Augen, die Pupillen sind weit geöffnet[GS]; der Kopf ist kongestioniert, das Gesicht heiß und rot.[BE21]

Bei all diesen nervösen Zuständen scheut der Patient die freie Luft.[GA1 147 ff.] Er ist extrem empfindlich auf Kälte, empfindlich auf Wind und auf kaltes Wetter. Wenn er sich kaltem Wetter oder kalter Luft aussetzt, bekommt er Beschwerden. Jedoch: Schmerzen im Bereich der Mundhöhle und der Kiefer *lassen durch Eis oder eiskaltes Wasser im Mund nach*[AZ71,120]; dies bezieht sich im Wesentlichen auf Zahnschmerzen und auf Gesichtsneuralgien, die bis tief in die Kiefer ausstrahlen bzw. dort ihren Ursprung haben. Zahnfleischentzündung und Hitze des Kopfes. Zahnschmerzen (ziehend[BE42] oder reißend[BE44]), hervorgebracht durch Kälteexposition und Gemütserregung, besonders durch Freude; besser durch Eis oder eiskalte Getränke; schlimmer durch Bewegung [Kauen[BE43]], durch warmes Essen und Trinken. Der Patient kann keine Tasse heißen Tees trinken, weil er es dann vor Zahnschmerzen nicht aushalten kann. Dies ist ein Lokalsymptom, und Lokalsymptome kontrastieren bisweilen scharf mit den Allgemeinsymptomen. Hier wird an einem Ort des Symptomenregisters »besser durch Kälte« hervorgehoben, doch es bezieht sich nur auf das Gesicht und die Zähne.[AZ71,120] Die allgemeine Modalität aber ist »schlimmer durch Kälte«. Der Coffea-Patient hat eine große Abneigung gegen kalte Luft und gegen Wind; er hält sich nicht gern im Freien auf, es sei denn, es ist sehr warm und windstill. »Neuralgische Zahnschmerzen, vollkommen gebessert, solange kaltes Wasser im Mund gehalten wurde, aber wieder beginnend, sobald das Wasser warm geworden.«[GS;AZ71,119 f.] »Zahnschmerzen während der Menstruation.«[GS] »Beschwerden anämischer Kinder während des Zahnens.«[GS] Es sind diese nervösen, übererregbaren Kinder, die mit glänzenden Augen und rotem Gesicht wie ein Wasserfall auf die Amme oder die Mutter einreden und überhaupt nicht einschlafen können. Sie benötigen dringend Coffea! Coffea wird sie zur Ruhe bringen und das Zahnwachstum auf schmerzlose Art und Weise befördern. Dies ist die Beschreibung von überreizten Kindern, die viele nervös-zerebrale und psychische Auffälligkeiten zeigen; sie sind äußerst empfindsam, und sie erkälten sich fortwährend. Der ›Routinier‹ verabreicht einem Kind, das einen heißen Kopf, ein heißes Gesicht und klopfende Karotiden hat, *Belladonna*, und wenn das nicht hilft, gibt er es häufiger und in größeren Dosen – bis das Kind eine *Belladonna*-Prüfung durchmacht. Er hat aus ihm ein *Belladonna*-Kind gemacht, wo es durch Coffea sofort hätte geheilt werden können. In den meisten Fällen, in denen *Belladonna* angezeigt ist, ist das Kind träge, benommen und schläfrig – bei Coffea dagegen sehen wir allenthalben Erregung. Das Kind hört Dinge, die seine Mutter nicht hört; sieht Dinge; bildet sich Dinge ein. Meint im Zimmer alle möglichen Gegenstände zu erblicken. Wacht nachts erschrocken und verstört auf, als hätte es etwas Schreckliches gesehen; kann sich deswegen kaum beruhigen. Sucht lange nach vermeintlich vorhandenen Dingen, bis es schließlich begreift, dass sie gar nicht da sind. All dies sind charakteristische Merkmale von Coffea.

Es kommt vor, dass der Kopf eines Coffea-Patienten so heiß ist, das Gesicht so rot und die Augen so glänzend, dass man fürchten muss, es drohe ein Schlaganfall. Patienten berichten in solchen Fällen oft, sie würden im Kopf ein »Geräusch« hören, etwa ein Klingen oder ein Brausen im Hinterkopf. Auch wenn das Ohr das einzige Organ ist, das akustische Reize wahrnehmen kann, kommt es seltsamerweise gelegentlich vor, dass es uns über die Quelle eines Geräusches täuscht. Ein eigentlich in den Ohren entstandenes Brausen kann so z. B. in den Hinterkopf projiziert werden. Bisweilen ist das Geräusch auch mit einer Empfindung des Kribbelns oder des Sprudelns [bubbling] im Kopf verbunden. Wenn Patienten sagen: »Ich habe so ein Brausen im Kopf«, dann wissen wir, dass es eigentlich *im Ohr* lokalisiert ist. Oftmals geht auch mit einem Brausen, Klingen oder Summen in den Ohren ein eigentümliches Vibrieren im Kopf einher, welches dann von den Patienten irrtümlich ebenfalls für ein Geräusch gehalten wird. Ich erwähne diese Problematik hier deshalb, weil der Coffea-Patient gelegentlich ein Knistern oder ein Sprudeln im Hinterkopf bemerken kann.* Scheußliche Empfindungen im Bereich des Kopfes: »Heftigster Kopfschmerz, der Kopf fühlt sich ihr wie zusammengezogen oder zu klein [an].«[GY6] »Kopfschmerz, als würde etwas Hartes auf die Hirnoberfläche drücken.«[GS] (Aufgrund der beschriebenen Kopfkongestion würde man Druckempfindungen dieser Art natürlich erwarten.) »Kopfweh, wie wenn das Gehirn zerrissen, zertrümmert[GA1,7] oder in Stücke zerschlagen wäre[GY5]; schlimmer durch Bewegung [Gehen in freier Luft[GA1,7]], Geräusch oder Licht.«[GS] (Kopf- wie Augensymptome verstärken sich durch Geräusche und Licht.) »Unerträglicher Kopfschmerz, ... mit Gefühl, als sei der Kopf mit einer Flüssigkeit gefüllt ...«[GS] »Nervöses, hysterisches Kopfweh bei Menschen von sanguinischem Temperament.«[GS] Ein weiteres, relativ häufig vorkommendes Kopfsymptom: »Halbseitiger Kopfschmerz, als wenn ein Nagel in das Seitenbein eingeschlagen wäre.«[GA1,3] Coffea-Kopfschmerzen verschlimmern sich beim Gehen und allgemein durch Bewegung. Schon bei der Fortbewegung innerhalb des Hauses verspürt der Patient den Luftzug an seinem Kopf. Entsprechendes gilt für die Schmerzen in jedem anderen Körperteil. Wenn einem Coffea-Patienten die Hand weh tut, wird der Schmerz nur durch das Schwingen der Hand durch die Luft stärker, was seine Ursache sowohl in der Bewegung als auch im Luftzug hat. Ich illustriere Ihnen dies so ausführlich, um Ihnen zu zeigen, wie empfindlich diese Patienten auf Zugluft sind – und insbesondere schmerzhafte Körperteile auf kalte Luft. Sobald sich der Coffea-Patient gegen die Luft fortbewegt, selbst bei vollkommener Windstille oder im Haus, fühlt er sich unbehaglich. Die Besserung der Zahnschmerzen durch Kälte ist demgegenüber eine große Ausnahme – ein reines Lokalsymptom!

---

* Die Quellen – hier vor allem die Prüfung Stapfs – weisen nur folgende ›verwandte‹ Symptome auf (alle von Hahnemann beobachtet):
- »Knistern im Gehirne, in der Gegend des Ohres, nach dem Takte des Pulses.« (*GA* 1,9)
- »Im Scheitel fühlt und hört er bisweilen ein Knacken, bei ruhigem Stillsitzen.« (*GA* 1,10)
- »Kopfweh, als wenn das Gehirn zu voll und zertrümmert wäre, vorzüglich im Hinterhaupte ...« (*GA* 1,14)

Gesichtsneuralgien sind eine bei gewohnheitsmäßigen Kaffeetrinkern nicht seltene Erscheinung. Wenn empfindliche Menschen Kaffee zu sich nehmen, gewöhnen sie sich oft an diese Droge, bis sie schließlich glauben, ohne Kaffee nicht mehr auskommen zu können. Sie *brauchen* ihren Kaffee. Dies sind aber genau die Personen, die Kaffee strikt meiden sollten. Wenn der Kaffee zu einer Krücke geworden ist, ist dies ein sicheres Zeichen, dass der Betreffende aufhören sollte, ihn zu trinken. (Gleiches gilt für Tee und jedes andere Getränk!) Solche Menschen entwickeln manchmal eine Überempfindlichkeit gegen Kaffee, den sie in großen Mengen zu trinken gewohnt sind; ihr Gesicht rötet sich, sie bekommen Kopfschmerzen und andere Symptome davon. Die Entzugssymptome, die sie während der Karenz entwickeln, können als regelrechte Prüfungssymptome angesehen werden; ihnen ist am ehesten mit Antidots wie *Chamomilla* oder *Nux vomica* beizukommen. Bei all diesen Arzneien kommt es leicht zu entgegengesetzten Wirkungen. Lassen Sie mich dies am Beispiel von *Opium* veranschaulichen: Die primäre Wirkung von *Opium* ist Obstipation. Wenn man das Mittel aber häufiger verabreicht, lässt diese Primärwirkung nach, und es entwickelt sich bisweilen eine Diarrhö. Opiumesser können u.a. auch deshalb selten von ihrer Sucht lassen, weil sie nach Absetzen der Droge unter Durchfall leiden. Wenn Sie es je mit einem Fall von Opiumsucht zu tun bekommen und es stellt sich Durchfall ein, geben Sie *Pulsatilla* – es wird den Durchfall fast immer zum Stillstand bringen. Es gibt aber auch Individuen, die von vornherein umgekehrt auf *Opium* reagieren. Schon geringe Dosen des Mittels führen bei ihnen zu ruhrartigen Durchfällen, und wenn die Dosis weiter gesteigert wird, bekommen sie eine massive Darmentzündung mit blutig-dysenterischen Stühlen. Doch auch dies ist natürlich als Reaktion, als Gegenwirkung des Organismus zu betrachten, während Verstopfung die eigentliche Wirkung des Mittels darstellt.

Frauen, die regelmäßig Kaffee trinken, neigen zu verfrühter und langwieriger Menstruation. Auch Uterusblutungen sind nicht ungewöhnlich. Typisch ist weiterhin, dass sie während der Regel wegen Hyperästhesie des Genitalbereichs kaum in der Lage sind, Monatsbinden zu tragen *(Platinum)*. Die Vagina ist heiß und empfindlich[GS], was den Koitus meist unmöglich macht. In den *Guiding Symptoms* lesen wir: »Große Empfindlichkeit der weiblichen Geschlechtsorgane, bei allgemeiner Erregbarkeit; sie ist in einem Zustand der Ekstase. (Hysterie.)«[GY1+18] »Uebermässiges Monatliche oder Mutterblutfluss, mit grosser Empfindlichkeit der Theile und wollüstigem Jucken.«[GY11] »Metrorrhagie; das Blut ging unter den heftigsten Schmerzen in der Leistengegend in grossen schwarzen Stücken ab« (oder in großen leuchtendroten Stücken); »jede Bewegung verschlimmert den Blutfluss, ... dabei eine verzweiflungsvolle Todesfurcht.«[AZ52,76] »Übermäßige Empfindlichkeit der Vulva mit wollüstigem Jucken«[GS(SK346)] ist sehr charakteristisch für Coffea – ein Symptom, das sich oft bei regelmäßigem Kaffeegenuss einstellt.

Auch während und nach den Geburtswehen sehen wir diese große Aufregung, all diese nervösen Manifestationen. Das ganze Nervensystem ist krankhaft überreizt[SK342], und bei den allzu langen Nachwehen[SK346] kommt es zu dem bereits geschilderten Geistes- und Gemütszustand. Die Wöchnerin ist äußerst schmerzempfindlich; schreit oft vor Schmerzen auf; sieht Phantasiegebilde; hört alle möglichen Geräusche. Die Schmerzen verschlimmern sich durch Bewegung und jedes kleine Geräusch; möchte, dass sich jeder im Haus ruhig verhält.

Krämpfe bei Kindern [von zu vielem Toben und Lachen[GS]]. »Puerperalkrämpfe; größte Erregbarkeit.«[GS] »Herzklopfen und fliegender Puls.« »Starkes, rasches Herzklopfen mit großer Nervosität, Schlaflosigkeit und zerebralem Erethismus, hervorgerufen durch unerwartete glückliche Nachrichten.«[GS] Wenn eine Schwangere, deren Niederkunft unmittelbar bevorsteht, plötzlich von sehr guten Nachrichten überrascht wird, ist sie vor Freude ganz außer sich, und diese Aufregung beeinflusst in negativer Weise die Wehen und die ganze Geburt. Auch das Kind wird in Mitleidenschaft gezogen, desgleichen die Milchqualität. Die Milch kann z.B. von selbst herausfließen, Gebärmutterblutungen können leichter entstehen, und all dies ist verbunden mit der typischen Nervosität, Erregbarkeit und Angst.

Colchicum

Colchicum autumnale; Herbstzeitlose

Es ist schon recht ungewöhnlich, in welchem Umfang die traditionelle Medizin bei Gicht auf Colchicum zurückgegriffen hat. In allen alten Lehrbüchern wird es gegen diese Krankheit empfohlen, und auch die Prüfungen untermauern die Tatsache, dass Colchicum auf viele Gichtzustände passt. Die harnsaure Diathese fällt ebenso in seinen Indikationsbereich wie der akute Gelenkrheumatismus und rheumatische Beschwerden im Allgemeinen – sei es mit, sei es ohne Gelenkschwellungen. Aber die traditionelle Medizin verrät uns nicht, bei welcher Art von Gicht und bei welcher Art von Rheumatismus wir es geben sollen. Es war die reinste Erfahrungsheilkunde: »Wenn es Gicht ist, versuchen Sie es mit Colchicum! Wenn es nicht wirkt, nehmen Sie mehr davon!« Und damit hatte es sich im Wesentlichen. Was man mit dem *Patienten* machen sollte, wenn das Mittel versagte, diese Frage stellte sich nie. Stets hieß es: »Treffen Sie Ihre Verordnung und bleiben Sie dabei«, und Medikamente wurden verabreicht, bis der Patient, dem es stetig schlechter ging, von einem Doktor zum anderen ›weitergereicht‹ wurde. Es ist durchaus richtig, dass Colchicum mit dem gichtigen Zustand große Gemeinsamkeiten zeigt. Nasskaltes Wetter hat zur Folge, dass entweder die Harnsekretion als solche oder der Anteil der darin enthaltenen Stoffe vermindert wird. Dies findet in den Prüfungen von Colchicum statt und ist oftmals bestätigt worden. Es ist wohlbekannt, dass ein solcher Umstand einen Gichtanfall auslösen bzw. eine chronische Gicht verstärken kann. Wenn die harnpflichtigen Substanzen nur ungenügend ausgeschieden werden, so bleibt dies nicht ohne Folgen, und eine davon ist die erhöhte Bereitschaft zu Gichtanfällen.

Colchicum erfährt Verschlimmerung vor allem durch kaltes, feuchtes Wetter, durch die kalten Regentage im Herbst.[GS] Verschlimmerung allgemein durch alles, was den Organismus schwächt, so z.B. auch die Hitze des Sommers. Zum Arzneibild von Colchicum gehört ein ›Sommerrheumatismus‹: Die Hitze verringert die Ausscheidung von Harn bzw. die Menge der Harnbestandteile.

Charakteristisch für Colchicum ist, dass die Schmerzen dazu neigen, von einem Gelenk zum anderen zu wandern, von einer Seite auf die andere, von unten nach oben oder von oben nach unten. Rheumatische Affektionen, ob mit Schwellung oder ohne, ziehen ständig umher, mal hierhin, mal dorthin. Ein weiteres typisches Merkmal ist die allgemeine Wassersucht des Patienten. Ödematöse Geschwulst der Hände[GS] sowie der Unterschenkel und Füße[SK351]; auf Fingerdruck bleibt eine Delle zurück. Hydrops von Körperhöhlen: Aszites[UE], Pleuraerguss[HH134], Hydroperikard.[GS] »Akute Wassersucht infolge Nierenerkrankung.«[GS] »Wassersucht nach Scharlach«[KE4,4] ist durch Colchicum geheilt worden. Einerseits finden wir Anschwellungen von entzündlichem und rheumatischem Charakter, andererseits hydropische Anschwellungen; Letztere gehen stets mit blassem Harn einher. Ob reichlich oder spärlich, der Harn ist in jedem Fall blass.

Rheumatismus der Muskeln und der Gelenkkapseln. Rheumatische Leiden, die schon einige Zeit bestanden haben, gehen schließlich aufs Herz über. Wenn Herzbeschwerden mit Klappendefekten vorhanden sind, denkt der tüchtige Arzt natürlich als Erstes an eine Rheumavorgeschichte. Lassen Sie mich dazu ein paar Anmerkungen machen ... Ein nicht geringer Teil des Medizinstudiums besteht in der Beobachtung der Kranken. Ein vielbeschäftigter Arzt lernt auch ohne Bücher; gleichwohl sollte er sich natürlich mit der medizinischen Literatur vertraut machen. Durch das Lesen einerseits und durch die Krankenbeobachtung andererseits ist er in der Lage, sich Wissen über die Natur der Krankheiten anzueignen. Wenn er sich dann mit der Anamnese eines Patienten beschäftigt oder wenn er eine körperliche Untersuchung vornimmt, weiß er, wie dieser Fall gewöhnlich verlaufen wird. Er weiß, was zu erwarten ist. Er kennt den natürlichen Krankheitsverlauf und weiß sofort, was von diesem abweicht, was seltsam und ungewöhnlich ist. Dies könnte er nicht beurteilen, wenn er nicht wüsste, was normal oder natürlich ist. Aus Ihren Lehrbüchern über Symptomatologie und Pathologie, über Differenzialdiagnostik etc. werden Sie viel darüber lernen, aber mit zunehmender Erfahrung aus homöopathischer Praxis werden Sie wesentlich differenziertere Vorstellungen zu diesem Thema bekommen, weil Sie durch die homöopathische Materia medica lernen, sehr viel genauer zu beobachten. Wer sich in der homöopathischen Materia medica gut auskennt, versteht es, beim Kranken jedes kleine Detail zu erfragen und aufzuspüren, um auf diese Weise individualisieren zu können. Man kann daher mit Fug und Recht behaupten, dass jahrelanges Beobachten der natürlichen Krankheiten und der Kranken im Verein mit dem Studium der Materia medica dem Homöopathen ein weitaus größeres Wissen über die Krankheiten des Menschen vermittelt, als dies durch das Praktizieren der traditionellen Medizin möglich ist. Die Schulmedizin betäubt unsere Fähigkeit zu beobachten. Durch das ständige Individualisieren hingegen verfeinert der Homöopath seine Beobachtungsgabe in einem fortwährenden Prozess. So kann es passieren, dass der Arzt nach der körperlichen Untersuchung eines Patienten und Abhorchen seines Herzens sehr rasch die Diagnose stellt, dass sich Wasser im Perikard befindet oder dass sich Veränderungen am Herzen oder an den Herzklappen ergeben haben. Außerdem bestehen Schmerzen in der Herzregion, deren Charakter ihm verrät, dass es sich um kein angeborenes Leiden handelt; vielmehr müssen sich die Veränderungen innerhalb weniger Jahre oder auch erst in jüngster Zeit entwickelt haben. Er hat sofort den Verdacht, dass früher irgendeine rheumatische oder gichtige Erkrankung bestanden haben muss, was dann oft sogleich bestätigt wird. Diese beiden Dinge scheinen zusammenzugehören, wobei das Herzleiden nichts anderes als eine Fortsetzung des Rheumatismus auf einer tieferen Ebene darstellt.

Fast alle Beschwerden von Colchicum werden durch Bewegung verschlimmert: die Schmerzen[GS], die Kopfbeschwerden, die Magen-Darm-Beschwerden, die Leberbeschwerden. So groß ist die Verschlimmerung, dass der Kranke jede Bewegung scheut. Dies ist ähnlich stark ausgeprägt wie bei *Bryonia*. Verschlimmerung ferner bei feuchtkalter Witterung, durch Kaltwerden. Der Colchicum-Patient ist ein überaus fröstelige, kälteempfindlicher Mensch. Die meisten Rheumatiker reagieren empfindlich auf Kälte, doch es gibt ein paar Ausnahmen. Der *Ledum*-Patient z. B., der Inbegriff des Rheumatikers, vereint beide Seiten in sich. Obwohl er eher fröstelig veranlagt ist und unter ›Mangel an Lebenswärme‹ leidet, werden seine Schmerzen durch Kälte gebessert. Bei Colchicum werden die Schmerzen durch Wärme gebessert, durch warmes Einhüllen, insgesamt durch subjektives Wärmeempfinden. Wegen der Bewegungsverschlimmerung fühlt sich der Kranke nur wohl, wenn er regungslos im Bett liegt. Jedes Leiden wird vermehrt, sobald er sich bewegt. Die meisten Beschwerden von Colchicum gehen mit großer Prostration einher. Schwäche der Gliedmaßen, große Erschöpfung, nervöse Erschöpfung von typhösem Charakter. Er wird allmählich immer schwächer, wie jemand, der an der Bright'schen Nierenkrankheit leidet. Sein Gesicht wird blass und wachsfarben[HV8,163], Hände und Füße schwellen ödematös an. Wenn Sie den Urin untersuchen, werden Sie Albumin darin finden; der Urin kann schwarz verfärbt sein und wie Tinte aussehen.[KE4,47] Es besteht ein ungewöhnlich hohes Maß an Reizbarkeit der Gewebe, mit allgemeinem Wundheitsgefühl, großer Empfindlichkeit auf Berührung[HV8,164] und jede Bewegung; Zerschlagenheitsgefühl an den Gelenken und am ganzen Körper. Berührung und Bewegung bringen ein schmerzhaftes Gefühl im Körper hervor, als würde dieser in elektrische Schwingungen versetzt. So große Kraftlosigkeit[GA1,312], dass er sich nicht im Geringsten anstrengen kann, ohne gleich in Atemnot zu geraten. Er muss sich niederlegen; mag sich nicht bewegen. »Schnelles Sinken der Kräfte«[GA1,309]; jede Bewegung und jede Anstrengung vermittelt ihm ein Gefühl, als würde dabei Leben aus ihm herausfließen; matt und erschöpft. All dies geschieht, wenn der Colchicum-Patient eine Bright'sche Nierenkrankheit oder ein kontinuierliches Fieber entwickelt. Nieren- und Leberaffektionen. Mattigkeit[GA1,314], große Hinfälligkeit[HV8,163], Angst[AZ52,42]. »Jählinge reißende Rucke durch eine ganze Körperhälfte, wie elektrische Schläge.«[GA1,295] Eine lähmungsartige Schwäche[GA1,312] wurde bei den Vergiftungswirkungen wie bei den zu lange fortgesetzten Prüfungen beobachtet. Der Unterkiefer hängt herab, so schlaff und kraftlos sind die Muskeln. Wenn der Kranke auf dem Rücken im Bett liegt, sinkt er vor Schwäche immer tiefer herab, wie jemand, der mit einem Typhus, einem schleichenden rheumatischen Fieber oder einem anderen kontinuierlichen Fieber darniederliegt. Paralyse oder Parese eines oder mehrerer Glieder oder auch anderer Körperteile.

Der Colchicum-Patient schwitzt fast ständig[HV8,182], selbst bei Fieber, und manchmal ist der Schweiß auch kalt. Wird die Transpiration durch Zugluft unterdrückt[GA1,333], ist lähmungsartige Schwäche der Gliedmaßen[GA1,310ff.] die Folge. Harnverhaltung.[ZÖ1,380] Harnsuppression bzw. Anurie.[HY15,87] Dies zeigt, wie tief Colchicum in den Organismus eingreift, wie ernst die von Colchicum erzeugten und geheilten Krankheiten sind. Schleichende, adynamische Krankheitsverläufe; zu völliger Entkräftung führende Krankheiten; Krankheiten mit nervösem Zittern, mit großer Erschöpfung. Colchicum kann dann angezeigt sein, wenn nach Abklingen akuter Krankheiten große Schwäche und Wassersucht entstehen, wie z.B. nach Scharlach.

Bei all diesen Beschwerden besteht eine ausgeprägte Symptomatik seitens des Magen-Darm-Trakts, ganz ähnlich wie bei *Cocculus*. Der Patient ist absolut unfähig, Nahrung zu sich zu nehmen. Er bekommt schon Übelkeit, Brechreiz und Würgen, wenn in seiner Gegenwart von Essen gesprochen wird. Übelkeit und Erbrechen beim Geruch von Essen[GA1,98] und selbst beim Gedanken daran. Bei all den erwähnten, durch große Adynamie gekennzeichneten Krankheitsformen unterscheidet sich diese spezielle Magen-Darm-Schwäche kaum von derjenigen bei *Cocculus*. Dennoch werden Sie die beiden Mittel nicht miteinander verwechseln können.

Delirien.[HV8,171] Geistige Erschöpfung und Gedächtnisschwäche.[GA1,2] »Eingenommensein des Kopfes.«[HV8,241] Das Auffassungsvermögen ist erheblich beeinträchtigt.[GS] Kann die Worte, die er liest, nicht verstehen; das Bewusstsein für den logischen Zusammenhang der Worte ist ihm abhanden gekommen.[HV8,151] Große Niedergeschlagenheit.[GA1,306] »Die Schmerzen scheinen ihm Abends ganz unerträglich zu seyn; er möchte gegen sich selbst wüthen, hätte er nur Kraft dazu.«[GA1,298]

Die Kopfschmerzen sind überwiegend rheumatischen Charakters. »Druckschmerz im ganzen Kopfe.«[HV8,277] »Gefühl, als wäre etwas fest um den Kopf gebunden.«[CY2,341] Berstender Kopfschmerz. Hitze im Kopf.[HV8,136] Oft fühlt sich das ganze Schädeldach, genauer gesagt, das Pericranium wund und wie zerschlagen an. Große Empfindlichkeit der Kopfhaut. »Feines Reißen in der Kopfhaut.«[GA1,21] Sämtliche Kopfschmerzen werden durch Bewegung verschlimmert.

Auch die Augensymptome sind zumeist rheumatisch bedingt – mit Rheumatismus oder rheumatischem Fieber verbunden. Nicht selten kommt es vor, dass sich bei rheumatischem Fieber eine Iritis[HV8,145] entwickelt, und hier ist Colchicum ein wichtiges Mittel. Dabei starkes Tränen der Augen im Freien[HV8,259], wobei die Tränen wundmachend sind[GS] und die Lider röten. »Verschwärung einer meibomischen Drüse am untern Augenlide ...«[GA1,30] Gerstenkörner.[GS]

Der Colchicum-Patient erkältet sich leicht. Niesen.[GA1,199] Nasenverstopfung. Bluten der Nase[GA1,45] bei Rheuma- und Gichtkranken. Doch es gibt bei Colchicum ein Merkmal, das alle anderen überragt: Der Geruchssinn ist so verfeinert[HV8,141], der Patient so *empfindlich auf Gerüche*, dass er Dinge riecht, die andere überhaupt nicht wahrnehmen (ähnlich wie *Coffea* Geräusche hört, die andere nicht hören können). Selbst relativ indifferent riechende Dinge greifen ihn bis zur Übelkeit an.[GA1,43] »Starke Gerüche ... bringen ihn ganz außer sich«[GA1,337], heißt es in der Prüfung. Wenn man in Gegenwart eines Colchicum-Kranken das Wort »Suppe« oder »Fleischbrühe« o.Ä. ausspricht, wird ihm sofort schlecht. Trotz aller Vorsichtsmaßnahmen kann er es sofort riechen, wenn in der Küche gekocht wird, und diese Idiosynkrasie zieht sich wie ein roter Faden durch das Mittel. Liegt er mit Bauchtyphus darnieder, ist seine Schwäche ungeheuer groß, größer als sie es ohnehin bei dieser Krankheit ist. Er kann keine Milch, keine Eier[GA1,44], keine Suppe zu sich nehmen, weil er schon beim Gedanken daran Brechreiz bekommt. Tagelang geht dies mit ihm so weiter, und seine Familie befürchtet schon, dass er sich zu Tode hungern wird. Die Verschlimmerung durch Gerüche ist so ausgeprägt, dass sie ganz von ihm Besitz zu ergreifen scheint. Sie wird zu einem Allgemeinsymptom, weil sie sich auf einen großen Teil seiner Beschwerden, einen großen Teil seines Leidens auswirkt; sie beeinflusst seinen Appetit, seinen Magen, seine Schwäche. Diese extreme Geruchsempfindlichkeit war für mich einmal der Anlass, einem Tripperpatienten Colchicum zu verschreiben; es heilte ihn umgehend, beseitigte die Empfindlichkeit wie auch die Gonorrhö. Diese spezielle Empfindlichkeit scheint in der Tat ein überaus charakteristisches und wahlanzeigendes Merkmal zu sein. Bedenken Sie, dass der Geruchssinn normalerweise eine Bereicherung unserer Erfahrungswelt bedeutet. Wir lieben den Geruch bestimmter Dinge, von Speisen etc., und ausgerechnet diese Liebe, diese positive Einstellung wird bei Colchicum in ihr Gegenteil verkehrt. Wenn wir etwas lieben, ein Verlangen nach etwas haben, ist dies immer ein allgemeines, den ganzen Organismus mit einbeziehendes Phänomen, sei die Liebe nun durch die Augen, die Nase oder den Tastsinn vermittelt. Bei Colchicum wird der Geruchssinn durch Hass auf Gerüche beherrscht oder geprägt, und davon wird der ganze Mensch beeinflusst. Wenn Hass auf Gerüche bei so schweren Krankheitsformen wie kontinuierlichen Fiebern, adynamischen Fiebern oder Rheumatismus ein hervorstechendes Merkmal darstellt, dann ist dies ein Allgemeinsymptom. Wir hätten es mit einem Lokalsymptom zu tun, wenn es sich lediglich um eine Empfindlichkeit auf einzelne Gerüche handeln würde. Aber bei Colchicum wird dadurch das Innerste des Menschen in Mitleidenschaft gezogen; seine Geruchsempfindlichkeit beinhaltet Hass und wird so zu einem seelischen Phänomen, zu einem wesentlichen Teil des Menschen. Der Patient selbst ist es, der Gerüche hasst, den Geruch von Speisen und allein den Gedanken daran. Kommen Sie gegenüber einem Colchicum-Patienten niemals aufs Essen zu sprechen – geben Sie ihm erst Colchicum, und schon bald wird er etwas essen wollen. Colchicum beseitigt diese Abscheu vor Speisen und deren Gerüche. Wie lebensbedrohend ist es, wenn jemand genau das hasst, was ihn am Leben erhält!

Die Zähne sind sehr empfindlich, »so empfindlich, daß er gar nicht beißen kann.«[GA1,61] Zähneknirschen.[HV8,164] Rheumatische Beschwerden an Zähnen und Kiefern. Das Zahnfleisch zieht sich zurück, und nach einiger Zeit lockern sich die Zähne.

Appetitlosigkeit.[AG1,95] »Hat zu diesem und jenem Appetit, so wie er es aber sieht oder noch mehr riecht, schüttelt ihn Ekel und er kann nichts genießen.«[GA1,97] »Der Geruch von Fisch, Eiern, fettem Fleisch oder Fleischbrühe erregt Übelkeit bis zur Ohnmacht.«[GS] Der Colchicum-Patient kann großen Durst[GA1,93] oder auch gar keinen Durst haben, oder beides kann miteinander abwechseln. Übelkeit und Erbrechen sind bei Colchicum fast allgegenwärtig. Übelkeit und Brechreiz selbst dann, wenn er Speichel herunterschluckt.[GA1,92] »Übelkeit, Aufstoßen und kopiöses Erbrechen von Schleim und Galle.«[GS] »Heftiges Würgen, gefolgt von massivem Erbrechen, erst von Speise, dann von Galle.«[GS]

Im Magen besteht manchmal ein Gefühl von Brennen und manchmal ein Gefühl von Kälte. Nun liegen diese beiden Empfindungen näher aneinander, als man meinen sollte, und es kann daher sein, dass der Patient nicht genau zwischen ihnen unterscheiden kann, dass er so etwas wie eine Mischung von Kälte und Hitze verspürt. Beide Empfindungen sind in den Prüfungen beschrieben und entsprechend im Repertorium verzeichnet. Leichter fällt die Unterscheidung, wenn man einmal am eigenen Leib ein Stückchen Eis und etwas Heißes ausprobiert hat. »Lebhaftes Brennen im Epigastrium.«[ZÖ1,379] »Der Magen scheint immer eiskalt zu seyn.«[GA1,123]

Das Abdomen bietet uns eine Reihe von Symptomen dar. Auffallend ist vor allem die starke Auftreibung des Unterleibs.[GA1,141] Der ganze Bauch ist tympanitisch gespannt und aufgebläht, selbst ohne das Geringste genossen zu haben.[GA1,139] Die Aufblähung ist dem bei Typhus auftretenden Meteorismus vergleichbar. Wenn Sie später einmal auf dem Lande praktizieren sollten und erfahren, dass die Rinder eines Farmers in ein Kleefeld geraten sind, sich dort vollgefressen haben und bis zum Platzen aufgebläht sind, bieten Sie dem Farmer Ihre Dienste an. Geben Sie jedem dieser Tiere ein paar Kügelchen Colchicum auf die Zunge, und nach wenigen Minuten werden die Winde auf natürliche Weise abgehen – zu Ihrem und des Farmers Erstaunen. Auf diese Weise können Sie ihn leicht von den Vorzügen der Homöopathie überzeugen. Manche Farmer sollen in solchen Fällen auch schon zum Messer gegriffen und es in die Bauchhaut zwischen den letzten kurzen Rippen gestoßen haben, um die Luft herauszulassen. Die Tiere werden auch dadurch gesund, aber Colchicum ist allemal besser als das Messer! Auch bei Pferden, überhaupt bei Mensch und Tier, ist Colchicum oft das passende Mittel, wenn das Abdomen durch Blähungen extrem aufgetrieben und gespannt ist.

Krampfschmerzen im Unterbauch[GS]; Schmerzen wie innerlich wund[GA1,133]; Reißen[GA1,138], Brennen[HV8,136] oder Kneifen[AZ52,73]. Kolikschmerzen[GA1,147]: < durch Essen und durch Bewegung; > durch Zusammenkrümmen[GS]; gehen Durchfall voraus[GA1,166]. Die Bauchdecken sind während der Koliken äußerst empfindlich.

Colchicum hat ähnliche Durchfälle, wie wir sie bei den schleichenden, adynamischen Fieberkrankheiten beobachten können. Durchfällige oder ruhrartige Stühle von gallertartiger Beschaffenheit[GS]; sie bilden in der Bettpfanne, sobald sie abgekühlt sind, eine halb feste Masse aus geliertem Schleim. »Wässrige, gallertartige Stühle gehen unter heftigem Krampf im Schließmuskel des Afters ab.«[GS] Die Stuhlgänge sind bei Colchicum höchst schmerzhaft[GA1,160], mit starken Bauchschmerzen verbunden. »Durchfall mit heftigen, kolikartigen Schmerzen.«[GS] Große Erschlaffung der Teile, bis hin zum Vorfall des Afters[GA1,156] oder des Mastdarms. »Blutige Stühle mit Gedärmabschabsel, unter heftigem Zwängen oder Heraustreten des Mastdarms.«[KE5,443] Putride, aus dunklem Blut* und Schleim bestehende Stühle.[GS] »Blutige Darmentleerungen, mit entsetzlicher, durch Kochgerüche ausgelöster Übelkeit.«[GS] »Herbstruhren, mit Ausleerungen bloßen weißen Schleimes und heftigem Zwängen.«[SK349] »Profuse, wässrige Stühle bei feuchtheißem Wetter oder im Herbst.«[GS]

Schmerzen oder brennendes Gefühl in der Harnröhre beim Wasserlassen, als wäre sie wund.[GS(GA1,180)] Nieren-[AZ50,20] oder Blasenentzündung. Reizblase mit Tenesmus.[GS] Harnverhaltung oder auch Sistieren der Harnsekretion in den Nieren. Verminderter Harnabgang[GA1,186] mit allgemeiner Wassersucht. Urin tintenfarbig (d.h. dunkelbraun und manchmal fast schwarz) und stark eiweißhaltig[KE4,47], besonders bei Wassersucht und Scharlach sowie bei Morbus Brightii. Colchicum passt hauptsächlich zur akuten Form der Bright'schen Krankheit.

Starke Dyspnoe.[GA1,210] Respiration beschleunigt und kurz.[AZ50,21] Schnelle Atemzüge, mit kräftigem Herzschlag.[GS] So lautes Herzklopfen[HV8,244], dass man es überall im Raum hören kann. Beklemmung der Brust.[GA1,209] »Beängstigung in der ganzen Brust, als läge eine Last darauf.«[AZ52,105] »Hydrothorax«[AZ27,278]; die Pleurahöhlen durch Ansammlung von Serum erweitert und so Atemnot verursachend. Die Herztöne sind gedämpft, schwach und undeutlich [bei Perikarderguss].[AZ50,21] »Stechen und Reißen in den Muskeln des Brustkorbs.«[GS]

»In den Armen so heftiger Lähmungsschmerz, daß er selbst leichte Dinge nicht recht halten kann.«[GA1,243] »Verdickte und verkrüppelte Fingergelenke. (Gicht.)«[GS] So große Schwäche, dass die Knie beim Gehen zusammenschlagen[GS] oder einknicken[GA1,313]. Gelenkschwellungen – die Gelenke sind bei Colchicum am meisten betroffen! Zerschlagenheitsschmerz am ganzen Körper. Muskelrheumatismus.[GS] Taubheit, Ödeme, Schwellungen der Extremitäten.

* Kent schreibt irrtümlich »dark, clotted blood« statt ***dark colored blood***.

Colocynthis

Citrullus colocynthis; Koloquinte

Das Hauptmerkmal von Colocynthis sind seine heftigen, reißenden, neuralgischen Schmerzen; so heftig sind diese, dass der Patient außerstande ist, dabei ruhig zu bleiben. Manchmal werden sie durch das Bewegen auch gelindert – zumindest hat es den Anschein, als würden sie durch Ruhe verstärkt. Besserung ferner durch Druck und bisweilen auch durch Wärme. Die Schmerzen treten vorzugsweise im Gesicht auf, im Abdomen und im Verlauf von Nervenbahnen.

All diese Schmerzen gehen oft auf eine einzige Ursache zurück, nämlich *Zorn oder Ärger mit Entrüstung*. Daher neigen Menschen, die überheblich sind und leicht gekränkt oder verärgert reagieren, zu Colocynthis-Beschwerden. Ärger oder Zorn kann eine heftige Neuralgie zur Folge haben, sei es im Bereich des Kopfes, der Augen, des Intestinums oder der Wirbelsäule.

Neben der ausgeprägten Ruhelosigkeit gehen die Schmerzen auch mit großer Schwäche einher. Ein Patient, der an chronischer Diarrhö und heftigsten Bauchschmerzen leidet, wird dadurch mitunter so geschwächt, dass er kaum noch ein Wort herausbringt.[GS] Größte Mattigkeit und selbst Ohnmacht sind als Begleiterscheinung von Colocynthis-Schmerzen nicht ungewöhnlich. Im Verlauf der Nervenbahnen können außer Schmerzen auch Taubheit, Prickeln oder Kribbeln auftreten. Ameisenlaufen in affizierten Körperteilen, wie eingeschlafen.[GS]

Für viele Doktoren ist Colocynthis ein Routinemittel gegen Ischias, und nur wenn es versagt, nehmen sie die Symptome des Falles auf, um die wirklich passende Arznei zu finden. Für ein solches Vorgehen gibt es keinerlei Rechtfertigung! Wo aber die Schmerzen durch harten Druck und durch Wärme gelindert werden, wo sie in Ruhe schlimmer werden und den Patienten zur Verzweiflung treiben, da wird Colocynthis gewöhnlich heilen. Keinesfalls ist es in allen Ischiasfällen angezeigt. Einige Mittel zeigen ihre Symptome hauptsächlich an Muskeln und Sehnen, andere an Knochen und Knochenhaut, und wieder andere machen ihren Einfluss an den Nervenbahnen geltend. Die Schmerzen von Colocynthis manifestieren sich in der Regel in den großen Nerven.

Die psychischen Symptome dieser Arznei fallen nicht sonderlich ins Auge. Sobald sich beim Colocynthis-Prüfer Nervenschmerzen einstellen, wird er sehr gereizt[ÖZ1,1,88]. »Es ärgert ihn Alles, auch das Unschuldigste«[CK4], und anschließend bekommt er Beschwerden davon.

Schreit vor Schmerzen.[GS] Geht unruhig und ängstlich im Zimmer umher[AZ27,233], wird immer ängstlicher, je länger die Schmerzen anhalten. Hat keine Lust zu sprechen[CK1 f.], gibt nur ungern Antwort[CK3]. Mag weder Angehörige noch Freunde sehen[HC1,119], sie gehen ihm auf die Nerven; er möchte nichts als allein sein. Er hat schließlich genug damit zu tun, diese schrecklichen Schmerzen zu ertragen.

Erbrechen und Durchfall[SK353] treten häufig zu den Schmerzen hinzu, besonders wenn sie im Bauch lokalisiert sind. Die Koliken kommen in Anfällen und nehmen an Heftigkeit immer mehr zu. Schließlich wird dem Patienten übel, und er muss sich übergeben; er würgt und würgt immer weiter, auch wenn der Magen längst leer ist.

Colocynthis versetzt das Nervensystem in einen Zustand, wie er bei Menschen zu finden ist, die seit Jahren unter Ärger und Verdruss leiden. Ein Geschäftsmann, der immer wieder berufliche Fehlschläge einstecken musste, wird mürrisch und reizbar und gerät am Ende in einen Zustand nervöser Erschöpfung. Eine Frau, die Tag und Nacht auf ihren untreuen Gemahl achtgeben musste, um ihn von anderen Frauen fernzuhalten, bekommt ein immer empfindlicheres und gereizteres Gemüt, bis schließlich schon der geringste Anlass ausreicht, sie aus der Fassung zu bringen. Genau dies ist der psychische Zustand, in dem sich auch der Colocynthis-Prüfer befindet.

Sie werden dieses Mittel selten bei kräftigen, vitalen Menschen angezeigt finden, die plötzlich krank geworden sind. Viel eher ist es bei solchen Personen indiziert, wie ich sie eben beschrieben habe, außerdem bei Menschen, die eine große Neigung haben, sich zu überessen.

Kopfsymptome: Reißende Schmerzen in der Kopfhaut, die nach Ärger entstanden sind; Erschöpfung; Schmerzen besser durch Druck und Wärme, schlimmer in Ruhe. »Beständige nagende Schmerzen im Kopf.«[GS] »Schmerzhaft reissendes Wühlen durch das ganze Gehirn, durch Bewegung der obern Augenlider zu unerträglicher Höhe gesteigert.«[CK22] »Heftigstes Kopfweh, < durch Bewegen der Augen.«[GS] Ungeheuer heftiger, drückend reißender Kopfschmerz, der zum Schreien und Weinen zwingt.[KE1,174] »Intermittierende Kopfschmerzen[HC4,136] bei rheumatisch, gichtig oder nervös Veranlagten ...«[GS] »Reißende, zusammenschraubende Kopfschmerzen.«[GS] »Heftige, periodische oder intermittierende Kopfschmerzen.«[GS] Dies sind einige Zitate aus den *Guiding Symptoms*. Aber der besondere Charakter der Schmerzen ist nicht so wichtig wie die Lebensbedingungen des Patienten und die Umstände, die zu den Beschwerden geführt haben. Und wenn man das Leben eines Patienten kennt, weiß man auch viel über den Patienten selbst.

Heftige neuralgische Schmerzen auch im Bereich der Augen. Rheumatische Iritis, mit reißenden Schmerzen, < abends und nachts.[GS] »Heftig brennende, stechende und schneidende Schmerzen ...«[GS] Brennen ist für die Augen charakteristischer als für andere Teile des Kopfes und Gesichts. Scharfes Schneiden[CK27] oder Stechen, wie von einem Messer, im rechten Augapfel[CK29]. »Drückendes Gefühl in den Augenhöhlen gegen die Nasenwurzel.«[ÖZ1,1,71]

Bei Gesichtsneuralgien ist Colocynthis eines der wichtigsten Mittel. Es gibt drei Arzneien, die bei Gesichtsschmerzen häufiger angezeigt sind als alle anderen, und das sind *Belladonna, Magnesia phosphorica* und Colocynthis. Die *Belladonna*-Schmerzen sind so heftig wie bei keinem anderen Mittel und gehen mit Gesichtsröte einher, mit blitzenden Augen, Hitze des Kopfes und großer Berührungsempfindlichkeit der leidenden Teile. Die (reißenden) *Magnesia-phosphorica*-Neuralgien fahren blitzartig im Gesicht umher und werden durch Wärme und Druck gelindert. Bei Colocynthis kommen die Schmerzen wellenartig[A3,411]; sie werden ebenfalls durch Druck [anfangs (s.u.)] und Wärme* gelindert; verschlimmert durch Berührung und Bewegung[A3,411], bisweilen aber auch durch Ruhe[CK49].** Ausgelöst werden die Gesichtsneuralgien durch Erkältung[A3,21] sowie durch Aufregung und Ärger. Sie treten überwiegend auf der linken Seite auf, während sie bei *Belladonna* vor allem die rechte Seite befallen.

Das Gesicht des Colocynthis-Patienten spiegelt Angst und Leiden wider[GS] und ist von den Schmerzen ganz entstellt[A2,268], gleichgültig wo diese bestehen. Schließlich wird das Gesicht blass[RA(26)], die Wangen bläulich verfärbt. Reißende Schmerzen in den Wangenknochen[(NZ15,50)] oder, genauer gesagt, am Austrittspunkt des Nervus infraorbitalis. Manchmal ist es ein Schmerz wie von einem heißen Draht, manchmal wie von einem kalten Nagel. Oft breitet sich der Schmerz, den Verzweigungen des Nerven folgend, über das Gesicht aus, gewöhnlich auf der linken Seite. Eine Patientin litt seit einer Erkältung an »sehr heftigem Reissen, Brennen und nicht aufhörenden Stichen der linken Gesichtshälfte, bis hinter ins Ohr, durch die Schläfe und durch den halben Kopf linker Seite; sie schrie wegen dieser Schmerzen fortwährend, fand nirgends Ruhe, jede Berührung der leidenden Theile verursachte ihr einen höchst empfindlichen Schmerz ...«[A3,21] Alle Schmerzen werden bei Colocynthis durch Druck gelindert, allerdings ist dies nur am Anfang der Fall. Wenn sie erst einmal einige Tage mit zunehmender Heftigkeit gewütet haben, wird der betroffene Bereich so empfindlich, dass jeglicher Druck unerträglich ist!

* Die Beeinflussung der Gesichtsschmerzen durch Wärme ist bei Colocynthis widersprüchlich und zudem in den *Guiding Symptoms* falsch dargestellt. Bei dem auf Seite 368 oben wiedergegebenen Symptom (es stammt aus den *Annalen*, Bd. 3, S. 411) muss es heißen »***worse*** from external application of warmth«, während bei dem im Kapitel **Teeth** genannten Fall (»Facial neuralgia ...«) nach dem Original in der *AHZ* (Bd. 49, S. 156) ***Linderung durch Wärme*** zu ergänzen ist.

** Kent schreibt lediglich »worse if anything during rest«. Es scheint indes so zu sein, dass Bewegung der Gesichtsmuskeln grundsätzlich verschlimmert, während allgemeine körperliche Bewegung, vor allem Gehen im Freien *(GS)*, Erleichterung verschafft.

Appetitlosigkeit[CK69] oder auch Ekel vor dem Essen[ÖZ1,1,87]. Heftiger Durst.[CK72] Heftiges Bauchweh aufgrund von Trinken in erhitztem Zustand[GS], »von mancherlei unschicklich unter einander genossenen Speisen«[CK92],* nach Genuss einer einzigen Kartoffel[CK135]. Kartoffeln und andere stärkehaltige Speisen bekommen dem Colocynthis-Patienten ebenso wenig wie dem *Alumina*-Patienten.

Das Erbrechen unterscheidet sich von dem der meisten anderen Mittel dadurch, dass ihm in der Regel keine Übelkeit vorausgeht.[CK83] Vielmehr beginnt beides gleichzeitig, wenn sich die Schmerzen zu hinreichender Stärke gesteigert haben. Der Mageninhalt wird herausbefördert, und der Patient würgt so lange weiter, bis die Heftigkeit des Leidens nachlässt.

Die Magenschmerzen sind krampfartig[ÖZ1,1,70], zusammenschnürend[ÖZ1,1,68], kneifend[ÖZ1,1,91] oder zwickend[ÖZ1,1,56], wie von den Fingern einer kräftigen Hand gepackt.

Ähnliche Schmerzen treten im Unterleib auf; hier ist die Besserung durch starken Druck und durch Zusammenkrümmen[CK103] (was ja ebenfalls auf Druck hinausläuft) noch ausgeprägter als bei den Magenschmerzen. Sie kommen in periodischen Anfällen[CK114] und mit zunehmender Heftigkeit, bis dem Patienten übel wird und er erbricht, begleitet von großer Unruhe[CK93] [starkes Bewegen oder Herumwälzen bessert[CK106]] und ausgesprochenem Flauheits- und Leeregefühl in der Magengegend[ÖZ1,1,73]. Der Gepeinigte beugt sich über eine Stuhllehne oder das Fußende seines Bettes, oder er krümmt sich, wenn er nicht aufstehen kann, über seinen Fäusten zusammen. In den *Guiding Symptoms* finden wir mehrere Seiten zu diesem Thema – ein Hinweis darauf, wie oft Colocynthis bei Abdominalbeschwerden zur Anwendung kommen kann. Ich würde Ihnen raten, diese Symptome wenigstens einmal durchzulesen.

Auch die Schmerzen im Hypogastrium bessern sich durch Anziehen der Beine oder durch Eindrücken der Fäuste. Bei den heftigen Ovarialneuralgien von Colocynthis presst die Patientin den Oberschenkel der schmerzenden Seite kräftig gegen den Bauch und hält ihn dort fest. Der Arzt fragt: »Was ist denn passiert, dass Sie solche Schmerzen haben?« Und wahrscheinlich wird er eine Antwort bekommen wie diese: »Ach, mein Diener hatte schmutziges Wasser auf einem hübschen Teppich verschüttet; wir hatten eine Auseinandersetzung darüber, und das ist das Ergebnis!«

Kolik durch Zorn oder Ärger mit Entrüstung; besser durch Zusammenkrümmen und schlimmer in aufrechter Haltung, im Stehen und beim Zurückbiegen des Oberkörpers. Blähungskoliken bei Säuglingen, wenn die Schmerzen durch Liegen auf dem Bauch gelindert werden[GS]; sobald die Lage verändert wird, fangen sie wieder an zu schreien.

Die gleichen Symptome begleiten die Diarrhö und die Dysenterie des Mittels. Die Stühle bestehen dabei aus weißem Schleim, sind dick, zäh, gallertartig, zuweilen blutig. »Heftiger Stuhldrang, zuerst mit breiigem, reichlichem, stark riechendem, eine Stunde später mit wässerigem, geringem, gelblichem, fast geruchlosem Stuhle.«[ÖZ1,1,88] Ruhrartige Durchfälle[SK355] durch Zorn oder Ärger mit Entrüstung.[HC1,8] Heftigster Tenesmus während des Stuhlgangs. »Anhaltender Bauchschmerz mit Drang zur Öffnung ...«[ÖZ1,1,88] Das geringste Essen löst Bauchschmerzen, Stuhldrang und Durchfall aus.[GS(ÖZ1,1,46)] Wässriger Stuhl nach dem Essen. Viele dieser Beschwerden finden durch lokale Wärme oder durch Bettwärme[ÖZ1,1,46] Linderung.

* Kent schreibt »from eating indigestible things, from high living«. Da das Essen »unverdaulicher Dinge« wohl jedem Menschen Beschwerden bereiten dürfte, nehme ich an, dass dieser Aussage das zitierte Symptom aus den *CK* zugrunde liegt, zumal es von Allen *(Encycl.)* falsch – in Richtung der Deutung Kents – übersetzt wurde: »Pain in the bowels ... from a succession of improper [?] articles of food.«

Conium maculatum

Gefleckter Schierling

Diese Arznei ist ein tief und lang wirkendes Antipsorikum, das fast alle Gewebe des Körpers affiziert. Häufig werden Conium-Beschwerden durch eine Erkältung hervorgerufen, wobei allenthalben Drüsen und Lymphknoten in Mitleidenschaft gezogen werden. Jede kleine Erkältung lässt diese schmerzhaft empfindlich werden und verhärten. Bei tief verwurzelten Krankheiten kommt es zu zellulärer Infiltration der Umgebung von Geschwüren und entzündeten Körperteilen; perlschnurartig schwellen die Lymphknoten entlang den ableitenden Lymphbahnen an. Die axillären Lymphknoten entzünden sich und ulzerieren. Vergrößerung der zervikalen, inguinalen und mesenterialen Lymphknoten. Geschwürig gewordene Teile indurieren. Ein Mammaabszess ist bald von etlichen Knoten und Knötchen umgeben. Knötchen selbst in solchen Brustdrüsen, die noch keine Milch gebildet haben. Überall am Körper entwickeln sich Noduli, Indurationen und vergrößerte Lymphknoten unter der Haut. Conium ist sehr oft bei malignen Erkrankungen der Drüsen und Lymphknoten eingesetzt worden, was nicht verwundert, werden diese doch von Beginn an mit affiziert und infiltriert; so werden sie allmählich steinhart, wie beim Szirrhus. Eine andere hervorstechende Eigenschaft von Conium ist seine Einwirkung auf das Nervensystem. Die Nerven befinden sich in einem Zustand großer Schwäche, was Zittern und Muskelzuckungen zur Folge hat. Der Patient ist nicht in der Lage, sich körperlich anzustrengen, ohne dadurch völlig erschöpft zu werden. Allmählich zunehmende lähmungsartige Schwäche, ähnlich wie bei *Cocculus*, nur dass Conium noch mehr zur Paralyse neigt. Erschöpfung sowohl des Körpers wie des Geistes, d.h. eine allgemeine Verlangsamung sämtlicher körperlichen und geistigen Aktivitäten. Die Leber ist verhärtet und vergrößert und arbeitet nur sehr träge. Die Blase ist schwach und kann deshalb nur einen Teil des Harns austreiben; manchmal ist die Blase auch vollständig gelähmt, sodass der Harn ganz zurückgehalten wird. Dies zeigt beispielhaft die allgemeine paralytische Tendenz des Mittels.

»Hysterische und hypochondrische Paroxysmen.«[CK] Hypochondrie mit Nervosität, mit Nervenschwäche, die sich bei Conium in erster Linie als zittrige Muskelschwäche manifestiert. In den frühen Stadien der Conium-Pathologie imponiert vor allem die große Ermüdbarkeit des Patienten; diese steigert sich im weiteren Verlauf bis zu völliger Lähmung der Gliedmaßen.

Sehr viele Beschwerden von Conium sind schmerzlos, wie etwa die Geschwüre und die paralytischen Erscheinungen. Große körperliche und geistige Schwäche; Kraftlosigkeit der Muskulatur; Erschöpfung; zittrige Schwäche. Lähmung der Hüften und Beine. Psychische Symptome, nervöse Beschwerden und Zittern bei Witwen und Witwern, die plötzlich auf Geschlechtsverkehr verzichten müssen. Wenn Männer oder Frauen ein reges Sexualleben geführt haben und dieses auf einmal aufgeben müssen, geraten sie nicht selten in einen Zustand zittriger Schwäche, in einen Zustand, wo sie geistigen Anstrengungen nicht mehr gewachsen sind und wo sie sich nicht mehr richtig auf das konzentrieren können, was andere sagen. Bei Frauen ist dies nicht ganz so ausgeprägt und auch nicht so häufig anzutreffen wie bei Männern. Tritt dieser Fall bei einer sexuell ungewöhnlich aktiven Frau ein, die zudem unter Uterus- und Ovarialkongestionen leidet, passt wahrscheinlich *Apis* besser als Conium. Herrscht dagegen eine Neigung zu Hysterie und allgemeiner Aufgeregtheit vor, so ist Conium meist das Mittel der Wahl. Viele Symptome haben bei Conium eine solche hysterische Ätiologie.

Conium ist von so tiefgreifender Wirkung, dass es allmählich einen Zustand der Imbezillität herbeiführt. Die Geisteskräfte lassen immer mehr nach, sie sind ermüdet, wie die Muskeln des Körpers. Der Patient ist zu keiner geistigen Anstrengung in der Lage, und auch sein Gedächtnis lässt ihn mehr und mehr im Stich[CK34]. Er kann sich auf nichts konzentrieren, kann nicht nachdenken – bis hin zu regelrechtem Schwachsinn. Die Unfähigkeit, jedwede geistige Anstrengung auch nur etwas länger aufrechtzuerhalten[EN57] und die Aufmerksamkeit konzentriert auf etwas zu richten, gehört zu den wichtigsten Symptomen der Arznei. Gemütskrankheiten von periodischem oder alternierendem Typ [Zyklothymie[AZ9,196 ff.]][GS]; dennoch ist Imbezillität weitaus häufiger als solche psychotischen Erscheinungen.[GS] Wenn Sie die verschiedenen psychischen Zustände von Conium untersuchen, werden Sie auf Symptome stoßen, die den Eindruck erwecken, als könnte der Patient sich in einem Delirium befinden; aber das ist nicht das, was sich wirklich abspielt. Vielmehr haben wir es bei Conium mit einer sich langsam entwickelnden Geistesschwäche zu tun. Es sind nicht diese rasch entstehenden, aktiven Zustände, wie sie vor allem Fieberkrankheiten begleiten, sondern gewissermaßen Delirien ohne Fieber; Psychosen von mehr passivem Charakter. Der Conium-Patient ist in seinem Denken verlangsamt, und er verbleibt in diesem Zustand über Wochen und Monate, wenn er überhaupt je gesund wird. Die durch Übererregbarkeit, Heftigkeit und gesteigerte Phantasietätigkeit gekennzeichneten Fälle entsprechen eher Mitteln wie *Belladonna, Hyoscyamus, Stramonium oder Arsenicum.* Bei Conium finden Sie nur wenig davon. Der Zustand eines Conium-Kranken hat sich so schleichend verändert, dass die Familienangehörigen es kaum bemerkt haben. Im Laufe der Zeit hat der Patient so viele Schrullen und Marotten entwickelt, dass sich seine Familie irgendwann bei der Betrachtung all dessen, was er so gesagt und getan hat, fragt, ob er nicht im Begriff ist, verrückt zu werden. In Wirklichkeit jedoch wird er mehr und mehr schwachsinnig. Conium zeichnet sich durch Langsamkeit und Passivität aus; nur gelegentlich wird die Reise in Richtung Schwachsinn durch aktivere, an psychotische Schübe gemahnende Episoden unterbrochen. »Hypochondrische Niedergeschlagenheit und Gleichgültigkeit, beim Gehen im Freien.«[CK3] »Theilnahmlosigkeit.«[CK28] »Die Nähe und das Gerede vorbeigehender Leute ist ihm sehr zuwider und es kömmt ihm die Neigung an, sie anzupacken und sie zu misshandeln.«[CK10] Das ist natürlich eine psychotische Anwandlung. »Tagelang traurig und niedergedrückt, dann aufgeregt.«[GS]* »Sehr unglückliche Stimmung ... alle 14 Tage«[AZ9,198] – eine zweiwöchentliche Periodizität. Der Patient hockt trübsinnig den ganzen Tag in einer Ecke, ohne sagen zu können, warum; er ist »einfach nur traurig«. Er neigt zu hypochondrischen Einbildungen und Besorgnissen, und je mehr man versucht, ihm diese auszureden, desto trauriger wird er. »Mürrisches Wesen; Alles, was ihn umgab, machte einen widrigen Eindruck auf ihn.«[CK21] »Verdriesslich und ärgerlich über Kleinigkeiten.«[CK23] Kann keinerlei Aufregung vertragen, denn sie führt zu Niedergeschlagenheit und körperlicher Schwäche.[GS] Manchmal entstehen Conium-Symptome, wenn Menschen längere Zeit unter Kummer und Sorge gelitten haben[GS]; mit großer Wahrscheinlichkeit versagt dann als Erstes ihr Gedächtnis. Sie werden vergesslich[SK360], können sich gerade dann an Dinge nicht erinnern, wenn sie sie brauchen. So werden sie geistig immer schwächer, bis sie schließlich schwachsinnig sind. Wenn sich der Krankheitsprozess überwiegend auf der psychischen Ebene abspielt, ist Imbezillität das Ergebnis; findet er dagegen mehr auf der körperlichen Ebene statt, so endet er in einem paralytischen Zustand. Nicht selten kommt es auch zunächst zu einer allgemeinen Schwäche, die sowohl den Geist wie den Körper betrifft – bis der Organismus gewissermaßen eine Entscheidung trifft, und von da an geht die Entwicklung entweder in Richtung Lähmung (ggf. unter leichter Besserung der Psyche), oder sie geht in Richtung Schwachsinn, und dann scheint der Körper ›stillzustehen‹ (oder auch wieder etwas kräftiger zu werden). Diese Fälle steuern auf einen Punkt zu, an dem eine Art Trennung zwischen Geist und Körper erfolgt.

* Diesem Symptom liegt wahrscheinlich die in der *AHZ* (Bd. 9, S. 196) beschriebene ›zyklothyme‹ Gemütskrankheit zugrunde, die seit 16 Jahren bestanden hatte und dann mit wenigen Tropfen Conium 8 geheilt wurde. Dort heißt es: »Zehn Tage hindurch ist der Kranke still, trist und besorglich ... furchtsam und zu keiner Arbeit zu bewegen ...; zehn Tage hindurch ist er hingegen sehr aufgeregt, heftig und gebieterisch ... geht gern ins Wirthshaus, spielt und führt darin das erste Wort ... kauft unnöthige Sachen ein, die er dann nicht weiter achtet ...«

Wann immer sich unter einer homöopathischen Behandlung die körperlichen Symptome bessern und die psychischen verschlimmern, wird der Patient nicht geheilt werden. Es gibt solche Fälle, und ich sehe eine solche Entwicklung, und sei sie auch nur angedeutet, immer sehr ungern. Dies bezieht sich natürlich nicht auf die Erstverschlimmerung, wie sie von der richtigen Arznei hervorgerufen wird, sondern es bezieht sich auf die Zeit danach, wenn das Mittel seine ›reguläre Arbeit‹ aufgenommen hat. Wenn die Psyche mittelfristig nicht gebessert wird, bedeutet das, dass es dem Patienten insgesamt schlechter geht. Es gibt keinen besseren Beweis für die gute Wirkung eines Arzneimittels als eine Besserung auf der geistig-seelischen Ebene.

Conium-Patienten vertragen überhaupt keinen Alkohol.[(CK62)] Wenn sie Wein oder ein anderes geistiges Getränk auch nur in kleinsten Mengen zu sich nehmen, zittern sie vor Aufregung, können nicht mehr klar denken und sind völlig kraftlos. Sie neigen zu Kopfschmerzen, wie überhaupt Menschen, mit denen es gesundheitlich bergab geht, leicht Kopfschmerzen bekommen. Stechendes[CK100ff.] oder reißendes[CK94ff.] Kopfweh. Klopfen von der Stirn bis zum Hinterkopf.[GS] All dies sind Vorboten für ein Nachlassen der Geisteskräfte. Neuralgien.

Allgemeine Muskelschwäche. Muskelschwäche einer Gesichtshälfte. Lähmung der Oberlider, kann nicht die Augen öffnen.[CY2,373] Prickelnde Schmerzen. All dies sind Anzeichen für einen allgemeinen Zusammenbruch. Wir würden nicht an Conium denken bei plötzlichen, heftigen Kongestionen des Gehirns oder bei plötzlichen, heftigen Schmerzanfällen im Bereich des Kopfes, des Gesichts oder der Augen, sondern nur bei kongestiven Beschwerden, die als Begleiterscheinung einer allmählich fortschreitenden Allgemeinerkrankung auftreten. Stechende, lanzinierende Schmerzen, wie Messerstiche, im Verlauf von Kopf-, Gesichts- und Augennerven. »Stiche im Oberkopfe.«[CK] »Glühende Hitze auf dem Scheitel.«[HC2,153] Beständiges Brennen auf dem Scheitel hängt, so nimmt man an, meist mit einer Endometritis zusammen. Es passiert des Öfteren, dass bestimmte Symptome den homöopathischen Arzt veranlassen, eine körperliche Untersuchung vorzunehmen. Viel wichtiger aber als diese sind die Symptome, die ihn zur passenden Arznei führen. Die vorhandenen Symptome verraten uns meist mehr über das, was im Innern des Patienten vor sich geht, als jede körperliche Untersuchung.

Aufregung führt nicht nur zu geistiger und körperlicher Erschlaffung[GS], sondern sie erzeugt und verschlimmert auch Kopfschmerzen, so z.B. dieses Brennen auf dem Scheitel.[HC2,154] Taubheitsgefühl auf dem Kopf[CK114] ist ein bei Conium häufig vorkommendes Symptom. Es ist ein Allgemeinsymptom, denn wo immer sich Beschwerden zeigen, kann sich auch Taubheit einstellen. Taubheit bei Schmerzen, sehr oft auch Taubheit in Verbindung mit der Schwäche. Lähmungszustände gehen mit Taubheitsempfindungen einher. »Migräne, verbunden mit der Unfähigkeit zu urinieren; starker Schwindel, besonders beim Liegen im Bett, wobei sich alles im Kreise zu drehen scheint.«[GS] »Fühlt sich wüst im Kopfe, sitzt öfter wie im Traume.«[AZ9,196] »Das mindeste Geistige berauscht ihn.«[CK62] »Schwindel und Drücken im Kopf, bei normalem Puls.«[GS] Schwindel jedes Mal beim Drehen des Kopfes[GS], beim Umsehen, als wollte er auf die Seite fallen[CK]. »Schwindel im Kreise herum, wenn er vom Sitze aufsteht.«[CK66] Schwindel schlimmer beim Bücken.[HC2,154] »Schwindel am schlimmsten im Liegen, *als ginge das Bett im Kreise herum.*«[CK68] »*Schwindel beim Umwenden im Bette,* besonders beim Wenden des Kopfs in vorgebogener Lage.«[GY2] Am häufigsten tritt bei Conium Schwindel auf, *wenn der Patient im Bett liegt und die Augäpfel bewegt.* All dies sehen wir in ähnlicher Weise auch bei *Cocculus,* nicht nur den Schwindel, sondern auch die allgemeine Verlangsamung der Muskeltätigkeit. Die Parese oder Schwäche der Muskulatur bezieht auch die Augen mit ein. Es besteht eine Schwäche sämtlicher Augenmuskeln, sodass der Conium-Patient nicht in der Lage ist, sich bewegende Gegenstände zu beobachten, ohne dadurch Schwindel, migräneartige Beschwerden, visuelle und psychische Störungen zu erleiden. Das Fahren in einem Wagen, das Beobachten sich schnell bewegender Gegenstände und die Unfähigkeit, rasch zu fokussieren – besser gesagt:

die *Verlangsamung der Akkommodation* –, ist die Ursache für eine Vielzahl von Conium-Beschwerden. Die Augen können sich auf bewegte Gegenstände nicht mit ausreichender Geschwindigkeit einstellen, und von der Anstrengung des Sehens bekommt der Patient Kopfschmerzen. »Gegenstände sehen rot aus[CK161]; sind (außerhalb des Hauses) von Spektralfarben umgeben; farbige Streifen[CK] oder verschwommene Flecken vor den Augen.«[GS] Schwachsichtigkeit.[CK150] Doppelt- und Dreifachsehen.[CK157] Kurzsichtigkeit.[CK156] »Kann nicht lange lesen, ohne dass die Buchstaben zusammenlaufen ...«[GS] Dies sind z.T. Symptome mangelhafter Akkommodation. »Das Sehen wird verschwommen, wenn er gereizt ist und die Beherrschung verliert.«[GS*] »Träge Anpassung der Augen an wechselnde Gesichtsfelder.«[GS(CY2,372)] »Schwäche und Blenden der Augen[CK], in Verbindung mit Schwindel und Schwächegefühl am ganzen Körper.«[CY2,373] *»Große Lichtscheu ohne Entzündung der Augen«*[GS(HC4,44)], ohne entzündliche Kongestion irgendwelcher Augengewebe. Die Pupille kann sich nicht an unterschiedliche Lichtverhältnisse anpassen, daher leiden die Patienten sehr unter Photophobie. »Lichtscheue und Thränenfluss, beide sehr stark.«[HY18,43] Die Pupillen können verengt oder erweitert sein.[CK148f.] Conium hat Hornhautgeschwüre geheilt.[HY18,43f.] Schneidende Augenschmerzen. Brennen in den Augen[CK135] beim Lesen. »Brennen auf der innern** Fläche der Augenlider.«[CK136] Juckendes Stechen[CK129] oder Beißen im inneren Augenwinkel[CK132]. Die Augenlider verdicken[AZ19,57] und verhärten sich.[GS] »Schwieriges Oeffnen der Augenlider ...«[CK147] Diese lähmungsartige Schwäche erstreckt sich auf alle Muskeln des Körpers und affiziert in ähnlicher Weise auch den Geist. »Er konnte kaum die Lider heben, sie schienen wie von einem Gewicht heruntergedrückt zu werden.«[CY2,372] Lähmung der Augenmuskeln.[GS] Gerstenkörner.[CK]

Ausgeprägte Schwellung der Drüsen und Lymphknoten im Bereich des Gesichts, der Ohren und der Unterkiefer. »Verhärtete Ohrdrüsen-Geschwulst.«[CK] Die gleiche allmählich zunehmende Schwellung und Verhärtung finden wir bei den Unterkiefer-[GS] und Unterzungendrüsen. Schwellung und Verhärtung auch der zervikalen Lymphknoten[GS], etwa bei malignen Prozessen. Conium hat Epitheliome der Lider, der Nase und der Wangen[GS] geheilt. Krebsgeschwür an der Unterlippe.[AR8,2,70] Tief unter dem Geschwür kann man eine Verhärtung tasten; auch die Lymphknoten entlang den ableitenden Lymphgefäßen sind vergrößert und verhärtet.

Die Speiseröhre ist, wie nicht anders zu erwarten, mehr oder weniger paralysiert: Schluckbeschwerden; Speisen gehen beim Schlingen nur einen Teil der Strecke hinunter und bleiben dann stecken; Durchtritt durch die Kardia nur unter großen Schwierigkeiten. »Seltsames Aufsteigen im Schlund, mit Gefühl von Verstopftheit, als wenn dort etwas festsäße.«[EN412] »Vollheit im Halsgrübchen mit versagendem Aufstossen.«[CK] »Vollheitsgefühl im Hals, als säße dort ein Klumpen, verbunden mit unwillkürlichen Schluckanstrengungen.«[HC2,154] »Drücken von der Herzgrube herauf bis in den Schlund, als wollte ein runder Körper heraufsteigen.«[CK329] Dies ist ein nervöses Frauenleiden, das auch unter der Bezeichnung *Globus hystericus*[GY4] bekannt ist. Wenn einer Frau zum Weinen zumute ist und sie schluckt und würgt, hat sie ein ähnliches Kloßgefühl im Hals. Conium-Patienten sind nervöse, erschöpfte Menschen, die des Lebens überdrüssig sind. Sie erwarten von der Zukunft für sich nichts als Krankheit und Leid, Lähmung oder Schwachsinn. In lichten Augenblicken werden sie angesichts ihrer geschwollenen Drüsen und ihrer großen Schwäche ganz niedergeschlagen und fangen an zu weinen – und haben dieses Kloßgefühl im Hals.

Viele Magenerkrankungen, vom Magengeschwür bis zum Magenkarzinom[GS]. Conium ist, wenn die Symptome passen, eines der besten Palliativa bei kanzerösen Magenleiden. Es wird die Beschwerden eine Zeitlang lindern, doch dann tritt gewöhnlich ein Rezidiv ein; wenn der Krebs nämlich weit genug fortgeschritten ist, um Conium-Symptome hervorzubringen, ist es für eine Heilung meist zu spät.

* Die Präzisierung dieses und auch einiger anderer Symptome aus den *Guiding Symptoms* erfolgte nach den in Kellers *Conium*-Monographie (*Symptomensammlungen homöopathischer Arzneimittel.* Heft 11. Heidelberg: Haug; 1983) im Original wiedergegebenen Kasuistiken.

** Kent schreibt irrtümlich »entire«.

Härte und Aufgetriebenheit des Bauches.[CK363] Große Empfindlichkeit des Bauches und Wundheitsgefühl[CK] darin.[GS] Kneifende[CK376], stechende[CK385], schneidende[CK379], kolikartige[CK375] oder zusammenziehende[CK372] Bauchschmerzen. Bei Frauen herabdrängende Schmerzen im Hypogastrium[HC2,153], als dränge der Uterus nach außen. Häufiger als Durchfall finden wir bei Conium Verstopfung, verbunden mit vergeblichem Stuhldrang[CK]. »Harter Stuhl, nur aller zwei Tage.«[CK] Große Darmträgheit.[AZ9,198] Lähmung des Rektums. Unfähigkeit, beim Stuhlgang zu pressen und den Darm zu entleeren, als Folge paralytischer Schwäche der an der Stuhlaustreibung beteiligten Muskeln. Pulsieren und Leeregefühl im Abdomen nach normalem Stuhlgang. Conium-Frauen müssen beim Stuhlgang manchmal so stark pressen, dass der Uterus aus der Scheide hervortritt. Nach jedem Stuhl zittrige Schwäche[CK441] und Herzklopfen[CK440].

»Intermittierender Harnfluss, mit Schneiden nach dem Wasserlassen.«[GS] Es besteht eine ungeordnete Muskeltätigkeit beim Harnen. Der Patient strengt sich an, den Harn herauszupressen, ermüdet dabei und hört nach geringem Abgang auf zu drücken. Der Harnfluss versiegt, kommt dann aber ohne jedes Pressen plötzlich wieder in Gang; dies wiederholt sich zwei- oder dreimal. »Der Harn-Abgang stockt plötzlich beim Uriniren und fliesst nur erst nach einer Weile wieder.«[CK] »Der Urin war und blieb auch bei längerem Stehen trübe,* schmutzig *grau*, ein wenig ins Gelbliche spielend. (Diphtherie.)«[AZ82,5]

Der Conium-Mann leidet meist an großer sexueller Schwäche – an Erektionsmangel, Impotenz.[CK] Der Patient kann ein unbändiges sexuelles Verlangen haben[CK490], dennoch aber keine Erektion zustande bringen.[AZ47,186f.] »Geile Lüsternheit«[CK491] mit teilweisem oder gänzlichem Unvermögen.[GS] Nachts kann es, ohne entsprechende Träume, zu Pollutionen kommen.[AZ47,185] »Schmerzhafter Samenabgang.«[GS] Es besteht eine z.T. schmerzhafte katarrhalische Entzündung der ›Samenbläschen‹, sodass bei der Ejakulation schneidende Schmerzen in die Harnröhre ausstrahlen, als wäre die Samenflüssigkeit scharf. »Üble Folgen von unterdrücktem Geschlechtstrieb«[GS] bei Witwern und anderen Personen, die den gewohnten Geschlechtsverkehr entbehren müssen. »Ungenügliche, kurz dauernde Ruthe-Steifigkeit; unkräftiger Beischlaf; Mattigkeit nach dem Beischlafe.«[CK] Langsam entstehende »Geschwulst und Verhärtung der Hoden, besonders nach Quetschung.«[GS(HH139)] »Vorsteherdrüsen-Saft geht beim Pressen auf den Stuhl ab.«[CK495] »Bei jeder Gemüths-Bewegung entgeht ihm Vorsteherdrüsen-Saft, ohne wohllüstige Gedanken, (unter Jücken der Vorhaut).«[CK496] Wir haben es bei Conium, wie man sieht, mit einer seltsamen Mischung aus gesteigerter Reizbarkeit des Urogenitaltrakts – des Blasenhalses, der Genitalorgane und der Prostata – einerseits und Schwäche und Impotenz andererseits zu tun.

Beim Mann kommt es zu Vergrößerung und Verhärtung der Hoden, bei der Frau zu Vergrößerung und Verhärtung der Eierstöcke[GY17] und der Gebärmutter.[GS] »Uteruskrämpfe bei zu früh erscheinenden und schwachen Regelblutungen.«[GS(HH139)] Wundheitsgefühl im Unterbauch in den ersten Monaten der Schwangerschaft; Bewegungen des Kindes werden als schmerzhaft empfunden. »Brennende, mehr oder weniger heftig stechende Schmerzen in der Zervix, mit szirrhösen Verhärtungen daselbst.«[GS] »Vor der Regel Schmerzen in den Brüsten.«[SK366] Conium hat sowohl »Welken der weiblichen Brüste«[SK366] als auch Geschwulst und Verhärtung der Brustdrüsen [besonders vor und während der Regel.[GY39f.] »Skirrhöse Verhärtung der Brustdrüsen.«[SK366] »Brustkrebs, durch Quetschungen veranlasst ...«[GY41]] Schmerzhafte Schwellung der Mammae.[GS] Unterdrückung der Menstruation.[CK502f.] Dysmenorrhö, mit klopfenden, reißenden oder brennenden Schmerzen in Uterus, Ovarien, Becken. Conium hat Uterusmyome geheilt[GS] und Uteruspolypen zur Abstoßung gebracht[HC1,127]. Zervixkarzinome wurden durch das Mittel über längere Zeit aufgehalten. Kanzeröse Gewächse des Gebärmutterhalses gehören zu den qualvollsten Tumoren des weiblichen Geschlechts, und sie sind von allen bekannten Krebsleiden am schwierigsten zu

* Die Angabe in den *Guiding Symptoms* »Urine turbid, after standing ...« ist demnach irreführend.

beherrschen. Normalerweise schreiten sie sehr rasch fort, doch Conium ist eines jener Mittel, die diesen Prozess verlangsamen und die entzündlichen Begleiterscheinungen und die Blutungen eindämmen können. Und es hat auch selber Induration und Infiltration der Zervix in seinen Prüfungen hervorgebracht.*

Reiz zu trockenem, fast stetem Husten[CK532], schlimmer im Liegen[GS]. »Husten, fast bloss zu Anfange des Liegens ...; er muss sich aufsetzen, um abzuhusten, dann hat er Ruhe.«[CK535] Tiefes Atmen erregt Husten.[CK539] Dies sind die auffallenden Merkmale des Conium-Hustens. Schweratmigkeit.[CK557] Heftige Stiche in der Brust, durch Einatmen vermehrt und dasselbe fast hindernd.[AZ47,179] Reißen durch die ganze Brust.[CK583]

Schwäche und lähmiges Gefühl im Kreuz[CK518] ist typisch für Conium, verbunden mit einigen Rückenschmerzen. Im Zusammenhang mit den erwähnten Uteruspolypen sind auch lanzinierende Schmerzen aufgetreten, die vom Uterus bis in den Rücken ausstrahlten.[HC1,127 f.] »Üble Folgen von Prellung der Wirbelsäule, von Stoß dagegen.«[GS] Nach Rückenverletzungen, besonders der Lumbalregion, treten Schmerzen und Venenstauung in den Beinen auf. Lähmige Schwäche oder Lähmung der Beine.[GS] Unsicherer, taumelnder Gang[GS], besonders bei Männern in den mittleren Jahren. Rheumatische Schmerzen der Beine. Unterschenkelgeschwüre. Und: Die Schmerzen und sonstigen Beschwerden *bessern sich durch Herunterhängenlassen der betroffenen Extremität.* Hierin unterscheidet sich Conium von den meisten anderen Arzneien. Normalerweise werden Schmerzzustände in den Beinen gelindert, wenn man die Füße auf einen Stuhl legt oder im Bett hochlagert. Der an Rheumatismus, Unterschenkelgeschwüren oder anderen Beinaffektionen leidende Conium-Patient jedoch legt sich hin, wenn die Beschwerden zu arg werden, und lässt die Beine bis zu den Knien aus dem Bett baumeln. Das ist ein Phänomen, das mal jemand zu erklären versuchen sollte, damit wir wenigstens eine Beschwerde haben, bei der wir nach pathologischen Gesichtspunkten verschreiben können; aber bis heute haben wir keinerlei Erklärung dafür.

Ein anderes wichtiges Merkmal des Mittels: Der Patient schwitzt sehr stark im Schlaf.[CK899] Manchmal sagt er auch – und dies scheint zumindest gelegentlich zuzutreffen –, er brauche nur die Augen zu schließen, und schon fange er an zu schwitzen.[CK898] Ganz sicher trifft dies aber zu, wenn er die Augen schließt und bald darauf einschläft. Lippe und ein Kollege studierten einmal gemeinsam einen Fall von Lähmung eines Körperteils (ich weiß nicht mehr, um welchen es sich handelte). Auch nach langem Überlegen konnten sie aber kein Mittel finden, dass auf den Fall gepasst hätte. Schließlich erwähnte der Patient, dass er immer schwitzen würde, sobald er die Augen schließe. Das war das Kriterium, das Conium in den Vordergrund rückte – das Merkmal, das Conium von den anderen Arzneien unterschied, die ebenfalls paralytische Zustände haben. Sie verabreichten Conium und heilten den Patienten damit.

Aus der Tatsache, dass Conium an entzündeten Geweben ausgeprägte Indurationen und Infiltrationen veranlasst, resultiert eine große Neigung zur Bildung von Stenosen an ehemals entzündeten Stellen. So konnten Harnröhrenstrikturen und Verengungen des Muttermundes mit Hilfe von Conium beseitigt werden.

* In Allens *Encyclopedia* gibt es darauf keinen Hinweis.

Crotalus horridus

Gift der nordamerikanischen Klapperschlange

Es ist eine ganz natürliche Reaktion, wenn sich Menschen erst einmal gegen eine Verwendung von Substanzen wie Crotalus, *Lachesis, Apis* und anderen Tiergiften sträuben, und es ist nur verständlich, wenn Laien bei der Vorstellung, derartige Stoffe einzunehmen, ein gewisses Grausen befällt. Wenn diese Mittel aber richtig angewandt werden, wenn wir den Ernst der Lage zu bedenken geben, der sie erforderlich macht, wenn wir darlegen, dass es für sie, falls sie angezeigt sind, keinen Ersatz gibt und dass sie ja schließlich potenziert und dadurch weitgehend ihrer Substanzhaftigkeit beraubt sind, dann verflüchtigt sich der Horror vor diesen Mitteln doch recht bald. In der Tat sind jene Krankheiten, die nach der Verwendung von Arzneien wie Crotalus verlangen, zumeist sehr ernst und schwerwiegend. Wenn man am Krankenlager eines Crotalus-Patienten steht, hat man das Gefühl, dass der Tod sehr nahe ist. Der Kranke ist schrecklich anzusehen, und gewöhnlich wird man von der Mutter oder Ehefrau des Kranken sogleich angefleht: »Tun Sie bitte alles, Herr Doktor, um ihm das Leben zu retten! Versuchen Sie alles – Hauptsache, mein Kind (oder Mann) wird wieder gesund!«

Die Symptome von Crotalus horridus sind ganz eigener Art. Es ist durch nichts zu ersetzen, da es kein anderes Mittel gibt, das ihm vollkommen gleicht. Die größte Ähnlichkeit zeigen noch die anderen Schlangengifte, doch Crotalus ist das schrecklichste von allen, ausgenommen vielleicht das Gift der *Ancistrodon mokeson (Cenchris contortrix)*. Wir sehen nach Schlangenbissen die schlimmsten Krankheitsbilder überhaupt; wir sehen den höchsten Grad von Blutzersetzung, mit rasantestem Krankheitsverlauf und normalerweise tödlichem Ausgang. Diese Schlangengifte sollen bestimmte Cyanide (Kalium- und Natriumcyanid) enthalten, und da Alkohol ein Lösungsmittel von Cyaniden ist, ist er in großen Mengen bei Schlangenbissen eingesetzt worden. Oft konnte dadurch Leben verlängert und sogar gerettet werden. Wenn der Gebissene die akuten Beschwerden überlebt, hat er meist ein Leben lang unter den chronischen Auswirkungen der Vergiftung zu leiden, und viele der pathogenetischen Symptome rühren von solchen chronischen Bissfolgen her. Hunde, die von einer Klapperschlange gebissen worden sind, zeigen eine eigentümliche Periodizität beim Auftreten der chronischen Manifestationen, und zwar kommen diese regelmäßig *im Frühjahr* wieder[WS3654f.] – sobald das kalte Wetter nachlässt und die wärmeren Tage beginnen. Ich hatte einmal das Glück, das Leben eines Hundes verfolgen zu können, der den Biss einer *Cenchris*-Schlange überlebt hatte. Er war in der Halsregion gebissen worden, und zeitlebens bildete sich in jedem Frühjahr an dieser Stelle ein großer Abszess, bis das Tier in hohem Alter an diesem Leiden verendete. Die Periodizität bezieht sich bei den Schlangengiften auf den Frühling, auf den Beginn des warmen Wetters.

Ein weiteres ausgeprägtes Allgemeinsymptom von Crotalus wie auch der meisten anderen Schlangengifte ist das Phänomen, dass *der Patient in eine Verschlimmerung seiner Beschwerden hineinschläft,* d.h., es geht ihm beim Erwachen schlechter.

Die ersten Vergiftungszeichen nach einem Klapperschlangenbiss ähneln den septischtoxischen Veränderungen, wie sie z.B. auch bei Scharlach, Diphtherie, Abdominaltyphus und schweren Blutvergiftungen stattfinden. Es sind Zustände, die mit ungeheurer Geschwindigkeit entstehen und mit Hämolyse und Erschlaffung der Gefäßwände verbunden sind, sodass die Bissopfer aus allen Körperöffnungen bluten[WS3179]. Rasch zunehmende Bewusstseinseintrübung, die Kranken wirken wie berauscht oder betrunken. Geistige und körperliche Prostration von beinahe paralytischem Charakter. Bösartige Verlaufsformen von Scharlach, Diphtherie und Typhus mit Hämorrhagien und Neigung zur Putreszenz [Nekrosen, Gangränbildungen]. Der Körper wird von blauen und gelben Flecken übersät.[WS3313] Gelbsucht entwickelt sich in einer erstaunlichen Geschwindigkeit. »Gelbe Farbe der Augen, oft des ganzen Körpers.«[WS473] »Der Körper bedeckt mit gelben Flecken.«[WS3316] »Marmorartige Flecke, gelb, grün, bläulich ...«[WS3305], als wäre er verprügelt worden. »Schwarze Flecke auf der Haut.«[WS3297] Nach Blutungen wird die Haut extrem anämisch, gelblich-blass bis wachsfarben. Blutungen aus sämtlichen Schleimhäuten: aus Augen, Ohren, Nase, Lungen[WS3179 ff.]; aus dem Darm; aus der Gebärmutter. Sobald das Blut an die Oberfläche gelangt, wird es schwarz. Meistens ist das Blut sehr flüssig.[WS3191] Wahrlich eine hämorrhagische Konstitution! Crotalus ist bei den bösartigsten Krankheitsverläufen indiziert, bei Krankheiten, die mit größter Rasanz entstehen und in außerordentlich kurzer Zeit das Fäulnisstadium erreichen. Jemand, der von einer Klapperschlange gebissen worden ist, verfällt rapide in diesen wie berauschten oder betäubten, halb bewusstlosen und putriden Zustand. Er hat das Gefühl, als würde ihn jeden Augenblick der Tod ereilen.

Eine schreckliche nervöse Erregbarkeit herrscht vor. Zittern der Glieder.[WS2656] Zittrige Schwäche.[EN363] Zittern der Zunge beim Herausstrecken. »Von der geringsten Anstrengung schnell ermüdet.«[EN357] »Kräfte schwanden so, dass er nicht der geringsten Anstrengung fähig war.«[WS2581] »Mattigkeit und geschwindes Abnehmen der Lebenskräfte.«[WS2984] Plötzliche Schwäche.[WS3122] Lähmungsartige Schwäche. Heruntergleiten im Bett, z.B. bei schweren typhösen Fiebern.[GS] Gelbfieber[KE4,664] mit größter Prostration ist durch Crotalus geheilt worden. »Konvulsionen und Lähmungen.«[GS] Crotalus hat Muskelzuckungen nach Art der Chorea[GS]. Zittern. Lokale Krämpfe, Trismus, etc.[GS] Hysterische Manifestationen.

Die psychischen Symptome sind einer näheren Betrachtung wert. Das mit Murmeln verbundene Delirium[WS2904] und die Neigung zu Selbstgesprächen, wie sie bei Crotalus vorkommen, sind eine besondere Form der Geschwätzigkeit. Sie ist von der *Lachesis*-Geschwätzigkeit ziemlich verschieden. Die Redseligkeit des *Lachesis*-Patienten ist so ungehemmt, dass er, sobald jemand in seiner Nähe etwas zu erzählen beginnt, sogleich den Faden aufnimmt und ihn zu Ende spinnt, obwohl er von der Sache nichts versteht: so geistig übererregt ist er. Niemand kommt in Gegenwart eines *Lachesis*-Menschen dazu, eine Geschichte zu Ende zu erzählen; sofort mischt sich dieser ein, überzeugt, alles darüber zu wissen. Jemand fängt an, etwas zu erzählen, und der *Lachesis*-Patient unterbricht ihn: »Ach ja, ich weiß ...«, und dann fährt er selber mit der Geschichte fort, gerät schnell auf Abwege und landet schließlich bei etwas völlig anderem. Der Crotalus-Patient macht das zwar auch, aber wenn er sich in eine solche Geschichte stürzt, nuschelt er vor sich hin, bringt alles durcheinander und stolpert über seine eigenen Worte. Es ist ein ›herabgesetzter‹, ein passiver Zustand, wie der eines stark Betrunkenen; bei *Lachesis* ist der Geist dagegen wild erregt. »Delirium mit Trägheit, Schläfrigkeit, Sopor.«[GS] »Geschwätziges Delirium, mit Bestreben, dem Bett zu entfliehen.«[GS] Auch dies geschieht aber eher passiv, mit langsamen Bewegungen. »Delirium im Typhus, mit Murmeln.«[WS2904] »Niedergeschlagenheit[WS3012]; ihre Gedanken drehen sich ständig um den Tod.«[GS] »Uebergroße Reizbarkeit, z.B. beim Lesen ... wird er bis zu Thränen gerührt.«[WS3084] »Melancholisch, menschenscheu und gleichgiltig ...«[WS3122]; furchtsam. »Ängstlich und blass, mit kaltem Schweiß.«[GS] »Gereizte, ärgerliche Stimmung; die geringste Belästigung macht ihn wütend.«[GS]

Bei Bewegung entsteht Schwindel, in Ruhe entstehen Schmerzen. Der Patient geht mit Kopfschmerzen ins Bett, nur um dann von deutlich verstärkten Kopfschmerzen geweckt zu werden.* Je länger er schläft, desto heftiger sind die Kopfbeschwerden beim Erwachen. Wie bei mehr oder weniger allen Schlangengiften schläft auch der Crotalus-Patient in seine Beschwerden hinein. »Erwacht am Morgen mit Kopfschmerzen über den Augen.«[GS] Schmerzen und so großes Schweregefühl im Hinterkopf, dass der Kopf kaum aus dem Kissen gehoben

* Das Gegenteil schließt Crotalus aber nicht aus, wie folgendes Symptom aus Herings *Wirkungen des Schlangengifts* (Sy.-Nr. 162) zeigt: »Kopfweh, obgleich kurz vorm Einschlafen, namentlich beim Auskleiden, noch sehr schlimm, war des Morgens nach einem guten Nachtschlafe verschwunden.«

werden kann; die Halsmuskeln sind so ermüdet und kraftlos, dass die Hände den Kopf stützen müssen. Dies sehen wir auch bei *Lachesis*. Kongestive Kopfschmerzen mit wächsernem Gesicht, mit gelbem Gesicht, mit bläulichrot geflecktem Gesicht, wie von Prellungen. »Bis in die Augen gehende Kopfschmerzen.«[WS464] »Biliöse Kopfschmerzen alle paar Tage ...«[GS] Heftige Migräneanfälle mit Schwindel und Klopfen im Scheitel. Dumpfe, pulsierende Kopfschmerzen. *»Dumpfer, schwerer, klopfender Hinterkopfschmerz«*, oder der ganze Kopf wird durch Blutandrang[WS114ff.] in Mitleidenschaft gezogen. »Dumpfe Eingenommenheit des ganzen Kopfes.«[WS48] Der Kopf fühlt sich zu groß an. Vollheitsgefühl im Kopf, als müsste er platzen. Kopfschmerzen in Wellen, die vom Rücken aufzusteigen scheinen – ein Aufwärtsdrängen des Blutes, das durch jede Lageveränderung hervorgerufen oder verschlimmert wird, durch Bewegung oder Erschütterung, durch Umdrehen oder Aufrichten im Bett, durch Niederlegen. Ich habe diese Erscheinung im *Lachesis*-Kapitel näher beschrieben und auch für Crotalus bestätigt gefunden. Die Schmerzwellen beginnen irgendwo im Bereich der Wirbelsäule und bewegen sich dann nach oben, zumeist synchron mit dem Puls.

»Gelbe Farbe der Augen ...«[WS473] »Brennen in den Augen ...«[WS432] »Blut aus den Augen dringend.«[WS431] »Augen mit Blut unterlaufen.«[WS430] »Rothe, thränende, wässernde Augen.«[WS425] Drücken tief in den Augenhöhlen[WS448], als würden die Augen aus dem Kopf herausgedrängt. Lähmung der Oberlidmuskeln [Ptosis[GS]]. Entzündung der Bindehaut der Lider.

Kongestion und Hitze[WS542] der Ohren. Große Geräuschempfindlichkeit.[GS] Dumpfes Drücken und Klopfen in den Ohren. Reichliche, übelriechende, gelbliche, blutige Absonderungen aus den Ohren. Blut sickert tropfenweise aus den Ohren[WS553] bei den erwähnten malignen, septischen Verläufen von Infektionskrankheiten, zusammen mit Bluten aus den Augen und starkem Nasenbluten[WS617]. Die Nase ist bei derartigen Erkrankungen natürlich am meisten von Hämorrhagien betroffen. Der Blutandrang scheint dadurch etwas abgemildert zu werden. Bei Crotalus ist die Kopfkongestion besonders heftig und fast immer mit Nasenbluten verbunden. Crotalus hat alle möglichen fötiden Nasenkatarrhe geheilt, wenn mit dem Schleim zugleich viel Blut herausgekommen ist.* Entsetzlich stinkende, faulige Absonderungen aus der Nase. Ozäna.[GS]

Ohrspeicheldrüsenentzündung.[GS] Livides und aufgedunsenes Gesicht.[GS] Gelbe Gesichtsfarbe[WS334f.], ausgeprägter Ikterus. Crotalus ist bei Mädchen mit wachsartigem, anämisch-chlorotischem Teint angezeigt, bei denen die Regel schon seit längerem ausgeblieben ist und die [besonders im Frühjahr[WS391]] an Akne leiden.

Der Crotalus-Patient knirscht nachts häufig mit den Zähnen, wobei er gelegentlich davon erwacht.[GS] Er hat einen schlechten und fauligen Mundgeschmack. Zahnfleischentzündungen. Zahnfleischbluten.[WS3181] Blutung aus dem Mund.[WS3179] Hämorrhagische Halsentzündung. Brennen in Mund und Rachen. »Zungengeschwulst.«[WS691] Zittern der Lippen.[WS640] Zittern der Zunge[WS2992], besonders beim Herausstrecken derselben. Auch die Hände zittern, wenn sie bewegt werden.** Diphtheriefälle, bei denen aus Mund und Nase Blut austritt, zeugen von einer geringen Widerstandskraft des Organismus und sind ohne eine gut gewählte Arznei dem Tode geweiht. Der Hals ist, wenn es sich um einen Crotalus-Fall handelt, von dunkelrot und blutdurchtränkt erscheinenden Diphtheriemembranen übersät. Allenthalben tritt Blut aus den Schleimhäuten aus. Stomatitis ulcerosa.[GS] Crotalus ist hilfreich, wenn nach Quecksilbermissbrauch Mundgeschwüre und starker nächtlicher Speichelfluss bestehen. Blutende Geschwüre im Mund. Schwieriges Schlucken.[GS] »Maligne Diphtherie ...«[GS]

»Kann nicht auf der rechten Seite oder auf dem Rücken liegen, ohne sofort eine dunkelgrüne Flüssigkeit[(WS1854)] zu erbrechen ...«[GS] Erbrechen von Galle.[WS262] »Schwarzes Erbrechen ...

* Hier ist in der 2. Auflage, wohl bedingt durch die Wiederholung des Wortes »foetid«, eine wichtige Passage ausgelassen worden. Der Satz lautet in der 1. Auflage: »It has cured all forms of foetid *catarrh where there was much blood oozing along with the foetid* discharge« (der kursive Teil fehlt in der 2. Auflage).

** Herings Monographie erwähnt nur das Gegenteil (Sy.-Nr. 2217): »Zittern der Hände in der Ruhe.« In Kents Repertorium findet sich dieses Symptom als »Trembling, hands, motion amel.« wieder.

(bei Gelbfieber).«[NZ6,86] Crotalus ist ein großes ›Gallenmittel‹. Es kommt bei Migräne in Betracht, die mit Erbrechen großer Mengen von Galle einhergeht. Die diversen malignen Krankheitsformen, die nach Crotalus verlangen, beginnen häufig mit kopiösem Erbrechen von Galle, bisweilen auch von Galle mit Blut vermischt.

Magenschmerzen.[WS1278] Kältegefühl, als befände sich ein Stückchen Eis im Magen oder im Bauch. »Magen so reizbar, daß er nichts behalten kann.«[WS1163] Beständiges Bluterbrechen, z. B. aufgrund eines Magengeschwürs, ist durch Crotalus geheilt worden.[GS] Es hat das Wachstum von Magenkarzinomen zurückgedrängt[GS], wenn diese mit Erbrechen von Galle und Blut verbunden waren. Viele Fälle von Hämatemesis, bei denen das Blut weitgehend ungerinnbar war.[GS] Bei all diesen Magengeschwüren, Krebserkrankungen und schweren Infektionen ist fast immer, wenn Crotalus indiziert ist, Gelbsucht anzutreffen – Gelbsucht und mehr oder weniger starke Hämorrhagien. Das Fieber steigt bei Crotalus selten hoch; manchmal ist die Temperatur auch subnormal, dafür dann aber mit Hämorrhagien verbunden, mit dunklen Blutungen aus Mund und Nase sowie mit dunklem, spärlichem, blutigem, eiweißhaltigem Urin. Der Unterleib ist stark aufgetrieben[WS1423], wie das tympanitische Abdomen beim Bauchtyphus. Darmgeschwüre und Darmblutungen.[GS] Abdomen schmerzhaft empfindlich[WS1393] oder auch innerlich taub, als bestünde es aus Holz.

»Stühle schwarz, dünn, wie Kaffeesatz.«[GS] »Ruhrartige Durchfälle: septischen Ursprungs; als Folge verseuchten Wassers, verdorbener Nahrungsmittel, etc. ...«[GS] »Diarrhö aufgrund schädlicher Ausdünstungen ...«[GS]

Entzündung der Ovarien[GS] und des Uterus. Uterusblutungen oder Menorrhagien im Verlauf von septischen, zymotischen oder putriden Fiebern oder anderen toxämischen Zuständen; bei allgemein hämorrhagischer Diathese; Blut dunkel, flüssig, übelriechend.[GS] Das Blut fließt gewöhnlich heraus, ohne zu gerinnen, doch können sich gelegentlich auch einmal ein paar dunkle Koagel bilden. Das Klimakterium bringt große Beschwerden mit sich: Hitzewallungen[GS], Gelbsucht, Metrorrhagien oder andere Blutungen[GS]. Uteruskarzinom mit starker Blutungsneigung[GS] und übelstem Geruch. Die Patientin ist völlig entkräftet, ikterisch, die Haut fleckig, das Gesicht und die Beine stark angeschwollen. Crotalus hat Phlegmasia alba dolens geheilt[GS]; Schmerzen schlimmer durch die leiseste Berührung[GS], durch Erschütterung, durch Bewegung.

Bei *Puerperalfieber*[GS] besteht ein fortgesetztes Heraussickern von schwarzem, stinkendem, ungerinnbarem Blut aus der Gebärmutter, aber auch aus allen anderen Körperöffnungen. Stellen Sie sich eine Schwangere vor, die an Bauchtyphus erkrankt ... Sie verliert das Kind, und bald darauf stellt sich ein septischer, putrider Zustand ein, mit all den Symptomen, die ich beschrieben habe. Alles deutet darauf hin, dass sie nach dem Abort verbluten wird, weil die Blutgerinnung völlig versagt. Oder eine an Typhus erkrankte Frau bekommt ihre Regel; die Menstruation verläuft ganz anders als normal: das Blut ist kopiös, dunkel und flüssig und sickert in einem fort heraus. Die Patientin verfällt mehr und mehr in einen komaähnlichen Zustand, sie wirkt wie berauscht oder betrunken. Wenn man sie aus diesem Zustand erweckt, zittert jeder Muskel; die Zunge zittert beim Herausstrecken, sprachliche Artikulation ist nicht mehr möglich. Crotalus ist auch jetzt noch in der Lage, der Patientin das Leben zu erhalten. Kann man sich ernstere Krankheitszustände als die durch Schlangengifte hervorgerufenen Kachexien vorstellen? Wenn der homöopathische Arzt derartige Symptome heraufziehen sieht, denkt er sofort an eine bestimmte Gruppe von Arzneien, die hier noch in Frage kommen, an Mittel wie *Baptisia, Arsenicum, Secale* und eben die Schlangengifte, bisweilen auch an *Arnica, Phosphorus* oder *Pyrogenium*.

Aufgrund der großen Herzschwäche, die es hervorruft, sollte man meinen, dass Crotalus auch ein wichtiges Herzmittel ist. Doch die anderen Schlangengifte – *Naja, Lachesis, Elaps* – haben diesbezüglich häufiger klinische Anwendung gefunden. Crotalus scheint nicht nur das Herz zu schwächen, sondern gleichermaßen auch den ganzen Körper; seine Beschwerden sind allgemeinerer Natur.

Fleckiges Aussehen der Extremitäten. Gangränöse Veränderungen an den Extremitäten.

Furunkel, Karbunkel, Abszesse und andere Ausschläge, die von einer blaurot verfärbten, gesprenkelten, fleckigen oder marmorierten Haut umgeben sind und die heftig und brennend schmerzen. Charakteristisch ist die teigig-weiche Beschaffenheit des Zentrums dieser Eiterbeulen. In großem Umkreis um einen solchen Furunkel oder Karbunkel ist die Haut ödematös geschwollen, auf Fingerdruck bleiben Dellen zurück. Aus den Beulen selbst kommt dickes, schwarzes Blut heraus, das nicht gerinnt. Karbunkel, die im Nacken und auf dem Rücken entstehen, beginnen stets mit einer kleinen Pustel, zu der sich immer weitere Papeln und Pusteln gesellen, unter zunehmender Wassereinlagerung in das umgebende Gewebe. Für diese Karbunkel kommen in erster Linie *Arsenicum, Anthracinum, Lachesis, Secale* und Crotalus in Betracht, alles Mittel, denen maligne Tendenzen innewohnen.

In den mehr chronischen Crotalus-Fällen gerät der Patient im Schlaf in schreckliche Zustände, aus denen er oft in Panik erwacht. Er hat scheußliche Träume von Mord und Totschlag, vom Tod, von Leichen; er träumt davon, mit Toten Umgang zu haben, sich auf Friedhöfen aufzuhalten, etc. Selbst der Geruch der Leichen wird im Traum deutlich wahrgenommen. Im Wachzustand ist er dann müde und benommen. Er kann nicht rechnen, macht viele Fehler beim Schreiben[WS65], vertauscht Buchstaben und ganze Sätze. Er ist nicht in der Lage, sich um seine Buchführung zu kümmern, weil sein Verstand ihn bei jeder längeren Addition im Stich lässt. Der Schlaf wird von langen Phasen quälenden Wachseins unterbrochen.

Der Patient leidet sehr unter jedem Wechsel zu warmem Wetter.[WS3655] Große Reizbarkeit ist ein weiteres Merkmal des Mittels; der Patient reagiert empfindlich auf seine Umgebung, fühlt sich durch seine Mitmenschen schnell gestört, steigert sich leicht in Dinge hinein. Oft entwickelt sich daraus ein regelrechter Argwohn gegenüber seinen Angehörigen, sodass man mit ihm nicht mehr vernünftig reden kann.

Verlangen nach alkoholischen Getränken – er kann ihnen nicht widerstehen. Die große Ähnlichkeit von Crotalus mit dem Erscheinungsbild eines notorischen Trinkers war der Anlass für die Verwendung der Arznei beim Delirium tremens[GS]. Crotalus hat den wie betrunken wirkenden Gesichtsausdruck, die purpurne Verfärbung des Gesichts, das eigentümliche Ess- und Trinkverhalten des Säufers, die anfallsweise Begierde nach Alkohol. Man kann daher davon ausgehen, dass Crotalus, richtig angewandt, bei adipösen, robusten Alkoholkonsumenten tief genug wirkt, um das Verlangen nach Hochprozentigem zu beseitigen.

Croton tiglium

Purgierkörner, Crotonöl

Crotonöl erzeugt, wenn es auf die Haut gebracht wird, eine lokale Entzündung mit Bläschen und Pusteln, verbunden mit heftiger Rötung und Wundheitsschmerz. Oft entzündet sich die Stelle so sehr, dass sie wie ein Erysipel aussieht; noch häufiger aber gleicht der Ausschlag einem vesikulären Ekzem. Dieser Ausschlag hält gewöhnlich einige Tage an und trocknet dann aus; kurze Zeit darauf beginnt er abzuschuppen.*

Wenn das Mittel überdosiert wird, sei es anlässlich einer zu lang fortgesetzten Prüfung oder mittels der Urtinktur, oder wenn der Prüfer sich als extrem empfindlich erweist, kommt es zu einem ›Schauplatzwechsel‹, einem Vikariieren der inneren durch äußere Symptome. Sobald der Ausschlag ›draußen‹ ist, sind die inneren Krankheitsmanifestationen nicht mehr vorhanden – wie wir es bei den rheumatischen Zuständen, beim Husten und bei den Darmsymptomen dieser Arznei erleben können. Jedes dieser Leiden bietet für sich ein hochinteressantes Studienobjekt.

Am bedeutsamsten ist der Husten von Croton tiglium. Der Patient neigt zu asthmatischem Husten, der mitten in der Nacht entsteht und den Patienten oft aus dem tiefsten Schlaf reißt. Heftige Hustenanfälle, mit Atemnot und Erstickungsgefühl, schlimmer nachts und schlimmer im Liegen; er muss, mit vielen Kissen im Rücken, aufrecht im Bett sitzen oder sich in einen Lehnstuhl begeben, um einigermaßen Luft zu bekommen. Seine Angehörigen haben die Sorge, er könnte schwindsüchtig werden. Handelt es sich um ein Kind, so fragen sie sich, ob es nicht vielleicht an Keuchhusten erkrankt ist. Die Atemwege sind stark gereizt, sodass schon das Einatmen Husten erregt; vor allem tiefes Einatmen bereitet Schwierigkeiten. Dieser Zustand wird eine Zeitlang fortbestehen, bis endlich irgendwo am Körper ein Ausschlag erscheint: einzelne entzündliche Herde mit Bläschen und Pusteln, die später austrocknen und abschilfern und verschwinden – und dann kommt der Husten wieder. Dieser Wechselzustand kann chronisch werden, und dann ist es gut, wenn man Croton tiglium kennt.

An zweiter Stelle stehen die Darmsymptome, und sie sind wohl, abgesehen vom typischen Hautausschlag, die bekanntesten Symptome von Croton tiglium. Es kommt sowohl bei akuten wie chronischen Diarrhöen in Betracht und ist ein wichtiges Mittel bei Cholera infantum. Das hervorstechendste Merkmal ist hierbei die ungeheure Plötzlichkeit, mit der der Stuhl ausgestoßen wird. *Schußförmiger Abgang*[GA1,285] *von gelbem, wässrigem Stuhl,* von breiigem Stuhl; dünnflüssige, weiche Fäzes, die *in einem einzigen Schwall* entleert werden. So auffällig ist das Phänomen, dass Leute vom Lande es manchmal mit der Stuhlentleerung der Gänse vergleichen: Alles kommt mit einem einzigen Spritzer herausgeschossen. Und die Mutter berichtet von ihrem kleinen Sprössling: »Sie würden sich wundern, Herr Doktor, wenn Sie sehen könnten, mit welcher Gewalt das da herauskommt – alles auf einmal, wie eine Fontäne!« Das beschreibt den Vorgang sehr anschaulich. Viele Arzneien haben langwierigen und mühsamen Stuhlgang, die Patienten verbringen eine lange Zeit auf der Toilette. Auch viele Durchfälle dauern lange, kommen in unzähligen kleinen Spritzern wässrigen Stuhls heraus; da ist dieses Symptom von Croton tiglium schon höchst ungewöhnlich. Es mag nicht immer so sein, doch ist das plötzliche, gewaltsame Herausschießen von dünnem, gelbem Stuhl oder von gelbem Wasser überaus charakteristisch. Damit einher geht eine außerordentliche Empfindlichkeit und starke Aufgetriebenheit des Abdomens; viel Kollern und Gurren in den Därmen, und wenn der Arzt den Bauch abtastet, spürt der Patient ein Gluckern und Schwappen darin, als wären die Gedärme voller Wasser[(GA1,192)]. Wahrscheinlich ist dies auch der Fall, denn die Stuhl-

* Der typische von Crotonöl hervorgerufene Hautausschlag wird, in fünf Stadien unterteilt, detailliert in Buchners Originalprüfung (*GA*, Bd. 1, S. 395) beschrieben.

entleerung würde wohl nicht in einem einzigen kräftigen Schwall erfolgen, wären Kolon und Rektum nicht mit Flüssigkeit angefüllt. Eine weitere Eigentümlichkeit, die gewöhnlich die Croton-tiglium-Durchfälle kennzeichnet, ist, dass Druck auf den Bauch oder die Nabelgegend Schmerzen im Mastdarm und Stuhldrang verursacht sowie während der Defäkation ein Gefühl, als würde sich das Rektum vorstülpen. »Beim Aufdrücken auf den Nabel setzt sich das Schmerzgefühl [in den Gedärmen] bis zum Ausgange des Mastdarms fort, der sich dabei immer etwas auswärts drängt«[GA1,243]; dies ist klinisch wiederholt bestätigt worden. Typisch ist auch, dass die geringste Nahrungsaufnahme, selbst kleine Mengen Wasser oder Milch, die normalerweise bei Durchfällen dieser Art angezeigt wären, augenblicklich Stuhldrang hervorrufen. Stuhlgang unmittelbar nach dem Essen. Dies sind die allgemeinen Züge einer Croton-tiglium-Diarrhö. Handelt es sich um einen Säugling oder ein Kleinkind, so finden wir große Erschöpfung und erheblichen Kräfteverfall, ein tympanitisches Abdomen und viel Darmgeräusche, und sobald das Kleine einen Schluck Milch trinkt oder an Mutters Brust saugt, schießt ein Strahl flüssigen oder breiigen Stuhls heraus.

Eine weitere, höchst wichtige Symptomengruppe sind die Augensymptome. Croton tiglium hat Augenerkrankungen von entzündlichem Charakter, mit Bläschen und Pusteln um die Augen und auf den Lidern. Pusteln auch auf der Hornhaut; Conjunctivitis granulosa [Trachom]. Sämtliche Gewebe des Auges können von der Entzündung betroffen sein, besonders aber die Konjunktiven und die Iris. Die Blutgefäße sind erweitert, die Augen gerötet, wie rohes Fleisch aussehend. Wendet man die Lider nach außen, so erkennt man eine stark entzündete, granulierte Schleimhaut, die mit lauter Bläschen und Pusteln besetzt ist. Sehr häufig besteht bei diesen Croton-tiglium-Augenentzündungen gleichzeitig die Empfindung, als würde das Auge mit einem Faden nach hinten gezogen oder als würde der Sehnerv das Auge nach hinten in den Kopf ziehen. Dieses Ziehen wie mit einem Faden am hinteren Auge ist auch typisch für *Paris quadrifolia*, doch ist der pathologische Zustand dort ein anderer. *Paris quadrifolia* ist, bei Vorhandensein dieses Symptoms, indiziert bei Kopfschmerzen durch Überanstrengung der Augen, wie sie z.B. bei Graveuren oder Näherinnen vorkommen. Es handelt sich dabei eher um neuralgische denn um entzündlich bedingte Schmerzen; es sind Schmerzen von dumpfem Charakter oder Schmerzen, die man am ehesten als rheumatisch oder neuralgisch bezeichnen könnte. In diesen neuralgischen Fällen greife man auf *Paris quadrifolia* zurück. Bei den entzündlichen Affektionen jedoch, so wie ich sie beschrieben habe – mit ebendiesem Gefühl des Zurückziehens durch einen Faden –, ist Croton tiglium das passende Mittel.

Lästige Kopfhautekzeme bei Kleinkindern, entweder rein vesikulär oder teilweise von Pusteln durchsetzt. Die Bläschen trocknen aus und schuppen dann ab, und zurück bleibt eine rote, wunde, entzündete Stelle, die sehr berührungsempfindlich ist. Wenn die Abschuppung an einem Ort fast beendet ist, kommt an einer anderen Stelle schon ein neuer Herd von Bläschen und Pusteln heraus, ganz so, wie es bei einem chronischen Ekzem der Fall ist. Die Ausschläge entstehen vorzugsweise um die Augen herum, an den Schläfen, im Gesicht und auf dem Scheitel. Das Erscheinungsbild dieser Hautveränderung gleicht so sehr dem Ausschlag von *Sepia*, dass die beiden Mittel hier sehr oft nicht auseinanderzuhalten sind. *Sepia* hat dieselbe mit Pusteln durchsetzte Bläschenbildung, das Bluten und die Wundheit der Hautoberfläche sowie das Entstehen immer neuer Herde. Es ist bei diesen blutenden Exkoriationen auf der Kopfhaut, bei Milchschorf und allgemein bei Hautausschlägen von Kindern häufiger angezeigt als Croton tiglium. Croton-tiglium-Kinder mit diesen Hauterscheinungen leiden sehr häufig an anfallsartig herausschießenden Durchfällen, die durch die geringsten Störungen oder Diätfehler verursacht werden können. Dieses Symptom ist eine große Hilfe, um uns auf Croton tiglium zu bringen. Treten die beiden Symptomengruppen gemeinsam auf, die Kopfhautsymptome und die Diarrhö, so können Sie in der Arzneiwahl kaum noch fehlgehen. Sie werden aber auch Folgendes beobachten: Wenn der Durchfall einmal längere Zeit bestehen bleibt, fängt die Kopfhaut allmählich an abzuheilen, und Sie meinen vielleicht, Ihr Patient wäre dieses Übel endgültig los; sobald aber der Durchfall ein wenig nachlässt, bildet sich gleich wieder ein neuer Herd auf dem Kopf. Wird die Diarrhö chronisch, verschwindet der Hautausschlag, und bessert sich die Diarrhö, so wird der Hautausschlag schlimmer. Eine Konstitution wie die von Croton tiglium scheint immer irgendeine Art von Ventil zu benötigen. Die Schleimhäute sind ja nichts anderes als die innere Körperoberfläche und die Haut die äußere, und Croton tiglium manifestiert sich in erster Linie auf einer dieser beiden Oberflächen, entweder an den Schleimhäuten oder an der äußeren Haut.

Das Mittel hat noch eine andere wichtige Wirkungsrichtung, die Sie sich unbedingt einprägen sollten: die weibliche Brust. Insbesondere meine ich ein Symptom, das mit der Laktation zusammenhängt. Nach der Niederkunft mag alles für eine Weile seinen normalen Gang nehmen, doch ganz plötzlich klagt die Mutter über Schmerzen in einer der beiden Brüste – das Ziehen wie mit einem Faden taucht hier in anderem Zusammenhang wieder auf. Sie hat das Gefühl, als wäre hinter der Brustwarze ein Faden befestigt, der diese nach hinten zieht – ein scharfer, ziehend-stechender Schmerz, der sie manchmal Tag und Nacht umherwandern lässt. Obwohl es recht unscheinbar ist, sollten Sie dieses charakteristische Symptom von Croton tiglium unbedingt kennen. Dieses Ziehen wie mit einem Faden oder einer Schnur tritt in den Augen und in den Brüsten auf, und auch der abwärtsziehende Schmerz beim Aufdrücken auf den Nabel (vgl. *Plumbum*) lässt sich hier zwanglos einordnen. Die Zusammenschau solcher Dinge versetzt uns in die Lage, sie als Wesenszug der Arznei zu erkennen und sie damit auch besser im Gedächtnis zu behalten. Ich habe einmal eine Frau mit Croton tiglium geheilt, die an diesem eigentümlichen Ziehen in der Brustwarze litt. Ich sah, wie sie ständig auf und ab ging, und erkannte, dass sie starke Schmerzen haben musste, denn von Zeit zu Zeit traten ihr Tränen in die Augen. Sie hatte diesen Zustand schon viele Nächte ertragen müssen, was zeigt, dass Croton tiglium auch Schmerzen beheben kann, die langwierig und hartnäckig sind. Die vorbehandelnde Ärztin hatte es mit heißen Umschlägen versucht, mit Chinin und Morphium und etlichen anderen Medikamenten – alles ohne Erfolg. Trotz dieser ganzen Vorbehandlung genügte eine einzige Gabe Croton tiglium in sehr hoher Potenz, um die Patientin für immer von ihren Schmerzen zu befreien.

Bei Cholera infantum besteht normalerweise eine Erbrechenssymptomatik, doch ist diese für Croton tiglium nicht sehr typisch (wenngleich es Erbrechen in seiner Pathogenese in beschränktem Umfang hat). Daher kann in Fällen von Cholera infantum, wo das Erbrechen nicht so im Vordergrund steht wie der Durchfall, Croton tiglium durchaus einmal das Heilmittel sein. Ein klinisches Symptom sei hier erwähnt, das von großem Wert ist: »Größte Übelkeit, mit Vergehen des Gesichts ... und Schwindel, < nach Trinken, mit häufiger Entleerung grünlichen oder gelblichen Wassers aus den Därmen.«[GS] »Andauernde Brechübelkeit mit Zusammenziehung des Wassers und Speichels im Munde ...«[GA1,153] Wir halten also fest: Außerordentliche Übelkeit und Brechreiz – bei wenig tatsächlichem Erbrechen. Die Übelkeit ist vergleichbar mit der von *Ipecacuanha;* doch finden wir bei *Ipecacuanha* nicht die kopiösen Stühle von Croton tiglium, es sind lediglich kleine Spritzer, die jede Minute unter heftigem Tenesmus abgehen. Erbrechen ist das alles überragende Symptom bei der Cholera infantum von *Ipecacuanha*, und wenn der Magen leer ist, bleibt ein nicht zu unterdrückendes, ungemein erschöpfendes Brechwürgen bestehen; die Stühle sind eher gering. Bei Croton tiglium hingegen sind die Darmentleerungen reichlich, und trotz der großen Übelkeit kommt es nur selten und in spärlichem Maße zu Erbrechen.

Ein anderer Punkt, den wir bei diesem Mittel beachten müssen, ist seine Beziehung zu *Rhus toxicodendron*. Es ist ein Antidot zu *Rhus*. Croton tiglium ist im Hinblick auf seinen Bläschenausschlag eng mit der *Rhus*-Familie (besonders *Rhus toxicodendron*) verwandt, ferner mit *Anacardium, Sepia und Anagallis*. Die Prädilektionsstelle des Croton-tiglium-Ausschlags ist der Genitalbereich. Ebenso ist es bei *Rhus*, und wenn bei einer *Rhus*-Vergiftung die Geschlechtsorgane der Hauptsitz des Ausschlags sind, ist Croton tiglium in der Regel das passende Antidot. Das Gleiche gilt, wenn der Ausschlag vor allem den Bereich um die Augen und die Kopfhaut befallen hat. Sind die Symptome jedoch auf die Handflächen beschränkt, so ist nicht Croton tiglium, sondern *Anagallis* das Heilmittel. *Anagallis* ruft an den Handflächen den gleichen Ausschlag hervor, wie Croton tiglium ihn an den Genitalien erzeugt. Typisch für *Anagallis* ist, dass die Haut während der Abschuppung aussieht, als ob sie im Begriff wäre abzuheilen, und dann bilden sich darunter doch wieder neue Bläschen. *Rhus* gleicht *Anagallis* hinsichtlich der Lokalisation an den Handflächen, aber *Rhus* ›wiederholt‹ sich nicht. Die Croton-tiglium-Ausschläge können zwar auch etwas brennen, aber bei weitem nicht so heftig wie die von *Rhus*. Diese brennen, wenn sie ausgeprägter sind, wie Feuer; schlimmer an der Luft, besser durch Eintauchen in möglichst heißes Wasser. Menschen, die sich Hautausschläge vom Giftsumach zugezogen haben, berichten, dass sie ihre Hände fast verbrühen müssen, um den Juckreiz und das Brennen zu lindern. Auch der Croton-tiglium-Ausschlag wird durch Wärme gebessert, doch ist er gewöhnlich so schmerzhaft, dass er keinerlei Berührung verträgt. Ist er aber so geringfügig oder so unempfindlich, dass er berührt werden kann, stellen wir fest, dass schon das leiseste Reiben das Jucken besänftigt. Bei *Rhus* verschlimmert Berührung das Jucken. In schlimmen Fällen von *Rhus*-Vergiftung hält der Patient die Finger weit gespreizt, falls sich große Blasen darauf befinden, und er vermeidet es strikt, sie anzufassen, weil dies ein wollüstiges Jucken verursacht, das ihn fast rasend macht. Obwohl dies für Croton tiglium nicht zutrifft, sind die beiden Mittel einander doch genügend ähnlich, um sich gegenseitig antidotieren zu können; sie müssen nicht genau gleich sein, es reicht ein gewisses Maß an Ähnlichkeit. Zwar ist es richtig, dass Arzneien, die durch Kratzen Linderung erfahren, zu Mitteln mit derselben Modalität in einem näheren antidotarischen Verhältnis stehen – je ähnlicher, desto besser! –, gleichwohl antidotieren sie sich bereits, wenn sie einander nur von ihrem allgemeinen Charakter her ähnlich sind. Und sie heilen Krankheiten, wenn sie in ihrem allgemeinen Charakter und ihren Allgemeinsymptomen mit denen des Kranken übereinstimmen. Ebenso ist es richtig, dass Arzneien, auch wenn sie in dieser allgemeinen Hinsicht keine Ähnlichkeit mit dem Kranken haben, im Hinblick auf spezielle Lokalisationen immerhin ähnlich genug sein können, um die lokalen Symptome zu beseitigen – während die Krankheit fortschreitet. Das Mittel ist in diesem Fall nicht hinreichend ähnlich gewesen, um die Krankheit selbst zu heilen, aber es hat einige Symptome zum Schweigen gebracht. Dies ist die schlimmstmögliche Art der Verschreibung, denn sie verändert lediglich die Manifestationen der Krankheit, während die Krankheit in ihrem Wesen unbeeinflusst bleibt. Auf diese Weise kann ein schlechter Therapeut in einem fort herumprobieren, ein Mittel für die eine Symptomengruppe, ein zweites für die andere Symptomengruppe einsetzen – und der Patient schlechter dran sein als je zuvor. Wenn die Arzneien dagegen in ihrem allgemeinen Charakter zu dem Kranken passen, dann sind die kleinen, oberflächlichen Symptome nicht so wichtig.

»Fressendes Jucken an der Eichel und am Scrotum, öfters.«[GA4,60] »Bläschenausschlag am Skrotum und am Penis.«[EN714] Croton tiglium ist ein wichtiges Mittel bei vesikulären und pustulösen Ausschlägen an den Genitalien. Es ist in dieser Beziehung eng mit *Petroleum* verwandt. *Petroleum* hat im Genitalbereich feine, rote, bläschenförmige und granuläre Erhebungen, die mit kleinen, roten Flecken vermischt sind; der Ausschlag juckt heftig, was zuweilen durch Kratzen noch verschlimmert wird, bis die Stelle anfängt zu brennen und schließlich zu bluten, wodurch das Jucken gemildert wird.

Cuprum

Metallisches Kupfer

Cuprum ist in erster Linie eine konvulsive Arznei. Die Krampfneigung zeigt sich bei fast jeder Beschwerde, die Cuprum hervorruft und heilt. Es hat Krämpfe in allen Heftigkeitsgraden, vom bloßen Zucken einzelner Muskeln über Kontrakturen und tonische wie klonische Muskelkrämpfe bis hin zu epileptischen Konvulsionen[CK542] des ganzen Körpers. Wenn sich epileptische Anfälle anbahnen, sind die ersten Anzeichen ein Ziehen in den Fingern, Einschlagen der Daumen oder Zucken einzelner Muskeln. Cuprum hat Zucken, Zittern[CK332] und Beben. Es hat ebenso tonische Kontraktionen, sodass z.B. die Hände fest verschlossen sind. Hierbei sind die Daumen zuerst betroffen [»Spann-Schmerz in beiden Daumen-Ballen«[CK286]]; sie werden in die Handteller hineingezogen, und erst danach schließen sich die Finger mit großer Kraft über ihnen zusammen. Der spasmodische Zustand der Finger und Zehen und der Extremitäten steigert sich und dehnt sich immer mehr aus, bis schließlich die Glieder matt[CK348] und völlig kraftlos sind. Tonische Muskelkrämpfe, wobei die Gliedmaßen starr an den Körper herangezogen sind; man hat den Eindruck, als müsste das Skelett durch die allgegenwärtigen heftigen Muskelkontraktionen jeden Augenblick zerbrechen. Oft nehmen diese Kontraktionen eine klonische Form an, mit Rucken und Zucken der Muskeln.

Cuprum hat zahlreiche *Geistes- und Gemütssymptome*. Die Erscheinungsformen seines Deliriums sind vielfältig[CK20ff.]* und beinhalten u.a. unzusammenhängendes Geschwätz[CK21] oder wirres Reden über verschiedene Dinge. »Gedankenlosigkeit, Gedächtniss-Schwäche.«[CK11] Diverse Krankheitszustände, z.B. die Cholera, einige Fiebertypen, Erkrankungen des Wochenbetts, Dysmenorrhö, Hirnkongestion etc., gehen mit Delirium, Vergehen der Sinne[CK13ff.] und Muskelzuckungen einher. Die Augen verdrehen sich in verschiedene Richtungen, vor allem aber aufwärts[AZ6,185], entweder nach außen oder nach innen. Nasenbluten[GS] und Sehstörungen. Zwischen den Krampfanfällen tritt gelegentlich ein geschwätziges Delirium auf, bei dem der Patient auch boshaft und gewalttätig werden kann; beim Delirium kommt es unter Umständen zu Weinen oder Kreischen. Die Krämpfe beginnen nicht selten ohne irgendwelche Vorboten mit einem plötzlichen Aufschrei. »Blökt während des Deliriums wie ein Kalb.«[GS]

Einige Krampfzustände, die von Cuprum erzeugt werden, zeichnen sich dadurch aus, dass *die Patienten anschließend wie tot aussehen* oder wie verklärt. Die Anfälle enden in völliger Stase, bei der der Geist stillsteht und die Muskeln erschlafft sind, allenfalls hier und da ein wenig zittern. Dies ist oftmals eines der Leitsymptome von Cuprum bei *Keuchhusten*. Lassen Sie mich diesen Zustand einmal in der Sprache der Mutter wiedergeben, so wie sie ihr krankes Kind beschreiben würde – wahrscheinlich können Sie es sich so besser merken, als wenn ich auf das Symptomenverzeichnis zurückgreifen würde. Sie sagt: »Wenn der Kleine von einem solchen Hustenanfall gepackt wird, wird das Gesicht ganz blau, und die Fingernägel verfärben sich. Die Augen dreht er dabei immer nach oben. Er hustet und hustet, bis er keine Luft mehr kriegt, und dann liegt er lange besinnungslos da, dass ich schon befürchte, er könnte für immer aufhören zu atmen. Dann aber kommt er unter gewaltigem, krampfhaftem, kurzem Schnappen nach Luft wieder zu sich, so als würde er gerade zum Leben erweckt.« Hier finden Sie all die heftigen Merkmale eines konvulsiven Keuchhustens versammelt. Ergänzend zu dem, was die Mutter sagt, werden Sie vielleicht noch ein paar andere Dinge beobachten, aber das ganze Gepräge

* Die von Hahnemann angeführten Deliriums- und Wahnsinnssymptome Ramseys sind nach Allen *(Encyclopedia)* durch Vergiftung mit Grünspan *(Cuprum aceticum)* hervorgerufen worden. Auch einige andere der in diesem Kapitel genannten Symptome rühren von *Cuprum aceticum* her; da sie aber mit großer Wahrscheinlichkeit auf Cuprum übertragbar sind, habe ich auf eine Kennzeichnung dieser Symptome verzichtet.

eines solchen Anfalls, seine ganze Natur zeigt Ihnen, dass es sich um einen Cuprum-Keuchhusten handelt. Wenn die Mutter schnell genug mit etwas kaltem Wasser zur Stelle ist, kann sie den Husten noch zum Stillstand bringen. Besonders das Trinken von kaltem Wasser vermag den Bronchospasmus zu lindern[KH], und so wird es für die Mutter bald zur Gewohnheit, in solchen Fällen umgehend ein Glas Wasser zu holen, und auch der kleine Patient weiß, wenn er es erst einmal probiert hat, dass ihm ein Schluck kaltes Wasser schnell Erleichterung verschafft. Wann immer bei diesem Mittel die Atmungsorgane betroffen sind, besteht eine ausgesprochen *spastische Atmung.* »Erstickende Athem-Versetzung.«[CK242] »Krampfhafte Anfälle von Engbrüstigkeit ...«[CK239] Nach den Anfällen starkes Schleimrasseln in der Brust.[KH] Je größer die Atemnot, desto wahrscheinlicher, dass die Daumen eingeschlagen werden und die Finger verkrampfen.

An der unteren vorderen Brustwand, im Bereich des Processus xiphoideus, kommt es mitunter zu einem Verkrampfungszustand, der äußerst beschwerlich ist.[HC1,100] Mal tritt er in Form eines *Zusammenschnürungsgefühls* auf, das so heftig werden kann, dass der Patient glaubt, es gehe mit ihm zu Ende; mal geht die Verkrampfung mit dem Gefühl einher, als wäre er mit einem Messer vom Schwertfortsatz bis zum Rücken *aufgespießt* worden. Einige Patienten sagen, es fühle sich an, als befände sich ein Knoten oder Klumpen in dieser Region; andere haben den Eindruck, der Magen sei von Luft aufgebläht. Diese Verkrampfung zerstört den sonoren Klang der Stimme, und der Patient hat das Gefühl, als würde das Leben aus ihm herausgepresst. Manchmal kann der Zustand auch wie eine Kolik oder wie eine Neuralgie erscheinen. Wenn Sie das Spannungsgefühl im berührungsempfindlichen Epigastrium[CK170] manuell untersuchen, merken Sie sofort, wie dadurch die Stimme verändert wird. Wenn Sie zu einem solchen Patienten gerufen werden, werden Sie ihn aufrecht sitzend im Bett antreffen; er wird Ihnen mit heiserer Fistelstimme zuflüstern, dass er es nicht mehr aushalten könne, dass er bald sterben werde, wenn man ihm nicht helfe. Sein Gesicht ist von Furcht und qualvoller Angst gezeichnet[GS]; er sieht wirklich aus, als werde er jeden Augenblick sterben, so schrecklich ist sein Zustand. Cuprum wird sein Leiden rasch beenden. Dieses Zusammenschnüren und diese Art von Dyspnoe kommt u.a. bei der Cholera[HC1,100] und bei schmerzhafter Regelblutung vor. Auch bronchospastische Zustände werden, außer von einer nervösen, krampfhaften Atmung, von diesem speziellen Konstriktionsgefühl begleitet. Der Patient ist nicht in der Lage, tief zu atmen.

Allenthalben wird der Cuprum-Patient von *schmerzhaften Muskelkrämpfen* heimgesucht. Krämpfe in den Gliedmaßen[CK546] und in der Thoraxmuskulatur, mit Zittern und Schwäche. Bei vorzeitig gealterten Menschen und bei alten Leuten ist Cuprum bisweilen von Nutzen bei den nachts im Bett entstehenden Krämpfen in Waden, Fußsohlen, Zehen und Fingern. Bei geschwächten, nervösen, zittrigen Menschen im fortgeschrittenen Lebensalter dient Cuprum einem eigentümlichen Zweck: Wenn ein älterer Herr, der lange Zeit allein gelebt hat, wieder heiratet, hindern ihn nicht selten schmerzhafte Muskelkrämpfe daran, den Geschlechtsverkehr auszuüben. Sobald er den Akt beginnt, stellen sich Krämpfe in Waden und Fußsohlen ein. Besonders ist Cuprum auch für junge Menschen geeignet, die *vorzeitig gealtert* sind durch ausschweifenden Lebenswandel, starke Alkoholika, spätes Zubettgehen und sonstigen Raubbau an ihrer Gesundheit; bei solchen Personen treten diese Krämpfe bevorzugt auf. Cuprum und *Graphites* sind die beiden Mittel gegen Wadenkrämpfe beim Koitus, doch während Cuprum Krämpfe erzeugen soll, die schon beim Versuch des Geschlechtsverkehrs auftreten[GS] und diesen somit verhindern, soll *Graphites* die Wadenkrämpfe erst während des Koitus hervorbringen.* Alles in allem sind sich die beiden Arz-

* So steht es in den *Guiding Symptoms* (»Painful cramps in calves during an embrace«), und entsprechend taucht *Graphites* nicht in der Repertoriumsrubrik *Extremities, cramps, calf, coition, on attempting* auf, sondern nur Cuprum. Hingegen deutet Hahnemanns Symptom Nr. 606 der *Graphites*-Prüfung auf die gleichen Umstände hin wie bei Cuprum: »Bei Anfang der Begattung arg schmerzender Wadenklamm, der den Beischlaf unmöglich macht.« Die von Kent offenbar nur aus den *Guiding Symptoms* getroffene Unterscheidung ist somit mehr als fragwürdig; zumindest wird man *Graphites* in der o.g. Rubrik ergänzen dürfen.

neien in diesem Punkt sehr ähnlich, daher sollte *Graphites* gegeben werden, wenn es auch insgesamt auf die Konstitution des Patienten passt, und Entsprechendes gilt für Cuprum.

Cuprum ist auch bei Krampfbeschwerden von Nutzen, die während der Menstruation auftreten. *Schmerzhafte Menses mit Krämpfen,* die in den Fingern beginnen und sich von dort über den ganzen Körper ausbreiten. Tonische Muskelkontraktionen, die wie hysterische Manifestationen erscheinen. Heftige Dysmenorrhö mit Delirium, aufwärts gedrehten Augen, Verzerrung des Gesichts und epileptiformen Zeichen.

Epileptische Anfälle, die nach Cuprum verlangen, weisen typischerweise als Vorboten Zuckungen und Kontraktionen an Fingern und Zehen auf.[SK385] Sie können aber auch ohne alle Vorboten entstehen, wobei die Patienten plötzlich mit einem Aufschrei[KE4,558] [oder ohne Schrei[CK542]] bewusstlos niederstürzen und sich während der Krämpfe einnässen und einkoten. Cuprum ist ferner angezeigt bei Epilepsien, die mit heftiger Konstriktion im Bereich der unteren vorderen Brust beginnen – wie ich sie bereits beschrieben habe – oder mit Kontraktionen der Finger, die sich allmählich auf alle anderen Muskeln ausdehnen.

Cuprum ist darüber hinaus ein Mittel, das manchmal in der Zeit der Schwangerschaft, der Geburt und des *Wochenbetts* benötigt wird. Die Fälle mögen mit Urämie verbunden sein oder nicht, der Harn ist jedenfalls spärlich und eiweißhaltig. Mit fortschreitender Wehentätigkeit wird die Patientin plötzlich blind, es kommt ihr vor, als würde sich der Raum verdunkeln; die Wehen hören auf, und Konvulsionen setzen ein, an Fingern und Zehen beginnend. Wenn Sie so etwas bei einer Gebärenden sehen, denken Sie an Cuprum. Ohne Cuprum würden Sie sich schwer tun, den Fall in den Griff zu bekommen.

Cholera nostras [akute Gastroenteritis], mit herausschießenden, wässrigen Durchfällen und kopiösem Erbrechen. Der Magen-Darm-Trakt wird vollständig entleert; bläuliche Verfärbung der Haut, Kälte der Extremitäten, Muskelzuckungen, schmerzhafte Krämpfe der Glieder, der Finger und Zehen, krampfhafte Zusammenziehung der Brust. Der Patient gerät mehr und mehr in einen kollaptischen Zustand, mit großer Kälte des Körpers und blau gefleckter Haut; Finger und Zehennägel, Hände und Füße sind blau. Es gibt mehrere Arzneien, die in solchen Fällen mit Cuprum konkurrieren.

Bei *Cholera asiatica* müssen wir natürlich nach Mitteln Ausschau halten, die zugleich choleraähnliche Absonderungen, mehr oder weniger Krampfzustände, starke Zyanose, Kälte, Hinfälligkeit und Kollaps hervorbringen können. Ich verweise hier auf Hahnemanns Beobachtungen. Ohne selbst je einen Cholerafall gesehen zu haben, erkannte Hahnemann aus den Beschreibungen der Krankheit, dass sie Erscheinungen hervorrief, welche den Symptomen von Cuprum, *Camphora* und *Veratrum album* besonders ähnlich waren. Das klinische Bild der Cholera glich dem allgemeinen Erscheinungsbild von Cuprum, *Camphora* und *Veratrum* in hohem Maße – und dies sind die drei Hauptmittel bei der asiatischen Cholera. Alle drei vereinigen in sich sowohl die Wesenszüge als auch das äußere Erscheinungsbild der Cholera. Alle drei haben die erschöpfenden Brechdurchfälle, die Kälte, die Kollapsneigung und den durch die Exsikkation bedingten Kräfteverfall. Die Frage ist, welches Mittel haben wir im konkreten Fall zu wählen?

Aus dem bisher Gesagten ergibt sich, dass sich der Cuprum-Fall vor allen anderen Arzneimitteln durch seine *Krampfsymptomatik* auszeichnet. Cuprum hat von allen die heftigsten Krämpfe, und da Krämpfe das herausragende Leitsymptom des Mittels sind, überschatten sie alle anderen Symptome des Falls. Schmerzhafte Muskelkrämpfe allenthalben, die den Patienten wiederholt laut aufschreien lassen. *Camphora* ist das *kälteste* der drei Mittel; der *Camphora*-Patient ist kalt wie eine Leiche. *Camphora* hat auch die Zyanose und die erschöpfenden Entleerungen, wenngleich weniger als Cuprum und *Veratrum*. Doch während bei letzteren Mitteln der Patient gut zugedeckt sein möchte, zieht es der *Camphora*-Patient vor, wenn es kühl ist und die Fenster geöffnet sind; trotz seiner Kälte und seines Frostes will er nicht zugedeckt sein. Lassen Sie mich in dem Zusammenhang aber noch auf ein anderes Charakteristikum von *Camphora* hinweisen. Es hat in geringem Maße ebenfalls Krämpfe, die schmerzhaft sind, und *wenn solche Schmerzen bestehen*, möchte der *Camphora*-Patient warm zugedeckt sein und die Fenster geschlossen haben, desgleichen bei schmerzhaften Bauchkrämpfen. Während sämtlicher Fieberbeschwerden (und Fieber ist bei *Camphora* sehr selten) und während seiner Schmerzen braucht der *Camphora*-Patient Wärme und warmes Zudecken, doch *während der Kälte und des Frostes* muss er sich entblößen, braucht er kühle Luft. Mithin deuten bei der Cholera extreme Kälte des Patienten und bläuliche Verfärbung der Haut auf *Camphora* hin. Neben reichlichen Magen-Darm-Entleerungen kommt bei *Camphora* oft auch das Gegenteil vor, spärliche oder überhaupt keine Brechdurchfälle, sodass das Mittel auch bei der besonders foudroyant verlaufenden *Cholera sicca* angezeigt sein kann; der Patient wird urplötzlich kalt, blau und hinfällig, ohne nennenswerten Vomitus und Durchfall. Das ist *Camphora!* Ein anderes hervorstechendes Merkmal des Mittels ist, dass während der großen Kälte der Schweiß fehlt, der gewöhnlich zu der Krankheit dazugehört. Cuprum und *Veratrum* haben kalten, klebrigen Schweiß, und auch *Camphora* kann Schweiß haben, doch häufiger ist der *Camphora*-Patient sehr kalt, zyanotisch und *trocken* – und er möchte nicht zugedeckt sein. Das ist auffällig und ungewöhnlich. Wenn wir nun *Veratrum* betrachten, werden wir sehen, wie ähnlich sich die drei Mittel sind und wie perfekt angepasst an die Cholera, andererseits aber auch ihre Verschiedenheit erkennen. *Veratrum* beeindruckt vor allem durch seine *massenhaften und entkräftenden Absonderungen:* durch kopiöse Schweiße – nebst Kälte derselben –, durch reichliches Erbrechen und durch profuse Darmausleerungen. Der *Veratrum*-Patient leidet, wenn auch nicht so durchgängig, ebenfalls an schmerzhaften Muskelkrämpfen, und er möchte es warm haben; heiße Getränke und Wärmflaschen tun ihm gut, sie lindern seine Leiden und Schmerzen.

Diese drei Arzneien tendieren allesamt zu Kollaps und baldigem Exitus. Um die Unterschiede noch einmal schlagwortartig zu benennen: Cuprum für Fälle von *konvulsivem* Charakter; *Camphora* in Fällen, die durch *extreme Kälte* und (mehr oder weniger) durch Trockenheit gekennzeichnet sind; und *Veratrum album*, wo *kopiöse* Schweiße, Erbrechen und Durchfälle die Hauptmerkmale sind. Das ist leicht zu merken, erlaubt es aber, einer Choleraepidemie zuversichtlich entgegenzutreten.

Bei choleraähnlichen Zuständen gibt es eine Reihe weiterer Mittel, die mit Cuprum in Beziehung stehen und gleichermaßen zu erwägen sind. *Podophyllum* z.B. hat ebenfalls schmerzhafte Krämpfe, besonders im Bereich des Abdomens. Es hat schmerzlose, herausschießende Durchfälle in Verbindung mit Erbrechen, und es kommt daher ebenso bei Cholera nostras in Betracht. Die Krämpfe sind bei *Podophyllum* sehr heftig und verursachen ein Gefühl, als würden die Därme fest zusammengeknotet. Der wässrige Stuhl ist gelb, und wenn er etwas stehengelassen wird, sieht er aus, als hätte sich hineingerührtes Maismehl darin abgelagert. Der Geruch ist fürchterlich und ziemlich charakteristisch. Wenn man sagt, er stinkt wie verwesendes Fleisch, dann ist das nur eine unvollkommene Beschreibung; in jedem Fall ist es ein entsetzlicher, penetranter Gestank. Der *Podophyllum*-Durchfall schießt in Mengen heraus und wird von größter Erschöpfung begleitet. »Man fragt sich, wo das alles herkommt«, wundert sich die Mutter eines derart erkrankten Säuglings oder Kindes. Der Stuhl schießt in nicht enden wollenden Spritzern heraus, einhergehend mit einem schrecklichen Gefühl von Leere, Flauheit und Schwäche im Abdomen. Auch an *Phosphorus* sollte man in diesem Zusammenhang denken. Es hat ebenfalls schmerzhafte Darmkrämpfe, erschöpfende Durchfälle und große Prostration, aber gewöhnlich verbunden mit Hitze der Haut, innerlichem Brennen und Gluckern der in den Magen gelangten Flüssigkeiten. Sobald Flüssigkeit im Magen angekommen ist, fängt es an zu gluckern, was auch während der Darmpassage nicht nachlässt. Ein Glas Wasser scheint auf dem ganzen Weg durch den Magen-Darm-Kanal dieses Geräusch zu verursachen. Bei Cuprum dagegen beginnt das Gluckern bereits im Schlund, wenn der Patient etwas trinkt[CK120]; hörbares Gluckern in der Speiseröhre beim Schlucken.

Konvulsivische Krämpfe am ganzen Körper, mit Zittern, mit Zucken von Muskeln und Rucken von Gliedern, mit allgemeiner Zyanose. Alle Handlungen des Patienten werden von diesen spasmodischen Erscheinungen in Mitleidenschaft gezogen. Alle Sphinkteren sind verkrampft. Alle Muskelaktivitäten sind gestört, unregelmäßig oder durch Krämpfe beeinträchtigt, wenn eine Kupfervergiftung besteht. Denken Sie daran, wenn wir später auf die einzelnen Körperregionen eingehen. Das Unterdrücken oder Zurücktreiben von Hautausschlägen hat Diarrhö und Konvulsionen zur Folge, manchmal auch nur Konvulsionen. Nehmen wir an, wir haben es mit einem Fall von Masern oder Scharlach zu tun, bei dem das Exanthem durch eine Verkühlung oder durch Windexposition unterdrückt worden ist, woraufhin Krämpfe entstanden sind. Das ist ein Fall für *Zincum* oder Cuprum, eventuell auch für *Bryonia*. Zucken der Gliedmaßen[CK330] durch plötzliche Unterdrückung eines Scharlachausschlags, mit Anurie, Chorea, etc. Schmerzhafte Krämpfe der Thoraxmuskeln, der Waden; Krämpfe allenthalben durch unterdrückte Hautausschläge. Absonderungen, die bereits ziemlich lange bestehen; der Betroffene ist im Laufe der Zeit unter zunehmender nervöser Erregbarkeit immer schwächer und kraftloser geworden – aber diese Absonderung hat ihn am Leben erhalten; sie hat ihm als eine Art Sicherheitsventil gedient. Wenn sie nun auf einmal unterdrückt wird, setzen bald Krämpfe ein – das ist Cuprum! Eine Frau hat lange unter starkem vaginalen Ausfluss gelitten. Sie lässt sich von einem törichten Doktor überreden, dagegen mit kalten Bädern oder kalten Injektionen vorzugehen und schafft es so, den Ausfluss für einige Tage zum Stillstand zu bringen. Daraufhin kommt es zu hysterischen Krämpfen, zu schmerzhaften Crampi, zu reißenden Schmerzen in den Muskeln, zu Kontraktionen der Finger und Zehen. Ähnliche Folgen stellen sich ein, wenn Absonderungen aus alten Geschwüren[CK] oder Fisteln unterdrückt werden. Cuprum bringt solche Absonderungen wieder in Gang, deren plötzliche Unterdrückung Krämpfe zur Folge hatte. Es beendet die Krämpfe, indem es die Absonderung wiederherstellt.

Zum Wirkungskreis von Cuprum gehören auch Knochenfraß[SK386] und senile Gangränbildung[GS]. Achtzigjährigen kann mit Cuprum geholfen werden, wenn sich aufgrund schlechter peripherer Durchblutung einzelne Stellen an Fingern und Zehen dunkel verfärben.

Die Nerven des Cuprum-Patienten stehen gewissermaßen ständig unter Hochspannung; oft ist ihm, als müsste er jeden Augenblick in die Luft gehen oder explodieren. Er möchte irgendetwas Schreckliches anstellen – fühlt sich regelrecht dazu gezwungen. Große Impulsivität; er muss unbedingt etwas tun. »Unruhiges Umherwerfen und stete Unruhe.«[CE6] »Nerven-Uebel mit allzu großer Feinheit und Empfindlichkeit der Sinne.«[CK] »Langwierige Mattigkeit.«[CK] Extreme Muskelschwäche[EN505] und Erschlaffung des Körpers[CK349] – wenn gerade mal keine Krämpfe bestehen. Im Schlaf Zucken[CK366] oder Rucken[CK] der Glieder; Hochfahren aus dem Schlaf.[GS] Zähneknirschen bei Hirnaffektionen.[GS] Entzündungen im Bereich des Körpers verschwinden plötzlich, und man wundert sich, was geschehen ist. Auf einmal setzen Wahnsinnsanfälle[CK23 ff.]. Delirien, Krämpfe und Blindheit ein; urplötzlich finden sich Zeichen zerebraler Kongestion und Entzündung. Wir haben es hier mit dem Phänomen der *Metastasis* zu tun, dem Szenenwechsel von einem Körperteil zu einem anderen. Sie kann als Folge eines unterdrückten Hautausschlags auftreten, einer unterdrückten Absonderung, eines unterdrückten Durchfalls. Das Übel schlägt auf das Gehirn, auf die Psyche, und es kommt zur Geisteskrankheit, zu einem wilden, aktiven, manischen Delirium. Cuprum ist in seinen Wirkungen alles andere als passiv. Alles ist von großer Heftigkeit gekennzeichnet: Heftigkeit der Diarrhö, des Erbrechens, der Krämpfe; seltsame und heftige Aktionen in den Phasen des Wahnsinns und des Deliriums. Hysterische Krämpfe und hysterische Körperhaltungen können innerhalb einer Nacht oder eines Tages – wie aus heiterem Himmel – in Chorea übergehen. Das demonstriert die Plötzlichkeit, mit der das Mittel seinen Charakter verändert. Dieser beständige Szenenwechsel bei Cuprum ist relativ unbekannt. »Krampfaffektionen im Allgemeinen ...«[GS] Generalisierte Krämpfe, ausgehend von Krämpfen der Finger und Zehen.[SK385] Krampfartiger Husten.[GS] Bläuliches Gesicht mit blauen Lippen.[CK94] Ausbleiben des Atems[CK242], sodass die Mutter fürchtet, das Kind werde nicht mehr ins Leben zurückkehren. Krämpfe der Brust[CK241], des Kehlkopfes[CK222], des gesamten Atmungsapparats in einer Heftigkeit, dass man den Eindruck hat, das Kind werde ersticken.

Keuchhusten; bei jedem Hustenanfall kommt es zu diesem schrecklichen Krampfzustand. »Keuchhusten in langen, ununterbrochenen Anfällen, ohne eher abzusetzen, als bis der Athem ausbleibt ...«[KH] Muskelzuckungen. Cuprum hat Krämpfe der Gliedmaßen in allen Kontraktionsformen, z. B. solchen, wie wir sie von der hysterischen Konstitution kennen. Puerperale Konvulsionen. Konvulsionen, bei denen eine Extremität abwechselnd gebeugt und gestreckt wird. Sie sehen, wie ein Kind mit großer Heftigkeit ein Bein von sich stößt, dann ebenso heftig an den Leib zieht und dann wieder von sich stößt. Es ist schwierig, ein anderes Mittel zu finden, das dieses Symptom aufweist. *Tabacum* hat es, aber viel mehr Mittel sind es nicht. Konvulsionen mit Flexion und Extension von Gliedmaßen sind für Cuprum nicht ungewöhnlich. Von all den verschiedenen Krampferscheinungen treffen Sie bei einem Individuum natürlich immer nur einen Bruchteil an.

Auch die psychischen Symptome sind oftmals von Heftigkeit geprägt. Wutanfälle mit Neigung, die Leute zu beißen.[CK30] »Wird plötzlich von Krämpfen befallen, verbunden mit Beißen; nach dem Anfall wird er gegenüber der Krankenschwester boshaft, beißt und schlägt sie und tut alles, um sie zu ärgern ...«[GS] »Jammern und Heulen, zittrige Stimme, zittrige Gesten.«[GS] Auffallendes, krampfhaftes Lachen.[CK18f.] Schneidet Grimassen.[GS] Heftiges Weinen und große Angst; er macht verschiedene Possen, verkriecht sich unter dem Tisch.[A4,396] Trachtet zu entfliehen.[CK22] »Eigenthümliche Menschenscheu ...; ist z. B. durch Nichts zu bewegen, an einer Stelle vorüberzugehen, wo Menschen sind; Nächte ausserordentlich unruhig.«[AZ103,99] »Das Kind fürchtet sich vor Fremden. ... Weicht vor jedem zurück, der sich ihm nähert.«[GS] »Wechsel von Lustigkeit und Niedergeschlagenheit (vor dem Keuchhustenanfall).«[KH] »Unüberwindliche Traurigkeit ..., eine beständige Unruhe, als stände ihm ein Unglück bevor, plagte ihn, er weinte sehr leicht und fürchtete den Verstand zu verlieren.«[AZ34,338] »Traurigkeit beim Gehen im Freien, muss stehenbleiben oder sich hinsetzen.«[GS] An Geist und Körper erschöpft infolge geistiger Überanstrengung und Schlafmangels.[HY12,123]

»Heftige Congestionen gegen den Kopf.«[GA4,7] Hirnkongestion.[ZÖ2,70] Kopfschmerzen der heftigsten Art.[CK37] Seltsam prickelnder Schmerz im Scheitel.[GS] »Kriebelndes Gefühl im Scheitel.«[CK39] »Kopfschmerz am Seitenbeine (besonders bei darauf Greifen) bis zum Schreien.«[CK38] »Zerschlagenheits-Schmerz des Gehirnes, wie auch der Augenhöhlen, beim Wenden der Augen.«[CK41] Stiche in den Schläfen.[GS(CK55)] Entzündung des Gehirns.[CK53] Meningitis und Folgezustände davon.[ZÖ2,70] »Kopfschmerz nach Fallsucht-Anfällen.«[CK] Hirnlähmung mit Kollapssymptomen.[GS] »Metastasis zum Gehirn von anderen Organen.«[GS]

Krämpfe oder Zucken der Augenmuskeln. »Schwankend hin und her bewegte Augen.«[CK72] »Oft Fippern der Lider des linken Auges mit Blepharospasmus.«[AZ103,99] »Schnelles Rotieren der Augäpfel, bei geschlossenen Lidern ...«[GS] »Die Augenhöhlen schmerzen wie zerschlagen, beim Wenden der Augen.«[CK61] »Entzündung der Knochenhaut und des Fettgewebskörpers der Orbita; Entzündung der Tränendrüsen ...«[GS]* Hornhautflecke[GS], Hornhautgeschwüre.

»Bläuliches Gesicht mit blauen Lippen.«[CK94] Purpurne Verfärbung des Gesichts bei Konvulsionen und Keuchhusten.

Chronische Glossitis.[GS] Zungenlähmung.[GS] Es ist nicht ungewöhnlich, wenn bei Cuprum nach Krampfanfällen Lähmungen zurückbleiben. Die Heftigkeit der Krämpfe scheint im Organismus eine Reaktion in Richtung lähmiger Schwäche, Motilitätseinschränkung, Taubheit und Kribbeln zu veranlassen. »Krämpfe im Hals, hindern am Sprechen.«[GS] »Gefühl von Zusammenschnüren des Schlundes[Z1,98] beim Schlucken.«[GS] »Starker Durst auf kaltes Wasser.«[GA4,30] Viele Beschwerden, z. B. die Krämpfe, werden durch

* Kent gibt dieses Symptom aus den *Guiding Symptoms* mit falscher Interpunktion und somit irreführend wieder.

Trinken kalten Wassers gemildert. Der Husten wird bisweilen durch Einatmen kalter Luft verursacht oder verschlimmert, aber durch einen Schluck kalten Wassers gebessert[KH], ähnlich wie bei *Coccus cacti*.* »Appetit mehr zu kalten als zu warmen Speisen.«[CK131]** »Er isst sehr hastig.«[CK132] »Würmerbeseigen*** auf Milch-Genuss.«[CK]

Übelkeit, Erbrechen und Durchfall sind bei Cuprum mehr oder weniger mit Krämpfen verbunden, z.B. Brustkrämpfe bei Erbrechen und Durchfall. Im Vordergrund stehen dabei schmerzhafte Krämpfe der Waden und besonders der Finger und Zehen. Magenkrämpfe.[CK167] »Heftiger Magendruck mit zwischenlaufenden zusammenziehenden Schmerzen.«[Z1,98] Die schmerzhaften Krämpfe kehren oftmals regelmäßig wieder; z.B. periodische Krämpfe im Magen-Darm-Trakt. Cuprum hat Bauchkoliken in Form heftiger Krämpfe geheilt, die sich in großer Regelmäßigkeit alle 14 Tage wiederholten. Neben Magenschmerzen hat Cuprum einen speziellen heftigen Schmerz unter dem Schwertfortsatz, der mit einem regelrechten Vernichtungsgefühl einhergeht.[HC1,100] Wenn der Schmerz nicht bald vorübergeht, so das Gefühl des Patienten, werde er bestimmt daran zugrunde gehen. Zusammenschnüren der Brust[CK240], mit Erstickungsgefühl und Krämpfen in den Unterschenkeln. Cuprum greift tief in den Organismus ein, und häufig hat es binnen kürzester Zeit eine tiefverwurzelte Neigung zu hysterischen Krämpfen für immer beseitigt. Eine Besonderheit der Krampfanfälle von Cuprum ist, dass im Frühstadium derselben die Daumen sich einzuschlagen beginnen. Nur mit einigem Kraftaufwand können sie aus dieser Position hochgezogen werden. Anschließend gehen sie sofort in die gebeugte Stellung zurück; bald legen sich auch die übrigen Finger über den Daumen und krallen sich so fest, dass es weh tut. Kindern und Hysterischen mit solchen Krampfanfällen ist Cuprum ein tiefgreifendes Heilmittel.

»Urämische Konvulsionen.«[GS] Krämpfe bei spärlicher Harnsekretion oder bei Anurie.

Cuprum ist manchmal bei jungen Mädchen in der Zeit der Menarche von Nutzen, wenn Durchfall, schmerzhafte Krämpfe in den Gliedern, im Abdomen und im Uterus auftreten. »Häufige epileptische Krämpfe während der Menstruation.«[GS] »Vor und während der Regel oder nach Unterdrückung derselben heftige, unerträgliche Bauchkrämpfe ...«[GS] Solche Fälle sind gar nicht so selten. Sie können sich z.B. bei Mädchen in der Pubertät einstellen, wenn diese baden gehen; die Mütter haben aus einer gewissen Prüderie oder Empfindlichkeit heraus ihren Töchtern verschwiegen, was auf sie zukommt und dass sie an bestimmten Tagen im Monat nicht in kaltem Wasser baden sollten. Wenn dann die Menstruation einsetzt, unterdrücken die Mädchen durch kaltes Baden die Blutung und bereiten so den Boden für die Entstehung eines Krampfleidens. Hier ist Cuprum eines der in Frage kommenden Mittel. Man könnte diese Krämpfe hysterisch nennen; zumindest nehmen sie mit großer Wahrscheinlichkeit die Form hysterischer Krämpfe an, sie können sich aber auch zu einer Chorea entwickeln. Statt Krämpfen kann sich auch eine Hirnkongestion ausbilden, die mit heftigem Delirium einhergeht. Ein weiteres Cuprum-Symptom ist das »Ausbleiben der Menses nach Unterdrückung von Fußschweiß«[GS],**** wiederum gefolgt von Konvulsionen.

Nur wenig bekannt ist, dass Cuprum auch ein wundervolles Heilmittel bei Anämie bzw. Chlorose[GS] sein kann. Es ist ein sehr tiefwirkendes Mittel, das mit großer Macht auch den Willen

* Bei *Coccus cacti* ist kaltes Wetter die *Ursache* für den Bronchialkatarrh, doch *während* der Katarrh besteht, ***bessert*** kalte Luft den Husten. (Vgl. Kents *Coccus-cacti*-Kapitel.)

** Kent zitiert stattdessen das Symptom aus den *Guiding Symptoms:* »Desire for warm food and drinks ...« Wenn es nicht überhaupt falsch ist (eine Quelle für das Symptom konnte ich nicht finden), so ist es doch zumindest untypisch.

*** Definition nach Jahrs Repertorium im *Handbuch der Hauptanzeigen* (S. 617): Aufregung der Bauchspeicheldrüse und davon Wasserausfluss aus dem Munde, unter Würgen und Magenschmerzen. Wurde von Hering mit »water-brash«, von Kent mit »indigestion« wiedergegeben.

**** Vom ersten Abdruck der Vorlesung im 6. Band des *Journal of Homoeopathics* bis zu den späteren Buchfassungen der *Lectures* ist hier ein (wahrscheinlich akustisch bedingter) Übertragungsfehler stehengeblieben. Ohne Anführungszeichen gibt Kent eine Passage aus den *Guiding Symptoms* wieder, die richtig lautet: »Menses not appearing after suppression of foot-sweat.« Kent schreibt jedoch: »Menses not appearing after suppression, after sweat«, was keinen Sinn ergibt.

des Individuums, dessen Vorlieben und Abneigungen, beeinflusst. Es eignet sich für jene Mädchen, die immer ihren Willen durchsetzen konnten und denen nie irgendwelche Grenzen gesetzt wurden. Wenn sie dann älter werden und in die Pubertät kommen und sich einer gewissen Disziplin unterwerfen müssen, um ihrer zukünftigen Frauenrolle gerecht zu werden, bekommen sie Anfälle von Wut[CK30] oder Wahnsinn[CK23] und verfallen in Krämpfe. Cuprum wird sie manchmal zur Vernunft bringen, was die Einwirkung der Arznei auf die Sphäre des Willens bestätigt.

»Krampfhafte Anfälle von Engbrüstigkeit; die Brust ist wie zusammengezogen, der Athem schwer bis zur Erstickung ...«[CK239] Asthmatische Beschwerden.[Z1,98] Asthmaanfälle mit heftigstem Krampfhusten. »Harter, trockener Husten ...«[EN358] »Schwierige Expektoration beim Husten.«[GS] »Athmen schwierig, kurz, mit krampfhaftem Husten und Rasseln auf der Brust.«[SK389] »Trockener Erstickungshusten mit Würgen, besonders Nachts, den Schlaf raubend.«[KE3,11] Gesicht beim Asthmaanfall dunkel gerötet[AZ59,164] oder purpurfarben.

Cyclamen

Cyclamen europaeum; Alpenveilchen, ›Erdscheibe‹

Abneigung gegen Bewegung, doch *Bewegung bessert* Schmerzen[GS] und Unruhe.

Abneigung gegen freie Luft[GS], wenngleich freie Luft einige Symptome bessert, vor allem Schnupfen und Husten.

Stumpfheit aller Sinne[GS] ist ein wesentliches Merkmal von Cyclamen.

Chlorose in Verbindung mit Menstrualstörungen und Herzklopfen.[AZ59,43 ff.]

Stechende Schmerzen.

Allgemeine Muskelerschlaffung.

Große Mattigkeit des Körpers, die aber verschwindet, sobald sich die Patientin in Bewegung setzt[RA(156)]; allgemein jedoch Verschlimmerung durch Anstrengung.

Die meisten Symptome bessern sich beim Gehen.

Sehr unruhiger Nachtschlaf.[RA(165)]

Empfindlichkeit gegen Kälte[RA(176)], gegen kalte Luft.[GS]

Beschwerden durch Erhitzung.

Wechselhafte Geistes- und Gemütsverfassung ist ein wichtiges Charakteristikum: »Das Gedächtniß ist bald sehr stumpf ... bald aber wieder sehr lebhaft; in kurzem Wechsel.«[RA(1)] »Manchmal ist er ganz verdrießlich und mißmüthig; aber schnell entsteht wieder ein unbekanntes freudiges Gefühl ...«[RA(195)] »Vorher heiter, ward er plötzlich sehr ernsthaft und einigermaßen verdrießlich; nach einiger Zeit ward er zwar wieder heiter, bald darauf hingegen abermals verdrießlich.«[RA(187)]

Kummer und Furcht lassen sie nie zur Ruhe kommen.

Wegen Stumpfheit des Geistes ist sie zu keiner Arbeit aufgelegt oder fähig.[RA(3)]

»In tiefes Nachdenken versunken, suchte er die Einsamkeit und dachte besonders über sein zukünftiges Schicksal nach.«[RA(189)]

Benommenheit des Kopfes[NZ3,66]; wirres Antworten auf Fragen.[GS]

»Ihre gewohnten Arbeiten verrichtete sie mit Widerwillen, war nicht zu bewegen, einen Spaziergang ins Freie zu machen.«[AZ59,44]

Möchte nicht ihr warmes Zimmer verlassen; fühlt sich nur dann wohl, wenn sie ganz allein ist.[AZ59,45]

Unlust zu sprechen, in mehrstündigen Anfällen.[RA(184)]

Freudige Erregung mit Zittern.[[RA(195)]]

Traurigkeit, als hätte sie jemandem Unrecht getan.[[RA(192)]] *(Aurum)*

Weinerliche Gemütsstimmung[ZÖ2,456]; grübelt über ihren Kummer nach, den sie sich nur einbildet.

Fühlt sich von allen Freunden im Stich gelassen oder von jedermann verfolgt.[GS] *(China)*

Eigensinnig, reizbar, tadelsüchtig.[GS]

Die Patientin wird zunehmend schwächer, Ohnmachtsanfälle treten auf, ebenso Gesichtsblässe und Anämie.

All diese Symptome gewinnen an Bedeutung, wenn sie außerdem mit Hypomenorrhö oder Amenorrhö vergesellschaftet sind.

»Gefühl, als wenn sich die Gegenstände um ihn her im Kreise drehten; ... nimmt bei der Bewegung im Freien zu, im Zimmer und im Sitzen ab.«[ZÖ2,462] Es wird ihr schwarz vor Augen[ZÖ2,476], und sie fällt wie ohnmächtig hin.

Die Kopfschmerzen von Cyclamen sind bisweilen so betäubend[ZÖ2,453], dass die Patientin befürchtet, sie könnte die Besinnung verlieren. »Drückende Betäubung des ganzen Kopfes, mit Verdunkelung der Augen ...«[RA(24)] »Druck im Scheitel, als wenn das Gehirn mit einem Tuche umzogen und ihm dadurch die Besinnlichkeit geraubt würde.«[RA(8)] Drückende, zuckend-stechende oder auch bohrende Kopfschmerzen, überwiegend in der Stirn- und Schläfengegend.[GS] Heftiger Stirnkopfschmerz.[ZÖ2,474] Hemikranie, verschlimmert durch Liegen auf der schmerzenden Seite oder auf dem Rücken.[AZ60,181] Morgens und abends Kopfschmerzen[ZÖ2,479]; besser durch Erbrechen und kaltes Wasser, schlimmer durch Bewegung und freie Luft.[GS] »Morgens beim Aufstehen starke Kopfschmerzen und Flimmern vor beiden Augen.«[ZÖ2,480] Anfälle von Hitze und Klopfen im

Kopf.[GS(ZÖ2,483)] »Starke Wallung des Blutes zum Kopfe, dabei starkes Kopfweh, Angst, Trübsichtigkeit.«[ZÖ2,477] Hirnkongestion nach dem Essen, bei allgemeinem Kältegefühl[ZÖ2,459]; mit Eingenommenheit des Kopfes und Schwindel[ZÖ2,468]. Gastrische Kopfschmerzen[GS] [halbseitige Kopfschmerzen mit Erbrechen, abwechselnd mit Magenkrämpfen[ZÖ1,406]]. Gefühl, als wäre der Kopf fest mit einem Tuch umwickelt[RA(8)] oder als trage er eine Kappe auf dem Scheitel. »Reißend drückender Schmerz, äußerlich am Kopfe.«[RA(15)]

Vielfältige Sehstörungen: die Patientin sieht zeitweise Flecken vor den Augen[ZÖ2,473]; Sehen wie durch Rauch oder Nebel[ZÖ2,468], durch dunkelblaues Glas[ZÖ2,481]; Flimmern vor den Augen wie von verschiedenfarbigen, glänzenden Nadeln[ZÖ2,468]; sieht bald gelb, bald grün vor den Augen[ZÖ2,472]; feurige Flecken oder Funken[GY3]; Ringe um Lichtquellen[ZÖ2,456]; Mouches volantes[ZÖ2,447]. Trübsichtigkeit.[ZÖ2,473] Doppeltsehen.[ZÖ1,591] *Strabismus convergens* [linker Augapfel schief einwärts gestellt[ZÖ2,77]].[GS] Erweiterung der Pupillen.[RA(22)] Hemianopie.[GS] Hitze[ZÖ2,483] und Brennen[ZÖ2,465] in den Augen. Wulstige Lider.[AZ59,44] Anschwellung der oberen Lider.[RA(26)] »Trockenheit und Drücken in den Augenlidern, als wenn sie geschwollen wären, mit heftigem, jückendem Stechen darin und in den Augäpfeln.«[RA(28)] Trübsehen bei Kopfschmerzen.[RA(24)]

Neben dem Sehvermögen können auch Gehör-, Geruchs- und Geschmackssinn beeinträchtigt sein. Schwerhörigkeit rechts.[RA(32f.)] Ohrensausen und Klingen in den Ohren[ZÖ2,450], Läuten[ZÖ2,479] oder Rauschen[ZÖ2,451]. »Ziehender Schmerz im rechten, innern Gehörgange; er hört dann auf diesem Ohre weniger deutlich.«[RA(32)]

Geruch vermindert.[RA(35)] Trockenheit in der Nase[ZÖ2,447] oder auch Fließschnupfen[RA(95)]. Der Schnupfen verschlimmert sich in einem warmen und bessert sich in einem kühlen Raum oder im Freien. Niesen und wässriges Nasensekret im warmen Raum, verschwindet völlig im Freien. Spazierengehen an der kühlen, freien Luft ist für die verschnupfte Cyclamen-Patientin ein äußerst angenehmer Zeitvertreib. Drückender Schmerz über dem Nasenbein[ZÖ2,448] bei Schnupfen.[GS] Die Patientin erkältet sich, wenn sie erhitzt ist oder sich in überheizten Räumen aufhält.

Blasses, kränkliches Gesicht, mit dunklen Ringen unter den Augen, bei anämischen Frauen.[GS] »Zusammenziehen der Stirnmuskeln wie beim Zorn.«[ZÖ2,450]

Trockene Lippen, ohne Durst.[RA(36)] Taubheits- oder Verhärtungsgefühl in der Oberlippe.[RA(37)]

Stechend bohrende Zahnschmerzen.[KE1,460] Reißende Zahnschmerzen.[RA(39)] Dumpfes Zucken in den Zähnen, besonders nachts, bei Arthritikern.[GS]

Der Geschmackssinn ist reduziert oder verändert. Speisen haben einen faden und fast gar keinen Geschmack.[RA(63)] Mundgeschmack pappig[ZÖ2,458f.]; übel und faulig[RA(60)]; fettig.[GS] *»Speichel von salzigem Geschmack, welcher sich jedem Genossenen mittheilt.«*[NZ3,65] »Wasserzusammenlaufen im Munde.«[RA(45ff.)] Zunge weiß[RA(41)] oder gelblichweiß[ZÖ2,451] belegt. Zungenspitze rot und heftig brennend, mit Bläschen besetzt.[NZ3,65f.] Zäher Schleim im Mund.[GS]

Brennendes Kratzen im Schlund.[ZÖ2,466] Kratzen und Trockenheitsgefühl im Hals[GS] [in der Luftröhre[ZÖ2,447]].

Völlige Appetitlosigkeit[RA(57)] bis hin zu Ekel vor Speisen[RA(56)]. »Den ganzen Tag hatte er keinen Durst, aber Abends, als Gesicht und Hände warm wurden, stellte er sich ein.«[RA(182)] Durst in der Nacht, bei Wechselfieber.[GS] Verlangen nach Limonade* *(Belladonna, Nitricum acidum, Sabina)*. Widerwillen gegen Butterbrot[RA(61)] und alles Fettige, dafür Verlangen nach ungenießbaren Dingen.[GS] »Fortwährender Ekel gegen Fleisch, Gelüste auf Sardellen.«[AZ59,43] Ist schon nach den ersten Bissen satt[RA(57)] *(Lycopodium)*, und dann ekelt er sich vor dem Essen[RA(56)]. Magenschwäche, mit Übelkeit[RA(56)] und Brechneigung nach jedem Essen und Trinken.[ZÖ2,456] Schweinefleisch wird nicht vertragen.[GS] Die Magensymptome von Cyclamen ähneln stark denen von *Pulsatilla*. Verschlimmerung der Symptome nach Kaffee[GS] [»Brechreiz und saures Aufschwulken«[ZÖ2,462]]. Brechneigung[ZÖ2,479] bzw. Erbrechen gegen Morgen[ZÖ2,477]. Erbrechen wässrigen Schleims.[ZÖ2,472] Viel Aufstoßen.[RA(51)]

* In der Prüfung heißt es: »Es wurde nur eine Limonade vertragen, alles Übrige verursachte Neigung zum Erbrechen.« (*ZÖ* 2,456)

Brennen in der Speiseröhre und drückender Schmerz im Magen, der sich bis in den Rücken erstreckte, in der Ruhe auftrat und nicht bei Bewegung.[AZ94,69] »Drücken und Vollheit in der Herzgrube, wie von Ueberladung.«[RA(69)] Schweregefühl im Magen nach dem Essen. Stiche im Magen.[ZÖ2,449]

Stechen in der Lebergegend[ZÖ2,448] oder im Bauch[ZÖ2,473]. Nächtliche Anfälle von Bauchkoliken, durch Umhergehen gebessert.[GS] Schmerzhafte Empfindlichkeit des Abdomens gegen Druck[ZÖ2,450f.] und die geringste Berührung[RA(82)]. Nagende Schmerzen in den Eingeweiden, regelmäßig um 19 Uhr beginnend[NZ20,150]; schlimmer nach Essen[NZ20,151]. Knurren im Unterbauch gleich nach Tische.[RA(71)] »Starkes Gurren in den Eingeweiden, ... was ihn hin und her zu gehen zwang.«[NZ20,150]

Durchfall nach jedem Kaffeegenuss.[ZÖ2,468] Diarrhö bei chlorotischen Frauen, die zu Migräne und Menstruationsstörungen neigen.[GS] Wässrige Diarrhö.[ZÖ2,486] Stühle kommen wie herausgeschossen; geruchlos, braungelb und mit Schleim vermischt.[ZÖ2,446] Plötzlicher, flüssiger Stuhl, abends.[NZ3,65] Stuhlverstopfung.[RA(80)] Stuhl besteht aus harten Klumpen.[ZÖ2,451] Vor dem Stuhlgang: Übelkeit; Bauchgrimmen[ZÖ2,465].[GS]* »Nach dem Stuhlgang: erneutes, aber erfolgloses Drängen[ZÖ2,449]; fortwährendes Bauchkneifen[RA(80)]; Benommenheit und große Vergesslichkeit[ZÖ2,451].«[GS] »Abgang von Hämorrhoidalblut.«[ZÖ2,486] »In und an dem After und im Mittelfleische ziehend drückender Schmerz, als wenn eine Stelle daselbst unterköthig wäre [= eitern würde], im Gehen und Sitzen.«[RA(186)]

Häufiger Harndrang[RA(88)], z.T. erfolglos.[GS] Abgang großer Mengen hellen Urins.[NZ3,66] Harn dunkelfarbig, mit vielen darin schwimmenden Flocken.[ZÖ2,451] Schimmerndes Häutchen auf dem Harn.[GS] »Stechen in der Harnröhre und Drängen zum Harnen.«[ZÖ2,447]

Bei Männern ist das sexuelle Verlangen vermindert.[GS] Die Prostata ist gereizt, mit Stechen und Drücken, Stuhl- und Harndrang.[GS] *(Nux vomica)*

* Kent, der hier ausschließlich Symptome aus den *Guiding Symptoms* wiedergibt, schreibt missverständlich: »Nausea. Colic before stool.«

Menstruation entweder zu früh[ZÖ2,456] oder verspätet[ZÖ1,595]; unregelmäßig oder ganz ausbleibend; reichlich[ZÖ1,595] und zu lang anhaltend oder auch spärlich und selten[KE5,590]. Wenn die Regel reichlich fließt, bessern sich dadurch die psychischen Symptome. Menstrualblut schwarz, klumpig, fetzig.[ZÖ1,190] Wehenartig zusammenziehende Menstruationsschmerzen, vom Kreuz ausgehend und an beiden Bauchseiten zum Schoß herablaufend.[AZ59,43] »Uebermässiges Monatliches mit Betäubung des ganzen Kopfs und Augenverdunkelung, als ob Nebel vor den Augen wäre.«[GY1] Sekundäre Amenorrhö, mit Herzklopfen. Abneigung gegen freie Luft, Weinerlichkeit und Abneigung gegen Gesellschaft.[AZ59,44f.] Primäre Amenorrhö; alle drei bis vier Wochen Blutwallungen, Kopfschmerzen, drückender Schwindel, Hautjucken, etc.[AZ59,52] Bleichsucht bei schwacher, zu seltener oder ganz fehlender Periode, mit Kopfschmerz, Schwindel, Melancholie, etc.[KE5,601] Ausbleiben der Regel infolge Überanstrengung (forciertes Tanzen[ZÖ1,190]), Erhitzung[GS] oder Durchnässung[AZ60,180]. Schwindel mit Ohnmachtsanfällen während der Menses.[AZ59,43] Nach den Menses Anschwellung der Brüste und Milchsekretion.[ZÖ2,469] Beschwerden nach dem Abstillen.[GS] *(China)*

»In der Nacht heftiger Husten, viel Kratzen im Kehlkopf, Schmerz im Rachen, dicker Schleim.«[NZ3,66] Sehr heftiges Kitzeln im Kehlkopf nachts.[NZ3,66] »Kratzen und Trockenheitsgefühl in der Luftröhre, welche einen erstickenden Husten verursachen.«[ZÖ2,447] Gewöhnlich wird der Kitzelhusten durch Trockenheit und Konstriktion im Kehlkopf erregt, besonders nachts im Schlaf; nie dagegen durch Sprechen oder Gehen, nicht einmal durch Gehen gegen kalten Wind.[NZ3,66] In der Regel wird der Husten durch Aufenthalt im Freien gebessert.

Drücken in der Mitte des Sternums.[ZÖ2,448] »Brustbeklemmung mit erschwertem Athemholen.«[RA(97)] Schwächegefühl in der Brust, als hätte sie nicht genügend Kraft zu atmen.[GS] Stiche in den Brustseiten, beim Einatmen vermehrt.[ZÖ2,448f.] Stiche in der Gegend der Herzspitze.[ZÖ2,446] Reißende Stiche auf der Brust, bei Bewegung und Ruhe, mit Engbrüstigkeit und Kurzatmigkeit.[RA(103)]

Herzklopfen und Nonnensausen.[AZ59,132] Herzaktion stürmisch, große Müdigkeit.[AZ59,45] Puls kaum fühlbar und sehr schnell.[ZÖ2,447] »Gefühl, als ströme Wind oder Luft aus den Brustwarzen.«[ZÖ2,469] Brüste vergrößert, hart und schmerzhaft (nach den Menses).[ZÖ2,469] Anschwellung der Mammae und Ingangkommen der Milchsekretion unabhängig von Schwangerschaft und Wochenbett.

Rheumatisches Ziehen in der linken Seite des Nackens.[RA(18)] Steifheitsgefühl im Nacken.[ZÖ2,487] »Ziehen am Rückgrate herab,* welches sich beim Zurückziehen der Schulterblätter mindert, beim Vorziehen der Schultern aber vermehrt.«[RA(107)] Stiche in der rechten Nierengegend, beim Einatmen heftiger.[RA(105)] »Rheumatisches Ziehen im linken großen Gesäßmuskel, oben an seiner Darmbeinanfügung gegen das Kreuz zu, im Sitzen, welches beim Aufstehen vergeht.«[RA(108)]

Reißende und ziehende Schmerzen in den Gliedmaßen. Hyperästhesie der Haut an den Extremitäten.[GS] »Teigig anzufühlende, kraftlose Muskulatur.«[AZ59,132] »Sie fühlt grosse Mattigkeit und Abgeschlagenheit im ganzen Körper, eine lähmige Schwere in den Füssen, die ihr das Gehen beschwerlich macht; ausserdem ist ihr, als müsse sie Alles aus den Händen fallen lassen.«[ZÖ2,468] Schreibkrampf.[GS[RA(118)]] Ziehende Schmerzen in den Beugemuskeln der Unterschenkel beim Ausstrecken derselben.[ZÖ2,445] Brennender Wundheitsschmerz an den Fersen.[RA(142)] Die Zehen sind nach dem Gehen wie abgestorben.[RA(144)]

Der Schlaf ist gestört, von ängstlichen Träumen unterbrochen.[GS] Erschreckende[AZ59,43] oder lebhafte Träume.[GS] »Unruhiger Schlaf, Träume von Geld.«[RA(165)] Spätes Einschlafen und häufiges Erwachen.[ZÖ1,190] »Früh, sehr zeitiges Erwachen; er kann nicht wieder einschlafen, und da er aufstehen wollte, konnte er vor Müdigkeit und Schläfrigkeit nicht.«[RA(169)] Albdrücken, kaum dass er eingeschlafen war.[RA(164)] Pollution morgens im Schlaf.[RA(168)]

Frostgefühl am ganzen Körper, durch warme Kleidung nicht zu bessern.[GS] Frösteln in Verbindung mit Menstruationsstörungen und Blutarmut.[GS] Frost und Kälte des Körpers den ganzen Vormittag[RA(171)], besonders aber gegen Abend.[GS] Nach dem Fieberfrost durstlose Hitze am ganzen Körper, vorzüglich im Gesicht.[RA(181)] Frost und Hitze wechseln einander ab.[ZÖ2,468] Hitzegefühl morgens, besonders an den Händen und im Gesicht.[RA(177)] Subjektiv und objektiv Hitze der Hände, mit Aufschwellung der Adern.[RA(179)] *(China)* Allgemeines Hitzegefühl nach dem Essen.[GS] Schweiße nachts im Schlaf, von üblem Geruch.[GS] Bisweilen Schwitzen nur der unteren Körperhälfte.[GS]

Jucken, Prickeln und feines Stechen der Haut, abends im Bett, nach Kratzen vergehend, aber bald an einer anderen Stelle wiederkehrend.[AZ58,94] Nach dem Jucken** bleibt einige Zeit ein Taubheitsgefühl zurück.[RA(150)]

* In den *Guiding Symptoms* und bei Kent heißt es irrtümlich »Twinges up back«.

** Kent schreibt irrtümlich »scratching«.

Digitalis purpurea

Roter Fingerhut

Dieses Mittel hat, so wie es von der alten Schule eingesetzt wird, mehr Unheil angerichtet als jede andere Arznei der allopathischen Materia medica. Jedem Patienten, der eine Tachykardie hatte oder dessen Herz anderweitig nicht in Ordnung war, wurde Digitalis gegeben. Auf diese Weise sind durch Digitalis mehr Menschen zu Tode gekommen als durch irgendein anderes Mittel. Wird es verabreicht, wenn das Herz schnell schlägt, ruft es bald eine besondere Art von Herzlähmung hervor, vergleichbar dem Ausschalten der Unruh bei einer Uhr; das Herz dekompensiert, und der Kranke verfällt zusehends, bis er schließlich stirbt. Die Ärzte der alten Schule wissen nicht, dass viele Patienten fieberhafte Erkrankungen, Pneumonien und sonstige akute Krankheiten durchaus hätten überstehen können, wenn dieses Mittel nicht gewesen wäre, das sie als Tinktur in so großer Tropfenzahl einnehmen ließen, bis eine Verlangsamung des Herzschlags erreicht war. Sie nennen es ein Sedativum. Ja, es ist ein Sedativum. Es macht den Patienten sehr ruhig. Sie wissen, wie ruhig ein Patient aussieht, wenn er in den Händen des Leichenbestatters gewesen ist und sein bestes Gewand am Leibe trägt. Das ist es, was Digitalis mit dem Patienten macht! In diesem Sinne ist es – in den Händen eines Allopathen – ein Beruhigungsmittel. Ein homöopathischer Arzt verschreibt niemals ein Mittel, nur um den Puls herunterzubringen. Er verschreibt in erster Linie für den *Patienten* – das Herz weiß dann von selbst, was zu tun ist.

Digitalis ist für Fieberzustände nicht sonderlich geeignet; denn statt bei Beschleunigung des Pulses angezeigt zu sein, ist es, laut Prüfung, bei *Verlangsamung des Pulses*[CK661 ff.] indiziert.

Digitalis ruft am Gesunden beträchtliche Leberstörungen hervor. »Kongestion und Vergrößerung der Leber; Schmerzhaftigkeit der Lebergegend.« Empfindlichkeit der Lebergegend[GS] – und dabei ist der Puls verlangsamt. Das Mittel macht den Darm träge, die Leber inaktiv; der Stuhl ist ohne Gallenfarbstoffe, aschfarbig[CK407] und von kittähnlicher Konsistenz – und der Puls ist langsam. Nehmen Sie jetzt noch Gelbsucht[CK591] hinzu, und Sie haben ein perfektes Digitalis-Bild. Gelbsucht, mit langsamem Puls, mit Unbehagen in der Lebergegend, mit blassem Stuhl – mit diesen Symptomen werden Sie das Mittel, auch wenn Sie bisher von Digitalis nichts gehört oder gesehen haben, schwerlich verfehlen. Jetzt können Sie beliebig viele kleine Symptome hinzufügen, aber das Gesamtbild wird dadurch nicht mehr verändert. Das Heilmittel bleibt Digitalis.

Eine weitere Erscheinung, die sich zum Digitalis-Herzen, zur Digitalis-Leber und zum Digitalis-Darm hinzugesellt, ist ein ungemeines Flauheitsgefühl im Magen. Der Patient fühlt sich sterbenselend, was durch Essen nicht gebessert werden kann. Es ist ein nervlich bedingtes, entsetzliches Schwächegefühl[CK333] im Epigastrium, das als Begleitsymptom vieler Herzerkrankungen auftritt. Wenig überraschend findet man bei Digitalis häufig eine ausgeprägte nervöse Erschöpfung. »Unruhe und große nervöse Schwäche.«[GS] »Hat das Gefühl, jeden Augenblick zu explodieren. Unbestimmte Angst, mit der Befürchtung, es werde etwas Schlimmes passieren.« Der ganze Körper scheint von ängstlichen Gefühlen und Ruhelosigkeit erfüllt zu sein. Abgeschlagenheit, Mattigkeit[CK605], Hinfälligkeit, äußerste Erschöpfung. Ohnmacht beim geringsten Anlass.[CK619] Diese Zustände kündigen sich zumeist durch ein ungeheures Gefühl von Schwäche im Magen und in den Eingeweiden an.

Im Schlaf wird der Patient von schrecklichen Albträumen heimgesucht. Träume zu fallen[CK650] – dies kommt bei Herzleiden häufig vor. Wenn das Herz im Schlaf unregelmäßig oder zu langsam schlägt, wird das Gehirn nicht ausreichend mit Blut versorgt, wodurch es gewissermaßen in Aufruhr gerät. Es fährt dem Patienten wie ein elektrischer Schlag durch den Körper, wie ein innerliches Rucken oder Zucken. Plötzliche

Muskelbewegungen, als ob der Körper von einem Stromstoß durchquert würde. Auch dies kann, zusammen mit dem niedrigen Puls und der ohnmachtähnlichen Schwäche, ein Hinweis auf Digitalis sein. Blassbläuliche Verfärbung der Lippen bei Personen, die zeitweise von Herzattacken befallen werden, wobei manchmal der Puls auszubleiben scheint. Das Gesicht verfärbt sich blau, desgleichen die Finger. »Unruhiger Schlaf, er konnte bloss auf dem Rücken, sonst auf keiner Stelle liegen.«[CK640] Häufiges nächtliches Zusammenzucken oder Hochschrecken aus dem Schlaf[CK650].

Die Herzsymptome von Digitalis sind zahllos, keines aber ist so wichtig wie der langsame Puls. Der Puls ist zu Beginn der Erkrankung erniedrigt, während er später durchaus beschleunigt oder auch jagend sein kann. Ein Patient ist ängstlich, unruhig, hat schreckliche Träume und ein flaues Gefühl im Magen – das hört sich wie ein fortgeschrittener Digitalis-Fall an. Ich möchte aber wissen, ob anfangs der Puls verlangsamt gewesen ist. Der Patient selbst weiß das nur in den seltensten Fällen, doch in diesem Fall berichtet jemand, dass der Puls am Anfang bei 48 gelegen hat; das ist Digitalis! Wenn er am Anfang beschleunigt war, gehen Sie von Digitalis ab, denn es wird nichts Gutes bewirken. Der Digitalis-Puls ist zu Beginn der Erkrankung verlangsamt und bleibt dies möglicherweise viele Tage lang[CK673]; schließlich aber beschleunigt sich die Herzaktion so stark, dass sie wie ein Beben oder Zittern empfunden wird. Dabei kann der Herzschlag auch unregelmäßig werden, er kann aussetzen oder scheinbar ganz aufhören; das ist dann mit all den eigentümlichen Erscheinungen verbunden, die ich eben genannt habe. Schwäche ist eine charakteristische Qualität des Digitalis-Pulses[CK660], sie begleitet die meisten anderen Pulsmerkmale. »Puls sehr langsam und schwach.«[GS] Bisweilen kann der Puls am Anfang auch langsam und kräftig sein, z.B. wenn Rheumatismus das Herz in Mitleidenschaft zu ziehen droht. »Heftiger, aber nicht sehr schneller Herzschlag.«[GS] »Plötzliches, heftiges Schlagen des Herzens in unregelmäßigem Rhythmus; ... die geringste Bewegung verstärkt die Angst und das Herzklopfen.«[GS] Wenn der Puls stark verlangsamt ist, manchmal bis herunter auf 40, und der Patient nur den Kopf dreht, beschleunigt sich sogleich die Herztätigkeit, und der Puls fängt an zu jagen.[(CK675)] Wenn er sich im Bett auf die andere Seite dreht, hat er plötzlich den Eindruck, als bleibe das Herz stehen. Wenn er sich bewegt, spürt er im ganzen Körper ein Flattern; allmählich beruhigt sich der Puls wieder und wird so langsam wie zuvor. Zum Schluss aber ändert sich das Bild, und es besteht die ganze Zeit ein jagender, fliegender Puls.

»Herzklopfen, auf Kummer zurückgehend.«[GS] »Plötzlich ein Gefühl, als stünde das Herz still, mit großem Angstgefühl dabei und mit der Notwendigkeit, den Atem anzuhalten.«[DP55] Flattern des Herzens. »Die geringste Muskelanstrengung lässt die Herzaktion mühsam und intermittierend werden«[GS] – bei Herzinsuffizienz. Nehmen wir an, ein Patient kommt in Ihre Praxis mit Lebervergrößerung, Bradykardie, Ikterus und hellem Stuhl; dann ist es wahrscheinlich, dass er auch über beschwerlichen Husten klagen wird. Nun hat Digitalis nicht gerade viel von einem Hustenmittel an sich, es sei denn, es handelt sich um einen kardialen Husten. Typisch für Digitalis ist, dass der Husten um Mitternacht verstärkt auftritt; der Auswurf sieht aus wie »gekochte Stärke«[UE]. Husten mit Auswurf von blutigem Schleim infolge Lungenhypostase. Der Husten kann ausgelöst werden durch Reden, Gehen, Trinken von Kaltem oder Vornüberbeugen.[KH] All dies sind Hustenformen, die als Begleitsymptom anderer Beschwerden auftreten.

Gleiches lässt sich von der Atmung sagen: Die Atembeschwerden gehen bei Digitalis mit Herz- und Leberstörungen einher. »Athem schwer und langsam aus der Tiefe geholt.«[CK481] »Ungleichmäßige Atmung, mit häufigen tiefen Seufzern einhergehend.«[EN656] Es besteht ein ständiges Verlangen, tief Luft zu holen. Während des Einschlafens wird die Atmung immer schwächer und scheint schließlich ganz auszusetzen; dann wacht der Kranke ruckartig auf und schnappt nach Luft. *Lachesis, Phosphorus, Carbo vegetabilis* und einige andere Mittel haben das Symptom ebenfalls. All dies sind Arzneien mit einer ausgeprägten kongestiven Wirkung auf das Cerebellum. Wenn ein Patient im Begriff ist einzuschlafen, sagt das Großhirn gewissermaßen zum Kleinhirn: »Jetzt übernimmst du mal für eine Weile die Atmung, ich werde müde.« Doch das Kleinhirn zeigt sich der Lage nicht gewachsen. Es leidet an zu großer Blutfülle, und sobald das Großhirn zu ruhen beginnt, schläft es selbst ein und lässt den Patienten leiden; auf diese Weise kommt es zu den Erstickungsanfällen im Schlaf. Normalerweise wacht während des Schlafs das Kleinhirn über die Atmung, während das Großhirn diese Aufgabe im Wachzustand übernimmt.* Das Vorhandensein dieses Phänomens können wir aus den Arzneiprüfungen schließen, auch wenn wir es nie zuvor beobachtet haben.

»Furcht vor nächtlichem Ersticken ...«[GS] Lassen Sie uns dieses Symptom einmal näher untersuchen. Der Patient weiß aus Erfahrung, dass er jedes Mal, wenn er in den Schlaf sinkt, einen Erstickungsanfall bekommt. Daher fürchtet er sich natürlich vor dem Einschlafen – es ist die Angst, er könnte dann ersticken. Die Furcht vor dem nächtlichen Ersticken hat einzig und allein diesen Grund. Dasselbe gilt, wenn er tagsüber einschläft. »Kann nur in tiefen Atemzügen Luft holen.«[GS] Digitalis ist ein nützliches Mittel bei Blutfülle der unteren Lungenpartien. Der Patient sitzt aufrecht im Bett, und bei der Perkussion findet sich eine Dämpfung über den unteren Lungenabschnitten, während im oberen Bereich sonorer Klopfschall besteht. Wenn er sich in einer solchen Situation hinlegt, kann es passieren, dass er Erstickungsgefühle bekommt. Normalerweise liegt der Digitalis-Patient am liebsten ohne Kopfkissen flach auf dem Rücken[GS], doch dies ist nur der Fall, wenn die Lungen nicht kongestioniert sind. Bei einer Lungenhypostase dagegen wird er im Liegen Atemnot bekommen. Wenn in einem solchen Fall der Puls zu Beginn der Erkrankung verlangsamt war und sich erst später beschleunigt hat, wird Digitalis voraussichtlich von einigem Nutzen sein.

Nun zu einem Digitalis-Zeichen im Bereich des Urogenitaltrakts ... In Fällen von altersbedingter Prostatavergrößerung[GS] wüsste ich nicht, was ich ohne das Mittel anfangen sollte. Es sind Fälle mit einem beständigen, quälenden Harndrang. Für alte Männer und alte Junggesellen, die Restharn in der Blase haben oder seit langer Zeit auf den Katheter angewiesen sind, weil sie auf natürliche Weise kein Wasser mehr lassen können, ist Digitalis nicht selten ein hervorragendes Mittel. Es verkleinert die Prostata und hat in vielen Fällen eine vollständige Heilung herbeigeführt. »Tröpfelnder Harnabgang, bei Prostatahypertrophie.«[GS] Harnverhaltung.[CK445] »Wassersucht bei unterdrückter Harnsekretion.«[GS] Auch bei urämischen Zuständen[GS] und in verschiedenen Phasen der Bright'schen Nierenerkrankung[GS] entdecken wir gelegentlich Symptome, die auf Digitalis als Heilmittel hinweisen.

Digitalis kann chronischen Tripper[GS] zur Ausheilung bringen, und auch akuter Tripper ist erfolgreich damit behandelt worden. Es hat Entzündungen jener dünnen, empfindlichen Haut geheilt, welche die Glans penis bedeckt [Balanitis[GS]], ferner »wassersüchtige Geschwulst der Geschlechtstheile«[UE]. »Spermatorrhoe ... häufige, schwächende Pollutionen.«[DP150] Folgezustände von jahrelangen geschlechtlichen Ausschweifungen[DP212], von Onanie[DP219].

Appetitlosigkeit[CK182] und heftiger Durst[EN327]. Die meisten Ärzte verschreiben *Sulfur*, wenn der Patient viel trinkt und wenig isst, doch Digitalis kommt hier ebenfalls in Betracht. Die Übelkeit von Digitalis ist einzigartig, nicht zu vergleichen z.B. mit der von *Ipecacuanha* oder *Bryonia:* Der Geruch von Speisen ruft entsetzliche Übelkeit hervor[GS], ein ungeheures Schwäche- und Flauheitsgefühl im Magen – verbunden mit Herz- und Leberbeschwerden sowie mit Ikterus. Die Übelkeit geht mit dem Gefühl einher, als gehe es jeden Augenblick mit ihm zu Ende.[CK309f.] Manchmal kann die Übelkeit durch Essen gemildert werden, aber das Gefühl von Schwäche im Magen bleibt auch danach bestehen, was zeigt, dass dies alles mit Hunger nichts zu tun hat. Beständige Übelkeit: »Uebelkeit, welche nach dem Erbrechen fortdauert.«[UE] »Größte Empfindlichkeit in der Magengegend ...«[EN444] »Schwäche des Magens, wie ein Hinsinken desselben, als ob das Leben verlöschen sollte.«[CK333] »Schmerzhafte Verhärtung und Druckempfindlichkeit der Lebergegend.«[GS]

---

* Wie wir heute wissen, wird die Atmung vom in der Medulla oblongata gelegenen Atemzentrum reguliert.

Nehmen Sie nun folgende Erscheinungen zusammen: die Leber- und Herzsymptome, die Gelbsucht, den langsamen Puls, das entsetzliche Schwächegefühl im Magen, die Vergrößerung der Prostata, den grauen Stuhl – und Sie haben die Hauptsymptome von Digitalis erfasst.

Nach all dem bisher Gesagten werden Sie sich nicht mehr wundern über die schreckliche Angst[CK7] des Digitalis-Patienten, die ihn nie ganz verlässt. Er zieht es vor, allein zu sein.[CK15] Traurigkeit und Niedergeschlagenheit.[CK3] Mutlosigkeit.[CK12] Unruhe.[EN443] Vor Schwäche und Zittrigkeit kann er sich nicht dazu aufraffen, das Bett zu verlassen[EN950] und seinen Obliegenheiten nachzukommen. Die Magen-, Darm- und Leberbeschwerden entsprechen genau dem, was man manchmal bei einem Alkoholiker in der Entzugsphase beobachten kann. Der Patient ist schlapp und erschöpft; sein Herz ›spielt nicht mehr mit‹, schlägt unregelmäßig, zu langsam und zu schwach. Er ist traurig und verzweifelt, weiß nichts mit sich anzufangen. Digitalis wird ihn wieder auf die richtige Bahn bringen.

Drosera

Drosera rotundifolia; Sonnentau

Die Anwendung dieses Mittels ist zumeist auf Keuchhusten beschränkt geblieben, doch sein Wirkungskreis ist weit umfassender. Wenn wir uns z.B. die Neigung von Drosera zu Erschöpfungs- und zu Krampfzuständen ansehen, die sich bei einer Vielzahl seiner Beschwerden einstellen, können wir erkennen, dass wir es mit einem sehr viel breiter gefächerten Arzneimittel zu tun haben. Viele der im Folgenden genannten Symptome sind von Drosera sowohl hervorgerufen als auch geheilt worden.

Epileptische Anfälle[UE] oder auch epileptiforme Krämpfe. Anhaltende Schlaflosigkeit.[RA108] Häufiges Erwachen in der Nacht, jedes Mal unter Schweißausbruch.[RA(133)] Überhaupt treten viele Beschwerden, wie etwa Krampfhusten, verstärkt abends und nachts auf, sodass sich der Patient vor der Nacht regelrecht fürchtet. Furcht vor dem Alleinsein, vor allem am Abend[RA(148 f.)]; Furcht vor Gespenstern[UE]. »Aengstlichkeit, mit schnell überlaufendem Hitzegefühle über den ganzen Körper ...«[RA(140)] »Gemüths-Unruhe und Aengstlichkeit, voll Mißtrauen, als wenn er mit lauter falschen Menschen zu thun hätte«[RA(142)]; traut selbst seinen engsten Freunden nicht über den Weg. »Er ist niedergeschlagen über Anfeindungen von Andern von allen Seiten, und zugleich muthlos und besorgt für die Zukunft.«[RA(147)]

Eingenommenheit und Schwere des Kopfes[RA2]; viel Schwindel, besonders beim Gehen im Freien[RA1]. Stechende Schmerzen treten bei Drosera in vielen Körperteilen auf, so auch im Kopfbereich:* »Scharf schneidende Nadel-Stiche in der rechten Stirnseite.«[RA(10)] »Reißender Schmerz im Gehirne, mehr nach der Stirne zu, bei Bewegung der Augen heftiger, aber vom Stützen des Kopfs auf die Hand erleichtert.«[RA(11)] Auch die Brust muss – beim Husten – durch Drücken der Hand auf die schmerzhafte Stelle[RA72] oder durch Pressen auf den Bauch[AZ53,85] unterstützt werden. Drückender[RA3], kongestiver Kopfschmerz. Fressendes Jucken auf der Kopfhaut[RA(20)] wie auch anderenorts, vor allem bei masernähnlichen Ausschlägen.

Kongestion und Hervortreten der Augen bei Hustenanfällen[A3,188] (während Masern) und bei Konvulsionen. »Starke Stiche zu den Augen heraus, vorzüglich beim Bücken.«[RA6]

»Brausen und Sumsen vor den Ohren, oder wie von einer entfernten Trommel ...«[RA15] Stiche in den Ohren.[RA(35)ff.] Ohrenschmerzen bei Kindern.

Bluten aus den diversen Körperöffnungen, aus Nase[RA17 f.], Rachen, Kehlkopf und Bronchien, im Zusammenhang mit den krampfhaften Hustenanfällen. Das Gesicht ist normalerweise blass und eingefallen[UE], doch beim Husten ist es kongestioniert und bläulichrot verfärbt, wie bei *Belladonna* und *Cuprum*. Bei Fieber Hitze und Röte im Gesicht[RA125], aber eiskalte Hände[RA(137)].**

Stechende Schmerzen im Bereich des Unterkiefers[RA(55)], der Zähne (nach warmen Getränken)[RA20] und der Zunge[RA(60)]. »Fauliger, eiteriger Geschmack im Munde«[KE3,366] kommt bei Drosera häufig vor, wenn Lungen- oder Kehlkopftuberkulose oder auch Keuchhusten besteht. »Blutungen aus dem Munde«[UE] und »blutiger Speichel«[GS].

»Schwieriges Schlingen fester Speisen, wie von Verengerung des Schlundes.«[UE] Zusammenziehen des Halses bzw. Kehlkopfes[GS] beim Sprechen.[RA56] Dieses krampfhafte Zusammenziehen prägt das ganze Arzneimittelbild! Beispielsweise verkrampfen sich leicht die Finger, wenn der Patient etwas in der Hand hält[RA(107)]; er kann

* Bei Kent heißt es: »Lancinating pains in various parts of the body, especially in the head ...« Dies ist so nicht richtig. Der einzige Schmerz, der bei Drosera gehäuft vorkommt, ist ***stechenden*** Charakters; im Kopfbereich findet sich jedoch nur ein Symptom mit stechendem Schmerz, nämlich das oben im Anschluss zitierte. Wo in den *Guiding Symptoms* von »lancinating pains« die Rede ist, muss es eigentlich ***tearing*** heißen – es handelt sich um die beiden Hahnemann-Symptome (9) und (11). Der Repertoriumseintrag »Head, pain, lancinating, forehead, moving eyes« ist entsprechend zu korrigieren.

** Kent verknüpft die beiden getrennten *GS*-Symptome »Pale face ...« und »Heat of face ...« durch die Präposition »with«, was sicher ein Versehen ist.

nach dem Fegen den Besenstiel nicht mehr loslassen. »Eine brennende Rauheits-Empfindung tief im Halse, gleich nach dem Mittagsessen.«[RA(88)] »Kratzen im Halse von salzigen Speisen.«[UE] »Stechen im Schlunde beim Schlingen.«[UE] Hals dunkelrot[GS] bis purpurfarben. Drosera hat, wie ich meine, ein klinisches Symptom von großem Wert: Kratzen im Kehlkopf und Husten gleich nach dem Essen. Ein Symptom lautet: »Husten durch Trinken ... erzeugt«[UE]; besonders wird der Husten aber durch Essen sowie durch Trinken von Kaltem erregt. Husten durch Kitzel[KH] oder Kribbeln[RA(86)] im Kehlkopf, ferner durch Zusammenschnüren des Kehlkopfes.

Übelkeit nach fetten Speisen.[UE] Galleerbrechen am Morgen.[RA37] Bluterbrechen.[RA38] »Beim Husten bricht er Wasser, Schleim und Speisen aus.«[RA65] »Trockener Krampfhusten mit Brechwürgen.«[SK410]

»Klemmendes Spannen«[RA(66)] oder auch »feines, flüchtiges Zusammenkrallen«[RA(67)] in der Magengrube. »Die Gegend unter den kurzen Ribben (Hypochondern) leidet einen zusammenziehenden Schmerz, welcher den Husten hemmt; er kann vor Schmerz nicht husten, wenn er nicht mit der Hand auf die Herzgrube drückt.«[RA53] »Leibweh nach sauren Speisen.«[UE]

Die wohl beschwerlichsten Reizzustände dieser Arznei finden sich im Bereich des Kehlkopfes, wo umklammernde, krampfartige, zusammenschnürende und brennende Empfindungen bestehen können. »Heiserkeit und tiefe Baßstimme, mit rauhem, scharrigem, zum Husten reizendem Trockenheitsgefühle tief im Rachen ...«[SK409;RA(87)] »Chronische Heiserkeit, von öfters wiederkehrenden Katarrhen zurückbleibend ...«[KE3,167] »Abwechselnd weicher ... und verhärteter Schleim in der Luftröhre.«[UE] Laryngospasmus. Fortwährender Kitzel im Kehlkopf, Hustenanfälle auslösend, die den Patienten aus dem Schlaf reißen; der Husten kehrt alle paar Stunden mit gesteigerter Intensität zurück: Dieses Bild ähnelt sehr dem Keuchhusten, und tatsächlich hat sich Drosera hierbei als äußerst nützlich erwiesen. »Gefühl, als befände sich ein weicher Körper[RA(86)] oder eine Feder[UE] im Kehlkopf. Der Drosera-Husten kann so heftig werden, dass Gliederkrämpfe entstehen. Er wird gewöhnlich hervorgerufen durch Kitzel und/oder Schleimansammlung im Kehlkopf. Wir sehen derartige Zustände bei Kehlkopftuberkulose, Keuchhusten, Laryngitis und Kehlkopfkatarrh.

Die Krampfzustände im Larynx und in der Brust verursachen Schweratmigkeit[RA55] und Erstickungsnot. Beklemmungsgefühl in der Brust, »als hielte da etwas beim Husten und Sprechen die Luft zurück, daß der Odem nicht ausgestoßen werden könnte.«[RA(87)] Die Atembeschwerden und der Husten sind schlimmer abends nach dem Niederlegen[RA59] und noch mehr nach Mitternacht[KH]; wacht dann mit Atemnot auf. »Engbrüstig, besonders bei jedem Sprechen, selbst bei jedem Worte – es zog ihm den Hals zusammen; beim Gehen war er nicht engbrüstig.«[RA56] Manchmal bekommt er vor Atemnot keinen einzigen Laut heraus. Oder das Gesicht läuft wegen des Kehlkopfkrampfes blau an, und er droht zu ersticken.[KE3,74] Diese Erstickungsanfälle entstehen beim Husten oder sogleich beim Niederlegen. »Asthmatische Beschwerden, besonders beim Sprechen, mit Zusammenziehen des Kehlkopfes bei jedem gesprochenen Wort.«[GS] »Tief klingender, heiserer, bellender Husten.«[GS] Zum Hüsteln reizendes raues, kratziges, trockenes Gefühl im Hals.[RA(87)] Der Keuchhusten von Drosera ist besonders laut und krampfhaft, verbunden mit heftigem Zusammenschnüren der Brust[AZ53,85] sowie der Hals- und Kehlkopfmuskeln. Keuchhusten, der in Anfällen alle zwei oder drei Stunden wiederkehrt; oftmals wird ein Anfall aber auch provoziert, wenn der Patient sich nachts wieder hinlegt[GS]; oder er wacht nachts um 2 Uhr* zum Husten auf und schläft kurz danach wieder ein[RA61]. Das Kitzeln im Kehlkopf kann äußerst quälend sein und heftigste Anfälle von trockenem Husten hervorrufen. Sympathetischer Husten[GS] infolge Spinalirritation. Heftiger Krampfhusten bei schwindsüchtigen Mädchen.[GS] »Bluthusten mit hellrothem, schaumigem oder schwarzem, geronnenem Blute.«[UE] Solche Krampfhustenattacken treten häufig bei Masern auf[KE4,95], oder nach Masern bleibt eine Kehlkopfreizung

* Kent schreibt »3 Uhr«, was aber durch die (mir zugänglichen) Quellen nicht zu belegen und auch im Repertorium nicht angegeben ist.

mit Heiserkeit und chronischem Husten zurück[KE3,167]; auf eine Gabe Drosera verschwinden diese Beschwerden fast immer sehr schnell. Neben *Carbo vegetabilis* ist Drosera eine der am häufigsten bei Masern angezeigten Arzneien.

Unerträgliche Stiche in der Brust beim Husten[RA71 f.] oder Niesen; muss zur Linderung mit den Händen auf die Brust drücken.[GS] Der Husten ist so heftig, dass der Kranke bemüht ist, die Brust mit aufgelegten Händen festzuhalten.[RA49] Brustbeklemmung. »Brennende Empfindung in der Mitte der Brust ...«[RA(90)] Drosera ist sehr hilfreich bei chronischer, von Emphysem oder Bronchiektasen begleiteter Altersbronchitis, die mit nächtlichen, den ganzen Körper erschütternden Hustenanfällen einhergeht.[GS] Es ist auch ein großartiges Linderungsmittel für die krampfartigen Hustenanfälle, die im gesamten Verlauf einer Lungentuberkulose aufzutreten pflegen. Bei diesen Brustaffektionen kommt es hustenbedingt oft zu morgendlichem Zerschlagenheitsschmerz im Rücken[RA75 f.] und speziell zu Schmerzen zwischen den Schulterblättern[RA77].

Kälte der Hände[RA(137) f.] und Füße[UE]; livide Verfärbung der Extremitäten. Der Husten kann so heftig werden, dass an den Gliedmaßen schmerzhafte Muskelkrämpfe oder sogar generalisierte Krämpfe einsetzen. Zu den Hustenattacken gesellen sich, besonders in Fällen von Schwindsucht, fieberhafte Zustände. Fieberfrost[RA120] und ständiges Frieren[RA113]; einseitige Kälte, hauptsächlich links[GS; RA(116)]. Fieberfrost und Fieberhitze bei Keuchhusten oder Kehlkopfentzündung. Die Hitze ist, wie der Husten, nach Mitternacht am schlimmsten.[GS] Kalter Schweiß auf der Stirn, im Gesicht, auf dem Bauch[GS]; an den Füßen[UE]; an den Extremitäten. Nach dem Fieber Schweiß über den ganzen Körper. Starkes Schwitzen am ganzen Körper, verbunden mit Husten und Würgen[GS]; der Husten endet in großer Erschöpfung[GS]. Oft fallen in den Wirkungskreis von Drosera auch sonstige Fiebererkrankungen, wenn Keuchhusten gerade epidemisch ist.[GS*]

* Kents stichwortartige Bemerkung »Whooping cough with fever« trifft nicht den Sinn dieser Indikation aus den *Guiding Symptoms*.

Dulcamara

Solanum dulcamara; Bittersüß

Dulcamara scheint in besonderem Maße auf die Schleimhäute einzuwirken. Es hat offenbar die Neigung, dort sowohl akute wie chronische Absonderungen in Gang zu bringen oder zu beendigen.

Der Dulcamara-Patient wird von jeder Veränderung im Wettergeschehen negativ beeinflusst, vor allem bei einem Wechsel von warm nach kalt und von trocken nach feucht. Auch plötzliches Abkühlen des Körpers während des Schwitzens wirkt sich nachteilig aus. Am besten geht es dem Patienten bei gleichmäßig trockenem Wetter. Kälte und Nässe verschlimmern sämtliche Beschwerden. Verschlimmerung des Befindens auch abends und nachts sowie in der Ruhe.

Dulcamara ruft Katarrhe im Bereich des Magen-Darm-Trakts, der Nase, der Augen und der Ohren hervor, ferner entzündliche Hautveränderungen und sonstige Hautausschläge. Mit welcher dieser Beschwerden Sie sich auch näher befassen, Sie werden erstaunt sein, wie sehr die Konstitution des Dulcamara-Patienten durch Wetterwechsel beeinträchtigt wird.

Dulcamara ist ein überaus nützliches Mittel bei Durchfallerkrankungen, die gegen Ende des Sommers auftreten, wenn die Tage noch heiß, die Nächte aber schon recht kühl sind. In dieser Zeit ist die Stuhlbeschaffenheit, zumal bei Säuglingen, großen Schwankungen unterworfen. Die Speisen werden nicht richtig verdaut. »Wässerige, schleimige Stühle mit unverdauten Speisen.«[KE1,833] »Schleimiger, abwechselnd gelber und grünlicher Durchfall.«[CK196] Schleimige, wässrige, gelbgrüne Durchfälle.[GS] Sehr häufiger Durchfall (stündlich bis 4-mal), mit Ausleerung von Blut und beträchtlichen Mengen an Schleim[KE1,833], was eine ausgeprägte katarrhalische Entzündung anzeigt. All dies wird mal besser, mal schlechter. Für eine gewisse Zeit kann der Durchfall durch die gängigen Mittel gemildert werden; z.B. wird er oft durch *Pulsatilla* besser, weil *Pulsatilla*-Symptome vorzuherrschen scheinen, oder er wird durch *Arnica* erträglicher. Doch jedes Mal wenn sich das Kind erkältet, kommt es zu einem Rezidiv, und allmählich dämmert es dem Arzt, dass er nicht genau das Mittel getroffen hat, das sich mit der Gesamtheit der Symptome deckt. Die Situation ist für den Arzt oft deswegen unbefriedigend, weil er die Gesamtheit der Symptome erst dann erkennen kann, wenn wenigstens zwei oder drei Anfälle vorüber sind. Dass nämlich die Durchfälle jeweils durch Kälteeinwirkung zustande gekommen sind, ist nicht immer so leicht zu eruieren.

Jedes Jahr am Ende der Sommersaison kehren Frauen mit ihren Babys aus den Bergen zurück, und das ist die Zeit, wo wir es regelmäßig mit Dulcamara-Fällen zu tun bekommen. Man muss schon einmal selbst während dieser Zeit in den Bergen gewesen sein, um die klimatischen Verhältnisse dort richtig einschätzen zu können. Wenn Sie sich gegen Ende des Sommers in die Berge im Norden oder Westen* begeben, werden Sie feststellen, dass die Sonne während des Tages mit großer Intensität vom Himmel brennt; doch wenn Sie in der Zeit vor Sonnenuntergang einen Spaziergang machen, kommt aus den Bergen eine kühle Luft heruntergeweht, die Sie bis auf die Knochen frösteln lässt. Dieser Umstand ist es, der die Kinder krank macht. Tagsüber ist es zu warm, um das Baby mit nach draußen zu nehmen, und so stellt man es am frühen Abend in seinem Kinderwagen ins Freie. Während des Tages hat sich das Kind im Haus ziemlich erhitzt, um dann am Abend dieser kalten, zugigen Luft ausgesetzt zu sein. Dulcamara passt für Erkrankungen, die auf ebendiese Weise entstanden sind. Genauso kann es einem Erwachsenen ergehen, der sich am Tage in der Sonnenhitze und abends in kalter, zugiger Luft aufgehalten hat. Heiße Tage und kalte Nächte, wie sie vor allem, zumal in den Bergen, für den späten Sommer und frühen Herbst charakteristisch sind – dieses Gemisch

* Von Philadelphia aus gesehen.

aus warmer und kalter Luft. Wandern Sie einmal nach einem heißen Tag den Fuß eines Berges hinauf, und Sie werden diese verschiedenen Luftschichten zu spüren bekommen: Erst gehen Sie in einer Schicht, die Sie in Schweiß ausbrechen lässt, und von einer Minute auf die andere geraten Sie in kalte Luft, sodass Sie Ihren Mantel vermissen; bald aber gehen Sie wieder in einer warmen Luftschicht, usw. Auf diese Weise kommt es abwechselnd zu Schweißsekretion und Schweißunterdrückung. Die Symptome, die Dulcamara erzeugt, ähneln in hohem Maße denen, die aus solchen Ursachen entstehen. Daraus können wir folgern, dass Dulcamara solche Fälle auch zu heilen vermag. Früher habe ich mir über die Babys, die von ihren Müttern aus den Bergen zurückgebracht wurden, immer wieder den Kopf zerbrochen und nur aufgrund der sichtbaren Symptome verschrieben, bis ich nach gründlichem Nachdenken darauf kam, dass all diese Kinder ja aus Gegenden kamen, die in der besagten Jahreszeit sowohl von Hitze als auch von Kälte gekennzeichnet waren. Wegen der Durchfälle, die in den Bergen nicht zu kurieren sind, müssen die Babys manchmal so schnell wie möglich nach Hause gebracht werden. Eine Dosis Dulcamara würde es ihnen jedoch erlauben, dort zu bleiben – sie würden problemlos mit dem Klima fertig werden. Eine Dosis Dulcamara würde sie gegen das ständige Erkälten und Verkühlen widerstandsfähiger machen. Chronisch rezidivierende Ruhrerkrankungen infolge Kälteexposition.[GS]

Betrachten wir die Thematik einmal in einem anderen Zusammenhang ... Manche Menschen müssen von Berufs wegen in Bereichen arbeiten, die ein Dulcamara-Leiden geradezu heraufbeschwören. Ich meine die Eiskremverkäufer, die Eishändler und die Arbeiter in Kühlhäusern. Sie hantieren in kühlen Räumen mit dem Eis, um sich bald darauf der sommerlichen Hitze auszusetzen, und nach einiger Zeit müssen sie sich erneut in die Kühlräume begeben. Ich hatte einmal Gelegenheit, diese Vorgänge zu beobachten und die ganze Problematik näher zu untersuchen. Die Männer, die dort arbeiten, leiden gehäuft an Darmbeschwerden und anderen katarrhalischen Affektionen, besonders aber an Durchfall. Sie können ihre Arbeit nicht einfach für einige Tage unterbrechen oder ganz aufgeben, weil sie damit ihren Lebensunterhalt verdienen. Dulcamara heilt solche chronischen Durchfälle, wenn die Symptome übereinstimmen. *Arsenicum* ist eine weitere mögliche Arznei, aber oft passen die Symptome eben besser auf Dulcamara, denn zum Wesen der Arznei gehören Erkältungen an kalten, feuchten Orten, Erkältungen durch Schweißunterdrückung, Erkältungen durch wechselnden Aufenthalt in großer Hitze und eisgekühlten Räumen. Typischerweise bekommt der Dulcamara-Patient – in einem Klima wie dem unsrigen – Beschwerden infolge körperlicher Überanstrengung und Erhitzung mit anschließender Verkühlung, wodurch die Schweißsekretion abrupt zum Stillstand gebracht wird. Das Fieber, das dann gelegentlich einsetzt, geht mit Knochenschmerzen und Muskelzittern einher. Hält das Fieber längere Zeit an, werden auch die geistigen Fähigkeiten in Mitleidenschaft gezogen: Das Gedächtnis versagt – der Kranke weiß nicht mehr, was er sagen wollte, oder es fallen ihm nicht die passenden Worte ein, um sich richtig auszudrücken; schließlich verfällt er in einen benommenen, wie betäubten[CK11] oder geistig verwirrten[GS] Zustand. Dulcamara passt für Erkältungen, bei denen aufgrund mangelnder Hirndurchblutung die Geisteskräfte nachlassen, verbunden mit Frösteln und Gliederzittern[CK347] sowie Kältegefühl in den Knochen.

Dulcamara ist voll von rheumatischen Beschwerden[AZ55,55]; viele rheumatische Schmerzen und ein Wundheits- und Zerschlagenheitsgefühl in allen Gliedern[CK368]. Die Gelenke entzünden sich, schwellen an, werden rot und berührungsempfindlich. Das Mittel passt bei entzündlichem Gelenkrheumatismus, der auf *Schweißsuppression* zurückzuführen ist, veranlasst durch feuchtkaltes Wetter und besonders durch plötzlichen Wechsel von hoher zu niedriger Umgebungstemperatur. Charakteristisch ist dabei ferner eine Verschlimmerung abends und nachts sowie in der Ruhe.[ST1,379]

Viele chronische Beschwerden, z. B. katarrhalische Augenentzündungen mit dicken, gelbeitrigen Absonderungen oder auch Conjunctivitis trachomatosa. Gerötete Augen bei jeder Erkältung. Es kommt häufig vor, dass Patienten fragen: »Wie kommt es eigentlich, Herr Doktor, dass bei mir jede Erkältung sofort auf die Augen schlägt?« »Welche Umstände können denn bei Ihnen zu einer Erkältung führen?« »Nun ja, besonders muss ich aufpassen, wenn ich mich in die Kälte hinausbegebe oder wenn ich mich erhitzt habe und dann die Kleidung ablege!« Diese Patienten erkälten sich, wenn sie in leichter Bekleidung abendlicher oder nächtlicher Kälte ausgesetzt sind; sie erkälten sich, wenn sie in einen kalten Regen hineingeraten – und dann bekommen sie unweigerlich diese entzündeten Augen. Hier ist Dulcamara sehr oft das passende Heilmittel. Was die Augen selbst betrifft, so handelt es sich nur um eine gewöhnliche katarrhalische Entzündung; wichtig ist allein die Art und Weise ihres Zustandekommens. Es ist charakteristisch für Dulcamara, dass sich die Augen bei jeder Erkältung, bei jeder Verkühlung[GS] entzünden. Wir finden dies auch bei einigen anderen Arzneien, ganz besonders aber bei Dulcamara.

Dulcamara hat auch katarrhalische Absonderungen aus der Nase, zuweilen vermischt mit blutigen Borken. Der Patient schnaubt ständig dicken, gelben Schleim aus. Säuglinge und Kinder, die andauernd schniefen, besonders bei feuchtkalter Witterung. Wenn ein Patient berichtet: »Bei kaltem, nassem Wetter kann ich nicht durch die Nase atmen; sie ist dann immer verstopft, und ich muss mit offenem Mund schlafen«, sollte man unbedingt Dulcamara in Betracht ziehen, das hierbei oft hilfreich ist.

Dulcamara ist ein ausgesprochenes Herbstmittel. Den Patienten geht es im Sommer leidlich gut; ihre katarrhalischen Beschwerden sind dann weitgehend verschwunden. Die warmen Tage und Nächte scheinen ihnen wegen der relativ gleichmäßigen Temperaturen gut zu bekommen; doch sobald die kalten Nächte Einzug halten und die kalten Herbstregen einsetzen, kehren all ihre Leiden zurück. Ihr Rheumatismus macht sich wieder bemerkbar oder verschlimmert sich, und auch die Katarrhe machen ihnen wieder zu schaffen.

Das Mittel wurde früher viel von unseren Müttern benutzt, indem sie es bei der Herstellung von Salben verwendeten. Auch heute noch sammeln die alten Damen in fast jeder ländlichen Gegend, in der die Pflanze wächst, Blätter und Triebe und verarbeiten sie z.B. zu Salben für Geschwüre. Es ist fürwahr erstaunlich, wie sehr das Mittel zu lindern vermag, wenn es als Lösung oder Salbe oder wie immer sonst auf schmerzende Wunden aufgetragen wird. Ein viel besseres Heilmittel ist es freilich, wenn es durch konstitutionelle Symptome angezeigt ist; und es wirkt besser, wenn es innerlich verabreicht wird. Dulcamara ruft Geschwüre[GS] hervor bzw. eine Neigung zur Geschwürsbildung – vornehmlich an den Schleimhäuten –, und diese Geschwüre werden leicht phagedänisch. Manchmal beginnen sie lediglich als kleine, bläschenförmige Flechten, die sich dann aber ausdehnen und schließlich gelben Eiter absondern. Die Granulationen, die eigentlich folgen müssten, bleiben aus, und die Hautläsion nimmt einen fressenden (phagedänischen) Charakter an und verheilt nicht mehr. Besonders auf der dünnen Haut über dem Schienbein können solche wunden Stellen entstehen, die sich bis zum Periost und Knochen ausdehnen und Nekrosen und Knochenfraß veranlassen können. Wir finden bei Dulcamara also eine Neigung zu Haut- und Schleimhautaffektionen, die als vesikuläre Ausschläge beginnen und dann aufbrechen und sich ins Gewebe fressen. Das Mittel passt vor allem bei sehr empfindlichen, blutenden Ulzera mit mangelhafter Bildung von Granulationsgewebe, bei phagedänischen Geschwüren. Dies ist unter den Homöopathen nicht genügend bekannt, es kann aber als gesicherte Erfahrung jener gelten, die sich intensiv mit der Arznei befasst haben. *Arsenicum*, das ich bereits ein- oder zweimal erwähnt habe, zeigt dieses Merkmal ebenfalls, ja es ist unter allen Arzneimitteln der Materia medica das führende bei fressenden Geschwüren. *Arsenicum* ist ein herausragendes Mittel bei sich ausbreitenden wunden Stellen und Geschwüren, besonders bei unheilsamen Geschwüren, die aus aufgebrochenen Bubonen entstanden sind. Aber Dulcamara kann hier, wie gesagt, gleichermaßen von Nutzen sein.

Ein weiteres Merkmal dieses Mittels ist seine ausgeprägte Neigung, am ganzen Körper Hautausschläge entstehen zu lassen, darunter Bläschen oder Blasen[KE4,165], Schorfe[SK412], trockene

oder feuchte braune Borken, flechtenartige Ausschläge[SK412]. Dulcamara ruft ferner Ausschläge hervor, die so sehr einer Impetigo gleichen, dass es sich oft bei dieser Krankheit als nützlich erwiesen hat[GS]: multiple, kleine, furunkelähnliche Ausschläge, die sich immer weiter ausbreiten. Schwellung und Verhärtung der Lymphknoten.[GS] Milchschorf ist durch Dulcamara geheilt worden.[CK] Heftiges[CK349], stechendes[CK350] oder brennendes[CK352] Jucken, das durch Kratzen nicht gelindert wird; der Patient kratzt so lange, bis die Haut wund ist und blutet. Hautausschläge im Gesicht, auf der Stirn und auf der Nase, besonders aber auf den Wangen, die von Schorfen völlig bedeckt sein können, meist im Rahmen eines Säuglingsekzems (Milchschorf). Schon wenige Wochen alte Babys bekommen diesen Ausschlag auf der Kopfhaut, und Dulcamara gehört zu den Arzneien, die Sie kennen müssen, wenn Sie Milchschorf erfolgreich therapieren wollen. Das Mittel ist hier ungefähr so häufig indiziert wie die anderen in Betracht kommenden Arzneien. *Sepia, Arsenicum, Graphites,* Dulcamara, *Petroleum, Sulfur* und *Calcarea:* sie alle werden etwa gleich häufig bei Milchschorf benötigt, *Sepia* allerdings (zumindest in einem Klima wie dem unsrigen) wohl etwas öfter.

All die katarrhalischen Symptome, die rheumatischen Leiden und die Hautausschläge sind den der Dulcamara-Konstitution eigentümlichen Verschlimmerungen unterworfen. Gleichgültig, welche Symptome vorhanden sind, der konstitutionelle Zustand verschlechtert sich bei kaltem, feuchtem Wetter.

»Katarrhalische und rheumatische Kopfschmerzen bei feuchtkaltem Wetter.«[GS] Dies bedarf einiger Erläuterungen: Wenn der Kopfschmerz die Hauptbeschwerde ist, nimmt der Katarrh einen anderen Verlauf, als wenn der Katarrh selbst die Hauptbeschwerde ist. Einige Dulcamara-Patienten, die sich aufgrund feuchtkalten Wetters erkältet haben, fangen an zu niesen und bekommen einen Schnupfen, und bald fließt ein reichliches, dick-gelbes Schleimsekret aus der Nase. Das ist die eine Verlaufsmöglichkeit. Zum Arzneimittelbild gehört aber ebenso ein trockener Katarrh [Stockschnupfen[CK224]] im ersten Stadium mit einem feuchten Katarrh [Fließschnupfen] nur im zweiten Stadium. Jemand, der für Dulcamara-Kopfschmerzen anfällig ist, leidet am trockenen Katarrh; immer wenn er sich erkältet, bekommt er statt der gewöhnlichen Schleimabsonderung zunächst Niesen und dann ein Trockenheitsgefühl in den Atemwegen. Die Schleimabsonderung, die ihm Erleichterung verschaffen würde, kommt nicht in Gang, und er weiß, dass er nun neuralgische Schmerzen zu gewärtigen hat, Schmerzen im Hinterhaupt und schließlich im ganzen Kopf. Kongestive Kopfschmerzen mit Neuralgien und trockener Nase[CK223]. Jeder Einbruch feuchtkalter Witterung bringt diese Art von Kopfschmerz hervor. Der Katarrh ist dabei oft kaum der Rede wert, sodass der Kranke dem Arzt nicht viel darüber berichtet. Der Dulcamara-Kopfschmerz ist überaus heftig, fast unerträglich, und wenn der Patient zum Arzt geht, hat er nur eins im Sinn: die Kopfschmerzen loszuwerden. Aber es handelt sich um einen katarrhalischen Zustand, der unterdrückt worden ist, der vorzeitig nachgelassen hat, und die Nase ist ausgetrocknet; sobald die Schleimsekretion dann wieder in Gang kommt, werden die Kopfschmerzen weniger. Zum Wirkungskreis von Dulcamara gehören katarrhalische Kopfschmerzen unterschiedlicher Genese: solche, die direkt durch feuchtkaltes Wetter ausgelöst werden, solche, die durch Überhitzung, vor allem durch Kälteexposition in erhitztem Zustand hervorgerufen werden, sowie solche, die entstehen, wenn man sich in zu warmer Bekleidung erhitzt und dann durch Ablegen der Kleidung plötzlich abkühlt.

Ein Hautausschlag auf dem Kopf, der mit großer Wahrscheinlichkeit Dulcamara entspricht, ist die Ringflechte, Herpes circinatus.[GS] Sie entsteht, besonders bei Kindern, in der Regel auf dem behaarten Kopf, manchmal aber auch im Gesicht. Dulcamara wird diese ringförmige Flechte fast immer heilen.

Auf die Augensymptome bin ich bereits eingegangen. Das Dulcamara-Kind ist sehr anfällig für Ohrenschmerzen[PM2,5].

»Stockschnupfen: > bei Bewegung, < in der Ruhe; erneuert durch die geringste Kälteexposition und < in kalter Luft[SK414].«[GS] Manche Schnupfenpatienten können sich nicht in geheizten Räumen aufhalten, während es andere geradezu danach verlangt. Der Stockschnupfen von Dulcamara verschlimmert sich in der kühlen, freien Luft und bessert sich durch Bewegung. Der *Nux-vomica*-Schnupfen bessert sich im Freien. Normalerweise wünscht der *Nux-vomica*-Patient viel Wärme; er hält sich gern in warmer Luft auf, und die Räume müssen gut geheizt sein. Doch in Bezug auf seinen Schnupfen ist es genau umgekehrt: Er möchte sich im Freien bewegen und strebt nach kühler Luft, da diese seine quälenden Schnupfenbeschwerden lindert. In warmen Räumen bekommt er ein Kitzelgefühl in der Nase, und Tag und Nacht tropft wässriger Schleim heraus. Der *Nux-vomica*-Schnupfen ist schlimmer im Haus, schlimmer nachts und schlimmer in der Bettwärme, sodass das Sekret das ganze Kopfkissen nass macht. Bei Dulcamara ist das Sekret im Haus und in der Wärme flüssiger, zäher in kalter Luft und in kalten Räumen. Wenn der an Schnupfen leidende Dulcamara-Patient einen ungeheizten Raum betritt, treten Schmerzen in den Nasenknochen auf, Niesen setzt ein, und Wasser läuft aus der Nase. Die gleichen Umstände würden einem *Nux-vomica*-Patienten Erleichterung bringen. Wie *Nux vomica* erfährt auch *Allium cepa* eine Verschlimmerung in warmen Räumen und Besserung in kühler, freier Luft; der Patient fängt an zu niesen, sobald er ein warmes Zimmer betritt. Wir erkennen die Bedeutung solcher Dinge: Sie liegt in der Notwendigkeit begründet, jeden Fall eingehend zu untersuchen und dabei auch die Lokalsymptome genügend zu berücksichtigen.

Eine Erkrankung, die Sie vor allem im frühen Herbst zu behandeln haben, ist der sog. Heuschnupfen. Jedes Jahr im September,* wenn die Nächte kühl werden und feuchtkaltes Wetter und Herbstregen dominieren, leidet der Dulcamara-Patient an Nasenverstopfung mit beständigem Niesen, wobei er die Nase nach Möglichkeit warm zu halten sucht. Ich kenne Patienten, die sich in dieser Zeit immer in gut geheizten Räumen aufhalten und dabei ein feuchtheißes Tuch auf Gesicht und Nase legen; nur so können sie ihre Beschwerden – den Bindehautkatarrh und die Nasenverstopfung – einigermaßen erträglich gestalten. Wärme mildert die Verstopfung der Nase, sodass sie mit diesen heißen Tüchern über dem Gesicht leidlich durch die Nase atmen können. Wenn sie sich aber an einen kühlen Ort oder nachts nach draußen begeben, zumal bei regnerischem Herbstwetter, bekommen sie massive Beschwerden. Andere Heuschnupfenpatienten leiden dagegen mehr am Tage; sie suchen die kältesten Orte auf, die sie finden können, und manchmal zieht es sie deswegen sogar in die Berge. Dinge wie diese weisen auf einen konstitutionellen Zustand hin. Die Konstitution macht durch Zeichen und Symptome auf sich aufmerksam, und so verhilft sie dem intelligenten Arzt, Heilungen zu bewirken. Wenn die Konstitution nicht in der Lage wäre, solche hinweisenden Zeichen und Symptome hervorzubringen, gäbe es keine Möglichkeit, sie mittels unserer Arzneien zu heilen.

»Heuschnupfen im Mai/Juni:** Nase so verstopft, dass Nasenatmung völlig unmöglich ist; fortwährendes Niesen; profuse wässrige Absonderungen aus Nase und Augen; < *im Freien,* > *in geschlossenen Räumen;* < morgens beim Erwachen*** sowie abends; Augen mitunter geschwollen, fühlen sich voll oder vergrößert an; mal sind die Augen, mal die Nase mehr betroffen; darf sich nicht in der Nähe von frisch geschnittenen Rasenflächen oder frischem Heu aufhalten; > an der Meeresküste.«[GS;HC1,112] Der Dulcamara-Patient ist so empfindlich auf frisch gemähtes Gras und trocknendes Unkraut, dass er gezwungen ist, die ländlichen Gegenden, wo er mit solchen Dingen konfrontiert ist, eine Zeitlang zu meiden. Bei Heuschnupfen müssen wir in erster Linie auf die Mittel zurückgreifen, die eine Verschlimmerung der Beschwerden im Herbst aufweisen. Es gibt andere Zustände, die aber gleichermaßen als Heuschnupfen anzu-

* Kent spricht von der Zeit um den 20. August, doch in Mitteleuropa findet man die beschriebenen Verhältnisse wohl eher im September vor.

** Die Angabe der Jahreszeit fehlt leider in den *Guiding Symptoms*, sie geht aber aus der originalen Fallbeschreibung im *Journal of Homoeopathic Clinics* eindeutig hervor. Dulcamara kann daher in der Repertoriumsrubrik »Coryza, rose cold« [= Heuschnupfen im Juni (Zeit der Rosenblüte)] nachgetragen werden.

*** Kent schreibt fälschlich »better ... on awakening in the morning«.

sehen sind, wie z. B. der sog. ›Rosenschnupfen‹, der im Juni einsetzt. Wieder andere der jährlich wiederkehrenden Rhinitiden entstehen im Frühjahr und werden nicht selten durch *Naja* oder *Lachesis* geheilt. Um Heuschnupfen erfolgreich behandeln zu können, müssen wir also die Jahreszeit beachten, die Tageszeit sowie Tages- oder Nachtverschlimmerung; auch Verschlimmerung durch feuchtes oder trockenes Wetter und Verschlimmerung durch Wärme oder Kälte sind wichtige Umstände, die wir herauszufinden haben. Wir müssen unsere Arzneien besonders im Hinblick auf ihre Modalitäten erforschen.

Der Dulcamara-Patient ist sehr krankheitsanfällig; stets läuft er Gefahr, dass sich die katarrhalischen Absonderungen auf das Bronchialsystem verlagern. Viele Erwachsene, die an akuter Phthisis sterben, hätten durch Dulcamara gerettet werden können. Oft finden wir in dieser Personengruppe Menschen, die durch jedes nasskalte Wetter eine Verschlimmerung ihrer Beschwerden erfahren; diese Menschen geraten damit in den Wirkungskreis von Dulcamara. Es geht ihnen besser, wenn sie in den Süden reisen, wo das Klima gleichmäßig warm ist. Der Dulcamara-Patient ist typischerweise kränklich und von Lungentuberkulose bedroht; er hat ein blasses[SK414], bleich-gelbliches und kränklich wirkendes Gesicht. Dies zeigt, dass das Mittel tief in das Leben eingreift und Störungen hervorruft, wie man sie bei schwerkranken Menschen antrifft, bei chronisch Kranken, bei Individuen, deren Lebenskraft so geschwächt ist, dass diese die Reparaturmechanismen des Organismus nicht länger aufrechterhalten kann.

Der Hals hat am Beschwerdebild von Dulcamara großen Anteil. Menschen, die bei jedem feuchtkalten Wetter Halsschmerzen[SK415] bekommen, vor allem wenn sie in erhitztem Zustand ihre Kleidung ablegen und sich an einen kühlen Ort begeben, benötigen oft dieses Mittel. Der Dulcamara-Patient sagt: »Ich bin sicher, es hat mich erwischt – ich habe mich erkältet; ich merke schon, wie meine Stimme sich belegt.« Der Hals entzündet sich, und gelber Schleim sammelt sich an; oder die Tonsillen entzünden sich[GS], bis hin zur Mandelvereiterung. Es kann auch der ganze Rachen einschließlich der Mandeln gleichmäßig betroffen sein; er kann sich röten und entzünden und mal trocken, mal schleimbelegt sein. Nachts sammelt sich dicker, gelber, zäher Schleim im Hals an, der dann in großen Mengen ausgeräuspert wird. Diese Erkältungen, die zuerst den Nasenrachenraum befallen, diese postnasalen Katarrhe der schlimmsten Art, sie breiten sich allmählich immer weiter aus, bis sämtliche Atmungsorgane katarrhalisch entzündet sind. Jede zusätzliche Verkühlung verschlimmert den bestehenden Katarrh, wo immer er gerade lokalisiert sein mag. Ist er in der Nase, so exazerbieren die Nasenbeschwerden; ist er in der Brust, so erhöhen sich die dortigen Symptome – ein beständiges ›Anstacheln‹ der Beschwerden. Jeder erfahrene Arzt wird sich des Öfteren mit Fällen herumgeschlagen haben, mit denen er zeitweise nicht glaubte fertig werden zu können, und zwar aufgrund seiner Unfähigkeit, an den konstitutionellen Zustand heranzukommen, welcher diesem fortgesetzten Erkälten zugrunde liegt. So rätselt er lange Zeit herum und verschreibt nur für die akuten Beschwerden, die er ein wenig zu lindern vermag. Beispielsweise mag eine akute Erkältung nach *Belladonna* oder *Bryonia* aussehen, nach *Ferrum phosphoricum* oder *Arsenicum*, etc.; er behandelt diese akute Symptomatik, ohne die zugrunde liegende Konstitution des Patienten zu berücksichtigen. Dieses Herumpfuschen an den Symptomen und das Nichtberücksichtigen des chronischen Zustandes ist ein überaus einträgliches Geschäft für die Gewissenlosen und wenig Intelligenten unter den Ärzten. Ein gewissenhafter Arzt ist dagegen über die Situation bekümmert, denn er weiß, er behandelt seinen Patienten nicht so, wie er ihn behandeln sollte, solange er ihm nicht das Mittel verabreicht, das die Konstitution zu beeinflussen vermag. Es ist weitaus sinnvoller, Menschen vor Erkältungen zu bewahren, als Erkältungen immer wieder nur oberflächlich zu kurieren.

Es gibt eine Form der akuten Bright'schen Krankheit[GS], die Dulcamara zu heilen vermag, und nach all dem, was ich Ihnen über das Wesen der Arznei gesagt habe, werden Sie sicher erraten können, wodurch diese Nierenerkrankung charakterisiert ist. Es sind Nephritiden im Gefolge von Malaria, Scharlach und anderen akuten Krankheiten, die ein böses Ende gefunden haben; d. h., der Patient hat sich zu früh der Kälte ausgesetzt und dabei erkältet, oder er ist von einem plötzlichen Wechsel zu nasskalter Witterung überrascht worden – und nun beginnen seine Füße anzuschwellen, mit Schmerzen in der Nierengegend und massenhaft Albumin im Harn[AZ92,148]; Glieder und Gesicht bekommen ein wächsernes, bleiches Aussehen, und es besteht ein fortwährender Harndrang[AZ1,84]. Dulcamara wird, wenn es insgesamt zur Konstitution des Patienten passt, dieses Nierenleiden heilen.

Blasenkatarrh[SK416], mit viel Schleim[CK212] oder eitrigem Schleim im Urin sowie mit beständigem Harndrang. Wenn der Urin längere Zeit steht, setzt sich ein dickes, gelblichweißes, purulentes Sediment ab. Bei jeder leichten Erkältung flammt der latente Katarrh wieder auf, die Häufigkeit des Wasserlassens nimmt zu, und der Urin wird blutig und reizt die Schleimhäute. Alle Blasensymptome verschlimmern sich bei feuchtkaltem Wetter und durch Verkühlung, während sie sich durch Wärme bessern. Ob es sich um einen Katarrh der Nierenbecken oder der Blase handelt, um eine akute Dysenterie oder Diarrhö, jeder kalte Witterungseinbruch führt bei Dulcamara zu einer Zunahme der Beschwerden.

Ein wichtiger Hinweis auf Dulcamara, den der Kranke oft erst gibt, wenn Sie bereits lange unter vielen Zeichen nach Verwertbarem geforscht haben, ist die Aussage: »Wenn ich mich verkühlt habe, muss ich plötzlich ganz dringend Wasser lassen; oder wenn ich mich an einem kühlen Ort aufhalte, dauert es meist nicht lange, und ich bekomme Stuhl- oder Harndrang.« Auch hier sehen wir wieder: Symptome entstehen, wenn der Patient friert, und sie bessern sich, wenn ihm warm ist. Bei allen katarrhalischen Blasenbeschwerden, die sich im Sommer bessern und im Winter verschlimmern, müssen wir an Dulcamara denken.

»Friesel-Ausschlag vor der Regel[UE], besonders im Gesicht.« »Sie hat immer als Vorläufer des Monatlichen einen Friesel (oder Nesselausschlag) irgendwo am Leibe«[GY5], verbunden mit ungewöhnlicher sexueller Erregung während des Ausschlags und der Regel.[HC1,46] »Flechtenartige Ausschläge an der Vulva mit mehrmaligen Beschwerden bei jeder Wetterveränderung zum Kalten, oder schlimmer nach Verweilen an kalten, feuchten Orten.«[GY8] Dulcamara-Patientinnen neigen zu lästigen Fieberbläschen an Lippen und Genitalien. Immer wenn sie sich erkälten, bekommen sie einen Herpes labialis oder Herpes genitalis. »Katarrhalische Genitalbeschwerden bei feuchtkaltem Wetter.«[GS] Brüste geschwollen, hart[GY10] und wundschmerzhaft[GS], bei unterdrückter Regelblutung[GY10]. »Mammae geschwollen, nicht sezernierend, schmerzlos, juckend – als Folge einer Erkältung, die auf die Brüste geschlagen ist.«[GS]

Trockener, quälender Husten bei ›Wintererkältungen‹; der Husten verschwindet im Sommer und kehrt im Winter regelmäßig zurück. Auch *Psorinum* und *Arsenicum* haben diesen ›Winterhusten‹ in ihrem Symptomenbild. »Husten in feuchtkalter Luft oder infolge Durchnässung ...«[GS] »Husten trocken, heiser und rau; oder auch locker, mit kopiösem Schleimauswurf[SK416] sowie Schwerhörigkeit. (Katarrhalisches Fieber.)«[GS] Der Husten ist schlimmer in der Stube und bei ruhigem Liegen, besser bei Bewegung[CH192] und im Freien.

Rheumatische Lahmheit und Steifheit im Rücken nach Erkältung, besser durch Bewegung. »In der Ruhe Ziehen vom Kreuze durch den Schenkel herab, bei Bewegung Stiche darin, welche durch Aufdrücken sich lindern.«[UE] Steifigkeit in den Nackenmuskeln[CK275] von jeder Kälteexposition. Stechende, reißende, rheumatische Gliederschmerzen nach Kälteeinwirkung; besser bei Bewegung[GS], schlimmer nachts oder auch abends in der Ruhe, weil dann das Fieber exazerbiert[ST1,379]. Wundheits- und Zerschlagenheitsgefühl am ganzen Körper.[(CK368)]

Warzen an Händen[CK300] und Fingerrücken[GS] sowie im Gesicht[AZ5,163].

Eupatorium perfoliatum

Wasserhanf, ›Knochenheil‹ (Boneset)

Immer wenn ich mich mit einem dieser alten Hausmittel beschäftige, erstaunt es mich, in welchem Umfang früher von Laien pflanzliche Arzneiwirkungen entdeckt wurden. Überall in den ländlichen Gegenden der östlichen Vereinigten Staaten wurde von den ersten Siedlern Wasserhanftee als Mittel gegen Erkältungen getrunken. Bei jeder Erkältung, bei jedem Nasenkatarrh, bei allen Knochenschmerzen, bei jedem hohen Fieber und bei allen erkältungsbedingten Kopfschmerzen bereiteten die Hausfrauen Eupatorium-Tee zu. Oft wurde der Tee gesüßt, aber er schmeckt auch ohne Zucker. Wenn Sie den Tee noch nie probiert haben, sollten Sie ihn wirklich einmal versuchen. Aus dem Lächeln auf vielen Gesichtern von Ihnen ersehe ich, dass Sie damit aufgewachsen sind: Eupatorium-Tee – und dann ins Bett – und am nächsten Morgen wieder einigermaßen auf dem Damm! Mit Sicherheit hat das Mittel solche Dinge bewirkt, und seine Prüfungen unterstützen diese Anwendungsart. Die Prüfungen zeigen, dass Wasserhanf am Gesunden Symptome erzeugt ähnlich jenen Erkältungen, die sich die Farmer hierzulande gewöhnlich zuziehen.

Die *gewöhnlichen Wintererkältungen* im Nordosten der Vereinigten Staaten zeigen folgende Symptome: viel Niesen und Schnupfen; heftigste Kopfschmerzen, als wollte der Kopf zerspringen, < durch Bewegung; Frösteln mit Neigung, sich warm zuzudecken; die Knochen tun weh, als würden sie zerbrechen; Fieber, Durst und eine allgemeine Verschlimmerung durch Bewegung. Solche alltäglichen Erkältungen entsprechen manchmal Eupatorium, manchmal auch *Bryonia*. Diese zwei Arzneimittel sind einander sehr ähnlich, doch die ausgeprägte Schmerzhaftigkeit der Knochen spricht eher für Eupatorium. Wenn der beschriebene Zustand ein paar Tage anhält, setzt sich die Erkältung in der Brust fest, und unter Umständen entwickelt sich eine Pneumonie; oder die Leber entzündet sich, und der Patient wird ikterisch, bzw. ein sog. biliöses Fieber entsteht. Derartige Fieber verlangen häufig nach *Bryonia* oder Eupatorium, je nach Symptomatik. Beide Arzneien haben sich besonders in den nördlichen und nordöstlichen Staaten der USA sowie in Kanada als nützlich erwiesen. In den wärmeren Breiten kommt diese Art von Erkältung nur selten vor, gleichwohl ist Eupatorium oft in wärmeren Klimazonen bei bestimmten Fiebererkrankungen angezeigt: bei Gelbfieber[GS], Gallenfieber[GS], Dengue-Fieber[GS] und Wechselfieber (einschl. Malaria)[GS]. Das Mittel scheint in dem einen Klima bei einer bestimmten Art von Beschwerden hilfreich zu sein, in dem anderen Klima aber bei einer ganz anderen Art von Beschwerden.

Im Westen und Südwesten der Vereinigten Staaten – in den großen Flusstälern – heilt Eupatorium Beschwerden, die mit einem Zerschlagenheitsgefühl im Rücken[EN66] beginnen, mit vom Rücken ausgehendem Schaudern von Kopf bis Fuß, mit großer Kälteempfindlichkeit, mit kongestivem Kopfschmerz, mit Gesichtsröte[EN10], mit gelber Haut und gelben Skleren[LM1,119], mit Schmerzen im Bauch[GS] und in der Lebergegend[GS], mit Unfähigkeit, Speisen bei sich zu behalten, sowie mit Übelkeit schon beim Geruch[EN25] oder Anblick von Speisen. Dann setzt hohes Fieber ein, mit Wundheits- und Zerschlagenheitsschmerz in sämtlichen Knochen[EN87]; der Urin ist mahagonifarben[LM1,120], die Zunge hat einen dicken, gelblichen Belag[LM1,119], und es bestehen Übelkeit und Erbrechen von Galle[HC2,251]. Dies ist das typische Eupatorium-Bild in den Tälern des Mississippi und Ohio, in Florida und Alabama und allen anderen Südstaaten. Die hervorstechendsten Symptome sind das *Galleerbrechen*, die *wie gebrochen schmerzenden Knochen*[GS], die Übelkeit beim Geruch und Anblick von Speisen sowie heftigste Magenschmerzen nach dem Essen[GS]. Der Magen ist so stark gereizt, dass schon der Gedanke an Essen den Kranken würgen lässt. Gar nicht genug hervorheben kann man die ***Empfindung, als wären die Knochen gebrochen***. Der Patient hat das Bedürfnis, sich still zu verhalten, aber die Schmerzen sind so heftig, dass er sich bewegen *muss*, und so erscheint er eher ruhelos.

Eupatorium hat sich bei den in jenen Tälern endemieartig auftretenden *intermittierenden Fiebern* als nützlich erwiesen. Zu den ersten Malariazeichen gehört in der Regel Übelkeit, die den Patienten in der Nacht vor dem Schüttelfrost befällt[HC4,46], bisweilen auch mit anfallsweisem Galleerbrechen einhergehend.[GS] Zwischen 7 und 9 Uhr morgens überlaufen ihn die ersten Frostschauer – den Rücken herunter und vom Rücken zu den Extremitäten sich ausbreitend.[GS] Der Kranke hat heftigen Durst, besonders auf kaltes Wasser[EN19], aber er traut sich nicht, Kaltes zu trinken, weil dadurch die Frostschauer verschlimmert werden. Es besteht ein Wundheitsschmerz mit Pochen im Hinterkopf[GS]; heftiger Schmerz in Kopf und Rücken vor dem Frost und während des Frostes[GS]. Während des Frostes möchte der Patient mit mehreren Decken warm zugedeckt sein. Der Durst setzt bereits viele Stunden vor dem Frost ein und hält während des ganzen Frost- und Hitzestadiums an[EN97]; kein Durst während des Schweißes.[GS]* Gegen Ende des Frostes kommt es zum Erbrechen[NR1,298]; nicht selten setzt das Erbrechen auch erst während der Hitze ein[GS], jedenfalls hat der Patient, noch bevor der Schweiß halbwegs in Gang gekommen ist, große Mengen erbrochen, zuerst den Mageninhalt und schließlich Galle[GS]. Wenn die Fieberhitze da ist, hat der Kranke das Gefühl, am ganzen Körper zu brennen[LM1,119], an manchen Stellen auch ein Gefühl wie von elektrischen Funken. Intensive Hitze; Brennen auf dem Scheitel[(EN4)]; Brennen in den Füßen[GS]; Brennen in der Haut[GS]. Dieses Gefühl des Brennens ist heftiger, als es der Körpertemperatur entspricht. Es ist typisch für Eupatorium, dass der auf die Hitze folgende Schweiß nur sehr spärlich fließt.[LM1,118] Heftiger Frost – intensive Hitze, die nur langsam vergeht – und kaum oder gar nicht vorhandener Schweiß. Sämtliche Knochen schmerzen, *als ob sie zerschlagen oder gebrochen wären.*[AZ83,183] Während des Frostes schmerzt der Kopf, als wolle er zerspringen; es klopft[GS], es reißt, es sticht, es brennt im Kopf. Die Beschreibung des Patienten bringt die Heftigkeit der Schmerzen zum Ausdruck, sodass man geneigt ist, kongestive Kopfschmerzen zu vermuten. Man sollte meinen, dass der Patient mit dem Nachlassen des Fiebers und dem Beginn des Schweißes Erleichterung seiner Beschwerden erfährt, und das ist auch so – mit Ausnahme der Kopfschmerzen. Diese verschlimmern sich oft immer weiter bis zum Ende des Anfalls, und bisweilen halten sie den ganzen Tag und die ganze Nacht an. Dann folgen 24 kopfschmerzfreie Stunden, doch am dritten Tag setzt das gleiche Leiden morgens zwischen 7 und 9 Uhr mit gesteigerter Heftigkeit wieder ein. Es kommt auch vor, dass diese Malariaanfälle prolongiert ablaufen und sich der eine Anfall bis in den nächsten hineinzieht; dann nimmt die Krankheit eine Art remittierenden Charakter an – ohne Pausen dazwischen. Je länger dies fortdauert, desto mehr vergrößert sich die Leber, und schließlich treten Gallenfarbstoffe verstärkt in den Harn über; der Stuhl wird weiß wie Kreide, das Fieber nimmt zu, desgleichen die Übelkeit; die Zunge wird spitzer und länger und trocknet aus; der Kopfschmerz nimmt extreme Ausmaße an, und es entwickelt sich so etwas wie ein maskiertes Intermittens.

Bei intermittierenden Fiebern, die mit heftigem Schüttelfrost beginnen und bei denen die Kopfschmerzen, falls kein Schweißstadium folgt, fortdauern und, falls doch Schweiß eintritt, sogar noch schlimmer werden; bei intermittierenden Fiebern mit Durst in allen Stadien [vgl. letzte Fußnote], mit Galleerbrechen während und vor allem gegen Ende der Hitzephase sowie mit schrecklichen Knochenschmerzen: hier wissen die im Westen tätigen homöopathischen Ärzte, die ihre Materia medica gut kennen, dass sie in Eupatorium ein sicheres Heilmittel haben. Eine Dosis in Höchstpotenz reicht bei diesen Symptomen stets hin, um das Wechselfieber zu beheben. Die beste Zeit für die Verabreichung der Arznei ist am Ende des Anfalls. Man erzielt die beste Wirkung, wenn die Reaktionslage günstig ist, und das ist der Fall, wenn die Gegenreaktion des Organismus nach Beendigung eines Anfalls wieder in Gang kommt.

* Kent schreibt: »The thirst extends through all the stages«, was aber, nach den Quellen zu urteilen, nicht so charakteristisch ist.

Dies gilt für jedes paroxysmale Leiden, wo es möglich ist, das Ende des Anfalls abzuwarten. Während des Paroxysmus kann man die Beschwerden nicht wesentlich lindern, ja oft werden sie durch eine Arzneigabe sogar noch vermehrt. Wartet man dagegen ab, bis der Anfall vorüber ist, zieht man den vollen Nutzen aus der Arznei, und der nächste Anfall wird entweder gar nicht oder abgeschwächt erscheinen. Oder Sie können, falls sofort nach Arzneigabe ein neuerlicher Anfall kommt, sicher sein, dass dies der letzte gewesen ist. Es kommt bei Wechselfiebern nicht selten vor, dass nach Verabreichung eines Mittels am Ende eines Paroxysmus der nächste Anfall schon binnen 24 Stunden erfolgt; diese vermischten Fälle befinden sich oft nur in einem Zustand der Unordnung. Jemand, der das nicht weiß, würde es sofort mit der Angst zu tun bekommen; er wäre sehr verunsichert und würde befürchten, es ginge dem Patienten schlechter. Doch braucht man nur abzuwarten, bis der Anfall vorüber ist, um zu erkennen, dass man nunmehr den Kreislauf und die Periodizität der Krankheit durchbrochen hat.

Wenn Eupatorium bei intermittierendem Fieber angezeigt erschienen ist, sich aber als nicht tiefgreifend genug herausgestellt hat, die Krankheit von der Wurzel her zu beseitigen, gibt es zwei Arzneimittel, die mit einiger Wahrscheinlichkeit gut auf Eupatorium folgen, und das sind *Natrium muriaticum* und *Sepia*. Diese beiden Mittel sind eng mit Eupatorium verwandt, und je nachdem, welches von ihnen besser passt, wird eines von ihnen die von Eupatorium begonnene Arbeit zu Ende führen.

Eupatorium hat auch einen chronischen, einen konstitutionellen Zustand, und das ist *seine gichtige Natur*. Es ist ein sehr nützliches Mittel bei Gicht.[GS] Es hat Gichtschmerzen und entzündete Gichtknoten an Finger- und Ellbogengelenken[NR1,297]; Rötung, Schmerz und gichtige Anschwellung[GS] des Großzehengrundgelenks. Bei zur Gicht neigenden Personen veranlasst es die Ablagerung von Harnsäurekristallen an den Fingergelenken. Wenn sich diese gichtigen Eupatorium-Patienten erkälten, schmerzen ihnen die Knochen und entzünden sich die Gelenke; die Haut verfärbt sich gelb, der Urin ist mit Gallenfarbstoffen überladen, der Stuhl wird weiß; sie frieren leicht und werden sehr schwach. Oftmals haben diese Patienten früher zu Burgunderwein Zuflucht genommen, um ihren gichtgeplagten Gelenken Linderung zu verschaffen und die Schwäche zu bessern. Natürlich wären in solchen Fällen homöopathische Mittel vorzuziehen, aber man kann diesen alten Gichtikern, die schon immer gegen ihre Beschwerden Wein getrunken haben und daran gewöhnt sind, nicht einfach ihren Wein verbieten, erst recht nicht während eines akuten Anfalls. Burgunder ist der Wein, der am meisten von Gichtkranken getrunken wird, während der Schotte hier ganz auf seinen Whisky vertraut. Es ist so gut wie ausgeschlossen, diesem sein Linderungsmittel vorzuenthalten, wenn er gerade einen Gichtanfall erleidet. Was ihm zur Gewohnheit geworden ist, muss noch eine Weile weitergeführt werden, weil er sonst noch sehr viel mehr geschwächt würde. Nichtsdestominder wirkt sich Alkohol schädlich auf ihn aus! Es ist daher nicht leicht, mit alkoholkonsumierenden Gichtkranken zu einer Übereinkunft zu kommen. Einerseits kann die Homöopathie unter solchen Umständen nicht voll wirken, andererseits kann man wegen der nachfolgenden großen Schwäche den Alkoholabusus nicht einfach abstellen. Patienten, die nicht regelmäßig Wein getrunken haben, können und sollten ganz darauf verzichten, da Wein die Wirkung homöopathischer Arzneien stört.

Diese gichtigen Eupatorium-Patienten neigen häufig zu schrecklichen *Migräneanfällen.*[GS] Schmerzen im Bereich der Hirnbasis und des Hinterkopfs, verbunden mit Gichtaffektionen an den Gelenken. Derartige Beschwerden werden oft als *arthritische Kopfschmerzen* bezeichnet, i. e. gichtige Kopfschmerzen, solche, die mit schmerzhaften Gichtarthritiden einhergehen. Die Kopfschmerzen können aber auch mit den Gelenkbeschwerden alternieren. Kongestive Kopfschmerzen mit mehr oder weniger heftigem Klopfen, wobei der Schmerz primär in der Hirnbasis lokalisiert ist; von dort dehnt er sich auf den ganzen Kopf aus und veranlasst einen allgemeinen Blutandrang zum Kopf. Mitunter entstehen diese Kopfschmerzen, wenn es den Gelenken besser geht, und je mehr Kopfschmerzen der Patient hat, desto geringer sind die Schmerzen an den Extremitäten; umgekehrt verringern sich die Migränebeschwerden, wenn die Gelenke stärker von der Gicht befallen werden. Kopfschmerzen mit einer *Verschlimmerung jeden dritten* und siebten Tag*, mehr oder weniger regelmäßig wiederkehrend. Mit den Kopfschmerzen kommt es zu Übelkeit und Galleerbrechen; Übelkeit schon beim Gedanken an Essen oder durch Speisegerüche. Diese Gichtpatienten neigen auch zu Schwindel; besonders beim Entstehen der Kopfschmerzen hat der Patient das Gefühl, als würde er zur linken Seite fallen[GS]. Typischerweise setzt der Schwindel morgens ein, beim Aufrichten im Bett[GS]; beim Aufstehen hat er das Gefühl, als würde er nach links kippen, und er muss dem entgegenwirken. Manchmal ist dieses Symptom des Nach-links-Kippens – im Verein mit Schwindel, der in Übelkeit und Erbrechen endet, sowie heftigen Hinterkopf- und Knochenschmerzen – der erste Vorbote eines Wechselfieberanfalls.

Wir finden bei Eupatorium noch weitere Manifestationen der Gicht: durch beide Schläfen fahrende Schmerzen, dabei ein Gefühl, als ströme Blut quer durch den Kopf[EN3]; von links nach rechts durch den Kopf schießende Schmerzen[NR1,295]; Stiche durch den ganzen Kopf; neben den schrecklichen Knochenschmerzen auch stechende oder reißende Schmerzen in den Gliedern. Dies sind charakteristische Merkmale der Arznei. Die Kopfschmerzen sind so stark, dass sie Übelkeit erregen. Ob es sich um gichtige Kopfschmerzen handelt, um Kopfschmerzen bei Intermittens gegen Ende der intensiven Fieberhitze oder um periodisch wiederkehrende Migräne, der Verlauf ist stets der gleiche: die Schmerzen sind so heftig, dass es bald zu Übelkeit und schließlich zu Galleerbrechen kommt. Eupatorium ist bisher bei Gichterkrankungen nicht so häufig zur Anwendung gelangt, wie es hätte sein können. Bei intermittierendem Fieber ist das Mittel wohlbekannt, dagegen wird es bei Kopfschmerzen nur sporadisch eingesetzt. Nur gelegentlich erkennt man seinen Wert bei Kopfschmerzen und bei remittierenden Fiebern. Sowohl bei gichtigen wie bei rheumatischen Affektionen[GS] kann Eupatorium zu dem bestehenden Symptomenbild passen, und es ist hier von größerem Nutzen, als gemeinhin angenommen wird. Es ist nicht das Ziel dieser Vorlesungen, Ihnen die Endzustände von Krankheiten darzulegen. Und ich betrachte Gicht auch nicht als eine klar umrissene Krankheit, sondern als eine große Gruppe von Symptomen rheumatischen Charakters; als eine Ansammlung von Symptomen, die man als gichtig bezeichnen kann, mit Neigung zu Gelenkschwellungen und Harnsäurekonkrementen im Urin. Die sog. Lithämie [= Hyperurikämie] ist kennzeichnend für die Veranlagung zur Gicht. Der gichtige Zustand des Organismus ist nur die oberflächliche oder scheinbare Ursache für die Beschwerden; die wahre Ursache ist miasmatischer Natur. Wenn ich daher von *Gicht* spreche, meine ich nicht den Namen einer Krankheit, sondern eine Gruppe von Erscheinungen, denen man vor allem in großen Städten begegnet, weniger häufig auf dem Lande, wo die Menschen auf Bauernhöfen leben – nicht so eingepfercht –, wo sie viel körperliche Bewegung haben und sich gesünder ernähren können. Man nimmt an, dass die Gichtneigung bei manchen Individuen auch mit vermehrtem Weingenuss zusammenhängt. Es passiert oft, dass Patienten auf meine Bemerkung, ihre Symptome seien ein bisschen gichtig, erwidern: »Gewöhnlich trinke ich aber keinen Wein; ich habe immer solide gelebt!« In der Tat fördert Alkoholgenuss und reichliches Essen die Neigung zur Gicht.

»Wundes, schmerzhaftes Gefühl in den Augäpfeln«[GS], wie bei *Bryonia* und *Gelsemium*. Die Augäpfel sind sehr berührungsempfindlich und tun bei Druck weh. Gefühl, als hätte er einen Schlag aufs Auge bekommen – ein Wundheits- oder Quetschungsschmerz in den Augen.

»Schnupfen, mit Wehtun in sämtlichen Knochen.«[GS]

Die biliösen Anfälle enden oft mit Durchfall, mit reichlichen, grünen, wässrigen (oder halb flüssigen) Stuhlentleerungen[GS]. Wenn ein Anfall aber längere Zeit bestanden hat und dann eine einzige massive Stuhlentleerung erfolgt, ver-

* In den Quellen (Hales *New Remedies*, etc.) ist nur von Kopfschmerzen jeden *zweiten* Tag die Rede.

schwindet das Symptom des Durchfalls, und der sekundäre Zustand stellt sich ein: eine Verstopfung[NR1,296] mit hellem Stuhl (ohne Gallenfarbstoffe).

Der Eupatorium-Patient hat einen quälenden, trockenen Reizhusten, der den ganzen Körper erschüttert, mit einem Gefühl, als würde die Brust zerreißen, so wund fühlt sie sich innerlich an[GS]. Er muss den Brustkorb mit den Händen festhalten[GS], weil die Bewegungen desselben sehr verschlimmern. Der Patient hat allgemein eine Menge Probleme mit seinen Atemwegen, mit seinen Bronchien. So kann sich z.B. eine Bronchiolitis entwickeln mit einem Husten, der den ganzen Körper durchschüttelt, ähnlich *Bryonia* oder *Phosphorus*. Der Kranke ist extrem empfindlich auf kalte Luft, genauso empfindlich wie *Nux vomica*. Auch der *Nux-vomica*-Patient hat Knochenschmerzen wie zerschlagen oder zerbrochen; er möchte den Raum gut geheizt haben und warm zugedeckt sein, was ihm Linderung verschafft; er fröstelt schon, wenn man die Decke nur ein wenig anhebt. Auch Letzteres trifft für Eupatorium zu, sodass die beiden Mittel insgesamt viele Parallelen aufweisen. Doch herrscht bei *Nux vomica* eine fürchterliche Reizbarkeit vor, bei Eupatorium dagegen eher eine tiefe Niedergeschlagenheit[GS]. Der *Nux-vomica*-Patient wird Ihnen gegenüber kaum aufs Sterben zu sprechen kommen – er ist viel zu gereizt, um für das Jenseits bereit zu sein. Nicht so der Eupatorium-Patient – er ist voller Traurigkeit.

Es gibt noch weitere sekundäre Zustände bei dieser Arznei. Nach wiederholten Malariaanfällen und Gichtattacken entstehen des Öfteren Ödeme an den Beinen. Es ist nicht ungewöhnlich, dass eine Malaria, die sich lange hingezogen hat, von ödematöser Anschwellung der unteren Extremitäten begleitet wird. Eupatorium wetteifert in solch langwierigen Malariafiebern stark mit *Natrium muriaticum, China* und *Arsenicum*. Wenn die Symptome weitgehend verschwunden sind und – in den schlecht behandelten Fällen – nur eine Anämie und diese Wassersucht der Beine zurückgeblieben ist, ist es sehr schwer, das passende Mittel zu finden. Das richtige Prozedere ist dann, dass der Homöopath zeitlich zurückgeht und die Symptome des Patienten untersucht, die *während* des Wechselfiebers vorhanden gewesen sind – bevor an ihm therapeutisch herumgepfuscht wurde. Wenn zum Zeitpunkt der Untersuchung eine Anschwellung der Beine besteht und Sie Symptome in Erfahrung bringen, die darauf hindeuten, dass der Patient schon zu Beginn des Fiebers Eupatorium benötigt hätte, dann wird Eupatorium auch jetzt noch die Ödeme heilen. Das Mittel wird wahrscheinlich den Frost zurückbringen und so einen geordneten Zustand herstellen, auf dessen Basis Sie gegebenenfalls neu verschreiben können. Wenn der Patient zu Anfang *Arsenicum* benötigt hätte, wird *Arsenicum* den Frost zurückbringen, wieder Ordnung schaffen und die Beschwerden endgültig beseitigen. Das ganze Übel in solchen Fällen besteht darin, dass die Symptome zuerst nur unterdrückt und nicht geheilt worden sind. Es kann also durchaus sein, dass das Mittel, das der Patient während des Fieberfrostes gebraucht, aber nie bekommen hat, auch dasjenige ist, das er jetzt noch braucht. Denken Sie besonders an Eupatorium, wenn im Zusammenhang mit einer gichtigen Anschwellung der Großzehe auch Knöchel und Füße ödematös geschwollen sind.[GS] Die gichtigen Anschwellungen sind alle von entzündlichem Charakter. Sehr häufig gehen sie auch mit einem Gelenkerguss einher, und dann muss Eupatorium mit *Arsenicum* verglichen werden. »Gichtige Entzündung des linken Knies und des rechten Ellbogens.«[NR1,297] Die Knochenschmerzen, auf die Sie bei Eupatorium allenthalben stoßen, müssen nicht unbedingt im Knochen selbst lokalisiert sein, sie können auch von dem die Knochen umgebenden Gewebe ausgehen.

Es ist ein merkwürdiges Phänomen, dass nicht nur bei manchen Krankheiten, sondern auch bei manchen Arzneien Beschwerden periodisch wiederkehren, mit großer Regelmäßigkeit und Pünktlichkeit. Es gibt Kopfschmerzen, die jeden siebten Tag oder alle vierzehn Tage auftreten, und ebenso gibt es Arzneien mit wöchentlicher, zweiwöchentlicher oder auch nur dreitäglicher Periodizität, d.h. Arzneien, die ihre Symptome in ebendiesem Rhythmus hervorbringen. Wenn Ihr Patient vollkommen unter dem Einfluss von *Aurum* steht, wundern

Sie sich nicht, wenn er Ihnen von einer dreiwöchentlichen Verschlimmerung seiner Beschwerden berichtet. Eine Reihe von Arzneien zeigt eine vierzehntägliche Wiederkehr der Symptome, z.B. *China* und *Arsenicum*. Es gibt aber auch eine jährliche Periodizität, etwa eine Verschlimmerung im Herbst, im Winter oder im Frühjahr. Es gibt Arzneien mit Verschlimmerung bei kaltem Wetter und solche mit Verschlimmerung in der Sommerhitze, und manche Arzneien können auch beides haben.

Euphrasia

Euphrasia officinalis; Augentrost

Euphrasia ist ein kurzwirkendes, aber höchst nützliches Mittel bei akuten katarrhalischen Entzündungen, seien sie mit Fieber verbunden oder nicht. Kopfschmerzen im Zusammenhang mit Schnupfen und Augenaffektionen. Zerschlagenheitskopfschmerz am Abend – bei Fließschnupfen.[RA(1)] Stiche im Kopf.[AZ66,205] Berstender Kopfschmerz mit Geblendetwerden der Augen durch Sonnenlicht.[GS] All dies sind katarrhalische Kopfschmerzen, die von reichlichen, wässrigen Sekreten aus Augen und Nase begleitet werden.[GS] Die Augensymptomatik ist das alles überragende Merkmal von Euphrasia. Katarrhalische Augenentzündung mit reichlicher, scharfer, wässriger Absonderung, einhergehend mit Nasenkatarrh (der aber auch fehlen kann). Die Absonderungen aus den Augen können sowohl dünn- wie auch dickflüssig sein. Schneidende Augenschmerzen, die sich bis in die Stirnhöhlen erstrecken.[GS] »Schründen in den Augen, wie von Sand«[UE] oder Staub[GS]. Lästige Trockenheit in den Augen.[RA(15)] »Zuweilen ein Beissen in den Augen; *es läuft beissendes Wasser heraus.*«[RA9] »Öfteres brennendes Beissen in den Augen, zum häufigen Blinken nöthigend ...«[ZÖ2,508] »Jucken in den Augen, zum öfteren Blinken und Wischen an denselben nöthigend, worauf vermehrte Thränenabsonderung.«[ZÖ2,507] »Brennen in den Augen, mit Thränen derselben.«[ZÖ2,507] Pupillen stark zusammengezogen.[GS] Rheumatische Iritis[GS] bzw. Iritis in Verbindung mit rheumatisch affizierten Gelenken. Jedes Augengewebe kann von einer Entzündung betroffen sein. Hornhautgeschwüre.[GS] Pannusbildung an der Hornhaut ist durch Euphrasia behoben worden.[SK428] Keratitis pustulosa.[GS] »Flecke, Bläschen und Geschwürnarben auf der Hornhaut.«[SK428] Verletzungsbedingte Hornhauttrübungen.[GS] Euphrasia passt bei den heftigsten akuten Konjunktivitiden.[GS] Bindehaut rot und geschwollen, mit beißender Empfindung und Erweiterung der Blutgefäße. »Amblyopie, mit Entzündung von Bindehaut und Lidern.«[GS] Bindehaut der Lider und Augäpfel gerötet, mit Gefäßinjektion aus beiden Augenwinkeln.[HY6,101] Ophthalmie mit morgendlichem Zusammenkleben der Lider.[GS] Schnupfen mit reichlichem, scharfem Tränenfluss und mildem, flüssigem Nasensekret.[HC3,84] Entzündung und Geschwürigkeit der Lidränder.[SK428] Brennen, Schwellung und Röte der Lidränder, mit großer Trockenheit derselben*.[ZÖ2,510] »Die Augenlidränder** werden immer empfindlicher und angewulsteter ...«[ZÖ2,512] Juckendes Brennen[ZÖ2,516] oder auch abwechselndes Jucken und Brennen an den Lidrändern[ZÖ2,514]. Eitern der Lidränder.[GS] Blepharitis, mit starker Lidschwellung und Fließschnupfen.[GS] Feiner Ausschlag um die Augen[UE]; der ganze Bereich rot und aufgedunsen.[GS] Augen in Tränen gebadet, verschwommenes Sehen.[GS] Lähmung des Nervus oculomotorius.[AZ91,206]

Die zweitwichtigste Gruppe von Symptomen bezieht sich auf die Nase ... Niesen bei starkem Fließschnupfen.[RA(47)] Das Nasensekret ist mild, während die Tränen scharf und wundmachend sind. Nasenschleimhäute geschwollen.[GS] Reichlicher, milder Fließschnupfen.[GS] Wenn dieser Nasenkatarrh ein oder zwei Tage bestanden hat, geht er auf den Kehlkopf über und ruft starken Husten hervor. Der Schnupfen verschlimmert sich nachts im Liegen[GS], während der Husten am Tage vermehrt auftritt und *nachts im Liegen vollständig verschwindet*[AZ17,375;RA21]. Euphrasia hat einen Ausschlag, der sehr dem der Masern ähnelt, und es hat auch Fiebersymptome. Von daher ist es bisweilen, wenn auch die übrigen Symptome passen, ein wunderbares Heilmittel bei Masern, obgleich es hier nicht so häufig angezeigt ist wie *Pulsatilla*. Dies hängt damit zusammen, dass die für Euphrasia charakteristische Symptomenkombination bei Masern nicht so oft vorkommt. Heiserkeit am Morgen.[ZÖ2,516] »Reiz im Kehlkopfe, der ... zum Husten nöthigte, worauf sich ein spannender Druck

* Bei Allen, Hering und Kent heißt es fälschlich »dryness of lids« statt *dryness of* **margins** *of lids*.

** Auch hier ist bei besagten Autoren fälschlich von »Lidern« die Rede.

unter dem Sternum einstellte.«[ZÖ2,514f.] »Massive Schleimsekretion in den Atemwegen, mit lockerem Husten und lautem Rasseln in den Bronchien.«[GS] »Tiefathmen wird ihm schwer ...«[RA24] Der Husten, für sich genommen, wartet mit einer sehr seltenen Symptomengruppe auf: »Husten mit argem Schnupfen, der auch die Augen angreift, am Tage mit schwierigem Auswurf, zuweilen mit Athemversetzung, über Nacht gar nicht, des Morgens wieder ärger und mit vielem Schleimauswurf.«[KE3,13] Husten nach einer Grippe, nur am Tage und besonders morgens, mit Schleim im Halse.[AZ2,108] »Beim Stiegensteigen plötzlich heftiger Husten, der durch einen Kitzel im Kehlkopfe erregt wird und nach einigen Sekunden wieder aufhört.«[ZÖ2,517] Die vollkommene Freiheit von Husten in der Nacht erinnert an *Bryonia* und *Manganum*. Dyspnoe und Husten bessern sich, sobald sich der Patient abends niederlegt [ferner durch Essen und Trinken], setzen aber gleich wieder ein, wenn er sich morgens nach dem Erwachen von seinem Lager erhebt.[AZ17,375] Auf der anderen Seite verschlimmern sich die Schnupfensymptome in der Nacht und im Liegen. Wenn diese Modalitäten bei Influenza oder grippalen Infekten auftreten, ist Euphrasia zumeist das passende Mittel. Das Übermaß an Schleim, das aus Larynx und Trachea herausgebracht wird, ist oft ähnlich wie am Ende einer bösen Erkältung. Die Expektoration geht leicht und fast ohne Husten vonstatten; der Schleim kommt mühelos heraus. Das Druckgefühl unter dem Brustbein zeigt an, dass auch die Luftröhre von dem Katarrh in Mitleidenschaft gezogen ist. Wie die Augenschmerzen[RA8] verschlimmert sich auch der Schnupfen an der freien Luft[GS], desgleichen der Husten. Fließschnupfen entsteht oft dadurch, dass sich der Patient windigem Wetter ausgesetzt hat.[GS] Die Augen fangen bei Wind und kalter Luft an zu tränen.

Der Euphrasia-Patient ist ein sehr frösteliger Mensch[RA33f.], der sich selbst im Bett kaum erwärmen kann[ZÖ2,515]. Im Arzneimittelbild finden sich Frost, Hitze und Schweiß, doch bestehen Fiebererkrankungen mehr aus Frost als aus Hitze.[ST1,116] Plötzliche Hitzeanfälle, zumeist am Tage[GS], mit Röte des Gesichts und Kälte der Hände.[RA(89)] Die Hitze wandert von oben nach unten.[GS] Der Schweiß bleibt oft auf die Vorderfläche des Körpers beschränkt.[GS] Heftig riechender Schweiß nachts im Schlaf, am meisten auf der Brust.[RA36] Euphrasia kommt besonders bei katarrhalischen Fiebern[ST1,116], bei Influenza und bei Masern[KE4,96] in Betracht. Wenn die Symptome passen, bewirkt das Mittel, dass eine heftige, sich zu komplizieren drohende Masernerkrankung einen milden und harmlosen Verlauf nimmt[AZ49,23]; es bringt den Ausschlag heraus, bessert das Allgemeinbefinden, senkt das Fieber und lindert Husten, Schnupfen und andere katarrhalische Erscheinungen. *Masern** mit »Herausströmen heißer, brennender Tränen aus den Augen und großer Lichtscheu; starkes Naselaufen ohne Brennen; Husten nur am Tage«[GS]; mit heftigem, klopfendem Kopfschmerz, Röte und Lichtempfindlichkeit der Augen, hohem Fieber und beständigem, trockenem Husten[AZ49,23].

* In den *Guiding Symptoms* (S. 262) heißt es irrtümlich (?) »Scarlatina« (dasselbe Symptom taucht im Augenkapitel mit dem Zusatz ***Measles*** auf).

Ferrum

Ferrum metallicum (aceticum); Eisen

Seit jeher hat die alte Schule Eisen als Heilmittel bei anämischen Zuständen eingesetzt, und zwar in großen Mengen einer Tinktur aus Eisenchlorid und Eisenkarbonat. Wann immer eine Patientin anämisch wurde, mit Schwäche und wachsblassem Teint[AZ5,164], wurden ihr derartige Eisenpräparate als vermeintliches Tonikum verschrieben. Tatsächlich aber ruft Eisen Blutarmut hervor, und jeder, der sich schon einmal mit den Prüfungen von Ferrum beschäftigt hat, wäre verwundert, wenn die Allopathen mit den hohen Eisendosen, die sie zu verabreichen pflegen, nicht noch eine zusätzliche Anämie erzeugen würden. In der Tat bekommen Menschen unter den Bedingungen einer Arzneiprüfung, oder wenn sie exzessive Mengen an Eisen ›zugefüttert‹ bekommen, ein grünlichgelbes, blasses, wächsernes Aussehen, ein »bleiches, abgezehrtes Gesicht mit eingefallenen Augen«[SK433]. Auch die Lippen werden blass[RA32], die Ohren verlieren ihre rosige Farbe. Die Haut des ganzen Körpers wird wächsern, und es entwickelt sich eine Neigung zu Hämorrhagien. Manchmal ist das Blut klumpig, gewöhnlich aber dünnflüssig, reichlich und dunkelrot[MA4,162]; nach Abtrennung der Gerinnsel ist das übrigbleibende Serum wässrig und von schmutzigbrauner Farbe. Dieser bleichsüchtig gemachte Mensch magert immer mehr ab[EN664]; die ganze Muskulatur wird schwach und schlaff[KE4,918], sodass es ihm an jeglicher Ausdauer fehlt. Jede Anstrengung ermüdet die Muskelfasern außerordentlich. Rasche körperliche Bewegung und jede ungewohnte Anstrengung fällt schwer, wenn sie nicht sogar unmöglich ist. Jede heftigere körperliche Betätigung führt zu Atemnot und elender Schwäche[RA243], bis hin zu Ohnmachtsanfällen[RA246].

Eine Besonderheit, die man bei allen konstitutionellen Ferrum-Zuständen antrifft, ist die, dass sich *Schmerzen und Beschwerden besonders in der Ruhe einstellen*. Herzklopfen entsteht bisweilen in der Ruhe, desgleichen Engbrüstigkeit[(RA156)] und sogar Schwäche. Besserung erfährt die Patientin durch gelinde Bewegung[RA250], während jede Art von *Anstrengung* sie sehr ermüdet und ermattet. Heftiges, *schnelles* Bewegen verschlimmert die Beschwerden, doch sanftes, *langsames* Bewegen bessert sie. Schmerzen werden gelindert, wenn sie sich bedächtig im Haus umherbewegt, ohne sich dabei anzustrengen oder zu erschöpfen. Ferrum-Patientinnen neigen typischerweise zu Anasarka[GS]: Die Haut ist blass und aufgedunsen, auf Druck bleibt eine Vertiefung zurück, die nur allmählich wieder verschwindet.[HY6,322] Dennoch vermittelt das Gesicht oft den Anschein von Plethora; jede kleine Aufregung oder Anstrengung lässt das Gesicht erröten.[GS] Röte und glühende Hitze im Gesicht während des Fieberfrostes.[RA286] Auch der Genuss von Wein und anderer Alkoholika treibt das Blut ins Gesicht. Wegen dieser häufigen Gesichtsröte ist man nicht so leicht geneigt, einer Ferrum-Patientin ihr Kranksein abzunehmen, auch wenn sie matt, schlaff und müde ist. Sie kann von ihren Angehörigen und Freunden nicht viel Mitgefühl erwarten. Sie ist erschöpft und abgeschlagen[EN696], leidet unter Herzklopfen und Atemnot, kann vor Schwäche nicht die geringste Arbeit bewältigen, hat stets das Bedürfnis, sich niederzulegen[RA253] – und doch ist das Gesicht gerötet. Dies nennt man eine Pseudoplethora.[GS] Die Blutgefäße sind dilatiert[GS], die Venen varikös erweitert, die Gefäßwände erschlafft. Aus diesem Grund kommt es leicht zu Blutungen[GS], zu Heraussickern von Blut aus den Kapillaren. Blutungen aus allen Teilen des Körpers: aus der Nase[RA43], aus den Lungen[RA180ff.], aus dem Uterus[RA143]. Frauen leiden sehr unter Metrorrhagien, besonders während und nach dem Klimakterium. Ferrum ist auch – wenn die Symptome übereinstimmen – von großem Wert bei jenem eigentümlichen, als *Chlorose* bezeichneten anämischen Zustand[KE2,271], der viele Mädchen in der Zeit der Pubertät und den nachfolgenden Jahren befällt. Die Regelblutung fließt nur äußerst spärlich, dafür entwickeln sich ein chronischer Husten und große Blässe. So häufig kommt das Leiden bei Mädchen vor, dass alle Mütter damit vertraut sind und es fürchten. In einer großen Praxis haben Sie regelmäßig solche Fälle von Bleichsucht zu behandeln.

Bei manchen Mädchen sind die ersten Monatsblutungen sehr ausgeprägt, mit anschließender großer Schwäche, und dies kann, bevor eine gewisse Regelmäßigkeit in den Zyklus einkehrt, mehrere Jahre so weitergehen. In derartigen Fällen ließ die alte Schule ihre Patientinnen große Mengen Eisen einnehmen, doch je mehr sie davon nahmen, desto schlechter ging es ihnen.

Blutandrang zum Kopf[RA11], mit rotem Gesicht, heißem Kopf und kalten Extremitäten. Doch die Hitze in Kopf und Gesicht steht in keinem Verhältnis zur Röte derselben! Diese nach oben gerichtete Kongestion kommt bei Ferrum während des Fieberfrostes vor, bei septischen wie auch anderen Fieberformen, und der Kopf ist dabei durchaus nicht immer heiß. Er kann, wie das Gesicht, gerötet sein und gleichzeitig kühl.

Ein anderes wichtiges Merkmal von Ferrum ist, wie bei *China*, das Entstehen von Beschwerden nach Säfteverlust[SK431], z.B. Beschwerden nach stärkeren Blutverlusten, mit nachbleibender chronischer Schwäche. Die Selbstheilungskräfte des Organismus versagen, eine Verdauung oder Assimilation findet kaum mehr statt. »Die Knochen neigen zur Erweichung und werden leicht krumm; verzögerte Knochenheilung.«[GS] »Atrophie von Kindern.«[GS] Trockenheit der Gelenke, sodass sie bei Bewegung knarren[RA197] oder knacken[GS]. »Plötzliche Abmagerung«[GS] – mit falscher Plethora.

Gesund erscheinende Gesichtsröte bei jemandem, der nicht in der Lage ist, schnell zu gehen oder sonst irgendeine Anstrengung durchzuhalten. Gleichwohl bessern sich einige Ferrum-Beschwerden durch leichte körperliche Betätigung, während sie in der Ruhe entstehen oder sich verschlimmern. »Nervöse Erregbarkeit«[EN9] und Überempfindlichkeit der Nerven. »Überaus schmerzempfindlich.«[GS] Die typische Ferrum-Patientin ist sehr empfindlich, hat ein rosiges Gesicht und beklagt sich darüber, dass sie von anderen kein Mitleid erfährt. Sie wirkt keineswegs kränklich, doch gerät sie schon vom geringsten Treppensteigen außer Atem; sie fühlt sich schwach und hat oft das Bedürfnis, sich hinzulegen.

Unruhe kommt auf, wenn sie sich ruhig verhalten soll; sie muss umhergehen[GS] oder ihre Glieder auf andere Weise in Bewegung halten. Reißende[SK431] oder dumpfe Gliederschmerzen, die verschwinden, wenn sie sich langsam und sachte umherbewegt, wie bei *Pulsatilla*. Doch im Gegensatz zu *Pulsatilla* ist Ferrum ein sehr ›kaltes‹ Mittel; die Patientin leidet unter »Mangel an Lebenswärme«[RA], ihre Beschwerden bessern sich durch Wärme, ausgenommen die Schmerzen im Bereich des Halses, des Gesichts und der Zähne, die durch Kälte Linderung finden. Die meisten Schmerzen werden bei Ferrum durch Wärme gebessert; die Patientin hat es gerne warm, und sie scheut frische Luft oder Zugluft.

Große Schwäche[RA244] und Prostration.[GS] »Eine allgemeine Schwäche, schon vom Sprechen erregt.«[RA243] Prostration: mit unregelmäßigem Puls; mit beschleunigtem oder auch verlangsamtem[GS] Puls; mit Herzklopfen. An Lähmung grenzende Schwäche des Körpers[RA], dass sie sich nicht mehr auf den Beinen halten kann[RA234]. Lähmungen infolge von Säfteverlust[SK431], z.B. nach Blutungen oder bei Anämie. Ohnmachtsanfälle als Folge von Blutungen. Muskelzuckungen. Tetanische Muskelkrämpfe; Katalepsie; Chorea.[GS]

Etwas vom Charakter der psychischen Symptome können Sie sich leicht vorstellen, denn sie ähneln in mancher Hinsicht den körperlichen Symptomen. Wegen Eingenommenheit des Kopfes ist die Patientin nicht zum Denken aufgelegt.[RA14] Geistige Müdigkeit. »Neigung, übertrieben zu weinen oder zu lachen ...«[GS] Missmut.[RA290] Niedergeschlagenheit.[EN10] »Gemüth im höchsten Grade gedrückt, muthlos, nichts als Sorge um die Seinigen bei steten Todesgedanken.«[AZ72,132] »Bei geringer Veranlassung, Aengstlichkeit, mit einem Klopfen in der Herzgrube.«[RA294] »Reizbarkeit; selbst leise Geräusche wie das Rascheln einer Zeitung bringen sie aus der Fassung.«[GS] Muss vor Nervosität und Unruhe aufstehen und sich umherbewegen. Alles regt sie auf, besonders wenn man ihr widerspricht.[EN20] »Heftigkeit, Zanksucht, Rechthaberei.«[RA291]

Jede plötzliche oder rasche Bewegung oder die geringste Eile bewirkt, dass der Patientin schwarz vor Augen wird. »Beim Anblick des fließenden Wassers wird es ihr taumlich und schwindlich im Kopfe, als wenn alles mit ihr rings herum gienge.«[RA6] Muss sich wegen des Schwindels anlehnen[EN36] oder hinsetzen. Bei alledem ist das Gesicht gerötet; wenn sie allein ist und Ruhe hat, wird das Gesicht blass und kalt, doch die geringste Aufregung lässt die Wangen gleich wieder erröten.

Die Kopfschmerzen sind in der Mehrzahl von kongestivem Charakter, d.h., sie hängen mit dem Blutandrang zum Kopf zusammen. Es besteht ein Gefühl von Vollheit[EN59] und Ausdehnung des Kopfes, verbunden mit Gesichtsröte. Vollheits- und Ausdehnungsgefühl auch im Bereich der Augen und des Halses. Hervortreten der Augen mit Herzklopfen, bei Morbus Basedow.[GS] Die Kopfschmerzen werden durch Druck gebessert[ZÖ2,214] – Ferrum bedarf des Druckes von außen, damit die Venen unterstützt werden. Hämmern und Pochen im Kopf.[RA25] Jede schnelle Bewegung, jeder Hustenstoß verschlimmert den Kopfschmerz: *»Schmerzen im Hinterhaupt bei Husten.«*[SK435] Diese Schmerzen werden manchmal durch langsames Umhergehen gelindert. Treppensteigen, Hinsetzen oder Erheben von einem Sitz dagegen kann, wenn es nicht sehr bedächtig geschieht, sämtliche Ferrum-Schmerzen wieder hervorbringen. Jede plötzliche Bewegung kann der Auslöser für die hämmernden[EN109] oder ausdehnenden, berstenden Kopfschmerzen sein; bisweilen entstehen so auch mehr oder weniger heftig stechende[RA24] oder reißende[GS] Kopfschmerzen. Schlagender Schmerz im Hinterkopf[EN119] beim Aufstehen oder beim Husten (ist doch Husten ebenfalls eine plötzliche, schnelle Bewegung). Die hämmernden Kopfschmerzen gehen mit großer Benommenheit einher.[GS] »Es steigt ihr stark nach dem Kopfe.«[RA7] Kongestive Kopfschmerzen durch Aufregung, Erkältung oder Kälteexposition; die Schmerzen können drei oder vier Tage oder auch eine Woche anhalten. Das Gesicht ist dabei gerötet und manchmal dennoch kalt, der Kopf warm, aber nicht so heiß, wie man erwarten würde.

Mit der Kopfkongestion gehen zumeist Röte der Augen[RA34] und Anschwellung der Adern am Kopf[RA11] einher, nicht selten auch große Schwäche, Atemnot und Herzklopfen. Schreiben – eine vorwiegend geistige Betätigung – verursacht eine Wiederkehr der Kopfschmerzen.[EN73] Die Kopfhaut ist sehr empfindlich[GS], die Patientin muss ihre Haare deshalb locker herunterhängen lassen. Kopfschmerzen und psychische Störungen bei oder nach Blutungen sowie bei Wöchnerinnen. »Gedunsenheit um die Augen.«[KE4,919] Im Zusammenhang mit der Kongestion können alle möglichen Sehstörungen auftreten. Venöse Stase in den Blutgefäßen der Augen. Rote Augen, geschwollene Lider und eiterähnliche, schleimige Absonderung aus den Meibom'schen Drüsen.[KE4,917] – Überempfindlichkeit auf Geräusche und Klänge.[GS] Klingen in den Ohren.[EN163]

Viele Nasensymptome. Erkältungen und katarrhalische Beschwerden, die mit Nasenbluten enden. Nasenbluten vom geringsten Anlass, etwa beim Bücken[RA42]. Nasenbluten mit Kopfschmerzen während der Menstruation. Stete Anhäufung von Borken oder Blutkrusten[SK433] in der Nase.

»Extreme Blässe des Gesichts; wird rot bei der geringsten Gemütserregung oder Anstrengung, beim geringsten Schmerz.«[GS] Gesichtsröte mit Ödemen an den Beinen. Heißes, rotes Gesicht, Durst und Kopfschmerz während des Fieberfrostes.[GS] Die Menstruation ist bei Ferrum gewöhnlich sehr schmerzhaft, und mit Einsetzen der Schmerzen rötet sich das Gesicht.

Nichts von dem, was in den Magen gelangt, wird verdaut, und dennoch besteht so gut wie keine Übelkeit. Übelkeit stellt bei Ferrum eine große Ausnahme dar. »Sobald sie etwas isst, geht's durch Erbrechen wieder fort«[RA58] – ohne jede Übelkeit; der Magen wird einfach wieder entleert. Wenn der Magen leer ist, hört das Erbrechen sofort auf – bis sie wieder etwas isst. »Erbrechen des Genossenen, gleich nach Mitternacht ...«[RA62] »Alles, was sie erbricht, hat Säure und Schärfe.«[RA66] Manchmal kommen die Speisen auch durch Aufstoßen ruckweise wieder heraus[RA75], wie bei *Phosphorus*. Bei allen alten Meistern war *Phosphorus* das Mittel der Wahl bei ruckweisem Aufschwulken der Speisen, bis der Magen leer war. »Bald Heißhunger, bald Appetitlosigkeit.«[AZ5,164] Ein Prüfungssymptom lautet: »Der Appetit war so rege, daß die doppelte Menge des gewohnten Abendessens ihn kaum befriedigte.«[MA4,165] Taubheitsgefühl auf der Zunge, als wäre sie verbrannt gewesen.[RA49] »Alles, was sie ißt, schmeckt bitter.«[RA94] »Derbe Speisen schmecken alle so trocken, als wenn weder Saft noch Kraft darin wäre ...«[RA87] »Er ißt mit gehörigem Appetite und Geschmacke Mittags; nach dem Essen aber kömmt ruckweise Aufstoßen und *Herausrülpsen der Speisen*, ohne Uebelkeit oder Brecherlichkeit.«[RA75] »Nach dem Essen Hitze im Magen.«[EN296] »Klammartiger Magenschmerz.«[RA84] Drücken im Magen schon von wenig Essen[RA89] und Trinken[RA83], besonders von Fleischessen[RA85]. Abneigung gegen Fleisch[RA74], Eier, Bier, Heißes und Saures.[GS] Neben Fleisch entstehen Beschwerden durch Saures[RA67], etwa saures Obst, durch Milch, Tee, Bier und den gewohnten Tabak.* Süße Weine werden vertragen, während saure Weine – wie alles Säuerliche – Beschwerden verursachen.

Ferrum ist gelegentlich in der Schwangerschaft angezeigt: Wenige Wochen nach Beginn der Schwangerschaft fängt die Patientin an, plötzlich vom Essen aufzuspringen und mit einem Schub alles Genossene wieder zu erbrechen, ohne dadurch den Appetit zum weiteren Essen zu verlieren *(Phosphorus)*.[HY2,243] Es besteht dabei keinerlei Übelkeit, nur Gesichtsröte und allgemeine Schlaffheit und Schwäche. Die Schwangere erbricht, ohne dass ihr übel ist! Gefühl von Völle[RA92], Druck und Spannung[RA79] im Magen. »Drücken im Magen von jedem Essen.«[KE4,919] Wegen dieser Eigentümlichkeiten des Magens ist Ferrum ein außergewöhnlich interessantes Mittel. Der Magen ist wie ein Ledersack – er verdaut nichts. Man führe ihm Speisen zu, und er entleert sich ebenso leicht, wie er gefüllt worden ist.

Das Mittel hat beschwerliche Durchfälle von wässriger, scharfer, den After wund machender Beschaffenheit.[SK434] Verschlimmerung des Durchfalls am Morgen.[HC1,45] Viele der Durchfallkranken sind gesundheitlich stark heruntergekommen und haben früher lange Zeit an Verstopfung gelitten. »Chronische Obstipation mit vergeblichem Drängen ...«[GS] »Harte, schwierige Stuhlausleerungen mit nachfolgendem stundenlangen Krampfschmerz im Mastdarm.«[KE4,919]

Erschlaffung zieht sich durch das ganze Arzneimittelbild. Aus dieser Erschlaffung resultiert u.a. Rektumprolaps[GS], Scheidenprolaps [nur während der Schwangerschaft[RA148]] und Uterusprolaps. Ein Gefühl der Schwere und des Herabdrängens im ganzen Unterbauch, als wollten die Eingeweide herauskommen[RA112] – und manchmal tun sie dies auch.

Die Blase ist ebenfalls erschlafft. Der Blasensphinkter ist schwach und schließt nicht richtig. So kommt es, überwiegend am Tage, immer wieder zu unwillkürlichem Harnlassen[RA129], besonders bei plötzlichen Bewegungen, beim Gehen[GS] und beim Husten. Bei kleinen Kindern tröpfelt der Urin den ganzen Tag vor sich hin. Solange die Kinder mit Spielen beschäftigt sind, tröpfelt der Urin unwillkürlich heraus, sodass die Kleidung ständig nass ist. Dies bessert sich nur, wenn sie sich vollkommen ruhig verhalten. Die Blase ist so schlaff, dass sie den Harn nicht halten kann, und sobald sich etwas angesammelt hat, geht er wieder ab. Diese Neigung zur Muskelerschlaffung ist typisch für das Mittel und stellt so etwas wie einen Charakterzug dar – wie bei einem menschlichen Wesen. Von jedem Ihrer Freunde haben Sie eine Vorstellung, wie er sich wohl in bestimmten Situationen verhalten wird. Ähnlich ist es mit unseren Arzneimitteln: Sie sollten von ihnen wissen, was sie mit größter Wahrscheinlichkeit bewirken, um sagen zu können, wozu sie beim Heilen von Kranken imstande sind.

Schwäche und Schlaffheit der Genitalorgane kommen bei Ferrum häufig vor. Auch die Menstruation ist gestört: Die Blutung ist typischerweise sehr stark[RA141], kann in der Nachwirkung aber auch spärlich und wässrig[RA144] oder blass[SK434] sein.** Ferrum kann bei Metrorrhagien[KE2,310] ebenso indiziert sein wie bei unterdrückter Regel[RA], bei Amenorrhö[KE2,273]. »Monatzeit setzt acht Wochen aus.«[RA146] »Dreijähriges Ausbleiben der Monatzeit.«[RA147] Statt der Regel besteht häufig eine ausgeprägte Leukorrhö.[GS]

* Modifiziert und ergänzt nach den Angaben in der *Reinen Arzneimittellehre* und den *Guiding Symptoms*. So spricht Kent etwa von einer »Abneigung gegen Milch«, wo laut *Guiding Symptoms* eine ***Verschlimmerung durch Milch*** besteht.

** Kent schreibt »Copious, watery flow«, was in dieser Kombination bei Ferrum offenbar nicht vorkommt (vgl. Fußnote *RA*, Bd. 2, S. 130).

Bei Unterdrückung oder Ausbleiben der Menses kommt es oft zu extremer Nervosität, feuerrotem Gesicht, Atemnot und Herzklopfen.[GS] »Vorfall der Mutterscheide ...«[RA148] Unempfindlichkeit oder auch Schmerzhaftigkeit[RA138] der Scheide beim Beischlaf.[GS] »Mutterblutsturz.«[RA143] »Monatliches zu oft, zu reichlich und zu lange während.«[GY12]

Schweratmigkeit, Schmerzen und andere Affektionen der Brust. »Schweres Athmen und Beklemmung der Brust, als wenn man mit der Hand darauf drückte.«[RA165] Nächtliche Erstickungsanfälle bei Asthma bronchiale.[GS] »Nächtliche Engbrüstigkeit in Folge von Erethismus des Gefäßsystems und Congestionen des Blutes nach der Brust.«[AZ5,164] Katarrhalische Affektionen der Atemwege. Krampfhusten, wie bei Keuchhusten[KH], in heftigen Anfällen. Husten mit Würgen und Erbrechen[GS] nach jeder Mahlzeit.[AZ2,109 f.] Husten wird schmerzhaft im Kopf verspürt. Husten ausgelöst oder schlimmer durch: Tabakrauchen und Branntweintrinken[RA186]; Missbrauch von Tee oder *China*[KH]; durch Säfteverlust[KH], z.B. nach Hämorrhagien. Brustbeschwerden nach Uterusblutungen und anderen Hämorrhagien. Bluthusten[RA180 ff.]; Lungenblutungen. »Tuberculose bei Chlorotischen, bei sogenannten Nervösen, bei Schwäche nach psychischen Depressionen oder Säfteverlusten.«[KE5,838] Auch bei Schwindsuchtneigung von durch Masturbation geschwächten Personen kann Ferrum heilsam sein.

Anfälle von Herzklopfen, verbunden mit Herzschmerzen und großer Angst; kann dann weder sitzen noch liegen* bleiben, sondern muss sofort aufstehen und umhergehen[NZ1,26]; vermehrt durch jede stärkere Bewegung des Körpers (z.B. Treppensteigen) sowie durch jede psychische Aufregung[NZ1,20].** Bei allen Prüfern kommt es während der Dauer des Eisengebrauchs zu einer Retardierung und Tonisierung der Herztätigkeit.[MA4,174] * Fettige Herzdegeneration.[GS] Puls *gegen Abend* beschleunigt.[AZ72,132] Pulsationen im ganzen Körper, wie von kleinen Hämmerchen.

Rheumatische Schmerzen in den Extremitäten, besser durch Wärme und sanfte Bewegung, schlimmer durch Kälte, Anstrengung und rasche Bewegung. In den Arzneimittellehren nehmen Schmerzen im Deltoidmuskel einen größeren Raum ein als solche in anderen Körperteilen, aber diese Schulterschmerzen sind nicht bemerkenswerter als andere Schmerzen auch. Reißende Schmerzen in Armen und Beinen, vorwiegend nachts.[GS] *Unfähigkeit, die Arme zu heben.*[RA198 ff.] Paralytische oder »lähmige Schmerzen«[RA211], d.h. Schmerzen, die den Eindruck vermitteln, als ginge die Kraft verloren, den betroffenen Körperteil zu bewegen. Heftige Schmerzen in den Hüftgelenken[RA209 f.] kommen bei Ferrum ebenso häufig vor wie Schulterschmerzen. Lippe spricht von »Rheumatismus in der linken Schulter«, doch die rechte Schulter ist genauso häufig betroffen! *Rheumatische Schmerzen im linken* ***oder*** *rechten Musculus deltoideus.* Heftige Schmerzen in den Muskeln und entlang den Nerven. Kneifen im rechten Deltoideus.[EN607] Bohren im rechten Schultergelenk, > durch Wärme, < durch Bewegung[EN602] und durch das Gewicht der Bettdecke.[GS] »Stechen und Reißen im Oberarm vom Achselgelenke aus ...«[RA199] Die Ferrum-Schmerzen treten vor allem nachts auf, weil sich die Patientin dann ruhig verhält. *Ruhe bringt die Ferrum-Schmerzen hervor.* Wenn sie sich dagegen am Tage langsam umherbewegt, sind die Schmerzen nicht so schlimm. Kälte der Gliedmaßen; Kälte der Hände und Füße[RA206] – oder auch »Hitze der Handflächen und Fußsohlen«[EN819]. Hitze und Kälte wechseln einander häufig ab. Bei all der Schwäche und Prostration entwickeln sich zusätzlich ödematöse Zustände, sodass z.B. Hände und Füße anschwellen[RA205].

Bei Fieber abendlicher Frost oder Schüttelfrost[RA281], mit kalten Händen und Füßen sowie

---

* In den *Guiding Symptoms* heißt es fälschlich »stehen«.

** Kents Angabe »Palpitation of the heart from fear, excitement, or exertion« beruht wahrscheinlich auf einem Fall, der 1856 in der *Neuen Zeitschrift für homöopathische Klinik* (Bd. 1, S. 19) auf insgesamt 12 Spalten ausführlichst beschrieben wurde; ich habe ihn hier etwas detaillierter als Kent wiedergegeben. Die Wahrscheinlichkeitsdiagnose lautete damals: ***»In Folge von (acuter vorausgegangener und jetzt noch chronisch-fortdauernder) Endocarditis Insufficienz des Aortenklappenapparates mit Hypertrophie und Dilatation des linken Ventrikels.«*** Unter Ferrum aceticum D1 kam es zu einer wesentlichen Besserung des Befindens, einige Monate später starb das 14-jährige Mädchen jedoch an einer Gastroenteritis.

* Kent schreibt »Rapid action of the heart ...«, was auf einer falschen Übersetzung *(Encyclopedia)* des Prüfungssymptoms ***Schnellender Herzimpuls*** (*MA* 4,164) beruht.

mit glühender Gesichtshitze[RA286]. Eiskalte Füße während des Frostes. Das Frieren bessert sich nach Essen.[GS] Durst während des Frostes[GS] ist ein charakteristisches Merkmal von Ferrum. »Profuse, gelbfärbende, stinkende Schweisse beim Schliessen der Augen zum Schlaf.«[KE4,919] Beim Schwitzen verschlimmern sich sämtliche Symptome.[GS] Streng riechende Nachtschweiße.[GS] Alle Fiebersymptome bessern sich durch langsames Umherbewegen. Wechselfieber, bei denen viel *China*-Missbrauch getrieben worden ist, benötigen oftmals Ferrum als Heilmittel.[KE4,918]

Wir lesen in den Quellen, dass Ferrum ein wunderbares Mittel bei Durchfall in den letzten Stadien der Schwindsucht sei.* Nun, bisweilen ist es das – wenn die Betroffenen bereit sind zu sterben. Ferrum vermag den Durchfall zu stoppen, doch wenn er aufgehört hat, werden die Kranken nicht mehr lange zu leben haben. Der Durchfall tut gewöhnlich nicht weh[EN397]; er ist lästig, aber nicht schmerzhaft, und die Nachtschweiße ebenso wenig. Darum unterdrücken Sie diese Absonderungen nicht, sondern lassen Sie ihnen freien Lauf. Lassen Sie die Patienten einem friedlichen Ende entgegengehen. Das beste Mittel bei Durchfall in den vorgerückten Stadien der Schwindsucht ist *Saccharum lactis* in Substanz, verabreicht in kleinsten Mengen und so oft, wie Patienten und Betreuer es für nötig halten.

* In dieser Form in den *Guiding Symptoms* nicht zu finden.

Ferrum phosphoricum

Ferriphosphat; phosphorsaures Eisen

»Allgemeines Mattigkeitsgefühl mit Neigung zum Liegen.«[AZ91,162] Große Nervosität nachts.[GS] Rheumatische Erkrankungen. Während Ferrum phosphoricum von Schüßler und seinen Anhängern nur im ersten Stadium von Entzündungen[AT15] und fieberhaften Prozessen angewandt worden ist, ist es in den höheren Potenzen ein tiefwirkendes Antipsorikum und somit auch bei chronischen Krankheiten von Nutzen. Wie könnte es auch oberflächlicher wirken als das Eisen und die Phosphorsäure, aus denen es zusammengesetzt ist! Ich habe mich früher viele Jahre an die Schüßler'schen Indikationen gehalten, doch dank neuer Prüfungen, homöopathischer Erstverschlimmerungen und klinischer Erfahrungen ist mittlerweile das nachfolgende Symptomenregister mein Leitfaden zu dieser wertvollen Arznei geworden.*

Die Verschlimmerungszeit einiger Beschwerden von Ferrum phosphoricum ist der Morgen, anderer der Nachmittag; manche Beschwerden werden wiederum abends oder nachts bzw. nach Mitternacht schlimmer. Mangel an Lebenswärme und große Erkältungsneigung. Der Patient reagiert empfindlich auf freie Luft, und viele Symptome verschlimmern sich im Freien, durch Kaltwerden und Aufenthalt in kalter Luft. Kalte Getränke machen Beschwerden, ebenso saure Dinge[AZ104,51]. Neigung zu Blutandrang bzw. Hyperämie einzelner Organe[AT14], besonders im Bereich des Kopfes[GS], mit Gesichtsröte und Fieber. Pseudoplethora. Erschlaffung und Erweiterung der Blutgefäße.[AT14] Blutwallungen. Hellrote Blutungen aus allen Körperöffnungen[GS]; die Blutungsneigung ist ähnlich ausgeprägt wie bei *Ferrum, Phosphoricum acidum* und *Phosphorus*. Zu den auffälligsten Merkmalen des Mittels gehören Anämie und Chlorose[AZ97,167] (wie bei *Ferrum*). Wassersucht infolge Blutungen und sonstiger Flüssigkeitsverluste.[GS] Die allgemeine Mattigkeit und Schwäche ist vergleichbar mit der geringen Vitalität, wie sie Patienten aus tuberkulosebelasteten Familien eigen ist. Neigung zu Ohnmachtsanfällen. Die Symptome von Ferrum phosphoricum verschlimmern sich zumeist nach dem Essen und durch körperliche Anstrengung. Viele Symptome werden auch in Ruhe schlimmer – beim Liegen im Bett oder beim Stehen –, während langsames Umherbewegen bessert (wie bei *Ferrum*); dennoch ist der Patient schwächebedingt oft gezwungen, sich hinzulegen. Jede stärkere Bewegung, die eine Anstrengung bedeutet, vermehrt seine Beschwerden, während gelindere Bewegung als wohltätig empfunden wird.[AZ91,162] Ferrum phosphoricum kann angezeigt sein bei Überanstrengung der Muskeln und Sehnen durch Heben; bei frischen Wunden, Quetschungen oder Verstauchungen[AT49]. Wundheitsgefühl im ganzen Körper, besonders in den kongestionierten Teilen, mit Verschlimmerung durch jegliche Erschütterung, z. B. durch Gehen. Taubheitsgefühl

---

* Seltsamerweise hat Kent von den beiden einzigen größeren Prüfungen, die bis dahin durchgeführt worden sind, keinen Gebrauch gemacht, weder von der Prüfung Morgans von 1876 (*Encyclopedia*, Bd. 10) noch von der Prüfung Moffats von 1889 (*Cyclopaedia of Drug Pathogenesy*, Bd. 4). Auch in Kents Repertorium haben sie keinen Niederschlag gefunden (soweit ich dies stichprobenweise feststellen konnte). Andererseits scheinen mir viele der von Kent genannten Symptome wieder ***synthetischen*** Ursprungs zu sein, denn auffallend ist die große Zahl jener Repertoriumsrubriken, in denen neben Ferrum phosphoricum sowohl *Ferrum* als auch *Phosphorus* bzw. *Phosphoricum acidum* vertreten sind, während dies bei originären Ferr-p.-Symptomen keineswegs so regelmäßig der Fall ist. Daher können m. E. etliche der von Kent genannten Symptome nicht als durch Prüfungen und klinische Erfahrung gesicherte Symptome angesehen werden. Ein Hinweis darauf ist z. B. das letzte Symptom in diesem Kapitel (»withered warts«), das auf einer Synthese innerhalb einer ***falschen*** Repertoriumsrubrik beruht und daher als reales Symptom nicht existieren kann (siehe Fußnote dort).
Da die Anordnung der Symptome in diesem Kapitel wieder der alphabetischen Logik des Kent'schen Repertoriums folgt (diese ist nicht immer offensichtlich, weil Kent die Rubriken oft mit anderen Begriffen umschreibt) – vermischt mit einigen *Guiding-Symptoms*-Zitaten –, habe ich die Symptome zum besseren Verständnis nach inhaltlichen Gesichtspunkten neu zusammengestellt. Die Anordnung der Symptome nach der Reihenfolge ihres Erscheinens im Repertorium brachte es mit sich, dass Kent etliche von ihnen, bedingt durch mangelhafte Zeichensetzung, in einen rein zufälligen und damit oft irreführenden Zusammenhang gebracht hat. Als Beispiel für viele mag das Folgende dienen: Kent schreibt »Anxiety at night, as if he had done a great wrong to somebody«. Dies ist die sinnentstellende ›Kurzfassung‹ dreier (in Bezug auf *Ferr-p.*) aufeinanderfolgender Gemütsrubriken, nämlich »Anxiety«, »Anxiety, night« und »Anxiety, conscience, of (as if guilty of a crime)«.

einzelner Körperteile, besonders im Bereich der leidenden Teile.[AZ91,162] Stechende Schmerzen.[GS] Reißende Schmerzen[GS]; nach unten ziehendes Reißen. Klopfen und Pulsieren kann überall auftreten, besonders aber im Kopf[AT35]. Beschleunigter[AZ104,51], kräftiger, voller[GS] Puls. Allgemeine Überempfindlichkeit und Schmerzempfindlichkeit. Zittern der Gliedmaßen. Ängstliche Unruhe durch den ganzen Körper *(Phosphoricum acidum)*. Alles zusammengenommen ergibt dies das Bild eines Mittels von sehr tiefer und breiter Wirkung.

Der Ferrum-phosphoricum-Patient neigt zu Zornesanwandlungen, die bis zur Gewalttätigkeit gehen können, und als Folge davon zu Schwäche, Kopfschmerzen, Zittern, Schweiß und anderen nervösen Erscheinungen. Angstzustände, besonders nachts und bei Fieber. Gewissensangst, als hätte er jemandem etwas angetan. Angst vor der Zukunft. Allgemeine Ängstlichkeit, verbunden mit konkreten Befürchtungen. Furcht vor Menschen – sich in Menschenansammlungen zu begeben. Furcht vor dem Tod, vor einem Unglück oder sonstigem Unheil. Hysterische Aufgeregtheit und Neigung zur Hypochondrie ist typisch für das Mittel: hypochondrische Ängste, z.B. lässt ihn ein Vollheitsgefühl im Kopf fürchten, er werde einen Hirnschlag erleiden. Sehr empfindlich, besonders auf Geräusche. Reizbar; mürrisch; eigensinnig. Wechselhafte Stimmung. Frohsinn im Wechsel mit Traurigkeit. Weinerlichkeit. Niedergeschlagen, besonders abends und vor der Regel. Fröhlich, ausgelassen und überaus geschwätzig; eine unnatürliche Aufregung [bei einem Kind nach Einnahme des Mittels[AZ97,150]].[GS] Ferrum phosphoricum kann ein ausgezeichnetes Mittel für hysterische Mädchen sein – wenn auch die übrigen Symptome passen. Abneigung gegen Gesellschaft; fühlt sich besser, wenn er allein ist. Schweigsam. Unzufrieden mit allem, was er besitzt, auch mit seiner Umgebung. Größte Gleichgültigkeit[ES525], selbst gegenüber Vergnügungen und aufregenden Ereignissen. Die Arznei sollte bei Wochenbettpsychose erwogen werden – angesichts des Symptoms »Säue fressen ihre Jungen auf«[GS]. Warum sollten, bei der großen Neigung zu zerebraler Hyperämie, nicht auch solche vorübergehenden Psychosen auftreten können? Große Unruhe nachts im Bett, bei Fieber; wälzt sich hin und her.

Reichtum an Ideen und ungewöhnliche geistige Klarheit. *(Coffea)* Große Erregbarkeit am Abend. Andererseits aber auch große Vergesslichkeit. Kann sich schlecht konzentrieren; kann selbst einfache Fragen nicht beantworten; ist nicht in der Lage zu lernen. Faulheit und Trägheit[ES525]; Abneigung gegen geistige Arbeit, mag nicht einmal denken. Benommenheit und geistige Verwirrung beim Versuch zu denken, besonders morgens und abends sowie nach dem Essen; besser durch Waschen des Gesichts mit kaltem Wasser. Ferrum phosphoricum ist erfolgreich bei Delirium tremens[GS] angewandt worden.

Schwindel: nachmittags; während des Fieberfrostes; während der Regel; bei Kopfschmerzen; beim Schließen der Augen oder beim Sehen nach unten; beim Aufrichten oder beim Aufstehen aus dem Bett; mit Schwarzwerden vor den Augen; mit Taumel beim Gehen; mit Neigung, nach vorn zu fallen. »Schwindel mit dem zeitweiligen Gefühl, als würde der Kopf nach vorn gestoßen und er Gefahr laufen zu fallen.«[GS] Schwindel wie betrunken. Schwindel mit Übelkeit. Durch Blutandrang zum Kopf bedingter Schwindel.[AT37]

Hirnkongestion[GS] und Vollheitsgefühl im Kopf. Der Kopf fühlt sich schwer oder auch hohl an, besonders während der Menses. Gefühl eines Gewichts in der Stirn oder im Hinterkopf. Hitze des Kopfes und Hitzegefühl im Kopf, besonders im Bereich des Scheitels; verstärkt während der Menstruation. Hitzewallungen zum Kopf mit Gesichtsröte. Kältegefühl im Kopf. Kopfschmerzen treten vermehrt morgens im Bett, am Nachmittag und am Abend auf; erleichtert in kalter Luft, durch kühle Umschläge, im Liegen und durch äußeren Druck. Verschlimmernd wirken: warmes Einhüllen des Kopfes; Sitzen; Aufregung; Licht; Geräusche[GS]; jede Form von Erschütterung[GS], wie Treppensteigen, Gehen, Fahren in einem Wagen oder Husten; jegliche Bewegung, namentlich Bewegen des Kopfes und Bücken[AT35], selbst das Schließen der Augen. ›Blindmachende‹ Kopfschmerzen.[GS] Kopfschmerz bei Schnupfen; katarrhalischer Kopfschmerz. Kopfschmerzen besonders während des Fieberfrostes, nach dem Essen und während der Regel[GS]. Nicht selten treten die Kopfschmerzen anfallsweise auf. Kopfweh mit Hitze und Röte des Gesichts sowie Erbrechen von Speisen.[AT35] Heftiger »Stirnkopfschmerz, gefolgt von linderndem Nasenbluten.«[GS] Stirnkopfschmerz überwiegend rechts, morgens beim Erwachen und abends; schlimmer durch Husten, besser im Freien. Schmerzen über den Augen. Hinterhauptschmerz, < durch Erschütterung (Husten) und während der Regel. Schmerzen in den Kopfseiten, in den Schläfen und auf dem Scheitel. »Kaum auszuhaltender dumpfer Schmerz oben auf dem Kopf während der Menstruation, die sehr reichlich ist.«[GS] Bohren in den Schläfen. Berstender Kopfschmerz. Drückender Kopfschmerz[AT35], von innen nach außen; Drücken in der Stirn bzw. den Stirnhöckern, in den Schläfen; Drücken auf dem Scheitel, wie von einem Stein. Wundheitsschmerz im Hinterkopf. Stechende Schmerzen im Kopf[AT35]; in der Stirn, über den Augen, in den Kopfseiten, in den Schläfen, auf dem Scheitel. »Beim Bücken ein scharfer Schmerz durch den ganzen Kopf, von hinten nach vorn.«[GS] Reißen im Kopf. »Stechen oder Drücken oder Klopfen, verschlimmert durch Schütteln des Kopfes, durch Bücken, überhaupt durch jegliche Bewegung.«[AT35] Klopfen oder Hämmern im Kopf, vor allem in der Stirn und in der Schläfengegend, mehr auf der rechten Seite.[AZ104,51] Klopfen auf dem Scheitel; Klopfen im Hinterkopf beim Husten. Schläge oder Rucke durch den Kopf. Kopfhaut und besonders Scheitel so schmerzhaft empfindlich, dass das Haar nicht berührt werden durfte.[GS] Zusammenziehender Schmerz in der Kopfhaut. Scheitel empfindlich auf kalte Luft.[GS] Haarausfall. Jucken der Kopfhaut.

Absonderung von Schleim aus den Augen. Heftige Konjunktivitis und damit verbundene Lichtscheu [als Vorboten der Masern].[AZ94,45] »Kann beim Bücken nicht sehen; ihr ist, als würde alles Blut in die Augen strömen.«[GS] Erweiterung der Blutgefäße. Röte der Augen – der Bindehäute und der Lider. Augen halb geöffnet [bei Sommerdurchfall].[GS] »Heftiges Brennen im Auge, drückender Schmerz, wie wenn ein fremder Körper im Auge stäke, und beständiges Thränenträufeln [nach Verletzung].«[AZ95,44] Schmerz wie von Sand in den Augen; stechende Schmerzen. Vorstehen der Augen.* Eingefallene Augen. Schwellung der Lider. Gelbfärbung der Skleren. Schwarzwerden vor den Augen wie bei Ohnmacht.

Eitrige Absonderung aus den Ohren. Jucken in den Ohren. Schmerzen tief im Ohr; Ziehen; Stechen[TT64]. Otitis media. Tubenkatarrh.[GS] Hyperämiebedingte Ohrgeräusche[AT37], wie z.B. Brausen oder Summen[GS], Brummen, Klingen oder Singen. Auch Schmerzen und Schwerhörigkeit sind in erster Linie durch die entzündliche Hyperämie bedingt.[AT37] Geräuschempfindlichkeit.

Nasenkatarrh. Niesen. Schnupfen[GS] mit blutigen Absonderungen. Bildung vieler Borken in der Nase. Wundmachendes oder eitriges Nasensekret. Wenn Ferrum phosphoricum nach der biochemischen Theorie Schüßlers in niedriger Potenz verabreicht wird, bleibt sein Nutzen beschränkt auf das akute Stadium des Schnupfens; doch wenn es homöopathisch eingesetzt wird, gilt diese Beschränkung nicht! Wem würde es schon einfallen, *Ferrum* oder *Phosphoricum acidum* oder *Phosphorus* nur im ersten Stadium einer akuten Krankheit zu geben?

Nasenbluten[AT51]: verstärkt am Morgen; bei Schnupfen bzw. Naseschneuzen[RP337]; bei Husten; bei Fieber; bei Kopfschmerzen (wenn der Kopf heiß und kongestioniert ist).

Chlorotisches Gesicht, von blassgelblicher oder erdfahler Farbe[GS]. Gelbfärbung des Gesichts. Leberflecken im Gesicht. Hippokratisches Antlitz. Eingefallenes Gesicht. Dunkle Ringe unter den Augen. Schwitzen im Gesicht. Abwechselnd blasses und rotes Gesicht. Umschriebene Wangenröte. Gesichtsröte bei Kopfschmerzen[AT35] und bei Fieber. Hitzewellen. Hitze im Gesicht beim Sitzen und bei Schmerzen. Heiße Wangen bei Zahnschmerzen.[AT38] Ödematöse Gesichtsschwellung, vor allem bei Zahnschmerzen. Gesichtsneuralgien.[GS] Schmerzen im Gesicht: durch Entzündungen, z.B. im Bereich der Zähne; besser durch Anwendung von Kälte, schlimmer durch Bewegung; klopfend oder stechend. Blasse Lippen. Trockene

* Kent schreibt »Sensation of protusion«; im Repertorium ist *Ferr-p.* nur unter ***Protrusion*** aufgeführt.

Lippen. Entzündung der Parotiden. »Schmerzhafte Anschwellung der Parotis einer Seite oder beiderseits [während oder nach Verschwinden des Masernexanthems].«[AZ94,45]

Trockenheit des Mundes. Vermehrter Speichelfluss. Fader, fauliger oder süßlicher Mundgeschmack. Mund- und Zahnfleischbluten. Zunge weiß belegt. Brennen der Zunge. Entzündung der Zunge: Zunge stark geschwollen und dunkelrot.[AT40] Entzündung des weichen Gaumens, der Mandeln und des Schlundes[AT39]; des Zahnfleisches. Zahnschmerzen, mit rotem, heißem, geschwollenem Zahnfleisch; schlimmer durch warme, besser durch kalte Getränke[AT38]. Zahnschmerzen stets nach Essen.[GS]

Pharyngitis, mit roten und geschwollenen Mandeln[GS], mit Röte und heftigem Schmerz[AT39], mit Hitze- und Kloßgefühl im Hals, mit Schmerzen beim Schlucken, mit Brennen und Wundheitsgefühl. Zusammenschnüren des Schlundes.

Heißhunger, aber das Essen schmeckt nicht. Appetit vermindert[GS] oder ganz fehlend[AZ104,51]. Besonders besteht jedoch Widerwille gegen Milch[AZ104,51] und Fleisch[GS]. Verlangen nach sauren Dingen [verträgt sie aber nicht[AZ104,51]]. Großer Durst auf Wasser.[GS] Wasserzusammenlaufen im Mund. Schluckauf. Aufstoßen: besonders nach Essen; bitter; faulig; sauer. Luft- oder Speiseaufstoßen. Dyspepsie.[AZ104,51] »Plötzliche Anfälle ungeheurer Übelkeit, zu jeder beliebigen Zeit auftretend, manchmal sogar aus dem Schlaf weckend, von einer halben bis zu einer Stunde Dauer.«[GS] Übelkeit, die im Hals empfunden wird. Übelkeit beim Gehen. Nach dem Essen Übelkeit und Erbrechen der Speisen; das Erbrochene ist so sauer, dass es die Zähne stumpf macht.[AZ104,51] Übelkeit und Erbrechen in der Schwangerschaft. Heftiges Erbrechen. Erbrechen tritt oft morgens nüchtern ein, sonst nach dem Essen.[AZ104,51] Erbrechen ferner nach Trinken, bei Husten, Fieber[AT41], Kopfschmerzen[AZ104,51] oder Fahren in einem Wagen. Erbrechen von Speisen nebst saurer Flüssigkeit.[AT41] Erbrechen von Blut[AT41] oder Galle. Grünes Erbrechen.[GS] Erbrechen bei Magenentzündung oder Magenschmerzen.[AT41] »Magenschmerzen, welche nach Speisegenuß und bei Druck auf die Magengegend sich verschlimmern.«[AT41] Krampf- oder Wundheitsschmerz im Magen. Magendrücken nach dem Essen. Brennen oder Hitzegefühl im Magen. Auftreibung des Magens[AT41] nach dem Essen. Völlegefühl im Magen nach dem Essen.

Vergrößerung der Milz und der Leber. Schmerzen in den Hypochondrien, speziell in der Lebergegend. Ferrum phosphoricum ist ein Heilmittel vieler Leberbeschwerden. Abdomen aufgetrieben, hart und gespannt. Viel Flatulenz. Völlegefühl im Bauch. Kollern, Knurren und Gluckern. Schwere der Eingeweide. Peritonitis.[GS] Bauchschmerzen: besonders morgens, abends und nachts; nach dem Essen; vor dem Stuhlgang[GS]; bei wässriger Diarrhö[GS]; während der Regel[AZ104,51]; beim Gehen oder Husten; anfallsweise auftretend; mit Gefühl, als würde die Regel einsetzen. Krampf- oder kolikartige Bauchschmerzen. Drücken im Bauch. Wehtun der Eingeweide, wie zerschlagen. Herabdrängender Schmerz im Unterbauch.

Stuhlverstopfung[GS]; schwierig abgehender Stuhl oder auch vergeblicher Drang. Durchfall: vermehrt morgens, nachmittags, nachts und nach Mitternacht; nach dem Essen; schmerzlos[GS]. Unwillkürlicher Stuhlabgang. Vermehrter Windabgang. Tenesmus. Schmerz in Rektum und Anus während des Stuhlgangs; Brennen bei und nach dem Stuhlgang. »Ruhr[AT34], mit hohem Fieber beginnend; entzündungsbedingter, fortwährender Rektumschmerz, schlimmer durch Druck auf den Magen.«[GS] Stuhl: häufig[GS]; scharf, wundmachend; blutig[GS]; braun mit Blutbeimengungen[GS]; hart; lienterisch[AT42]; schleimig; grün-schleimig oder grün-wässrig[GS]; dünn bis wässrig. Neigung zu Prolaps des Rektums[GS], besonders beim Stuhlgang. Hämorrhoidalblutungen.[AT51] Äußere Hämorrhoiden. Zusammenschnüren des Afters. Afterjucken. Nässen der Analregion.

Nierenschmerzen mit Fieber. Blutung aus der Blase.[GS] Zystitis mit Fieber.[GS] Blasenschmerzen. Blasentenesmus. Beständiger Harndrang. »Häufiger, eiliger Harndrang, mit Schmerz am Blasenhals und an der Penismündung; muss sofort urinieren, was den Schmerz lindert; all dies nur am Tage, nicht in der Nacht; schlimmer, je länger er steht.«[GS] Plötzlicher Harndrang; der Harn geht ab, wenn er sich nicht sehr beeilt. Häufiges

Harnen. »Harninkontinenz nur am Tage, abhängend von einer Reizung des Trigonum vesicae und des Blasenhalses; besser, wenn der Harndruck durch horizontale Lage vermindert wird.«[MP486] Enuresis nocturna.[GS] Fortspritzen von Urin bei jedem Hustenstoß.[AZ92,110] Unwillkürlicher Harnabgang beim Gehen. Tripper im akuten, entzündlichen Stadium[AZ92,88], mit Hitzegefühl in der Harnröhre. Postgonorrhoischer Katarrh aus der Harnröhre. Absonderung spärlich, wässrig oder schleimig. Blutung aus der Harnröhre.[GS] Brennen in der Harnröhre beim Wasserlassen. Urin: brennend; reichlich (bei Kopfschmerzen) oder spärlich; von hohem spezifischen Gewicht; eiweißhaltig; von dunkler oder roter Farbe; blutig; wolkig (nach Stehenlassen); mit viel Schleim oder Harnsäurekristallen im Sediment; von ammoniakalischem Geruch.

Lästige nächtliche Erektionen und Samenergüsse[GS]. Schwache Erektionen oder völlige Impotenz. Geschlechtstrieb gesteigert oder völlig fehlend.

Bei Ferrum-phosphoricum-Frauen ist das sexuelle Verlangen in der Regel vermindert, bis hin zu Abneigung gegen Geschlechtsverkehr. Amenorrhö. Menses: reichlich[AZ104,51] oder spärlich; zu früh[AZ104,51] oder zu spät; zu lange anhaltend; unregelmäßig; zeitweise aussetzend; unterdrückt; schmerzhaft[AT51 f.]; blass; hellrot oder dunkel; klumpig; dünnflüssig bis wässrig. Mitunter bedürfen chlorotische Mädchen dieser Arznei. Dysmenorrhö mit Pulsbeschleunigung und vermehrter Gesichtsröte.[AT52] Metrorrhagie. Herabdrängen im kleinen Becken mit beständigen dumpfen Schmerzen in der Ovarialgegend. Gebärmuttervorfall. Leukorrhö: vermehrt vor der Regel; wundmachend; milchig oder weiß; dünnflüssig. Vagina sehr empfindlich. Vaginismus[AT52]; Schmerz in der Scheide beim Koitus.[GS] Sterilität. Neigung zum Abort.

Heiserkeit, vor allem infolge Schnupfens oder Überanstrengung der Stimmorgane[AT44]. Schwäche der Stimme; Aphonie. Trockenheit und Brennen im Kehlkopf. Kehlkopfentzündung[GS], mit Rauigkeitsgefühl daselbst, viel Schleim im Hals und Rasseln auf der Brust[GS]; dabei Fieber und rotes Gesicht. Schleimansammlung in Kehlkopf und Luftröhre. Akuter Bronchialkatarrh, sowohl der größeren wie der kleineren Bronchien.[GS]

Asthma bronchiale, mit spastischer Bronchiolenverengung und heftigen Erstickungsanfällen. Dyspnoe oder Kurzatmigkeit, vermehrt abends und nachts sowie im Liegen, verbunden mit Husten. Schleimrasseln auf der Brust.

»Hustenanfälle am meisten nachts, aber auch wenn er tagsüber schläft.«[GS] Husten ferner abends, morgens nach dem Aufstehen sowie nach dem Essen. »Krampfhusten morgens beim Ankleiden; sehr verstärkt, wenn sie sich anschließend ins Freie begibt ...«[GS] Verschlimmerung des Hustens durch kalte Luft, durch Liegen (im Bett), durch tiefes Atmen, durch Reden. Asthmatischer Husten. »Akuter, kurzer, krampfhafter, sehr schmerzhafter Husten.«[AT44] Beständiger Husten. Husten bei Schnupfen und bei Fieber. Kurzes, trockenes Hüsteln.[GS] Erschöpfender Husten. Kitzelhusten; Husten durch Reiz in Larynx und Trachea. Lockerer Husten. Husten mit viel Schleimrasseln auf der Brust, < nachts.[GS] »Quälender Husten durch Vorbeugen des Kopfes oder Berühren der Kehle.«[GS]* »Keuchhusten[AT44] mit starkem Würgen und Erbrechen.«[NZ20,66] Ferrum phosphoricum kann auch angezeigt sein, wenn ein Phthisiker sich erkältet und häufig husten muss.

Auswurf: vermehrt morgens und am Tage; reichlich oder spärlich; blutstreifig[GS]; von hellrotem oder auch dunklem Blut; schwer sich ablösend, dick und klebrig; schaumig[GS]; schleimig; übelriechend; eitrig; faulig schmeckend; weißlich, gelb oder grünlich.

Beängstigung, Beklemmung und Zusammenschnürungsgefühl in Brust und Herzgegend. Bronchitis oder Bronchialkatarrh, besonders bei Kindern.[GS] Blutandrang zur Brust[GS], mit Hitze- und Vollheitsgefühl. Lungenblutungen. Lungen- und Rippenfellentzündung.[AT32] Brustschmerzen [pleuritische Stiche[GS]] beim Husten und Einat-

* Kent schreibt: »Tormenting cough, aggravated on walking.« Zum einen müsste es – zumindest laut Repertorium – statt »walking« ***waking*** heißen (obwohl »Verschlimmerung beim Gehen« durchaus in der Logik des Mittels läge, sofern das Gehen eine Anstrengung bedeutete und womöglich im Freien[GS] stattfände). Zum andern wäre die Zuordnung von »quälendem Husten« zur Modalität »Erwachen« oder »Gehen«, da alphabetisch begründet, rein willkürlich. Doch ist die Quellenlage hier eindeutig: ***Quälender*** Husten ist mit den o.g. Modalitäten aus den *Guiding Symptoms* assoziiert.

men. Schmerzen in den Brustseiten, besonders beim Tiefatmen. »Pleuritische Stiche (rechts), besonders bei tiefem Einatmen und beim Husten.«[GS] Wundheitsgefühl in der Brust beim Husten. Brust- bzw. Thoraxkrämpfe mit Erstickungsgefühl, Fieber und rotem Gesicht. Ferrum phosphoricum ist ein wertvolles Zwischenmittel bei akuten Erkältungen im Verlauf einer Tuberkulose, bei akuter Tuberkulose und bei Phthisis florida[GS]. Rheumatismus im oberen Teil des Thorax.[AZ93,87] Herzklopfen[AT53]: besonders nachts; verbunden mit Angst; bei Anstrengung und jeder stärkeren Bewegung, z.B. bei schnellem Gehen; im Sitzen.

Kältegefühl im Rücken. »Hexenschuß«[AT52]; steifer Hals oder Nacken.[GS] Rückenschmerzen, die nur während der Bewegung empfunden oder durch Bewegung verschlimmert werden.[AT52] Rückenschmerzen vermehrt in der Nacht, beim Sitzen und beim Erheben vom Sitzen sowie beim Gehen. Schmerzen in der Zervikalregion und zwischen den Schulterblättern. Rücken- und besonders Kreuzschmerzen während der Regel. Reißen, Stechen oder dumpfes Wehtun im Rücken.

Große Schwäche der Extremitäten, der Gelenke, der Knie, der Unterschenkel. Große Unruhe in den Beinen. Kälte der Gliedmaßen; kalte Hände; kalte Füße, vor allem abends im Bett und bei Kopfschmerzen. Bläue der Fingernägel. Hitze der Hände, der Handflächen[GS], der Fußsohlen. Taubheit der Hände und Finger, der Unterschenkel und Füße. Gliederschwere, besonders in Armen und Unterschenkeln. Steifheit der Beine, der Füße. Schwellung der Gelenke[AZ93,87], der Arme, der Unterarme, der Hände, der Füße[GS]; ödematöse und rheumatische Schwellungen. Entzündung der Gelenke. Finger gekrümmt als Folge von akutem Gelenkrheumatismus.[AZ93,87] Schmerzhafte Muskelkrämpfe in den Ober- und Unterschenkeln, in Waden und Füßen. »Heftiger Schmerz im rechten Oberarm und der rechten Schultergegend, ziehendreissender Art ... Bei stärkerer Bewegung des Armes verschlimmern sich die Schmerzen, während gelindere Bewegung wohlthätig empfunden wurde *(Ferrum)* und Patientin den Arm deshalb auch fast nie ganz stille hielt. Gegen Berührung waren die afficirten Theile, wenn auch nicht übermässig, empfindlich. ... [Außerdem] Taubheitsgefühl in der ganzen rechten Hand und ... Kraftlosigkeit derselben, sodass sie schwere Gegenstände nicht aufheben konnte.«[AZ91,162] Akuter Rheumatismus des rechten Schultergelenks; Schulter stark geschwollen und gerötet, gegen Berührung sehr empfindlich.[AZ92,94] Rheumatismus des rechten Deltoideus.[GS] Fieberhafter Gelenkrheumatismus an Hand- und Kniegelenk.[AZ95,115] Gichtige Gelenkaffektionen und Gelenkschmerzen. Ischias. Schmerzen in den Oberschenkeln. Wundheits- und Zerschlagenheitsschmerz in den Gliedmaßen. Stechen in den Extremitäten – Armen, Schultern, Hüften. Reißen in den Schultern und Oberarmen[AZ91,162] sowie in den Hüften. Heftige, die Unterschenkel hinabfahrende Schmerzen in beiden Knien (fieberhafter Gelenkrheumatismus).[GS;AZ93,87] »Der Rheumatismus ergriff ... ein Gelenk nach dem anderen, ohne die erstbefallenen zu verlassen.«[AZ93,87] »Gelenkrheumatismus; beim Aufdrücken und bei der geringsten Bewegung Aufschreien und Schmerz.«[AZ87,159]

»Schlaf unruhig, von ängstlichen Träumen gestört.«[AZ104,51] Wirre, lebhafte Träume; Träume vom Fallen; Albträume. Spätes Einschlafen; Schlaflosigkeit vor Mitternacht. Schlaflos und zugleich schläfrig. Findet keinen Schlaf mehr, sobald er einmal erwacht ist. Schläfrigkeit am Abend.

Fieberfrost: am Nachmittag; täglich um 13 Uhr wiederkehrend[GS]; nachts im Bett. Frösteligkeit. Schüttelfrost. Die Fiebererkrankungen von Ferrum phosphoricum können aber auch ganz ohne Frost verlaufen. Überhaupt herrscht Fieberhitze bei diesem Mittel vor und kann zu jeder Tageszeit auftreten. Sie besteht vor allem dann, wenn irgendwelche Organe, Gelenke oder Schleimhäute entzündet sind. Trockene Fieberhitze mit Durst. Hitzewallungen. Innerliche Hitze. Remittierende oder intermittierende[GS] Fieber. Fieberhitze nach Schlaf. Hektisches Fieber und Nachtschweiße[AZ95,115]. Schweiße können außer nachts auch morgens und im Laufe des Tages auftreten. Klebrige Schweiße. Sehr erschöpfende Schweiße. Profuse Schweiße. Schwitzen von der geringsten Anstrengung sowie während des Schlafs. Schweiß nach der Fieberhitze.

Kälte der Haut. Blässe oder Röte der Haut. Brennen der Haut.[GS] Trockenheit der Haut. Ameisenlaufen. Große Empfindlichkeit der Haut. Die Haut fühlt sich wund an. Ulzerationen. Abschilfernde Hautausschläge. Kleine Warzen. Welke Haut.*

* Kent schreibt: »Small, withered warts.« Diese Angabe beruht auf einer fehlerhaften Rubrik in Kents Repertorium (S. 1340). Die Rubrik »withered« darf nicht als Unterrubrik von **Warts** erscheinen, sondern muss eigenständig sein. Dies ist u.a. daran erkennbar, dass mehr als die Hälfte der darin angegebenen Mittel nicht in der allgemeinen **Warzen**-Rubrik auftauchen.
Des Weiteren gibt es den Begriff »withered warts« in keiner der Arzneimittellehren, und er ergibt m.E. auch keinen Sinn. Drittens gibt es in Bogers Repertorium (S. 965) eine nahezu inhaltsgleiche Rubrik unter dem Titel »Skin; shrivelled, withered, etc.« Auch Georg von Keller hat sich in seiner Übersetzung des Kent-Repertoriums zu dieser Korrektur entschlossen.

Fluoricum acidum

Acidum hydrofluoricum; Flusssäure

Dieses Mittel benötigt in der Prüfung viel Zeit, um seine Symptome zu entwickeln. Es ist ein sehr tiefwirkendes Mittel, ein Antipsorikum, Antisykotikum und Antisyphilitikum. Es ist schleichend in seiner Wirkung, und seine Symptome treten nur langsam in Erscheinung. In dieser Hinsicht ist es den am tiefsten verwurzelten, den langsamsten und langwierigsten Krankheiten vergleichbar, den Miasmen, und entsprechend passt es für die besonders trägen und adynamischen Krankheitsformen. Auch wenn heftige Fieberzustände mit zu seinem Wesen gehören, so stellen sie doch nicht die Indikation dar, für die es am häufigsten verschrieben wird; seine typischste Fieberwirkung ist von langsamem und schleichendem Charakter. Fluoricum acidum entspricht allgemein überhitzten Zuständen des Organismus; es passt bei chronischen, nur aus Hitze bestehenden Wechselfieberanfällen[AZ85,177], die über Wochen oder sogar Jahre allabendlich wiederkehren können.

Fluoricum acidum ist ein ungewöhnlich ›heißblütiges‹ Mittel, wenngleich gelegentlich auch Frostzustände[MA1,653] vorkommen.* Abends und nachts scheint dem Körper wie einem Ofen große Hitze zu entströmen, ohne dass dabei notwendigerweise die Körpertemperatur erhöht wäre. Die Haut ist sehr heiß anzufühlen. Dem Patienten geht es zumeist durch Wärme schlechter, durch warme Bekleidung, an warmer Luft; ähnlich wie *Pulsatilla* hat er in einem warmen Raum das Gefühl, ersticken zu müssen. Er findet großes Wohlgefallen daran, sich im Gesicht, im Nacken und hinter den Ohren kalt zu waschen.[GA2,650f.] Die Füße brennen[GS] und werden nachts aus dem Bett gestreckt; der Patient ist nachts immer auf der Suche nach einem kühlen Flecken für seine heißen Hände und Füße. Starkes Schwitzen der Handteller[GA2,510] und der Fußsohlen.[GS] Der Schweiß ist ätzend und wundmachend, besonders zwischen den Zehen befördert er das Entstehen von Exkoriationen[GS]. Er riecht unangenehm[GA2,657]; übelriechender, scharfer Schweiß zwischen den Zehen. Brennen, außerordentliche Hitze, Schärfe: dies sind Begriffe, die viele Symptome von Fluoricum acidum modifizieren; scharfe, beißende Tränen (und sonstige Augenabsonderungen), scharfes Nasensekret, scharfer, ätzender Schweiß, etc. Brennende Empfindungen und Schmerzen einzelner Teile; die dem Körper entströmende allgemeine Hitze[GA2,646] ist bei Fluoricum acidum ein chronischer Zustand. Verschlimmerung durch äußere wie innere Hitze ist typisch für das Mittel; besonders charakteristisch ist die Verschlimmerung durch warme Getränke wie Kaffee[GA2,302], Tee, Kakao, Bouillon[AZ72,192], etc. Warmtrinken erzeugt galligschleimigen Durchfall[AZ72,192], Flatulenz oder Magenverstimmungen und ist die Ursache für die verschiedensten Verdauungsstörungen. Viele Zeichen werden schlimmer im Stehen[GA2,698] und Sitzen[GA2,700], besser im Freien.

Fluoricum acidum ist, wie gesagt, ein sehr tiefgreifendes Mittel. Die Körperfunktionen werden in einem Maße beeinträchtigt, dass sich charakteristische äußere Zeichen an Haut, Haaren und Nägeln bemerkbar machen; sie alle sind mangelhaft entwickelt. Wann immer wir solches beobachten, können wir sagen, dass das in Frage kommende Mittel von sehr tiefer und langer Wirkung sein muss. Allenthalben bilden sich unheilsame grindige Ausschläge[AR23,1,125] auf der Haut mit kleinen Verkrustungen; das unter den Krusten liegende Gewebe zeigt keine Heilungstendenz. Das Haar verliert seinen Glanz; es fällt aus[GA2,99], und wenn man es unter dem Mikroskop betrachtet, sieht es aus wie abgestorben. Überall im Haarverlauf finden sich winzige Substanzverluste mit ausgefransten Rändern. Die Haarenden vertrocknen; das Haar verfilzt[GA2,100], es bricht leicht und spaltet sich, sodass es ungepflegt, zottig und glanzlos wirkt. Die Nägel deformieren sich und bilden längli-

* Hering schreibt: »Durch zwanzig verschiedene Prüfer und beinahe fünfzig Prüfungen [wurde] kein einziges Zeichen der Kälte, des Frostes und dergl. bemerkt.« (*GA*, Bd. 2, S. 445)

che* Furchen oder Riefen[GS] aus; sie wachsen zu schnell[GA2,530] und zu ungleichmäßig – an manchen Stellen zu dick, an manchen zu dünn –, sodass sie spröde[AR23,1,126] und verkrüppelt sind und leicht brechen. Fluoricum acidum hat eine Neigung zu langsamem Gewebszerfall, vor allem an Stellen, wo die Blutzirkulation schwach ist und die Haut dicht über Knochen oder Knorpeln liegt, z.B. in den Ohr- und Gelenkknorpeln. Alte Fußgeschwüre, besonders um die Knöchel[AR23,1,127] und über dem Schienbein.[GS] Schlechte Durchblutung der Hände und Füße, die dann auch kalt werden können. Die Gliedmaßen brennen am Abend, der Zeit des Fiebers bei Fluoricum acidum; am Morgen jedoch und während des Tages sind die Extremitäten kalt. Der Patient sieht bleich und kränklich aus, bisweilen auch wächsern und aufgedunsen. Die Extremitäten, besonders die unteren, sind ödematös geschwollen; lokale Ödeme, z.B. Ödem der Vorhaut[AZ53,157]. Wenn ein geschwächter, an Knochen- und Knorpelerkrankungen leidender Mensch zusätzlich einen Tripper bekommt, schwillt die Vorhaut stark an, und kein Mittel scheint ihm helfen zu können. Fluoricum acidum wird in einem solchen Fall Abhilfe schaffen und sowohl das Vorhautödem wie die Gonorrhö beseitigen. *Cannabis sativa* hat das gleiche Symptom, doch ist es eher bei robusten, kräftigen Personen von Nutzen. Fluoricum acidum verhindert bei Sykotikern die Krankheitsäußerungen der Gonorrhö; es verhütet die Bildung von Feigwarzen und vermag sie auch zu heilen. Es ruft harte, trockene Warzen und trockene Krusten auf der Haut hervor, ferner rupiaähnliche [austernschalenartig geschichtete] Krusten; von daher ist es hilfreich bei Rupia syphilitica.

Knochenaffektionen gehören zu den wichtigsten Indikationen des Mittels. Knochennekrosen, vornehmlich an den langen Röhrenknochen[GS], aber auch anderenorts. So wurde beispielsweise ein »Knochengeschwür am Felsenbein«[AR23,1,127] durch Fluoricum acidum geheilt. Es erzeugt und heilt übelriechende, scharfe Ohrabsonderungen, desgleichen stinkende Ozäna[AZ87,114] mit ätzendem Nasenkatarrh und Nekrose der Nasenknochen. Fluoricum acidum hat große Ähnlichkeit mit *Silicea* und ist ein natürliches Komplementär- und Folgemittel dieser Arznei. Es antidotiert die Folgen des Missbrauchs von *Silicea*, z.B. wenn es zu häufig von Personen wiederholt worden ist, die nicht wissen, dass *Silicea* am besten als Einzeldosis wirkt und dass es ein lange und langsam wirkendes Mittel ist. Wenn Sie eine Zeitlang praktiziert haben, werden Sie über das pendelartige Hin- und Herschwingen zwischen Hitze und Kälte bei den verschiedenen komplementären Arzneien erstaunt sein. Zur Veranschaulichung ein Beispiel aus jener Reihe oder Serie, zu der Fluoricum acidum natürlicherweise gehört und wo es seinen festen Platz hat: Nehmen wir einen Patienten, der ›warmblütig‹ ist, der besonders am Abend unter jeder äußeren Wärme leidet, unter zu warmer Bekleidung und zu warmen Räumen, einen Patienten, der zu Weinerlichkeit und Traurigkeit neigt und der mit einer gewissen Wahrscheinlichkeit blond ist. Damit habe ich, wie Sie gewiss vermuten werden, einen *Pulsatilla*-Patienten zu skizzieren versucht. Der *Pulsatilla*-Patient ist ein warmblütiger Mensch, doch wenn die Arznei einige Zeit angewandt worden ist, können Sie feststellen, dass der Patient zum anderen Extrem tendiert und immer mehr fröstelt und sich gerne warm anzieht – die überschüssige Hitze hat sich gewissermaßen verflüchtigt. *Silicea* ist das natürliche Folgemittel von *Pulsatilla*, und es ist erstaunlich, wie oft ein Patient, der *Pulsatilla* ›verlässt‹, sich zu *Silicea* hin entwickelt. *Silicea* reicht tiefer in die Konstitution hinein und vermag entsprechend mehr zu heilen; es ist damit das naturgegebene chronische Mittel von *Pulsatilla*. Natürlich folgen auch andere Arzneimittel gut auf *Pulsatilla*, aber *Silicea* eben häufiger als jedes andere. Nun, diese *Silicea*-Wirkung ist der zweite Schritt: Der Patient ist vom überhitzten *Pulsatilla*-Zustand in den kalten *Silicea*-Zustand geraten; doch wenn *Silicea* eine Zeitlang gegeben worden ist, heilt es den Kältezustand und beseitigt das Frösteln des Patienten (bedenken Sie aber, dass *Silicea* bisweilen auch etwas von *Pulsatilla* an sich hat – bei manchen seiner Beschwerden kommt es zu einer Verschlimmerung durch Er-

* In der 2. Auflage heißt es fälschlich »likewise« statt ***lengthwise***.

hitzung). Unter *Silicea* gerät der Patient wieder in einen warmen Zustand – ihm wird leicht zu warm, und er möchte deshalb leicht bekleidet sein. Dies ist der Zeitpunkt, wo unser Mittel die Bühne betritt: Fluoricum acidum folgt auf *Silicea* ebenso natürlich, wie *Silicea* auf *Pulsatilla* folgt. Sie bilden zusammen eine *Trias*. Es gibt andere Arzneien, die ebenfalls Dreiergruppen bilden; die häufigsten sind: *Sulfur, Calcarea* und *Lycopodium; Sulfur, Sarsaparilla* und *Sepia; Colocynthis, Causticum* und *Staphisagria*. All diese Mittel innerhalb einer Trias folgen gern aufeinander und wechseln so einander ab. Dies sind Tatsachen, doch darf Sie das nicht dazu verleiten, eines der Mittel routinemäßig zu verabreichen, unabhängig vom Vorhandensein entsprechender Symptome; aber diese Dreiergruppen helfen, uns daran zu erinnern, dass zwischen den beteiligten Arzneien gewisse Ähnlichkeiten bestehen. Tatsächlich sind *Pulsatilla, Silicea* und Fluoricum acidum im Hinblick auf die Natur ihrer Symptome einander sehr ähnlich. *Pulsatilla* entspricht eher akuten Störungen, den Frühstadien chronischer Krankheiten und den aktiveren oder heftigeren Verläufen chronischer Krankheiten. Es nimmt die schlimmsten Krankheitsfolgen hinweg, und dann folgt ein komplementäres Mittel, welches stets nach den dann auftauchenden Symptomen zu bestimmen ist. Es gibt Fälle, die durch ein so tiefwirkendes Mittel wie *Silicea*, zu Anfang verabreicht, großen Schaden nehmen würden – der Patient müsste völlig unnötig leiden. Wenn dagegen mit *Pulsatilla* begonnen wird, können die Beschwerden gelindert und der Fall für *Silicea* vorbereitet werden (sofern bei beiden Mitteln die Symptome übereinstimmen). Ein sehr ernster Krankheitsfall sollte besser zunächst mit *Pulsatilla* behandelt werden, dem dann, wenn der Weg geebnet ist, gegebenenfalls *Silicea* folgen könnte.

Denken Sie also an Fluoricum acidum bei schlimmen Knochenkrankheiten, bei Knochenkaries[GS] oder Knochennekrosen; bei Fisteln aller Art, etwa Zahnfisteln[AR23,1,123], Tränengangfisteln[AR23,1,122] oder Analfisteln; bei Gewebsverkalkungen; bei Deformierungen von Nägeln, Haaren oder Zähnen; bei Affektionen der Ober- oder Unterschenkelknochen mit chronischen Knochenfisteln, die wundmachenden Eiter absondern.

Der Patient ist sehr empfindlich: es geht ihm schlechter, wenn er keinen regelmäßigen Stuhlgang hat; die Fluoricum-acidum-Patientin muss schrecklich leiden, wenn sich ihre Regel auch nur ein wenig verzögert; Beschwerden entstehen, wenn etwaigem Harndrang nicht sofort nachgegeben werden kann. Daraus resultiert auch das Symptom »Kopfschmerz jeden Morgen besser durch Wasserlassen«, das in den *Guiding Symptoms* erwähnt wird. Nähere Einzelheiten werden dort nicht genannt, aber man kann zum Vergleich eine Erscheinung heranziehen, die diesem Symptom entspricht: Wenn er bei Harndrang nicht sofort Wasser lassen kann, werden die Kopfschmerzen so lange schlimmer*, bis endlich die Blase entleert wird. Das ist ein merkwürdiges Symptom, und es ist bisweilen der Anlass, Fluoricum acidum zu erwägen. Heftige kongestive Kopfschmerzen mit Hitze und Vollheitsgefühl. Heftiger Hinterkopfschmerz, der sich bei Bewegung verschlimmert.

In Anbetracht der tiefen Wirkung des Mittels verwundert es nicht, dass es auch bei manchen Hirnaffektionen von Nutzen ist. Bei Menschen, die sich überanstrengt haben, die Tag und Nacht gearbeitet haben, um z. B. ein Geschäft zu gründen oder sich niederzulassen, bei Menschen, die anderweitig beruflich stark eingespannt gewesen sind und dabei ständig das Gehirn überbeansprucht haben, bei solchen Menschen kann Fluoricum acidum eine große Hilfe sein. Es kann auch bei großer Niedergeschlagenheit[GS], bei Traurigkeit und Melancholie angezeigt sein, desgleichen bei jungen Männern, die ihr Nervensystem durch sexuelle Ausschweifungen zerrüttet haben. In besonderer Weise eignet es sich für jene konstitutionelle Störung, bei der Männer andauernd ihre Liebschaften wechseln. Es gibt einen Zustand, bei der es einem Mann unmöglich erscheint, sich mit einer einzigen Frau zufriedenzugeben; stets ist er auf der Suche nach neuen Abenteuern, und allmählich verkommt er dabei von einem Lebemann zu einem regelrechten Wüstling.

* Die *Guiding Symptoms* sprechen vom Entstehen drückender Schmerzen auf dem Scheitel oder in den Schläfen.

Wenn ein junger Mann sich nicht von Frauen fernhalten kann, ist er besser beraten, wenigstens bei einer einzigen zu bleiben. Aber der Fluoricum-acidum-Mann wechselt von einer Frau zur nächsten, bis er schließlich an den Straßenecken herumlungert und vor Begierde unschuldige Frauen belästigt. Fluoricum acidum eignet sich für derartige Zustände, ebenso wie *Picricum acidum* und *Sepia;* diese Arzneien passen besonders bei der Verbindung von geistiger Schwäche und dem, was man als ›niedrige Gesinnung‹ bezeichnet. Das ständige Streben nach aufreizenden Dingen, wie man es bei den Bonvivants findet, ist die eine Form dieser Gesinnung. Es gibt aber noch eine andere Form, und die zeigt sich bei dem Mann, der zu Hause bei seiner Frau bleibt: Er entwickelt eine Abneigung gegen seine Kinder, gegen seine Frau und gegen seine engsten Freunde, d. h., die sich geziemende wahre, edle und reine Zuneigung, Freundschaft und Kameradschaft zu seinen Nächsten ist ihm abhanden gekommen, ja er kämpft sogar gegen derartige Gefühle an. Ein gesitteter Mann sieht seine Frau als seinen besten Freund an, den er niemals im Stich lassen würde; es gibt für ihn nichts Schöneres als sein Zuhause. Wenn nun ein Mann aber in einen Zustand gerät, wo er sein Heim verlassen und irgendwo anders hingehen möchte, wo er sich zu Hause nur noch gestört und belästigt fühlt, wo er seine eigenen Kinder nicht mehr liebt, dann benötigt er Fluoricum acidum. »Gefühl der Gleichgültigkeit gegenüber jenen, die er am meisten liebt.«[GS]* Der *Sepia*-Zustand ist ähnlich wie dieser, doch ist *Sepia* häufiger bei Frauen indiziert. Die *Sepia*-Frau sagt: »Es gibt etwas, Herr Doktor, das ich sehr bedaure: Ich habe keine Freude mehr an meinen Kindern, meinem Heim, meinem Mann, und auch mit meinen Freundinnen und Kollegen bin ich nicht mehr gern zusammen. Es ist so eine Art Entfremdung eingetreten.« Dies ist der typische Bericht einer *Sepia*-Patientin. Beim Mann deutet diese Entfremdung eher auf Fluoricum acidum hin, bei der Frau (wenngleich nicht ausschließlich) eher auf *Sepia*. *Sepia* hat einen stärkeren Bezug zu Erkrankungen der Gebärmutter und der Eierstöcke und zu anderen Frauenleiden. (Vgl. *Calcarea carbonica*.)

Mit diesem Zustand geht bei Fluoricum acidum eine ungeheure Aufregung des Geschlechtstriebes[GA2,376] einher. Der Patient wird die ganze Nacht von starken Erektionen heimgesucht.[GA2,379] Der begehrliche Zustand überkommt ihn nicht nur, wenn er mit einer Frau zusammen ist, sondern auch zu jeder anderen Zeit. Manchmal, zu Beginn einer Gonorrhö, wird eine solche Satyriasis[GS], eine solche mit unkontrollierbarem sexuellen Verlangen und mit Schwellung des Praeputiums verbundene Dauererektion durch Fluoricum acidum überwunden. Mitunter erfordert ein derartiger Priapismus auch *Cantharis*, aber das Mittel ist wesensmäßig von Fluoricum acidum völlig verschieden.

Große Schweigsamkeit und Verschlossenheit. Dies ist ähnlich wie bei *Pulsatilla*-Patienten und manchen Geisteskranken, die ebenfalls den ganzen Tag in einer Ecke sitzen können und kein Wort herausbringen. Eine Patientin sitzt da und sagt und tut nichts; zwar isst sie, wenn man ihr etwas anbietet, lässt sich in ihr Zimmer bringen, wenn es Zeit ist, und widersetzt sich niemandem, aber sie gibt keine Antwort: einen solchen Zustand findet man bei *Pulsatilla*, doch ist er auch für Fluoricum acidum charakteristisch. Er hat etwas Psychotisches an sich, aber in erster Linie ist er bei unserer Arznei Ausdruck der Erschöpfung und Passivität eines ermüdeten Gehirns. Geistige Schwäche[GA2,10] und Ermüdung durch Überarbeitung oder sexuelle Untugenden.

Fluoricum acidum passt nach *Silicea* bei spinalen Erkrankungen, die mit Lähmigkeit, Zittern und Taubheitsgefühl in Teilen der Gliedmaßen[GS], namentlich mit Taubheit in den Fuß-

* Hering erläutert dieses Gefühl in seiner originalen Prüfung (*GA*, Bd. 2, Sy.-Nr. 9) wie folgt: »Große Neigung, wenn er allein ist, sich allerhand vorzustellen, was geschehen könnte, und es in Gedanken sich auszumalen; dabei haben die allerverschiedensten imaginären Ereignisse alle den **Charakter des Abstoßens nahestehender Personen**, mit denen er verbunden ist oder wäre oder sein könnte, z. B. alle Dienstboten müssen fort, Kinder aus dem Hause, Verlobung abgebrochen werden, Ehen durch Scheidung u. s. f.«
Als Sy.-Nr. 10 führt er folgenden Fall an: »Eine alte gelähmte und geistesschwache Dame schickte ihre Wärterin fort, ohne die sie gar nicht bestehen konnte, zankte mit ihren Nichten, wollte sie nicht vor Augen sehen und plagte ohne Grund und Ursache das ganze Haus. Nach zwei Gaben X Abends und Morgens hatte sie ein Auslaufen aus den Augen und war sogleich geduldig und heiter und blieb so.«

sohlen einhergehen. Oft gebietet es dem Fortschreiten organischer Nervenleiden Einhalt und verhindert so, dass sich der Zustand des Kranken weiter verschlechtert.

Ein herausragendes und sehr nützliches Merkmal des Mittels ist seine Fähigkeit, Varizen[AR23,1,132] und variköse Geschwüre[GS] hervorzurufen und zu heilen. Überall entwickeln sich Krampfadern, vor allem an den Beinen infolge Schwangerschaft.[GS] Hämorrhoiden, die mit dem Stuhlgang nach außen treten.[GA2,302] Rektum- und Analprolaps beim Stuhlgang[GA2,334], und oft kommt es dabei zu Blutungen aufgrund der hämorrhoidalen Schleimhautveränderungen. Chronisches Ulcus varicosum am Knöchel[AR23,1,127] oder Unterschenkel; die Varizen an den Unterschenkeln neigen zur Ulzeration[GS]. Angesichts der mangelhaften Blutzirkulation von Fluoricum acidum und seiner Neigung zur Bildung harter Krusten und indurierter, horniger Hautveränderungen werden Sie leicht vorhersagen können, welche Art von Geschwür und welche Art von Geschwürsrand die Arznei erzeugt. Sie können mit Recht davon ausgehen, dass sich auch die entzündeten Geschwürsränder verhärten werden. Wir finden bei Fluoricum acidum alte, torpide, indolente Geschwüre ohne die geringste Heilungstendenz, mit glatten, derben Rändern. Hautbezirke, die einmal aufgebrochen sind, schließen sich nicht mehr. Frakturierte Knochen wachsen nicht wieder zusammen, die Kallusbildung bleibt aus. Knochenfisteln wie Geschwüre sondern ein fötides, scharfes, dünnes, wässriges Sekret ab. Bisweilen kann das Sekret auch recht spärlich sein, doch stets ist es scharf und ätzend, sodass die ganze Umgebung des Geschwürs brennt und von Hautausschlägen und Schorfen bedeckt ist.

Die mangelhafte Durchblutung lässt auch vermuten, dass Taubheitsempfindungen eine Rolle spielen, und dem ist in der Tat so. Die Ohrmuscheln [die Gesichtsknochen vor den Ohren[AZ41,325]] werden taub; der Hinterkopf fühlt sich wie aus Holz an. Die Kopfhaut verliert ihr Empfindungsvermögen, das Haar fällt aus, und Schorfe bilden sich[AR23,1,125]. Gefühl von Taubheit und Eingeschlafenheit in den Extremitäten, besonders in Händen[GA2,495] und Füßen und von dort nach oben sich erstreckend. Taubheit mit oder ohne Wassersucht. Taubheit bei Hirn- oder Rückenmarksaffektionen. Taubwerden und Einschlafen jener Gliedmaßen, auf denen er *nicht* liegt.[GA2,491 ff.]

Eine Art Milchschorf auf dem Kopf und im Gesicht, mit trockenem, schuppigem und stark juckendem Ausschlag; der Kopf haarlos (bei Kindern unter 18 Monaten).[AR23,1,125] »Knochengeschwür am Felsenbein, welches 5, 6 Jahre lang periodisch aufbrach, stinkenden Eiter entleerte und wieder vernarbte. Die ganze linke Schädelhälfte war im Wachsen zurückgeblieben, daher viel kleiner, und das linke Auge schien auffallend kleiner zu sein.«[AR23,1,127] Dies ist ein klinischer, aber sehr bezeichnender Zustand.

Den Nutzen der Arznei bei Syphilis dürfen wir nicht übersehen! Wir müssen an Fluoricum acidum denken bei alten Luesfällen mit Exostosen und nächtlichen Knochenschmerzen[GS], mit Karies und Nekrosis der Knochen[GS]; bei Fällen, die mit Quecksilber oder anderen Mitteln unterdrückt worden sind[AR23,1,126], bis Geschwüre entstanden oder jene Nasenaffektionen, die wir so häufig bei Syphilis beobachten. Der Patient schneuzt dabei kleine Knochenstückchen aus und hat große Schmerzen in der Nase; sämtliche Nasenknochen sind zerstört, und die Nase wird flach, als wäre sie nur ein weiches Stück Fleisch mit zwei Löchern darin. Die Uvula ist geschwürig zerfressen[AZ53,120], und auch die Tonsillen sind von syphilitischen Ulzera durchlöchert. Sich hinschleppende, torpide Formen von Geschwüren und Hautausschlägen. Die Zähne werden kariös, brechen ab und eitern an der Wurzel[AR23,1,123]; Fisteln bilden sich, aus denen fortwährend ein Sekret abgesondert wird. Viele Male hat Fluoricum acidum derartige Wurzelvereiterungen beseitigt, Fistelöffnungen geschlossen, Schmerzen behoben und Zähne gerettet.

»Verlangt nach kaltem Wasser und ist andauernd hungrig.«[GS] Oft klagt der Patient über ein unangenehmes Flauheitsgefühl im Magen. Er ist ständig am Essen und verschafft sich so Erleichterung; doch wie bei *Jodum* hält die Sättigung nicht lange vor, und schon bald stellt sich neuer Hunger ein. Mittel wie diese wirken sehr tief, denn sie beeinflussen die Ernährung und die Assimilation der Speisen.

Chronische Geschwüre im Halsbereich sind häufig eine Indikation für Fluoricum acidum, auch wenn sie nicht syphilitischen Ursprungs sind. Besonders aber eignet sich das Mittel für die Erscheinungformen der Spätlues. Es passt im Allgemeinen weniger für die frühen Geschwüre als vielmehr für die gummösen Knoten und Geschwüre des Tertiärstadiums, einhergehend mit Schwächezuständen, Hirnaffektionen und Nervenstörungen. Letztere können jahrelang fortbestehen, während der Patient äußerlich geheilt zu sein scheint. Doch das Übel kehrt dann oft in Form dieser Gummen im Mund- und Halsbereich zurück. Es ist vor allem *Silicea*, welches derartige Zustände abdeckt, und *Silicea* gehört auch zu den effektivsten Mitteln gegen die Folgen des Quecksilbermissbrauchs. In potenzierter Form sind *Silicea* und *Mercurius* Feinde [inkompatibel], doch hochpotenziertes *Silicea* vermag Quecksilber in Substanz zu antidotieren.

Der Fluoricum-acidum-Patient hat ein Verlangen nach scharfen, pikanten[GA2,263], gut gewürzten Speisen. Der Appetit muss bei ihm erst geweckt werden; es bedarf irgendeines Anreizes zum Essen. Trotz großen Hungers ist der Appetit oft wechselhaft; manchmal hat er das Gefühl, nichts herunterbekommen zu können, und doch geht es ihm besser, wenn er etwas gegessen hat. »Besser nach Essen: Kopfschmerzen; Hitze im Magen; Leeregefühl in der Nabelgegend.«[GA2,709]

Fluoricum acidum passt für die schlimmsten Formen chronischer Diarrhö[AZ72,191], wenn sie bei Menschen mit schwächlicher Konstitution und im Verein mit einer schleichenden Krankheit auftritt. Der Durchfall ist besonders stark am Morgen.[GA2,305 ff.] *Manchmal überaus lästiges Afterjucken.*[AZ74,5] »In und um den After ein heftiges Jücken.«[GA2,338] Jucken am Perineum.[GS] »Austreten des Afters beim Stuhle.«[GA2,334] Reichliches Bluten nach schwierigem Stuhlabgang.[GS] Stuhlverstopfung mit Hämorrhoiden.

Wassersucht bei Alkoholikern ist eine weitere Indikation der Arznei, wobei es sich oft um Aszites oder sonstige leberbedingte Ödeme handelt.[AZ53,157] Sämtliche Narben* röten sich an den Rändern und sind hier und da von aufgekratzten Bläschen besetzt[GA2,685]; heftiges Jucken aller Narben.[GA2,683 ff.] Trockene, schuppige Ausschläge am ganzen Körper.[GS]

»Gefühl, als wenn ein brennender Dampf aus den Poren des ganzen Körpers dränge.«[GA2,645] Dieses ungeheure Hitzegefühl entsteht vor allem dann, wenn der Patient bekleidet oder zugedeckt ist. Es hat nichts mit Fieber zu tun, sondern es ist ein chronischer Zustand vermehrter Wärmeabgabe – ohne Durst und ohne Temperaturerhöhung.

* Statt »old cicatrices« *(Guiding Symptoms)* muss es ***all** cicatrices* heißen.

Gelsemium *

Gelsemium sempervirens; Gelber Jasmin

Wenn Sie die Wetterbedingungen in rauen Klimata wie Minnesota, Massachusetts oder Kanada betrachten, wird Ihnen auffallen, dass die Kälteeinbrüche in diesen Breiten sehr ausgeprägt sind und dass viele der dort lebenden Menschen, wenn sie sich ungenügend geschützt der Kälte aussetzen, außerordentlich schnell und heftig erkranken. Dies ist die Art und Weise, wie *Belladonna*- und *Aconitum*-Fälle entstehen, doch die Gelsemium-Beschwerden haben weder diesen Auslöser, noch treten sie so in Erscheinung. Die Beschwerden von Gelsemium sind mehr schleichender Art, sie entwickeln sich verhältnismäßig langsam. Eine Gelsemium-Erkältung entwickelt ihre Symptome erst einige Tage nach der Kälteexposition, während eine *Aconitum*-Erkältung schon wenige Stunden später manifest wird. Ein *Aconitum*-Kind, das am Tage kalter, trockener Witterung ausgesetzt gewesen ist, bekommt noch vor Mitternacht seinen ersten Kruppanfall. Weiter im Süden jedoch verlaufen Krankheiten sehr viel langsamer. Wie die Menschen selbst, so sind auch ihre Körperorgane verlangsamt, ihre Reaktionsgeschwindigkeit herabgesetzt. Ihre Erkältungen resultieren nicht aus heftigen Kälteeinbrüchen, sondern aus Zuständen von Überhitzung. Erkältungen wie Fiebererkrankungen nehmen daher oft einen schleichenden und malariaähnlichen Verlauf[GS]; die Menschen leiden an kongestiven Kopfschmerzen und anderen Kongestionsbeschwerden, die nicht plötzlich entstanden sind. Gelsemium ist von seiner ›Geschwindigkeit‹ her ein Mittel für Menschen, die in wärmeren Gefilden leben, während *Aconitum* besser für die kalten Klimata passt. Bestimmte akute Beschwerden, die im Norden auftreten, zeigen eine *Aconitum*-Symptomatik, ganz ähnliche Beschwerden im Süden hingegen eine Gelsemium-Symptomatik. Erkältungen und Fieber, die in milden Wintern auftreten, verlangen mit größerer Wahrscheinlichkeit nach Gelsemium, solche in strengen Wintern eher nach *Belladonna* oder *Aconitum*. Zwar hat *Aconitum* auch Beschwerden bei heißem Wetter – Dysenterie und diverse fieberhafte Erkrankungen –, doch sind diese von den Winterbeschwerden völlig verschieden.

Gelsemium ist hauptsächlich bei akuten Krankheiten eingesetzt worden. Bei sich hinschleppenden akuten bzw. bei subakuten Krankheiten ist es ebenfalls von großem Nutzen, nicht aber bei chronisch-miasmatischen Krankheiten. Es ist nur ein kurzwirkendes Mittel, wenngleich von langsamem Beginn. Hierin ist es vergleichbar mit *Bryonia*. Auch *Bryonia*-Beschwerden fangen langsam an, daher passt es oft bei Fiebererkrankungen südlicher Gegenden. *Bryonia* hat allerdings, wenn auch nicht in dem Maße, ebenso plötzliche, heftige Beschwerden, wie wir sie von *Belladonna* kennen.

Die Beschwerden von Gelsemium sind weitgehend kongestiver Natur. Zerebrale Hyperämie[GS]; Blutandrang zum Gehirn und Rückenmark. Dabei werden die Extremitäten sehr kalt[570], Kopf und Rücken dagegen heiß. Die Gelsemium-Symptome manifestieren sich großenteils durch das Gehirn und das Rückenmark. Im Zusammenhang mit Hirnaffektionen kommt es zu Konvulsionen der Gliedmaßen und zu schmerzhaften Muskelverkrampfungen an Fingern, Zehen und Rücken. Kälte der Finger und Zehen; bisweilen sind die Beine bis zu den Knien herauf eiskalt, während der Kopf heiß ist und das Gesicht purpurfarben. Bei der intensiven Kongestion ist das Gesicht fleckig und blaurot verfärbt; die Augen sind hyperämisch, die Pupillen erweitert[EN132] (manchmal auch zusammengezogen), verbunden mit Tränenfluss[201] und Zucken von Augenmuskeln. Der Kranke fühlt sich benommen[53] und redet irre[20], wie im

* Die mit Hochzahlen markierten Symptome basieren auf der Zeichenübersicht, die Hering im Monatsblatt zum 66. Band der *AHZ* veröffentlicht hat, im Anschluss an den zuvor im 64. und 65. Band abgedruckten umfangreichen Artikel über Gelsemium. Dieser beruht wiederum auf der 1862 von E.M. Hale herausgegebenen Monographie, die von Hering anlässlich der Übersetzung ins Deutsche gesichtet und vielfach ergänzt wurde.

Delir[21]; fühlt sich wie dumm[17], mit unzusammenhängenden Gedanken[18] und großer Vergesslichkeit. Dieses Bild sehen wir z. B. bei intermittierendem Fieber, das sich allmählich zu kongestivem Frost hin entwickelt. »Frostigkeit ... mit Schauderanfällen, welche in schneller Folge vom Kreuzbein zur Hinterhauptbasis herauf laufen.«[676] Kälteschauder, als würde der Rücken von unten nach oben mit Eis abgerieben. Auch Schmerzen ziehen bei Gelsemium oftmals den Rücken hoch. Zusätzlich zu der Kälte der Glieder, dem dunkelroten Gesicht, der geistigen Benommenheit, den glasigen Augen und den dilatierten Pupillen wird der Kopf nach hinten gezogen; die Nackenmuskulatur ist verspannt und rigide, sodass der Hals nicht gerade gehalten werden kann; heftige Schmerzen den Rücken hinauf, Kältegefühl im Rücken. Dieser Zustand lässt an eine zerebrospinale Meningitis denken. Schmerz in der Hirnbasis und im Nacken. Bei allen Zuständen dieser Art besteht hohes Fieber mit heißer Haut – bei Kälte der Gliedmaßen. Manchmal werden die Fieberbeschwerden der Arznei von einem heftigen Frost eingeleitet. Gelsemium ist ein bedenkenswertes Mittel, wenn Symptome wie diese bei einem intermittierenden Fieber auftreten, erst recht wenn nach einigen Tagen die Zunge sich zu belegen beginnt, Übelkeit aufkommt, die in Galleerbrechen endet, und schließlich statt der fieberfreien Intervalle ein kontinuierlicher Fiebersockel von einem Paroxysmus zum nächsten bestehen bleibt, mit einer Fieberspitze am Nachmittag. Froststadien gibt es dann praktisch nicht mehr, es herrscht ein typhusähnlicher Zustand vor, mit trockener Zunge, wenig Durst, ausgesprochenen Kopfsymptomen und großer Benommenheit. Wenn dieser Zustand noch tagelang anhält, setzen am Ende Delirien und all die anderen Kennzeichen des Typhus ein, und das Fieber wandelt sich vollends vom intermittierenden zum kontinuierlichen Typ. Bei kongestivem Fieberfrost mit hohen Temperaturen am Nachmittag, wo der Frostanteil immer geringer wird und die Hitze immer breiteren Raum einnimmt, ist Gelsemium ein hilfreiches Mittel. Es ist auch von großer Bedeutung bei nachmittäglichen Fieberzuständen ohne Frost bei Kindern und Kleinkindern. In Malariagebieten ist es eine typische Erscheinung, dass Kinder eher zu remittierenden Fieberverläufen neigen, während die Erwachsenen intermittierende Fieber bekommen. Nur gelegentlich werden Sie ein Kind mit ausgeprägtem Schüttelfrost antreffen; umso häufiger finden Sie Kinder mit remittierendem Fieber, meist in Form eines Nachmittagsfiebers, das zum Morgen hin immer mehr nachlässt, um am folgenden Nachmittag wieder anzusteigen. Wenn es sich um einen Gelsemium-Fall handelt, liegt das Kind so ruhig da wie ein *Bryonia*-Kind, doch besteht ein stärkerer Blutandrang zum Kopf; auch die dunkle, purpurne Gesichtsrötung ist bei Gelsemium tendenziell etwas stärker ausgeprägt als bei *Bryonia*.

Es gibt ein charakteristisches Merkmal, das alle Fiebererkrankungen von Gelsemium prägt – sei es Meningitis, sei es Febris intermittens oder Febris remittens, die in eine Continua übergehen, sei es auch nur eine Hirnkongestion oder eine bloße Erkältung mit Niesen, Gesichtshitze und Augenröte –, nämlich ein Gefühl großer Schwere und Mattigkeit im ganzen Körper[599 ff.], in allen Gliedern. Der Kopf kann nicht einmal aus dem Kissen gehoben werden, so kraftlos sind die Muskeln, so schwer der Kopf. »Empfindung wie von einer Last in den Gliedern.«[572] Auch der *Bryonia*-Patient bewegt sich nicht, wenn er bettlägerig ist, aber bei ihm ist der Grund nicht Unvermögen, sondern eine Verschlimmerung der Schmerzen durch Bewegung. Er hat eine ausgesprochene Abneigung, sich zu bewegen, weil er weiß, dass sich dadurch sein Leiden unweigerlich erhöht.

Das Gelsemium-Herz ist schwach, der Puls weich und schwach[478], manchmal auch unregelmäßig. Herzklopfen tritt vor allem bei Fieber auf. Herzklopfen[EN376] mit unregelmäßigem Herzschlag[EN373] und schwachem Puls[EN397]. Gefühl von Schwäche und Flauheit in der Herzgegend; dieses Gefühl erstreckt sich oft bis in den Magen hinein, wobei der ganze linke untere Brustbereich und auch die Magenumgebung mit einbezogen sein können. Das hierdurch ausgelöste Hungergefühl ist dem von *Ignatia* und *Sepia* sehr ähnlich. Ein hysterisches Element zieht sich durch das Arzneimittelbild von Gelsemium, und dieser nervöse Hunger gehört dazu; es ist ein falscher Hunger, eine Art Nagen[GS].

Wie *Digitalis, Cactus* und *Sepia* neigt auch der Gelsemium-Patient zu nervösen Herzbeschwerden. Dass *Sepia* ein ebenso wichtiges Herzmittel ist wie *Cactus*, wird den meisten von Ihnen neu sein; doch hat *Sepia* viele Herzleiden geheilt. So hat es beispielsweise Fälle von Endokarditis kuriert, und ein Mittel, das solches vermag, muss sehr tiefwirkend sein und daher stets mit in Betracht gezogen werden. Ein charakteristisches Herzsymptom von Gelsemium ist das folgende: »Gefühl, als würde das Herz augenblicklich stehenbleiben, wenn sie nicht beständig umherginge.«[HC2,159]

Die meisten Kopfschmerzen von Gelsemium sind kongestiver Art. Die heftigsten Schmerzen treten im Hinterkopf auf[103], und bisweilen werden sie dort wie ein Hämmern empfunden. Jedes Pochen wird wie ein Hammerschlag gegen die Schädelbasis verspürt. Die Schmerzen können so stark werden, dass der Patient unmöglich aufstehen kann; wie durch die Schmerzen paralysiert, liegt er reglos und erschöpft in seinem Bett. Zwar gibt es bei Gelsemium auch Hinterkopfschmerzen, die den Patienten nötigen, umherzugehen oder den Kopf im Bett hin und her zu rollen, doch gewöhnlich werden die Schmerzen durch Bettruhe mit Hochlagern und absolut ruhigem Liegen des Kopfes gelindert. Das Gesicht ist dabei düsterrot verfärbt, der Patient benommen. Wenn der Schmerz weiter zunimmt, scheint der ganze Kopf in einen Zustand der Kongestion zu geraten; der Kranke verspürt nichts als einen einzigen großen, unbeschreiblichen Schmerz, sodass er nicht imstande ist, seine Symptome zu schildern. Wie betäubt liegt er, von Kissen gestützt, im Bett, die Augen glasig, die Pupillen erweitert, das Gesicht fleckig und die Glieder kalt. Gelsemium hat auch, vornehmlich in den Schläfen und über den Augen, Schmerzen von neuralgischem Charakter, die von Übelkeit begleitet und durch Erbrechen noch verschlimmert werden. Erleichtert wird der Kopfschmerz durch reichliches Harnen[82], d.h., der Urin ist wahrscheinlich längere Zeit spärlich gewesen, und durch dessen ungehinderte und vermehrte Sekretion lassen die Schmerzen endlich nach.

Der Gelsemium-Patient neigt zu großer nervöser Anspannung[NR1,321], und er bekommt leicht Beschwerden, wenn er emotional erregt ist[GS]: Beschwerden durch Furcht, durch Verlegenheit, durch seelischen Schock, der von Furcht begleitet wird, durch plötzliche Überraschungen, die ein Element von Schreck beinhalten. Ein Gelsemium-Soldat, der im Begriff ist, in eine Schlacht zu ziehen, bekommt garantiert Durchfall, der oft auch noch unwillkürlich abgeht.[GS] Unwillkürliche Harn- und Stuhlentleerungen infolge von Schreck oder schreckhafter Überraschung. Wenn der Gelsemium-Patient plötzlich mit einer unerwarteten Situation konfrontiert ist, kann er sogar ohnmächtig werden oder einen Schwächeanfall erleiden. Alle Kraft schwindet aus seinen Gliedern, sodass er sich widriger Umstände nicht mehr erwehren kann. Dabei klopft sein Herz gewaltig. Dies können wir ganz ähnlich auch bei *Argentum nitricum* beobachten. Für eine *Argentum-nitricum*-Patientin ist es charakteristisch, dass sie, wenn sie sich gerade für einen Opernbesuch fertigmacht, plötzlich von mehr oder weniger erschöpfendem Durchfall heimgesucht wird. Sie muss mehrmals die Toilette aufsuchen, bevor sie endlich mit dem Ankleiden fertig ist. *Argentum-nitricum*-Menschen, die vor einem Publikum auftreten sollen, werden nicht selten daran gehindert, weil sie auf einmal fürchterlichen Durchfall erleiden. Eine Dame bekommt Durchfall, wenn sie Freunde erwartet, über die sie sich, wie sie meint, wohl nur aufregen wird. Die Erwartungsspannung ist es, welche die Diarrhö in Gang bringt. Ein solcher Zustand verlangt nach *Argentum nitricum*. Beide Arzneimittel, Gelsemium und *Argentum nitricum*, sind in dieser Beziehung so nah miteinander verwandt, dass es manchmal den Anschein hat, als könnte hier das eine die Arbeit des anderen verrichten.

Paralytische Affektionen der Schließmuskeln, sodass es bei den fieberhaften Erkrankungen zu unwillkürlichem Harn- und Stuhlabgang kommt. Lähmung oder lähmungsartige Schwäche auch der Extremitäten, insbesondere der Hände. Die paralytischen Zustände gehen oft mit Schmerzen entlang der Wirbelsäule und in den Rückenmuskeln einher; Ziehen und

Krampfschmerzen in der Rückenmuskulatur; Schmerzen unterm linken Schulterblatt[497].

Vielfältige Sehstörungen: Doppeltsehen[167 ff.]; Trübsichtigkeit[178], wie Dunst vor den Augen; undeutliches Sehen[172], die Dinge verwirren oder vermischen sich beim Sehen[175]; Blindheit[185 ff.]. Symptome wie diese treten im Vorfeld von Anfällen auf, z. B. beim Heraufziehen kongestiver Kopfschmerzen oder einer Migräneattacke, sowie in Verbindung mit dem Froststadium. Alle möglichen Dinge erscheinen im Gesichtsfeld: schwarze Flecke[180], Rauch[179] oder auch kleine, verschiedenfarbige Wellenlinien. Gelsemium kann bei Entzündung der Lider und jedes anderen Augengewebes in Betracht kommen.[GS] Horizontaler Pendelnystagmus [»Die Augäpfel oszillieren seitwärts beim Sehen«[GS]]. *Herunterhängen der Oberlider*[EN119] oder Ptosis palpebrarum ist ein überaus charakteristisches Merkmal von Gelsemium und Teil seiner paralytischen Natur. Die Lidmuskeln sind erschlafft und können die Augen nicht offen halten.[210] Große Schwere der Augenlider.[211] »Die Augen schließen sich unwillkürlich, wenn er nur etwas länger auf etwas blickt.«[EN122] Sie fallen ihm trotz allen gegenteiligen Bemühens einfach zu.

Der Gelsemium-Patient ist im Allgemeinen durstlos[HC4,22]; nur ausnahmsweise kann er auch einmal großen Durst haben, vor allem im Schweißstadium[685]. Die Schweiße können bisweilen sehr profus und langanhaltend sein und Mattigkeit und Abgeschlagenheit nach sich ziehen.[683] Gelsemium wird durch Bewegung verschlimmert[741 ff.], bzw. scheint Bewegung oft überhaupt unmöglich zu sein. Man hat den Eindruck, als sei der Patient zu schwach, sich zu bewegen, und das gilt für fast alle Beschwerden. Gelsemium ist manchmal das passende Mittel gegen Schnupfen [bei wechselhaftem Wetter[HC3,79]], verbunden mit Niesen und wässrigem Nasenausfluss[238] sowie Kälte der Gliedmaßen [der Hände und Füße[GS]]. Von der Nase wandert das Übel nach unten und ruft eine Halsentzündung hervor, mit Rötung und Schwellung des Rachens, Vergrößerung der Mandeln, heißem Kopf und kongestioniertem Gesicht. Auch hierbei besteht, wie bei den anderen fieberhaften Erkrankungen, ein ausgesprochenes Schweregefühl in den Gliedern. Das rote Gesicht, die Gliederschwere und die nur ganz allmählich zunehmenden Halsbeschwerden werden Sie auf Gelsemium bringen, besonders wenn am ganzen Körper eine lähmungsartige Schwäche besteht und mit dem Fortschreiten der Halsbeschwerden Speise und Trank durch die Nase wieder nach außen treten. Letzteres ist auf eine Lähmung der Schlingmuskeln zurückzuführen. Auch die Zunge kann gelähmt sein[291], sodass sie ihre Aufgabe nicht mehr richtig erfüllen kann. Es kommt vor, dass die paralytische Schwäche nicht genügend ausgeprägt ist, um vorhandene Symptome zu erklären, aber es spielt auch Muskelinkoordination eine Rolle, eine gewisse Ungeschicklichkeit. Der Patient möchte etwas ergreifen und bekommt einen ganz anderen Gegenstand zu fassen. Beim Greifen fühlen sich die Hände kraftlos an. Der Kranke ist schwerfällig und unbeholfen, und die Muskeln tun dies und jenes, nur nicht das, was sie sollen. Das Zittern, die Inkoordination und die Parese sind besonders bei großer Aufregung zu beobachten sowie im Anschluss daran, ferner bei und manchmal auch nach Fieberzuständen. Gelsemium ist von Nutzen in Fällen von Lähmung, die mit Fieber begonnen haben. Reißende Schmerzen in Nervenbahnen[GS] überall am Körper, offenbar aufgrund entzündlicher Veränderungen. Das Mittel hat Ischias[GS] mit reißenden Schmerzen geheilt, verbunden mit großer Schwäche der Gliedmaßen. Mitunter kommt Empfindungslosigkeit vor: Taubheit der Nasenspitze, der Ohrmuscheln, der Zunge[285], der Finger, der Hände und Füße; Taubheit an einzelnen Stellen der Haut.

Die männlichen Geschlechtsorgane sind in derselben Verfassung wie der Patient insgesamt. Impotenz mit Schlaffheit und Kälte der Geschlechtsteile[392]. Unfreiwillige Samenentleerungen.[394]

Der Schlaf ist bei dieser Arznei erheblich gestört. Häufig kann der Patient nicht einschlafen[643], jede kleine Aufregung hält ihn wach. Bei ausgeprägten Fieberzuständen besteht hingegen sehr tiefer Schlaf, bis hin zum Koma. Wenn die Kopfkongestion noch nicht zu diesem komatösen Schlaf geführt hat, befindet sich der Patient in einem Zustand nervöser Erregung[MP494] mit wirrem Gedankenzudrang, den er nicht kontrollieren kann[HC1,45] und der ihn ständig wach hält. Es ist nichts Bestimmtes, woran er dabei denkt, denn sein Geist ist dazu gar nicht in der Lage.

Die Symptome von Gelsemium können bei Entzündungen jedes beliebigen Organs vorhanden sein, sei es bei Entzündung des Uterus, der Ovarien, des Magens, der Lungen oder des Rektums. Es kann sich um eine einfache Organkongestion handeln, aber auch um eine hochgradige Entzündung. Die Entzündung als solche hat dabei nichts an sich, was speziell auf Gelsemium hindeuten würde; auch sollte das Mittel niemals nur deswegen gegeben werden, weil eine Entzündung vorliegt. Doch wenn die typischen psychischen Symptome vorhanden sind, das Delirium, das gerötete Gesicht, der Blutandrang zum Kopf mit den kalten Extremitäten, die *große Schwere der Gliedmaßen*, die Empfindungsstörungen oder die Paralyse von Sphinkteren, dann vermag Gelsemium jedwede Organentzündung zu heilen. In einem Fall von Erysipel[GS], das sich besorgniserregend schnell ausbreitete und dazu bestimmt schien, binnen weniger Tage den Tod herbeizuführen, wiesen sämtliche Symptome auf Gelsemium hin, und obwohl das Mittel meines Wissens niemals erysipelatöse Hautausschläge hervorgerufen hat, brachte es doch die Krankheit innerhalb von Stunden zum Stillstand und bewirkte eine rasche Genesung. Schon viele Male hat Gelsemium gefährliche Erysipele des Gesichts und der Kopfhaut geheilt, wenn die typische düsterrote Gesichtsfarbe und andere Charakteristika der Arznei vorhanden waren, wie ich sie Ihnen hier allgemein geschildert habe. Wenn wir die Materia medica gründlich beherrschen, halten wir uns nicht damit auf, herauszufinden, ob eine Arznei eine bestimmte Art von Entzündung o. Ä. hervorgerufen hat, sondern wir richten unser Augenmerk auf den Allgemeinzustand des Patienten.

Glonoinum

Nitroglyzerin, Glyceryltrinitrat

Das häufigste und charakteristischste Merkmal dieser Arznei ist der gewaltige Blutandrang zum Kopf und zum Herzen. Patienten beschreiben den Zustand oft als ein Gefühl, als würde sich alles Blut des Körpers in der Herzregion konzentrieren, verbunden mit einer Empfindung von Hitze oder Sieden in der Herzgegend oder der linken Brust. Oder sie klagen über Blutwallungen zum Kopf, über ein Glühen im Kopf, über ein glühendes Gefühl von Magen oder Brust bis in den Kopf hinein, was nicht selten zu Bewusstseinsverlust führt. Auch von wellenartigen Empfindungen im Kopf wird berichtet, als würde die Schädeldecke angehoben und wieder abgesenkt[AA95] oder als würde der Schädel gedehnt und wieder zusammengezogen. All dies ist gewöhnlich mit den heftigsten Schmerzen verbunden, mal mit dem Gefühl, als würde der Kopf platzen, mal mit ausgeprägtem Wundheitsgefühl[AA219 ff.]. Eine weitere Begleiterscheinung der Kongestion ist ein heftiges, pulssynchrones Klopfen im Kopf[AA130 ff.]. Wenn zusätzlich dieses Wundheitsgefühl besteht, wird das Klopfen wie Hammerschläge empfunden, und jede Pulsation bereitet Schmerzen, sodass bei Glonoinum beides vorkommt, schmerzhaftes wie auch gelegentlich schmerzloses Pulsieren. Das Klopfen ist ungeheuer stark, und wenn es im Kopf am heftigsten ist, wird es bis in die Extremitäten hinein verspürt. Es pocht in den Fingern und Zehen, es pocht im Rücken, ja es kann im ganzen Körper klopfen[AA773] und pochen. Wenn dies eine Weile anhält, kommt es mit einiger Wahrscheinlichkeit zu besagter Wundheit im Kopf und damit zu immer größerer Schmerzhaftigkeit der einzelnen Pulsationen. In diesem Zustand hat der Patient bei jeder Erschütterung, bei jedem Schritt, bei jeder Bewegung das Gefühl, als würde sein Kopf innerlich zertrümmert oder zerquetscht[AA213]. Das Klopfen wird bei jeder Bewegung schmerzhafter[(AA338)], während Erbrechen, das den Zustand oft begleitet, Erleichterung verschafft.[GS] Besserung der Kopfbeschwerden im Freien[AA357] und bisweilen durch kalte Anwendungen[GS]; Verschlimmerung durch Wärme und im Liegen[GS] bzw. Liegen ohne Kopfkissen. Der Patient muss, wenn er sich hinlegen will, den Kopf möglichst hochlagern. In den Extremitäten besteht gleichzeitig große Kälte: Während die Gliedmaßen blass und kalt sind und von Schweiß bedeckt, ist der Kopf heiß und das Gesicht rot[AA470] oder purpurfarben. Die Augen sind ebenfalls gerötet[AA400], die Pupillen erweitert[AA399]. Wenn der Zustand noch weiter fortschreitet, wird die Zunge trocken, rot und schließlich braun. Durst ist kaum vorhanden, obwohl der Mund ganz ausgetrocknet ist. Die Augenlider trocknen innen so aus, dass sie an den Augäpfeln kleben bleiben. Manchmal wird auch die Haut trocken und heiß, das Gesicht rötet sich und glänzt. Es finden sich alle Grade geistiger Verwirrung, bis hin zu völliger Bewusstlosigkeit[AA21 f.].

Entspricht diese Beschreibung nicht zu einem großen Teil dem, was wir bei einem typischen Sonnenstich[AA175] beobachten können? Dazu passt die Tatsache, dass sich Glonoinum-Symptome in der Sommerhitze verschlimmern und im Winter bessern. Das dumpfe[AA46 ff.] und anhaltende Glonoinum-Kopfweh wird durch warmes Wetter erhöht und durch kaltes Wetter gelindert. Es verschlimmert sich bei Aufenthalt in der Sonne und verringert sich im Schatten. Der Glonoinum-Patient nimmt Zuflucht zu den verschiedensten Vorrichtungen, um die Sonnenhitze von seinem Kopf fernzuhalten. Wenn er schon viele Jahre an seinen Beschwerden leidet, diese mithin chronisch geworden sind, wird er sich im Sommer niemals ohne Sonnenschirm nach draußen wagen.

Glonoinum entspricht plötzlichen Kopfkongestionen, vor allem solchen, die durch Hitzeeinwirkung entstanden, aber auch solchen, die durch Gaslicht oder andere starke Lichtquellen ausgelöst worden sind. Typisch sind die Kopfschmerzen von Buchhaltern, die an ihrem Schreibtisch unter einer heißen Gaslampe arbeiten müssen. Das helle Licht in Verbindung mit der Hitze der Lampe in Kopfnähe hat zur Folge, dass diese Berufsgruppe ganz besonders zu kongestiven Kopfschmerzen neigt. Diese Kopfschmerzen werden gelindert, wenn sich der Patient in kühler Luft aufhält. Den ganzen Tag tut ihm der Kopf weh, während er über seinen Büchern hockt, und wenn er dann abends nach Hause kommt und sich hinlegt, kehren die Kopfschmerzen sofort zurück, sodass er die Nacht nur mit vielen Kissen im Rücken halbwegs erträglich gestalten kann. Vor allem der Kopf muss hochgelagert sein, und auch kalte Umschläge am Kopf tun ihm gut. Die Schmerzen bessern sich, wenn er lange schlafen kann, während ein kurzer Mittagsschlaf normalerweise keine Erleichterung bringt. Nicht selten werden sie durch ein Nickerchen im Liegen sogar noch verschlimmert; doch ausgiebiges Schlafen – ein Nachtschlaf – ist erholsam. Seine Füße und Hände erwärmen sich, der fiebrige Zustand und das Klopfen am ganzen Körper lassen nach, und am nächsten Morgen fühlt er sich wieder einigermaßen wohl. Sobald er sich aber wieder an seinen warmen, hellen Arbeitsplatz begibt oder der Sonne aussetzt, kehren die Kopfschmerzen schnell zurück. Während Gaslampen zugleich mit ihrem Licht große Mengen an Wärme abgeben, ist bei den jetzt zunehmend in Gebrauch kommenden elektrischen Lampen der Wärmeanteil am Licht deutlich geringer.

Bei einem an Zerebrospinalmeningitis erkrankten Glonoinum-Kind ist der Kopf nach hinten gezogen, das Gesicht intensiv heiß und glänzendrot; die Augen sind kongestioniert oder glasig-stumpf; Kopf und obere Körperhälfte sind stark erwärmt, die untere Körperhälfte, die Glieder und besonders Hände und Füße kalt und schweißbedeckt. Es besteht heftigster Blutandrang zum Gehirn und Rückenmark. Krämpfe setzen ein, Krämpfe an sämtlichen Gliedmaßen; der Hals und der ganze Rumpf sind krampfhaft nach hinten gezogen (Opisthotonus). Kälte wird im Kopfbereich als angenehm empfunden, Wärme im Bereich der Extremitäten. Ein warmer Raum verstärkt die Krampferscheinungen. Wenn der Raum kühl, die Fenster geöffnet und die Beine gut zugedeckt sind, werden die Krämpfe gemildert, und das Kind kann leichter atmen. Bei dieser Art von Kopfkongestion bestehen erhebliche Atembeschwerden, dazu hörbares Herzklopfen.

In den *Guiding Symptoms* finden Sie eine Zusammenfassung der Kopfschmerz-Modalitäten; danach verschlimmern sich diese durch Kopfschütteln[AA325] und Erschütterung des Kopfes; durch Zurückwerfen des Kopfes[AA]; nach dem Hinlegen; beim Bücken[AA334]; beim Treppensteigen[AA341]; bei feuchtem, regnerischem Wetter[AA358]; durch Sonneneinstrahlung[AA175]; beim Arbeiten unter Gaslicht; nach körperlicher Anstrengung mit Erhitzen und viel Schwitzen[AA359]; durch das Tragen einer Kopfbedeckung. Der Druck einer Mütze ist für Schulkinder sehr oft der Anlass für das Entstehen von Kopfschmerzen. Die Kleinen müssen den ganzen Tag in warmen, stickigen Räumen verbringen und freuen sich auf die Pausen an der frischen Luft; doch das Tragen einer Schulmütze scheint für sie dann äußerst lästig zu sein *(Nitricum acidum, Calcarea phosphorica)*.

Sämtliche Symptome des Glonoinum-Patienten einschließlich der Kopfschmerzen werden durch den Genuss von Wein[AA854] und sonstiger Alkoholika verschlimmert[GS], desgleichen durch geistige Anstrengung[AA358]. Wenn er Kopfschmerzen hat, kann er nicht mehr klar denken, und selbst beim Schreiben vergehen ihm die Gedanken.[AA16] Eine zusätzliche Behinderung beim Schreiben stellt das Zittern der Hände[AA730] dar, das »Fippern an den Handgelenken und Händen«[AA729] und das bis in die Fingerspitzen empfundene schnelle Schlagen des Pulses[AA735]. Der Kranke ist somit kaum noch in der Lage, seiner Arbeit nachzugehen, zumindest feinere Arbeiten mit Fingern und Händen sind ihm nicht mehr möglich.

Das Krankheitsbild, das ich beschrieben habe, treffen wir bisweilen auch bei Wochenbettkrämpfen[GS] an. Die gleiche Heftigkeit der Beschwerden sehen wir bei Zuständen von kongestivem Frost und bei jeder anderen Form von Hirnkongestion.

Es gibt auch eine mildere Art von Beschwerden, die nach Glonoinum verlangt, einen Zustand, der eher bei chronischen Krankheitsverläufen vorkommt. Bei dieser milderen Art leidet der Patient lediglich an einer Art sporadischer

Hyperämie des Gehirns, bei der er durchaus noch in der Lage ist, sich auf den Beinen zu halten. Die Zustände treten nur anfallsweise auf, meist in Augenblicken, wo er sie am wenigsten erwartet. Mitten auf der Straße spürt er plötzlich, wie ihm das Blut zum Kopf steigt, mit Hitze im Kopf und Röte des Gesichts; die Hände fangen an zu zittern, Hände und Füße werden kalt, und überall bricht ihm der Schweiß aus. Er sieht sich um und weiß auf einmal nicht mehr, wie er nach Hause kommen soll[AA8]; er hat völlig vergessen, wo er wohnt; selbst in der Nähe seines Hauses verläuft er sich. Gesichter von Freunden und Bekannten, die er unterwegs trifft, kommen ihm fremd vor. Solche Verwirrtheitszustände gehen schnell vorüber, und er fühlt sich bald wieder besser. Aber die Anfälle folgen immer dichter aufeinander und markieren so nicht selten das Frühstadium einer Gehirnerweichung. Der Blutandrang zum Gehirn wird oft von Schwindel begleitet. Der Patient taumelt und torkelt[AA31] und muss irgendwo Halt suchen, und besonders passiert dies an heißen Tagen oder durch direkte Sonneneinwirkung.

Bei drohender Apoplexie, und wenn der Schlaganfall[AA] bereits eingetreten ist, denke man an diese Arznei, sofern der gewaltige Druck auf das Gehirn fortbesteht. Das Blutkoagel mag zunächst an keiner lebensbedrohlichen Stelle sitzen, wird sich aber, wenn die Kongestion anhält, vergrößern. Arzneien wie *Opium* und Glonoinum vermögen hier den Blutdruck zu senken, sofern die Symptomatik auch insgesamt passt. Sie normalisieren die Blutzirkulation, sodass der Patient eine höhere Überlebenschance hat. Eine Lähmung in einem Arm oder Bein mag dabei noch eine Zeitlang andauern und erst nach vielen Wochen oder Monaten zurückgehen, doch schließlich ist der Patient weitgehend genesen. Wenn dagegen nicht das passende Mittel gegeben wird, das imstande ist, den Blutdruck herunterzubringen, führt die anhaltende Kongestion mit großer Wahrscheinlichkeit binnen weniger Tage zum Tod. Man findet im Arzneimittelbild von Glonoinum die stertoröse Atmung, das Koma, die Vorgeschichte wie auch das allgemeine Erscheinungsbild des Apoplexpatienten, doch die speziell auf Glonoinum hinweisenden Symptome sind die intensive Hitze (wie sie in vielen Apoplexfällen vorkommt) im Verein mit der glänzenden Haut und den kalten Extremitäten. *Opium* ist das am häufigsten bei Schlaganfall indizierte Mittel, doch es darf nicht in großen Gaben verabreicht werden. Am besten geeignet sind die Höchstpotenzen, und eine einzige Gabe davon ist genug.

Zu einem Fall von Kopfschmerzen heißt es in den *Guiding Symptoms:* »Außer sich [vor Schmerzen]; versuchte aus dem Fenster zu springen.« Die Kopfschmerzen waren so heftig, dass der Patient die Kontrolle über sich verlor und sich aus dem Fenster stürzen wollte. Mit Sicherheit war bei seinen Kopfschmerzen all dieser Blutandrang zum Kopf vorhanden. Es kann einen fürwahr zur Raserei treiben, wenn man dieses fortgesetzte Hämmern gegen den Schädel ertragen muss. Der Kranke kann weder liegen noch umhergehen, weil jeder Schritt die Erschütterung des Schädels durch die Pulsschläge noch verstärkt. Von daher wird Ihnen einleuchten, warum hier von »Außer-sich-Sein« oder »Raserei« die Rede ist. Der Patient wird vor Schmerzen halb wahnsinnig. Eine andere Beschreibung spricht von »Abneigung umherzugehen«. Der Patient möchte größte Ruhe im Zimmer haben. Oft sitzt er aufrecht in seinem Bett und presst mit aller Kraft die Hände gegen den Kopf, bis die Arme völlig erschöpft heruntersinken. Er möchte den Kopf nach Möglichkeit von allen Seiten gedrückt haben[AA350], z.B. durch Bandagieren oder eine stramm anliegende Kappe. Die Kopfschmerzen verschlimmern sich durch Rückwärtsbeugen des Kopfes und durch Bücken[AA334]. Manchmal sind sie so schlimm, dass selbst das Liegen auf einem Kissen unerträglich ist. Großes »Schweregefühl im Kopfe, kann den Kopf kaum aufrecht erhalten.«[AA39] Wenn Sie die Berichte über diese kongestiven Kopfschmerzen lesen, werden Sie feststellen, dass jeder Patient sie etwas anders beschreibt, und doch ist der Hintergrund stets der gleiche: heftiger Blutandrang zum Kopf.

»Einige Monate nach heftiger Erschütterung durch Sturz von einem Wagen entstand eine schmerzhafte Empfindlichkeit des Hinterkopfes, Nackens und oberen Rückens ...«[GS] Zwei charakteristische Modalitäten von Glonoinum waren bei diesem geheilten Fall vorhanden, nämlich *Verschlimmerung durch Weingenuss und durch Liegen*. Ohne diese beiden Merkmale hätten die Symptome auch auf andere Mittel hinweisen können. Wenn man an einen Fall mit Materia-medica-Vorkenntnissen herangeht, ist es immer wieder interessant zu sehen, welche Symptome bereits auf ein bestimmtes Mittel hindeuten, während man ohne solche Vorkenntnisse leicht in Verwirrung gebracht wird. Betrachten wir den vorliegenden Fall in seiner Gesamtheit, so stechen uns sofort diese beiden Glonoinum-Modalitäten ins Auge – und der Rest passt halbwegs ins Bild. Gewöhnlich beginnen die Glonoinum-Kopfschmerzen im Hinterkopf und ziehen von dort in Richtung Stirn, während das Klopfen und Pulsieren mehr den ganzen Kopf einnimmt. Typisch für die kongestiven Kopfschmerzen von Glonoinum ist deren Verschlimmerung durch jegliche Bewegung[AA343] und das geringste Geräusch.[GS] Der Patient sitzt über Stunden völlig regungslos und schweigsam in einer Ecke. Es ist erstaunlich, wie lange ein Glonoinum-Patient dasitzen kann, ohne einen einzigen Muskel zu rühren; jede Bewegung bedeutet für ihn die größten Schmerzen. Typisch ist ferner »Verschlimmerung durch Liegen mit niedrigem Kopf sowie nach Schlaf«[GS]. Es ist wichtig für Sie, zu verstehen, was hier mit Schlaf gemeint ist. Wie ich bereits gesagt habe, geht es dem Patienten nach einem kleinen Nickerchen häufig schlechter, während ihm langes Schlafen in der Regel guttut. Wenn er lange genug schlafen kann, lässt das Kopfweh nach oder hört ganz auf (es sei denn, es handelte sich um einen komatösen Schlaf, doch das wäre dann eine andere Situation). »Besserung durch Kälte und äußeren Druck.«[GS] »Scheitel brennend heiß, ebenso die obere Rückenpartie.«[GS] Der ganze Scheitelbereich fühlt sich an, als wäre er von einem heißen Eisen bedeckt oder als befände er sich in der Nähe eines Ofens. Hitze vor allem auch im Nacken und zwischen den Schulterblättern. Hitze und Brennen scheinen am Scheitel ihren Ursprung zu nehmen und von dort in Form eines Streifens bis zwischen die Schulterblätter herunterzuziehen. Bei diesen kongestiven Kopfschmerzen ist das Gesicht bläulich verfärbt und hat einen benommenen, stupiden Ausdruck.[GS] Zunächst ist das Gesicht leuchtendrot, doch wenn der Zustand ernster wird, nimmt es eine düstere Färbung an, und je länger der Zustand dauert, desto düsterer wird es. Dies gilt z. B. für den Schlaganfall, aber auch für den Sonnenstich. Erstes Anzeichen einer Insolation ist ein leuchtendrotes, heißes und glänzendes Gesicht, doch mit zunehmender Hitzeeinwirkung wird es immer dunkler, bis hin zu purpurner Röte. Bei allen zerebralen Kongestionszuständen einschließlich Koma sehen wir diesen dummen, benommenen Gesichtsausdruck. »Geschwollene Lippen; häufiger Zwang zum Tiefatmen[AA596].«[GS] Häufige Begleiterscheinung der Kopfkongestion sind ferner Erbrechen, Magenschmerzen, Herzklopfen, Dyspnoe und schließlich Bewusstlosigkeit. Bei einem weiteren klinischen Fall [Meningitis], von dem in den *Guiding Symptoms* berichtet wird, lesen wir: »Bei jedem Pulsschlag ein Gefühl, als müsste der Kopf platzen.« Stellen Sie sich vor, die Knochen der Schädeldecke wären bereits überaus gereizt und empfindlich und der Kopf mit Blut soweit wie möglich angefüllt, und Sie würden nun anfangen, mit einem Hammer die Blutsäule in Richtung Gehirn zu treiben, dann können Sie verstehen, dass die Schmerzen ungeheuer sein müssen und früher oder später in Betäubung oder Ohnmacht enden werden. »Eingefallene Augen; bläuliche Blässe unter den Augen[AA450]; Augen gerötet, mit großer Lichtscheu; Gesichtstäuschungen, wie Blitze[AA419] oder schwarze Flecken[AA424] vor den Augen; Blindheit[AA426]; ... Gesichtsblässe trotz hohen Fiebers ...«[GS] Bei all diesen heftigen Kopfkongestionen ist die Pulsqualität großen Schwankungen unterworfen: zumeist beschleunigt[AA684], dann aber plötzlich ganz langsam werdend[AA663], dann wieder rasch[GS]; unregelmäßiger[AA668] oder aussetzender[AA667] Puls; kleiner, harter und gespannter »Drahtpuls«[AA679].

Anschwellung im Halsbereich ist eine weitere häufige Begleiterscheinung dieser Kongestionen, verbunden mit Vollheitsgefühl im Hals und Nacken[AA704]. Der Patient muss seinen Kragen öffnen, weil er den Hals einschnürt[AA697] und Erstickungsgefühl verursacht. Selbst in chronischen Fällen, bei jenen Patienten, die an Straßenecken stehenbleiben und wegen Blutandrangs zum Kopf plötzlich nicht mehr den Weg nach Hause wissen, erzeugt der Kragen großes Unbehagen und Engegefühl am Hals, wie bei *Lachesis*. Die Schwellung reicht dabei oft bis an die Ohren und an das Kinn heran. Es ist nicht nur eine Empfindung des Anschwellens, sondern die Schwellung ist tatsächlich vorhanden. Auch die zervikalen Drüsen und Lymphknoten nehmen an Umfang zu.

Ein häufiger Auslöser von Glonoinum-Symptomen ist die Menstruation. Starker Blutandrang zum Kopf, heftige Kopfschmerzen und viele andere der bereits genannten Symptome setzen vor allem dann ein, wenn die Regel ausbleibt[AA587] [z.B. bei Schwangerschaft oder Klimakterium[AA]] oder nur verzögert erscheint. Doch auch während der Regel kann es zu solchen Kongestionen kommen[AA586] [besonders wenn die Regel zu gering ausfällt[AA]]. Auch wenn eine uterine oder sonstige Blutung allzu plötzlich zum Stillstand kommt oder unterdrückt wird, kann der Glonoinum-Patient heftigst erkranken, indem das Blut stattdessen zum Kopf drängt.

Es gibt im Leben viele mit Kopfkongestion verbundene Zustände und Beschwerden, wo Glonoinum das benötigte Mittel ist. Es kann in Frage kommen bei Menschen, die von jeder Anstrengung sofort heftiges Herzklopfen[AA642] und Atemnot bekommen, nicht nur beim Bergaufgehen, sondern oft schon beim normalen Spazierengehen. Jede kleine Anstrengung oder Aufregung löst Blutandrang zum Herzen und Ohnmacht aus. Ohnmachtsanfälle[AA763] bei Frauen, denen man diese Neigung nicht ansieht. Allgemeines Schwächegefühl[AA769], Herzklopfen, Zittern der Gliedmaßen[AA758], Schütteln einer Hand oder beider Hände, wie bei der Parkinson-Krankheit. »Mühsam arbeitende Thätigkeit des Herzens ...«[AA625] ist sehr charakteristisch für die Arznei. Fühlt den Puls durch den ganzen Körper klopfen.[AA774] »Fühlt den Pulsschlag, wo der Körper an Etwas antrifft ..«[AA775] Zitterndes[GS] oder flatterndes Gefühl in der Herzgegend. Unregelmäßiger, schneller und voller Puls.[AA669] Puls beschleunigt, solange der Kopfschmerz währt.[AA684] »Puls erst sehr frequent, dann plötzlich langsam, dann wieder schnell.«[AA664] Einige Glonoinum-Patienten machen einen plethorischen Eindruck; sie werden durch die geringste Anstrengung stark in Mitleidenschaft gezogen und neigen zu Pulsationen am ganzen Körper, besonders in warmen Räumen; meist erfahren sie Erleichterung ihrer Beschwerden, wenn sie (bei kühlem Wetter) das Fenster öffnen, durch kalte Luft, durch Zufächeln von Luft oder durch kalte Umschläge am Kopf. Einige klinische Symptome fügen sich zwanglos in dieses Bild ein: »Kinder erkranken in der Nacht, wenn sie abends längere Zeit an einem offenen Feuer gesessen haben oder dort eingeschlafen sind.«[GS] »Üble Folgen vom Haareschneiden.«[GS;AA] Wenn sich ein Patient dagegen durch Haareschneiden den Kopf *verkühlt* hat, denken wir gewöhnlich an *Belladonna*. »Üble Folgen von übermäßiger Einwirkung der Sonnenstrahlen.«[GS;AA] »Üble Folgen von Sonnenstich.«[GS]

Graphites (1)*

Graphit, mineralische Kohle, Reißblei

Graphites ist ein sehr tiefwirkendes Antipsorikum und passt bei chronischen Krankheiten, die durch Veränderungen an Haut, Haaren, Nägeln, Drüsen, Lymphknoten und Schleimhäuten charakterisiert sind und bei denen der Patient anämisch[SK448] wird, mit bleicher, wachsfarbener Haut und Neigung zu Ödembildung. Das Blut sieht hellrot aus[GS], wie verdünnt.

Ein besonders ins Auge fallendes Merkmal des Graphites-Patienten ist seine ausgesprochene Neigung zu Hautausschlägen; lassen Sie uns daher damit beginnen. Die Hautveränderungen zeigen sich überwiegend in Form von Bläschen[CK989] und Krusten. Die Bläschen brechen auf und sondern eine dickflüssig-zähe, klebrige Flüssigkeit ab. Unter den Krusten tritt eine Flüssigkeit hervor, die wässrig erscheint, aber beim Verreiben zwischen Finger und Daumen sich ebenfalls als zäh und klebrig erweist. Gelegentlich werden auch trockene Ausschläge und trockene Schorfe durch Graphites hervorgebracht und geheilt, doch die meisten Ausschläge haben diesen feucht-klebrigen Charakter. Prädilektionsstellen der Graphites-Ausschläge sind die Gelenkbeugen, namentlich Ellenbeugen, Leisten und Kniekehlen, sowie Mund- und Augenwinkel und der Bereich hinter dem Ohr. Grundsätzlich können Ausschläge überall auftreten, wahrscheinlicher aber beginnen sie an besagten Stellen und breiten sich von dort aus. Wenn an Mund- oder Augenwinkeln Fissuren entstehen, verhärten sich die Wände dieser kleinen Schrunden und verdicken sich z.T. erheblich, und schließlich sickert auch hier Flüssigkeit heraus. An anderen Hautbezirken treffen wir vor allem schuppige Ausschläge an. Bei Kleinkindern finden wir häufig Kopfgrind[GS] oder Milchschorf: Krusten bilden sich, unter denen eine wässrige Flüssigkeit sezerniert wird; wenn die Krusten entfernt werden, bleibt eine wunde, entzündete, leicht blutende Oberfläche zurück, die brennend schmerzt, was sich durch Waschen noch verschlimmert. Die geringste Reizung dieser wunden Stellen, etwa durch leichtes Kratzen, führt dazu, dass sie bluten und reichlich von dem erwähnten klebrigen Sekret absondern. Dieses riecht manchmal nach Heringslake[CK1008], manchmal auch so ekelhaft, dass man es kaum in der Nähe aushält. Selbst frisch herausgekommene Eruptionen stinken mitunter wie alte Ausschläge, die seit Tagen nicht gereinigt wurden, so als hätten die Absonderungen sich bereits zersetzt. Das Sekret ist gewöhnlich so scharf, dass die mit ihm in Berührung kommenden Hautpartien wund werden; selbst Haare können weggefressen werden. Es kommt auch vor, dass neue Bläschen auf gerade erst abgeheilten Stellen emporschießen, während sich auf den noch nicht ganz verheilten Stellen blutige Krusten bilden. Derartige Ausschläge sehen wir in der Mehrzahl bei Kindern und Säuglingen, besonders im Gesicht und auf dem behaarten Kopf (Scheitel, Hinterkopf). Diese ekzematösen Hautveränderungen können sich unter Umständen auch auf die Schleimhäute ausdehnen. Die ganze Mundhöhle kann z.B. befallen sein und erscheint dann katarrhalisch entzündet, mit körniger oder exkoriierter Oberfläche und leicht blutend. Manchmal kommt es infolge einer Ausbreitung des Ekzems in den Nasenrachenraum zu katarrhalischer Absonderung aus der Nase und Exkoriationen im Rachenbereich. Die Nase füllt sich mit klebrigem und honigartigem oder mit weißlichgelbem, blutigem Schleim.

Auch wenn sie nicht von Hautausschlägen tangiert werden, bereiten die Augen bei Graphites oftmals Probleme. Das Gesicht ist blass[CK237], mit einzelnen purpurnen Flecken an Stellen, wo sich früher Ausschläge befunden haben. Wenn alte Narben im Gesicht vorhanden sind, fangen diese häufig an, Beschwerden zu machen. Bläschen bilden sich auf alten Nar-

* Bei dem hier übersetzten Arzneimittelbild handelt es sich um eine Vorlesung, die Kent erstmals im 3. Band des *Journal of Homoeopathics* publiziert und später in die 1. Auflage der *Lectures* übernommen hat. Für die 2. Auflage der *Lectures* hat Kent dann ein völlig neues, mehr symptomorientiertes Arzneimittelbild verfasst.

ben, und wenn sich die Narben entzünden, sind sie oft der Ausgangspunkt für ein Erysipel. Bei den Augenbeschwerden von Graphites dominieren pustulöse Entzündungen der Horn- und Bindehäute sowie der Lider.[GS] Die Konjunktiven röten sich, schwellen an und hypertrophieren, sodass die Lidbindehäute teilweise nach außen gewendet werden, was wiederum die Entzündung chronifiziert und die Blutgefäße dauerhaft erweitert. Hornhautgeschwüre[GS]: Zunächst bilden sich kleine Pusteln, und wenn diese aufbrechen, entstehen Geschwüre, die unter falscher Behandlung das Augenlicht zerstören können. Diese ausgeprägte katarrhalische Konjunktivitis geht bisweilen mit einem Hautausschlag in der Augenumgebung und mit Fissuren in den Canthi einher; die Lider sind dabei verdickt und verhärtet, und es besteht starker Tränenfluss[CK158]. Der Tränennasengang ist durch den Katarrh verstopft, und scharfe, beißende Tränen fließen über die Wangen herab. In den Augen sammelt sich eitrig aussehender Schleim, der wie überall klebrig und zäh ist, und frühmorgens sind die Augen verklebt[CK161].

Die Graphites-Patientin hat eine Neigung zu Hämorrhagien, die aus dünnem, blassem Blut bestehen. Blutungen aus Nase, Ohren und Uterus, aus Geschwüren und Hautausschlägen kommen häufig vor. Durch den geringsten Anlass beginnt die katarrhalisch entzündete Nasenschleimhaut zu bluten[CK229]; immer wieder kommt beim Schneuzen Blut mit aus der Nase. Besonders fällt dies der Patientin auf, wenn sie ihre Regel bekommen müsste. Manchmal kommt es statt der Menstruation auch zu Bluthusten. Andere Frauen leiden in dieser Zeit an blutenden Hämorrhoiden, sodass insgesamt der Eindruck von vikariierenden Blutungen sicher nicht trügt. An den Unterschenkeln entwickeln sich variköse Venen, aus denen leicht Geschwüre entstehen – Geschwüre mit ausgeprägter Blutungsneigung. Fressende Geschwüre, die viel klebriges Sekret absondern; der Eiter aus diesen Ulzera ist manchmal mit einem dünnen, blutig-wässrigen Sekret vermischt, das auch die Geschwürsumgebung nekrotisieren lässt. Wenn Leukorrhö[CK650] besteht, ist diese zumeist sehr stark, von klebriger Beschaffenheit und die Schenkel wund machend. Absonderungen aus den Ohren haben ebenfalls diesen Charakter, darüber hinaus sind sie nicht selten übelriechend, wie Heringslake, oder regelrecht stinkend. Diese ekelhaft riechenden Absonderungen können an jedem beliebigen Körperteil auftreten.

Graphites-Patienten neigen zu großer körperlicher[CK1026] und geistiger[CK48] Schwäche. »Höchste Vergesslichkeit.«[CK45] »Niedergeschlagenheit, trübe Stimmung.«[CK1] »Traurigkeit, mit lauter Todes-Gedanken.«[CK8] Der Patient hat oft das Gefühl, als sei sein Ende nahe oder als stünde ihm ein großes Unglück bevor[CK20]; er sieht die Zukunft in den schwärzesten Farben.

Herzinsuffizienz, mit ödematöser Anschwellung der Extremitäten[GS], vor allem der Füße und Knöchel sowie über der Tibia. Hydrozele bei Knaben ist oft durch Graphites geheilt worden[KE5,585], wie überhaupt Wasseransammlungen in Körperhöhlen zum Arzneimittelbild gehören. Bei nach Scharlach zurückbleibender Wassersucht kann Graphites ebenfalls hilfreich sein.

Die Nägel haben die Tendenz, sich schwarz zu verfärben[GS], beginnend an der Nagelwurzel. Die Nägel verdicken sich[CK823], verkrüppeln[CK], werden brüchig und unbrauchbar, bis sie schließlich abfallen. Abfallen der Nägel, nachdem sie sich komplett schwarz verfärbt haben; sie werden allmählich immer dunkler, bis sie schwarz sind, sich lockern und nur noch am Rand vom Nagelwulst festgehalten werden. Am Ende hängen sie lose an den Fingern und werden irgendwann durch Zufall herausgerissen. Wenn sich die Nägel lösen, ist das Nagelbett sehr schmerzhaft. Ich habe unter der Anwendung von Graphites gesunde Nägel nachwachsen sehen, nachdem zuvor Finger- und Zehennägel einer nach dem anderen schwarz geworden und abgefallen waren. Graphites hat die Neigung, Nägel zu verhärten[GS], zu verdicken und sie leicht brechen zu lassen. Dies hat klinisch z.B. zur Heilung verhärteter Hufe beim Pferd geführt. Pferdehufe, die so hart geworden waren, dass sie leicht splitterten und sich das Beschlagen schwierig gestaltete, erlangten nach Graphites allmählich ihre alte Elastizität zurück, sodass das Beschlagen keine Probleme mehr machte. So ist Graphites auch beim Menschen das führende Mittel bei spröden, hypertrophierten und verhärteten Nägeln. Auch die Haare werden bei Graphites spröde und brüchig und fallen leicht aus[CK125]. Beim Kämmen brechen sie schnell ab, sodass Frauen z. B. nur kurze Haare tragen können.

Gemeinsam mit den beschriebenen Symptomen an Nägeln und Haaren bestehen oft Empfindungsstörungen, vor allem Taubheitsgefühle an den Gliedmaßen[CK], Kälte oder Brennen an einzelnen Stellen. »Brennen auf dem Scheitel auf einer kleinen Stelle«[CK109] – beständig, als läge dort ein Stück glühender Kohle. Brennen der Füße[CK923] oder auch große Kälte der Füße[CK938]; Kälte der Knie. Kältegefühl sogar in der Scheide.[Z1,107]

An allen aneinander reibenden Hautpartien und überall dort, wo Sekrete oder Exkrete die Haut berühren, kommt es zu Wundscheuern bzw. Wundheit der Haut. So werden Säuglinge besonders zwischen den Gesäßbacken und zwischen den Oberschenkeln wund, wieder mit Heraussickern dieser klebrigen Flüssigkeit, ohne dass ein Hautausschlag vorhanden wäre. Intertrigo im Bereich der Axillen. Frauen neigen zu Wundheit im Genitalbereich durch die Regelblutung oder durch Leukorrhö, Männer zu Wundheit zwischen Skrotum und Oberschenkeln. Die Teile sind gerötet, wund und stark gereizt, mit beständigem Nässen und oft auch übelstem Geruch der austretenden klebrigen Flüssigkeit.

Bei diesem schlechten Zustand der Ernährung und der Blutbildung regeneriert sich der Organismus nur unvollkommen, und daher sind auch die Narben von minderwertiger Qualität; sie indurieren und bilden Kontrakturen. Alte Narben bereiten bei Graphites viele Beschwerden, besonders durch ihre Neigung, Verhärtungen[GS] und Knoten zu entwickeln. Denken Sie an das Mittel bei Frauen, die vor Jahren an Mammaabszessen litten und bei denen nun mit dem Einsetzen der Milchsekretion für ein Neugeborenes am Ort eines alten Abszesses ein neuer zu entstehen droht oder im Bereich der alten Narbe die Brust unter Bildung einer knotigen Verhärtung sich entzündet und schmerzhaft empfindlich wird, während das übrige Brustdrüsengewebe weich bleibt und normal erscheint. Das minderwertige Narbengewebe hat sich mit der Zeit immer mehr verhärtet, und diese Indurationen bilden nun kleine Strikturen, die den Milchabfluss behindern.[GY34] In solchen Fällen wird Graphites oftmals den Verhärtungsprozess stoppen, die Härte der alten Narbe beseitigen und die Gesundheit der Patientin wiederherstellen. Wenn Sie eine Schwangere betreuen, die an einer alten, kurz vor der Entbindung knotig sich verändernden Narbe leidet, geben Sie ihr rechtzeitig Graphites – es sei denn, der Zustand verlangt eindeutig nach einem anderen Mittel. Oder: Wenn Sie von einer Patientin, die einen Brustkrebs befürchtet, wegen eines harten Knotens in einer Narbe oder am Ort eines alten Abszesses[GY35] konsultiert werden, werden Sie sehr häufig Graphites passend finden, denn es ist in besonderer Weise befähigt, ebendiese Art von Beschwerden zu erzeugen und zu beheben. Graphites lässt Atherome (Balggeschwülste) entstehen, und schon oft hat es Atherome der Kopfhaut geheilt. Es heilt auch hornige Gewächse und Warzen unter den Fingernägeln, die auf Druck stechend schmerzen.

Viele Graphites-Leiden gehen mit allgemeiner Frostigkeit[CK1111] einher, mit großer Kälteempfindlichkeit, und besonders ist dies der Fall, wenn Hautausschläge bestehen und Nägel, Hände und Füße am meisten betroffen sind. Trotz dieser allgemeinen Kälteempfindlichkeit werden die Hautausschläge selbst durch Wärme verschlimmert, besonders durch Bettwärme: das Nässen wird schlimmer, das Jucken[GS] wie auch das Brennen. Wenn dagegen in erster Linie das Gehirn und das Rückenmark affiziert sind, ist der Patient ›warmblütig‹, d. h., ihm ist ständig zu warm. Wenn Sie einen Graphites-Fall von Rückenmarksaffektion haben, wundern Sie sich nicht, wenn Ihnen der Kranke berichtet, dass er nur mit weit geöffnetem Fenster schlafen kann – sonst tut er kein Auge zu. Wir sehen also, dass es Zustände gibt, in denen der Patient leicht friert, und solche, in denen ihm schnell zu warm wird. Bei Graphites-Erkrankungen des Rückenmarks ist die Wirbelsäule auf ihrer ganzen Länge druckempfindlich, und zuweilen ist das Gesicht dabei stark gerötet, statt blass zu sein.

Wie bei dem schlechten Ernährungszustand nicht anders zu erwarten, gibt es im Arzneimittelbild zahlreiche gastrische Symptome, doch sind unter ihnen nur wenige, die auffallende Besonderheiten aufweisen. Der nagende Schmerz im Magen[CK429] ist vielen Arzneien gemein, eine spezielle Modalität dieser Empfindung allerdings passt nur für wenige Mittel, nämlich die Besserung durch Essen.[CK428] Das Nagen entsteht, wenn der Magen leer ist, und der Schmerz nötigt den Patienten, etwas zu essen[GS], wie bei *Lachesis*. Die anderen Symptome sind Flatulenz[CK] und Bauchauftreibung[CK457], greifender Schmerz im Magen[CK428] und im Unterleib[CK461], zusammenziehender Schmerz im Magen[CK430] und in der Nabelgegend[CK463]. Magenaffektionen mit all den Beschwerden, die gemeinhin als Magenverstimmung bezeichnet werden, aber nichts Auffallendes an sich haben.

Der Stuhlgang ist groß[GY10], hart und knotig[CK507] – Massen von agglomerierten Kotballen, die mit zähen Schleimfäden verbunden sind[CK509]; der Schleim sieht aus wie teilweise geronnenes Eiweiß. Manchmal gehen mit dem harten Stuhl auch große Mengen an Schleim ab, eine ganze Tasse voll von dickem, zähem, stinkendem, teils weißem[CK520], teils eiweißartigem Schleim. Hartnäckige und sehr beschwerliche Stuhlverstopfung. Graphites hat, wie viele andere Mittel auch, eine große Zahl an Hämorrhoiden-Symptomen. Große, harte Aderknoten, die bluten[CK548] und brennen[CK547]. Nur aufgrund dieser Symptome könnte man allerdings nicht auf Graphites kommen, es muss schon der ganze Fall in Betracht gezogen werden. Wundheitsgefühl am After und viel Jucken daselbst.[CK541] Juckende Ekzeme am After, zwischen den Nates, zwischen Skrotum und Oberschenkeln, an den Genitalien (männlich wie weiblich).

Der Graphites-Patient empfindet wenig oder gar keinen Reiz während des Beischlafs.[CK597] Die Fähigkeit dazu ist manchmal durchaus vorhanden, und selbst das sexuelle Verlangen kann gesteigert sein, dennoch hat der Patient keine Freude am Geschlechtsakt, keine Befriedigung. »Die Phantasie war ganz kalt gegen Beischlaf.«[CK596] Die Ejakulation kann einerseits zu früh, andererseits stark verzögert erfolgen. »Bei der Begattung erfolgt, aller Anstrengung ungeachtet, kein Samen-Erguss.«[CK607] Graphites ist in alten Fällen von postgonorrhoischem Harnröhrenkatarrh, mit wenigen Tropfen eines zähen, weißlichen Sekrets, erfolgreich zur Anwendung gekommen.

Beim weiblichen Geschlecht hat Graphites blumenkohlförmige Gewächse geheilt, warzenähnliche Gebilde, Drüsengeschwülste und zystische Tumoren, innerlich wie äußerlich. Die Regel kommt meist verspätet[CK624ff.] und ist zu gering und zu blass[CK]. Sie kann auch ganz ausbleiben[CK628], und stattdessen fließt allmonatlich reichlich vaginaler Fluor.[GS] Dies ist der für Graphites typische Zustand. Wenn Sie diese Symptomenkombination vorfinden, zusammen mit einer Rückenmarksaffektion, werden Sie wahrscheinlich geneigt sein, den Zustand für einen *Pulsatilla*-Fall zu halten. Sie verabreichen deshalb zunächst *Pulsatilla,* müssen aber nach eingehendem Studium zu Graphites wechseln, wenn Sie eingesehen haben, dass *Pulsatilla* nicht die notwendige tiefe Wirkung erzielt. *Pulsatilla* hat weder diese Veränderungen an Nägeln und Haaren noch die hartnäckigen, unheilsamen[CK] Hauterscheinungen noch die schrecklichen Zustände von Mangelernährung, wie wir sie bei Graphites finden. Der Vergleich der beiden Mittel ist wie der Vergleich von Nachgiebigkeit und Härte, von Pflanze und Mineral. Die härteren Veränderungen treten bei Graphites auf, die weicheren, milderen bei *Pulsatilla*. Im Arzneibild von Graphites gibt es viele Formen von Dysmenorrhö, von Uterusbeschwerden, verbunden zumeist mit der für das Mittel typischen Leukorrhö.

Im Zusammenhang mit dem, was ich Ihnen über Graphites gesagt habe, müssen Sie nun die lange Reihe der Graphites-Symptome selber durcharbeiten, denn es ist ein ebenso wertvolles und nutzbringendes wie umfangreiches Arzneimittel.

Graphites (2)

Graphit, mineralische Kohle, Reißblei

Die Beschwerden von Graphites verschlimmern sich *morgens, abends* und in der *Nacht*, besonders vor Mitternacht. Es ist hilfreich bei Menschen mit krankhaftem Übergewicht bzw. Neigung zum Fettwerden[GY44] oder bei solchen, die früher dick gewesen und dann abgemagert sind[CK1031]; bei Menschen, die mehr zu Stuhlverstopfung[CK] als zu Durchfall neigen; speziell bei korpulenten[GY43], obstipierten Frauen, deren Menstruation gewöhnlich verspätet auftritt[CK624 ff.], zu gering und zu blass erscheint[CK] und nur von kurzer Dauer ist[CK631]. Eiweißartige, zähe, klebrige Absonderungen – dies ist ein charakteristisches allgemeines Merkmal des Graphites-Patienten, das nicht zu erklären ist und weder bei krankhaften Zuständen noch bei Arzneien häufig vorkommt; daher können wir es als »sonderlich, ungewöhnlich und eigenheitlich«[OR153] ansehen. Wunde Hautoberflächen produzieren bei Graphites generell solche zähen und klebrigen Absonderungen.

Graphites ist, wie alle Kohlemittel, ein sehr tiefwirkendes Mittel. Es geht mit Indurationen einher sowie mit Brennen in entzündeten Geweben, Geschwürsgründen und alten Geschwürsnarben[CK1006]; daher sein großer Nutzen bei kanzerösen Wucherungen und Ulzerationen. Kanzeröse Entartung in altem Narbengewebe ist ein starker Hinweis auf diese Arznei. Sehnenkontrakturen, besonders in den Kniekehlen.[(CK860 ff.)] Es besteht eine ausgeprägte Blutungsneigung, und das austretende Blut ist infolge der vorherrschenden Anämie und Bleichsucht[G91] blassrot. Absonderungen aus Hautausschlägen und Geschwüren[CK1008], katarrhalische Sekrete[CK673 f.], Menstruationsblut, Atem und Schweiß[CK1143]: sie alle zeichnen sich durch außerordentlich üblen Geruch aus (wie bei *Carbo vegetabilis, Psorinum, Kalium phosphoricum* und *Kalium arsenicosum*). Wenn Hautausschläge oder Absonderungen aus irgendeinem Grund plötzlich verschwunden und stattdessen schwerwiegende chronische Leiden entstanden sind, ist Graphites eines der in Betracht zu ziehenden Mittel. Weitere allgemeine Hinweise auf Graphites: skrofulöse Affektionen[SK447], wie etwa Schwellung und Verhärtung von Drüsen und Lymphknoten[GS]; *rezidivierende Flechten*[CK], vor allem im Anal- und Genitalbereich; Brennen in vielen Körperteilen und besonders in alten Narben; allgemeine Wassersucht[GS]; Schwäche in Muskeln und Sehnen nach Überanstrengung derselben durch Verheben, was bei Graphites leicht passiert[CK].

Der Graphites-Patient ist sehr kälteempfindlich und muss sich immer warm anziehen; er reagiert empfindlich auf die Kälte des Winters, aber auch auf die Hitze des Sommers. Warme Räume sind ihm unangenehm, während Aufenthalt im Freien oft wohltätig wirkt[CK975]. Verschlimmerung [besonders des Hautjuckens[GS]] durch Bettwärme. Beschwerden können sowohl durch Verkühlung wie durch Erhitzung entstehen. Kopfschmerzen verstärken sich in einem warmen Raum und bessern sich an der freien Luft. Graphites hat tiefsitzende spinale Beschwerden geheilt, und in solchen Fällen liegt der Patient gerne gut zugedeckt in der kühlen Zugluft eines offenen Fensters. In diesem Punkt ist die Ähnlichkeit mit *Carbo vegetabilis* offensichtlich, welches oftmals heilt, wenn der Kranke Luft zugefächelt haben möchte. *Verlangen nach frischer Luft ist ein charakteristischer Zug der Kohlemittel*, gleichwohl werden diese Menschen leicht verkühlt und ebenso *leicht erhitzt*. Beschwerden, die durch Erhitzung entstanden sind, sind typisch für alle Kohlemittel. Auch der Graphites-Patient wird durch Überhitzung krank; körperliche Anstrengung macht alle Symptome schlimmer. Bewegung verstärkt sämtliche Beschwerden – mit Ausnahme der körperlichen Trägheit[CK1023] und der *Taubheitsempfindungen*, die besonders in der Ruhe entstehen. »Matte Abspannung im ganzen Körper ...«[CK1027] Der Patient ist so schwach, dass er sich hinlegen muss.[CK980] Lähmungsgefühl in allen Gliedern[SK448], vor allem aber in den Beinen; ein immer weiter um sich greifendes Gefühl von Lähmung und Trägheit bemächtigt sich des Körpers und der Glieder. Der Graphites-Patient wird krank, wenn er ein Bad nimmt, und reagiert empfindlich auf feuchtkaltes Wetter. Wie es kommt, dass Hautausschläge manchmal nur in den Gelenkbeugen auftreten, müssen andere erklären, aber ebendies ist auch bei Graphites der Fall. Desgleichen treten Wundheit und Exkoriationen mit Vorliebe in diesen Bereichen auf. Ausgeprägte kataleptische Zustände, in denen der Kranke bei Bewusstsein ist, aber nicht die Kraft hat, zu reden oder sich zu bewegen.[GS] »Zittrige Empfindung durch den ganzen Körper.«[CK1015] »Plötzliches Sinken der Kräfte«[CK1030], plötzliche Schwächezustände. »Krampfhaftes Zusammenziehen in den verschiedensten Theilen ...«[G96] Graphites hat viele Arten von Krämpfen geheilt. Dennoch kann man nicht sagen, dass es *das* Heilmittel bei Krämpfen sei, vielmehr passt es oft bei chronischen Krankheiten, wo Krämpfe eines von vielen anderen Elementen sind, die die Krankheit ausmachen. Das Mittel hat viele Male Epilepsien geheilt, epileptiforme Hysterien und epileptiforme Krampfzustände, wenn die Totalität der Symptome die Grundlage für die Verschreibung darstellte. Ein umfassender Vergleich der Symptome zeigt, dass Graphites überwiegend die linke Körperhälfte beeinflusst.* Der Patient ist sehr schmerzempfindlich. Große Empfindlichkeit der äußeren Teile.**

Die wichtigsten Schmerzarten bei Graphites sind *Brennen*, Ziehen, Drücken, Wundheit, Stechen und Reißen.[GS] Doch sind Taubheitsempfindungen allemal charakteristischer für das Mittel als Schmerzen. Die Bildung von Rhagaden in den Kommissuren von Körperöffnungen [Lid- und Mundwinkel etc.] sowie im Anus in Verbindung mit schrundigen, blutenden, indurierten Hautarealen anderenorts; die Neigung zur Bildung von Atheromen auf der Kopfhaut und an anderen Stellen: dies sind unverkennbare Merkmale der Arznei. Wenn dann noch die typischen Geistes- und Gemütssymptome hinzukommen, äußert sich die fehlgeleitete Lebenskraft so augenfällig, dass auch der Anfänger das Mittel kaum verfehlen dürfte. Graphites ist ein ebenso breit und tief wirkendes Mittel wie *Sulfur*, und es weist vor allem in chronischen Fällen große Ähnlichkeit mit diesem Polychrest auf.

Der Graphites-Patient wird nervös und unruhig, wenn er versucht, geistig zu arbeiten; er kann sich auf die Arbeit nicht konzentrieren.[CK23] »Angegriffenheit von wissenschaftlichem Arbeiten.«[CK] Mangel an Arbeitslust[CK40], Arbeitsscheu[CK], Ängstlichkeit bei Arbeit im Sitzen[CK]. Ausgeprägte Niedergeschlagenheit[CK1], was sich durch das Hören von Musik noch verstärkt – muss bei Musik weinen[CK10]. Die Traurigkeit ist so groß, dass er nur noch an den Tod denkt[CK8], an seine Erlösung. Ausgesprochene Neigung, sich über die kleinsten Vorfälle zu grämen[CK6] oder zu ärgern[CK35ff.], was seine quälenden psychischen Leiden immer wieder aufleben lässt. Die Stimmung wechselt ständig [abends weinerlich, vormittags über alles lachend[CK7]]. Höchste Vergesslichkeit[CK45]; »nur dunkle Erinnerung des nächst Vergangenen«[CK46], während er sich an Geschehnisse aus der Jugend gut erinnert. »Langsame Entschliessung und Besinnung***.«[CK24] Diese »Unschlüssigkeit und Bedenklichkeit«[UE] ist bei Graphites ein sehr markantes Symptom; der Patient weiß nicht, was er tun und was er lassen soll. »Dummlich im Kopfe, früh ...«[CK47]; abends dagegen oftmals hochgestimmt, erregt bis gehetzt. Nach dem Niederlegen Zudrang vieler Gedanken, weshalb er nur wenig Schlaf findet.[CK1089] »Nachts liess ihn eine fixe Idee vor Mitternacht nicht einschlafen.«[CK1090] Morgens dann unausgeschlafen[CK1037], duselig und schlapp[CK1056], ängstlich gestimmt[CK]. »Ausserordentliche Bangigkeit, dass sie sich nicht zu lassen weiss ...«[CK14] Höchst

* Nach den *Guiding Symptoms* (S. 469) beträgt das Verhältnis der linksseitigen zu den rechtsseitigen Symptomen 4:1.

** Nach Bönninghausens *Therapeutischem Taschenbuch*, den *Guiding Symptoms* (S. 469) und Kents Repertorium (S. 1399) müsste es ***inneren Teile*** heißen.

*** Wurde von Allen *(Encyclcpedia)* mit »slowness of ... *thought*« übersetzt, was nicht ganz richtig ist. *Besinnung* bedeutet hier so viel wie ***Zu-einem-Urteil-Kommen***, und das ist nicht zwangsläufig abhängig von Langsamkeit oder Schnelligkeit des Denkens. Das nachfolgende Hahnemann-Symptom zeigt, was gemeint ist: *»Aeusserste Bedenklichkeit; sie kann sich über nichts hinaussetzen [hinwegsetzen].«* (Wegen dieses Übersetzungsfehlers musste der Text etwas umgestellt werden, da Kent auf die ***Unentschlossenheit*** von Graphites an einer anderen Stelle zu sprechen kommt.)

verdrießlich[CK35] und ungeduldig; reagiert schon bei Kleinigkeiten gereizt[CK30]; sehr zum Tadeln aufgelegt.

Schwindel: morgens, beim Erwachen[CK58]; abends, mit Betäubung, muss sich niederlegen[CK61]; beim Sehen in die Höhe[CK62]; bei und nach Bücken, mit Übelkeit und Neigung zum Vorwärtsfallen[CK63].

Wenn die oben genannten Allgemeinsymptome in einem gegebenen Krankheitsfall deutlich vorherrschen, werden die nachfolgend aufgeführten Lokalsymptome durch diese Arznei geheilt.

Hyperämie des Gehirns am Abend in einem warmen Raum. Öfters am Tage Wallung und Hitzegefühl im Kopf und im Gesicht, mit Schweiß.[CK102] Häufige ohnmachtähnliche Zustände.[G87] Taubheitsgefühl im ganzen Kopf; »ein Schmerz wie taub und boll im Kopfe«[CK75]. »Brennen auf dem Scheitel auf einer kleinen Stelle.«[CK109] Drücken[CK81], Ziehen[CK93] oder Reißen[CK98] in der Stirn. Alle vier Wochen heftige Stiche in der rechten Schläfe, mit Augenflimmern vorher und danach[G101]; flüchtige Stiche in der linken Schläfe[CK101]. Heftiger, linksseitiger Gesichtsschmerz, von der Schläfe über das Gesicht bis in die linke Schulter sich erstreckend (Prosopalgie, nach Erkältung entstanden).[AZ80,85] »Halbseitiges Kopfweh, früh im Bette, mit Brecherlichkeit ...«[CK66] Heftiges Reißen in einer Kopfseite[CK99], bis in die Zähne und Halsdrüsen ziehend.[GS] Drücken oben auf dem Kopf[CK84] und im Hinterhaupt[CK85]. »Schmerz, wie zusammengeschnürt, besonders im Hinterkopfe, nach dem Nacken zu ...«[CK89] Starke Kopfschmerzen während der Regel.[CK635f.] Die Kopfschmerzen entstehen bei Graphites vor allem als Folge von Erkältung oder Verkühlung sowie durch Sehen in helles Licht; sie verschlimmern sich in warmen Räumen und bessern sich im Freien.

Ausgeprägter Wundheitsschmerz auf dem Kopf. Jucken der Kopfhaut[CK117], mit oder ohne Ausschlag. »Viel Schuppen auf dem Kopfe, welche ein sehr lästiges Jücken verursachen und zu Schorfen werden, die beim Waschen abgehen und dann nässen.«[CK118] Kopfhautekzeme, die eine klebrige Flüssigkeit absondern. Grind[CK] oder Flechten[CK194] hinter den Ohren, die leicht rissig werden und bluten. »Nässen und wunde Stellen hinter beiden Ohren.«[CK196] »Ausfallen der Kopfhaare.«[CK125] Kahle Stellen auf dem Kopf von vollständig glattem, glänzendem Aussehen.[G76]

Extreme Empfindlichkeit der Augen gegen das Sonnenlicht, mit Tränen derselben.[CK171] Kein Mittel hat stärkere Lichtscheu[G110] als Graphites. Schmerzen in und über den Augen durch längeres Blicken in ein lichtdurchflutetes Fenster. Beschwerden durch Überanstrengung der Augen.[GS] Zusammenfließen der Buchstaben beim Lesen[CK], Doppeltsehen der Buchstaben beim Schreiben[CK166]. Flimmern vor den Augen.[CK] »Abends sieht er, bei offnen Augen, feurige Zickzacke ausser dem Sehfelde ringsum.«[CK170] Sieht die Dinge wie durch Nebel.[CK164] Schwarzwerden vor den Augen während der Regel.[CK645] Brennen[CK142], Drücken[CK128] oder Stechen[CK132] in den Augen. Hornhautgeschwüre sind durch Graphites geheilt worden.[GS] Rezidivierende pustulöse Hornhautentzündungen. Keratitis pustulosa: mit Rhagaden in den Augenwinkeln, großer Lichtscheu, Tränenfluss und Gesichtsekzem; bei Kindern.[GS] Massive Kongestion und Gefäßinjektion der Konjunktiven. Tränen der Augen an der freien Luft.[CK146] Chronischer Tränenfluss.[GS] Beißende Tränen[CK149]; dünne, scharfe oder auch eitrige Absonderungen aus den Augen.[GS] Die rissigen Augenwinkel bluten leicht.[GS] Heftiges Jucken in den Augenwinkeln.[CK133] »Nächtliches Zuschwären der Augen.«[G110] Hitzegefühl in den Augen.[CK139] »Geschwulst der Augenlider und der Thränendrüse.«[CK153] Lidränder: stark entzündet[CK151]; gerötet[GS], exkoriiert, leicht blutend; manchmal induriert; ulzeriert[GS]. Lidränder von Schuppen oder Krusten bedeckt.[GS] Ekzem der Lider[GS] sowie der Augenumgebung. »Trockne Augenbutter an den Wimpern.«[CK160] »Ein Gerstenkorn am untern Augenlide, mit Zieh-Schmerz vor Ausbruch des Eiters.«[CK152] »Verhindert das ständige Wiederkehren von Gerstenkörnern.«[GS] »In Folge von Erkältung an den Lidrändern beider Augen eine Menge Gerstenkörner in allen Stadien und Hagelkörner.«[G99] Zysten und Atherome an den Lidern.[GS]

Klebrige, zähe Absonderungen aus dem Gehörgang.[GS] Eitriger[CK] oder blutiger Ausfluss[CK198] aus dem Ohr. Übler Geruch aus dem Ohr.[CK] Ohrgeräusche: Knacken[CK212]; Summen[CK201]; Zischen[CK209]; Singen und Klingen[CK]; Brausen und Sausen[CK203]; Widerhallen[GS]. »Nächtliches starkes Ohren-Brausen, mit Verstopftheit der Ohren zuweilen, (zum Vollmonde).«[CK205] »Donnerndes Rollen vor den Ohren.«[CK206] Taubheit mit Trockenheit des Gehörganges.[G102] Schwerhörigkeit[CK] verschiedenen Grades und verschiedenster Genese, durch Lärm nicht verschlimmert, sondern eher gebessert.[G102] »Der Schwerhörige hört besser beim Fahren im Wagen«[CK199], beim Reisen mit der Eisenbahn[G102]. Taubheit in Verbindung mit ekzematösen Hautveränderungen auf und hinter den Ohren. Stechen in den Ohren[CK178], besonders in kalter Luft. »Anschwellung beider Ohren, mit feuchtem Ausschlag dahinter.«[GS]

»Geruch allzu empfindlich; sie kann keine Blumen vertragen.«[CK233] Trockenheit der Nase mit Geruchsverlust[G103], manchmal schmerzhaft.[GS] Stockschnupfen mit Geruchsverlust.[CK659] Graphites ist ein sehr nützliches Mittel bei chronischem Schnupfen.[GS] Ausfluss blutigen Nasenschleims von üblem Geruch.[G102] Nasensekret stinkend und eiterartig[CK674], dick und gelblich[CK671] oder zäh und weiß[CK672]. Nasenknochen und Nasenknorpel werden sehr berührungsempfindlich. Anhaltender Fließschnupfen mit vielem Niesen[CK666], ähnlich ausgeprägt wie bei *Carbo vegetabilis*. Häufig wiederkehrender Schnupfen den ganzen Winter über, < an der kalten Luft[G103]; der Katarrh breitet sich bis zum Kehlkopf aus, wie bei *Carbo vegetabilis*. Die wunden, rissigen, geschwürigen Nasenlöcher sind von Schorfen bedeckt[G102], und in der Nase bilden sich gern harte Schleimstücke oder Krusten[G103], die tief in die Nase hineinreichen. Geschwüre in der Nase. Fissuren an den Nasenlöchern, die brennen und indurieren.

Das Gesicht sieht blass[CK237], wächsern und kränklich aus. Ekzematöse und flechtenähnliche[AZ1,72] Ausschläge im Gesicht, die eine klebrige Feuchtigkeit absondern. Jucken im Gesicht, mit oder ohne Ausschlag.[CK250f.] »Beständiges Gefühl wie von Spinnweben im Gesichte.«[CK244] In den Mundwinkeln bilden sich häufig Rhagaden[G110], die dann ulzerieren[CK266], an den Rändern verhärten und heftig brennen. Auch die übrige Gesichtshaut wird leicht rissig und spröde, und häufig blutet sie an den wunden Stellen. Bei häufig wiederkehrendem Gesichtserysipel[AZ1,72] ist Graphites sehr oft angezeigt, erst recht wenn die Rose auf der rechten Seite beginnt und von dort auf die linke übergreift.[GS] Ausfallen der Barthaare.[CK] Krusten bilden sich auf den Lippen, und das Kinn ist voller Ausschlag[CK268]. Unterkieferdrüsen geschwollen und verhärtet.[CK271]

Das Zahnfleisch zieht sich von den Zähnen zurück. Brennender[CK292] oder stechender[CK286] Zahnschmerz. »Ziehender Schmerz in den Backzähnen, beim Gehen im Winde.«[CK283] »Reissender Schmerz in allen Zähnen, der durch Wärme sich verschlimmert ...«[CK235] Mundgeschmack: bitter[CK348]; salzig[CK347]; sauer, besonders nach Essen und Trinken[CK353]; wie faule Eier, jeden Morgen, wovon ihr übel wird[GY3]. Zunge weiß belegt.[CK313] »Brennende Bläschen an der untern Seite* und der Spitze der Zunge.«[CK314] »Ein weisslichtes, schmerzhaftes Geschwür auf der untern Fläche der Zunge.«[CK316] »Fauler Geruch aus dem Zahnfleische und dem Munde.«[CK307] Urinartiger Geruch und Hauch aus Mund und Nase.[CK309] Beim Erwachen nachts arge Trockenheit im Mund und Hals[CK1099], ebenso am Morgen[CK]. »Der Speichel läuft ihm früh, beim Bücken, aus dem Munde«[CK340]; auch nächtlicher Speichelfluss. Chronische Halsentzündung mit Schwellung und Ulzerationen. »Geschwulst der Mandeln im Halse, mit Schmerz beim Schlingen.«[CK337] »Nächtliche Schmerzen im Halse, wie ein Pflock, als wenn die Speise bis oben heran stände.«[CK] Viel weißer, zäher Schleim im Hals – eine Fortsetzung des nasalen und postnasalen Katarrhs. Ständig ein würgendes oder zusammenschnürendes Gefühl im Hals, der das Schlucken schwierig macht. »Steter Krampf im Halse, der ihn zum Würgen nöthigt, als wenn die genossenen Speisen nicht hinunter wollten.«[CK324]

Heißhunger.[CK358] Heftiger Durst schon am frühen Morgen[CK367f.], mit trockenem Mund und innerlichem Fieber. Widerwille gegen Fleisch und Fisch[CK364], gegen gekochte Speise[CK], gegen Salziges[CK362], gegen Süßigkeiten[CK363]. Muss bei nächtlichen Erstickungsanfällen[CK1107] (Asthma bronchiale) schnell etwas essen, um Erleichte-

* Kent schreibt irrtümlich »lower lip« statt ***lower side*** (of tongue).

rung zu erfahren.[GS] »Brennen im Magen, nüchtern und vor Tische, was ihn zum Essen zwingt.«[CK434] *Die Magenschmerzen von Graphites werden durch Essen gelindert.*[CK428] Aufstoßen: grünes, bitteres Wasser[CK394]; sauer[CK392]; faulig[GS]; mit Geschmack des Genossenen[CK391]. Ranziges Sodbrennen[CK396], besonders nach dem Essen.[GY6] »Bei der Regel, Früh-Uebelkeit, mit Schwäche und Zittern am Tage.«[CK637] Erbrechen aller genossenen Speisen.[CK418] Bei Kopfschmerzen Erbrechen, Abführen und eiskalter Schweiß.[CK67] »Lätschigkeit [Schlaffheit, Flauheit] und Verdorbenheits-Gefühl im Magen, bei doch gutem Appetite.«[CK421] Meteorismus des Magens ist ähnlich ausgeprägt wie bei *Carbo vegetabilis*, und auch die Erleichterung durch Aufstoßen[CK426] ist ebenso groß. Brennen[CK435], Zusammenziehen[CK430], Klopfen[CK432] und Krampfschmerzen[SK455] im Magen sind häufige Erscheinungen. Völlegefühl[CK453], Blähsucht und Drücken im Magen[CK424] sind fast konstante Merkmale von Graphites. Würgen beim Schlucken von Speisen[CK333] (wie bei *Mercurius corrosivus*). Magenkatarrh[G87] mit innerer Hitzeempfindung nötigt den Patienten, etwas zu essen und zu trinken. Schmerzhafte Magenkrämpfe, gebessert durch warme Milch[G90], schlimmer durch kalte Getränke. »Heftiger, periodischer Magenkrampf mit Erbrechen des Genossenen sofort nach dem Essen.«[G93] Graphites ist ein wunderbares Mittel für alte Säufer (wie *Carboneum sulfuratum*) – wenn die Symptome übereinstimmen.

Graphites ist ein sehr hilfreiches Mittel bei Verhärtung[CK], Schwellung und Schmerzhaftigkeit[CK440] der Leber. Schweregefühl in der Lebergegend. »Stechen in beiden Hypochondrien, was zum Niederlegen zwingt.«[CK438] Innerliches Brennen im linken Hypochondrium, < beim darauf Liegen[GS] [im Sitzen[CK446]]. Starke Auftreibung des Bauches[CK457]; der Patient darf sich um die Hypochondrien nicht fest anziehen[CK458]. Er leidet sehr unter Blähungen, die häufig eingeklemmt werden[CK488] und dann kolikartige Schmerzen[CK486] auslösen. Fortwährend wird er von solchen Flatulenzbeschwerden gequält. Alles, was er isst, scheint zu gären[CK436] und sich in Gase zu verwandeln.[(CK382)] Lautes Kollern im Unterleib.[CK493] Er spürt, wie sich die Därme bewegen.[CK478] Brennen[CK476], Kneifen[CK464] oder Greifen[CK461] im Bauch. Unterleibskrämpfe bald nach dem Essen. Kann nach dem Essen nichts Festes um den Bauch vertragen.[CK383] Die geringste Unachtsamkeit bei der Diät hat vermehrte Flatulenz, Darmgeräusche und Durchfall zur Folge. Ödem der Bauchdecken[Z1,107]; Aszites.[GS] Gürtelrose am seitlichen Abdomen[AZ1,71]; Flechten im Bereich des Unterbauchs und der Leisten[GS]. Schwellung und Verhärtung der inguinalen Lymphknoten.[CK480ff.]

»Viel Abgang stinkender Winde, die sich immer wieder von neuem erzeugen«[CK498], Tag und Nacht. Auch wenn Durchfall bei Graphites nicht so häufig vorkommt wie Verstopfung, ist er bei manchen Patienten doch recht ausgeprägt. Er ist in der Regel schmerzlos[GS] und geht mit vielen Winden einher. Stühle: wässrig[GS]; wundmachend; säuerlich und faul riechend[CK523]; dunkelfarbig, halb unverdaut, von unerträglichem Geruch[CK524]. Brennen am After, besonders beim Stuhlgang.[CK551] »Schründender Wundheits-Schmerz am After, beim Abwischen.«[CK542] Analfissuren. Chronische Diarrhö; durch den geringsten Diätfehler kommt es zu neuen Durchfallattacken. Sowohl die durchfälligen wie die obstipierten Stühle sind oft mit reichlichem Abgang von weißem[CK520], gallertigem Schleim verbunden. Schleimabgang aus Mastdarm[CK] und After; beständige Feuchtigkeit perianal. Große, äußerst schmerzhafte Hämorrhoidalknoten mit brennend schmerzenden Rissen dazwischen.[CK]

Stuhlverstopfung, mit dicken und harten[CK512], knotigen[CK508], schwer abgehenden[CK504] Stühlen. Bei der Defäkation entstehen oft heftigste Schmerzen durch die Fissuren und die Wundheit[CK541] am After. Lange, dünn geformte Stühle[CK510] (wie bei *Phosphorus*). »Drängen und Brennen im Mastdarme und After.«[CK534] Vorfall des Rektums[CK549] bzw. des Anus. Graphites hat viele chronische Fälle von blutenden Hämorrhoiden geheilt[GS], die mit großem Wundheitsschmerz[CK], Fissuren und heftigem Brennen verbunden waren. »Beim Stuhlgange, Zwängen.«[CK530] Keinerlei Stuhldrang[CK502], viele Tage lang. Es bedarf viel Zeit und großer Anstrengung, um den Stuhl zu entleeren.[CK504] Das Mittel passt oft bei Patienten, die ohne Klistiere oder Abführmittel keinen Stuhlgang mehr haben.

Heftiges Jucken am After.[CK540] Perianale, mitunter auch den Anus einbeziehende Flechten oder Ekzeme. Durch Veränderung des Magen-Darm-Milieus hat Graphites viele Patienten von Bandwurmbeschwerden befreit.[G95]

Der Urin fließt nur mit schwachem [dünnem[CK552]] Strahl. Nach gewöhnlicher Miktion tröpfelt der Urin noch längere Zeit nach.[CK562] Baldiges Trübwerden* des Urins beim Stehen, mit weißem[CK567] oder rötlichem[CK566] Sediment. Der Urin kann aber auch klar (ohne Sediment) bleiben und nach einigen Stunden von einem schillernden Häutchen bedeckt werden.[AZ18,127] Brennen in der Harnröhre, außer beim Urinieren.[CK573] Beim Harnen Schmerz im Steißbein[CK570] oder Kreuzbein.

Unbändiger Geschlechtstrieb.[CK] Fast alle Nächte kommt es zu Pollutionen.[CK602] Die Erregung beim Beischlaf ist so groß, dass gleich nach dem Einführen des Penis fast unwillkürlich der Samenerguss erfolgt.[CK] Auch der gegenteilige Zustand findet sich bei Graphites, nämlich ausgesprochene Unlust[CK594] oder Gleichgültigkeit[CK597] gegen Beischlaf, mit entsprechendem Mangel an Erektionen[CK595]. Graphites ist manchmal von Nutzen als Heilmittel bei Impotenz als Folge von übermäßiger Masturbation und sonstigen sexuellen Ausschweifungen.[GS] Samenabgang bei schlaffem oder nur wenig erigiertem Penis.[GS] Bläschenausschlag an der Vorhaut[CK581]; Flechte am Penis. Exkoriationen und Fissuren an der Glans. »Die Vorhaut geschwillt zu einer grossen Wasserblase, ohne Schmerz.«[CK580] Geschwulst[CK585] bzw. Wasseransammlung im Hodensack; Hydrozele bei Knaben.[G106] »Jücken und nässender Ausschlag am Hodensacke.«[CK588] Graphites hat klebrige, postgonorrhoische Absonderungen aus der Harnröhre geheilt.[GS]

Bei Frauen ruft Graphites Aversion gegen Geschlechtsverkehr hervor. »Unüberwindliche Abneigung vor der Erfüllung ihrer ehelichen Pflicht.«[Z1,107] Schwellung und Verhärtung der Eierstöcke.[CK622] Ovarialtumoren wurden durch das Mittel geheilt.[GS] »Vergrösserung der Ovarien, die jedesmal empfindlicher werden, wenn sie sich erkältet.«[GY23] Auch die Gebärmutter kann sehr empfindlich werden, sodass sie z.B. schmerzt, wenn die Patientin nur die Arme nach oben streckt[GS]. Drängen und schmerzhaftes Pressen nach den Geburtsteilen.[CK612f.] »Blumenkohlartige Entartungen am Gebärmutterhals«[G88] verschwanden nach der Einnahme von Graphites. Das Mittel hat das Fortschreiten von Zervikalkarzinomen verhindert[GS;GY25], wenn diese mit Brennen und faulig-blutigen Absonderungen einhergingen; darin ähnelt es *Carbo animalis*. Menses: verspätet[CK624ff.]; zu wenig und zu blass[CK]; von kurzer Dauer[CK631]; vermischt mit ein paar dunklen Klümpchen; unregelmäßig, alle 8 bis 10 Wochen, das wenige Blut dick und pechschwarz[AZ5,165]. Bei chlorotischen Mädchen und Frauen werden die Menses immer blasser und sparsamer, von Monat zu Monat immer mehr postponierend, bis sie schließlich ganz ausbleiben.[Z1,107] Verspätete Menarche; »schwieriger Erstdurchbruch der Regel, bei jungen Mädchen«[SK458]. »Oedem der ... Schamtheile.«[Z1,107] Trockenheit[GS] und Hitze der Scheide; Kälte der Scheide[Z1,107]. Äußerste Schwäche[CK637] und Mattigkeit während der Menstruation.[GS] Viele Beschwerden stellen sich mit der Regel ein: trockener Husten und starke Schweiße[CK642]; Anschwellung der Füße[CK643]; Heiserkeit und Schnupfen[CK641]; starker Kopfschmerz, besonders abends[CK636]; Übelkeit[CK635], besonders früh morgens[CK637]; Wundheit zwischen den Beinen, neben der Scham[CK640]. »Einige Tage vor der Regel, starkes Jücken in den Schamtheilen.«[CK632] Statt der regulären Periode kann auch massiver vaginaler Ausfluss einsetzen[GS] *(Cocculus)*. »Scharfer, wundmachender Ausfluss, stoßweise erfolgend, Tag und Nacht[G88], besonders vor und nach der Regel.«[GS] Leukorrhö: profus, aus ganz weißem Schleim bestehend[CK651]; gelblichweiß[GS]; dünnflüssig[CK654]; zäh; übelriechend. Wunde, rissige Brustwarzen bei stillenden Müttern.[GS] »Brustkrebs, der sich aus alten Narben zu bilden scheint, die nach wiederholtem Abscesse** zurückgeblieben waren.«[GY35]

Die Kehlkopfgegend ist sehr empfindlich auf Berührung.[GS] »Heiserkeit, alle Abende«[CK681], wie

* Kent spricht irrtümlich von »Fauligwerden« (»putrid« statt ***turbid***).

** Kent schreibt fälschlich »... cicatrix of an *old cancer*«.

bei *Carbo vegetabilis*. Trockenheit des Kehlkopfes in der Nacht; tagsüber dagegen reichliche Absonderung von klebrigem Schleim.

»Beim Einschlafen, Beklemmung der Brust zum Ersticken«[CK], wie bei *Lachesis*, und oft wacht der Patient mitten in der Nacht mit einem Erstickungsanfall auf[CK1107].

Hustenanfälle wie beim Keuchhusten; der Husten wird jeweils von reichlichem Auswurf weißen, zähen Schleims gefolgt; die Anfälle können zu jeder Zeit auftreten. Graphites hat Keuchhusten geheilt.[GS] Husten durch Kitzel im Kehlkopf[CK685] oder in der Luftröhre [tief in der Brust[CK686]]. Heftiger Nachthusten.[CK] Der Husten wird besonders durch Tiefatmen erregt.[CK693] »Katarrhalische Rauhheit und Belegtheit der Brust und Luftröhre.«[CK676] »Scharrig in der Luftröhre.«[CK679] Heftiges Stechen in der Brust.[CK713 ff.] Zusammenschnürendes Gefühl in der Herzgegend.[GS] Heftiges Herzklopfen, dabei wiederholt ein Gefühl »wie ein elektrischer Schlag vom Herzen nach dem Halse zu«.[CK725] Bei jeder kleinen Bewegung oder Anstrengung starkes Pochen des Blutes am Herzen und übrigen Körper.[CK722] Das Pochen kann so kräftig sein, dass davon Arme und Hände bewegt werden.[CK723] »Puls voll und hart[WF]; morgens etwas beschleunigt, verlangsamt während des Tages und am Abend.«[GS] Rascher Puls abends nach dem Essen, bei Fieber. Juckender Flechtenausschlag auf dem Brustkorb.[GS] Gürtelrose am linken Brustkorb, mit Schmerzen in den Thoraxmuskeln bei Bewegung.[GS] Graphites ist ein wichtiges Mittel, um Tuberkulose abzuwenden.

Unschmerzhaft vergrößerte und verhärtete zervikale Lymphknoten, die aber bei Druck und bei Bewegung des Halses wehtun.[(CK752)] »Die Drüsen an der Seite des Halses herab, nach der Achsel zu, sind geschwollen und schmerzen beim seitwärts Biegen des Halses und beim darauf Liegen, wie spannend und steif.«[CK764] Die Wirbelsäule ist sehr empfindlich gegen Erschütterung des Bettes. »Kreuzschmerz, wie zerschlagen oder zerbrochen.«[CK] Schmerz mit Taubheit vom Kreuzbein bis in die Beine.[GS] Schmerz im Kreuz- oder Steißbein beim Urinieren. »Arges Jücken am Steissbeine, über dem After, mit Nässen und Ansetzen schorfiger Stellen.«[CK734] Ziehen in den Gliedern.[CK] Reißen in Händen[CK795] und Füßen[CK911 ff.], überall an den Gliedmaßen.[GS] Mattigkeit in allen Gliedern.[CK1026] »Lähmige Empfindung in allen Gelenken.«[CK1033] Flechten[G73] und Ekzeme[GS] an den Extremitäten. Einschlafen und Taubheit der Arme, besonders beim Sitzen[CK780] und darauf Liegen[CK779]. Taubheitsgefühl in Händen[CK804] und Fingern[CK819]. Kalte Hände und Füße.[CK1125] Rheumatische Schmerzen[CK767] und Reißen[CK768] in den Schultergelenken, besonders linkerseits. Flechte in der Achselhöhle. Heftig juckende, kreisrunde, runzelig hart sich anfühlende Flechte in der linken Ellenbeuge.[G79] »Hornartige Schwielen in der Hand.«[CK] »Spröde, an mehreren Stellen aufgesprungene Haut der Hände«[CK808], bisweilen blutend. Psoriasis palmaris.[MP500] »Rohe, nässende Stellen zwischen den Fingern.«[G80] Die Fingernägel sind dick[CK823] und verwachsen[UE], spröde und leicht brechend; sie können sich auch schwarz verfärben[GS] und schließlich abfallen. Große Hitze der Handflächen.[(CK1137)]

»Schründende Wundheit zwischen den Hinterbacken.«[CK827] »Wundheit oben zwischen den Beinen, bei und nach dem Spazierengehen.«[CK828] Viele Ausschläge an den Oberschenkeln[CK855 ff.], vor allem aber Flechten[CK] und Ekzeme. Ausschläge, die ein klebriges Sekret absondern. Eingeschlafenheit der Beine[CK842]; Taubheitsgefühl im Oberschenkel, besonders nach Sitzen[CK854]; im Knie[CK873]; in den Unterschenkelknochen[CK899]. So »grosse Schwere und Mattigkeit der Beine«[CK841], dass diese kaum angehoben werden können[CK840], wie gelähmt. Ödematöse Anschwellung der Beine[G106 f.], besonders der Unterschenkel und Füße[G84]. Flechtenausschlag in der Leistengegend, in der Kniekehle[CK], am Schienbein[CK901]. Kalte Füße abends im Bett.[CK] Starker, übelriechender Fußschweiß.[CK929] Geschwüre der Unterschenkel[SK461] und Füße[G81]. Reißende Schmerzen in den Oberschenkeln[CK848], Schienbeinen[CK886], Füßen und Zehen[CK916]. »Gichtähnliches Reissen in den Zehen.«[CK945] Brennende Hitze in den Fersen[CK926] und Fußsohlen[CK925]. »Fressblasen an den Zehen; schwärende Zehen.«[CK] Schwarzwerden der Zehennägel. »Dicke, verkrüppelte Zeh-Nägel.«[CK] Einwachsende Zehennägel.[GS]

Sehr lebhafte, ängstliche Träume.[CK1064] Ärgerliche Träume.[CK1077] Fürchterliche Träume.[CK1073]

Große Schläfrigkeit am Tage[CK1041], kann dann aber bis Mitternacht nicht einschlafen[CK1048]. »Nächtliche, im Schlafe fühlbare Schmerzen.«[CK] Häufiges Erwachen.[CK1054] Unerquicklicher Nachtschlaf[CK]; »erwacht früh, 7 Uhr, duselig und erschlafft.«[CK1056]

Graphites sollte häufiger bei chronisch rezidivierenden Wechselfiebern[CK1132] zum Einsatz kommen. »Abends, beim Froste, Kopfschmerz und Reissen in allen Gliedern ...«[CK1129] Frost- mit Hitzezuständen vermengt. Der Patient möchte in allen Fieberstadien zugedeckt sein. »Frost < nach dem Essen [»Nach dem Frühstücke, Kälte und Schauder durch den ganzen Körper«[CK388]], > nach Trinken, > im Freien.«[GS] Nächtliche Fieberhitze[CK1136] mit vorangehendem Schüttelfrost, aber ohne nachfolgenden Schweiß.[CK1132] »Trockne Hitze, alle Abende und die Nächte hindurch ...«[CK1136], besonders aber vor Mitternacht[CK1048]. Während der nächtlichen Hitze Angst[CK1048] und Unruhe[CK1046]. »Heisse Hände und Hitze und Brennen in den Fusssohlen ...«[CK1137] »Starker Fieber-Frost, früh und Abends; dann Hitze darauf und Schweiss.«[CK1131] Schweiß selbst bei leichter Bewegung[CK1138] oder Anstrengung. Der Schweiß tritt oft nur an der Vorderseite des Körpers auf.[GS] Übel[CK1143] oder sauer[CK1144] riechender, die Wäsche gelb färbender[CK1139], oftmals auch kalter Schweiß.[GS] Profuse Nachtschweiße[CK1141] bei allgemeiner Schwäche und bei Schwindsucht. »Langwieriger Mangel an Körper-Ausdünstung.«[CK] bei vielen chronischen Leiden.

Jucken der Haut am ganzen Körper[CK989], mit oder ohne Ausschlag. Der Juckreiz verschlimmert sich nachts[GS] in der Bettwärme. »Heftiges Jucken und Brennen bei Hautausschlägen.«[GS] Nächtliche Hitze der Haut.[GS] Wundwerden der Haut, besonders bei Kindern[CK], vornehmlich in den Gelenkbeugen. »Unheilsame Haut, jede kleine Verletzung geht in Eiterung [über].«[CK998] Rhagaden, Risse oder Fissuren an Fingerspitzen, Brustwarzen, Mundwinkeln, After, zwischen den Zehen, etc. »Gesichtserysipel[CK241], auf der rechten Seite beginnend und von dort auf die linke übergreifend.«[GS] Erysipel, das im Gesicht beginnt und sich von dort auf andere Bereiche ausbreitet.[GS] Juckende Flecken am ganzen Körper.[CK995] Jucken an den geschwollenen Krampfadern der Beine[CK1012], desgleichen an den Hämorrhoiden.[GS] Flechten und Ekzeme, aus denen eine klebrige Flüssigkeit sickert. Alte, harte Narben.[GY] »Brenn-Schmerz in einer alten Geschwür-Narbe.«[CK1006] Von Schorfen[CK1008] oder Krusten bedeckte Geschwüre.[GS] »Wildes Fleisch in den Geschwüren.«[CK1009] Inveterierte Geschwüre mit harten, kallösen Rändern[MA4,191] und indurierter Basis. Drücken, Stechen[CK1004] und Jucken[CK1003] in Geschwüren.

Gratiola

Gratiola officinalis; Gottesgnadenkraut

Gratiola ist ein treffliches Mittel bei nervöser Erschöpfung und großer Mattigkeit[R2,561], bei sowohl körperlicher wie geistiger Abspannung[R2,565]. Es ist eng verwandt mit *Coffea* und *Nux vomica* und hilft besonders bei neuralgischen Beschwerden passionierter Kaffeetrinker[GS], gegen die Willensschwäche derselben. Neigung zur Melancholie[R], besonders bei Hypochondrikern[TG136] und Frauen. Nymphomanie.[WI2,410] »Starrkrampfähnlicher Zustand mit hellem Bewusstsein, beim Liegen Nachmittags ...«[R2,506] Beschwerden bessern sich im Freien[GS], doch im warmen Zimmer fröstelt der Patient[R2,597] (wie *Pulsatilla*). Überwiegendes Auftreten der Beschwerden auf der linken Seite.[GS] »Fortwährendes Ausdünsten des Körpers von Feuchtigkeit.«[GS] »Subakuter oder chronischer Magen-Darm-Katarrh, mit Schmerzen und Krampfbeschwerden.«[GS] Es fehlt dem Gratiola-Patienten an Willenskraft; er ist zu nichts aufgelegt[R2,10], kann sich zu keiner geistigen Arbeit aufraffen[GA4,3]. »Traurig gestimmt.«[R2,3] Verdrießlich und durch jeden Widerspruch gereizt.[GA4,2] Launenhaft[GS]; hysterisch[R] und hypochondrisch. Sehr besorgt um seine Gesundheit[GA4,2], um die Zukunft[GS]. Gratiola soll »in den Geisteskrankheiten sich sehr heilkräftig bewiesen haben, die aus übertriebnem Stolze ihren Ursprung genommen.«[R] Üble Folgen des Genusses von Kaffee und Alkohol. Nervöse Beschwerden, verbunden mit Magen-Darm-Störungen.

Schwindel: während und nach dem Essen[GS]; beim Schließen der Augen[R2,33]; beim Lesen[R2,34]; beim Aufstehen vom Sitzen[R2,36]; bei zerebraler Hyperämie, durch Bewegung, besonders Fahren, zur Unbesinnlichkeit vermehrt[GA4,9]. »Gefühl von Vollheit im Kopfe ...«[R2,45] »Gefühl, als wenn sich das Gehirn zusammenzöge und der Kopf kleiner werden wollte ...«[R2,48] Klopfender Kopfschmerz[R2,87]; Klopfen in den Schläfen[HC4,110]. Hitze im Kopfe[GA4,11], nach Aufrichten vom Bücken[R2,80]. Die Kopfsymptome bessern sich im Freien und entstehen oder verschlimmern sich im warmen Zimmer. »Jeden Morgen ungewöhnlich frühes Erwachen, mit einem etwas schmerzhaften Gefühl im Hinterkopfe, welches nach dem Aufstehen und Legen auf den Leib schnell verschwand.«[GA4,22] Schmerz im Hinterkopf beim Niesen.[HC4,111] »Migräne mit Niedergeschlagenheit; Übelkeit, Abscheu vor Speisen; Schwindel, der sich im Freien bessert; Schweregefühl im Kopf und Zusammenschnüren in der Stirn.«[GS] Kältegefühl im und am Kopf[GS]; oben auf dem Scheitel[GA4,20]. Große Empfindlichkeit des Kopfes gegen Kälte.[GA4,12] »Spannen in der Stirne; es zieht sie ihr in Falten.«[R2,47] Jucken auf der Kopfhaut[R2,507 ff.], an den Ohren[R2,511], in der Nase[R2,115], jeweils durch Kratzen oder Reiben vergehend.

»Fortwährendes Jucken in den Augenwimpern.«[GA4,29] Wie Nebel vor den Augen beim Lesen[R2,102] oder Schreiben[R2,101]. »Alle Gegenstände erschienen beim Wiederöffnen der Augen weiß, selbst das Grün der Bäume und des Rasens.«[GA4,31]* »Trockenheit der Augen mit Gefühl, als wenn Sand darin wäre.«[R2,99]

Langanhaltende Gesichtsröte.[R2,129] »Gefühl von Hitze und Brennen im Gesichte, bei fühlbarer Kälte desselben ...«[R2,124] »Brennen und Kriebeln mit Gefühl von Geschwulst in den Wangen.«[R2,128] »Spannendes Gefühl im Gesichte wie Geschwulst.«[R2,117] »Geschwulst der Oberlippe, die nach wenigen Stunden verschwand, jeden Morgen ...«[GA4,32]

Die Zähne schmerzen bei Genuss kalter Dinge.[GA4,33] Zähneknirschen bei Hirnaffektionen [Hydrozephalus, Meningitis[NZ16,60]]. »Wehgefühl im Schlunde, was zum steten Schlingen reizt ...«[GA4,41] »Es kommt ihr Schleim in den Hals, den sie weder hinunterschlingen noch heraufbringen kann ...«[R2,167]

Heftiger Durst.[R2,200] *Hunger nach dem Essen, mit Leeregefühl im Magen.*[HC4,143] »Leerheitsgefühl im Magen bei gänzlicher Appetitlosigkeit.«[R2,255] Kann nur Brot mit Appetit essen.[R2,190] Übelkeit

* Kent schreibt lediglich »green objects appear white«; dieselbe Einschränkung findet sich unberechtigterweise auch im Repertorium.

besser nach Essen oder Aufstoßen.[R2,211 f.] Erbrechen eines gelben, bitter-sauren Wassers.[R2,233] Auswürgen von bitterem Schleim.[GA4,54] Angstgefühl in der Magengegend.[GS] Drücken in der Magengrube wie von einem Stein, der sich mit dem Wenden des Körpers hin und her bewegt, dabei krampfiges Ziehen im Magen, Brechreiz und Aufstoßen; schlimmer stets nach dem Essen.[R2,261] Auftreibung der Magengegend einige Stunden nach dem Essen.[GA4,54] »Drücken in der Herzgrube, vorzüglich nach dem Essen.«[R2,260] *Ausgeprägtes Kältegefühl im Magen.*[R2,256] Magenkrampf.[R2,248] Kardialgie: »Der Schmerz begann in der Herzgrube, verbreitete sich von da über den ganzen Oberbauch und den Rücken, besonders die Nierengegend ...«[NZ16,60]

Kältegefühl im Bauch.[R2,335] Heftige, mit Übelkeit verbundene Bauchschmerzen.[AZ85,139 f.] »Knurren im Bauche, Drücken und schreckliche Uebelkeit im Magen, beständiges ekelhaftes Aufstossen und Schwindel, was lange Zeit anhält.«[R2,348] Auftreibung des Bauches, besonders nachmittags und abends.[GS] Schwellung der mesenterialen Lymphknoten.[HC3,35] Heftiges Zwicken im Bauch, durch Blähungsabgang erleichtert.[R2,300]

Häufige, gewaltsam herausspritzende durchfällige Stühle.[GS] Durchfall, aus gelbem[R2,381], grüngelbem[R2,386] oder grünem, schaumigem[R2,384] Wasser bestehend. Reichliches, grünes, wässriges Erbrechen und Abführen, wie bei Cholera nostras [›Sommercholera‹, ›Brechruhr‹]; diese Erscheinungen werden durch das Trinken großer Wassermengen hervorgerufen[GS], bedingt durch den heftigen Durst. Während der Durchfallerkrankung ist der Patient häufig empfindlich auf Zugluft und freie Luft, welche Stuhldrang auslösen. Gratiola hat sogar vollentwickelte Cholera asiatica geheilt: »Das Erbrechen trat von allen Symptomen am stärksten hervor, war häufig von Kopfweh begleitet; die Krämpfe gingen vom Sonnengeflechte aus und verbreiteten sich von hier excentrisch über den ganzen Körper. Die Ausleerungen nach oben und nach unten waren Anfangs allemal grün gefärbt und gingen erst nach und nach in eine farblose Flüssigkeit über.«[AZ42,60] »Unwissentlicher Abgang der sparsamen und seltenen Stühle (bei Hydrocephalus).«[NZ16,60] »Vor dem Stuhlgang: Übelkeit; Kollern im Bauch[GA4,59]; Schneiden in der Nabelgegend[GA4,93]; viel Drang, als sollte Durchfall erfolgen, dann aber doch harter Stuhl[GA4,89].«[GS] »Während des Stuhlgangs: Übelkeit; Brennen im Mastdarm[R2,398]; große Anstrengung[R2,362].«[GS] »Nach dem Stuhlgang: Brennen im Mastdarm[R2,393]; zwängendes Gefühl im After[R2,364] oder schmerzhaftes Zusammenziehen des Mastdarms[R2,392]; pressender Schmerz am Steißbein[R2,394]; Schauder[R2,395]; Drücken im Bauch, im Sitzen vergehend[R2,388].«[GS] »Häufiger Stuhlgang unter Brennen und Pressen und Hervordrängen großer [Hämorrhoidal-] Knoten, die beim Einziehen des Afters und auch für sich stechend schmerzen ...«[GA4,92] Reißen im Mastdarm.[GY5] Krampfhaftes Zusammenziehen des Afters.[GA4,84] Prickeln[R2,391], Jucken und Kribbeln im After[GA4,86]. »Treibt die Askariden in grosser Menge fort ...«[R2,396]

Brennen in der Harnröhre bei und nach dem Harnen.[GA4,101 f.] »Der Urin ist sparsam und röthlich und wird beim Stehen trübe.«[R2,404] Unwissentlicher Urinabgang.[NZ16,60] »Heftige Stiche, die vom linken Samenstrange durch den Unterleib bis zur Brust dringen.«[R2,413]

Gratiola ist ein überaus nützliches Mittel für Frauen, wenn die Geschlechtsorgane extrem gereizt[GS] und das sexuelle Verlangen stark übersteigert ist; es ist eines unserer besten Heilmittel bei Nymphomanie. Weitere Arzneien für diesen Zustand sind *Gelsemium, Origanum, Nux vomica, Phosphorus, Platinum* und *Zincum*. Die Menstruation ist zu stark, sie kommt zu früh und hält länger an als sonst.[R2,415] Ein heftiger Stich in die rechte weibliche Brust beim Zusammenkrümmen, noch schlimmer beim Wiederaufrichten[R2,453], während der Menstruation.[GY2] Leukorrhö in Verbindung mit Kreuzschmerzen.[GS]

Heftiges Herzklopfen, besonders unmittelbar nach den Stuhlausleerungen.[GA4,129] *(Conium)* »Brustbeklemmung und vermehrter Herzschlag.«[R2,432] »Wärme in der Brust über der Herzgrube, dann im Kopfe, mit Röthe des Gesichts und der Hände, bei nur mässiger Wärme der Haut.«[R2,448]

Rheumatisches Ziehen und Reißen in den oberen Extremitäten.[GA4,119 ff.] »Nach einem kleinen Spaziergange, Zerschlagenheitsschmerz in den Schenkeln.«[R2,500] »Stechendes Reissen in der Mitte des Schienbeines, im Sitzen; beim Gehen vergeht es ...«[R2,491]

»Nach jedem Mittagessen große, oft unüberwindliche Schläfrigkeit, mit allgemeinem Schwächegefühl.«[GA4,135] Fester, betäubender Schlaf.[R2,578]

Jucken und nach Kratzen Brennen der Haut.[GS]

Guajacum

Guajakharz

Guajacum ist ein sehr tiefwirkendes Mittel, tief genug, um auch Symptome *rheumatischer, gichtiger* und *tuberkulinischer* Konstitutionen heilen zu können. Guajacum-Patienten neigen zu Durchfällen und zu Kontrakturen[CK] der Sehnen; sie bekommen leicht Abszesse[AZ50,110], katarrhalische Beschwerden und Bronchitiden. Ziehschmerzen[CK112], Spannen[CK111] und schmerzloses Zusammenziehen[CK120] von Muskeln. Schmerzhafte, druckempfindliche Gelenkschwellungen.[GS] Von Rheumatismus befallene Gelenke schmerzen mehr in der Wärme[GS] *(Lac caninum, Ledum, Pulsatilla)* und erfahren Erleichterung durch Kälte. Gichtige Gelenkabszesse.[AZ50,110] Knochenerweichung und schwammige Auftreibung von Knochen, besonders im Bereich der Schienbeine und Fußwurzelknochen; das Periost ist äußerst berührungsempfindlich.[GS] Knocheneiterung.[GS] Stechen ist charakteristisch für das Mittel, und sein Brennen ist ebenso ausgeprägt wie bei *Arsenicum*. Unbewegliche Steifheit der kontrahierten Gliedmaßen.[GS] Sämtliche Absonderungen sind von unerträglichem Gestank.[GS] Ziehend reißende Schmerzen. Erkältungen schlagen auf die Gliedmaßen, mit Gelenkschmerzen und Ziehen in den Muskeln. Die Leiden werden durch die *geringste Bewegung*[CK] oder *Anstrengung* erhöht. Allmählich zunehmende Erschöpfung. Fortschreitende Abmagerung. »Auszehrung und hektisches Fieber ...«[CK135] Guajacum ist im ersten Stadium der Schwindsucht eine wundervolle Arznei – wenn die Symptome passen. Der fortschreitende Charakter dieser Krankheit, die körperliche und geistige Schwäche sowie die tiefen konstitutionellen Symptome weisen dabei besonders auf Guajacum als Heilmittel hin. Psorische Fälle, die mit Syphilis kompliziert sind und mit Quecksilber und anderen heftigen Medikamenten behandelt wurden, sind ein weiterer Anwendungsbereich dieses stark vernachlässigten Arzneimittels. Es ist nahe verwandt mit *Causticum, Sulfur* und *Tuberculinum*.

Trägheit zur Arbeit.[CK5] Große Niedergeschlagenheit.[GS] Widerspenstigkeit.[CK4] Verdrießlichkeit.[CK2] Schwaches Gedächtnis.[CK7] »Gedankenlos steht er auf einer Stelle und sieht, ohne zu denken, vor sich hin, früh ...«[CK8]

Schwindel beim Aufstehen oder Aufrichten.

Rheumatische Schmerzen einer Kopfseite, bis zum Gesicht sich erstreckend.[GS] »Anfälle von Kopf-Gicht.«[CK] »Gefühl, als wenn das Gehirn locker und los wäre ...«[CK25] »Kopfweh, Nachts, wie ein Druck im Gehirne, von unten herauf.«[CK9] »Heftige, grosse Stiche im Gehirne, aufwärts.«[CK22] Ziehendes Reißen im Hinterhaupt und in der Stirn.[CK21] Äußerliches Reißen am Kopf (linkerseits).[CK26f.] »Allnächtlich wiederkehrende linksseitige *Hemikranie*, welche sich auch auf Gesicht und Nacken erstreckte ... Schmerz mehr äusserlich, als wenn die Bedeckungen mit Blut überfüllt und geschwollen wären[CK30], mit klopfendem Pulsiren und Stichen darin, welche Empfindungen durch äusserlichen Druck auf kurze Zeit gemildert wurden; Bewegung erleichterte, Stillsitzen [und Stehen[CK31]] erhöhete.«[Z2,135] Letzteres ist eine Ausnahme von der Regel, denn die meisten Guajacum-Beschwerden werden durch Bewegung verschlimmert. Starkes Schwitzen beim Gehen im Freien, besonders an Kopf und Stirn.[CK158]

»Gefühl von Geschwulst und Hervorgetriebenheit der Augen, die Augenlider schienen zu kurz, das Auge zu bedecken ...«[CK33] Die Augen können auch tatsächlich geschwollen sein.[CK] Pupillen erweitert.[CK35]

Reißen im linken Ohr.[CK38] Zwängen in den Ohren.[CK*]

Schmerzen der Nasenknochen.[GS] Nase angeschwollen.[GS] »Häufiger Ausfluss wässriger Feuchtigkeit aus der Nase ...«[CK81]

Gesicht rot und schmerzhaft geschwollen[CK41]; fleckig.[GS] Hitze im Gesicht, besonders am Abend.[CK156f.] Schmerzen in den Gesichtskno-

* Bedeutet einfach ***heftiger Ohrenschmerz;*** wurde von Hering mit »spasmodic earache« übersetzt und von Kent dann als »paroxysmal pain in ear« missdeutet.

chen. Einzelne Stiche im rechten Jochbein.[CK43] »Heftige Neuralgie an der linken Seite des Kopfes, Gesichts und Nackens. Der Schmerz stellte sich täglich Nachmittags um 6 Uhr ein und dauerte bis 4 Uhr Morgens.«[AZ46,286] Dumpf drückender Schmerz in der linken Seite des Unterkiefers.[CK45] Drückendes Zahnweh beim Zusammenbeißen.[CK47] Reißen in den linken Backenzähnen.[CK48]

Fader Geschmack im Mund[CK49]; die Speisen schmecken nicht richtig[GS]. Zunge dick weiß oder braun belegt.[GS] Mandelentzündung[GS], < durch warme Getränke; Guajacum verhindert die Eiterung, wenn es rechtzeitig gegeben wird. Heftiges Brennen im Hals.[GS]

»Appetitlosigkeit und *Ekel vor Allem*«[CK50], insbesondere *Widerwille gegen Milch.*[CK] »Uebelkeit erregendes Gefühl von Schleim im Halse.«[CK] Jeden Morgen unter großer Anstrengung Erbrechen wässrigen Schleims[SK471], gefolgt von großer Erschöpfung.[GS] Viel Durst.[CK52]

»Zusammenschnürende Empfindung in der Gegend des Magens, mit Angst und erschwertem Athem.«[CK57] Brennen in Magen und Abdomen. Starke Anhäufung von Blähungen im Bauch.[GS] Morgendlicher Durchfall.[GS] *(Sulfur)* Dünne, schleimige[CK72] oder wässrige Stühle. Stuhlverstopfung[CK]; Stuhl bröckelig[CK71], hart und sehr übelriechend.[SK472]

Häufiger Harndrang, selbst gleich nach dem Lassen wieder.[CK73] Abgang reichlichen[CK76], übelriechenden Harns.[SK472] »Beim Harnen Schneiden, als ob etwas Beissiges von ihm ginge.«[CK72] Stiche am Blasenhals nach Harnen unter häufigem Drängen[RA(59)].

Nächtliche Samenergießung, ohne wollüstige Träume.[RA(60)] Tripperähnliche Absonderung aus der Harnröhre.[GS]

Chronische Eierstockentzündung, besonders bei Rheumapatientinnen. Amenorrhö.[GS] Membranöse Dysmenorrhö.[GS] Schauder an den Brüsten.[CK86]

So heftige, krampfhaft-entzündliche Affektion in der Luftröhre, besonders im Kehlkopf, dass Erstickungsgefahr bestand, verbunden mit bedeutendem Herzklopfen.[HY15,416] »Harter, trockener Husten, mit brennendem Fieber.«[GS] Anfallsweise auftretendes Verstopfungsgefühl in der Brust mit Husten, der so oft wiederkehrt, bis einiger Auswurf erfolgt.[CK83] »Bösartiger Husten, mit häufigem, übelriechendem Eiter-Auswurfe.«[SK472] Bluthusten.[GS] »Chronische Bronchitis, die wie eine Tuberkulose erscheinen kann, aber als Metastasis oder Ausdehnung eines Rheumatismus oder einer Gicht auf die fibrösen Bestandteile der Bronchialschleimhaut beginnt, mit Auswurf von Blut und stinkendem Eiter.«[GS] *Schleimschwindsucht* bei Rheumatikern und Gichtikern. Stiche in der Brust, schlimmer durch Einatmen[CK92] und sonstige Bewegungen, z.T. der Pleura entspringend[GS]. Rheumatismus der Thoraxmuskeln, mit großen Schmerzen bei Bewegung. Schmerzen im Bereich des Thorax nach Fahren in einem offenen Wagen.[GS]

Herzklopfen.[AZ20,32] Rheumatische Herzleiden. »Stark beschleunigter, weicher, kleiner Puls.«[GS]

Rheumatische Steifigkeit im Nacken und Rücken.[CK88] Anhaltende *Stiche am Hals*[CK96], im Nacken[CK95], im Bereich der Schulterblätter[CK90 ff.] und allgemein *im Rücken.* »Rückenschmerz zusammenziehender Empfindung, zwischen den Schulterblättern.«[CK87] Sämtliche Schmerzen werden *durch Wärme und Bewegung verschlimmert* und in der Ruhe gebessert[(CK88)].

Ziehen, Reißen und Stechen in den oberen Extremitäten. »Rheumatische Schmerzen im linken Arm, von der Schulter oder dem Ellbogen bis ins Handgelenk.«[GS] »Schmerzen zuerst in den Fingergelenken und dann in der ganzen Hand.«[GS] *Heiße Hände.*[GS] Heftige Stiche im rechten Daumen.[CK105] Auch hier wieder: Verschlimmerung durch Bewegung und Wärme.

Verkürzung der Kniesehnen, mit Beugekontraktur des Kniegelenks; rechter Unterschenkel geschwollen und dicht an den Oberschenkel herangezogen[GS]. Reißen von der Mitte des Oberschenkels bis ans Knie.[CK113 f.] »Reissende, lang ziehende Stiche im Unterschenkel, von der rechten Fusswurzel bis ins Knie.«[CK126] Schmerzen im *Schienbein.* Gichtige Abszesse, namentlich im Bereich des Kniegelenks.[AZ50,110] Osteomalazie von Tibia und Tarsus.[GS] Die Schmerzen in den Gliedmaßen und Gelenken (Rheumatismus) werden allgemein durch Bewegung und Wärme erhöht. »Mattigkeit, besonders in den Oberschenkeln und Oberarmen, wie nach großer Anstrengung.«[CK134] Taubheit der Beine.

Steifheit der Gliedmaßen. Gliederschmerzen nach Erkältung.

Nächtliche Unruhe und Schlaflosigkeit.[GS] Häufiges Erwachen aus dem Schlaf wie durch Schreck oder Fall.[CK150] »Alpdrücken beim Liegen auf dem Rücken, mit Erwachen unter Geschrei.«[CK149] Unerquicklicher Schlaf.[CK143]

»Innerer Frost im ganzen Körper und gleich darauf Hitze, vorzüglich im Gesichte, ohne Durst, gegen Abend.«[CK156] Brennendes Fieber, mit fleckigem Gesicht.[GS] Haut heiß, besonders an den Händen.[GS] *Nachtschweiße*, sehr übelriechend.[GS] »Starker Schweiss im Rücken, Nachts.«[CK159] »Die Prüfer, die schwitzten, hatten keine Harnwegssymptome – und umgekehrt.«[GS]

Helleborus niger

Schwarze Nieswurz, Christrose

Bei allen Beschwerden von Helleborus finden wir, mal mehr, mal weniger ausgeprägt, eine allgemeine Betäubung vor, eine »Abstumpfung des innern Gefühls«[RA8(Fußnote)]. Manchmal handelt es sich dabei um völlige Bewusstlosigkeit, manchmal nur um eine Bewusstseinstrübung, stets aber hat es mit Betäubung, Abstumpfung und Trägheit des Sensoriums zu tun.

Helleborus ist von Nutzen bei Affektionen des Gehirns, des Rückenmarks, des peripheren Nervensystems und des Geistes, speziell bei akuten Entzündungen von Hirn und Rückenmark einschließlich der Meningen sowie bei an Psychose grenzenden Geistesstörungen. Die körperliche und geistige Betäubung von Helleborus kann als eine besondere Form des Schwachsinns[NZ15,101] angesehen werden. Der Extremzustand der Betäubung auf der geistigen Ebene ist die Bewusstlosigkeit. Vollständige Bewusstlosigkeit[NZ15,101] bei Hirnkongestion oder Hirnentzündung, die in akuten Hydrozephalus übergegangen ist[KE1,123]; bei zerebrospinaler Meningitis[GS]. »Hirnentzündung mit Betäubung ...«[GS] Selbst im Frühstadium der Krankheit fehlt es Helleborus an der Wildheit des akuten Delirs, wie sie z.B. bei *Stramonium* und *Belladonna* imponiert. Das Delirium von Helleborus ist eher passiver Natur. Das Mittel passt, wenn die heftige, wilde Phase des Delirs vorüber ist und der Patient in einen empfindungslosen, betäubten Zustand versunken ist. Er liegt fast ununterbrochen auf dem Rücken, die Augen halb geschlossen, glanzlos und matt[AZ19,39], der Unterkiefer herabhängend[KI394], die Zunge ausgetrocknet. Zeitweise schlägt er jedoch die Augen auf, mit mattem, nichts fixierendem Blick, begleitet von Hin- und Herdrehen des Kopfes, tiefem Seufzen und Kauen mit dem Munde.[AZ19,40] Spricht selten ein Wort, starrt seine Umgebung, auch wenn sie sich fragend an ihn wendet, unverwandt an.[AZ19,25] Wartet lange, ehe er antwortet, oder antwortet gar nicht.

Heftige Hirnaffektionen nehmen häufig ein plötzliches Ende, während die passiveren Formen sich lange hinziehen, und das sind die Fälle, wo Helleborus zu erwägen ist. Der Fall schleppt sich über Wochen oder gar Monate in diesem benommenen, betäubten Zustand hin, wobei der Kranke immer mehr an Gewicht verliert. Meist liegt er auf dem Rücken, die Beine auseinandergespreizt, die Unter- an die Oberschenkel herangezogen; das Gesicht ist bleich und abgemagert, die Augen eingesunken, mit blauen Rändern umgeben.[AZ19,39] In der Pathogenese heißt es: »Der Patient antwortete viel langsamer auf Fragen als gewöhnlich; dieser an Bewusstlosigkeit grenzende Betäubungszustand hielt drei Stunden an.«[EN27] Besonders charakteristisch für den Helleborus-Zustand ist das folgende Symptom: »Betäubung mit verminderter Herrschaft des Geistes über den Körper.«[HA24] Sobald der Patient nicht den Willen und die Aufmerksamkeit anstrengt, versagen die Muskeln ihre Dienste; z.B. lässt er unbewusst sogleich das Glas aus der Hand fallen, wenn man ihn beim Trinken anredet.[UE] Es ist eine Art Hirnlähmung[NZ15,179]; doch der Begriff *Betäubung* trifft den Sachverhalt genauer. Der Patient ist zerstreut[RA86], er kann sich nicht konzentrieren[RA(9)], kann nichts im Gedächtnis behalten, ja nicht einmal denken[RA(8)]; kann beim Studieren die Gedanken nicht festhalten[RA86]. Er bietet das Bild eines Schwachsinnigen dar.[TG136]

Delirien[GS] kommen bei Helleborus nur selten vor, und wenn, dann sind es blande Delirien mit abgeschwächter Erregung, leisem Vor-sich-hin-Murmeln, etc. Im Vordergrund steht die Betäubung – das ›Nichtstun‹, das ›Nichtssagen‹. Geistesverwirrung[AZ19,24] ist dennoch unverkennbar; der Kranke ist nicht imstande, einen klaren Gedanken zu fassen. Sehr spät im Verlauf der Krankheit ist es in vielen Fällen möglich, den Patienten aus seiner Somnolenz zu erwecken, auch wenn er dabei nicht zu vollem Bewusstsein gelangt.[NZ15,179] Dann gewinnt man den Eindruck, als würde er versuchen zu denken, als wäre er bemüht, Fragen zu beantworten, als wäre er bestrebt, bestimmte Bewegungen zu machen. Doch er starrt den Arzt lediglich an – die Augen halbwegs geöffnet, der Gesichtsausdruck benommen – und zupft an seinen Fingerspitzen herum.

Wenn man ihn fragt, ist der Helleborus-Patient nicht in der Lage zu sagen, was in seinem Kopf vorgeht, es sei denn, man rüttelt ihn regelrecht wach. Wenn man ihn aber erst so weit gebracht hat, erzählt er etwas von bösen Geistern[GS], oder er sagt, er sehe lauter Teufel und Dämonen. Er sieht in seiner Phantasie jene Bilder, worüber er etwas gelesen hat oder die er irgendwo abgebildet gesehen hat, wie den Teufel mit den Hörnern und dem Schwanz. Ein junger Mensch, der in seinem Leben nie etwas vom Teufel oder von Geistern gehört hat, hätte in seinem Delirium nicht diese Art von Halluzinationen. Der Inhalt der Sinnestäuschungen hängt stets davon ab, was man ihm früher beigebracht hat.

Die Helleborus-Patientin neigt zu einem eigentümlichen, quasihysterischen Geisteszustand – zu einer Art Versündigungswahn. Sie bildet sich ein, sie hätte durch ihre Sünden das ewige Heil verspielt. Wie der *Aurum*-Patient glaubt sie, Unrecht getan oder eine Todsünde begangen zu haben. In dieser Hinsicht ist Helleborus dem Wahnsinn sehr nahe. Ein klinischer Bericht mag dies illustrieren: »In einem Dorfe ... wurde ein Mensch wegen Diebstahl eingezogen; ein altes Weib, allgemein von den Weibern des Ortes der Angeberei beschuldigt, wurde darüber tiefsinnig und erhängte sich. Dieser Selbstmord fuhr den übrigen Frauen in die Glieder und in den Kopf: eine nach der anderen erklärte sich schuldig an dem Tode der Selbstmörderin durch ihr Geklatsche, weinte und jammerte, lief händeringend Tag und Nacht umher, verzweifelte an künftiger Seligkeit wegen dieses schweren Verbrechens und wurde ganz unzurechnungsfähig und wirklich verrückt; so wurden 24–25 Weiber von dieser Wahnsinnsseuche ergriffen, indem jeder neue Fall andere zur Folge hatte.«[NZ20,81 f.] Sämtliche Fälle wurden durch Helleborus geheilt.

Die markantesten Helleborus-Fälle sehen wir, wenn Kinder erkranken, besonders Kinder im Alter von zwei bis zehn Jahren. Charakteristisch für das Mittel ist dabei wieder dieses Anstarren – die Kinder liegen apathisch[AZ19,39] auf dem Rücken und starren den Doktor mit halb geöffneten Augen an, während dieser auf eine Antwort wartet. Manchmal bewegen sich die Lippen etwas, aber es kommt kein Ton heraus. Es ist, als ob sie etwas sagen wollten, aber die Worte scheinen ihnen abhanden gekommen zu sein; spätestens nach der nächsten Frage haben sie die Antwort vergessen.

Bei der Hirnwassersucht kommt es typischerweise zu schrillem Aufschreien, dem sog. Cri encéphalique. Mitten in seinem schlummersüchtigen, betäubten Zustand schreit das Kind plötzlich durchdringend und heftig auf und fährt mit den Händen zum Kopf[AZ19,40], wie bei *Apis*. Doch der *Apis*-Hydrozephalus verläuft weitaus stürmischer und ist durch größere Aktivität des Kranken gekennzeichnet. Der *Apis*-Patient tritt mit den Füßen die Decken von sich, dem Helleborus-Kind hingegen macht das Zugedecktsein nichts aus. Überhaupt scheint ihm alles egal zu sein, nichts irgendeinen Eindruck zu hinterlassen[AZ19,40]. Es liegt mit angezogenen Beinen auf dem Rücken, vollführt aber des Öfteren mit Armen und Beinen automatische Bewegungen[GS]. Manchmal ist eine Seite gelähmt, dann finden diese Bewegungen nur auf der anderen Seite statt.

Helleborus ist bei jener schleichenden, adynamischen Krankheitsform von Nutzen, die als ›apathischer Typhus abdominalis‹ bekannt ist. Auch hier leiten uns die gleichen Symptome zur Verschreibung der Arznei. Der Patient ist stumpf und gleichgültig gegen äußere Eindrücke.[AZ19,24] Nur selten stört es ihn, wenn man ihn berührt, wenn man ihn zu warm oder auch gar nicht zudeckt. Er scheint weder auf Wärme noch auf Kälte sonderlich empfindlich zu sein, ebenso wenig wenn man ihn im Bett anders lagert oder wenn man ihn sticht oder zwickt. »Sehr gleichgültige Gemüthsstimmung, ohne Freude und Leid.«[R1,1] »Scheint nichts zu fühlen und um sich her zu beachten, äußert keinen Schmerz, kein Verlangen.«[AZ 9,25] Was in der Pathogenese als »hartnäckiges Stillschweigen«[SK475] bezeichnet wird, ist eigentlich mehr ein apathisches Schweigen, eine Unfähigkeit zu sprechen. Es scheint so, als weigerte sich der Patient zu antworten, aber das ist keineswegs der Fall, vielmehr weiß er nicht, was er antworten soll, denn er kann nicht denken.

Fixe Ideen[HY23,262] bei Menschen, denen man nachsagt, sie seien ›nicht ganz richtig im Kopf‹, ein wenig verschroben, deuten bisweilen auf Helleborus hin. Diese Ideen sind äußerst hartnäckig, und es hat keinen Zweck, sie ihnen ausreden zu wollen. Eine Helleborus-Frau hat die fixe Idee, dass sie an einem bestimmten Tag sterben werde[(EN9)] – und niemand kann sie davon abbringen. Das ist insofern nicht wie bei *Aconitum*, als es nicht mit *Furcht* vor dem Tod verbunden ist; der *Aconitum*-Patient fürchtet den Tod, den er für einen bestimmten Zeitpunkt voraussagt. Die Helleborus-Patientin ist überzeugt, eine schlimme Sünde begangen zu haben, die sie zuweilen konkret benennt und beschreibt, vielleicht aber auch nur vage andeutet – in jedem Fall ist das Vergehen für sie sehr real.

Wenn die Patientin in der Lage ist aufzustehen, macht sie einen niedergeschlagenen Eindruck, weil sie meist nur still dasitzt[AZ19,24] und kein Wort sagt. »Traurige Gemüthsstimmung ...«[RA(194)] Wir sehen kein großes Klagen und Jammern mit händeringendem Auf-und-ab-Gehen wie bei *Aurum*. Es ist ein apathischer, melancholischer Zustand, in welchem sie möglicherweise brütend über einige Dinge nachsinnt.[AZ19,24] Solange die Patientin noch imstande ist nachzudenken, bedeutet jeder Versuch, sie zu trösten, eine Verschlimmerung ihres Leidens. Wie bei *Natrium muriaticum* wird das Befinden durch Trost verschlechtert[GS]; allerdings ist das Beschwerdebild bei *Natrium muriaticum* ein völlig anderes. Wenn die Helleborus-Patientin über ihre Symptome nachdenken kann, scheinen diese dadurch gelindert zu werden[GS] [im Gegensatz zu *Natrium muriaticum*].

Mitunter kommt es bei dieser Arznei zu konvulsiven Bewegungen[RA(169)], häufiger aber sind Automatismen[GS] vorhanden, Bewegungen, die nicht vom Willen gesteuert werden. Der Patient macht irgendwelche Bewegungen, ist dabei aber völlig geistesabwesend.

Der Helleborus-Patient ist in jeder Hinsicht benommen, empfindungslos, betäubt. Das gesamte Sensorium ist in einem betäubten, abgestumpften Zustand. Hahnemann schreibt [*RA*, Bd. 3, S. 205], dass man in diesem Zustand trotz intakter Augenwerkzeuge nur unvollkommen sieht, indem man das Gesehene nicht recht wahrnimmt. D.h., Sehvermögen, Sehschärfe und Gesichtsfeld scheinen nicht beeinträchtigt zu sein, dennoch kann sich der Patient, wenn man ihn danach fragt, nicht erinnern, *was* er gesehen hat – es hat in seinem Gedächtnis, in seinem Geist keine Spuren hinterlassen.

Schwindel mit Übelkeit[NZ7,173] und Erbrechen.[GS] Schwindel schon bei leichtem Bücken.[NZ7,173] Trotz der allgemeinen Betäubung rollt der Patient den Kopf zeitweise unruhig hin und her[AZ19,40]. »Die Kleine liegt auf dem Rücken ..., anscheinend im Schlummer, jedoch bedecken die obern Augenlider den Augapfel nur zur Hälfte ... Mit dem Hinterkopf bohrt sie in das Kissen, scheint periodisch einen Krampf in den Rückenmuskeln zu bekommen ...«[AZ19,39f.] Das gelegentliche Hin-und-her-Bewegen des Kopfes geschieht mehr oder weniger unbewusst, um das Ziehen in der Nackenmuskulatur zu lindern. Mit Fortschreiten der Krankheit kontrahieren sich diese Muskeln, wie bei Zerebrospinalmeningitis, immer mehr, bis der Kopf schließlich maximal nach hinten gezogen ist.

Brennende Hitze im Kopf.[RA7] Stechende Schmerzen im Kopf.[KE4,50] Kongestionsbedingte, drückende Schmerzen im Kopf.[RA(16)ff.] Heftige Hinterkopfschmerzen. »Ununterbrochen drückender Schmerz im Hinterhaupte ...«[RA(20)] »Kopfweh, wie Zerschlagenheit, im Hinterhaupte, vorzüglich beim Bücken.«[RA2] Taubes Gefühl im Hinterkopf, als bestünde dieser aus Holz. Vollheitsgefühl im Kopf. Die Kopfschmerzen, die Bewegungen des Kopfes und das Erscheinungsbild des Gesichts: all dies spricht für eine deutliche Hyperämie des Gehirns. Ich habe Kinder gesehen, die nach einem mäßig akuten, aber ziemlich passiven ersten Krankheitsstadium in diesem benommenen Zustand dalagen und bereits seit Wochen Helleborus benötigt hätten, bevor sie es schließlich erhielten. Nach Verabreichung des Mittels kamen dann die Heilungsmechanismen in Gang, nicht sofort, sondern ganz allmählich. Helleborus wirkt nur langsam in diesen trägen, hartnäckigen, mit Betäubung verbundenen Hirn- und Rückenmarkserkrankungen. Manchmal treten erkennbare Veränderungen erst am Tag nach der Mittelgabe oder auch erst in der darauffolgenden Nacht in Erscheinung, in Form von vermehrter Schweißsekretion, von Durchfall oder von Erbrechen – alles erfreuliche Hinweise auf eine Reaktion der Lebenskraft. Wenn das Kind vital genug ist, wird es sich jetzt erholen. Wenn aber das Erbrechen durch irgendeine Arznei gestoppt wird, beeinträchtigt dies die Wirkung von Helleborus und kann den Tod des Kindes bedeuten! *Deshalb müssen solche Symptome stets ›in Ruhe gelassen‹ werden,* unter keinen Umständen darf auf sie eingewirkt werden, erst recht nicht mit Medikamenten. Diese Ausscheidungen sind Anzeichen dafür, dass eine Reaktion eingesetzt hat. Binnen eines Tages wird das Erbrechen, der Durchfall oder der Schweiß von selbst aufhören. Das Kind wird wieder warm werden, und nach wenigen Tagen wird es sein Bewusstsein zurückerlangen – und was geschieht dann? Nehmen Sie die tauben Finger, Hände und Gliedmaßen, die gefühllosen Hautpartien ... Was wäre hier das natürlichste Zeichen für das Wiedererwachen aus der Betäubung? Es ist unbedingt erforderlich, dass Sie das wissen! Zwar ist es nicht direkt Lerninhalt der homöopathischen Materia medica, aber Sie müssen wissen, was Sie nach Verabreichung dieser Arznei zu erwarten haben. Es sind klinische Beobachtungen, und Sie bekommen sie vor allem in Helleborus- und *Zincum*-Fällen zu sehen. (*Zincum* hat, wenn es hier überhaupt eine Steigerungsmöglichkeit gibt, eine noch tiefer greifende Betäubung als Helleborus.) Nun, was wird passieren? Die Finger des Kindes werden anfangen zu kribbeln! Mit der Wiederkehr normaler nervöser Funktionen setzt an Fingern, Nase, Ohren ein fürchterliches Kribbeln ein, und das Kind beginnt zu schreien und sich im ganzen Bett herumzuwälzen, nach vorn und nach hinten zu werfen. Die Nachbarn werden vorbeikommen und sagen: »Ich würde diesen Doktor nach Hause schicken, wenn er dem Kleinen nicht etwas gibt, was ihm hilft.« Doch wenn die Eltern zulassen würden, dass dem Kind etwas gegen sein Leiden gegeben wird, wäre es mit Sicherheit binnen 24 Stunden tot. Dieses Kind ist auf dem Weg der Genesung – intervenieren Sie nicht! Mit einem Fall wie diesem werden Sie niemals fertigwerden, wenn Sie nicht den Vater des Kindes in ein Nebenzimmer ziehen und ihm erklären, wie sich der Fall weiter entwickeln wird. Nehmen Sie dafür nicht die Mutter; sagen Sie ihr diesbezüglich kein Wort, sofern sie nicht eine sehr rational denkende Mutter ist. Denn dies ist *ihr* Kind, und sie ist sehr mitfühlend und wird verzweifelt sein, wenn sie ihr Kleines so schreien hört; schließlich wird sie den Vater dazu bringen, dass er Sie nach draußen komplimentiert. Nehmen Sie deshalb vorher den Vater zur Seite und besprechen mit ihm, was da vor sich geht; erklären Sie ihm die Sachlage so, dass er sie wirklich versteht; und sagen Sie ihm, wenn der Zustand nicht so gelassen wird, wie er ist, wenn die Mittelwirkung auf irgendeine Weise gestört wird, dass er dann sein Kind verlieren wird.

Was bei dem Kind in diesem Stadium den Eindruck quälenden Leidens vermittelt, sind nicht so sehr Schmerzen als vielmehr dieses fürchterliche Kribbeln, Jucken und Ameisenlaufen. Manchmal dauert es eine ganze Woche, bis all diese Symptome von selbst verschwunden sind – aber verschwinden *werden* sie, sofern man nichts gegen sie unternimmt.

Die ganze Situation ist sehr dazu angetan, Sie nervös werden zu lassen. Bleiben Sie daher nie zu lange bei einem solchen Fall, um ihn zu beobachten, sonst werden Sie sich kaum der Versuchung entziehen können, das Mittel zu wechseln. Ich habe übrigens noch von keiner einzigen Heilung derartiger Fälle durch einen Arzt der alten Schule gehört.

Das Gesicht des Helleborus-Patienten macht einen moribunden Eindruck: es ist bleich und abgemagert, die Augen matt, wie mit Staub bedeckt, eingesunken, die Nase spitz, die Nasenöffnungen mit rußigem Anflug bedeckt.[AZ19,39] Wenn Sie den Kranken sehen, werden Sie sagen, er liegt im Sterben; und ziemlich wahrscheinlich wird er sterben – ohne Helleborus. Helleborus passt für die Art von Fällen, bei denen der Allopath nicht weiterweiß, wo seine Arzneikenntnisse versagen. Seine Prognose wird daher stets ungünstig ausfallen. Dummer, stupider Gesichtsausdruck, nichtssagender Blick[NZ15,179] – dies spiegelt die innere Befindlichkeit des Patienten wider. »Die Stirn ist gerunzelt und mit kaltem Schweisse bedeckt.«[KI394] Gesichtsblässe bei Hitze des Kopfes.[RA14] Zucken der Lider[RA15], der Muskeln in Augenbrauen und Wangen[RA(40)]. Das Stirnrunzeln und Zusammenziehen der Augenbrauen finden wir typischerweise bei genau dieser Art von Hirnleiden. Ein ähnliches Stirnrunzeln bemerken wir bei *Lycopodium*, aber dort hat das Übel seinen Sitz in der Lunge. Wie bei *Lycopodium* sind die Nasenlöcher rußig und stark dilatiert, doch fehlt Helleborus weitgehend die fächerartige Bewegung der Nasenflügel, wie sie für *Lycopodium* so charakteristisch ist. »Augen gerötet, glasig.«[GS] Innenfläche der Lider trocken, am Augapfel festhaftend.[GS]

Bei den fieberhaften Zuständen dieses Mittels besteht in der Regel heftiger Durst[AZ19,40] und zuweilen auch ungewöhnlicher Heißhunger. »Große Eßlust: er hat immer Hunger, und alles schmeckt gut.«[RA(75)] Übelkeit und Erbrechen zeigen bei Helleborus kaum Besonderheiten. In der Frühphase der Prüfung stehen durchfällige und ruhrähnliche Symptome im Vordergrund, vor allem mit häufigem Abgang weißer Gallerte statt des Stuhls[RA47]. Stühle, die nur aus reinem, zähem, weißem Schleim bestehen.[RA50] Später kommt es mehr und mehr zu Untätigkeit des Darmkanals[NZ15,101], zu atonischer Obstipation, und diese entkräfteten, abgezehrten Patienten, wie ich sie Ihnen beschrieben habe, liegen tagelang ohne Stuhlgang da, ohne jede Darmtätigkeit. Selbst auf Klistiere sprechen sie nach ein oder zwei Tagen nicht mehr an; allenfalls gehen ein paar kleine, harte, trockene Kotballen ab. Wenn andererseits beim Patienten die Reaktion auf das Mittel einsetzt, geschieht dies sehr häufig mit Durchfall, mit Erbrechen oder mit vermehrter Schweißsekretion, vielleicht auch mit all diesen Ausscheidungsarten zusammen.

Harnverhaltung oder Harnsuppression.[GS] Gelegentlich kommt es auch zu unbewusstem Herauströpfeln von Harn aus der Urethra. Beim Harnen nur ein schwacher[UE] oder gar kein Strahl[R1,60]. Blutiger Urin. »Harn sehr dunkel, einen dunkeln, kaffeesatzähnlichen Niederschlag machend.«[GY2]

Der Kranke liegt, wie bereits erwähnt, in seinem betäubten Zustand fast ausschließlich auf dem Rücken, die Beine angezogen, und rutscht allmählich im Bett herab.[NZ15,180] Große Schwäche.[GS] »Plötzliche Erschlaffung aller Muskeln ...«[RA63] »Bei fehlender Aufmerksamkeit versagen die Muskeln ihre Dienste ...«[UE] Epileptische Krämpfe, ohne Bewusstseinsverlust, gefolgt von tiefem Schlaf.[GS] Krämpfe von Säuglingen.[GS] Wundstarrkrampf.[GS] »Stete Somnolenz*, aus welcher die Kranken zu erwecken sind, aber erweckt nicht zu voller Besinnung gelangen.«[NZ15,179] »Soporöser Schlaf, mit Aufschreien und Auffahren.«[GS]

* Kent schreibt irrtümlich »somnambulism«. Es handelt sich um ein (nicht kenntlich gemachtes) Zitat aus den *Guiding Symptoms*, wo das Symptom aber richtig (mit ***somnolence***) wiedergegeben wird. Das angebliche Schlafwandeln von Helleborus ist dann fälschlicherweise als Nachtrag in einige der modernen Repertorien eingegangen.

Hepar sulfuris

Hepar sulfuris calcareum; Kalkschwefelleber

Der Hepar-sulfuris-Patient ist ein außerordentlich *frösteliger* Mensch. Er ist höchst kälteempfindlich und muss sich unverhältnismäßig warm anziehen, wenn er sich draußen in der Kälte aufhalten will.[(CK554)] Selbst das Schlafzimmer möchte er gut geheizt haben; hohe Zimmertemperaturen – viele Grad wärmere Räume, als sie ein Gesunder gewöhnlich wünscht – sind dem Hepar-Patienten angenehm. In kalter Luft hält er es nicht lange aus, und all seine Beschwerden werden durch Kälte verschlimmert. Er entwickelt entzündliche oder rheumatische Beschwerden, wenn er im Schlaf kalt wird oder wenn er sich kaltem, trockenem Wind aussetzt. Schon vom Herausstrecken einer Hand oder eines Fußes aus dem Bett bekommt er Symptome. Die Bettdecke muss stets eng am Hals anschließen.

Der Hepar-Patient ist darüber hinaus *überempfindlich* gegenüber allen äußeren Eindrücken; er reagiert übertrieben empfindlich auf die Menschen und Dinge in seiner Umgebung und besonders auf Schmerzen. Was für einen normalen Sterblichen nur ein Wehwehchen oder eine unangenehme Empfindung ist, wächst sich bei Hepar zu intensivem Leiden aus. Allerdings können die Schmerzen von Hepar auch wirklich heftig und von scharf stechendem Charakter sein. Entzündete Stellen, Hautausschläge, Furunkel oder Eiterungen verursachen durchdringende Schmerzen. Diese sind so scharf, dass sie bisweilen vom Patienten mit dem *Stechen von Splittern* oder Aufreißen durch spitze Dornen verglichen werden. Die Schmerzen in Geschwüren werden oft als splitterartig empfunden: heftig und scharf, als würden Holzstückchen das Geschwür einritzen oder einkerben. Dieses Splittergefühl wird oft von dem an Halsentzündung leidenden Hepar-Patienten beschrieben[CK187]; er hat das Gefühl, als hätte er eine Fischgräte o.Ä. verschluckt. Die Empfindung ist auch ein allgemeines Charakteristikum der Arznei, da sie überall auftreten kann, in entzündetem Gewebe, in Geschwüren, in Pusteln, Furunkeln und sonstigen Hautveränderungen; überall dort scheinen sich Splitter oder ähnlich spitze Dinge zu befinden. »Aeusserste Empfindlichkeit und Erregbarkeit der Nerven an verschiednen Theilen ...«[CK546] – und daraus resultierend beispielsweise eine große *Berührungsempfindlichkeit* von Hautausschlägen[(SK480)]. Der Hepar-sulfuris-Patient wird selbst *von geringfügigen Schmerzen ohnmächtig.*[CK588]

Hepar passt für Menschen, die man als sensitiv bezeichnet; auf alle Arten von Eindrücken reagieren sie höchst empfindlich. Auch das *Gemüt* ist von dieser Überempfindlichkeit nicht ausgenommen, was in der überaus großen Reizbarkeit zum Ausdruck kommt.[CK9] Jede Kleinigkeit, die den Patienten stört, »bringt ihn bis zur grössten Heftigkeit auf«[CK18]; er schimpft und neigt zu impulsiven Handlungen. Diese Impulse können so übermächtig werden, dass er einen Augenblick lang sogar in der Lage ist, seine besten Freund zu töten. Bisweilen kommen solche Impulse auch ohne jede Veranlassung an die Oberfläche. Ein Mann mag beispielsweise den plötzlichen Trieb verspüren, seinen Freund niederzustechen. Oder ein Barbier hat unvermittelt den Impuls, seinem Kunden, der vor ihm auf dem Stuhl sitzt, die Kehle durchzuschneiden. Mütter können den Impuls haben, ihr Kind ins Feuer zu werfen oder sich selbst in Brand zu stecken. Impulse, Gewalttaten zu verüben und Dinge zu zerstören. Diese Symptome können sich bis zum Wahnsinn steigern, und dann werden die Impulse häufig in die Tat umgesetzt. Vor allem kann es zur Manie werden, Dinge in Brand zu setzen.

Der Hepar-Patient ist *streitsüchtig, es ist schwer, mit ihm auszukommen; er ist ständig unzufrieden*[CK11]*; er fühlt sich von allem und jedem gestört, ist überempfindlich auf die ihn umgebenden Menschen und Räumlichkeiten.* Er hat ein großes Bedürfnis nach Abwechslung, aber jede neue Umgebung, jede Person, mit der er es neu zu tun bekommt, jeder neue Gegenstand erregt bald wieder sein Missfallen und lässt ihn gereizt reagieren. Mit dieser Reizbarkeit des Gemüts und der Nerven[CK547] geht eine Neigung zu Eiterungen einher. Jede lokale Entzündung hat die Tendenz, rasch in Eiterung überzugehen. Vor allem im Bereich der Drüsen, der Lymphknoten und des Unterhautzellgewebes kommt es leicht zu Eiterung und Geschwürsbildung. Die zervikalen, axillären und inguinalen Lymphknoten sowie die Brustdrüsen vergrößern und verhärten sich und fangen an zu eitern. Zuerst treten harte Schwellungen auf, mit dem Gefühl, als würden Splitter oder Nadeln darin stecken, dann entzünden sich die Stellen und werden rot, und schließlich eitern sie, sezernieren und heilen nur sehr zögerlich wieder ab.[(CK564)] Selbst die Knochen können eitern, sie werden nekrotisch und kariös. Panaritien der Nagelwurzeln und Fingerspitzen. Unter dem Nagel oder um ihn herum beginnt es zu eitern, er lockert sich und fällt schließlich ab. Splittergefühl unter den Nägeln, auch wenn dort keine Eiterung entsteht. Die Nägel werden hart und brüchig. Warzen brechen auf und bluten, es sticht[CK573] und brennt darin, und sie fangen an zu schwären. Hepar ist, was die Nagelgeschwüre betrifft, besonders bei jenen Konstitutionen von Nutzen, die ich beschrieben habe. Manchmal aber weiß man nicht viel mehr, als dass es sich um einen hageren, fröstеligen Patienten handelt, der sich ständig erkältet und zu Panaritien neigt. Ich habe häufig Hepar aufgrund solch bescheidener Informationen verordnen müssen und dennoch die Erfahrung gemacht, dass es die Neigung zu Panaritien beseitigt hat. [»Gegen Panaritien fast specifisch.«[SK489]] Es wetteifert allgemein mit *Silicea*, und *Silicea* passt oft gut im Anschluss an Hepar sulfuris.[SK479]

Der Hepar-Patient ist gewöhnlich von hagerer, dürrer Statur und neigt zu Vergrößerung der Drüsen. Die Lymphdrüsen sind gewöhnlich hart und geschwollen. Sie sind chronisch vergrößert, ohne zu schwären, doch bei jeder Erkältung fängt die eine oder andere von ihnen an zu eitern.

Die Neigung zu Katarrhen ist allgemein – keine Schleimhaut bleibt davon verschont; besonders aber finden wir Katarrhe der Nase, der Ohren, des Rachens, des Kehlkopfes und der Bronchien. Der Hepar-Patient ist ausgesprochen anfällig für Schnupfen.[CK362] In manchen Fällen setzen sich die Erkältungen in der Nase fest, und dann kommt es zu starker Schleimabsonderung[CK359], verbunden mit Niesen, sobald er sich kaltem Wind aussetzt. Kalter Wind löst Niesreiz und wässrigen Fließschnupfen aus, gefolgt von dickem, gelbem, übelriechendem Nasensekret. Diese übelriechende Absonderung riecht wie zersetzter Käse, ein Charakteristikum, das sich durch das ganze Arzneimittelbild zieht. Alle Absonderungen des Körpers riechen wie alter Käse. Die Sekretionen aus Geschwüren verbreiten einen fauligen, nach altem Käse riechenden Gestank.[SK480(CK)] Hepar hat auch Absonderungen, die sauer riechen, und auch dies ist ein Allgemeinsymptom, da der saure Geruch sämtliche Absonderungen betreffen kann. Säuglinge riechen ständig sauer, trotz häufigen Waschens. Oder ein Familienmitglied wird von den Angehörigen immer als sauer riechend wahrgenommen; der Schweiß riecht sauer.[CK660] »Sauer riechender Eiter des Geschwüres.«[CK571] Säuerliche Schleimhautsekrete. Die Schleimsekretion aus der Nase kann so kopiös werden, dass stellenweise Ulzerationen entstehen. Der ganze innere Hals ist katarrhalisch entzündet und sondert große Mengen Schleim ab. Der Rachen ist äußerst berührungsempfindlich. »*Stechen im Halse, wie von einem Splitter*, beim Schlingen ...«[CK187] Der Kehlkopf schmerzt beim Sprechen[SK487], beim Herunterschlucken eines Speisebissens und beim Aufdrücken mit der Hand[SK487]. Stimmlosigkeit und Anfälle von trockenem, heiserem, bellendem Husten[SK488] bei Erwachsenen, besonders morgens und abends. Jedes Mal wenn er sich trockenem, kaltem Wind aussetzt, wird er heiser, verliert die Stimme und fängt an zu husten – ein trockener, heiserer, bellender Husten. Das Einatmen kalter Luft verstärkt den Husten, und selbst das Herausstrecken einer Hand aus dem Bett verschlimmert die Schmerzen im Kehlkopf und den Husten. Überhaupt führt bei Hepar das *Herausstrecken einer Hand oder eines Fußes* aus dem Bett zu einer allgemeinen Verschlimmerung der Beschwerden. Wenn beim Hepar-Patienten zufällig während des Schlafs eine Hand entblößt wird, fängt er an zu husten(CK377) und zu niesen. Der Kehlkopf neigt zu katarrhalischer Entzündung, und bei überempfindlichen Kindern artet dieser Katarrh leicht zu einem Krupphusten aus. Empfindliche Kinder, die im Laufe des Tages kalter Luft oder kaltem, trockenem Wind ausgesetzt gewesen sind, bekommen am nächsten Morgen einen heftigen Kruppanfall. Der Hepar-Krupp verschlimmert sich am frühen Morgen und am Abend[CK379]; von Abend bis Mitternacht[KH]. Nicht selten gehen Fälle, die anfangs *Aconitum* benötigten, in Hepar sulfuris über. Der *Aconitum*-Krupp kommt mit großer Heftigkeit über den kleinen Patienten, besonders in der Zeit von Abend bis Mitternacht. Das Kind erwacht mit heiserem, bellendem Husten aus dem ersten Schlaf. Eine Dosis *Aconitum* kann sich hier als ausreichend erweisen, um das Kind völlig wiederherzustellen, oder es wirkt nur palliativ. In letzterem Fall schläft das Kind ein, doch gegen Morgen oder auch schon bald nach Mitternacht erleidet es einen weiteren Anfall, ein Hinweis darauf, dass *Aconitum* nicht ausreichend war. Hier wird Hepar die endgültige Heilung herbeiführen. Wenn der Krupphusten hingegen nach Mitternacht auftritt und das Kind erschreckt davon aufwacht und zu ersticken droht, wenn es aufrecht im Bett sitzt mit einem trockenen, heiseren, hell klingenden Husten, der sich wie ein trockenes Keuchen anhört, dann ist fast immer *Spongia* das heilende Mittel. Wenn aber auch *Spongia* nicht tief genug, sondern nur palliativ wirkt und es – gleichbedeutend mit einer Rückkehr des Übels – zu einer Verschlimmerung am frühen Morgen kommt, dann spätestens ist es Zeit für Hepar sulfuris. *Aconitum*, Hepar und *Spongia* sind nah miteinander verwandt und wahrhaft große Kruppmittel.

Abendliche Anfälle von trockenem Husten[CK381], bis Mitternacht[KH] und manchmal auch die ganze Nacht hindurch immer wiederkehrend, mit Erstickungsnot[CK370], Brechwürgen[CK373] und Krächzen; tagsüber etwas produktiver Husten, mit Rauheit und Kratzen im Kehlkopf; schlimmer in kalter Luft sowie durch Entblößen von Hand oder Fuß im Bett.

Der Katarrh befällt zuweilen den unteren Teil der Trachea, und dann wird diese vom vielen Husten ganz wund und schmerzhaft. Der Kranke hustet schon seit Tagen oder Wochen, schlimmer am Morgen und Abend: ein rasselnder, bellender Husten, verbunden mit großen Schmerzen in der Brust – bei einem überempfindlichen, schnell frierenden Patienten. Der Husten geht mit Erstickungsgefühl und Würgen einher, bis hin zum Erbrechen[CK370ff.], und er tritt verstärkt an der kalten, freien Luft sowie beim Herausstrecken einer Hand aus dem Bett auf. Vom Husten gerät der Kranke sehr ins Schwitzen. Starker Nachtschweiß[CK650], ohne dass ihm dieser irgendwelche Linderung bringen würde. Dieses nächtliche Schwitzen ohne Linderung finden wir bei vielen Hepar-Beschwerden. Er schwitzt sehr leicht, sodass er schon von Husten und anderen geringen Anstrengungen in Schweiß gebadet ist.

Katarrhalische Ohraffektionen. Das Mittelohr entzündet sich plötzlich und vereitert, das Trommelfell platzt, und ein blutig-eitriges Sekret fließt aus, unter stechenden, reißenden Schmerzen im entzündeten Ohr. Die Empfindungen sind zunächst die einer Verstopfung des Ohres, dann – vor der Perforation – ein Spannen und Drücken darin. Auch Gehörgangsentzündungen gehören zum Arzneimittelbild von Hepar, begleitet von stinkendem Eiterausfluss[CK] oder blutig tingiertem, gelb-eitrigem, dickflüssigem Sekret, das mit käsigen Partikeln durchsetzt ist und wie alter Käse riecht.[(GS)]

Hepar verdirbt zuweilen dem Augenarzt das Geschäft. Wenn es indiziert ist, heilt es die Augen sehr schnell, sodass der Augenarzt nicht lange mit dem Fall zu tun hat und sich langwierige Augenspülungen erübrigen. Auch an den Augen können übelriechende, dicke, eitrige Absonderungen auftreten. Augenentzündungen, die mit kleinen Hornhautgeschwüren einhergehen.[GS] Hornhautgeschwüre mit überschießendem Granulationsgewebe; blutige, übelriechende Absonderungen aus den Augen. Rötung der Augen; die Lider sind entzündet – und z.T. ektropioniert, mit leichter Entstehung von Geschwüren an den Lidrändern. Alle Arten der sog. skrofulösen Augenleiden können durch Hepar geheilt werden, sofern die entsprechende Konstitution vorhanden ist. Der konstitutionelle Zustand des Patienten ist der einzig verlässliche Leitfaden, der zum Simillimum führt. Oftmals sind gerade die Augensymptome ziemlich uncharakteristisch; es besteht z. B. nur ein entzündetes Auge mit katarrhalischer Absonderung, und für dieses könnten Sie eine Vielzahl von Antipsorika verabreichen. Wenn Sie sich aber näher mit der Konstitution des Patienten befassen und die Allgemeinsymptome von Hepar eruieren, wird dieses Mittel zur Heilung führen. *Die Allgemeinsymptome führen Sie zu dem Mittel, das die Augen heilen wird.* So wird Ihnen einleuchten, dass der Augenspezialist oft in seinen Möglichkeiten eingeschränkt ist, wenn er es nicht versteht, sämtliche Symptome des Patienten zu ermitteln und seine Arzneiwahl auf der Basis der Symptomentotalität zu treffen.

Es gibt noch weitere katarrhalische Zustände im Arzneibild von Hepar, wie etwa den Blasenkatarrh, mit Eiter im Urin und viel mukopurulentem Sediment. Blasengeschwüre. Die Blasenwand verhärtet sich, sodass sie nach einer gewissen Zeit kaum noch die Kraft hat, den Blaseninhalt auszutreiben; der Harn fließt nur langsam[CK316] oder tropfenweise heraus, oder er fällt – beim Mann – senkrecht herunter.[CK314] Der Patient ist nicht mehr in der Lage, den Harn druckvoll nach außen zu befördern; es liegt eine Blasenschwäche[CK314] vor. Brennen in der Blase und häufiger[CK317], fast beständiger Harndrang. Auch die Harnröhre kann katarrhalisch entzündet sein, ähnlich wie bei der Gonorrhö, und Hepar hat sich – wenn die Patienten sehr fröstelig veranlagt waren – als nützliches Mittel bei lange bestehendem postgonorrhoischen Katarrh erwiesen. Dickes Urethralsekret von weißer, nach Käse riechender Beschaffenheit. Geschwürchen und kleine entzündete Stellen entlang der Harnröhre. Stiche in der Harnröhre[CK335] und beim Harnen ein Gefühl von Splittern daselbst.

Reichliche Leukorrhö mit dem gleichen widrigen Käsegeruch. Die Patientin kann ihn selber die ganze Zeit riechen, was ihr höchst unangenehm ist. Der Ausfluss ist so stark, dass sie ständig eine Binde tragen muss. Wie mir Frauen, die durch Hepar geheilt wurden, berichteten, sind diese Binden so übelriechend, dass sie nach dem Tragen sofort gewaschen werden müssen, weil sich sonst der Gestank in der ganzen Wohnung verbreiten würde. Ein so durchdringender, widerlicher Geruch wird oft auch von *Kalium phosphoricum* beseitigt. *Kalium phosphoricum* gehört zu den Mitteln mit dem penetrantesten Geruch; das geht so weit, dass der Geruch einer Frau, die an einer solchen Leukorrhö leidet, schon wahrgenommen werden kann, sobald sie zur Tür hereinkommt.

Ein sehr wichtiger Anwendungsbereich von Hepar sind Zustände nach Quecksilberbehandlung. Wir treffen heutzutage viele alte Leute auf der Straße an, die zu ›speichelnden‹ Opfern einer Kalomel-Medikation geworden sind oder denen man andere Quecksilberpräparate verabreicht hat, etwa gegen rezidivierende Gallenleiden, um »einen besseren Gallenabfluss zu schaffen« – bis sie schließlich in einen Frostzustand geraten sind, den sie bis in die Knochen spüren. Sie schwitzen viel am Kopf, die Knochen tun ihnen weh, und jeder Wechsel zu kalter Witterung, jede Periode feuchtkalten Wetters macht ihnen sehr zu schaffen. Sie sind wie wandelnde Barometer. Hepar ist das Heilmittel für solche Zustände. Diese Menschen neigen zu Knochenaffektionen und frieren ständig. Obwohl sie hin und wieder auch Phasen haben, in denen Wärme verschlimmert, sind sie doch in der Regel überaus fröstelig, reagieren empfindlich auf jede Art von Kälte. Bei den mehr akuten Vergiftungszuständen mit Quecksilber finden wir eine Verschlimmerung durch Bettwärme, aber die älteren Leute, die vor vielen Jahren damit vergiftet worden sind, werden anämisch und leiden unter Mangel an Lebenswärme. Sie können gar nicht so viel anziehen, dass sie sich warm fühlen. Sie werden verschrumpft und runzelig und haben rheumatische Gelenkbeschwerden. Dies ist der Zeitpunkt, wo ihre Symptome mit denen von Hepar übereinstimmen und Hepar zu einem unschätzbaren Antidot gegen diese Art von Merkurialismus wird. Hepar stellt gleichzeitig auch ein Komplementärmittel und Antidot zu potenziertem Quecksilber dar. Wenn *Mercurius* als Heilmittel alles in seiner Macht Stehende geleistet hat oder wenn es unpassend gewählt war, den Fall durcheinander gebracht hat und es nun erforderlich ist, ein natürliches Ergänzungsmittel oder Antidot zu verabreichen, um den Fall für die weitere Behandlung vorzubereiten, dann muss an Hepar als eines der natürlichen Folgemittel von *Mercurius* gedacht werden. Es ist wohlbekannt, dass *Silicea* nicht gut auf *Mercurius* folgt. *Silicea* leistet keine sinnvolle Arbeit, solange *Mercurius* noch wirkt oder nachdem es gewirkt hat. Dies ist der Augenblick, wo Hepar zu einem interkurrenten Mittel wird. *Silicea* folgt gut auf Hepar, und Hepar folgt gut auf *Mercurius*, und so wird Hepar zu einem Zwischenmittel in der Abfolge dieser Arzneien.

Hepar sulfuris ist in alten Syphilisfällen, wenn die Symptome übereinstimmen, ein vollwertiges und ganz und gar ausreichendes Antisyphilitikum. Es entspricht der Mehrzahl der Symptome dieser Krankheit, daher braucht es, um angezeigt zu sein, nur noch zu den individuellen Symptomen des an Syphilis Erkrankten zu passen. Besonders kommt es bei chronischen Syphilitikern ins Spiel, die mit Quecksilberpräparaten behandelt worden sind und ihre Symptome dadurch haben unterdrücken lassen, sodass die Krankheit latent geworden ist – bereit, jederzeit wieder hervorzutreten; hier wird Hepar sowohl auf die Syphilis wie auf die Merkurintoxikation eine entschiedene Wirkung zeigen. Es wird wieder Ordnung in die Dinge bringen und eine Entwicklung in Gang setzen, die die Möglichkeit einer klaren Verschreibung eröffnet. In Bezug auf Syphilis und Quecksilbermissbrauch findet Hepar wichtige Mitstreiter u. a. in *Staphisagria, Asa foetida, Nitricum acidum, Sulfur* und *Silicea*. Hepar ist insbesondere das Heilmittel von Syphilisfällen, die mit großen Quecksilbermengen so lange traktiert worden sind, bis selbst diese Mengen nicht mehr in der Lage waren, die Krankheitssymptome zu unterdrücken. Es ist das Heilmittel in chronischen Fällen, wenn das syphilitische Miasma die Nasenknochen angreift, sodass Ulzerationen und Nekrosen in diesem Bereich entstehen und die Nase schließlich einsinkt; in jenen Fällen, die Sie manchmal auf der Straße sehen, mit einer großen entzündeten Stelle auf dem Nasenrücken oder am Naseneingang. Hepar sulfuris kommt in Betracht, wenn starke Schmerzen im Bereich der Nasenknochen bestehen; der Nasenrücken ist dabei so empfindlich, dass er keinerlei Berührung verträgt, und in der Nasenwurzel hat der Patient das Gefühl, als würde ein Splitter darin stecken. Denken Sie auch an Hepar bei Ozäna[GS] mit fötider Absonderung aus der Nase, und zwar in jenen chronischen, mit Quecksilber behandelten Fällen, wo die Patienten bis auf die Knochen frieren. Hepar hat viele derartige Fälle geheilt; es hat die Geschwüre zuheilen lassen und den Katarrh zum Verschwinden gebracht. Durch Beförderung der Eiterung hat es die Ausheilung der erkrankten Knochenareale beschleunigt und so die Gesundheit des Patienten, soweit möglich, wiederhergestellt.

Kommen wir zu den syphilitischen Affektionen im Halsbereich ... Wir finden Geschwüre des weichen Gaumens, die die Uvula wegfressen, kleine Geschwüre, die sich schließlich vereinigen, den ganzen weichen Gaumen zerstören und dann auf den knöchernen Teil des Gaumens übergreifen. Der Geruch, der einem aus dem zur Racheninspektion geöffneten Mund entgegenschlägt, ist höchst widerwärtig, sehr oft wie von vergammeltem Käse. Die Arzneien, die einen besonderen Bezug zu dieser Art von Ulzeration bei chronischer Syphilis haben bzw. dabei besonders nützlich sind, sind neben Hepar *Kalium bichromicum, Lachesis, Mercurius* und *Mercurius corrosivus*. Doch in Fällen, die mit Quecksilber behandelt worden sind, kommen primär Hepar und *Nitricum acidum* in Betracht. *Nitricum acidum* ist sehr nah mit Hepar verwandt: es ist ebenso fröstelig; es hat das Splittergefühl im Hals und in entzündeten Stellen; es hat Geschwüre im Rachen, auf den Tonsillen und im Kehlkopf. *Nitricum acidum* wetteifert häufig mit Hepar; man muss immer beide Mittel gleichzeitig erwägen. Beide haben das Splitter- oder Grätengefühl im Hals, das so real sein kann, dass der Patient bemüht ist, vor dem Spiegel den Fremdkörper zu ertasten und zu entfernen.

Bei syphilitischen und alten merkuriellen Affektionen werden auch die Kehlkopfknorpel in Mitleidenschaft gezogen. Wenn der Fall nicht syphilitischen, sondern sykotischen Ursprungs ist, bilden sich kleine oder große, weiße, gallertartige Polypen im Kehlkopf, verbunden mit Wundheitsgefühl, Aphonie oder rauer Stimme.

Rufen diese Polypen Atembeklemmungen oder Erstickungsgefühl hervor, ist Hepar eines der in Frage kommenden Mittel. Hepar, *Calcarea, Argentum nitricum* und *Nitricum acidum* und manchmal auch *Thuja* sind die Arzneien, die einem solchen Zustand entsprechen.

Auch beim syphilitischen Primäraffekt hat der Patient in dem schankrösen Geschwür oft dieses Splittergefühl. In Verbindung mit dem harten Schanker oder auch mit harmlosen Penisgeschwüren bilden sich Bubonen in der Leistengegend, die zumeist in Eiterung übergehen. Diese Zustände sind eine Indikation für Hepar, wenn auch die entsprechende Konstitution vorhanden ist. Hepar hat in seinem Arzneimittelbild auch sykotische Warzen [Feigwarzen[GS]]. Es ist von Nutzen beim chronischen postgonorrhoischen Katarrh, ferner wenn den Patienten ein Splittergefühl in der Harnröhre quält. Bei entzündlichen urethralen Konstriktionen besteht eine Neigung zur Geschwürsbildung, und dabei verspürt er dieses Splittergefühl. *Argentum nitricum, Nitricum acidum* und Hepar sind die führenden Mittel bei dieser Art von Entzündung; sie heilen die entzündliche Konstriktion, bevor diese in eine vollständige und bleibende fibröse Striktur übergeht. Es passiert nur höchst selten, dass Sie mit Ihren Arzneien eine Striktur heilen können, die bereits mehrere Jahre alt ist; solange das betroffene Areal jedoch entzündet ist, besteht durchaus Hoffnung. Ich erinnere mich allerdings, dass ich einmal eine sehr alte Harnröhrenstriktur mit *Sepia* beseitigt habe. Zuerst wusste ich gar nichts von deren Existenz, sondern verschrieb *Sepia* aufgrund der vorherrschenden Symptome. Der Patient kam mit starken Harnröhrenschmerzen wieder, und dann beichtete er mir, dass er früher Tripper gehabt und ihm die Verengung schon seit Jahren Probleme bereitet habe. Jetzt wurde jene Entzündung von damals reaktiviert, und nachdem sie abgelaufen war, war die Harnröhre tatsächlich frei; er hatte hinfort keinerlei Strikturbeschwerden mehr. Dies war ein sehr ungewöhnlicher Erfolg! Ich habe danach noch des Öfteren ähnliche Fälle behandelt und mir die größte Mühe mit der Verschreibung gegeben; doch abgesehen davon, dass ich die Patienten in allgemeiner Hinsicht geheilt habe, sind allen ihre Strikturen erhalten geblieben. Merken Sie sich also: Hepar hat Feigwarzen; chronische sykotische Absonderungen; chronische Gonorrhö; fötide, nach altem Käse riechende Absonderungen; Splittergefühl in der Urethra; entzündliche Strikturen in der Harnröhre, die zuweilen das Wasserlassen so behindern, dass es [zu Harnrückstau, Blasenüberdehnung und schließlich] zur Blasenatonie kommt und der Harn heruntertröpfelt oder senkrecht herunterfällt.

Mit seiner Fähigkeit, um Fremdkörper herum eine Eiterung in Gang zu setzen, hat Hepar schon viele gute Dienste geleistet. Nehmen wir an, unter der Haut oder an irgendeiner nicht genau bekannten Stelle befindet sich ein Fremdkörper; vielleicht ist es die Spitze eines Projektils, nachdem das Projektil selbst entfernt worden ist; oder unter dem Fingernagel hat ein abgebrochener Splitter zu einer Eiteransammlung geführt. Der Splitter ist so klein, dass er mit bloßem Auge kaum zu erkennen ist, und oft meint man auch, der Splitter sei vollständig entfernt worden, bis dann die Entzündung einsetzt. In einem solchen Fall beschleunigt Hepar, *wenn es zudem durch die allgemeinen Symptome des Patienten indiziert ist,* die Eiterung und führt so die Heilung herbei, denn diese Dinge gehören zu seinem Wirkungskreis. *Silicea* ist ein weiteres Mittel, das Entzündung und Eiterung herbeiführen kann und auf diese Weise kleine, nicht lokalisierbare Fremdkörper auszutreiben vermag. Selbstverständlich wird der Arzt, wenn er die Lokalisation eines Splitters kennt, zunächst die zu dessen Entfernung notwendigen Maßnahmen ergreifen und nicht erst die Wirkung eines Arzneimittels abwarten. Doch es kommt eben auch vor, dass bei einer Näherin eine Nadelspitze am Fingerknochen abgebrochen ist oder dass kleine Teile der Nadel an einen Ort gelangt sind, wo sie allenfalls durch einen unverhältnismäßigen operativen Eingriff aufzuspüren wären, was von der Patientin verständlicherweise abgelehnt wird. Durch Hepar oder *Silicea* jedoch bilden sich kleine Abszesse um die Fremdkörper, und so werden die winzigen Dinger sicher nach außen transportiert. Im Zusammenhang mit der Tendenz dieser beiden Mittel, an jedwedem Fremdkörper eine Eiterung zu veranlassen, möchte ich aber auch gleich auf eine mögliche Komplikation hinweisen: Wenn nämlich z.B. in der Lunge eine Gewehrkugel eingekapselt ist, sollte man, wenn die Symptome nach Hepar oder *Silicea* verlangen, bedenken, ob es nicht gefährlich werden kann, solche zu Eiterung neigenden Mittel zu verabreichen. Es könnte ja sein, dass die Kugel an einer kritischen Stelle ruht, etwa in einem Netzwerk von Arterien, wo eine eitrige Entzündung sehr problematisch wäre. Auch auf Tuberkulome, die oft an Stellen liegen, wo sie leicht herauseitern können, wirken diese Mittel meist in gleicher Weise wie auf einen Fremdkörper [mit der Gefahr einer Miliartuberkulose]. Diese Wirkung auf Fremdkörper ist auch der Grund dafür, warum nach der Verabreichung von Hepar sulfuris nicht selten zahllose Furunkel aufblühen,* weil sich überall in der Haut kleine Talgzysten befinden, die nun als Fremdkörper angesehen werden und herauszueitern beginnen. *Sulfur* kann ebenfalls solche Austreibungsreaktionen in Gang setzen, sodass es manchmal sinnvoll ist, vorsichtig zu sein und Mittel wie *Silicea, Sulfur* oder Hepar bei Patienten mit tuberkulösen Lungenherden nicht so häufig und nicht so hochpotenziert zu verabreichen. Rokitansky fand bei seinen zahlreichen Obduktionen in manchen Lungen eine Vielzahl an Tuberkeln (abgekapselten, zentral verkästen Tb-Herden); es waren Fälle, die diese tuberkulöse Aussaat überlebt hatten. Die Herde waren eingekapselt und dadurch ungefährlich geworden, und die Patienten waren an etwas anderem gestorben. Bei solchen Menschen kann es gefährlich werden, Arzneien mit Eiterungstendenz einzusetzen; zumindest sollten Sie bei deren Einsatz große Vorsicht walten lassen! Wenn Sie eine große Zahl von Patienten behandelt haben, werden Sie auch wissen, dass Sie einige von ihnen umgebracht haben. Wenn unsere Arzneien nicht die Macht hätten zu töten, dann hätten sie auch nicht die Macht zu heilen. Beim Umgang mit Hochpotenzen sollten Sie immer dessen eingedenk sein, dass Sie es mit Rasiermessern zu tun haben. Ich würde mich lieber in einem Raum mit einem Dutzend messerschwingender Halunken aufhalten, als mich in die Hände eines ignoranten Verschreibers von Hochpotenzen zu begeben. Im gleichen Maße, wie man mit ihnen Gutes bewirken kann, kann man mit ihnen auch ungeheuer schaden.

Im Gegensatz zu Hepar hat *Calcarea* keine so niederreißenden, abbauenden Neigungen (obwohl es ein Bestandteil von Hepar ist). Es verursacht keine Entzündung um Fremdkörper herum und hat nicht das Bestreben, diese herauszueitern, sondern schirmt sie im Gegenteil ab, indem es fibröses Bindegewebe um sie herum aufbaut. Tuberkulöse Herde veranlasst es, zu verkäsen, sich zu verhärten und zu verdichten und schließlich abzukapseln.

Viele vortreffliche homöopathische Ärzte haben mir gesagt: »Was die Gefahren von *Sulfur* bei Lungentuberkulose betrifft, so stimme ich nicht mit Ihnen überein. Ich habe einige Phthisisfälle mit *Sulfur* geheilt.« Das habe ich ebenfalls – viele sogar. Aber bei meiner Warnung vor *Sulfur* habe ich mich nicht auf heilbare Fälle bezogen, sondern auf weit fortgeschrittene Fälle mit schwerwiegender Symptomatik. Es ist immer gut, alle Elemente eines Falls zu kennen; dann wissen Sie wenigstens, wenn Sie ein Mittel gegeben und Ihren Patienten damit getötet haben, *was* Sie getan haben. Das ist immer noch besser, als die Fakten nicht zu kennen, darüber hinwegzugehen und so noch andere auf dieselbe Weise ins Verderben zu stürzen. Ein Ignorant, der Kranke behandelt, ist ein gefährlicher Mensch. Derjenige aber, der sich bewusst ist, was vor sich geht, und weiß, was als Arzneifolge anzusehen ist und was nicht, der wird in zukünftigen Fällen mit großer Wahrscheinlichkeit erfolgreicher sein. Wer der Meinung ist, dass die Fälle, die er behandelt hat, anschließend eines natürlichen Todes gestorben seien, und wer glaubt, dass seine Kügelchen harmlose Süßigkeiten seien, die selbst einem Baby nicht schaden könnten, der ist in einem Krankenzimmer fehl am Platz.

* In der 2. Auflage heißt es fälschlich »will ... abolish [statt ***establish***] a crop of boils«.

Hydrastis canadensis

Kanadische Gelbwurz

Hydrastis ist ein langsam, aber tief wirkendes Mittel, das bei vielen Verdauungs-[GS] und Ernährungsstörungen benötigt wird, die mit starker Abmagerung, Katarrhen und Ulzerationen (selbst solchen maligner Art) einhergehen. Die Assimilation ist ungenügend. Man muss an Hydrastis denken, wenn sich herausstellt, dass im Mittelpunkt der Symptomatik eines Kranken der *Magen* steht. Den Schlüssel zu einer sehr komplexen Symptomentotalität liefern uns oftmals die Verlangen und Abneigungen eines Patienten. Bei dieser Arznei nun finden wir ein ausgeprägtes Flauheits-, Schwäche- und Leeregefühl in der Magengegend[NR1,358], zugleich aber großen Widerwillen gegen jegliche Speiseaufnahme[GS] – das ist auffallend, sonderbar, ungewöhnlich und darum eigentümlich! Es ist ein Charakteristikum, weil es ein allgemeiner Zug der Arznei ist und über den ganzen Patienten eine Aussage trifft. Große körperliche bzw. muskuläre Schwäche[NR2,329] herrscht bei Hydrastis zu allen Zeiten vor. Typisch sind weiterhin katarrhalische Beschwerden mit Sekretion eines dicken, zähen, fadenziehenden, *gelben* oder auch weißen Schleims – an jeder beliebigen Schleimhaut, mit oder ohne Geschwürsbildung. Tief fressende, sich ausbreitende Geschwüre der Haut oder der Schleimhäute, mit dickem, zähem, gelbem Eiter. Der Geschwürsgrund neigt zur Verhärtung, desgleichen Drüsen und Lymphknoten. Wucherung von ›wildem Fleisch‹ in den Geschwüren, das schon bei der leichtesten Berührung kräftig blutet. Hydrastis hat sich bei der Behandlung kanzeröser Ulzera als höchst nützlich erwiesen. Auch wenn es diese nicht heilt, verschafft es dem Patienten doch große Erleichterung, indem es die Schmerzen mindert, den Gestank der Sekretionen beseitigt und der destruierenden Ausbreitung des Prozesses Einhalt gebietet.[GS] Das Brennen, das gewöhnlich solche Geschwüre kennzeichnet, ist auch ein signifikantes Merkmal von Hydrastis. Wenn bei einem chronischen Magenleiden die Schwäche und die Abmagerung im Laufe der Monate und Jahre immer mehr zunehmen, kommt es schließlich zu Ohnmachtsanfällen, und auch diese finden sich im Arzneimittelbild von Hydrastis. Typisch für das Mittel in chronischen Fällen ist, dass die körperliche Ebene leidet, nicht aber die psychische. Dieses Fehlen von Gemütssymptomen – einmal abgesehen von einer gewissen Mutlosigkeit, die auf das Konto der langen Leidensgeschichte und der allgemeinen Schwäche geht – ist schon bemerkenswert. Dennoch würden bei gründlicher Prüfung der Arznei wohl auch einige Dinge herauskommen, die mit geistig-seelischen Vorlieben und Abneigungen, mit Liebe und Hass zu tun haben. Ein weiteres Allgemeinsymptom von Hydrastis ist die Besserung von Beschwerden in der Ruhe. Kleine Wunden bluten leicht[GS] und fangen schnell an zu eitern.

Die Kopfschmerzen von Hydrastis sind lediglich von der Art, wie sie gewöhnlich bei Magenaffektionen und länger währendem Nasenkatarrh vorkommen, mithin nicht sonderlich charakteristisch. Das Mittel hat mit dicken Krusten bedeckte Kopfhautekzeme geheilt.[GS]

Augen und Gesicht sind bisweilen ikterisch.[GS] Akute Bindehautentzündung mit (oder ohne) Geschwürsbildung.[NR1,357]* Absonderung von dickem, zähem, gelbem Schleim aus den Augen. Chronische Blepharitis. Lidränder entzündet[GS], verdickt, gerötet.

Otorrhö mit dickem[NR1,358], zähem, eitrigem Sekret. Reichliche Schleimsekretion aus den Ohren. Tubenkatarrh mit vielen Ohrgeräuschen. »Ohrmuscheln rot, geschwollen, von Schuppen bedeckt; Fissuren hinter den Ohren, an der Ansatzstelle am Kopf.«[GS]

Die Nase ist von zähem, fadenziehendem, weißem oder gelbem Schleim verstopft.[GS] Nasenschleimhaut wund, zuweilen auch ulzeriert; die eingezogene Luft wird als schmerzhaft kalt

* Kent schreibt »Hornhautgeschwüre«, was durch die Quellen nicht belegt ist. Dagegen gehört Hydrastis laut Repertorium zu den ganz wenigen Mitteln mit Ulzerationen an den Konjunktiven.

empfunden[EN136]. Zäher, klebriger Schleim zieht sich von den Choanen bis in den Rachen hinunter.[GS] Großes Wundheitsgefühl in beiden Nasenlöchern, mit ständigem Bedürfnis, die Nase zu putzen.[EN139] Wässriger Fließschnupfen, in warmen Räumen versiegend, im Freien profus.[EN107] Blutig-eitriges Nasensekret.[GS] Dickes, gelbes[EN109] oder weißes[NR1,357] Nasensekret. Ständig bilden sich große Borken in der Nase.[GS]

Das Gesicht ist blass[EN148]; gelblichweiß[AZ88,71] oder gelb[GS]; wächsern; krank aussehend[EN15]; eingefallen-kachektisch. Das Mittel hat sich bei Epitheliomen des Gesichts als hilfreich erwiesen, insbesondere solchen der Lippen[GS] und der Nase.

Zunge breit, mit Zahneindrücken an den Rändern[AZ87,79]; schwammige Zunge. »Die Zunge ist gross, schlaff, schleimig und hat einen gelben, klebrigen Belag.«[AZ88,71] »Trockenheit der Zunge, mit einem Gefühl, als habe er sie sich verbrannt.«[NR2,319]

Ulzera in der Mundhöhle[NR2,320], auf der Zunge und am Zahnfleisch, sich ausdehnend und brennend. Aphthen auf der Schleimhaut des Mundes und der Lippen.[NR1,358] Stomatitis bei stillenden Müttern oder schwächlichen Kindern.[GS;NR2,319] Massive Sekretion eines zähen, klebrigen Schleims aus der Mundhöhle[NR1,358], von goldgelber Farbe. Exkoriationen der Mundschleimhaut. Hydrastis kann bei den typischen Mundsymptomen nach Quecksilberbehandlung angezeigt sein.[NR2,320]

Chronische katarrhalische Halsentzündung.[GS] Pharyngitis ulcerosa.[NR2,320] Pharyngitis follicularis.[GS]* Nach Heraufräuspern großer Mengen zähen Schleims ein rohes Gefühl im Hals.[GS] Brennen und Beißen[GS] im Hals. Wunder Schmerz beim Leerschlucken[EN184], wie von Exkoriationen[GS]. Dicker, zäher, gelber Schleim im Hals, der in Fäden herausgezogen werden kann.

Wenig[EN189] oder gar kein Appetit.[GS] Wenig Durst, mit Widerwille gegen Speisen.[GS] Fast alle Speisen verderben den Magen. Mundvollweises Hochkommen der Speisen (wie bei *Phosphorus* oder *Ferrum*). Erbricht alles Genossene, außer Wasser mit Milch.[AZ83,129] Fauliges, noch häufiger aber *saures* Aufstoßen[GS] [nach dem Essen[AZ88,71]]. *Leeres, flaues Gefühl im Magen mit Appetitmangel und hartnäckiger Obstipation ohne Stuhldrang* ist eine Symptomenkombination, die gewöhnlich Hydrastis erfordert. Das Leeregefühl wird durch Essen nicht gebessert.[AZ88,71] Heftiges Pulsieren im Epigastrium.[GS] Magengeschwüre mit brennenden Schmerzen. Ein mit Marasmus einhergehender (fraglich maligner) Tumor in der Gegend des Magenausgangs konnte durch Hydrastis zum Verschwinden gebracht und der Gesundheitszustand völlig wiederhergestellt werden.[NR2,322] Nach dem Essen langanhaltendes Völlegefühl; das Essen liegt schwer im Magen.[GS] Magenatonie[NR2,321]; der Magen ist wie ein schlaffer Sack; die Verdauung ist stark verlangsamt und träge. Saures Erbrechen. Chronischer Magenkatarrh.

Hydrastis muss ein nützliches Lebermittel sein, aus folgenden Gründen: die Haut ist ikterisch; der Stuhl ist aufgrund des Fehlens der Gallenfarbstoffe hell oder weiß; und es bestehen Beschwerden in der Lebergegend.[GS] Chronische Leberfunktionsstörung.[GS] Leber erheblich vergrößert, sehr verhärtet und die Oberfläche mit großen, knotigen Geschwülsten überzogen (Leberkrebs).[AZ91,180]

Krampfartige Bauchschmerzen mit Flatulenz.[EN221] Blähungskoliken, begleitet von Schwäche.[NR1,359] Bauchauftreibung. Hydrastis hat viele jener Beschwerden geheilt, die gewöhnlich mit träger Leberfunktion und schlechter Verdauung einhergehen. Intestinalkatarrh, gefolgt von Ulzerationen.[NR1,359] Scharf schneidende Schmerzen im linken Hypochondrium[EN212], in der Gegend der Milz.[NR1,359]

Hartnäckige Hämorrhoiden[GS], Ulzerationen des Rektums[NR2,324] und Analfissuren[AZ70,48] sind durch Hydrastis geheilt worden. Erschlaffung und Prolaps des Rektums[GS] und Anus. Proktitis.[GS] Chronische Diarrhö mit gelben, dünnen bis wässrigen Stühlen[(EN251)] Stühle: hellfarbig[GS] oder weiß (ohne Gallenfarbstoffe); weich und grünlich[AZ70,39]; scharf, ätzend[NR1,359]; klumpig und mit Schleim bedeckt[AZ88,71]; hart und knotig[GS]. Parese des Mastdarms. Überaus hartnäckige Stuhlverstopfung[GS]; der Patient verspürt tagelang keinerlei Drang. Hydrastis heilt Obstipation, wenn auch die Magensymptome zum

* = *Pharyngitis chronica hyperplastica (granulosa)* mit Hyperplasie der Lymphfollikel der Rachenhinterwand und Fremdkörpergefühl, Würgereiz und Räusperzwang. *(Pschyrembel)*

Arzneimittelbild passen. Hier hat es sich auch in jenen chronischen Fällen noch als hilfreich erwiesen, wo Abführmittel und Klistiere längst versagt hatten[GS]. Die Fäzes verharren in den höheren Kolonabschnitten und treten nicht ins Rektum ein, wo sie einen Defäkationsreiz auslösen würden. Hydrastis ist bei Durchfall oder Verstopfung dann angezeigt, wenn zugleich Flauheitsgefühl im Magen, Zittern in den Gedärmen[EN236] und ausgeprägtes Herzklopfen bestehen.

Harnsekretion spärlich[EN269] oder auch ganz unterdrückt[GS]. Chronische Zystitis.[AZ94,30] Blasenkatarrh mit dickem, zähem Schleimsediment im Harn[AZ94,30]; dadurch oft große Schwierigkeiten beim Wasserlassen.[GS]

Harnröhrenkatarrh.[GS] Chronische Gonorrhö, wenn nach Abklingen der entzündlichen Symptomatik auch nach längerer Zeit ein dicker, zäher, gelber Harnröhrenausfluss bestehen bleibt.[NR2,327] Reichliche, schmerzlose Schleimabsonderung aus der Harnröhre.[GS] Hoden und Skrotum hängen schlaff herunter. Übelriechender Schweiß an den Genitalien.

Dicker, gelber, zäher, fadenziehender Vaginalausfluss[GS]*;* manchmal auch weiß; manchmal übelriechend[GS]. Schleimhautexkoriationen am Muttermund, an der Zervix und in der Vagina.[NR2,328] Wundheitsschmerz in der Scheide beim Koitus, anschließend Bluten. Metrorrhagien.[AZ109,24] Profuse Menses, die zehn Tage oder länger anhalten.[GS] Schlaffes, herabdrängendes Gefühl im Becken. Extremer Pruritus vulvae.[HC3,47] Brustkrebs[AZ100,197] (Szirrhus, Epitheliom etc.).[GS]

Hartnäckigster Katarrh von Larynx, Trachea und Bronchien – wenn das Sekret reichlich, dick, zäh, fadenziehend und gelb ist.[NR2,329] Neigung zu Ulzerationen und Wundheit in den Atemwegen. »Bronchialkatarrh bei alten Leuten mit Zeichen von Kachexie, wie Kräfteverfall und Appetitlosigkeit.«[NR2,329]

»Trockener, rauer Husten, durch beständigen Kitzel im Kehlkopf veranlasst.«[NR1,360] Gefühl von Rohheit, Wundheit und Brennen in der Brust.[GS] Tag und Nacht anhaltender katarrhalischer, rasselnder Husten.[NR2,329] Der Auswurf bei chronischem Husten oder bei Bronchitis alter, erschöpfter Menschen ist dick, gelb (manchmal weiß), zäh und fadenziehend.[GS]

Herzklopfen[GS] aufgrund langsam zunehmender Schwäche.

Schwäche im Rücken und in den Beinen, > durch Umhergehen.[GS] Steifheit im Rücken, namentlich der Lumbalregion; muss beim Erheben aus dem Sitz die Arme zu Hilfe nehmen; muss einige Zeit umhergehen, bevor er sich ganz aufrichten kann.[GS]

Rheumatische Schmerzen in Armen[NR1,361] und Beinen. Schwächegefühl in den Beinen.[NR1,361] Geschwüre an den Unterschenkeln und Knöcheln, mit stechenden, brennenden Schmerzen; z.T. mit hohen und dicken Rändern; schmerzhaft besonders nachts in der Bettwärme sowie bei Berührung.[GS] Ausgeprägte Fuß- und Knöchelödeme.[GS]

Geschwüre und Hautausschläge verschlimmern sich durch Wärme und durch Waschen. Die Haut exkoriiert sehr leicht. Urtikaria über den ganzen Körper, mit Jucken, Brennen und Stechen, besonders nachts.[GS] Fissuren an den Haut-Schleimhaut-Übergängen, wie z.B. an Lippen oder After.[GS] *Neigung zur Geschwürsbildung. Dekubitus.*[GS] Lupus exedens.[AZ100,103]

Hyoscyamus

Hyoscyamus niger; Bilsenkraut

Das Symptomenregister von Hyoscyamus ist voll von Krampferscheinungen: von Konvulsionen und Spasmen, von Zittern und Beben, von Muskelzuckungen und choreatischen Bewegungen. Krampfanfälle bei kräftigen, robusten Menschen, mit großer Heftigkeit einsetzend. Epileptische Krämpfe[RA(359)], die generalisiert auftreten; mit Bewusstlosigkeit und überwiegend nachts auftretend. Krämpfe bei Frauen, besonders vor und während der Menstruation.[GS] Auch Verkrampfungen, Rucken und Zucken von einzelnen Muskeln[AZ5,167] oder Muskelgruppen[GS] kommen vor. Bei schleichenden Krankheitsverläufen sehen wir besonders Letzteres, das Rucken und Zucken einzelner Muskeln; typhöse Zustände mit großer Prostration und Muskelzuckungen. Wenn der Patient noch halbwegs bei Bewusstsein ist, spürt er dieses Muskelzucken auch selbst; jedenfalls ist es von außen deutlich zu erkennen. Es deutet auf die große Erschöpfung des Nervensystems hin. Herunterrutschen im Bett und Zucken einzelner Muskeln. »Allgemeine Entkräftung mit Zittern des ganzen Körpers ...«[RA(305)] Alle Muskeln zittern, beben oder zucken; beständiger Erethismus[HC3,25], ein Zustand großer Erregbarkeit und Reizbarkeit der Muskelfasern. Krampfartiges Rucken der Gliedmaßen[GS], sodass alle möglichen eckigen Bewegungen[GS] vollführt werden, besonders mit den Armen. Automatismen. Veitstanz.[KE4,509f.] Im Delirium Zupfen an der Bettdecke und Spielen mit den Händen[GS]; Flockenlesen[RA(416)]. Allmählich zunehmende Schwäche, sei es bei kontinuierlichen Fiebern im Anschluss an Deliriums- oder Erregungszustände, sei es in Fällen von Wahnsinn mit Erethismus der Nerven und des Geistes. »Ungemeines Sinken der Kräfte«[RA(302)], sodass der Patient im Bett immer weiter nach unten sackt und sogar der Unterkiefer herunterfällt. Das Gemisch aus ruckartigen Bewegungen, Zuckungen, Beben, Zittern, Schwäche und konvulsiver Muskeltätigkeit ist ein auffallendes Kennzeichen des Mittels. »Er fällt jähling zur Erde mit Geschrei und Convulsionen.«[RA(347)] Epileptische Anfälle von Kindern, vor allem nach plötzlichem Schreck.[AR1,2,53] »Krämpfe nach Mahlzeiten: Dem Kind wird nach dem Essen übel, es übergibt sich oder hat heftigste Magenbeschwerden; dann ein plötzlicher Aufschrei und nachfolgend Bewusstlosigkeit.«[CM] »Krampfhafte Beschwerden, besonders auch bei Schwangern, Wöchnerinnen, Hysterischen, Kindern, die an Würmern leiden, etc.«[SK493] »Konvulsionen während tiefen, festen Schlafs.«[GS] Heftige Krämpfe[AZ8,311] und suffokatorische Beschwerden[AZ35,298] während der Wehen. »Beim Gehen ... werden die Fußzehen krampfhaft gekrümmt, wie von Klamm.«[RA87]

In der Pathogenese von Hyoscyamus machen die psychischen Symptome den bei weitem größten Teil aus. Neigung zu Delirien von überwiegend passiver Natur, mit viel Irrereden[RA(417)], Murmeln und Schwatzen[RA(413)], Einbildungen, Sinnestäuschungen und Halluzinationen. Sobald der Kranke erwacht, fängt er an zu delirieren und unaufhörlich vor sich hin zu plappern, bis er wieder soporös wird. Diese beiden Zustände, Sopor und Delir, wechseln einander bei vielen Krankheiten ab. Schwatzen im Schlaf[RA(342)], meist in Form von ungereimtem Vor-sich-hin-Murmeln[RA(412)]. Erwachen aus dem Schlaf mit Geschrei.[RA(338)] In den deliranten Wachphasen besteht zumeist ein Gemisch aus Illusionen und Halluzinationen. Mal neigt der Patient mehr zu halluzinatorischen Sinnestäuschungen, und in der nächsten Minute unterliegt er illusionären Verkennungen seiner Umgebung. Dies bedeutet, dass der Patient phasenweise etwas als real wahrnimmt, was gar nicht vorhanden ist – dann haben wir es mit einer Halluzination oder einem Wahn zu tun –, und in einer anderen Phase wirkliche Gegebenheiten nur verfälscht wahrnimmt – dann handelt es sich um Illusionen. In seinen Halluzinationen sieht er alle nur erdenklichen Dinge, manchmal unbeschreibliche Dinge. In Bezug auf andere Leute oder auch sich selbst bildet er sich alles

Mögliche ein, und er entwickelt ein großes Misstrauen[SK495]. Misstrauen treffen wir bei akuten Krankheiten ebenso regelmäßig an, wie es den Wahnvorstellungen bei Geisteskrankheiten seinen Stempel aufdrückt. So kann der Hyoscyamus-Patient etwa argwöhnen, dass seine Frau dabei sei, ihn zu vergiften[RA(473)], oder dass sie ihm untreu sei. Misstrauen gegenüber jedermann. »Weigert sich, die Arznei einzunehmen, weil sie vergiftet sei.« »Bildet sich ein, er werde verfolgt und alle hätten sich gegen ihn verschworen; selbst seine Freunde fallen von ihm ab.« Führt Gespräche mit imaginären Personen.[GS] Es scheint, als spreche er mit sich selbst, doch in Wirklichkeit wähnt er, es säße jemand neben ihm. Manchmal unterhält er sich auch mit längst Verstorbenen und schwelgt mit ihnen in Erinnerungen. Ruft seine tote Schwester[GS] oder Ehefrau herbei und beginnt ein Gespräch mit ihr, so als wäre sie wirklich anwesend.

Der Hyoscyamus-Patient zeigt in diesem eigentümlichen Geisteszustand noch andere merkwürdige Verhaltensweisen. So kann er etwa, wenn er im Bett liegt, ständig die bunte Tapete an der Wand anstarren und tagelang mit dem Versuch beschäftigt sein, die Muster in irgendwelche Reihen anzuordnen. Abends lässt er sich zu diesem Zweck extra eine Lampe geben, und wenn er endlich einschläft, träumt er von den Mustern und Figuren; am nächsten Morgen fährt er gleich nach dem Erwachen mit dem Ordnen fort. Oder er hält die Figuren für Würmer, Ungeziefer, Ratten, Mäuse oder Katzen und führt sie herum, wie Kinder es mit ihren Spielzeugautos tun. Der Geist ist ununterbrochen mit derlei Phantasien beschäftigt. Diese Phantasien sind bei den einzelnen Kranken immer wieder anders, doch die dahinterstehende Idee ist stets die gleiche. Wahrscheinlich werden Sie die beschriebenen Verhaltensweisen niemals genau in dieser Form zu Gesicht bekommen, aber Sie werden Ähnliches sehen – seltsame und lächerliche Dinge –, woran sich der Geist ergötzt. Ein Patient sah z.B. eine Reihe von Wanzen, die, mit einem Faden zusammengebunden, die Wand hochmarschierten, und nun ärgerte er sich, dass er die letzte nicht dazu bringen konnte, Schritt zu halten. Hyoscyamus tat ihm sehr gut. Sie werden die hier von mir geschilderten Dinge nicht in den *Guiding Symptoms* finden, aber sie sind den dort niedergelegten Symptomen analog. Die Zustände, in denen sich der Hyoscyamus-Patient befindet, wechseln ständig zwischen Wut und Ruhe ab.[RA(451)] In der einen Minute ist er wie rasend und toll in seinem Delir, in seiner Erregung, in der nächsten verlegt er sich mehr aufs Zanken und Schimpfen[RA(455)], nur um bald darauf in einen soporähnlichen Zustand zu verfallen. Wenn er an Typhus erkrankt ist und dieser bereits fortgeschritten ist, versinkt er schließlich in tiefen Sopor. In einem frühen Stadium der Krankheit kann er aus diesem noch geweckt werden; er kann Fragen korrekt beantworten und scheint zu verstehen, was man zu ihm sagt. Doch sobald er die letzte Frage beantwortet hat, fängt er an zu schnarchen und scheint fest zu schlafen. Sie rütteln ihn abermals wach und stellen ihm eine neue Frage; wieder gibt er die richtige Antwort, und wieder schläft er gleich darauf ein. Das zum Typhus gehörende Delir verstärkt sich allmählich immer mehr, wird immer passiver, mit mehr und mehr Murmeln dabei, bis der Patient am Ende völlig bewusstlos wird und nicht mehr geweckt werden kann. In diesem Zustand verbleibt er manchmal tage- und wochenlang und magert immer mehr ab – bis er Hyoscyamus erhält. In seinem Delirium liegt der Hyoscyamus-Patient typischerweise da und zupft an den Bettdecken und murmelt vor sich hin. Selbst wenn er soporös ist und offenbar nichts mehr von dem mitbekommt, was um ihn herum vor sich geht, macht er noch passive Bewegungen, murmelt, spricht mit sich selbst, und gelegentlich entfährt ihm auch einmal ein schriller Schrei. Zupft an seinen Fingern, als säße etwas an ihnen fest; auf die gleiche Weise zupft er an den Bettdecken, an seinem Nachthemd, an allem, was er zwischen die Finger bekommt. Oder er greift in die Luft, als würde er nach Fliegen haschen. Dieses passive Delirium hält an, bis er in tiefen Sopor versinkt und wie ein Toter daliegt. In psychotischen Zuständen nimmt das Verhalten des Patienten bisweilen auch wilde oder gewalttätige Züge an[RA(458ff.)], aber das passiert nicht oft. Auch die Psychosen sind eher passiver Natur, mit fortgesetztem Schwatzen und Plappern, wobei er ruhig in einer Ecke sitzt, ruhig im Bett daliegt oder auch ständig auf und ab geht. »Nimmt sich vor, die alltäglichen Dinge zu erledigen, seinen normalen Pflichten nachzukommen.« D.h., die Hausfrau im Hyoscyamus-Wahnsinn möchte aufstehen und die Dinge tun, die sie im Haushalt zu tun gewohnt ist; der Böttcher möchte weiter Fässer machen und all das, was damit zusammenhängt. Geht seiner gewohnten Beschäftigung auch im Geiste nach, indem er ständig darüber redet; macht in seinem Wahn mit seiner täglichen Routine fleißig weiter, daher spricht man auch von einem geschäftigen Wahnsinn. Auch das Delirium kann die Form eines geschäftigen Delirs[EN23] annehmen.

Um Ihnen eine Vorstellung davon zu vermitteln, wie die Geistesstörungen von Hyoscyamus, als Ganzes gesehen, einzustufen sind, sollten wir es mit *Stramonium* und *Belladonna* vergleichen. Sie haben in der Vorlesung über *Belladonna* gehört, dass *Belladonna* ein sehr ›heftiges‹ Mittel ist, mit intensivster Fieberhitze und außergewöhnlichen Erregungszuständen. Die Delirien und Psychosen von *Stramonium* zeichnen sich vor allem durch extreme Heftigkeit und Gewalttätigkeit aus. Diese drei Arzneien sind einander so ähnlich, dass wir sie, um sie besser differenzieren zu können, hinsichtlich einiger Aspekte näher durchleuchten müssen. Was die Fieberhöhe betrifft, so hat Hyoscyamus in seinen deliriösen und psychotischen Zuständen nur selten hohes Fieber; meist ist das Fieber gering, bisweilen fehlt es auch ganz. *Belladonna* hingegen ist in diesen Fällen sehr heiß. *Stramonium* hat bei all seiner Aktivität und Gewalttätigkeit, die bis zum Mord gehen kann, in der Regel nur mäßiges Fieber. So ergibt sich in Bezug auf die Intensität der Fieberhitze bei den drei Arzneien folgende Rangordnung: *Belladonna, Stramonium,* Hyoscyamus. Die Reihenfolge ändert sich, wenn man die Heftigkeit des Delirs, die Gewalttätigkeit des maniakalischen Verhaltens in Betracht zieht; hier wäre die Rangordnung: *Stramonium, Belladonna,* Hyoscyamus. Auch hier landet Hyoscyamus auf dem dritten Platz; es ist eher eine passive Arznei, während die anderen beiden aktiv sind. Hyoscyamus hat einen passiven Wahnsinn. Der Patient neigt nicht sonderlich zu Gewalttätigkeit, und wenn, dann am ehesten gegen sich selbst; d.h., er hat manchmal durchaus mörderische Impulse[RA(463)], aber sie gehen eher in Richtung Suizid[RA(476)]. Gewöhnlich sitzt der Patient nur schweigsam da, oder er plappert andauernd vor sich hin. »Voller Einbildungen und Halluzinationen, im Schlaf wie im Wachzustand.« »Religiöse Anwandlungen« frommer Frauen; sie sind plötzlich davon überzeugt, sie hätten durch ihre Sünden ihr Seelenheil verspielt. In ihrer Vorstellung haben sie irgendetwas Schlimmes getan. »Meint, gemordet oder sonst etwas Schreckliches getan zu haben; die Versprechungen, die sie in der Bibel liest, hätten für sie keine Gültigkeit mehr.«

Glaubt, er befinde sich an einem falschen Ort[GS], er sei nicht zu Hause. »Sieht Personen, die nicht da sind und auch nicht da gewesen sind.«[GS] Furcht, allein gelassen zu werden.[GS] Fürchtet, vergiftet[RA(473)], gebissen[RA(474)] oder verkauft[SK495] zu werden. Diese Befürchtungen resultieren oft aus dem bereits erwähnten Misstrauen. Der Patient argwöhnt oder befürchtet, dass diese Dinge geschehen werden, ja er ist überzeugt, dass es so kommen wird, und deshalb ist er selbst gegenüber seinen Freunden misstrauisch.

Ein anderes Merkmal, das sich durch das Mittel zieht und sich vor allem bei den Zuständen des Wahnsinns und des Fieberdelirs bemerkbar macht, ist die große Wasserscheu[RA(131)], die Furcht vor Wasser und vor fließendem Wasser. »Angst beim Hören von fließendem Wasser.« Bekanntlich ist die Tollwut [engl.: hydrophobia] durch diese extreme Wasserscheu charakterisiert. Es gibt außer Hyoscyamus noch einige andere Arzneien mit dieser Furcht, die wichtigsten sind *Belladonna, Cantharis, Stramonium* und natürlich die Nosode *Lyssinum (Hydrophobinum). Stramonium* hat neben Wasserscheu auch noch Furcht vor glänzenden Gegenständen, vor Feuer und Spiegeln, vor allem, was wie Wasser aussieht oder in irgendeiner Weise daran erinnert, wie z.B. das Geräusch von etwas Fließendem. *Lyssinum* hat »unwillkürlichen Harn- oder Stuhlabgang beim

Hören von fließendem Wasser« geheilt. Es hat chronische Diarrhö geheilt, wenn dieses Symptom vorhanden war.

Der Hyoscyamus-Patient »gibt kurze, schroffe Antworten auf imaginäre Fragen«[GS]. Er bildet sich ein, dass ihn jemand etwas fragt, und antwortet darauf. So kann es passieren, dass Sie am Bett eines Typhuspatienten sitzen, der ständig auf Fragen antwortet, die Sie gar nicht gestellt haben. Er wähnt Personen im Zimmer, die ihm irgendwelche Fragen stellen. Sie hören von ihm nichts anderes als solche Antworten – er ist im Delirium oder wahnsinnig. »Er murmelt ungereimte Dinge vor sich hin.«[RA(412)] »Schreit plötzlich laut auf.«[GS]

Es gibt noch eine weitere Erscheinungsform des Hyoscyamus-Deliriums, die aber zwei verschiedene Ursachen hat. Gemeint ist das Bedürfnis, nackt zu sein[RA(445 f.)], sich zu entblößen. Dies muss näher untersucht werden, denn Sie werden wahrscheinlich nicht sofort wissen, was ich meine. Der Patient hat am ganzen Körper so empfindliche Hautnerven, dass er die Berührung der Haut durch die Kleidung nicht ertragen kann und sie deshalb auszieht. Dies geschieht im Wahnsinn wie auch manchmal im Delir, und der Kranke denkt sich nichts dabei, wenn er sich entkleidet. Er scheint ganz ohne Schamgefühl zu sein[UE], aber er hat keinerlei schamlose Hintergedanken und kommt gar nicht auf die Idee, dass sein Verhalten ungewöhnlich sein könnte. Er zieht sich aus, weil seine Haut so überempfindlich ist.

Die andere Ursache für das Bedürfnis, sich zu entblößen[GY9], ist große Geilheit[UE] und Anzüglichkeit; diese kann mitunter so derbe Formen annehmen, dass nur der alte, erfahrene Doktor davon nicht schockiert ist, wobei ihm natürlich die schreckliche Wirkung auf die anderen Anwesenden bewusst ist. Zumeist zeigt sich die Lüsternheit darin, dass der Patient gegenüber jedem, der das Zimmer betritt, sogleich seine Genitalien zur Schau stellt.

»Aufgeregtes geschlechtliches Verlangen.«[GY8] Nymphomanie.[GY] »Obszönität; benutzt oft Ausdrücke aus dem Sexual- und Fäkalbereich.« Dies und Ähnliches mehr tritt in dem psychotischen und deliranten Zustand unverhüllt zu Tage – und doch ist all dies nur Krankheit. Die nobelsten und liebenswertesten Menschen können unter den entsprechenden Umständen zu derartigen Entgleisungen neigen, und von allen Menschen muss man am ehesten von einem Arzt erwarten, dass er diesen Kranken vorurteilsfrei und unbefangen begegnet – oder er hat seinen Beruf verfehlt.

»Er übt Gewaltthätigkeit aus und schlägt auf die Leute.«[RA(458)] Kratzt und beißt jeden, der ihm etwas wegnehmen will.[AR15,2,81] »Fortwährendes Singen und undeutliches, hastiges Sprechen ...«[HB847] Erotische Halluzinationen, verbunden mit Eifersucht.[HY23,254] Wollüstige Manie. »Er singt Liebeslieder und Gassenhauer.«[RA(427)] »Er liegt nackt im Bette und schwatzt.«[RA(446)] »Unsinnig streift er weit umher, nackt, in einen Pelz gehüllt, in der Sommerhitze.«[RA(447)] Als Folge unglücklicher oder enttäuschter Liebe mit Eifersucht[UE] entstehen Beschwerden, die jeden der hier beschriebenen Geistes- und Gemütszustände beinhalten können.[GS] Eine junge Frau, die einem Mann Vertrauen geschenkt hat, der es nicht verdient, kann darüber verrückt werden und jedes dieser Symptome entwickeln.

Hyoscyamus-Patienten, die kontinuierliche Fieber, Konvulsionen oder psychotische Zustände überstanden haben, neigen zu Lähmungserscheinungen an den Augenmuskeln. »Die Augen waren, wenn der Verstand wiederkehrte, trübe und ohne Feuer ...«[RA(46)] »Verminderung des Gesichts.«[RA(45)] Weitsichtigkeit.[RA(52)] »Ziehendes Spannen in manchen Augenmuskeln, während andere gelähmt sind.« Bei Strabismus[RA(66);UE] ist Hyoscyamus eine der am häufigsten indizierten Arzneien. Grundsätzlich sollten Strabismusfälle, die in der Folge von Hirnaffektionen entstanden sind, arzneilich therapiert werden. Auch bei anderen Hyoscyamus-Fiebern wird das Gehirn stark in Mitleidenschaft gezogen, sodass nicht selten Augenmuskelschwäche, Kongestion der Retina und die verschiedensten Augen- und Visusstörungen zurückbleiben. Doppeltsehen.[AZ9,14] »Gesichtsverfinsterung.«[RA(47)] Nachtblindheit.[UE] »Verdrehte Augen.«[RA(65)] Nach Schreck so starker Strabismus, »dass die Hälfte der Pupille hinter der Nase verschwand und der rechte innere Augenmuskel, durch einen tonischen Krampf verkürzt, zuweilen von klonischen Bewegungen ergriffen wurde.«[AZ58,79]* »Pupillen dilatiert, lichtstarr.«[EN318] Die Pupillen können auch verengt sein[RA(41)], aber bei den adynamischen, mit Bewusstseinsverlust einhergehenden Typhuserkrankungen sind sie eher erweitert. Wenn der Patient dann von solch schleichenden Fiebern genesen ist, setzen bisweilen Zittern und Zucken der Augenlider ein oder Zucken von Augenmuskeln, sodass der Augapfel sehr unruhig ist. Durch kleine, kurze Krämpfe der verschiedenen Bulbusmuskeln ist der Augapfel ständig in Bewegung. All diese Symptome können nicht nur im Anschluss an das Fieber, sondern auch währenddessen in Erscheinung treten. Ein Kind verfällt in Krämpfe, oder es hat Phasen, in denen vermehrt Krampfanfälle auftreten – 15 bis 50 Anfälle im Verlauf von einer Woche oder zehn Tagen –, die möglicherweise mit *Belladonna, Cuprum* oder einem anderen Mittel kupiert worden sind, und anschließend kommt es dann zu diesen Augenleiden, zu Strabismus und sonstigen Sehstörungen: hier muss in erster Linie an Hyoscyamus gedacht werden. »Gegenstände fangen beim Betrachten scheinbar an zu hüpfen.« Buchstaben scheinen sich beim Lesen zu bewegen, wie durcheinanderlaufende Ameisen.[RA(59)] Krampfartige Beschwerden, periodisch wiederkehrende und paroxysmale Beschwerden nervösen Charakters sind typisch für den Patienten und manifestieren sich vornehmlich in seinem Husten, in seinen Magenleiden und in seinen abdominalen Erkrankungen.

Im Mundbereich hat Hyoscyamus viele Symptome hervorgebracht. Große Trockenheit des Mundes und Schlundes[ZG410] und ebenso der Nase[RA(21)] – wo immer sich Schleimhäute befinden. »Brennen und Trockenheit der Zunge und der Lippen, die wie angesengtes Leder aussehen.«[RA(100)] Wegen dieser Trockenheit empfindet der Patient seine Zunge wie ein Stück Schuhsohlenleder; »sie klappert in meinem Mund«, wie er sagt. Schleimhäute trocken, rot, rissig und blutend in schweren Typhusfällen. Ende der zweiten, Anfang der dritten Typhuswoche sind die Zähne von schwarzem Blut belegt, die Lippen sind aufgesprungen und bluten. »Zunge rissig und blutend; Patient halb bewusstlos, kann nur durch viel Schütteln und mehrmaliges Zurufen geweckt werden«; die Zunge ist schwer beweglich und zittert beim Herausstrecken[AZ11,156]. »Zähne mit braunem, schmierigem Schleim bedeckt«[AZ11,155] – bei diesen schleichenden, adynamischen Fiebern. »Zucken der Gesichtsmuskeln[EN437] beim Versuch, die Zunge herauszustrecken.« Die Zunge zittert wie bei *Lachesis*, bleibt wegen ihrer großen Trockenheit an den Zähnen hängen; der Unterkiefer hängt schlaff herunter; der Mund ist weit geöffnet[GS]. Übler Mundgeruch.[RA(234)] Die Kiefer können während des Fiebers manchmal auch fest verschlossen sein[RA(96)] (Trismus[AR19,3,183]), sodass sie kaum zu bewegen sind. »Er beißt die Zähne ganz fest zusammen.«[UE] Klopfende[UE], reißende[RA28] oder zuckende[RA(112)] Zahnschmerzen. Während dieser typhösen Fieber knirschen die Patienten im Schlaf stark mit den Zähnen[AZ15,287], ebenso Kinder – bei und zwischen Krampfanfällen, bei kongestiven und bei komatösen Zuständen. Hier einige Symptome aus den *Guiding Symptoms:* »Zunge: rot[UE]; braun, trocken, rissig[AZ11,164]; hart; wie verbranntes Leder aussehend[SK498] ...«[GS] »Zunge schwer beweglich, gehorcht nicht dem Willen.«[GS] Zunge steif; »kann sie nur langsam und mühsam herausstrecken[EN472] und bekommt sie kaum wieder hinein«[GS]. Beißt sich beim Sprechen leicht in die Zunge.[GS] Lähmung der Zunge.[SK498] Völliger Sprachverlust[RA(102 ff.)] als Folge von Schreck [Tod des Bräutigams]: »Bewegung der Zunge merklich gehemmt, in derselben Gefühl von Taubheit und Lähmung.«[AZ37,95] »Unvermögen zu sprechen und Ausstoßen unartikulirter Töne.«[UE] »Unvermögen, deutlich zu sprechen.«[SK498] »Verworrene Sprache.«[AZ15,287] Das Sprechen ist stark beeinträchtigt[GS], schwierig[EN516]. Alle Muskeln, die am Schluckakt beteiligt sind, die der Zunge, des Schlundes und der Speiseröhre, werden steif und gelähmt, sodass das Schlingen erschwert[AR19,3,183] bis unmöglich[RA(129 f.)] wird. »Speisen werden, sobald sie in den Hals gelangt sind, in die Nase hochgedrückt.« Flüssigkeiten kommen aus der Nase wieder heraus oder geraten in den Kehlkopf. »Der Anblick von Wasser oder

* Heilung dieses seit 8 Jahren bestehenden Schielens bei einem 12-jährigen Mädchen nach ca. 4-wöchiger Gabe von Hyoscyamus 3. In den *Guiding Symptoms* ist nur von »spasmodic action of internal rectus« die Rede. Ich nehme an, dass der hier kurz geschilderte Fall die Grundlage für das Symptom darstellt.

das Geräusch von fließendem Wasser oder der Versuch, Wasser zu schlucken, verursacht ein krampfhaftes Zusammenschnüren des Halses[RA(127)] und der Speiseröhre.«

Der nächste, sehr wichtige Aspekt dieses Arzneimittels sind seine Magen- und Abdominalsymptome. »Oefteres Erbrechen.«[RA(156)] »Wasserscheue.«[RA(131)] »Unauslöschlicher Durst.«[RA(133)] Zu einer Abscheu vor Wasser [Getränken[RA(134)]], die gewissermaßen vom Magen herrührt, gesellt sich eine Furcht vor Wasser, die psychischen Ursprungs ist. Der Magen ist aufgetrieben. Heftige Magenschmerzen.[RA(174)] Mit der Trockenheit des Mundes geht offenbar auch eine Trockenheit des Magens einher. Brennen im Magen[RA(177)]; Entzündung des Magens[RA(178)]. Bluterbrechen.[SK498] Stiche in der Leber-[RA43] und Nabelgegend[RA44]. Ungeheure Blähungskoliken.[RA45] Nicht nur der Magen, auch der ganze Unterleib ist von Blähungen aufgetrieben[RA(189)]. »Er schreit über Bauchschmerzen, die ihm den Leib zersprengen wollen, und stemmt die Fäuste in die Seiten.«[RA(186)] Abdomen tympanitisch aufgebläht, wie eine Trommel gespannt. »Die Bauchdecken sind schmerzhaft empfindlich[SK499], wie wund; darf den Bauch kaum berühren[RA(189)]; der Patient kann deswegen im Bett nur unter Schwierigkeiten und mit der größten Vorsicht langsam bewegt oder gedreht werden.« »Schneiden, tief im Unterleibe.«[RA47] »Enteritis oder Peritonitis mit Typhussymptomen.«[GS] Sämtliche Baucheingeweide können sich bei den typhösen Zuständen entzünden, verbunden mit starkem Meteorismus. Typhöse Roseolen auf dem Bauch.[GS]

Kommen wir als Nächstes zum Durchfall, der jenem sehr ähnelt, den wir bei schleichenden, kontinuierlichen Fiebern sehen. »Darmblutung; Ulzeration der Peyer-Plaques« – und dazu gelbe, maisbreiartige Stühle. Hyoscyamus hat jene breiige Stuhlkonsistenz[RA(198 f.)], die auch für den Bauchtyphus kennzeichnend ist. Ferner hat es wässrige Durchfälle[RA(205)], die entsetzlich stinken und mit Blutbeimengungen versehen sind. Die meiste Zeit sind die Darmentleerungen schmerzlos. »Ganz schmerzloser Durchfall.«[SK499] »Schleimiger, schwächender Durchlauf.«[RA(204)] Manchmal sind die Stühle geruchlos[GS], gewöhnlich aber äußerst übelriechend. Ein besonderes Charakteristikum der Hyoscyamus-Stühle ist, dass sie mitunter unbemerkt[RA51] und unwillkürlich erfolgen. Sowohl Stuhl als auch Harn können unwillkürlich abgehen[UE], manchmal sogar unwissentlich. Hysterische Mädchen und Frauen, die zu Durchfallattacken[GS] und blutigen Stühlen neigen, bedürfen nicht selten dieses Mittels. »Darmatonie infolge von oder in Verbindung mit Reizzustand* des Uterus.«[GS] »Durchfall: während der Schwangerschaft; im Wochenbett[UE]; Tag und Nacht[RA(201)]; bei Typhus.«[GS] »Lähmung des Afterschliessmuskels, sodass täglich mehrmals die harten Excremente unwillkürlich aus dem After herabfielen.«[KE1,1010] Lähmung der Blase[RA56] nach der Geburt[GS], sodass der Harn ohne Drang in der Blase zurückgehalten wird. Das Routinemittel bei postpartaler Harnverhaltung ist *Causticum*. *Causticum* ist, wie *Rhus toxicodendron*, ein großes Mittel gegen die Folgen der Überbeanspruchung und Überdehnung von Muskeln; und die heftigen Anstrengungen, die eine Frau bei der Austreibung des Kindes leisten muss, hinterlassen in vielen Fällen die Beckenmuskulatur in einem außerordentlich erschöpften und erschlafften, z. T. sogar paralysierten Zustand.

Der erhöhte Geschlechtstrieb[RA62] ist bei Hyoscyamus mehr ein allgemeines Merkmal als ein Lokalsymptom und wurde deshalb bereits eingangs erwähnt. Heftiges sexuelles Verlangen bei Mädchen, die dergleichen nie zuvor verspürt haben. Die Wollust tritt nur in der Zeit der Hirnaffektion in Erscheinung.

»Wehenartige Schmerzen[RA60] infolge Erkältung.« Eine Erkältung erfasst die Gebärmutter und hat schmerzhafte Menses zur Folge. Die Hyoscyamus-Patientin neigt zu schmerzhaften Muskelkrämpfen, nicht nur im Uterus, sondern auch an den Fingern und Zehen[RA87] und anderenorts; zeitweilige Lähmung einzelner Muskeln, etc. »Unterdrückte Monatzeit.«[RA59] Viele Beschwerden im Zusammenhang mit Menstruation, Schwangerschaft und Geburt sind von hysterischem Charakter, beispielsweise Zuckungen, Hustenattacken, Obstipation, Diarrhö u. v. a. m. »Krämpfe im Wochenbett[ST1,515], denen heftige Zuckungen vorausgehen.« »Mutterblut-

* Kent schreibt (irrtümlich?) »*relaxation* of uterus«.

fluss nach der Entbindung, hellrothes Blut fliesst fortwährend ab, nach Frühgeburt oder zu anderen Zeiten, wenn Krämpfe des ganzen Körpers sich einstellen, unterbrochen durch Zucken und Zusammenfahren einzelner Glieder.«[GY22] »Wenn gar kein Harndrang sich einstellt nach der Entbindung.«[GY23]

Wir kommen zu den Atemwegen ... »Zusammenschnürung der Kehle.«[RA(128)] »Viel Schleim in der Luftröhre und im Kehlkopfe, der die Sprache und Stimme unrein macht.«[RA(236)] Erschwertes Sprechen. »Heiserkeit, mit trockenem und entzündetem Hals. (Hysterie.)«[GS] »Hysterische Aphonie.«[GS] Hyoscyamus und *Veratrum album* sind Arzneien, die solches heilen können, indem sie nervöse, hysterische Frauen wieder zur Vernunft bringen.

»Brustkrämpfe mit Athemmangel, zum Vorbeugen nöthigend.«[UE] »Athemvergehen wie von heftigem Laufen.«[KH] »Langsamer, röchelnder Athem.«[UE] Hysterischer Husten: Empfindliche, hysterische Mädchen oder Frauen mit Spinalirritation neigen zu Hustenanfällen, die periodisch wiederkehren und außerdem durch Gemütserregung ausgelöst werden können. Wenn diese Patientinnen sich abends oder auch tagsüber niederlegen, entsteht ein krampfhafter Husten, der mit Zusammenschnüren im Kehlkopf, Erstickungsgefühl, Würgen[AZ28,56] und Erbrechen einhergeht. »Trockner Krampfhusten ... mit Gesichtsröthe.«[SK500] Es ist ein erstickender Reizhusten, der den ganzen Körper erschüttert, und er tritt besonders bei spinalen Affektionen auf. »Kitzel im Hals (bzw. Kehlkopf) erregt fortwährenden Husten ...«[GS] »Trockenes Hüsteln[RA64] oder trockener Krampfhusten[UE]; < im Liegen, > im Sitzen[RA68]; < in der Nacht[RA(251)], ferner nach Essen, durch Trinken[KH], Reden oder Singen.«[GS] »Trockner, krampfhafter, anhaltender Husten.«[RA(250)] Besonders charakteristisch für das Mittel ist ein trockener, angreifender, quälender Husten, der sich im Liegen verschlimmert. Er befällt vorzugsweise junge Frauen und Mädchen mit empfindlichen Stellen entlang der Wirbelsäule, die vor allem beim Anlehnen an einen Stuhl Schmerzen bereiten. Auslöser für die Hustenanfälle kann eine geringfügige Erkältung im Kehlkopf sein, manchmal entstehen sie auch bloß aus purer Nervosität. Wenn eine Rückgratverkrümmung vorliegt, kann der Husten gelegentlich auch durch eine Rückenmarksreizung veranlasst sein, sodass man von einem ›spinalen Husten‹ sprechen kann. Krampfhafte Kehlkopfaffektion beim Schlafengehen und nachfolgend erstickender Husten.[AZ28,56] Verschlimmerung des Hustens nachts im Schlaf, besonders gleich nach Mitternacht[KH]; wacht jedes Mal darüber auf[RA67]. Husten < an der kalten Luft, durch Essen und besonders durch Trinken.[KH] Husten nach Masern.[KH] »Heftiger, krampfhafter Husten, in häufigen, kurz aufeinanderfolgenden Hustenstößen[KH], von Kitzel im Hals erregt ...«[TM77] Der Husten ist äußerst kräftezehrend. Ein Anfall dauert manchmal so lange, bis der Patient schweißgebadet und völlig erschöpft ist; dabei beugt er sich weit nach vorn, um etwas Erleichterung zu finden. »Krämpfe der Thoraxmuskeln.«[GS]

Muskelkontraktur auf einer Seite des Halses[GS], sodass dieser schief gedreht ist[RA(95)]. »Spinalmeningitis, mit Krämpfen und Muskelzuckungen; nach Verletzung.«[GS] Lähmungsartige Schwäche der Gliedmaßen. Konvulsivische Bewegungen.[RA(350)] Öfteres Zucken[RA(354)], besonders der Hände und Füße[AZ15,287].

Viele Beschwerden entwickeln sich während des Schlafs. Der Schlaf macht diesem nervösen Hyoscyamus-Patienten viel zu schaffen. Bedingt durch Angst oder Übermunterkeit[UE] überwiegen die Phasen ausgeprägter Schlaflosigkeit[RA(327 ff.)], im Wechsel mit solchen der Schläfrigkeit[RA(312)] sowie tiefen und langen Schlafs[RA(317)]. In welcher dieser Phasen er sich auch gerade befindet, wachend oder schlafend, er wird wahrscheinlich vor sich hin murmeln.[GS] »Lang anhaltende Schlaflosigkeit.«[RA(331)] »Geile Träume ...«[RA(343)] »Auf dem Rücken liegend, richtet er sich plötzlich auf und legt sich wieder hin.«[GS] Das bedeutet, der Patient erwacht aus dem Schlaf und sieht sich um, ganz unter dem Eindruck der schrecklichen Dinge, die er gerade geträumt hat. Seine Träume scheinen ihm Realität zu sein. Er sieht sich überall um und erkennt nichts von dem wieder, was er geträumt hat. Dann legt er sich wieder hin und schläft weiter. So geht es die ganze Nacht hindurch. »Aufschrecken aus dem Schlafe.«[RA(341)] Fährt im Schlaf zusammen und schreit auf[RA(338)]. »Schlaf von Zähneknirschen unterbrochen.«[RA(339)] Lächelt im Schlaf.[RA89] Bei dem Maß an Hirnaffektion, das Hyoscyamus charakterisiert, sind all diese Schlafstörungen – die schreckhaften Träume[RA(336)], das Auffahren, das Zucken[RA91] und Zittern im Schlaf – verständlich und passen gut ins Bild.

Die Fieber von Hyoscyamus sind von schleichendem, adynamischem Charakter, namentlich die typhösen und andere kontinuierende Fieber.

Hypericum *

Hypericum perforatum; Johanniskraut

Wer die pathogenetischen Wirkungen von Hypericum untersucht, stößt dabei unweigerlich auf Symptome, die an Verletzungen sensibler Nervenfasern denken lassen, und so ist es nicht verwunderlich, dass diese Arznei hauptsächlich bei den Folgen derartiger Verletzungen eingesetzt worden ist. In der homöopathischen Praxis wird in großem Umfang auf Verletzungsmittel wie *Arnica, Rhus toxicodendron, Ledum, Staphisagria, Calcarea carbonica* und Hypericum zurückgegriffen. Diese Mittel werden fast routinemäßig verwendet, wenn ein Arzt die Folgen von chirurgischen Eingriffen oder von Verletzungen zu behandeln hat. Für das Wundheits- und Zerschlagenheitsgefühl im Gefolge von Prellungen und Quetschungen wie auch für die blauen und grünen Flecken der Blutergüsse ist *Arnica* das Mittel der Wahl. Es ist besonders im akuten Verletzungsstadium angezeigt, bis die Kontusionssymptome und das Wundheitsgefühl aus dem verletzten Körperteil oder dem Körper verschwunden sind. Wenn aber zugleich Muskeln und Sehnen gezerrt worden sind, reicht *Arnica* nicht aus. Für eine aus Überdehnung resultierende Muskel- und Sehnenschwäche ist, wie auch die Pathogenese zeigt, *Rhus toxicodendron* zuständig. *Rhus toxicodendron* passt darüber hinaus bei mit großer Zerschlagenheit einhergehenden rheumatischen Beschwerden, wenn diese bei jedem Sturm exazerbieren und durch fortgesetzte Bewegung gelindert werden. Sollte selbst nach Anwendung von *Rhus toxicodendron* noch ein Rest an Schwäche bestehen bleiben, heißt das Heilmittel *Calcarea carbonica*.

Diese drei Arzneien folgen häufig aufeinander und stellen gewissermaßen eine Trias dar. Es ist wichtig, Hypericum von diesen Arzneien klar abzugrenzen. Bei Prellungen und Überanstrengung von Muskeln und Sehnen ist Hypericum nur ein ›kleineres‹ Mittel; sein Beschwerdebild ist ein völlig anderes. Es ist in vieler Hinsicht mit *Ledum* verwandt und muss differenzialdiagnostisch besonders mit diesem verglichen werden. *Ledum* hat viel von dem Wundheits- und Zerschlagenheitsgefühl, das *Arnica* auszeichnet, und wird daher oft an dessen Stelle treten. Doch kommen *Ledum* und Hypericum gemeinsam in Betracht, wenn im Bereich einer Nervenverletzung eine Entzündung entstanden ist. Statt der Muskeln, Knochen und Blutgefäße, wie bei *Arnica, Rhus* und *Calcarea*, sind das Hauptwirkungsfeld dieser beiden Arzneien die Nerven. Nehmen wir an, Fingerspitzen oder Zehen wurden gequetscht oder aufgerissen, ein Nagel wurde abgerissen oder ein Nerv über einem Knochen durch Hammerschlag gequetscht: Wenn sich jetzt der betroffene Nerv noch entzündet und der Schmerz die Nervenbahn entlang nach oben ausstrahlt, entsteht eine gefährliche Situation. Vom verletzten Körperteil schießt der Schmerz in Richtung Körper, oder er breitet sich – kommend und gehend, stechend und lanzinierend – allmählich zum Zentrum hin aus. In einer solchen Situation ist vor allen anderen Arzneien an Hypericum zu denken; es gibt kaum ein Mittel, das hier sonst noch in Frage käme. Es braucht wohl kaum betont zu werden, dass Wundstarrkrampf droht.

Oder nehmen wir folgenden Fall: Ein bösartiger Hund beißt jemanden in Daumen, Hand oder Handgelenk, jagt seine Zähne durch den Radialisnerv oder einige seiner Verzweigungen und verursacht eine Rißwunde. Vielleicht werden Sie in der ersten Zeit danach keine Symptome finden, die auf Hypericum hinweisen,

* Dieses Arzneimittelbild ist eine Kombination aus zwei Vorlesungen, die erstmals im 4. und 6. Band des *Journal of Homoeopathics* veröffentlicht wurden. Das Grundgerüst für die spätere Buchfassung bildete eine gekürzte Version der Vorlesung des 4. Bandes, ergänzt durch längere Passagen aus der Vorlesung des 6. Bandes. Für die Übersetzung habe ich die von Kent vorgenommenen Streichungen aus der ersten Vorlesung (Bd. 4) wieder rückgängig gemacht, weil sie interessante Informationen enthielten und zudem der logische Zusammenhang durch die Auslassungen z.T. gelitten hatte. Die Einfügungen aus dem 6. Band habe ich beibehalten. Eine vollständige Übersetzung dieser zweiten Vorlesung ist für einen Ergänzungsband vorgesehen.

doch werden sich diese allmählich entwickeln, und Sie werden sie dann zu behandeln haben. Amputieren Sie den Arm nicht, sondern heilen Sie ihn! All diese Verletzungen heilen wir mit Arzneien – Stichwunden, Schnittwunden, Risswunden, schmerzhafte Wunden, Kontusionen.

Eine Wunde klafft, schwillt an, zeigt keine Heilungstendenz und sieht an den Rändern trocken und glänzend aus; sie ist rot und entzündet und geht mit brennenden, stechenden, reißenden Schmerzen einher; ein Heilungsprozess will nicht in Gang kommen: eine solche Wunde benötigt Hypericum! Hypericum verhindert Tetanus. Jeder Praktiker weiß, wie leicht nach einer Verletzung sensibler Nerven Tetanus entsteht, weshalb ein Arzt der alten Schule auch besonders erschrocken ist, wenn er eine Verletzung mit bereits ausstrahlenden Schmerzen zu behandeln hat. Ein Schuster sticht sich mit der Ahle in den Daumen, ein Zimmermann treibt versehentlich einen Nagel in den Finger, ohne sich weiter darum zu kümmern; doch in der folgenden Nacht fahren heftigste Schmerzen den Arm hinauf. Den Allopathen stimmt dies äußerst bedenklich, denn er muss Wundstarrkrampf befürchten. Wenn Schmerzen dieser Art auftreten, wird Hypericum sie kupieren. Für diesen Zustand bis hin zu fortgeschrittenen Tetanusstadien mit Opisthotonus und Kieferklemme ist Hypericum das Mittel der Wahl. Es ist voll von ebensolchen Symptomen, wie man sie beim Tetanus findet bzw. wie sie Tetanus ankündigen, und es beinhaltet all die Manifestationen einer aufsteigenden Neuritis.

Hypericum kann auch bei alten Narben angezeigt sein, die durch einen harten Gegenstand verletzt, geprellt oder innerlich zerrissen worden sind, gefolgt von stechenden, reißenden, brennenden Schmerzen, die durch nichts zu lindern sind und die schließlich zum Körper ausstrahlen. Eine schmerzhafte Narbe, von der die Schmerzen im Verlauf von Nervenbahnen in Richtung Zentrum schießen, bedarf als Heilmittel Hypericum perforatum.

Nun, es gibt noch eine Reihe anderer Mittel, die einen Bezug zu Verletzungen haben. Sie sind natürlich alle mit *Arnica* vertraut, doch sollten Sie es nur dann verabreichen, wenn es wirklich angezeigt ist. Im ersten Stadium einer Verletzung, die mit erheblicher Prellung von Weichteilen verbunden ist und die mit keiner der hier beschriebenen Schmerzarten einhergeht, sowie in den ersten Stunden nach einer Gehirnerschütterung, nach Schlägen, Stößen oder Quetschungen ist *Arnica* mit Recht das routinemäßig verabreichte Mittel, denn es ruft am Gesunden ähnliche Zustände und Empfindungen von Zerschlagenheit hervor. Doch Sie werden auch feststellen, dass *Arnica* bei Verletzungen tatsächlich nur diese Nische abdeckt. *Arnica* sollte zudem niemals, wie es die Laien gewöhnlich tun, äußerlich auf offene Wunden appliziert werden, denn in diesen starken Konzentrationen kann es erysipelähnliche Hautveränderungen provozieren.

Es gibt Prellungen und Quetschungen, wo *Arnica* weniger geeignet ist. Kontusionen etwa von Knochen und Knorpeln, von Sehnen und deren Ansätzen sowie von Gelenken werden durch keine Arznei besser geheilt als durch *Ruta graveolens*. Und wenn Sie sich die Prüfung von *Ruta graveolens* ansehen, werden Sie kaum überrascht sein, dass dies so ist, denn das Mittel erzeugt Symptome ähnlich denen, die man in solchen Verletzungsfällen findet. Hartnäckig wundschmerzhafte, geprellte Stellen über Knochen und Knorpeln sowie im Bereich von Gelenken.

Ein anderes Vorbeugemittel gegen Wundstarrkrampf, das neben Hypericum häufig angezeigt ist, ist *Ledum*. Es ist ein wunderbares Prophylaktikum bei besagten Stichwunden – wenn sich jemand in den Finger sticht, wenn jemand in einen Nagel oder eine Heftzwecke tritt, wenn jemand einen Splitter unter den Fingernagel oder in den Fuß bekommt. Wenn einem Pferd ein Nagel in den Huf geraten ist, ziehen Sie ihn heraus und geben Sie dem Tier eine Dosis *Ledum;* es werden keine Komplikationen auftreten, und vor allem wird der Entstehung von Tetanus vorgebeugt. Frische Stichwunden, Rattenbisse, Katzenbisse etc.: sie alle werden durch *Ledum* sicher versorgt, d.h., *Ledum* verhütet die nach oben schießenden Schmerzen, die normalerweise über kurz oder lang entstehen – die Nerven werden unter *Ledum* nie in Mitleidenschaft gezogen. Wir werden keinerlei Probleme bekommen, wenn wir *Ledum* gleich nach der Verletzung verabreichen können. Auch wenn sich dumpfe, drückende Schmerzen in dem verletzten Teil einstellen, ist *Ledum* noch die passende Arznei. Strahlt der Schmerz aber bereits von der Wunde den Armnerv hinauf, dann ist es Zeit für Hypericum.

Eine empfindliche, nervöse Frau tritt im Laufe des Tages in eine Heftzwecke, und den ganzen Tag über spürt sie die Stelle, wo sie sich verletzt hat. Sie legt sich zu Bett, und der Fuß tut ihr so heftig weh, dass sie nicht still liegen bleiben kann. In diesem Stadium wird *Ledum* den Beschwerden ein Ende machen; doch wenn der Zustand bis zum nächsten Morgen unbehandelt bleibt, werden die Schmerzen hinauf ins Bein schießen – und damit Hypericum indizieren. Ich erwähnte die Anwendung von *Ledum* bei in Pferdehufe geratenen Nägeln: Wenn ein Nagel den dünnen Teil des Hufes durchschlagen und das Hufbein verletzt hat, wird das Tier mit ziemlicher Sicherheit an Tetanus zugrunde gehen. Die Veterinäre wissen nichts dafür, auch wenn sie ihr Glück mit warmen Packungen, Einreibemitteln u.Ä. versuchen. Wenn allerdings rechtzeitig – vor Einsetzen neurologischer Symptome – *Ledum* verabfolgt wird, kann das Pferd noch vor der Krankheit bewahrt werden. Wenn erst Zuckungen und Krämpfe eingetreten sind, wird *Ledum* nicht mehr helfen, dann muss Hypericum gegeben werden. Hypericum passt auch bei Risswunden, vor allem bei Risswunden in Geweben mit vielen sensiblen Nervenfasern. Hier sollte die Arznei so schnell wie möglich verabreicht werden. Vergeuden Sie keine Zeit mit *Arnica*, etwa weil ein Gefühl von Wundheit besteht, denn die Wundheit ist in diesen Risswunden von weit geringerer Bedeutung als die Gefahr seitens der verletzten Nerven. Bei Stichwunden hingegen geben Sie sofort *Ledum*. Was etwaige längerfristige Folgen derartiger Verletzungen betrifft, so ist diesen natürlich im Einklang mit dem dann vorherrschenden Zustand und den Symptomen des Falls zu begegnen.

Verletzungen der Wirbelsäule stellen eine weitere Gruppe von Beschwerden dar, die nach Hypericum verlangen. Ich erinnere mich an einen Fall, wie er mir schon des Öfteren begegnet ist und wie man immer mal wieder davon hört oder liest, einen Fall freilich, der ein unglückliches Ende nahm. Ein Mann, der hinten auf einem Wagen stand, fiel durch ein plötzliches Rucken des Gefährts rückwärts auf sein Steißbein. Er schenkte den Beschwerden keine größere Beachtung; zu Hause angekommen, litt er unter Kopfweh und Schmerzen in verschiedenen Körperteilen. Mehrere Ärzte wurden konsultiert, aber niemand fand heraus, was mit ihm los war, und nach zehn Tagen verstarb er. Als man die Leiche auf den Bauch drehte, sah man, dass die Steißbeingegend schwarz war und sich in den Muskeln der Umgebung Abzesse zu bilden begonnen hatten. Wenn dies bekannt gewesen wäre, hätte Hypericum sein Leben retten können. Viele Male habe ich das Mittel ähnliche Zustände heilen sehen. Steißbeinverletzungen gehören zu den ernstesten und quälendsten Verletzungen, mit denen es der Arzt zu tun bekommt – Verletzungen, die auf die gleiche Weise entstehen wie die beschriebene: durch Rückwärtsfallen und Aufschlagen auf einem Stein oder etwas anderem Harten, wodurch das Steißbein geprellt wird. Unmittelbar nach dem Unfall ist nur wenig im Kokzygealbereich zu sehen, und auch eine nähere Untersuchung erbringt zumeist nicht mehr als eine Druckschmerzhaftigkeit. Doch oft genug berichtet der Patient gleichzeitig von Schmerzen, die die Wirbelsäule entlang nach oben schießen, von lanzinierenden Schmerzen in die Beine oder andere Richtungen, und nicht selten kommt es außerdem zu konvulsiven Bewegungen. Jeder Arzt sollte bei Vorliegen solcher Symptome hellhörig werden und an eine Wirbelsäulenaffektion denken; doch in Bezug auf Steißbeinverletzungen sind selbst die erfahrensten Praktiker häufig blind. So manche Frau erleidet während einer Geburt eine Verletzung des Steißbeins, von der sie auch nach Jahren noch eine mehr oder weniger schmerzhafte Empfindlichkeit in dem Bereich zurückbehält. Stets hat sie von dieser Verletzung irgendwelche Beschwerden, stets ist sie seither nervös, reagiert hysterisch und gereizt. Derartige Steißbeinaffektionen können durch Hypericum, frühzeitig eingenommen, sehr gut therapiert werden; sie gehören zum zentralen Wirkungskreis des Mittels. Leichte Entzündung oder Reizung des unteren Rückenmarks; der Bereich schmerzt wie wund und zerrissen, und die Schmerzen lassen erst nach, wenn die lokalen Verletzungsfolgen am Steißbein behoben sind. Doch auch nach vielen Jahren sind solche Verletzungsfolgen noch durch Mittel wie *Carbo animalis, Silicea, Thuja* und andere, je nach Indikation verabreichte Arzneien völlig ausgeheilt worden.

Hypericum passt auch bei Verletzungen der übrigen Wirbelsäule. Es passiert immer wieder, dass jemand beim Treppabgehen ausrutscht, mit dem Rücken auf eine der Stufen schlägt und sich dabei heftig verletzt. Manche geben in einem solchen Fall *Rhus toxicodendron*, andere bevorzugen *Arnica*. Tatsächlich aber sollte hier unverzüglich Hypericum verabreicht werden, um die Entzündung zu verhindern, die sich aus einer solchen Verletzung entwickeln kann. Im Anschluss daran entstehen unter Umständen andere Beschwerden, wie etwa ziehende oder rheumaähnliche Schmerzen in den Muskeln, die dann *Rhus toxicodendron* und schließlich *Calcarea* erforderlich machen. Alte Rückenleiden mit Schwäche und Schmerzhaftigkeit beim Erheben von einem Sitz werden häufig durch *Rhus* und anschließend *Calcarea* geheilt; doch bei akuten Zuständen muss zunächst Hypericum gegen die Reizung der spinalen Fasern und Meningen eingesetzt werden. Eine Irritation der Rückenmarkshäute ist häufig das Ergebnis einer Verletzung der eben beschriebenen Art, verbunden mit Ziehen, Kontraktionsgefühl und Spannen in den Rückenmuskeln. Stechende, in verschiedene Richtungen schießende Schmerzen im Rücken; Schmerzen, die vom Rücken in die Beine fahren. Rückenverletzungen enden nicht so häufig mit Wundstarrkrampf wie Verletzungen der peripheren sensiblen Nerven; dafür sind sie bisweilen umso beschwerlicher, weil sie so langwierig sind.

Menschen, die sich an der Wirbelsäule oder am Steißbein verletzt haben, werden oft jahrelang von Symptomen geplagt, die auf nahezu jedes andere Mittel unserer Materia medica hindeuten können. Fast in allen Prüfungen findet man Symptome, wie sie nach solchen Verletzungen vorkommen, und natürlich vermag auch Hypericum das zu heilen, was seine Prüfung ergeben hat. Seine Hauptwirkung zielt jedoch auf die Nervenscheiden und die Meningen, mit stechenden und reißenden Schmerzen im Verlauf von Nerven, wo immer diese verletzt worden sind.

Hypericum hat auch eine besondere Heilkraft bei Infiltrationen aufgrund fortgesetzten Drucks. Sie kommen an das Krankenbett einer Frau, die jahrelang ein Pessar getragen hat, und bei eingehender Untersuchung finden Sie eine Infiltration in der Vaginalwand. Sie stellen einen harten, schmerzhaft empfindlichen Knoten an ebender Stelle fest, wo das alte Hodge-Pessar mit der Wand in Berührung gekommen ist. Der Knoten bereitet ganz unvermittelt auftretende brennende, stechende Schmerzen, sodass von Spezialisten auch schon ein Krebsverdacht geäußert worden ist. Hypericum wird derartige Veränderungen beseitigen. Druckbedingte Infiltrationen in jeder beliebigen Schleimhaut und Submukosa, mit Verhärtung, Wundheit und Stechen. Durch das Tragen solcher Instrumente gegen Uterusprolaps erleiden die Frauen auch vielfältige Beschwerden seitens der Harnröhre.[GS]

Ein weiteres Verletzungsmittel, das wir kennen müssen, ist das eingangs erwähnte *Staphisagria*. Wenn wir es mit einer glatten Schnittwunde zu tun haben, etwa mit einer Operationswunde im Bauchbereich, die nicht verheilen will und die stechend-brennend schmerzt, dann ist *Staphisagria* das Mittel, das umgehend die Granulationsbildung in Gang setzt. *Staphisagria* ist auch ein wunderbares Heilmittel bei zerrissenen Nerven, und besonders wirksam ist es, wenn Sphinkteren überdehnt worden sind. Es ist eine Art natürliches Antidot gegen Sphinkterdehnungen. So ist es beispielsweise hilfreich, wenn bei einer Frau die Harnröhre wegen einer Blasensteinentfernung überdehnt worden ist. Ich bin schon mehrere Male zu solchen Fällen gerufen worden, und nie in meinem Leben habe ich Menschen größere Qualen leiden sehen. Normalerweise wird hier Morphium verabreicht, aber es gibt Patientinnen, die kein Morphium vertragen. Ein Fall ist mir besonders in Erinnerung geblieben: Die Patientin litt nach dem Eingriff Schmerzensqualen, sie heulte und schrie; bei heißem Kopf war der übrige Körper in kaltem Schweiß gebadet. Ich gab ihr *Staphi-*

sagria 45M, und nach etwa zwanzig Minuten schlief sie ein. Bevor ich zu ihr kam, hatte sie sich bereits sechs Stunden in diesem Leidenszustand befunden, ohne dass ihr irgendetwas Erleichterung gebracht hätte. Wo allgemeine Kälte bei Kongestion des Kopfes sowie reißende Schmerzen auftreten infolge von Sphinkterüberdehnung oder auch infolge Auseinanderzerrens von Operationswunden während des Eingriffs, da ist der Tod nicht fern. *Staphisagria* aber hat einen engen Bezug zu solchem Reißen, Zerren und Dehnen von Gewebsfasern, welches so viel Leiden verursacht.

An manchen Operationstagen kommt es nach einem ausgedehnten chirurgischen Eingriff zu extremer Prostration des Patienten, zu starkem Nachbluten, allgemeiner Kälte und beinahe kaltem Atem. Ein Kenner der Materia medica würde Ihnen hier natürlich sogleich zu *Carbo vegetabilis* raten. Doch wenn Sie das Mittel geben, werden Sie wahrscheinlich eine Enttäuschung erleben – es wird nicht helfen. Wenn Sie aber der Chirurg sind und Ihre chirurgischen Therapie-Handbücher besser beherrschen als der Materia-medica-Kenner, werden Sie sagen: »Nein, das passende Mittel ist in diesem Fall *Strontium carbonicum.*« *Strontium carbonicum* wird den Schockzustand beheben, dem Patienten Wärme zurückgeben und ihm eine halbwegs bequeme Nacht verschaffen. *Strontium carbonicum* ist gewissermaßen das *Carbo vegetabilis* des Chirurgen.

Einige Chirurgen pflegen ihren Patienten ein oder zwei Tage vor einer Operation *Arnica* zu verabreichen. Ich kann nicht direkt sagen, dass das eine schlechte Praxis ist. Aber wenn überhaupt keine Symptome vorhanden sind, ist doch die Wahrscheinlichkeit groß, dass das Mittel nicht wirkt, weil nicht die Bedingungen vorhanden sind, die seine Wirkung erst ermöglichen. Die Bedingungen treten allenfalls nach der Operation ein, sodass diese Routine höchstwahrscheinlich ohne Nutzen ist. Erst wenn die Operation durchgeführt worden ist, sind entsprechende Bedingungen gegeben – Schock, Quetschung, Riss, oder was immer sonst im Vordergrund stehen mag. Doch Sie werden auch erleben, dass nach bestimmten Verletzungsarten, die bei Operationen vorkommen, eher Hypericum benötigt wird; oder *Ledum;* oder *Staphisagria*. Ja, Sie werden nach einer Operation *Arnica* sogar weniger häufig indiziert finden als *Staphisagria*, weil Ihrem Patienten dabei gewöhnlich keine Quetschungen zugefügt werden, sondern vielmehr glatte, saubere Schnitte.

Es kann auch vorkommen, dass Sie zuerst das bei der Operation eingesetzte Chloroform antidotieren müssen, bevor Sie mit den genannten Arzneien gegen die postoperativen Schmerzen etwas ausrichten können. Dies können Sie fast augenblicklich mit einer Gabe *Phosphorus* erreichen, das man als natürliches Antidot gegen Chloroform ansehen kann.* *Phosphorus* beseitigt auch das postoperative Erbrechen, denn es hat ein ähnliches Erbrechen wie Chloroform. Der *Phosphorus*-Patient hat Verlangen nach kalten Getränken, die er aber erbricht, sobald sich die Flüssigkeit im Magen erwärmt hat. Gleiches gilt für Chloroform, und deswegen antidotieren die beiden Mittel einander. Übrig bleiben nur solche Schmerzen und Beschwerden, auf die *Phosphorus* nicht passt, und diesen können Sie dann mit den passenden Verletzungsmitteln wirkungsvoll entgegentreten.

Als Folge einer Verletzung, wie ich sie beschrieben habe, kommt es sehr häufig anstelle des Wundstarrkrampfes zu heftigen Kopfschmerzen, verbunden mit Kälte des Körpers und dolchartigen Stichen die Nerven hinauf. Klopfen auf dem Scheitel[HY5,487] sowie brennende Hitze.[GS] Berstender Kopfschmerz, als würde das Gehirn in Stücke gerissen.[GS] Kopfschmerzen, die sich bis ins Jochbein oder die Wangen erstrecken.[GS] »Druckschmerz im Hinterkopf beim Bewegen.«[AZ79,31] »Kopfschmerzen nach einem Fall auf den Hinterkopf ...«[AY332] Hypericum ist oft das passende Mittel, wenn Kinder beim Schlittschuhlaufen auf den Hinterkopf fallen. Frakturen und Verletzungen der Schädel-

* *Phosphorus* passt in der Regel auch als Antidot gegen die heute üblichen Narkosemittel. – Der Übersetzer litt im Anschluss an eine unter Lokalanästhesie durchgeführte Zahnbehandlung unter großer, schmerzhafter Empfindlichkeit im Bereich des Zahns und des umgebenden Zahnfleischs, wogegen Hypericum wirkungslos blieb. Nach *Phosphorus* C30 verschwanden innerhalb von Minuten sämtliche Beschwerden und kehrten nicht zurück.

basis, wenn die Meningen mit betroffen sind, erkennbar an Muskelzuckungen und Krämpfen.

In den *Guiding Symptoms* sind viele interessante Symptome zu entdecken, allerdings vermischen sie sich häufig mit Erscheinungen, die im Gefolge von Verletzungen aufgetreten sind [und daher nicht unbedingt als arzneitypisch angesehen werden können]. Überhaupt ist Hypericum bisher fast ausschließlich gegen Verletzungsfolgen angewandt worden.

Bei Rückgratverletzungen liegt der Patient auf dem Rücken und bewegt den Kopf ruckweise nach hinten.[GS] »Heftige Schmerzen und Unfähigkeit, zu gehen und sich zu bücken, nach einem Sturz auf das Steißbein ...«[GS] »Steißbein [Halswirbel[GS]] sehr empfindlich auf Berührung.« Komplizierte oder offene Verletzungen [Frakturen[GS]], mit Zerreißung von Nerven, evtl. auch unter Einbeziehung von Gelenken. Wann immer Sie Anlass zu der Vermutung haben, dass bei einer Verletzung Nerven mit beteiligt sind, einhergehend mit starken Schmerzen und drohender Tetanusgefahr[GS], denken Sie an Hypericum! Verletzungsfolgen von Schlägen auf den Kopf.[GS] »Folgen von neurogenem Schock.«[GS]

Ignatia

Ignatia amara, Strychnos ignatii; Ignatiusbohne

Ignatia ist ein häufig benötigtes Mittel, das besonders für Beschwerden zarter, sensibler Frauen und Kinder geeignet ist, für Frauen, die zu hysterischen Erscheinungen neigen.[SK501] Es ist kein Heilmittel echter Hysterie; doch heilt es die nervösen Beschwerden von sanften, empfindsamen, zartbesaiteten, kultivierten, hochgebildeten und überreizten Frauen, wenn sie Symptome entwickeln, wie wir sie auch bei wirklich hysterischen Charakteren beobachten. Die echte Hysterie ist eine höchst sonderbare Veranlagung, die nur schwer zu verstehen ist. Eine Frau, die lediglich überreizt ist, tut, wenn sie sich über etwas aufregt, manchmal Dinge, die sie sich selbst nicht erklären kann. In ihrer Erregung handelt sie so, als ob sie den Verstand verloren hätte. Doch hinterher tut es ihr leid, was sie gesagt oder getan hat. Eine echte Hysterikerin dagegen ist froh, dass sie so gehandelt hat. Gleichgültig, wie töricht ihr Verhalten war, sie ist auf das Theater, das sie veranstaltet hat, auch noch stolz. Unsere Therapiebemühungen mit Ignatia müssen daher jenen Individuen gelten, die hysterisches Verhalten unbewusst nur imitieren, aber eigentlich guten Willens sind.

Eine Frau hat zu Hause Streit gehabt. Sie ist aufgewühlt und erregt, sie zittert und bebt, und schließlich verfällt sie in Krämpfe; oder sie fühlt sich krank und geht mit Kopfschmerzen ins Bett. Ignatia wird sie wieder ins Gleichgewicht bringen. Ignatia hilft auch bei Liebeskummer. Ein nervöses, empfindsames Mädchen findet heraus, dass sie ihre Zuneigung dem Falschen geschenkt hat. Der junge Mann, in den sie sich verliebt hat, hat sie im Stich gelassen, sein Wort nicht gehalten, und nun bekommt sie Weinkrämpfe und Kopfschmerzen; sie zittert am ganzen Körper, ist nervös und fahrig und kann nicht mehr schlafen. Ignatia wird sie wieder zur Vernunft bringen und gelassener machen. Eine Frau von zartem, sensiblem Gemüt verliert ihr Kind oder ihren Mann. Sie leidet sehr unter diesem Kummer, hat Kopfschmerzen, ist zittrig, weinerlich, leicht erregt und schlaflos. Sie kann ihre Gefühle nicht beherrschen und schämt sich deshalb. Sie versucht, sich zusammenzureißen, aber der Kummer gewinnt immer wieder die Oberhand. Ignatia wird sie beruhigen und über die schwierige Zeit hinweghelfen. Wenn aber in all den genannten Fällen die auf diese Weise entstandenen Beschwerden ständig wiederkehren, wenn die Patientin immer wieder ins Grübeln verfällt, über die Gründe für ihr Unglück nachdenkt und so ihren Leidenszustand immer wieder reaktiviert, dann wird *Natrium muriaticum* dem ein Ende bereiten. Es wird sie seelisch aufbauen und ihr helfen, mit ihrem Leiden konstruktiver umzugehen.

Besonders hilfreich ist Ignatia für Menschen, die sich in der Schule, in einem wissenschaftlichen Studium oder in einer künstlerischen Tätigkeit stark verausgabt haben. Natürlich ist es für sensible junge Frauen normal, sich mit den Künsten zu befassen, mit Musik, Malerei etc. Eine ›höhere Tochter‹ kommt aus Paris zurück, wo sie sich eine Reihe von Jahren intensiv der Musik gewidmet hat, und ist nicht mehr imstande, irgendetwas Sinnvolles zu tun. Alle Augenblicke fährt sie aus der Haut, wobei sie besonders auf Geräusche empfindlich reagiert. Nachts kann sie nicht mehr schlafen. Sie ist reizbar und zittrig, neigt zu Krämpfen und Muskelzuckungen. Bei jeder kleinen Aufregung, bei jeder sie beunruhigenden Nachricht bricht sie gleich in Tränen aus. Ignatia wird ihr auf wunderbare Weise Kraft geben. Manchmal wird die Arznei allein den Fall zu einem guten Ende bringen, doch sehr oft ist zusätzlich *Natrium muriaticum* erforderlich, besonders bei diesen überaus empfindlichen jungen Frauen. *Natrium muriaticum* ist das natürliche ›chronische‹ Mittel von Ignatia, angezeigt bei häufigem Rezidivieren der Beschwerden bzw. bei immer kürzerer Wirkung der einzelnen Ignatia-Gaben.

Ein anderes Beispiel, wo Ignatia und *Natrium muriaticum* nahe beieinander liegen: Eine sensible, übermüdete junge Frau, die sich als Studentin, Musikerin oder Künstlerin überarbeitet hat, hat keine Kontrolle mehr über ihre Gefühle. All ihre Liebe gilt einem Mann, den sie normalerweise keines Blickes würdigen würde. Es ist eine sonderbare Neigung, die selbst die ihr Nahestehenden schwer nachvollziehen können. Oder sie verliebt sich – was sie allenfalls ihrer Mutter erzählen würde – in einen verheirateten Mann. Nachts liegt sie deswegen schluchzend wach im Bett. »Warum tue ich so etwas?« fragt sie ihre Mutter. »Ich kann nicht anders, ich muss die ganze Zeit an ihn denken.« Oder es handelt sich um einen ganz und gar unstandesgemäßen Mann, mit dem sie – bei ihrer ganzen Feinfühligkeit – eigentlich nichts gemein hat; aber er geht ihr einfach nicht aus dem Kopf. In einem solchen Fall stellt Ignatia, wenn das Problem noch nicht allzu lange zurückliegt, das seelische Gleichgewicht der jungen Dame wieder her; wenn nicht, ist wahrscheinlich *Natrium muriaticum* das passende Folgemittel.

Die Ignatia-Patientin neigt zu Zittern der Gliedmaßen[UE], zu nervösen Erregungszuständen mit allgemeinem Tremor[RA734f.]. Plötzlich aufkommende Schwäche und Mattigkeit des ganzen Körpers. »Anfälle von hysterischer Ohnmachtsschwäche.«[SK502] Ohnmachtsneigung in Menschenansammlungen. Besonders bei weinerlichen, nervösen, traurigen, nachgiebigen, empfindlichen Gemütern weisen diese Symptome auf Ignatia hin. »Nach dem Niederlegen zuckt und fippert es in einzelnen Theilen der Muskeln ...«[RA610] »Konvulsivische Zuckungen, besonders nach Schreck oder nach Kränkung mit innerem Grame.«[UE] Kinder bekommen im Schlaf Krämpfe, nachdem sie bestraft worden sind.[AZ3,26] Epileptiforme Krampfanfälle bei Kindern in der Zahnentwicklungsperiode[AZ3,26] und besonders auch nach Schreck[KE4,569]. Während der Krämpfe ist das Kind oft blass und kalt und hat einen starren Blick[GS], wie bei *Cina*. Epileptische Konvulsionen mit Bewusstlosigkeit.[KE4,571] »Heftige Krämpfe, oft vorherrschend tonisch.«[GS] »Tetanische Krämpfe, mit häufigem Gähnen.«[GS] »Starrkrampf bei einem Kind nach Schreck.«[KE4,569] »Durch Gemütserregung entstandene Chorea, namentlich nach Schreck[KE4,511] oder Kummer.«[GS] »Chorea ... nach Drohungen und Züchtigungen der Schullehrer bei 10–11jährigen Mädchen, also auf Schreck und Angst ...«[AR22,1,32] Epilepsie oder fallsuchtähnliche Krampfanfälle nach jedem Gemütsaffekt.[KE4,569] Lähmungsartige Schwäche eines Arms nach zahllosen Nachtwachen am Krankenbett und schmerzlicher Gemütserschütterung durch die Mitteilung, dass die Kranke sterben werde.[Z4,203] Es ist dies eine Art hysterischer Lähmung, die durch Ignatia schnell zu beheben ist. Ignatia heilt auch hysterische Lähmungen, die temporärer Natur sind: Eine wie durch Apoplex entstandene vollständige Lähmung eines Arms geht nach wenigen Stunden von selbst ganz zurück, kehrt aber auf kurze Zeit immer wieder. »Taubheitsgefühl in einem Arm, mit Kribbeln und Prickeln darin.« »Nachts im Bette, Taubheitsgefühl und Laufen, wie von etwas Lebendigem, im Arme.«[UE]

Ignatia steckt voller Überraschungen! Wenn Sie mit Krankheiten vertraut sind, vertraut mit pathologischen Zuständen und ihren Zeichen und Symptomen, dann sind Sie in der Lage zu sagen, was in einem konkreten Fall überraschend ist und was nicht. Dann wissen Sie auch, was für diese Krankheit normal ist und was nicht. Bei Ignatia nun finden Sie regelmäßig etwas, was von der Norm abweicht, etwas Unerwartetes. Sie sehen eine Entzündung, z. B. ein entzündetes Gelenk, mit Hitze, Röte, Klopfen und Funktionseinschränkung, und natürlich gehen Sie mit großer Vorsicht damit um aus Angst, der Patientin weh zu tun. Normalerweise hätten Sie vollkommen recht mit Ihrer Erwartung, dass das Gelenk schmerzhaft sein wird. Aber Sie stellen fest, es schmerzt überhaupt nicht, und manchmal wird es sogar durch starken Druck gebessert. Ist das nicht eine Überraschung? Oder Sie schauen in den Rachen: Er ist entzündet, rot und geschwollen, und die Patientin klagt über Halsschmerzen. Natürlich versuchen Sie, den Rachen nicht mit Ihrem Spatel zu berühren, damit es nicht weh tut. Auch haben Sie allen Grund anzunehmen, dass das Schlucken fester Speisen schmerzhaft ist. Aber wenn Sie die Patientin fragen, wann der Schmerz auftritt, wird sie antworten: »Immer – außer wenn ich etwas esse!« Der Schmerz wird durch das Schlucken von etwas Festem, durch den dabei entstehenden Druck, gebessert. Zu allen anderen Zeiten tut der Hals weh.

Auch auf der psychischen Ebene zeigt sich dieses Phänomen der Normabweichung: Die Patientin neigt zu völlig unvermuteten und absonderlichen Handlungen. Sie scheint in dem, was sie tut, keine Regeln zu kennen; ihr Verhalten wirkt planlos, unüberlegt, unvernünftig, bar jeder Urteilskraft. Stets sehen wir bei Ignatia das Gegenteil dessen, was wir normalerweise erwarten würden. Der Patientin geht es besser, wenn sie auf der schmerzhaften Seite liegt; statt dass dies den Schmerz verstärkt, lindert es ihn. Kopfweh, als würde ein Nagel von innen nach außen in die Kopfseite drücken[UE]; auch hier ist die einzige Erleichterung, wenn sie auf der betroffenen Seite liegt[GS] oder darauf drückt.

Bei einer Magenverstimmung verhält es sich ebenso seltsam. Irgendwann einmal werden Sie eine Patientin zu behandeln haben, die alles erbricht, was sie dem Magen zuführt. Sie werden ihr leichte, bekömmliche Kost empfehlen, einen kleinen Toast und einfachste Speisen, denn sie hat dieses Erbrechen bereits seit vielen Tagen, sodass ihre Angehörigen schon befürchten, sie werde sich noch zu Tode hungern. Sie versuchen dies, und Sie versuchen das, aber sie kann einfach nichts bei sich behalten. Schließlich macht sie die Bemerkung: »Wenn ich doch nur etwas Krautsalat mit gehackten Zwiebeln kriegen könnte, ich glaube, es würde wieder mit mir aufwärtsgehen.« Es ist ein hysterischer Magen; die Patientin isst die rohen Kohlblätter und die Zwiebeln – und von da an geht es ihr gut. Diese merkwürdigen Nahrungsmittel, die gewöhnlich nur schwer zu verdauen sind, bewirken bei der Ignatia-Patientin eher eine Linderung als eine Verschlimmerung ihrer Übelkeit, während leichte und warme Kost (wie z.B. Milch mit Toast), in solchen Fällen normalerweise empfohlen, den Magen noch mehr verstimmt und die Übelkeit erhöht. Es besteht ein ausgeprägtes Verlangen nach Kaltem, und kalte Speisen werden auch gut verdaut, während warme Speisen Beschwerden machen und Verdauungsstörungen hervorrufen.

Ähnliches sehen wir beim Husten. Normalerweise hustet man, weil es im Hals, im Kehlkopf oder in der Luftröhre reizt, schmerzt oder kitzelt, weil ein ›Vollheitsgefühl‹ in den Atemwegen besteht mit dem Bedürfnis, etwas zu expektorieren, und all dies wird durch Husten gebessert. Tritt ein solcher Hustenreiz jedoch bei einer Ignatia-Patientin auf, geschieht wieder das Unerwartete: Je mehr sie hustet, desto größer wird der Reiz zum Husten[RA449], bis schließlich Husten und Hustenreiz so stark werden, dass die Patientin in Krämpfe verfällt. Vielleicht werden Sie einmal an das Krankenbett einer solchen Patientin gerufen: Je mehr sie hustet, desto größer wird der Hustenreiz; sie ist in Schweiß gebadet und sitzt mit durchnässtem Nachthemd im Bett, völlig erschöpft vom vielen Husten und Würgen. Warten Sie dann nicht ab! Die Kranke kann nicht lange genug mit dem Husten aufhören, um Ihnen irgendwelche Auskünfte zu geben; Sie würden nur erleben, wie der Husten immer schlimmer wird. Ignatia setzt diesem Zustand sofort ein Ende. Verkrampfungszustände im Kehlkopf, selbst ohne irgendeinen äußeren Anlass. Es reicht eine gewisse seelische Beunruhigung, ein leichter Schreck, ein kleiner Kummer, um bei einer jungen, empfindsamen Frau einen Stimmritzenkrampf auszulösen, einen Laryngospasmus, der im ganzen Haus zu hören ist. Mit Ignatia hört dieser augenblicklich auf *(Gelsemium, Moschus)*.

Nervöse Beschwerden aller Art während der Menstruation. Die Patientin ist stets in Eile[RA757], stets in einem erregten Zustand. Nichts kann ihr schnell genug gehen.[RA755] Das Gedächtnis ist schwach und trügerisch.[RA3] Große Zerfahrenheit und Unkonzentriertheit.[RA5] Sie ist nicht mehr in der Lage, auf die Inhalte ihrer klassischen Ausbildung zurückzugreifen; kann sich weder an die Musik noch an die Regeln und Methoden erinnern, die sie einmal gelernt hat. All das ist ihrem Gedächtnis entschwunden, sodass sie ziemlich verwirrt ist. Sie ist geistig erschöpft, mit ihren Nerven am Ende.

Später folgen dann fixe Ideen[RA790], Phantasien[RA687] und lebhafte Einbildungen[RA758], wie in einem Fieberdelirium, nur ohne Frost und ohne Hitze. Eine bloße Gemütserregung reicht aus, um sie in einen Zustand zu bringen, der für sich genommen wie ein Fieberdelir aussieht. Doch bei näherer Untersuchung zeigt sich, dass es sich nicht um ein solches handelt, sondern um einen vorübergehenden hysterischen Erregungszustand, der sie aus ihrem seelischen Gleichgewicht gebracht hat. Sie plappert über alles und jedes, sieht alle möglichen nicht vorhandenen Dinge. Es ist ein hysterischer Wahnsinn, denn nach einer Ruhepause oder am nächsten Morgen ist alles wieder vorbei. Doch wenn diese Anfälle erst einmal angefangen haben, kommen sie immer öfter, und die Patientin lässt ihnen immer mehr freien Lauf. Schließlich wird sie, wenn sie nicht das passende Mittel erhält, wirklich verrückt, ein psychisches Wrack. Aufregung, Gram und Wahnsinn, all das stellt in diesem Spätstadium ein Gemisch aus Ursache und Wirkung dar, das kaum zu entwirren ist. Die ersten hysterischen Anfälle setzen mit der Menstruation ein, dann kommen sie auch zu anderen Zeiten, bis sie am Ende durch die geringste Störung der Gemütsruhe ausgelöst werden, etwa wenn man der Patientin widerspricht[RA765 ff.] oder sie auf andere Weise verärgert. »Grosse Neigung zu Einsamkeit und Verschlossenheit, überhaupt passiv zu sein.«[GY5] »Geneigt, über Unannehmlichkeiten zu brüten, die oft nur eingebildet sind.«[GY6] »Sie wünschen allein zu sein, seufzen* und schluchzen, wollen sich nicht trösten lassen, sind gramerfüllt.«[GY3] Mal ist die Patientin schweigsam[RA783], dann wieder plappert und schwatzt sie in einem fort[(GS)] und spricht mit sich selbst. Mit der Zeit gerät sie immer öfter in einen Zustand, in dem sie Gefallen daran findet, sich in ihre hysterischen Anfälle hineinzusteigern und ihre Mitmenschen damit zu verschrecken. Bei der echten Hysterikerin ist eine solche Neigung angeboren – hier kann Ignatia nichts ausrichten. Wenn diese Verhaltensweise aber durch Umstände veranlasst wird, wie ich sie beschrieben habe, ist die Arznei von größtem Nutzen. In psychischer Hinsicht hat Ignatia viel Ähnlichkeit mit *Hyoscyamus*. »Gefühl beständiger Angst oder Besorgnis, als stünde ein großes Unglück zu erwarten.«[(KE1,31)]

Bei all diesen Gemütszuständen neigt die Ignatia-Patientin zu *Leeregefühl im Magen*[RA263] und im Bauch; Leeregefühl mit Zittern im Magen. »Melancholie nach unglücklicher Liebe, wobei jederzeit Symptome von Rückenleiden sich zeigten.«[AZ48,174] »Großer Kummer nach dem Verlust von Angehörigen, guten Freunden oder wertgeschätzten Gegenständen.«[GS] »Ein eigentümliches Zittern der Hände stört sie sehr beim Schreiben, besonders in Gegenwart anderer; das Zittern wird schlimmer, sobald sie glaubt, jemand könnte es bemerken.«[GS] Fürchtet sich vor jeder Kleinigkeit, vorzüglich vor sich ihr nahenden Gegenständen.[RA763] Die Patientin kommt in einen Zustand, wo sie völlig außerstande ist, irgendetwas zu tun; selbst einen Brief an eine Freundin zu schreiben ist ihr nicht möglich.

Die Ignatia-Patientin ist nicht einfältig, geistig träge oder dumm, sondern einfach übermüdet. Sie ist in diesen Zustand geraten, weil sie sich übernommen hat, zu viel gearbeitet hat, sich zu viel aufgeregt hat. Körperliche Schwächezustände resultieren bei Ignatia zumeist aus einem Übermaß an sozialen Reizen. Unsere gegenwärtige Gesellschaft ist sehr dazu angetan, dass die Menschen immer hysterischer werden. Es herrscht eine Art geistiger Verwirrung vor; die Menschen stellen einander Fragen, warten aber kaum je die Antwort ab. Es gibt eine ganze Reihe von Arzneien mit diesem Merkmal – mangelnde Konzentrationsfähigkeit, so muss man es wohl nennen –, doch bei Ignatia ist dieser Konzentrationsmangel, diese allgemeine Zerstreutheit besonders augenfällig. Ängstlichkeit[RA750], Furchtsamkeit und Zaghaftigkeit[RA760] sowie Weinerlichkeit[RA772] prägen das Arzneimittelbild von Ignatia. Zartes, feinfühliges Gemüt.[RA793 f.] Große Neigung zu Überreiztheit, Überspanntheit, Überdrehtheit.

Ein weiteres Ignatia-Symptom ist, dass die Patientin glaubt, ihre Pflicht vernachlässigt zu haben.[KE1,30] Dies ist ähnlich wie bei *Pulsatilla*, *Aurum*, *Helleborus* und *Hyoscyamus*, nur dass der *Aurum*-Patient zusätzlich überzeugt ist, ein großes Unrecht begangen zu haben.** Über ihre vermeintlichen Pflichtversäumnisse grübelt die Patientin immer wieder nach. »Melancholie nach großem Kummer und viel häuslichem Ärger.«[GS]

* Statt ***sighs and sobs*** *(Guiding Symptoms)* heißt es bei Kent irrtümlich »sits and sobs«.

** In der Repertoriumsrubrik »Delusions, wrong, fancies he has done« sind neben *Aurum* u.a. auch Ignatia und *Pulsatilla* aufgeführt.

Ignatia-Patientinnen neigen sehr zu Kopfschmerzen. Diese sind in der Regel von kongestiver[RA46], drückender[RA32ff.] oder reißender[RA47f.] Art; oder es handelt sich um besagten ›Nagelkopfschmerz‹ in den Schläfen oder Kopfseiten[UE], der durch Daraufliegen gemildert wird. Sämtliche Kopfschmerzen werden durch Wärme gebessert[GS], wie überhaupt die Patientin durch äußere Wärme Erleichterung und durch äußere Kälte Verschlimmerung erfährt. Wohl zieht sie für den Magen Kaltes vor[RA211], ansonsten aber Wärme. Zuckende Kopfschmerzen[RA49f.], klopfende Kopfschmerzen[RA69]. Kopfschmerzen bei nervösen, sensiblen Naturen, bei jenen, deren Nervensystem durch Angst, Kummer oder geistige Arbeit stark angegriffen ist. Die Kopfschmerzen verschlimmern sich durch: Kaffee[UE]; Tabakrauchen[UE] und passives Rauchen[GS]; Branntwein[UE] und allgemein Alkohol[GS]; angestrengte Aufmerksamkeit[RA67]; Erschütterung; Beeilung; Aufregung; Licht[RA32]; Geräusch und Gerüche[UE]; kalten Wind[GS]; plötzliches Drehen des Kopfes[GS]; Bewegen der Augen[RA27]; langes Nach-oben-Sehen[GS]; Pressen zum Stuhlgang[GS]. Sie bessern sich durch Wärme und Ruhe.[GS] Hinterkopfschmerzen: < durch Kälte, > durch äußere Wärme; > beim Essen, aber < bald danach.[GS]

Diverse Sehstörungen, neben verschwommenem oder trübem[RA103] Sehen vor allem »ein zickzackartiges und schlangenförmiges, weisses Flimmern seitwärts des Gesichtspunktes«[RA105].* »Beissendes Thränen der Augen, besonders im Sonnenlichte ...«[UE]

»Gesicht verzerrt, leichenblass und eingefallen.«[GS] »Konvulsivisches Zucken und Verzerrung der Gesichtsmuskeln.«[SK507] Gesichtsneuralgien.[Z3,123] »Heftiges Reißen im Gesicht.« Einige dieser bereits erwähnten überreizten Mädchen, die aus Paris zurückkehren, überanstrengt durch allzu vieles Musizieren, leiden an heftigen Gesichtsneuralgien und anderen hysterisch bedingten Schmerzen. Manche kommen mit chronischen Kopfschmerzen zurück, manche sind zerstreut und unkonzentriert, manche weisen all diese hysterischen Symptome gleichzeitig auf. Auslöser dieser Gesichtsschmerzen sind neben dem intensiven Musikmachen übermäßige geistige Anstrengung und vor allem fortgesetzte Aufregung des Gemüts.[GS] Weitere Beschwerden dieser Mädchen können sein: krampfhaft schmerzende Menses[SK312]; Ovarialschmerzen; Uterusverlagerung; Vorfall der Scheide oder des Mastdarms[RA351]. »Stechende[RA370] oder reißende Schmerzen vom After und von der Scheide hinauf in Richtung Nabel.«

Die Ignatia-Patientin hat seltsame Vorlieben und Abneigungen. Wenn Sie ihr einen Vorschlag machen, werden Sie anhand ihrer Reaktion so gut wie nie sagen können, was sie wirklich von Ihrem Vorschlag hält. Sie können sich in keiner Weise darauf verlassen, dass sie vernünftig oder angemessen reagieren wird. Am besten äußern Sie sich ihr gegenüber so wenig wie möglich. Machen Sie keine Versprechungen, hören Sie aufmerksam zu, machen Sie ein weises Gesicht, und nehmen Sie nach der Verschreibung sofort Ihre Tasche und verabschieden sich, denn jedes Wort, das Sie sagen, würde sie Ihnen im Munde umdrehen. Nichts, was Sie sagen könnten, würde ihr recht sein.

Durst tritt auf, wo man ihn nicht erwarten würde. Bei Fieber besteht Durst während des Frostes[RA697], aber nicht während der Hitze.[RA719(Fußn.)] Ignatia passt – unter den eben genannten Voraussetzungen – häufig bei Wechselfieberkrankheiten[KE4,922], vornehmlich bei jenen leicht erregbaren, nervösen Kindern und Frauen.

* Kent schreibt an dieser Stelle: »Excessively nervous eyes.« Hier handelt es sich wohl um einen Irrtum, denn das wahrscheinlich als Quelle dienende Symptom aus den *Guiding Symptoms* lautet: »Excessively nervous, starts at slightest noise; ... feeling as of sand under eyelid ...« (»Äußerst nervös, fährt beim leisesten Geräusch zusammen; ... Gefühl wie von Sand unter den Lidern ...«)

Ipecacuanha

Cephaëlis ipecacuanha; Brechwurzel

Ipecacuanha hat einen breiten Wirkungskreis bei akuten Krankheiten, und die meisten seiner akuten Beschwerden beginnen mit Übelkeit und *Erbrechen*. Die Fiebererkrankungen beginnen mit Schmerzen zwischen den Schulterblättern[RA86], die nach unten ausstrahlen und im Kreuz ein Zerschlagenheitsgefühl entstehen lassen; hinzu kommen Frostschauder[RA115] (die aber auch fehlen können), hohes Fieber, galliges Erbrechen[SK521] und gewöhnlich Durstlosigkeit[RA33]. Dies ist in etwa das Bild des Anfangsstadiums eines Ipecacuanha-Fiebers, eines Intermittens-Frostes, einer entzündlichen Magen- oder Gallenaffektion.

Verdorbener Magen. Völlegefühl im Magen. Schneidende Schmerzen im Magen und unterhalb davon [in der Nabelgegend[RA49]], von links nach rechts ziehend. Bei Kolikschmerzen[AZ32,64] nimmt das bei jeder Bewegung auftretende Schneiden gewöhnlich die Richtung von links nach rechts.[HC1,140] Solange der Schmerz nicht vergangen ist, ist der Patient außerstande, sich zu rühren oder normal zu atmen; er lässt ihn regelrecht in der Position erstarren, in der er sich gerade befindet. Wie ein Messerstich fährt der Schmerz in die Magengrube oder die Gegend oberhalb des Nabels und schneidet dann von links nach rechts; dabei besteht äußerste Schwäche und Übelkeit.

Alle Beschwerden werden bei Ipecacuanha mehr oder weniger von Übelkeit begleitet[GS]; jeder kleine Schmerz, jede Unpässlichkeit geht mit Übelkeit einher. Alle Leidenszustände scheinen der Patientin, wie sie sich oft ausdrückt, »auf den Magen zu schlagen« und dort Übelkeit zu erregen. Ständig ist ihr übel[RA28], oft verbunden mit leerem Brechwürgen[SK521]. Husten verursacht Übelkeit und Erbrechen. Es ist ein trockener Reizhusten[RA79], der den Atem bis zum Ersticken hemmt[RA77] und zudem Übelkeit und Erbrechen herbeiführt. Husten, bis das Gesicht rot anläuft und Würgen und Brechreiz auftreten. Bei jeder kleinen Blutung, gleich aus welchem Körperteil, kommt es zu Übelkeit, Flauheitsgefühl im Magen und ohnmachtähnlicher Schwäche. Daher ist Ipecacuanha ein wertvolles Mittel bei Gebärmutterblutungen, namentlich bei mit Übelkeit verbundenem Abgang von hellrotem Blut. Schon eine geringfügige Uterusblutung führt zu Ohnmachtsanwandlungen und der allgegenwärtigen Übelkeit. Obwohl gelegentlich Durst vorhanden sein kann, fehlt er gewöhnlich. Immer dann, wenn Ipecacuanha gut gewirkt hat, bestand zugleich auch Durstlosigkeit. Sowohl im Fieberfrost wie in der Fieberhitze besteht mit einiger Wahrscheinlichkeit Quetschungs- und Zerschlagenheitsschmerz in Kopf und Hinterkopf, Ziehen in den Nackenmuskeln oder auch große Schmerzhaftigkeit des Hinterkopfs und Nackens[RA(9)], die sich bis in den Rücken [Schultern[RA(5)]] erstrecken kann. »Kopfweh, wie von Zerschlagenheit des Gehirns und Schädels, welches durch alle Kopfknochen hindurchdringt bis zur Zungenwurzel* herab, mit Uebelkeit.«[RA8]

Ipecacuanha zeigt manchmal die gleiche extreme Ruhelosigkeit[AJ8,367] und Schwäche[RA14] wie *Arsenicum*, doch die Schwäche von Ipecacuanha kommt plötzlich[SK518] und anfallsweise, während die *Arsenicum*-Prostration andauernd vorhanden ist. Ipecacuanha-Patienten wälzen sich mitunter ebenso unruhig im Bett wie *Rhus*-Patienten; ständig sind ihre Arme und Beine in Bewegung. Dies ist besonders dann der Fall, wenn das Rückenmark mit affiziert ist. Ipecacuanha macht Symptome, die wie Tetanus[GS] aussehen; es macht Opisthotonus[RA108], und es hat sich bei Zerebrospinalmeningitis bewährt, mit Galleerbrechen[SK521], fürchterlichen Schmerzen in Hinterkopf und Nacken sowie Kontrahieren der Nacken- und Rückenmuskulatur, sodass der Kopf stark rekliniert wird. Wenn eine zerebrospinale Meningitis so weit fortgeschritten ist, dass der Patient bereits abgemagert[SK518] ist, wenn Arzneimittel nur kurzfristig Linderung

---

* Von T.F. Allen *(Encyclopedia)* falsch mit »roots of the teeth« übersetzt (wurde ungeprüft in die *Guiding Symptoms* übernommen).

verschafft haben und der ganze Körper nach hinten gebogen ist, wenn selbst die einfachsten Speisen und Getränke erbrochen werden, die Zunge aber nicht belegt[CH251], sondern rot und wund erscheint, wenn ständige Übelkeit und Erbrechen von Galle vorhanden sind, dann wird Ipecacuanha einen solchen Fall heilen. Es heilt alte Fälle von Magenkatarrh[CH251] oder Gastritis, wenn selbst ein Tropfen Wasser nicht im Magen bleibt; alles, was in den Magen gelangt, wird unter fortgesetztem Würgen wieder erbrochen. Weitere Symptome der Ipecacuanha-Gastritis: entsetzliche Schmerzen im Magen[RA(42)]; Schmerzen unterhalb der Schulterblätter, als wollte der Rücken dort zerbrechen; Galleerbrechen; beständige Übelkeit; große Prostration. Ausgeprägter Reizmagen. Ipecacuanha heilt auch schmerzhafte Empfindlichkeit und tympanitische Auftreibung des Abdomens[RA45], wenn zugleich das charakteristische Galleerbrechen besteht. Auch bei epidemischer Ruhr[KE1,868] hat sich das Mittel als hilfreich erwiesen, wenn der Patient fast ständig auf der Toilette verbringen muss und nur ein bisschen Schleim oder etwas hellrotes Blut abgeht, jedes Mal kaum mehr als ein Teelöffel voll. Die unteren Darmabschnitte sind entzündet. Der Tenesmus ist gewaltig; selbst diese geringfügigen Entleerungen von Schleim und Blut gehen mit Brennen und Stechen[RA55] sowie fortgesetztem Drang einher. Während des Tenesmus ist dem Patienten ständig übel, und wenn er zum Stuhl presst, ist der Schmerz so groß, dass er auch noch Galle erbricht. Es kommt vor, dass ganze Familien betroffen sind. Die Ruhr kann durch ganze Täler ziehen und epidemische Ausmaße annehmen, doch gewöhnlich bleibt sie endemisch. Bei Säuglingen und Kleinkindern ist Ipecacuanha indiziert, wenn choleraähnliche Durchfälle[GS] bestanden haben und sich dann dieser dysenterische Zustand entwickelt, mit fortwährendem Tenesmus, Abgang von geringen Mengen blutigen Schleims[RA59] aus dem After, Übelkeit, Erbrechen von allem, was in den Magen gelangt, Prostration und großer Blässe[RA14]. Das Mittel passt ferner bei solchen Zuständen, die mit (mehr oder weniger) reichlichen Stühlen von grasgrüner Farbe[RA(48)] einhergehen, etwa bei Kindern, die häufig große Mengen grünen Schleims ausscheiden. Die Kinder müssen sich – unter vielen Tränen – beim Stuhlgang sehr anstrengen, und dann geht dieser grüne Schleim ab. Auch Erbrechen von grünem, gallertartigem Schleim[RA(39)] oder von grünen Milchklumpen – die Milch gerinnt im Magen, verfärbt sich grün und wird erbrochen.

Von großem Interesse sind die Beschwerden der unteren Atemwege. Ipecacuanha ist ein wichtiges Kindermittel und häufig bei den in der frühen Kindheit auftretenden Bronchitiden[GS] angezeigt. Bei den erkältungsbedingten Brustbeschwerden der Kleinkinder handelt es sich in der Regel um Bronchitiden. Es passiert nur sehr selten, dass Kleinkinder eine richtige Pneumonie entwickeln, normalerweise ist es eine Bronchitis, mit grobem Schleimrasseln und all den anderen Bronchitiszeichen. Die Ipecacuanha-Bronchitis entsteht zumeist nach Kälteexposition und entwickelt sich sehr schnell. Das Kind hustet und würgt und ist dem Ersticken nahe; das röchelnde Geräusch in den Bronchien[RA70] kann im ganzen Zimmer gehört werden. Das Kleine ist blass, sieht schrecklich krank und manchmal sehr verängstigt aus. Die Nase ist spitz, wie bei einem Schwerkranken, und die Atmung erscheint lebensbedrohlich eingeschränkt. Ipecacuanha wird diesem Zustand die Gefährlichkeit nehmen; es wird die Erkältungsfolgen beseitigen und das Kind schließlich heilen. Es ist ein klassisches Mittel für derartige Bronchitisfälle. In den medizinischen Lehrbüchern wird die Lungenentzündung der Kinder zumeist gesondert beschrieben, und die typischen Symptome in diesen Darstellungen entsprechen stets denen von Ipecacuanha. Eine große Ähnlichkeit der Symptome in Bezug auf Brustaffektionen wird Ihnen auffallen, wenn Sie Ipecacuanha mit *Antimonium tartaricum* vergleichen. Wenn Sie die beiden Arzneien durchgehen, werden Sie sich fragen: »Wie kann ich sie nur auseinanderhalten? Beide haben das Schleimrasseln beim Husten und Atmen, und beide haben das Erbrechen!« Nun, die Symptome von Ipecacuanha korrespondieren mit dem Stadium der Bronchialreizung, die Symptome von *Antimonium tartaricum* dagegen erscheinen erst im Stadium der Bronchialerschlaffung; d.h., die Ipecacuanha-Beschwerden entstehen als Akutsymptome, nämlich sehr rasch, während sich die von *Antimonium tartaricum* nur langsam entwickeln. Letzteres Mittel passt nur selten auf Symptome, die innerhalb von 24 Stunden erscheinen; zumindest sind die frühzeitig auftretenden *Antimonium-tartaricum*-Symptome von ganz anderer Art. Die für den Brechweinstein charakteristische Symptomengruppe entsteht viele Tage später, gegen Ende einer Bronchitis, wenn die Lungen kurz davor sind zu versagen. Sie zeigt sich nicht während des bronchialen Reizzustands, nicht als irritationsbedingte Dyspnoe und akute Erstickungsnot, sondern vielmehr als ein Erstickungsgefühl, das seine Ursache in der gesteigerten Schleimsekretion und der drohenden Lungenlähmung hat. Die groben Rasselgeräusche setzen bei *Antimonium tartaricum* ein, wenn die Lunge zu schwach geworden ist, den Schleim herauszubefördern. Dann kommt es zu großer Erschöpfung, Leichenblässe im Gesicht und rußigen Nasenlöchern. Sie können jetzt erkennen, dass sich die beiden Arzneien im Grunde nicht sonderlich ähnlich sind. Die Beschwerden unterscheiden sich vor allem im Hinblick auf die *Geschwindigkeit* ihrer Entstehung. Von Relevanz ist nicht so sehr die Zugehörigkeit der Beschwerden zu bestimmten Stadien (obwohl dies auch eine Rolle spielt), sondern vielmehr die Tatsache, dass Ipecacuanha seine Symptome schnell hervorbringt und eine rasche Krise herbeiführt, während *Antimonium tartaricum* seine Symptome nur ganz allmählich entwickelt und die Krise sich erst nach vielen Tagen anbahnt.

Der Wert von Ipecacuanha bei Keuchhusten ist leicht zu erkennen, sind doch viele Symptome, die man bei dieser Krankheit antrifft, auch bei Ipecacuanha zu finden: der anfallartige Charakter, das beim Husten rote Gesicht, die Durstlosigkeit, das heftige Keuchen, die Krampferscheinungen, das Würgen und Erbrechen beim Husten, das Erbrechen von allem, was in den Magen gelangt.

Auf die Blutungsneigung von Ipecacuanha habe ich bereits hingewiesen – sie eröffnet dem Mittel ein besonders weites Wirkungsfeld. Es ist vor allem seine Bedeutung bei Hämorrhagien, die mir das Mittel in der Praxis unverzichtbar macht. Wenn ich Hämorrhagien sage, meine ich natürlich nicht solche, die durch Arterienverletzungen hervorgerufen wurden, wo chirurgische Maßnahmen angebracht sind; ich meine vielmehr solche wie Blutungen aus dem Uterus, aus den Nieren, aus dem Darm, aus dem Magen oder aus den Lungen. Wir müssen unsere Arzneien, was die Blutungen betrifft, aus dem Effeff beherrschen; tun wir es nicht, sind wir gezwungen, auf mechanische Hilfsmittel zurückzugreifen. Doch ein guter Homöopath ist gewöhnlich in der Lage, ohne diese auszukommen. Selbst bei den schwersten Formen von Metrorrhagie vermag er noch zu helfen, es sei denn, die Blutung ist auf mechanische Ursachen zurückzuführen, etwa auf eine Sanduhrkontraktion des Uterus, auf eine Plazentaretention oder auf einen Fremdkörper im Uterus – hier ist ein Eingriff von außen wohl unumgänglich. Wir müssen hier schon differenzieren; doch wenn wir es mit rein dynamischen Verhältnissen zu tun haben, schlicht und einfach mit Blutungen aus einer erschlafften Oberfläche, dann wird nur das passende homöopathische Mittel ordentliche Dienste leisten. Wenn ständig Blut aus der Gebärmutter sickert, der Blutfluss sich aber des Öfteren zu einem Schwall hellroten Blutes steigert und die Patientin dabei jedes Mal ohnmächtig zu werden glaubt, blass wird und nach Atem ringt, obwohl die Blutmenge viel zu klein ist, um solche Schwäche, Ohnmachtsneigung und Blässe nebst Übelkeit zu erklären, dann wird Ipecacuanha ihr Heilmittel sein. Wenn der hellrote Blutfluss allerdings mit extremer Todesfurcht einhergeht, ist *Aconitum* das Mittel der Wahl. Wenn die Patientin während der Geburt einen heißen Kopf und unstillbares Verlangen nach eiskaltem Wasser gehabt hat und wenn nach der Geburt, obwohl diese komplikationslos verlaufen und auch die Plazenta gut herausgekommen ist, ohne ersichtlichen Grund Blutungen auftreten, dann heißt das passende Mittel fast immer *Phosphorus*. Und bei abgezehrten, hageren Frauen, die ständig unter zu viel Wärme leiden, die deshalb nicht zugedeckt sein und es immer kühl haben wollen, bei Frauen, die früher eine Neigung zum Heraussickern von Blut aus der Gebärmutter hatten und die nun stärkere Blutungen haben, entweder mit Blutklumpen vermischt oder in Form von dunklem, flüssigem Blut, bei diesen Frauen wird man schwerlich ohne *Secale* auskommen. Eine einzige Dosis von einer dieser Arzneien, auf die Zunge appliziert, wird die Blutung schneller zum Stillstand bringen als jedes noch so starke allopathische Medikament. Die Blutung wird so schnell gestoppt, dass Sie, wenn Sie noch unerfahren sind, überrascht sein werden. Und Sie werden sich fragen, ob die Blutung nicht vielleicht auch von selbst aufgehört haben könnte. Ipecacuanha ist oft bei zu starker Regelblutung angezeigt[SK522], namentlich dann, wenn die Menorrhagie Folge einer Erkältung oder eines Verletzungsschocks ist. Wenn die Patientin vorher nicht zu Menorrhagien geneigt hat, wird sie natürlich sehr besorgt sein, zumal die starke Blutung wahrscheinlich viele Tage anhält und mit großer Schwäche einhergeht. Mit jedem kleinen Blutschwall scheinen ihr mehr und mehr die Kräfte zu schwinden. Ipecacuanha wird diese Störung beheben und die Menstruation zu einem normalen Ende bringen. Es gibt eine große Zahl von Arzneien, die imstande sind, die physiologische Blutstillung zu unterstützen und so Blutungen rascher zum Stillstand zu bringen. Diese Arzneien müssen wir – als Notfallmittel – genauestens beherrschen, wie wir auch die Arzneien mit heftigen Symptomen und heftigen Anfällen gut kennen müssen. Ipecacuanha zeichnet sich in besonderem Maße durch seine starke Blutungsneigung aus. Erbrechen großer Blutklumpen; fortwährendes Bluterbrechen[SK521] im Zusammenhang mit Magengeschwüren. Bei Menschen, die zu heftigen Hämorrhagien neigen, wird Ipecacuanha, wenn die Symptome übereinstimmen, den Blutungen für eine gewisse Zeit Einhalt gebieten.

Starke Schmerzen in der Nierengegend, mit Stechen in den Nieren, das bis in die Knie ausstrahlt[GS]; dabei häufiger Harndrang[RA(52)], mit Blut[RA(51)] und Blutklümpchen im Urin[GS]. Der Urin ist tiefrot von Blut, welches am Boden des Gefäßes einen dicken Niederschlag bildet. Jeder Schmerzanfall in den Nieren geht mit Hämaturie einher. Ipecacuanha wird diesen Beschwerden ein Ende setzen. Wenn allerdings Patienten so lange geblutet haben, bis sie anämisch geworden sind und zu Ödemen neigen, ist Ipecacuanha nicht mehr das passende Mittel; dann muss *China* verabreicht werden, das den Boden bereitet für ein abschließendes Antipsorikum.

Auch ›Erkältungen‹ gehören zum Wirkungskreis von Ipecacuanha, der einfache, gewöhnliche Schnupfen[RA69], besonders der Kinder. Man denke an Ipecacuanha, wenn sich eine Erkältung in der Nase festsetzt und diese besonders nachts verstopft ist. Man denke an Ipecacuanha bei Schnupfen mit steter Nasenverstopfung[KE1,388], vielem Ausschneuzen von Schleim und Blut sowie häufigem Niesen[RA(58)]. Auch wenn sich die Erkältung nach unten verlagert, mit Heiserkeit und Wundheitsgefühl in der Trachea, und schließlich auf Bronchien und Lungen übergeht und Erstickungsnot verursacht, muss Ipecacuanha erwogen werden. Überhaupt beginnen Ipecacuanha-Erkältungen häufig in der Nase und breiten sich dann rasch in die Brust aus. Der Schnupfen ist bei Ipecacuanha typischerweise mit heftigem Bluten der Nase[RA(16)] verbunden, besonders mit Absonderung von hellrotem Blut.[GS] Immer wenn sich der Patient erkältet, kommt es neben Schleimabsonderung auch zu starkem Bluten aus der Nase. Die Entzündung der Nasenschleimhaut fällt bei Ipecacuanha ungewöhnlich heftig aus. Die Reizung der Nase geschieht ganz plötzlich und lässt die Schleimhaut so rasch sich entzünden, dass sie eine purpurne Farbe annimmt; die Schleimhautschwellung ist so massiv, dass das Nasenbluten in dieser Situation als die einzige natürliche Entlastung erscheint. Verstopfung der Nase mit Geruchsmangel[KE1,388]; Nasenatmung völlig unmöglich.

Bei den Kopfsymptomen, bei Erkältungen, bei Keuchhusten, bei Fieberfrost und bei vielen entzündlichen Beschwerden rötet sich das Gesicht, mal leuchtendrot, mal blaurot[KH] mit blauen Lippen; beim Frost sind Lippen und Fingernägel blau[GS]. Der Frost ist im Allgemeinen ziemlich heftig und bisweilen von kongestivem Charakter; oft ist er ein regelrechter Schüttelfrost[GS], bei dem die Zähne klappern[GS] und der ganze Körper durchgeschüttelt wird.

Einige Patienten, die unheilbar an chronischem Asthma bronchiale erkrankt sind, haben herausgefunden, dass sie durch Ipecacuanha

Linderung erfahren, und deshalb tragen sie immer ein Fläschchen mit dem Pulver bei sich. Das Mittel ist von Nutzen bei feuchtem Asthma, bei asthmatischer Bronchitis, wenn die Kranken besonders unter feuchtem Wetter und plötzlichem Wetterwechsel zu leiden haben. Jede kleine Erkältung reizt die Bronchien so sehr, dass die Patienten beim Husten Blut spucken[RA(66)], würgen und beinahe ersticken[RA77]. Nachts müssen sie sich aufrichten, um überhaupt Luft zu bekommen, und die Anfälle treten sehr häufig auf. Diese Patienten sagen, sie würden durch Ipecacuanha Erleichterung ihrer Atemnot erfahren, und das überrascht uns nicht, denn all diese Symptome gehören zur Pathogenese der Arznei. Manche dieser Fälle sind nicht mehr zu heilen, denn oft handelt es sich um Menschen in vorgerücktem Lebensalter. Doch ist Ipecacuanha ihnen eine große Hilfe, und das ist es besonders dann, wenn sie es vernünftiger einsetzen, als sie es gewöhnlich tun. Eine Dosis potenziertes Ipecacuanha wird die akuten Anfälle kupieren, sodass die Patienten rasch wieder wohlauf sind und die Krankheit sich auch im weiteren Verlauf erträglich gestaltet – bis sie sich erneut eine Erkältung zuziehen. Dann tritt wieder der asthmatische Husten in den Vordergrund, mit viel Giemen und Schleimrasseln.

Als Krampfmittel ist Ipecacuanha noch nicht so bekannt, wie es sein sollte. Eklamptische Krämpfe in der Schwangerschaft.[GS] Konvulsionen, steife Ausstreckung des ganzen Körpers[RA110] und Glottiskrämpfe bei Keuchhusten.[GS] »Schreckliche Krämpfe, die die ganze linke Körperhälfte befallen, gefolgt von Lähmung ...«[GS] »Klonische und tonische Krämpfe, besonders bei Kindern und hysterischen Frauen.«[KE4,573] »Tetanische Steifheit des Körpers mit bläulicher Röte des Gesichts.«[GS] Dies sind charakteristische Merkmale von Ipecacuanha, die bisher aber nicht hinreichend gewürdigt worden sind; überhaupt ist nicht genügend bekannt, dass der Arznei diese Zustände in so ausgeprägtem Maße eigen sind. In unseren Lehrbüchern und in Abhandlungen über Krämpfe ist viel häufiger von Mitteln wie *Belladonna* etc. die Rede; doch ist Ipecacuanha im Hinblick auf Krampfbeschwerden sowie seine Wirkung aufs Rückenmark ein zumindest ebenso wichtiges Mittel.

Bei zurückgetretenen[UE] oder unterdrückten[SK519] Hautausschlägen weisen die Symptome des Patienten häufig auf Ipecacuanha hin. Wenn ein Exanthem nicht herauskommt oder ein Ausschlag durch Kälteeinwirkung zurückgetrieben worden ist, zeigen sich bei dieser Arznei typischerweise akute Beschwerden seitens des Magen-Darm-Trakts; und ein Schnupfen wird nach Unterdrückung eines Hautausschlags sogleich auf die Brust schlagen. Ipecacuanha heilt ferner Erysipelas[GS], wenn darüber hinaus das Erbrechen, der Frost, der Rückenschmerz, die Durstlosigkeit und die ungeheure Übelkeit vorhanden sind.

Wenn bei minder lebhaftem Fieber das Erscheinen eines Scharlachexanthems sich über Gebühr verschleppt[ST1,318], reicht Ipecacuanha oftmals hin, die hierbei eventuell auftretende Übelkeit und das Erbrechen zu beseitigen. Statt dass der Ausschlag herauskommt, wie er es sollte, entstehen Ipecacuanha-Symptome im Magen, insbesondere in Form von Übelkeit und Erbrechen. Ipecacuanha wird diese Beschwerden in kürzester Zeit beheben und den Ausschlag herausbringen – und die Krankheit wird einen milderen Verlauf nehmen.

Jodum
Jod

Der Jodum-Patient zeigt bei all seinen Beschwerden, ob akut oder chronisch, eine Form von *Angst*, die nicht nur seelisch, sondern in besonderem Maße auch körperlich empfunden wird. Sie geht mit einer Erregung einher, die den ganzen Körper erfasst und nur beschwichtigt werden kann, wenn der Patient sich bewegt oder ständig seine Lage wechselt. Die Angst kommt auf, sobald er versucht, sich ruhig zu verhalten, und je mehr er dies versucht, desto größer wird die Angst. Bei dem Versuch, still zu sitzen oder zu liegen, kann er von fast unwiderstehlichen Impulsen zu Gewalttaten gepackt werden, von dem Impuls, Dinge zu zerreißen oder gar sich selbst oder andere umzubringen[GS]. Da er nicht ruhig sitzen kann, ist er Tag und Nacht auf den Beinen.[CK17] Dieses Merkmal bringt das Jod auch in sein Kaliumsalz ein, sodass der *Kalium-jodatum*-Patient ebenfalls von dem Trieb umherzuwandern geprägt ist. Doch es besteht folgender Unterschied: Der *Kalium-jodatum*-Patient kann große Entfernungen zurücklegen, ohne zu ermüden, und das Gehen scheint nur den Effekt zu haben, dass es die Angst zurückdrängt. Der Jodum-Patient hingegen wird vom vielen Gehen völlig erschöpft und bricht schon bei geringeren Anstrengungen in Schweiß aus. Wenn man einen Jodum-Patienten beobachtet, kann man sich aufgrund dieser Gehetztheit des Eindrucks nicht erwehren, dass er im Begriff ist, verrückt zu werden[CK17], oder dass ihm ein anderes böses Schicksal bevorsteht. Er droht geisteskrank zu werden oder irgendeine schwere körperliche Krankheit zu entwickeln, etwa in der Art des fortgeschrittenen Stadiums einer unterdrückten Malaria, mit chronisch-rezidivierendem Schüttelfrost, oder in der Art einer drohenden Schwindsucht, besonders in ihrer intestinalen bzw. mesenterialen Form.

Hypertrophie ist ein charakteristischer Zug von Jodum: Vergrößerung der Leber, der Milz, der Ovarien, der Hoden[CK354], der Lymphknoten, sämtlicher Drüsen – mit Ausnahme der Brustdrüsen[CK481 ff.]. Die Brustdrüsen atrophieren, während alle anderen Drüsen groß, hart und knotig werden. Diese Hypertrophie ist besonders bei den Lymphknoten des Abdomens, den Mesenteriallymphknoten, zu beobachten.

Eine Eigentümlichkeit ist dabei auch, dass mit der Größenzunahme der Drüsen und Lymphknoten der übrige Körper immer mehr an Gewicht verliert. Je mehr Rumpf und Gliedmaßen abmagern, desto mehr vergrößern sich Drüsen und Lymphknoten. Dieses sonderbare Phänomen muss Sie sofort an Jodum denken lassen. Wir finden einen solchen Zustand z.B. bei marastischen Kindern: der ganze Körper ist in einem Prozess der Auszehrung begriffen; die Muskeln schwinden dahin; die Haut wird schrumpelig, sodass das Gesicht eines Kindes greisenhaft aussieht – aber die Lymphknoten in den Achselhöhlen, den Leistenbeugen und im Darmgekröse werden immer größer und härter. Die Mesenteriallymphknoten können als dicke Knoten im Bauchraum getastet werden. Diese Entwicklung sehen wir z.B. bei den alten Malariafällen, die von den Allopathen zu uns kommen und die massiv mit Chinin und Arsen vorbehandelt sind, ihre Schüttelfrostanfälle aber nicht verloren haben. Gesicht und obere Körperhälfte sind abgemagert, die Haut sieht gelb und runzlig aus; es besteht chronischer Durchfall; Leber und Milz sind geschwollen, die mesenterialen Lymphknoten tastbar vergrößert. Selbst in den Frühstadien, wo diese Dinge noch nicht manifest sind, gibt es bereits Hinweise, dass sich der Fall zu einem Jodum-Zustand hin entwickeln wird.

Nehmen wir einen Patienten, der an einem intermittierenden Fieber erkrankt ist, sei es als Folge einer Malaria, einer feuchten Kellerwohnung oder was auch immer. Ihm ist zunehmend heiß, was nicht unbedingt an der Fieberhitze liegen muss, sondern auch nur ein Hitzegefühl sein kann. Er hat das Bedürfnis, in kaltem Wasser zu baden; möchte Gesicht und Körper mit einem kalten Schwamm kühlen. In einem warmen Zimmer bekommt er schlecht Luft und fängt an zu husten. Jede Form von Wärme ist ihm ein Graus. Er gerät sehr leicht ins Schwitzen und ist schnell erschöpft. Ein Patient mit einer solchen Konstitution neigt zu akuten Beschwerden: zu akuten Schleimhautentzündungen, zu Halsentzündungen oder Krupp, zu Entzündungen des Magens, der Leber oder der Milz, zu Diarrhö. Der Rachen ist gerötet und geschwollen, von weißen Flecken übersät, was sich bis in den Kehlkopf erstreckt. Es können sich sogar membranöse Beläge im Hals bilden, wie bei der Diphtherie.[NZ15,183f.] Jodum hat Diphtherie geheilt[GS], wobei diphtherieähnliche Exsudate selbst im Stuhl nachzuweisen waren. Eine Konstitution, die in diese Richtung tendiert, neigt zu echtem Krupp – mit diphtherischen Auflagerungen im Kehlkopf –, ein weiterer Hinweis darauf, dass sich eine Jodum-Konstitution entwickelt. In jeder Körperregion entstehen kleine Symptome, die diesem Mittel eigentümlich sind. Solange wir aber eine Jodum-Konstitution nicht in ihrem vollen Umfang an einem Patienten wahrnehmen können, sind wir nicht in der Lage zu sagen, wohin sich der Patient letztendlich entwickeln wird, wenn die Krankheit weiter fortschreitet.

Der Gemütszustand des Jodum-Patienten ist durch Aufgeregtheit[GA3,26], Angst[CK11], Impulsivität[(GS)] und eine trübe, melancholische Stimmung[CK3] charakterisiert. Er muss andauernd mit etwas beschäftigt sein[CK18] und hat es immer eilig; höchst ungeduldig, möchte er den Ablauf der Dinge stets beschleunigen. Bisweilen verspürt er in sich das fast unwiderstehliche Verlangen, jemanden zu töten[GS(KE6,14)] – in diesem Punkt hat Jodum große Ähnlichkeit mit *Arsenicum album* und *Hepar sulfuris*. Auch *Arsenicum*- und *Hepar*-Patienten kennen von sich diese plötzlichen Impulse, jemanden grundlos umzubringen. Der Unterschied besteht in der gegensätzlichen Empfindlichkeit auf Wärme, denn während Jodum ›warmblütig‹ ist, sind *Arsenicum*- und *Hepar*-Patienten stets sehr fröstelig. Die Impulse, Gewalttaten zu verüben, treten völlig unvermittelt auf, ohne irgendeine Veranlassung, und bei manchen Arzneien nehmen sie ganz spezifische, seltsame Formen an. Solche unbezähmbaren Impulse zu Gewalttaten oder anderen Verrücktheiten sehen wir auch beim sog. *impulsiven Irresein* [Kraepelin]. Wenn man den Patienten fragt, warum er diesen plötzlichen Drang in sich verspürt, weiß er es nicht zu sagen. In jeder anderen Beziehung kann der Betreffende vollkommen unauffällig sein, so kann er z.B. durchaus einen guten Geschäftsmann abgeben. Doch gewöhnlich sind diese Dinge nur Vorboten – Vorboten einer regelrechten Psychose. Bei unseren Arzneimitteln finden wir ebenfalls derartige Züge. Von *Hepar* ist z.B. das klinische Symptom bekannt, dass ein Barbier beim Rasieren seiner Kunden wiederholt den Impuls verspürte, diesen mit dem Rasiermesser die Kehle durchzuschneiden. Eine *Nux-vomica*-Patientin kann den unbezähmbaren Impuls haben, ihr Kind ins Feuer zu werfen oder ihren Gatten, den sie von ganzem Herzen liebt, zu töten. Zuerst kommt ihr einfach nur der Gedanke in den Sinn; dann wird dieser immer übermächtiger, bis sie schließlich wirklich verrückt wird, die Kontrolle verliert und den Gedanken in die Tat umsetzt. Oder: Ein *Natrium-sulfuricum*-Patient eröffnet seinem Arzt: »Herr Doktor, Sie ahnen gar nicht, wie sehr ich mich zusammenreißen muss, um mir nicht das Leben zu nehmen; immer wieder habe ich solche Anwandlungen.« Jodum hat den Impuls zu töten, nicht aus Zorn, nicht aus irgendeinem Gerechtigkeitsgefühl heraus, sondern einfach so. Oft ist ja maßloser Zorn oder Wut die Ursache für Gewalt – die Impulse von Jodum sind nicht von dieser Art. Während er ruhig liest oder nachdenkt, kann ein Jodum-Patient urplötzlich von dem Drang überfallen werden, sich etwas anzutun. Diese Zustände nehmen immer mehr überhand, bis der Patient schließlich ganz und gar geisteskrank wird.

Der Jodum-Patient wird nicht nur körperlich leicht erschöpft, sondern auch geistig. Er wird vergesslich, besonders weniger wichtige Dinge entschwinden rasch seinem Gedächtnis. Er weiß nicht mehr, was er sagen oder tun wollte; verlässt einen Laden, ohne die Sachen mitzunehmen, die er eben erst eingekauft hat. Die Vergesslichkeit ist allgemein, sie kann sich auf alles Mögliche beziehen. Denken Sie aber bei alledem an eins: dass der Patient gezwungen ist, sich ständig mit etwas zu beschäftigen, um so seine Angst und die in ihm hochkommenden Impulse zu verscheuchen. Wenn er untätig ist, ist die Angst zermürbend und quälend. Obwohl er geistig bereits stark erschöpft ist, muss er sich fortwährend beschäftigen und weiterarbeiten, was wiederum die geistige Ermüdung verstärkt. Ein Mann, der durch Überarbeitung und durch zu angestrengte literarische Tätigkeit schwachsinnig zu werden droht, reagiert auf die Empfehlung, doch einmal zu pausieren und sich zu erholen, so: »Wissen Sie, wenn ich das täte, würde ich verrückt werden oder gar sterben.« Solche Zustände kennen wir sowohl von Jodum als auch von *Arsenicum*, aber es gibt ein entscheidendes Kriterium, anhand dessen wir die beiden Mittel leicht auseinanderhalten können: Der Jodum-Patient ist ›warmblütig‹, er hat es schnell zu warm und hält sich darum am liebsten in einer kühlen Umgebung auf; der *Arsenicum*-Patient hat ein Bedürfnis nach Wärme, er möchte den Raum gut geheizt haben und warm angezogen sein. *Arsenicum* leidet unter der Kälte, Jodum leidet unter der Wärme. Daher würden wir, während die ängstliche Unruhe bei beiden Mitteln gleich stark hervortritt, bei einem Patienten mit viel Lebenswärme niemals an *Arsenicum* denken – und umgekehrt bei einem fröstеligen Patienten mit Mangel an Lebenswärme niemals an Jodum.

Ich erwähnte eingangs bei den Allgemeinsymptomen die Neigung zu vergrößerten Drüsen. Jodum hat oftmals eine Symptomengruppe geheilt, die bei dieser Veranlagung bevorzugt auftritt, nämlich Herzvergrößerung, Schilddrüsenvergrößerung[CK510] und Hervorstehen der Augäpfel. Man gibt diesen Symptomengruppen ja gerne Namen, doch sind diese Namen für uns ohne Bedeutung. Was wir benötigen, sind Symptome und ihre Modalitäten! Der Gebrauch von Krankheitsnamen und Fachausdrücken verstellt uns oft nur den Blick und veranlasst uns zu falschen Schlussfolgerungen. Wenn Sie nun einen solchen Patienten haben – nehmen wir an, er ist mit der Diagnose ›Morbus Basedow‹ an Sie überwiesen worden –, würden die Zeichen, die der Krankheit ihren Namen [engl.: *exophthalmic goitre*] gegeben haben, für uns noch keinerlei Indikation für ein Heilmittel darstellen. Zu finden wären solche Indikationen indes unter den Modalitäten, die ich Ihnen von Jodum genannt habe, unabhängig vom Exophthalmus, dem Kropf, der Herzhypertrophie und der Tachykardie. Wenn der Patient aber blass und abgemagert ist, wenn er unter jeder Form von Wärme leidet und wenn er vergrößerte Drüsen und Lymphknoten wie auch die anderen typischen Jodum-Symptome aufweist, dann können Sie nach der Verabreichung von Jodum einen vollständigen Rückgang auch jener Symptomengruppe erwarten, die der Krankheit ihren [englischen] Namen gegeben hat.

Hirnaffektionen, ob akut oder chronisch, erfordern mitunter Jodum als Heilmittel. Klopfen im Kopf[CK71] wie im ganzen Körper, in allen Adern[CK594], bis in die Finger- und Zehenspitzen sich erstreckend. Pulsieren in der Magengrube[CK246]; heftiges Pulsieren in den Armen; Klopfen im Rücken; Klopfen in den Schläfen. Heftige kongestive Kopfschmerzen.[(CK74)] Die Kopfschmerzen werden durch Bewegung verschlimmert, während der *Patient* durch Bewegung Erleichterung erfährt. Er ist ständig in Bewegung, weil er so seine Angst beschwichtigen kann. Andererseits nehmen die Kopfschmerzen und das Pulsieren durch jede Bewegung und jede Muskelanstrengung zu.[CK594] Solche Unterscheidungen sind unerlässlich. Zu unterscheiden zwischen dem, was vom Patienten insgesamt, und dem, was nur von einem Körperteil ausgesagt wird, ist beim Studium der Materia medica unabdingbar. Alles, was vom Patienten in seiner Ganzheit ausgesagt wird, ist ein Allgemeinsymptom, alles, was nur für einen Teil des Körpers gilt, ist ein Lokalsymptom. Hier können durchaus Gegensätze bestehen, sodass der Student der Materia medica manchmal verwirrt ist, wenn er unter ein und demselben Mittel sowohl Verschlimmerung als auch Besserung durch eine Modalität verzeichnet findet. Nur aus den Quellen der Materia medica – den Prüfungen – und aus der klinischen Anwendung der Arzneien können wir in Erfahrung bringen, was nur für einen Teil und was für den ganzen Körper gilt. Gelegentlich treffen wir auf einen Patienten, der sein Zimmer stark geheizt hat, aber den Kopf ständig aus dem Fenster steckt; hier werden die Kopfbeschwerden durch Kälte gelindert, während dem übrigen Körper Wärme guttut. Dies ist ein typisches Symptom von *Phosphorus*, bei dem Kopf und Magen durch Kälte Linderung erfahren, Brustbeschwerden und andere körperliche Symptome aber eine Verschlechterung. Wenn demnach ein *Phosphorus*-Patient an Kopfschmerzen und Erbrechen leidet, wird er berichten: »Ich gehe gern an die frische Luft und nehme mit Vorliebe Kaltes zu mir.« Wenn er aber Brustbeschwerden und Gliederschmerzen hat, wird er sagen: »Ich habe es gerne warm und halte mich am liebsten im Haus auf.« Und genauso, wie wir dies bei Patienten sehen, ist es auch beim Studium der Arzneimittel – wir müssen differenzieren!

Bei der geschwächten Jodum-Konstitution sind, wie zu erwarten, auch diverse *Augenbeschwerden* anzutreffen. Mit der Abmagerung und der gelben Gesichtsfarbe[CK129] gehen sog. skrofulöse Augenleiden einher, mit Hornhautgeschwüren, katarrhalischer Entzündung, Absonderung aus den Augen und Schwellung der kleinen Liddrüsen. »Gesichtstäuschungen in hellen Farben ...«[GS] Auch ödematöse Zustände gehören zum Jodum-Bild: ödematöse Schwellung der Augenlider[CK90] sowie unter den Augen. Hände und Füße[CK573] können ebenfalls ödematös geschwollen sein. Die Neigung zur Wassersucht[CK682] bringt das Jod auch in seine Verbindung *Kalium jodatum* ein, das zu Ödemen neigt, wie wir sie u. a. bei Nierenerkrankungen finden. Wie Jodum ist *Kalium jodatum* mitunter das passende Mittel, um die Bright'sche Nierenkrankheit schon in ihrem Anfangsstadium zu kupieren.

Ein wichtiges Merkmal, das sich wie ein roter Faden durch die Jodum-Beschwerden zieht, ist *enormer Hunger*[CK197]. Der Patient ist *ständig hungrig*. Die üblichen Mahlzeiten in regelmäßigen Abständen reichen ihm nicht aus. Er muss auch zwischen den Mahlzeiten essen, und dennoch kann er seinen Hunger nie ganz stillen.[CK203 f.] Hinzu kommt, dass die meisten seiner Beschwerden bei und nach dem Essen geringer werden.[GS] Alle Befürchtungen, Ängste und Nöte des Jodum-Patienten verstärken sich, wenn er hungrig ist.[CK205] Er bekommt Magenschmerzen, wenn der Magen leer ist, was ihn zusätzlich zum Essen animiert. Während er isst, kann er seine Beschwerden vergessen, weil er mit etwas beschäftigt ist; er ist gewissermaßen in Bewegung, sein Geist ist durchs Essen abgelenkt. Wie er durch Bewegung Erleichterung erfährt, so auch durch die Nahrungsaufnahme. Trotz des vielen Essens aber *magert er immer weiter ab.* »Starke Eßlust[GA3,14], und dennoch wird er immer dünner« – dies war eines der Leitsymptome Herings in Bezug auf Jodum. Wie bei *Natrium muriaticum* und *Abrotanum* magert auch der Jodum-Patient immer mehr ab, trotz eines bis zum Heißhunger gesteigerten Appetits[CK202]. Der Stoffwechsel ist so aus dem Gleichgewicht geraten, dass der Patient kein Gramm Fett auf die Rippen bekommt.

Beachtenswert ist auch die Neigung zu *katarrhalischer Entzündung* der Nasenschleimhaut. Der Geruchssinn fehlt fast gänzlich.[GA3,9] Die Schleimhaut ist verdickt. Der Patient erkältet sich beim geringsten Anlass; muss fortwährend niesen, mit reichlichem, wässrigem Fließschnupfen.[CK391 f.] Die Nasenschleimhaut neigt zur Bildung von kleinen Geschwüren, die zuweilen recht tief sein können. Geschwüre mit blutigen Borken; beim Ausschnauben blutet die Nase[CK122]. Nase so verstopft, dass er nicht mehr durch sie atmen kann.[GS] Dies verstärkt sich jedes Mal, wenn er erkältet ist; und er erkältet sich sehr leicht, sodass ihm fast ständig die Nase läuft. Was ich hier beschrieben habe, sind die üblicherweise beim Jodum-Patienten vorkommenden Schnupfensymptome. Verlieren Sie darüber aber nicht den Patienten selbst aus dem Auge! Es ist stets die Konstitution, die wir als Erstes erforschen sollten, d. h. das, was für den Patienten als Ganzes zutrifft. Erst danach kommen die Symptome an die Reihe, die sich auf einzelne Organe oder Regionen beziehen.

Nicht selten finden wir bei Jodum Aphthen im Mund und auf der Zunge. Die ganze Mundhöhle kann von diesen kleinen »Schwämmchen«[CK151] übersät sein. Ich erwähnte bereits die Neigung zu Exsudationen auf den Schleimhäuten: Weiße, samtige oder dicke, gräulichweiße[GS] oder blasse, aschfarbene Beläge kleiden bei Halsentzündungen die gesamte Rachen- und Nasenschleimhaut aus. Mit dieser Symptomatik und der Neigung zur Geschwürsbildung hat Jodum bei Halsaffektionen einen breitgefächerten Anwendungsbereich. Es ist von Nutzen bei Vergrößerung der Tonsillen, wenn – bei Vorliegen der typischen Konstitution – die Mandeln von diesen Exsudaten überzogen sind; hypertrophe Tonsillen bei hungrigen, ausgemergelten Kranken. Wir können oft beobachten, dass sich Menschen, die zu Mandelentzündungen neigen, immer mehr und deutlicher auf einen Jodum-Zustand hin entwickeln. Ein solcher Patient leidet unter jeder Art von Wärme oder Hitze, wie der *Pulsatilla*-Patient. Vor allem in den Frühstadien einer Erkrankung, wenn sich noch keine organischen Veränderungen ergeben haben, kann es vorkommen, dass man einen Jodum-Patienten als *Pulsatilla*-Fall verkennt. Wenn man aber genauer hinsieht, erkennt man die Neigung zur Abmagerung, und dass die Mittel auch sonst vieles voneinander trennt. Beide sind ›heiß‹, beide sind reizbar, beide haben lauter seltsame Vorstellungen. Aber der *Pulsatilla*-Patient ist weitaus launischer, weint viel leichter, neigt mehr zu Traurigkeit und hat – in völligem Gegensatz zu Jodum – wenig oder gar keinen Appetit; trotz zunehmender Nervosität legt der *Pulsatilla*-Patient oft noch an Gewicht zu. Der Jodum-Patient dagegen wird immer magerer, hat Heißhunger, ist nicht satt zu kriegen[CK203] und leidet unter seinem Hunger. Er muss alle paar Stunden etwas essen[CK205] und fühlt sich danach kurzfristig besser. Ungleich *Pulsatilla* hat er auch großen Durst.[CK186] Wenn er längere Zeit nichts zu essen bekommt, verschlimmert sich jede seiner Beschwerden, um welche es sich auch handeln mag; am schlimmsten sind sie, wenn er vollkommen nüchtern ist.

Zum Jodum-Bild gehört aber auch Verdauungsschwäche[CK208] als Folge des vielen Essens. Magenübersäuerung mit saurem Aufstoßen[CK]; lautes Rülpsen. Viel Blähungen.[CK303] Heftige Durchfälle[CK314]; lienterische oder wässrige, käsige Stühle. Die Verdauungsschwäche nimmt immer mehr zu, bis der Patient von dem, was er isst, kaum noch etwas verarbeiten kann; gleichwohl ist der Appetit ungebremst. Erbrechen und Durchfall stellen sich ein, wodurch er noch mehr an Gewicht verliert; es ist, als würde man eine Kerze von beiden Seiten her abbrennen. Es verwundert nicht, dass der Jodum-Patient äußerst schwach ist, denn er assimiliert nur sehr wenig von dem, was er zu sich nimmt. Die Speisen wirken für ihn wie Fremdkörper, die seinen Magen-Darm-Trakt durcheinanderbringen. Bei Fortbestehen dieser Störungen zeigen sich auch Symptome seitens der Leber und der Milz; diese indurieren und hypertrophieren[GS], und der Patient wird ikterisch.[ST1,464] Der Stuhl ist hart und knotig[R2,239], weiß, farblos oder lehmfarben. Er kann auch weißlich und weich[CK305] bzw. breiartig[CK316] sein. Es scheinen nur wenig oder gar keine Gallenfarbstoffe enthalten zu sein. Dieser Zustand verstärkt sich langsam, aber stetig, und die Lebervergrößerung tritt immer deutlicher hervor. Schließlich sinkt das Abdomen ein, wodurch das ganze Ausmaß der Schwellung von Leber und Mesenteriallymphknoten erkennbar wird. Letztere sind so dick und hart wie bei der mesenterialen Tuberkulose[GS]. Jodum ist bei dieser Krankheit angezeigt, wenn sie einhergeht mit Diarrhö, Abmagerung, Heißhunger, großem Durst, Schwinden der Brustdrüsen, Bleichsucht und einer schrumpeligen, wie gedörrtes Rindfleisch aussehenden Haut. Wenn das Mittel früh genug gegeben wird, bevor sich die Strukturveränderungen im Gewebe verfestigt haben, wird es das weitere Fortschreiten der Krankheit aufhalten und den Fall zur Heilung führen.

Jodum ist ein sehr nützliches Mittel beim *chronischen Morgendurchfall* abgemagerter, skrofulöser Kinder.[GS]

Bedenken Sie auch hier: Wenn sich der konstitutionelle Zustand eruieren lässt, ist dieser bei der Mittelwahl von weitaus größerer Bedeutung als die diversen Stuhlanomalien, die bei einem Patienten auftreten können. Und wenn Sie es mit einer ausgeprägten Konstitution zu tun haben, mit einem Fall, der eine Vielzahl an Allgemeinsymptomen aufweist, die alle auf ein bestimmtes Mittel hindeuten, dann verlieren damit die ›kleinen‹ Durchfallsymptome ganz ihre Bedeutung. Der konstitutionelle Zustand ist gewissermaßen das, was an diesem Fall als »sonderlich, ungewöhnlich und eigenheitlich«[OR153] anzusehen ist. Fast jede Art von Durchfall kann geheilt werden, wenn nur der konstitutionelle Zustand von der Arznei abgedeckt wird. Handelt es sich jedoch um einen akuten Durchfall, den Sie zu behandeln haben, und tritt dieser bei einer kräftigen Konstitution auf, ohne dass wesentliche andere Symptome vorhanden wären, dann ist es erforderlich, nähere Details über die Diarrhö in Erfahrung zu bringen. Dann werden möglicherweise die Charakteristika des Durchfalls zu »sonderlichen, ungewöhnlichen und eigenheitlichen« Zeichen.

»Harninkontinenz[CK337] bei alten Leuten.«[GS] Bei Männern von entsprechender Konstitution passt Jodum zumal dann, wenn die Hoden atrophiert sind und Impotenz besteht[EN517]; wenn nachts Pollutionen mit sexuellen Träumen auftreten[GA3,13]; wenn der Geschlechtstrieb vollständig erloschen[EN525] oder auffallend vermehrt[CK357] ist; wenn ferner die Hoden geschwollen und hart sind[KE2,207] – hypertrophiert und induriert wie die anderen Drüsen – oder wenn sie entzündet und dadurch vergrößert sind.

»Schwellung und Verhärtung des Uterus und der Ovarien.«[GS] Das Mittel hat Ovarialtumoren geheilt – bei Vorliegen der beschriebenen Konstitution. Es hat das Welken und Herabhängen der weiblichen Brüste[CK481 ff.] aufgehalten und bewirkt, dass sie wieder rundlicher wurden, verbunden mit einer allgemeinen Gewichtszunahme (bei stark abgemagerten Patientinnen).

Die Neigung von Jodum zu katarrhalischen Zuständen kommt auch in dem *Scheidenausfluss*[CK384 ff.] zum Ausdruck, den es erzeugt.* »Uteriner Fluor, mit Schwellung der Zervix und Verhärtung des Os uteri; Gebärmutter vergrößert; Neigung zu Menorrhagien[CK371]; fressender Weißfluss, der die Schenkel wund macht[CK386 f.].«[GS] Die Absonderungen von Jodum sind scharf; die Sekrete aus den Augen machen die Wangen wund, der dünne Nasenkatarrh die Oberlippe[GS], der vaginale Ausfluss die Oberschenkel. Der Ausfluss aus der Scheide ist dickschleimig, manchmal auch blutig. »Ein langdauernder Weissfluss, am stärksten zur Zeit der Regeln, welcher die Schenkel wund machte und die Wäsche zerfrass, verschwindet gänzlich. (Heilwirkung.)«[CK386]

Zum Arzneibild von Jodum gehört auch ein heftiger Husten. Das Mittel hat die größten Atmungsbeschwerden[CK447] und Brustbeklemmungen[CK451], verbunden mit Schmerzen in der Brust[CK461]. Erstickungshusten[GS] oder Krupphusten[EN570] – bei der schwächlichen Jodum-Konstitution. Wieder ist anzumerken: Wenn Sie sich beim Durchlesen der recht zahlreichen Atemwegssymptome nicht bewusst sind, auf welcher konstitutionellen Basis diese auftreten, werden Sie nicht in der Lage sein, vernünftigen Gebrauch von ihnen zu machen, denn sie sind ziemlich umfassend und schließen viele uncharakteristische Beschwerden ein; sie taugen kaum zu einer individualisierenden Verschreibung.

Es gibt noch eine weitere Beschwerde, auf die ich Ihre Aufmerksamkeit lenken möchte ... Bei alten Jodum-Gichtkranken mit chronisch geschwollenen Gelenken ist die Vorgeschichte die, dass sich die Patienten früher einmal in einem guten Ernährungszustand befunden haben, dann aber anfingen abzumagern; und obwohl sie seither stets hungrig waren, schien sich das viele Essen in dieser Beziehung nicht positiv auszuwirken. Die Gelenke sind geschwollen** und schmerzhaft empfindlich. Viele Gichtpatienten müssen sich in warmen Räumen aufhalten, um sich einigermaßen wohl zu fühlen; anders der Jodum-Patient, er braucht kühle Räume. Seine Gelenke schmerzen und werden besonders verschlimmert durch die Wärme des Bettes. An einem kühlen Ort lebt er auf, er freut sich, wenn er im Freien sein kann. Im Laufe der Zeit wird er dann zunehmend schwächer. Gewöhnlich geht es ihm besser, wenn er umhergeht und wenn er etwas isst; ängstliche Unruhe. Jodum wird seinen Gichtanfällen Einhalt gebieten und ihm eine Zeitlang ein relativ beschwerdefreies Leben bescheren.

* Ist nur als geheiltes Symptom, nicht als Prüfungssymptom überliefert.

** Knorre (*AHZ*, Bd. 5, S. 169) hält Jodum für indiziert in Fällen »veralteter Gicht, ausgezeichnet durch die heftigsten nächtlichen Schmerzen in mehreren Gelenken, ***ohne*** Anschwellung derselben.« [Hervorhebung durch den Übers.]

Kalium bichromicum (1)*

Kaliumbichromat

Der Hauptanwendungsbereich dieses Mittels sind Erkrankungen der Schleimhäute. Es ist besonders bei katarrhalischen Affektionen von Nutzen, wo es viele charakteristische Zeichen hervorbringt. In seinen Prüfungen vermochte es an sämtlichen Schleimhäuten Symptome hervorzurufen. Die Kalium-bichromicum-Katarrhe zeichnen sich durch eine dicke, zähe und fadenziehende Konsistenz des Schleims aus, und dieser ist zumeist von gelblicher oder gelblichgrüner Farbe. Das Mittel erzeugt eine langsame, aber intensive Entzündung all der Schleimhäute, die es angreift. Wenn die Augen befallen werden, kommt es zu Anschwellung der Bindehaut, Röte, Beißen, Brennen, Bluten, kleinen Ulzerationen und sich ausbreitenden Geschwüren. Die Absonderungen aus den Augen sind zäh, klebrig, dick und gelb; sie haften am Taschentuch fest und können in Fäden ausgezogen werden. Von ähnlicher Beschaffenheit sind die Sekrete aus den Ohren. Kalium bichromicum ruft Ulzerationen der Schleimhäute in den Ohren hervor sowie Katarrhe des Mittelohrs und des äußeren Gehörgangs. Die Tuba Eustachii ist verstopft, sodass das Mittelohr nicht richtig belüftet wird. Das Mittelohr entzündet sich, und es bildet sich ein Abszess, der das Trommelfell zum Platzen bringt. Geschwüre entstehen im äußeren Gehörgang, mit Entzündung, Schwellung und Verlegung desselben; das Sekret ist dick und zäh. Nase, Rachen, Luftröhre, Bronchien, Harnblase: sie alle neigen zu diesen katarrhalischen Veränderungen, und sie alle sondern dieses charakteristische Sekret ab – dick, gelb, zäh, klebrig, fadenziehend, gallertartig. Und wenn sich das Sekret irgendwo auf der Schleimhaut ablagert, bildet es harte Borken. Die Nase wird verstopft; zunächst entsteht ein mit viel Niesen verbundenes wässriges Sekret, das sich dann aber mehr und mehr eindickt und gelb verfärbt. Nasenbluten; der Patient schnaubt blutig-eitrige Krusten aus. »Absonderung von blutig tingierten Krusten.«[GS] Harte Borken verstopfen die Nase. »Nasenlöcher von trockenen, harten Krusten verstopft, die, wenn sie entfernt werden, an den Rändern blutig sind ...«[GS] »Beim Schneuzen entleeren sich öfters starre, graulich [grünlich[ÖZ3,3,454]] gefärbte Massen, manchmal von widerlichem Geruche.«[ÖZ3,2,299] »Harte, pflockähnliche Massen [in der Nase], die ... elastisch wie Kautschuk sind.«[ÖZ3,3,454] Schmerz hoch oben in der Nase, der sich bis in die Jochbeine erstreckt, besonders in das linke; Sputa grünlichgelb, bitter schmeckend; bisweilen Stechen in den supraorbitalen Knochen. Diese Schmerzen verschlimmern sich beim Husten, desgleichen die durch den Kopf schießenden Schmerzen. Absonderung von dickem, zähem, fadenziehendem Schleim aus den Choanen; grüne Borken in den hinteren Nasenöffnungen.

Tonsillen geschwollen und entzündet, von geschwürigen Stellen bedeckt.[(EN648)] »Tiefe Geschwüre im Schlund ...«[GS] Rachen aufgedunsen, rot und glänzend. Weicher Gaumen ödematös geschwollen, ulzeriert, stark gerötet. Nicht selten sind diese Geschwüre syphilitischen Ursprungs. Geschwüre perforieren den weichen Gaumen, zerfressen die Uvula[EN650] und zerstören sogar die Knochen des harten Gaumens. Die katarrhalischen Absonderungen im Halsbereich sind übelriechend und zäh. Gelegentlich können wir im Hals feine, weiße bis aschfarbene[GS] Membranen erkennen; die befallenen Stellen sehen aus, als wäre Asche auf sie gestreut worden. Entsprechend hat sich Kalium bichromicum als wichtiges Mittel bei Diphtherie erwiesen. Mitunter ist das Exsudat auch von dicker, gelber und überaus zäher Beschaffenheit, so zäh wie Knorpel. Besonders muss an das Mittel gedacht werden, wenn sich die diphtherischen Pseudomembranen bis in den Rachen und den Kehlkopf ausdehnen.[GS] Pharynx und Larynx

---

* Bei diesem Arzneimittelbild handelt es sich um eine Vorlesung, die Kent erstmals im 2. Band des *Journal of Homoeopathics* veröffentlicht und später in die 1. Auflage der *Lectures* übernommen hat. Für die 2. Auflage der *Lectures* hat Kent dann ein neues, wesentlich ausführlicheres Arzneimittelbild entworfen.

können in allen Schweregraden betroffen sein, bis hin zur Kehlkopfdiphtherie mit den entsprechenden Atemstörungen. Mit diesen Zuständen einhergehend wird ein zäher, fadenziehender Schleim ausgeräuspert oder ausgehustet. Die diphtherischen Exsudate können auch in der Luftröhre und den Bronchien auftreten und dann als Membranfetzen mit dem Husten ausgeworfen werden[GS]. Kalium bichromicum löst die vorhandenen Membranen ab und verhindert deren Neubildung, d.h., es setzt der fortwährenden Exsudation ein Ende, die zu den diphtherischen Auflagerungen führt. Diese Auflagerungen haften wie mit Wurzeln an der Schleimhaut fest. Sobald aber die stete Neubildung der Membranen gestoppt ist, beginnt auch der Prozess der Exfoliation, und die Membranen werden über kurz oder lang durch Räuspern oder Husten hinausbefördert. Wir können diese Exsudate an allen Schleimhäuten finden; selbst in der Vagina und im Rektum sind sie bisweilen vorhanden. Kalium bichromicum hat membranöse Dysmenorrhö geheilt.[GS]

Thorax. – Brennen in der Luftröhre und den Bronchien.[GS] Großes Wundheitsgefühl in Brust und Trachea beim Husten. Schmerz von der Wirbelsäule zur Luftröhrengabelung, als wäre der Bereich mit einem Messer fixiert. Manchmal erstreckt sich der Schmerz, vermischt mit Wundheitsgefühl, die Luftröhre hinauf; schlimmer beim Schlucken, als würde der Speisebissen über eine wunde Stelle gleiten. Schmerz im Bereich der Bifurkation beim Husten. Husten mit Schmerz von der Mitte des Brustbeins bis zum Rücken.[ÖZ3,3,473] Schleimrasseln in der Brust. Der Patient hustet dicken, zähen Schleim herauf, verbunden mit Würgen und Erstickungsgefühl; der Auswurf ist so zäh, dass man ihn in Fäden bis zu den Füßen ausziehen kann[ÖZ3,2,281], so klebrig, dass er auf dem Weg nach außen überall haften bleibt, an der Rachenwand, der Zunge, den Zähnen, den Lippen[GS]. Schließlich muss man ihn in einzelnen zähen, gallertigen Stücken mit den Fingern aus dem Mund holen, wobei er die besagten langen Fäden zieht. Dies ist höchst charakteristisch für Kalium bichromicum. Hochgradige Dyspnoe[EN1141] mit Husten, Würgen und Erbrechen. Dabei treten die Augen aus dem Kopf hervor, als wollten sie platzen, und das Gesicht läuft blutrot an; Nasenbluten tritt auf, und blutstreifiger Schleim wird expektoriert[ÖZ3,3,475]. Fortgeschrittene Stadien von kruppöser Pneumonie [Lobärpneumonie] oder Bronchialkatarrhe mit dicker, zäher Schleimsekretion bedürfen häufig Kalium bichromicum als Heilmittel. Auch in den letzten Pneumoniestadien, verbunden mit Exsudation, Prostration, Schweiß, Schweratmigkeit und drohendem Herzversagen, kann es angezeigt sein. Eine weitere Indikation ist Keuchhusten, wenn der Bronchialschleim dick und zäh ist und in großen Mengen mundvollweise ausgeworfen wird, einhergehend mit Erstickungsnot.

Magen. – Chronischer Magenkatarrh.[GS] Erbrechen von Blut[ÖZ3,3,462] und dickem, fadenziehendem Schleim; von Blut und viel gallertigem Schleim; von gelbem, eitrigem Schleim[GS]. Magen- oder Zwölffingerdarmgeschwür[GS]; ein Getränk mit heißem Wasser verursacht Magenschmerz an einer deutlich lokalisierbaren Stelle. Die Verdauung scheint weitgehend zum Stillstand gekommen zu sein. Speisen werden bald nach dem Essen unverdaut wieder erbrochen[ÖZ3,3,462]; oder eine Stunde nach dem Essen erfolgt saures Erbrechen der Speisen[GS], dazu von Blut und Schleim. Alte Dyspeptiker[GS], die wenige Stunden nach dem Essen das dann sauer schmeckende Genossene wieder von sich geben. Der Magen ist wie ein Ledersack – Verdauung findet nicht mehr statt; die Speisen liegen wie eine Last im Magen[ÖZ3,2,282]. Ein Würgehusten mag dann den Magen reizen und so dessen Entleerung veranlassen. Magenstörungen mit Übelkeit und Erbrechen bei Säufern.[GS] Kalium bichromicum ist bei einem solchen ›streikenden‹ Magen oft ähnlich nützlich wie *Arsenicum, Lachesis* und *Sulfuricum acidum*. Der Magen wird mit Speisen angefüllt, doch nichts wird verdaut.

Der gesamte Verdauungstrakt vom Mund bis zum Anus ist der Wirkung von Kalium bichromicum unterworfen. Der Mund verbreitet einen fauligen Geruch. Die Zähne lockern sich.[Z3,23] Das Zahnfleisch ist wund und schmerzhaft empfindlich, Blut sickert darunter hervor. Die Lippen sind trocken, aufgesprungen[ÖZ3,3,456] und bluten leicht. Die Zunge ist ulzeriert[AZ49,13]; oder sie wird trocken und rot[EN537] oder (bei Dysenterie) glatt, rot und rissig[EN523], manchmal *glänzend wie eine Glasflasche*. In alten Typhusfällen oder in langwierigen akuten Krankheiten wird die Zunge dick. Zunge dick, trocken und leuchtend rot bei vielen Magenerkrankungen und bei typhösen Zuständen. Kalium bichromicum heilt Abdominaltyphus in den späteren Stadien, mit Darmblutungen, erschöpfenden Durchfällen, großer Prostration, beständigem Erbrechen, Meteorismus, Sordes auf den Zähnen und Zahnfleischbluten; dabei ist die Zunge verdickt und sieht wie glasiert aus. Wenn in einem Typhusfall die Zeit für die Gegenreaktion des Organismus gekommen und das Fieber im Sinken begriffen ist, der Patient aber in einem passiven Zustand verharrt, dann ist Kalium bichromicum das Heilmittel, wenn zugleich diese dicke Zunge vorhanden ist, ferner große Erschöpfung, Erbrechen oder Nahrungsverweigerung sowie Unfähigkeit, Milch oder Fleischbrühe zu verdauen. Das Mittel leitet bei diesen stark geschwächten Konstitutionen die Rekonvaleszenz ein.

Darmtrakt. – Morgendliche Durchfälle[ÖZ3,2,330] und alle möglichen Störungen des Stuhlgangs; lienterische Stühle; Stuhl schwarz, vermischt mit dickem, zähem Schleim. Brennen im After, besonders nach dem Stuhlgang; Hämorrhoiden.[ÖZ3,3,465 f.] Chronische Morgendurchfälle[GS] bei beginnender Phthisis und beim Übergang in galoppierende Schwindsucht, mit reichlichem, dickem Auswurf. Der Durchfall treibt den Patienten morgens aus dem Bett; er ist wässrig, schwärzlich[GS] oder grünlichgelb[EN993] und mit viel zähem Schleim vermischt. Intestinale Beschwerden mit Auftreibung des Unterleibs und viel Blähungsabgang.[ÖZ3,3,463]

Harnblase. – Urin voll von zähem Schleim[GS], der in Fäden aus der Urethra herauskommt. Der Harn geht nur schwer ab; auf dem Boden des Nachttopfes setzt sich dicker, zäher Schleim ab; gelber, gallertiger Bodensatz. Ulzerationen in der Blase; Blasenschleimhaut dunkelpurpurn, samtig, verdickt. Nach dem Harnen Gefühl, als seien ein paar Tropfen in der Harnröhre zurückgeblieben[ÖZ3,3,469], die dann später nachtröpfeln. Die Harnröhre kann auch zeitweise von kleinen Schleimklumpen verstopft werden, sodass der Harnfluss intermittiert.

Fortgeschrittene Stadien der *Gonorrhö* bzw. Nachtripper[GS], mit reichlichem, gelbem oder weißem, zähem, fadenziehendem Harnröhrensekret – wenn der Patient insgesamt zu katarrhalischen Erkrankungen neigt. Leukorrhö von derselben charakteristischen Beschaffenheit [gelb, zäh, fadenziehend[GS]].

Der Kalium-bichromicum-Patient ist ein fröstеliger Patient.[ÖZ3,3,492] Seine Beschwerden werden durch Wärme gebessert und durch Kälte verschlimmert; er möchte stets warm angezogen und gut zugedeckt sein. Seine Schmerzen sind oft von stechendem, schießend-ausstrahlendem oder rheumatisch-reißendem[ÖZ3,3,492] Charakter; sie wandern oder fliegen[ÖZ3,3,493] viel umher, von einem Gelenk zum anderen, von einem Knochen zum anderen, und manchmal werden sie tief in den Knochen empfunden. Verschlimmerung der Beschwerden durch Biertrinken.[GS] Durchfall (am Morgen) nach Biergenuss.[GS] *(Aloe, Sulfur)*

Neigung zu Ulzerationen. Fressende, tief eindringende[ÖZ3,3,487], unregelmäßige Geschwüre mit überhängenden Rändern[ÖZ3,3,507]. Besonders von Nutzen ist das Mittel bei alten tiefen Unterschenkelgeschwüren, die bei der Heilung typischerweise eine tiefliegende Narbe hinterlassen[GS]. Minderwertige, ungenügende Gewebsneubildung. Wir sehen bei Kalium bichromicum die verschiedenartigsten Hautausschläge, die sich mitunter über den ganzen Körper ausbreiten.[GS] Schuppige, papulöse oder pustulöse Hautausschläge; Furunkel, Karbunkel.[ÖZ3,3,484 f.] Kopfhautekzeme bei Säuglingen und Kleinkindern, mit der charakteristischen Absonderung: dick, zäh, gelb, reichlich.

Gichtige Schmerzen, rheumatische Schmerzen und Schmerzen im Allgemeinen werden durch Essen gelindert und sind schlimmer, wenn der Magen leer ist.

Viele Beschwerden und Leiden in Bezug auf das Steißbein. »Der Schmerz am Steissbein ist beim Sitzen besonders lästig ...«[ÖZ3,2,371] »Schmerz am Steissbein, der durch Gehen und Berührung vermehrt wird«[ÖZ3,2,367], ebenso nach dem Aufstehen[ÖZ3,2,371], besonders beim Aufstehen nach längerem Sitzen[ÖZ3,2,373]. Steißbeinbeschwerden von Frauen sind besonders schwierig und langwierig zu behandeln. Das Steißbein ist nach einer

Geburt höchst empfindlich und bleibt es: Hier kann Kalium bichromicum helfen, bisweilen auch bei schmerzhafter Empfindlichkeit dieses Bereichs nach sonstigen, unfallbedingten Verletzungen. *[Hypericum!]*

Viele neuralgische Schmerzen; Schmerzen, die wie der Rheumatismus des Mittels hin und her ziehen. Periodisch auftretende Schmerzen.[GS] »Schmerzen, die rasch von einem Körpertheile zum andern fliegen.«[ÖZ3,3,493] Gliederschmerzen springen in rascher Folge von einer Stelle zur anderen über.[ÖZ3,2,313] Ein weiteres, äußerst charakteristisches Merkmal: Heftige »Schmerzen an kleinen Stellen, die allein von einer Fingerspitze bedeckt werden können.«[GS] Manchmal sind auch die Kopfschmerzen von ebendieser Art[EN49]; der Patient sagt, der ganze Schmerz konzentriere sich auf diese eine Stelle oder er beginne dort oder er breite sich von dort aus.

Alternieren von Symptomen[GS] und Beschwerden; *Verlagerung* von Beschwerden. Wenn gerade der Rheumatismus besteht, schweigen die anderen Leiden. »Wenn die gastrischen Erscheinungen zu einer gewissen Höhe gelangen, so verschwinden die rheumatischen.«[ÖZ3,3,492] Mit der Zunahme der Gichtbeschwerden mindern sich die katarrhalischen Erscheinungen und die Durchfälle.

Kalium bichromicum ist ein natürliches Folgemittel von *Lachesis* und *Arsenicum*, besonders von *Arsenicum* [und es wird durch diese Arzneien antidotiert[GS]]. Kalium bichromicum und *Phosphorus* sind die beiden natürlichen Folgemittel von *Arsenicum*.

Kalium bichromicum (2)

Kaliumbichromat

Dieses Mittel wird von den meisten Ärzten an seinen reichlichen, zähen, fadenziehenden Schleimhautsekreten erkannt; doch es ist auch ein sehr wichtiges Mittel bei rheumatischen Gelenkerkrankungen mit Schwellung, Hitze und Röte, wenn diese Beschwerden von Gelenk zu Gelenk wandern. Zerschlagenheitsschmerz in sämtlichen Knochen[GS] und auch Knochenkaries zählen zu den Symptomen von Kalium bichromicum. Ein markantes Merkmal der Arznei ist das abwechselnde Auftreten von katarrhalischen Symptomen und rheumatischen Schmerzen.[GS] Exsudationen an den Schleimhäuten, die wie Kruppmembranen aussehen, finden sich im Bereich des Kehlkopfes, der Luftröhre und selbst des Mastdarms. Daher verwundert es nicht, dass sich Kalium bichromicum als sehr effektives Mittel bei Diphtherie[GS] bewährt hat. Es führt zu allgemeiner Abmagerung[ÖZ3,3,492], wie alle Kaliumsalze. Kachektische Zustände[ÖZ3,3,491] gehören ebenso zum Arzneimittelbild wie maligne Erkrankungen, die mit Geschwürsbildung einhergehen. Ulzerationen sind ein auffallendes Merkmal von Kalium bichromicum und weisen häufig auf das Mittel hin. Seine Geschwüre sind sehr tief, oft wie ausgestanzt, und von intensiver Röte. Gichterkrankungen kommen bei Kalium bichromicum ebenso häufig vor wie bei den anderen Kaliumverbindungen. Mit seinem lauten Knacken in den Gelenken[ÖZ3,3,483] ist es mit *Causticum* vergleichbar. Syphilitische Zustände in weit fortgeschrittenen Stadien sind durch das Mittel geheilt worden.[AZ113,89] Scharf stechende Schmerzen – wie bei *Kalium carbonicum*. Doch es gibt ein Merkmal, das ihm ganz allein eigen ist: Heftigste Schmerzen an kleinen Stellen, die von einer Fingerspitze bedeckt werden können.[GS] Es hat von einem Ort zum anderen wandernde Schmerzen, *von Gelenk zu Gelenk wandernden Rheumatismus*. Die Schmerzen können in jedem beliebigen Körperteil auftreten; sie sind manchmal äußerst heftig, mal schießend-ausstrahlend, mal stechend, dann wieder nur dumpf drückend; auch Brennen kommt häufig vor.[GS] »Schmerzen erscheinen und verschwinden plötzlich.«[GS]

Der Kalium-bichromicum-Patient hat zu wenig ›Lebenswärme‹ und reagiert deshalb sehr empfindlich auf Kälte. Er möchte warm angezogen und gut zugedeckt sein, und viele seiner Beschwerden verringern sich, wenn er im warmen Bett liegt. Viele Schmerzen und auch sein Husten[GS] werden in der Bettwärme gelindert, doch gibt es auch Beschwerden, die durch heißes Wetter hervorgebracht oder verstärkt werden[ÖZ3,3,492], wie z.B. manche rheumatischen Zustände. Der Husten bessert sich bei warmem Wetter und ist schlimmer im Winter. Katarrhe des Kehlkopfes und der Luftröhre treten vermehrt im Winter auf, besonders bei feuchtkaltem Wetter, z.B. wenn der Schnee schmilzt (*Calcarea phosphorica*). Der Patient ist empfindlich auf kalten Wind. Bei *Causticum* besteht – Sie werden sich erinnern – große Empfindlichkeit gegen kalten, trockenen Wind, wie überhaupt die Kaliumverbindungen [zu denen *Causticum* gehört] keine trockene Kälte mögen. Doch z.B. die Halsbeschwerden von Kalium bichromicum bestehen den ganzen Winter über, einschließlich der feuchtkalten Perioden, und besonders schlimm sind sie bei feuchtkaltem Wind. Kalium bichromicum ist ein sehr nützliches Mittel bei septischen und zymotischen Fiebern. Viele Symptome erscheinen oder verschlimmern sich nachts, speziell zwischen 2 und 3 Uhr[GS], wie bei *Kalium carbonicum*, doch die allermeisten Beschwerden erscheinen oder verstärken sich am Morgen[ÖZ3,3,493]. »Sämtliche Schmerzen nahmen zum Abend hin allmählich ab.«[EN1529] Sehr ausgeprägt ist bei Kalium bichromicum ein Gefühl von Schwäche und Müdigkeit; besonders die Glieder fühlen sich matt und müde an, wenn die Schmerzen nachgelassen haben.[ÖZ3,3,491] »Prostration; blasses Gesicht mit kaltem Schweiß im Gesicht und am ganzen Körper.«[GS] Auf eine Neigung zur Periodizität weisen die neuralgischen Schmerzen hin, die jeden Tag zur selben Zeit auftreten.[GS] Wie die anderen Kaliummittel hat auch Kalium bichromicum Epilepsie geheilt; dabei hat die äußerst visköse, fadenziehende Beschaffenheit der während des Anfalls aus dem Mund laufenden Speichelflüssigkeit zur Wahl des Mittels geführt.[GS] Die Symptome im Allgemeinen und die Schmerzen im Besonderen verschlimmern sich durch Bewegung, mit Ausnahme der Ischiasbeschwerden und einiger anderer Schmerzen im Bereich der unteren Extremitäten, die durch Bewegung gelindert werden.[GS] Der Patient empfindet ein Pulsieren am ganzen Körper, in allen Arterien[GS].

Von Kalium bichromicum sind nur wenige Geistes- und Gemütssymptome überliefert, was darauf zurückzuführen ist, dass die Arznei fast ausschließlich in der Rohsubstanz und den niedrigsten Verreibungen geprüft worden ist. Um deutliche psychische Veränderungen herauszubringen, bedarf es jedoch Prüfungen mit höheren Potenzen.

Das Mittel hat heftige Kopfschmerzen, und diese hängen zumeist mit Katarrhen zusammen. Der Kalium-bichromicum-Patient leidet fast ständig unter mehr oder weniger ausgeprägtem Schnupfen, und wenn er sich kaltem Wetter aussetzt, trocknet der Katarrh aus, und heftigste Kopfschmerzen entstehen. Doch auch in der Fließphase eines Schnupfens können bereits Kopfschmerzen vorhanden sein: Kopfschmerzen bei Schnupfen, wenn die Schleimabsonderung auch nur geringfügig nachlässt. Heftige Kopfschmerzen beginnen häufig mit Trübsichtigkeit oder gar Blindheit.[GS] Die Kopfschmerzen bessern sich durch Wärme, besonders warme Getränke,* im Liegen[ÖZ3,3,445] und durch Druck; schlimmer durch Bücken, Bewegung und Umhergehen, schlimmer nachts und noch mehr am Morgen[ÖZ3,3,445]. Das Kopfweh ist überwiegend von stechend-lanzinierendem, klopfendem oder brennendem Charakter[ÖZ3,3,444ff.], und gelegentlich geht es mit Schwindel einher[ÖZ3,2,335]; oft ist es auch halbseitig[ÖZ3,3,444]. Das Mittel hat sich bei Kopfschmerzen syphilitischen Ursprungs als heilsam erwiesen. Gehäuft treten die Kopfschmerzen über den Augen und in der Stirn auf. Besonders charakteristisch ist es, wenn sie mit Würgen und Erbrechen verbunden sind[GS]; wenn sie sehr heftig und auf eine Stelle begrenzt sind, die mit der Fingerspitze bedeckt werden kann[ÖZ3,3,444]; wenn sie periodisch wiederkehren[GS]. Erleichterung der Kopfschmerzen in freier Luft, wenn diese nicht zu kalt ist.[ÖZ3,3,445]

Die Arznei hat Kopfhautekzeme mit dicken Krusten geheilt[GS], unter denen eine gelbe, zähe, klebrige Flüssigkeit hervorquoll.

»Starkes Flimmern vor den Augen, Mücken-, Farben- und Funkensehen ...«[ÖZ3,2,371] Hochgradige Lichtscheu gegenüber Tageslicht.[ÖZ3,2,321] Trübsichtigkeit bei Kopfschmerzen, wie bereits erwähnt. Rheumatische Augenaffektionen [»rheumatische Sklero-Iritis bei syphilitischer Constitution«[AZ55,102]]. Trachome sind durch Kalium bichromicum geheilt worden.[GS] Hornhautgeschwüre mit der Neigung, mehr in die Tiefe als in die Breite zu gehen[GS], verbunden mit klopfenden Schmerzen darin. Die Augen sind stark entzündet und gerötet, die Lider rot und geschwollen[EN219]; konjunktivale Gefäßinjektion[ÖZ3,2,321]. »Milde Fälle von kruppöser Konjunktivitis ...«[GS] »Jucken und Brennen beider Augen, Thränenfluss, Lichtscheue ...«[ÖZ3,2,319] Konjunktivitis mit reichlicher Absonderung von dickem Schleim. Augenlidränder bedeutend gerötet.[ÖZ3,2,321] Bindehautkatarrh mit Absonderung von fadenziehendem Schleim.[GS] Kalium bichromicum hat einen großen Polypen geheilt, der der Konjunktiva des Oberlids entsprungen war.[GS]

Gelbe, dicke, zähe Absonderung aus den Ohren.[GS] Stiche in den Ohren.[ÖZ3,3,448] »Pulsierende Schmerzen in der Nacht, bei purulenter Otorrhö ...«[GS] »Chronische Mittelohreiterung, Trommelfell perforiert ...«[GS] Ekzem beider Ohren, mit Hitze und Jucken derselben.[GS]

Die Nasensymptome sind bei Kalium bichromicum sehr zahlreich. Am meisten stechen die katarrhalischen Symptome hervor, die akut wie chronisch sein können, mit Absonderung von viel dickem, zähem, gelbem oder weißem Schleim. Empfindung eines stinkenden Geruchs

* Eine Bestätigung dieser Modalität konnte ich in den Quellen nicht finden. Die Besserung durch warme Suppe, von der in der *Encyclopedia* (Sy.-Nr. 60) und in den *Guiding Symptoms* (S. 314) die Rede ist, geht aus dem Original (*ÖZ* 3,2,335) keineswegs hervor. Daher ist auch die Repertoriumsrubrik »Head, pain, hot soup amel.«, wo Kali-bi. als einziges Mittel aufgeführt ist, zu streichen.

in der Nase wie auch objektiv Gestank aus der Nase.[ÖZ3,3,455] Verlust der Geruchsempfindung.[ÖZ3,3,455] Unangenehmes Trockenheits- und Wundheitsgefühl in der Nase.[ÖZ3,3,452] Die Nase wird nachts von dickem, gelbem Schleim verstopft, der zu zäh ist, um ausgeschnaubt werden zu können. Mit dem Katarrh geht oft Druckschmerz an der Nasenwurzel einher.[ÖZ3,3,454] Allenthalben bilden sich auf der Nasenschleimhaut kleine Geschwüre. Geschwüre, Borken und Schleimpfropfen; der Patient schneuzt oft die Nase, doch ohne Erfolg; schließlich kommen dann doch von hoch oben grüne Borken heraus. Manchmal sind diese auch durch Einziehen von Luft in Richtung Choanen zu entfernen. »Toben und Wühlen* innerhalb der Nasenwurzel ..., wobei sich die äussere Nase in dieser Gegend heiss anfühlt und ein deutliches Pochen nach dem Tacte des Pulses gewahren lässt.«[ÖZ3,2,328] Brennen in der Nase, besonders in den Nasenlöchern.[ÖZ3,3,453] Die ausgeatmete Luft fühlt sich heiß an[GS] und erzeugt ein brennendes Gefühl in der Nase. Wenn die Nasenhöhle ulzeriert und katarrhalisch entzündet ist, entwickeln sich bisweilen stechende Schmerzen, die von der Nasenwurzel zum äußeren Augenwinkel ausstrahlen, vermehrt im Laufe des Vormittags [Ozäna].[GS] Beständiges Schniefen bei feuchtwarmem Wetter.[GS] »Es fliesst ihm wässrige Feuchtigkeit aus der Nase, ohne dass er es merkt.«[ÖZ3,3,454] Auch brennende, wundmachende, wässrige Nasensekrete kommen vor, wie etwa bei akuten katarrhalischen Zuständen.[GS] Fließschnupfen, der Nase und Oberlippe wund macht.[GS] Beständiger, lästiger Schnupfen mit Verlust der Geruchs- und Geschmackswahrnehmung.[ZÖ1,485] Mit der Chronifizierung des Übels kommt es zur Perforation der Nasenscheidewand[GS] und zu Stirnhöhlenentzündung[GS] mit drückenden Schmerzen in diesem Bereich. Dabei ist ein höchst merkwürdiges Phänomen zu beobachten: Auf dem Septum bilden sich dicke Borken oder Pfropfen, und wenn diese zu früh entfernt werden, ist die Folge davon Lichtscheu, dann Trübsichtigkeit und schließlich heftiger Stirnkopfschmerz.[(EN314)] Das Septum wird manchmal durch den Ulzerationsprozess vollständig zerstört.[EN310] Viel dickes, dunkelrotes Blut kommt mit dem Schneuzen aus der Nase.[(ÖZ3,2,329)] Kalium bichromicum hat solche Zustände, hervorgerufen durch Syphilis, geheilt.[GS] Auch Nasenpolypen konnten durch das Mittel beseitigt werden.[ÖZ3,3,513]

Die Gesichtsknochen tun häufig weh[ÖZ3,2,372], bisweilen mit heftigen Stichen durch die Jochbeine[ÖZ3,2,363]. Schmerzen in den Jochbeinen, besonders beim Husten.[GS] Allgemein machen die Jochbeine, bedingt durch den Katarrh der Schleimhäute, viel Beschwerden, wie bei *Mercurius*. Lupus exedens im Bereich der Nase ist durch Kalium bichromicum geheilt worden.[GS] Geschwüre auf den Lippen.[EN494] Geschwulst der Ohrspeicheldrüsen.[GS] Impetiginöser Gesichtsausschlag ist nach Kalium bichromicum verschwunden.

Die Zunge ist glatt, rot und glänzend, manchmal auch rissig[(EN523)]. Dies wird besonders bei schleichenden, adynamischen Fieberformen beobachtet, wie etwa beim Typhus. Oft ist die Zunge aber stark belegt, vor allem am Zungengrund von einem dicken, gelblichen Belag bedeckt.[ÖZ3,3,456] Dicker, brauner Zungenbelag kommt ebenfalls vor.[GS] Die Papillen auf dem Zungenrücken können stark verlängert sein[EN534], sodass das Bild einer Erdbeerzunge entsteht. Ein Prüfer wurde von der Empfindung geplagt, als ob sich ein Haar auf der Zungenwurzel und dem Gaumensegel befände, was weder nach Essen noch Trinken aufhörte.[ÖZ3,3,458] Schmerzhafte Geschwüre auf der Zunge[EN535] wurden von Kalium bichromicum hervorgerufen wie auch geheilt. Selbst tiefe syphilitische Zungengeschwüre verschwanden unter der Anwendung dieses Mittels.[AZ49,13] Stechende Schmerzen in der Zunge.[EN540f.]

Große Trockenheit des Mundes.[ÖZ3,2,367] Klebriger[EN568], zäher[ÖZ3,2,345] und fadenziehender Speichel. Geschwüre können überall im Mund auftreten, desgleichen Aphthen[ÖZ3,2,297]. Syphilitisches Geschwür am Gaumen.[GS] Tiefe, wie ausgestanzte Geschwüre.

Es gibt sehr viele Rachensymptome, von denen ich hier nur einige der charakteristischsten nennen will. Die Halsentzündungen können sämtliche Gewebsschichten erfassen und bis in

* In den *Guiding Symptoms* falsch mit »burning and beating« übersetzt.

die Nase hinauf- und den Kehlkopf hinabreichen, oft verbunden mit ausgeprägten Ulzerationen sowie reichlicher, zäher, fadenziehender Schleimsekretion. Die Arznei hat Diphtherie geheilt, wenn die spezifische Exsudation auf den Rachen beschränkt geblieben ist, aber auch wenn sie sich auf den Kehlkopf ausgedehnt hat.[GS] Ein besonderes Merkmal des Kalium-bichromicum-Rachens ist die ödematös geschwollene Uvula[GS], wie wir sie auch bei *Apis, Kalium jodatum, Lachesis, Muriaticum acidum, Nitricum acidum, Phosphorus, Sulfuricum acidum* und *Tabacum* finden. Tiefe Geschwüre im Rachen, Geschwüre auf den Tonsillen.[EN648] So ausgedehnte Ulzerationen, dass der ganze weiche Gaumen zerstört wurde. Entzündung der Mandeln mit Schwellung und starker Rötung, dabei auch der Hals äußerlich verdickt[GS]; eitrige Mandelentzündung. Bei diesen Anginen kommt es häufig zu scharf stechenden Schmerzen von den Tonsillen bis in die Ohren.[EN653] Starke Kongestion[GS] und Erweiterung der Venen im Rachen. Wie auf der Zunge kann auch an verschiedenen anderen Stellen des Schlundes[EN658] und des Nasopharynx die Empfindung eines Haares bestehen, die nicht zu beseitigen ist. Trockenheit und Brennen im Hals[ÖZ3,2,328] ist ein häufiges Symptom. Ein besonders charakteristisches Symptom von Kalium bichromicum ist der heftige Schmerz im Hals[GS] oder in der Zungenwurzel, wenn die Zunge herausgestreckt wird. Viele Exsudate oder Membranen im Hals, die nicht auf Diphtherie zurückzuführen sind, aber den diphtherischen Auflagerungen ähneln.

Auch seitens des Magens gibt es zahlreiche Symptome. Es besteht eine Abneigung gegen Fleisch[EN695] und ein ungewöhnliches Verlangen nach Bier[ÖZ3,2,378], welches aber Übelkeit, Erbrechen und Durchfall verursacht.[GS] Speisen liegen wie eine Last im Magen, die Verdauung scheint aufgehoben zu sein.[ÖZ3,3,461] Nach dem Essen Gefühl von Überladung des Magens; »dieses Unbehaglichkeitsgefühl ging bald in lebhafteren Druck über, zu welchem sich Ekel, Aufstossen mit ranzigem Geschmack, Brecherlichkeit und leichtes Kneipen im Oberbauche gesellte.«[ÖZ3,2,345] Die Übelkeit kann überaus plötzlich einsetzen[ÖZ3,2,316], manchmal nach dem Essen, manchmal aber auch schon während des Essens. Es kommt vor, dass der Patient gleich nach dem Essen sämtliche Speisen erbricht und diese bereits sauer sind[GS]; die Säuerung muss daher im Magen sehr schnell vonstatten gegangen sein, anders lässt sich das Symptom »Erbrechen unverdauter Speisen, sauer«[GS] nicht erklären. Gelbes, bitteres und galliges Erbrechen; mitunter hellrotes Blut im erbrochenen Schleim[ÖZ3,2,335], der oft zäh und fadenziehend ist. Kalium bichromicum ist ein sehr nützliches Mittel bei Übelkeit und Erbrechen von Säufern[GS] und Biertrinkern. Wenn ein Bierkonsument im Laufe der Jahre an einem Punkt angelangt ist, wo das Bier nicht mehr vertragen wird, sondern Übelkeit hervorruft, sollte an das Mittel gedacht werden. Wundheitsgefühl in der Magengegend, äußere Berührung schmerzhaft.[ÖZ3,2,332] Kältegefühl im Magen und in den Därmen.[GS] Kalium bichromicum ist ein wichtiges Heilmittel bei Magengeschwüren[GS], und wenn ein solches Geschwür kanzerös entartet ist, lindert es die Schmerzen, beendet das Erbrechen und verhilft dem Patienten noch lange zu relativem Wohlbefinden. Mit anderen Worten, es ist in diesen Fällen ein sehr gutes Palliativum. Einige Arten von Magenschmerzen werden durch Essen gemildert[GS]; selbst Übelkeit wird bisweilen durch Essen gebessert, doch das ist eher eine Ausnahme. Es besteht ein flaues[ÖZ3,2,352] und leeres[ÖZ3,2,315] Gefühl im Magen, das den Patienten häufig zum Essen veranlasst, obwohl er keinen Appetit hat.[GS] Chronischer Magenkatarrh[GS] ist sehr charakteristisch, vielleicht ist er sogar bei allen Kalium-bichromicum-Patienten vorhanden.

Leberschmerzen – heftige, zusammenziehende Schmerzen, die bis in die Schulter ausstrahlen[(GS)], ähnlich wie bei *Crotalus horridus*. »Konstanter Schmerz an einer kleinen Stelle im rechten Hypochondrium, der sich bei plötzlicher Bewegung zu einem heftigen Stich verschärft ...«[GS] Beständiger, dumpfer, drückender Schmerz in der Lebergegend.[GS] Das Mittel ist hilfreich bei anfallsartigen Krampfschmerzen in der Lebergegend, wie sie bei Gallensteinen vorkommen[GS]. Es verbessert die Leberfunktion, sodass gesunde Galle gebildet wird und die Steine aufgelöst werden. Heftige Stiche nicht nur in der Leber-, sondern auch in der Milzgegend, vor allem bei Bewegung[ÖZ3,2,322].

Der Unterleib ist stark von Blähungen aufgetrieben[ÖZ3,3,463], empfindlich gegen die geringste Berührung.[EN886] Flüchtige Stiche durch den Unterleib.[ÖZ3,2,352] »Schneiden, als ob man mit Messern nach allen Seiten den Unterleib zerschnitte und durchfleischte.«[ÖZ3,2,317] Flauheitsgefühl im Bauch mit Übelkeit gleich nach dem Essen, dann Erbrechen und schließlich Durchfall[(GS)]: dies ist die Reihenfolge, in der diese Symptome gewöhnlich erscheinen. Kalium bichromicum ist von großem Wert bei solchen gastrointestinalen Reizzuständen.[GS] Darmgeschwüre[GS] bei Typhuserkrankungen. Die Arznei hat, wie *Sulfur*, morgendliche, aus dem Bett treibende Durchfälle.[ÖZ3,2,330] Diarrhö bei Schwindsucht, bei Abdominaltyphus. Wässrige Stühle.[ÖZ3,2,330] »Ruhrartiger Durchfall von braunem, schaumigem Wasser ...«[ÖZ3,2,317] oder schwärzliche, wässrige Stühle[GS]. Oft geht der Stuhlgang mit »heftigem, schmerzhaftem Pressen, Drängen und Zwängen im After«[ÖZ3,2,317] einher. Chronischer Morgendurchfall.[GS] Durchfall nach Biergenuss[GS], wie bei *Aloe, China, Gambogia, Lycopodium, Muriaticum acidum* und *Sulfur*.

Lehmfarbene Stühle[EN1005] kommen häufig vor. Blutige Stühle[EN995], wie bei der Ruhr. »Diarrhö oder Dysenterie nach Verschwinden eines Rheumatismus.«[GS] Rheumatische Zustände scheinen die Tendenz zu haben, mit Durchfallerkrankungen abzuwechseln. Periodisch in der Sommerhitze wiederkehrende ruhrartige Beschwerden[GS], während im Winter Atemwegskatarrhe und andere Brustaffektionen im Vordergrund stehen. Vor dem Stuhlgang Bauchschmerzen[ÖZ3,3,463], während des Stuhlgangs viele Beschwerden, vor allem Krampfschmerzen und Tenesmus; viel Tenesmus auch nach dem Stuhlgang [»so arges Zwängen, dass sie nicht vom Stuhle aufstehen konnte«[ÖZ3,2,330]], ähnlich *Mercurius*. Auch Stuhlverstopfung: »Harte, trockene, knotige, schwer abgehende Stühle«[GS]; anschließend oft Brennen im After[ÖZ3,2,356] und Mastdarm. Mastdarmvorfall.[GS] Im Sitzen leidet der Kranke zuweilen unter dem Gefühl eines Pflockes im After.[ÖZ3,2,370] Wundheitsschmerz am After, der das Gehen behindert.[ÖZ3,2,308] Viele Beschwerden durch Hämorrhoiden, die besonders nach dem Stuhlgang hervortreten und schmerzen.[GS]

Rückenschmerzen mit rotem Urin.[EN1240] Scharf stechende[EN1271] oder auch fortwährend drückende Schmerzen in der Nierengegend.[GS] »Den ganzen Tag hindurch beinahe beständiger Harndrang, ohne dass die Menge oder Farbe des Harnes verändert war.«[ÖZ3,2,308] Gänzliche Unterdrückung des Urins[ÖZ3,3,470] mit viel Schmerzen in der Nierengegend.[GS] »Beim Urinlassen Brennen in der kahnförmigen Grube der Harnröhre.«[ÖZ3,2,352] Urin alkalisch, mit fadenziehendem Schleim vermischt.[GS]*

Beim Mann fehlt gewöhnlich jedes sexuelle Verlangen.[ÖZ3,3,470] »Schmerzhafte Empfindung, als würde der Penis an der Wurzel** zusammengeschnürt, morgens nach dem Erwachen.«[ÖZ3,2,305] Tiefe Schankergeschwüre, mit derbem Rand.[GS] Heftige Stiche in der Prostata beim Gehen.[ÖZ3,2,307] »Nachts bedeutendes Jucken an den behaarten Stellen der Schamtheile ...«[ÖZ3,2,331] »Postgonorrhoischer Katarrh, mit viel Absonderung von fadenziehendem oder gallertigem Schleim.«[GS]

Frauen, die Kalium bichromicum benötigen, leiden besonders unter der Neigung der Gewebe zur Erschlaffung bei heißem Wetter. Sie bekommen im Sommer, wenn es heiß ist, leicht einen Gebärmuttervorfall.[GS] Auch bei postpartaler Subinvolution des Uterus ist Kalium bichromicum ein wichtiges Mittel.[GS] Während der Regel ist der Abgang großer Schleimhautstücke Ursache weiterer Beschwerden (Dysmenorrhoea membranacea[GS]). »Regel zu früh, mit Schwindel, Kopfschmerz, Übelkeit und Fieber.«[GS(ÖZ3,3,470)] »Wundheitsgefühl in der Scheide, wie roh.«[GS(ÖZ3,3,470)] »Anschwellen der äußeren

* Das hier folgende Symptom »Pain in the coccyx before urination, relieved afterwards« habe ich weggelassen, weil es irreführend ist. Das Symptom lautet im Original: »Beim Erwachen etwas Schmerz am Steissbein, der sich später verloren hat, aber gegen Mittag wieder entstanden und besonders heftig war, als ich nach längerem Sitzen zum Harnlassen aufstand, wo er sich bis gegen die Harnröhre zog und mich zwang, den Unterleib beim Harnen vorwärts zu krümmen. Eine halbe Stunde darnach ist er wieder verschwunden.« (*ÖZ* 3,2,373) Der Harndrang ist hier offensichtlich nicht der Auslöser für die Steißbeinschmerzen (weshalb die Repertoriumsrubrik »Back, pain, coccyx, urinating, before« zu streichen ist), vielmehr ist es das ***Aufstehen nach längerem Sitzen***, wie auch aus anderen Symptomen des Prüfers Zlatarovich hervorgeht. Da der Schmerz erst eine halbe Stunde nach dem Harnlassen verschwand, ist auch hier kein ursächlicher Zusammenhang erkennbar.

** Kent schreibt missverständlich »end of penis«.

Genitalien.«[GS(ÖZ3,3,470)] Pruritus vulvae.[GS*] Wie bei den Katarrhen der anderen Schleimhäute sondert auch die Vagina gelben, zähen, fadenziehenden Schleim ab.[GS(ÖZ3,3,470 f.)]

Kalium bichromicum hat sich bei Schwangerschaftserbrechen[GS] als hilfreich erwiesen, wenn auch die übrigen Symptome übereinstimmten. Es hat ferner bei fadenziehender Konsistenz der Muttermilch geholfen.[GS]

Viele Symptome von Kalium bichromicum hängen mit dem Kehlkopf zusammen, und wie üblich besteht auch hier wieder reichliche Absonderung von dickem, zähem Schleim. Chronische Heiserkeit bei Laryngitis.[GS] Raue, heisere Stimme[ÖZ3,2,319], verbunden mit trockenem Husten[ÖZ3,2,307] und Schwellungsgefühl im Kehlkopf[GS]. Gefühl, als säße ein Stofffetzen im Kehlkopf. Katarrhalische Laryngitis mit Aphonie.[GS] Krupp[GS] mit Husten schon vom Atmen. Kehlkopfdiphtherie.[GS] Brennen[AZ59,76], Wundheit[EN1073] und Rauigkeit[ÖZ3,2,359] im Kehlkopf. Schleimrasseln in der Luftröhre. All diese Symptome entstehen vornehmlich im Winter bei feuchtkaltem Wetter und gehen mit viel Husten und anderen Beschwerlichkeiten einher. Manchmal lassen sie in der nächtlichen Bettwärme weitgehend nach; dann fühlt sich der Patient rundum wohl, während es ihm regelmäßig schlechter geht, wenn er kaltem Wetter ausgesetzt ist. Seine Leidenszeit bezüglich der Atemwege beginnt mit dem Einsetzen der kalten Witterung im Herbst und hält den ganzen Winter über an. Viel Giemen auf der Brust, besonders nachts.[GS] »In der Nacht fortwährend grosse Beklommenheit auf der Brust, besonders in der Gegend der Bifurcation der Luftröhre ...«[ÖZ3,2,309] Sehr charakteristische Brustschmerzen von Kalium bichromicum sind: »Stiche unter dem Brustbeine bis zum Rücken«[ÖZ3,3,473], auftretend bei katarrhalischen Zuständen und bei Husten. Der Husten wird meist durch Kitzelreiz im Kehlkopf[ÖZ3,2,323] oder der Trachealbifurkation[EN1110] ausgelöst. »Öfterer, kurzer, trockener Husten.«[ÖZ3,2,358] Harter Husten; Wundheitsgefühl in der Brust beim Husten[EN1116] und Tiefatmen[(ÖZ3,2,335)]. »Trockenes Hüsteln mit Stichen in der Brust.«[ÖZ3,2,306] »Lauter, rauer Husten in einzelnen Stößen ..., am meisten gleich morgens beim Erwachen.«[GS] Der Husten bessert sich, wenn sich der Patient hinlegt und besonders nach Warmwerden im Bett; er verschlimmert sich durch die Kälteexposition beim Entkleiden, nach dem Essen sowie durch tiefes Einatmen.[GS] Der Husten kann zuweilen auch ›erstickend‹ sein; bei Diphtherie kann er einen heiseren, metallischen Klang annehmen.[GS] Manchmal hat der Kalium-bichromicum-Husten einen anfallsweisen, krampfhaften Charakter und erinnert dann an Keuchhusten.

Der mit dem Husten herausbeförderte Auswurf ist zäh, fadenziehend[EN1130], gelb[EN1113] oder gelblichgrün[EN1125] und manchmal blutig tingiert[EN1113]; bisweilen werden auch massenhaft Blutklumpen expektoriert. Viel Schleimrasseln auf der Brust.[GS] Bronchialkatarrh den ganzen Winter über. Chronische Bronchitis[GS] alter Leute mit viel Rasselgeräuschen.

Kalium bichromicum ist ein nützliches Mittel bei Lungentuberkulose[GS] mit Kavernenbildung und Hämoptoe[GS]. Es besteht ein Kältegefühl in der Brust, das gewöhnlich in der Herzgegend empfunden wird.[GS(ÖZ3,3,476)] Druckschmerz im Herzen[ÖZ3,3,476], manchmal stundenlang nach dem Essen[ÖZ3,2,352]. ** »Heftiges Herzklopfen mit einem dumpfen, drückenden, lästigen Schmerze in der Herzgegend.«[ÖZ3,2,316] Kalium bichromicum leistete »sehr Erspriessliches ... bei Herzhypertrophie und Insuffizienz der Aortenklappen.«[ZÖ1,487]

Eine unangenehme Kühle besteht über dem ganzen Körper[ÖZ3,2,364]; Frostschauer allenthalben[ÖZ3,2,329]; Kältegefühl im Rücken[ÖZ3,3,489], besonders aber im Nacken. Stechende Schmerzen von der Hals- bis in die Brustwirbelsäule hinein.[EN1256] Scharf stechende Schmerzen in der Nierengegend.[EN1271] Dumpf drückende Schmerzen in verschiedenen Gegenden des Rückens.[EN1246] Viele der Rückenbeschwerden sind von rheumatischem Charakter und wandern von einem Ort zum anderen; sie verschlim-

* Kent bringt Wundheit, Schwellung und Pruritus mit der Menstruation in Verbindung, was diese *GS*-Symptome falsch wiedergibt.

** Das Symptom von Zlatarovich wurde weder von Allen noch von Hering noch von Kent richtig wiedergegeben. Es lautet im Original: »Nach Tisch ***durch*** mehrere Stunden Druckschmerz ***im*** Herzen.« (*ÖZ 3,2,352*) (Die Hervorhebungen weisen auf die falsch übersetzten Passagen hin.)

mern sich beim Bücken und – wie die anderen Schmerzen auch – durch die geringste Bewegung.[GS] Eine Ausnahme diesbezüglich ist ein heftiger, anhaltender, klopfender Schmerz an einer kleinen Stelle des Kreuzbeins, der am meisten nachts im Liegen verspürt und am Tage beim Umhergehen gelindert wird.[GS] »Schmerz im Kreuzbein, der ihn am Aufrichten hindert.«[GS] Steißbeinschmerzen, besonders heftig beim Aufstehen nach längerem Sitzen[ÖZ3,2,373] und beim Hinsetzen, ebenso aber auch während des Sitzens[ÖZ3,2,371].

Die Gliedmaßen sind morgens steif, sodass er sich kaum bewegen kann.[EN1313] Giederschmerzen, die von einem Ort zum anderen wandern.[GS] Rheumatismus der Gliedmaßen, besonders in den Gelenken.[GS] Die Gliederschmerzen verschlimmern sich im Allgemeinen durch Kälte und Bewegung, und sie bessern sich durch Wärme und Ruhe. Periodische, zu bestimmten Zeiten wiederkehrende Gliederschmerzen. Die Knochen fühlen sich wund und wie zerschlagen an, < bei Druck oder Berührung. Deutlich hörbares Knacken in den Gelenken.[ÖZ3,2,314] Rheumatische Schmerzen treten häufig in den Schulterngelenken auf, vorwiegend nachts.[EN1341] »Arme und Hände wie zerschlagen und lahm.«[ÖZ3,2,314] Brennen an den Unterarmen.[ÖZ3,3,479] Rheumatische Schmerzen in den Ellbogen- und Handgelenken.[GS] Große Schwäche in den Händen[ÖZ3,2,305], lässt Dinge aus der Hand fallen[ÖZ3,2,330]. »Krampfhaftes Krummziehen der Hände.«[ÖZ3,2,284] Die Handknochen fühlen sich wie zerschlagen an[EN1330], sie sind höchst empfindlich, wenn man auf sie drückt. Rheumatische Schmerzen in den Fingergelenken.[GS] – An den unteren Extremitäten fallen starke rheumatische Schmerzen in den Hüftgelenken und Knien[EN1420] auf, die sich bei Bewegung und beim Gehen erhöhen.[GS] Doch auch hier gibt es eine Ausnahme: Heftige Schmerzen im Verlauf des Ischiasnerven[EN1408] werden durch Bewegung gewöhnlich gelindert; > durch Gehen, durch Anziehen der Beine, in der Bettwärme; < im Stehen, Sitzen und Liegen, bei heißem Wetter, bei jedem Wetterwechsel.[GS] Ziehen und Reißen in den Schienbeinen[ÖZ3,2,355] kommt gehäuft vor. Kalium bichromicum hat Unterschenkelgeschwüre geheilt[GS], besonders wenn sie tief waren und wie ausgestanzt aussahen. »Heftig brennende Hitze an den Knöcheln und Fersen ...«[GS] Wundheitsschmerz in den Fersen beim Gehen.[EN1457] Geschwüre an den Fersen wurden durch das Mittel geheilt.

Der Schlaf ist sehr unruhig, mit häufigem Aufächzen und Umherwälzen.[ÖZ3,2,353] Häufiges Hochschrecken aus dem Schlaf.[EN1652] Beim Erwachen aus dem Schlaf* sind vor allem die Kopf- und Brustsymptome schlimmer.[GS]

An Hautveränderungen finden wir unter anderem Pusteln, Furunkel, Ekzeme, Herpesbläschen, Gürtelrose, Geschwüre, Knötchen und eiternde Knötchen, ferner alle möglichen Ausschläge und Geschwüre syphilitischer Genese.[GS(ÖZ3,3,484 ff.)]

* Statt ***waking*** schreibt Kent »walking«.

Kalium carbonicum

Kaliumcarbonat

Mit einem Kalium-carbonicum-Patienten umzugehen und aus ihm etwas Brauchbares herauszubekommen, das ist ein hartes Brot, und auch das Wesen der Arznei ist nicht leicht zu ergründen.

Kalium carbonicum wird nicht so oft verschrieben, wie es eigentlich notwendig wäre, und das liegt daran, dass es ein sehr komplexes, manchmal sogar verwirrendes Mittel ist. Es hat viele gegensätzliche Symptome, viele sich verändernde Symptome; daher passt es besonders für Patienten, die dem Arzt nur vage Auskünfte geben oder auch Symptome und Beschwerden ganz verschweigen.

Die Stimmung des Patienten ist ziemlich wechselhaft, »bald gut und beruhigt, bald aufbrausend und über Kleinigkeiten in Zorn«[CK49]. *Äußerste Reizbarkeit*[CK35ff.]; streitet mit seiner Familie; geht selbst einem Streit mit seinen Vorgesetzten nicht aus dem Weg.* Er mag nicht allein sein[CK23], weil ihn dann lauter *Befürchtungen*[CK13] und ängstliche Vorstellungen[CK16] befallen: macht sich Sorgen um die Zukunft[CK17], fürchtet zu sterben[GS], fürchtet sich vor Geistern. Wenn er gezwungen ist, allein im Haus zu bleiben, kann er vor Angst nicht schlafen, oder sein Schlaf wird von grausigen Träumen gestört[CK1554]. Er findet keine Ruhe[CK18], bildet sich alle möglichen Dinge ein[CK26]: »Was ist, wenn das Haus abbrennt?« Was ist, wenn er dies oder jenes tut, wenn dies oder jenes geschieht?

Der Patient ist gegen fast alles empfindlich, doch besonders empfindlich reagiert er auf jede *Veränderung der Luftbeschaffenheit*[GS]; nie kann er sein Zimmer so heizen, dass ihm die Temperatur behagt. Ihn stört schon die normale Luftzirkulation im Raum, und er bekommt Beschwerden von der geringsten Zugluft[CK1440]. Kann es nicht haben, wenn Fenster geöffnet sind, und sei es im entferntesten Teil des Hauses. Nachts begibt er sich aus dem Bett, um nachzusehen, wo die Zugluft herkommt. Seine Beschwerden verschlimmern sich bei feuchtem und bei kaltem Wetter.[GS] Er ist überaus *kälteempfindlich*, »stets frostig und schauderig«[CK1619]. Seine Nerven spüren die Kälte und fangen augenblicklich an zu schmerzen. Neuralgien schießen hierhin und dorthin, wenn es kalt ist, und wenn der betroffene Körperteil warm gehalten wird, zieht der Schmerz woandershin. Alle Schmerzen können ihre Lokalisation wechseln und in die Körperteile ziehen, die kalt geworden sind; wenn der Patient eine Körperregion zudeckt, wandert der Schmerz in die Gegend, die nicht zugedeckt ist.

Kalium carbonicum hat viele stechende, brennende und reißende Schmerzen, und sie alle sind eher flüchtig, ziehen gern von einem Ort zum anderen. Natürlich kommen auch ortsgebundene Schmerzen vor, doch gewöhnlich wandern sie umher, in jede beliebige Richtung. Auch messerartiges Schneiden kommt vor sowie Schmerzen wie von heißen Nadeln – stechend-brennend. Diese werden vor allem in inneren Organen empfunden, ferner im Analbereich bei trockenem Stuhl[CK799]. Brennen in After[CK798] und Mastdarm[CK801], von manchen Patienten als ein Gefühl beschrieben, als ob ein glühender Schürhaken den Mastdarm hinaufgetrieben würde[GS]; Brennen wie Feuer. Hämorrhoiden brennen[CK818] wie von glühenden Kohlen. Das Brennen von Kalium carbonicum ist dem von *Arsenicum* vergleichbar.

Aus der Pathogenese können Sie ersehen, dass die Beschwerden dieser Arznei häufig um *2, 3 Uhr nachts* einsetzen[CK1427], mitunter auch erst gegen 4 oder 5 Uhr. Husten stellt sich bei Kalium carbonicum gewöhnlich um 3 Uhr[CK971], 4 Uhr[GS] oder 5 Uhr[CK983] früh ein oder hat dann seine größte Verschlimmerungszeit. Fieber entsteht zwischen 3 und 5 Uhr. Der Asthmapatient wird um 3 Uhr vom schlimmsten Atemnotanfall aus dem Schlaf gerissen.[GS] Mit den verschiedensten Symptomen wacht der Kranke um

* Kent benutzt hier die Redewendung »quarrels ... with his bread and butter«, also etwa »mit demjenigen streiten, bei dem man seine Brötchen verdient«. In allgemeinerem Sinn bedeutet es: an dem Ast sägen, auf dem man sitzt.

diese Zeit auf und bleibt dann bis 5 Uhr wach; anschließend geht es ihm in jeder Hinsicht besser. Natürlich bestehen auch in den übrigen Stunden des Tages noch vielfältige Beschwerden, doch dies ist die schlimmste Zeit. Der Patient wacht um 3 Uhr angsterfüllt auf, mit Todesfurcht und Zukunftsangst, mit mannigfachen Sorgen, die ihn 2, 3 Stunden lang wach halten, und dann fällt er endlich in tiefen Schlaf.

Der Körper wird schnell kalt, deswegen muss der Patient immer warm angezogen sein; doch trotz der Kälte des Körpers schwitzt er sehr stark[CK1643 f.]. *Reichlicher, kalter Schweiß.* Starkes Schwitzen bei der geringsten Anstrengung, selbst bei Geistesanstrengung[CK1644]; Schwitzen der Haut über jenen Körperteilen, die schmerzen. Schweiß auf der Stirn.[SK537 f.] Stirn bei Kopfweh von kaltem Schweiß bedeckt.

Stechende und reißende Schmerzen (Neuralgie) am äußeren Kopf[CK164 ff.], in den Augen[CK190 ff.] und im Jochbein[CK165]. Heftiges Drücken hier und da am Kopf[CK86 ff.], als würde die Hirnschale eingedrückt[CK105]. Schneiden und Stechen[CK143] im Kopf. Heftige kongestive Kopfschmerzen, wie von Vollheit[CK112]. Kopf auf der einen Seite heiß, auf der anderen kalt.

Katarrhalische, kongestive Kopfschmerzen. Immer wenn sich der von Schnupfen geplagte Patient nach draußen in die Kälte begibt, wird die Nase frei[CK934], zugleich aber trocknen die Schleimhäute aus und fangen an zu brennen[CK317]. Wenn er dann in die Wärme des Hauses zurückkehrt, beginnt die Nase Schleim abzusondern und zu verstopfen, sodass er nicht mehr durch die Nase atmen kann[CK937]; dies ist der Zustand, wo sich der Patient am wohlsten fühlt. Wir halten fest: Nasenverstopfung[CK939] in einem warmen Raum, Freiwerden der Nase in kalter Luft. Gerade wenn die Nase frei ist, bestehen auch die stärksten Kopfschmerzen. Die kalte Luft lässt die Nasengänge schmerzhaft brennen, und die eingeatmete kalte Luft fühlt sich dadurch heiß an. Wenn sich diese chronisch verschnupften Patienten während einer Fahrt dem Wind aussetzen, stoppt die katarrhalische Nasensekretion, und Kopfschmerzen setzen ein. So entsteht das »Kopfweh beim Fahren«[CK] in kaltem Wind. Wann immer die Schleimabsonderung durch Verkühlung in zugiger Luft zum Stillstand kommt, entstehen Kopfschmerzen, und mit dem Wieder-in-Gang-Kommen der Absonderung lassen diese nach. Neuralgische Schmerzen im Bereich der Kopfhaut, der Augen und der Jochbeine durch das Sistieren chronischer Katarrhe; sobald die Sekrete wieder frei fließen, hören auch die Neuralgien auf.

Der chronische Schnupfen kann sich als Fließschnupfen[CK944] oder als Stockschnupfen bemerkbar machen; Letzterer bringt einen *dicken, gelben*[GS] oder gelbgrünen[CK938] *Nasenschleim* hervor. Trockenheit der Nase[CK] im Wechsel mit Verstopfung der Nase – wie ich es beschrieben habe. Bei dem ständig verschnupften Kalium-carbonicum-Patienten ist die Nase bereits am Morgen voll von gelbem Schleim. Oft sind es auch trockene, harte Borken, die morgens ausgeschnaubt werden bzw. ausgeräuspert, wenn diese aus der hinteren Nasenöffnung in den Rachen geraten sind. Wenn sich die festhaftenden trockenen Borken beim Ausschnauben lösen, beginnt die Schleimhaut an diesen Stellen oft zu bluten.

Der Kalium-carbonicum-Patient hat oft Halsschmerzen; ständig zieht er sich Erkältungen zu, die sich dann im Hals festsetzen. Auch besteht eine Neigung zu vergrößerten Tonsillen, im Verein mit Schwellung und chronischer Verhärtung der Ohrspeicheldrüsen[CK297], besonders der rechten[GS], aber auch beidseitig. Dicke Knoten unterhalb des Ohres, hinter dem Unterkiefer; diese wachsen und verhärten sich und tun zeitweilig weh, mit in die Umgebung schießenden Schmerzen, vor allem bei Bewegung im Freien. Sobald kalte, frische Luft auf diese geschwollenen Drüsen trifft, fangen sie an zu schmerzen, was sich durch Aufenthalt an einem warmen Ort wieder bessert. Akute Erkältungen können sich bei Kalium carbonicum bis in die Bronchien ausdehnen, doch am nützlichsten ist die Arznei bei chronischem Bronchialkatarrh[KE5,684] gewesen, bei chronischer Bronchitis.

Die *Brust* wird häufig in genau der gleichen Weise affiziert wie die Nase. Auch hier finden wir die Trockenheit der Schleimhäute in kalter Luft, verbunden mit trockenem[CK987], bellendem Reizhusten[CK982]. Dann aber wieder Husten mit viel Schleimauswurf[CK990], wenn sich der Patient in einer warmen Umgebung aufhält; und das ist die Zeit, wo er sich am wohlsten fühlt, scheint ihm doch der Auswurf Erleichterung zu bringen. Die meiste Zeit leidet der Kranke an diesem trockenen Reizhusten, nur morgens ist etwas Auswurf dabei[CK972]. Hustenanfälle beginnen gewöhnlich mit einem leichten Hüsteln[CK981] und steigern sich dann allmählich oder manchmal auch sehr schnell[CK987] zu einem heftigen *Krampfhusten*[CK982] *mit Würgen*[CK982f.] *oder Erbrechen*[CK985]. Beim Husten hat der Patient das Gefühl, als würde sein Kopf auseinanderfliegen. Das Gesicht ist aufgedunsen[UE], die Augen scheinen hervorzutreten – und dann ist etwas zu beobachten, was bei Kalium carbonicum fast stets vorhanden ist: eine eigentümliche, säckchenartige *Schwellung zwischen den Augenbrauen und Oberlidern*[CK219], die durch den Husten noch deutlicher wird.* Selbst wenn das Gesicht nirgends sonst aufgedunsen ist, erscheint diese merkwürdige Schwellung über den Augen, die sich bis zur Größe eines kleinen Wassersacks ausdehnen kann. Eine solche Geschwulst ist von Kalium carbonicum auch in seiner Prüfung hervorgerufen worden, und nicht selten ist allein dieses Zeichen der Anlass zu prüfen, ob nicht auch die übrigen Symptome des Falles auf Kalium carbonicum passen. Bönninghausen berichtet von einer bösartigen Keuchhustenepidemie,** bei der die Mehrzahl der Fälle nach Kalium carbonicum verlangte und dieses auffallende Symptom den entscheidenden Hinweis auf das Mittel lieferte. Keine Arznei sollte jemals nur aufgrund eines einzigen Symptoms verabreicht werden. Wenn Sie daher in einem Fall durch ein eigentümliches Symptom auf ein bestimmtes Mittel gestoßen werden, studieren Sie das Mittel und die Krankheit gründlich, um sicherzugehen, dass sie einander hinreichend ähnlich sind, um eine Heilung erwarten zu können. Jedes Abweichen von dieser Regel wäre verhängnisvoll und würde der für die Homöopathie ruinösen Arzneiverschreibung nach Einzelsymptomen Tür und Tor öffnen.

Trockener, »kächziger«[CK980], in häufigen Anfällen wiederkehrender[CK976] Würgehusten mit Keuchen, Ausschnauben von Blut aus der Nase, Auswurf von blutig tingiertem Schleim[CK993] und Erbrechen von allem, was in den Magen gelangt: dies ist gewöhnlich das Erscheinungsbild eines Keuchhustens, der durch Kalium carbonicum geheilt wird, zumal wenn dieses eigentümliche und auffallende Merkmal der Schwellung zwischen Oberlidern und Augenbrauen zugegen ist.

Es gibt einige Pneumoniefälle, die Kalium carbonicum benötigen, und zwar vornehmlich solche im *Stadium der Hepatisation* (ähnlich *Sulfur*). Auch nach Ablauf einer Pneumonie denke man an das Mittel, wenn jede Erkältung gleich wieder auf die Brust schlägt und die beschriebenen Symptome hervorruft. Es besteht große Empfindlichkeit des Organismus gegenüber Wetterveränderungen, kalter Luft und Nässe; beständiger trockener Reiz- und Würgehusten; Verschlimmerung von 3 bis 5 Uhr früh; und der Patient neigt zu umherziehenden, neuralgischen Schmerzen. Die Beschwerden nehmen allmählich zu, und der Patient sagt, sie bestünden seit seiner Lungenentzündung; seitdem sei er nie wieder ganz gesund gewesen. Der katarrhalische Zustand hat sich in der Brust festgesetzt, und es besteht eine chronische Erkältungsneigung. Diese Fälle drohen in Schwindsucht überzugehen und werden ohne Kalium carbonicum kaum je wieder genesen. Bei dieser Neigung der Katarrhe, sich in der Brust festzusetzen, sollte neben Mitteln wie *Phosphorus, Lycopodium* und *Sulfur* vor allem auch an Kalium carbonicum gedacht werden.

Ein weiteres Allgemeinsymptom von Kalium carbonicum ist eine Neigung zur *Wassersucht*[CK], die sich überall am Körper bemerkbar machen kann. Die Füße können ebenso anschwellen[CK1388] wie die Finger; auf den Handrücken bleiben nach Fingerdruck Dellen zurück; das Gesicht sieht aufgedunsen und wächsern aus, etc. Das Herz des Kalium-carbonicum-Patien-

* Nach Voegeli (Vorwort zu *Leit- und wahlanzeigende Symptome der Homöopathie*, 2. Aufl. Heidelberg: Haug; 1986) ist sehr viel häufiger und charakteristischer eine ***kissenartige Schwellung am inneren Winkel der oberen Augenlider***. Dies wird bereits von Hahnemanns Symptom Nr. 218 angedeutet: »Starke Geschwulst des obern Augenlides gegen die Nase zu.«

** Im Vorwort zu seinem *Therapeutischen Taschenbuch* von 1846, S. XXIII.

ten ist schwach. Rückblickend fallen mir eine ganze Reihe von Fällen fettiger Herzdegeneration[GS] ein, bei denen ich das ganze Übel mit Kalium carbonicum hätte abwenden können, wenn ich die Fälle am Anfang besser verstanden hätte. Diese Fälle sind äußerst heimtückisch, denn wenn die Hinweise auf Kalium carbonicum nicht frühzeitig erkannt werden, kommt der Patient unweigerlich in einen Zustand, wo er nicht mehr zu heilen ist. Dieser besondere Zustand von Herzschwäche und mangelhafter Blutzirkulation, der am Ende Wassersucht und viele andere Komplikationen mit sich bringt, entspricht in Ähnlichkeit am ehesten Kalium carbonicum. Doch in der Entstehung all seiner Beschwerden hat das Mittel etwas Schleichendes oder Heimtückisches an sich, wie auch das Erscheinungsbild des Patienten ziemlich uncharakteristisch ist und kaum Besonderheiten aufweist. Etwas Mattes, Verlebtes[(CK338)], Welkes[(CK356)] kennzeichnet das Äußere des Kranken; er bekommt schnell Atemnot, wenn er bergauf geht und selbst beim Gehen auf ebenem Grund. Eine Untersuchung der Lungen bleibt zu diesem Zeitpunkt noch ohne Befund, schließlich aber treten Komplikationen ein, es kommt zu organischen Veränderungen, und die Gesundheit ist irreversibel geschädigt. Wenn Sie diese Fälle dann noch einmal Revue passieren lassen, werden Sie sich sagen: »Wenn ich doch schon zu Beginn erkannt hätte, was ich jetzt sehe, hätte der Patient gewiss geheilt werden können.« Wir müssen die Anfänge der Arzneipathologien in gleicher Weise studieren wie die Anfänge der Krankheiten. Ein homöopathischer Arzt tut immer gut daran, einen Fall, den er oder jemand anderes vergeblich behandelt hat, noch einmal im Hinblick auf das Anfangsstadium durchzuarbeiten, um herauszufinden, welche Symptome damals bereits vorhanden waren. Diese Art von Studium ist für den Homöopathen ebenso lehrreich, wie es eine Obduktion für den Allopathen ist.

An den *Zähnen* zeigen sich einige Besonderheiten. Das Zahnfleisch erscheint skorbutisch oder skrofulös verändert und löst sich von den Zähnen. Die Zähne verfaulen, verfärben und lockern sich[CK427], sodass sie schon frühzeitig gezogen werden müssen. Der Patient bekommt immer dann Zahnschmerzen, wenn er sich erkältet hat oder wenn er sich bei windigem, rauem Wetter draußen aufhält [durch Kontakt der Zähne mit kalter Luft[CK398]]. Die Schmerzen können auch die Zähne befallen, die noch nicht gelb verfärbt und kariös sind; überwiegend sind es Schmerzen von stechendem[CK420], ziehendem[CK403] oder reißendem[CK407] Charakter. »Uebler Geruch aus den Zähnen.«[CK428] Eiter sickert unter dem Zahnfleisch hervor. Der Mund ist von lauter kleinen Geschwüren übersät, von kleinen aphthösen Stellen. Die Mundschleimhaut ist blass und ulzeriert sehr leicht*. Zunge weiß[CK453], mit üblem Mundgeschmack[CK487]; Zunge grau belegt bei Migräne.[GS]

Während viele Beschwerden von Kalium carbonicum nach dem Essen entstehen[CK516 ff.] oder sich verschlimmern, werden manche nach Essen auch gebessert [Herzklopfen[CK1068], Drücken unter der Magengrube[CK575], Husten[GS]]. Klopfen in der Magengrube postprandial[CK578], aber auch im nüchternen Zustand[AZ82,102]. Überhaupt kann Klopfen und Pulsieren am ganzen Körper und in allen Adern wahrgenommen werden[CK1467], bis in die Finger- und Zehenspitzen hinein[CK1466]. Kein Körperteil bleibt davon verschont, und der Patient wird von diesem Pulsieren nachts lange wach gehalten. Es kann selbst dann empfunden werden, wenn in der Herzregion selbst gar kein Herzklopfen verspürt wird. Selbstredend gehört heftiges Herzklopfen ebenfalls zum Arzneimittelbild.

Kalium carbonicum passt für viele alte Leute, die an *Dyspepsie* leiden.[GS] Nach dem Essen hat der Patient das Gefühl zu platzen, so aufgebläht ist der Bauch.[CK524] Ausgeprägte Flatulenz.[CK713 ff.] Viel Aufstoßen von Luft[CK333] und Blähungsabgang[CK730], beides mit Erleichterung[CK727]. »Häufiger Abgang stinkender Winde.«[CK729] Das Aufstoßen geht oft mit Aufschwulken von Wasser aus dem Magen einher[CK543], mit Aufsteigen von Magensäure[CK540], welche die Zähne stumpf macht und Brennen und Wundheit im Hals und Mund verursacht. Nach dem Essen Schmerzen [Stiche[CK599], Druck[CK523], Zusammenschnüren[CK590], Wühlen[CK596]] im Magen. »Nach Genuss

* Statt ***easily*** heißt es in der 2. Auflage versehentlich »daily«.

von blähenden Speisen (Gemüse) Brennen vom Magen herauf bis in den Schlund, wie Sood.«[CK530] Gefühl von Leere[CK568] und Schwäche im Magen, durch Essen nicht nachhaltig gebessert.[GS] Ein merkwürdiger Zustand bei Kalium carbonicum ist ein *Angstgefühl, das in der Magengrube empfunden wird*. Eine meiner ersten Patientinnen drückte es besser aus, als es in den Büchern steht; sie sagte: »Herr Dokor, wenn ich mich fürchte, dann ist das irgendwie anders als bei anderen Leuten – ich spüre die Angst immer in meinem Magen.« Wenn sie sich z.B. erschrecke, sei das so, als würde der Schreck direkt auf den Magen treffen. »Wenn eine Tür zuschlägt, dann merke ich den Schreck hier« – und sie zeigte auf die Magengegend. Das ist fürwahr ein auffallendes und eigentümliches Symptom! Kurz vorher hatte ich ein ähnliches Merkmal von Kalium carbonicum entdeckt: Durch eine kleine Unachtsamkeit meinerseits geschah es bei der Untersuchung einer Patientin, dass mein Knie leicht gegen ihren Fuß stieß, der etwas über die Bettkante hinausragte – und die Patientin stöhnte sogleich auf. Auch hier hieß das Heilmittel wieder Kalium carbonicum, denn dieser Konstitutionstyp ist ein ängstlicher Mensch, dem alles auf den Magen schlägt; und wenn unvermutet seine Haut berührt wird, verspürt er augenblicklich Angst, Furcht oder Besorgnis im Epigastrium. Man könnte annehmen, dass hier ein Zusammenhang mit dem Solarplexus besteht, doch für den homöopathischen Arzt ist das ohne Belang, es geht ihm nur um die *Symptome*. Ein Kalium-carbonicum-Patient ist so *empfindlich an den Fußsohlen*[CK1380], dass schon die Berührung der Füße durch ein Bettlaken ein durch den ganzen Körper gehendes Schaudern auslöst. Harter Druck ist kein Problem, er stört den Patienten nicht, aber alles Unerwartete regt ihn mächtig auf. Er ist überempfindlich gegen alles, was ihn umgibt, überempfindlich selbst gegen leichte Berührung. Schaudern von der harmlosesten Berührung, während fester Druck nichts ausmacht. Außerordentlich kitzelig an den Fußsohlen. Ich habe früher oft die Füße meiner Patienten untersucht, und dabei kam es immer mal wieder vor, dass ein Patient davon erschauderte, die Füße an den Körper zog und rief: »Nicht an meinen Füßen kitzeln!« Wahrscheinlich hatte ich in diesen Fällen die Füße so leicht berührt, dass ich es selbst gar nicht bemerkt hatte. Auch bei *Lachesis* ist sanfte Berührung unerträglich oder sogar schmerzhaft, während harter Druck eher als angenehm empfunden wird; doch handelt es sich bei diesem Mittel nicht so sehr um Kitzeligkeit. Bei *Lachesis* ist das Abdomen so empfindlich, dass selbst die Berührung durch ein Bettlaken als schmerzhaft empfunden wird. Ich habe *Lachesis*-Patienten erlebt, die deswegen das Laken mithilfe eines Reifens vom Bauch fernhalten mussten. Diese Empfindlichkeit gibt Ihnen einen ersten Hinweis auf *Lachesis* als Heilmittel. Sie ist vergleichbar mit der bekannten Berührungsempfindlichkeit im Halsbereich, die das Tragen eines geschlossenen Kragens praktisch unmöglich macht. All das ist jedoch verschieden von der Kitzeligkeit des Kalium-carbonicum-Patienten. Ich kenne Patienten, deren Haut so empfindlich ist, dass ich es nicht wagen würde, sie zu berühren, ohne ihnen vorher genau Auskunft zu geben. »Ich werde Ihnen jetzt den Puls fühlen, halten Sie bitte still!« Würde ich ohne Vorwarnung ihre Hand berühren oder zum Handgelenk greifen, um den Puls zu tasten, so würden sie am ganzen Körper erschaudern. Das ist charakteristisch für Kalium carbonicum! Dinge wie diese können oft nur durch das Zusammenbringen der Prüfungssymptome mit den klinischen Beobachtungen herausgefunden werden. All das, was auf eine Überempfindlichkeit von Patienten hinausläuft, ist klinisch von größtem Wert. Unsere Materia medica stellt ein ungeheures Potenzial dar, das wir aber noch weitaus schneller erschließen könnten, wenn nur mehr Homöopathen davon mit Sorgfalt und Intelligenz Gebrauch machen und ihre Beobachtungen und Erfahrungen an die Kollegen weitergeben würden. Gegenwärtig gibt es nur eine kleine Zahl von Homöopathen, denen bei Zusammenkünften zuzuhören sich lohnt – eine beschämend kleine Zahl, wenn man die lange Zeit bedenkt, die Hahnemanns Werke bereits existieren.

Es gibt viele chronisch *Leberkranke*, die von nichts anderem reden als von ihrer Leber. Jedes Mal wenn sie zum Arzt gehen, erzählen sie von ihrer Leber. Sie berichten von einem Vollheitsgefühl in der Lebergegend, von Schmerzen im rechten Schulterblatt[CK1113] und solchen, die durch die rechte Brust nach oben ziehen, mit Brustbeklemmung und Bauchauftreibung[CK1011]; von Galleerbrechen, häufigen Magenverstimmungen und Völlegefühl nach dem Essen[CK525]; von anfallsartigen Durchfällen im Wechsel mit viele Tage währender Verstopfung[GS], bei der allenfalls unter Schmerz und Anstrengung etwas Stuhl abgeht[CK748]. Sie leiden an periodisch auftretenden Gallenkoliken[GS], vor allem in Phasen der Obstipation; nachts können sie nicht liegen und neigen dann verstärkt unter Atembeschwerden, besonders gegen 3 Uhr nachts. Es sind Patienten, die überempfindlich sind gegen nasskaltes Wetter und die am liebsten den ganzen Tag in Ofennähe verbringen. Diese Leberkranken werden oft durch Kalium carbonicum gründlich geheilt. Nicht selten haben sie früher ihre Zuflucht zu allen möglichen ›galletreibenden‹ Arzneien, zu Brech- oder Abführmitteln genommen, mit denen sie ihr Leiden aber nur verfestigt und verschlimmert haben. Kalium carbonicum geht diesen Fällen auf den Grund und eliminiert das Übel von der Wurzel her.

Viele Kalium-carbonicum-Symptome finden sich im Bereich des Abdomens. Der Patient bekommt oft anfallsweise *Bauchschmerzen*, typischerweise solche von schneidendem Charakter[CK672 ff.], vermehrt nach dem Essen und verbunden mit Bauchauftreibung, mit Obstipation oder Diarrhö. Koliken mit schneidenden und reißenden Schmerzen[CK677], die zum Zusammenkrümmen und Aufdrücken mit den Händen zwingen[CK672] und alle Augenblicke wiederkehren. Ungeheurer Meteorismus. Diese Koliken erinnern an *Colocynthis* oder ein paar andere akute Mittel, die in der Lage sind, derartige Schmerzen binnen 2, 3 Minuten zu beseitigen. Doch Sie werden feststellen, dass diese rasch wirkenden Arzneien bei der zweiten oder dritten Gabe nicht mehr so erfolgreich sind. Sie werden nach einem Antipsorikum Ausschau halten müssen, nach einem Mittel, das den ganzen Fall umfasst. Durch das Erforschen allein der Kolikanfälle bekommen Sie nur einen kleinen Ausschnitt des Falles zu Gesicht. Doch nach Abklingen der Bauchschmerzen (nehmen wir an, sie sind dank *Colocynthis* verschwunden) studieren Sie den Fall in seiner Gesamtheit – und stellen fest, sämtliche Symptome werden durch Kalium carbonicum abgedeckt. Nach Verabreichung dieser Arznei können Sie erwarten, dass keine weiteren Anfälle mehr folgen, denn Kalium carbonicum ist ein langanhaltendes, mächtiges Mittel, das tief in den Organismus eingreift. Es heilt Krankheiten, die auf die Psora zurückgehen, auf die Unterdrückung von Hautausschlägen in der Kindheit oder auf das Verschließen alter Geschwüre und Fisteln, mit seitdem fortwährenden Beschwerden. All die umherziehenden Schmerzen von Kalium carbonicum und all die Frösteligkeit werden andererseits durch Hautausschläge gelindert, durch das In-Gang-Kommen von Absonderungen, durch Blutungen, durch Geschwüre, die sich tief ins Gewebe fressen und kräftig sezernieren, sowie durch Fistelöffnungen.

»Schneiden im Leibe, als sollte Alles zerreissen ...«[CK677] »Schneiden in den Gedärmen, argen Schmerzes; er muss, um sich zu erleichtern, vorgebückt sitzen und mit beiden Händen aufdrücken, oder sich weit zurücklehnen; grade sitzen darf er nicht.«[CK672] »Schneiden und Ziehen im Bauche, wie falsche Wehen.«[CK678] Mit dem Bauchweh, mit dem Leibschneiden geht oft ein starkes allgemeines Frostgefühl einher; den Patienten verlangt es nach Wärme, nach heißen Getränken, nach einer Wärmflasche. Auch klagt er über ein beständiges Kältegefühl im Bauch, »als wenn eine kalte Flüssigkeit durch die Gedärme ginge«[CK698]; die Bauchdecken fühlen sich ebenfalls kalt an. Es ist manchmal quälend für den Patienten, wenn man ihm bei bestehenden Koliken Kalium carbonicum verabreicht, denn damit provoziert man, wenn das Mittel konstitutionell passt und alle Symptome übereinstimmen, wahrscheinlich eine Verschlimmerung, die nicht nötig ist. Es gibt genügend kurzwirkende Mittel, die die Bauchschmerzen umgehend beseitigen würden; das Konstitutionsmittel sollte man lieber nach Beendigung der akuten Beschwerden geben. Wenn der Patient die Schmerzen ertragen kann, ist es freilich besser, zu warten, bis sie von selbst vorübergehen, ohne medikamentöse Einflussnahme. Doch mitunter mutet dies ziemlich unbarmherzig an, und dann sollte man zu den kurzwirkenden Arzneien greifen. Alle ständig rezidivierenden Beschwerden – die periodisch zu bestimmten Zeiten wiederkehrenden, die durch Essen bestimmter Nahrungsmittel ausgelösten oder die durch Kälteexposition entstandenen Beschwerden – sind chronischen und nicht akuten Charakters. Sie sind lediglich ein kleiner Teil eines chronischen Miasmas, ein Teilaspekt, und all diese Fälle benötigen früher oder später ein Konstitutionsmittel. Sie können, das ist wahr, bei einem Hausbesuch heftige Bauchschmerzen kurzfristig lindern, aber dann müssen Sie tiefer schauen und dem weiteren Auftreten von Beschwerden vorbeugen. Anderenfalls wird, wenn Sie *Belladonna Colocynthis* oder irgendein anderes, nur für die Koliken passendes Akutmittel geben, das Leiden wiederkehren; Sie haben Ihren Patienten nicht geheilt, sondern nur palliativ behandelt. Nehmen wir auf der anderen Seite an, Sie haben es mit Bauchschmerzen wie den hier beschriebenen zu tun, und Kalium carbonicum passt allein auf diese Symptome, nicht aber auf die Konstitution des Patienten. Dann ist es so, dass auch ein eigentlich lange und konstitutionell wirkendes Mittel wie Kalium carbonicum völlig zufriedenstellend arbeitet. Es benötigt nicht die übliche lange Zeit, um seine Wirkung zu entfalten, und es bringt auch keine Erstverschlimmerung hervor.

»Die Bauch-Muskeln schmerzen beim Befühlen.«[CK700] Anschwellung der inguinalen Lymphknoten.[AZ43,119] Bauchwassersucht[UE] infolge Erkrankung innerer Organe oder infolge Peritonitis, gewöhnlich mit Ödemen der Gliedmaßen vergesellschaftet, aber nicht immer. Kalium carbonicum ist besonders bei Aszites und Hydrothorax[HC1,192] im Gefolge von Leberaffektionen von Nutzen.

Zahlreiche Beschwerden in Bezug auf Mastdarm, After und Stuhlgang. Der Kalium-carbonicum-Patient neigt zu sehr hartnäckigen, großen *Hämorrhoiden*[CK813]; diese brennen[CK818] wie glühende Kohlen, bluten stark [besonders bei Stuhl-[CK816] und Harnabgang[CK814f.]], sind äußerst berührungsempfindlich und so schmerzhaft, dass sie den Patienten nachts nicht schlafen lassen. Er muss auf dem Rücken liegen und dabei die Gesäßbacken möglichst weit auseinander halten, denn jeder Druck auf die äußeren Hämorrhoidalknoten tut sehr weh. Die Knoten können wegen der lokalen innerlichen Schwellung und der Bauchauftreibung oft nicht reponiert werden. Selbst bei durchfälligem Stuhl treten die Hämorrhoiden gewöhnlich heraus und bluten, und anschließend brennen sie viele Stunden lang.[CK812] Die Hämorrhoidalbeschwerden werden durch Stuhlgang stark verschlimmert; besonders wenn der Stuhl hart und knotig ist, ist die Defäkation außerordentlich mühsam. Analfisteln.[GS] Das Brennen im After wird durch Sitzen in kaltem Wasser vorübergehend gelindert.[GS]

Kalium carbonicum hat *chronische Diarrhö* und auch Diarrhö im Wechsel mit Obstipation[AZ101,20]. Ungewöhnliche Vielfalt der Stuhlbeschaffenheit. Wenn, wie in diesem Fall, von einem Mittel zahlreiche Lokalsymptome bekannt sind, müssen wir uns mehr auf die charakteristischen Allgemeinsymptome verlassen. Die *Guiding Symptoms* geben von Kalium carbonicum sehr viel weniger Durchfallsymptome an, als sie sich tatsächlich klinisch ergeben haben.* »Durchfall: ohne Schmerz, mit Poltern im Bauch[CK766] und Brennen im After[CM] oder Mastdarm[CK763] danach; nur am Tage;** chronische Fälle mit Schwellung unterhalb der Augenbrauen ...«[GS] Trotz dieser spärlichen Angaben ist Kalium carbonicum ein wichtiges und häufig angezeigtes Mittel bei Durchfällen, die chronisch geworden sind. Es passt vor allem bei alten, gesundheitlich stark heruntergekommenen Menschen, bei schwächlichen, blassen Individuen mit schlechter Verdauung, starker Blähsucht und Leberstörungen.

Auch Nieren, Blase und Harnröhre bleiben von Beschwerden nicht verschont; sie sind in diesem Bereich überwiegend katarrhalischer

* Auch die *Prüfung* Hahnemanns verzeichnet deutlich mehr Durchfall- als Obstipationssymptome.

** Die Prüfungen sprechen eher für ein Überwiegen des Durchfalls *in der Nacht* (*CK* 758, 1584). Unabhängig von der Relevanz dieses Symptoms hat Kent bez.der Interpunktion falsch aus den *Guiding Symptoms* zitiert, indem er die Angabe »only by day« von dem Vorangegangenen nur durch ein Komma (statt eines Semikolons) getrennt hat. Richtigerweise hat aber das eine nichts mit dem anderen zu tun.

Natur. Blasenkatarrh, mit reichlichem, dickem, zähem, eitrig-schleimigem Bodensatz im Urin. Dabei besteht viel Brennen in der Harnröhre, hauptsächlich bei und nach dem Harnen.[CK850 ff.] »Häufiger Drang zum Harnlassen, der nur zögernd abgeht und mit Schründen und Brennen verbunden ist.«[AZ82,92] Bei vielen seiner langwierigen Blasenleiden hat Kalium carbonicum viel Ähnlichkeit mit *Natrium muriaticum*. In chronischen Fällen von postgonorrhoischem Katarrh und sonstigen Harnwegsbeschwerden im Gefolge des Trippers sind diese beiden Arzneien sehr nützlich. Beide eignen sich für Nachtripper mit spärlichem, weißem Harnröhrensekret. Bei beiden ist das Wasserlassen schmerzhaft. In Fällen mit spärlichem postgonorrhoischen Sekret und ausgeprägtem Brennen nur *nach* der Miktion heilt *Natrium muriaticum*, wenn der Patient zudem äußerst nervös und unruhig ist. Wenn das Brennen *während und nach* der Miktion auftritt – in Verbindung mit dem hier skizzierten schlechten Allgemeinbefinden –, heißt das Heilmittel mit großer Wahrscheinlichkeit Kalium carbonicum. Einige dieser chronisch Tripperkranken haben überhaupt keine Schmerzen, weder während noch nach dem Wasserlassen. In solchen Fällen kommen ganz andere Arzneien in Betracht. Die chronischen Harnröhrenkatarrhe im Anschluss an eine Gonorrhö sind für einen jungen, unerfahrenen Arzt denkbar schwierig zu behandeln. Die in Frage kommenden Arzneien sind zahlreich, die Symptomatik ist dürftig, und zudem ist der Patient oft noch nicht lange in der Obhut des Homöopathen. Deshalb weiß der Arzt nicht genug über den konstitutionellen Zustand des Patienten, und dieser kann dem Arzt nur etwas von einem Harnröhrenausfluss berichten. »Ich habe nur diesen Ausfluss, Herr Doktor!« Man bekommt kaum irgendwelche Symptome aus ihm heraus. Er hat vergessen, dass er nachts um 3 Uhr aufwacht und erst gegen 5 Uhr wieder einschläft; all die nervösen Symptome sind ihm nicht bewusst. Mit dem Patienten jedoch, der sich die ganze Zeit in Ihrer Behandlung befunden hat, dessen konstitutionellen Zustand Sie auch schon vor der Gonorrhö kannten, sollten Sie kaum Schwierigkeiten haben.

Ein Hinweis darauf, dass der Kalium-carbonicum-Patient von schwacher Konstitution ist und auf dem Weg zum gesundheitlichen Zusammenbruch, ist der Umstand, dass all seine Symptome nach sexueller Erregung und Geschlechtsverkehr aktiviert werden. Sie sollten sich vor Augen führen, dass der Koitus, wenn er nicht übertrieben häufig ausgeübt wird, für den Menschen eine natürliche Lebensäußerung ist; und wenn etwas so Natürliches von großer Erschöpfung gefolgt wird – und das bereits seit langer Zeit –, dann stimmt etwas ganz und gar nicht, dann hat die Konstitution einen schweren Schaden erlitten. Alle Symptome haben bei Kalium carbonicum die Tendenz, *nach Koitus schlimmer* zu werden. »Nach Beischlaf Schwäche des Körpers, vorzüglich der Augen.«[CK] Der Patient kann anschließend nicht mehr richtig sehen, wie überhaupt das Sensorium durch Geschlechtsverkehr stark beeinträchtigt wird; er ist erschöpft, nervös, kann nicht mehr schlafen, zittert und schaudert noch tagelang am ganzen Körper. Ähnliche Symptome sind auch bei der Kalium-carbonicum-Frau zu beobachten. – Trotz der allgemeinen Schwäche ist der Geschlechtstrieb des Patienten sehr rege[CK368] oder übertrieben[UE]. Es besteht ein sexueller Erethismus, der nicht mehr der Kontrolle des Willens unterworfen ist. Der Mann neigt zu häufigen und reichlichen Pollutionen.[CK] »Pollutionen mit wohllüstigen Träumen.«[CK880] »Pollutionen mit grosser Mattigkeit darauf.«[CK882] Sexuelle Erschöpfung. Junge Männer, die viel masturbiert haben oder sich anderweitig vielen sexuellen Vergnügungen hingegeben haben, sind schließlich, wenn sie heiraten, impotent[CK878]. Hinzu kommt dann oft eine Abneigung gegen jeden Geschlechtsverkehr[CK887], und so verwundert es nicht, dass sich heutzutage so viele Paare wieder scheiden lassen. Wenn die Patienten noch jung sind, können viele dieser Probleme durch einen ordentlichen Lebenswandel und durch eine korrekt angewandte Homöopathie überwunden werden.

Vielfältige Beschwerden seitens der männlichen Geschlechtsorgane. Empfindlichkeit der Hoden und schmerzhaftes Ziehen[CK862] darin. Schwellung[CK864] und Verhärtung der Hoden. Jucken[CK866], Beißen, Wundheit[CK867] und andere unangenehme Empfindungen am Hodensack, die dem Patienten immer wieder seine Genitalorgane bewusst werden lassen. Bedingt durch häufiges Masturbieren oder sexuelle Ausschweifungen, befinden sich die Genitalien in einem ständigen Reizzustand, der den Patienten ablenkt. *Phosphorus* ist ein Mittel, das in Bezug auf die Sexualsphäre oft missbraucht wird. Viele Ärzte betrachten es nämlich als ein großes Mittel bei Schwäche der Geschlechtsorgane. Viel eher aber sind Indikationen für *Phosphorus:* sehr leichte sexuelle Erregbarkeit, unwiderstehlicher Trieb zum Beischlaf und häufige, übermäßige Erektionen. Seien Sie vorsichtig mit *Phosphorus*-Gaben bei Impotenz oder sexueller Schwäche, denn diese Störungen treten oft bei allgemein sehr geschwächten Konstitutionen auf, und in solchen Fällen versagt nicht nur die heilende Wirkung von *Phosphorus*, sondern die Arznei scheint auch die bereits bestehende Schwäche noch zu vermehren. *Phosphorus* bringt Patienten mit geringer Lebenskraft, die ständig müde, schwach und erschöpft sind und die meiste Zeit im Bett verbringen, nur noch schneller herunter.

Kalium carbonicum ist ein wichtiges Frauenmittel. Es hat zahlreiche Beschwerden, wie sie häufig von Frauen geklagt werden. Bei unaufhörlichen *Uterusblutungen*[AZ80,6] von Frauen mit blassem, wachsfarbenem Teint und allgemeiner Blutungsneigung hat es sich als hilfreich erwiesen. Unablässiges Bluten aus der Gebärmutter im Gefolge eines Aborts[(AR19,3,12)] [oder nach manueller Plazentalösung[AZ80,6]]. Die Wöchnerin ist kürettiert worden und hat alle möglichen Behandlungen über sich ergehen lassen, aber das Blut sickert immer weiter heraus. Bei der Menstruation ist die Blutung ungewöhnlich stark[CK899] und klumpig, und nach etwa 10-tägiger Dauer dieser reichlichen Menses sickert das Blut weiter langsam vor sich hin, bis mit dem Einsetzen der nächsten Periode alles von vorn beginnt. Kalium carbonicum hat Frauen mit Uterusmyomen[GS] geheilt, und zwar lange vor Einsetzen des Klimakteriums. Wie Sie wissen, hören Myome mit Beginn des Klimakteriums natürlicherweise auf zu wachsen und bilden sich allmählich ohne jede Behandlung zurück. Doch nach Gabe der homöopathisch angezeigten Arznei kommen die myombedingten Blutungen zum Stillstand, und die Myome fangen an zu schrumpfen.*

Kalium carbonicum hilft häufig bei *Schwangerschaftserbrechen*[GS], doch um herauszufinden, wann genau es das passende Mittel ist, müssen wir die gesamte Konstitution der Patientin in Betracht ziehen. Schwangerschaftserbrechen wird durch *Ipecacuanha* nicht geheilt, auch wenn die Patientin dadurch bisweilen Erleichterung erfährt, denn *Ipecacuanha* ist ein Mittel, das lediglich der Übelkeit und dem Erbrechen entspricht. In vielen Fällen sind Übelkeit und Brechreiz nur ein zweit- oder drittrangiges Symptom jenes Mittels, das schließlich die Heilung herbeiführt. In der Tat hängt Erbrechen während der Schwangerschaft vom jeweiligen konstitutionellen Zustand ab, und das Mittel, das hier heilen soll, muss demnach ein Konstitutionsmittel sein. *Sulfur, Sepia* und Kalium carbonicum gehören bei dieser Beschwerde zu den am häufigsten indizierten Arzneien; manchmal ist auch *Arsenicum* erforderlich. Wenn natürlich eine Schwangere sich bloß den Magen verdorben und ein paar Mal Galle gespuckt hat, mag *Ipecacuanha* endgültig heilen. Wenn eine Schwangere keinerlei konstitutionelle Symptome aufweist und Sie bei der Untersuchung des Falles nichts anderes finden als Übelkeit – überwältigende Übelkeit – mit fortwährendem Erbrechen, Tag und Nacht, dann hilft in der Regel eine Einzeldosis *Symphoricarpus racemosus*. Dies ist Verschreiben auf der Basis sehr beschränkter Informationen und sollte nur in eng begrenzten oder in einseitigen Fällen versucht werden. Es ist kein langwirkendes Mittel, kein Konstitutionsmittel, und es hat einen ähnlichen Wirkungskreis wie *Ipecacuanha*.

Sie werden manchmal im Entbindungszimmer erleben, dass eine Frau über Rückenschmerzen unterhalb der Taille klagt. Die regulären Wehen sind zu schwach, sie bringen die Geburt nicht voran; die Schmerzen konzentrieren sich auf den Rücken, und bisweilen erstrecken sie sich auch über die Gesäßbacken bis in die Oberschenkel.[GS] »Heftiger Schmerz im

* Über den Zeitraum, den dieser Schrumpfprozess benötigt, äußert Kent sich widersprüchlich; in der 1. Auflage sind es »einige Jahre«, in der 2. Auflage »einige Tage«. Ersteres scheint mir realistischer zu sein.

Kreuze, wie zerbrochen ...«[CK1091] Mit Hilfe der passenden Arznei verwandeln sich diese Schmerzen in richtige Wehen, die genügend Kraft haben, den Uterusinhalt auszutreiben. Wenn Sie vor eine solche Situation gestellt sind, werden Sie sich fragen, wie es dazu kommen konnte. Sie werden noch einmal die letzten Wochen der Schwangerschaft Revue passieren lassen, und dann werden Sie sehen, dass die vagen Symptome – die Fröstеligkeit und andere konstitutionelle Merkmale –, für die Sie damals vergeblich eine Arznei gesucht haben, jetzt, zum Zeitpunkt der Geburt, in einer Abfolge von Schmerzattacken kulminieren. Hätten Sie dies schon sechs Wochen vorher gewusst und der Schwangeren Kalium carbonicum verabreicht, so hätten Sie ihr die schwere Geburt ersparen können. Es ist eine Geburt mit Komplikationen, eine verzögerte Geburt. Die Gebärmutter scheint kraftlos zu sein, die Wehen schwach; und das, was an Wehen da ist, strebt zum Rücken und nicht, wie es sein sollte, zum Zentrum. Diese auf den unteren Rücken konzentrierten Schmerzen können auch eine andere Richtung einschlagen: Sie beginnen im Kreuz, scheinen dann auf den Uterus überzugehen, ziehen aber schließlich den ganzen Rücken hinauf. Dies bringt uns völlig von Kalium carbonicum ab und lässt uns an *Gelsemium* denken. Manchmal sind die Wehen so heftig, dass sie die Uteruskontraktionen eher behindern als befördern; wenn dann mitten in der Wehe die Kontraktionen aufhören und die Gebärende schreit und die Hüften massiert haben will, wenn sie eher vor Schmerzen in den Unterbauchseiten schreit – vor Schmerzen in der Gegend der breiten Mutterbänder – als vor Schmerzen im Zentrum, dann wird *Cimicifuga* die Wehen normalisieren. *Pulsatilla* ist das Heilmittel bei Mangel an kräftigen Kontraktionen, in Fällen, die zu völliger Untätigkeit des Uterus neigen. Es ist angezeigt bei einer Geburt, wo die Gebärmutter inaktiv ist, obwohl der Muttermund hinreichend dilatiert und auch die Umgebung weich und erschlafft ist, sodass schon eine leichte und unkomplizierte Entbindung prognostiziert wurde. Aber es passiert nichts – ein Zustand völliger Inaktivität oder ›Milde und Nachgiebigkeit‹. Hier wird *Pulsatilla* sehr häufig binnen 5 Minuten eine äußerst kräftige Wehe herbeiführen, die manchmal sogar fast schmerzlos ist.

»Der Rücken schmerzt beim Gehen so furchtbar, dass die Schwangere das Gefühl hat, sich augenblicklich auf die Straße legen zu müssen ...«[GS], etc. Der Schmerz scheint der Patientin alle Kraft und Energie zu rauben. Nach der Entbindung besteht eine Neigung zu Gebärmutterblutungen, die später, wie bereits beschrieben, während jeder Menstruation immer wieder aufs Neue geweckt wird.

Herzschwäche und *kardiale Dyspnoe;* der Atem ist sehr kurz[CK1003 f.], sodass sich der Patient, wenn überhaupt, nur langsam fortbewegen kann. Der Zustand entspricht einer beginnenden Herzverfettung. Bei der Atemnot ist der Kranke so kurzatmig, dass er kaum etwas essen oder trinken kann. Sehr rasche, oberflächliche, schwache Atemzüge. »Dyspnoe mit heftigem, unregelmäßigem Herzschlag ...«[GS] Das Herzklopfen ist so stark[CK1067], dass es den ganzen Körper erschüttert. Die Pulsationen können bis in die Finger- und Zehenspitzen gefühlt werden. Kardiale Dyspnoe mit heftigen Pulsationen, mit Unfähigkeit, auf der linken Seite zu liegen, mit stechenden Schmerzen durch die Brust sowie mit Husten. Kalium carbonicum passt auch bei alten Asthmatikern mit schwachem Puls, wenn ebendiese Pulsationen und Palpitationen vorhanden sind und der Patient nicht liegen kann. Die einzige Position, die ihm Erleichterung zu verschaffen scheint, ist, wenn er sich vornüberbeugt und die Ellbogen auf einem Stuhl aufstützt. Der Asthmaanfall ist heftig und langwierig, besonders schlimm in der Zeit von 3 Uhr nachts[GS] bis 5 Uhr früh und verstärkt im Liegen. Der Patient wird von der Atemnot um 3 Uhr aus dem Schlaf geweckt. Asthmatische Dyspnoe, wenn der Zustand dem eines feuchten Asthmas entspricht, bei dem sich die Brust stark mit Schleim anfüllt, verbunden mit groben Rasselgeräuschen und rasselnder, lauter Atmung. Patienten mit ständigem Rasseln auf der Brust, Atembeengung und rasselndem Husten, deren Atembeschwerden bei jedem Regenschauer, jeder Dunsteinwirkung oder jedem neblig-kalten Wetter zu einem feuchten Asthma exazerbieren. Asthma bronchiale mit großer Schwäche und Mattigkeit in der Brust[CK1065], < 3 bis 5 Uhr. Der Patient hat ein kränkliches, blasses, anämisches Aussehen und klagt über Stiche in der Brust.

Der *Husten* dieser Arznei ist einer der ärgsten und anstrengendsten[CK986] in der gesamten Materia medica. Der ganze Körper wird von dem Husten erschüttert. Es ist ein anhaltender[AZ82,156] oder in kurzen Abständen immer wiederkehrender[CK976] Husten, der oft mit Würgen und Erbrechen einhergeht[CK983f.] und vorzugsweise nachts um 3 Uhr beginnt, ein trockener, harter, angreifender[CK975] Husten. »Stick- und Würge-Husten, früh, 5 Uhr, wie von Trockenheit im Kehlkopfe ...«[CK983] »Große Trockenheit des Halses zwischen 2 und 3 Uhr nachts; wacht um 2 Uhr mit trockenem Husten auf und hustet eine Stunde lang ...«[GS] Denken Sie an Kalium carbonicum, wenn nach einer Erkrankung wie Masern ein Katarrh zurückbleibt[GS] – eine psorische Folgeerscheinung aufgrund von Reaktionsmangel. Der Husten im Gefolge von Masern ist sehr oft ein Kalium-carbonicum-Husten. Kalium carbonicum, *Sulfur, Carbo vegetabilis* und *Drosera* sind bei Husten als Folgezustand nach Masern oder Pneumonie die wohl am häufigsten angezeigten Arzneien.

Der *Auswurf* ist reichlich[CK990], zäh[KH], klumpig[CK991], blutig tingiert[CK993] oder eitrig[CK] – dick und gelb[KH] oder gelbgrün[AZ82,150]. Oft hat das Sputum einen scharfen, strengen Geschmack wie von altem Käse.[GS] Bronchialkatarrh.[AZ82,156] »Trockner, Tag und Nacht anhaltender kurzer Husten, mit Erbrechen alles Genossenen und vielen sauer riechenden* Schleims; der Husten ist besonders nach Essen oder Trinken, Vormittags bis Mittags** am stärksten ...«[AZ82,76] ***

Nichts ist bei Kalium carbonicum auffallender als die *wandernden stechenden Schmerzen* in der Brust[CK1036ff.] und das *Kältegefühl in der Brust*****. Die starke Atemnot, die vorübergehenden Stiche in der Brust und auch [atemabhängiges] pleurales Stechen in den Brustseiten[CK1041] sind wichtige Merkmale dieser Arznei. Ein Großteil der Fälle, bei denen sich Kalium carbonicum als geeignet erweist, sind solche, wo das Lungenleiden katarrhalischen Ursprungs ist und sich von den unteren Lungenpartien nach oben ausdehnt. Nicht so häufig ist es angezeigt bei Katarrhen, die in den Lungenspitzen beginnen. Bei tuberkulöser Familienvorgeschichte vermag das Mittel sehr oft den Ausbruch der Krankheit bei den Nachfahren zu verhüten. Fürchten Sie sich nicht, antipsorische Arzneien einzusetzen, wenn früher Tuberkulose in der Familie gewesen ist. Seien Sie aber vorsichtig, wenn der Patient selber erkrankt war oder ist, mit latenten, mehr oder weniger verkästen und enzystierten Herden bzw. – in fortgeschrittenen Fällen – gar mit Kavernenbildung! Ihre Antipsorika könnten ihn so sehr ›aufrütteln‹, dass er in eine gefährliche Situation gerät. Glauben Sie aber nicht, dass es gefährlich ist, z. B. *Sulfur* zu verabreichen, nur weil Vater oder Mutter an Schwindsucht gestorben ist. Im Gegenteil kann *Sulfur* genau das richtige Mittel sein, um das Kind vor ebendiesem Schicksal zu bewahren. Auf der anderen Seite ist Kalium carbonicum oft bei fortgeschrittenen Tb-Erkrankungen mit Vorteil als Akutmittel einzusetzen, wenn es *nicht* als Konstitutionsmittel indiziert ist. In solchen Fällen wirkt es bei Phthisis als Palliativum, während es als Konstitutionsmittel in den letzten Lebenswochen des Patienten nur Unheil anrichten würde.

* In den *Guiding Symptoms* und bei Kent heißt es irrtümlich »some phlegm« statt ***sour** smelling phlegm.*

** Kent schreibt fälschlich »in the evening«.

*** In den *Guiding Symptoms* (S. 398) rangiert dieser Fall unter der Bezeichnung »Catarrh of chest«, was so nicht richtig ist. Es ist kein Auswurf vorhanden, vielmehr handelt es sich um eine Art Wechselfieber, das alle zwei Tage aufzutreten scheint und hauptsächlich *in den vormittäglichen Fieberphasen* mit dem beschriebenen trockenen Husten und Schleimerbrechen verbunden ist.

**** Das von Kent als »coldness of the chest« beschriebene und hervorgehobene Symptom findet sich weder in seinem Repertorium noch in einer der zeitgenössischen Quellen, und selbst in Georg von Kellers Symptomensammlung *Kalium carbonicum* (*Symptomensammlungen homöopathischer Arzneimittel.* Heft 14. Heidelberg: Haug; 1987) wird das Symptom nur einmal erwähnt (S. 53) – als Zitat von M. Blackie aus dem Jahre 1977: »When they are ill, especially if it is a chest condition of any kind, they complain of coldness of the chest.« W. Boericke erwähnt das Symptom ebenfalls in seiner (später erschienenen) Materia medica. – Unabhängig von der problematischen Quellenlage stellt sich die Frage der richtigen Übersetzung. Ich habe mich für ***Kältegefühl in der Brust*** entschieden, weil dies, nach den darin enthaltenen Mitteln zu urteilen, die Bedeutung der Repertoriumsrubrik »Chest, coldness« ist. Im Repertorium von Constantine Lippe hieß die Rubrik noch »Coldness, sensation of, in chest«.

So gesehen ist es ein Glück, dass viele Homöopathen nicht in der Lage sind, das homöopathische Simillimum zu finden. Wenn der Patient allerdings noch genügend intaktes Lungengewebe hat, um geheilt werden zu können, wird Kalium carbonicum – bei Übereinstimmung der Symptome – wahre Wunder wirken.

In einer Hinsicht muss ich Sie vor dem Einsatz von Kalium carbonicum warnen: Es ist ein sehr gefährliches Mittel bei Gicht! Wenn ein alter Gichtiker zu Ihnen kommt, mit dicken Finger- und Zehengelenken, die sich immer wieder entzünden und weh tun, könnten Sie geneigt sein, Kalium carbonicum für ein überaus passendes Mittel zu halten. Der Patient wird durch kaltes, feuchtes Wetter stark beeinträchtigt, er sieht blass und kränklich aus, seine Beschwerden treten vor allem nachts zwischen 2 und 3 Uhr in Erscheinung, und er hat auch die typischen stechenden Schmerzen. Doch diese Gichtkranken sind oftmals unheilbar, und wenn das der Fall ist, würde der Versuch, sie zu heilen, in einer Katastrophe enden, weil die Verschlimmerung so lange dauern würde. Zumindest wenn Sie Kalium carbonicum in sehr hoher Potenz geben, wird es Ihrem Patienten schlechter gehen, und die Verschlimmerung wird bedenklich und langanhaltend sein, wohingegen die 30. Potenz unter Umständen einen wohltätigen Einfluss haben kann. *Kalium jodatum* wirkt bei der Gicht, wenn es indiziert ist, eher als Linderungs- und Palliativmittel; Verschlimmerungen in dieser Größenordnung sind hier nicht zu befürchten. Mit Kalium carbonicum korrekt umzugehen ist dagegen überaus diffizil – es ist ein scharfes und zweischneidiges Schwert. Machen Sie nicht den Versuch, alte Gichtiker mit Arzneien heilen zu wollen, wenn viele Gichtknoten vorhanden sind. Geben Sie nicht das Konstitutionsmittel, das diese Patienten zwanzig Jahre früher gebraucht hätten, denn sie haben nicht mehr so viel Reaktionskraft, dass der Organismus ganz wiederhergestellt werden könnte, vielmehr würde er nur noch mehr zerstört. Die Feststellung scheint paradox, aber das einzige Heilmittel dieser Patienten ist zugleich das Mittel, das sie umbringen würde. Die Arbeit der Lebenskraft, die notwendig wäre, um sie wieder gesund zu machen, würde den Körper quasi in Stücke reißen. Sie brauchen diese Dinge nicht zu glauben, keiner kann Sie dazu zwingen. Denken Sie aber darüber nach, und wenn Sie später erst einmal längere Zeit praktiziert und viele Fehler bei dem Versuch gemacht haben, zu heilen, was nicht zu heilen ist, werden Sie die furchtbare, schreckenerregende Macht homöopathischer Arzneien zugeben. Hüten Sie sich also davor, Kalium carbonicum in zu hoher Potenz an alte Gichtiker zu verabreichen, ebenso wenig an Patienten mit fortgeschrittenem Morbus Brightii oder an Schwindsüchtige im Spätstadium!

Sehen Sie sich in den *Guiding Symptoms* auch das umfangreiche Kapitel über die »Empfindungen« an, die bei Kalium carbonicum besonders vielfältig sind. Freilich fallen auch hier die diversen stechenden und reißenden Schmerzen am meisten ins Auge.

Kalium jodatum

Kaliumjodid

Kalium jodatum ist ein Antipsorikum und Antisyphilitikum. Es ist von der Schulmedizin in großem Umfang als Mittel gegen die Syphilis eingesetzt worden, doch in den massiven Dosen, die sie verwendete, wurde es – wegen seiner ungeheuren Wirkung auf den Organismus – größtenteils zu einem Allopathikum für diese Krankheit und impfte dem damit malträtierten Körper sein eigenes Miasma ein. Auf diese Weise wurden viele Fälle von Syphilis lediglich unterdrückt statt geheilt. In Wirklichkeit aber sind die wirksamsten Arzneien jene, die zu der betreffenden Krankheit in homöopathischer Beziehung stehen, und dann wird die kleinstmögliche Dosis die Heilung herbeiführen. Wenn die Arznei nicht ähnlich genug ist, um in einer solchen Form zu heilen, wird sie auch durch Steigerung der Dosis nicht ähnlicher oder homöopathischer. Es ist ja die Vorstellung in Mode gekommen (zumindest muss man das aus manchem ärztlichen Handeln schließen), dass das Steigern der Dosis die Arzneien ›ähnlicher‹ mache. Doch damit entfernen sich diese Kollegen von den homöopathischen Grundsätzen. Wenn ein Mittel nicht ähnlich ist, kann es auch durch keine Dosierungsform ähnlich gemacht werden.

Kalium jodatum affiziert die Drüsengewebe und Lymphknoten sowie das Periost, ganz so wie es auch die Syphilis tut. Es ruft katarrhalische Entzündungen hervor. Es ist ein tiefwirkendes Mittel und nahe verwandt mit *Mercurius.* All die Ulzerationen, Katarrhe und Drüsenaffektionen, die wir von *Mercurius* kennen, finden wir auch bei diesem Mittel. Von seinem Wirkungskreis her kann man es am ehesten mit *Mercurius* vergleichen, und die Ähnlichkeit der beiden Arzneimittel reicht aus, dass sie zueinander in einem antidotarischen Verhältnis stehen.

Alte Leute, die für ihr Gallenleiden ständig Kalomel oder andere Quecksilberpräparate eingenommen haben, werden mit der Zeit immer anfälliger für Schnupfen, neigen zu Verstopfung, allen möglichen Schmerzzuständen, Leberstörungen und Magenverstimmungen, wodurch ihr Verlangen nach derartigen Präparaten nur noch größer wird. Einige dieser Fälle benötigen Kalium jodatum! Wenn Sie in der Nähe von einem dieser armseligen Routine-Homöopathen praktizieren, werden Sie bald mitbekommen, dass er fast alle Erkältungen und Halsentzündungen mit Quecksilberjodid oder anderen Merkurverbindungen behandelt. Nun, ein solches Vorgehen pflanzt den Patienten eine Überempfindlichkeit auf Wetterveränderungen ein! Die meisten von ihnen nehmen diese roten Quecksilberpülverchen bei jeder kleinen Unpässlichkeit ein, und einige tragen sie sogar ständig mit sich herum. Doch je mehr die Kranken davon schlucken, desto häufiger bekommen sie Halsentzündungen und Erkältungen. Dieser Teufelskreis kann oft nur durch Kalium jodatum in potenzierter Form oder durch *Hepar sulfuris* durchbrochen werden, den beiden Hauptmitteln für derartige Leiden. Die Menschen, die in einen merkurialen Zustand gebracht worden sind, d. h., die als Folge des Quecksilbers anfällig für Erkältungskrankheiten und empfindlich gegen Wetterwechsel geworden sind, lassen sich in zwei Gruppen einteilen. Diejenigen, die ständig fröstelnd am Ofen sitzen und nicht warm werden können, benötigen *Hepar sulfuris;* und die anderen, denen immer zu warm ist und die deshalb nur leicht bekleidet sein möchten, die aus Unruhe stets in Bewegung sind und ermüden, wenn sie sich zur Ruhe zwingen, antidotieren ihre Quecksilbervergiftung mittels Kalium jodatum. Manchmal bedarf es zur Überwindung des merkurialen Zustandes wiederholter Gaben von Kalium jodatum, gelegentlich aber auch einer ganzen Abfolge sorgfältig gewählter Arzneien. Die Psora – der darunterliegende chronische Zustand des Patienten – wird sich nicht eher zeigen, als bis die merkuriell bedingte miasmatische Schicht vollständig abgetragen ist. Es ist unglaublich, wie viele

Männer, Frauen und Kinder vom Merkurmiasma niedergedrückt und ins Unglück gestürzt werden, und dennoch verabreichen diese Pillenverschreiber und Möchtegernhomöopathen immer weiter ihre Quecksilberpräparate und behaupten, sie würden Homöopathie praktizieren. Dazu kann ich nur sagen: Die homöopathische Verschreibung ist eine Kunst, die gründlich erlernt sein will.

Kalium jodatum ist ein besonderer Gemütszustand eigen, der durch ein hohes Maß an *Reizbarkeit* mit ungewöhnlich *schroffem Benehmen*[EN13] gekennzeichnet ist, das bis zur *Gemeinheit*[EN15] gehen kann. Der Patient ist aufbrausend und streitsüchtig[R3,2]; herrscht seine Frau und seine Kinder an. Jegliches Feingefühl ist ihm abhanden gekommen. Schließlich entwickelt er eine Neigung zu Weinerlichkeit[R3,1] und Niedergeschlagenheit.[EN6] Er wird extrem nervös und muss immerzu umhergehen. Wenn er im Hause bleibt, in einem warmen Raum, wird er rasch matt, müde und erschöpft; dann hat er das Gefühl, sich nicht rühren zu können, hat auch nicht den Wunsch, sich zu bewegen, und weiß gar nicht, was mit ihm los ist. Sein Zustand verschlimmert sich in der Wärme des Hauses, doch sobald er sich an die frische Luft begibt, fühlt er sich besser, und sobald er anfängt zu gehen, fühlt er sich noch besser; er kann lange Strecken zurücklegen, ohne zu ermüden. Kehrt er dann nach Hause zurück, wird er wieder vollkommen schlapp und müde. Ruhe hat bei Kalium jodatum große geistige und nervliche Erschöpfung zur Folge.

Der Kopf weist einige Besonderheiten auf, wie wir sie manchmal bei der Syphilis beobachten (die Kalium jodatum heilt, wenn auch die übrigen Symptome übereinstimmen). Biparietale Kopfschmerzen in chronischen Fällen von Neurolues. Schmerzen in den Scheitelbeinen, als würde der Kopf von beiden Seiten zusammengeschraubt.[R3,16] Quetschende, drückende[R3,11], klopfende[EN55], reißende[R3,21] Kopfschmerzen, vor allem in den Kopfseiten. Diese Schmerzen sind schlimmer im Haus und schlimmer durch Wärme, besser durch Kälte und Bewegung, besser durch Gehen in der freien Luft[R3,16]; sobald der Patient ins Haus zurückkommt, setzen sie ihm wieder mit großer Heftigkeit zu.* Überall am Kopf können stechende[R3,21 ff.] Schmerzen auftreten, wie von Messern oder eingetriebenen Nägeln[EN44]; durchbohrende[EN53], schneidende Schmerzen in der Kopfhaut, den Schläfen, über den Augen, durch die Augen hindurch. Das Pericranium wird empfindlich und von harten Knötchen besetzt[GS]. Überall auf der Kopfhaut bilden sich knötchenförmige Ausschläge, tuberkulöse Ausschläge, syphilitische Ausschläge. »Die Kopfhaut schmerzt beim Kratzen wie geschwürig.«[R3,31] »Große Neigung der Haare, die Farbe zu wechseln und auszufallen.«[EN82] »Kältegefühl [bei objektiver Hitze] in schmerzhaften Stellen auf dem Kopf, Besserung des lokalen Frierens durch Anwendung von Wärme.«[GS] [Vgl. Fußnote.]

In Fällen von Syphilis kommt es oft zu Sehstörungen und schließlich zu Iritiden. Wenn Sie einen solchen Patienten an einen Ophthalmologen überweisen, wird dieser natürlich die Pupille mit Atropin erweitern, um Adhäsionen

* In der 2. Auflage der *Lectures* stellt Kent die Modalitäten anders als in der 1. Auflage dar, nämlich so: »Diese Schmerzen sind schlimmer im Haus, besser durch Wärme [?] und Bewegung, besser durch Gehen in der freien Luft.« Dass Kent hier plötzlich eine Besserung der Kopfschmerzen durch Wärme postuliert, steht im Widerspruch zu der bis dahin beschriebenen allgemeinen Tendenz des Mittels und passt auch nicht zu den übrigen Kopfschmerzmodalitäten: < im Haus und > im Freien. Ich erkläre mir diese – m. E. irreführende – Korrektur so: Kent ist bei der Überarbeitung des Textes auf das einzige Symptom in den *Guiding Symptoms* gestoßen, wo von einer Wärmebesserung die Rede ist, und meinte nun, den Zusammenhang aus den Augen verlierend, einen Fehler gemacht zu haben. Dieses Symptom ist jedoch durch einen schwerwiegenden Übersetzungsfehler entstellt, den die Autoren der *Guiding Symptoms* aus Allens *Encyclopedia* übernommen hatten; dort lautet das Symptom (die fehlerhafte Passage ist durch Kursivdruck hervorgehoben): »Pain in the upper part of the head, as if it would be forced asunder; that part of the head is hot to touch, though *he is generally chilly, and relieved by external warmth* ...« Dies musste von Kent so verstanden werden, dass der Patient bzw. Prüfer allgemein (d. h. am ganzen Körper) fröstelig ist und ebenso allgemein durch äußere Wärme Linderung erfährt. Eine »allgemeine«, auf den ganzen Körper bezogene Besserung durch Wärme würde natürlich auch die Kopfschmerzen einschließen, um die es in diesem Symptom und in diesem Abschnitt geht! Sehen wir uns aber nun das Originalsymptom aus Hartlaubs Prüfung (in dessen *Reiner Arzneimittellehre*, Bd. 3, S 38, Nr. 17) an: »Schmerz, als sollte oben der Kopf auseinandergesprengt werden; der Kopf ist an dieser Stelle heiss anzufühlen, und doch friert er daselbst [!], wogegen äussere Wärme wohl thut; viele Tage lang öfters wiederkehrend.« *Es handelt sich also lediglich um ein **lokales** Kältegefühl (bei objektiver Hitze), das durch »äussere Wärme« gebessert wird* – worunter sicherlich keine höhere Zimmertemperatur zu verstehen ist, sondern lokale Wärmeanwendungen. Deutlich wird jetzt vor allem auch, dass die Kopfschmerzen insgesamt durch diese Wärmeanwendungen wohl nicht positiv beeinflusst werden.

vorzubeugen, und auch sonst alle möglichen unsinnigen Dinge veranstalten, und der Fall Ihres Patienten wird völlig durcheinandergebracht und damit verdorben. Ich schicke meine Patienten niemals zum Augenarzt, und ich hatte nie irgendwelche Probleme, trotz der großen Zahl an Fällen, die ich wegen syphilitischer Augenleiden behandelt habe. Auch bei Kollegen habe ich nie Komplikationen eintreten sehen, sofern die Verschreibungen richtig waren. Syphilitische Augenleiden können also durchaus homöopathisch geheilt werden. Schwerste syphilitische Iritiden beispielsweise wurden nach meiner Erfahrung u.a. mit *Staphisagria, Hepar sulfuris, Nitricum acidum, Mercurius* und Kalium jodatum geheilt. Der entzündliche Prozess kommt sofort zum Stillstand, es gibt keine Adhäsionen und Pupillenentrundungen, keinerlei zurückbleibende Beschwerden. Wenn man wie die Allopathen davon ausgeht, dass syphilitische Entzündungen der Iris ihren Lauf nehmen *müssen* und fibrinöse Exsudationen unvermeidlich sind – mit der sehr wahrscheinlichen Folge von Adhäsionen –, muss man natürlich die Pupillenweitstellung mittels Atropin befürworten und die Iris so lange in diesem Zustand halten, bis die Krankheit ihren normalen Verlauf genommen hat und dieses Stadium vorüber ist. Aber die Syphilis nimmt nach dem passenden homöopathischen Mittel *nicht* ihren normalen Verlauf, und da die Iritis das zuletzt erschienene Symptom ist, ist sie auch das erste Symptom, das wieder geht. Innerhalb von 24 Stunden nach Verabreichung des Homöopathikums können Sie damit rechnen, dass sämtliche Augensymptome weitgehend verschwunden sind.

Die Konjunktiven werden bei Kalium jodatum stark in Mitleidenschaft gezogen, verbunden mit grünen katarrhalischen Absonderungen aus den Augen. Diese Grünfärbung findet sich bei allen Sekreten von Kalium jodatum. *Es besteht reichlicher, dicker, grünlicher Auswurf aus den Bronchien*[GS]*; Absonderung von grün-eitrigem Schleim* aus Nase, Augen, Ohren; grüner vaginaler Ausfluss[EN493]; grüne Sekrete aus Geschwüren. Diese dicken, grünen oder gelblichgrünen Absonderungen sind mitunter sehr übelriechend.

Wenn man die Bindehäute untersucht, erscheinen sie manchmal ödematös geschwollen, wobei sie sich wie kleine, mit Wasser gefüllte Blasen von der Lederhaut abheben und wallartig die Hornhaut umgeben, ein Zustand, den man Chemosis nennt. Kalium jodatum vermag solche Entzündungen hervorzurufen.[EN124] »Chemosis; eitrige Sekretion ...«[GS] Als ich meinen Rheumapatienten vor langer Zeit, entsprechend der vorherrschenden Mode, noch Jodkali zu verabreichen pflegte, bemerkte ich oft nach ein oder zwei Tagen, wie die Augen von einer Chemosis erfasst wurden; auch klagten die Patienten, je mehr der Rheumatismus aus den Gelenken verschwand, über zunehmende Schmerzen in den Knochen. Ein allopathischer Effekt machte sich bei ihnen bemerkbar, der nicht selten jahrelang anhielt. Auch bei Syphilitikern konnte ich feststellen, dass sie nach hohen Jodkali-Dosen sehr schnell mit einer Chemosis reagierten. Gewöhnlich hatten sie schon am nächsten Morgen Schwierigkeiten, die Augen zu öffnen. Unter den Konjunktiven hatte sich Wasser angesammelt, sodass sich die Bindehäute bald nach dem Öffnen der Lider wie kleine Wassersäcke nach vorn ausbeulten. Kalium jodatum erzeugt auch Lidödeme sowie Gefäßinjektion mit nachfolgender Anschwellung der Bindehaut.[EN124] Die Konjunktiven röten sich, sehen aus wie rohes Fleisch und können sogar bluten. Die Gefäße sind stark dilatiert; die entzündete Schleimhaut ist an der Oberfläche wundschmerzhaft und macht beißende, brennende Schmerzen. Der Patient muss die Augenlider beim Lidschlag anfassen, weil dieser schmerzhaft ist und Kratzen verursacht, als wäre Sand unter den Lidern. Akute Konjunktivitis, besonders wenn diese bei mit Quecksilber ›misshandelten‹ Rheumatikern oder Syphilitikern auftritt. Überhaupt ist Kalium jodatum häufig bei rheumatischen oder syphilitischen Augenaffektionen angezeigt.

Chronisch Gichtkranke, die ständig in Bewegung sein müssen, nach Möglichkeit im Freien; denen es stets zu heiß ist und die nicht die geringste Zimmerwärme ertragen können; die mehr unter ihren Gichtschmerzen leiden, wenn sie sich ruhig verhalten; die in Ruhe rasch ermüden, während sie im Freien ohne Anzeichen von Erschöpfung in einem fort marschieren können, zumal wenn es draußen kalt ist; mit Gelenkschwellungen; mit Unruhe, Angst, Nervosität, schroffem Wesen und großer Reizbarkeit, im Wechsel mit Weinerlichkeit: dies sind die Patienten, die Kalium jodatum benötigen. Diese Besserung durch Bewegung ist für den ›Routinier‹ vielfach der Anlass, *Rhus toxicodendron* zu geben – aber *Rhus* hat ansonsten absolut keinen Bezug zu dem Fall. Der *Rhus*-Patient ist, wie Sie wissen, ein ›kaltblütiger‹ Patient, der stets friert und sich gern in der Nähe des Ofens aufhält, dessen Beschwerden durch Wärme gelindert werden. In einem warmen Raum geht es ihm besser, und jede längere und anstrengendere Bewegung ermüdet ihn sehr, ganz im Gegensatz zum Kalium-jodatum-Patienten.

Viele Beschwerden spielen sich bei Kalium jodatum im Bereich der Nase ab. Alte syphilitische Katarrhe, mit Ausschnauben von großen Borken und von Knochenstückchen. Syphilitische Ozäna[AZ20,68]; die Nasenknochen sind sehr empfindlich auf Berührung und werden nekrotisch. Die äußere Nase wird weich und flacht ab; sie ist ihres Knochengerüsts beraubt, das ihr die Form verleiht, sodass sie an der Nasenwurzel sattelförmig einsinkt und nur noch die rote Nasenspitze nach vorn ragt. Heftigste Schmerzen an der Nasenwurzel, wie bei *Hepar*. Reichlicher Abgang von dickem, gelblichgrünem Schleim aus der Nase.[(R3,187)] Jeder Wetterwechsel löst Schnupfen aus. Der Patient erkältet sich ständig, verbunden mit fortwährendem Niesen. Viel Ausfluss von wässrigem Schleim, der die berührten Teile wund macht[KE5,167] und Brennen in den Nasenhöhlen[R3,180] verursacht. Dieser Schnupfen ist fast die einzige Beschwerde, die im Freien verschlimmert wird[GS], das meiste andere bessert sich im Freien. Folglich hat ein Kalium-jodatum-Patient, der neben Schnupfen auch noch Beschwerden mit entgegengesetzten Modalitäten hat, viel zu leiden, weil er keinen Ort finden kann, wo er sich insgesamt wohl fühlt. In einem warmen Raum ist sein Nasenkatarrh besser, im Freien aber der Rest seiner Beschwerden. »Wiederholte Anfälle von heftigem, scharfem Schnupfen durch die geringste Kälteeinwirkung ...«[GS] Von dem Schnupfen werden auch die Stirnhöhlen affiziert, mit starken Schmerzen in Stirn, Augen und Wangenknochen.

Wie man aus der Beziehung der Arznei zu Syphilis und Merkurialbeschwerden vermuten kann, ist auch der Halsbereich stark betroffen. Tiefe Geschwüre im Rachen, alte syphilitische Geschwüre; perforierende Geschwüre, die alle weichen Gewebe wegfressen und zerstören, wie die Uvula und den weichen Gaumen. Ulzerationen auf den Tonsillen; vergrößerte Tonsillen; sehr schmerzhafte Halsentzündungen. Wucherndes Granulationsgewebe, Knoten und kleine Beulen auf den Schleimhäuten des Halses. »Trockenheit des Halses, vergrößerte Tonsillen ...«[GS] »Spät abends, vor dem Schlafengehen, schreckliche krampfartige Schmerzen in der Zungenwurzel, nach beiden Seiten des Halses ausstrahlend ...«[EN250] Pharynx, Larynx, Trachea und Bronchien: sie alle können katarrhalischen Entzündungen unterworfen sein. Entzündliche Veränderungen mit grünlichen Absonderungen.

Während die meisten körperlichen Symptome durch kalte Luft und kalte Anwendungen Linderung finden, werden sie durch Kaltes, das in den Magen gelangt, verschlimmert, durch alle kalten Speisen und Getränke, besonders durch kalte Milch[GY5], Eiscreme und eiskaltes Wasser. Obwohl der Patient heftigen Durst[R3,121] hat und große Wassermengen trinken kann, wird er krank, wenn das Wasser sehr kalt ist.

Kalium jodatum hat in gleichem Maße Luftaufstoßen[R3,114] und Aufblähung des Unterleibs[R3,139] wie *Carbo vegetabilis* und *Lycopodium*.

Die Drüsen und Lymphknoten schwellen überall an und verhärten sich. Das Mittel hat Schilddrüsengeschwulst geheilt[AZ45,64] [verbunden mit Empfindlichkeit auf Berührung und Druck], wahrscheinlich aufgrund seines Jodanteils.

Sehr charakteristisch ist eine *schmerzlose* chronische Urethritis im Gefolge einer Gonorrhö, mit dickem, grünem[GS] oder grünlichgelbem Harnröhrenausfluss. Syphilitische Hodenentzündungen [mit schankrösen Geschwüren auf dem Skrotum[GS]].

Wundheitsschmerz im Kehlkopf[EN509], mit Heiserkeit[EN512]. Der Patient wacht nachts von einem Zusammenschnürungsgefühl im Kehlkopf auf und glaubt ersticken zu müssen.[GS] Kalium jodatum ist bei Kehlkopftuberkulose ein sehr hilfreiches Mittel. »Beständiger Reiz in der Kehle zum trockenen Husten.«[R3,193] »Kurzes Hüsteln, durch Rauhigkeit im Halse erregt.«[R3,194] Heiserer Husten, mit Gefühl von Reißen in der Brust.[EN526] »Reichlicher, grünlicher Auswurf.«[GS] Schleimschwindsucht, mit großen Mengen an dickflüssigem, grünlichem Sputum. Exsudative Pleuritiden.[AZ104,3] »Herzjagen ...; fühlt sich sehr schwach.«[GS] Herzklopfen: schlimmer beim Gehen[GS]; durch geringe körperliche Anstrengung. Schneller Puls.[EN562]

Kalium jodatum ist nicht nur bei chronischen Gichtbeschwerden von großem Nutzen, sondern auch bei Patienten, die schwindsüchtig zu werden drohen, sowie bei chronischer Malaria.

Es heilt Ischias, wenn die Schmerzen von der Hüfte scharf stechend nach unten fahren; > beim Gehen und durch Beugen des Unterschenkels, < im Stehen, Sitzen oder Liegen[GS].

Es gibt bei dieser Arznei eine charakteristische Besonderheit unter den Hautkrankheiten: Wenn Sie an das Krankenlager einer Patientin kommen, die an einem Nesselfieber leidet, wie sie es nennt, dann sehen Sie, dass sie von Kopf bis Fuß von einem Ausschlag übersät ist, der große, rote, noduläre Erhebungen bildet und sie am ganzen Körper vor Hitze regelrecht glühen lässt. Sie kann keinerlei Bedeckung ertragen; die ausstrahlende Hitze ihres Körpers ist enorm, dennoch ist die Körpertemperatur nicht erhöht. Überall auf der Haut finden sich raue, knotige Gebilde. Es ist ein Zustand, der nach wenigen Stunden verschwindet, aber nach ein paar Tagen, Wochen oder Monaten wieder zurückkehrt. Eine Einzeldosis hochpotenziertes Kalium jodatum wird die Menschen, die zu dieser Art von Nesselsucht neigen, wiederherstellen und ein Rezidiv verhüten.

Kalium phosphoricum *

Kaliumphosphat

Kalium phosphoricum passt besonders für überempfindliche, nervöse, zarte Menschen, die durch langes Leiden erschöpft sind, durch Kummer und Ärger aufgefressen, durch viel geistige Arbeit verausgabt[DI]; und es passt für jene, die durch übermäßige sexuelle Betätigung völlig heruntergekommen sind. Neurasthenie; hypochondrische und hysterische Verstimmungen.[AT17] Beschwerden von Säfteverlust. Schwäche, Abmagerung[TT89], Anämie und Tuberkuloseneigung sind charakteristische Merkmale dieses wunderbaren und langwirkenden Antipsorikums. Große Mattigkeit und Abgeschlagenheit. Kollapsneigung[GS] und Ohnmachtsanfälle. (Halbseitige[TT88]) Lähmungen[AT17] von allmählich zunehmender Erschöpfung der Nervenkraft in frischen Fällen, wie etwa nach Diphtherie.[GS;AZ98,52] Taubheitsempfindungen an einzelnen Stellen.[DI] Zucken von Muskeln[DI] oder Rucken von Gliedern. Choreatische Bewegungen. Schmerzen können dumpf-drückend sein, stechend, reißend[GS], herabzerrend[TT88] oder auch lähmend[AT52]. Schmerzanfälle, gefolgt von großer Schwäche.[AZ98,53] Anämische Zustände[AT56], Chlorose. Ödeme der Gliedmaßen und Hydrops von Körperhöhlen. Neigung zu fettiger Degeneration von Muskelfasern[AZ98,53] und inneren Organen. Drüsenentzündungen; Drüsenatrophien. Kalium phosphoricum ist erfolgreich bei fauligen[AT17] und gangränösen Zuständen[AZ98,53] eingesetzt worden. Atrophie und Auszehrung, *mit fauligen Stühlen*[GS] *und fauligen Absonderungen.* Typhöse, adynamische Fieber, mit *septischen Blutungen*, braunem Belag auf den Zähnen und aashaft stinkenden Entleerungen.[AT33] »Geschwüre mit übelfarbigem, ichorösem, übelriechendem Eiter.«[AZ98,53] Alle katarrhalischen Absonderungen stinken. »Blut hellrot oder schwärzlichrot, dabei dünn und wässerig, nicht gerinnend.«[AT51] Blutwallungen. Pulsieren am ganzen Körper, bis in die Gliedmaßen hinein. Mit Kalium phosphoricum sind von Schüßlers Nachfolgern sehr viele Heilungen erzielt worden, die noch der Verifikation bedürfen, sodass der Wirkungskreis des Mittels noch lange nicht als abgesteckt gelten kann. Mittlerweile verfügen wir auch über gute Prüfungen dieser Arznei [siehe Fußnote links]. Die hohen und höchsten Potenzen haben bisher, in Einzeldosen verabreicht, die besten Dienste geleistet.

Die meisten Beschwerden dieser Arznei verschlimmern sich in der Ruhe und bessern sich durch mäßige Bewegung[AT52], durch langsames Umhergehen. Körperliche Anstrengung[AT52] dagegen, wie z.B. Treppensteigen und schnelles Gehen, vermehrt die Beschwerden, desgleichen der Beginn der Bewegung[AT52]. Chronische Nervenschmerzen etwa werden durch sanfte Bewegung gelindert und durch Aufstehen vom Sitzen[GS;AT52] erhöht. Es besteht eine ausgesprochene Erkältungsneigung. Der Patient selbst wie auch all seine Schmerzen erfahren eine Verschlimmerung durch Kälte: während des Winters, an der kalten Luft[TT90], durch Verkühlung (Kaltwerden) wie im Anschluss daran, durch Betreten eines kalten Raums, durch Gehen im Freien und durch Aufenthalt in nasskalter Witterung. Er hält sich ungern im Freien auf, denn dort verschlimmern sich seine Leiden, und auch Zugluft macht ihm sehr zu schaffen. Bettwärme dagegen bessert alle Beschwerden. Allgemeine Verschlimmerung durch (während

* Kalium phosphoricum wurde von W.H. Schüßler im Rahmen seines biochemischen Heilverfahrens als eines der Gewebemittel in die Therapie eingeführt. Es hat zwei größere Prüfungen erfahren, zunächst 1892 durch H.C. Allen und dann 1907 durch G. Royal. Von beiden Prüfungen hat Kent in seiner Arzneidarstellung ausführlich Gebrauch gemacht. Wahrscheinlich hat er aber zusätzlich viele Symptome synthetisch gewonnen (Vorhandensein von *Kalium carbonicum* und *Phosphorus* bzw. *Phosphoricum acidum* in einer Repertoriumsrubrik), wie er es bei manchen der zusammengesetzten Mittel getan hat. Auch bei diesem in der 2. Auflage hinzugekommenen Arzneimittelbild handelt es sich wohl kaum um eine Vorlesung, was sich u.a. aus der alphabetisch-repertoriumsorientierten Anordnung der Symptome schließen lässt. Ich habe deshalb bei der Übersetzung versucht, die Symptome in einen sinnvolleren Zusammenhang zu bringen. Da mir die amerikanischen Originalprüfungen nicht zur Verfügung standen, habe ich zum Vergleich der Symptome Clarkes *Dictionary* (für die erste Prüfung) und Boerickes *Twelve Tissue Remedies* (für die zweite Prüfung) herangezogen.

und nach[DI]) dem Essen,* während Fasten bzw. Nüchternheit bessert; besonders Verschlimmerung durch kalte Getränke und durch Milch. Manche Symptome von Kalium phosphoricum treten nur *auf einer Seite* des Körpers auf. Viele Beschwerden entstehen oder verschlimmern sich nach Geschlechtsverkehr sowie während und nach Schlaf. Die tageszeitlichen Verschlimmerungen ereignen sich vor allem morgens[GS], abends und in der Nacht [von 3 bis 5 Uhr[DI]].

In den meisten Fällen, die geheilt worden sind, waren die Patienten von eher sanftem Gemüt. Sie sind im Allgemeinen zaghaft[AT16] und schüchtern und haben eine große Neigung zu erröten.[GS] Ausgeprägte *Weinerlichkeit.*[AT16] Neigung zu Heimweh.[AT16] Voller Befürchtungen[DI] und Angst[AT16], besonders abends im Bett und in der Nacht[TT83] sowie nach dem Essen. Der Kalium-phosphoricum-Patient sorgt sich vor allem um seine Zukunft, seine Gesundheit und sein Seelenheil[AZ103,68]. Immer wenn er nachts erwacht, bedrücken ihn diese Sorgen, und im Lauf der Zeit wird er immer hypochondrischer. Ihn plagen Furcht vor *Krankheit*, Tod[AZ103,69] und drohendem Unheil, Furcht vor dem *Alleinsein* ebenso wie Furcht vor Menschen; besonders fürchtet er sich vor großen Menschenmengen. Er ist ungern unter Menschen[TT83], mag weder Fragen beantworten[AZ103,68] noch reden noch angesprochen werden[DI]. Seufzt und stöhnt viel, selbst im Schlaf.[GS] Redet häufig im Schlaf.[TT83] Er entwickelt eine Neigung, über seinen Zustand nachzugrübeln. Dann übermannen ihn oft *Traurigkeit* und Niedergeschlagenheit[GS], besonders abends und morgens beim Erwachen. Lebensüberdruss[AZ103,69] bis hin zu Abscheu vor dem Leben. Gleichgültigkeit[DI] gegenüber seiner Umgebung, gegenüber seiner Familie, gegenüber jeder Art von Freude; auch berufliche und geschäftliche Angelegenheiten sind ihm zunehmend egal. Er entwickelt eine ausgeprägte Trägheit[GS] und Widerwillen gegen jede Art von Arbeit. Religiöse Melancholie: »Behauptete, ewig und unrettbar verloren und verdammt zu sein; ... dabei beständige Unruhe, Appetitlosigkeit, Schlaflosigkeit ...; kein Wort wurde gesprochen oder geantwortet, die Lippen fest aufeinander gepresst und jede Nahrung verweigert; dagegen fortwährendes lautes Jammern und Schreien, Händeringen, Zerzupfen und Zerreissen der Bett- und Kleidungsstücke ...; die Umgebung wurde nicht erkannt ...«[AZ103,68]

Zuneigungen verkehren sich in ihr Gegenteil[DI]; die Kalium-phosphoricum-Patientin entwickelt z.B. eine Aversion gegen ihren Ehemann; sie kann sich ihm gegenüber herzlos verhalten, ja sogar gegenüber ihrem Baby[DI]. Streitet mit ihrer Familie. Außerordentliche Reizbarkeit[GS], besonders morgens (beim Erwachen) und abends, beim Erwachen allgemein, beim Angesprochenwerden, bei Kopfschmerzen, während der Regel, nach Geschlechtsverkehr und nach erschöpfenden Durchfällen[GS]. »Wenn sie einen Wutanfall bekommt, kann sie sich kaum artikulieren; die Zunge fühlt sich dick an.«[DI] Große Erregbarkeit; von einer schlechten Nachricht ist sie ganz außer sich, bekommt davon Herzklopfen und viele andere nervöse Beschwerden. Vorherrschende Unruhe[DI], besonders während der Regel. Alles, was sie tut und sagt, ist von nervöser Hast und Ungeduld[GS] geprägt. Die Nervosität kann sich bis zu hysterischem Verhalten steigern; hysterisches Lachen und Weinen[GS]. Neigung zu Eigensinn und Widerspenstigkeit; verlangt mit Ungestüm nach irgendwelchen Dingen, weiß aber oft selbst nicht, was sie eigentlich will; sie ist mit nichts zufrieden. Die Stimmung ist insgesamt äußerst wechselhaft[TT83], überwiegend verdrießlich[DI] und nörglerisch[DI], mit einer Tendenz zu Argwohn[AT16] und Misstrauen[AZ103,69]. Kalium-phosphoricum-Patienten sind allgemein sehr empfindlich[AT51], besonders aber auf Geräusche.[GS] *Leichtes Zusammenfahren*[DI], *wie von Schreck, durch das leiseste Geräusch*[TT83] *und durch Berührung*[TT83]*;* selbst während des Schlafs[GS]. Die große Schreckhaftigkeit[AT16] erhöht die ohnehin zahlreich vorhandenen Nerven- und Gemütssymptome.

Kalium phosphoricum ist ein wichtiges Heilmittel bei Folgen von Kummer[TT83], anhaltender Sorge und Ärger[GS]. Zahlreiche Fälle von nervöser Erschöpfung durch ständige Angst und Sorge, durch zu viel geistige Arbeit[GS] und durch

* Charakteristischer ist nach Royals Prüfung eine allgemeine **Besserung** des Befindens durch Essen. (*TT* 90)

sexuelle Ausschweifungen bedürfen dieser Arznei. Große geistige Erschöpfung[TT83]; schon von einer mäßigen geistigen Anstrengung ist der Patient ungewöhnlich stark erschöpft.[DI] Besonders morgens »geistige Trägheit und Mangel an Energie; die geringste Arbeit erscheint wie eine schwere Aufgabe.«[TT83] Lässt sich schnell entmutigen. *Abstumpfung der Sinne*. Schwinden der Gedanken. Benommenheit, wie betäubt; besonders morgens und abends benommen und geistig verwirrt. Unzusammenhängendes Sprechen.[GS] Macht Fehler beim Schreiben[TT83] und Sprechen. Ausgesprochene *Gedächtnisschwäche*[AT16]; kann sich nicht an bestimmte Namen oder Wörter erinnern[DI]. Kalium phosphoricum ist ein wichtiges Mittel bei *Schwachsinn*. Geisteskrankheit[GS]; schreit und handelt wie ein Wahnsinniger. Ruhiges Delirium[GS] bei typhösen und septischen Fiebern; Delirium tremens (Säuferdelir[AT36]). Halluzinationen und Sinnestäuschungen[TT83]; sieht schreckliche Bilder, Tote und andere Gestalten. Bildet sich alle möglichen Dinge ein.[GS]

Schwindel[AT37]: < nachmittags und abends; nach dem Essen; beim Aufstehen[TT83] und Bücken; beim Gehen, besonders beim Gehen im Freien; im Stehen [und selbst im Sitzen[TT83]]; beim Drehen des Kopfes; beim Nach-oben-Sehen[TT83]; besser [schlimmer[DI]] im Freien. Schwindel mit Tendenz, nach vorn zu fallen; muss sich hinlegen, um nicht zu fallen. Schwindel mit Übelkeit. Gelegentlich tritt Schwindel auf, wenn Kopfschmerzen bestehen. Die Gegenstände scheinen sich beim Schwindel im Kreis zu drehen.

Kalium phosphoricum hat sich bei Hydrozephalus und einer Reihe anderer Hirnaffektionen bewährt, wenn diese mit aashaft stinkendem Durchfall einhergingen.[AT36] Gehirnerweichung.[AZ98,52] Das Gehirn ist empfindlich gegen Geräusche[GS] und gegen die geringste Erschütterung. Kältegefühl im Kopf. Der Kopf ist empfindlich gegen kalte Luft. Blutandrang zum Kopf, wird besonders beim Husten empfunden. Hitzegefühl im Kopf, zum Abend hin; Hitzewellen im Vorderkopf. Schwere des Kopfes, morgens nach dem Erwachen, besonders der Stirn oder des Hinterkopfes[GS]. Neigung des Kopfes, nach vorn zu fallen. Gefühl, als würde sich im Kopf etwas bewegen. Gefühl eines Schlags im Kopf. Pulsieren in der Stirn; in den Schläfen.

Kopfschmerzen von Studenten, die sich geistig überarbeitet haben, können durch Kalium phosphoricum beseitigt werden[GS] – wenn die Symptome passen. Kopfschmerzen bei Schnupfen; als Folge einer Erkältung. ›Gastrischer‹ Kopfschmerz durch Verderben des Magens. Nervöse Kopfschmerzen während der Menses.[GS] Kopfschmerzanfälle mit nachfolgender großer Schwäche.[AT35] »Schmerzen und Schweregefühl im Hinterkopf, mit Gefühl von Mattigkeit und Erschöpfung.«[GS] Die Kopfschmerzen fangen bereits *morgens* beim Erwachen an und verschlimmern sich beim Aufstehen; *anschließend Besserung durch langsames Umherbewegen*[GS;TT84]. Weitere Verschlimmerungszeiten sind der Nachmittag, der Abend und die *Nacht*[DI]. Die Kopfschmerzen verstärken sich in sehr kalter Luft, bessern sich aber gewöhnlich im Freien.[DI] Verschlimmerung besonders durch Erschütterung, z.B. durch Gehen, starkes Auftreten, Fahren in einem Wagen, Niesen oder Husten; ferner durch Gemütserregung, körperliche Anstrengung, Erhitzung, Bücken, Licht, Geräusche[DI;GS], Berührung, Druck[DI], Schreiben und Überanstrengung der Augen; vor und während[GS] der Menses [manchmal Besserung mit dem Erscheinen der Regel[DI]]; nach Schlaf. Der Patient muss bei Kopfschmerzen den Raum abdunkeln und sich hinlegen; besonders Liegen auf dem Rücken lindert[DI]. Besserung außerdem durch mäßige Bewegung, Einhüllen des Kopfes sowie nach dem Essen.

Heftig klopfender Kopfschmerz. Stirnkopfschmerz vor der Regel.[DI] Schmerz über den Augen, bis in den Hinterkopf sich erstreckend. Stirnkopfschmerz bis in die Schläfen hinein.[DI] »Hinterkopfschmerz, die ganze Nacht anhaltend; häufiges Erwachen, mit Besserung der Schmerzen durch Aufstehen*.«[DI] »Schmerz im Hinterkopf und den Lenden morgens beim Erwachen, > durch Liegen auf dem Rücken, nach dem Aufstehen ganz verschwindend.«[DI] Wundheitsschmerz am Hinterkopf, < durch Druck.[DI] »Der Hinterkopf schmerzt, als würde dort an den Haaren gezogen; dann wieder, als würden

* Kent schreibt irrtümlich »with pain on rising«.

Haarnadeln in die Kopfhaut gestochen.«[DI] Heftige Schmerzen in den *Kopfseiten.* »Neuralgie im linken Mastoid, < durch Bewegung und im Freien.«[DI] Schmerzen in den Schläfen. Dumpf drückende, bohrende oder brennende Kopfschmerzen. »Brennen in der Stirn beim Stuhlgang.«[DI] Ziehen in der Stirn, den Kopfseiten und dem Scheitel. Zuckender Kopfschmerz. Schmerz, als würde in die Stirn hineingebohrt, > durch Essen. Berstender Stirnkopfschmerz; dumpfes *Nach-außen-Drücken in der Stirn,* über den Augen, als wollte sich das Gehirn ausdehnen[DI]. Drücken im Hinterkopf[DI], > durch Essen. Drücken in den Schläfen und in der Scheitelgegend[DI]. Stechende Schmerzen im Kopf (Stirn, rechter Stirnbeinhöcker, über den Augen, Schläfen, Seiten, Hinterkopf). Betäubender Kopfschmerz. Reißen im Kopf (Stirn, Schläfen, Seiten, Hinterkopf, Scheitel). »Heftiges Reißen in der Stirn vor der Menstruation, > im Liegen und mit dem Erscheinen der Regel.«[DI]

Muss bei Kopfschmerzen die Haare locker herunterhängen lassen; < durch Hochbinden derselben. Beschwerden durch Entblößen des Kopfes. Spannungsgefühl auf der Kopfhaut, besonders im Stirnbereich. Jucken der Kopfhaut, morgens nach dem Erwachen[DI] sowie nachts im Bett, hauptsächlich in der Zeit von 3 bis 5 Uhr. Schwitzen des Kopfes oder der Stirn, besonders bei geistiger Anstrengung; kalter Schweiß auf der Stirn.

Die Augen sind eingesunken und sehen matt und glanzlos aus. Unruhe der Augen. Aufgeregtes Stieren der Augen.[GS] Zucken der Augen[DI] und der Lider[TT84]. Herunterhängen der Lider.[GS] Lider ödematös geschwollen. Bindehautentzündung[DI], mit Rötung der Augen und konjunktivaler Gefäßinjektion. »Augen voller Schleim, vermehrt abends.«[DI] Die Lider sind am Morgen verklebt.[DI] Tränenfluss.[DI] Trockenheitsgefühl in den Augen.[DI] Lichtscheu nach Überreizung der Augen.[AT39] Die Augen schmerzen beim Erwachen[DI], bei Bewegung der Augen und beim Lesen; < im Sonnenlicht[DI]. »Die Augäpfel schmerzen wie wund, sind empfindlich gegen Berührung und Druck.«[DI] Brennen und Beißen der Augen[DI] und Lidränder. Schmerzhaftes Gefühl wie von Splittern oder Sand in den Augen.[DI] Ziehende, drückende, stechende[DI] oder reißende Augenschmerzen. »Heftiger, scharfer Schmerz von den Augen bis zu den Schläfen, morgens.«[DI] Schwäche der Augenmuskeln. Strabismus nach Diphtherie[AT39]; nach Hirnerkrankungen. Schwaches Sehvermögen.[TT84] Verschwommenes Sehen.[TT84] Trübsichtigkeit *nach Koitus;* wie durch Nebel. Farbensehen, vorzugsweise dunkle Farben; Mouches volantes[DI]. Sieht einen farbigen Hof um Lichtquellen. Angestrengtes Sehen ruft Augenbeschwerden und Kopfschmerzen hervor. Lähmung des Nervus opticus (Amaurose). Mangeldurchblutung des Nervus opticus.*

Ohrmuscheln heiß, angeschwollen. Jucken und Pickel im Gehörgang und am äußeren Ohr.[DI] Absonderung aus den Ohren: blutig; jauchig[TT84]; *übelriechend*[TT84]; von faulig riechendem Eiter[GS]. Vollheitsgefühl in den Ohren.[DI] Verstopfungsgefühl. Tiefsitzende Ohrenschmerzen von krampfartigem, ziehendem, reißendem, stechendem oder drückendem Charakter. Juckendes Stechen tief in den Ohren, < im Liegen.[DI] »Scharf stechender Schmerz im linken Ohr, bis in die Wange herunter.«[DI] Stiche hinter den Ohren. Pulsieren in den Ohren. Zucken in den Ohren. Das Gehör ist überempfindlich auf Geräusche[DI] und Stimmen; bisweilen wird die menschliche Stimme aber auch undeutlich vernommen. Taubheit.[GS] Ohrgeräusche: infolge nervöser Erschöpfung[GS] und zerebraler Mangeldurchblutung, verbunden mit Schwindel; besonders beim Einschlafen[TT84]. Summen und Brummen in den Ohren[TT84]; flatternde Geräusche; Brausen[AZ98,52]; Rauschen; *Singen*[DI]; Klingen; Schwirren.

Nase äußerlich geschwollen. Der Patient leidet sehr unter Trockenheit in der Nase. Juckreiz in der Nase. Nasenbluten[AT51], besonders morgens und vom Naseschneuzen[TT84]; im Verlauf typhöser Fieber. Geschwüre in der Nase, bei Ozäna.[TT84] Gelbe Krusten[TT84], besonders im rechten Nasenloch. »Wunde Stellen innen in den Nasenlöchern, mit gelben Krusten und dunklem Blut.«[DI] Drückender Schmerz in der Nasenwurzel. Brennen in der Nase. »Verstopfung der Nase; Niesen um 2 Uhr nachts** durch die geringste Kälteexposition.«[DI] Häufiges und

* In den *Guiding Symptoms* heißt es: »Sehschwäche durch Erschöpfungszustand des Sehnerven.«
** Kent schreibt versehentlich »2 p.m.«

heftiges[DI] Niesen. Schnupfen: mit[DI] oder ohne Sekret; mit Husten; *mit Kopfschmerzen*[DI]. Heuschnupfen bei ausgesprochen neurasthenischen Patienten.[GS] Hartnäckiger Nasenkatarrh.[DI] Absonderungen: blutig[DI]; wundmachend; *stinkend*[TT84]; eitrig; dick und *gelb*, vermehrt am Morgen[DI]; grünlich[DI]; weißlich[DI]; klar und fadenziehend[DI]; wässrig[DI]. Geruchssinn zunächst gesteigert, später aufgehoben.[(DI)]

Abgehärmter, kränklicher und leidender Gesichtsausdruck. »Kränkliche, schmutzig blasse Gesichtsfarbe.«[DI] Dunkle Ringe unter den Augen. Chlorotisches Gesicht. Blassgelbe (ikterische) Gesichtsfarbe. Anfallsweise Gesichtsröte und brennende Hitze im Gesicht.[DI] Umschriebene Wangenröte. »Brauner Fleck vom Haaransatz (Stirnrand) bis zu den Augenbrauen,* 8 cm breit, drei Monate lang.«[DI] Aufgesprungene Lippen. Bläschenausschlag (Herpes) an den Lippen.[DI] Empfindliche Krusten auf den Lippen.[DI] Lippengeschwüre. Schwellung der Lippen[(DI)], der Unterkieferdrüsen. Entzündung und Schwellung[DI] der Parotiden. Jucken im Gesicht: im Bereich des Bartes, der rechten Wange oder der Schläfen.[DI] »Schmerzen in den Kieferknochen mit Stechen und Drücken, > durch[TT85] Essen, Sprechen, Gehen und Druck.«[DI] Ziehende, stechende oder reißende Gesichtsschmerzen, < in kalter Luft. Dagegen haben kalte Umschläge bei einer Neuralgie der rechten Gesichtshälfte geholfen, die von einem hohlen Zahn ausging.[GS] »Gesichtsneuralgie, gefolgt von großer Schwäche.«[GS] Neuralgische Stiche im Gesicht, < beim Fahren in kalter Luft, > durch die Wärme der Hand.[DI] Gesichtslähmung[GS], halbseitig *(Causticum)*. Spannungsgefühl in der Gesichtshaut. Schwitzen des Gesichts.

»Bei der gewöhnlichen Stomatitis mit Auflockerung des Zahnfleisches, Belägen und bedeutendem Mundgestank wurde Kalium phosphoricum sehr bewährt gefunden.«[AZ95,140] Aphthen; Soor; Mundfäule.[AT40] Noma.[AZ98,52] Typhöse Erscheinungen an Mund, Zunge und Zähnen bei septischen Fiebern sprechen für Kalium phosphoricum, wenn zugleich ein fauliger Mundgestank besteht. »*Übler Mundgeruch, am Morgen faulig*, wie zersetzter Käse.«[DI] Mundgeschmack bitter, besonders morgens, *faulig* oder sauer.[DI] Schlechter[DI] oder fader Geschmack im Mund. Der Gaumen ist wellenförmig geschwollen, er fühlt sich an wie von Schmiere überzogen.[DI] Profuser, dickflüssiger, salziger Speichel.[DI] Trockenheit des Mundes; extreme Trockenheit der Zunge am Morgen[GS]. Mund und Zunge brennen oder schmerzen wie wund. Zunge dunkel belegt und blutend. Weiß-schleimiger oder grünlichgelber Zungenbelag.[DI] Zungenränder[DI] und Zahnfleisch gerötet und empfindlich. Das Zahnfleisch blutet leicht und hat einen hellroten Saum.[AT38] Zahnfleisch entzündet, skorbutisch[AT40], schwammig und zurücktretend[GS], von wunden Stellen übersät. Zähneknirschen und Murmeln im Schlaf.[DI] Nervöses Zähneklappern.[GS] Zahnschmerzen nach jeder Erkältung[DI]; < durch kalte Speisen und Getränke, durch Kauen, nach Schlaf. Klopfende Zahnschmerzen. Die Zähne fühlen sich wund an.[DI] Dumpfes Wehtun der Zähne.[DI] Zuckende, drückende, stechende oder *reißende* Zahnschmerzen.

Entzündung und Schwellung des Halses und der Tonsillen. Weiße, feste Ablagerungen auf den Tonsillen, wie Diphtheriemembranen.[DI] Kalium phosphoricum ist erfolgreich bei Diphtherie eingesetzt worden, wenn *fauliger Mundgestank* zugegen war.[(AZ98,52)] Kloßgefühl im Hals.[GS] Vollheits-[DI] und Zusammenschnürungsgefühl im Hals. Trockenheit des Halses, besonders abends.[DI] Viel Schleim im Hals, morgens nach dem Aufstehen, manchmal salzig schmeckend.[DI] Neigung, sich zu räuspern. Halsschmerzen [in der rechten Tonsille[DI]], < beim Schlucken. Brennender Wundheitsschmerz im Hals[DI], wie roh. Stiche im Hals beim Schlucken. »Heftig stechender Schmerz in der linken Mandel, zum inneren Ohr schießend, beim Fahren am Vormittag.«[DI]

Ungewöhnlich großer Appetit[GS], der aber unter Umständen beim Anblick von Speisen wieder vergeht.[DI] Das Hungergefühl setzt schon bald nach dem Essen wieder ein, hervorgerufen durch nervöse Schwäche.[GS] Vermehrter Hunger während der Regel. Verlangen nach Süßigkeiten[DI], nach Essig[DI] und anderen sauren Dingen, *nach kalten Getränken*. Großer Durst auf eiskal-

* Kent schreibt »from the edge of the brows [?] to the eyebrows«, während es bei Clarke statt »brows« *brow* heißt. Die Passage ergibt nur einen Sinn, wenn man *brow* in seiner literarischen Bedeutung versteht, nämlich als ***Stirn***.

tes Wasser.[DI] Durst während der Fieberhitze. Gelegentlich durstlos. Abneigung gegen alle Speisen, besonders gegen Brot und Fleisch. Ekel vor sämtlichen Speisen. Aufstoßen: < nach dem Essen; unvollständig; leer (Luft); von bitter und sauer schmeckender Luft[TT86]; von Galle, < nach dem Essen[DI]. Regurgitation von Speisen. Wasserausfluss aus dem Mund. Sodbrennen. Übelkeit und Erbrechen: nach dem Essen[(DI)]; während der Regel; in der Schwangerschaft; bei Kopfschmerzen[(GS)]; bei Husten. Die Übelkeit wird bisweilen durch Aufstoßen erleichtert.[DI] Morgendliches Erbrechen. Brechwürgen. Erbrechen von Blut[AT41], von Galle, von sauren oder bitteren *Speisen*[TT85], von Schleim.

Häufige Magenverstimmungen. *Völle* und Brennen im Magen.[DI] Auftreibung des Magens. Leere- und Flauheitsgefühl im Magen[TT85 f.]: schon bald nach dem Essen; besonders während der Regel [Knurren im Magen[DI]]; einhergehend mit Übelkeit. Druck und Schwere im Magen nach dem Essen; Gefühl wie von einem Stein im Magen. Kältegefühl im Magen. Magenschmerzen: nach dem Essen und während der Regel; Brennen; Krampfschmerz; Schneiden; Stechen; *Wundheitsschmerz*[DI]; Nagen[TT86], besonders 5 Uhr morgens beim Erwachen[DI].

Lebergegend druckempfindlich[DI]; Schmerzen in der Leber; Stiche in der Leber. »Stechend-packender Schmerz in der Milz, < bei Bewegung.«[DI] Entzündung der Leber, des Intestinums, des Peritoneums. Hitze- oder Kältegefühl im Bauch; der Patient ist empfindlich gegen das Entblößen des Bauches. Leeregefühl im Bauch. Abdomen aufgetrieben[DI], besonders während der Menstruation. Tympanitische, sehr schmerzhafte Bauchauftreibung bei *Typhus abdominalis*. Gärung[DI] und Flatulenz, dabei Herzbeschwerden[GS]; *eingeklemmte Blähungen; lautes Kollern in den Därmen*[DI]; Spannungsgefühl. Aszites. Völlegefühl im Bauch nach dem Essen. Schwere im Bauch. Bauchschmerzen: < nachts; bei Husten; bei Durchfall; nach dem Essen[DI]; *vor* und während der Regel; vor dem Stuhlgang; > durch Zusammenkrümmen[DI]. Paroxysmale Bauchschmerzen. Die Schmerzen ziehen quer durch den Bauch, von links nach rechts. Herabdrängende oder herabzerrende Schmerzen im Unterleib, < beim Liegen auf der linken Seite* und nach Trinken von Wasser, > durch aufrechtes Sitzen.[DI] Beim Niesen Gefühl, als würden die Bauchseiten platzen.[DI] Bauchkneifen, < bei[DI] und nach dem Essen. Kolikartiger Schmerz im Unterbauch, mit vergeblichem Stuhldrang, nach dem Frühstück.[DI] Leibschneiden.[DI] *Wundheitsschmerz*[DI], Brennen oder Stechen im Bauch.

Stuhlverstopfung[DI]; Stuhl schwer abgehend, hart, groß, knotig. Diarrhö: vor 6 Uhr morgens[DI], abends und *nachts;* während und *nach dem Essen*[DI]; während der Regel; infolge Schrecks[GS] und sonstiger Aufregung; schmerzlos und wässrig[GS]; reiswasserartig, verbunden mit Erbrechen und Wadenkrämpfen (bei Cholera)[GS]; kolliquativ – *mit großer Erschöpfung einhergehend*[AZ98,52] (bei Typhus). Darmblutungen bei Typhus. Übelstriechende, geräuschvoll abgehende Winde[TT86], mit Besserung vieler Symptome. Kalium phosphoricum passt bei Ruhr, wenn sich Delirien und Bauchauftreibung einstellen und die Abgänge einen aashaften Gestank haben, aber auch wenn ohne Fäulniszeichen massenhaft reines Blut abgeht.[AT34] Brennen im Mastdarm während und nach[TT86] dem Stuhlgang. Stechen, Drücken oder *Wundheitsschmerz*[TT86] im Mastdarm. Tenesmus nach dem Stuhlgang[DI], mit vergeblichem Drang. Trägheit, Parese[DI] oder Lähmung des Rektums. Erschlaffung des Anus. Unwillkürlicher Stuhlabgang. Innere und äußere Hämorrhoiden, juckend und schmerzhaft, wie wund[TT86]; vortretende Hämorrhoiden, mit Schwellung und Brennen[DI]; entzündete Aderknoten, die eine übelriechende Feuchtigkeit absondern. Kribbeln am After. Stuhl: wundmachend; *profus*[DI]; häufig; ***faulig stinkend***[DI]; mit putriden Winden, gefolgt von Tenesmus, nach dem Frühstück[DI]; aus Blut oder blutigem Schleim bestehend; lienterisch[DI]; dunkelbraun, mit gelblichgrünem Schleim vermischt[DI]; eitrig; lehmfarben und wässrig[DI]; hellfarbig, übelriechend und ungenügend[DI].

Nierenentzündung. Stiche in den Nieren. Chronischer Blasenkatarrh[AZ98,52] bei alten Menschen und nervlich heruntergekommenen Personen. Stechende[DI] und drückende Schmerzen in der Blase. Vermehrter Harndrang[AZ99,202], auch

* Bei Clarke heißt es stattdessen »schlimmer linkerseits«.

nachts; mitunter vergeblich. Häufiges oder kopiöses Wasserlassen[TT87], auch in der Nacht. *Unwillkürlicher Harnabgang in der Nacht,* bei alten Leuten, bei Typhus, bei nervöser Erschöpfung. Hartnäckige Fälle von Enuresis[AZ99,202]; Bettnässen bei erregbaren, empfindlichen Kindern. Ungenügende Entleerung der Harnblase. Schwacher Harnstrahl.[DI] Der Harn wird nur tropfenweise entleert; nach dem Wasserlassen tröpfelt noch längere Zeit Harn nach[DI]. *Intermittierender* Harnfluss. Brennen in der Harnröhre während und nach[DI] dem Urinieren. Stiche in der Harnröhre.[DI] Urin: *reichlich* oder spärlich[DI]; brennend heiß; übelriechend; wasserhell; safrangelb[DI]; von hohem spezifischen Gewicht; eiweißhaltig[AT31]; wolkig; zuckerhaltig[GS]. Sediment: flockig; schleimig; rötlich und sandig[DI].

Sexualtrieb vermindert, großenteils ganz erloschen.[TT86] Sehr lästige Erektionen am Morgen und in der Nacht; Erektionen ohne sexuelles Verlangen. Heftige Erektion (Priapismus[DI]) am Morgen. *Impotenz.*[DI] Häufig erektionslose* Samenergüsse in der Nacht, z. T. schmerzhaft.[DI] Balanitis.[GS]

Kalium phosphoricum passt häufig für erschöpfte, nervöse Frauen, die zu Fehlgeburten neigen. Abneigung gegen Geschlechtsverkehr. Starkes sexuelles Verlangen über vier oder fünf Tage nach der Menstruation.[DI] Menarche verspätet einsetzend oder sekundäres Ausbleiben der Regelblutung, mit Niedergeschlagenheit, Mattigkeit und allgemeiner nervöser Schwäche.[GS] Menstruation: vorzeitig und *profus*[GS]; verzögert[DI]; zu lange oder *zu kurz* dauernd; unterdrückt[GS]; unregelmäßig, *spärlich,* fast schwarz, am ersten Tag *dick*[DI]; *dunkelrot*[GS]; blass; *übelriechend*[GS]; *schmerzhaft*[DI]. Metrorrhagien. Entzündung der Gebärmutter. Uterusprolaps. Wehenartige Uterusschmerzen. Nächtliche Schmerzen in der Gebärmutter und in den Ovarien während der Schwangerschaft.[DI] Die Patientin wird beim Einschlafen von heftigem Krampfschmerz im linken Eierstock geweckt.[DI] Während der Regel scharfer Schmerz im linken Eierstock, > durch Liegen auf dem Rücken und durch Zusammenkrümmen.[DI] Stiche in den Ovarien. Das Mittel hat einen chronischen Beckenabszess geheilt, der in periodischen Abständen eine reichliche, orangefarbene Flüssigkeit durch Vagina und Rektum entleerte.[DI] Ausflussbedingtes Jucken im Genitalbereich. Leukorrhö: *kopiös;* vermehrt nach der Regel; bei jungen Mädchen; *scharf*[TT86] und Blasen hervorrufend[DI]; *brennend*[TT86]; grünlich[DI]; gelb[DI]; übel und faulig riechend.

Reizung der Atemwege – Kehlkopf und Luftröhre – in kalter Luft. Katarrh der Atemwege, mit dickem, gelblichweißem Auswurf[DI]. Wundheit, Kratzen und Kitzel in Larynx und Trachea. *Stimmlosigkeit durch Lähmung der Stimmbänder.*[GS] Heiserkeit infolge Überanstrengung der Stimmorgane.[AT44]

Atemnot[AT45], besonders nachts. Nervöses Asthma[AT44] mit gedrückter Stimmung.[AZ98,52] »Kurzatmigkeit; asthmatisches Atmen beim Treppensteigen.«[GS] »Asthma nach dem geringsten Genuss von Speisen, graues Ansehen, rasche Abmagerung, eingesunkene Augen.«[AZ95,140] Rasselnde Atmung.

Husten: < am Morgen, abends im Bett sowie nachts; in kalter Luft, bei Fieber und Fieberfrost, im Liegen, durch Tiefatmen und Essen. Trockener Husten: nachts von 2 bis 2:30 Uhr[DI]; bei Fieber. Kurzer Husten oder Hüsteln. Loser Husten. Quälender Husten. »Plötzlicher, unerwarteter Hustenanfall, dem ein Druckgefühl im Hals voranging.«[DI] Asthmatischer Husten. »Krampfhusten, wobei eine schaumig-seröse Masse herausbefördert wird (Akutes Lungenödem.)«[AT45] Rasselnder oder pfeifender Husten.[DI] Husten durch Kitzel in Kehlkopf und Luftröhre; durch Reiz in der Luftröhre[TT87], direkt unter dem Kehlkopf[DI]. Keuchhusten[AT44] bei Neurasthenikern.[GS] Auswurf: *morgens;* schleimig; blutig; weiß, *gelblich*[DI] oder grünlich[DI]; dick; wie Seifenschaum[DI]; *eitrig;* faulig, süßlich[DI] oder salzig[DI] schmeckend; *übelriechend*[DI].

Angst in der Brust, abends**. Krampfhaftes Zusammenschnüren der Brust. Brustbeklem-

* Kent schreibt fälschlich »with erections«.

** Kent schreibt stattdessen »morning«. Für beides gibt es in den Quellen keinen Beleg. Im Repertorium ist Kali-p. nur bei der abendlichen Verschlimmerung aufgeführt, vermutlich weil dort auch *Kali-c.* (»Beängstigung in der Brust, gegen Abend«) und *Phos.* (»Angst in der Brust, Abends«) vertreten sind (zitiert nach *CK*). »Angst« ist hier wohl weniger als Emotion, sondern mehr im Sinne von *Beengung* oder Beklemmung gemeint. Darauf deuten z.B. die Symptome Nr. 1237–8 in Hahnemanns *Phosphorus*-Prüfung hin; dort heißt es: »Beängstigung auf [!] der Brust …« und »Aengstlichkeit auf [!] der Brust …«

mung. Schwäche der Brust. Bronchialkatarrh, Bronchitis, Pneumonie, Pleuritis. Lungenhepatisation. Lungenblutungen. Abszesse in den Lungen. Kalium phosphoricum ist ein wichtiges Mittel bei beginnender Lungentuberkulose, aber auch bei tuberkulöser Lungeneiterung* mit Kavernenbildung.[RP879] Brustschmerzen, < durch Husten, Gehen und Atmen, besonders Einatmen. »Schmerzen im unteren Teil des linken Thorax, < durch Husten ...«[GS] Schmerzen in den Brustseiten[DI];** »dumpfer Schmerz in der linken Brust, der sich bis zum Schulterblatt erstreckt.«[DI] Stiche in der Brust[DI] beim Husten und Atmen; Stiche in den Seiten[DI], in den Mammae. Brennen, Reißen oder Wundheitsschmerz[TT87] in der Brust. Brustkorb schmerzhaft empfindlich auf Berührung.[DI] »Vorübergehender, scharf schneidender Schmerz unterhalb der rechten Mamma ...«[DI] Juckreiz am Brustkorb. Abszessbildung in den Achselhöhlen. Schmerzhafte Schwellung der axillären Lymphknoten.[DI] Achselschweiß mit dem Geruch von Zwiebeln.[DI]

Heftiges Herzklopfen[AT53] vor Angst und Nervosität[GS], vom Treppensteigen[GS;DI], von der geringsten Bewegung[DI]. Zusammenschnürungsgefühl am Herzen. Herzschmerzen. Stiche im Herzen. Fettige Herzdegeneration. *Herzschwäche.*[GS] Kalium phosphoricum hat sich u.a. als Heilmittel bei Angina pectoris einen Namen gemacht. Intermittierender, unregelmäßiger Puls.[GS] Träge Blutzirkulation.[GS]

Am Rücken Kältegefühl und Frostschauder[DI]. Schwere im Rücken, besonders in der Lumbalregion. *Schwäche* des Rückens; kann nicht aufrecht auf einem Stuhl sitzen, ohne sich anzulehnen. Lahmheit im Nacken und im Rücken.[DI] »Paralytische oder rheumatische Lahmheit im Rücken, nach Ruhe mit Steifheit verbunden, besser durch sanfte Bewegung.«[GS] »Rückenmarkserweichung; große Schwäche, stolpert beim Gehen.«[GS] Kalium phosphoricum heilt die verschiedensten Rückenmarksaffektionen. Rückenschmerzen in Ruhe, > durch sanftes Umherbewegen; < durch Atmen und während der Regel. »Schmerz im Hinterkopf und den Lenden morgens beim Erwachen, > durch Liegen auf dem Rücken, nach dem Aufstehen ganz verschwindend.«[DI] Schmerzen im Bereich der Hals- und Brustwirbelsäule. »Heftige Schmerzen in den Schulterblättern morgens beim Erwachen; musste sich aufrichten, um sich umdrehen zu können.«[DI] »Schmerz erst im rechten, dann im linken Schulterblatt.«[DI] Dumpfer Schmerz zwischen den Schulterblättern.[DI] Lumbalschmerzen während der Regel, < im Sitzen, > durch Bewegung. Schmerzen im Kreuzbein während der Regel. Steißbeinschmerzen. »Starke Schmerzen entlang der Wirbelsäule, zeitweise die Kopfschmerzen lindernd.«[DI] Wundheitsschmerz im Rücken, von den Schulterblättern abwärts.[DI] Brennen, Ziehen oder Reißen im Rücken, besonders in der Lendengegend. Stechen im Rücken, namentlich im Bereich der Brust- und Lendenwirbelsäule. »Heftige Stiche in der Mitte des Rückens, zur vorderen Brust ausstrahlend, mit Atemnot; > durch Anlehen an etwas,*** < durch Liegen auf dem Rücken, durch Sitzen oder Gehen.«[DI] Schwellung der Lymphknoten im Nacken. Jucken am Rücken. Hautausschläge (Pickel) am Rücken.

Kalte Hände und Füße. Schwitzende, kalte Füße.[DI] Heiße Hände. Hände und Füße ödematös geschwollen. Zittern der Hände. Muskelzuckungen, vor allem an den Armen und Fingern[DI]. Unruhe der Arme und Beine. »Füße zappelig.«[DI] Schwäche sämtlicher Gliedmaßen, besonders der unteren[DI]. Schwere der Glieder, besonders der Beine; auch nur der Füße. Rheumatische Steifheit in den Gliedern zu Beginn der Bewegung nach längerer Ruhe. Taubheitsempfindungen an den oberen und unteren Extremitäten: Hände[DI] und Fingerspitzen[DI], Unterschenkel[DI] und Füße. *Lähmung der Extremitäten; Hemiplegie.*[TT88] Schmerzhafte Krämpfe an den Oberschenkeln, Waden und Fußsohlen. Beständiger Schmerz im Rücken und in den Gliedern, > durch Bewegung.[DI] Dumpfer Schmerz in Schultern und Armen[DI]; die Arme schmerzen beim Hochheben[DI]. Ischiasbeschwerden bessern sich durch langsames Umherbewegen.[GS] Schmerzen in den Knien. Rheumatische und

* Kent schreibt versehentlich »suffocation of lungs« statt ***suppuration of lungs***.

** Kent schreibt versehentlich »inside of chest« statt ***in sides of chest***.

*** In Kents Repertorium (S. 936, re. Spalte, oben) wurde die Modalität ***amel.*** vergessen.

gichtige Schmerzen in Gliedmaßen und Gelenken, > durch Wärme und Bewegung. »Erwacht um 5 Uhr früh mit rheumatischen Schmerzen im rechten Unterschenkel und beiden Armen; um 10 Uhr verschwinden die Schmerzen.«[DI] Auch die Schmerzen in den Unterschenkeln werden durch sachte Bewegung gelindert.[DI] Wundheits- und Zerschlagenheitsschmerz in den Knien und Unterschenkeln. Brennen der Füße[TT88], besonders der Sohlen und Zehen[DI]. Lähmendes Ziehen in den Gliedern, besonders den Fußsohlen[GS], > durch Wärme und mäßige Bewegung. Ziehen in den Armen, Oberschenkeln, Knien und Unterschenkeln. Drückende Schmerzen in den Schultern und Oberschenkeln. Stechen in den Gelenken, besonders Schultern und Knien. Feines Stechen in den Fußsohlen.[DI] Reißen in den Gliedern: Schultern, Oberarmen, Ellbogen, Unterarmen, Händen, Fingern; Hüften, Beinen, Knien, Unterschenkeln, Füßen. Lähmendes Reißen in den Gliedern, > durch Bewegung. »Nervöse Hüftschmerzen.«[AT52] Kalium phosphoricum ist bei Hüftgelenkstuberkulose von großem Nutzen gewesen. Jucken der Gliedmaßen, besonders der *Handinnenflächen* und *Fußsohlen*.[DI] Hautausschläge (Pickel) an den Gliedmaßen.

Tiefer Schlaf; kann kaum geweckt werden.[DI] Große Neigung, auf dem Rücken zu schlafen.[DI] Unnatürlich häufiges Gähnen; hysterisches Gähnen.[GS] Schläfrigkeit: schon früh am Abend; nach dem Essen. Schlaflosigkeit: nach Mitternacht [bzw. in der zweiten Nachthälfte[DI]]; nach übermäßiger geistiger Anstrengung[DI]; aufgrund von Sorge oder Aufregung[GS]; nach Ärger; bei gleichzeitiger Schläfrigkeit. Unruhig, nervös und heiß im Schlaf.[(DI)] Frühzeitiges Erwachen.[DI] Erwachen wie von Schreck, in Verbindung mit Somnambulismus.[GS] Albträume, namentlich *Pavor nocturnus* bei Kindern[GS] *(Borax)*; wacht aus tiefem Schlaf auf und schreit vor Schreck.[DI] Träume: *erotisch*[DI]; ängstlich; schrecklich[GS]; lebhaft; vom Fallen[TT89]; nackt zu sein*.

Fieberfrost oder Frösteligkeit: tagsüber[DI]; morgens; vormittags; mittags; nachmittags; abends im Bett, konnte kaum warm werden[DI]; vermehrt im Freien und nach dem Essen. Frostschauer laufen abends den Rücken hoch.[DI] Äußere Kälte und inneres Frieren. Nervöse Frostschauer. Schüttelfrost. Frost oder Kälte nur einer Seite des Körpers.

Fieberhitze vorwiegend nachmittags, abends und nachts. »Hitze während der Nacht, mit starkem Hunger.«[DI] Fieberhitze nachts im Bett. Innerliche Hitzeempfindung. Hitzewallungen. Frost und Hitze wechseln einander ab. Scharlachfieber[GS], mit düsterer Verfärbung der Haut und putridem[GS], dunkelrotem Hals. »Typhus und typhöse, adynamische Zustände.«[AT17] Faulfieber; faulige Zustände[AT17]. Kalium phosphoricum hat sich bei hektischem Fieber als sehr hilfreich erwiesen, wenn dieses mit fauligem Schweiß und fauligem Auswurf, mit großer Nervosität und Aufregung verbunden war. Trockene Hitze; Fieberhitze ohne Schweiß. – Schweiß vor allem morgens und nachts; bei bzw. nach Essen[TT89] und Trinken [während der Mahlzeiten[GS]]; schon bei leichter Anstrengung; im Schlaf. Profuse, erschöpfende, übelriechende Schweiße.[GS] Starke Nachtschweiße.

Inaktivität oder Reaktionsschwäche der Haut; sämtliche Hautfunktionen sind herabgesetzt. Große Empfindlichkeit der Haut. Kälte der Haut. Gelbfärbung der Haut (Ikterus). »Dunkelblaue Flecken auf den Waden ...«[DI] Trockenheit der Haut. Juckendes Kribbeln[TT89] oder juckendes Stechen in der Haut. Stechen in der Haut.[DI] Brennen der Haut nach Kratzen. Hautausschläge haben die Neigung zu jucken. Juckende Pickel; kleine Furunkel.[DI] Flechten. Psoriasis. Nesselausschlag.[AT47] Die Hautkrankheiten sind häufig nässend, die abgegebene Feuchtigkeit äußerst übelriechend.[GS] »Stinkende, schmierige Krusten oder Schuppen.«[AT46] »Bläschen mit blutigem, jauchigem Inhalte.«[AT46] Kalium phosphoricum hat Erysipele geheilt, die zu gangräneszieren drohten und faulig stanken. Geschwüre: brennend; mit übel[GS] und faulig riechenden, gelben Absonderungen.

* »Träumte, er befände sich nur spärlich bekleidet auf einem öffentlichen Platz.« *(DI)*

Kalium sulfuricum *

Kaliumsulfat

Kalium sulfuricum stellt eine Verbindung aus zwei sehr tiefwirkenden Arzneien dar. Seine Heilkräfte wurden erstmals von Schüßler aufgezeigt. Die *Materia medica der Gewebemittel* von Boericke und Dewey** bietet aus biochemischer Sicht den besten Einblick in diese Arznei. Ich habe über viele Jahre hinweg Symptome von Kalium sulfuricum aus Kasuistiken gesammelt und herausgefunden, dass sie durch den Vergleich mit den Zeichen seiner beiden Komponenten *[Kalium (carbonicum)* und *Sulfur* bzw. *Sulfuricum acidum]* untermauert wurden. Viele dieser Kalium-sulfuricum-Symptome sind als Verschlimmerungen an Kranken aufgetreten; manche sind nur geheilt, nicht hervorgerufen worden. Zweifellos könnte die nachfolgende Symptomenzusammenstellung durch Prüfungen noch wesentlich erweitert und verfeinert werden. Wenn der Leser das Mittel nach den hier gemachten Angaben sorgfältig verschreibt, wird er über dessen tiefe Wirkung erstaunt sein, und wenn er es in hoher Potenz verabreicht, überrascht darüber, wie lange die Wirkung jeder einzelnen Dosis anhält.

Kalium sulfuricum ist bei vielen katarrhalischen Erkrankungen von Nutzen, die mit Absonderung von dickem, gelbem oder grünlichem Eiter einhergehen, mit Absonderung von zähem Schleim[TT97], besonders aber bei Katarrhen mit *dünnflüssigen, gelbschleimigen*[AT24] *Sekreten.* Auch viele mit reichlicher Abschuppung einhergehende Hautaffektionen wurden durch Kalium sulfuricum geheilt[AT24], selbst Epitheliome[AZ95,123] und lupoide Erkrankungen. Beschwerden, die auf die Unterdrückung eines Hautausschlags zurückgehen, bedürfen mitunter dieses Mittels. Allgemeiner Reaktionsmangel; der Organismus lässt sich nicht ausreichend stimulieren, sodass selbst gut gewählte Arzneien kaum eine Wirkung zeigen. *Veranlagung zur Schwindsucht;* Kalium sulfuricum ist häufig nach *Tuberculinum* angezeigt. Epilepsie und epileptiforme Krämpfe; Muskelzuckungen; Rucken von Gliedmaßen. Hartnäckigste Fälle von intermittierendem Fieber wurden durch das Mittel geheilt [bei Vorhandensein einer gelbschleimig belegten Zunge[AZ98,70]]. Nierenentzündung im Gefolge von Scharlach.[TT95] Neigung zu ödematöser Anschwellung der Gliedmaßen. Fettige Degeneration von Herz, Leber und Drüsen. Hysterische Symptome. Zittern und Beben. Blutwallungen. ***Pulsieren am ganzen Körper.*** Abmagerung. Schlaffe Muskulatur. Trägheit des Körpers. Allgemeine Mattigkeit und Schwere der Glieder.[AT24] Der Patient hat das Bedürfnis, sich hinzulegen, obwohl Liegen verschlimmert; doch trotz seiner Müdigkeit zieht er es vor umherzugehen, weil dadurch seine Leiden gelindert werden. Gehen bessert allgemein. Beschwerden entwickeln sich bei Kalium sulfuricum vorwiegend in der Ruhe, während mäßige Bewegung Erleichterung verschafft. Der Patient erkältet sich leicht, besonders wenn er sich stark erhitzt hat; er kann sich nicht abkühlen, ohne sich dabei zu erkälten. Allgemeine Verschlimmerung durch körperliche Anstrengung und jegliche Erhitzung. Fast alle ***Beschwerden verschlimmern sich in der Wärme***[AT24] – in einem geheizten[TT97], geschlossenen Raum[AT24], in der Bettwärme, durch warmes Einhüllen, durch warmes Baden, etc. Es besteht ein starkes Bedürfnis nach frischer, kalter Luft, welche auch die Beschwerden lindert[AT24]. Manche Symptome verschlimmern sich durch Berührung; die meisten werden außerdem morgens beim *Erwachen*, gegen Abend[AT24] sowie nach dem Essen schlimmer, während Nüchternheit viele Symptome bessert. *Wandernde Schmerzen;* akuter, von einem Gelenk zum anderen ziehender Rheumatismus[GS]. Schmerzen in Gliedern[AT24], Knochen und Drüsen. Schmerzen werden durch Bewegung und Gehen sowie im Freien gelindert; verschlimmert durch Aufenthalt in einem

* Da sich Kent bei der Symptomatologie dieses ›Schüßler-Mittels‹ wieder stark an die alphabetische Logik des Repertoriums angelehnt hat, habe ich die Symptome nach Sinnzusammenhängen umgestellt.

** *The Twelve Tissue Remedies of Schüssler (TT).*

warmen Raum, durch Sitzen, Liegen und jede andere Art von Ruhe. Die Schmerzen können von brennendem, *schneidendem*, zuckendem, ***stechendem, geschwürigem*** oder ***reißendem*** Charakter sein. Reißen in Drüsen oder Muskeln; abwärts reißende Schmerzen.

Es bedarf keines langen Nachdenkens, um zu erkennen, dass wir es hier mit einem Arzneimittelbild zu tun haben, das auffallend dem von *Pulsatilla* gleicht – einem etwas ›intensiveren‹ *Pulsatilla*. Kalium sulfuricum vollendet bisweilen als Komplementärmittel die Wirkung von *Pulsatilla*, es sei denn, der Patient hat sich, wie es in manchen Fällen geschieht, zu einem frösteligen Menschen entwickelt, dem Wärme und Ruhe guttut; dann erweist sich häufig *Silicea* als das für die restlichen Symptome passende Mittel. Es geschieht nicht selten, dass ein Patient, der unter der Wirkung eines tiefgreifenden Mittels steht, allmählich entgegengesetzte Modalitäten entwickelt, und aus diesem Grund wird *Pulsatilla* so häufig von *Silicea* gefolgt. Es kommt auch vor, nachdem *Pulsatilla* eine Weile gut gewirkt hat und anschließend *Silicea* aufgrund entgegengesetzter Modalitäten hilfreich war, dass der Patient zum ursprünglichen Zustand, zu den ursprünglichen Symptomen und Modalitäten zurückpendelt; dann ist oft nicht *Pulsatilla*, sondern Kalium sulfuricum vonnöten. Was hier geschieht, ist das Gleiche wie bei der Trias *Sulfur, Calcarea* und *Lycopodium:* In einem Fall, der zu komplex ist, um nur von einer dieser Arzneien geheilt zu werden, bedarf es oft der abwechselnden Gabe aller drei Arzneien, weil sich die Symptome in einer Weise ändern, dass die genannte Arzneifolge homöopathisch indiziert ist.

Im Vergleich zu *Pulsatilla* ist der Kalium-sulfuricum-Patient weniger sanftmütig, er ist eigensinniger und gerät schneller in Zorn. *Regt sich leicht über Dinge auf;* ist außerordentlich ***reizbar***[TT93], besonders morgens beim Erwachen und zum Abend hin (Frauen auch während der Menses). Er ist *überaus empfindlich*, besonders auf Geräusche. Erschrickt schnell, selbst über Kleinigkeiten. Leichtes Auffahren, wie von Schreck, beim Einschlafen und sogar *während des Schlafs*. Neigung zu Ruhelosigkeit (vermehrt während der Regel), Ungeduld und Ungestüm; ist stets in Eile[TT93], wie aufgedreht; neigt zu übereiltem Handeln. Hysterische Aufgeregtheit und Lebhaftigkeit am Abend, mit einem Übermaß an Ideen und Einfällen, sobald er abends im Bett liegt. Launische, sehr wechselhafte Stimmung. Höchst unentschlossen, wenn er etwas in die Tat umsetzen soll. Hat an nichts Gefallen, ist mit allem unzufrieden. Große Faulheit, mit Abneigung gegen körperliche wie geistige Arbeit. Seine berufliche Tätigkeit macht ihm keinen Spaß mehr, und er ist auch nicht gern unter Menschen (wie *Pulsatilla*). ***Ängstlichkeit***[AT24], besonders ***abends***[TT93] im Bett, während der Nacht und bei jedem Erwachen aus dem Schlaf. Fürchtet sich vor dem Tod (besonders nachts) und vor Menschen; hat Angst zu fallen[TT93]. *Allgemeine Scheu* und Zaghaftigkeit.[TT93] Mangel an Selbstvertrauen. Leicht zu entmutigen. Traurigkeit, vor allem morgens und abends[AT24]. Neigung, zu weinen und zu schreien. Mag nicht reden; redet aber im Schlaf. Schlafwandeln. Psychische Symptome infolge sexueller Ausschweifungen. *Geistige Trägheit;* der Patient kann sich schlecht konzentrieren, kann nicht klar denken, besonders am Morgen und Abend und allgemein in einem warmen Raum; besser im Freien. Jede *geistige Anstrengung verschlimmert*[TT93] seine Beschwerden. Neigung zu Geistesabwesenheit. Vergesslich; weiß nicht mehr, was er tun oder sagen wollte. Macht Fehler beim Schreiben; setzt beim Sprechen oder Schreiben Wörter an die falsche Stelle.

Schwindel tritt besonders am Abend und in warmen, geschlossenen Räumen in Erscheinung; besser in freier, kühler Luft.[AT24] »Schrecklicher Schwindel, besonders beim Aufstehen vom Sitzen oder Liegen und beim Nach-oben-Sehen; hat ständig Angst zu fallen, traut sich deshalb nicht, ihr Zimmer zu verlassen.«[GS] Der Schwindel kann auch im Stehen oder Sitzen ausgelöst bzw. verschlimmert werden, sodass sich der Kranke hinlegen muss. Dabei hat er das Gefühl, es würden sich alle Gegenstände im Kreise drehen. Schwindel: nach dem Essen; bei Kopfschmerzen; mit Übelkeit; mit Schwanken und Taumeln; mit Neigung, nach vorn* zu fallen.

* Laut Repertorium: *nach hinten*.

Kältegefühl auf dem Scheitel. Siedendes Gefühl im Kopf. Hitzegefühl im Kopf in einem warmen Raum, besonders in der *Stirn;* Hitzewellen. Vollheitsgefühl im Kopf. Blutandrang zum Kopf, besonders beim Husten und in einem warmen Raum. Schwere des Kopfes, besonders am Morgen; Schwere der Stirn, des Hinterkopfes. Klopfen in Schläfen, Seiten, Scheitel oder Hinterkopf. Gefühl wie von einem Schlag im Kopf, in den Kopfseiten, am meisten in der *rechten Seite.* Zusammenschnürungsgefühl am Kopf bzw. an der Stirn, wie von einem Reifen oder einer zu eng anliegenden Kappe. Gefühl von Lockerheit des Gehirns; der Patient hat beim Bewegen des Kopfes das Gefühl, als bewege sich etwas im Schädel. Kalium sulfuricum hat vielfältige Kopfschmerzen. Die Schmerzen kommen besonders *morgens* beim Erwachen, ***abends***[AT24] und *nachts;* < durch Zugluft, Erkältung, Erhitzung, Bücken, starkes Auftreten, Erschütterung, Bewegung (Bewegen[GS] oder Schütteln des Kopfes), Anstrengen der Augen und durch Druck; in der Wärme[AT24] oder in einem *warmen Raum*[AT36]; bei Schnupfen, Niesen und Husten; nach Schlaf und nach Essen; im Stehen; im Fieberfrost und während der Regel. Die Kopfschmerzen sind > in freier, kühler Luft[AT24], beim Gehen im Freien sowie im Liegen. »Grosser Schmerz bei Hin- und Herbewegung oder Rückwärtsbiegung des Kopfes; kann ihn dagegen ohne Schmerz vorwärts neigen.«[AZ98,62] Die Verschlimmerung der Kopfschmerzen durch Bewegung ist allerdings eine Ausnahme, und es wird interessant sein zu erfahren, was künftige Prüfungen und Beobachtungen in dieser Hinsicht ergeben. Pulsierende Kopfschmerzen. Heftige Kopfschmerzen. Rheumatische[GS], katarrhalische oder gastrische Kopfschmerzen. Die Schmerzen können bis in die Stirn und die Augen ausstrahlen. Stirnkopfschmerzen morgens und abends, < nach dem Essen. *Schmerzen über den Augen,* in den Schläfen, in den *Kopfseiten,* im *Hinterkopf. Bohrende,* brennende, berstende, *drückende,* ziehende, *zuckende,* betäubende oder reißende Kopfschmerzen. ***Stiche*** im Kopf, in den ***Kopfseiten.***

Neigung zu feuchten, gelben, klebrigen Ausschlägen auf dem Kopf. »Starkes Abschuppen der Kopfhaut ...«[GS] Gelbe Kopfschuppen; ***gelber Grind*** oder Schorf auf dem Kopf.[GS] Kopfhautekzem. Pickel auf dem Kopf. »*Das Kopf- und Barthaar fällt beim Kämmen leicht aus.* Kahle Stellen, so gross wie Thalerstücke, auf der linken Seite des Kopfes.«[AZ98,62] Jucken der Kopfhaut, besonders am Morgen.

Viele Augensymptome. Hautausschlag um die Augen und auf den Lidern. Röte der Augen und der Lidränder. Jucken der Augen. Trockenheit der Augen. Tränenfluss. Absonderungen von gelbschleimigem[AT38] oder grünlich-eitrigem Sekret[TT94] aus den Augen. Zusammenkleben der Lider. Schwellung der Lider. Blepharitis. Konjunktivitis[TT94]; die Bindehäute sind von vielen dunklen Gefäßen injiziert. *Brennende,* drückende oder reißende Augenschmerzen. Hornhautgeschwüre. Hornhautflecken. Hornhauttrübung. Schwachsichtigkeit, z.B. Trübsehen oder Nebelsehen. Kalium sulfuricum wird auch bei Katarakt empfohlen.[GS] Farbensehen: verschiedenfarbig; dunkel; gelb; farbiger Hof um Lichtquellen; schwebende schwarze Flecken (Mouches volantes). Sieht Funken vor den Augen. Lichtscheu, meidet vor allem das Tageslicht.[RP262] Die Augen werden leicht vom Licht geblendet. Angestrengtes Sehen ruft viele Beschwerden hervor.

Ekzematöser, exkoriierender oder papulöser Hautausschlag an den Ohren. Ausschlag hinter den Ohren. *Jucken in den Ohren* [= im Gehörgang]. Trockenheit in den Ohren.* Absonderung aus den Ohren: dünne, *gelbe*[AT37], *hellgelbe* oder grünliche[TT94] Flüssigkeit; *stinkend*[GS]; ***wässrig-eitrig***[GS]; blutig. Verstopfungsgefühl in den Ohren. Polypenartige Gewächse im Gehörgang[AZ98,62] sind durch Kalium sulfuricum geheilt worden. Ohrenschmerzen treten hauptsächlich abends auf und sind von dumpfem, bohrendem, schneidendem, drückendem, stechendem oder reißendem Charakter. Pulsieren in den Ohren. Ohrgeräusche: Summen; Brummen; Zirpen; Knacken; Knistern; ***Klingen***; *Brausen; Rauschen;* Schwirren; Flattern**. Schwerhörigkeit. Taubheit infolge Katarrhs und

* Kent schreibt: »Dryness of the middle [?] ear.«

** Kent schreibt: »Flapping sensation [?] in the ear.« Es handelt sich hier jedoch, nach dem Repertorium zu urteilen, um ein ***Geräusch.*** Vgl. das *Sulfur*-Symptom (*CK* 343) »Flatterndes Geräusch im Ohre.«

Schwellung der Eustachischen Röhre und des Mittelohrs.[AZ98,62]

Schwellung der Nase. Nasenbluten, besonders morgens und durch Naseschneuzen ausgelöst. Trockenheit in der Nase. *Jucken in der Nase.*[(TT94)] Niesen. Nase verstopft.[TT94] Fließschnupfen. Absonderung aus der Nase: dick[GS]; zäh[GS]; wässrig-[GS]*dünn; **gelbschleimig***[AT43]; grünlich[TT94]; eitrig[GS]; blutig; stinkend[GS]; brennend; wundmachend. Brennen und Wundheitsgefühl in der Nase; besonders das Septum fühlt sich wund an. Der Geruchssinn ist zunächst sehr empfindlich, später geht er *verloren* [bei Ozäna[GS]].

Krank und elend aussehendes, gelbliches, *chlorotisches* Gesicht, manchmal blass[TT94], manchmal mit umschriebener Wangenröte. Leidender, verzerrter[TT94] Gesichtsausdruck. Gesichtszuckungen. Ziehende, stechende oder reißende »Gesichtsschmerzen, welche in warmer Stube und abends sich verschlimmern, in freier, kühler Luft sich bessern.«[AT36] Hitzewellen im Gesicht. Schwitzen des Gesichts. Juckreiz des Gesichts. Hautausschläge im Gesicht, auf der Nase, auf den Lippen [Bläschen[GS]]: Herpes bzw. Flechten; Pickel; Schuppen. Kalium sulfuricum heilt Epitheliome des Gesichts[AZ95,123], wenn die Symptome passen. Neigung zum Abschuppen, besonders der Unterlippen[TT94]. Schwellung der Lippen.[(GS)] Aufgesprungene Lippen. Das Mittel hat Warzen auf den Lippen geheilt. Entzündung und Schwellung der Unterkieferdrüsen.

Mundtrockenheit. Speichelfluss. Schleimansammlung im Mund und auf der Zunge. »Zunge gelbschleimig belegt«[AT40], besonders der Zungengrund. Aphthen im Mund. Brennen und Wundheitsgefühl auf der Zunge. Geschmacksverlust. Mundgeschmack: fade[GS]; faulig; sauer; süßlich. Zahnfleischbluten. Zahnschmerzen, < abends und in einem warmen Raum, > in freier, kühler Luft.[AT36]

Schleimansammlung im Hals, besonders morgens. Häufiges Heraufräuspern von Schleim.[TT94] Trockenheit und *Zusammenschnüren des Halses.*[TT94] Das Schlingen ist erschwert.[TT94] Globusgefühl. Tonsillen geschwollen.[TT94] Schmerzhafte Halsentzündung, vor allem das Schlucken tut weh. Hitzegefühl im Hals. Der Hals schmerzt brennend, stechend oder wie roh.

Gesteigerter Appetit oder Heißhunger; *Appetitlosigkeit.* Verlangen nach Saurem, ***Süßigkeiten***, kalten Speisen und Getränken. Abneigung gegen Brot, Eier, Fleisch, heiße Speisen und Getränke[(TT95)]. Ekel vor Speisen allgemein. Aufsteigen und Zusammenlaufen von Wasser im Munde.[TT95] Sodbrennen. Schluckauf. *Aufstoßen:* nach dem Essen; bitter; leer; ***sauer;*** von Speisen. Aufstoßen bessert. Übelkeit: nach kalten Getränken; nach dem Essen; bei Bewegung; während des Fieberfrostes; *bei Kopfschmerzen;* beim Husten. Starkes Würgen (ohne Erbrechen) beim Husten.[NZ20,66] *Brennender Durst*, Übelkeit und Erbrechen.[TT95] Erbrechen: nach dem Essen; bei Kopfschmerzen; beim Husten; während der Regel. Erbrechen von Galle, Speisen, Schleim oder *sauren* Massen.

»Magenkatarrh, wenn die Zunge gelblichschleimig belegt ist.«[AT24] Reizmagen; verdirbt sich schnell den Magen. »Empfindung von Schwäche im Magen mit Beneblungsgefühl im Kopf und Besorgniss, dass sie ihren Verstand verlieren möchte.«[AZ98,62] Angst und Sorgen werden im Magen empfunden. Leere- und Flauheitsgefühl im Magen. Völlegefühl im Magen nach dem Essen, *schon nach den ersten Bissen (Lycopodium).* Auftreibung des Magens. »Druck- und Vollheitsgefühl mit gelbschleimigem Zungenbelag.«[AT42] Druckgefühl im Magen *wie von einer Last.*[GS] Brennende Hitze im Magen.[TT95] Kältegefühl im Magen. Magenschmerzen nach Essen und Trinken; von brennendem, kolik-[TT95] oder krampfartigem, schneidendem, kneifendem, drückendem oder stechendem Charakter. Wundheitsschmerz im Magen. Pulsieren im Magen. Gelbsucht infolge Gastroduodenalkatarrhs.[GS]

Leberbeschwerden. Lebervergrößerung. Aszites. *Bauchauftreibung* nach dem Essen; Abdomen hart und tympanitisch aufgebläht[GS]. Eingeklemmte Blähungen mit kolikartigen Schmerzen[TT95]. Vermehrte Darmgeräusche vor dem Stuhlgang. Schweregefühl im Bauch. Völlegefühl im Bauch nach dem Essen. Leeregefühl im Unterbauch nach dem Stuhlgang, besser durch Windabgang. Hitze- oder *Kältegefühl* im Bauch. [»Der Bauch fühlt sich kalt an.«[TT95]] Klopfen oder Zittern im Unterleib. Bauchschmerzen: vermehrt nachts; bei Durchfall; vor und während der Regel; nach dem Essen; bei Bewegung.* Schmerzen in der Leistengegend; in der Lebergegend. Krampfähnliches, klemmendes oder kneifendes Leibweh; Brennen; Schneiden. Drückende Schmerzen im Bauch, speziell in der Lebergegend und im Hypogastrium. Wundheitsschmerz im Leber- und allgemein im Abdominalbereich. Stiche im Unterleib, besonders in den Bauchseiten, in der Leber- und Leistengegend. Jucken der Bauchhaut.

Trägheit des Mastdarms. Hartnäckige Stuhlverstopfung[GS], abwechselnd mit Durchfall. Der Stuhl geht nur schwer oder ungenügend ab, selbst wenn er weich ist. Vergeblicher oder gänzlich fehlender Stuhldrang bei Obstipation. Die Obstipation macht sich vor allem während der Regel bemerkbar. Unwillkürlich abgehende Stühle. *Diarrhö:* < morgens, abends, nachts, *nach Mitternacht;* während der Regel; schmerzlos oder mit Bauchkrämpfen verbunden. *Chronische Diarrhö.* Schmerzen im Rektum und Anus: während des Stuhlgangs[TT95] und auch danach; ***Brennen*** während des Durchfalls, während und nach dem Stuhlgang; Schneiden; Beißen; Drücken; ***Stechen***[TT95]; starker ***Wundheitsschmerz.*** Tenesmus[TT95] nach dem Stuhlgang. Faulig stinkende Flatus, die viele Bauchbeschwerden lindern. Hämorrhagien aus dem Anus. Äußere und innere Hämorrhoiden[TT95], groß und blutend. *Exkoriationen* in der Analregion. *Heftiger Juckreiz am After.*[TT95]

»Schwarze, dünne, stinkende Stühle.«[AZ98,63] Gelbschleimige oder wässrig-eitrige Durchfälle.[GS] Stühle: häufig; mit Blut vermischt; hellfarben, ohne Gallenfarbstoffe. Bei Verstopfung ist der Stuhl trocken, *hart* und knotig, manchmal wie Schafskot. Stuhlmenge ***umfangreich*** oder auch gering.

Nierenkatarrh.[AT24] Nephritis[TT95], mit stechenden Schmerzen. Chronischer Blasenkatarrh.[(TT95)] Drückende oder stechende Blasenschmerzen, besonders während der Miktion. Es besteht häufiger oder beständiger Harndrang, vor allem nachts; bisweilen vergeblicher Harndrang. Häufiges nächtliches Wasserlassen.[TT95] Beim Gehen tröpfelt unwillkürlich Urin heraus. Brennen der Harnröhre beim Wasserlassen; Brennen der Harnröhrenmündung. Schneidende Schmerzen in der Harnröhre. Bluten aus der Harnröhre. »Eichel-[AT49] oder Harnröhrentripper; das Sekret eitrig, gelbschleimig oder grünlich.«[GS] Fortgeschrittene Gonorrhö [oder postgonorrhoischer Katarrh], mit grünlicher oder gelber, dünner oder zäher Absonderung.

Der Urin ist eiweißhaltig; als besonders nützlich hat sich Kalium sulfuricum bei Proteinurie im Gefolge von Scharlach erwiesen.[AT32] Urin: heiß und brennend; *reichlich* oder *spärlich;* übelriechend; intensiv gefärbt; wolkig; mit rotem oder purulentem Sediment. »Viel Ablagerung von zähem Schleim. (Proteinurie.)«[TT95]

Sexuelles Verlangen *beim Mann* vermindert oder ganz erloschen. Impotenz. Juckreiz der Genitalien, besonders des Skrotums. Schwellung und Verhärtung der Hoden. »Orchitis nach Unterdrückung von Tripper.«[AZ98,63] *(Pulsatilla)* Ziehen in den Hoden. Balanitis.[TT95]

Weibliche Genitalien. Aversion gegen Geschlechtsverkehr. *Jucken,* Brennen[TT95] und Exkoriationen im Bereich der Vulva. Leukorrhö: dickflüssig; brennend; wundmachend; *grünlich* oder *gelb*[TT95]; *wässrig*-eitrig[GS]. Menses: übelriechend; *schmerzhaft;* hellrot; *kopiös;* zu lang anhaltend; *zu spät* und zu spärlich[GS]; *zu früh* [alle 3 Wochen[GS]]; ausbleibend oder unterdrückt. Metrorrhagien.[GS] Wehenartige Uterusschmerzen während der Regel. Herabdrängende Schmerzen im kleinen Becken. Uterusprolaps. Kalium sulfuricum ist ein Kräftigungsmittel für Frauen, die eine Fehlgeburt erlitten haben.

Reizung des Kehlkopfes bei rezidivierendem Schnupfen. Jede Erkältung schlägt auf den Kehlkopf und verursacht Heiserkeit[AT44] oder Aphonie. Trockenheit und raues Gefühl im Kehlkopf. Der Kehlkopf schmerzt wie roh und wund. Katarrh des Kehlkopfes und der Luftröhre[AT24], mit dickem, grünlichem, gelbem oder weißem Schleim. Anhaltende Schleimansammlung im Kehlkopf, mit *Kratzen* und Kitzel daselbst; < nach dem Essen und nachts im Bett, bis Mitternacht anhaltend; der Patient wird fast zur Verzweiflung getrieben durch die Notwendigkeit, sich ständig zu räuspern, wobei nur weißer, dicker Schleim herauskommt.

* Kent bezieht die vorgenannten Modalitäten nur auf krampfähnliche Bauchschmerzen, während sie nach seinem Repertorium (S. 557 ff.) *allgemein* für Bauchschmerzen gelten.

Asthma bronchiale[TT96]; die Atemnot tritt vor allem abends und nachts auf, beim Gehen und Liegen sowie in einem warmen Raum; besser im Freien. *Dyspnoe mit Husten.* Kurzatmigkeit und Erstickungsgefühl[TT96] in einem warmen Raum, mit Giemen und Pfeifen auf der Brust. Großblasige ***Rasselgeräusche.***[GS]

Husten: besonders *morgens, abends*[TT96] im Bett und ***nachts;*** < im Liegen, nach dem Essen, bei Fieber und *in einem warmen Raum;* > in kühler, freier Luft und durch kalte Getränke. Husten bei Schnupfen. Husten von Kitzel im Kehlkopf, in der Luftröhre und tief in der Brust. Hüsteln. Lockerer, ***rasselnder*** Husten; nachts mehr trocken, heiser und kruppartig[TT96]. Quälender, erschöpfender Husten. Erstickungshusten. Anfallsweise auftretender Husten. Keuchhusten mit *wässrig-gelbem* oder *gelbschleimigem*[GS] Auswurf. Auswurf: blutig; *eitrig*[TT96]; *gelb* oder *grünlich*[TT96]; *schwer sich lösend;* muss heruntergeschluckt werden, oder er *schlüpft von selbst zurück*[TT96]; zäh; *schleimig* oder wässrig[TT96].

Kalium sulfuricum ist eines der wichtigsten Mittel bei Bronchialkatarrh. Jede Abkühlung des Wetters führt zu starkem Schleimrasseln in der Brust[TT96]. Man muss an das Mittel denken bei Kindern, die einmal eine Bronchitis durchgemacht haben und nun bei jeder Erkältung Schleimrasseln entwickeln, ohne dass Auswurf herausbefördert werden kann. Pneumonien[GS] oder Pleuritiden bringen in ihrem letzten Stadium oft Symptome dieser Arznei hervor. Hämoptoe. Schwäche der Brust. Kalium sulfuricum hat viele Menschen vor *Lungentuberkulose* bewahrt. *Beängstigung* in der Brust bzw. *Brustbeklemmung* gegen Abend. Zusammenschnüren der Brust. Brennen, Schneiden, *Stechen* oder Wundheitsschmerz in der Brust. Schmerzen in der Herzgegend; Herzstiche. Herzklopfen[AT53] mit Präkordialangst. Ungestümes Herzklopfen. Jucken der Haut am Thorax; ekzematöse oder pustulöse Ausschläge. Vermehrte Schweißsekretion in den Achselhöhlen. Das Mittel hat allmonatlich vor der Regel auftretende Schwellung und Empfindlichkeit der Brüste geheilt.

Kältegefühl im Rücken. Schwäche in der Lendengegend. Rückenschmerzen, die sich in der warmen Stube und regelmäßig am Abend verschlimmern und in freier, kühler Luft bessern[AT52]; < während der Regel, bei Tiefatmen, im Sitzen und im Stehen; > beim Umhergehen. *Wandernde Rückenschmerzen.*[TT96] Schmerzen im Bereich der Hals- und *Brustwirbelsäule,* zwischen den Schulterblättern; Schmerzen in der Lumbalregion *während der Regel,* im Sitzen und beim Gehen. Kreuzbeinschmerzen. Schmerzcharakter dumpf drückend, brennend, ziehend, ***stechend*** oder wie wund und zerschlagen. Spannen in der Zervikalregion.

Kälte der Arme oder Hände; ***kalte Füße*** abends im Bett und bei Fieber. Hitze der Hände. Schwitzen der Handteller und Füße; kalter Fußschweiß. Schwellung der Knie, Unterschenkel und Füße. Zittern der Gliedmaßen, besonders der Hände und Füße. Rucken der Gliedmaßen. Zuckungen der *Oberschenkel.* Unruhe der Unterschenkel. Schwäche der Gelenke, der Arme, der Knie. Schwere der Beine. Steifigkeit der Gelenke. Knacken in den Gelenken. Taubheit der *Hände, Beine* und Füße. Gliederschmerzen[AT24] im Fieberfrost. *Rheumatische* Gliederschmerzen[TT96], < in einem warmen Raum und im Sitzen, > durch Umhergehen, speziell durch Gehen im Freien. Schmerzhafte Muskelkrämpfe.[TT96] Ziehen in den Knien und Unterschenkeln. Zerschlagenheitsschmerz in der Tibia. ***Stechen*** in den Gelenken und in den Beinen, besonders in den Knien und Unterschenkeln; ***wanderndes Stechen.*** Reißende Schmerzen im Fieberfrost; Reißen in den Gelenken, in Armen und Beinen, besonders in den Ober- und Unterschenkeln; wanderndes Reißen, > durch Bewegung und Gehen im Freien. Kalium sulfuricum ist bei Hüftgelenkstuberkulose hilfreich gewesen. Gichtknoten. Jucken der Gliedmaßen. Papulöse und vesikuläre Hautausschläge an den Gliedern. Das Mittel hat bei einer jungen Frau Abschuppung der Haut im Bereich der Unterschenkel geheilt. *Unterschenkelgeschwüre.*[GS] Rissige Hände.

Schläfrigkeit am Nachmittag und zum *Abend* hin, auch nach jedem Essen. Der Patient schläft erst spät ein, nicht vor Mitternacht. Sehr *unruhiger Schlaf;* wacht häufig und zu früh am Morgen auf.[TT96] Im Schlaf viele, sehr lebhafte[GS], ängstliche und *schreckenerregende* Träume; Albträume[TT96]. Träume vom Tod, z.B. in einen

Unfall verwickelt und beinahe getötet worden zu sein; Träume von Einbrechern, von Krankheit, von *Geistern*.

Fieberfrost ***abends*** und nachts. Neigung zu abendlichem Frösteln. Der Patient friert nach körperlicher Anstrengung. Täglich wiederkehrender *Schüttelfrost*, ***abends***, 17 Uhr, 18 Uhr. Das Fieber steigt – ohne Frost – von Abend bis Mitternacht, um dann wieder zu fallen.[TT96] Trockene Fieberhitze. Hektisches Fieber. Intermittierendes Fieber. Neigung zu Hitzewallungen. Schweiße morgens, ***nachts***, nach Mitternacht. Schwitzen schon bei leichter Anstrengung. Profuse Schweiße.

Große *Empfindlichkeit* der Haut. Die Haut ist trocken[GS], sie kann nicht schwitzen, ist inaktiv[TT97]. Oftmals Kälte der Haut. Gefühl von Brennen in der Haut; Brennen und Stechen nach Kratzen. Spannungsgefühl in der Haut. Wundheitsgefühl oder geschwürige Schmerzen in der Haut. Periphere Neuritiden. Ameisenlaufen. Hautjucken, besonders *beim Warmwerden im Bett*, > durch Kratzen; *brennendes*, kribbelndes oder *fein stechendes* Jucken. Ödematöse Schwellung der Haut. Rote Hautflecken; Leberflecken. ***Abschuppungsprozesse***, z.B. nach Scharlach, Masern, Gesichtsrose, etc.[AT24] Neigung zu Exkoriationen und zu Intertrigo; Wundscheuern bei Kindern[GS]. Nässen der Haut nach Kratzen. Geschwüre: blutend; mit blutigem, gelbem Sekret; *indolent;* mit Brennen, Stechen oder Klopfen. »Tuberkulöse Geschwüre, mit beständigem Heraussickern von gelbem Eiter und Lymphe.«[TT97] Schmerzhafte Warzen. Epitheliom.[AZ95,123] Bullöses Erysipel.[TT97]

Hautausschläge: schmerzhaft; juckend und heftig stechend[AZ98,70]; brennend[GS] und beißend; trocken oder *feucht*[GS]; papulös[GS]; knötchenförmig; vesikulär[GS] oder bullös; pustulös[TT97]; rot; psoriasiform; flechtenartig[TT97]; ekzematös, mit gelben[GS] oder gelblichgrünen, wässrigen[GS] Absonderungen; *schuppig*[GS] (»reichliche Epidermis-Abschuppung auf klebrigem Grunde«[AT46]); nach Kratzen entstanden;* mit Eiterabsonderung; masernähnliches Exanthem; Urtikaria[GS], besonders in nodulärer Form.

* Kent schreibt irrtümlich: »Scabby [?] after scratching.« Vgl. Repertorium, S. 1319.

Kalmia latifolia

Breitblättriger Berglorbeer

Die Symptome, die dieses Mittel indizieren, treten vorzugsweise im Rahmen rheumatischer Erkrankungen auf – an Muskeln, Sehnen und Gelenken – sowie im Verlauf von Nervenbahnen. Die Schmerzen wechseln häufig ihre Lokalisation, wandern von einem Ort zum anderen und werden am meisten durch Bewegung vermehrt[AA326]. Die scharfen Nervenschmerzen breiten sich vom Zentrum zu den Extremitäten hin aus, ziehen überwiegend von oben nach unten[AA337], die Arme, den Rücken, die Beine hinunter; von der Schulter zu den Fingern, von der Hüfte zu den Zehen. Sie sind gewöhnlich von stechendem oder reißendem Charakter und fahren oft blitzartig durch die Nervenbahnen, entlang dem Nervus ischiadicus mit seinen Unterschenkelverzweigungen, durch die Waden hindurch, bis in die Füße hinein. Bei rheumatischen Erkrankungen sind die Schmerzen zumeist dumpf, reißend, quetschend oder drückend, und sie gehen oft von den unteren auf die oberen Extremitäten über. Bewegung kann die Schmerzen hervorrufen wie auch verschlimmern, wenn sie bereits vorhanden sind. Die Schmerzen im Kopfbereich sind sehr heftig; häufig beginnen sie im Nacken oder Hinterkopf und strahlen von dort zum Scheitel aus.[AZ49,23] Aber auch Schmerzen im Bereich der Stirn kommen vor[AA26], Schmerzen über einem oder beiden Augen[AA29], von reißendem[AA30], neuralgischem Charakter und vermehrt durch Wärme und Bewegung.

Die Kalmia-Schmerzen kommen und gehen häufig mit der Sonne[GS], d.h., sie setzen morgens bei Sonnenaufgang ein, nehmen zum Mittag hin immer mehr zu, verringern sich dann allmählich und verschwinden schließlich mit Sonnenuntergang. Eine weitere Verschlimmerungszeit der Schmerzen ist der Abend[AA335] und die erste Hälfte der Nacht. Der Patient ist zu keiner geistigen Tätigkeit in der Lage, wenn er sich bewegt oder auch nur aufrecht sitzt; liegt er aber vollkommen ruhig auf dem Rücken, kann er gut denken, und der Geist ist klar; die geringste Bewegung dagegen, und sei es nur die einer Hand, verursacht Schwindel[AA175] und Benommenheit.

Nicht selten werden Herzbeschwerden rheumatischen Ursprungs von diesen Symptomen begleitet. Nachdem sich der Zustand des Patienten zunehmend verschlechtert hat, bekommt er schließlich ein organisches Herzleiden, mit Verdickung der Herzklappen[AA174] und Herzhypertrophie. Kalmia hat rheumatische Endokarditis geheilt.[LM1,194] Charakteristisch ist dabei ein Herzklopfen, das besonders beim Liegen auf der linken Seite auftritt und sich in Rückenlage bessert[GS]; besser zuweilen auch beim Aufrechtsitzen, schlimmer beim Vornüberbeugen.* Allein das Vorliegen dieses Symptomenkomplexes ist eine hinreichende Indikation für Kalmia – es wird die Beschwerden deutlich lindern. Das Mittel ist auch von Nutzen bei rheumatischen Leiden, denen eine Syphilis zugrunde liegt, bei syphilitischem Rheumatismus, der am Ende zu einer Beteiligung des Herzens mit Verdickung der Herzklappen führt. Stiche durch das Herz, Stiche im unteren Teil der Brust[AA164], gelegentliches Aussetzen des Herzschlags und intermittierender Puls.[GS] Es können die Klappen des rechten Herzens, die Klappen des linken Herzens wie auch der gesamte Klappenapparat betroffen sein. Kardiale Dyspnoe, mit Atemnot bei jeder Art von körperlicher Anstrengung. Kalmia ist bei solchen Beschwerden ein wichtiges Heilmittel. Es hat eine tiefgreifende Wirkung in alten Fällen von syphilitischem Rheumatismus, und es hat so manches syphilisbedingte Herzleiden geheilt. Besonders müssen Sie Kalmia in Betracht ziehen, wenn die Schmerzen von einem Ort zum anderen wandern und von oben nach unten ziehen – von den Schultern zu den Fingern, von den Hüften in Richtung Füße oder den Rücken herab. Ebenso kann es in alten Fällen von Tripperrheu-

* Die beiden letztgenannten Modalitäten beziehen sich genaugenommen auf ein beim Herzklopfen auftretendes ***Druckgefühl im Epigastrium*** *(Guiding Symptoms).*

matismus angezeigt sein, wenn die Symptome übereinstimmen.

Das erste Symptom, das in den *Guiding Symptoms* abgedruckt ist, ist gelegentlich kardial bedingt: Geisteskraft und Gedächtnis bei ruhigem Liegen ungestört, doch bei jedem Versuch, sich zu bewegen, Schwindel.[AA175] Der Schwindel wird durch die geringste Bewegung, die geringste körperliche Anstrengung hervorgerufen, und das hängt mit einer Störung der Blutzirkulation zusammen. Das Herz reagiert auf die leiseste Anstrengung so empfindlich, dass es schon durch geringfügige Bewegung zu einer Beeinträchtigung der Hirndurchblutung kommt. Fährt der Patient fort, sich zu bewegen, so folgen Übelkeit und Erbrechen. Kalmia hat Herzklopfen der schlimmsten Art; es ist ein vehementes, schon auf Distanz hörbares Herzklopfen, das den ganzen Körper erschüttert. Es ist dem Patienten unmöglich, auf der linken Seite zu liegen.

Kalmia passt bei quälenden, chronisch rezidivierenden Kopfschmerzen, die mit Herzaffektionen einhergehen. »Heftig drückender Kopfschmerz, < und > mit dem Lauf der Sonne.«[GS] Der Kopfschmerz kommt gewöhnlich jeden Tag, an dem die Sonne scheint, doch bleibt er aus, wenn der Himmel bedeckt ist. Mit dem Sonnenlicht und der zunehmenden Helligkeit der Sonnenstrahlung verstärken sich die Beschwerden des Patienten.

Darüber hinaus finden wir bei Kalmia aber auch Schmerzanfälle, die vorzugsweise in der Nacht entstehen. Es sind dies die Knochenschmerzen; Schmerzen in den Schienbeinen, als würde die Knochenhaut abgerissen. Diese Art von Schmerzen tritt nachts bzw. in der ersten Nachthälfte auf, ganz ähnlich wie bei der Syphilis, deren nächtliche Verschlimmerung wohlbekannt ist. Mit Kalmia haben wir ein antipsorisches, ein antisykotisches wie auch ein antisyphilitisches Mittel zur Verfügung; doch wir verordnen es nach Ähnlichkeit der Symptome, welchem der drei Miasmen diese auch zuzurechnen sein mögen. Schmerzen im Schädelperiost, Schmerzen in oberflächennahen Knochen. Nachts im Bett werden sie am schlimmsten, und sie halten die ganze Nacht hindurch an. Diese nächtliche Verschlimmerung sehen wir in erster Linie bei den ausgesprochen antisyphilitischen Arzneien, wie z.B. *Hepar sulfuris* und *Mercurius;* doch bei keiner der Arzneien ist sie so auffallend manifest wie bei der Krankheit oder dem Miasma Syphilis selbst. Bei der Syphilis setzt die Verschlimmerung mit dem Untergang der Sonne ein. Sie werden feststellen, dass die Schmerzen immer genau dann anfangen, wenn die im Kalender angekündigte Zeit für den Sonnenuntergang gekommen ist, und dass sie exakt mit dem Aufgang der Sonne wieder aufhören. Die Syphilis gehört zu den Feinden der Menschheit, die ihr Werk in der Nacht verrichten. Dagegen korrespondieren viele sykotische Beschwerden mit den Stunden des Tages, und die Schmerzen verschlimmern sich in der Zeit von Sonnenaufgang bis Sonnenuntergang. Auch die Arzneien haben solch sonderbare ›Launen‹. Wir müssen unsere Arzneimittel auf die gleiche Weise studieren, wie wir auch den Charakter eines Menschen erforschen würden. Einige der Arzneien scheinen solche Launen im Übermaß in sich zu vereinigen, und gerade durch die Kenntnis dieser sonderbaren und auffallenden Eigentümlichkeiten sind wir in der Lage, den Charakter und die Natur einer Arznei näher zu bestimmen. Wenn wir diese Besonderheiten kennen, kennen wir auch die Umstände, unter denen das Mittel am besten wirkt.

Ein weiteres Merkmal von Kalmia sind Nierenerkrankungen. Wenn Sie einmal größere praktische Erfahrungen gesammelt haben, werden Sie beobachten, dass sämtliche Organe zueinander in einer gewissen Beziehung stehen; ein besonderer Zusammenhang besteht dabei zwischen Herz und Nieren. Wenn die Nieren nicht richtig arbeiten, macht auch das Herz in der Regel Probleme. So wird bei all den verschiedenen Formen der Bright'schen Nierenerkrankung das Herz so gut wie immer in Mitleidenschaft gezogen. Mit der Proteinurie gehen u.a. Atemnot und eine erschwerte Herztätigkeit einher. Auch wenn diese Fälle zuweilen unheilbar sind, ist Kalmia hier nicht selten ein großartiges Palliativum, indem es vor allem die Atmung erleichtert. Ferner finden wir in Verbindung mit Nierenleiden eine Vielzahl von Augenbeschwerden und Sehstörungen, und auch diese sprechen in besonderem Maße auf Kalmia an. Das Mittel ist oft bei Morbus Brightii angezeigt, wenn die Krankheit außer mit Proteinurie auch mit Netzhautentzündung und Rückenschmerzen vergesellschaftet ist und in der Schwangerschaft auftritt.[GS] Es ist ein Heilmittel für die stechenden[AA70 ff.] oder reißenden Augenschmerzen, die bei Nierenleiden während der Schwangerschaft oder allgemein bei Proteinurie entstehen können. Darüber hinaus ist Kalmia oft dienlich bei neuralgischen Erkrankungen: Neuralgien des Auges[GS]; Gesichtsneuralgien[GS], mit heftigen, reißenden Schmerzen im Gesicht. Manchmal sind diese Neuralgien von einer Nacht-, manchmal von einer Tagesverschlimmerung gekennzeichnet. Die Verschlimmerung während des Tages kommt und geht mit der Sonne, die Verschlimmerung während der Nacht beginnt, sobald man sich niedergelegt hat. »Ängstlicher Gesichtsausdruck«[LM1,194], beobachtet bei rheumatischer Endokarditis. »Gesichtsröte mit Schwindel«[GS] – bei Neuralgie.

Nach dem Verschwinden eines bläschenförmigen Hautausschlags äußerst heftige neuralgische Schmerzen – zumeist von stechendem oder reißendem, manchmal auch schneidendem Charakter – in jenen Nerven, die den ehedem vom Ausschlag befallenen Hautabschnitt versorgen. Wenn eine Gürtelrose, eine Ringflechte, ein schnupfenbedingter Ausschlag um Mund und Nase oder auch isolierte Bläschenausschläge als Folge irgendeiner gewaltsamen Veranlassung, einer ungeeigneten Behandlung oder einer heraufziehenden Erkältung plötzlich verschwinden, treten heftige Neuralgien an deren Stelle, die so lange fortdauern, bis der Ausschlag wieder herausgekommen ist. In diesen Fällen kann Kalmia das passende Heilmittel sein, sofern auch die übrigen Symptome übereinstimmen, d.h., wenn der Patient in seiner Gesamtheit mit den Wesensmerkmalen der Arznei in Einklang steht. Der Schmerz scheint dabei vom Nerven regelrecht Besitz zu ergreifen, was viele Minuten andauern kann. Er kommt in der Regel mit großer Heftigkeit, und so plötzlich er den Nerven packt, so plötzlich lässt er ihn auch wieder los. In den Extremitäten treten die Schmerzen in derselben Art und Weise auf: Sie erfassen einen Nerven, als ob dieser in Stücke gerissen oder von Kneifzangen gequetscht würde. »Jetzt ist er plötzlich weg«, sagt der Patient. Kurze Zeit später ist sein Gesicht aufs Neue schmerzverzerrt; das Übel ist zurückgekehrt, und er kann keinen einzigen Muskel bewegen. Dann verschwinden die Schmerzen wieder, und für einige Minuten, manchmal auch einige Stunden, wird er ohne Beschwerden sein.

Das Herz weist bei Kalmia eine Vielzahl von Symptomen auf, die Sie gründlich studieren sollten. »Flattern des Herzens.«[EN276] »Herzklopfen.«[AA173] »Bis in den Hals spürbares Herzklopfen, nach dem Zubettgehen; Zittern am ganzen Körper; < beim Liegen auf der linken Seite; > beim Liegen auf dem Rücken; Angst.«[GS] *Sehr langsamer Puls.*[GS] Ich erinnere mich an einen Patienten, einen alten Syphilitiker, dem man gesagt hatte, dass er sterben werde, wenn er je eine heftige Bewegung machen sollte – so stark waren seine Herzklappen deformiert. Man konnte bei ihm alle nur erdenklichen Herzgeräusche hören. Wegen seiner Syphilis war er durch das ganze Land gereist und hatte große Dosen Quecksilber eingenommen. Die Syphilis war dadurch weitgehend unterdrückt worden, bis sich schließlich das ganze Übel am Herzen lokalisiert hatte. Eine einzige Gabe Kalmia 45 M beseitigte innerhalb weniger Monate die Dyspnoe und das Herzklopfen. Es dauerte fast zwei Jahre, bis es zu einem deutlichen Rezidiv seiner Symptome kam; eine Wiederholung der Dosis gab ihm die Gesundheit zurück, sodass er keinerlei Arznei mehr benötigte. Dieser Fall zeigt, welch tiefwirkendes Mittel Kalmia ist, wie lange seine Wirkung anhalten und welch wunderbare Veränderungen es herbeiführen kann. Um so etwas zu erreichen, muss eine Arznei schon in der Lage sein, tief in die Konstitution eines Menschen einzugreifen.

»Wandernde rheumatische Schmerzen in der Herzgegend, den linken Arm hinunterziehend.«[GS] »Angezeigt, wenn Gelenkrheumatismus äußerlich behandelt worden ist und Herzsymptome folgen.«[GS] Solche Dinge sehen wir gar nicht so selten. Diese Quacksalber, die durch die Gegend ziehen, ausgerüstet mit kräftigen Salben und einer gehörigen Portion Magnetismus, bewirken häufig nichts anderes, als dass ein Rheumatismus z.B. das Kniegelenk verlässt, und wenn das geschieht, wird mit großer Wahrscheinlichkeit als Nächstes das Herz befallen. Für derart entstandene Herzleiden haben sich neben Kalmia vor allem *Aurum, Bryonia, Rhus toxicodendron, Ledum, Calcarea, Abrotanum* und manchmal auch *Cactus* bewährt. Rheumatische Leiden, die auf solche Art und Weise vertrieben werden, verändern lediglich ihr Erscheinungsbild, ohne wirklich geheilt zu werden. Die Bevölkerung vermag nicht die Gefahr zu erkennen, die in dieser bloßen Symptomenunterdrückung liegt. Jedes Beseitigen von Symptomen, das nicht gleichzeitig mit einer Heilung einhergeht, greift das Zentrum des Menschen an: das Herz und das Gehirn. Dieses Einreiben von Salben ist eine gefährliche Sache. Wenn Sie einmal mit der Frage behelligt werden, ob dieses oder jenes Einreibemittel schädlich sein könne, so antworten Sie: »Nein, solange es Ihnen nicht hilft.« Nun wird natürlich jeder Patient wissen wollen, wie Sie das gemeint haben, und Sie könnten etwa antworten: »Wenn das Einreiben keine Veränderung der Symptome bei Ihnen bewirkt, wird es Ihnen gewiss nicht schaden; bessert es aber Ihre Beschwerden, so schaden Sie sich letztlich mehr, als Sie sich nutzen.« In dem Maße, wie eine einmassierte Salbe Symptome abschwächt oder lindert, genau in dem Maße schadet es dem Patienten, weil dadurch der ganze Organismus nachteilig beeinflusst wird. Es gibt durchaus Beispiele, wo solches Einreiben von Nutzen sein kann – nicht aber bei Rheumatismus. Bei gelähmten Muskeln beispielsweise ist es eine hilfreiche Prozedur, weil dann das Massieren der Muskeln an die Stelle des Trainings durch willkürliche Muskelanstrengung tritt. Doch ist es nicht zulässig, wenn es zur Linderung von Schmerzen eingesetzt wird. Je angenehmer es empfunden wird, desto schlimmer ist es für den Patienten. Bei *Phosphorus*-Patienten werden Sie erstaunt sein, welch wunderbare Erleichterung sie durch Einreibungen, Massagen etc. erfahren können. Warum ist das so? Weil es niemanden gibt, der mehr zu Schwäche der Lebenskraft neigt als der *Phosphorus*-Patient. Er ist ein sehr leicht erregbarer, schwächlicher Mensch, dem es durch jede Art von Körperkontakt besser geht und der entsprechend danach dürstet. Leidet er aber an Kniegelenkrheumatismus und wird das Knie mit Salbe eingerieben, so ist die Gefahr groß, dass sich das Rheuma aufs Herz verlagert und er daran zugrunde geht. Der *Phosphorus*-Patient liebt es, massiert zu werden, denn dies lindert seine Beschwerden; ebenso lässt er sich mit Vorliebe mesmerisieren oder magnetisieren.

»Grosse Müdigkeit des Abends, besonders in den Gliedern; ist nicht geneigt, sich zu bewegen, hat Widerwillen gegen körperliche Anstrengung; es ist ihr fast unmöglich, die Treppe zu steigen.«[AA278] »Schwäche ist das einzige Allgemeinsymptom bei Neuralgie.«[GS] Diese Schwäche ist ein Zustand, der bei Kalmia nicht ganz ungefährlich ist. Wenn nämlich der Organismus durch heftige Schmerzen fortgesetzt geschwächt wird, besteht bei Kalmia immer die Gefahr, dass schließlich das Herz beeinträchtigt wird. Es mag sich um eine allgemeine Schwäche handeln, um anhaltende Mattigkeit nach einer Entbindung oder, wie bei *Hepar sulfuris*, um Schwäche aufgrund von Schmerzen, stets drohen bei solchen Schwächezuständen die Schmerzen ihre Lokalisation zu verlassen und aufs Herz überzugehen. Der Kalmia-Patient ist häufig ein vollkommen erschöpfter und beständig abgeschlagener, müder Patient.

Die *Guiding Symptoms* erwähnen als Antidote von Kalmia nur *Aconitum* und *Belladonna*. Doch *Spigelia* antidotiert es ebenfalls, folgt aber auch sehr gut. *Benzoicum acidum* ist zu Kalmia ein natürliches Komplementärmittel. *Calcarea, Natrium muriaticum, Pulsatilla, Lycopodium* und *Lithium carbonicum* sind mit Kalmia verwandt und sollten damit verglichen werden.*

* Diese Mittel werden von R. Gibson Miller in seinem Büchlein über *Arzneibeziehungen* (neu hrsg. von W. Klunker. 12. Aufl. Stuttgart: Haug; 2003) als *gut folgend* klassifiziert.

Kreosotum

Buchenholzteerdestillat

Es gibt drei besonders hervorstechende Merkmale von Kreosotum, und wenn diese in einem Fall gemeinsam auftreten, sind mit einiger Wahrscheinlichkeit auch viele weniger hochrangige Symptome des Mittels zugegen. Diese drei Charakteristika sind:

1. Wundmachende Absonderungen;
2. Pulsschläge werden in allen Körperteilen empfunden[GA507];
3. Ungewöhnlich starkes Bluten leichter Verletzungen[AZ59,203].

Wenn diese drei Merkmale zusammenkommen, prüfe man, ob Kreosotum das passende Mittel ist. Nach einem kleinen Nadelstich in die Haut sickert lange Zeit hellrotes Blut aus der Wunde, und auch die Schleimhäute bluten leicht. Jeder Druck auf einen Schleimhautbezirk hat Blutaustritt zur Folge. Überall am Körper kann es zu solchen Blutungen kommen. »Die Thränen der Augen sind scharf wie Salzwasser«[GA73]; sie machen die Lidränder und Wangen rot und wund und verursachen Beißen[GA71] daselbst. Besteht irgendwo eine eitrige Absonderung, so ist auch diese scharf und ätzend. Der Speichel brennt und beißt in den roten und schrundigen Mundwinkeln. Exkoriationen im Mund und in der Umgebung des Mundes. Die Augen beißen[GA72] und brennen wie wund. Vaginaler Ausfluss ruft Beißen und Brennen [Jucken und Fressen[GA260]] an der Vulva hervor; die Schleimhaut der Labien ist wund[GA218] und gerötet, manchmal entzündet, auf jeden Fall aber brennend. Brennender Schmerz in der Scheide beim Koitus[GA226], anschließend blutet es aus der Scheide. Granulationen an der Vaginalschleimhaut und am Muttermund fangen unter dem Druck des Geschlechtsaktes an zu bluten, und dann brennt und beißt es an den verletzten Stellen. Auch am männlichen Glied werden nach dem Kontakt mit dem Vaginalsekret diese brennenden Schmerzen empfunden.[GA226] Der Urin brennt[GA212] und beißt beim Abgang. Von dieser Neigung zu Exkoriationen durch Sekrete und Exkrete ist kein Gewebe des Körpers ausgenommen.

Jede Gemütsbewegung und jede Aufregung geht mit Pochen im ganzen Körper einher, mit Pulsieren in den Adern bis in die Fingerspitzen hinein. Jede emotionale Erregung bringt den Kreosotum-Patienten zum Weinen. »Bei Musik oder sonst etwas, das das Gemüth aufregen kann, wird es ihr leicht ums Herz, und sie kann sich des Weinens nicht mehr enthalten.«[GA512] Besonders pathetische Musik lässt die Tränen fließen – scharfe, wundmachende Tränen – und führt zu Herzklopfen und Pulsationen, die bis in die Extremitäten hinein wahrgenommen werden.

Wenn der Kreosotum-Patient an einer Halsentzündung leidet, treten schon durch den Druck des Zungenspatels kleine Blutstropfen aus dem Gewebe aus. Nasenbluten[GA97 f.], besonders bei Schnupfen. Auch die Augen bluten leicht, wenn sie gerötet, wund und entzündet sind [Sugillationen auf den Konjunktiven[AZ59,203]]. Wenn sich der Patient mit einer Nadel in den Finger sticht, kommt nicht nur ein einzelner Blutstropfen heraus, sondern das Blut fließt noch eine ganze Zeitlang nach. Kreosotum ist ein »schätzbares Haemostaticum bei profusen, passiven Blutungen, [bei] Nasen-, Lungen- und Nierenblutungen, ... bei *starken* Blutungen aus den typhösen Darmgeschwüren.«[NZ15,180] Anhaltende Blutungen aus dem Darmkanal. Metrorrhagien.[GA] Vaginalblutungen nach Koitus. Krebsgeschwülste bluten leicht.

Dies sind die markantesten Eigenschaften von Kreosotum. Prägen Sie sich diese gut ein, denn sie sind zusammengenommen das, was man als die Kreosotum-Konstitution bezeichnen könnte. Erst auf der Basis einer solchen Konstitution können all die übrigen Symptome in ihren Einzelheiten, all die Symptomfragmente an den verschiedenen Organen entstehen. In dieser Symptomentrias haben Sie die wesentlichen Merkmale von Kreosotum vereint. Wie viele Lokalsymptome Sie in einem Fall auch vorfinden mögen, Sie werden, wenn der Patient nicht auch etwas von diesen allgemeinen Zügen aufweist, nicht erwarten können, ihn konstitutionell durch Kreosotum zu heilen oder ihm auch nur Linderung zu verschaffen. Wir können diese Merkmale als die Essentials von Kreosotum betrachten.

Psychisch ist der Patient so reizbar, unausstehlich und eigensinnig[HY4,11], dass man ihm nichts recht machen kann. Nichts auf der Welt kann sein Gemüt besänftigen. Seine Ansprüche sind so groß, seine Wünsche so zahlreich, dass nichts ihn befriedigt. Der Patient möchte alles Mögliche haben, ist aber mit nichts zufrieden; er verlangt z. B. nach einem bestimmten Gegenstand, und wenn er ihn bekommen hat, will er ihn nicht mehr. Das ist die für den chronischen Kreosotum-Zustand typische Art von Reizbarkeit und Unzufriedenheit, wie wir sie besonders bei Kindern beobachten können. Das Kind in den Armen der Mutter möchte ein bestimmtes Spielzeug, und wenn man es ihm gibt, bekommt man es gleich ins Gesicht zurückgeschleudert. Es möchte mal dies, mal jenes und ist nie zufrieden; es will immer etwas Neues – ein neues Spielzeug, das es aber wieder fortwirft, sobald es in seinen Händen ist. Seine Lippen sind gerötet und leicht blutend, die Mundwinkel wund, die Lider rot, die Haut exkoriiert. Wenn das Kleine zusätzlich noch Durchfall hat und Sie die Gesäßspalte untersuchen, finden Sie auch diese rot und wund. Wenn das Kind alt genug ist, um solche Bewegungen zu machen, fasst es mit den Händen an die wunden und schrundigen Genitalien und schreit vor brennendem Schmerz höchst verärgert auf. Das ist das typische Bild eines Kreosotum-Kindes. Ob es an Cholera infantum[GS] leidet, an Bettnässen[AZ29,91] oder an Brechanfällen, es bleibt doch ein Kreosotum-Kind. Kreosotum hat häufige Anfälle von Diarrhö mit Erbrechen[GS], alle möglichen urologischen Störungen, starke Bauchauftreibung[GA157] mit Flatulenz[ZÖ2,25] und diverse andere Darmbeschwerden. Aufgrund dieser allgemeinen Merkmale, die Sie schon vom Aspekt des Kindes her abschätzen können, sind Sie in der Lage, den ganzen Fall sofort als Kreosotum-Fall zu identifizieren.

Das Kreosotum-Gesicht zeichnet sich durch große Blässe[AZ12,36] aus, die etwas ins Gelbliche spielt; die Patientin sieht krank und leidend aus[JB2,234], mitunter fast kachektisch. Die Blässe kann von rötlichen Flecken unterbrochen sein, als ob sich ein Erysipel entwickeln wollte. In früheren Zeiten nannte man ein solches Gesicht ein »skorbutisches Antlitz«, und man könnte auch die ganze Konstitution als skorbutisch bezeichnen. Was sind nun die Beschwerden einer Frau mit einem solchen Gesicht? Bei jeder Menstruation leidet sie unter Anschwellung[GA215] und Wundheit[GA218f.] der äußeren Schamteile. Die Blutung fällt zumeist sehr stark aus[GA233] und ist oft klumpig[GA243] und intermittierend – sie setzt z. B. einen Tag aus und kommt dann am anderen Tag sehr stark wieder[GA233]. Die Periode setzt zu früh ein und dauert zu lange: »Der monatliche Blutfluß kommt 8 bis 10 Tage zu früh, das Blut sieht dunkel, geht sehr stark und hält 8 Tage an.«[GA235] Bisweilen ist das Blut auch schwarz und höchst stinkend[AZ13,183], dabei so scharf, dass es die Schenkel und die äußeren Genitalien wund macht und Letztere anschwellen lässt. Bei jeder Menstruation werden die Mundwinkel rissig und die Lippen wund; gleichzeitig werden die Tränen scharf, wie überhaupt alle Körperflüssigkeiten während der Regel saurer oder schärfer zu werden scheinen und überall dort, wo sie mit der Haut oder den Schleimhäuten in Berührung kommen, brennende Schmerzen verursachen. Sehr oft bekommt die Patientin während der Regel Durchfall[GA247], der ebenfalls scharf ist und am After Brennen hervorruft. Alle Beschwerden der Kreosotum-Patientin verschlimmern sich während der Menses[JB2,235], manchmal im ersten Teil der Periode, manchmal in der Mitte, manchmal gegen Ende und manchmal auch die ganze Periode hindurch. Weitere Äußerungen der skorbutischen Konstitution betreffen vor allem das Zahnfleisch: Es ist geschwollen und gerötet[AZ41,63], zieht sich von den Zähnen zurück; es erscheint schwammig und geschwürig und blutet leicht[KE1,463]. Viele Ulzerationen im Mund; von aphthösen Stellen breiten sich allmählich kleine Geschwüre aus, die beißen und brennen. Auch die Zunge ist von Geschwüren befallen, die bei Berührung leicht bluten.

Am Ende einer Bauchtyphuserkrankung kommt es zu starken Blutungen aus den typhösen Darmgeschwüren wie allgemein zu großerer Blutungsneigung an den Schleimhäuten. Der Mund und alle anderen Schleimhäute werden exkoriiert, und die heraussickernde Flüssigkeit frisst sich in die Umgebung und lässt Geschwüre entstehen. Kreosotum ist auch angezeigt, wenn gegen Ende des Typhus statt einsetzender Rekonvaleszenz Erbrechen aufkommt. Erbrechen, Blutungen, Durchfälle – und sie alle sind von scharfem Charakter. Die aus dem Magen hochgewürgten Flüssigkeiten sind so scharf, dass sie die Mundschleimhaut wegzuätzen scheinen, die Zähne stumpf machen und die Lippen wund. Dieses Entstehen von Exkoriationen aufgrund scharfer Flüssigkeiten gehört, neben den ubiquitären Pulsationen, zu den Eigenschaften von Kreosotum, die Sie keinesfalls vergessen dürfen.

Die Absonderungen des Körpers sind darüber hinaus oft stark übelriechend: stinkendes, blutiges, scharfes Nasensekret; wässrige, stinkende, manchmal auch faulig riechende Absonderungen aus den Körperöffnungen; stinkender Weißfluss[AZ13,182]. Schnelle Abmagerung.[AZ34,37]* »Brennende Geschwüre mit schwammigem Grund[HY13,339], die einen scharfen, stinkenden, jauchigen, gelben Eiter sezernieren.«[GS] Manchmal verläuft eine Entzündung in einem kleinen Geschwür derart destruierend, dass das Gewebe nekrotisiert und gangräneszierte; diese brandigen Geschwüre[HB1008] finden in Kreosotum oft ebenso ihr Heilmittel wie entzündete Körperteile, die gangränös geworden sind. An den Schleimhautgrenzen besteht ein minderwertiges Gewebe, das zur Verschorfung neigt. Mit der Zunahme der Schorfbildung verhärtet sich das darunterliegende Gewebe mehr und mehr. In der Umgebung z. B. der Lippenränder, Mundwinkel, Lidränder und Augenwinkel sowie an den Genitalien ist die Durchblutung so schlecht und der venöse Blutstau so groß, dass Gewebsflüssigkeit austritt und sich Schorfe aufschichten, unter denen das Gewebe irgendwann zu ulzerieren beginnt; Blut sickert unter den Krusten hervor, und in einem späteren Stadium kann das Geschwür auch phagedänisch werden. Dieser Zustand ist einem Epitheliom so ähnlich, dass Kreosotum solche Epithelgeschwülste tatsächlich geheilt hat.[GS]

Auffallend sind bei Kreosotum auch die Magensymptome. Schon bald nach dem Essen kommt es zu Brennen im Magen[EN237], gefolgt von Völlegefühl[GA136] und zunehmender Übelkeit[GA131], die schließlich [2–8 Stunden nach dem Essen[GA]] mit dem Erbrechen der Speisen endet; diese sehen auch nach langer Verweildauer im Magen noch ganz unverdaut aus.[GA] »Erbrechen großer Mengen einer sauren, scharfen Flüssigkeit oder von weißem, schaumigem Schleim.«[GS]** Fortwährende Übelkeit und häufiges Erbrechen[AZ63,44]; der Magen scheint nicht verdauen zu können, und die Übelkeit hält selbst nach Entleerung des Magens an. Bitterer Mundgeschmack. »Alles, was sie genießt, schmeckt beim Hinterschlucken bitter.«[GA136] Selbst ein Schluck Wasser hinterlässt für längere Zeit einen bitteren Nachgeschmack im Mund.[GS] »Verschlimmerung der Symptome durch das Essen von kalten Speisen, Besserung durch warme Speisen.«[GS] Maligne Magenaffektionen, bei denen dieses Merkmal vorhanden ist, finden in Kreosotum ein gutes Palliativum. Das Mittel lindert das Brennen und bessert eine Zeitlang die Verdauung, doch irgendwann kehrt das Leiden zurück. Es kommt oft vor, dass unsere Arzneien bei Krebserkrankungen ein Maß an Linderung ermöglichen, das sonst nicht zu erreichen wäre. Stets sollte die Homöopathie in der Lage sein, bei Magenkrebs und anderen unheilbaren Magenleiden wenigstens eine gewisse Palliation zu bewirken. Die homöopathische Palliation bringt dem Magen immer noch eine größere Erleichterung, als sie je durch Morphium erzielt werden könnte. Ich habe sowohl Patienten unter Morphium als auch Patienten unter homöopathischer Medikation beobachtet, und ich muss sagen, allein im Hinblick auf das größere Wohlbefinden würde ich immer die Homöopathie vorziehen. Viele Kol-

* Kent bringt die Abmagerung – ein wichtiges Kreosotum-Zeichen – in Zusammenhang mit Geschwüren, indem er schreibt: »Rapid emaciation, with spongy, burning ulceration ...« Es handelt sich hier jedoch um zwei unabhängige Symptome aus dem *Tissues*-Kapitel der *Guiding Symptoms*, die nichts miteinander zu tun haben.

** Kent verbindet die vorangegangenen Symptome – m. E. zu Unrecht –, indem er schreibt: »[The vomited food] looks undigested, but [?] it is sour and acrid ...« In den *Guiding Symptoms* sind sie jedoch deutlich voneinander getrennt! Die Speise müsste auch bereits vorverdaut sein, wenn Magensäure auf sie eingewirkt hat.

legen haben die gleiche Erfahrung gemacht. Wenn Sie einen Homöopathen sagen hören, dass er bei kanzerösen Magenerkrankungen und anderen schmerzhaften Leiden Analgetika bevorzuge, zeugt das davon, dass er nicht sonderlich kompetent ist – dass er nicht imstande ist, die jeweils für den Patienten passende Arznei zu bestimmen. Fälle wie diese stellen die Fähigkeiten des Arztes auf die Probe.

Kreosotum ist ein wichtiges Mittel bei Durchfällen im Sommer, besonders von Kleinkindern. Das Kind, das ich eingangs hinsichtlich seiner Reizbarkeit beschrieben habe, mag zugleich dasjenige sein, das an der schwersten Form dieser Sommerdiarrhö leidet; oder es macht gerade einen leichten Anfall von Cholera infantum durch; oder es ›zahnt‹ gerade, wie man sagt, und leidet deshalb an Beschwerden, die manchmal mit der Dentition verbunden sind. Verstehen Sie dies nicht so, dass das Zahnen eine Krankheit wäre oder dass es das Zahnen wäre, das die Kinder krank macht. Vielmehr haben Kinder in der Zahnungsphase Beschwerden, weil sie bereits krank sind! Wenn ein Kind ganz gesund ist, hat es auch keine Probleme, wenn die Zähne kommen. Der Zahndurchbruch ist eine Krise, während derer bisher verborgene Dinge plötzlich zum Vorschein kommen, ebenso wie es Neigungen gibt, die in der Pubertät oder im Klimakterium virulent werden.

Ein ausgeprägtes Charakteristikum der Kreosotum-Konstitution ist der *plötzliche und heftige Harndrang, der keinerlei Aufschub duldet.* »Sie erwacht mit einem so eiligen Drange zum Uriniren, daß sie, obwohl sie gleich völlig munter ist, dennoch den Urin unfreiwillig fortgehen läßt, ehe sie zum Nachtgeschirr gelangen kann.«[AZ29,91] Oft geht der Harn aber auch im Schlaf ab.[AZ34,252] Hämaturie[NZ15,180], mit kleinen Blutgerinnseln im Urin; scharfer, wundmachender Urin. Blasenschwäche, Harninkontinenz [< im Liegen[RP660]]. »Beißen und Brennen zwischen den Schamteilen beim Urinlassen[GA213] und danach.«[GS] »Große Quantität Zucker enthaltender Urin«; Diabetes mellitus ist durch Kreosotum geheilt worden.[AZ5,135] Nehmen Sie die hier besprochenen Symptome in ihrer Gesamtheit, und Sie werden wissen, welche Art von Diabetes-Patient durch Kreosotum geheilt werden kann.

Lac caninum

Hundemilch

Lac caninum wurde von Dr. Reisig in die Homöopathie eingeführt, später dann besonders von Bayard zur Anwendung gebracht. Nach Bayards Tod erhielt ich von Dr. Dyer ein Fläschchen mit der von Reisig angefertigten 30. Potenz, aus der die meisten höheren Potenzen hergestellt wurden.

Alle Milcharten sollten potenziert werden, denn sie gehören zu unseren vorzüglichsten Arzneien. Sie sind Tierprodukte und stellen die Nahrung in der Frühphase des animalischen Lebens dar; von daher haben sie einen starken Bezug zur innersten Natur des Menschen. Hätten wir vollständige Prüfungen von Affen-, Kuh-, Stuten- und Frauenmilch, wären diese gewiss von großem Wert. *Lac defloratum* z.B. hat großartige Dienste geleistet – und so auch Lac caninum. Dieses Mittel steckt noch ganz in seinen Anfängen, auch wenn es bereits einige wunderbare Heilungen bewirkt hat; doch viele seiner Prüfungssymptome sind zweifelhaft, und es wird wahrscheinlich hundert Jahre brauchen, um sie zu bestätigen oder zu widerlegen. Manche glauben vielleicht, die verschiedenen Milcharten könnten keine Arzneien sein, da sie nur Nahrung für die Jungen sind. Doch möge jemand, der von Milch krank gemacht wird, diese nur einmal in potenzierter Form einnehmen und dann über die Ergebnisse berichten. Prüfer, die keine Milch mögen, werden binnen weniger Tage krank, wenn sie sie potenziert zu sich nehmen, und ihre Symptome sind zahlreich.

Lac caninum ist reich an nervösen Symptomen, doch auch Gewebsveränderungen kommen vor. Es ist ein tief und lang wirkendes Mittel; die Prüfer spürten seine Symptome noch Jahre nach der Prüfung. Besonders langwierig und quälend waren die Gemütssymptome, die es in großer Zahl hervorgebracht hat. Nach einer Scharlacherkrankung zurückgebliebene Lymphknotenschwellungen[GS] sind durch die Arznei geheilt worden. Es erzeugt und heilt Geschwüre, die eine intensive Röte zeigen und trocken und glänzend aussehen[(GS)], wie von Epithel überzogen. Es ist ein wichtiges Heilmittel bei Beschwerden, die auf eine schlecht behandelte Diphtherie zurückgehen, von Lähmungen und anderen Leiden, die nach einer Diphtherie zurückgeblieben sind.[GS] Der größere Teil der Lac-caninum-Symptome hängt mit dem Nervensystem zusammen. Es herrscht ein Zustand der Überempfindlichkeit vor, eine allgemeine Hyperästhesie der Haut und aller anderen Teile. Frauen macht Lac caninum ausgesprochen hysterisch; es ruft bei ihnen vielerlei seltsame und scheinbar unmögliche Symptome hervor. Zum Beispiel lag eine Frau tagelang mit gespreizten Fingern im Bett und geriet jedes Mal außer sich, wenn sie sich berührten.[GS] Starker Druck wurde problemlos vertragen, aber wenn sie sich nur leicht berührten, fing sie an zu schreien. Ein solcher Zustand ist ohne Lac caninum oder *Lachesis* kaum zu heilen. *Lachesis* hat einen ähnlichen Zustand hervorgerufen. Beiden Mitteln ist auch eine übergroße Empfindlichkeit des Abdomens eigen, die es nicht einmal zulässt, dass die Haut von der Bettdecke berührt wird.

Seltsam und eigentümlich ist auch eine Art von Schwindel, der durch das Gefühl gekennzeichnet ist, beim Gehen in der Luft zu schweben oder beim Liegen nicht das Bett zu berühren. Auch andere Mittel haben derartige Empfindungen: Das Gefühl, zu schweben, nicht das Bett zu berühren oder mit dem Bett tiefer zu sinken, finden wir z.B. bei *Lachesis;* das Gefühl des Schwebens beim Gehen ist u.a. bei *Asarum europaeum* stark ausgeprägt.

Fast alle Beschwerden, welcher Art sie auch sein mögen, *wechseln die Seiten.* Rheumatismus zeigt sich z.B. erst in dem einen Fußgelenk, dann in dem anderen, schließlich wieder im ursprünglichen Gelenk. Ob die Knie betroffen sind, die Hüften oder die Schultern, stets *wechselt der Rheumatismus hin und her.* Gleiches gilt für Kopfschmerzen und Neuralgien. Ein wanderndes Erysipel befällt zunächst die eine Seite, dann die andere, dann wieder die erste. Bei Entzündungen und Neuralgien der Ovarien sehen wir das gleiche Phänomen. Auch Halsentzündungen und Anginen treten wiederholt die Seiten wechselnd in Erscheinung. Viele Fälle dieser Art sind durch Lac caninum geheilt worden. Hin und wieder werden Beschwerden, die auf der rechten Seite beginnen und auf die linke übergehen, vergeblich mit *Lycopodium* behandelt; wenn sie dann aber zur rechten Seite zurückkehren, wird das alternierende Moment deutlich – und damit das Heilmittel Lac caninum enthüllt. Nur eine sehr begrenzte Zahl an Mitteln weist ebenfalls diese Art von Seitenwechsel auf.

Ein oder zwei Prüfer hatten sehr viele Symptome, daher sind nicht unbedingt alle Zeichen als verlässlich anzusehen; aber Lac caninum *regt so sehr die Phantasie an und steigert die Sinneswahrnehmung*, dass es für diese Prüfer leicht war, sich Symptome einzubilden, und allein diese Tatsache deutet schon auf das Mittel hin. Der Lac-caninum-Patient bildet sich alle möglichen Dinge ein und wird dauernd von quälenden Gedanken heimgesucht. Die psychischen Symptome sind höchst unbeständig und wechseln einander häufig ab. »Verwirrt; kann ihre Gedanken nicht sammeln.«[GS] »Sehr unruhig; kann sich beim Lesen nicht konzentrieren; sobald sie mit einer Tätigkeit angefangen hat, verliert sie die Lust daran«[GS] – eine Art Unschlüssigkeit, wie sie einer ganzen Reihe von Arzneien eigen ist. »Glaubt, dass alles, was sie sagt, nicht der Realität entspreche oder gelogen sei«[GS], so als gäbe es überhaupt keine Wirklichkeit. In dieser Hinsicht besteht eine gewisse Ähnlichkeit mit *Alumina;* dort hat der Patient das Gefühl, als habe das, was er sagt, ein anderer gesagt; es mangelt dem Patienten an Bewusstsein dafür, was real ist und was nicht.

»Jedes Mal wenn ein Symptom erscheint, ist sie überzeugt, dass es nicht mit der Arznei zusammenhängt, sondern Ausdruck einer eigenständigen Krankheit ist.«[GS] Hat große Angst, sie könnte von einer fürchterlichen Krankheit befallen sein. Hängt der Wahnvorstellung an, sie befände sich in einem scheußlichen Zustand und würde innerlich vereitern; oder sie meint, sie sei von unzähligen Schlangen umgeben oder gar von kleinen Schlangen befallen[GS]. Manchmal drängen sich ihrem Geist die schrecklichsten Bilder auf (nicht immer nur Schlangen); hat entsetzliche Angst, diese könnten Wirklichkeit werden und ihr leibhaftig vor Augen treten.[GS] Dies ist ähnlich wie beim *Lachesis*-Patienten, der wähnt, die Luft wimmele von Geistern, wenngleich er sie nie zu sehen bekommt.

»Bildet sich ein, sie trage die Nase von jemand anderem.«[GS] Glaubt, sie sei nicht sie selbst, ihre Eigenschaften seien nicht die ihren. Glaubt, sie sehe Spinnen[GS], Schlangen[GS] oder Ungeziefer. »Hält es nicht einen Augenblick allein aus.«[GS] Bei *Lachesis* hingegen *möchte* der Patient allein sein, um sich seinen seltsamen Phantasien hingeben zu können. Wenn er allein ist, hat er das Gefühl, aus dem Fenster zu schweben und über die Wiesen und Felder hinwegzugleiten; aber durch irgendein Geräusch verschlägt es ihn dann wieder auf die Erde. Dieser Zustand liegt im Grenzbereich zum Wahnsinn oder Delirium.

Obwohl die Lac-caninum-Patientin all diese sonderbaren Empfindungen hat, geht sie den ganzen Tag ihren Verpflichtungen nach, und niemand ahnt etwas von ihrem Zustand, wenn sie nicht selbst darauf zu sprechen kommt. »Anhaltender Trübsinn; die ganze Welt erschien ihr grau und öde.«[GS] »Sehr mürrisch und reizbar ...«[GS] »Sie ist gemein und unausstehlich; schreibt an ihre besten Freundinnen alle möglichen gehässigen und verächtlichen Dinge.«[GS]

Viel Schwindel, der seinen Ursprung allerdings mehr im Sensorium hat, in einer gestörten Sinneswahrnehmung; daher ist er ungewöhnlich differenziert, nicht das übliche Hin-und-her-Schwanken oder das Gefühl, als würde sich alles im Kreise drehen. Der Lac-caninum-Schwindel erfasst den ganzen Körper, als würde dieser schwimmen oder wie ein Geist in der Luft schweben.

Die Kopfschmerzen sind heftig und zumeist in der Stirn lokalisiert, doch kommen auch Hinterkopfschmerzen vor.[GS] Schmerzen über den Augen durch Fahren in kaltem Wind, > in einem warmen Raum[(GS)]; < beim Nähen[GS] und anderen feinen Arbeiten. »Schmerz im Vorder- und Hinterkopf, < durch Nach-oben-Drehen der Augäpfel.«[GS] »Kopfschmerz am Tage, erst auf der einen, dann auf der anderen Seite; sie scheinen unerträglich zu sein; im Freien zunächst besser, doch dann bald wieder schlimmer.«[NO58] Jede Seite kann zuerst betroffen sein. Auch Gesichts- und Augenschmerzen wechseln die Seiten, und auch sie bessern sich zunächst im Freien. Die rheumatischen Symptome werden bei Lac caninum durch Kälte und kalte Anwendungen gelindert, was die Arznei mit *Ledum* und *Pulsatilla* derselben Gruppe angehören lässt. Manche Kopfschmerzen sollen hingegen eher durch Wärme Erleichterung finden.

Die allgemeine Hyperästhesie des Mittels zeigt sich u.a. darin, dass die Patientin sehr empfindlich auf Licht[GS] und Geräusche reagiert. »Beim Lesen sieht das Blatt nicht sauber aus, es scheint von verschiedenen blassen Farben bedeckt zu sein.«[GS] Das folgende Symptom aus den *Guiding Symptoms* entspricht eigentlich keiner Sehstörung, sondern vielmehr einer Hirnaffektion: »Sieht Gesichter vor ihren Augen, besonders im Dunkeln; das Gesicht, das sie am meisten belästigt, ist eines, das sie schon einmal in Wirklichkeit gesehen hat.«[GS] Es sind alte, verstörte, entstellte, unsympathische, düstere Gesichter, die ihr vor Augen treten und sie quälen.

»Geräusche oder Klänge scheinen sehr weit entfernt zu sein.«[GS] Lähmung der Schlundmuskulatur bei Diphtherie: »Flüssigkeiten treten beim Trinken durch die Nase wieder aus.«[GS] Schnupfen mit viel Niesen[GS] und Halsschmerzen. Nasenverstopfung.[GS] »Schnupfen mit Absonderung von dickem, weißem Schleim.«[GS] Gesichtsschmerzen, < durch körperliche Anstrengung, > durch lokale Wärme, wohingegen das nach den akuten Schmerzen zurückbleibende Wundheitsgefühl nur durch kalte Umschläge zu lindern ist.

Mundfäule [fauliger Mundgeschmack[GS]] ist ein charakteristisches Merkmal von Lac caninum. Mundschleimhaut und Zähne sind von einer flaumigen, silbrig schimmernden, milchähnlichen Substanz überzogen. Filzartiger, aschgrauer oder *silbrig glänzender Belag* im Rachen. Lac caninum ist erfolgreich bei Diphtherie zur Anwendung gekommen, vornehmlich in Fällen mit alternierendem Befall der Halsseiten.[GS] Auch postdiphtherische Lähmungen konnten durch das Mittel geheilt werden. »Halsschmerzen schießen bis ins linke Ohr.«[GS] »Beim Schlucken heftige Halsschmerzen, mal auf der rechten, mal auf der linken Seite. (Diphtherie.)«[GS] »Die Halsbeschwerden bessern sich nach Trinken von Kaltem oder Warmem; < durch Leerschlucken.«[GS] Lac caninum ist, wie *Kalium bichromicum*, besonders bei einer »glänzenden, wie glasiert wirkenden Rötung des Halses«[GS] angezeigt. »Diphtheriemembranen, weiß wie Porzellan ...«[GS] Lac caninum hat die meisten jener Diphtheriefälle geheilt, bei denen die Membranen mehrfach die Seiten gewechselt hatten.[GS] Exsudationen können an sämtlichen Schleimhäuten auftreten; oft haben sie eine gräulichweiße, flaumige Beschaffenheit, ähnlich den Belägen auf der Zunge. Ich habe mit Lac caninum einmal ein chronisches Leiden geheilt, bei dem die gesamte Mundhöhle von einem weißen Exsudat ausgekleidet war; es waren weder Entzündungszeichen noch Ulzerationen erkennbar, nur diese ubiquitäre, selbst unter der Zunge vorhandene Schleimhautinfiltration. Die Mundhöhle war weiß, mit einem leichten silbrigen Schimmer und sah aus, als ob der Patient den Mund mit Karbolsäure gespült hätte; dabei war der Mund so empfindlich, dass der Kranke nichts als Milch herunterbekommen konnte.

Viele Abdominalbeschwerden. Herabdrückender Schmerz im Becken, als würden die Eingeweide nach außen drängen.[GS] »Heftigster Schmerz in der linken Leiste, erstreckt sich bis zum linken Darmbeinkamm ...«[GS] Beständiger Harndrang.[GS] Reizblase.

Viele Symptome im Bereich der weiblichen Genitalien. »Starke Schmerzen in der rechten Ovarialregion, die nach einstündigem Abgang von hellrotem Regelblut vollständig verschwanden ...«[NO82] Auch in dieser Besserung durch Absonderungen finden wir wieder eine Parallele zu *Lachesis*. Die Ovarialschmerzen von Lac caninum wechseln typischerweise von einer Seite auf die andere. Auch *Zincum* hat Ovarialschmerzen, die durch die Regelblutung gebessert werden. Die Patientin fühlt sich niemals wohl, außer wenn sie menstruiert; fortwährend hysterisch, aber ausgeglichen während der Menstruation: das ist *Zincum*. »Membranöse Dysmenorrhö«[GS] ist ein weiteres Beispiel für die

Exsudationsneigung von Lac caninum. Wenn die Lac-caninum-Patientin Halsschmerzen hat, dann wahrscheinlich während der Menses – sie beginnen und enden mit der Menstruation[GS] (wie bei *Calcarea*). Die *Magnesia-carbonica*-Patientin dagegen bekommt regelmäßig *vor* der Monatsblutung eine Erkältung, mit Schnupfen und Halsschmerzen.

»Abgang von Luft aus der Scheide.«[GS] Die Gärung von Schleim und anderen Substanzen in der Blase, die beim Harnen das Entweichen von Gasen zur Folge hat, finden wir ausschließlich bei *Sarsaparilla*; der Urin fließt mit einem lauten Geräusch heraus. Bei Kindern kommt es gelegentlich vor, dass mit dem Harn auch Luft aus der Blase abgeht, und dann ist bei der Miktion ein deutliches Gluckern zu vernehmen; dieser Zustand wird durch *Sarsaparilla* geheilt.

Auch die weiblichen Brüste machen viel Beschwerden. Die Patientin hat das Gefühl, als würde in den Brüsten ein Eiterungsprozess stattfinden. Wenn eine Mutter ihr Baby verloren hat und es erforderlich wird, die Milchsekretion zum Stillstand zu bringen[GS], sind Lac caninum und *Pulsatilla* die am besten geeigneten Mittel, sofern keine anderweitigen Symptome vorhanden sind. Sie werden prompt wirken. Für Lac caninum spricht, wenn die Patientin übermäßig phantasievoll ist und auf Schmerzen wie auf ihre Umgebung höchst empfindlich reagiert; es besteht eine allgemeine Hyperästhesie. *Pulsatilla* ist vonnöten bei der typischen *Pulsatilla*-Konstitution.

Akuter Gelenkrheumatismus, besonders wenn mehr die Gelenke der unteren Extremitäten rheumatisch angeschwollen sind und die Gliedmaßen abwechselnd befallen werden[GS]; schlimmer durch Bewegung und Wärme[GS], *besser durch Kälte*. »Die Gliedmaßen schmerzen wie zerschlagen.«[GS]

Lac defloratum

Lac vaccinum defloratum; entrahmte Kuhmilch

Für den Laien mag die Vorstellung befremdlich sein, Kranken als Heilmittel Magermilch zu verabreichen; wenn man die Milch aber, wie in der Homöopathie üblich, potenziert, wird sie zu einer unserer nützlichsten Arzneien. Wohl jeder Arzt hat in seiner Praxis schon einmal mit Patienten zu tun gehabt, die keine Milch vertragen können. Sie sagen, Milch mache sie krank, sie sei regelrecht Gift für sie.

Es sollte die Aufgabe des Arztes sein, solche Fälle genau zu studieren und in jedem Einzelfall zu ermitteln, welche Symptome sich nach Milchgenuss einstellen. Die so gewonnenen Symptome können als das Ergebnis einer Prüfung angesehen werden – und es ist die beste Art von Prüfung, die man sich denken kann, denn sie ist an empfindlichen Personen angestellt worden.

Der Autor machte es sich zur Pflicht, jeden einzelnen dieser Fälle genau zu untersuchen – bis ihm das durch Milch verursachte Krankheitsbild, gewonnen aus den individuellen Symptomen wie aus der Gesamtschau, allmählich zu dämmern begann.

Das Nachdenken über die Milchkonstitution kann uns zu vielen Einsichten verhelfen. Manche werden vielleicht einwenden, dass zwischen Magermilch und frischer Vollmilch doch ein nicht unerheblicher Unterschied bestehe, aber in der Praxis ist Lac defloratum völlig ausreichend, die Überempfindlichkeit auf Kuhmilch zu beseitigen, wenn die Arznei in hoher Potenz verabfolgt wird; niedrig potenziert ist das Mittel dagegen nutzlos. Insofern eignet sich Lac defloratum gut, Zweiflern die Wirksamkeit von Hochpotenzen zu demonstrieren.

Verschlimmerungen können bei Lac defloratum zu jeder Tages- und Nachtzeit auftreten. Manche Patienten bekommen nur tagsüber Beschwerden, und es geht ihnen besser nach Sonnenuntergang, doch das ist eher eine Ausnahme.

Menschen mit einer Lac-defloratum-Konstitution neigen zu Blutarmut[NO122] und frieren gewöhnlich sehr leicht[NO118]; ihnen wird selbst in einem gut geheizten Raum und in dicker Kleidung nicht warm. Die Lac-defloratum-Patientin ist so fröstelig und so kälteempfindlich, dass sie selbst in einem geschlossenen und objektiv warmen Raum das Gefühl hat, von kalter Luft umweht[GS] oder angefächelt zu werden. Besonders empfindlich reagiert sie auf feuchtes Wetter. Neigung zu neuralgischen und rheumatischen Schmerzen am ganzen Körper, vor allem aber im Bereich des Kopfes. Die Kopfschmerzen bessern sich durch kalte Anwendungen, alle anderen Schmerzen jedoch durch Wärme. Sämtliche Beschwerden verschlimmern sich bei Bewegung und bessern sich in Ruhe; Schmerzen > durch Druck. Die Knochen sind schmerzhaft empfindlich auf Berührung. Große Mattigkeit[GS] und Schwäche; Unlust zu jeder körperlichen Anstrengung[GS]. »Große Unruhe und massive, langwierige Beschwerden, wenn sie nachts nicht genug Schlaf bekommen hat«[GS]; kann sich dann kaum auf den Beinen halten. Größte Erschöpfung schon nach einem kleinen Spaziergang.[GS] Von ihrem Äußeren und ihren Handlungen her hat man den Eindruck, als hätte die Patientin lange Zeit gelitten und als stünde sie kurz vor dem Zusammenbruch. Die Haut ist am ganzen Körper extrem empfindlich auf Berührung durch kalte Gegenstände, etwa durch einen nasskalten Schwamm. Eine ausgeprägte Periodizität kennzeichnet das Mittel, am meisten in Bezug auf die rezidivierenden Kopfschmerz- und Migräneanfälle.[GS] Lac defloratum bzw. entrahmte Milch hat den Ruf, ein Heilmittel bei Diabetes zu sein[NZ18,142], und das ist nicht verwunderlich, wenn man bedenkt, dass es Symptome wie körperliche Schwäche, Anämie, Polyurie und starken Durst behoben hat; auch profuser und hochgestellter Urin ist durch das Mittel beseitigt worden.[NO110] Viele Kranke, die durch Lac defloratum geheilt wurden, sind mir wie typische Diabetiker erschienen; doch es heilt Diabetes nur dann, wenn auch die ›eigenheitlichen‹ Symptome übereinstimmen. Es heilt dieses Leiden nicht, wenn lediglich die gewöhnlichen, krankheitsspezifischen Symptome vorhanden sind. Jeder Arzt sollte diejenigen seiner Patienten, die eine Abneigung gegen Milch haben, genauestens studieren, besonders jene, die von Milchgenuss einen Migräneanfall oder einen verdorbenen Magen bekommen, mit Aufstoßen, Übelkeit, Erbrechen und Durchfall – dann werden wir mit der Zeit ein immer konkreteres Bild der ›Milchkrankheit‹ erhalten.

Lac defloratum ist ein überaus nützliches und häufig benötigtes Mittel bei Säuglingen und Kindern, die keine Kuhmilch vertragen. Es muss durchaus nicht immer ihr Konstitutionsmittel sein, es kann auch einfach nur eines jener Mittel sein, die den Kindern beim Heranwachsen zur Seite stehen. Manche dieser Kinder werden krankhaft fett[GS], wenn sie mit Milch gefüttert werden, andere magern ab[GS].

Wassersucht ist eine wichtige Indikation für die Arznei, seien es kardiale Ödeme bei Herzschwäche, Aszites bei chronischem Leberleiden oder Ödeme im Gefolge einer unterdrückten Malaria.[(GS)] Manche Menschen, die gewohnheitsmäßig Milch trinken, werden davon anämisch und leiden an Katarrhen; Muskeln, Herz und Leber können verfetten.[(GS)] Assimilationsstörungen sind das herausstechendste Merkmal der Milchvergiftung.

In vielen Regionen des Körpers treten heftige Schmerzen auf: im Rückenmark; in den Augäpfeln; in den Supraorbitalnerven; in der Stirn und im ganzen Kopf; im Magen; im Hypogastrium. Viele Menschen, die durch Milch krank werden, können Sahne ohne Weiteres genießen. Lac defloratum ist oft das passende Mittel für solche Patienten, und wenn man deren Beschwerden näher untersucht, zeigt sich die große Übereinstimmung zwischen ihren Symptomen und den Symptomen der Lac-defloratum-Prüfung.

»Gedächtnisschwäche; Lustlosigkeit und Abneigung gegen körperliche wie geistige Anstrengung.«[GS] »Niedergeschlagen; mag nicht weiterleben; fragt sich, wie er sich am schnellsten und sichersten umbringen kann.«[GS;NO108] »Trübsinn mit Weinen und Herzklopfen.«[GS] »Möchte niemanden sehen oder sprechen.«[GS] »Große Unentschlossenheit.«[GS] »Bedrückt und mutlos wegen seiner Krankheit; ist sicher, dass er binnen 24 Stunden sterben wird.«[GS] »Bildet sich ein, dass all ihre Freunde bald sterben werden und sie in ein Kloster gehen muss.«[GS] Panische Angst, wenn sie sich in einem begehbaren Wandschrank aufhält, dass die Tür zufallen und sie ersticken könnte.

Schwindel und Ohnmachtsanfall, jedes Mal wenn sie ihre Arme hochstreckt.[GS] Schwindel: beim Umdrehen im Bett[GS]; beim Heben des Kopfes aus dem Kissen[GS]; beim Öffnen der Augen[NO96]; beim Niederlegen[GS]. »Flaues Gefühl und Übelkeit [vor Schmerzen in den Beinen und Füßen], sobald sie morgens ihre Füße belastet.«[NO117] »Der Kopf fühlt sich schwer an, mit starker Neigung, nach rechts zu fallen«[GS],* beim Stehen und Gehen.

Lac defloratum passt bei blassen, kränklich aussehenden und von Sorgen gezeichneten Frauen mit heftigen Kopfschmerzen über den Augen und im Stirnbereich[GS]. Die Schmerzen bessern sich durch Druck[GS], festes Binden mit einem Tuch[AZ88,167], Liegen in einem abgedunkelten Raum, vollkommene Ruhe und kalte Umschläge; sie verschlimmern sich durch die geringste Bewegung[GS], Licht und Geräusche[AZ88,167] sowie Konversation.** Man muss an Lac defloratum denken, wenn der Kopfschmerz durch Milchgenuss hervorgerufen wird und mit *reichlicher, heller Harnsekretion* einhergeht sowie mit Übelkeit und Erbrechen von Speisen, Schleim und Galle.[GS] Heftige Schmerzen im Hinterkopf, am Scheitel[GS] und in den Kopfseiten. Viele Kopfschmerzen sind mit intensivem Klopfen verbunden. Während der Kopfschmerzen kann das Gesicht blass und kalt sein, aber auch gerötet mit Kongestion und Hitzegefühl

* Dies ist eigentlich kein Schwindelsymptom (wie Kent und Hering es verstehen), denn die Neigung, nach rechts zu fallen, bezieht sich nur auf den ***Kopf*** und hängt mit dem Schweregefühl im Kopf zusammen. Dies geht aus einem anderen Symptom hervor (wahrscheinlich desselben Prüfers/Prüferin), das in den *Guiding Symptoms* ausgelassen wurde, aber von H.C. Allen in seinem *Nosoden*-Buch erwähnt wird (S. 99): »In the morning the head felt very heavy, and fell to the right side, the muscles of the neck being unable to hold it erect.«

** In den Quellen findet sich nur ein ***Verschwinden** der Stirnkopfschmerzen während Konversation* (*NO* 99). Allerdings mag der Patient manchmal bei Kopfschmerzen nicht angesprochen werden (*AZ* 88,167).

im Kopf.[GS] Die Schmerzen kommen oft ausgesprochen periodisch, wenngleich nicht immer ganz regelmäßig; wöchentliche Wiederkehr der Kopfschmerzen ist besonders charakteristisch.[AZ88,167] Allgemeines Wundheitsgefühl im Kopf bei Husten[GS] und sonstiger Erschütterung. Bisweilen gehen die Kopfschmerzen mit einem Gefühl einher, als würde der Scheitel abgehoben.[GS] »Schmerzen treten zuerst in der Stirn auf und dehnen sich dann bis zum Hinterkopf aus, so heftig und unerträglich, dass sie die Patientin fast zum Wahnsinn treiben ...«[GS] »Starker Schmerz in der Stirn und durch den ganzen Kopf, < in der Scheitelgegend; anschließend fühlte sich der Kopf wie zerschlagen an.«[GS] Bei allen Stirnkopfschmerzen tritt zugleich heftiges Pochen in den Schläfen auf.[GS] Lac defloratum hat oftmals heftige, periodische Migräne geheilt, die in manchen Fällen bereits seit der Kindheit bestanden hatte[AZ88,167] und für angeboren gehalten wurde. Bei diesen ungeheuren Kopfschmerzen besteht mitunter das Gefühl, als würde der Kopf sich ausdehnen oder größer werden[NO99]. »Schmerz in der Stirn, als ob der Kopf bersten sollte.«[AZ88,167] Das Mittel hat Kopfschmerzen geheilt, die vor und nach der Menstruation auftraten. »Morgens Übelkeit und Gefühl eines runden Balls voller Schmerzen in der Mitte der Stirn.«[GS]

»Verschwommenes Sehen vor Kopfschmerzanfällen.«[NO103] Trübsichtigkeit bei* Kopfschmerzen; kann nur Lichtquellen erkennen, keine Gegenstände.[GS] *»Extreme Lichtscheu;* selbst Kerzenlicht ist unerträglich.«[GS] »Die Oberlider fühlen sich sehr schwer an; ist den ganzen Tag schläfrig.«[GS]** Dumpfe Augenschmerzen, < links, selbst wenn die Lider geschlossen werden; besser durch lokale Kälteanwendungen, in der Dunkelheit und durch Schließen der Augen***. Ziehen in den Augen beim Lesen – konnte deshalb immer nur wenige Minuten am Stück lesen. »Starker Augenschmerz beim ersten Hinaustreten ins helle Licht ...«[GS] Schmerzen in und über den Augen; < durch Bewegung [Gehen, Hinsetzen und Bücken], ferner durch strahlende Wärme von einem Feuer.[GS] »Starker Tränenfluss aufgrund von Schmerzen über dem linken Auge und in den Schläfen, die sich zuweilen bis in die Augen erstrecken.«[NO103+99] »Gefühl, als ob die Augen voller Steinchen wären.«[GS]

»Schmerzhafter Druck und Enge- oder Spannungsgefühl an der Nasenwurzel. (Katarrh.)«[GS]

»Leichenblässe des Gesichts.«[GS] »Abgezehrtes, schmales und überaus bleiches Gesicht, mit dunklen Ringen unter den Augen.«[GS] »Bleiche Gesichtsfarbe und ekzematöser Hautausschlag ...«[NO120] »Das Gesicht fühlt sich an, als habe sich alles Fleisch von den Knochen gelöst und als würden die Knochennähte auseinanderklaffen und nach außen ragen.«[GS;NO97] »Hitzewallungen im Kopf und Gesicht, besonders in der linken Wange.«[NO101]

»Zähneknirschen im Schlaf, mit Magenschmerzen, Kopfschmerzen und Erbrechen.«[NO102]

Fader oder saurer Mundgeschmack. Große Trockenheit des Mundes.[GS] Übler Mundgeruch.[GS] »Mund klebrig und schaumig, besonders bei Unterhaltungen.«[GS]

Globus hystericus.[GS] »Halsschmerzen, < beim Schlucken, verbunden mit leichtem Hüsteln.«[GS] Die Rachenschleimhaut ist sehr blass.

Völliger Appetitverlust.[GS] Häufiger, starker Durst auf große Mengen Wasser.[GS] *Saures* Aufstoßen[GS]; Luftaufstoßen. Magen von Luft aufgetrieben. Übelkeit nach abendlichem Trinken von kaltem Wasser, < nach Hinlegen. »Übelkeit und manchmal Erbrechen morgens beim Aufstehen, aber auch tagsüber oder abends beim Aufrichten aus einer Ruheposition sowie bei jeder anderen stärkeren Bewegung.«[NO104]****

* In den *Guiding Symptoms*, die Kent hier zitiert, heißt es fälschlich »preceding headache«. Wie der Zusammenhang dieses Symptoms aber zeigt (S. 549 oben), trat die Trübsichtigkeit bei bereits bestehenden Kopfschmerzen auf (zumindest lässt der Wortlaut keine andere Deutung zu). Die entsprechende Repertoriumseintragung ist daher korrekturbedürftig.

** Kent muss auch schon ziemlich schläfrig gewesen sein, als er dieses Symptom aus den *Guiding Symptoms* übertrug. Er schreibt: »Lids feel heavy, sleepy and dry.« Richtig muss es aber heißen *(GS; NO)*: »Upper eyelids feel very heavy; ***sleepy all day.***«

*** Die Quellen berichten nur über eine *Verschlimmerung* der Augenschmerzen durch Schließen der Augen: »Eyeballs intensely painful; and on shutting the eyes, the pressure of the lids increases the pain .. « *(NO* 103; *GS)*

**** Bei Kent und Hering heißt es irrtümlich: »Nausea from a recumbent position ...« Nur H.C. Allen *(Nosodes)* gibt diesen Teil einer Kasuistik (*GS*, S. 550) richtig wieder; bei ihm heißt es: »Nausea and sometimes vomiting upon *rising* in morning, or *from a recumbent position* at any time during day or evening, or upon moving.«

»Ungeheure Übelkeit, kann aber nicht erbrechen, mit Stöhnen und Schreien vor Qualen; große Unruhe mit allgemeinem Kältegefühl, trotz objektiver Wärme der Haut; Puls normal.«[NO105] »Erbrechen erst von stark sauren, unverdauten Speisen, dann von bitterem Wasser, schließlich von einem bräunlichen Klumpen, der sich in Wasser auflöste und wie Kaffeesatz aussah, ohne Geruch, aber von bitterem Geschmack.«[NO105] »Fortwährendes Erbrechen, unabhängig von den Mahlzeiten.«[GS] Galleerbrechen bei Kopfschmerzen. Heftiger Schmerz in der Magengrube, aufgrund von Erschöpfung.[GS] Lac defloratum ist ein äußerst wertvolles Mittel bei (morgendlicher) Übelkeit und Erbrechen in der Schwangerschaft von Frauen, die keine Milch mögen. Krampfschmerzen im Epigastrium.[GS]

»Chronische Gastroenteritis, mit fortwährendem Durchfall und Erbrechen.«[GS] »Abdomen schmerzhaft und berührungsempfindlich.«[GS] Flatulenz[GS] und Bauchauftreibung. »Große Ermüdung vom Gehen, verursacht durch Schwere im Bauch wie von einem Stein.«[GS] »Heftige Schmerzen in der Nabelgegend, bei Kopfschmerzen.«[GS]

Chronische Stuhlverstopfung[GS], bei der das Rektum wie gelähmt erscheint und weder Abführmittel noch Klistiere von Nutzen waren. Stuhl groß und hart, kann nur unter größten Anstrengungen entleert werden[GS]; tritt selbst nach langem Pressen mitunter wieder zurück. Lac defloratum hat Obstipation geheilt, nachdem *Silicea* versagt hatte. Verstopfung bei sehr frösteligen Patienten. [Friert am meisten und kann nicht warm werden, wenn die Verstopfung gerade besonders hartnäckig ist.[GS]] Obstipation bei Patienten mit periodisch wiederkehrendem Kopfschmerz und Erbrechen. »Häufiger, aber vergeblicher Stuhldrang.«[GS] Gelegentliche Diarrhö[NO109] durch Trinken von Milch.

Häufiges, aber geringes Urinieren.[GS] Profuser, wasserheller Harn, bei Migräne.[NO110] »Urin sehr dunkel und dick.«[GS] *Albuminurie.*[GS] Lac defloratum hat u.a. geheilt: unwillkürliches Harnen beim Gehen in kalter Luft, beim Reiten oder wenn sich der Patient sehr beeilen muss, um z.B. einen Zug zu erreichen; Harntröpfeln nach dem Wasserlassen; mangelnde Empfindung für den Füllungsgrad der Blase.

Die Arznei hat braungelben Scheidenausfluss geheilt, der besonders vor und nach der Menstruation in Erscheinung trat; desgleichen einen kopiösen gelben Ausfluss. »Herabdrückender Schmerz in beiden Ovarialregionen.«[GS] Menses verzögert und spärlich[GS;NO111], manchmal zudem blass und wässrig. Während der Regel Schmerzen im Rücken und in der (linken) Ovarialregion.[GS] »Die Regelblutung kam plötzlich zum Stillstand, nachdem sie ihre Hände in kaltes Wasser getaucht hatte; überall traten Schmerzen auf, besonders im Kopf.«[GS] Lac defloratum ist hilfreich, wenn die Brüste kleiner werden und die Milchsekretion nachlässt oder ganz sistiert.[GS]

Atemnotanfälle aufgrund von Aufblähung des Magens, mit Druck auf die Herzgegend; dabei die Gewissheit, die nächsten 24 Stunden nicht zu überleben.[GS;NO115]

Kurzer, trockener Husten[GS], < in einem kalten Raum oder in kalter freier Luft.

Wundheitsgefühl in der Brust mit starkem Beklemmungsgefühl.[GS] Rheumatische Schmerzen in der Brust bei feuchtem, kaltem Wetter. »Tuberkulöse Herde in beiden Lungenspitzen.«[GS]

»Scharfer, heftiger Schmerz in der Gegend der Herzspitze, als würde dort ein Messer rauf und runter schneiden ...«[GS] »Herzklopfen und Hitzewallungen, besonders *in der linken Seite des Gesichts und des Halses.*«[GS] Herzklopfen durch die geringste Anstrengung oder Aufregung.

Frostschauer[NO115] oder Hitzewellen laufen den Rücken hinauf und hinunter und quer von einer Schulter zur anderen. Der Rücken ist extrem empfindlich auf einen kalten Schwamm. »Symmetrischer Flechtenausschlag auf jeder Seite des Halses,* juckend und nach Kratzen brennend.«[GS] »Harter, drückender Schmerz im Bereich des vierten Halswirbels.«[GS;NO115] »Stark brennender Schmerz im Lumbal- und Sakralbereich ...«[GS] Beständige Kreuzschmerzen.[GS]

»Fingerspitzen eiskalt, die übrige Hand warm.«[GS] »Taubheit und Empfindungslosigkeit der vorderen, äußeren Oberschenkelfläche.«[GS] »Beiderseitige Ischiasschmerzen entlang den

* Kent schreibt fälschlich »Herpes on side and neck« statt ***Herpes on each side of neck***.

seitlichen Oberschenkeln bis in die Fersen hinein;* ... die Schmerzen setzen ein, sobald sie morgens die Füße belastet; dann wird ihr flau und übel, sodass sie sich wieder hinlegen muss.«[GS;NO117] »Schwäche und Schmerzen in den Fußgelenken, die unterhalb der Knöchel geschwollen sind.«[NO117] »Haut an den Fußrändern verdickt.«[GS] Füße eiskalt. »Hände und Füsse kalt (bei Migräneanfall).«[AZ88,167] »Hand- und Fußgelenke tun weh.«[GS]

»Große Unruhe und massive, langwierige Beschwerden, wenn sie nachts nicht genug Schlaf bekommen hat.«[GS] »Den ganzen Tag über schläfrig.«[GS] Extreme Schlaflosigkeit.[NO120]

»Gegen 21 Uhr kommt sehr hohes Fieber auf, das bis zum nächsten Morgen anhält, wo sie schweißgebadet aufwacht; der Schweiß färbt die Wäsche gelb ...«[NO119] Hektisches Fieber.[GS] »Gefühl, als ob die Bettwäsche feucht sei.«[GS]

Die Haut ist bei Lac defloratum so überempfindlich auf die Berührung durch eine kalte Hand oder einen kalten Schwamm, dass die Prüfer nur in sehr warmem Wasser baden konnten. Haut kalt und blass, die Venen blau und stark hervortretend. Flechtenartige oder ekzematöse Hautausschläge. Jucken der Haut, nach Kratzen Brennschmerz.

* Kent schreibt fälschlich »pain pressing [statt ***passing***] down sciatic nerve and [statt ***to***] heel«.

Lachesis

Lachesis muta; Gift der Buschmeisterschlange

Lachesis ist ein häufig angezeigtes Mittel, das Sie gut kennen müssen, um es richtig einsetzen zu können. Die Arznei scheint gut auf das menschliche Geschlecht zu passen, entspricht dieses doch von seiner Veranlagung und seinem Charakter her in vielen Zügen dem Wesen der Schlange, und das Lachesis-Gift bringt schließlich nur das zum Vorschein, was bereits im Menschen angelegt ist.

Lassen Sie mich Ihnen zunächst einen Überblick über die *Allgemeinsymptome* geben, über die besonders wichtigen Symptome, die das Mittel charakterisieren, sowie über die Umstände, unter denen die Symptome auftreten oder verschlimmert werden.

Der konstitutionelle Lachesis-Patient leidet an einer Verschlimmerung seiner Beschwerden im *Frühling*, wenn das kalte Wetter dem milderen weicht, und besonders leidet er bei mildem und regnerischem oder bewölktem Wetter. Lachesis-Symptome können aber auch herauskommen, wenn sich der Patient von einem kalten in ein wärmeres Klima begibt. Auch warme Südwinde können Lachesis-Symptome provozieren.

Die Lachesis-Symptome verstärken sich mit dem Eintritt des *Schlafs*. Selbst wenn der Patient im Wachzustand noch nichts von ihnen bemerkt hat, kommen sie im Schlaf heraus und nehmen mit der Dauer des Schlafs immer mehr zu. Ein langer Schlaf verschlechtert daher den Allgemeinzustand und das Befinden des Lachesis-Patienten in jeder Hinsicht, sodass er beim Erwachen nur mit Betrübnis an die vergangene Nacht zurückdenken kann. Der Schlaf ist durch Erstickungsanfälle und schreckliche Träume gestört worden, und nun erwacht er aus dem langen Schlaf mit fürchterlichen Kopfschmerzen, Herzklopfen, Melancholie und Leiden von Kopf bis Fuß. Am ganzen Körper sind Beschwerden entstanden, und seiner Seele ist jede Lebensfreude abhanden gekommen. Es ist ein düsterer Zustand, voll von Traurigkeit und Schwermut, voller Wahnvorstellungen und seltsamer Ideen, voller Eifersucht und Argwohn. Wenn der Kranke ein *warmes Bad* nimmt oder an entzündeten Stellen warmes Wasser anwendet, verschlimmern sich seine Gemütssymptome. Alle möglichen Beschwerden entwickeln sich, wenn er warm badet oder sich auf andere Weise erhitzt, ebenso wenn er sich an einem kalten Tag draußen verkühlt hat und dann in einen warmen Raum kommt. Herzklopfen durch warmes Baden, mit dem Gefühl, als würde gleich der Kopf zerspringen, dabei aber kalte Füße; er spürt die Pulsationen am ganzen Körper. Warmes Baden kann sogar eine akute Herz-Kreislauf-Schwäche mit Ohnmacht herbeiführen, besonders bei jungen Mädchen. Auch wenn der Lachesis-Patient friert, werden in einem warmen Zimmer die Beschwerden nicht gemildert, sondern im Gegenteil vermehrt bzw. hervorgerufen.

Manchmal weist schon das äußere Erscheinungsbild des Patienten und die Lokalisation der Symptome auf Lachesis als Heilmittel hin. Sein Gesicht drückt Angst, Unruhe und Leiden aus. Es ist fleckig und *purpurfarben*, und die Augen sind angeschwollen. Die Augen blicken misstrauisch. Wenn sich auf der Haut eine entzündete Stelle befindet, erscheint diese blaurot bis düsterrot verfärbt. Wenn Drüsen oder Lymphknoten entzündet sind – was bei Lachesis häufig vorkommt –, sieht der darüberliegende Hautbezirk purpurn gefleckt aus. Wenn sich ein Geschwür gebildet hat, tritt aus ihm schwarzes Blut hervor, das schnell gerinnt und dann wie verkohltes Stroh aussieht. Alle Wunden, selbst *kleine Verletzungen bluten stark*, wie bei *Phosphorus* und *Kreosotum*. Aus einem winzigen Nadelstich sickern dicke Tropfen Blut heraus. Geschwüre fressen sich in die Umgebung, wollen nicht verheilen, bilden nur unzureichendes Granulationsgewebe, sezernieren eine faulig stinkende Jauche, fangen leicht an zu bluten (das Blut ist schwarz); und rund um das Geschwür hat die Haut ein *fleckig-purpurnes Aussehen*, als sei sie im Begriff, gangränös zu werden. Oft entsteht tatsächlich eine Gangrän; Gangrän von Teilen, die verletzt worden sind. Das brandige Gewebe verfärbt sich schwarz und wird allmählich vom intakten Gewebe abgestoßen; diese Nekrosen verbreiten einen ungeheuer üblen Geruch. Die Venen haben bei Lachesis die Neigung, varikös zu werden; an den Beinen sehen sie aus wie die Varizen nach einer Schwangerschaft. Diese Venenerweiterungen sind ein hervorstechendes Merkmal von Lachesis.

Von der geringsten Gemütserregung oder geistigen Anstrengung bekommt der Patient kalte Extremitäten; Herz und Kreislauf werden schwach, die Haut ist von Schweiß bedeckt, und der Kopf ist heiß. Äußere Wärme scheint auf die kalten Hände und Füße keinerlei Effekt zu haben. Man kann sie noch so dick einhüllen, sie bleiben doch kalt. Zudem hat der Patient eine Abneigung gegen jede Art von Wärme; er mag sich nicht in einem warmen Raum aufhalten, weil er dann das Gefühl hat, ersticken zu müssen.* Er bekommt kaum noch Luft und möchte die Fenster geöffnet haben. Der Grund hierfür ist vor allem eine akute Herzschwäche; das Herz ist manchmal so schwach, dass es kaum zu auskultieren ist. Der Puls ist ebenfalls schwach und setzt des Öfteren aus. Zu anderen Zeiten besteht dagegen nicht selten hörbares Herzklopfen.

Wenn Sie die Lachesis-Symptome in den *Guiding Symptoms* durchgehen, wird Ihnen eine Eigentümlichkeit des Mittels ins Auge springen, nämlich seine Tendenz, vornehmlich die *linke Körperseite* zu affizieren oder zuerst die linke Seite zu befallen und dann die rechte. Lähmungen beginnen mit allmählich zunehmender Schwäche auf der linken Seite, und erst später wird auch die rechte mit erfasst. Lachesis hat eine starke Affinität zu den Ovarien, und auch hier erkrankt gewöhnlich zuerst das linke Ovar; eine Eierstockentzündung tritt zunächst auf der linken und erst danach auf der rechten Seite auf. Auch Halsentzündungen beginnen linkerseits und dehnen sich dann nach rechts aus. Die linke Seite des Kopfes wird häufiger in Mitleidenschaft gezogen als die rechte. Das linke Auge fängt an zu schmerzen, und der Schmerz erstreckt sich von dort zum rechten Auge. All dies ist jedoch nicht immer so, und wenn einmal das Gegenteil zutrifft, ist das noch keine Kontraindikation gegen Lachesis.** Beobachtet worden ist auch ein Befall der linken oberen und der rechten unteren Körperhälfte.

Bei vielen Lachesis-Symptomen finden wir eine *Verschlimmerung am Morgen*. Dies ist nichts anderes als die wohlbekannte *Verschlimmerung nach Schlaf* – der Patient schläft in die Verschlimmerung hinein. Bei den harmloseren Symptomen fällt diese Verschlimmerung nur milde aus und wird vom Patienten erst nach längerem Schlaf bemerkt. Wenn die Verschlimmerung aber beträchtlich ist, spürt der Patient sie schon bald nach dem Einschlafen, und er wird von ihr aufgeweckt. Ein Beispiel hierfür sind die Herz-Kreislauf-Störungen von Lachesis: Der Patient ist gerade eingeschlafen, und schon wacht er wieder auf – mit Atemnot und Erstickungsgefühl, Schmerzen im Hinterkopf, großer Erschöpfung, Schwindel, Herzklopfen und vielen anderen Kreislaufstörungen.

Der nächste, überaus wichtige Aspekt, den wir untersuchen müssen, ist der *Geistes- und Gemütszustand* des Lachesis-Patienten. Nichts fällt an diesem Menschen mehr auf als seine Reflektiertheit oder Selbstbezogenheit, die sich zu übermäßiger Eigenliebe, Stolz[WS3139], Selbstüberhebung und Eigendünkel steigern kann, woraus letztlich auch die für Lachesis typischen Charakterzüge Neid, Hass, Rachsucht[WS3145] und Grausamkeit resultieren. Alle möglichen krankhaften Triebe. Geistige Verwirrung bis hin zur Psychose. Große geistige Ermüdung. Der Gesichtsausdruck des Patienten ist bisweilen rührselig, wie bei einem Trinker. Er spricht mit geschwollenen, schwerfälligen Lippen und dicker Zunge, redet holperig oder stockend, bringt Sätze oder gar Wörter, die er anfängt, nicht zu Ende. Das Gesicht ist dabei blaurot verfärbt, der Kopf heiß. Er fühlt sich am Hals sehr

* Hier ist beim Schriftsatz ein Fehler passiert. Nach der 1. Auflage lautet die Passage wie folgt (*kursiv* = der in der 2. Aufl. fehlende Teil): »They [hands and feet] may be wrapped up in flannels and still they remain cold, but *the patient has an aversion to heat; aversion to a warm room, because* suffocation is brought on.

** Ausweislich der Zusammenstellung in den *Guiding Symptoms* (S. 626ff.) wird die linke Seite etwa doppelt so häufig befallen wie die rechte.

beengt, jeder Kragen bereitet ihm größtes Unbehagen, und je mehr dies zunimmt, desto größer wird die geistige Verwirrung und der Anschein von Trunkenheit. All diese Symptome sehen Sie z.B. bei jemandem, der allzu sehr dem Whisky zugesprochen hat: Der Betreffende murmelt und lallt vor sich hin, kann die Wörter nicht richtig artikulieren, lässt Sätze und Wörter unbeendet, macht Fehler, weiß kaum, was er sagt, stellt die Dinge mal so dar, mal so. Wenn diese Symptome bei einem Lachesis-Patienten auftreten, dann werden sie unter den Umständen, die ich erwähnt habe, verschlimmert: im Frühling; bei warmem Wetter nach einer Kaltwetterperiode; bei mildem, regnerischem Wetter; bei und nach einem warmen Bad; nach Schlaf. Unter den sonstigen Gemütssymptomen – und es gibt derer viele – sticht besonders die Neigung zu unbegründeter *Eifersucht* hervor. Ungerechtfertigte Eifersucht und großes *Misstrauen*. Lachesis hat viele Male junge Mädchen von ihrem Misstrauen befreit, das sie gegenüber ihren Freundinnen hegten. Ein solches Lachesis-Mädchen kann z.B. keine geflüsterte Unterhaltung beobachten, ohne gleich zu argwöhnen, dass über sie getuschelt werde, dass irgendetwas Nachteiliges über sie geredet werde. Schnell hat sie den Verdacht, die anderen Mädchen würden sich gegen sie verschwören und Pläne schmieden, sie zu verletzen oder zu demütigen, und um das herauszufinden, ist ihr jedes Mittel recht. Oder eine Lachesis-Frau bildet sich ein, ihre Angehörigen würden versuchen, ihr Schaden zuzufügen, oder sie würden heimlich ihre Unterbringung in einer Irrenanstalt betreiben. Furcht vor der Zukunft; besonders ängstigt die Patientin, sie könnte eine Herzkrankheit bekommen oder sie könnte wahnsinnig werden und man würde sie in eine Irrenanstalt stecken. Sie ist überzeugt, ihre Verwandten würden versuchen, sie zu vergiften, und weigert sich deshalb zu essen. Manchmal fragt sie sich, ob nicht alles, was sie erlebt, nur ein Traum sei oder Illusion. Träumt oder »bildet sich ein, sie sei tot und es würden Vorbereitungen zu ihrem Begräbnis getroffen.«[GS] »Glaubt, sie liege im Sterben, und hofft, jemand würde sie aus dieser Situation befreien.«[GS]

»Glaubt, sie sei jemand anderes und in den Händen einer höheren Macht.«[GS] Die Patientin wähnt sich *von einer übernatürlichen Macht kontrolliert;* Geister würden sie zwingen, bestimmte Dinge zu tun. Sie hört z.B. einen Befehl – teilweise im Traum –, den sie dann ausführen muss. Manchmal nimmt sie solche Befehle regelrecht als Stimmen wahr; sie gebieten ihr, zu stehlen, zu morden oder Taten zu gestehen, die sie nie begangen hat. Dann findet sie keinen Frieden, ehe sie sich nicht dazu bekannt hat. Sie wird so lange innerlich gemartert und gequält, bis sie ein solch falsches Geständnis abgelegt hat. »Glaubt sich verfolgt.«[AR15,1,82] Bildet sich ein, sie habe gestohlen oder jemand anderes glaube, sie habe gestohlen, und fürchtet nun, sie werde vor Gericht gestellt. Sie hört Stimmen, die sie warnen, und nachts träumt sie von solchen Stimmen. Dieser qualvolle Zustand kann in ein Delirium[WS2905] übergehen, in welchem sie wie eine Betrunkene immerfort vor sich hin murmelt. Am Ende kommt es oft zu Bewusstlosigkeit; die Patientin fällt in ein Koma, aus dem sie nicht zu erwecken ist. Auf dem Weg dorthin geht sie manchmal auch durch Phasen der Gewalttätigkeit, etwa in einem besonders heftigen Delirium.

Die Psyche einer Lachesis-Patientin wird häufig von *religiösen Zwangsvorstellungen* gequält. Typisch hierfür ist die herzensgute alte Dame, die stets ein Leben geführt hat, das man als unbescholten und fromm bezeichnen würde.[WS3127] Dennoch ist sie nicht in der Lage, die Versprechen, die Gott dem Menschen in der Bibel gegeben hat, auf sich selbst zu beziehen; sie gelten für andere, aber nicht für sie. Sie stecke, wie sie glaubt, voller Bosheit und habe unverzeihliche Sünden begangen. Ständig kreisen Gedanken wie diese in ihrem Kopf, und deshalb muss sie einfach darüber reden. Sie ist überzeugt, sie werde bald sterben und dann in diese schreckliche Hölle kommen, von der sie immer liest. Wenn der Arzt mit einem solchen religiösen Wahn konfrontiert ist, sollte er aufmerksam zuhören. Er könnte den Fehler machen, solche Befürchtungen zerstreuen oder leichthin abtun zu wollen. Wenn er das tut, hat er die Patientin das letzte Mal gesehen – und sie der Chance beraubt, geheilt zu werden. Wie wunderlich ihre

Vorstellungen, wie abwegig ihre religiösen Ansichten auch sein mögen, der Arzt muss die psychische Verfassung der Patientin respektieren und auf ihre Obsessionen eingehen, als ob sie der Wirklichkeit entsprächen. Er muss ihr mit Freundlichkeit und Sympathie begegnen. Es ist sehr bedauernswert, wenn ein Arzt in einer religiösen Umgebung in den Ruf gelangt, ein gottloser Mensch zu sein, weil es ihm dann in vielen Fällen nicht mehr möglich sein wird, Gutes zu bewirken. Er muss ein offenes Herz haben für all die verschiedenen Meinungen und Vorstellungen, denen er in der Welt begegnet. Er sollte jedermanns Freund sein, und das kann er ohne jede Heuchelei, wenn er ein ehrlicher und rechtschaffener Mensch ist.

Dieser Zustand von religiöser Melancholie und religiösem Wahnsinn[WS3127] geht nicht selten mit einem ausgeprägten *Mitteilungsdrang* einher, mit einer ***Redseligkeit***[AR15,1,82], wie sie auch insgesamt das Mittel kennzeichnet. In den meisten Fällen sehen wir diese religiöse Melancholie bei Frauen, nur vereinzelt bei Männern. Nun, ein solche Frau fühlt sich dann getrieben, sich über das mitzuteilen, was sie so sehr beschäftigt. Tag und Nacht behelligt sie ihre Freundinnen mit der Geschichte von der Verdammnis ihrer Seele[WS3127], von ihrer Bösartigkeit[WS3146] und all den schrecklichen Dingen, die sie angeblich getan hat. Wenn man sie fragt, welche Sünden sie denn im Einzelnen begangen habe, wird sie jede Untat zugeben – nur dass sie jemanden getötet hat, darauf lässt sie sich nicht festlegen. Obwohl sie immer eine anständige und freundlich gesinnte Frau gewesen ist, wird sie, wenn man sie ihre Story fortspinnen lässt, fast das gesamte Register an Sünden und Verbrechen eingestehen.

Es gibt noch eine andere Form der Redseligkeit bei Lachesis: eine Logorrhö, die die Patientin gewissermaßen nötigt, in einem fort zu reden. Die Logorrhö sehen wir zumeist in einem Gemütszustand, bei dem die Kranke zugleich in allem, was sie tut, Hast und Eile an den Tag legt[WS3060ff.] und diese Eile auch von anderen erwartet. Diese Gemütsverfassung bringt dann einen enormen Redefluss hervor, einen Redefluss, den man sich nicht vorstellen kann, wenn man ihn nicht einmal selbst gehört und erlebt hat. Noch schwieriger gestaltet sich der Versuch, ihn zu beschreiben: Die Kranke redet ungeheuer schnell, springt fortwährend von einer Materie zur nächsten und lässt viele Sätze unbeendet; sie erachtet es als selbstverständlich, dass man den Rest versteht, und redet ohne Punkt und Komma weiter. Tag und Nacht ist die Patientin hellwach und reagiert dabei so empfindlich auf ihre Umgebung, dass man, nach dem zu urteilen, was sie alles wahrnimmt und welche Geräusche sie schon stören, glauben muss, sie werde wohl selbst die Fliegen an der Wand oder das Schlagen weit entfernter Kirchturmuhren hören können. Viele dieser Dinge erfahren Sie nicht aus den Büchern, es sind Erfahrungen, die ich am Krankenbett gesammelt habe. »Wahnwitzige Redseligkeit, mit Vorträgen in gewählten Ausdrücken, immer von einem Gegenstande auf den andern überspringend, mit Stolz und Mißtrauen gegen seine Umgebung.«[AR15,1,82] »Ein einziges Wort führt sie oft mitten in eine andere Geschichte.«[GS] Diese Zustände können bei akuten Krankheiten auftreten, z.B. beim Bauchtyphus, wenn das Stadium des Delirs erreicht wird; sie können bei Diphtherie und jeder anderen mit Sepsis einhergehenden Krankheit in Erscheinung treten; sie können sich im Wochenbett zeigen; sie können sich aber auch im Rahmen einer Psychose manifestieren. Lachesis ist ein langwirkendes Mittel, dessen Symptome zeitlebens anhalten können, wenn es missbräuchlich [zu häufig und in zu niedriger Potenz] angewendet worden ist. Ich habe in meiner Praxis etwa ein halbes Dutzend [vorbehandelte] Fälle erlebt, die auf diese Weise mit Lachesis vergiftet worden sind.

Vielfach kann man bei dieser Arznei einen engen Zusammenhang zwischen Gemütssymptomen und Herzsymptomen feststellen, besonders bei jungen Frauen und Mädchen, die sich unglücklich verliebt haben. Ganze Nächte hat die Patientin aus Kummer wach im Bett gelegen, weil ihre Gefühle verletzt worden sind, weil sie enttäuscht worden ist, weil ihre Hoffnungen zerstört worden sind. Anhaltende Schwermut[WS3125f.], Niedergeschlagenheit[AR15,1,81], hysterische Zustände, Weinen, Verzweiflung, geistige Erschöpfung: all dies kann mit Herzschmerzen verbunden sein, mit Schwächegefühl in der Herzgegend, mit Schweratmigkeit. Sie denkt an Selbstmord, und schließlich versinkt sie in einen apathischen Zustand, mit Widerwillen gegen alles und jedes, Unlust zur Arbeit[AR15,1,82] und selbst zum Denken.

Kopf. Die Kopfsymptome von Lachesis können Sie sich vielleicht besser einprägen, wenn ich Ihnen den Fall einer Patientin schildere, die ihre Beschwerden wohl typischer beschrieb, als Sie es in den Büchern finden können. Sie saß aufrecht im Bett und durfte sich nicht hinlegen, weil das ihre Beschwerden verschlimmerte. Ihr Gesicht war purpurn verfärbt, Augen und Gesicht angeschwollen, die Lider aufgedunsen. Sie saß völlig reglos im Bett und beschrieb den Kopfschmerz als eine wallende Empfindung, die sich vom Nacken zum Hinterhaupt und dann über den ganzen Kopf ausdehnte. Dies ist charakteristisch für Lachesis – ein in Wellen kommendes Aufsteigen zum Kopf, *Wellen von Schmerzen*, die nicht immer synchron mit dem Puls verlaufen, sondern auch ganz unabhängig davon auftreten können. Diese Wallungen werden durch Bewegung verschlimmert, nicht so sehr während der Bewegung, als vielmehr im Anschluss daran. Sie werden manchmal nach Gehen oder nach Wechsel zu einem anderen Platz verspürt, sobald sich die Patientin wieder hingesetzt hat; d.h., die Schmerzen beginnen wenige Sekunden nach Beendigung der Bewegung und finden sogleich ihren Höhepunkt, um dann allmählich zu einem stetigen Drängen oder Drücken abzuflauen. Im Kopf besteht ein kontinuierlicher, dumpfer Schmerz, der jederzeit durch Bewegung zu einem Aufwallen verstärkt werden kann, welches so heftig ist, dass es der Kranken als lebensbedrohlich erscheint. Nun, besagte Patientin war eine typische Lachesis-Frau, und das Mittel verschaffte ihr umgehend Erleichterung.

Das Lachesis-Kopfweh beginnt typischerweise morgens beim Erwachen und lässt dann – in der milderen Variante – allmählich nach, wenn sich die Patientin eine Weile umherbewegt hat. Bei den Kopfschmerzen und auch bei vielen anderen Beschwerden kommt es oft zu zeitweiligem Vergehen der Gedanken und zu diversen Schwindelanfällen[WS25 ff.]. Schwindel und Kopfweh mit Übelkeit und Erbrechen.[WS29 ff.] Beim Schwindel hat die Patientin die Tendenz, nach links zu schwanken.[WS4]

Das Mittel hat kongestive[WS114] und *berstende* Kopfschmerzen, »als sollte der Kopf zerspringen«[AR15,1,63]. Weil die Glieder so kalt sind und es im Kopf so pulsiert und hämmert[AR15,1,63], hat die Patientin das Gefühl, als befände sich alles Blut des Körpers im Kopf. Dieser pulsierende Kopfschmerz[WS257] ist Teil eines *allgemeinen Pulsierens* von Kopf bis Fuß. In sämtlichen Arterien und entzündeten Teilen kommt es zu Klopfen, Pochen, Hämmern oder Schlagen. Es pulsiert im entzündeten Eierstock, und mitunter fühlt es sich an, als würde mit jeder Pulsation der Arterien ein kleiner Hammer auf die entzündete Stelle schlagen. Lachesis hat einige Male Analfisteln geheilt[GS], wenn sie mit dem Gefühl einhergingen, als würde ständig ein Hämmerchen auf den Fistelgang schlagen. [»Klopfen im After wie mit einem Hämmerchen.«[WS1453]] Es hat hartnäckige Analfissuren geheilt, wenn darin dieses Hämmern zugegen war, desgleichen Hämorrhoiden[WS1551] mit dieser Empfindung. Wir sehen also, das Pulsieren im Kopf ist kein Lokalsymptom, sondern ein allgemeines Phänomen, das sich u.a. am Kopf manifestieren kann.

Manche Symptome sind wertvoll aufgrund der Häufigkeit, mit der sie miteinander verbunden sind, und in einem solchen Fall wird auch die konkomitierende Beziehung zueinander bedeutsam. Bei Lachesis sind die Herzsymptome oft mit Kopfschmerzsymptomen verbunden, und nur selten treten Lachesis-Kopfschmerzen ohne gleichzeitige Herzstörungen auf. Ein schwacher Puls oder die ubiquitären Pulsationen sind mehr oder weniger regelmäßig mit heftigen Kopfschmerzen assoziiert.

In der Pathogenese finden wir *Drücken* und *Schwere*[AR15,1,63] als besonders wichtige Merkmale der Kopfsymptome verzeichnet. Bei fast allen Beschwerden des Körpers, bei Typhus, im Zusammenhang mit der Menstruation und bei kongestivem Frost scheinen Rumpf und Extremitäten, besonders Knie und Füße, kalt zu werden, während das Gesicht blaurote Flecken bekommt, die Augen anschwellen und hervortreten und ebendiese schrecklichen Kopfschmerzen einsetzen; gleichzeitig können sich Artikulationsschwierigkeiten einstellen, unzusammenhängendes Reden, Ohnmachtsneigung und schließlich auch längere Bewusstlosigkeit.

Im Zusammenhang mit den Symptomen des Kopfes, des Gemüts und des Sensoriums darf die *Überempfindlichkeit* nicht außer Acht gelassen werden, die Lachesis charakterisiert. Die Symptome des Patienten fallen generell sehr intensiv aus; die Sehschärfe ist gesteigert, das Gehör übermäßig scharf[WS569] und besonders der Tastsinn überreizt [»kleine Berührungen sind ihm unerträglich, setzen ihn fast in Wuth«[WS3606]]. Die Berührung der Haut durch die Kleidung kann sogar schmerzhaft werden, während fester Druck meist gut vertragen wird. Die Kopfhaut wird schmerzhaft empfindlich gegen jede Berührung[WS281], während starker Druck, etwa durch eine Bandage, dem Patienten nichts ausmacht. Überempfindlichkeit gegen Geräusche[WS568] und jegliche Bewegung im Zimmer, z.B. wenn sich andere unterhalten oder jemand durchs Zimmer geht. All diese Umstände erhöhen die Schmerzen des Patienten. Sämtliche Sinnesorgane sind extrem empfindlich. Die große *Berührungsempfindlichkeit* betrifft wahrscheinlich weitgehend nur die Haut, was man aus der Tatsache schließen kann, dass stärkerer Druck [der die tieferen Gewebe erreicht] oft Linderung verschafft. Bei einer Lachesis-Patientin, die an Peritonitis, Oophoritis, Metritis oder einer anderen Entzündung im Bauchraum leidet, ist die Haut besonders der Bauchdecken so empfindlich auf die leiseste Berührung, dass die Kranke mitunter Vorkehrungen treffen muss, um die Bettdecke vom Abdomen fernzuhalten. Meist steht dann ein reifenähnliches Gestell im Bett, oder die Patientin hat die Knie angezogen, oder sie hält mit den Händen die Decke vom Unterleib entfernt. Das Gewicht einer Hand auf dem Bauch kann ausreichen, um ein Wundheitsgefühl innerhalb des Abdomens hervorzubringen oder zu verstärken, doch das ist eine ganz andere Art von Schmerz. Kleidung oder Bettwäsche hingegen, die den Unterleib berührt, stellt einen Reiz lediglich für die überempfindliche Haut dar. Das bloße Berühren der Haut mit dem Finger oder der Hand ist schier unerträglich.

An den *Augen* können sich viele entzündliche und kongestive Veränderungen einstellen. Die Augenbeschwerden sind nach Schlaf am ausgeprägtesten.[GS] Die Augen sind empfindlich gegen Licht[WS411] und Berührung. Wegen der engen Beziehung zwischen Augen und Gehirn kommt es bei Augenaffektionen oft auch zu Kopfschmerzen. »Wenn der Hals [äußerlich] gedrückt wird, auch nur wenig, ist es doch, als sollten die Augen aus dem Kopfe springen.«[WS935] Dieses Gefühl kann auch dann eintreten, wenn bei der Untersuchung einer Halsentzündung der Zungenspatel versehentlich die Rachenhinterwand, die Tonsillen oder die Zungenwurzel berührt. Heftige Schmerzen in den Augen durch Berühren des Halses. Gelbfärbung der Skleren[GS]; Lachesis ruft vielfältige Leber-Galle-Störungen hervor und ist daher ein wichtiges Mittel bei Ikterus. Anschwellen der die Augäpfel umgebenden Gewebe [»orbitale Zellulitis nach Strabismus-Operation, mit Vortreten der Augen ...«[GS]]. »Eine Thränenfistel mit sammt dem zugleich bestandenen, sehr garstigen und hartnäckigen Gesichtsausschlag«[KE5,255] wurde mit einer einzigen Gabe Lachesis 12 in vierzehn Tagen geheilt.

Ohren. Überempfindlichkeit des äußeren Gehörgangs. Alles, was in den Gehörgang eingeführt wird, verursacht Kitzel im Hals und heftigen Krampfhusten. Die Schleimhaut des Ohres ist so empfindlich, dass die geringste Berührung derselben einen heftigen Hustenanfall auslöst, vergleichbar einer Keuchhustenattacke. Dies zeigt einmal mehr die allgemeine Überempfindlichkeit, die übersteigerte Reflextätigkeit. Übersteigert ist auch, wie bereits erwähnt, das Hörvermögen. Tubenschleimhaut katarrhalisch verdickt; Verstopfung oder auch Striktur der Eustachischen Röhre[GS]

Nase. Die katarrhalischen Symptome der Nase spielen bei Lachesis eine große Rolle. Häufiges Nasenbluten[WS602ff.] und blutig-wässrige Absonderungen aus der Nase.* Ständiges Erkälten der Nase. »Nasenverstopfung, ärger Morgens«[AR15,1,65], mit Beeinträchtigung des Geruchssinnes. Das Riechvermögen ist zunächst gesteigert – mit Überempfindlichkeit auf diverse Gerüche –, dann herabgesetzt oder ganz erloschen. Lachesis neigt zu chronischer Entzün-

* Kent schreibt: »Frequent bleeding of the nose and body, watery discharge from the nose.« Statt »body« sollte es hier ***bloody*** heißen (so der Wortlaut in der 1. Auflage).

dung der Nasenschleimhäute, einhergehend mit viel Borkenbildung, Niesen, wässrigen Sekretionen und katarrhalischen Kopfschmerzen. Manchmal verschwinden die Kopfschmerzen, wenn der Schnupfen fließt[WS1714], und sie fangen wieder an, sobald er zum Stillstand kommt. »Niesen und Fließschnupfen mit Kopfbeschwerden.«[WS1694] Schnupfen mit kongestivem Kopfschmerz. Die katarrhalischen Nasensekretionen haben bisweilen bei Syphiliserkrankungen den Ausschlag für die Verwendung von Lachesis gegeben. Das Mittel ist hinreichend ähnlich, um auch schwere Formen von Nasensyphilis erfolgreich therapieren zu können. Syphilis mit Befall der Nasenschleimhäute, viel Borkenbildung und schließlich Affektion der Nasenknochen. Syphilitische Ozäna[GS], mit äußerst fötider Absonderung aus der Nase. Das häufige Auftreten von Nasenbluten ist nicht verwunderlich, denn Lachesis neigt allgemein sehr zu Hämorrhagien. Das Blut aus der Nase oder anderen Körperteilen sieht, wenn es trocknet oder gerinnt, schwarz aus, wie verkohltes Stroh. Die Blutungsneigung zeigt sich neben der Epistaxis u. a. in kopiösen und anhaltenden Uterus- oder Monatsblutungen, in Bluterbrechen oder in ausgeprägten Darmblutungen bei Typhus abdominalis. »Große Empfindlichkeit und Schmerzhaftigkeit der Nasenlöcher und Lippen[GS]; Anschwellen der Lippen[WS769]; starke Anschwellung der Nase in alten Fällen von Syphilis.« Die Nase schwillt an und bekommt eine purpurne Farbe. Die Nasenknochen sind schmerzhaft empfindlich, ebenso die äußere Seite der Nase[WS585]. Lachesis ist ein nützliches Mittel bei alten Säufern mit roter Nase[WS1171], auch bei Herzleiden mit Rötung der Nase. Roter ›Knubbel‹ auf der Nasenspitze. ›Erdbeernase.‹

Das Gesicht ist typischerweise blaurot bzw. purpurn verfärbt und fleckig, bisweilen kann es aber auch sehr blass[WS826], bleich und kalt sein. Die Augenlider sind angeschwollen – mehr aufgedunsen als ödematös, denn es fehlt die für Ödeme charakteristische Dellenbildung auf Fingerdruck. Kennzeichnend ist für Lachesis eine Art Gedunsenheit oder Aufgetriebenheit des Gesichts[AR15,1,64]; allerdings kann es bei chronischen Herz- und Nierenleiden auch einmal wirklich ödematös sein. Das Gesicht sieht geschwollen und entzündet aus, bedingt durch eine venöse Stase, welche auch die blaurote Farbe und die Fleckenbildung erklärt. Auch die Nase ist geschwollen, hinterlässt aber auf Druck ebenfalls keine Dellen. Die Lippen fühlen sich entzündet an, sind es aber nicht, lediglich berührungsempfindlich. Schuppige, schorfige oder vesikuläre Ausschläge im Gesicht, die leicht bluten. Mit Blut gefüllte, brennende Blasen oder Bläschen, wie sie bei Verbrennungen vorkommen. Das Gesicht kann auch gelbsüchtig aussehen[WS326], mit einem fahlen, graugelben Teint[WS328 ff.], der mitunter noch einen chlorotischen Einschlag erhält. Wenn Sie schon einmal einen chlorotischen Teint gesehen haben, wissen Sie, was ich meine: Es ist ein anämischer Zustand, mit einer gelblichen Blässe, aschfarben oder gräulich, vermischt mit einem Hauch von Grün – weswegen die Alten die Bleichsucht oft auch ›Grüne Krankheit‹ [griech. chloros = gelblichgrün] nannten. Häufiger aber geht die Gesichtsfarbe bei Lachesis mehr ins Bläuliche[NZ3,68]: Der Patient hat ein aufgedunsenes, purpurnes, geflecktes Gesicht, das aussieht wie das eines langjährigen Alkoholikers.

Erysipelatöse und gangränöse Affektionen – und rund um die befallenen Stellen sehen wir wieder die typische purpurn-fleckige Hautverfärbung. Lachesis hat sich klinisch als eines unserer wichtigsten Mittel bei Erysipel[WS371 ff.] und Gangrän erwiesen. Da Prüfer Arzneien nicht so lange einnehmen, bis derart gravierende Veränderungen eintreten, müssen wir solche Symptome Vergiftungswirkungen und klinischen Beobachtungen entnehmen.*

Leichtes Bluten des *Zahnfleisches.*[WS733] Bei zymotischen Fieberkrankheiten bilden sich trockene Krusten und schwarze Beläge (Sordes) auf den *Zähnen*, und die Zunge erscheint wie die übrige Mundschleimhaut trocken, glatt[WS674] und glänzend[GS]. Dies sehen wir bei typhösen Zuständen, wenn Assimilation und Appetit vollständig darniederliegen und der Magen keinerlei Nahrung mehr aufnimmt; Speisen wer-

* Ein *Prüfungssymptom* scheint immerhin das folgende aus Herings *Wirkungen des Schlangengiftes* zu sein (Sy.-Nr. 371): »Rosenartiger Ausschlag unterm linken Auge; die Nacht jückte es erst; ... früh begann die Stelle roth zu werden, es nahm zu, schwoll an, und wurde nach Mittagschlaf ärger ...«

den, falls dennoch zugeführt, gleich wieder erbrochen. Auch besteht eine Parese der Zunge; sie erscheint steif, wie ein Stück Leder im Mund, und kann kaum bewegt werden.[WS686ff.] Die Sprache ist wie die eines Betrunkenen, mit unverständlichem Lallen[WS716] und Unfähigkeit, artikulierte Töne hervorzubringen[WS713]. Die Zunge schwillt an[WS694f.] und kann nur schwierig vorgestreckt werden[WS688]; wegen ihrer Trockenheit bleibt sie leicht an den Zähnen hängen. Bisweilen ist die Zunge auch vollkommen schlaff, wie ein Lappen; die Muskeln scheinen kraftlos zu sein und können die Zunge deswegen nicht nach vorn strecken. Oder die Zunge zittert beim Herausstrecken[GS], bebt und zuckt und verfängt sich so an den Zähnen. Wenn die Zunge geschwollen ist, erscheint sie mitunter all ihrer Papillen ledig – glatt und glänzend, wie glasiert.

Hellschaumiger Speichel.[WS804] Der Speichel fließt in solchen Mengen[WS796f.], dass der Patient im Bett seitlich liegen und den Kopf über den Bettrand schieben muss, damit die Flüssigkeit in ein Gefäß tropfen kann. Oft ist der Speichel weiß, schleimig und so zäh[GS], dass er in Fäden aus dem Mund gezogen werden kann. Dies finden wir nicht selten bei Diphtherie, bei Entzündungen des Halses, des Mundes, der Zunge, des Zahnfleisches und der Speicheldrüsen. Wenn der Schleim *gelb*, dick, zäh und fadenziehend ist, müssen wir natürlich vor allem an *Kalium bichromicum* denken. Bei einer schweren Lachesis-Halsentzündung sehen wir den Patienten oftmals würgend und hustend im Bett liegen, wobei er mühsam versucht, die Zunge nach vorn zu schieben, um den Speichel besser aus dem Mund zu bekommen. Häufig ist dabei der Schmerz in der Zungenwurzel aber so heftig, dass er die Zunge zu diesem Zweck nicht zu Hilfe nehmen kann, und dann liegt er mit offenem Mund über einem Gefäß oder auf einem dicken Handtuch, das den Speichel aufnimmt. In einem solchen Fall brauchen Sie, besonders wenn die Halsentzündung links begonnen hat, kaum länger nachzuforschen, denn es ist das typische Erscheinungsbild von Lachesis. Die gleichen Begleitumstände sprechen auch bei einer Glossitis[GS] oder bei Zungenkrebs[GS] für Lachesis. Ein Wesenszug des Mittels ist seine Neigung zur Bildung von malignen Geschwüren, wie sie z.B. bei Epitheliomen vorkommen. Entsprechend hat Lachesis schon des Öfteren Epitheliome geheilt. Auch bei Lupus hat sich das Mittel als sehr effektiv erwiesen. Es ist ein wichtiges Heilmittel bei syphilitischen Halsentzündungen und bei syphilitischen Geschwüren[GS] des Halses, der Zunge und des Gaumens – in Verbindung mit diesem reichlichen, fadenziehenden* Speichel.

Die Schlundmuskulatur wird gelähmt und versagt ihre Dienste, sodass der Speisebissen im Halse steckenbleibt[WS894f.]. Es folgen verzweifelte Bemühungen, den Bissen herunterzubekommen, mit Würgen und Husten, vermischt mit krampfhaften Exkursionen des Brustkorbs, um die Atmung fortzuführen – und der Patient wird nicht noch einmal versuchen zu essen. Dieses dramatische Geschehen spielt sich häufig bei Diphtherie ab. Es kann aber auch durch ärztliche Einwirkung entstanden sein: Statt Lachesis in einer Form zu geben, dass es gerade ausreicht – genügend hoch potenziert und ähnlich genug, um die Krankheit zu heilen –, hat es der Arzt in der niedrigsten Potenz verabreicht, die er bekommen konnte, in der D8 oder D10, und es dann in Wasserauflösung die ganze Diphtherieerkrankung hindurch einnehmen lassen. Wenn Sie es mit Fällen zu tun bekommen, die in dieser Weise behandelt worden sind, brauchen Sie sich nicht zu wundern, wenn sich eine postdiphtherische Lähmung entwickelt, denn Lachesis ruft dergleichen hervor. Es heilt vielleicht die akuten Diphtherieerscheinungen, hinterlässt dafür aber Vergiftungsfolgen, die dem Patienten sein Leben lang zu schaffen machen. Jedes Frühjahr werden Lachesis-Symptome zum Vorschein kommen. Bei allen Verschlimmerungsumständen, die ich beschrieben habe, produziert der Körper Symptome von Lachesis, wenn er einmal damit vergiftet worden ist.

Bei den Lachesis-Halsentzündungen kommt es gewöhnlich zu einer Kombination mehrerer Symptome. Das Mittel hat Halsbeschwerden hervorgerufen, die links beginnen[WS912] und

* In der 2. Auflage der *Lectures* heißt es irrtümlich »stingy« statt ***stringy***.

dann nach rechts ziehen[GS]; doch damit einher gehen Vollheits-, Schwellungs-[WS887] oder Fremdkörpergefühl im Hals[WS893], Atemnot[WS923] und Erstickungsgefühl[WS922], besonders beim Einschlafen[WS931], Blässe oder Plethora des Gesichts, die eigentümliche Beschaffenheit des Speichels sowie Verschlimmerung der Halssymptome durch *warme Getränke*. Die Schmerzen selbst werden nicht immer durch warme Getränke schlimmer, aber der *Patient* ist häufig nicht imstande, warme Flüssigkeiten herunterzuschlucken. Er bekommt davon ein Erstickungsgefühl im Hals: Nach einem Schluck warmen Tees fasst sich der Patient plötzlich an den Hals und glaubt ersticken zu müssen. »Oh, bitte keine warmen Getränke mehr!« stöhnt er. Etwas Kaltes wird hier Erleichterung bringen. Die Atem- und Halsbeschwerden werden durch das Herunterschlucken von Warmem vermehrt. Bei den Halsentzündungen von *Lycopodium* tut Wärme oftmals gut, doch gibt es gelegentlich auch Fälle, wo der Patient nach kalten Getränken verlangt und Kälte im Hals als angenehm empfindet.

Bei den akuteren Beschwerden von Lachesis verursacht ein warmes Getränk Magenschmerzen, Übelkeit und Erstickungsgefühl, und es verstärkt das Würgen, das Herzklopfen und das Vollheitsgefühl im Kopf. In den chronischen Fällen hingegen, namentlich jenen, die Jahre zuvor mit Lachesis vergiftet worden sind, entsteht Übelkeit und Brechneigung, wenn der Patient etwas Kaltes trinkt[WS1028] und sich dann hinlegt. Die Übelkeit setzt *nach* dem Hinlegen ein, also z. B. dann, wenn er vor dem Schlafengehen noch schnell ein Glas eiskaltes Wasser trinkt. Dies ist charakteristisch für Lachesis, wenngleich Sie es nicht in den Büchern finden. Es ist eine neuere Beobachtung, und zwar von Menschen, die vor langer Zeit einmal Lachesis geprüft haben. Die Symptome von Lachesis müssen manchmal noch Jahre nach der Prüfung aufgezeichnet werden.

Lachesis hat alle möglichen Geschwüre im Hals[WS871 ff.]: aphthöse Geschwüre, rote oder graue Geschwüre, in die Tiefe oder in die Breite fressende Geschwüre. Eine Eigentümlichkeit der Arznei ist die Neigung zu Ulzerationen an den Schleimhauträndern. Auch Hautgeschwüre kommen vor, vornehmlich in schlecht durchbluteten Bezirken. Die Halsschmerzen sind bei Lachesis zwischen den Schluckakten besonders ausgeprägt, während der Druck des Speisebissens, der über die entzündeten Mandeln gleitet, die Schmerzen eher lindert. Das Schlucken ist stets mit Zusammenschnürungs- und Erstickungsgefühl im Hals sowie Würgen und Brechreiz verbunden. Auch Husten geht mit Würgen und Erstickungsgefühl einher, und hustenerregender Kitzel in den Atemwegen[WS1786 ff.] wird durch Husten eher noch vermehrt als vermindert. Dies ist genauso wie beim Husten von *Belladonna*. *Belladonna* antidotiert einen durch Lachesis hervorgerufenen Husten; der *Belladonna*-Husten ist dem von Lachesis so ähnlich, dass man sie nicht auseinanderhalten kann. Bei Lachesis besteht ferner eine ausgeprägte Trockenheit im Hals, zumeist ohne Durst[WS830], bisweilen sogar mit Abneigung gegen Wassertrinken. »Nöthigung zum Schlingen«[WS982]; der Patient hat die Neigung, ständig zu schlucken[WS896], obwohl es schmerzhaft ist. Dabei bereitet Leerschlucken [oder »Speichelschlingen«[WS981]] deutlich mehr Schmerzen als das Schlucken fester Speisen.[GS] Einige Lachesis-Patienten, die an Herzbeschwerden leiden, werden zudem von Zusammenschnürungs- und Erstickungsgefühl im Halsbereich gequält, wenn sie etwas Warmes zu sich nehmen, mitunter schon, wenn sie nur einen warmen Raum betreten, verbunden mit Herzklopfen. Neigung zu chronischen oder rezidivierenden Halsentzündungen; Ulzerationen im Hals bei jedem Rezidiv. Das Schlucken von Flüssigkeiten hat natürlich viel Ähnlichkeit mit dem Leerschlucken, und es ist schmerzhafter als das Druck ausübende Schlucken von Speisen, weil es naturgemäß viel von einer sanften Berührung an sich hat. Leichte Berührung erhöht das Wundheitsgefühl und den Schmerz im Hals, ebenso leichter Kragendruck. Mit der Halsentzündung werden auch die umgebenden Muskeln, Drüsen und Lymphknoten schmerzhaft entzündet; sie schwellen an und sind überaus berührungsempfindlich. Sehr häufig geht die Entzündung auch mit Schmerzen in der Hirnbasis oder im Hinterkopf einher sowie mit Wundheitsgefühl in den Nackenmuskeln, das oft durch Liegen auf dem Rücken gelindert und durch Liegen auf der Seite verschlimmert wird. Wenn man den Rachen inspiziert, erscheint dieser gefleckt und purpurfarben. Fügen Sie nun all diese Dinge zusammen und nehmen auch noch die reichliche Sekretion von zähem Speichel hinzu, dann ergibt sich die typische Symptomatik einer Lachesis-Diphtherie, zumal wenn sich die Pseudomembranen *von links nach rechts ausbreiten,* unabhängig davon, wie gering oder stark sie ausgebildet sind. Eitrige Mandelentzündungen entwickeln sich bei Lachesis gewöhnlich auf zweierlei Art: Entweder die linke Tonsille entzündet sich, und nach ein oder zwei Tagen schwillt auch die rechte entzündlich an, und beide vereitern am Ende mehr oder weniger gleichzeitig, oder die linke Tonsille schwillt an und vereitert, und dann schwillt die rechte Tonsille an und vereitert. Morgendliche Ansammlung von dickem, weißem, zähem Schleim im Rachen; der Patient muss jeden Morgen einen Mundvoll davon ausräuspern.

Der Bauch ist von Blähungen stark aufgetrieben.[AR15,1,69] Tympanitische Bauchauftreibung bei Typhus, mit Rumpeln und Kollern in den Därmen.[GS] Die Hautnerven der Bauchdecken sind so empfindlich, dass nicht die geringste Berührung, nicht einmal durch Kleidung, vertragen wird[GS]; gleichwohl bedarf es mitunter starken Drucks, um tief im Abdomen ein Schmerzgefühl hervorzurufen. Diesen Zustand sehen wir bei Entzündungen des Intestinums, der Ovarien oder des Uterus; die Patientin liegt auf dem Rücken und muss ständig darauf achten, dass Kleidung und Zudecken nicht ihren Bauch berühren. Heftige, wehenartige Krampfschmerzen im Unterbauch und Schmerzhaftigkeit der Gebärmutter[GS] können sich bei Abdominaltyphus einstellen, bei Puerperalfieber, bei malignen Scharlachverläufen und anderen bösartigen, zymotischen Formen kontinuierlicher Fieberkrankheiten.

Lachesis heilt eine Reihe von Lebererkrankungen, die mit Gelbsucht einhergehen: Leberkongestion, Leberentzündung[WS1315], Lebervergrößerung[GS] und Muskatnussleber[GS]. Schneiden wie von Messern in der Lebergegend. Galleerbrechen[WS1130]; Erbrechen von allem, was in den Magen gelangt. Extreme Übelkeit; fortwährende Übelkeit[AR15,1,69] bei Gelbsucht. Weißliche Stühle.[WS2988] Lachesis ist bisweilen bei Gallensteinen dienlich.[GV130] »Kleider belästigen um die Hypochondern.«[WS1338] In einem chronischen Lachesis-Zustand ist die Hautempfindlichkeit am Abdomen, in der Taille und um die Hüften so groß, dass schon das Tragen von Kleidung Schmerzen verursacht; Unruhe und Unbehagen kommen auf, die Patientin wird immer nervöser, und schließlich bekommt sie hysterische Anfälle. »Hypogastrium sehr empfindlich; kann es kaum ertragen, dass die Kleidung sie dort berührt. (Melancholie nach Entbindung.)«[GS]

Ich übergehe einige wichtige Körperregionen, möchte aber wenigstens auf die äußerst beschwerlichen Hämorrhoiden[WS1548] und Analfissuren hinweisen, die typischerweise von Klopfen wie mit Hämmerchen[WS1542f.] begleitet werden. Auch die außerordentlich erhöhte Reizbarkeit des Geschlechtstriebes[WS1618] beim Mann wie bei der Frau darf nicht unerwähnt bleiben.

Beim ersten Durchlesen der Symptome fragt man sich, wie es kommt, dass Lachesis ein so häufig benötigtes Arzneimittel gegen *Menstruationsbeschwerden* geworden ist. Auch wird es in unseren Lehrbüchern als sehr hilfreich in den Jahren des *Klimakteriums* erwähnt.[WS1668] Nun, wenn Sie die Beschwerden klimakterischer Frauen einmal näher betrachten, werden Sie feststellen, dass sehr viele dieser Frauen an Hitzewallungen, an zum Kopf aufsteigenden Schmerzwellen und an ausgeprägten Kreislaufstörungen leiden – und all dies kennen wir auch von Lachesis. Gleiches gilt für viele Beschwerden, die mit der Menstruation zusammenhängen. Frauen entwickeln während dieser Zeit häufig Lachesis-Symptome, beispielsweise heftige Kopfschmerzen, bohrende Schmerzen auf dem Scheitel[WS253], Übelkeit und Erbrechen.

Das menstruelle oder metrorrhagische Blut ist häufig schwarz.[GS] Schmerzen in der linken Ovarialregion[GS] oder von links nach rechts ziehende Ovarialschmerzen. »Aneurismen, Verhärtungen, Vereiterungen an den Ovarien.«[AR15,1,71] Schwellung oder Verhärtung eines oder beider Ovarien.[GS] Ovarialgeschwülste[AZ72,52], Ovarialabszesse und Eierstockentzündungen[GV51], besonders linksseitige, sind durch Lachesis geheilt worden.[GS] Bei all diesen und anderen Leiden ist die Leisten- und Gebärmuttergegend äußerst berührungsempfindlich, selbst gegen die Berührung durch Kleidung.[GS] Die Schmerzen steigen aus der Beckenregion bis in die Brust auf[WS1666] und scheinen die Patientin manchmal sogar am Hals zu packen. Auch Wehenschmerzen können aufsteigen und ein Umklammerungsgefühl am Hals erzeugen; oder die Wehen hören plötzlich auf, und dann setzt dieses Umklammerungsgefühl ein. Die Menstruationsbeschwerden nehmen an Heftigkeit immer mehr zu, bis sie durch den Abgang von Blut gelindert werden; daher sind die Beschwerden am stärksten vor und nach der Blutung, mit *Besserung während der Blutung.*[GS] Es kommt auch vor, dass die Regel nur jeden zweiten Tag fließt; dann entstehen während der Intermission mit großer Wahrscheinlichkeit Kopfschmerzen oder andere Störungen. »Menorrhagie mit Schüttelfrostanfällen in der Nacht und Hitzewallungen am Tag.«[GS] Während der Periode heftige Kopfschmerzen, besonders zu den Zeiten, wo der Blutfluss nachlässt oder sistiert. *Es ist ein allgemeines Kennzeichen von Lachesis, dass Absonderungen aller Art bessern.* »Die Katamenien fließen nur eine Stunde am Tag; sobald sie sistieren, folgen heftige Schmerzen in der linken Ovarialgegend, im Wechsel mit Würgen und Brechreiz.«[GS]

Lachesis ist wegen seiner Neigung zu heftigen Blut- und Hitzewallungen besonders von Nutzen in der Menopause, zumal wenn Uterusblutungen[Z3,142] und Ohnmachtsanfälle hinzukommen[GS] und die Patientin in warmen Räumen zu ersticken droht. Schwangerschaftsbeschwerden [beständiges Erbrechen spät nachmittags und abends[GS]]. Postpartale Phlegmasia alba dolens.[AZ108,156] Entzündung der Beinvenen. Blaue oder purpurne Varizen mit äußerster Empfindlichkeit im Venenverlauf; sie sind empfindlich gegen die geringste Berührung, aber besser durch Druck.

Diese Lachesis-Studie soll lediglich eine Erläuterung zu einigen der wichtigsten Aspekte der Arznei darstellen.

Laurocerasus *

Prunus laurocerasus; Kirschlorbeer

Die vielen seltsamen Konstitutionsmerkmale von Laurocerasus deuten auf eine ausgeprägte Herz-Kreislauf-Schwäche hin. Große allgemeine Kälte, die durch äußere Wärme nicht zu lindern ist[GS]; es ist, als wollte man eine Leiche durch Einhüllen erwärmen. Wenn sich der Patient in diesem Zustand von Frost und Kälte einem Ofen nähert, setzt ein Gefühl von Übelkeit ein.[GS] Wenn er sich in einem warmen Raum aufhält, bricht ihm Schweiß auf der Stirn aus, und die Stirn wird kalt; geht er dann aber langsam in der freien Luft umher, verschwindet der Schweiß, und die Stirn wird wieder warm. »Mangel an natürlicher Körperwärme.«[SK4] »Mangelnde Energie der Lebenskraft und fehlende Reaktion auf gereichte Arzneien.«[SK3] Oder Arzneien wirken nur palliativ, sind bei konstitutionellen Leiden nur von kurzer Wirkung oder lassen Beschwerden nur teilweise verschwinden, während der Patient selbst von dem Mittel nicht erreicht wird und eine vollständige Genesung daher ausbleibt. Laurocerasus heilt oft Herzinsuffizienz infolge *Digitalis*-Überdosierung, wie sie in der alten Schule vorkommt. Ebenso ist das Mittel hilfreich, wenn die Rekonvaleszenz eines Patienten von Herzschwäche begleitet wird – mit Kälte der Haut, aber Unverträglichkeit äußerer Wärme. Laurocerasus muss diesbezüglich mit *Camphora, Ammonium carbonicum* und *Secale* verglichen werden. Rezidivierende, plötzliche Ohnmachtsanfälle, die bis zu neun Stunden anhalten können.[Z3,68] Beschwerden infolge großen Kummers[Z3,68] oder Schrecks[HC1,27]. Chorea nach jeder Gemütserregung, mit schrecklichen Zuckungen, Verdrehungen und Jaktationen des Körpers und der Gliedmaßen sowie Schnappen nach Luft.[GS] Anfälle tiefsten Schlafs mit Schnarchen[(R1,962)] und röchelndem Atmen[R1,658]. Bei den Erstickungsanfällen des Mittels muss sich der Patient hinlegen, um Erleichterung zu bekommen[GY2] *(Psorinum)*, während Husten – meist in Form von kurzem, trockenem, anhaltendem Reizhusten – oft erst im Liegen entsteht[NZ17,187].

Körperliche[GA2,207] sowie geistige Schwäche[GS]; Gedächtnisschwäche[R1,18ff.]; langsamer Ideengang[GA2,3]. Ohnmacht[R1,899], liegt wie leblos da[R1,901]. »Grosse Aengstlichkeit um geringfügige Sachen, Abends im Bette ...«[PM1,12]

Schwindel, verstärkt in freier Luft[R1,74], zum Niederlegen zwingend.

Kältegefühl an der Stirn in einem warmen Raum, > im Freien.[GS] Betäubende Schmerzen im ganzen Kopf.[GS] Klopfende Kopfschmerzen.[PM1,12] »Stechen bald hie bald da im Kopfe ...«[R1,175] »Periodisches und oft wiederkehrendes Drücken unter dem Stirnknochen.«[CA2,15] Beim Tiefbücken Gefühl, als ob das Gehirn vorfiele.[R1,112] Schmerzhaftes Gefühl, als würde das Gehirn zusammengezogen.[R1,145] Die Kopfschmerzen bessern sich manchmal nach dem Essen.[HC4,143] Jucken des behaarten Kopfes.[R1,198]

Trübsichtigkeit; sie sieht die Gegenstände nur undeutlich[R1,243], wie durch einen Schleier.[GS] Oder die Gegenstände erscheinen viel größer, als sie sind; sobald man sie aber berührt, verschwindet die Täuschung, und sie nehmen wieder ihre gewöhnliche Gestalt an.[R1,241]

Gesicht: zyanotisch[GS]; gelb gefleckt[GA2,24]; ikterisch[(GA2,23)]; eingefallen[(R1,277)]; aufgedunsen[R1,281]; ausdruckslos [idiotisch[GS]]. *Kribbeln* und »zu stetem Wischen nöthigendes Kitzeln im Gesichte, ... als liefen Fliegen oder Spinnen auf der Haut herum.«[SK9;R1,297] »Neigung, die Zähne fest zusammen zu schließen, wie Kinnbackenkrampf.«[GA2,49]

Trockenheit des Mundes.[MT53] Zunge: taub, wie verbrannt[GA2,52]; trocken und rau[GA2,51]; ge-

* Hartlaub und Trinks haben in ihr Symptomenregister (*Reine Arzneimittellehre*, Bd. 1) in der Annahme, dass das wirksame Prinzip der Kirschlorbeerblätter die ***Blausäure*** sei, auch Symptome dieser Säure sowie Symptome von Bittermandelwasser integriert. T.F. Allen hat in seiner *Encyclopedia* die Zeichen dieser Substanzen getrennt aufgeführt, und auch in den *Guiding Symptoms* haben diese Mittel *(Hydrocyanicum acidum* und *Amygdala amara)* jeweils eigene Kapitel. Dennoch finden sich im Laurocerasus-Kapitel der *Guiding Symptoms* etliche *Blausäure*-Zeichen von Hartlaub/Trinks und selbst ein mit *Amygdalae amarae aqua* geheilter Fall. Bei solchen Symptomen habe ich deshalb die Chiffren in Klammern gesetzt, was freilich nicht ausschließt, dass diese Symptome dennoch auch Laurocerasus eigen sein können.

schwollen und wie steif (linke Seite)[GA2,57]. Kältegefühl auf der Zunge.[(R1,310)]

Krampfhaftes Zusammenschnüren im Rachen und im Ösophagus.[GS;(R1,313)] Getränke kollern hörbar durch den Schlund und die Eingeweide.[(R1,322)]

Trotz einer ordentlichen Mahlzeit besteht ein Leeregefühl im Magen[MT61] *(Digitalis)* mit Hunger.[HC4,143] Heftiger Durst.[R1,366] Widerwille gegen Essen[(R1,363)] in der Schwangerschaft.[GS] Übelkeit bei Annäherung an einen warmen Ofen.[GS] Speiseerbrechen beim Husten.[GS] »Bei Schwangeren Aufstossen, wie bittere Mandeln oder Blausäure schmeckend.«[GY7] Heftige Magenschmerzen[GY8] mit kalter Haut. »Kältendes Brennen im Magen und Bauche.«[R1,402] Zusammenziehendes Gefühl[R1,392] oder krampfhaft zerrender Schmerz in der Magengegend[GA2,78].

Stiche im rechten Hypochondrium.[R1,415 ff.] »Die Lebergegend ist hoch aufgetrieben, schmerzt wie unterköthig, und als wenn ein Geschwür aufgehen wollte.«[GA2,84] »Stechende, drückende Leberschmerzen.«[GA2,83*] Heftiges Leibschneiden.[PM1,12] »Kälte und hörbares Knurren im ganzen Bauche.«[R1,467]

Harter, schwieriger Stuhl.[GA2,104] Stuhlverstopfung.[R1,491] Durchfall mit Tenesmus.[R1,523 ff.] »Abführen flüssig grünlichen Schleims.«[R1,521] Laurocerasus heilt Cholera infantum mit grünen, wässrigen oder schleimigen Stühlen, wenn Getränke hörbar die Speiseröhre heruntergluckern[GS] und das Kind insgesamt kalt und zyanotisch ist und schnell ohnmächtig wird.

Der gesamte Harnapparat ist in einem paralysierten Zustand. Die Harnabsonderung ist vermindert[GA2,107] oder ganz aufgehoben (unterdrückt[UE]). Harnverhaltung infolge Blasenlähmung.[GA2,537] Der Urin geht nur langsam und träge ab[GA2,106], mit einem schwachen Strahl. Unwillkürlicher Harnabgang.[UE] »Während des Harnens Schmerz um die Magengegend, nach dem Harnen vergehend.«[R1,569] Laurocerasus muss besonders dann in Betracht gezogen werden, wenn Affektionen der Harnorgane nur phasenweise** und im Verein mit Atemnot, Herzklopfen und anderen Herzbeschwerden auftreten.[GS]

Menses zu früh, mit reichlichem, schmerzhaftem Abgang dünnflüssigen Bluts, nachts verbunden mit reißenden Schmerzen im Scheitel.[R1,577] »Klimakterische Menorrhagie; das Blut dunkel, in großen Klumpen abgehend.«[GS] Ohnmachtsanfälle mit allgemeiner Kälte während der Regel. Dysmenorrhö, mit heftigen Schmerzen in der Sakralregion, die sich bis zum Schambein erstrecken.[GS]

Herzpatienten, die häufig unter krampfhaftem Zusammenschnüren der Kehle[(R1,679)] leiden, können durch Laurocerasus Hilfe erfahren.[GS] Laryngospasmus.[GS]

Erschwerte Respiration.[(R1,676)] Herzbeschwerden (Umklammerungsgefühl) mit Erstickungsanfällen, Herzklopfen und Schnappen nach Luft, besser im Liegen.[GY2;GS] Laurocerasus hat oftmals Mitralinsuffizienz gebessert oder geheilt.[HC1,119]

Kurzes, trockenes Hüsteln von Kitzel im Halse.[KH] Das Mittel eignet sich nur für nervöse Hustenformen, ganz besonders für den von Herzaffektionen ausgehenden Reizhusten.[NZ17,187] Keuchhusten bei schwächlichen Kindern mit Herzschwäche, kalter, blauer Haut und Kehlkopfkrämpfen. Drohende Lungenlähmung.[KH]

Unregelmäßiger Herzschlag, der Puls zugleich verlangsamt.[(R1,718)] Wenn sich der Patient hinsetzt, verstärkt sich die Brustbeklemmung; er schnappt nach Luft und bekommt ein Gefühl von Flattern und Schlagen in der Herzgegend[HC1,119]; besser im Liegen. Schwacher, kaum fühlbarer Puls[R1,1037]; die Haut kalt, feucht[GS] und blau[AZ88,7]; Zuckungen und Krämpfe der Gesichtsmuskeln[GS] sowie der Glieder. Jede nur etwas lebhaftere Bewegung[AZ88,7], jede kleine Anstrengung verstärkt die Herzbeschwerden[GS]. *Cyanosis neonatorum.*[GS] Brennen in der Brust beim Einatmen.[GS;R1,716]

Die Venen auf den Handrücken sind dilatiert.[R1,801 f.] Füße bis zu den Knien herauf feuchtkalt.[HC1,27] »Schmerzlose Lähmungen der Glieder.«[UE] »Stechen und Reissen in den Gliedern.«[UE] Einschlafen der Füße im Sitzen[R1,857] oder beim Übereinanderschlagen der Schenkel[R1,856].

* Kent schreibt irrtümlich: »Stitching pain in liver on [?] pressure.« Dies ist wohl ein Missverständnis des *GS*-Symptoms, wo es statt »on« ***with*** heißt.

** »Coming on by spells« heißt es in den *Guiding-Symptoms*, während Kent (irrtümlich?) von »fainting spells« spricht.

Ledum palustre

Sumpfporst

Dieses Mittel passt uns nach dem Studium von *Lachesis* gut ins Konzept, denn in seiner Pathogenese finden sich viele Merkmale, die denen von *Lachesis* ähneln. Ledum hat das gleiche fleckige und gedunsene Aussehen des Gesichts[SK19]. Es ist ein Antidot zu *Lachesis*, zu *Apis* und anderen Insektengiften wie überhaupt zu den meisten Tiergiften.

Ledum ist ein unentbehrliches Mittel für den Chirurgen; es hat bei Verletzungszuständen einen festen Platz neben Arzneien wie *Arnica* und *Hypericum*. Seine Symptome haben große Ähnlichkeit mit den Beschwerden, die nach bestimmten Verletzungsarten entstehen, wie z.B. nach Treten auf eine Heftzwecke, Stechen mit einer Nadel, etc. Es sind Wunden, die nur wenig bluten, aber Schmerzen, Aufgedunsenheit und Kälte des betroffenen Körperteils nach sich ziehen. Nehmen wir an, jemand tritt auf einen Nagel und der Nagel durchdringt die Fußsohle; oder jemand zieht sich an der Hand eine ähnliche Verletzung zu, indem er sich einen Splitter in den Handteller oder unter den Fingernagel jagt. Wenn nach einer solchen Stichverletzung der betroffene *Körperteil kalt wird*, blass, fleckig und gelähmt, dann denke man an Ledum. Pferde treten des Öfteren auf einen Nagel; wenn ein solcher Nagel durch den Huf hindurchgeht und an das Hufbein schlägt, kommt es meist zu Tetanus, was für das Tier den fast sicheren Tod bedeutet. Verabfolgt man ihm aber ein paar Kügelchen Ledum auf die Zunge, wird es keinerlei Komplikationen geben, denn die Arznei verhütet derartige Verletzungsfolgen.

Wenn sich nach einer Stichwunde in die Handfläche, Fußsohle oder andere Teile Tetanus entwickelt, denken Sie vor allem an *Hypericum*. Haben Sie dagegen eine Stichwunde primär zu versorgen, geben Sie zunächst Ledum, und Sie werden Wundstarrkrampf ganz verhüten. Wenn Fingerspitzen, Fingernägel oder andere reich mit sensiblen Nerven versorgte Areale eingerissen oder zerrissen worden sind, ist *Hypericum* das Mittel der Wahl. Bei Prellungen und Quetschungen sowie bei Zerschlagenheitsgefühl am ganzen Körper – unabhängig vom tatsächlichen Ausmaß der Kontusionen – ist gewöhnlich *Arnica* die passende Arznei. Man könnte sagen: Bei Stichwunden erwäge man Ledum; bei Zerreißungen oder Läsionen sensibler Nerven *Hypericum;* bei stumpfen Verletzungen mit Blutaustritt ins Gewebe *Arnica;* bei offenen Schnitt- oder Risswunden *Calendula*. Rein äußere Verletzungen sollten auch weitgehend äußerlich behandelt werden. Eine *Calendula*-Lösung, äußerlich angewandt, ist ein hervorragendes Mittel, um solchen Schädigungen adäquat zu begegnen. Wenn Sie es mit einer Riss- oder Schnittverletzung der Haut zu tun haben, applizieren Sie *Calendula*-Lösung, denn die Verletzung ist rein äußerlich – ohne innere Folgen oder Symptome. Behandeln Sie Symptome, die innere Ursachen haben, innerlich und Symptome, die äußere Ursachen haben – wenn alles, was den Fall ausmacht, äußerlich ist – mit lokalen Mitteln. Mit anderen Worten, verwenden Sie bei lokalen Ursachen lokale Mittel, bei inneren oder dynamischen Ursachen jedoch innerliche Mittel. Innere Schädigungen sollten durch die passende homöopathische Arznei therapiert werden, äußere bzw. lokale Verletzungen hingegen durch solche Wundverbände, die als besonders wohltuend empfunden werden. Schützen Sie rohe, blutende Wundflächen stets vor Luftexposition und verwenden Sie dabei nur milde und oberflächlich einwirkende Substanzen. Wunden müssen mit möglichst harmlosen Mitteln abgedeckt und verbunden werden, und es gibt keinen besser verträglichen Wundverband als einen feuchten *Calendula*-Umschlag (ein Teil *Calendula*-Tinktur auf vier bis sechs Teile Wasser). Die unverdünnte Tinktur würde zu sehr brennen. Offene Wunden werden unter *Calendula* sehr schön granulieren, und Sie werden von dieser Wunde keine konstitutionellen Auswirkungen erleben. Wenn der konstitutionelle Zustand gut ist und eine offene Wunde besteht, lassen Sie die Konstitution unangetastet, und bedecken Sie die Wunde nur mit einem indifferenten Verband. Hier gibt es keine Gesetze, die das ärztliche Handeln reglementieren. Luft allerdings ist ein Reizmittel für jede rohe Wundfläche und führt dazu, dass selbst eine ›gesunde‹ Wunde unnötig zu eitern beginnt. Ein feuchter *Calendula*-Umschlag hält die Wunde besonders gut geschützt. Die Seiten einer Schnittwunde müssen zusammengezogen werden, und wenn dies vollkommen gelingt, wird die Wunde normalerweise per primam verheilen. Tut sie es dennoch nicht, liegen konstitutionelle Ursachen vor, die Sie ergründen und arzneilich angehen müssen. Eine lokale Behandlung ist dann nicht mehr angebracht. Für eine lege artis durchgeführte Wundversorgung reichen die hier von mir genannten Arzneien meistens aus; sie ist daher recht leicht zu bewerkstelligen. Jeder hat Verstand genug, eine klaffende Wunde zu schließen und einen ordentlichen Verband anzulegen. Die Muskeln, die eine Wunde natürlicherweise auseinanderziehen, müssen durch Vernähen, Pflastern oder Klammern daran gehindert werden. Hier sind keine Arzneien gefragt, sondern chirurgische Maßnahmen.

Beim Ledum-Patienten herrscht häufig ein Mangel an Lebenswärme vor[UE], ein Zustand, den man als konstitutionelle Kälte bezeichnen könnte: Gliedmaßen[RA(143)] und Körper sind objektiv kalt (mit oder ohne Frostempfindung[RA168 f.]), während das Gesicht oder der Kopf heiß ist[RA(144)]. Aber auch das andere Extrem kommt vor, mit großer Hitze des ganzen Körpers[RA180] einschließlich des Kopfes. Allenthalben kommt es zu klopfenden, pulsierenden Empfindungen; die Haut ist übermäßig gerötet oder purpurn verfärbt; nachts kann der Patient keine Zudecken vertragen, weil sie zu viel Hitze verursachen[RA150]. Ein Patient mit Ledum-Kopfschmerzen möchte oft den Kopf aus dem Fenster in die kalte Luft strecken; jegliche Kopfbedeckung ist ihm zuwider[RA(12)], und manchmal ist es ihm sogar eine Freude, den Kopf in eiskaltem Wasser zu baden.

Der Ledum-Patient neigt zu allgemeiner Hautwassersucht[UE], besonders zu Gedunsenheit des Gesichts und ödematöser Anschwellung der Füße[RA125] und Hände. Bei bestimmten hydropischen Zuständen sind die Beine von den Knien an abwärts geschwollen[RA126], fleckig und blaurot verfärbt. Die Schwellung ist dabei oft so stark, wie es die Haut erlaubt, und die Schmerzen sind fürchterlich. Erleichterung findet der Kranke nur, wenn er die Beine stundenlang in eiskaltes Wasser tauchen kann. Ich erinnere mich noch daran, wie ich dies zum ersten Mal bei einem Patienten sah. Es handelte sich um einen chronischen Syphilitiker, dessen Nasenknochen von der Syphilis völlig weggefressen waren; seine Nase bestand nur noch aus einem schlaffen Hautlappen. Zudem war er ein alter Säufer, der im betrunkenen Zustand gegenüber seiner Familie extrem ausfallend werden konnte. Seit Jahren war er nicht mehr willens gewesen zu arbeiten, hatte allen Ehrgeiz verloren, saß nur noch zu Hause herum und ließ sich von seiner Frau bedienen. Er war praktisch ein Vagabund geworden, nur dass er nicht vagabundieren konnte, weil dieser ödematöse Zustand entstanden war; seine Füße waren so stark geschwollen und empfindlich, dass er tagaus, tagein ans Haus gefesselt war. Als ich ihn das erste Mal sah, saß er vor einem dieser großen, altmodischen Waschzuber und hatte die Unterschenkel zu zwei Dritteln in eiskaltes Wasser getaucht. Obenauf schwammen Eisstücke, wobei er es besonders gern hatte, wenn sie die Haut berührten. Wenn das Eis geschmolzen war, fügte er sofort neues hinzu. Nach Angaben seiner Frau litt er »entsetzliche Qualen«. Er erhielt Ledum 2M – und bald darauf nahm er die Füße aus dem Eiswasser, um sie nie wieder hineinzustellen. Die blaurote Verfärbung verschwand, die Schwellung ging zurück, und – er gab das Trinken auf. Ledum befreite ihn sogar von vielen seiner syphilitischen Beschwerden, und es kam nie zu einem Rezidiv des ursprünglichen Zustandes. *Pulsatilla* und Ledum sind die beiden Hauptmittel für das Bedürfnis, die Füße in sehr kaltes Wasser zu tauchen. Bei diesem Mann war Ledum das Mittel der Wahl.

An entzündeten Oberflächen besteht bei Ledum die Tendenz zu Blutungen, und das Blut ist schwarz. Ledum-Patienten sind in der Regel stämmig, kräftig und plethorisch, von robuster Natur. Solche Plethoriker bluten leicht und haben ein rotes Gesicht. Neigung zu Nasenbluten[RA23], zu Blutungen in Körperhöhlen, mitunter sogar in die Augenkammern[GS]; Hämaturie.

Wenn chronische, schmerzhafte, sich ausbreitende Geschwüre mit fleckiger Umgebung bei kälteliebenden Individuen auftreten, muss Ledum in Betracht gezogen werden; die Geschwürsbeschwerden werden durch Kälteanwendungen gelindert.

Der Ledum-Patient neigt zu rheumatischen und gichtigen Affektionen.[SK16] Gichtiker mit schmerzhaften, harten Knoten und Tophen an den Gelenken[RA145], vor allem Hand-, Finger- und Zehengelenken, finden häufig in Ledum ihr Heilmittel. Die Gichtablagerungen breiten sich von unten nach oben aus. Die von der Gicht befallenen Gelenke entzünden sich typischerweise ganz plötzlich und werden durch Kälte gebessert. Ledum hat eine besondere Affinität zum Kniegelenk[RA101 ff.]; es passt oft bei chronischen Kniegelenksentzündungen, bei Rheumatismus der Kniegelenke. Diese Patienten setzen ihr entzündetes Knie mit Vorliebe der Kälte aus, sie fächeln es an oder reiben es mit verdunstenden Flüssigkeiten wie Chloroform oder Äther ein. Gichtige oder rheumatische, schmerzhafte Gelenkschwellungen; die Schmerzen werden durch Bewegung erhöht[RA(125)], ferner durch Bettwärme und von Abend bis Mitternacht[UE]; besser durch kalte Anwendungen und reichliche Harnsekretion. Die Schmerzen und die Schwellungen haben die Tendenz, sich nach oben auszubreiten[GS], bis schließlich das Herz in Mitleidenschaft gezogen wird.

Vom Gesicht erwähnte ich bereits die dem Aussehen von *Lachesis* ähnelnde Gedunsenheit. Der Patient sieht wie berauscht aus, wie ein alter Säufer. Und in der Tat ist Ledum ein Mittel gegen die »Nachtheile von Uebermaß geistiger Getränke«[UE], und es nimmt sogar das Verlangen nach Alkohol hinweg. Ledum ist für Whiskyabusus das, was *Caladium* für die Gewohnheit des Rauchens ist. Mit *Caladium* kann man den Patienten das Rauchen oft so radikal abgewöhnen, dass sie eine regelrechte Aversion dagegen entwickeln.

Ledum ist auch ein Heilmittel bei Wundrosen [besonders wenn diese von Insektenstichen herrühren[HC1,111]]. Die vom Erysipel befallene Hautfläche ist bläulich verfärbt, fleckig und aufgedunsen bis ödematös; wenn die Rose akut exazerbiert, entstehen brennende Schmerzen. Phlegmonöses Erysipel jedes beliebigen Körperteils, besonders aber des Gesichts oder im Bereich von Verletzungen.

Eine Arznei mit einem so gichtigen Charakter hat natürlich auch etliche Symptome seitens der Harnorgane. »Häufiger Reiz zum Uriniren.«[AZ39,325] Harnmenge vermehrt[AZ39,332] oder vermindert[RA(53)]. »Der Urin hält oft an und geht nicht fort ...«[RA52] »Brennen in der Harnröhre nach dem Uriniren.«[RA50] »Jucken in der Harnröhre[RP672] mit Röte des Meatus[RP679] und Absonderung von Eiter.«[CM] Außerdem hat Ledum roten Sand im Urin, ähnlich ausgeprägt wie *Lycopodium*. Große Mengen Harnsand von verschiedener Farbe. Wenn sich der Patient besonders wohl fühlt, gehen stets auch große Mengen solcher Harnkonkremente ab. Wenn sich nur wenig Bodensatz im Harn bildet, sind die Uratablagerungen in den Gelenken umso intensiver, und der Patient fühlt sich nicht mehr so wohl. Ledum hat ein weiteres wichtiges Symptom, das von Lippe verifiziert worden ist: reichlicher, klarer, farbloser Harn von geringem spezifischen Gewicht – und durch diese geringe Menge an Harnsalzen kommt es zu einer Verschlimmerung der Gichterscheinungen und Rheumasymptome. Denken Sie daran, dass diese Symptome bei Ledum in den unteren Extremitäten beginnen und sich dann nach oben ausdehnen[GS], dass sie von der Peripherie zum Zentrum streben.

Menstruation zu früh[RA57] und zu stark[RA59], mit hellrotem Blut[UE]; dabei Mangel an Lebenswärme[GY4+7], mit großer Kälte des Körpers, gleichwohl aber Verlangen nach kalter Luft. Ledum heilt gichtkranke Frauen mit fleckigem, aufgedunsenem Gesicht (aufgrund venöser Stase, nicht ödematös), deren Regel reichlich und sehr schmerzhaft ist. Uterus und Beckenorgane sind äußerst empfindlich auf Berührung und Druck. Dysmenorrhö bei Gichtpatientinnen: Ledum bringt hier die Konstitution in Ordnung, indem es die Regelbeschwerden bessert und zugleich das Aufflammen von Gichtaffektionen verhütet. Wenn das Gichtleiden bei Frauen in den mittleren Jahren jedoch bereits tief verwurzelt ist, werden Sie mit Ledum zunächst nur die Dysmenorrhö beheben und die äußeren Gichtsymptome verschlimmern. Je besser in einer unheilbaren Krankheit der Zustand der inneren Organe, desto schlimmer der Zustand der äußeren; und wenn dem so ist, dann ist das äußere Leiden für die Gesundheit unverzichtbar. Solange sich das Leiden auf die Gliedmaßen und Gelenke konzentriert, solange sind die inneren Organe in Ordnung. Wenn die Wirkung eines Arzneimittels in diese Richtung geht, wechseln Sie es nicht, und versuchen Sie nicht, ein Mittel zu finden, das die äußeren Beschwerden beseitigt. Solange es dem Patienten besser geht und die äußeren Beschwerden eher zunehmen, stimmt die Richtung. Nun, Ledum wirkt in diesem Sinne! Es hat in seiner Heilwirkung das Bestreben, Beschwerden vom Zentrum an die Oberfläche zu bringen, denn in seiner Pathogenese gehen sie von außen nach innen. Einen Gichtpatienten zu behandeln ist nicht selten aussichtslos, wenn man ihn nicht zugleich über diese Zusammenhänge aufklärt. *Lycopodium* hat ebenfalls das Bestreben, nach innen verlagerte Übel wieder nach außen zu treiben, an ihren Ursprungsort. So bewirkt es z.B. häufig ein Wiederauftreten von rotem Harnsand.

»Abmagerung leidender Teile.«[GS] Lassen Sie mich erklären, was es damit auf sich hat. Ein Nerv wird durch einen Stich, eine Punktion o.Ä. verletzt, und es kommt zu einer Infektion, sodass sich die Wunde entzündet; die Umgebung wird fleckig und ödematös, und der betroffene Körperteil wird kalt. Ein Zustand ist entstanden, wie er von Ledum geheilt werden kann – aber Ledum wird nicht gegeben. An dem Nerven, der den Körperteil motorisch versorgt, entwickelt sich eine aufsteigende Neuritis mit Schmerzen, die die Nervenbahn entlangschießen. Die Muskeln, die von dem Nerven versorgt werden, fangen an zu atrophieren, und der Körperteil magert insgesamt ab. Von *Pulsatilla* kennen wir einen ähnlichen Zustand: »Die erkrankte Extremität verkümmert.«

Lilium tigrinum

Tigerlilie

Wie schon die Prüfungen nahegelegt haben, hat sich Lilium tigrinum in erster Linie als ein Frauenmittel erwiesen. Es eignet sich besonders für hysterische Frauen, die an Uterusbeschwerden, Herzstörungen und diversen nervösen Symptomen leiden. Es passt für Frauen, die ungewöhnlich reizbar[EN20ff.] sind, die sich alle möglichen Dinge einbilden und manchmal dem Wahnsinn nahe sind, die zu religiöser Melancholie und entsprechenden Wahnvorstellungen neigen und auf körperlicher Ebene zu Herzaffektionen und Gebärmuttervorfall. Diese Zustände wechseln einander häufig ab; wenn die psychischen Symptome besonders ausgeprägt sind, sind die körperlichen Symptome schwächer – und umgekehrt. Das mit dem Prolaps verbundene »herabzerrende«[EN246] oder »herabdrängende«[EN250] Gefühl im Becken scheint nicht selten im Magen seinen Anfang zu nehmen[EN245], mitunter sogar im Halsbereich. Es ist ein Gefühl, als würden sämtliche inneren Organe nach unten drängen. Dieser Zustand höchster Erschlaffung geht mit großer Unruhe und ganz besonders mit Herzklopfen einher. Die Patientin kann nur auf dem Rücken liegen; wenn sie auf der Seite liegt, geht es ihr schlechter [vor allem wird das Herzklopfen unerträglich gesteigert[EN416]]. Das Herz ist sehr irritabel – von jeder Gemütserregung fängt es an zu rasen[AZ112,53] und unregelmäßig zu schlagen. All die hier kurz skizzierten Gemüts-, Herz- und Uterussymptome alternieren häufig und bilden zusammen den Schwerpunkt der Lilium-tigrinum-Pathologie.

Der Patientin ist kaum ein nettes Wort zu entlocken; selbst wenn man sie freundlich anspricht, wird man von ihr angefaucht. Sie ist so reizbar, dass sie auch von Angehörigen und Freundinnen nicht zu besänftigen ist. Besonders gereizt reagiert sie, wenn sie von jemandem angesprochen wird.[EN28] Nachts liegt sie lange wach und versteigt sich in religiöse Wahnvorstellungen oder verfällt in religiös gefärbte Depressionen; »verzweifelt an ihrem Seelenheil«[GS]. In dieser Situation wirkt sich Trost noch verschlimmernd aus.[GS] Die Patientin scheint eine ausgesprochene Neigung zu haben, ständig irgendwelchen verrückten Gedanken bez. Religion und Lebenswandel nachzuhängen, einen Hang zu völlig unvernünftigen, unlogischen und weit hergeholten Ideen von Gott und der Welt. Sie macht sich von allem falsche Vorstellungen, empfängt falsche Eindrücke; alles wird in ihrem Kopf verkehrt. Es ist unmöglich, der Patientin irgendetwas recht zu machen. All diese psychischen Alterationen hängen mit einem Reizzustand der Geschlechtsorgane [insbesondere des Uterus und der Ovarien[GS]] zusammen. Heftige sexuelle Erregung[(GS)], bis hin zur Nymphomanie, einhergehend mit Krämpfen, Herzklopfen, Schweißausbrüchen und Erschöpfungsperioden. Oft sitzt die Lilium-tigrinum-Patientin still in einer Ecke und grübelt über ihre vermeintlich unheilbare Krankheit nach[GS]; wenn man sie dann anspricht, reagiert sie sehr ungehalten[(EN39f.)]. »Sie kann keinen klaren Gedanken fassen[EN46], erst recht nicht, wenn sie sich bemüht; macht Fehler beim Sprechen[EN48] und Schreiben; kann sich nicht längere Zeit auf etwas konzentrieren[EN38].«[GS]

Die Patientin versucht ein eigentlich nicht zu beschreibendes Gefühl in Worte zu fassen, wenn sie sagt, sie habe ein »verrücktes Gefühl«[EN51] im Kopf, so als seien all ihre Gedanken durcheinander geraten; und je mehr sie sich bemüht, rational zu denken, desto irrationaler wird sie. Je intensiver sie versucht, sich an etwas zu erinnern, desto weniger gelingt es ihr. Wenn sie dann aber ihre Aufmerksamkeit auf etwas anderes lenkt, fällt ihr das eben noch vergeblich Gesuchte plötzlich wieder ein. Überreizte, nervöse Lilium-tigrinum-Frauen haben alle möglichen Symptome als Folge von sexuellen Ausschweifungen und übermäßiger sexueller Erregung; vornehmlich kommt es bei ihnen zu geistiger Verwirrung [Demenz[GS]] mit Neigung zu Herzklopfen.

In den *Guiding Symptoms* heißt es: »Lustlos und träge, mag aber nicht ruhig auf ihrem Platz sitzen ...« Oft sitzt die Patientin auch ganz ruhig da und grübelt über ihre Vergangenheit nach; wagt man es aber, sie anzusprechen, springt sie erregt auf, läuft schnurstracks zur Tür und schlägt sie hinter sich zu. Selbst wenn sie freundlich von Angehörigen oder Freunden angesprochen wird, wird sie wütend. Eine Patientin, die gerade eine Verschlimmerungsphase des Mittels durchmachte, berichtete mir: »Heute hat mich jemand in der Straßenbahn angesprochen, und darüber war ich so erbost, dass ich ihm am liebsten etwas gegen den Kopf geschleudert hätte.« Sie hatte gerade über sich nachgedacht und wollte absolut nicht gestört werden. Ganz unvermittelt geriet sie dann in einen Zustand größter Wut, einen gewaltbereiten Zustand äußerster Gereiztheit; ihr ohnehin labiles inneres Gleichgewicht wurde jäh zerstört. Sie sagte: »Ich könnte in die Luft gehen, wenn mich jemand stört oder anredet.« Diese Gefühle treten selbst dann auf, wenn sie es mit Freunden zu tun hat. Jeder Kontakt mit anderen Menschen scheint sie gewaltsam aus einem Zustand von Trägheit und Ruhe herauszureißen. In der Pathogenese von Lilium tigrinum ereignen sich alle möglichen seltsamen Dinge. Die Empfindungen, die dort beschrieben werden, sind so verschiedenartig und teilweise so vage, dass man richtig sehen kann, welche Anstrengung es für die Prüfer und Prüferinnen bedeutet hat, ihre Gefühle wiedergeben zu müssen. Viele Empfindungen entziehen sich auch gänzlich jeder Beschreibung.

Die Lilium-tigrinum-Patientin ist in aller Regel von ›warmblütiger‹ Natur; in dieser Beziehung hat sie viel mit *Pulsatilla* gemein. In ihrem Übermaß an Lebenswärme hält sie sich lieber in kühlen Räumen auf und geht gern im Freien spazieren, außer wenn eine bestehende Senkung beim Gehen Beschwerden macht. Der Kopf findet gewöhnlich durch Umhergehen im Freien Erleichterung. In diesem Zusammenhang muss ich auf ein falsches Verschlimmerungszeichen in den *Guiding Symptoms* hinweisen: Auf S. 54 sollte es unter »Fulness of head« nicht »worse when walking in the open air« heißen, sondern »better when walking in the open air«.* Die Kopfschmerzen wie auch die meisten anderen Beschwerden werden durch Kälte oder in einem kühlen Raum gelindert, hingegen in einem warmen Raum verschlimmert. Massive Atemnot in einem warmen Raum. [»Beklemmung und Hitze der Brust, eine Art Aufwallen; muss an die frische Luft, um Erleichterung zu bekommen.«[EN371]] Die Patientin bekommt einen Erstickungsanfall, wenn sie sich in Räumen mit vielen Menschen aufhalten muss, wie z.B. im Theater oder in der Kirche, ganz ähnlich wie *Apis, Jodum, Kalium jodatum, Lycopodium* und *Pulsatilla*.**

Ein seltsames, »verrücktes« Gefühl scheint am Hinterkopf emporzusteigen[GS] und sich dann am Scheitel festzusetzen[EN111]. Um was es sich hierbei handelt, kann nur der ermessen, der es am eigenen Leib erlebt hat. Es wird mal als eine Art Kribbeln beschrieben, [mal als Brennen[EN119],] mal als ein Gefühl, als flösse dort ein elektrischer Strom[EN119]. Ein leichtes Kribbeln zieht den Hinterkopf hoch bis zum Scheitel und geht mit Schwindel einher. Wenn man Phänomene wie dieses nur theoretisch unter die Lupe nimmt, kommt nichts dabei heraus. Wie so oft muss man klinisch an die Sache herangehen, erst dann kann man einschätzen, was sich wirklich dahinter verbirgt. Die Stirnkopfschmerzen sind bei Lilium tigrinum stark ausgeprägt, und oft sind sie mit erheblichen Sehstörungen verbunden, bis hin zu Verdunkelung der Umgebung oder gar vorübergehender Blindheit[EN82]; oder die Augen können nicht

* Diese Erläuterung hat Kent später in den Buchausgaben der *Lectures* weggelassen; es ist aber wichtig, sie zu kennen, um Missverständnissen vorzubeugen. Nach Hale (*New Remedies*) und Allen (*Encyclopedia*, Sy.-Nr. 75) zu urteilen, hat die Prüferin eine »*Verschlimmerung* beim Gehen im Freien« bemerkt. Besagtes Symptom trat allerdings erst drei Monate nach Einnahme einer Einzeldosis der Tinktur (!) in Erscheinung, wobei die Prüferin in den ersten zwei Wochen überhaupt keine Symptome bemerkt hatte! Von daher ist, wie schon Hughes (*Cyclopaedia*, Bd. 3, S. 135) m.E. zu Recht monierte, die Symptomenausbeute dieser Prüferin kaum als Arzneiwirkung aufzufassen. Übrigens hat Kent seine Erkenntnis, dass die ***Kopfbeschwerden im Freien gelindert*** werden, nicht in seinem Repertorium verarbeitet; dort ist *Lil-t.* in den Rubriken »Head, congestion, air, in open«, »Head, pain, air, open« und »Head, pain, walking in open air, while« noch jeweils bei *Verschlimmerung* aufgeführt!

** All die genannten Mittel erscheinen im Repertorium unter der Rubrik »Respiration, difficult, warm room, in a«, während die Rubrik »Respiration, difficult, crowded room« nur *Argentum nitricum* verzeichnet.

mehr richtig fokussieren. Nervöse Sehstörungen; Lichtscheu[GS]; Zucken der Lider; Hin-und-her-Zucken der Augäpfel; Bindehautentzündung[EN123], der Lider wie der Bulbi. Es passiert sehr häufig, dass bei den Kopfbeschwerden von Lilium tigrinum die Augen nach einwärts gedreht werden, d.h., ein konvergenter Strabismus entsteht; bei den Stirnkopfschmerzen droht die Patientin sogar mitunter ohnmächtig zu werden. All die hier erwähnten Dinge zeigen, wie überaus empfindlich, neurasthenisch und hysterisch die Lilium-tigrinum-Patientin sein muss. Die Sehstörungen treten gewöhnlich bei Frauen auf, die äußerst nervös sind, die leicht Herzrasen bekommen, die zu lumbosakralen Schmerzen neigen und die mehr oder weniger starken Uterusprolaps aufweisen, verbunden mit einem ausgeprägten Gefühl des Herabdrängens. Wenn der eine Krankheitszustand vorhanden ist, fehlt gewöhnlich der andere; sie wechseln einander ab, können aber manchmal auch alle gleichzeitig existieren.

»Wildes Gefühl im Kopf, als sei sie im Begriff, verrückt zu werden; ... Schmerzen in der rechten Leistengegend, besser bei Bewegung; das wilde Gefühl im Kopf kehrt zurück, wenn sie sich eine Weile ruhig verhält.«[CY3,133] Die Prüferinnen scheinen eine Vorliebe für den Begriff »verrückt« gehabt zu haben. Dieses *Verrücktheitsgefühl* entspricht einem Zustand großer geistiger Verwirrung, in welchem den Betroffenen jede Konzentrationsfähigkeit abhanden gekommen ist. Das ist zumindest das, was die Patientinnen, die erfolgreich mit Lilium tigrinum behandelt wurden, empfunden haben. Manchmal bedeutet der Begriff auch eine Art Schwindel, bei dem sich alles im Kreise zu drehen scheint und die Patientin ihren Verstand zu verlieren fürchtet. Das Verrücktheitsgefühl kann sich ferner bei den schrecklichen reißenden Kopfschmerzen einstellen[GS], die oft als »verrücktmachende« Stirnkopfschmerzen beschrieben werden. Es sind Kopfschmerzen, bei denen die Kranke keinen klaren Gedanken mehr fassen kann, ganz benommen und verwirrt ist und das Gefühl hat, sie werde ihren Verstand verlieren.

Ein wichtiges ›Betätigungsfeld‹ für unsere Arznei finden wir im Abdomen und im Rektum, in den Harnwegs- und Genitalorganen. Sämtliche Baucheingeweide, vom Magen an abwärts, scheinen in Richtung Becken zu drängen, weshalb die Patientin das Bedürfnis hat, ihre Hand auf den Unterbauch zu legen und nach oben zu drücken.[EN245] Viele Lilium-tigrinum-Frauen haben einen regelrechten Hängebauch. Die Beckenorgane drängen ebenfalls nach unten; die Patientin muss sich häufig hinlegen und T-Binden tragen.[GS] Durch Anheben der Unterbauchseiten erfährt sie eine gewisse Erleichterung. Im Becken besteht ein Gefühl der Schwäche und des Herabdrängens, als würden die Eingeweide wie durch einen Trichter nach unten pressen, dessen Öffnung die Vagina darstellt.[EN246]

Lilium tigrinum hat einen die Patientin aus dem Bett treibenden Morgendurchfall, der so drängend ist, dass sie kaum rechtzeitig zur Toilette gelangen kann. Dies ist leicht mit dem *Sulfur*-Zustand zu verwechseln, zumal auch Lilium tigrinum große Hitze im Kopf hat[EN65], Leeregefühl im Magen[EN200] und brennende Hitze der Handflächen und Fußsohlen [besonders abends im Bett, mit Bestreben, Hände und Füße unter der Decke hervorzustrecken][EN622]. Das Mittel hat ferner dysenterische Zustände, die kaum von denen bei *Mercurius corrosivus* zu unterscheiden sind, so ausgeprägt sind der Tenesmus und die Blut- und Schleimabsonderung.[GS] Der Stuhl besteht fast ausschließlich aus blutigem Schleim, und das Zwängen ist so heftig, das Brennen im After so intensiv wie bei *Mercurius corrosivus*. Lilium tigrinum eignet sich besonders für solche Ruhrattacken, die als gelegentliche Manifestation eines chronischen Leidens bei nervösen Frauen auftreten, wie ich sie hier beschrieben habe. Glauben Sie nun aber nicht, dass diese Frauen, weil sie so neurasthenisch sind, zugleich auch körperlich schwach, kleinwüchsig und hager sein müssen; im Gegenteil ist das Mittel eher bei plethorischen, rundlichen bis korpulenten Frauen indiziert, die ja ebenfalls sehr nervös sein können, besonders während des Klimakteriums. Bei jeder Erkältung wiederkehrende dysenterische Schübe – bei jenen nervös veranlagten Frauen, die an Erschlaffung der Bauch- und Beckenorgane leiden, an äußerster Reizbarkeit des Gemüts sowie an häufigem Herzklopfen oder Herzrasen. Dies ist kein Bild, das auf *Mercurius corrosivus* passen würde! Hätten wir es hier nur mit einer Dysenterie zu tun, wären wir allerdings nicht in der Lage zu sagen, welches das richtige Mittel ist. All diese dysenterischen Erscheinungen sind in den *Guiding Symptoms* weggelassen worden,* dennoch habe ich sie immer wieder bestätigt gefunden. Auch äußerst hartnäckige und beschwerliche Stuhlverstopfung kommt bei Lilium tigrinum vereinzelt vor.

Das Mittel hat sowohl Tenesmus der Blase wie auch des Mastdarms und Afters; mitunter besteht sogar gleichzeitig schmerzhafter Stuhl- und Harndrang.[GS] Die Patientin sitzt lange Zeit mit Stuhldrang auf der Toilette, aber mit jedem Pressen geht nur ein wenig Harn ab.[EN250] »Druck im Mastdarm, mit fast beständigem Stuhldrang.«[EN269] Häufiger Stuhldrang, mit einem Gefühl, als befände sich ein Ball im Mastdarm. Wenn der retroflektierte Uterusfundus gegen das Rektum drückt, entsteht ein Gefühl, als wäre das Rektum voller Fäzes; Stuhldrang entsteht, der die Patientin lange an die Toilette fesselt, mit bisweilen unerträglichen Tenesmen des Mastdarms und der Blase. Fortwährender Stuhldrang – trotz Leere des Rektums. Sie werden erstaunt sein zu hören, dass das bei derartigen Symptomen angezeigte Arzneimittel die Patientin binnen kurzer Zeit von allen Beschwerden befreien wird. Aber, so werden Sie fragen, hat das Mittel auch die Macht, den Uterus wieder in seine normale Lage zu bringen? Nun, zunächst einmal wird die Patientin nach Verabreichung der Arznei eine Linderung ihrer Leiden feststellen und die unangenehme Lageanomalie nicht mehr wahrnehmen. Der Stuhlgang wird sich regulieren, die Miktionsstörungen werden nachlassen; mit der Zeit wird die Patientin allgemein zu Gesundheit und Wohlbefinden gelangen – und später auch die Gebärmutter wieder in ihrer normalen Lage zu tasten sein.

Lilium tigrinum hat hartnäckigste, prolabierte Hämorrhoidalknoten geheilt, die brennende Schmerzen verursachten. »Postpartale Hämorrhoiden, berührungsempfindlich und juckend; herabdrängendes Gefühl beim Stuhlgang, als wollten die Eingeweide durch die Scheide nach außen treten.«[GS] Das bedeutet natürlich nicht, dass wir nun bei allen Hämorrhoiden, die nach einer Entbindung entstanden sind, Lilium tigrinum einsetzen sollten. Es bedeutet lediglich, dass das Mittel solche Hämorrhoiden geheilt hat, wenn die entsprechende Konstitution vorhanden war, und dann hat es nicht nur die Hämorrhoiden, sondern auch die Erschlaffung des Uterus und der Vagina geheilt.

Eine lähmungsartige Erschlaffung zeichnet sämtliche Gewebe und Organe des Bauchraums aus. Ich habe die besonders auffallenden Uterussymptome schon im Zusammenhang mit anderen Körperregionen besprochen. »Menses spärlich; das Blut fließt nur, wenn sie umhergeht[EN347].«[GS] Dieses Symptom wird Sie an *Pulsatilla* erinnern [»Menses fließen nur am Tage und am meisten beim Gehen«[GS]], zumal wenn der Blutfluss gering ist und auch weil die *Pulsatilla*-Patientin ein ähnlich nervöses Temperament hat. *Pulsatilla* hat außer spärlichen Menses auch die Besserung im Freien, ferner das Senkungsgefühl im Becken, wenngleich zumeist nicht so ausgeprägt wie bei Lilium tigrinum. Auf der anderen Seite gibt es aber auch große Unterschiede zwischen den beiden Mitteln.

Wir kommen zu den Herzsymptomen ... Schmerz in der linken Brust, als würde das Herz kräftig gepackt[EN400] oder in einem Schraubstock eingezwängt[EN598]. »Empfindung, als ob das Herz** abwechselnd von einer Hand erfasst und wieder losgelassen würde.«[AZ112,53] »Zusammenschnürungsschmerz am Herzen ...«[GS]

Schwindel besser an der frischen Luft, wenngleich die kühle Luft Frösteln verursacht.[EN55]

Schmerzen im Rücken, die ganze Wirbelsäule entlang. Die Wirbelsäule ist gereizt und empfindlich, mit allgemeinem Tremor. Lilium tigrinum hat in vieler Hinsicht Ähnlichkeit mit *Platinum.*

* Das stimmt nicht – man vergleiche die ausführliche Kasuistik in Bd. 7, S. 56 (»Stools frequent, bloody, mucous ...«).

** Kent ist hier einem akustischen Übertragungsfehler erlegen – statt ***heart*** schreibt er »hard« (vgl. die Abfolge der Symptome in den *Guiding Symptoms*).

Lycopodium

Lycopodium clavatum; Bärlappsporen

Lycopodium ist nicht nur ein Antipsorikum, sondern auch ein Antisyphilitikum und Antisykotikum, und von daher ist es ein sehr tiefgreifendes Mittel mit ungewöhnlich breitem Wirkungskreis. Obwohl es zu den inerten Substanzen gerechnet wurde, das nur zum Drehen allopathischer Pillen nützlich erschien, machte Hahnemann den »Bärlapp-Staub« nutzbar, indem er durch die homöopathische Potenzierung seine Heilkräfte entfaltete. So ist Lycopodium zu einem Denkmal für Hahnemann geworden. Es greift tief in den Organismus ein und verursacht u.a. Veränderungen an den Weichteilen [»Alle weichen Theile des Körpers schmerzen beim Betasten und Andrücken«[CK1344]], an Knochen und Gelenken, an der Leber, am Herzen und an den Blutgefäßen; tatsächlich gibt es nichts, was Lycopodium beim Menschen nicht in Aufruhr versetzen könnte. Die Gewebsveränderungen sind eindrucksvoll; es besteht eine Neigung zu Nekrosen, Abszessen, fressenden Geschwüren sowie zu großer Abmagerung[CK1434]. Symptome der *rechten Körperseite* herrschen bei dieser Arznei deutlich vor, und sie wandern vorzugsweise *von rechts nach links;* auch ziehen sie oft *von oben nach unten*, z.B. vom Kopf zur Brust. Der Patient magert am Oberkörper und besonders am Hals ab, während die unteren Extremitäten recht wohlgenährt sind. Vor allem bei Vorhandensein von Kopf- und Wirbelsäulensymptomen reagiert der Lycopodium-Patient *empfindlich auf äußere Wärme, besonders auf warme Raumluft.*[(CK1362)] Auch die Kopfbeschwerden selbst verschlimmern sich durch Wärme, durch Warmwerden im Bett[GS], durch Erhitzung beim Gehen[GS] oder andere körperliche Anstrengung sowie während Fieberhitze[GS]. Insgesamt ist der Patient aber eher kälteempfindlich[CK1365], und es besteht ein deutlicher Mangel an Lebenswärme[UE]; es geht ihm allgemein schlechter durch Kälte und kalte, freie Luft[CK1365 ff.], durch kalte Speisen und kalte Getränke. Die Schmerzen werden, mit Ausnahme der Kopf- und Wirbelsäulenbeschwerden, durch Wärme gebessert. Anstrengung hingegen verschlimmert in jeder Hinsicht. Körperliche Arbeit erhöht die Atemnot und lässt den Patienten rasch kurzatmig werden[CK]. Es ist ihm nicht möglich, bergauf oder schnell zu gehen oder Treppen zu steigen. Herzbeschwerden werden ebenso wie die Atemnot verstärkt, wenn er sich durch Anstrengung erhitzt. Entzündete Körperteile werden bisweilen durch heiße Umschläge gelindert. Auch Halsschmerzen werden gewöhnlich durch Wärmeanwendung gebessert, durch Trinken von heißem Tee oder Suppe. Magenschmerzen werden meist *durch warme Speisen und Getränke gelindert.* Nervöse Erregbarkeit, nervöse Schwäche und geistige wie körperliche Abspannung[ZÖ1,349] treten bei Lycopodium stark hervor.

Bei rheumatischen Schmerzen und anderen Beschwerden erfährt der Lycopodium-Patient *Linderung durch Bewegung.** Der Patient ist äußerst unruhig, dreht sich, wenn er bettlägerig ist, ständig hin und her; wenn seine Schmerzen entzündlich bedingt sind, geht es ihm *besser in der Bettwärme*[A3,32] und durch Bewegung, sodass er sich die ganze Nacht im Bett herumwälzt. Er dreht sich in eine andere Position und glaubt nun schlafen zu können, aber die Unruhe hält die ganze Nacht an. Bei Kopfschmerzen hingegen hat der Patient ein Bedürfnis nach kalter Luft, er möchte sich an einem kühlen Ort aufhalten. Zwar werden die Kopfschmerzen durch Bewegung vermehrt, wenn diese stark genug ist, den Kranken aufzuwärmen, nicht aber durch die Bewegung als solche. Die Kopfschmerzen verschlimmern [oder bessern[GS]] sich im Liegen[CK123], durch warme Kopfbedeckung, Bettwärme[GS] und *in warmen Räumen;* sie *bessern sich in kalter Luft*[GS] *und durch Bewegung.* Wenn sich der Kranke beim Bewegen aber so anstrengt, dass er sich erhitzt, werden

* Bei den in Rückerts *Klinischen Erfahrungen* (Bd. 3, S. 519 ff.) geschilderten Rheumatismus-Fällen (Nr. 68, 70 und 71) war Bewegung ausnahmslos schmerzhaft, eine »Linderung durch Bewegung« wurde in keinem dieser Fälle beobachtet.

die Kopfschmerzen schlimmer[GS]. Diese Modalität von Lycopodium sollten Sie sich gut einprägen, denn sie kann unter Umständen einmal als Unterscheidungsmerkmal dienen.

Die Lycopodium-Beschwerden vermehren sich in der Regel zu einer bestimmten *Zeit*, nämlich *von vier Uhr nachmittags bis acht Uhr abends.*[CK1361] Akute Beschwerden und häufig auch chronische Leiden exazerbieren gewöhnlich in diesem Zeitraum. Fieberfrost und Fieberhitze treten mit großer Wahrscheinlichkeit während dieser Zeit verstärkt in Erscheinung, und bei Typhus und Scharlach geht es dem Patienten besonders zwischen 16 und 20 Uhr schlechter. Bei Gichtattacken, bei rheumatischen Fiebern, bei entzündlichen Erkrankungen, bei Pneumonien wie bei akuten Katarrhen muss spätestens dann an Lycopodium gedacht werden, wenn 16–20 Uhr eine deutliche Verschlimmerungszeit darstellt.

Der Lycopodium-Patient leidet sehr unter *Flatulenz;* der Bauch ist aufgetrieben und gespannt[CK671 f.] wie eine Trommel, sodass der Kranke kaum noch atmen kann. Das Zwerchfell drückt nach oben und schränkt das Lungen- und Herzvolumen ein, sodass Herzklopfen, Schwächezustände und Atemnot entstehen. Nicht selten kann man einen Lycopodium-Patienten sagen hören, dass alles, was er esse, sich sogleich in Luft verwandle. Schon ein winziger Speisebissen bläht ihn so auf, dass er nicht weiteressen kann. Er sagt, schon nach einem Bissen vergehe ihm der Appetit[SK38], stehe ihm das Essen bis zum Hals. Wenn das Abdomen aufgetrieben ist, ist er so nervös, dass er nicht das leiseste Geräusch ertragen kann. Das Rascheln von Papier, das Läuten einer entfernten Glocke, das Zuschlagen einer Tür geht ihm durch Mark und Bein und kann eine Ohnmacht auslösen, wie wir es von *Antimonium crudum, Borax* und *Natrium muriaticum* kennen. Diese Zustände treffen wir allgemein an, bei allen Beschwerden, akuten wie chronischen. Das ganze Sensorium kann bei Lycopodium so empfindlich und überreizt sein, dass der Patient alles und jedes als Störung empfindet; selbst Nichtigkeiten ärgern und quälen ihn über alle Maßen.

Der Lycopodium-Patient kann keine Austern essen, sie machen ihn krank [obwohl Verlangen danach besteht[GS]]. Nach Genuss von Austern können alle möglichen Beschwerden entstehen, seien es Kopfschmerzen, Ovarialschmerzen oder Husten. Austern scheinen wie Gift auf ihn zu wirken, wie der *Thuja*-Patient keine Zwiebeln und der *Oxalicum-acidum*-Patient keine Erdbeeren vertragen kann. Sollten Sie einmal in die Verlegenheit kommen, kein homöopathisches Mittel zur Hand zu haben, wenn ein Patient nach dem Genuss von Erdbeeren, Tomaten oder Austern Beschwerden bekommt, ist es hilfreich zu wissen, dass ein Stück Käse binnen weniger Minuten die Verdauung dieser Speisen herbeiführt.

Die Haut neigt zur Geschwürsbildung. Wir finden schmerzhafte Geschwüre[SK28], nekrotisierende oder gangränöse[GS] Geschwüre, Abszesse [Furunkel[AZ25,362]] und andere Affektionen des Unterhautzellgewebes. Die chronischen Geschwüre sind indolent und bilden nur minderwertiges Granulationsgewebe. Die Schmerzen in den Ulzera können stechend[CK1394], beißend oder brennend[CK] sein, häufig gelindert durch kühlende und verschlimmert durch warme Umschläge. Dagegen ist es eher als *Allgemeinsymptom* anzusehen, dass warme Umschläge und sonstige Wärmeanwendungen bessern, z.B. die Schmerzen in den Kniegelenken, die Eiterungsprozesse oder die Gichtbeschwerden.* In großer Bett- oder Zimmerwärme wiederum neigt der Patient, besonders bei Fieber, zu Nesselausschlägen, die entweder als rundliche, knötchenförmige Gebilde oder als längliche, unregelmäßige Striemen – wie von einer Peitsche herrührend – herauskommen** und heftig jucken. Lycopodium hat alle möglichen Hautausschläge, die mit heftigem Juckreiz verbunden sind: vesikuläre Ausschläge[GS]; schuppige[CK360], kleieartige[SK36] Flechten; trockene wie nässende Ausschläge[GS]. Die Ausschläge treten vorzugsweise im Bereich der Lippen[CK378 ff.], hinter den Ohren[SK35], unter den Nasenflügeln sowie an den Genitalien[GS] auf. »Neigung zum

* Hier wie auch anderenorts hatte Kent in der 1. Auflage der *Lectures* noch die gegenteilige Modalität postuliert: eine Verschlimmerung durch Wärme und eine Besserung durch Kälte. Da die Quellen hier nicht eindeutig sind, hat möglicherweise Erfahrung den Meinungswechsel veranlasst.

** Diese streifenförmigen Quaddeln sind vermutlich *nach Kratzen* entstanden (vgl. *CK* 1386).

Aufspringen und Rissigwerden der Haut«[SK28;CK]; blutende Fissuren an den Händen, wie beim Salzfluss [= salzige Feuchtigkeit absonderndes Ekzem]. Verdickungen und Verhärtungen der Haut. Alte Furunkel und Pusteln, die nicht vollständig vereitert sind, indurieren und bilden Knoten, die lange Zeit bestehenbleiben.[(AZ25,362)] Die Haut sieht unrein[CK358] aus und ist »süchtig«[AZ25,358], d.h., sie nekrotisiert und eitert leicht, und kleine Wunden wollen nicht verheilen. Oberflächliche Wunden fangen an zu schwären, als enthielten sie kleine Splitter, und dieses Schwären setzt sich auch unter der Haut fort. Geschwüre bluten leicht[GS] und sezernieren große Mengen übelriechenden, dicken, gelben oder grünlichen Eiters. Schankröse[GS] oder schankroide [Ulcus molle] Geschwüre finden in Lycopodium oft ihr Simillimum.

Der Lycopodium-Zustand ist überall von Schwäche und Erschlaffung[CK1442] charakterisiert. Mangelnder Tonus der Blutgefäße mit Kreislaufstörungen. Taubheitsgefühl an kleinen Stellen. Abgestorbenheit der Finger[CK1187] oder Zehen[ZÖ1,361]. Abmagerung einzelner Gliedmaßen. Der Patient kann mitunter seine Glieder nicht richtig gebrauchen, er wankt deshalb beim Gehen, ist ungeschickt und unbeholfen. Zittern der Glieder.[CK1429]

Die Lycopodium-Konstitution weist zahlreiche Geistes- und Gemütssymptome auf. Der Patient ist müde, besonders geistig ermattet und chronisch erschöpft; er ist vergesslich[CK74] und zerstreut[CK75]. Er hat eine ausgeprägte Abneigung, irgendetwas Neues zu unternehmen oder sich in eine neue Rolle hineinzufinden, woraus nicht selten eine Aversion gegen seine berufliche Tätigkeit entsteht. Er hat Angst, dass etwas passieren könnte, dass er etwas vergessen könnte. Es entwickelt sich eine stetig zunehmende Furcht vor öffentlichem Auftreten, andererseits kommt es manchmal aber auch zu großer Furcht vor dem Alleinsein[CK28]. Geübte Redner wie Rechtsanwälte oder Minister, die regelmäßig in der Öffentlichkeit auftreten müssen, werden gelegentlich von einem Gefühl der Inkompetenz heimgesucht, von dem Gefühl, ihren Aufgaben nicht mehr gewachsen zu sein, obwohl sie doch seit Jahren in diesen Dingen geübt sind. Ein Rechtsanwalt empfindet plötzlich großes Unbehagen bei der Vorstellung, vor Gericht zu erscheinen. Immer wieder verzögert oder verschiebt er Termine – die er schließlich dennoch wahrnehmen muss –, aus Furcht, er könnte in seinem Plädoyer ins Stocken geraten, er könnte sich versprechen[CK83] oder etwas vergessen. Wenn es dann aber soweit ist, geht ihm alles leicht und problemlos von der Hand. Dies ist auch ein auffallendes Merkmal von *Silicea*. Keine andere Arznei hat diese spezielle Furcht so ausgeprägt wie Lycopodium und *Silicea*.

Lycopodium kann in einen religiösen Wahnsinn verfallen, der einen relativ unauffälligen Anfang nimmt, als »stiller Gram und Melancholie mit Verzweiflung an seinem Seelenheile«[UE]. Diese religiöse Schwermut steigert sich dann immer mehr, bis der Patient nur noch dasitzt und in tiefes Grübeln versunken ist. Sehr häufig hat er eine Abneigung gegen Gesellschaft, fürchtet sich aber dennoch, ganz allein zu sein. »Menschenscheu[CK7]; bekommt Angst, wenn Menschen ihm zu nahe kommen[CK8]; zugleich aber auch Furcht vor Alleinsein; Reizbarkeit und Melancholie[CK].«[(GS)] Diese Menschenscheu ist vor allem dadurch gekennzeichnet, dass der Betreffende nur in Gegenwart fremder Personen scheu ist oder wenn Freunde oder Besucher ins Zimmer treten. Er möchte nur bei denen sein, die er ohnehin ständig um sich hat. Er mag es nicht, völlig allein zu sein, er muss das Gefühl haben, dass noch jemand anderes im Haus ist. Zugleich widerstrebt ihm die direkte Anwesenheit von Menschen in seinem Zimmer. Er möchte nicht angesprochen werden, noch möchte er gedrängt werden, irgendetwas zu tun. Er mag es nicht, sich anzustrengen, obgleich er hin und wieder Linderung erfährt, wenn er zur Anstrengung gezwungen ist. »Schweigsamkeit; möchte allein sein.«[GS] Lassen Sie uns dieses Symptom etwas näher betrachten: Die Schweigsamkeit resultiert aus einer Unlust zu reden[CK66], aus einem Bedürfnis nach Stille, gleichzeitig ist der Patient aber, wie gesagt, froh, wenn er weiß, dass noch jemand im Hause ist, dass er nicht der einzige ist. Er ist völlig einverstanden, in einem kleinen Zimmer für sich zu sein, sodass er de facto allein ist – aber nicht in Einsamkeit und Abgeschiedenheit. Gibt es zwei aneinandergrenzende Räume im Haus, wird sich der Lycopodium-Patient gewöhnlich in den einen zurückziehen und dort bleiben, dabei aber überaus froh sein, in dem anderen jemanden zu wissen. Dies ist ein typisches Verhalten von Lycopodium, das wir bei Kleinkindern wie auch bei Erwachsenen oft beobachten können.

Der Lycopodium-Patient bricht oft in Tränen aus, wenn er einen Freund willkommen heißt oder einen alten Bekannten wiedertrifft. Schenkt man ihm etwas, ist er zu Tränen gerührt, und es überkommt ihn eine seltsame Traurigkeit. Schon bei der kleinsten Freude fängt er an zu weinen. Wie Sie sehen, haben wir es bei ihm mit einem überaus empfindsamen, leicht erregbaren und gefühlsbetonten Menschen zu tun. Hier ist es: »Höchst empfindlich am Gemüthe; sie weint über Dank.«[CK37]

Wenn der Patient mit einer langwierigen, schleichenden Fieberkrankheit darniederliegt, kann er ins Delirium[GS] geraten und sogar bewusstlos[GS] werden. Er sieht Fliegen und alle möglichen eingebildeten Dinge durch die Luft schweben und versucht sie mit zittrigen Händen zu ergreifen [Flockenlesen[GS]]. Überlustige Ausgelassenheit und Übermut, mit Neigung, über Kleinigkeiten und selbst über ernste Dinge zu lachen[CK68 ff.] – ein Zustand, wie wir ihn bei Geisteskrankheiten sehen. Dann wieder niedergeschlagen[CK2], verzweifelnd[CK13] und mutlos[CK31]. Sehr oft wacht der Patient morgens traurig auf, und die ganze Welt erscheint ihm grau und öde. Es ist eine gedrückte[CK4], freudlose[CK2] Stimmung. Gedanken an den Weltuntergang bemächtigen sich seiner, oder dass sein Haus abbrennen, seine Familie sterben könnte. Es scheint nichts zu geben, was ihn aufheitern könnte, die Aussichten für die Zukunft sind finster. Wenn er sich dann aber eine Weile umherbewegt hat, vergeht die düstere Stimmung. Dieser Zustand geht nicht selten dem Ausbruch einer Psychose voraus und führt auch oft zu Lebensüberdruss[GS] und Selbstmordgedanken. Sie können jetzt ermessen, wie sehr das Mittel vom Willen Besitz ergreift und wie es besonders den Willen zu leben untergräbt. Erste Priorität hat beim menschlichen Willen das Bestreben, zu sein, zu existieren und eine Bedeutung zu haben, und sei diese noch so gering. Erst wenn dieser Lebenswille zerstört ist, erkennen wir, welch wunderbare Eigenschaft dem Menschen damit genommen ist. Der Mensch negiert dann sein Menschsein. Es ist eine Pervertierung von allem, was den Menschen ausmacht, eine Zerstörung des Willens insgesamt. »Beängstigung und Schweratmigkeit[CK1552]; Furchtsamkeit[CK24].«[GS] »Früh, nach dem Erwachen, ängstliche Gedanken, als sollte sie eben sterben ...«[CK1528] »Mangel an Selbstvertrauen; Unentschlossenheit; Kleinmut[CK33]; Resignation.«[GS] Der Patient mag weder seinen eigenen Kräften vertrauen[CK32] noch irgendetwas oder irgendjemand anderem. Er ist allgemein »misstrauisch, verdachtsam, übelnehmend«[CK34]. »Misanthropisch; flieht sogar seine eigenen Kinder[CK9].«[GS] »Überempfindlichkeit auf Schmerzen; der Patient ist ganz außer sich.«[GS]

Kopf. Der Lycopodium-Patient neigt zu periodisch wiederkehrenden Migräneanfällen[SK32] und zu Kopfschmerzen, die mit Magenstörungen zusammenhängen. Er muss besonders dann leiden, wenn er trotz Hungers nichts isst[CK517], wenn er die gewohnte Essenszeit überschreitet. Er muss regelmäßig etwas essen, oder er bekommt die Art von Kopfschmerzen, zu denen er disponiert ist. Dies ähnelt den Beschwerden von *Cactus*. Der *Cactus*-Patient erleidet äußerst heftige, mit starker Gesichtsröte verbundene, kongestive Kopfschmerzanfälle, wenn er nicht seine geregelten Mahlzeiten einhält. Ein Unterscheidungsmerkmal ist, dass sich bei Lycopodium die Schmerzen nach dem Essen bessern, während sie sich bei *Cactus* – sind sie erst einmal da – eher noch verschlimmern. Lycopodium und besonders *Phosphorus* und *Psorinum* haben Kopfschmerzen, die mit großem Hungergefühl einhergehen. Vor[RP478] oder zu Beginn der Kopfschmerzattacke besteht ein flaues, hinfälliges, hungriges Gefühl im Magen, das bei *Phosphorus* und *Psorinum* aber durch Essen nicht zu besänftigen ist. Der Lycopodium-Kopfschmerz wird im Liegen[CK123] und durch jede Art von Wärme oder Hitze vermehrt, während Kälte, kalte Luft, Öffnen der Fenster u. Ä. Erleichterung bringt. Dünne, abgemagerte Lycopodium-Knaben neigen zu langwierigem Kopfweh. Jedes Mal wenn er sich erkältet, bekommt der kleine Kerl anhaltende, klopfende[CK157], kongestive

Kopfschmerzen, und von Tag zu Tag, von Monat zu Monat magert er immer mehr ab, besonders im Gesicht und am Hals. Die gleiche Art von Abmagerung sehen wir, wenn ein schmalbrüstiger Junge an trockenem, quälendem Reizhusten leidet. Lycopodium ist bei diesen schwächlichen Burschen mit trockenem Husten oder fortgesetzten Kopfschmerzen von besonderem Nutzen. Es ist das Heilmittel von Kindern, die nach einer durchgemachten Pneumonie oder Bronchitis nicht mehr richtig auf die Beine kommen – die im Gesicht und am Hals abmagern, die sich beim geringsten Anlass erkälten, die von jeder Erhitzung Kopfweh bekommen und vor allem nachts unter Blutandrang zum Kopf[CK167] und Kopfschmerzen[CK142] leiden. Die Kopfkongestion reißt die Kleinen nachts aus dem Schlaf, wobei sie ganz benommen[AZ82,122] und verwirrt sind. Häufig schreit das Kind im Schlaf laut auf, fährt erschrocken hoch, blickt wild um sich und erkennt weder Vater noch Mutter. Erst nach einer Weile kommt es zur Besinnung, erkennt, wo es ist, und legt sich wieder schlafen. Doch es dauert nicht lange, und das Kind wacht erneut wie durch einen Schreck auf und sieht ganz verwundert und verwirrt aus. Diese Szene kann sich mehrmals in der Nacht wiederholen. Die Kopfschmerzen haben zumeist einen klopfenden, drückenden[CK121] oder berstenden Charakter, »als sollte der Kopf auseinandergetrieben werden«[CK124]. Aber das ist nicht so bedeutend wie etwa die Art und Weise ihres Auftretens, die Umstände ihres Zustandekommens, die Verhaltensweise des Kindes, die das Leiden begleitende allmähliche Abmagerung von oben nach unten oder auch die Tatsache, dass die Schmerzen sich bessern durch Kälte und verschlimmern z.B. durch Geräusche, Sprechen sowie zwischen 16 und 20 Uhr. Diese Informationen sind wertvoller als die Qualität des Schmerzes, die der Patient empfindet. Doch wenn er die Schmerzen zu beschreiben versucht, dann spricht er oft von Klopfen, Drücken, Bersten oder auch Vollheit.

Hautausschlag an einzelnen Stellen der Kopfhaut, die oft durch Haarausfall kahl[GS] und glatt anzufühlen sind; teilweise auch im Gesicht auftretend. Ekzematöse Ausschläge hinter den Ohren, blutend und eine wässrige oder gelblich-wässrige Flüssigkeit absondernd. Das Ekzem kann sich von dort bis zur Kopfhaut ausdehnen. Lycopodium ist ein sehr wichtiges Mittel beim Säuglingsekzem oder beim Kopfgrind der Kinder[AZ13,244]. Ekzeme von hageren, hungrigen, allmählich verkümmernden Kindern, die gern ihre Zudecken von sich treten, mit mehr oder weniger Kopfbeschwerden der beschriebenen Art, nässendem Ausschlag hinter den Ohren, rotem Sand im Urin[CK805], runzligem Gesicht, trockenem Reizhusten, Kälte des rechten und Hitze des linken Fußes[CK1320*] sowie äußerst wechselhaftem Appetit werden in der Regel durch Lycopodium geheilt. Diese Kinder haben zumeist einen ungewöhnlich starken Hunger[CK514] und großen Durst[CK510], magern aber trotz des vielen Essens stetig ab. Nach Einnahme von Lycopodium wird der Hautausschlag zunächst noch verstärkt, dann aber weniger werden, bis das Kind schließlich völlig beschwerdefrei ist. Die Kopfschmerzen haben bei Lycopodium im Allgemeinen einen engen Bezug zu einem bestimmten Symptom, nämlich zum roten Harnsand. Solange der rote Sand reichlich abgeht, ist der Patient frei von kongestiven Kopfschmerzen; wird der Harn aber blass und sedimentlos, entstehen die berstenden, drückenden Schmerzen, die tagelang anhalten. Man könnte diese Kopfschmerzen als urämisch bezeichnen, doch gleichgültig, wie wir sie nennen, wenn die entsprechenden Symptome vorhanden sind, ist die Gabe der Arznei gerechtfertigt. Bei chronisch Gichtkranken ist, wenn die Kopfschmerzen stark ausgeprägt sind, die Gicht in den Extremitäten besser – und umgekehrt. Das Kopfweh tritt nur bei Abwesenheit der Gliederschmerzen auf. Andererseits fehlen bei reichlichem Abgang roten Harnsands die Gichterscheinungen sowohl des Kopfes wie der Extremitäten. Wenn sich der Patient aber erkältet, scheint die Bildung der Harnkonkremente nachzulassen – unter entsprechender Vermehrung der Schmerzen. Ein weiteres Merkmal der Lycopodium-Kopfschmerzen ist deren Zusammenhang mit katarrhalischen Affektionen der Atemwege. Die Schmerzen verschlimmern sich,

* Kent nennt hier die umgekehrten Seiten, was wohl nicht so charakteristisch ist; später (im *Rachen*-Kapitel) schreibt er dann wie hier zitiert: »Kälte des rechten Fußes ...«

wenn ein chronischer Nasenkatarrh durch eine akute Erkältung zum Erliegen kommt. Der Lycopodium-Typ leidet häufig an dicken, gelben Absonderungen aus der Nase. Die Nase füllt sich mit gelben oder grünen Borken, die besonders morgens in Mengen ausgeschnaubt oder ausgeräuspert werden. Wenn sich der Patient nun aber erkältet, werden die dicken Sekrete sehr viel weniger, und stattdessen setzen Niesen und wässrige Absonderungen ein. Dies ist der Zeitpunkt, wo es einmal mehr zu den quälenden, drückenden Kopfschmerzen kommt, verbunden mit Phasen regelrechten Heißhungers. Schließlich kehrt mit dem Nachlassen des Fließschnupfens das dicke, gelbe Nasensekret zurück, und dann hören auch die Kopfschmerzen wieder auf.

Lycopodium hat sehr viele *Augen*-Symptome, von denen die katarrhalischen am meisten hervortreten. Die Symptome sind so zahlreich, dass man mit ihnen fast jede katarrhalische Augenaffektion beschreiben kann; daher können wir uns bei der Arzneibestimmung nicht allein auf die Augensymptome stützen. Entzündliche Zustände mit reichlicher Schleimabsonderung aus den Augen[CK232], mit Röte der Augen[CK227], mit Ulzerationen an Bindehäuten und Lidern[CK238], mit granulöser Konjunktivitis[GS] (Trachom).

Ein besonders wichtiges Mittel ist Lycopodium bei Erkrankungen der *Ohren* bzw. des Gehörs, zumal wenn dieses immer mehr abmagernde Kind mit dem faltigen Gesicht und dem trockenen Husten seit einem Scharlachfieber an dickem, gelbem, stinkendem Ohrenfluss mit Taubheit leidet.[AZ13,242 f.] Wenn freilich in einem Scharlachfall die passende Arznei verabreicht wird, bleiben keine Ohrenbeschwerden zurück, denn sie gehören nicht zum typischen Scharlachbild. Ohrenbeschwerden sind kein Bestandteil des Scharlachs, sondern hängen vom konstitutionellen Zustand des Kindes ab. Lycopodium neigt außerdem zu sehr schmerzhaften Ausschlägen an den Ohren, zu Mittelohrentzündungen[KE1,367] und zu Abszessen in den Ohren, verbunden mit peri- oder retroaurikulären Ekzemen.

Auf die *Nasen*-Symptome bin ich teilweise schon im Zusammenhang mit den Kopfbeschwerden eingegangen. Häufig fangen die katarrhalischen Beschwerden bereits im Säuglingsalter an. Das Kind weist zunächst eine eigentümlich rasselnde Nasenatmung auf, später atmet es dann nur noch durch den Mund, weil die Nase völlig verstopft ist[CK904]. Über Wochen und Monate atmet es nur durch den Mund, und wenn es schreit, hat dies den für eine Nasenverstopfung typischen schrillen Klang. Bei der Untersuchung findet man die Nase mit einem schleimig-eitrigen Sekret angefüllt, das bis in den Rachenraum herunterhängt. Ausgeprägte Verstopfung der Nase ist bei Lycopodium oft ein chronischer Zustand. Im weiteren Verlauf bekommt das Kind dicke Borken in der Nase[CK920] – mal gelbe, mal grünliche, mal schwärzliche Borken –, und es entwickelt sich eine Neigung zu Nasenbluten[CK329]. Lycopodium ist ein überaus nützliches Mittel in jenen heftigen Schnupfenfällen, die mit katarrhalischen Kopfschmerzen einhergehen[CK913], namentlich bei solchen Patienten, die am Hals abmagern. Auch wenn es seltsam und unerklärlich erscheint, Lycopodium vermag tatsächlich eine solche Abmagerung am Hals sowie Runzligwerden des Gesichts hervorzurufen, während die unteren Gliedmaßen sehr gut ›erhalten‹ bleiben. Bei alten, chronischen Nasenkatarrhen mit beständigem Zwang, die Nase zu putzen, ist Lycopodium häufig angezeigt. Der Kranke kann nachts nicht durch die Nase atmen[CK907], da sich im Bereich der gesamten Nasenschleimhaut dicke Schorfe[CK] bilden und oft auch die Nasenlöcher nachts zuschwären[CK]. Krustige, ekzematöse Nasenlöcher mit nässendem Ausschlag im Gesicht und an der Nase. Die Schleimabsonderung von Lycopodium ist fast so dick und zäh wie bei *Kalium bichromicum*.

Das Lycopodium-*Gesicht* hat eine blasse, elende[CK335] bis erdfahl-gelbliche[UE] Farbe; oft ist es schmal[CK336], eingefallen[CK334], welk und von tiefen Falten[UE] durchzogen. Bei tief verwurzelten Lungenleiden, Bronchitiden oder Pneumonien, wo die Brust voller Schleim ist, sind das Gesicht und besonders die Stirn vor Schmerzen in Falten gelegt, und *die Nasenflügel bewegen sich mit den schweren Atemzügen fächerartig hin und her*[GS]. Dies können wir bei allen Arten von Dyspnoe beobachten. Das gleiche Nasenflügelatmen sehen wir bei *Antimonium tartaricum*, wobei die rußigen Nasenlöcher weit geöffnet sind. Bei *Antimonium tartaricum* hört man das Schleimrasseln im ganzen Zimmer, und der Patient leidet sichtlich. Wenn dagegen neben dem Nasenflügelatmen die Stirn gerunzelt ist und Schleimrasseln oder trockener Reizhusten besteht, deuten die Lokalsymptome oft auf Lycopodium hin. Im Exsudationsstadium der Pneumonie, dem Stadium der Hepatisation, ist es nicht selten Lycopodium, das dem Patienten das Leben rettet. Das Mittel hat in diesem Stadium eine ähnlich große Bedeutung wie *Phosphorus* und *Sulfur*. Der *Sulfur*-Patient ist in dieser Phase kalt und frostig; die Widerstandskraft des Organismus liegt darnieder, und der Kranke empfindet ein lokales Schweregefühl in der Brust. Die Untersuchung des Thorax ergibt, dass die Hepatisation sehr massiv ist. Der Patient mag nur still daliegen und ist offenbar dem Tode nah. *Sulfur* wird diesem Kranken wieder zur Gesundheit verhelfen.* Es hat weder das Nasenflügelatmen noch die gerunzelte Stirn von Lycopodium. Bei den Hirnaffektionen von *Stramonium* finden wir das gleiche Stirnrunzeln wie bei den Lungenaffektionen von Lycopodium. Nehmen wir an, Sie kommen zu einem halb bewusstlosen Patienten mit zerebraler Kongestion, und Sie beobachten ihn: Er ist wild erregt, die Augen sind glasig, die Stirn gerunzelt, und geistig ist er eher überaktiv – das ist nicht Lycopodium, sondern *Stramonium*. Wenn Sie genau beobachten, können Sie durch solche praktischen Details fast augenblicklich entscheiden, ob es sich um einen *Stramonium*-Patienten mit Kopfbeschwerden oder um einen Lycopodium-Patienten mit fortgeschrittener Pneumonie handelt.

Das Gesicht und besonders die Stirn sind bisweilen von einem kupferfarbenen Ausschlag bedeckt[GS], wie er auch bei der Syphilis vorkommt. Von daher ist Lycopodium manchmal auch in alten Syphilisfällen von Nutzen, in Fällen, wo die Nasenknochen nekrotisch oder kariös geworden sind und zudem die schon erwähnten katarrhalischen Symptome bestehen. Im Bereich des Gesichts kommt es ferner oft zu Muskelzuckungen.[CK368] Wenn Sie das Gesicht eines Lycopodium-Patienten betrachten, wird Ihnen auffallen, dass der Gesichtsausdruck im Allgemeinen mit den Empfindungen des Patienten übereinstimmt. Er ist ein höchst empfindliches Wesen, und bei jeder Erschütterung, bei jedem etwas lauteren Geräusch, wie etwa beim Zuschlagen einer Tür oder Klingeln einer Glocke, verzieht er sein Gesicht. Jede Ruhestörung spiegelt sich unmittelbar in seinem Antlitz wider. Es ist ein kränklich wirkendes Gesicht mit tiefen Falten und zusammengezogenen Augenbrauen, was besonders bei Bauch- und bei Brustbeschwerden imponiert. Ein weiteres Merkmal von Lycopodium ist das Herabfallen des Unterkiefers[GS] *(Opium, Muriaticum acidum)*, was in Zuständen großer Erschöpfung vorkommt und als ungünstiges Zeichen zu werten ist. Besonders ausgeprägt sehen wir dies beim Abdominaltyphus, wenn der Patient zugleich vor Schwäche das Bett herunterrutscht, an den Bettdecken zupft, kaum noch Wünsche äußert und nur schwer aus seinem Sopor[GS] zu erwecken ist. Der offenstehende Mund ist Ausdruck des letzten Stadiums eines schleichenden, adynamischen Fiebers, sei dieses typhöser, septischer oder zymotischer Natur. Unter dem Unterkiefer bilden sich häufig Drüsengeschwülste[CK]; Schwellung der Parotiden, der Unterkieferdrüsen, der submandibulären und bisweilen auch der zervikalen Lymphknoten. Diese Geschwülste gehen leicht in Eiterung über. Schwellungen im Halsbereich bei Scharlach und Diphtherie.

Das nächste wichtige Thema sind die *Rachen*-Symptome. Bei der Besprechung des Allgemeinzustands wurde schon erwähnt, dass die bevorzugte *Richtung* der Symptomentwicklung bei Lycopodium von rechts nach links geht. Wir stellten fest, dass der rechte Fuß kalt ist und der linke warm; bei Kniegelenksbeschwerden ist vor allem das rechte Knie affiziert. Wenn die Schmerzen ihre Lokalisation wechseln können, ziehen sie von rechts nach links. Die meisten Beschwerden scheinen von rechts nach links zu wandern oder die rechte Seite mehr zu beeinträchtigen als die linke. Dies gilt auch für die Halsentzündungen: Eine Tonsillitis entwickelt sich zunächst auf der rechten Seite, und erst

* Wahrscheinlich erst nach vorheriger Gabe von *Arsenicum* (vgl. das *Sulfur*-Kapitel).

wenn sie dort im Abklingen begriffen ist, entzündet sich – wenn die Krankheit unbehandelt bleibt – die linke Mandel und fängt an zu eitern. Gewöhnliche Halsschmerzen beginnen auf der rechten Seite, und erst am nächsten Tag – nach Übergreifen der Entzündung auf die linke Seite – tut der Hals auf beiden Seiten gleichermaßen weh. Lycopodium hat alle möglichen Schmerzarten im Bereich von Schlund und Rachen. Es ist nützlich in Fällen von Diphtherie, wenn die Pseudomembranen rechts ihren Anfang nehmen und sich dann nach links ausbreiten.[GS] Es ist auch möglich, dass Beläge am ersten Tag nur rechts zu erkennen sind und am nächsten Tag nur links.[GS] Ich erwähnte ebenfalls, dass Lycopodium-Beschwerden gern von oben nach unten wandern, und so ist es auch mit diesen diphtherischen Exsudationen: Sie beginnen oft im oberen Teil des Pharynx und dehnen sich dann nach unten bis in den Schlund aus. Lycopodium hat viele solcher Fälle geheilt. Der Lycopodium-Patient erfährt gelegentlich Erleichterung seiner Halsbeschwerden, wenn er kaltes Wasser im Mund behält; die meisten Halsbeschwerden werden jedoch durch warme Getränke gelindert. Letzteres ist ein Merkmal, anhand dessen man zwischen Lycopodium und *Lachesis* unterscheiden kann. Dem *Lachesis*-Patienten geht es besser durch Kälte, und er bekommt Krämpfe im Hals, wenn er versucht, warme Getränke herunterzuschlucken. Lycopodium hingegen findet Erleichterung durch warme Getränke, wenngleich gelegentlich auch einmal kalte Getränke lindern können. Der Lycopodium-Patient schläft nicht in das Erstickungs- und Zusammenschnürungsgefühl im Hals und in die Dyspnoe hinein, wie es für *Lachesis* so typisch ist. Doch wie bei *Lachesis* können die Halsschmerzen außerordentlich stark sein, und Lycopodium hat auch all die Heftigkeit der schlimmsten Diphtheriefälle; es hat die Tendenz zu septischen, malignen Verläufen.

Die Symptome seitens des *Magens* und *Abdomens* treten bei Lycopodium in der Regel gemeinsam in Erscheinung. Typisch für das Mittel ist ein beständiges Sättigungsgefühl[CK523], ein gänzlicher Mangel an Appetit[CK519]. Selbst vor Mahlzeiten besteht mitunter ein so großes Völlegefühl, dass der Patient keinen Bissen herunterbekommt. Oft entsteht dieses Völlegefühl aber auch erst nach dem ersten Speisebissen: Er setzt sich hungrig an den Tisch, doch schon nach einem Bissen vergeht ihm der Appetit[CK], und er fühlt sich voll und schwer[CK547]. Nach dem Essen sind Magen und Bauch von Luft aufgetrieben[(CK545)]; selbst häufiges Aufstoßen[CK570] bringt kaum Erleichterung, die Auftreibung bleibt bestehen. Stete Übelkeit[CK], besonders aber morgens, wenn er nüchtern ist[CK590]. Erbrechen von Galle[CK603]; von kaffeesatzartigen[(CK605)] oder schwarzen, tintenfarbenen Massen. Magenkatarrh. Magenschmerzen gleich nach dem Essen.[(CK550)] Nagende Magenschmerzen[CK628], wie bei Gastritis. Brennen im Magen[AZ82,123], z. B. bei Geschwüren[GS] oder bei Krebs[UE]. Durch Lycopodium konnte in vielen offenbar bösartigen Fällen das Leben deutlich verlängert werden. Statt in wenigen Monaten letal zu enden, ging die Krankheit so weit zurück, dass die Patienten noch über Jahre weiterleben konnten. Schwellung des rechten Hypochondriums bei Leberaffektionen. Leberschmerzen.[CK633] Der Patient neigt zu rezidivierenden Gallenkoliken[GS], die oft mit Galleerbrechen einhergehen. Nach Lycopodium kommen die Anfälle seltener, die Gallensekretion normalisiert sich, und die Gallensteine bekommen ein schwammiges Aussehen, als würden sie aufgelöst. Lycopodium-Patienten müssen ständig aufstoßen[CK571]; es ist ein scharfes und äußerst saures[CK574] Aufstoßen, das im Schlund heftiges Brennen verursacht[CK580]. Nach dem Essen kommt es zu Hyperazidität des Magens[GS], saurem Erbrechen[CK605], Flatulenz[CK720], Auftreibung und Schmerzen im Magen und Unterleib, verbunden mit ausgeprägtem Völlegefühl[CK]. Schrecklich ödes[CK608], flaues, leeres Gefühl im Magen, das durch Essen nicht zu lindern ist. *(Digitalis) Die Magenbeschwerden werden durch kalte Getränke verschlimmert und durch warme Getränke oft gebessert*[GS]; sie entstehen oder verschlimmern sich außerdem nach Genuss von Kaffee, Bier oder Obst, und später erfolgt Durchfall. Im Magen-Darm-Trakt herrscht durch viele Blähungsbewegungen[CK722] große Unruhe, geräuschvolles Poltern[CK727] und Kollern[CK721]; Gärungsdyspepsie. Lycopodium gehört neben *China* und *Carbo vegetabilis* zu den Mitteln mit der größten Flatulenz und sollte differenzialdiagnostisch stets mit diesen verglichen werden. Der typische Lycopodium-Patient ist abgemagert und erschöpft, hat ein faltiges, kantiges Gesicht und leidet an chronischer Dyspepsie; alles, was er zu sich nimmt, scheint sich in Blähungen zu verwandeln. Das Mittel passt bei alten, müden Patienten mit allgemeinem Reaktionsmangel und Schwäche sämtlicher Körperfunktionen, mit Neigung zu körperlichem und geistigem Verfall, ohne die Kraft, sich wieder zu regenerieren.

Der Lycopodium-Patient neigt zu höchst beschwerlicher Stuhlverstopfung.[CK] Obwohl das Rektum voll ist, hat er oft tagelang keinerlei Stuhldrang. »Unthätigkeit des Mastdarms beim Stuhle.«[CK740] »Vergeblicher Stuhldrang und sehr harter Stuhl.«[CK] »Schwierig, nur mit viel Anstrengung heraus zu pressender Stuhl.«[CK] »Wenig Stuhl, mit Gefühl, als wenn noch viel zurückbliebe ...«[CK738] Der erste Teil des Stuhls ist knollig[CK742], hart und schwer herauszubringen, der zweite weich oder auch dünnflüssig und herausstürzend, gefolgt von großer Müdigkeit[CK771] und Schwäche. Aber auch Durchfallbeschwerden kommen bei Lycopodium vielfach vor, und im Grunde gibt es kaum eine Stuhlbeschaffenheit, die nicht im Symptomenregister des Mittels vertreten ist. Das wirklich Charakteristische von Lycopodium ist, wenn Sie sich die *Guiding Symptoms* ansehen, nicht im Stuhl zu finden. Lycopodium kann, wenn nur die anderen Charakteristika zugegen sind, jede Art von Diarrhö heilen. Auch Hämorrhoiden kommen in vielfältiger Ausprägung vor[CK772 ff.], aber gerade dadurch sind sie auch wenig aussagekräftig. Jede Art von Hämorrhoiden kann durch Lycopodium geheilt werden, wenn nur die Flatulenz, die Magensymptome, die psychischen Auffälligkeiten und die typischen Allgemeinsymptome vorhanden sind.

Die *Nieren* produzieren viele Symptome, und in vielen Fällen liefern sie den Anlass, an Lycopodium als Heilmittel zu denken. In der Harnblase scheint die gleiche Inaktivität vorzuwalten wie im Rektum. Auch wenn der Patient noch so sehr presst, muss er lange warten, bis der Harn zu fließen beginnt[GS], und dann geht er nur langsam und in schwachem Strahl ab. Der Urin ist oft trübe und bildet beim Stehen Ziegelmehlsediment[GS] oder Niederschlag von rotem Sand[CK805]; umgerührt sieht er manchmal aus wie das Sediment von gärendem Apfelwein. Wir finden diese Harnbeschaffenheit besonders bei fieberhaften Zuständen. In akuten Krankheitsstadien, die mit reichlichem Abgang dieses roten Sandes einhergehen, ist Lycopodium oft das passende Mittel. Der rote Sand ist ein herausragendes Lycopodium-Symptom. Bei chronischen Beschwerden findet man ihn gerade dann im Urin, wenn sich der Patient am wohlsten fühlt. Lycopodium kann auch bei Harnverhaltung[GS] und Anurie[GS] indiziert sein. Zum Arzneimittelbild gehören ferner Bettnässen von Kindern und unwillkürlicher Harnabgang im Schlaf[HY19,15], bei Typhus und bei anderen schleichenden Fiebern. Nächtliche Polyurie[CK796] ist sehr charakteristisch und tritt bei Lycopodium so stark hervor wie bei kaum einer anderen Arznei. Der Patient muss des Nachts etliche Male aufstehen und jedes Mal viel Wasser lassen, während die Miktionen am Tage ganz normal ausfallen. Es sind enorme Mengen eines blassen[GS] Urins von geringem spezifischen Gewicht, die nachts ausgeschieden werden.

Männliche Geschlechtsorgane. Lycopodium ist eines der wichtigsten Mittel bei Impotenz.[CK] Pseudohomöopathen verabreichen bei sexueller Schwäche gern *Phosphorus*, doch das ist falsch. Menschen mit geringer Lebenskraft, überreizte oder übermüdete Menschen mit Schwäche der Genitalorgane benötigen nur selten *Phosphorus;* dagegen ist Lycopodium ein ausgesprochen typisches Mittel bei dieser Indikation, zumal wenn es sich um junge Männer handelt, die durch exzessive Onanie und sonstige sexuelle Ausschweifungen[GS] Rückenmark, Gehirn und Genitalien stark erschöpft haben. Wenn diese Männer sich dann entschließen, ein halbwegs anständiges Leben zu führen, und heiraten, müssen sie nicht selten feststellen, dass sie impotent geworden sind, dass sie, wenn überhaupt, nur noch schwache und kurz dauernde Erektionen zustande bringen, dass sie, anders ausgedrückt, ihre Männlichkeit eingebüßt haben. Ihnen kann gewöhnlich durch Lycopodium geholfen werden.

Entzündung der Harnröhrenschleimhaut mit gonorrhoischem Ausfluss gehört ebenfalls zum

Wirkungskreis von Lycopodium. Es ist ein Antisykotikum mit Neigung zu lästigen Feigwarzen an den Genitalien, männlichen wie weiblichen. »Nässende Kondylome am Penis.«[GS] »Vergrößerung der Prostata; Prostatitis.«[GS]

Auch auf Frauen übt Lycopodium einen wohltätigen Einfluss aus, etwa bei Entzündung und Neuralgie der *Ovarien*[GS] oder bei Entzündung der *Gebärmutter.* Die Neuralgie befällt primär zumeist das rechte Ovar, um sich dann eventuell auch auf das linke auszubreiten.[GS] Bei Oophoritis muss man an Lycopodium denken, wenn der rechte Eierstock stärker affiziert ist als der linke. Rechtsseitige Eierstockzysten konnten durch Lycopodium geheilt werden.

Das Mittel heilt auch »langwierige Trockenheit der Scheide«[UE], welche den Beischlaf sehr schmerzhaft macht. »Heftiges Brennen in der Scheide bei und nach dem Beischlafe.«[CK859] Diverse Menstruationsstörungen. Monatelanges Ausbleiben der Regel[KE2,236] und leicht und auf lange Zeit zu unterdrückende Regel [besonders von Schreck[CK]]. Dabei verschlechtert sich der Gesundheitszustand der Patientin zusehends, sie wird immer schwächer, und die Haut wird blass und welk. Es hat den Anschein, als besäße sie nicht genügend Vitalität, um eine Menstruation hervorzubringen. Lycopodium ist auch bei verspäteter Menarche in Betracht zu ziehen.[AR20,2,165] Das Mädchen ist 15, 16, 17 oder 18 Jahre alt, aber die erste Regelblutung hat noch immer nicht stattgefunden. Die ganze pubertäre Entwicklung ist zurückgeblieben; die Brüste vergrößern sich nicht, die Ovarien erfüllen noch nicht ihre Funktion. Wenn die Symptome insgesamt passen, wird Lycopodium eine entsprechende Reaktion auslösen: Die Brüste beginnen zu wachsen, weibliche Verhaltensweisen kommen zum Vorschein, und aus einem jungen Mädchen wird eine junge Frau. Lycopodium besitzt die wunderbare Macht, eine solche Entwicklung in Gang zu setzen, und in dieser Hinsicht hat es viel Ähnlichkeit mit *Calcarea phosphorica.* »Winde-Abgang aus der Scheide.«[CK] »Wehadern an den Schaamtheilen.«[UE]

Für die *Atmungsorgane* ist Lycopodium ebenfalls ein bedeutendes Mittel. Es kommt in Betracht bei Bronchialkatarrhen, die Atemnot und asthmatische Atmung mit sich bringen. Erkältungen gehen bei Lycopodium fast immer von der Nase auf die Brust über, wo sie bald große Dyspnoe mit Pfeifen und Giemen erzeugen. Die Dyspnoe verschlimmert sich durch schnelles Gehen, durch Bergaufgehen und nach körperlicher Anstrengung. Pulsieren, Brennen[ZÖ1,370] und Kitzeln in der Brust. Sehr angreifender, trockener Reiz- oder Kitzelhusten.[CK931 ff.] *Trockener Husten bei schwächlichen, abgemagerten Knaben.*[GS] Nach dem Abklingen einer Pneumonie bleibt lange Zeit ein trockener Reizhusten bestehen, oder die Atmung wird asthmatisch, mit lautem Pfeifen auf der Brust. Lungenaffektionen mit viel Husten, dabei die Extremitäten kalt und Kopf und Gesicht heiß. Der Patient mag wegen der Kopfkongestion nur mit entblößtem Kopf umhergehen. Lycopodium zeichnet sich durch großen Reaktionsmangel aus, die Selbstheilungskräfte liegen weitgehend darnieder. Die Vorgeschichte eines Falles ist daher typischerweise, dass die vom Patienten geklagten Beschwerden nach einer akuten Bronchitis oder nach einer Pneumonie entstanden und seither nicht mehr verschwunden sind. Abgesehen von dem trockenen, quälenden Husten kann der Patient auch in einen phthisischen Zustand[KE3,381] geraten, der von Gewebseinschmelzung und Kavernenbildung gekennzeichnet ist [»geschwürige Lungensucht«[CK]], mit viel Auswurf schleimiger Eitermassen von gelber oder grünlicher Farbe und dicker, zäher, fadenziehender Konsistenz. Nachtschweiße entstehen, und es kommt zu nachmittäglichen Fieberschüben zwischen 16 und 20 Uhr. Von dem Nutzen des Mittels bei fortgeschrittener Lungenentzündung – dem Stadium der Hepatisation –, mit dem faltigen Gesicht und den gerunzelten Augenbrauen, dem Nasenflügelatmen und dem spärlichen Auswurf, habe ich bereits eingangs gesprochen. Lycopodium heilt des Weiteren ausgeprägte chronische Bronchialkatarrhe[AZ13,243] mit massivem Schleimrasseln, besonders wenn sie bei Säuglingen und Kleinkindern vorkommen.[GS] *Rasseln in der Brust, Flattern der Nasenflügel und Unfähigkeit zu expektorieren.* Die rechte Lunge ist am meisten[GS] bzw. mit größerer Wahrscheinlichkeit betroffen als die linke; oder die rechte Seite ist, z.B. bei doppelseitiger Pneumonie oder anderen Erkrankungen, die typischerweise von einer Seite auf die andere übergehen, diejenige, die als erste befallen wird. Denken Sie auch an Lycopodium bei verschleppten Lungenentzündungen[GS], ferner bei Kurzatmigkeit infolge von Pleuraerguss[GS] oder Hydroperikard[GS].

Auf die Gichtneigung der Extremitäten[CK] habe ich schon genügend hingewiesen, desgleichen auf die Nervensymptome. Erwähnenswert ist aber noch eine große Unruhe in den Beinen, die sich vor allem abends vor dem Schlafengehen bemerkbar macht[CK1222] und den Patienten oft bis Mitternacht am Einschlafen hindert, ähnlich wie bei *Arsenicum*. Es ist eine höchst unangenehme Erscheinung. *Taubheit der Glieder.*[UE] »Ziehen und Reissen in den Gliedern, besonders in der Ruhe und Nachts, oder einen Nachmittag um den Andern«[UE]; besser beim Bewegen[CK1218] und durch äußere Wärme[SK26]. Diese Art von Schmerzen zeigt sich manchmal bei chronischen Malariafällen und wird durch Lycopodium geheilt. Periodisch auftretende Ischiasschmerzen [alle vier Tage[CK1217]], besser beim Gehen und durch Wärme. Ein Fuß heiß, der andere kalt.[GS] [»Kälte des rechten Fusses, bei Hitze des linken.«[CK1320]] »Geschwulst der Füsse ...«[CK1309] Unterschenkelvarizen.[GS]

Lycopodium hat alle Arten von Fieber geheilt, kontinuierliche, intermittierende und remittierende.[GS] Es ist auch ein wichtiges Mittel für alte Leute, namentlich für vorzeitig gealterte Menschen, z. B. wenn ein 60-Jähriger aussieht wie ein Greis von 80 Jahren – hinfällig, schwach und müde. Es passt hervorragend bei vielen Beschwerden, die aus einer geschwächten Konstitution resultieren. Es passt bei verschiedenen Zuständen von Wassersucht, die mit Leber- und Herzleiden zusammenhängen.[GS] Schorfe, die sich einmal auf der Haut gebildet haben, lösen sich nicht ab, sondern verbleiben an Ort und Stelle; sie überkrusten sich, und auch diese Krusten fallen nicht ab, sodass sich manchmal rupiaähnlich geschichtete Effloreszenzen bilden. Lycopodium kann ebenso lange und ähnlich tiefgreifend wirken wie *Sulfur, Graphites* und *Calcarea*. Diese Substanzen, die in ihrer rohen Form z. T. höchst inert erscheinen, gewinnen in potenzierter Form ungeheuer an Kraft und werden dadurch zu äußerst nützlichen Arzneien.

Magnesia carbonica

Magnesiumcarbonat; kohlensaure Bittererde

Magnesia carbonica kann man nur als teilweise geprüft ansehen, und seit Hahnemann ist an Prüfungen nichts Neues hinzugekommen. Die Gemütssymptome und auch die Symptome einiger Körperbereiche sind nicht vollständig herausgebracht worden. Das Mittel bedarf unbedingt einer erneuten Prüfung, und zwar mit Hochpotenzen an empfindlichen Personen, damit wir die feineren Schattierungen der Arznei verstehen lernen. Ich würde das nicht erwähnen, entspräche Magnesia carbonica nicht einer überaus wichtigen Spezies von Fällen, bei denen man auf das Mittel angewiesen ist. Die Personen, die Magnesia carbonica prüften, wurden davon für lange Zeit krank gemacht. Das Mittel hat einen starken Bezug zu den älteren und tiefer verwurzelten psorischen Leiden. Es wirkt tief und lang und durchdringt den Organismus ebenso gründlich wie *Sulfur*.

Einige der auffallendsten allgemeinen Merkmale der Arznei sind: Besserung durch Bewegung; Verlangen nach freier Luft [welche lindert[R2,801]], gleichwohl sehr empfindlich gegen kalte Luft; möchte in allen Fieberstadien gut zugedeckt sein[(GS)]; allabendliches Fieber [Frost[CK868 ff.]]; Beschwerden erneuern sich alle drei Wochen[R2,799]. Wärmegefühl im ganzen Körper, sogar mit Schwitzen, beim Essen[(CK2)] und Trinken[(R2,2)] von etwas Warmem. Durst gegen Abend, mit viel Trinken.[CK305]

Wie die anderen *Magnesiumsalze* hat auch Magnesia carbonica heftigste *neuralgische Schmerzen:* Schmerzen im Verlauf von Nervenbahnen; Schmerzen, die so heftig sind, dass der Patient dabei unmöglich ruhig bleiben kann – er muss sich umherbewegen, und er erfährt *durch Bewegung Linderung*. Die Prüfer empfanden diese Schmerzen hauptsächlich im Kopf und im Gesicht[CK181], die klinische Erfahrung hat jedoch gezeigt, dass diese Neuralgien überall auftreten können. Die Prüfungen offenbaren einen besonderen Bezug des Mittels zur *linken Gesichtshälfte*[CK179]. Die Neuralgien machen sich *vor allem nachts* bemerkbar und *treiben den Kranken aus dem Bett.*[CK180] Ganze Nächte muss er im Zimmer auf und ab gehen[AZ81,77]; sobald er aufhört, sich zu bewegen, kehren die Schmerzen gleich heftig wieder[CK181]. Der Schmerzcharakter ist zumeist reißend, stechend oder schneidend. »Nächtliches Reissen, Wühlen und Bohren, wie mit einem glühenden Eisen im Jochbeine ...«[CK180] »Linkerseits schiessende, blitzartige Stösse, durch jede Berührung hervorgerufen, durch jedes Luftmachen, jede Temperaturveränderung etc.«[AZ81,77]

Diverse Hautausschläge; trockene, schuppige, flechtenähnliche[R2,694] Ausschläge; spröde Haare und Nägel. In besonderem Maße affiziert Magnesia carbonica die Zähne und Zahnwurzeln[R2,184]. Bei jedem Wetterwechsel werden die Zahnwurzeln ungemein schmerzhaft. Beständiges Zahnweh, mal brennend[CK226], mal reißend[CK217 ff.], mal stechend[CK223 f.]. Zahnschmerzen vor und während[CK503] der Regel. In [den ersten Monaten[AZ13,244]] der Schwangerschaft leidet die Patientin ständig an Zahnschmerzen[CK], an heftig reißenden Schmerzen in der linken Gesichtsseite[R2,146], obwohl die Zahnwurzeln vollkommen gesund sind. Hohle Zähne sind ungewöhnlich empfindlich und schmerzhaft.[R2,176] So empfindlich sind die Zähne[R2,170], dass der Zahnarzt sie nicht behandeln kann. Dies ist wie bei *Antimonium crudum;* der Unterschied zwischen den beiden Mitteln ist, dass Magnesia carbonica in erster Linie die Zahnwurzeln affiziert, während *Antimonium crudum* mehr das Zahnbein insgesamt befällt. Empfindlichkeit der Zähne, sodass er sie nicht zum Kauen und Beißen benutzen kann; sie fühlen sich wie zu lang an[R2,170]. Magnesia carbonica und *China* gehören, wenn keine anderen Symptome vorhanden sind, zu den wichtigsten Arzneien bei Zahnbeschwerden, die in der Schwangerschaft auftreten.*

Es gibt eine Art von Marasmus, über den Sie sich den Kopf zerbrechen werden, wenn Sie

* In der Repertoriumsrubrik »Zahnschmerzen in der Schwangerschaft« ist *China* nicht aufgeführt; die einzigen dreiwertigen Mittel sind **Lyss.** und **Sep.**

Magnesia carbonica nicht kennen. Wenn wir das Mittel in seiner Gesamtheit untersuchen, werden wir feststellen, dass es einen Zustand erzeugt, wie wir ihn auch vor Ausbruch einer Tuberkulose zu sehen bekommen. Die Selbstheilungskräfte des Körpers lassen nach, der Patient verliert an Gewicht, und die Muskeln werden schlaff, so als wäre eine schwere Krankheit im Anzug. Besonders bei Kindern von tuberkulösen Eltern besteht diese Neigung zu Marasmus. Die Muskeln haben keine Kraft, und trotz guter Ernährung und medizinischer Versorgung will das Kind nicht gedeihen. Irgendeine ernste Entwicklung scheint sich anzubahnen. Schließlich magert das Kind rapide ab[AZ9,372 f.], und der Hinterkopf beginnt sich abzuflachen, als würde das Kleinhirn atrophieren. Der Appetit auf Milch, Fleisch[GS;R2,259] und Fleischbrühe nimmt zu, und doch kann all dies nicht verdaut werden. Jedes Milchgetränk verlässt den Darm unverdaut[GS] als weiße, ton- oder kittähnliche Masse. Dieser Stuhl ist weich und hat die Konsistenz von Kitt. Wenn Sie einmal eine Porzellanmanufaktur besuchen, wo die Menschen mit ihren Händen die schönsten Teller und Gefäße formen, werden Sie sehen, dass der Töpferton, den man dort verarbeitet, ursprünglich eine weiße Farbe hat. Er liefert uns das perfekte Bild eines Magnesia-carbonica-Stuhls – bestehend aus unverdauter Milch und von einer ton- oder kittähnlichen Beschaffenheit.

Diese Neigung zum Abflachen des Hinterkopfs habe ich besonders bei unehelichen Kindern beobachtet. Dabei sinkt das Hinterhauptsbein ein, und die Scheitelbeine überlagern es an den Rändern, sodass man am Hinterkopf eine deutliche Vertiefung tasten kann. Dies ist bei Säuglingen, die marastisch werden, kein ungewöhnliches Phänomen, und mit einiger Wahrscheinlichkeit weisen sie auch besagten tonähnlichen Stuhl auf. Er geht zwar schwer ab, ist aber nicht hart.[R2,377] Der weiße, harte Stuhl ist ein ganz anderes Symptom, und der weiche, halb flüssige, weiße Stuhl deutet auf eine ganz andere Gruppe von Arzneien hin. Dieser zähe, teigige Stuhl jedoch, der aussieht, als ob er in jede Form gebracht werden könnte, ist ein typischer Magnesia-carbonica-Stuhl. Ich war früher einmal für ein Waisenhaus verantwortlich, wo wir ständig sechzig bis hundert Babys zu betreuen hatten. Das größte Rätsel, das ich je in meinem Leben zu lösen hatte, war das Finden der passenden Arzneien für jene Kinder, die im Begriff waren, in Marasmus zu verfallen. Ein großer Teil von ihnen war unehelich geboren und von uns in Obhut genommen worden. Ein ganzes Jahr verging, in welchem wir aufgrund dieses allmählichen Verfalls jede Woche Babys verloren, bis ich schließlich das Bild dieser kleinen Wesen in Magnesia carbonica wiedererkannte. Das Mittel führte eine radikale Veränderung herbei, sodass viele Kinder gerettet werden konnten.

Das Magnesia-carbonica-Baby *riecht am ganzen Körper sauer*[GS], wie das *Hepar-sulfuris*-Baby. Man kann es noch so viel baden, es riecht trotzdem sauer. »Sauer riechender, fettiger, schwer aus der Wäsche gehender Schweiss, die ganze Nacht.«[CK890] Dass das Baby einen so durchdringenden Geruch verbreitet, muss nicht unbedingt daran liegen, dass die Windeln voll sind. Der Stuhl riecht zwar auch oft stark und penetrant, zuweilen faulig, aber häufig geht auch von dem Kind selbst dieser durchdringende Geruch aus, sogar wenn es frisch gewaschen und gewickelt worden ist.

Die *Magnesiumsalze* rufen eine Untätigkeit des Rektums hervor,* eine Art Parese. Der Stuhl ist großkalibrig, trocken und hart[CK430 ff.] und kann nur mit großer Anstrengung herausgepresst werden[R2,372 f.]. »Der Stuhl hart und bröcklich, und sie muss sich lange plagen, ehe ein Stück abgeht.«[R2,373] Er wird nur teilweise ausgeschieden und zerbröckelt dann in viele kleine Stücke. Eine ganz andere Stuhlqualität, die in unseren Büchern als besonders kennzeichnend für Magnesia carbonica hervorgehoben wird, ist der »grüne Durchfall-Stuhl«[CK457], wobei der grüne Teil bisweilen nur auf dem wässrigen Teil des Stuhles schwimmt. Häufig sind die Fäzes ein Gemisch aus klumpigen und flüssigen Bestandteilen; die Klumpen sinken auf den Boden des Gefäßes, während der flüssige Teil von grünem Schaum[R2,394] bedeckt wird, wie beim Schaum eines Froschteiches[HC1,33]. Dies wird als

* Laut Repertorium ist neben Magnesia carbonica vor allem *Magnesia muriatica* gemeint.

eines der charakteristischsten Merkmale von Magnesia carbonica angesehen. »Stühle: grün, wie Schaum auf einem Froschteich; sauer riechend[UE], schaumig; mit talgähnlichen, weißen Klumpen, die obenauf schwimmen; mit blutigem Schleim vermischt ...«[GS] Das Obenaufschwimmen talgähnlicher, weißer Klumpen ist allerdings charakteristischer für *Phosphorus*, und manches Mal ist das Symptom auch von *Dulcamara* geheilt worden.

Das Gesicht der erwachsenen Magnesia-carbonica-Patientin sieht sehr elend und blass aus[R2,155], bleich und erdfahl[R2,154] oder wachsfarben, und man fragt sich, warum diese Patientin nicht wieder auf die Beine kommt, warum sie gesundheitlich so angeschlagen ist. Sie wirkt kränklich, *ihre Muskeln sind schlaff*[CK783], bei jeder kleinen Anstrengung ermüdet sie leicht[CK785] und gerät in Schweiß[SK74]. Jeder Wetterwechsel macht ihr sehr zu schaffen, und besonders schlecht geht es ihr vor[CK524 ff.] und während[CK528 ff.] der Regel. Jedes Mal wenn die Menses im Anzug sind, scheint sie sich zu erkälten. Sie sagt: »Ich bekomme sicher meine Regel, denn mir sitzt schon wieder eine Erkältung im Kopf.« Tatsächlich hat Magnesia carbonica einen monatlich wiederkehrenden Schnupfen, der direkt vor der Regel[GS] [oder mit Eintritt derselben[R2,443]] beginnt. Diese Frauen vermitteln den Eindruck, als würden sie bald in Auszehrung verfallen – doch der Zustand zieht sich jahrelang hin. Sie sind in dieser Zeit zu nichts fähig, können nicht einmal ihren eigenen Haushalt führen. Gleichzeitig haben sie ein starkes Verlangen nach Fleisch und eine ausgeprägte Abneigung gegen Gemüse.[R2,259] Sie magern ab, werden zunehmend matt und abgeschlagen[CK800]; die Muskeln erschlaffen am ganzen Körper, sodass z. B. der Uterus leicht prolabiert. Die Bauchdecken hängen schlaff herunter, und die Leistenringe begünstigen die Entstehung von Hernien[CK]. Das ist die für Magnesia carbonica typische Art von Muskelrelaxation. Die Nerven schmerzen, und die Muskeln sind müde. Wenn Sie für einen solchen Fall verschrieben, die Beschwerden aber jedem Mittel getrotzt haben, können Sie davon ausgehen, dass die Konstitution keine Arznei deutlich anzeigt, dass die eigentlichen pathologischen Prozesse verborgen ablaufen und die Patientin auf eine ernste innere Erkrankung zusteuert. Organe drohen zu versagen; die Nieren, das Herz, die Lungen oder das Gehirn stehen vor schwerwiegenden organischen Veränderungen.

Das Mittel hat auch katarrhalische Zustände, doch handelt es sich dabei eher um trockene Katarrhe, ohne nennenswerte Absonderungen. Ein altes Geschwür trocknet aus, wird glänzend und sondert fast kein Sekret mehr ab. Die Nase ist trocken[R2,488]; die Augen sind so trocken[R2,119], dass die Lider am Morgen verklebt[R2,126] und kaum zu öffnen sind. Die Haut wird ebenfalls trocken[CK779], fängt an zu jucken[CK766] und zu brennen [besonders nach Kratzen[CK763]]. Neigung zu Trockenheit von Haut und Schleimhäuten. Trockenheit ist allgemein ein hervorstechendes Merkmal der Arznei.

Ungeheurer Appetit auf Fleisch bei Kindern.[GS] Der Magen bereitet dem Magnesia-carbonica-Patienten viele Beschwerden. Der Magensaft ist übersäuert, und der Patient klagt über viel saures Aufstoßen[CK320]. Häufig besteht Übelkeit mit Aufschwulken saurer Massen. Magenschmerzen nach Essen normaler Speisemengen.[R2,292] Aufblähung des Magens[R2,291] nach dem Essen; auch der Unterleib ist nach Essen stark aufgebläht[R2,314 f.]. Der Magen neigt zu Hyperazidität und verdaut die Speisen nur sehr langsam.

Magnesia carbonica ist besonders dann von Nutzen, wenn aus der Vorgeschichte Tuberkulose bekannt ist.[(GS)] Abmagerung und Verlangen nach Fleisch bei Menschen, die entweder selbst tuberkulös sind oder die von tuberkulosekranken Eltern abstammen. Es sind Patienten, die häufig an trockenem Kitzelhusten leiden. Trockener Husten vor dem abendlichen Frost, wie bei *Rhus toxicodendron*. Es gibt Menschen, die lediglich diese Tb-Neigung haben und seit Jahren an ihren reduzierten Allgemeinzustand gewöhnt sind, verbunden mit ein wenig Hüsteln, das kaum einmal zu stärkerem Husten exazerbiert. Am Ende treten irgendwelche die Krankheit begünstigenden Umstände ein, und die Tuberkulose bricht mit Macht hervor, nachdem sie so lange Zeit nur latent gewesen ist. Es gibt nur wenige Arzneien, die einen besonderen Bezug zu diesem Latenzstadium haben, nämlich *Arsenicum album, Calcarea carbonica, Lycopodi-*

um, Magnesia carbonica und *Tuberculinum*. Sie passen auf diesen chronischen, sich hinziehenden Zustand, auf dieses ›Vorspiel‹ zur aktiven Phthise. Manchmal verhelfen sie dem Patienten zur völligen Gesundung, doch will ich nicht verhehlen, dass mit diesen Fällen nur schwer zurechtzukommen ist. Vor allem ist es schwierig, die genau passende Arznei herauszufinden. Die Störung ist so tief verborgen, dass sich an der Oberfläche keine Symptome zeigen, sodass man oft gezwungen ist, bei den Angaben des Patienten zwischen den Zeilen zu lesen. Dies sind die sogenannten »einseitigen Krankheiten«[OR173], von denen Hahnemann spricht.

Ergänzend zu dem genannten trockenen Kitzelhusten, der so nicht in den Büchern steht, finden wir aber »Anfälle von Krampf-Husten, die ganze Nacht«[CK602] und »Krampfhusten von Kitzel im Kehlkopfe ...«[KH] Schläfrigkeit am Tage und Schlaflosigkeit nachts.[CK] Wenn Sie viele Patienten gesehen haben, die schwindsüchtig zu werden drohten, werden Sie bemerkt haben, dass diese Art von Schlafstörung ein allgemeines Merkmal dieser Kranken ist. »Ich bin morgens immer so müde, Herr Doktor; selbst wenn ich einmal gut geschlafen habe, habe ich morgens das Gefühl, als hätte ich nachts kein Auge zugetan.« [»Früh ist er, bei gutem Schlafe, doch müder als Abends beim Niederlegen.«[CK802]] Ständig ist er müde und abgeschlagen.[CK789] Die meisten dieser Individuen sind *kalt und fröstelig veranlagt*. Dieses Charakteristikum hat sich vor allem durch die klinische Erfahrung herausgestellt. Es sind Menschen, die von sich behaupten, sie seien blutarm.

Magnesia muriatica

Magnesiumchlorid; salzsaure Bittererde

Es ist seltsam, dass die beiden Arzneien *Magnesia carbonica* und Magnesia muriatica, denen Hahnemann durch Prüfung und klinische Anwendung einen so guten Start verschafft hatte, heute so vernachlässigt werden und nahezu vergessen sind. Dabei könnten die beiden Mittel, wenn mehr von ihnen Gebrauch gemacht würde, viele Leberleiden heilen, die bis jetzt ungeheilt geblieben sind. Magnesia muriatica könnte ferner viele Erkrankungen nervöser, leicht erregbarer Frauen kurieren, die bislang noch auf keine Therapie angesprochen haben. Beide Arzneien werden sträflich vernachlässigt, während Mittel wie *Phosphorus* und *Sulfur* für fast jede Indikation herhalten müssen.

Magnesia muriatica ist ein tiefwirkendes Antipsorikum, das oft für nervöse Patienten und besonders Patientinnen mit Magen- und Leberbeschwerden passt. Geschwülste von Drüsen und Lymphknoten.[(HH104)] Reizung der Nervenzentren und des Gehirns. Die Patientin ist kälteempfindlich; doch obwohl sie leicht friert, hat sie ein Bedürfnis nach frischer, freier Luft. Im Freien geht es ihr insgesamt besser, mit Ausnahme einiger Brust-[CK635] und Kopfbeschwerden[AZ83,127]. Der Kopf muss bedeckt oder eingehüllt[R3,76] sein, da er besonders empfindlich auf freie Luft ist.* Die Patientin ist äußerst ruhelos; es fällt ihr schwer, sich still zu verhalten, und wenn sie dazu gezwungen ist, wird ihr bange. Ängstlichkeit und Bangigkeit sind sehr ausgeprägt bei diesem Mittel.[CK1] Zappeligkeit und Unruhe im ganzen Körper, verbunden mit Angst. Diese Unruhe kann jederzeit aufkommen, besonders schlimm aber ist sie abends im Bett[CK687], zumal dann, wenn die Patientin zum Schlafen die Augen schließt[CK692]. Sobald sie die Augen zumacht, wird sie so ängstlich, nervös und unruhig, dass sie die Zudecken von sich stoßen, tief durchatmen und irgendetwas tun muss. Die halbe Nacht wird sie von diesem ängstlichen Gefühl wach gehalten. Das Gefühl wurde ursprünglich vom Prüfer als »Unbehagen« [uneasiness] beschrieben, während in den *Guiding Symptoms* von »Unruhe« [restlessness] die Rede ist.** Wenn Sie jedoch das hysterische Wesen der Magnesia-muriatica-Patientin in Betracht ziehen, ihre Neigung zu Ängstlichkeit wie auch zu Unruhe, werden Sie erkennen, dass dieser Zustand den ganzen Menschen betrifft und dementsprechend [statt in das Kapitel »Schlaf« der *Guiding Symptoms*] eher in die Kapitel »Geist und Gemüt« sowie »Nerven« gehört. Einige Arzneien haben Angst beim Schließen der Augen, andere haben Schwindel beim Schließen der Augen. *Conium* wiederum hat Schweiß beim Schließen der Augen. Dies sind Symptome, wie sie typischerweise von den nur nach *Keynotes* verschreibenden Kollegen verwertet werden – und manchmal erzielen sie damit sogar gute Resultate. Ich erinnere mich an die Heilung einer organischen Harnröhrenstriktur, die bereits einmal dilatiert, aber nicht gebessert worden war. Beim Versuch, seine Symptome zu beschreiben, kam der Patient immer wieder nur auf diese Verengung zu sprechen. Ich erkannte sein Mittel nicht und verabreichte alles Mögliche, ohne den geringsten Erfolg. Eines Tages jedoch erzählte er, dass er beim Einschlafen niemals seine Augen schließen könne, ohne stark ins Schwitzen zu gera-

* Kongestive Zustände wie Hitze (*CK* 85) oder »schmerzhaftes Wallen« (*CK* 77) im Kopf werden jedoch im Freien *gebessert.*

** Inwieweit der Unruhezustand, der die Patientin beim Schließen der Augen befällt, von Angst begleitet ist, wie Kent es sieht, kann vom Übersetzer nicht entschieden werden. Tatsache ist: Hahnemann spricht nur von »***Unruhe*** im ganzen Körper« (*CK* 692). Die ganze Verwirrung ist entstanden, weil Allen in seiner *Encyclopedia* (Sy.-Nr. 620) diesen Begriff mit »general *uneasiness*« übersetzt hat, wobei er selber »uneasiness« als *Unruhe* versteht, wie man dem Index der *Encyclopedia* (Bd. 11-12) entnehmen kann. Die zweite Bedeutung von »uneasiness« aber ist ***ängstliches Unbehagen***, und das ist wohl vor allem das, was Kent darunter versteht. Wenn Kent meint, der Prüfer habe seinen Zustand »ursprünglich« als *Unbehagen* beschrieben, ist das natürlich nicht richtig, denn Kent bezieht sich hier lediglich auf Allens Übersetzung, nicht auf die originale Prüfung Hahnemanns. Dass Magnesia muriatica in der Repertoriumsrubrik »Anxiety, closing eyes, on« auftaucht und nicht in der entsprechend einzurichtenden Rubrik unter »Restlessness«, dürfte seinen Grund in diesem Missverständnis haben.

ten. Allein auf dieses Keynote hin gab ich ihm *Conium*, was an und für sich töricht ist, aber es befreite ihn nicht nur von diesen abendlichen Schweißausbrüchen, sondern auch von seiner Harnröhrenstriktur. Das Mittel brachte eine alte gonorrhoische Absonderung wieder in Gang, und anschließend wurde das entzündlich veränderte Narbengewebe resorbiert. Ein wissenschaftlich arbeitender Homöopath würde so niemals handeln; vielmehr würde er sich, wenn er von diesem speziellen Symptom erführe, vergewissern, ob nicht auch die Striktur ins *Conium*-Bild passt. In einem anderen Fall würde er dann vielleicht feststellen, dass *Conium* trotz dieses besonderen Schweiß-Symptoms insgesamt gesehen weniger gut passt, und so würde er stets genau wissen, wann das Mittel zu verabreichen ist und wann nicht.

»Aengstlichkeit im Zimmer, was sich in freier Luft bessert ...«[R3,4] Ängstlichkeit [?] abends im Bett beim Schließen der Augen. »Phantasietäuschung: als sie in einem Buche las, war es ihr, als ob ihr Jemand nachläse und sie nöthigte, geschwinder zu lesen ...«[R3,12] Dies geschieht bei Patientinnen, die von übermäßiger Aufregung oder von Überreizung der Sinne erschöpft sind und die kurz davor sind, ihre Beherrschung zu verlieren.* In dieser Situation tendiert jeder Gedanke, der den Kranken in den Sinn kommt, dazu, sich zu wiederholen.

»Früh beim Aufstehen, Schwindel zum Vorwärtsfallen.«[R3,20] Der Schwindel vergeht durch Aufenthalt im Freien.[R3,19] Die Kopfsymptome dieser Arznei sind sehr beschwerlich. In Fällen, die eigentlich Magnesia muriatica benötigen würden, wird nicht selten zunächst *Silicea* gegeben, weil der *Silicea*-Kopfschmerz durch Einhüllen des Kopfes gelindert wird. Das ist aber auch für Magnesia muriatica charakteristisch; seine Kopfschmerzen bessern sich durch festes Anlegen einer Bandage um den Kopf[HC4,143] oder durch warmes Einhüllen desselben[R3,76]. Mitunter tun auch die Haarfollikel auf der Kopfhaut weh, mit besonderer Empfindlichkeit des Scheitels und einem Gefühl, als würden dort die Haare in die Höhe gezogen[R3,34].

* Im Original (*R* 3,12) heißt es: »Dann überfiel sie eine Angst, Bangigkeit und Unruhe, dass sie sich nicht zu lassen wusste.«

Ikterische Hautfarbe und gelbe Skleren[CK153] bei Leberaffektionen. Entzündung der Augen.[CK108] Lider geschwollen und rot, schwären nachts zu[CK108]; Lidränder und Wimpern voll eitriger Krusten. »Tinea ciliorum [Pilzbefall der Wimpern], begleitet von einem feinen, papulösen Ausschlag im Gesicht, der kommt und geht; der Ausschlag verschlimmert sich nach dem Abendessen und in einem warmen Raum, bei Frauen auch vor der Regel.«[GS] Nachdem wir die Kopfsymptome verlassen haben, die gewöhnlich durch Wärme gemildert werden, stoßen wir jetzt auf viele Beschwerden, die sich durch Wärme verschlimmern.

Pulsieren in den Ohren.[CK] Ulzerationen an den Rändern der Nasenlöcher.[GS;CK138] Die Zunge brennt beim Schnupfen wie Feuer[R3,147f.], oder sie fühlt sich taub an[R3,151], wie verbrannt[R3,150]. »Schrunden über die ganze Zunge, die heftig brennen.«[R3,149] Mit ihren Exkoriationen und den in verschiedene Richtungen laufenden Rissen sieht die Zunge manchmal auch objektiv wie verbrannt oder verbrüht aus. »Hunger, ohne dass sie weiss, worauf; nicht zu den gewöhnlichen Speisen.«[CK221] »Heisshunger ... und darauf grosse Uebelkeit.«[CK220] Verschlimmerung durch salzige Speisen[GS], durch Baden in Salzwasser und selbst an der Küste – durch das Einatmen von Seeluft. [»Auf fünfminütliches Bad in der Nordsee ward sie so schwach, als wenn ihr alle Lebens-Geister vergingen, sie konnte vor Schwäche kaum sprechen.«[CK669]] »Blutdrang nach der Brust, vom See-Bade.«[CK472] Brustbeschwerden, Leberbeschwerden und Stuhlverstopfung am Meer. *Bromium* hat [Atem-] Beschwerden von Seeleuten, sobald sie an Land gehen – Magnesia muriatica hat Beschwerden, wenn man in See sticht. Wenn ein Patient an der See eine Urtikaria bekommt, heilt *Arsenicum*** in *Arsenicum*-Fällen, und das Mittel lindert häufig die Beschwerden, wenn die Urtikaria das einzige Symptom ist.

Aufstoßen mit dem Geschmack von faulen Eiern.[HC4,144] Neigung zu Magenverstimmungen. Übelkeit mit Wasserzusammenlaufen im Mund[CK248] oder Wasseraufsteigen aus dem Magen[CK249]. Wie *Magnesia carbonica* kann auch

** Laut Repertorium auch Magnesia muriatica.

Magnesia muriatica [besonders das Magnesia-muriatica-Kind[GS]] keine Milch vertragen: Milch verursacht Magenschmerzen, sie wird erbrochen[CK240] oder geht unverdaut wieder ab; lienterische Stühle. Hysterische Frauen neigen bei Tisch zu ohnmachtähnlichen Anfällen.[R3,493]

Magnesia muriatica heilt viele Leberstörungen.[GS] Bedeutende Lebervergrößerung[AZ111,10] und Leberverhärtung[KE1,698] mit Ikterus. Die Lebergegend ist beim Betasten schmerzhaft empfindlich[GS]; besonders schmerzt die Leber beim Liegen auf der rechten Seite[CK], und wenn sich der Patient auf die linke Seite dreht, fühlt er sich häufig ebenfalls unbehaglich, weil er dann das Gefühl hat, die Leber zerre nach unten zur linken Seite.[GS] Dieses Zerren beim Liegen auf der linken Seite wird oft auch von *Natrium sulfuricum* oder *Ptelea trifoliata* geheilt. Beide Symptome, die Verschlimmerung (d.h. die Schmerzhaftigkeit) beim Liegen rechts und die Verschlimmerung (d.h. das Zerren) beim Liegen links können sowohl gemeinsam als auch getrennt auftreten – bei ein und demselben wie auch bei verschiedenen Patienten.

Die Magengegend ist beim Daraufdrücken empfindlich[CK206], desgleichen das Abdomen. »Anfälle von Gastralgie jeden Abend ...«[GS] Ein hervorstechendes Merkmal dieser Arznei sind die Verdauungsstörungen. Der Magen ist im Laufe der Zeit immer weniger in der Lage zu verdauen, und schließlich kann der Patient keinen einzigen Speisebissen mehr zu sich nehmen, ohne davon Beschwerden zu bekommen. Aszites im Zusammenhang mit der Lebervergrößerung.[AZ111,10] »Krämpfe im Unterleibe ...«[CK289] Reißen im Bauch.[CK286] Öftere Anfälle von Leibschneiden.[R3,239] Starke Flatulenz und Bauchauftreibung.[R3,251 f.] Diese Art von Verdauungsstörung bietet Bandwürmern[CK] vortreffliche Lebensbedingungen. Die schwierigsten Patienten in meiner Praxis sind diejenigen, die sich zuvor mittels drastischer Vermifuga Bandwürmer abtreiben ließen. Es braucht lange Zeit, um die Gesundheit dieser Menschen ganz wiederherzustellen. Wenn ein Patient jedoch mit seinem Wurm und all den Wurmbeschwerden gleich zu mir kommt, wird er rasch Erleichterung erfahren. Seine Konstitution wird bald in Ordnung gebracht sein und der Bandwurm keine Beschwerden mehr machen oder abgehen[SK95].

Stuhlverstopfung bei Säuglingen[GS], wie bei *Magnesia carbonica*. Stühle kreideweiß, wie bei *Magnesia carbonica*. Wenn der Patient erwachsen ist und an Gelbsucht leidet, ist der Stuhl hell und ohne Gallenfarbstoffe; die Darmwand ist atonisch[GS], nicht kräftig genug, um den Stuhl auszutreiben.

Atonie auch der Blasenmuskulatur, sodass der Patient nur durch Anstrengung der Bauchmuskeln Druck auf die volle Blase ausüben und auf diese Weise etwas Harnabgang bewerkstelligen kann.[CK384] Empfindungslosigkeit der Blasenwand; der Patient weiß oft nicht, ob er urinieren muss, bis die Blase so voll geworden ist, dass sie drückt. Dieses mangelnde Empfindungsvermögen erstreckt sich auch auf die Harnröhre, sodass er beim Harnen den Urin dort nicht fühlt[CK391] und deshalb im Dunkeln nicht sagen kann, ob Urin abgeht oder nicht.

Dysmenorrhö* mit Kreuzschmerzen[CK421], die durch Druck auf den Rücken gebessert werden[GS], z.B. durch ein hartes Kissen im Kreuz beim Sitzen oder Liegen. »Herabdrängende Schmerzen in der Ovarialregion«[GS] bzw. im Becken, besonders bei hysterischen[SK86] Mädchen und Frauen.

»Blutdrang nach der Brust, vom See-Bade.«[CK472] An der Küste und selbst durch Solebäder bekommt der Magnesia-muriatica-Patient Brustbeschwerden, besonders Bronchitis mit blutigem Auswurf[CK463]. Herzklopfen mit Angst. Herzklopfen[CK484], Angst und Unruhe entstehen in der Ruhe; der Patient muss sich beschäftigen, muss sich bewegen, muss sich mit dem, was er tut, beeilen. Die Beschwerden drohen wiederzukehren, sobald er sich am Abend zu Bett begibt und einzuschlafen versucht.

»Früh, im Bette, bei vollem Erwachen ein Ruck von der Ferse aus durch den ganzen Körper, wie von einem elektrischen Schlage oder Schreck.«[CK694] Neigung zu Muskelzuckungen. Taubheit der Gliedmaßen; sie schlafen leicht ein[CK536 ff.], besonders die Arme morgens beim

* Kent schreibt stattdessen »Metrorrhagie«, doch hat diese laut *Guiding Symptoms* die Modalität »schlimmer nachts im Bett«. Ich nehme an, dass Kent sich hier bei der Vorlesung in der Zeile geirrt hat.

Erwachen[CK]. Reißende Schmerzen in den Armen.[R3,398] Ausgeprägte Unruhe in den Beinen.[CK586] Nächtliche Wadenkrämpfe.[CK600] Lähmendes Ziehen und Reißen in allen Extremitäten.[GS;CK] Abendliches Brennen der Fußsohlen[R3,461]; muss die Füße aus dem Bett strecken[R3,589]. Fußschweiß[CK] ist ein weiteres an *Silicea* erinnerndes Symptom.

»Hysterische Beschwerden und Krampfanfälle.«[SK87] Große Schwäche durch Baden im Meer[CK669] oder in einem Solebad. Dies ist auf die allgemeine Verschlimmerung durch Salz zurückzuführen. Unerquicklicher Schlaf.[CK680] Viele ängstigende Träume.[R3,565] Der Patient ist empfindlich gegen kalte Luft[GS] und erkältet sich leicht[CK]. Manche Beschwerden werden allerdings durch *frische* Luft gebessert[GS], wenn diese nicht zu kalt ist.

Magnesia phosphorica

Magnesiumphosphat; phosphorsaure Bittererde

Magnesia phosphorica ist vor allem wegen seiner Krampfbeschwerden und Neuralgien bekannt.[AT15] Die Schmerzen sind überaus heftig und können jeden Nerven befallen. Ein Schmerz kann sich entweder in einem Nerven ›festsetzen‹ und dann allmählich immer stärker werden, oder er kann anfallsweise auftreten, dann aber gleich so heftig, dass er den Kranken fast rasend macht. Die Schmerzen werden in der Regel *durch Wärme und Druck gebessert* [und durch leise Berührung verschlimmert].[AT15] Der Patient fühlt sich an einem warmen Ort wohler, seine neuralgischen Schmerzen werden dort weniger; wenn er sich aber an einem kühlen Ort aufhält und der Körper kalt wird[AZ88,46], ist ihm elend, und Schmerzen setzen ein oder erhöhen sich. Schmerzen durch Fahren in der Kälte oder bei feuchtkaltem Wetter. Länger anhaltende Einwirkung von kaltem Wind ist bei Magnesia phosphorica oft die Ursache einer Trigeminusneuralgie.[GS]

Die Schmerzen können sich überall bemerkbar machen. Schmerzen in den Eingeweiden, in den Därmen, schmerzhafte Krämpfe im Magen-Darm-Trakt: sie alle zeigen die gleichen Modalitäten. Schmerzen selbst im Rückenmark – und auch sie werden durch Wärme gelindert. Es kommt vor, dass ein von einer Neuralgie befallener Nerv in seinem ganzen Verlauf wie wund schmerzt und dann auch auf Druck höchst empfindlich reagiert. Wundheitsschmerz im Rückenmark. »Krämpfe mit Steifheit der Gliedmaßen ...«[GS] Krämpfe bei Erwachsenen oder Kindern, gefolgt von höchster Empfindlichkeit gegen jegliche Sinneseindrücke[GS], wie Berührung, Wind und besonders Lärm, ferner gegen jede Art von seelischer Erregung. Krämpfe, wie sie beim Zahnen der Kinder auftreten.[AT38] Nabel- und Blähungskoliken kleiner Kinder[AT42]; Dreimonatskoliken der Säuglinge; schmerzhafte Bauchkrämpfe[GS]; Gallenkoliken[AT42]. Ein besonderes Merkmal von Magnesia phosphorica ist seine Fähigkeit, Nerven und Muskeln in einen Reizzustand zu versetzen und damit zu schwächen. Crampi infolge fortgesetzter Überanstrengung einzelner Muskeln. Steifheit, Ungeschicklichkeit, Taubheit und Einschlafen von Gliedmaßen, wenn diese zu lange beansprucht worden sind. Das sehen wir z.B. beim Schreibkrampf[AT53], der sich dann einstellt, wenn Finger und Hände vom vielen Schreiben überanstrengt worden sind. Magnesia phosphorica ist besonders nützlich bei Krämpfen in den Fingern durch Schreiben oder Spielen eines Musikinstruments. Wenn ein Pianist jahrelang viele Stunden täglich geübt hat, kann es passieren, dass seine Finger plötzlich verkrampfen und steif werden und nicht mehr zu gebrauchen sind. Gleiches gilt etwa für Harfenspieler. In ähnlicher Weise können auch andere Körperteile durch ständige Überanstrengung beeinträchtigt werden. Die Hand eines Arbeiters oder eines Zimmermanns kann mitunter schmerzhaft verkrampfen und damit fast nutzlos werden. Sobald er sein Werkzeug ergreift, verkrampft sich die Hand, und er hält den Gegenstand fest umklammert oder lässt ihn fallen. Dies ist ein ausgeprägter Zug des Mittels – bei jeder Art von Überanstrengung.

Heftige Krämpfe bei Dysenterie und Cholera nostras [besonders in den Waden[GS;AT53]], die den Patienten laut aufschreien lassen. Zuckungen am ganzen Körper, nur im Wachzustand, bei Chorea*.[TT177f.] Magnesia phosphorica war Schüßlers Hauptmittel beim Veitstanz[AT53], wir verwenden es hingegen nur gemäß seinen Prüfungen. Schüßler verschrieb es bei allen rein nervösen Affektionen, von den Prüfungen her gesehen ist sein Einsatz jedoch vor allem bei Neuralgien gerechtfertigt, die durch Wärme und Druck gebessert werden, des Weiteren bei Zuckungen und schmerzhaften

* Kent schreibt fälschlich »cholera«; in der ursprünglichen Vorlesungsmitschrift (*Journal of Homoeopathics*, Bd. 5) heißt es noch richtig ***chorea***.

Krämpfen.** Blitzartig schießende Schmerzen im Verlauf von Nervenbahnen[GS], doch kommen diese nicht so häufig vor wie ein in Anfällen auftretendes heftiges Reißen – so als ob der Nerv entzündet wäre und dann gedehnt würde. Schüttelnde Bewegungen (und ähnliche Beschwerden) wie bei der Parkinson-Krankheit. Allgemeine Besserung durch Wärme und Druck; Verschlimmerung durch jede Art von Kälteeinwirkung (kaltes Baden, kalter Wind, kaltes Wetter, unzureichende Bekleidung). Schmerzen können am ganzen Körper auftreten, wahrscheinlicher aber sind sie auf einen Körperteil beschränkt.

Nennenswerte Gemütssymptome sind von Magnesia phosphorica nicht hervorgebracht worden. Das Mittel wurde erfolgreich eingesetzt, wenn bei Cholera infantum die Durchfälle plötzlich aufhörten und sich dann Gehirnstörungen einstellten [mit Bewusstlosigkeit und Krampfsymptomatik[GS]]. Hirnkongestion – auch dies ein klinisches Symptom. »Neuralgische oder rheumatische Kopfschmerzen: > durch äußerliche Wärmeanwendung; sehr quälend, mit Neigung zu spasmodischen Symptomen; lebhafte, schießende, stechende Schmerzen, welche Pausen machen und die Stelle wechseln[AT35] ...«[GS] Heftige Kopfschmerzattacken, die durch festen Druck, Wärme, Ruhe und Dunkelheit[GS] gelindert werden. Eine solche Linderung habe ich auch bei chronischen Kopfschmerzen kongestiver Art gesehen, mit Gesichtsröte und Klopfen fast wie bei *Belladonna.* Solche Kopfschmerzen weichen oft Magnesia phosphorica – wenn sie durch Wärme und Druck gebessert werden. Der Patient möchte den Kopf mit einem stramm anliegenden Tuch umwickelt haben und sich in einem warmen Raum aufhalten; jegliche Kälte vermehrt seine Beschwerden.

Krämpfe und Zuckungen der Augäpfel (einschl. Nystagmus[GS]) und der Lider[GS]; oder auch anhaltende tonische Krämpfe, die zu Strabismus führen [»krampfhaftes Schielen«[AT39]]. Heftige supra-[NZ20,66] und infraorbitale Nervenschmerzen, besser durch Wärme und Druck***. Magnesia phosphorica hat mehr Neuralgien des Gesichts geheilt als irgendwelche anderen Schmerzen; sie treten überwiegend rechts auf[AZ88,46], bessern sich durch Wärme und Druck [siehe Fußnote] und verschlimmern sich durch Kälte [bzw. Kaltwerden des Körpers[AZ88,46]]. Tic douloureux.[NZ20,66] Choreatische**** Zuckungen im Gesicht, besonders im Bereich des Mundes.[TT177] Rheumatiker und Gichtiker, die an Neuralgien leiden, profitieren oft von Magnesia phosphorica. Die Arznei ist ein wunderbares Heilmittel bei krampfhaftem Schluckauf.[AZ92,24] Nicht selten habe ich bei dieser Beschwerde mit Magnesia phosphorica Erfolg gehabt, wenn ich keine anderen Symptome eruieren konnte, auf die ich eine Verschreibung hätte stützen können.

Schmerzen in der Magengrube.[GS] »Krampfhafte Magenschmerzen bei reiner Zunge.«[AT41] Kolikartige Bauchschmerzen, die zum Zusam-

** Abgesehen davon, dass »Zuckungen« und »schmerzhafte Krämpfe« für sich genommen noch keine Indikation für Magnesia phosphorica darstellen, hat Schüßler das Mittel keineswegs so undifferenziert verabreicht, wie Kent es unterstellt. So stammt etwa die (freilich nicht durch Prüfung gewonnene) Modalität *Besser durch Wärme und Druck* von Schüßler! Als Beleg sei hier Schüßlers allgemeine Charakteristik des Mittels wiedergegeben (*Abgekürzte Therapie*, S. 15):
»Phosphorsaure Magnesia ist in den Blutkörperchen, in den Muskeln, im Gehirn und Rückenmark, in den Nerven, Knochen und Zähnen enthalten.
Wenn die Bewegung ihrer Moleküle in den Nerven eine Störung erleidet, so entstehen Schmerzen, resp. Krämpfe, auch Lähmungen. Die betr. Schmerzen sind gewöhnlich blitzartig schießend oder bohrend, oft mit dem Gefühl des Zusammenschnürens verbunden oder wechselnd; sie sind manchmal wandernd. Durch Wärme und Druck werden sie gebessert, durch leise Berührung verschlimmert.
Die phosphorsaure Magnesia heilt Kopf-, Gesichts-, Zahn- und Gliederschmerzen von der oben beschriebenen Art, ferner Magenkrampf, Bauchschmerz, gewöhnlich von der Nabelgegend ausstrahlend, durch heiße Getränke, durch Zusammenkrümmen, durch Druck mit der Hand auf den Bauch erleichtert, manchmal begleitet von wässerigem Durchfall.
Sie heilt Krämpfe verschiedener Art: Stimmritzenkrampf, Krampfhusten, Kinnbackenkrampf, Wadenkrampf, Schluchsen [= Schluckauf], Starrkrampf, Veitstanz, krampfhafte Harnverhaltung etc.«

*** Wie Kent eingangs selbst einräumte, scheint die »Besserung durch Druck« bei Neuralgien nicht so durchgängig vorhanden zu sein. Bei den vielen in den *Guiding Symptoms* aufgeführten Fällen von Gesichtsneuralgie ist von solcher Besserung kein einziges Mal die Rede, und in den *Twelve Tissue Remedies* von Boericke/Dewey (S. 101) sowie im *Dictionary* von Clarke wird nur von ***Verschlimmerung durch Druck*** berichtet. Die Repertoriumsrubrik »Face, pain, pressure agg.« sollte deshalb unbedingt durch Mag-p. ergänzt werden.

**** So die ursprüngliche Version im *Journal of Homoeopathics;* in den Buchausgaben der *Lectures* heißt es stattdessen »chronische Zuckungen«, was natürlich auch richtig ist.

menkrümmen nötigen[AT42] wie bei *Colocynthis*, besser durch Wärme.[GS] Bei *Colocynthis* ist die Linderung durch Wärme nicht ganz so ausgeprägt, dafür umso deutlicher die Linderung durch Druck. Schluckauf mit beständigem Jammern, dabei *Schmerzen, die von der Nabelgegend ausstrahlen* und gelegentlich zum Aufschreien zwingen; kann die Schmerzen nur liegend und in zusammengekauerter Stellung ertragen.[AZ94,120] Sehr schmerzhafte Bauchauftreibung und Flatulenz. [»Blähungskoliken kleiner Kinder, mit Anziehen der Beine ...«[AT42]] »Aufgeblähtes, volles Gefühl im Bauch; muss die Kleidung lockern, umherwandern und ständig Winde abgehen lassen.«[TT102] Magnesia phosphorica hat binnen weniger Stunden Blähsucht von Kühen geheilt.[AZ88,47] *Colchicum* heilt eine solche Blähsucht, wenn sie nach Austrieb der Kühe auf eine Weide mit viel frischem Klee entstanden ist.

Heftige Schmerzen in nicht entzündeten Hämorrhoiden[AT43], von schneidendem, blitzartig schießendem Charakter[GS]. Wenn das Mittel gut geprüft wäre, hätten sich wahrscheinlich viele Lebersymptome ergeben, denn sowohl Magnesium [bzw. *Magnesia muriatica*] als auch *Phosphorus* weisen diese in hohem Maße auf.*

Heftige Schmerzen bei akutem Gelenkrheumatismus[GS], gebessert durch Wärme. Neuralgische Schmerzen in den Gliedmaßen.[GS] Ruhe erleichtert viele Beschwerden, die geringste Bewegung bringt sie wieder hervor.[GS] Magnesia-phosphorica-Schmerzen wechseln häufig ihre Lokalisation.[AT52]

* Einschränkend hat Kent hier ursprünglich hinzugefügt: »Obwohl es natürlich möglich ist, dass bei deren Kombination die Leber überhaupt nicht in Mitleidenschaft gezogen wird.«

Manganum

Mangan; Braunstein

Manganum ruft in erster Linie eine besondere Art von Blutarmut[GS] hervor. Es eignet sich für chlorotische junge Mädchen, für Menschen in schlechter körperlicher Verfassung, mit wächsernem, anämisch-bleichem, kränklichem Aussehen. *Drohende Schwindsucht*, mit Knochennekrosen, Knochenkaries und sonstigen organischen Veränderungen. Bei Frauen findet sich anamnestisch zumeist eine lang währende Phase, in der die Menstruation sehr spärlich verlief, oder die Menses traten überhaupt erst sehr spät, im Alter von 18 oder 20 Jahren, in Erscheinung.

Typisch für Manganum ist eine große Schmerzhaftigkeit der Knochenhaut[CK], besonders ein Wundheitsschmerz in den Schienbeinen[CK398]. Neigung zu Ulzerationen und zu Hautausschlägen mit Verdickung und Infiltration der Umgebung. Chronische Hauterkrankungen, z.B. inveterierte Schuppenflechten[GS]. Kleine, eitrige Geschwüre, deren Umkreis stark infiltriert und bläulich verfärbt ist. Manganum hat eine tiefgreifende Wirkung; es zerstört die Blutkörperchen und bereitet so den Boden für eine Tuberkulose, besonders im Bereich des Kehlkopfes. Rezidivierende Laryngitiden, nach deren Abklingen sich der Patient von Mal zu Mal in einem schlechteren Zustand befindet. Schwindsucht, die im Kehlkopf beginnt. Kein Appetit, bis hin zu Ekel vor Speisen[CK172]; nichts kann ihn reizen. Diese Appetitlosigkeit im Verein mit der großen Schmerzhaftigkeit am ganzen Körper deutet auf ein tiefverwurzeltes Übel hin. Es ist keine akute Periostitis, sondern eine allgemeine schmerzhafte Berührungsempfindlichkeit[CK426]. Gelenkentzündungen[GS] und Entzündungsgeschwülste[CK] gehen in Eiterung, manchmal auch Nekrose über. Geschwüre und Eiterungsprozesse nehmen eine fast bösartige Qualität an[CK369] und heilen nicht ab, wobei die Umgebung eine erysipelähnliche Röte zeigen kann. Überall finden wir bei Manganum Schmerzhaftigkeit bei Berührung und bei Erschütterung. Die Knochen tun vom Gehen weh. Da das Leiden bei dieser Arznei sehr tief sitzt und lange fortbesteht, würden wir nicht an Mittel wie *Arnica* oder *Baptisia* denken, die allenfalls für ein oder zwei Tage etwas Linderung bringen würden. Bläschenausschläge[CK422] mit tiefreichender Infiltration des Gewebes und Entstehung von blutenden Rhagaden. Rauheit der Haut und Psoriasis. *Viele Beschwerden verschlimmern sich bei kaltem, feuchtem Wetter*[GS] und vor einem Sturm.

Lassen Sie mich nun auf einige der Gemütssymptome näher eingehen. Es gibt zwar nur wenige von ihnen, aber sie sind doch bemerkenswert. Sie reichen tief in die Persönlichkeit des Patienten, tiefer noch als die bisher erwähnten Symptome. Ängstlichkeit[CK465] und Furcht. Große Neigung zu Befürchtungen und Besorgnis[CK11]. Der Patient fürchtet, es könnte sich etwas Schreckliches oder Trauriges[CK2] ereignen. Ruhelos und ängstlich geht er im Zimmer auf und ab, und je mehr er herumläuft, desto ängstlicher wird er. Er versucht, sich durch irgendeine geistige Betätigung abzulenken, sich auf etwas anderes zu konzentrieren, aber auch das versetzt ihn nur noch mehr in Angst. Er ist müde und von Sorgen zermürbt. Geistige Schwäche[CK11]; er kann nicht klar denken, weswegen er an seinem Arbeitsplatz bereits Schwierigkeiten bekommt. »Große Unruhe im Körper und Gemüthe, wie Etwas Quälendes.«[CK3]

Das Ungewöhnlichste an all diesen Symptomen ist die Art, wie der Patient sie lindern kann: Er legt sich hin, und alle Beschwerden sind vorbei! Das finden Sie in dieser Ausprägung bei keinem anderen Mittel; es ist wahrhaft »auffallend, sonderlich, ungewöhnlich und eigenheitlich«[OR153]. Gleichwohl ist es ein Allgemeinsymptom bei diesem Patiententypen, das sein ganzes Wesen bestimmt. Eigentlich ist er ein leicht erregbarer, schnell erschöpfter, ängstlicher Mensch; »sehr verdriesslich, niedergeschlagen und traurig«[CK8], von Sorgen gequält. Er legt sich hin – und fragt sich: »Warum ist mir das nicht früher eingefallen?« Er fühlt sich rundum wohl und zufrieden. Dann steht er auf, und gleich nimmt ihn die ängstliche Unruhe wieder gefangen – es ist schier zum Verzweifeln. Wie verschieden ist dieser Zustand doch von dem des *Rhus-toxicodendron*-Patienten, der durch Bewegung Erleichterung erfährt! Wie verschieden von dem des *Arsenicum*-Patienten, der von einem Bett zum anderen wandert, vom Bett zum Stuhl und zurück; er kann weder still sitzen noch still liegen, weil seine Angst in der Ruhe größer wird. Wie sehr fallen all diese Symptome ins Auge, und wie groß sind doch die Unterschiede! Hier spricht das Innerste des Patienten zu uns und bittet um ein Heilmittel. Unsere Aufgabe ist es, diese Zeichen und Äußerungen des aus dem Gleichgewicht geratenen Organismus richtig zu deuten.

Dann sind da diese quälenden Befürchtungen. Angst tagsüber, solange er sich umherbewegt – besser im Liegen. Traurig, weinerlich[CK1] und schweigsam[CK10]. Um sich in einer solchen Situation zu trösten und Frieden zu finden, kennt er kein besseres Mittel, als sich hinzulegen. Ist es da ein Wunder, dass einige dieser Patienten regelrecht dazu getrieben werden, in einem bettlägerigen Zustand zu verharren? Manganum ist oft ein hervorragendes Mittel für bettlägerige Frauen, die sich nicht bewegen mögen und von denen es heißt, dass sie es geradezu lieben, das Bett zu hüten. Alles, was wir bisher besprochen haben, ist im Grunde eine Illustration dessen, was Hahnemann im ersten Paragraphen seines *Organon* als Forderung erhebt, nämlich dass es »des Arztes höchster und einziger Beruf ist, kranke Menschen gesund zu machen«. Das bedeutet auch, wir müssen unsere ganze Aufmerksamkeit dem *kranken Menschen* widmen, dem Patienten selbst. Und wer ist nun dieser »Patient selbst«? Genau um ihn ging es bei dem, wovon bisher die Rede war und was ich herauszuarbeiten versucht habe; und all die lokalen Symptome und Besonderheiten, auf die ich im Folgenden eingehen werde, bestätigen und erhärten diese Dinge nur. Diese lokalen Phänomene sind mit den genannten Allgemeinsymptomen so eng verbunden, dass sie eine große gedankliche Einheit bilden; wir können sie nicht voneinander trennen.

Reizbarkeit in Verbindung mit Niedergeschlagenheit, wie bei *Sulfur* und *Graphites*. Mit *Graphites* und *Sulfur* hat Manganum auch hinsichtlich seiner unterschwelligen Neigung zu Tuberkulose Ähnlichkeit, außerdem mit *Argentum metallicum* und *Phosphorus*. »Mürrisch und ärgerlich über jede Kleinigkeit, früh, und gerunzelte Stirn; schon das blosse Sprechen Anderer brachte ihn auf.«[CK12]

Kopfschmerzen wie bei Anämie. Fürchterliche Kopfschmerzen. »Drückendes Wühlen in den Schläfen ...«[CK50] »Der Kopf ist so schwer, dass sie ihn kaum aufrecht erhalten kann ...«[R2,17] »Stiche, wie mit Messern, an der linken Stirn-Seite, oder wie mit Nadeln, in Absätzen.«[CK44] Schmerzhafte Erschütterung des Gehirns bei jeder stärkeren Bewegung, besonders beim Kopfschütteln oder kräftigen Gehen.[CK53ff.] Wundheitsgefühl im Gehirn und in den Schädelknochen. Schädel empfindlich auf Berührung und Druck. Rote, schmerzhafte Stellen auf der Kopfhaut (wie bei *Phosphorus*), als würde ein Erysipel entstehen. Ziehend-stechende Schmerzen im Vorderkopf, nur an der freien Luft, im Zimmer nach einer Weile vergehend.[CK46f.] Viele andere Kopfschmerzen werden im Gegensatz dazu im Freien gebessert und kehren im Hause wieder. Verschlimmerung der Kopfschmerzen in der Regel durch Erschütterung, Bewegung, Temperaturwechsel sowie bei nasskaltem Wetter.

»Morgentliches Zuschwären der Augen.«[CK] Manganum ist ein Mittel bei Eiterungen und Katarrhen. »Aufgeschwollne Augenlider.«[CK76] Asthenopie: »Sieht er nahe gehaltene (auch nicht helle) Gegenstände genau an, so schmerzen ihm die Augen weh, und er muss sie schliessen; von nahem Lichte thun sie noch weher.«[CK87] Ich habe das Mittel oft bei diesem Symptom eingesetzt und Heilungen erzielt, wenn die Augen weh taten von Nähen, Lesen von Kleingedrucktem oder ähnlichen Anstrengungen. *Ruta graveolens* ist eher bei nervösen, gichtigen Personen angezeigt, die ihre Augen über einen längeren Zeitraum auf diese Weise überanstrengt und davon Schmerzen bekommen haben. *Ruta* ist besonders ein Heilmittel für Kunsthandwerker, die viel mit dem Vergrößerungsglas arbeiten.

Übelriechender Ausfluss aus dem Ohr. »Schwerhörigkeit, die durch Schnauben oder Schneutzen aufgeht. – Verstopftheits-Gefühl in den Ohren mit Schwerhörigkeit.«[AZ3,14] »Katarrh der Eustachischen Röhre ...«[GS] »Schmerzhaftigkeit des äusseren Ohres beim Befühlen.«[CK91] Die Ohrsymptome von Manganum sind zahlreich. Vielen Patienten kommt es so vor, als ob all ihre Beschwerden, zumindest aber die Schmerzen im Bereich der oberen Körperhälfte, zugleich auch Auswirkungen auf die Ohren haben. Stumpfes Stechen im Kehlkopf beim Schlucken, jedes Mal bis ins linke Ohr ausstrahlend.[CK161] Zahnschmerzen können bis in die inneren Ohren ziehen[CK90], ebenso Schmerzen in den Augen. [»Ein heftig ziehender Stich-Schmerz, bei jedem Lachen, vom Magen bis in das linke Ohr, in die Gegend des Trommelfelles.«[CK101]] Das ist seltsam! Das Ohr ist offenbar das Zentrum einer Vielzahl von Beschwerden. »Katarrhalische Zustände mit zunehmender Schwerhörigkeit«, hervorgerufen durch nasskaltes Wetter. Immer wenn im Herbst die kalten Regenfälle beginnen, kann der Manganum-Patient schlecht hören, bis hin zur Taubheit. Des Weiteren entstehen oft Wundheitsschmerz und Brennen in den Gehörgängen, verbunden mit starkem Juckreiz. *Silicea* und *Kalium carbonicum* sind die beiden wichtigsten Mittel bei krampfhaften Hustenanfällen, die durch Kratzen des Gehörgangs ausgelöst werden. *Kalium-carbonicum*-Patienten habe ich, nachdem sie sich den Gehörgang gekratzt hatten, schon unter heftigem Würgen husten und erbrechen sehen. Doch Manganum hat dieses Symptom ebenfalls geheilt. »Stiche* in den Ohren bei jedem Sprechen, Schlucken oder Lachen ...«[GS(CK100f.,161)] – also bei jeglicher Aktivität der inneren Halsmuskulatur [ferner bei starkem Gehen[CK102]]. Von Zeit zu Zeit sehen wir das Symptom bei Kehlkopftuberkulose oder bei chronischen Kehlkopfulzerationen, mit brennenden, stechenden Schmerzen im Larynx, die von dort bis in die Ohren schießen. In der Prüfung des Mangans sind erstaunlich viele Ohrensymptome verzeichnet, und wie all die anderen Symptome werden auch diese hervorgerufen oder verstärkt durch *nasskaltes Wetter* – der Tubenkatarrh, das Verstopfungsgefühl, etc. »Hat das Gefühl, ein Blatt befände sich vor dem Ohr« – bei kaltem, regnerischem Wetter.

In dieser typischen Verschlimmerung durch Kälte – kalte Luft, nasskaltes Wetter –, die sich durch das ganze Arzneimittelbild zieht, ist Manganum vergleichbar mit *Dulcamara*. Die katarrhalischen Beschwerden kommen bei kalter Witterung auf. Jeder Umschlag zu kaltem, feuchtem Wetter ruft Heiserkeit und Schleimabsonderung im Hals hervor. Alle Beschwerden des Manganum-Patienten, die Hautausschläge nicht ausgenommen, reagieren in irgendeiner Weise auf die Witterungsverhältnisse.

Jeder Reizzustand eines Gewebes geht mit starkem Wundheitsgefühl einher. Die Augen sind gerötet und fühlen sich wund an. Rauheit und Rötung im Hals. Große Empfindlichkeit der Ohren nach Abklingen einer Otorrhö. Wundheitsgefühl und schmerzhafte Empfindlichkeit allenthalben. Chronischer Schnupfen. »Trockenheit und Verstopfung der Nase; morgens lösen sich gelbliche oder grünliche Schleimklumpen aus den Choanen.«[GS] Blutbeimengungen im Nasensekret. Nase und Nasenknorpel wie wund schmerzend und berührungsempfindlich; der Patient vermeidet es, die Nase anzufassen.

Keine Arznei erzeugt ein kränklicher aussehendes Gesicht: »Gesicht elend, bleich und eingefallen ...«[CK116] Wenn Patienten viel Blut verloren und ein blasses, wächsernes Aussehen bekommen haben, denkt der ›Routinier‹ gewöhnlich an *China;* wenn aber aus der Vorgeschichte kein Blutverlust bekannt ist und der Zustand aufgrund einer Zerstörung der roten Blutkörperchen eingetreten ist, kommt vor allem Manganum in die engere Wahl. Chlorose[GS] und perniziöse Anämie lassen stark an Manganum denken, ferner an *Picricum acidum* und *Ferrum*. Die Haut ist unheilsam[SK105]; schon kleine Wunden fangen an zu eitern; jede kleine Verletzung tut noch lange Zeit weh. Es kommt bei Manganum zu keinen starken Blutungen, weil nicht viel Blut vorhanden ist.

Gewebsinfiltration ist ein Merkmal dieser Arznei. Bei anämischen Patienten habe ich Heilungen von hartnäckigen, indurierten und lividen Geschwüren mittels Manganum beob-

* Kent schreibt irrtümlich »itching« statt ***stitching***.

achten können. Persistierende ›Fieberbläschen‹ [Herpes labialis] können ebenfalls durch das Mittel geheilt werden, darüber hinaus manche squamöse Dermatosen.*

Verschiedenartigste Magenbeschwerden und Verdauungsstörungen. »Weder Hunger noch Appetit ...«[CK172] »Ziehen und Uebelkeit in der Magen-Gegend, als erweitere sich die Herzgrube von innen.«[CK191] Kolikartige Bauchschmerzen. All dies verschlimmert sich bei nasskaltem Wetter; die Schmerzen werden durch Zusammenkrümmen gelindert.[HC3,119] Manganum ist ein nützliches Mittel zur Abwehr einer *Mesenteriallymphknotentuberkulose*, mit dem klinischen Bild: Anämie, Appetitlosigkeit, Diarrhö, Bauchschmerzen und, mit zunehmender Abzehrung des Patienten, Tastbarkeit der vergrößerten Mesenteriallymphknoten. Es ist ferner nützlich bei Frauen, die seit längerer Zeit an Blutarmut leiden; es ist jedoch nicht so sehr ein Heilmittel bei Anämie als Folge von äußeren Blutungen, als vielmehr ein Heilmittel jenes Zustands, der aus dem Zerfall zu vieler roter Blutkörperchen resultiert. Schreckliche Hitzewallungen (wie bei *Psorinum, Lachesis, Sepia, Sulfur* und *Graphites*), und zwar bei chronisch anämischen Frauen.

Manganum ist auch ein wichtiges Lebermittel. Kongestion und Schwellung der Leber. Es hat eine Tendenz zu fettiger Degeneration der Leber geheilt, ferner Gelbsucht im Gefolge einer Hepatitis[GS]. In vielen Fällen konnten Gallensteine zum Verschwinden gebracht werden. Die Leber arbeitet so träge, dass die Zusammensetzung der Galle beeinträchtigt ist; der Gallenfluss ist verlangsamt, sodass sich leicht Grieß und Konkremente bilden. Manganum stellt im Magen wieder Ordnung her, was die Voraussetzung für eine besser funktionierende Leber ist; die Galle normalisiert sich, die Steine werden allmählich aufgelöst, und die damit zusammenhängenden Koliken hören auf.

Viel Darmgeräusche und – bei kaltem, feuchtem Wetter – häufiges Bauchkneifen. Drückendes Bauchweh auch von kaltem Essen[CK207], besonders von Eisgekühltem. Kalte Speisen verursachen viel Beschwerden in der Lebergegend, im Magen und in den Därmen. »Zusammenziehungsschmerz in der Nabelgegend«[HC3,119], was an *Plumbum* erinnert, wenngleich nicht das Gefühl besteht, als ziehe eine Schnur am Nabel, wie es für *Plumbum* und *Platinum* so typisch ist.

»Allzuhäufiger Wind-Abgang.«[CK] Sehr unregelmäßige Darmtätigkeit: Phasen der Obstipation werden von Verdauungsstörungen unterbrochen, die Diarrhö zur Folge haben, sodass die Stuhlbeschaffenheit ständig wechselt. Der Manganum-Patient kann sich nie sicher sein, ob er als Nächstes an Verstopfung oder Durchfall leiden wird. Das hierfür ursächliche defekte Organ ist mit großer Wahrscheinlichkeit der Magen.

»Zusammenzieh-Schmerz im After, beim Sitzen«[CK228] – besser im Liegen.

Zahlreiche Beschwerden von Frauen. Manganum ist ein sehr hilfreiches Mittel bei klimakterischen Hitzewallungen. Die erwähnte Chlorose hat natürlich, wie Sie alle wissen, einen engen Bezug zur Menstruation, zu Störungen im Bereich des Uterus wie auch des Magens. Bei Manganum nun fällt die Monatsblutung zumeist sehr spärlich aus; sie dauert nur ein oder zwei Tage, und sie kommt deutlich zu früh.[R2,57] Letzteres ist ungewöhnlich bei anämischen Zuständen, ungewöhnlich bei Chlorose. Die alten Praktiker wissen, dass die Regel bei bleichsüchtigen Mädchen oftmals viele Wochen über die Zeit ausbleibt; nur hin und wieder stellt sich eine geringfügige Blutung ein. Manganum-Frauen in der Postmenopause leiden an relativ häufigen schwachen Gebärmutterblutungen, die allerdings sehr wässrig sind. Das Mittel passt bei anämischen älteren Damen mit geringem, wässrigem Blutfluss aus dem Uterus. In der Vergangenheit mussten wir uns in solchen Fällen meist auf *Calcarea* verlassen.

Bei all den genannten Schwächen und Mängeln der Konstitution überrascht es nicht, wenn zugleich eine ausgesprochene Muskelerschlaffung besteht, was insbesondere für diese müden, schwachen, blutarmen Manganum-Frauen gilt. Der Tonusverlust kann zum Vorfall der Gebärmutter und des Mastdarms führen. Durch die Erschlaffung der Muskeln und Bänder haben die Frauen ein Gefühl von Schwere im ganzen Bauchraum und die Empfindung, als

* Laut *Guiding Symptoms* z.B. Pityriasis rubra und Psoriasis vulgaris (inveterata).

würden sämtliche Eingeweide nach unten drängen[GS] oder zerren.

Die am meisten bedrohten Organe bei Manganum sind der Kehlkopf, die Trachea und die Lungen. Wenn sich bei unserem anämischen jungen Mädchen keine Besserung einstellt, wenn sie keine größere Abwehrkraft entwickelt, wird ihre Situation kritisch. Ihre Regel besteht lediglich aus einer hellen Flüssigkeit oder aus geringfügigem Ausfluss. Sie hat im Kehlkopf ständig ein raues Gefühl; Heiserkeit und Stimmlosigkeit drohen chronisch zu werden. Manganum ist ein wichtiges Heilmittel bei Heiserkeit und Aphonie, die bei jeder Feuchtwetterperiode rezidivieren, bis schließlich eine Tuberkulose ausbricht. Jede Erkältung geht in eine Laryngitis über und vermehrt von Mal zu Mal die Kehlkopfbeschwerden. Es ist ein wunderbares Mittel für Redner/innen und Sänger/innen, ebenso nützlich wie *Argentum metallicum*. Beständige Schleimanhäufung im Kehlkopf; sobald sich die Patientin räuspert, bildet sich neuer Schleim. Fortwährendes Räuspern, womit sie jedem auf die Nerven geht. Dasselbe Symptom kennen wir von *Argentum metallicum, Silicea, Sulfur* und *Phosphorus*. Jedes Räuspern bringt einen Mundvoll Schleim heraus. »Kehlkopf-Schwindsucht.«[CK] »Schmerzhafte Trockenheit, Rauhheit und Zusammenschnüren im Kehlkopfe ...«[CK269] »Auswurf von grünlichen Schleimklümpchen ..., bedeutende Anaemie.«[KE5,841] Jede Erkältung geht mit einer Bronchitis einher, wie bei *Dulcamara*. Trockenkaltes Wetter lindert zuweilen, doch die Patientin selbst reagiert zumeist empfindlich auf Kälte; sie friert schnell und leidet an Blutarmut.

Der Husten hört im Liegen auf.[CK270] Die meisten Hustenformen werden im Liegen schlimmer, nur die wenigsten Arzneien haben Besserung des Hustens im Liegen. Bei *Euphrasia* besteht Husten im Gefolge eines Schnupfens, insbesondere eines akuten Erkältungsschnupfens – bei kräftigen Personen –, und der Husten ist besser, solange der Patient liegt. Auf der anderen Seite gibt es nervös bedingte Hustenformen, vorzugsweise bei jungen Mädchen mit Rückenmarksaffektionen, bei denen der Husten genau dann einsetzt, wenn sie sich niederlegen; dieser Husten wird durch *Hyoscyamus* geheilt. Manganum hat einen ›Taghusten‹ – keinen Husten in der Nacht, weil der Patient dann liegt. *Argentum metallicum* hat ebenfalls Husten nur am Tage, und wie bei Manganum hängt er mit dem Kehlkopf zusammen und hört im Liegen auf. Der Manganum-Husten wird verschlimmert durch Sprechen, Lachen, Gehen, tiefes Einatmen sowie bei nasskaltem Wetter.

Das Mittel ist sehr nützlich bei ständig rezidivierenden Beschwerden; kaum einmal wird es gleich beim erstmaligen Ausbruch einer Erkrankung in Frage kommen. Es ist von großem Nutzen bei Patienten, deren Gesundheitszustand sich langsam, aber stetig verschlechtert. Ulzerationen und Blutungen in den Lungen. Die Blutungen sind wässrig, wie blutiger Speichel oder blutiger Schleim. Der Kranke wird im Laufe der Zeit immer nervöser und zittriger und leidet zunehmend an Herzklopfen.

Zahlreiche schmerzhafte Empfindungen im Bereich der Extremitäten, bis hin zur Gicht. Knochenschmerzen. »Sohlen-Brennen.«[CK] Gichtknoten. »Unerträgliche Schmerzen der Beinhaut und der Gelenke.«[CK] Manganum hat nicht, wie *Pulsatilla* und *Belladonna*, den rasch entstehenden akuten Gelenkrheumatismus, sondern eine schmerzhafte Empfindlichkeit der Gelenke – ohne größere Schwellungen –, mit Verschlimmerung bei feuchtkaltem Wetter, wie bei *Rhododendron, Rhus toxicodendron* und *Dulcamara*.

Manganum kommt bei akuten Fiebererkrankungen gewöhnlich nicht in Betracht, wohl aber bei schleichenden, typhösen Fieberverläufen, wenn das Fieber etwas abgeklungen ist; sämtliche Knochen sind empfindlich und schmerzen. Der Patient erholt sich nicht, die Genesung macht keine Fortschritte – besonders nicht in schlecht behandelten Fällen, die so lange mit Medikamenten traktiert worden sind, bis die Blutkörperchen ruiniert waren. Man hat den Eindruck, es würde ihm besser gehen, wenn er nur einen großen Abszess hervorbringen könnte, aber dazu fehlt dem Organismus die Kraft. Einige dieser Patienten bekommen dann ›Fieberbläschen‹, und die wirken gewissermaßen wie ein Haarseil und bringen Erleichterung; andere aber sind selbst dazu nicht in der Lage – nur die Knochenhaut wird infiltriert und tut weh.

Medorrhinum

Trippernosode

Einer der vielen Anwendungsbereiche dieser Arznei sind angeborene Leiden und Beschwerden von Kindern. Auch der erfahrene homöopathische Arzt bekommt es in seiner Praxis oft mit Kindern zu tun, die nur schwer zu therapieren sind. Da ist z. B. der Säugling, der schon bald nach der Geburt abzumagern beginnt und allmählich in Marasmus verfällt; da ist das Kind, das ein Asthmaleiden entwickelt, das an fortwährendem Nasenkatarrh[GS] oder an chronischer Blepharitis[NO302] leidet; das Kind mit der Pilzflechte auf dem Kopf oder im Gesicht; das zwergwüchsige Kind. Nach einer Reihe erfolgloser Therapieversuche bringt der Arzt dann in Erfahrung, dass der Vater des Kindes früher einmal wegen einer hartnäckigen Gonorrhö behandelt worden ist und vielleicht auch noch Feigwarzen an den Genitalien gehabt hat. Dies ist der entscheidende Hinweis auf Medorrhinum, welches den Fall heilen oder zumindest die Heilung einleiten wird. Eine Frau, die seit mehreren Jahren verheiratet ist, wünscht sich nichts sehnlicher, als Mutter zu werden. Sie war vollkommen gesund, als sie heiratete, aber nun leidet sie an Ovarialschmerzen und Dysmenorrhö; jedes sexuelle Empfinden ist ihr abhanden gekommen, sie hat einen blassen und wächsernen Teint, und sie wird immer empfindlicher und nervöser. Hier verrät die Vorgeschichte des Ehemannes die Ursache, und Medorrhinum wird sie von ihren Leiden befreien. Das Mittel passt auch für jene bleichen jungen Männer mit wächsernem Antlitz, die es nach Anregungsmitteln und Tabak verlangt, die kälte- und zugluftempfindlich[GS] sind und sich nach körperlicher Anstrengung und selbst nach Spazierengehen ganz steif fühlen, die schnell in Schweiß ausbrechen und die nach einer mit lokalen Injektionen behandelten Gonorrhö nie wieder richtig auf die Beine gekommen sind.

In jedem Teil des Körpers können sich rheumatische Symptome entwickeln. Einige Medorrhinum-Symptome verschlimmern sich am Tage. Der übliche Vergleich mit *Syphilinum*, der da besagt: »Medorrhinum bei Verschlimmerung am Tage, *Syphilinum* bei Verschlimmerung in der Nacht«, trifft in dieser Pauschalität nicht zu. Es stimmt, dass viele *Syphilinum*-Schmerzen nachts verstärkt in Erscheinung treten; und es stimmt, dass manche sykotischen und manche Medorrhinum-Symptome tagsüber schlimmer sind. Doch es ist ebenfalls richtig, dass viele sykotische Symptome nachts ebenso heftig auftreten wie am Tage und dass insbesondere die psychischen Symptome von Medorrhinum nachts sich am heftigsten bemerkbar machen. Man darf bei den Modalitäten dieser Nosode nicht ins Pauschalisieren verfallen. Rheumatische Entzündungen beispielsweise verstärken sich bei Bewegung; wo aber keine Schwellung vorhanden ist, reagieren Medorrhinum-Kranke wie *Rhus-toxicodendron*-Patienten: Sie sind kälteempfindlich, leiden unter anhaltenden, z. T. qualvollen Schmerzen und finden nur durch Bewegung Linderung. Die meisten sykotischen Patienten leiden besonders unter Kälte, manche reagieren aber auch auf Wärme empfindlich. Wundheits- und Zerschlagenheitsgefühl im ganzen Körper[GS] mit Lahmheit, als hätte er sich schwer erkältet und würde Fieber bekommen. Die Schmerzen setzen mit einem Gefühl des Spannens im ganzen Körper ein. Hartnäckige Fälle von Gelenkrheumatismus: Der Kranke magert immer mehr ab, kann nur noch gebückt gehen[NO343 f.], wird unbeholfen und stolpert leicht. Er sieht aus, als würde er bald von der Schwindsucht dahingerafft werden.

»Äußerste nervöse Empfindlichkeit in Bezug auf die Berührung durch ein Kleidungsstück oder eine Haarlocke von jemandem, zu dem er kein harmonisches Verhältnis hat.«[GS] Gefühl von Zittern und Beben im ganzen Körper.[GS] Die körperliche Schwäche nimmt immer mehr zu.[GS] *Starkes Ameisenlaufen* am ganzen Körper. Schreckt vom leisesten Geräusch zusammen.[GS] Kollaps: fühlt sich einer Ohnmacht nahe und möchte angefächelt werden; braucht frische Luft; Körper kalt, Puls nicht tastbar, kalter

Schweiß; stößt dennoch jede Bedeckung von sich.[GS] *Ödeme der Gliedmaßen* mit großer Schmerzhaftigkeit derselben; auch Wasseransammlung in den serösen Höhlen. Äußerlich empfindlich auf feuchtkaltes Wetter. [»Feuchtes Wetter macht Gliederschmerzen.«[GS]] *Neigung zu Neuralgien*. Stechende, reißende Schmerzen. Die Schmerzen bessern sich durch Wärme. Ziehende Schmerzen im Rücken und in den Gliedern[GS]. Der Medorrhinum-Patient ist äußerst schmerzempfindlich. Das Mittel sollte niemals in niedriger Potenz verabreicht werden.

Ausgeprägte Gedächtnisschwäche[GS]: Der Patient kann sich an bestimmte Sachverhalte nicht mehr erinnern; vor allem aber ist er vergesslich in Bezug auf Namen[GS], Wörter[GS] und Zahlen. »Vergisst vollständig, was er gelesen hat, selbst die vorangegangene Zeile.«[GS] Macht Fehler beim Buchstabieren[GS] und Schreiben. *Die Zeit vergeht zu langsam*[GS]; jedermann bewegt sich zu langsam. Er ist ständig in Eile[GS], bisweilen so gehetzt, dass er ganz außer Atem gerät. »Wenn sie etwas tut, tut sie es so hastig, dass sie bald ganz erschöpft ist.«[GS] »Geistig verwirrt und benommen; ein Gefühl großer zeitlicher Distanz,* als ob Dinge, die heute geschehen sind, schon vor einer Woche stattgefunden hätten.«[GS] »Verliert beim Sprechen ständig den Faden.«[GS] »Hat große Schwierigkeiten, ihre Symptome zu schildern; schweift ständig ab, sodass man sie immer noch einmal fragen muss.«[GS] »Glaubt, es befände sich jemand hinter ihr, hört dort jemanden flüstern; sieht Gesichter, die hinter dem Bett und den Möbeln hervorschauen und sie anstarren.«[GS] *(Phosphorus)* »Empfindung, als sei das ganze Leben unwirklich, wie ein Traum.«[GS] *(Alumina)* »Wildes und verzweifeltes Gefühl, wie bei beginnendem Wahnsinn.«[GS] »Kann nicht zu jemandem sprechen, ohne dass ihr Tränen in die Augen treten.«[GS] Verdrießlich am Tage, heiter abends und nachts.[GS] Sehr wechselhafter Gemütszustand; mal bedrückt, dann wieder fröhnlich.[GS] Todesahnungen. »Wacht am frühen Morgen verängstigt auf, als ob etwas Schreckliches geschehen wäre ...«[GS] *Furcht vor der Dunkelheit*. Besorgt um sein Seelenheil; fürchtet, eine Todsünde begangen zu haben und in die Hölle zu kommen[NO298].

Schwindel: beim Bücken; < bei Bewegung; die Dinge drehen sich nicht im Kreise, sondern es besteht das Gefühl und die Furcht zu fallen, was sich durch Hinlegen nur geringfügig bessert.[GS]

Wandernde Kopfneuralgien[GS], schlimmer bei feuchtkaltem Wetter. Heftige Schmerzen [durch die Schläfen], plötzlich kommend und plötzlich gehend.[GS] Kein Teil des Kopfes bleibt von Schmerzen verschont. Die Kopfschmerzen verschlimmern sich besonders bei Husten und wenn helles Licht in die Augen fällt.[GS] Heftig brennender Schmerz tief im Kopf, am meisten im Kleinhirn.[GS] Extremes Spannen der Kopfhaut. Stirnkopfschmerz mit einem Gefühl, als wäre ein breites Band straff um die Stirn gespannt.[GS] »Dumpfe Schmerzen im Hinterkopf und im Bereich der Medulla oblongata, bei Bewegung scharf exazerbierend ...«[GS] »Starkes Jucken der Kopfhaut; Massen von Schuppen.«[GS] Tinea und andere Flechtenausschläge auf dem Kopf. »Haar glanzlos, trocken und spröde.«[GS]

Flimmern vor den Augen.[GS] Verschwommenes Sehen.[GS] Zahllose schwarze und braune Flecken im Blickfeld.[GS] Gegenstände erscheinen doppelt oder auch stark verkleinert.[GS] Sieht eingebildete Dinge.[GS] Gefühl oder Schmerz (bei geschlossenen Augen), als würden die Augen aus dem Kopf gezogen.[GS] Spannen in den Augenmuskeln. Die Augen schmerzen beim Drehen der Bulbi.[GS] Gefühl von Sand oder Splittern in den Augen.[GS] Konjunktivitis mit Hornhautgeschwüren. Blepharitis mit starker Schwellung der Augenlider [besonders der oberen[GS]]. Die Lider kleben des Morgens zusammen.[(NO302)] Ausgesprochene Neigung zu Reizung der Lidränder, mit Röte, Wundheit und Beißen derselben.[(GS)] Ptosis der Oberlider, besonders der äußeren Abschnitte.[GS] Ausfallen der Wimpern.[GS] Schwellung unter den Augen, z.B. bei der Bright'schen Krankheit.

Schwerhörigkeit bis hin zur Taubheit, während sie bis dahin stets ein überscharfes Gehör gehabt hatte.[GS] Glaubt Stimmen oder Leute zu hören, die sich unterhalten [doch bei genauer Beobachtung stellt er fest, dass die Geräusche mit dem Pulsschlag zusammenhängen].[GS]

* Statt ***far off sensation*** schreibt Kent irrtümlich »fear of sensation«.

Schmerzen ziehen durch die Eustachischen Röhren in die Ohren, um diese dann mit einer kitzelnden Empfindung zu verlassen.[GS] Gefühl, als würde ein Wurm im Gehörgang kriechen.[GS] Jucken in den Ohren.[GS] In schneller Abfolge in die Ohren hineinschießende Schmerzen.[GS]

Medorrhinum heilt hartnäckigen Nasenkatarrh, bei dem fortwährend Schleim die Rachenhinterwand herunterrinnt.[GS] Die Choanen sind häufig verstopft, das Riechvermögen oftmals tagelang aufgehoben.[GS] Der Schleim ist weiß, gräulich[GS] oder gelb. Ein Mann in mittleren Jahren wurde durch Medorrhinum in Hochpotenz von einem chronischen Schnupfen geheilt – unter gleichzeitiger Wiederkehr einer Harnröhrensekretion, die viele Jahre zuvor unterdrückt worden war und jetzt wie ein postgonorrhoischer Katarrh verlief; ohne weitere Behandlung verschwand am Ende auch diese urethrale Absonderung. Nasenbluten und blutiger Nasenschleim.[GS] Nase empfindlich auf das Einatmen von Luft [mit Brennen der Nasenlöcher[GS]]. Heftiges Jucken in der Nase.[GS] Kriechen im Nasenloch wie von einem Tausendfüßler.[GS]

Das grünlichgelbe, wächsern und kränklich aussehende Gesicht des Medorrhinum-Patienten und anderer Sykotiker hat Ähnlichkeit mit dem von *Arsenicum*, doch obwohl die Mittel diesbezüglich leicht zu verwechseln sind, weist *Arsenicum* sonst seltsamerweise kaum Überschneidungen mit Medorrhinum-Symptomen auf. Der grünliche, glänzende Teint[GS] des Medorrhinum-Kranken ist oft von Flecken[GS] übersät. Schmerzhafte Fieberbläschen an den Mundwinkeln.[GS] Trockene Flechten im Gesicht.[GS] Epitheliome an den Nasenflügeln oder den Lippen. Rheumatische Gesichtsschmerzen. Starre der Gesichtsmuskeln.[GS] Schwellung der Unterkieferdrüsen.[GS] Zähne stets empfindlich beim Kauen. Schlechter oder auch kupferartiger Mundgeschmack.[GS] Weißer Belag am Zungengrund.[GS] Zunge und Mund sind voller Aphthen und kleiner Geschwüre.[GS] Fauliger Mundgeruch am Morgen.[GS] Im Schlaf fließt fadenziehender Speichel aus dem Mund.[GS] Trockenheit des Mundes; die Schleimhaut fühlt sich wie verbrannt an.[GS] Rachenkatarrh; zusätzlich füllt sich der Rachen ständig mit dickem, weißem Schleim aus den Choanen.[GS]

Heißhunger selbst noch nach dem Essen.[GS] »Ungeheurer Durst; träumt sogar vom Trinken.«[GS] Starkes Verlangen nach Stimulanzien, Spirituosen[GS], Tabak, Salz[GS]. »Verlangen nach: Süßigkeiten; grünem, hartem Obst; Eis; Saurem; Orangen; Bier.«[GS] Übelkeit nach Essen und selbst nach Trinken von Wasser.[GS] Erbrechen von bitter und sauer schmeckender schwarzer Galle und viel dickem Schleim, ohne Übelkeit.[GS] Heftiges Würgen und Erbrechen, zwei Tage lang.[GS]

»Nagendes Gefühl im Magen, weder durch Essen noch durch Trinken zu lindern.«[GS] Zittern in der Magengrube.[GS] Packender oder krallender Schmerz im Magen, schlimmer durch Anziehen der Knie.[GS] »Gefühl von Flauheit und quälender Übelkeit im Magen ...«[GS] »Heftige Schmerzen im Magen und Oberbauch, verbunden mit einem Gefühl von Gespanntheit oder Enge.«[GS]

»So fürchterliche Leberschmerzen, dass sie glaubte, sterben zu müssen.«[GS] Greifender Schmerz in Leber und Milz.[GS] Medorrhinum hat Aszites geheilt.[GS] Pulsationen im Abdomen in vertikaler Richtung.[GS] Schmerzhafte Empfindlichkeit und Schwellung der inguinalen Lymphknoten. Ein gesunder, kräftiger junger Mann hatte sich einen Tripper zugezogen und wurde mit lokalen Injektionen behandelt. Bald darauf begann er abzumagern. Er litt an Schmerzen in der Leistengegend, sodass er nur noch gebückt umhergehen konnte. Sein Teint wurde blass und wachsfarben; er war am ganzen Körper steif und lahm und überaus kälteempfindlich. Ständig zog er sich Erkältungen zu, die offenbar nie ganz auskuriert wurden. Nach einer Hochpotenz Medorrhinum kehrte die urethrale Absonderung zurück, und er wurde wieder ganz gesund. »Schneiden im rechten Unterbauch, das bis in den rechten Samenstrang ausstrahlt ...«[GS]

Das Mittel hat viele Fälle von Marasmus bei Säuglingen und Kleinkindern geheilt, die von einem Elternteil das sykotische Miasma geerbt hatten. Kinder von einem sykotischen Vater neigen neben der Abmagerung besonders zu anfallsweisem Erbrechen und Durchfall. Sie reagieren nicht auf eigentlich gut gewählte chronische Mittel, oder diese wirken nur palliativ.

Nach hochpotenziertem Medorrhinum fangen die Kleinen wieder an zu gedeihen, und nachfolgende andere Arzneien wirken plötzlich besser. Stuhlverstopfung: Kann nur Stuhl entleeren, wenn er sich beim Pressen weit zurücklehnt.[GS] Trägheit des Darms und Rektums, mit runden Kotballen[GS] oder harten, knotigen Stühlen. »Nässen am After, übelriechend wie Fischlake.«[GS]

Spärlicher, dunkelgelber, stark riechender Urin[GS] bei einem Patienten, der an rheumatischer Lahmheit und Steifheit leidet, verbunden mit Kälteempfindlichkeit und großer Empfindlichkeit der Fußsohlen. Medorrhinum ist auch angezeigt bei Proteinurie[GS] mit hyalinen Zylindern, wenn das Antlitz wächsern erscheint, Füße und Knöchel ödematös und die Fußsohlen so empfindlich sind, dass er kaum auf ihnen gehen kann, und wenn die Haut der Sohlen heiß und bläulich verfärbt ist. Manchmal sind auch die geschwollenen Unterschenkel so schmerzhaft empfindlich, dass man sie nicht berühren darf, geschweige denn drücken, um festzustellen, ob die Schwellung auf Daumendruck eine Delle hinterlässt. In all den genannten Zuständen wird Medorrhinum sofort helfen, zumal wenn in der Vorgeschichte oder Familienanamnese eine Gonorrhö zu eruieren ist. Entzündung der Blase[GS], der Nierenbecken, der Prostata. Parenchymatöse Nephritis. Reichlich Schleim im Urin.[GS] Heftige Nierenkoliken.[GS] Kopiöser, blasser Urin. Häufiges Wasserlassen nachts.[GS] Bettnässen.[GS] Medorrhinum hat viele Fälle von Polyurie geheilt. Untätigkeit der Blasenmuskulatur und schwacher Harnstrahl.

Nächtliche Samenverluste[GS] und Impotenz[GS] bei jungen Männern, die mehrmals an Gonorrhö erkrankt waren, besonders wenn die akuten Symptome lokal behandelt wurden. Langwieriger postgonorrhoischer Katarrh[GS] in Verbindung mit rheumatischen Symptomen und gesundheitlichem Verfall. Bei Tripperrheumatismus ist Medorrhinum ein höchst wichtiges Mittel. Es behebt die rheumatischen Beschwerden und stellt den alten Harnröhrenausfluss wieder her. Das Mittel hat Hodenverhärtung und Schmerzen in den Samensträngen beseitigt. Schmerzen im linken Samenstrang und im linken Nervus ischiadicus sowie Lumbago durch jede Zugluftexposition bei einem Patienten, der vor Jahren eine Gonorrhö durchgemacht hatte, wurden durch Medorrhinum 10M, in großen Abständen verabreicht, vollständig behoben.

Chronische Ovarialschmerzen. Messerartiges Schneiden in der ganzen Beckenregion, das sich über die Ovarien bis zum Uterus erstreckt.[GS] Eierstöcke vergrößert.[GS] Sterilität. Sehr schmerzhafte und reichliche Menstruation.[GS] »Ziehende Schmerzen in der Kreuzbein- und Schamgegend [bzw. Hypogastrium], als würde die Regel einsetzen.«[GS] »Während der Regel brennender Schmerz in der unteren Rückenpartie* und den Hüften.«[GS] Hartnäckige Leukorrhö.[NO313] »Heftiges Jucken der Scheide und der Schamlippen, schlimmer beim Darandenken.«[GS]

Schweratmigkeit.[GS] Erstickungsgefühl[GS] und Kurzatmigkeit selbst bei leichtesten Anstrengungen. Viele Asthmafälle sind von dieser Arznei geheilt worden, besonders Asthma bei Kindern sykotischer Eltern. *(Natrium sulfuricum)* »Stimmritzenkrampf mit Glucksen im Hals, Ausatmung schwierig, Einatmung dagegen leicht**.«[GS] Trockenheit des Kehlkopfes verursacht Stimmritzenkrampf und Husten beim Einschlafen. Höchst langwieriger Katarrh der Atemwege mit reichlichem, zähem Auswurf ist durch Medorrhinum geheilt worden. Oft kann der Patient nicht tief genug husten, um an den Schleim heranzukommen *(Causticum)* [es sei denn, er legt sich auf das Gesicht!].[GS] Der Husten wird gebessert durch Liegen auf dem Bauch; er verschlimmert sich vor allem nachts[GS] und in einem warmen Raum. Der Auswurf ist gelbweiß oder besteht aus kleinen, grünen Klümpchen; er ist zäh und schwer herauszubringen.

Viele der Patienten, die Medorrhinum benötigen, sehen blass und elend aus und haben einen gebückten Gang, als würden sie schwindsüchtig. Trockener Husten, trotz vielen Schleimrasselns in der Brust.[GS] Große Hitze[GS] und Brennen in der Brust. Viele Brustschmerzen. Heftige rheumatische Thoraxschmerzen in feuchtkalter Witterung. Wenn Patienten mit

* Kent schreibt irrtümlich »in scrotum ...«.
** Müsste, wenn es sich wirklich um einen Laryngospasmus handelte, eigentlich umgekehrt sein!

Tripper in der Vorgeschichte schwindsüchtig zu werden drohen und wenn durch den Mangel an individuellen Symptomen eine sichere Mittelwahl nicht möglich ist, versetzt Medorrhinum den Organismus in eine bessere Reaktionslage, und manchmal ist es auch für viele Monate dasjenige Mittel, das dem Patienten die größte Erleichterung bringt. Große Schmerzen in der Brust beim Husten.[GS] Kältegefühl in der Brust[GS] und in den Mammae. Stiche in der Brust.[GS] Der Brustkorb schmerzt bei Berührung[GS] und bei den Atembewegungen.

Das Herz zeigt all die für Rheumatiker typischen Symptome. »Dyspnoe infolge Herzbeklemmung.«[GS] »Flatterndes Gefühl in der Herzgegend.«[GS] »Herzklopfen nach leichter Anstrengung.«[GS] Herzschmerzen dumpf oder scharf[GS], stechend, schneidend; schlimmer durch Bewegung. »Brennen im Herzen, erstreckt sich bis zum Rücken und den linken Arm hinunter.«[GS]

Ein ›lahmer Rücken‹ ist die typische Beschwerde von Medorrhinum-Patienten. Gewöhnlich handelt es sich um eine Lumbago[GS], oder es ist ein lumbosakraler Schmerz, der oft bis in die Beine ausstrahlt. Schmerzen im Ischiasnerv oder dessen Verzweigungen. Ziehen im Nacken und Rücken. Schmerzen quer über den Rücken, von der linken zur rechten Schulter. Große Hitze im Bereich der oberen Wirbelsäule.[(GS)] Schmerzhafte Steifigkeit des Rückens[GS] beim Aufstehen oder Aufrichten sowie zu Beginn der Bewegung. Alle Rückenbeschwerden verschlimmern sich bei feuchtkaltem Wetter. »Schmerzhaftigkeit der Wirbelsäule beim Strecken.«[GS] Schmerzen in der Nierengegend[GS], wie wund.

Chronisch-rheumatische Gliederschmerzen[GS] bei feuchtkaltem Wetter. Die Gliedmaßen sind steif[GS] und lahm. Stechende Schmerzen in den Gliedmaßen wie auch im übrigen Körper. Heftige, scharfe Schmerzen. Der Patient ist extrem schmerzempfindlich und empfindet die Schmerzen oft als scharf und stechend. Einige der Schmerzen entstehen bei Bewegung, und manche bessern sich bei fortgesetzter Bewegung. Kälte der Extremitäten [besonders der Unterschenkel und Füße sowie der Unterarme und Hände[GS]]. Brennen der Handflächen[GS] und Fußsohlen [Füße[GS]]. Zittern der Glieder.

Rheumatische Schmerzen in den Schultern, < bei Bewegung.[GS] Taubheit der Arme und Hände, besonders linkerseits.[GS] Zittern der Arme und Hände.[GS] »Brennen der Hände, möchte sie entblößt und angefächelt haben.«[GS] »Kälte erst der rechten, dann der linken Hand.«[GS] »Kalte Hände, wobei sich die Kälte nach und nach über den ganzen Körper ausbreitet.«[GS] »Hitze und Taubheit der Handrücken.«[GS]

Zittrige Schwäche und Taubheit der Beine.[GS] Unbeholfenheit der Beine; sie gehen nicht dorthin, wohin sie sollen[GS]. Taubheit der Oberschenkel, mit einem Gefühl, als wären sie gelähmt.[GS] »Bedürfnis, ständig die Beine auszustrecken.«[GS] Ziehen und Spannen in den Beinen. Rheumatische Schmerzen[GS], Steifheit und Wundheitsgefühl in den Muskeln der Beine. Periostschmerzen. »Während eines starken Gewitters schossen heftige Schmerzen in den Knien nach oben ...«[GS] Unruhe der Beine, muss sie andauernd bewegen.[(GS)] Dumpfe oder ziehende Schmerzen in Ober- und Unterschenkeln, im Ischiasnerv und dessen beiden Endästen; sie bessern sich durch fortgesetzte Bewegung. Die Beine sind taub und schwer[GS], wie aus Holz. Kälte der Beine, bis zu den Knien hinauf.[GS] Zusammenziehen der Muskeln an der Rückseite der Oberschenkel bis zu den Knien.* »Schmerzhafte Krämpfe in Waden und Fußsohlen, nachts.«[GS] Schwache Fußgelenke; die Füße knicken beim Gehen leicht um[GS]. »Brennen der Füße, möchte sie entblößt und angefächelt haben.«[GS] Füße[GS] oder Unterschenkel ödematös geschwollen, auf Druck bleiben Dellen zurück. Wundheits- und Zerschlagenheitsschmerz in Unterschenkeln, Knöcheln und Fußsohlen, wobei die Sohlen manchmal bläulich erscheinen. Die Fußsohlen sind so empfindlich, dass der Patient nicht auf ihnen laufen kann; er muss sich auf den Knien fortbewegen.[GS] Medorrhinum heilt diese Empfindlichkeit, die so oft bei chronischem Tripperrheumatismus vorkommt. Schwellung und Jucken der Fußsohlen.[GS] »Kalte und schweißige Füße.«[GS]

* Bei der Aufzählung der Symptome orientiert sich Kent – wie so oft – an deren Reihenfolge in den *Guiding Symptoms*. Im Falle dieses Symptoms wird in den *Guiding Symptoms* jedoch eine andere Lokalisation genannt: »Zusammenziehen der Muskeln unterhalb des linken Knies und in der linken Wade.«

»Kann nur auf dem Rücken schlafen, mit den Händen über dem Kopf ...«[GS] »Schläft nachts auf den Knien, den Kopf ins Kissen gedrückt.«[GS] »So unruhige Nächte mit schrecklichen Träumen von Geistern und Toten, dass ihr stets vor dem Hereinbrechen der Nacht graut.«[GS] Kann trotz Schläfrigkeit nicht schlafen.[GS] Schlaflosigkeit vor allem in der ersten Nachthälfte.[GS] Starke Nachtschweiße.[GS]

Mercurius

Mercurius solubilis Hahnemanni; Schwarzes Quecksilberoxyd Mercurius vivus; Quecksilber

Das Symptomenregister von Mercurius hat seinen Ursprung in den Prüfungen von Mercurius solubilis und den toxikologischen Berichten von Mercurius vivus. Die beiden Substanzen unterscheiden sich nur wenig voneinander, jedenfalls sind sie nicht verschieden genug, dass man sie in der Praxis auseinanderhalten müsste.

Quecksilber wird zur Temperaturmessung benutzt – und auch die Mercurius-Konstitution ist sehr labil und äußerst *empfindlich auf Hitze und Kälte*. Der Mercurius-Patient erfährt eine Verschlimmerung durch Temperaturextreme, eine Verschlimmerung sowohl durch Hitze als auch durch Kälte. Die Symptome wie auch das Allgemeinbefinden des Patienten verschlimmern sich in einer warmen Umgebung, an der freien Luft sowie in der Kälte. Wenn die Mercurius-Beschwerden den Kranken ans Bett fesseln, werden sie auch *durch die Bettwärme verstärkt*, sodass er die Zudecken von sich stoßen muss. Sobald er sich aber auf diese Weise abgekühlt hat, geht es ihm erneut schlechter, sodass er sich kaum einmal längere Zeit wohlfühlt. Dies bezieht sich auf Schmerzen, auf Fieber, auf Geschwüre und Hautausschläge, ja eigentlich auf den ›ganzen‹ Patienten.

Der Mercurius-Patient verbreitet einen charakteristischen *üblen Geruch*, den sog. Merkurialgeruch. Besonders der Atem stinkt, wie man gleich beim Betreten des Zimmers eines Mercurius-Patienten bemerkt; das ganze Zimmer ist davon erfüllt. Zum Merkurialgeruch trägt vor allem auch der Schweiß bei, der streng und süßlich penetrant riecht. Der üble Geruch zieht sich bei Mercurius durch das ganze Arzneimittelbild: stinkender Urin[SK135], höchst übelriechende Durchfälle[ZÖ1,119], heftig stinkende Schweiße[RA1203], fauliger Geruch aus der Nase[RA706], fauliger Mundgeruch[RA356], etc. Diese Gerüche treten besonders dann in Erscheinung, wenn Quecksilber in großen Dosen verabreicht und der Patient damit zur Hypersalivation gebracht worden ist. Wer einmal einen solchen Patienten gerochen hat, wird den typischen Geruch nie mehr vergessen. Ich erinnere mich noch sehr gut daran, wie in meiner Studentenzeit fast jedem der Hörsäle dieser Merkurialgeruch anhaftete. Die Quecksilberpräparate der alten Schule mussten immer so lange eingenommen werden, bis das Zahnfleisch wund war und der Ptyalismus eingesetzt hatte. Dieser spezifische Geruch ist oftmals auch ein Hinweiszeichen für die homöopathische Verwendung von Mercurius.

Nächtliche Verschlimmerung der Beschwerden.[UE] Knochenschmerzen, Gelenkaffektionen und Entzündungen: all dies wird schlimmer in der Nacht und besser am Tage. Schmerzhaftigkeit aller Knochen[UE], besonders aber in jenen Bereichen, wo die Knochen dicht unter der Haut liegen. Periostschmerzen und bohrende Knochenschmerzen, schlimmer nachts und in der Bettwärme.

Drüsen und Lymphknoten sind bei Mercurius oft entzündet und geschwollen; betroffen sind besonders Ohr-[AZ19,85], Unterzungen-[AZ30,233] und Unterkieferspeicheldrüsen[AZ19,86] sowie die zervikalen[SK138], axillären und inguinalen[RA521 f.] Lymphknoten. Die weiblichen Brüste schwellen an[RA757], und auch die Leber kann sich entzündlich vergrößern[SK133]. Mercurius ist vorwiegend ein ›Drüsenmittel‹. *Induration* stellt ebenfalls ein Allgemeinsymptom dar; *entzündete Körperteile indurieren.* Wenn sich die Haut entzündet, verhärtet sie sich. Entzündete Drüsen sind hart.[UE] Indurierte Stellen ulzerieren leicht.

Allgemein zeigt das Mittel eine *Neigung zur Geschwürsbildung.* Die Geschwüre können überall entstehen: im Hals[SK132], in der Nase, im Mund[RA309], an den Beinen[RA1030]. Sie *stechen und brennen* und haben einen *speckigen Grund;* mit ihrer grauweißlichen Farbe[EN787*] sehen sie aus,

* Die Quellenangaben aus T. F. Allens *Encyclopedia* beziehen sich in diesem Kapitel ausschließlich auf *Mercurius vivus* (bei Allen nur *Mercurius* genannt).

als seien sie mit Schweineschmalz bestrichen. Mercurius hat auch diphtherische Exsudate auf entzündeten Oberflächen, die diesen speckigen Geschwüren, wenn sie im Hals auftreten, sehr ähnlich sehen. Die Schleimhäute entzünden sich bei Mercurius manchmal ohne Ulzeration, aber mit Exsudation, daher der Nutzen des Mittels bei *Diphtherie*[GS]. Dieselbe Art von Exsudation finden wir bei Mercurius auch in den Geschwüren; wenn die Widerstandskraft des Organismus erschöpft ist, schwitzen die Ulzera speckig graue oder aschfarbene Beläge aus. *Schankergeschwüre*[SK136] bieten ein ähnliches Erscheinungsbild: ein weißlich-käsiger Belag auf dem Boden des Geschwürs[(RA657)]. Wenn man die nächtliche Verschlimmerung der Mercurius-Beschwerden bedenkt, die Knochenschmerzen, die Knochenhautentzündungen etc., dann überrascht es nicht, dass die Arznei bisweilen Syphilis zu heilen vermag. Welch Wunder, dass auch die Allopathen bei dieser Krankheit auf das Mittel gestoßen sind – sie heilen oder unterdrücken damit per Ähnlichkeitsgesetz genügend Fälle, um seinen anhaltenden Gebrauch für gerechtfertigt zu halten. Wenn sie es richtig anzuwenden wüssten, würden sie nur Heilungen erzielen!

Ein weiteres herausragendes Merkmal des Mittels ist seine *Neigung zu massiver Eiterbildung.*[GS] Bei Entzündungen kommt es neben stechenden und brennenden Schmerzen zu rascher Eiterung, und der betroffene Körperteil leidet sowohl durch Wärme als auch durch Kälte. Abszesse brennen und stechen; Gelenkentzündungen gehen rasch in Eiterung über, und es bilden sich Abszesse in den Gelenken[SK123]; bei Pleuritiden füllt sich die Pleurahöhle mit Eiter. Die Eiterabsonderungen sind grüngelb. Der Tripperausfluss von Mercurius ist dick und grünlich[RA654] oder grünlichgelb, verbunden mit Stechen und Brennen in der Harnröhre.

Rheumatische Entzündung der Gelenke und *katarrhalische Entzündung* der Schleimhäute sind bei diesem Mittel allgegenwärtig, und sie gehen mit *profusen Schweißen* einher, die erstaunlicherweise aber *nicht erleichtern*[SK125]; dem Kranken geht es im Gegenteil *beim Schwitzen sogar noch schlechter.* Rheumatismus bei alten Syphilitikern, bei chronisch Tripper- und Gichtkranken. Mercurius ist ähnlich genug, um bei einigen Fällen von Psora, Syphilis und Sykosis das passende Mittel zu sein; es hat etwas von der Natur all dieser drei Miasmen.

Wenn ein Prüfer Mercurius über längere Zeit einnimmt, fängt er an abzumagern. Gleiches sehen wir bei den Dauerkonsumenten der diversen Quecksilberpräparate, wie etwa bei den Syphilitikern. Mercurius ist ein großartiges Heilmittel, wenn stete Abmagerung mit allgemeinem Tremor einhergeht, mit nächtlicher Verschlimmerung und Unerträglichkeit der Bettwärme sowie mit höchster Unruhe, die den Patienten nirgends Ruhe finden lässt[RA1229ff.]. Diese armen Kreaturen, seien sie Opfer der Psora, der Syphilis oder der Sykosis, müssen in ihrem reduzierten Zustand schrecklich leiden.

Ein eigenartiges Merkmal von Mercurius sind rezidivierende Schwellungen und Abszessbildungen ohne jede lokale Hitzeentwicklung. Ein Gelenk schwillt an, oder es bildet sich ein Abszess darin; der Patient schwitzt von Kopf bis Fuß, es geht ihm nachts schlechter, er magert ab, zittert und ist schwach, aber im Bereich des Abszesses entsteht keinerlei Hitze. Abszesse bilden sich, wenn die Lebenskraft so geschwächt ist, dass auch die Selbstheilungstendenz des Organismus daniederliegt. Eine langsame, anhaltende Eiterbildung findet statt, der Abszess ist reizlos und indolent, zeigt keinerlei Granulationsneigung und sezerniert auch nach der Öffnung kontinuierlich weiter. Eine Dosis Mercurius wird das Schwitzen beenden, das träge Gewebe um den Abszess zum Leben erwecken, es erwärmen und die Bildung von Granulationsgewebe anregen.

Die oberflächlichen *Geschwüre neigen dazu, sich auszudehnen* und phagedänisch zu werden; sie gehen nicht in die Tiefe, sondern in die Breite. Diese Geschwüre sehen wir vor allem bei der Syphilis; sie haben einen speckigen Grund, sind wenig empfindlich, manchmal sogar wie taub, und wenn Eiter abgesondert wird, ist er grünlichgelb; ›wildes Fleisch‹ bildet sich in den Geschwüren. *Mercurius corrosivus* ist ein noch wichtigeres Mittel bei diesen oberflächlichen, fressenden Ulzera. Gelegentlich kommen bei Mercurius auch gangränöse Zustände vor, bevorzugt an der Innenseite der Lippen und Wangen sowie am Zahnfleisch*. Stomatitis gangraenosa (Noma). Auch Schankergeschwüre können gangräneszieren; sie werden schwarz und fötide, und das nekrotisierte Gewebsstück wird abgestoßen. All diese Zustände werden durch Wärme schlimmer. Ein Patient mit einem typischen Mercurius-Abszess wird normalerweise gegen einen heißen Umschlag protestieren, weil dieser das Übel verschlimmert.

Zittern[GS] kennzeichnet das Mittel in besonderem Maße; Zittern und Beben am ganzen Körper. Mercurius hat sich bei der Parkinson Krankheit als hilfreich erwiesen.[GS] Zittern der Hände[RA852], sodass der Kranke nicht schreiben kann, nichts heben, nichts essen.[EN680] Mercurius ist ein bedeutendes Mittel für Kinder mit epileptiformen Anfällen, Zuckungen[RA999] und unkoordinierten Bewegungen. Es hilft den Kindern, diese ruckartigen Bewegungen der Gliedmaßen[RA1000] allmählich zu überwinden. Rucken, Zucken und Zittern. Die Zungenbewegungen sind so gestört, dass das Kind kaum sprechen kann. Krämpfe und Konvulsionen.[GS] »Unwillkürliche Bewegungen, die mit Hilfe des Willens nur auf Augenblicke zu unterdrücken sind.«[GS] Höchste Unruhe.

Das Zittern, die Schwäche, der Schweiß, der allgemeine Fötor, die Eiterungs- und Ulzerationsneigung, die nächtliche Verschlimmerung und die Unverträglichkeit von Wärme und Kälte liefern die ersten Eindrücke, die uns auf die Fährte des Mittels bringen können.

Einen noch tieferen Einblick in die Natur und das Wesen der Arznei bekommen wir durch die zahlreichen *Geistes- und Gemütssymptome.* Ein auffallendes Merkmal von Mercurius ist seine fast durchgängig anzutreffende Neigung zu *Hast und Eile*[RA1258], die häufig mehr einer ängstlichen Unruhe[GS;RA1228] entspricht, verbunden bisweilen mit Impulsen zu seltsamen Handlungen. Phasenweise, besonders bei kaltem, bewölktem oder feuchtem Wetter, kommt es zu geistiger Ermattung; der Patient ist dann vergesslich und zerstreut[RA36], sein Geist arbeitet nur langsam und träge. Wir beobachten dies bei Menschen, die bereits deutliche Züge von Schwachsinn zeigen.[EN30] Der Kranke braucht lange, um eine Frage zu beantworten[EN26]; er stiert in die Gegend und denkt nach, bis er endlich die Frage verstanden zu haben scheint. Schwachsinn und Gehirnerweichung sind typische Endstadien der Mercurius-Pathologie. Törichte, boshafte oder anstößige Verhaltensweisen[GS]. Bei akuten Krankheiten gerät der Patient rasch ins Delirium[EN6ff.]. »Er glaubt, seinen Verstand zu verlieren ...«[RA1234] Hat den Impuls, jeden, der ihm widerspricht, zu töten.[HC3,56] »Mord- und Selbstentleibungstrieb ..., der sich besonders zur Zeit ihrer Periode manifestirt; dabei ... grosse Furcht, Böses zu thun und sich zu tödten. Zugleich treibt es sie, ihren Mann, den sie sehr liebt, umzubringen; sie bittet ihn, seine Rasiermesser zu verbergen.«[AZ56,160] Plötzliche Zornesanwandlungen mit dem Impuls, gewalttätig zu werden. All die Impulse zu Gewalttaten gehen mit der Angst einher, er könnte den Verstand und die Kontrolle über sich verlieren und die Impulse in die Tat umsetzen. ›Impulsives Irresein‹ [Kraepelin] ist also durchaus ein Charakteristikum von Mercurius, doch kommen solche psychischen Störungen insgesamt seltener vor als die genannten Symptome geistiger Schwäche. Wenn sie aber vorhanden sind, weisen diese Impulse stark auf das Mittel hin; allerdings wird Ihnen der Patient nichts davon freiwillig erzählen. Sie hängen mit einer tiefen Störung der Willenssphäre zusammen und nötigen den Patienten regelrecht, bestimmte Dinge zu tun. Nehmen wir an, Sie haben einen Mercurius-Patienten mit derartigen Impulsen, die er verzweifelt unter Kontrolle zu bringen sucht, dann wird ihm Mercurius eine große Hilfe sein. »Beim Monatlichen, Aengstlichkeit, daß sie sich nicht zu lassen weiß.«[RA691] Melancholie, mit ängstlicher Unruhe, als ob ihm ein Unglück bevorstünde[RA1233], vermehrt in der Nacht, mit Schwitzen der Hände und Hitze des Gesichts[RA1226].[GS]

All diese psychischen Symptome treffen wir häufig bei alten Syphilitikern an, die nach den Quecksilberbehandlungen und Schwefelbädern in den Kurorten noch mehr heruntergekommen sind, zusätzlich zu den ohnehin vorhandenen Knochenschmerzen, Drüsenleiden, Schweiß-

* Kents Repertorium nennt bei »Gangrän des Zahnfleischs« *Merc-c.*, Merc. dagegen bei »Gangrän der Zunge«.

ausbrüchen, Katarrhen und den diversen Geschwüren.

Mercurius passt mitunter bei rheumatischen Beschwerden des *äußeren Kopfes*[GS], wenn die *Schmerzen wetterabhängig* sind; bei Neuralgien und Hirnaffektionen mit Brennen[RA39] oder Stechen[RA63] im Kopf; bei Kopfschmerzen infolge unterdrückter Absonderungen [»chronische Cephalalgie mit Neigung zum Selbstmord ... in Folge von Unterdrückung der Fussschweisse«[AZ50,119]], z.B. infolge unterdrückter Otorrhö. Außerdem kann es angezeigt sein bei Kopfbeschwerden, die im Verlauf eines bösartigen Scharlachs auftreten [»Hydrocephalus acutus«[Z4,99]] oder bei Kopfschmerzen, die nach einem Scharlach entstehen. Denken Sie an Mercurius, wenn Sie zu einem Kind gerufen werden, das gerade ein Scharlachfieber überstanden hat oder bei dem eine Otorrhö unterdrückt worden ist, mit folgenden akuten Symptomen: *starke Kopfschweiße*[GS], erweiterte Pupillen[RA99], Hin-und-her-Rollen des Kopfes im Bett und allgemeine nächtliche Verschlimmerung. Mercurius heilt fieberhafte Zustände, die sich wie Typhus lange hinziehen, aber durch unterdrückte Ohrabsonderungen hervorgerufen worden sind. Ich habe Fälle geheilt, die darauf zurückzuführen waren, dass die Ohren mit Borax, Jodoform etc. vollgestopft worden waren, woraufhin sich zunächst ein remittierendes und später ein kontinuierliches Fieber entwickelt hatte. Letzteres bestand gewöhnlich bereits 5 oder 6 Wochen lang, bis endlich, nach einer Hochpotenz Mercurius, die Ohrsekretion wiederkehrte und das Fieber nachließ. Ich erinnere mich an einen konkreten Fall dieser Art: Es handelte sich um ein Kind mit Zerebrospinalmeningitis; der Kopf war zurückgebogen, der Hals verdreht und auf eine Seite gezogen. Das Leiden hatte als Otitis media begonnen, mit einer Ohrabsonderung, die dann unterdrückt wurde. Zwei oder drei Doktoren waren schon zu Rate gezogen worden, konnten aber nichts tun. Mitten in der Nacht wurde ich ans Krankenbett gerufen, und ich eruierte die Vorgeschichte und das Symptomenbild von Mercurius. Das Mittel brachte binnen 24 Stunden die Ohrsekretion wieder in Gang, der Schiefhals verschwand, das Fieber ließ nach, und das Kind erholte sich rasch. Ich könnte zwanzig solcher Fälle aufzählen.

Ein Gefühl von Spannen um den Kopf, als wäre er fest bandagiert.[(RA41)] Nervöse junge Mädchen bekommen Kopfweh dicht über der Nase, den Augen und den Ohren, als würde der Kopf ringsum von einem breiten Band zusammengeschnürt[RA40ff.] oder als säße ein zu enger Hut auf dem Kopf. Drückende Schmerzen im Bereich der Stirn[RA53f.] und der Augen[RA137], auch reißende Schmerzen[RA81]. Brennen im Kopf[RA39] und besonders an der linken Schläfe[RA82]; < nachts beim Liegen im Bett, > durch Aufsetzen[GS] und Umherbewegen. Rheumatiker und Gichtiker leiden an Schmerzen im Schädelperiost[GS], < bei *feuchtkaltem Wetter*, verbunden mit Empfindlichkeit der Augen und Ohren, mit Halsschmerzen und Drüsenschwellungen. Kopfschmerzen bei früher mit Merkurpräparaten behandelten Syphilitikern, die daraufhin so wetterempfindlich wurden wie Barometer. Die katarrhalischen Kopfschmerzen[SK128] von Mercurius sind sehr beschwerlich; sie exazerbieren besonders dann, wenn ein chronischer, dickflüssiger Schnupfen plötzlich wässrig wird; es kommt zu heftigen, quälenden Schmerzen in der Stirn, im Gesicht und in den Ohren. Chronisch rheumatische Kopfschmerzen[SK128] durch das Unterdrücken jedweder Absonderung, etwa das Unterdrücken von Fußschweiß; Alternieren von Fußschweiß und Kopfschmerzen. Oder der Patient bekommt schmerzhafte Gelenksteifigkeit, wenn der Fußschweiß verschwunden ist. *Silicea* hat das ebenfalls. *Silicea* und Mercurius folgen, gerade wenn sie gut gewählt sind und die Symptome passen, nicht gut aufeinander; doch wenn Quecksilber (in Substanz) lange Zeit eingenommen worden ist, ist *Silicea*, wie *Nitricum acidum*, ein gutes Mittel, um es zu eliminieren – wenn die Symptome passen.

Die Kopfschmerzen von Mercurius sind häufig kongestionsbedingt[EN61] und gehen mit starkem Hitzegefühl im Kopf einher[RA37]. »Vollheit im Gehirne, als wenn der Kopf zerspringen sollte.«[RA48] »Abends, Kopfweh, als wenn das Gehirn ringsum mit einem Bande zusammen geschnürt wäre.«[RA42] Dieses Band- oder Reifengefühl verschlimmert sich besonders in der Nacht.[GS] »Zusammenziehender Kopfschmerz, der Kopf ist wie eingeschraubt ...«[RA72] Der Patient reagiert, wenn er Kopfschmerzen hat, besonders empfindlich auf freie[GS] bzw. bewegte Luft. Gleiches gilt auch für alle anderen Beschwerden: Es geht ihm besser im Zimmer[GS], sofern dieses nicht zu kühl oder zu warm ist und sofern er dort keiner Zugluft ausgesetzt ist; die geringste Zugluft erhöht seine Beschwerden erheblich. Aus demselben Grund ist er auch gern zugedeckt, andererseits widersteht ihm die Bettwärme.

Mercurius ist ein wunderbares Mittel, um *akuten Hydrozephalus* im Verlauf von* Masern oder Scharlach abzuwenden bzw. zu behandeln. Das Kind rollt unter Stöhnen den Kopf hin und her, und der Kopf schwitzt[SK128]. Mercurius hat in dieser Beziehung viel Ähnlichkeit mit *Apis*, das ebenfalls Hydrozephalus im Gefolge eines Scharlachfiebers vorzubeugen oder zu heilen vermag.

»Exostosen am Haarkopfe«[SK128] bei alten Syphilitikern. Reißende Schmerzen in der Hirnschale, besonders in den Stirnknochen.[RA59] *»Der ganze äußere Kopf ist schmerzhaft bei Berührung.«*[RA80] Spannungs-[GS] und Wundheitsgefühl in der Kopfhaut. Sauer und widerlich riechender[RA1206], öliger[RA1202] Schweiß auf dem Kopf.[GS] Mercurius-Kinder neigen zu nässenden Ekzemen auf der Kopfhaut[(RA94)], zu exkoriierenden, übelriechenden Ausschlägen daselbst.

Mercurius ist auch ein hervorragendes Mittel bei Affektionen der *Augen*, besonders solchen im Zusammenhang mit ›Erkältungen‹. Bei Gichtikern und Rheumatikern schlägt sich jede Erkältung auf die Augen, wie bei *Dulcamara*. Augenkatarrh, < durch Blicken ins Feuer oder vielmehr durch nahes Sitzen am Feuer[(RA120)]; die ausstrahlende Hitze ruft Brennen und Beißen in den Augen[RA122] hervor. »Die Augen werden ihm ... wie mit Gewalt zugezogen, wie bei einem lang entbehrten Schlafe.«[RA117] »Nebel vor dem einen oder vor beiden Augen.«[RA107] Mercurius heilt Iritis[AR21,1,165] bei Syphilitikern.[GS] Bei Iritiden ist es ja heutzutage gang und gäbe, Mydriatika zu applizieren, um Adhäsionen vorzubeugen. Ich habe viele derartige Fälle behandelt und hatte nie das Bedürfnis, die Pupillen weitzustellen; es ist m.E. überflüssig. Das passende homöopathische Mittel wird die Iritis rasch stoppen, sodass sich Verwachsungen gar nicht erst bilden können, und wenn sie bereits entstanden sind, wird die Arznei sie wieder beseitigen. Die Entzündung geht typischerweise mit reißenden, bohrenden** Schmerzen in der Augenumgebung, der Stirn und den Schläfen einher.[GS] Hornhautgeschwüre[SK128] und Keratitiden[GS] mit ziliarer Gefäßinjektion. Keratitis pustulosa.[HC3,73] Keratitis parenchymatosa aufgrund hereditärer Syphilis.[GS] Bei allen Augenerkrankungen besteht starke Tränensekretion[RA125 ff.], wobei die Tränen gewöhnlich wundmachend sind[GS] und auf den Wangen rote Streifen hinterlassen. »Mukopurulente Absonderung aus den Augen, dünnflüssig und scharf«[GS], von grünlichgelber oder grüner Farbe. Krampfhaftes Zuziehen der Augenlider.[SK128] Starke Photophobie: »Die Augen können den Feuer-Schein und das Tageslicht nicht vertragen.«[RA120] Mercurius kann bei Entzündung sämtlicher Gewebeschichten der Augen in Frage kommen, von denen der Lider über die Konjunktiven bis zu den tieferen Strukturen.

Manchmal kann man auf der Iris eine winzige Wucherung erkennen, die, an einem Stiel befestigt, quer über die Pupille wächst. Es handelt sich dabei um ein syphilitisches Kondylom.[GS] Mercurius wird es binnen weniger Tage heilen. »Entzündung der Netz- und Aderhaut, besonders wenn syphilitischen Ursprungs ...«[GS]

* Kent schreibt »*acute hydrocephalus* after [?] measles and scarlatina«, was wahrscheinlich auf die *Guiding Symptoms* zurückgeht, wo es fälschlich heißt: »Acute hydrocephalus after severe attack of scarlet fever ...« Wie aus dem originalen Fallbericht in der *Zeitschrift für homöopathische Klinik* (Bd. 4, S. 99) hervorgeht, muss es aber statt »after« ***during*** heißen: »Einen höchst bedeutenden *Hydrocephalus acutus* hatte ich auch bei einem scrophulösen 5jährigen Mädchen im Verlaufe eines sehr bösartigen Scharlachfiebers zu behandeln, welches gleich beim Beginnen durch die etwas ins Violette spielende, intensive Röthe des Exanthemes, durch tiefen Sopor, durch eine ungemeine Heftigkeit des Fiebers grosse Gefahr befürchten liess. Als am 3. Tage in ¼–½-stündigen Zwischenräumen entsetzliches, stets 1–2 Minuten anhaltendes Aufschreien sich einstellte, und vorzugsweise die rechte Hand sehr häufig gegen den Kopf bewegt oder in den weit sich öffnenden Mund gesteckt wurde, während der linke Arm stets in der ruhigen Lage verblieb, und sehr häufige Kaubewegungen des Unterkiefers sowie endlich bedeutender Strabismus auftraten, so war es wohl ausser Zweifel gesetzt, dass sich bereits ein Exsudat namentlich in der rechten Hirnhöhle gebildet habe.«

** Statt ***boring*** schreibt Kent versehentlich »burning«.

Sehnerverkrankungen.[GS] Alle möglichen Sehstörungen. Mercurius ist oft von Nutzen bei eitriger Bindehautentzündung mit starker Lidschwellung.[GS] »Rheumatische, gichtige, syphilitische oder gonorrhoische Ophthalmien.«[GS] Der Patient kann die Augen nicht öffnen, sie sind krampfhaft verschlossen, mit starker Schwellung der Lider.[GS]

Ohrenbeschwerden. Entsetzlich stinkender, grünlicher Ohrenfluss. Grüner, dicker, scharfer Eiter kommt aus den Ohren, ähnlich den Absonderungen aus der Nase und anderen Körperteilen. »Eiterartiger, stinkender Ohrenausfluß mit Jücken in den Ohren.«[AZ43,380] Bei Otitis media mit geplatztem Trommelfell ist Mercurius ein häufig benötigtes Mittel. Nach einem langen, kalten Winter verursacht das feuchtkalte Wetter des Frühjahrs viele Fälle von Otorrhö; sie ist in großen Städten fast endemisch. Wie jeder andere Körperteil verheilt auch das Trommelfell problemlos, wenn der Patient durch die homöopathische Arznei in einen guten Allgemeinzustand gebracht worden ist; wird er dagegen nicht optimal behandelt, bleibt ein Loch im Trommelfell zurück. »Das Ohr ist wie äußerlich und inwendig entzündet, mit theils klammartigen, theils stechenden Schmerzen und wie von Geschwulst verstopft.«[RA180] Mercurius hat ähnlich viel *stechende Schmerzen wie Apis.* Alle ›Routiniers‹ verabreichen *Apis* bei stechenden Schmerzen, und doch ist es sehr häufig Mercurius, das der Patient benötigt. Bei allen Ohrenentzündungen kommt es zu Geschwulst der Parotiden[SK129] und zervikalen Lymphknoten.[GS] Die Ohrspeicheldrüsen sind schmerzhaft vergrößert, der Hals steif, der Kopf manchmal rekliniert. »Furunkel im äußeren Gehörgang.«[GS] »Schwammige Auswüchse im Ohre.«[UE] Gehörgangspolypen.[AZ38,73 f.]

Die *Nasenbeschwerden* von Mercurius erschöpfend darzustellen würde zu viel Zeit in Anspruch nehmen. Alte Syphilitiker mit affizierten Nasenknochen leiden unter dickem, grünlichem oder gelbem, scharfem, stinkendem Nasensekret. Nasenbluten[RA210] und blutiger Nasenschleim. Wässriger, wundfressender Fließschnupfen[SK130] mit drückenden Schmerzen durch die Gesichtsknochen, < durch Wärme oder Kälte, < nachts; der Patient muss aufstehen und auf und ab gehen, sich aber vor jeder Zugluft in Acht nehmen. Mercurius hat jedoch auch Schnupfen mit viel Niesen[RA707], der von den entgegengesetzten Modalitäten beherrscht wird: Besserung im Liegen – der Schnupfen tritt keineswegs nachts beim Liegen im Bett auf, sondern nur am Tage, wenn er auf den Beinen ist; das Einatmen warmer Luft ist für die Nase wohltuend, wenngleich Wärme allgemein verschlimmert. »Drei Tage lang fast beständiges Niesen ...«[RA705] »Die Nase ist inwendig schorfig* und blutet beim Reinigen.«[RA212] Nasenlöcher bei Schnupfen gerötet, wund und geschwürig.[GS] Nase geschwollen, sehr rot und glänzend.[RA201] Fauliger Geruch aus der Nase, wie bei einem heftigen Schnupfen.[RA706] Wundheitsgefühl, Beißen und Brennen im Naseninnern. Dumpfe, reißende oder drückende Schmerzen im Nasenskelett. »Das Nasenbein ist beim Anfassen schmerzhaft.«[RA200] Insgesamt tun die Gesichtsknochen weh, mit einem Gefühl, als würden sie nach außen gedrückt; der Patient hat das Bedürfnis, dagegen zu drücken, aber das tut ebenfalls weh.

Mercurius wirkt in psorischen Fällen mit Erkältungsneigung nicht tief genug, um die ganze Konstitution zu heilen. Es beseitigt die Erkältung zwar prompt, doch pflanzt es dafür dem Patienten sein eigenes Symptomenmuster ein, sodass sich dieser nur noch öfter erkältet. Es sollte daher nur sehr selten verabreicht werden, allenfalls zweimal im Verlauf eines Winters. *Kalium jodatum* eignet sich besser für dieses Brennen in der Nase und das Brennen im Gesicht, für den Fließschnupfen, für die Verschlimmerung durch Hitze und Bettwärme; es heilt den Schnupfen in einer Nacht, wenn scheinbar Mercurius angezeigt ist. Es wirkt außerdem auch als Antidot von Mercurius. Geben Sie in psorischen Fällen nicht zu viel Mercurius, halten Sie nach einer tiefer wirkenden Arznei Ausschau!

Syphilitische Hautausschläge [Flecke und Pusteln[SK130]] im *Gesicht.* Trigeminusneuralgie im Zusammenhang mit Erkältung[GS], aber auch unabhängig davon. Mercurius ist ein großartiges Heilmittel bei *Mumps*[AZ54,52 f.], weshalb es

* Wurde von Jahr *(Symptomenkodex)* auf »schorfige Nasenlöcher« verkürzt und fand so verfälscht den Weg in die *Guiding Symptoms* und die *Lectures.*

hier von vielen routinemäßig eingesetzt wird. Aber es heilt nur, wenn die Symptome übereinstimmen.

Skorbutisches Zahnfleisch[SK131] bei Menschen, die mit Merkurpräparaten zur Salivation gebracht worden sind. Eitrige Parodontose; der Eiter quillt rings um die Zähne heraus. Zahnschmerzen; jeder Zahn tut weh, besonders bei chronisch Gichtkranken und bei ›merkurialisierten‹ Patienten. »Gefühl, als wären alle Zähne los.«[RA264] »Lockerheit und Ausfallen der Zähne«[UE]; Zahnfleisch dabei sehr rot und sehr weich.[EN182] Zähne schwarz bis schwarzgrau[RA262] oder schmutzig-grau[ZÖ1,119]. Frühzeitiger Zahnverfall mit Schwarzwerden der Zähne bei syphilitischen Kindern, wie bei *Staphisagria*. Vermehrte Speichelsekretion.[ZÖ1,119] »Das Zahnfleisch schmerzt bei Berührung und beim Kauen, zumal harter Speisen.«[RA242] Klopfender Schmerz im Zahnfleisch[RA254] und in den Zähnen[GS] bzw. Zahnwurzeln. Das Zahnfleisch hat einen hochroten[AZ5,231] oder leicht violetten[EN200] Rand. »Zahnfleisch geschwollen und von lividroter Farbe.«[EN199] Schwammiges[RA256], aufgelockertes und leicht blutendes Zahnfleisch[EN205], von den Zähnen abklaffend[RA256]. Das Zahnfleisch zieht sich von den Zähnen zurück.[RA244] Die Zähne fühlen sich zu lang an[HC1,159] oder sind durch die Verdickung des Zahnwurzelperiosts tatsächlich verlängert. Zähne so schmerzhaft, dass er nicht kauen kann. Abszesse im Zahnfleisch und an den Zahnwurzeln.

Der *Geschmack*, die *Zunge* und der *Mund* liefern uns wichtige und charakteristische Symptome. Die Zunge erscheint beim Herausstrecken ganz *schlaff*[GS], blass[GS] und wie mit Mehl bestäubt. Überall am Zungenrand kann man *Zahneindrücke* erkennen. Die Zunge ist stark *geschwollen*[RA293] und von schwammiger Konsistenz, und wenn sie gegen die Zähne gedrückt wird, formt sie sich nach den Zwischenräumen der Zähne, sodass der weiche Zungenrand wie gezackt aussieht.[RA300] Entzündung[KE1,497], Ulzeration[AZ5,231] und Schwellung der Zunge sind herausragende Merkmale der Arznei. Gichtkranke haben oft eine solch geschwollene Zunge; sie schwillt nachts an, und wenn der Patient davon aufwacht, ist der Mund von der Zunge ganz ausgefüllt. Der Geschmackssinn ist gestört, nichts hat seinen normalen Geschmack. Die Zunge ist schmutzig-gelb[EN236] oder kreideweiß[GS] belegt. *Übler oder fauliger Mundgeruch*[RA356], insonderheit der Merkurialgeruch des zur Salivation gebrachten Patienten. Die Beweglichkeit der Zunge ist eingeschränkt[EN234], sodass der Patient Schwierigkeiten hat zu sprechen[EN314]; das, was er sagt, ist kaum zu verstehen[EN320]. Schwerfälligkeit der Zunge, wie bei einem Betrunkenen. Flache Geschwüre der Mundschleimhaut[EN251] oder auch solche, die sich in die Tiefe fressen[GS]; es kommt sogar vor, dass sich die Geschwüre durch die Wangen hindurchfressen[(RA304)] und Löcher bilden. Nicht selten wird auch der weiche Gaumen und der Knochen des harten Gaumens weggefressen. Vereiterung der Kieferhöhlen mit Fistelbildung zur Mundhöhle. *Fluoricum acidum* und *Silicea* sind bei derartigen Fisteln häufiger angezeigt, besonders wenn Knochengewebe mit betroffen ist. *»Kopiöser, stinkender Speichelfluß.«*[UE] Mundfäule[SK131], Soor oder Aphthen im Mund[RA310] bei Säuglingen[GS] und stillenden Müttern; kleine aphthöse Stellen, mit dem typischen merkurialen Mundgeruch sowie schlaffem, schwammigem Aussehen von Mundschleimhaut und Zunge. Diffuse Rötung und Entzündung der gesamten Mundschleimhaut.[GS] Die ganze Mundhöhle ist schmerzhaft empfindlich, mit Wundheit[RA307], Brennen[RA305], Beißen[(RA319)] und Stechen[(RA334)]. Trockenheit im Mund[RA312], mit oder ohne Aphthen.

Halsschmerzen.[RA315] Mercurius ist ein wunderbares Mittel bei Halsentzündungen, die mit einer aufgelockerten Schleimhaut einhergehen, mit Schwellung der ganzen inneren Mundfläche[KE1,533], Geschwulst der Parotiden[RA347] sowie schmerzhafter Steifigkeit des Halses und Schweregefühl darin[RA801]. Auch die Geschwüre im Halsbereich haben einen speckigen Grund, sind flach oder tief fressend. Große Trockenheit des Halses, trotz Wasseransammlung im Mund.[RA331] Die Schwellung behindert die Beweglichkeit der am Schluckakt beteiligten Muskeln. Das Schlingen ist schwierig und sehr beschwerlich[RA317], mit Schmerzen[RA318] und lähmiger Schwäche der Schlingmuskeln verbunden, sodass Speisebissen nach oben in die Nase gedrückt werden und Flüssigkeiten durch die

Nase wieder herausfließen[RA338]. Der Merkurialgeruch ist zwar überaus charakteristisch, doch heilt Mercurius häufig auch dann, wenn der Geruch nicht vorhanden ist. Das Mittel hat eine ähnlich starke Affinität zur Halsregion wie die Syphilis, sodass chronische Halsbeschwerden fast die Regel sind. Syphilitische Schleimhautveränderungen oder Geschwüre[SK132] im Halsbereich. Die Halsentzündung erstreckt sich nach oben bis in die Choanen und nach unten bis in den Kehlkopf.[GS] Rote und blasse Stellen im Hals; die roten sehen aus, als wollten sie eitern oder geschwürig werden. Die umschriebenen Rötungen[HY18,54] nehmen manchmal eine purpurne Farbe an, und je mehr dies der Fall ist, desto eher erinnern sie an *Lachesis.* »Tonsillen dunkelrot[KE1,533]; von Geschwürchen übersät; stechende Schmerzen darin beim Schlingen[RA335].«[GS] Mercurius ist bei Mandelentzündung von Nutzen, wenn Neigung zur Eiterung besteht oder diese bereits eingetreten ist.[HY18,54] Auch bei Diphtherie ist es mitunter hilfreich; in den meisten Fällen treten die Membranen im ganzen Halsbereich verstreut auf, in Form ausgedehnter Exsudate oder vieler einzelner Beläge; sie sehen aufgelockert und schwammig aus, neigen aber nicht zur Ulzeration. Die Schleimhaut ist allgemein geschwollen, und die Exsudate bilden sich auf diesem geschwollenen Grund. Nacken und Hals sind dabei häufig steif. »Erysipelartige Halsentzündung.«[GS] Dunkle, stark nekrotisierende, fressende Halsgeschwüre.

Der Patient hat Widerwillen gegen Wein und Branntwein[RA410], Kaffee[RA400], Fleisch[RA399], fettige Speisen[GS] und Butter[RA401]. Milch wird nicht vertragen und stößt ihm sauer auf. Auch Süßigkeiten bekommen ihm nicht. »Gehopftes Bier schmeckt sauer.«[RA383] Der *Magen* ist chronisch verstimmt: Aufstoßen[RA430ff.]; Aufschwulken von Speisen und Getränken[RA438]; Sodbrennen[RA439], etc. Übersäuerung des Magens, mit saurem Aufstoßen[RA433]. Fauliges Aufstoßen.[RA431] Der Patient leidet oft unter Übelkeit mit Erbrechen[RA427] und Regurgitieren von Speisen.[GS] Bei einem solchen Magen »liegt ihm das Essen in der Herzgrube wie ein Stein«[RA457], und er hat oft einen »sehr unangenehmen Geschmack im Halse«[RA380]. »Anhaltende Bitterkeit im Munde, während das Brod sauer aufstößt.«[RA366] Der Geschmack genossener Speisen bleibt lange im Mund zurück. Bei alledem rinnt ihm ständig Speichel aus dem Mund, was sich auch mit fortschreitender Verdauung nicht bessert. Die halb verdauten Speisen werden oft wieder erbrochen. Der Zustand ist ähnlich wie bei den Menschen, die sich mit Durcheinandertrinken von Schnaps, Bier, Wein und Whisky den Magen verdorben haben.

Die *Leber* macht viele Beschwerden. Unsere Vorfahren pflegten früher jahrelang in jedem Frühling Quecksilberpräparate einzunehmen, um damit die Leberfunktion zu ›regulieren‹ bzw. die Leber zu ›drainieren‹. Die Folge davon war, dass sich die Leber in einem schlechteren Zustand befand, als wenn der Arzt zu Hause geblieben wäre. Neigung zu Stuhlverstopfung, Gallenbeschwerden und Magenverstimmungen; phasenweise auftretendes Völlegefühl im Magen[RA458]; allgemeine Verschlimmerung in feuchtkaltem und feuchtwarmem Wetter, im Frühling, in der Nacht und in der Bettwärme; Gelbsucht[RA1004]; nächtliche Fieberanfälle[RA1166]; fauliger Mund: dies war das typische Quecksilber-Vergiftungsbild bei diesen Menschen. »Starkes Stechen in der Leber-Gegend ...«[RA453] Die Leberbeschwerden hindern den Patienten daran, auf der rechten Seite zu liegen.[ST1,459] Auch viele andere Mercurius-Beschwerden *verschlimmern sich durch Liegen auf der rechten Seite:* Lungensymptome einschließlich Husten[GS], Magen- und Bauchschmerzen. [»Er kann nicht auf der rechten Seite schlafen, denn es thun ihm die Gedärme weh, als wenn sie gedrückt würden.«[RA494]]

Im *Abdomen* treten die verschiedensten Arten von Bauchweh auf, etwa Brennen[RA468] oder Stechen[RA478]; ferner kommt es zu Auftreibung des Bauches[RA501] und zu kollernden Darmgeräuschen[RA507]. Es besteht eine große Verschiedenartigkeit der Stühle – alle Arten von Diarrhö[RA562] und Obstipation[RA532]. Mercurius hat charakteristische *Dysenterien*[KE1868ff.]: blutig-schleimige Stühle mit viel Tenesmus[UE], der kein Ende nehmen will. Es ist ein *Gefühl des ›Niemals-fertig-Werdens‹*, auch wenn gar kein Stuhl mehr herauskommt. Dies ist das gerade Gegenteil von der *Nux-* und *Rhus*-Dysenterie. Bei diesen

Arzneien empfindet der Patient nach geringfügigem Stuhlabgang Erleichterung, aber der Mercurius- und auch der *Sulfur*-Patient kommen kaum von der Toilette herunter. Alle Merkursalze sind in dieser Beziehung gleich. *Mercurius corrosivus* hat heftigere Anfälle, mit heftigerem Stuhl- und Harndrang und qualvollerem Leiden, mit Brennen der Teile und Abgang von reinem Blut. Mercurius, *Ipecacuanha* und *Aconitum* sind häufig angezeigt bei Ruhr, die bei *heißem* Wetter epidemisch auftritt, und *Ipecacuanha, Dulcamara* und Mercurius passen oft bei Ruhr, die bei *kaltem* Wetter entsteht. Wenn Sie zu einem Fall von Dysenterie gerufen werden, vergessen Sie nicht, Ihr Repertorium mitzunehmen; anderenfalls sollten Sie nach dem Krankenbesuch erst nach Hause gehen und die Arznei dort, nach eingehendem Studium des Falles, bestimmen. Bei epidemischer Ruhr sollte gleich die erste Arznei heilen, und wenn Sie behutsam zu Werke gehen, sollte Ihnen das auch gelingen. Die Ruhr ist eine Erkrankung, die sehr einfach zu beheben ist; andererseits ist der Patient sehr übel dran, wenn man den Fall durch eine falsche Arzneiwahl durcheinandergebracht hat. Verabreichen Sie insbesondere kein *Arsenicum*, nur weil es zu den Ruhrsymptomen passt, denn wenn es nicht das heilende Mittel ist, verfälscht es das Symptomenbild unter Umständen auf Wochen hinaus. Seien Sie mit der Gabe von *Arsenicum* bei Dysenterie äußerst zurückhaltend, solange Sie sich nicht absolut sicher sind, dass es indiziert ist. Vor einigen Tagen hatte ich einen Patienten zu behandeln, der sich vor Schmerzen in den Hypochondrien nicht hinlegen konnte; er litt an ständigem Erbrechen, an entzündlichem Rheumatismus der Fußgelenke, Hände, Arme und Schultern, hatte purpurne Flecke an Armen und Beinen, einen entzündeten Magen u.v.a.m. Er war, kurz gesagt, ein wandelndes Krankheitslexikon. Er hatte *Phosphorus* und *Arsenicum* und viele andere Mittel in hoher Potenz bekommen, angeblich alle gut gewählt; aber was ihn schließlich in einer Viertelstunde einschlafen ließ, war *Cadmium sulfuricum*. Der springende Punkt war, dass sich der Patient vollkommen still verhielt – ganz im Gegensatz zu *Arsenicum*, auf das alle anderen Symptome hindeuteten. Diese Bewegungslosigkeit ist typisch für *Cadmium sulfuricum;* der Kranke muss sich ebenso ruhig verhalten wie der *Colchicum*- oder *Bryonia*-Patient. Viele Jahre habe ich das Mittel in solchen Fällen eingesetzt. In einem Fall von Krebs litt eine Patientin an kaffeesatzartigem Erbrechen; nach *Cadmium sulfuricum* hörte das Erbrechen auf, und sie bekam wieder Appetit, bis sie dann sechs Wochen später starb. Der behandelnde Arzt hatte ihr zunächst *Arsenicum* und *Phosphorus* und schließlich Morphium verabreicht, bis sie nichts mehr davon vertrug.

Urin scharf[RA628] und brennend.[SK135] »Oefteres Drängen zum Harnen mit wenigem Urinabgange.«[RA589] »Konnte nur mit grosser Mühe und Schmerz unter heftigem und anhaltendem Drängen ... wenigen, brennenden, tropfenweise abgehenden Urin lassen.«[HY13,74] »Schmerzloses Blutharnen.«[A1,269] »Blutausfluß aus der Harnröhre.«[RA630] »Starkes Jucken der Genitalien, < durch den Kontakt mit Urin ...«[GS] Gonorrhö, die bereits längere Zeit besteht, mit dickem, grünlichgelbem, übelriechendem Ausfluss. »Grünlicher, schmerzloser Harnröhr-Tripper [= Nachtripper[AR18,3,25]], vorzüglich Nachts.«[RA654]* »Beim Harnen, erst brennender, dann beißender Schmerz.«[RA626]

Völlige Impotenz.[EN438] »Erhöhter Geschlechtstrieb und große geile Lüsternheit«[SK136], mit nächtlichen[UE], schmerzhaften Erektionen[RA672]. Geschwüre auf der Eichel[RA657] und auf der inneren Fläche der Vorhaut[RA641] lassen Mercurius zu einem Heilmittel beim harten und weichen *Schanker* werden.[KE2,127 ff.] Flache[KE1,133] oder auch tiefe Schankergeschwüre mit speckigem Grund[KE1,135]. Entzündung der inneren Vorhaut.[RA652] Balanitiden mit übelriechender Eiterung. Bei chronischer Balanitis gonorrhoischen oder psorischen Ursprungs mit Eiterbildung hinter dem Eichelwulst und auf der inneren Vorhaut muss *Jacaranda caroba* in Betracht gezogen werden.

Frauen haben bei Mercurius besonders viel zu leiden. *Brennen, Stechen*, Schneiden oder

* Attomyr schreibt dazu in einer Anmerkung (*AR* 18,3,24): »Das besonders *nächtliche* Fließen des Tripperausflusses ist beim Merkur umso charakteristischer, als diese Ausflüsse in der Regel bei Tage und Bewegung stärker zu sein pflegen, als Nachts in der Ruhe. – Die grünliche Farbe des Trippers ist wohl auch sehr charakteristisch ...«

Reißen in den Ovarien; die Patientin schreit vor Schmerzen und ist in Schweiß gebadet. Reichlicher, fressender[RA689] Weißfluss, der die Teile wund macht und Beißen[RA681] und Jucken[GS] verursacht. »Innere Entzündungs-Geschwulst der Mutterscheide, als wenn sie roh und wund wäre.«[RA686] »Stechende, dumpfe** oder bohrende Schmerzen im Uterus ..., < nachts. (Metritis.)«[GS] Die Schmerzen in den Ovarien und im Uterus treten vor allem während der Regel auf. Auch kommt es nicht selten bei Nichtschwangeren während der Regel zu Milcheinschuss; oder dieser findet anstelle der Menses statt. Ich hatte einmal einen 16-jährigen Jungen zu behandeln, der Milch in den Brüsten hatte; er konnte durch Mercurius geheilt werden.

Das Menstrualblut ist hellrot[GS], blass und spärlich[EN446], mitunter auch kopiös[RA693]; es kann auch scharf sein oder klumpig. »Monatliches wird unterdrückt.«[RA696] Frauen, die die Angewohnheit hatten, gegen ihre Verdauungsstörungen Quecksilberpräparate einzunehmen, sind danach oft unfruchtbar[GS] geworden. (Auch Kaffeetrinkerinnen haben oft dieses Problem, sodass sie auf Kaffee verzichten müssen.) »Amenorrhö mit Kongestionen und Hitzewallungen.«[GS] Schankergeschwüre. Ältere Frauen, die an den inneren Genitalien wunde, exkorierte oder ulzerierte Stellen mit überschießendem, leicht blutendem Granulationsgewebe aufweisen, benötigen häufig Mercurius. »Brennen, Klopfen und Jucken im Bereich der Vagina und der Vulva ...«[GS] »Starkes Jucken der Genitalien, < durch den Kontakt mit Urin, der deshalb jedes Mal nach dem Harnen abgewaschen werden muss.«[GS] Bei Kindern, Jungen wie Mädchen, brennt der Urin nach dem Wasserlassen in der Harnröhre, sodass sie immer wieder mit der Hand dorthin fassen müssen. Kleine Mädchen leiden an ätzendem Vaginalausfluss, der sehr unangenehm ist und Brennen und Juckreiz verursacht. Phlegmonöse Entzündungsgeschwulst an den Labien.[GS] Furunkel und Abszesse an den Labien während der Regel; kleine, längliche Abszesse entlang der Haut-Schleimhaut-Grenze, die besonders beim Gehen schmerzen; sie bilden sich während der Regelblutung und brechen anschließend auf. In Verbindung mit dem Juckreiz ist dies ein äußerst quälender Zustand.

Morgendliche Übelkeit während der Schwangerschaft kann durch Mercurius behoben werden, wenn sie mit starkem Speichelfluss im Schlaf korrespondiert.[GS] Ödematöse Schwellung[KE2,318] oder Pruritus der Vulva während der Schwangerschaft.[GS] Diffuse Entzündung, Wundheit und Vollheit im Bereich der Genitalien und des Beckens, was der Patientin solche Schwierigkeiten beim Stehen und Gehen bereitet, dass sie sich zu Bett begeben muss. Bei Parametritis in den ersten Monaten der Schwangerschaft ist Mercurius ein wichtiges Mittel. Wiederholte Fehlgeburten[KE2,318] gegen Ende des dritten Monats oder davor[GS], aufgrund bloßer Schwäche; hier ist Mercurius, wenn es korrekt eingesetzt wird, ein hervorragendes Kräftigungsmittel. Zu langwierige Lochien, verstärkt in der Nacht fließend.[GS] Die Milch ist spärlich oder schlecht[UE], sie wird vom Kind verschmäht, auch ohne wahrnehmbare fehlerhafte Beschaffenheit[AZ40,252].

Mercurius ist eines unserer wichtigsten Palliativa bei Uterus- und Mammakarzinomen[GS]. Es hemmt die Ausdehnung von Epithelgeschwülsten, und bisweilen heilt es sie auch. Ich weiß von einem Fall, der mit *Mercurius jodatus flavus* geheilt worden ist: Es handelte sich um einen ulzerierten und indurierten Knoten in der Mamma, so groß wie ein Gänseei, mit vergrößerten axillären Lymphknoten, bläulicher Verfärbung der Ulkusumgebung und infauster Prognose. Die 100. Potenz, verabreicht immer dann, wenn die Schmerzen sehr schlimm wurden, beseitigte den Tumor, und die Patientin blieb gesund.

Der Mercurius-Schnupfen ist normalerweise nicht auf die Nase beschränkt. In den meisten Fällen beginnt er in der Nase, um dann den Hals hinunterzuwandern; es entsteht ein raues und kratzendes Gefühl[HY16,522] im Kehlkopf, später ein Wundheitsschmerz in der Brust[RA751]. Laryngitis[GS], Tracheitis und Bronchitis[KE3,96]. Heiserkeit und Stimmlosigkeit.[SK137] »Aphonie, katarrhalisch, syphilitisch oder paralytisch bedingt.«[GS] Die Mercurius-Erkältung verläuft typischerweise abwärts, bis hin zur Lungenentzündung[UE],

** Kent schreibt irrtümlich »itching« statt *aching*.

verbunden mit Schweißneigung, Unruhe und Verschlimmerung durch Bettwärme. Selbstverständlich bleiben viele Mercurius-Schnupfenfälle auch auf die Nase beschränkt.

Diverse Erkrankungen der *Brust*. Husten; Erkältungen, die sich auf die Bronchien gelegt haben und nicht weichen wollen, bei allgemeinem Reaktionsmangel und Neigung zu verzögerter Genesung. Abends beim Einschlafen heftigste Hustenanfälle, »als wenn Brust und Kopf zerspringen sollten.«[RA716] *Der Husten verschlimmert sich beim Liegen auf der rechten Seite.*[GS] Viele meiner Mercurius-Patienten, die sich witterungsbedingt erkältet hatten, sahen anschließend sehr krank und blass aus und litten an fürchterlichem Husten und Schleimrasseln auf der Brust. Diese Menschen erkälten sich bei jedem Wetterwechsel aufs Neue, und sie können nicht auf der rechten Seite liegen[KE3,385]; sie sind sehr gefährdet, eine Lungenphthise oder Schleimschwindsucht zu entwickeln. Der Husten verschlimmert sich in der Nacht.[RA714] – Vielfältige Thoraxschmerzen. Der Mercurius-Patient hat eine ausgesprochene rheumatische Veranlagung; er schwitzt ständig, und es geht ihm beim Schwitzen schlechter, ebenso bei jeder größeren Hitze oder Kälte. Rheumatische Brustschmerzen, mit schwächenden[GS] Nachtschweißen. Stiche in der Brust[RA745 ff.], wie mit einem Messer[RA750]. Bluthusten[RA721]; blutiger, dicker, grüner Auswurf. Lungeneiterung[GS]; es bilden sich große Mengen Eiter in den Lungen. Ungeheurer Blutandrang zur Brust[GS], mit Empfindung von Brodeln und aufwallender Hitze darin.

Viele Beschwerden von Mercurius gehen mit Halsweh[ZÖ1,130], Rheumatismus im Nacken[RA799] und schmerzhafter Steifigkeit des Halses[RA801] einher. Starke Schwellung der zervikalen Lymphknoten, besonders rechterseits[ZÖ1,130], verbunden mit Steifigkeit der Halsseite. Verhärtung und Wundheitsschmerz der zervikalen Lymphknoten im Zusammenhang mit anderen Beschwerden. Kropf.[GS] Steifer Hals bei jeder Erkältung. »Steifigkeit im Nacken, und beim Bewegen Stechen darin.«[RA798]

Die *Gelenke* werden von Mercurius besonders angegriffen. *Akuter Gelenkrheumatismus* mit starker Anschwellung der Gelenke, schlimmer einerseits durch Bettwärme[GS] und andererseits durch Entblößen der befallenen Teile, sodass es schwierig ist, die richtige Dicke der Zudecken herauszufinden. Rheumaerkrankungen allgemein weichen Mercurius, wenn die ausgeprägte Schweißneigung zugegen ist, die Verschlimmerung in der Nacht, durch Bettwärme und durch Schwitzen und wenn sie mit einem kränklichen Äußeren einhergehen. Mercurius affiziert besonders die oberen Extremitäten, spart aber auch die unteren nicht aus.

Zittern aller Glieder[RA1171], wie beim Morbus Parkinson; vor allem Zittern der Hände[RA852], mit großer Schwäche derselben[EN585]. Lähmung der unteren Extremitäten, mit gelegentlichem Zucken und Rucken in den gelähmten Teilen.[GS] Neben Mercurius haben noch *Argentum nitricum, Phosphorus, Stramonium* und *Secale* Muskelzuckungen in den paralysierten Gliedmaßen.

»Wundheit zwischen den Oberschenkeln und den Zeugungstheilen.«[RA893] Geschwüre an den Unterschenkeln.[GS] Abszesse[AZ37,234], besonders in Gelenken.[GS] Ödematöse Schwellung beider Füße.[KE5,353] Kaltschweißige Füße.[RA952] Starkes Schwitzen im Schlaf.[(RA1199 ff.)] Schweiße[RA1208] wie auch Schmerzen[RA1087 f.] setzen ein, sobald er abends im Bett zur Ruhe kommt. »Knochenschmerzen, besonders nachts.«[GS] Der Patient deckt sich beim Zubettgehen gut zu, weil er friert, aber wenn er sich dann erwärmt hat, werden die Schmerzen schlimmer.

Mercurius hat viele Arten von *Fieber*. Sehr selten hat es allerdings eine wirkliche, idiopathische Continua; mehr als bei reinen kontinuierlichen Fiebern ist Mercurius bei Wundfiebern angezeigt, die zunächst einen remittierenden und erst später einen kontinuierlichen Charakter annehmen, z. B. bei solchen Fiebern, wie sie nach Unterdrückung von Absonderungen auftreten. Der Mercurius-Patient, der sich erkältet hat, friert schon, bevor der eigentliche Fieberfrost einsetzt. Er ist äußerst empfindlich auf Zugluft und selbst auf bewegte Luft in einem warmen Raum. »Beständig kalte Hände und Füße.«[RA1146] Der Schweiß ist heftig und stinkend.[RA1203] Die Beschwerden verschlimmern sich allgemein, wenn der Kranke schwitzt, und je mehr er schwitzt, desto schlechter geht es ihm. Der Schweiß ist ungewöhnlich stark, und währenddessen sind seine Leiden am größten. Mercurius hat kein deutlich intermittierendes Fieber, denn zwischen den Fieberanfällen sind Leberstörungen, Durchfälle und etwas erhöhte Temperatur vorhanden. Bei Wundfiebern, bei biliösen Fiebern, beim sog. Wurmfieber[HY18,504] von Kindern und bei remittierenden Fiebern[GS] bestehen viel Knochenschmerzen, große Empfindlichkeit auf freie Luft, Verschlimmerung nachts im Bett, wenn das Fieber wieder steigt, merkurialer Geruch des Atems sowie blassgelbe Haut. Das Fieber steigt nicht so hoch und die Haut ist auch nicht so heiß wie bei *Belladonna*. Nach Mercurius lässt das biliöse Fieber nach und ebenso der dicke Zungenbelag. Mercurius ist auch bei hektischem Fieber in den letzten Stadien der Schwindsucht und bei anderen stark entkräftenden Krankheiten von Nutzen, die mit solchen Fieberschüben einhergehen. Auch bei Krebs kann es hilfreich sein, wenn die Knochenschmerzen, der faulige Schweiß etc. zugegen sind. Mercurius zeigt oft eine hervorragende Wirkung bei katarrhalischen Fiebern[GS], Grippe etc., und wenn sich eine Erkältung auf die Brust ausdehnt und die reichlichen Absonderungen vorhanden sind. Es passt bei typhusähnlichen Erkrankungen, die sich aus einem remittierenden Fieber entwickeln, bei symptomatischen Typhoiden, wenn der Patient ikterisch, kraftlos und zittrig ist, mit Muskelzuckungen, großer Erschöpfung und kontinuierlichem Fieber.

Viele Symptome der *Haut*. Vesikuläre[RA980], eiternde[RA929] und – besonders ausgeprägt – schorfige[RA976] Ausschläge. Die Bläschen brennen und beißen und sondern ein wundmachendes Sekret ab, vor allem auf dem Kopf. Viel Jucken der Haut, besonders in der nächtlichen Bettwärme.[SK122] »Arges Jücken an allen Theilen des Körpers, daß sie viel kratzen muß, zumal Nachts ...«[RA986] »Unerträgliches, stichlichtes Jücken am Körper, als wenn hie und da ein Floh stäche, Abends.«[RA985] Kupferfarbene Syphilide[(GS)] und Plaques muqueuses. Geschwüre an Stellen, wo die Haut dicht über Knochen liegt. Übelriechende Ekzemformen. Die meisten Ausschläge von Mercurius nässen stark. Mercurius hat Gürtelrose geheilt.[KE4,160] Blasse[EN765] oder blassgelbe Hautfarbe. Exkoriationen an allen Lokalisationen, wo sich Hautpartien berühren, z. B. Wundscheuern[GS] zwischen den Oberschenkeln oder zwischen Skrotum und Schenkeln. Neigung zu Hautausschlägen an solchen intertriginösen Stellen. Fissuren an den Hautkommissuren, namentlich den Mund- und Augenwinkeln. Wundheit und Bluten des Perineums, das Gehen sehr behindernd.

Dieses Mercurius-Bild stellt auch die Basis für die nachfolgenden Quecksilbersalze dar.

Die Quecksilbersalze

Wenn wir Mercurius solubilis, Mercurius corrosivus, Mercurius jodatus flavus, Mercurius jodatus ruber etc. näher kennengelernt haben, können wir in einem gegebenen Fall aus einigen spezifischen Symptomen schließen, dass das Heilmittel mit einiger Wahrscheinlichkeit nicht Mercurius, sondern dies oder jenes Merkursalz sein wird. Wenn wir hingegen zu einem Fall von Rheumatismus oder Gicht gerufen werden und nur die Verschlimmerung durch Schwitzen und Bettwärme, den merkurialen Geruch etc. eruieren, können wir auf der Basis solcher Informationen gewöhnlich nur voraussagen, dass eines der *Quecksilbermittel* den Fall heilen wird.

Mercurius corrosivus

Hydrargyrum bichloratum, $HgCl_2$; Sublimat

Mercurius corrosivus hat in seinem Arzneimittelbild mehr Exkoriation und Brennen als *Mercurius*, eine *größere Wirkungsintensität* und *mehr krankhafte Gewebsveränderung. Mercurius* ist dagegen vergleichsweise langsam und träge. Mercurius corrosivus ist heftiger und aktiver in seiner Wirkung, es greift den Organismus massiver an und hat einen schnelleren Verlauf. Daher müssen wir in einem Merkurfall häufig auf dieses Mittel zurückgreifen.

Im Bereich der *Augen* hat Mercurius corrosivus mehr Exkoriationen an den Lidern[GS].* Die Schmerzhaftigkeit, das Brennen und Beißen etc. der Hautausschläge und der Geschwüre ist bei diesem Mittel heftiger. Bei *Mercurius* dehnen sich die Geschwüre nur langsam aus, bei Mercurius corrosivus hingegen ist der *Phagedänismus stark ausgeprägt;* hier dehnt sich ein Geschwür innerhalb einer Nacht auf Handgröße aus. Ein solcher Patient weist den merkurialen Geruch auf, den profusen Schweiß und den blassgelben Teint; er benötigt Merkur, aber ein aggressiveres Präparat, als es etwa *Mercurius vivus* darstellt.

Mercurius corrosivus hat durchaus Symptome, die nur ihm eigen sind, doch fallen sie zahlenmäßig nicht sehr ins Gewicht. Was den Speichelfluss oder die speckigen Geschwüre betrifft, gibt es keinen Unterschied zu *Mercurius*. Wenn wir es bei einer *Halsentzündung* mit einem Merkurfall zu tun haben, die Geschwüre sich aber rasch ausbreiten und wie glühende Kohlen brennen, würden wir *Mercurius* eine solche Intensität absprechen. Für die *Heftigkeit*, das *starke Brennen* und die *rasche Ausbreitung* würden wir Mercurius corrosivus benötigen. Der Schlund ist dabei bis zur Erstickungsgefahr angeschwollen[AH1(B)29]; die Unterkieferdrüsen sind extrem vergrößert[EN370ff.], und es besteht unauslöschlicher Durst[R1,8].

Die *Ruhr*[AH1(B)102] von Mercurius corrosivus zeichnet sich durch größere Heftigkeit aus, durch reichlicheres Bluten aus dem Darm[KE1,873ff.], durch die begleitende große Ängstlichkeit[ST1,198]. Wegen der starken Tenesmen der Blase und des Rektums[R1,15] kann der Patient kaum einmal die Toilette verlassen; Harn- und Stuhldrang sind allgegenwärtig und oft mit schneidenden und brennenden Schmerzen im Rektum verbunden[AZ37,45]. Es ist eine überaus heftige Dysenterie. Bei gewöhnlichen Merkurfällen würde ich *Mercurius vivus* oder *solubilis* vorziehen; in dem geschilderten Fall findet der Patient dadurch aber keine Linderung, und es ist wahrscheinlich, dass er die Krankheit nicht überstehen würde – hier ist Mercurius corrosivus vonnöten.

* Kent unterschlägt hier die Lokalisation »an den Lidern«, doch können nur diese gemeint sein. Allerdings ist in der entsprechenden Repertoriumsrubrik (S. 240) **Merc.** 3-wertig und *Merc-c.* 2-wertig verzeichnet, was auf die ›Bewertung‹ dieses Symptoms in den *Guiding Symptoms* zurückgeht.

Auch bei den *Harnwegsorganen* sind die Symptome ungemein heftig. *Proteinurie*[AZ51,15] ist bei Mercurius corrosivus ausgeprägter als bei *Mercurius*. Es ist eines der am häufigsten angezeigten Mittel bei Proteinurie in der Schwangerschaft. Auch bei Gicht kann es sehr hilfreich sein.[HB224]

Schon durch geringfügige Reizung des männlichen Praeputiums kontrahiert sich die Haut und Schleimhaut, und es kommt zur Phimose [Paraphimose[AH1(B)118]]. Mercurius corrosivus lindert das Jucken und Brennen in diesem Bereich und lockert die Einschnürung. Die Arznei ist selten bei Gonorrhö[RA30] angezeigt, doch wird sie dann gebraucht, wenn eine grünlichgelbe oder blutig-wässrige Harnröhrenabsonderung besteht, verbunden mit heftigem Beißen[RA30] und Brennen beim Wasserlassen[GS], mit Harn- und Stuhldrang sowie mit heftigen[AH1(B)86] und sehr schmerzhaften Erektionen. Bei Schankergeschwüren[GS] kommt Mercurius corrosivus in Betracht, wenn diese sehr schnell größer werden.

Stechende[RA44] und reißende Schmerzen mal hier, mal da, besonders aber in der Brust oder im äußeren Thorax[AH1(B)119].

Mercurius cyanatus

Quecksilbercyanid, $Hg(CN)_2$

Dieses Mittel wird in erster Linie dann benötigt, wenn ein Patient unter einer Merkursymptomatik an Diphtherie erkrankt, zumal wenn die Pseudomembranen eine grünliche* Farbe aufweisen, die Tendenz haben, sich bis in die Nase auszudehnen, und überhaupt einen großen Teil des Rachens und Rachenrings bedecken. Der Exsudationsprozess ist bei Mercurius cyanatus massiver als bei jeder anderen Quecksilberverbindung. Bösartige Diphtherieformen, die sich rasch entwickeln und phagedänische Ulzerationen verursachen.**

* Nach der Lektüre zahlreicher mit Mercurius cyanatus geheilter Diphtheriefälle in der *AHZ* und in der *NZfhK* scheint mir eine ***weißliche bis graue*** Farbe der Exsudate am charakteristischsten. Eine (schiefergrau-) grünliche Farbe war nur einmal vertreten (*NZ* 24,60); die *Guiding Symptoms* erwähnen sie an gar keiner Stelle.

** Von Villers, der das Mittel bei Diphtherie eingeführt hat, hält Mercurius cyanatus für *das* Spezifikum bei dieser Krankheit, unabhängig von deren Erscheinungsform.

Mercurius jodatus flavus

Mercurius protojodatus, HgJ; Gelbes Quecksilberjodür

Es gibt Halsentzündungen, die besonders nach dem Protojodid des Quecksilbers verlangen. Wenn bei Halsaffektionen Entzündung und Schmerz hauptsächlich auf der *rechten* Seite auftreten[GS(EN183 f.)] und auch die Neigung haben, dort zu bleiben, oder wenn – bei Bestehen einer typischen Merkursymptomatik – die Halsbeschwerden *von rechts nach links* wandern[EN434], dann ist Mercurius jodatus flavus die geeignete Arznei. Der Patient, der das Mittel konstitutionell benötigt, erleidet eine Verschlimmerung seiner Symptome in der Ruhe[EN438] und in einem warmen Raum[GS], und es geht ihm besser bei aktiver Bewegung[EN438] und im Freien[EN440].

Diese Modalitäten treffen wir besonders bei solchen Mercurius-jodatus-flavus-Patienten an, die an einer Neuritis des rechten Arms leiden, wie sie etwa bei Schriftstellern und anderen ›Vielschreibern‹ gehäuft vorkommt. Der Arm tut vor allem beim Schreiben sehr weh[EN339], ferner durch Druck, Reiben und passive Bewegung[EN338], durch Einwirkung sowohl von Wärme als auch von Kälte; große Besserung hingegen durch Gehen im Freien. Fast alle Beschwerden sind auf der rechten Seite des Körpers schlimmer.

Mercurius jodatus ruber

Mercurius bijodatus, HgJ_2; Rotes Quecksilberjodid

Wenn dagegen bei einem Merkurpatienten mit Diphtherie, Tonsillitis o.Ä. Entzündung und Schmerz auf der *linken* Seite beginnen[GS;EN156] und entweder dort bleiben oder sich erst später nach rechts ausbreiten, dann ist Mercurius jodatus ruber, das Bijodid des Quecksilbers, angezeigt.

Diese beiden Jodide haben eine größere und rascher entstehende Verhärtung unter Geschwüren und Schankern als *Mercurius*, und auch bei alten Syphilitikern sind sie bisweilen nützlicher.

Mercurius sulfuricus

Basisch schwefelsaures Quecksilberoxyd, $HgSO_4$ 2HgO; Turpethum minerale, Gelbes Quecksilberturpeth

Mercurius sulfuricus ist manchmal in Fällen von Hydrothorax[TM38] hilfreich, mit Kurzatmigkeit, Orthopnoe etc., und typischerweise mit Brennen in der Brust einhergehend.[GS] Wenn Sie einen mit Anasarka verbundenen Fall von chronischer hypostatischer Blutfülle oder einen Fall von Dyspnoe infolge von Brustwassersucht[GS] zu behandeln haben, werden Sie, sofern auch andere Merkursymptome vorhanden sind, über die prächtige Wirkung dieses Sulfats sehr erstaunt sein.

Cinnabaris (1)*

Mercurius sulfuratus ruber, HgS; Zinnober

Bei dieser Verbindung wird die Quecksilberwirkung durch Schwefel modifiziert, doch die Mehrzahl der Symptome ist vom Merkur bestimmt. Cinnabaris verursacht nächtlichen Juckreiz der Haut[EN306], vor allem infolge der Bettwärme. Charakteristisch für das Mittel ist ein Merkmal, das auch *Sulfur* und *Mercurius* prägt, nämlich Neigung zu Ulzeration und nekrotischem Gewebszerfall. Wir finden verschiedene Arten von Geschwüren: phagedänische Geschwüre; eiternde Geschwüre; solche mit

* Diese Vorlesung hat Kent ursprünglich im 4. Band des *Journal of Homoeopathics* veröffentlicht und dann in die 1. Auflage der *Lectures* übernommen. Für die 2. Auflage hat er ein neues Arzneimittelbild entworfen, das als eine Ergänzung zur ersten Fassung angesehen werden kann, da es nicht viele Überschneidungen gibt.

sehr weichem Granulationsgewebe. Die Geschwüre treten im Rachen ebenso auf wie auf den Schienbeinen; brennende und stechende Unterschenkelgeschwüre, < in der Bettwärme und nachts. Heftige Knochenschmerzen[(EN246 f.)], oft in Verbindung mit Exostosen und Periostverdickungen; verstärkt in der Nacht. Der Cinnabaris-Patient schwitzt durch die geringste Anstrengung, und während des Schweißes geht es ihm allgemein schlechter, bis hin zu Angstzuständen. Das Mittel kann bei Syphilis sehr hilfreich sein.[KE2,151 ff.]

Cinnabaris macht Anleihen bei seinen beiden Bestandteilen, indem der Patient still in einer Ecke sitzen und vor sich hin brüten möchte; er will allein sein[GS] und in Ruhe gelassen werden. Das Mittel passt oft bei alten Syphilitikern, die jahrelang an Knochenschmerzen und Geschwüren gelitten haben und jetzt vor allem ihre Ruhe haben wollen. Gichtiker oder Syphilitiker, die bei all ihrer Schwäche, Erschlaffung und Prostration bisweilen eigentümliche Phasen trügerischer Hochstimmung verspüren, sind ebenfalls Kandidaten für Cinnabaris.

Ein weiteres Merkmal des Mittels ist, ähnlich wie bei *Sulfur*, die Neigung zur Bildung von Warzen bzw. Feigwarzen[SK327] am Anus und an den Genitalien. Insgesamt hat Cinnabaris bei sykotischen Gewächsen[GS] einen breiteren Anwendungsbereich als *Mercurius* oder *Sulfur* für sich genommen. Es ist in dieser Beziehung mit *Thuja* zu vergleichen, und wie dieses bringt es ehemals unterdrückten Tripperausfluss wieder hervor. Es hat auch ein Gefühl von Wundheit in der Harnröhre[RA16;EN184], welches nach Wiederkehr der gonorrhoischen Absonderung verschwindet. Cinnabaris heilt Harnröhrenstrikturen, Feigwarzen, Exostosen [Knoten[GS]] an den Schienbeinen und am Schädel. »Hie und da an der Vorhaut Wärzchen, welche bei der Berührung bluten«[RA25], wie bei *Thuja*. Syphilitische Bubonen.[AZ35,103 ff.]

Viele charakteristische Züge von *Sulfur* und *Mercurius* sind bei Cinnabaris nicht entwickelt, aber es gibt auch viele Dinge, die weder bei *Sulfur* noch bei *Mercurius* vorkommen.

Cinnabaris hat zahlreiche Kopfschmerzen. Wie *Mercurius* hat es das Gefühl eines Bandes um den Kopf[GS], das Gefühl, als würde der Schädel in einen Schraubstock eingezwängt, als läge die Kopfhaut zu fest an oder als würden die Hirnhäute das Gehirn einengen. Vollheitsgefühl im Kopf.[EN22] Kongestionsgefühl im Kopf, besonders in der Stirn.[EN26] Blutandrang zum Kopf, < nach dem Essen.[GS] Überhaupt verschlimmern sich die meisten Beschwerden nach dem Essen. [»Nach dem Essen, eine sehr unbehagliche Empfindung im Körper, als wenn er aufgebläht und aufgeblasen wäre ...«[RA37]]

Gefühl, als würde er oberhalb der Nasenwurzel von einem daumennagelgroßen, kalten Gegenstand berührt[EN357]; dieses Kältegefühl erstreckt sich durch die Stirnhöhlen und ist in der Regel mit einem auch die Stirnhöhlen affizierenden Nasenkatarrh und mit ständig zunehmenden Kopfschmerzen verbunden. Die Stelle fühlt sich wie gefroren an, was durch lokale Wärme gelindert wird. Katarrhalische Kopfschmerzen alter Syphilitiker mit Knochenschmerzen, wenn die Nasenknochen und der Rachen mit betroffen sind, wenn Exostosen vorhanden sind und wenn der Patient schwitzt und es ihm dadurch schlechter geht. Exazerbation der Stirnkopfschmerzen durch Wärme und Kälte, etwa in einem warmen Raum[EN78]; Besserung aber durch lokale Wärmeanwendung. »Dumpfer Schmerz in der Stirn, welche kalt ist; besser durch Auflegen der warmen Hand.«[EN42] Morgens beim Erwachen Schmerz in der Stirn und am Scheitel, schlimmer durch Liegen auf der linken Seite und auf dem Rücken; er verschwindet durch Liegen auf der rechten Seite und nach dem Aufstehen.[EN43] Die mit Kälte verbundenen Stirnkopfschmerzen treten vor allem bei Schnupfen auf und haben bei Frauen die Besonderheit, dass sie einige Tage vor der Regel und während dieser in Erscheinung treten.[(GY3)] Schnupfen während der Regel weist auf *Graphites* hin, Schnupfen mit Halsschmerzen vor der Regel auf *Magnesia carbonica*.

Der Cinnabaris-Patient ist vergesslich[GS] und zu geistiger Arbeit weder aufgelegt[EN13] noch in der Lage[EN11]. Besonders nützlich ist das Mittel bei drohendem Schwachsinn und geistigem Verfall. Der Kranke vergisst die Namen seiner Kinder und manchmal sogar seinen eigenen.

Sehr nützlich ist Cinnabaris bei Augensymptomen von Menschen in schlechtem Allgemeinzustand. Die Augen sind gerötet.[GS] Pupille entrundet, manchmal wie gezackt; die Pupille wird nicht gleichmäßig zusammengezogen. Heftige, durch die Augen in den Kopf schießende Schmerzen[GS] (bei Iritis). Schmerzen, die kreisförmig um ein Auge herumlaufen[GS] – bis zum Ausgangspunkt –, ist ein Charakteristikum von Cinnabaris, das noch bei keiner anderen Arznei beobachtet worden ist. Trübsichtigkeit; Hornhauttrübung[GS]. Die Lider werden am Abend sehr schwer, sodass der Patient sie kaum offenhalten kann. Wundheitsschmerz im Verlauf des Supraorbitalnerven, < nachts.[GS] Augenneuralgien mit allen Arten von Schmerzen, besonders bei Menschen, die an Syphilis erkrankt sind. In Syphilisfällen, die Sie von Beginn an homöopathisch behandelt haben, werden Sie so gut wie nie eine Iritis zu Gesicht bekommen.

Wenn Sie von Patienten konsultiert werden, die mit Mengen von Quecksilber- und Jodkalipräparaten traktiert worden sind und die nun an Schienbeinschmerzen leiden, an Lahmheit der Gliedmaßen[GS], namentlich der Unterschenkel, an Exostosen, an den verschiedensten Augenbeschwerden und an einem ulzerös durchlöcherten Rachen, werden Sie zu Cinnabaris greifen müssen.

Brausen in den Ohren.[(RA1)] Dickes, gelblichgrünes[RP287] Sekret aus den Ohren.

Schlimme, syphilitische Nasenkatarrhe. »Jucken der Nase, mit dunklem Nasenbluten nach dem Schneuzen.«[GS] »Viel Schnupfen.«[RA28] Alle Merkursalze haben eine Schnupfensymptomatik, meist mit Herauströpfeln eines scharfen, wundmachenden Schleims. Drückender Schmerz in den Nasenknochen.[EN105]

Zahnschmerzen.[EN108f.] Heftiger Speichelfluss.[RA42] Entzündliche Affektionen von Mund, Zunge und Rachen, mit Neigung zu Ulzerationen.[(GS)] Trockenheit und Reizzustand[GS] des gesamten Rachenraums, vornehmlich in der Nacht.[HC4,155] Vollheitsgefühl im Hals mit ständigem Bedürfnis zu schlucken.[GS] Katarrh, der sich von der Nasenhöhle über den Pharynx bis in die Brust erstreckt. Syphilitische Kehlkopfgeschwüre.[AZ96,197]

Blutige Dysenterie.[GS] Grünschleimige Durchfälle, die der Haut am Anus und am Skrotum eine kupferne Farbe verleihen.[GS] »Nächtlicher Durchfall, ohne Bauchweh.«* Analprolaps beim Stuhlgang.[GS]

Schmerz in der Harnröhre beim Wasserlassen[RA16] ist oft die Folge einer Gonorrhö oder einer postgonorrhoischen Striktur. Nach der passenden homöopathischen Arznei kommt oft eine Harnröhrenabsonderung in Gang, nach deren ungehindertem Abfluss alle Infiltrationen resorbiert werden und die Urethra wieder frei wird. Cinnabaris verursacht Infiltration im Gefolge von Entzündungen; wir sehen dies bei Entzündungen des Rachens, der Vagina, der Harnröhre und vieler anderer röhrenförmiger Gebilde. Cinnabaris gehört daher auch zu den Arzneien, die entzündlich bedingte Strikturen heilen können. Phimosen von entzündlichem Charakter, vorzugsweise syphilitisch bedingt[AZ37,52], fallen ebenfalls in diese Kategorie. Die Linderung der Entzündung und Eiterung bei diesen Phimosen ermöglicht es Cinnabaris und *Mercurius*, anschließend auch die Infiltrationen zu beseitigen. Dies sehen wir oft bei Kindern: Durch die Entzündung kommt es zu einer allmählichen Verengung der Vorhaut, sodass diese schließlich nicht mehr zurückgezogen werden kann. Angeborene Phimosen müssen dagegen dem Chirurgen überlassen bleiben. Entzündungsbedingte Deformierungen werden häufig allein dadurch geheilt, dass man die Entzündung behebt. Etwaige Restzustände nach Beseitigung der Entzündung mögen dann in Einzelfällen operativ angegangen werden. Es kommt oft vor, dass eine homöopathische Arznei in einer alten Gelenkversteifung eine Entzündung provoziert. Nach deren Abklingen ist dann mitunter die Bewegungsfähigkeit wiederhergestellt; bleibt die Ankylose aber bestehen, muss der Chirurg zu Rate gezogen werden. Frische Adhäsionen und Bindegewebsstränge sind einer Heilung durch Arzneien zugänglich, und Cinnabaris ist eine von ihnen.

* Nach Hahnemann (*RA*, Bd. 1, S. 428) »von Räucherung mit Zinnober« entstanden. Wurde von Jahr korrekt mit ***nächtlicher schmerzloser Durchfall*** wiedergegeben, während es dann in den *Guiding Symptoms* (und bei Kent) fälschlich »nightly painful diarrhoea« heißt.

Die meisten Cinnabaris-Symptome bessern sich im Freien.[GS*] In einem warmen Raum fängt der Patient dagegen an zu frösteln.[EN354] Er ist sowohl auf Kälte wie auf Wärme sehr empfindlich, zu seinem Wohlbefinden benötigt er mittlere Temperaturen. Wenn diese nicht gegeben sind, bekommt er ein nervöses Frösteln und fängt an zu schwitzen, und je mehr er schwitzt, desto kälter wird ihm. Schwitzanfälle um die Mittagszeit.[EN369] Allgemeine Verschlimmerung während des Sommers[GS], doch werden auch, wie bei *Mercurius*, viele Beschwerden im Winter schlimmer.

Cinnabaris (2)

Mercurius sulfuratus ruber, HgS; Zinnober

Die Symptome verschlimmern sich nachts[GS], besonders in der Bettwärme, ferner durch Schwitzen, wie bei *Mercurius*. Verschlimmerung durch Wärme wie durch Kälte. Katarrhalische Entzündungen. Feigwarzen. *(Thuja)* Geschwüre. Viele Beschwerden entstehen vom Essen. Syphilis in allen Stadien, einschließlich Schankergeschwüre.[AZ37,51 f.] Eiternde Drüsen und Lymphknoten. Man studiert dieses Mittel am besten als eine Form von *Mercurius*, wobei Cinnabaris aber einige charakteristische Besonderheiten aufweist. Es ist auch bei der Sykosis ein tiefgreifendes Mittel.

Der Patient hat das Bedürfnis, allein zu sein.[GS] Er hat eine Abneigung gegen geistige Arbeit. In seiner Vergesslichkeit entfallen ihm ausgerechnet die Dinge, die er unbedingt erledigen wollte.[GS] Beständiger Gedankenzudrang hindert ihn nachts am Einschlafen.[GS]

Heftige Kopfschmerzen, < nach dem Essen, > durch lokale Wärme[EN42] und äußeren Druck[EN28]. Vollheitsgefühl im ganzen Kopf.[EN22 f.] Konstriktionsgefühl um den Kopf. Schmerz in der kalten Stirn, gebessert durch lokale Wärme. »Reißen in der Stirn vor der Regel.«[GS] »Schmerz in der Stirn und auf dem Scheitel, schlimmer beim Liegen auf der linken Seite ... und auf dem Rücken; er verschwindet beim Liegen auf der rechten Seite und nach dem Aufstehen und Waschen.«[EN43] Vom Hinterkopf zur Stirn schießender Schmerz in der linken Kopfseite, mit vermehrter Speichel- und Harnsekretion.[EN187] Kopfschmerzen mit Nasenbluten.[GS] »Beim Befühlen des Kopfs thut die äußere Hirnschale weh, und selbst die Haare schmerzen.«[RA3] Supraorbitalneuralgie.[EN78]

Dumpfe[GS] oder stechende[RA4] Augenschmerzen. Bindehautentzündung[GS], < nachts. Augenlider kongestioniert und gerötet. Ptose der Lider.[(EN79)] Asthenopie.[GS] Iritis syphilitischen Ursprungs.[GS] Alle Beschwerden der Augen verschlimmern sich in der Nacht. Anfallsweise auftretende, heftige Augenschmerzen infolge Bettwärme.

Brausen in den Ohren mit Anschwellung des Gesichts, nach dem Essen.[GS] Jucken in den Ohren.[GS]

Kältegefühl an einer umschriebenen Stelle oberhalb der Nasenwurzel.[EN357] »Druck und Gefühl eines Gewichts auf der Nasenwurzel, dem Jochbein und den Schläfen.«[GS] Schnupfen mit viel schmutzig-gelben Schleimklumpen aus den Choanen.[EN103] Nasenbluten[RA15], mit Schmerzen im Rücken und den Gliedern.

Die Symptome seitens der Zähne gleichen denen von *Mercurius*.

Zunge morgens weiß belegt.[EN110] Fauliger, metallischer[EN131] oder bitterer Mundgeschmack.[GS] Wundheitsgefühl am Gaumen.[EN123] Kleines Geschwür am Gaumen.[EN117] Hypersalivation. Entzündung von Mund und Rachen, mit großer

* Kent schreibt: »There is sensitiveness to the open air, and the symptoms are worse in the open air.« Hier liegt wahrscheinlich eine Verwechslung vor, denn in den *Guiding Symptoms* (S. 208) heißt es: »Weariness, languor, tiredness and prostration; < before eating, > when riding in open air.« Und auf S. 209 ist zu lesen: ***Symptoms better in open air.*** Nach Allens *Encyclopedia* (Sy.-Nr. 157) wird nur ein »Schmerz im linken Hypochondrium« im Freien verschlimmert, viele andere Beschwerden aber gebessert.

Trockenheit derselben und viel Durst, schlimmer nachts.[GS] Zäher Schleim im Mund und Rachen.[GS] Vollheitsgefühl im Hals mit ständigem Bedürfnis zu schlucken.[GS]

»Kein Appetit; alle Speisen sind ihm zuwider.«[RA11] Übelkeit, durch Aufstoßen und Erbrechen erleichtert.[GS] »Wundheitsgefühl im Magen, mit Spannen in den Schläfen.«[EN153] Empfindlichkeit des Epigastriums.[EN154]

Syphilitische Bubonen.[AZ35,103 ff.]

Dysenterie, schlimmer nachts; blutig-schleimige Stühle, mit viel Tenesmus. Durchfälle mit grünlichen Stühlen, < nachts. Analprolaps beim Stuhlgang.

Reichliche Harnsekretion.[EN186] »Ein Schmerz wie Wundheit in der Harnröhre beim Uriniren, obgleich die Harnröhre beim Druck unschmerzhaft ist.«[RA16] »Gefühl einer wunden Stelle in der Mitte der Harnröhre, das ihn zwei Nächte hintereinander aufweckt.«[EN184] »Albuminurie der Schwangeren.«[GY4]

Gesteigertes sexuelles Verlangen.[EN205] Balanitis, mit heftigem Jucken des Eichelwulstes und kopiöser Eiterabsonderung[EN201]. »Röthe und Geschwulst der Vorhaut; sie sieht wie wund aus, mit jückendem Schmerze.«[RA24] Warzen an der Vorhaut (an der inneren Fläche und am Frenulum[GS]), die bei Berührung bluten.[RA25] Schankergeschwüre an der Vorhaut, mit schwärzlichen, abgestorbenen Massen darin, die den eigentümlichen Gangrängeruch verbreiten.[AZ37,52] Rote, geschwollene Schankergeschwüre[GS] mit erhabenen Rändern von knorpeliger Härte; die Geschwüre sind unempfindlich und sondern einen dünnen Eiter ab.[AZ96,190 f.] »Vernachlässigter oder indurirter Schanker.«[AZ37,51]

Gonorrhö mit gelblichgrünem Sekret und viel Wundheitsschmerz in der Harnröhre beim Urinieren.[GS] Die Beschwerden verschlimmern sich nachts und in der Bettwärme. Der Patient ist empfindlich gegen warme Zimmerluft wie auch gegen kalte Luft. Verhärtung der Hoden.[GS]

»Syphilitische Kehlkopfgeschwüre, wenn sie torpide sind und Symptome vorhandener Tuberculose sich zeigen.«[AZ96,197] Heiserkeit jeden Abend.[EN209]

Der Puls wird zum Abend hin rascher.[EN223 f.]

Nackensteifigkeit, mit vom Nacken zum Hinterkopf ausstrahlenden Schmerzen.[GS(EN228)] Plötzliches Stechen[EN236 f.] oder Reißen[RA31] seitlich der Brust- oder Lendenwirbelsäule.[(GS)] »Schmerzen über den ganzen Rücken bis in die Lendengegend ..., schlimmer bei tiefem Atemholen.«[EN234]

Nächtliche Schmerzen in Armen[EN250] und Beinen[GS]. Der Patient reagiert auf plötzlichen Wetterwechsel sehr empfindlich. »Lähmige Empfindung in allen Gliedern.«[RA39] Steifheit und Zerschlagenheitsgefühl in den Gliedern. Die Gliederschmerzen verschlimmern sich durch Bewegung. Syphilitische Knoten an den Schienbeinen.[GS] »Schmerzen in der Achillessehne und im Fersenbein nach dem Spazierengehen.«[EN274] »Im Fuße eine drückende Empfindung, als wenn der Fuß einschlafen wollte.«[RA35] Kälte der Füße, Tag und Nacht.[GS] »Wandernde Gicht.«[GS]

Juckender Hautausschlag (am vorderen Hals und vorne auf der Brust), der beim Kratzen brennt und noch mehr juckt.[RA8] Jucken über den ganzen Körper.[EN308] »Röte der Haut, wie ein chronischer Ausschlag.«[EN297] »Rothe Pünktchen, die sich in runde Flecken, mit harten körnigen Blüthchen besetzt, zusammenziehen.«[RA8] Gangränöse Geschwüre.[GS] Ulcus elevatum (syphiliticum), wobei sich die Mitte des Geschwürs so bedeutend erhebt, dass es den Anschein hat, als wollten Kondylome daraus hervorschießen.[ST2,660] Cinnabaris wird durch *Hepar sulfuris* und *Nitricum acidum* antidotiert.[GS] Es ist in seiner Wirkung nahe mit *Thuja* verwandt.

Mezereum

Daphne mezereum; Seidelbast, Kellerhals

Der Hauptnutzen dieser Arznei liegt in der Behandlung von Hautausschlägen und Geschwüren. Die heftigsten und wichtigsten Symptome bestehen im Bereich der Schleimhäute, der Haut und des Periosts. Die Oberflächen des Körpers befinden sich in einem ständigen Reizzustand; Reizung der Hautnerven mit Beißen, Kribbeln, Ameisenlaufen und Jucken, das nach Kratzen bald an anderer Stelle wiederkehrt[CK90]. Auch wenn auf der Haut nichts zu sehen ist, besteht heftiger Juckreiz, und der Patient muss so lange reiben und kratzen, bis die Stelle wund ist und zu brennen beginnt. Einzelne Stellen des gekratzten Areals können auch kalt werden. »Jücken, wie von Flöhen, meist an kleinen Stellen, nach einiger Zeit vergehend und anderswo erscheinend, vorzüglich Abends ...«[CK528] Dieser Ortswechsel des Pruritus findet vor allem dann statt, wenn keine Hautveränderung zu erkennen ist. Das Jucken setzt besonders dann ein, wenn dem Patienten im Bett warm wird[CK530f.] oder wenn er sich an einen warmen Ort begibt. Die Hautirritationen machen den Kranken so nervös, dass er gezwungen ist, sich häufig zu bewegen oder die Körperhaltung zu verändern.

Bläschenausschläge auf der Haut nehmen einen bestimmten Verlauf: Sie jucken heftig und brennen wie Feuer, um dann nach acht Tagen abzutrocknen und unter Schorfbildung wieder zu verschwinden[AZ61,103]; eine neue Generation von Bläschen entwickelt sich, entweder an derselben Stelle oder in der Nähe. Die Bläschen bilden Schorfe, unter denen Geschwüre entstehen und sich Eiter ansammelt; die Schorfe sind weiß, kreideartig, erhaben, dick und zäh wie Leder.[AZ61,103] Fluktuation unter den Schorfen; auf Druck quillt dicker, weißer bis gelber Eiter[AZ61,103] hervor. Der Juckreiz und die Unruhe von Mezereum werden durch Wärme verschlimmert[GS], während die Schmerzen der Arznei durch Kälte erhöht werden. Kinder haben die Neigung, die sich bildenden Schorfe und Krusten immer wieder abzureißen, obwohl es sehr schmerzhaft ist. Auf den derart verletzten Stellen bilden sich große Pusteln, und die Abheilung wird verzögert.[AZ61,103]

Grindkopf[CK91]: weiße, dicke, erhabene Krusten; reichlicher, weißer oder gelbweißer Eiter, häufig übel und faulig riechend; in und zwischen den Krusten ist oft Ungeziefer anzutreffen. Der Eiter ist oft so scharf, dass er die Haare wegfrisst. Der Ausschlag kann sich auf jeden Bereich der Kopfhaut ausdehnen, bevorzugt aber in Richtung Scheitel, manchmal auch bis hinter die Ohren, ins Gesicht und zum Kinn.

Mezereum passt besonders bei stark juckenden Hautausschlägen, z. B. bei dunkelroten Exanthemen mit heftigem Jucken, Beißen, Kribbeln und Kriechen, das durch Druck, Reiben und Kratzen vergeht, dafür aber an anderer Stelle auftritt. Das Mittel ist oft in Fällen mit der Vorgeschichte eines unterdrückten Ekzems oder einer unterdrückten Syphilis angezeigt. Die Ausschläge lokalisieren sich bevorzugt an den Extremitäten, namentlich in Bereichen mit schwacher Durchblutung, wie den Handgelenken und Handrücken oder auch an den Ohren. Viele Hautausschläge werden von Geschwüren gefolgt, die einen dicken, weißen, stinkenden Eiter absondern. Doch als besonders nützlich hat sich Mezereum erwiesen, wenn Ausschläge mittels Zink- oder Merkursalben o. Ä. unterdrückt worden sind. Ausschläge im Gesicht, an den Augen, an und hinter[CK] den Ohren oder auf der Kopfhaut – bei Kindern wie Erwachsenen – bedürfen häufig des Mittels, wenn nach deren Beseitigung durch eine Salbe hartnäckige Katarrhe oder Augenbeschwerden entstehen. So können beispielsweise die Konjunktiven chronisch anschwellen, mit Ektropiumbildung oder mit trachomähnlicher Körnelung der Bindehaut; sie können sich so entzünden, dass sie wie rohes Fleisch aussehen. Fissuren in den Augenwinkeln können entstehen, ferner rote Narben in der Augenumgebung an den Lokalisationen früherer Ausschläge. Trockene Stellen und Venenerweiterungen im Bereich der Augen und der Nase; die Haut fühlt sich dort induriert an.

Ohrenleiden infolge unterdrückter Hautausschläge: Verdickung der Schleimhäute der Ohren; Verdickung[SC462] und Degeneration des Trommelfells; Taubheit[SC462 ff.]; Otorrhö[HV8,65].

Übelriechender, lästiger Nasenkatarrh, mit starker Verkrustung der Nase, Verdickung der Schleimhaut und Geschwürsbildung. Der Patient räuspert dicken, gelben Eiter aus dem Rachen. Er ist in der Nase kauterisiert worden, hat Inhalationen u.Ä. bekommen, aber die Ozäna ist unverändert geblieben. Das Periost der Nasenknochen ist so angegriffen, dass es zugrunde geht. Fortgeschrittene Atrophie der Nasen- und Rachenschleimhäute.

Verdickung der Rachenschleimhaut; Brennen[CK172]; chronische Röte; Schwellung; kratziges Beißen[CK171]; Wundheitsgefühl beim Schlingen[CK177]; Granulationen und Ulzerationen[GS]; perforierende Geschwüre am weichen Gaumen: all dies kann die Folge von unterdrückten Hautausschlägen sein. Verabreichen Sie Mezereum, und Sie werden einen heftigen Ausschlag an der ursprünglichen Stelle zu sehen bekommen. Ist das nicht der Fall, wird der Patient auch keine Erleichterung seines Leidens erfahren. Oft kommt es vor, dass die Taubheit nicht mehr zu heilen ist, weil das Trommelfell oder das ganze innere Ohr zerstört ist; das Trommelfell erscheint weißlich, mit Kalkablagerungen durchsetzt, ohne erkennbare Blutgefäße – ein Zustand von atrophischem Katarrh. Die morphologischen Veränderungen sind so groß, dass das Gehör nicht wiederhergestellt werden kann, aber dessenungeachtet kann der *Patient selbst* sehr wohl durch Mezereum geheilt werden.

Mezereum hat in seinem Arzneimittelbild all die katarrhalischen Erscheinungen, die Geschwüre und die kupferfarbenen Papeln, die wir auch bei der Syphilis finden.

Wann immer die äußeren Krankheitszeichen sehr ausgeprägt sind, sind die inneren spärlich. Mezereum hat die starke Tendenz, körperliche Leiden auf der Haut zu etablieren. Es wirft die körperlichen Übel an die Oberfläche, sodass sich der Patient in einem recht guten Gesundheitszustand befindet, solange die Ausschläge ›draußen‹ sind. Werden sie aber unterdrückt, entwickeln sich katarrhalische Beschwerden, Knochenerkrankungen, Rheumatismus[HV8,65], Gelenkaffektionen, Stuhlverstopfung, neurologische Störungen und seltsame psychische Symptome; er wird ein geistig-seelisches Wrack.

Der Patient verfällt in ›finanzielle‹ oder auch religiöse Melancholie [»verzweifelt an seinem Seelenheil«[GS]]; Schwermut überkommt ihn, wenn er an seine geschäftliche oder berufliche Situation denkt. Er ist »gleichgültig gegen Alles«[HV8,17] und gegen jedermann.[GS] »Höchst gereizte Gemüthsstimmung; Alles wird ihm zuwider.«[HV8,13] »Das Denken wird ihm schwer; ... geistige Abstumpfung.«[CK24] Gedächtnisschwäche.[CK20 ff.] Große Zerstreutheit.[CK18] Er hat »keine Ruhe, wenn er einsam ist, er will in Gesellschaft seyn«[CK7]; kann aber auch ungemein gleichgültig und maulfaul sein[HV8,34]. Mezereum hilft bei von Melancholie und Traurigkeit[CK1] geprägter Gemütskrankheit, wenn dieser ein Hautausschlag vorausgegangen ist, der des Mittels bedurft hätte.

Hirnaffektionen, namentlich solche syphilitischer Natur.[GS] »Sehr heftiges Kopfweh; der Kopf ist so angegriffen, dass er bei der geringsten Berührung schmerzt (nach einem kleinen Aerger).«[HV8,36] Die Kopfschmerzen sind oft von drückendem[CK52 ff.], reißendem[NZ13,35] oder bohrendem[NZ13,36 f.] Charakter. Schmerzen in den Kopfseiten, besonders in den Schädelknochen, als würde der Kopf zerquetscht (ähnlich wie bei *Mercurius* und *Kalium jodatum*). Kopfweh von der Nasenwurzel bis in die Stirn.[CK45] *(Mercurius; Hepar sulfuris)* »Knochenschmerz der Schädel-Knochen, durch Befühlen am meisten verschlimmert«[CK81]; die Knochen fühlen sich an, als würde auf ihnen entlanggeschabt. »Peinlichste, bis zur Sinnlosigkeit* steigende Knochenschmerzen des Kopfes ... Die Schädelknochen waren an manchen Stellen aufgetrieben ... (Syphilis).«[AZ24,58]

Verfilzende Haare. »Der Kopf ist mit einer dicken, lederartigen Kruste überzogen, unter welcher sich hier und da Eiter ansammelt, der die Haare zusammenklebt. – Auf dem Kopf große,

* Der Begriff »Sinnlosigkeit« wurde in den *Guiding Symptoms* (S. 459) als »Ohnmacht« verstanden, sodass Kent »pains in the head cause faintness« schrieb und als Vergleich *Hepar sulfuris* heranzog. Nach Grimms *Deutschem Wörterbuch* dürfte damit aber wohl eher ***Verstandesverwirrung*** gemeint sein.

erhabene, weiße Schorfe, unter denen sich viel Jauche bildet, die bald übelriechend wird und Ungeziefer gedeihen lässt. – Die Schorfe auf dem Kopfe sehen kreideartig aus und verbreiten sich bis zu den Augenbrauen und zum Nacken.«[SC458(AZ61,103)]

Neuralgien; Ischiasbeschwerden; Schmerzen in der Wirbelsäule, im Plexus brachialis und den Arm hinab; Gesichtsneuralgien[KE1,425 f.]: sie alle treten im Gefolge unterdrückter Hautausschläge auf.

Der Mezereum-Patient ist empfindlich gegen warme Luft, was die Haut und ihre Ausschläge betrifft, aber höchst empfindlich gegen feuchtes oder kaltes Wetter in Bezug auf seine Neuralgien. Nachdem die Hautausschläge inneren Krankheitsmanifestationen gewichen sind, ist der Patient plötzlich fröstelig, und er reagiert empfindlich auf Wetterwechsel und besonders auf stürmisches Wetter. Kaltes Baden verschlimmert seinen Allgemeinzustand, weil dabei zu viel Wärme verlorengeht und so seine inneren Leiden verstärkt werden. Die Hautausschläge werden nach Waschen verschlimmert. Kurz vor dem Herauskommen eines Ausschlags ist die Haut heiß, und der Patient braucht etwas, um sie zu kühlen; die Haut ist zu diesem Zeitpunkt nur gerötet, und kaltes Wasser ist dabei wohltuend. Der Juckreiz verschlimmert sich durch Baden in warmem Wasser.

Ulzerationen an den Zahnwurzeln. Skrofulöser Zustand des Zahnfleisches, welches leicht blutet[HV8,12] und von den Zähnen zurücktritt. Auffallend schnelles Hohlwerden von Zähnen.[CK134]

Das Gesicht sieht elend aus[CK119]; es ist von lauter Geschwürchen[CK131 f.], Furunkeln[CK123] und alten Narben übersät. Die Anämie wird bisweilen von einer Gesichtsröte überdeckt, doch gewöhnlich ist das Gesicht blass[CK119], grau[SC459] und wächsern und weist auf eine Kachexie hin, wie sie bei manchen Knochenkrankheiten vorkommt.

Gefühl von Flauheit, Schwäche, Angst und Bangigkeit im Magen, als ob etwas Unangenehmes bevorstünde[GS]. Jede Gemütserregung, jeder Schmerz, jede schlechte Nachricht löst dieses seltsame Gefühl in der Magengegend aus. Es tritt auf, wenn der Patient den Postboten erwartet und es dann an der Haustür klingelt; wenn er am Bahnhof auf die Ankunft eines Freundes oder die Abfahrt eines Zuges wartet. Wenn er jemandem vorgestellt wird, verspürt er eine Aufregung, die im Magen ihren Anfang nimmt. »Angst wird im Magen empfunden« – dieses Symptom hat Mezereum mit *Calcarea*, *Kalium carbonicum* und *Phosphorus* gemein. Diese ›Solarplexus-Menschen‹ haben häufig eine mit tiefen Rissen durchzogene Zunge und sind nur schwer zu heilen.

Verschlimmerung durch Bettwärme[GS] (von daher die Verwandtschaft mit *Mercurius* und mit der Syphilis). Neuralgien verschlimmern sich im Bett und in der Nacht; sie werden gelindert durch äußere Wärmeanwendungen, anschließend aber wieder verstärkt; Besserung an der freien Luft.

Rheumatismus[GS] oder rheumatisches Fieber, < nachts, durch Bettwärme und durch die geringste Berührung[SC460]; die nächtlichen Knochenschmerzen ziehen meist von oben nach unten[HV8,48]. Die Knochen fühlen sich aufgetrieben an[GS], manchmal so, als wollten sie zerspringen. Reißende Schmerzen in der Knochenhaut. Knochennekrosen und Knochenfraß[HV8,47 f.]; aus Fistelöffnungen werden Knochenpartikel* abgesondert. Geschwüre, besonders am Schienbein; die umgebende Haut ist kupferrot und von Pusteln bedeckt.[GS]

* Statt *bony particles* heißt es bei Kent »briny particles« (Salzpartikel), was keinen Sinn ergibt.

Millefolium

Achillea millefolium; Gemeine Schafgarbe

Millefolium ist ein überaus nützliches Arzneimittel bei varikösen Venen[AA380]; besonders die Kapillaren sind häufig erweitert und schwammig aufgetrieben. Die Venen bersten leicht, wenn sie gestaut sind. Wunden fangen schnell an zu bluten; starkes Bluten von Wunden[GS]. Das Mittel begünstigt lokale Kongestionen[AA411] und infolgedessen z. B. Apoplexie. Ekchymosen der Haut[(AA379)], der Augen. Blutungen aus verschiedenen Organen: Lungen, Magen, Rektum, Nase[AA412]; aus Wunden[AA400], z. B. nach Zahnextraktion; aus Geschwüren, namentlich malignen[AA404]. *Atonie der Blutgefäße.*[(AA413)] Das Blut ist gewöhnlich hellrot. Varizen in der Schwangerschaft, wenn diese *schmerzhaft* sind. Millefolium hat einen besonderen Bezug zu Schnittwunden[NZ14,52]; so ist es beispielsweise angezeigt, wenn nach einer Operation trotz guten Schließens der Wundränder beständig hellrotes Blut aus der Wunde sickert. Allgemeine Neigung zu Hämorrhagien. Diese Merkmale gehen häufig – nicht ganz unerwartet – mit Herzstörungen einher. Bei bekannter Blutungsneigung sollte vor einem chirurgischen Eingriff vorsorglich Millefolium verabreicht werden. *(Lachesis)* Man muss an das Mittel denken, wenn nach der Blutung eines Organs dieses weiterhin unter heftigem Blutandrang leidet. Mangelhafte Heilungstendenz des Gefäßgewebes. Hirnhyperämie und Gesichtsröte[AN4,26]. Vollheit und Hitzegefühl im Kopf[Z3,140], aber kein Fieber. Wallender Blutdrang von der Brust zum Kopf.[(AA352)] Äußerst heftiger Kopfschmerz, mit Zuckungen der Augenlider und Stirnmuskeln.[MA1,778] »Ab und zu den Tag über dumpfes Kopfweh, meist im Hinterhaupte.«[Z3,140] Beim Bücken Wallen im Kopf[AN4,12] oder Kopfweh[Z3,140].

Augen gerötet und kongestioniert, häufig auch blutunterlaufen. »Hineindrückend stechender Schmerz in den Augen bis gegen die Nasenwurzel und Stirnseiten zu, Abends beim Lesen.«[AA46] »Gefühl wie Nebel vor den Augen, in der Ferne, in der Nähe aber nicht.«[AN4,17]

»Im linken Ohre ein Getöse wie von einer Fledermaus, dass sie vor Schrecken zusammenfuhr, dann beim Lachen* Gefühl, als wenn kalte Luft heraus ginge.«[AN4,20] »Ohren wie verstopft, nach dem Mittagessen und den ganzen Nachmittag.«[AA54] Heftige Ohrenschmerzen.[AA61]

Nasenbluten[AA73 ff.], oft im Zusammenhang mit Brust- und Kopfkongestion.[GS]

Venös gestautes Gesicht. »Gesichtsröthe ohne inneres Hitzgefühl**.«[AN4,26] »Vermehrtes Hitzegefühl im Gesicht, als wenn das Blut nach dem Kopfe stiege; selbst in den Augen und der Nase ein Gefühl von Blutüberfüllung.«[Z3,140]

»Vertreibet das Zahnweh, das von hitziger Ursache seinen Ursprung hat.«[AA87] Ein zu Hämorrhagien neigender Patient sollte vor einer Zahnextraktion Millefolium oder *Lachesis* verabreicht bekommen.

Rachen gerötet, ulzeriert[AA100], leicht blutend.

Morgendlicher Nüchternschmerz im Magen.[AN4,35] Vermehrter Hunger.[AN4,34] »Schmerzhaftes Nagen und Graben im Magen, wie von Hunger.«[AN4,39] »Brennen im Magen, beim Zusammenbiegen des Körpers ärger ...«[AN4,42] »Brennen im Magen und Bauche.«[AN4,40] »Brennen im Magen, bis in die Brust herauf.«[AN4,41] Bluterbrechen.[AZ92,206]

»Aufblähen im Unterleibe und Abgang häufiger Blähungen.«[AN4,46] Blutungen aus dem Darmkanal, die nach allzu heftigen Anstrengungen entstehen, z. B. nach Verheben[AA166]; nach inneren Verletzungen.[GS] Darmblutungen bei Typhus abdominalis.[GS] Langwierige Darmblutungen. Übermäßiges Bluten von Hämorrhoiden[AA181] und analen Kondylomen.[AA178]

Hämaturie.[AA187 ff.] Alle 4–6 Wochen wiederkehrende Schmerzen in der linken Nierengegend, gefolgt und begleitet von Blutharnen;

---

* Kent setzt an dieser Stelle fälschlich einen Punkt, was den Sinn entscheidend verändert. In den *Guiding Symptoms* ist das Symptom korrekt wiedergegeben, sodass es sich wohl um einen akustischen Übertragungsfehler handelt.

** Kent schreibt »without fever«; hier handelt es sich wahrscheinlich um ein Missverständnis des »without internal heat« der *Guiding Symptoms*.

meist 5–8 Tage anhaltend; das Blut bildet nach einigem Stehen einen Absatz am Boden des Nachtgeschirrs.[AZ4,321] Harninkontinenz.[AA184]

»Ausbleibender Samen beim Beischlafe.«[AA200] Blutungen aus der Harnblase; aus der Harnröhre [bei Tripper][GS]. Wunden und Verletzungen am Penis[GS], die leicht bluten.

Menstruation zu stark[AA207 f.], zu lange anhaltend, mit Krampfschmerzen in Uterus und Abdomen. Uterusblutungen nach großen* Anstrengungen[AA207], nach Fehlgeburt[GS] oder während der Wehen. Das Blut ist gewöhnlich hellrot und flüssig[GS] [d.h. nicht schnell gerinnend]; kontinuierlich fließend. Unterschenkelvarizen ulzerieren bei Schwangeren und fangen an zu bluten[GS]. Anhaltende, hartnäckige Uterusblutungen nach schweren Entbindungen.[(AA227)] Eine Schwangere, die zu Hämorrhagien neigt, sollte vor der Geburt vorbeugend eine Dosis Millefolium bekommen.[GS] Das Mittel ist auch angezeigt, wenn sich im Wochenbett plötzlich Fieber entwickelt, die Lochien ausbleiben und die Milchsekretion nicht in Gang kommt.[MA1,776 f.] Uterusentzündung nach Metrorrhagie.

»***Hämoptoe*** mit ziemlich häufigem Blutauswurfe, immerwährender Brustbeengung und starkem Herzschlage.«[AZ5,248] ***Blutwallungen*** von der Brust zum Kopf. Lungenblutungen infolge Asthenie der Gefäße.[AA259] Lungenkongestion im Anschluss an eine Lungenblutung. Lungenblutungen infolge Ausbleibens der Menses.[A1,114] »Bluthusten jeden Nachmittag 4 Uhr.«[AA263] Millefolium passt »in phthisischen Zuständen mit Bluthusten oder nach öfteren Anfällen von Lungenblutsturz«[AA260], auch »in der Hämoptysis angehender Phthisiker ..., wenn die Brustschmerzen ganz oder größtentheils aufgehört haben«[AZ13,273]. Blutauswurf ohne viel Husten, bisweilen nach heftigen Anstrengungen.[GS] Ein Mann, der von einem Wagen gefallen war und viele Wochen lang Blut gespien hatte, wurde durch Millefolium in sehr hoher Potenz wieder gesund. Blutwallungen in der Herzgegend.[GS]

* Kent schreibt »nach geringer Anstrengung«.

Moschus

Drüsensekret des männl. Moschushirsches

Moschus heilt viele jener hysterischen Mädchen, die herangewachsen sind, ohne je gelernt zu haben, was Gehorsam bedeutet. Sie sind eigensinnig, widerspenstig und überaus egoistisch. Wenn diese Mädchen von Kindesbeinen an immer wieder darin bestärkt worden sind, dass sie nur genügend List und Schläue einzusetzen brauchen, um zu erreichen, dass man all ihren Launen nachgibt, werden sie zu geeigneten Kandidaten für Arzneien wie Moschus, *Asa foetida, Ignatia* und *Valeriana*. Sie haben nicht nur Unmengen an wirklichen und eingebildeten Symptomen, sondern sie sind auch Meister darin, nach Belieben kaleidoskopartige Symptomenkomplexe zu entwickeln, die hinsichtlich Quantität und Intensität zunehmen, bis all ihre Wünsche erfüllt worden sind – und dem Betrachter, sei er Arzt, Kindermädchen oder überforderte Mutter, bleibt meist nichts anderes übrig, als hilflos und verunsichert zu kapitulieren. Wie sehr diese Mädchen auch vorgeben mögen, wahrheitsgemäß zu berichten, sind doch die von ihnen geschilderten Symptome äußerst fragwürdig. Sie haben ihre Empfindungen und ihre Phantasie so lange als Mittel zum Zweck eingesetzt, dass selbst ihr ehrliches Bemühen, eine wahrheitsgetreue Aussage zu machen, zum Scheitern verurteilt ist. Am laufenden Band kommen bei ihnen die unberechenbarsten und unerwartetsten neuropathischen Phänomene zum Vorschein. Der Arzt kann diese Fälle nicht aus seiner Erfahrung beurteilen und sagen, was normal ist und was nicht. Er ist gezwungen, auf einen Begriff zurückzugreifen, der eine Vielzahl der geklagten Krankheitsäußerungen abdeckt, nämlich *Hysterie*. Moschus ist häufig bei derartigen Konstitutionen angezeigt, und es heilt viele krankhafte Erscheinungen, wenn die charakteristischen Symptome des Mittels mit denen der Patientin übereinstimmen. Wenn eines dieser Mädchen eine Erkältung bekommt, wird es die für die Erkältung typischen akuten Symptome zusammen mit zahllosen eingebildeten Empfindungen schildern. Gewöhnlich ist der Globus hystericus[GS] vorhanden, ferner Überempfindlichkeit der Haut, Muskelzuckungen, Schlaflosigkeit[JH210], Herzklopfen[RA150], nervöse Erregung[GS], Ohnmachtsneigung[RA126] und Zittern am ganzen Körper[MT302]. »Grauenvolle« Schmerzen am ganzen Körper, Blutandrang zum Kopf[RA26], schmerzhafte Krämpfe an Händen und Füßen, Konvulsionen[RA121] des ganzen Körpers. Es ist weitgehend unbekannt, dass viele krankhafte Empfindungen und Funktionen des Körpers eine Entsprechung im Gemütszustand des Individuums haben. Wenn die Körperfunktionen und die Gewebssymptome hysterisch bzw. wechselhaft sind, ist entsprechend auch der Gemütszustand zur Hysterie geneigt. Wenn sich das eigentümliche Moschussymptom »eine Wange rot und kalt, die andere blass und heiß«* im Gesicht zeigt, liegt garantiert auch irgendein hysterischer Charakterzug bei der Patientin vor. Oftmals ist es möglich, auf eine krankhafte Veränderung des Geistes- oder Gemütszustandes zu schließen, wenn pathologische Empfindungen und Funktionen im Bereich des Körpers bekannt sind. Es gibt so etwas wie eine Ordnung in allen Symptomen, die sich bei einem kranken Menschen zeigen.

Kälteempfindlichkeit und Beschwerden infolge Verkühlung.

Außer vielen hysterischen Gemütssymptomen hat die Moschus-Patientin bisweilen auch heftige Wutanfälle mit Schimpfen und Toben, bis sie blau im Gesicht wird und in Ohnmacht fällt. [»Sehr heftiges Zanken, sie läßt sich durch nichts besänftigen, zankt fort, bis der Mund ganz trocken, die Lippen blau, die Augen starr, das Gesicht leichenblaß ist und sie so zur Erde fiel.«[JH219] »Sehr ärgerlich, er springt wild auf vor Aerger und weiß sich vor Bosheit nicht zu lassen, bis er einen Topf, der in der Nähe stand,

* Eine Angabe aus den *Guiding Symptoms*. Wörtlich lautet das Symptom in der Prüfung Hromodas: »Auf dem rechten Backen roth, ohne Hitze, und auf dem linken Backen blaß, mit Hitzegefühl in demselben.« *(JH 54)*

zerschlug, dann wurde es besser.«[JH220]] Außerordentliche Angst vor dem Tode.[JH216] »Sie sprach von nichts ..., als daß sie sterben müsse«[JH215] – ohne irgendwelche ernsthaften Beschwerden zu haben. »Große Aengstlichkeiten.«[RA151] »Herzklopfen, wie von ängstlicher Erwartung.«[RA150] Verdrießlichkeit[JH217] und Zanksucht[JH198]. »Sie ist außerordentlich beschäftigt, und kaum hat sie etwas zu ordnen angefangen, so fällt ihr Alles aus der Hand vor Schwäche.«[JH199] »Sie sitzt in Gedanken, schlägt die Hände über einander und macht so mannigfaltige Geberden, daß man für sie besorgt ist, sie komme von Sinnen ...«[JH200] »Er klagt über ungeheure Schmerzen, und fragt man ihn wo, so fängt er noch heftiger zu klagen an, aber wo, erfährt man nicht.«[JH202] »Sehr ängstlich, sie schreckt jedesmal zusammen, wenn jemand die Thüre aufmacht, und man sieht, wie sie am Leibe zittert.«[JH214] Furcht, sich hinzulegen, aus Angst, sie könnte sterben.[GS]

»Schwindel, als ob sie sehr hoch stehe und herabstürze.«[JH10] »Schwindel und dabei eine Empfindung, als drehe man ihn so stark, daß er davon die Luft im Gesichte verspüre.«[JH6] »Bei der geringsten Bewegung des Kopfs, schwindelartiges Wanken vor den Augen, als bewegte sich etwas schnell auf und ab.«[RA3] »Eine Art Schwindel bei Bewegung der Augenlider, durch die freie Luft besser.«[JH4] »Schwindel, Ueblichkeit und Erbrechen in demselben Augenblicke.«[JH5] »Schwindel mit plötzlicher Ohnmacht.«[JH14]

Die Kopfschmerzen von Moschus werden durch Warmwerden sowie im Freien gebessert. Spannen im Hinterkopf[GS] bzw. im Nacken[RA18]. »Drückender Kopfschmerz mit einer Kälte, als wenn kalte Umschläge aufgelegt würden.«[JH25] Betäubende, zusammendrückende Kopfschmerzen, überwiegend in der Stirn[RA7 f.], verbunden mit Übelkeit; schlimmer bei Bewegung, besser an der frischen Luft.[GS] Hysterische Kopfschmerzen, mit reichlichem Abgang farblosen Urins.[GS] »Kopfschmerz, als wenn eine feine Schnur über den Kopf mehrmals und fest gezogen würde.«[JH40] »Kopfschmerz, als würde die Hälfte des Schädels durchschnitten ...«[JH33] Kopfweh, als würde ein Nagel in den Hinterkopf getrieben, schlimmer im Zimmer, besser im Freien.[GS]

»Die Augen starr, stark glänzend, ganz hervorgetrieben ...«[JH58] »Verdrehen der beiden Augen nach aufwärts.«[JH] Plötzliche Blindheit[JH] oder Trübheit vor den Augen[JH57], auch schnell wieder vergehend.

Flüchtiges Rauschen in den Ohren, wie vom rauschenden Fittich eines großen Vogels.[RA35] »Starkes Rauschen in beiden Ohren, wie vom starken Winde ...«[JH] »Ein furchtbarer Knall im rechten Ohr, als wenn eine Kanone losgeschossen würde, und es kamen einige Tropfen Blut aus demselben.«[JH68] Schwerhörigkeit.[JH65] Nervöse Taubheit[GS] in Anfällen oder nach einem Wutanfall.

»Nasenbluten«[RA36] und Geruchstäuschungen.*

Eine Wange blass und heiß, die andere rot und kalt.[GS] »Heiß im Gesichte, mit Trübheit vor den Augen.«[RA32] »Sehr heiß im Gesichte, ohne roth zu sein.«[JH53] »Ein Spannen in den Gesichtsmuskeln, als ob sie zu kurz wären.«[JH56] »Gesichtsblässe mit Schweiß.«[JH50] [»Gesichtsröthe ohne Schweiß.«[JH51]] »Erdfahles Gesicht.«[JH55] »Bewegen des Unterkiefers, als ob er etwas kaue.«[JH]

Trockenheit im Mund, im Hals und in der Speiseröhre, ohne Durst.[MT300 f.] »Brennen im Schlunde ...«[JH] »Fauliger Geschmack im Munde von dem, was er ißt ...«[JH76] »Früh beim Erwachen fühlt er einen bitterlichen Geschmack.«[JH77] Großer Durst[GS], besonders bei hysterischen Zuständen.

»Verlangen auf Brandtwein ...«[JH] »Viel Durst auf Bier ...«[JH] »Ekel vor allem Essen, und wenn er das Essen sieht, bekommt er Ueblichkeit, und wenn er sich nicht entfernt, wirkliches Erbrechen.«[JH] »Erbrechen mit immerwährendem Magendrücken und Aufgetriebenheit der Magengegend.«[JH91] »Es ist ihm um die Herzgrube alles zu eng, mit beißend brennender Wundheits-Empfindung, jedesmal nach dem Mittagessen.«[RA48] Ohnmacht während der Mahlzeiten.[GS] Sodbrennen mit Übelkeit.[RA42] Anfallsweise nervöser Schluckauf, besonders bei hysterischen Personen.[GS] Übelkeit beim Denken an

* Für Letzteres gibt es in der Materia medica keinen Beleg. Möglicherweise handelt es sich aber auch um ein Versehen, denn in den *Guiding Symptoms*, denen Kent bei dieser Aufzählung weitgehend folgt, ist von einer ***haptischen Täuschung*** die Rede: »Crawling in point of nose«, was auf Hahnemanns »Gefühl auf der Nasenspitze wie vom Krabbeln eines Insekts« (*RA* 38) zurückgeht.

Speisen.[HC4,143] »Uebelkeit schien ihr in die Herzgrube heran zu kommen, wobei ihr der Nabel eingezogen ward, mit klammartiger Empfindung.«[RA43] *(Plumbum)* »Erbrechen der Speisen, und nachher noch fortwährendes Würgen.«[GY11] »Vollheits-Gefühl in der Magen-Gegend, schon durch mäßiges Essen vermehrt.«[RA50] Hämatemesis.[GS] Verdirbt sich schnell den Magen.

Extreme Bauchauftreibung, mit heftig kneifenden Schmerzen.[GS] »Versetzte, sich fest stemmende Blähungen.«[UE] »Hysterische Unterleibs-(und Mutter-) Krämpfe.«[UE]

»Nächtlicher, im Schlafe abgehender Durchfall.«[JH114] »Nächtlicher, reichlicher, wässriger Durchfall, mit starkem Meteorismus.«[GS] »Am After starke Stiche, die sich auch auf die Urinblase erstreckten.«[JH116]

»Der Urin wasserhell und sehr reichlich.«[JH] »Der am Tage gelassene Harn ist normal, während der nächtliche Harn dunkelrot und sehr übelriechend ist und beim Stehen ein schleimiges Sediment absetzt. (Harninkontinenz.)«[GS]

»Schmerzliche Pollutionen ohne Steifheit des Gliedes.«[JH120]

»Stark erregter Geschlechtstrieb beiderlei Geschlechter, mit unausstehlichem Kitzel.«[JH117] Die Menstruation kommt viele Tage zu früh und sehr stark[RA72], verbunden mit außerordentlichen Ziehschmerzen im Unterleib[JH129f.] sowie Ohnmachtsneigung. »Ein Ziehen und Drängen nach den Geschlechtstheilen zu; Gefühl, als sollte das Monatliche erscheinen.«[RA71]

»Sie klagt sehr viel während der Schwangerschaft, ohne doch etwas Bestimmtes angeben zu können.«[GY12]

Stimmritzenkrampf[MA4,954] bei eigensinnigen Mädchen, wenn sie nicht ihren Willen bekommen. »In der Kehle Gefühl wie von Schwefeldampf, mit Zusammenschnürung der Luftröhre ...«[RA75] »Krampfartige Zusammenschnürung von Kehlkopf und Brust, besonders wenn er kalt wird.«[GS(UE)] Anfälle von Krupp bei nervösen Kindern nach Bestrafung.

Atemnot mit Beklemmungsgefühl in der Brust- und Herzgegend. Plötzliche Asthmaanfälle bei äußerst nervösen Frauen und Kindern.

Heftiger Brustkrampf, mit Blauwerden des Gesichts und Schaum vor dem Mund.[GS] »Erstickende Zusammenschnürung der Brust[RA78], sobald er kalt wird.«[UE] Drohende Lungenlähmung, mit Rasseln von Schleim, der kaum abgehustet werden kann[AZ36,54], und schließlich Schwinden des Bewusstseins.[GS]

Herzklopfen hysterischer Mädchen. »Nervöses Herzklopfen, mit reichlichem, wässrigem Urin.«[GS] Herzklopfen infolge großer geistiger Anstrengung, Angst oder emotionaler Erregung.[GS] Gefühl von Zittern in der Herzgegend, mit Zusammenschnüren der Brust, Puls dabei aber normal [88/Min.].[GS] »Große Blutarmut, mit schwachem Puls und Ohnmachtsneigung.«[GS]

Gliederschmerzen.[EN340] »Er muß beim Sitzen die Beine immer bewegen, sonst deuchten sie ihm ganz matt und er fühlt dann eine Unruhe darin, wie nach einer starken Fuß-Reise.«[RA109] »Auf dem linken Schienbeine, plötzliches Kälte-Gefühl.«[RA105] [»Kältegefühl von der Fußsohle bis zu den Knieen.«[JH]] Eine Hand brennend heiß und blass, die andere kalt und rot.[GS] [»Während ihm die Hände natürlich warm deuchten, fühlt sich die linke warm, die rechte kalt an ...«[RA136]]

Brennende Hitze am ganzen Körper, abends (9 Uhr) im Bett, die rechte Seite schien heißer zu sein; mit Unruhe und Neigung, sich aufzudecken.[RA145] Klebriger Schweiß am Morgen, nach Moschus riechend.[GS*]

Kälte der Haut, mit viel nervösem Zittern, häufigen Ohnmachten[GS] und Herzklopfen.

---

* Ein nach Moschus riechender Schweiß nach Einnahme substantieller Moschus-Dosen dürfte homöopathisch ohne Bedeutung sein (auch wenn Kent das Symptom in seinem Repertorium aufführt). Die Richtigkeit dieses Symptoms, das u.a. Sundelin beobachtet haben will (vgl. Wibmer: *Die Wirkung der Arzneimittel und Gifte*), wird indes von Jörg (*Materialien zu einer künftigen Heilmittellehre,* S. 285f.) vehement bestritten: »Ich habe mich aber durch mehrere sehr sorgfältig durchgeführte Versuche vollkommen davon überzeugt, dass weder der Schweiss, weder der Urin noch die Fäces des Darmcanales den Geruch dieses Mittels annehmen.«

Muriaticum acidum

Acidum hydrochloricum; Salzsäure

Wenn wir maligne Verlaufsformen von kontinuierlichen Fiebern zu behandeln haben, die mit äußerster Kraftlosigkeit einhergehen, drängen sich Mittel wie *Arsenicum*, Muriaticum acidum und *Phosphoricum acidum* in den Vordergrund unserer Überlegungen. Bei *Arsenicum* ist dem gegenwärtigen Zustand eine von Angst geprägte Unruhe vorausgegangen; bei *Phosphoricum acidum* war es zuerst geistig-emotionale Erschöpfung, gefolgt von großer Muskelschwäche. Bei Muriaticum acidum hingegen ist zuerst die Muskelschwäche[GS] dagewesen, wohl auch Unruhe[CK494], während der Geist länger, als man erwarten konnte, ungetrübt geblieben ist. Dieses Bild von großer muskulärer Schwäche, verbunden mit Herabhängen des Unterkiefers[GS], Herunterrutschen im Bett[CK526] und dann auch unwillkürlichem Harn-[CK293] und Stuhlabgang[CK261], prägt sich gut dem Gedächtnis ein. Lähmungsartige Schwäche ist der passende Ausdruck für einen solchen Zustand. Die Zunge wird allmählich gelähmt[AZ36,56], desgleichen der Sphinkter des Anus und der Blase. Muriaticum acidum scheint hervorragend geeignet für die schlimmsten Verläufe fieberhafter Infektionskrankheiten, wenn die genannten Symptome vorhanden sind. Schließlich verfällt der Kranke in einen Zustand der Unbesinnlichkeit.[ST1,225] Eine gewisse Unruhe ist zugegen gewesen, aber in keiner Weise vergleichbar mit jener von *Arsenicum* oder *Rhus toxicodendron*. Der Patient weigert sich zu sprechen, weil es ihn zu sehr angreift. Der *Phosphoricum-acidum*-Patient antwortet zwar auf Fragen, aber wegen der geistigen Erschöpfung, die seine Fähigkeit zu denken beeinträchtigt, nur sehr verzögert.

Schwindel durch Bewegen der Augen und beim Liegen auf der *rechten Seite*.[GS] Dieser Schwindel ist manchmal mit einer Lebererkrankung assoziiert: Ein kräftiger und vollblütiger, aber ikterischer Patient von etwa 40 Jahren, der sehr unter Schmerzen und Wundheitsgefühl in der Leber zu leiden hatte, fühlte sich nur wohl, wenn er auf der linken Seite lag; sobald er sich aber auf den Rücken oder die rechte Seite drehte, stellte sich ein beängstigender Schwindel ein, und ihm brach der Schweiß aus, sodass er sich wieder nach links drehen musste. Muriaticum acidum heilte ihn vollständig von seinem Leberleiden, das als sehr ernste Krankheit diagnostiziert worden war.

Die Kopfschmerzen werden durch Bewegung der Augen[CK41] und beim Aufrichten im Bett erhöht[CK30], vergehen aber durch langsames Bewegen des Körpers.[HH237] Drückende Schwere im Kopf, verschlimmert bei angestrengtem Sehen auf einen Gegenstand.[R3,7] Schweregefühl im Kopf, besonders im Hinterkopf, »mit Düsterheit der Augen, wie bei einem Rausche.«[RA(15)] »Abgestorbenheit und Eingeschlafenheit der Stirn.«[CK72] Wundheitsgefühl im Hinterhaupt. Gefühl in der Kopfhaut, als würden sich die Haare sträuben, wie nach einem Schreck.[RA(16)] »Brenn-Schmerz auf dem Haarkopfe ...«[CK70]

»Senkrechte Halbsichtigkeit.«[CK] »Grosse Empfindlichkeit der Augen gegen das Licht«[CK96]; Besserung der Augensymptome im Dunkeln.[GS] »Stechen zu den Augen heraus ...«[CK84] »Heftiges Brennen in den Augen, von links nach rechts sich ausdehnend, morgens, besser durch Waschen.«[GS]* Jucken in den Augen.[CK80]

Schwerhörigkeit[HH237]; nachts laut knackende Geräusche im Ohr.[GS] »Entfernte Geräusche (Stimmen) verursachen Kopfschmerzen; der Klang der menschlichen Stimme ist ihm unerträglich.«[GS] Summen in den Ohren.

Nasenbluten[CK125] bei Keuchhusten[KH], Diphtherie, Scharlach und anderen schweren Infektionskrankheiten. »Dunkles, faulig riechendes Blut fließt aus der Nase ... (Diphtherie.)«[GS] »Nasen-Verstopfung ...«[CK324]

Der Unterkiefer hängt bei typhösen Fiebern herab.[GS]

»Rauhe Ränder der Lippen und trockne, rissige Haut.«[CK138] »Brennen der Lippen ...«[CK137] »Die

* Die entgegengesetzte Modalität in Bezug auf das Waschen finden wir in einem Prüfungssymptom Nennings (*CK* 87): »Brennen in den Augen, früh, beim Waschen mit Wasser.«

Schleimhaut der Lippen ist entzündet, gerötet und schmerzhaft, weitgehend der äußeren Epithelschicht beraubt und mit weißlichen Punkten besetzt.«[EN171]

Sordes auf den Zähnen.[GS] Die Zähne lockern sich.[GS] Zahnfleisch geschwollen[CK151] und leicht blutend.[GS]

Die Zunge ist trocken; *steif und wie gelähmt*[ST1,225]; schwer wie Blei[RA(51)]. Zungenränder gerötet, wie roh.[EN163] »Die Zunge wird wund und bläulicht.«[CK160] »Die Zunge bekommt ein tiefes Geschwür mit schwarzem Boden und übergelegten Rändern.«[RA(54)] Mund von Geschwüren übersät.[GS] Stomatitis ulcerosa bei Säuglingen.[GS] Die Zunge und fast die gesamte Mund- und Rachenschleimhaut sind von einer gräulich-weißen Membran belegt.[EN161]

Heftige Halsentzündung. »Trockenheit im Halse, mit Brennen auf der Brust.«[CK170] Rachen dunkelrot verfärbt. »Gräulich-weiße Beläge auf der Rachenschleimhaut, gefolgt von Geschwüren.«[EN194] Scharf abgegrenzte, mattweiße Beläge im gesamten Halsbereich, von diphtherischen Pseudomembranen nicht zu unterscheiden.[EN195] »Bösartige, brandige Anginen ... (bei Scharlachfieber).«[KE4,57] »Beständiges Ausräuspern von zähem, fötidem Schleim ... (bei Diphtherie).«[GS] »Diphtherie ohne hohes Fieber, aber mit erheblicher Prostration.«[GS]

Viel Durst.[EN224] Frost mit Durst[CK554] und Fieber ohne Durst[CK561]. »Widerwille gegen Fleisch.«[CK185] Starkes Verlangen nach anregenden Mitteln. Häufiges bitteres[CK189] oder fauliges[CK190] Aufstoßen. »Aufschwulken saurer Flüssigkeit aus dem Magen.«[CK191] Speiseröhrenkrämpfe. Unwillkürliches Schlucken. »Leerheits-Gefühl in der Magen-Gegend, besonders in der Speiseröhre, durch Essen nicht vergehend, mit Kollern in den Därmen.«[CK201] »Leeregefühl im Magen und im ganzen Bauch[CK234], jedoch ohne Hunger; Schwächegefühl im Magen von 10 Uhr vormittags bis zum Abend.«[GS] »Schmerzhaftes Leerheits-Gefühl im Bauche, früh, nach dem gewöhnlichen Stuhle.«[CK235] »Habituell schwierige Verdauung: ... vorübergehende Wabblichkeiten [Empfindungen von Flauheit oder Unbehagen im Magen], Geneigtheit zu Verstopfung; Kopf dämlich; Schläfrigkeit, besonders nach Mittagsessen.«[Z3,174]

»Drückendes Klemmen unter den linken kurzen Ribben ...«[CK211] Lebervergrößerung. »Spann- und Wundheits-Schmerz in der rechten Hypochonder-Gegend ...«[CK206] »Vollheits-Gefühl im Bauche, nach mässigem Essen, mit Auftreibung des Bauches.«[CK218] »Kollern und Knurren im Bauche.«[CK237]

»Dünner, wässrichter Stuhl geht ihm unversehens* beim Harnen ab, ohne vorheriges Noththun.«[CK261] »Wässriger, dunkelbrauner Stuhl, nach vorangegangenen Bauchschmerzen.«[GS] »Heftiger *Blut-Abgang beim Stuhle*.«[CK275] Durchfall, mit vielen Winden.[GS(CK255)] Starker Stuhldrang, sobald er sich zu bewegen beginnt.[GS] Ruhr[GS], mit Abgang von zersetztem Blut und Schleim. Darmblutungen, bestehend aus dunklem, flüssigem Blut. »Vorfall des Mastdarms, wie umgestülpt, beim Harnen.«[CK271] »Wenn er den Urin lässt, drängt es ihn zugleich auch zum Stuhl, der Art, dass, wenn er nicht sogleich das Urinlassen sistirt, die Fäces in die Kleider laufen.«[AZ106,165] Ausgeprägte Erschlaffung des Anus. Jucken am After.[CK266]

Große, blaue oder dunkel-purpurne Hämorrhoidalknoten[GS]; die Knoten sind angeschwollen und entzündet, bläulich-rot, hart, heiß, glänzend, höchst *empfindlich auf Berührung*[AZ5,17] und pulsierend; die Patientin muss deswegen mit weit auseinandergespreizten Beinen im Bett liegen. *Blutende Hämorrhoiden.*[HH238] Schründen und Schneiden im After beim Stuhlgang[CK262 f.], nach dem Stuhlgang Brennen[CK264]. Linderung der nach dem Stuhl vermehrten Hämorrhoidalbeschwerden durch Applikation von warmem Wasser, starke Verschlimmerung durch kaltes Wasser. Exkoriationen und Fissuren[GY11] im Analbereich.

Der Harn fließt nur langsam, mit schwachem Strahl ab, als hätte die Blase keine Kraft, ihn herauszutreiben[CK291]; muss trotz Dranges eine Weile warten, ehe das Wasser kommt[CK279], und dabei so stark pressen, dass der After bzw. der Mastdarm prolabiert[CK271]. Dies passt zu der allgemeinen paralytischen Muskelschwäche von

* *Unversehens* bedeutet in diesem Zusammenhang nicht, wie bei Kent, Allen und Hering zu lesen, »unbemerkt«, sondern ***unerwartet*** – oder allgemeiner: *unwillkürlich*. Entsprechend änderungsbedürftig ist die Repertoriumsrubrik »Rectum, unnoticed stool« sowie die nur für *Mur-ac.* eingerichtete Unterrubrik »thin watery, passes while urinating«.

Muriaticum acidum. Unwillkürlicher Harn- und Stuhlabgang bei adynamischen, typhösen Fiebern.[GS] Schneiden[CK295] und Brennen in der Harnröhre beim Wasserlassen[R3,102]; auch anschließend oft noch weiteres Zwängen[CK278].

Impotenz[HB259]; Geschlechtstrieb schwach.[GS] Blutig-wässriger postgonorrhoischer Harnröhrenkatarrh.[GS] Skrotum bläulich-rot verfärbt.[GS] »Jücken am Hodensacke, das sehr zum Kratzen reizt, dadurch aber nicht getilgt wird.«[CK301] »Schmerz am Rande der Vorhaut, wie eingerissen und verwundet.«[CK298]

»In den Geburtstheilen, Zwängen, wie zum Monatlichen.«[CK308] »Monatliches zu zeitig und zu reichlich.«[GY9] »Geschwür am Uterus oder der Scheide, mit fauliger Absonderung, sehr empfindlich und begleitet durch ein Gefühl der grössten Schwäche.«[GY8] Kann im Genitalbereich nicht die geringste Berührung vertragen, nicht einmal die des Bettuchs.[GS(GY4)] *Leukorrhö*[CK313] mit Rückenschmerzen.[GS] Puerperalfieber, mit äußerster Entkräftung[MA2,8], herabhängendem Unterkiefer, Herunterrutschen im Bett und ausbleibenden Lochien; Stuhl und Harn faulig riechend, unwillkürlich abgehend.

»Kurzer Atem, mit Rasseln auf der Brust nach Trinken, Reden oder Husten.«[GS] »Spann-Schmerz auf dem Brustbeine, der das Athmen hindert, als wenn er [der Schmerz*] aus dem Magen käme ...«[CK343] »Beklemmung quer über die Brust, Abends, beim Gehen und Sitzen.«[CK340]

»Puls langsam und schwach[CK563], zuweilen aussetzend; tagsüber langsam, nachts beschleunigt; jeder dritte Pulsschlag aussetzend[CK567]; rasch und sehr schwach ...«[GS]

Drücken entlang dem Rückgrat, beim Gehen im Freien.[RA(129)] »Drückender Kreuzschmerz ..., wie von vielem Bücken.«[CK372] »Drückend ziehender Ermüdungsschmerz in der Lumbalregion.«[GS] »Vom Steissbeine her ziehendes Brennen den Rücken hinauf, wie unter der Haut.«[CK371]

»Die Arme sind sehr schwer und beim Aufheben wie voll Blei.«[CK396] »Taubheit, Kälte und Abgestorbenheit beider Mittelfinger, Nachts.«[CK424] Die unteren Extremitäten sind dunkler gefärbt.[GS] »Faulige Unterschenkelgeschwüre[HH238], mit Brennen in der Umgebung.«[GS] »Schwellung auf der rechten Achillessehne (etwa 5 cm lang), so schmerzhaft, dass sie das Gehen behindert.«[GS] Füße kalt[CK] und blau.[GS] Brennen der Fußsohlen[CK474] und der Handflächen.[(CK565)] »Geschwulst und Röthe der Zeh-Spitzen, mit Brenn-Schmerz.«[CK480] »Reißen in den Gliedmaßen[CK402] in der Ruhe, besser durch Bewegung.«[GS] Gliederschmerzen [periostal[GS]] bei Wechselfieber.

Fieberfrost, abends[CK557ff.], mit oder ohne Schweiß. Frost, vermischt mit lokaler Hitze.[CK558] Das typische Bild dieses Mittels sehen wir bei Erkrankungen wie Typhus oder Gelbfieber. Schweiß vor Mitternacht[CK570] bzw. nur beim abendlichen Einschlafen.[CK569] »Verschlimmerung der Symptome beim Schwitzen; er ist schweigsam, möchte sich aufdecken.«[GS]

* Bei Kent und Hering heißt es versehentlich »Breathing seems to come from stomach«, wozu sicher die unglückliche Syntax verleitet hat.

Naja tripudians

Indische Kobra, Brillenschlange

Der Gebrauch von Naja hat sich weit über die von den Prüfungen nahegelegten Indikationen hinaus erweitert. Die Arznei weist mit so vielen Vertretern der Schlangenfamilie Gemeinsamkeiten auf, dass etliche Wirkungen zunächst nur angenommen worden sind – was durchaus legitim ist. Trotz der vielen gemeinsamen Charakteristika hat jedes dieser Schlangenmittel gleichwohl seinen ureigenen Wirkungskreis. Zusammengenommen decken die Schlangengifte ein breites Spektrum von Heilwirkungen ab.

Mure aus Brasilien war der Ansicht, dass die Schlangenfamilie Heilkräfte zur Genesung der ganzen Menschheit in sich vereinige.

Der Mensch kann, wenn er krank ist, sein Heilmittel im Mineralreich finden, im Pflanzen- oder im Tierreich. Es ist nicht ausgeschlossen, dass die diversen Schlangengifte alles beinhalten, was zur Heilung der Menschen nötig ist. Erweitern wir dies auf das ganze Tierreich, so ist die Wahrscheinlichkeit sogar sehr groß. Es hat den Anschein, als würde all das, was an Heilkräften in einem Reich existiert, auch in den anderen vorhanden sein. Zuunterst steht das Mineralreich,* dann kommt das Pflanzenreich und schließlich das Tierreich. Wenn wir ein vollkommenes Wissen von allen Arzneien eines Reiches besäßen, würden wir mit ihnen wahrscheinlich sämtliche Heilmöglichkeiten abdecken. Doch aus jedem dieser Reiche besitzen wir nur Kenntnisse über einige Arzneien.

Es ist auch schon die These vertreten worden, dass die Menschen einer bestimmten Gegend der Erde von der dort heimischen Flora mit allen Arzneien versorgt würden, derer sie zu ihrer Heilung bedürfen. Doch ist unser Wissen darüber angesichts der Vielfalt der pflanzlichen Gewächse ziemlich gering. Freilich ist es sehr wahrscheinlich, dass das kranke Menschengeschlecht irgendwelche Übel an die Umwelt abgibt, die dann von den Pflanzen der Region aufgenommen werden. Wir müssen, wenn an obiger These etwas dran ist, annehmen, dass die Flora einer bestimmten Region irgendeinem Einfluss seitens der dort lebenden Menschen unterworfen ist. Zweitausend Jahre später mag unter Umständen die Notwendigkeit bestehen, das Wachstum einzelner Pflanzenarten zu kontrollieren oder einzudämmen. Die Absorption besagter Übel führt dazu, dass sich die Pflanzenarten in Varietäten aufspalten, und wenn diese Varietäten weiter gedeihen und jede von ihnen die Übel der Menschheit weiter in sich aufnimmt, wird sich die Auseinanderentwicklung der Varietäten fortsetzen. Dieser Vorgang begünstigt die Evolution, und in gewisser Hinsicht erklärt er sie auch.

Es ist wichtig, dass wir die Symptome von Naja mit denen der anderen Schlangen vergleichen. Der Patient wird durch einen enganliegenden Kragen stark beeinträchtigt, und es geht ihm nach Schlaf schlechter. Es besteht zittrige Schwäche und Zittern der Muskeln. Wie bei *Lachesis* ziehen die Symptome häufig von links nach rechts, beispielsweise die Ovarialschmerzen[AZ111,77], die diphtherischen Affektionen oder die Gelenkbeschwerden. Naja neigt, wie *Lachesis*, zu Verschlimmerung bei feuchtem Wetter. Auf entzündeten Oberflächen entwickeln sich gräuliche Exsudate; allerdings ist dieses Merkmal bei Naja nicht so ausgeprägt wie bei *Lachesis* und *Crotalus*. Septische Züge treten bei Naja nur ansatzweise hervor, umso deutlicher bei *Lachesis* und ganz extrem bei *Crotalus*. Naja neigt nicht so stark zu Hämorrhagien wie *Lachesis* und *Crotalus*.

Charakteristisch für Naja sind Muskelzittern, eine rheumatische Veranlagung sowie die Tendenz sämtlicher Erkrankungen, das Herz in Mitleidenschaft zu ziehen. Das Mittel wird häufig bei Herzklappendefekten eingesetzt, besonders bei jungen Menschen, die sich frühzeitig ein solches Leiden zugezogen haben. Das ganze Übel hat sich auf das Herz geschlagen: dies

* Kent schreibt lediglich: »The lowest is the mineral [kingdom] ...« Er lässt offen, was er darunter versteht.

muss an Naja denken lassen, hat es hier doch noch oft eine Heilung herbeigeführt. Wenn der Klappenfehler allerdings angeboren ist, kann er auch mittels Naja nicht mehr behoben werden; ist er aber nicht angeboren, zeigt dies, dass sich bei dem Patienten alle zerstörischen Kräfte aufs Herz konzentriert haben. Naja hat dieses Sich-Festsetzen aller Symptome am Herzen. Bei Schulkindern mit einem solchen Herzklappenleiden, aber ohne sonstige Symptome, ist Naja das Mittel der Wahl. Verschreiben Sie hier stets zunächst Naja – es sei denn, Sie werden durch irgendein spezifisches Symptom von dem Mittel abgebracht.

Naja hat mehr nervöse, *Lachesis* mehr septische Symptome. Naja hat ausgeprägte Erregungszustände ohne Sepsis; *Lachesis* hat viel Nervosität mit Neigung zu Blutungen und Sepsis, dabei schwarzes Blut, das leicht gerinnt und dann wie verkohltes Stroh aussieht.

Wie *Lachesis* leidet der Naja-Patient unter Aufwärtsdrängen des Blutes – ein höchst unangenehmes Symptom. Oft besteht eine ausgesprochene kardiale Dyspnoe[GS]; die Atemnot kann aber auch anderen Ursprungs sein. Viel Ansammlung zähen Schleims in der Brust.[GS] Starkes Wundheitsgefühl in Kehlkopf und Luftröhre[GS] oder in den gesamten Atemwegen, wie roh oder exkoriiert.

Heuschnupfen, mit viel Niesen und wässrigem Fließschnupfen[(EN125)]; < nachts[RP326], kann nachts nicht liegen; häufig große Trockenheit in der Nase; im August zusätzlich Atemnotanfälle.

Der gesamte Brustraum befindet sich in einem Zustand der Kongestion. Leeregefühl in der linken Seite der Brust, namentlich der Herzgegend*. Unregelmäßiger[AZ113,84] und langsamer Puls[EN383]; intermittierender Puls. Bei den meisten Brust- und Herzbeschwerden kann der Patient nicht auf der linken Seite liegen.[GS;EN354] Oft gehen die Herzbeschwerden mit Taubheit des linken Arms einher.[RP1036] Bei der Atemnot wird der Patient typischerweise von einem Erstickungsanfall aus dem Schlaf gerissen, mit Zusammenschnüren in der Kehle und heftigem Keuchen[GS]; oder er fährt aus dem Schlaf hoch, wie durch einen Traum erschreckt.

Es gibt im Arzneimittelbild ein trockenes Hüsteln[EN339], einen Reizhusten, der mit Schwitzen der Handflächen verbunden ist und der durch Naja geheilt wird. Die Herzaffektionen von Naja werden oft von einem sympathischen Reizhusten begleitet[AZ107,119], der bei der geringsten Anstrengung auftritt. Er resultiert weder aus einem katarrhalischen Zustand, noch ist er tuberkulösen Ursprungs. Das Herz schlägt sehr langsam und ist zu keiner größeren Leistung fähig, und der Husten entsteht durch jede kleine Anstrengung des Herzens. Auch *Cactus* hat einen solchen kardialen Husten.

Die Extremitäten sind kalt und blau, der Kopf dagegen heiß. Die Kopfbeschwerden verschlimmern sich in einem warmen Raum. Der Kopf fühlt sich heiß und fiebrig an, die Gliedmaßen aber und besonders die Füße werden nicht warm. Hände und Füße schwitzen so stark, dass Handschuhe und Schuhe schnell unbrauchbar werden; der Schweiß ist aber nicht übelriechend. Hände[EN422] und Füße sind angeschwollen oder fühlen sich so an – ein Hinweis auf die träge Blutzirkulation in den Venen, wie sie ja auch erwartet werden kann.

Erwarten würden wir außerdem, dass der Naja-Patient sehr gefühlsbetont[EN4] und leicht erregbar[EN1] ist, und das ist tatsächlich der Fall. Auch bestehen suizidale Tendenzen.[GS]

Die Kopfschmerzen des Mittels sind erheblich und zahlreich, lassen aber keine Besonderheiten erkennen, abgesehen von ihrem zumeist kongestiven Charakter, vor allem im Bereich des Hinterkopfs. Kopfweh, begleitet von einem raschen, ›nervösen‹ Puls.[(EN55)]

Extrem tiefer Schlaf ist für Naja ebenso charakteristisch wie für die anderen Schlangenmittel; oft ist er mit stertoröser Atmung verbunden.

Der Patient wacht jeden Morgen mit heftigen Kopfschmerzen auf.[EN48;GS] Es ist typisch für die Naja-Kopfschmerzen, dass sie früh am Morgen auftreten und sich dann mit der körperlichen Betätigung allmählich verlieren. Die anderen Beschwerden von Naja verschlimmern sich gewöhnlich durch Anstrengung. Die psychischen Symptome verschlimmern sich durch geistige Anstrengung.

* »Er hatte in den letzten drei Tagen das Gefühl, als würde in der Herzgegend etwas fehlen.« (*EN* 371)

Im Zusammenhang mit dem Heuschnupfen treten häufig folgende Symptome auf: Wundheitsgefühl im Hals[EN200] und im Kehlkopf[EN321]; starke Halsschmerzen[EN212], bis in den Kehlkopf sich erstreckend und durch Schlucken nicht gelindert. Bei *Lachesis* wird der Zustand in solchen Fällen mehr als ein Kloßgefühl im Hals beschrieben. Naja hat – wie *Lachesis*[RP471] – ein Umklammerungsgefühl am Hals[EN195] oder ein Zusammenschnüren im Hals[GS], sodass der Patient zu ersticken meint.*

Der Naja-Patient neigt zu heftigen akuten Bronchitiden. Rohes, exkoriiertes Gefühl in der oberen Luftröhre (dicht unterhalb des Kehlkopfes)[EN323], welches besonders durch Husten verstärkt wird.

Naja ist ein wichtiges Mittel bei Asthma, namentlich bei kardial bedingtem Asthma.[(GS)] Der Kranke bekommt so schlecht Luft, dass er unmöglich liegen kann.

Es ist von Nutzen bei chronischem nervösen Herzklopfen[GS]; der Patient bekommt Herzklopfen bei jeder Art von Anstrengung. Chronisches nervöses Herzklopfen, mit Unfähigkeit zu sprechen infolge Zusammenschnürens der Kehle.[GS] Das Herzklopfen verstärkt sich besonders beim Gehen und im Liegen auf der Seite[AZ113,84], zumal der linken[RP875 f.].

Es gibt bei Naja einen anhaltenden, dumpfen Schmerz im Rückgrat zwischen den Schulterblättern[EN395], der mit Herzaffektionen verbunden ist. Manchmal gibt es außer diesem Wehtun und einem Hitzegefühl zwischen den Schulterblättern kaum etwas anderes, was auf das Mittel hinweist. Der Patient ist in diesem Bereich so kraftlos, dass er häufig das Bedürfnis hat, sich niederzulegen oder wenigstens anzulehnen, um seinem Rücken eine Erholungspause zu gönnen.

Naja tripudians ist bei Herzerkrankungen mit nur wenigen Symptomen das nützlichste Mittel, das wir haben. Und tatsächlich ruft Naja bevorzugt in der Herzregion seine Symptome hervor. Es ist ein großartiges Mittel, das aber noch weiterer Prüfungen bedarf.

* Kent trennt dieses Symptom vom vorherigen Satz nur durch ein Semikolon, sodass der falsche Eindruck entsteht, es gehöre nur *Lachesis* an.

Natrium arsenicosum *

Natrium arsenicatum; Natriumarsenit

In den Prüfungen von Natrium arsenicosum herrscht große Mattigkeit vor. Der Patient hat oft das Bedürfnis, sich hinzusetzen[EN495] oder hinzulegen, und er möchte dann auf keinen Fall gestört werden. Dennoch verschlimmert Liegen nicht wenige seiner Beschwerden, und auch nach dem Liegen geht es ihm häufig längere Zeit schlechter. Andererseits besteht eine große Abneigung gegen Bewegung, und viele seiner Leiden werden durch Bewegung erheblich verstärkt.[GS] Verschlimmerung auch durch Erschütterung. Beschwerden entstehen oder werden ***schlimmer durch die geringste Anstrengung***[GS], durch Steigen, durch schnelles Gehen. Gehen im Freien vermehrt gewöhnlich die körperlichen Beschwerden, bessert aber die psychischen. Die körperliche Schwäche tritt besonders *morgens*, während der Regel, *beim Gehen* und *bei geringer Anstrengung* zutage. Es besteht eine große Erkältungsneigung, eine Tendenz zu katarrhalischen Beschwerden, zu vermehrter Schleimsekretion. Kälte im Allgemeinen verschlechtert das Befinden, z.B. kalte Luft, *Verkühlung*, feuchtkaltes Wetter, der Winter. Auch feuchtes Wetter allein ruft nicht selten Symptome hervor. Während der Patient auf kalte Luft empfindlich reagiert[GS], wirkt sich warme freie Luft gewöhnlich vorteilhaft aus; vor allem die psychischen Symptome sind im Freien gelinder. Rheumatismus nach Kälteexposition. Die Beschwerden des Natrium-arsenicosum-Patienten verschlimmern sich außerdem nach Essen, besonders nach Genuss von Butter, von Fettem allgemein, von *Obst*, *Milch* und *Schweinefleisch*, von Essig sowie von kalten Speisen und Getränken[EN264]. Beschwerden durch Weingenuss. Schwitzen erleichtert nicht. Äußerer Druck bessert. Die Symptome dieser Arznei können am *Tage*[GS] auftreten, am ***Morgen***[GS], am *Vormittag*, am *Abend* und in der *Nacht*[GS], hier vorzugsweise ***nach Mitternacht***. Beschwerden vor, während und nach Schlaf. Insgesamt überwiegen die Symptome auf der rechten Seite.

Anämie mit Schwäche und äußerlichen Ödemen[GS], besonders des Gesichts[EN192] und der Extremitäten. Starke Abmagerung.[GS] Außer bei Rheumatikern kann Natrium arsenicosum auch bei Malariapatienten von Nutzen sein. Verhärtung von Drüsen und Lymphknoten. Innere und äußere Entzündungen. Große Empfindlichkeit, innerlich wie äußerlich. Ausgeprägte körperliche Reizbarkeit; reizbare Schwäche. Unregelmäßiger Puls.[EN425] Klopfende Empfindungen in den äußeren Teilen. Empfindung wie von elektrischen Schlägen im Körper. Ameisenlaufen. Muskelzuckungen. Zittern ist ein charakteristischer Zug des Mittels. Dumpfe, brennende, drückende, stechende Schmerzen allenthalben; Wundheits- und Zerschlagenheitsschmerz; nach oben und nach unten reißende** Schmerzen[RP1388].

Der Natrium-arsenicosum-Patient wird leicht zornig, besonders wenn man ihm widerspricht, und seine Beschwerden werden durch Zorn verschlimmert. Reizbarkeit[EN4]; Streitsucht; Argwohn; Ungeduld; Neigung zu Unzufriedenheit. Der Patient ist übermäßig gewissenhaft in Kleinigkeiten. Ruhelosigkeit, besonders nachts, mit Hin-und-her-Wälzen im Bett[EN538]; nervöse[ES593] oder ängstliche Unruhe. Der Patient ist immer in Eile, fühlt sich ständig gehetzt. Er ist leicht erregbar, *überaus schreckhaft* und sehr geräuschempfindlich; er neigt dazu, erschreckt zusammenzufahren, besonders durch

* Zwar existiert von Natrium arsenicosum eine umfangreiche amerikanische Prüfung, dennoch hat sich Kent bei seinem Arzneimittelbild weitgehend von den Einträgen im Repertorium leiten lassen, die zum größten Teil auf synthetische Weise zustande gekommen sind. Diese Repertoriumseinträge wurden augenscheinlich dann vorgenommen, wenn in einer Rubrik sowohl *Arsenicum album* als auch *Natrium carbonicum* vorhanden waren.
Die Anordnung der Symptome in diesem Kapitel folgt im Original der alphabetischen Logik des Repertoriums, sodass anzunehmen ist, dass es sich um keine Vorlesung handelt. Da das alphabetische Ordnungsprinzip bei einer Übersetzung verloren geht, habe ich es vorgezogen, die Symptome nach inhaltlichen Gesichtspunkten neu zu ordnen.

** Nach dem Repertorium muss es hier statt »darting«, wie Kent schreibt, ***tearing*** heißen.

Geräusche und beim Einschlafen; Aufschrecken aus dem Schlaf. Geschwätzigkeit; Hysterie; heitere Ausgelassenheit; zum Lachen aufgelegt. Angst[AZ100,15] und Furcht, vor allem abends im Bett und nachts sowie beim Erwachen und bei Fieber; Angst mit Besorgnis. Der Kranke fürchtet sich vor Menschen, hat Angst in Menschenansammlungen; Furcht vor drohender Krankheit oder sonstigem Unheil. »Gefühl, als stünde irgendetwas Unangenehmes bevor, was ihn unruhig auf und ab gehen ließ.«[EN3] Scheu, furchtsam, zaghaft, mit einem Gefühl geistiger Leere. Leicht zu entmutigen, schnell verzweifelt. Sanftmut. Weinerlichkeit und Neigung zu jammern. Lustlos[EN22]; gleichgültig gegen jegliche Freude. Schweigsam; auch die Unterhaltung anderer stört ihn ungemein. Niedergeschlagenheit[EN1], besonders am Abend und in der Fieberhitze. Abscheu vor dem Leben; Lebensüberdruss.

Geistige Erschöpfung. Der Patient kann nicht gut lernen, er ist zerstreut, unkonzentriert[EN18] und geistig träge, wenn er sich im Haus aufhält; dies wird besser beim Gehen im Freien.[EN22] *Gedächtnisschwäche;* Vergesslichkeit[EN23]. Imbezillität. Geistige Verwirrung[ES593], Benommenheit, vermehrt morgens[EN7] und abends, besser im Freien. Geistige Anstrengung verschlimmert die Symptome des Patienten. Faulheit; er ist weder zu geistiger Arbeit[EN11] noch zu irgendeiner anderen Tätigkeit[EN17] aufgelegt; Abneigung gegen Lesen und Denken[EN16]. Geistig überaktiv, mit ungeheurem Gedankenzudrang.

Wenn die oben genannten Geistes-, Gemüts- und Allgemeinsymptome hinreichend vorhanden sind, werden auch die nachfolgenden Lokalsymptome durch das Mittel kuriert.

Schwindel beim Gehen. Hirnhyperämie, verbunden mit Hitze- und Vollheitsgefühl im Kopf[EN37]. Klopfen im Kopf[EN43], in der Stirn, in den Schläfen[EN69]; im Scheitel, mit Vollheitsgefühl in der Stirn[EN51]. Gefühl von Schwere im Kopf[EN34], besonders in der Stirn[EN47]. »Der Kopf fühlt sich subjektiv heiß an, ist aber kühl beim Auflegen der Hand auf die Stirn.«[EN67] Gefühl von Leere im Kopf.[EN26] Abends Taubheit in der Stirn.[EN49] *Kopfschmerzen:* morgens[EN39], nachmittags[EN57], *abends*[EN36], nachts beim Erwachen; bei Schnupfen; katarrhalisch[GS]; pulsierend; *periodisch wiederkehrend;* anfallsweise[EN39]; besser im Freien. Verschlimmerung der Kopfschmerzen: in einem Raum, zumal wenn er warm ist; durch Hitze[EN67] bzw. durch Erhitzung des Körpers; durch Lichteinwirkung; durch *geistige Anstrengung;* durch ***Geräusche;*** durch Druck; durch Bücken[EN36]; durch Erschütterung[(EN46)]; beim Gehen; durch jede Bewegung des Körpers, selbst Drehen des Kopfes[EN36] (»jede Bewegung erschüttert das Gehirn«[EN45]); nach Schlaf; vor und während der Regel; durch Tabakrauch[EN67]; nach dem Essen; durch Weingenuss. Schmerzen in der Stirn: morgens beim Erwachen[EN58]; den ganzen Tag anhaltend[EN50]; die Schmerzen sind am schlimmsten direkt über den Augen und erstrecken sich manchmal bis in die Schläfen[EN55]. Die Kopfschmerzen können auch auf das Hinterhaupt, auf eine Kopfseite, auf den Scheitel oder auf die Schläfen beschränkt sein. Die Schläfenschmerzen betreffen vorwiegend die rechte Seite[EN64], können aber z. B. auch von einer Schläfe zur anderen ziehen. Bohrender Schmerz in den Schläfen, von rechts nach links sich erstreckend, dabei Übelkeit.[EN67] Berstender Schmerz im Kopf, in der Stirn. Ziehen im Kopf und besonders *in der Stirn. Drückender Schmerz* im Kopf, in der Stirn, *in den Schläfen,* am Scheitel, *im Hinterkopf*[EN72]. Heftiger, scharfer Stirnkopfschmerz über den Augen, besonders rechts.[EN71] »Gelegentliche schießende Schmerzen über dem rechten Auge.«[GS] Stiche im Kopf. *Betäubende* Kopfschmerzen. Reißen im Kopf, in der Stirn, in den Kopfseiten. Empfindliche, wie wund schmerzende Kopfhaut; Wundheitsschmerz in der Stirn. *Schwitzen der Stirn.*

»Alle Augensymptome sind schlimmer Früh, werden nach und nach besser und verschwinden Abends.«[AZ98,78] Die Augen fühlen sich am Morgen geschwollen oder vergrößert an.[EN96] Schwellung der Augen (Orbitalregion)[EN75 ff.], der ***Lider***[EN123] *(ödematös),* der *Supraorbitalregion*[EN109]. Hitzegefühl in den Augen. *Röte der Augen*[EN73], besonders der ***Blutgefäße***[(EN81)]. Konjunktivale Gefäßinjektion.[AZ100,15] »Blutgefäße der Bulbi und Lider stark kongestioniert ...«[ES594] »Kälte oder Wind erzeugen in kurzer Zeit Congestion der Conjunctiva«[AZ98,78] und Entzündung derselben. Die Konjunktivitisbeschwerden sind morgens schlimmer, wie es z.B. nach Nachtarbeit oft der Fall ist.[GS] Konjunktiven trocken und schmerzhaft.[ES593] Hornhautgeschwüre. Schleimabsonderung aus den Augen. Die Lider sind morgens beim Erwachen verklebt[EN78]; Lider und besonders Lidränder chronisch entzündet[GS]; lidseitige Bindehäute granuliert[GS] (wie beim Trachom). Steifheit der Lider[EN126], der *Augäpfel*[EN141]. Stierende Augen. Schmerzen in den Augen: schlimmer im Sonnenlicht[EN100], durch Bewegen derselben[EN101], beim Lesen oder Schreiben[EN103], vor allem beim Lesen mit künstlichem Licht[EN91]; *besser durch Wärme*. Dumpfer Schmerz in und über den Augen, besonders morgens beim Erwachen.[EN118] Drückende oder stechende Augenschmerzen. Beißen in den Augen wie von Rauch.[EN105] Brennen der Augen[EN94], besonders morgens und abends, im Freien[EN105] und beim Lesen. Wundheitsschmerz beim Lesen.[EN103] Die Augenlider fallen leicht zu, sie können nicht normal weit geöffnet werden.[EN125] Lähmung der (oberen) Augenlider[(EN126)]; des Sehnerven (Amaurose). Pupillen dilatiert[EN149], die linke Pupille sehr viel stärker als die rechte.[EN150] Photophobie[EN157], besonders gegenüber Tageslicht. Tränen der Augen: morgens nach dem Erwachen[EN132]; im Freien[EN130]; bei stetem Blicken auf einen Gegenstand[EN131]; beim Lesen[EN133]. Undeutliches Sehen; muss sich oft die Augen wischen, um besser sehen zu können.[EN153] Verschwommenes Sehen.[EN154] Sehschwäche.[EN152] Kurzsichtigkeit.[EN153] Schwäche und leichte Ermüdung[EN85] der Augen, besonders beim Lesen und Schreiben.[ES593] Nebelsehen. Trübsichtigkeit bei langem Blicken auf einen Gegenstand.[EN152] Flimmern vor den Augen, wenn sie geschlossen sind.[EN158] Funken vor den Augen. Dunkle Farben vor den Augen. Hemianopsie. Strabismus.

Die Ohren sind heiß. Jucken in den Ohren. Verstopfungsgefühl in den Ohren. *Morgendliche* Schmerzen in den Ohren; *stechende* Ohrenschmerzen[(EN160)]; Reißen hinter den Ohren. *Überempfindlichkeit* des Gehörs, besonders gegen *Geräusche. Schwerhörigkeit.*[EN161] Ohrgeräusche treten verstärkt morgens und abends[EN162] auf, bisweilen in Verbindung mit Schwindel [Morbus Menière]; Brummen, Brausen, Klingen, Singen; pulssynchrones Rauschen im rechten Ohr[EN162].

Nase gerötet.[EN163] Häufiges, kräftiges Niesen[EN167], besonders durch Einatmen kühler Luft ausgelöst[EN168]. Nasenschleimhaut verdickt, die Atmung, besonders die Ausatmung, erschwert.[EN165f.] Nasenverstopfung, überwiegend rechts[EN179], vermehrt nachts[EN180] und morgens beim Erwachen[EN181]. Nasenkatarrh, mit dumpf drückendem Schmerz in der Nasenwurzel[EN185] und in der Stirn.[GS] Retronasaler Katarrh, mit Herabtropfen von zähem Schleim.[ES594] Schnupfen: < im Freien; mit Husten. Fließ-[EN175] oder Stockschnupfen, auch alternierend. Absonderung: *reichlich*[EN170]*; unterdrückt, dick*[EN171]*; zäh*[EN173]*;* ***wässrig***[EN169]*; gelblich*[EN172]*; eitrig;* übelriechend; von hart gewordenem, bläulichem Schleim[ES594]. Es bilden sich *Borken* in der Nacht, trockene, bisweilen *blutige Borken*[GS]. Trockenheit der Nase.[EN182] Nasenbluten[CY1,451] nach Entfernung harter Schleimmassen[ES594]; das Blut hellrot. Schmerzen in der Nase, besonders in der Nasenwurzel[EN184], brennend oder drückend. Wundes, wie rohes Gefühl nach Ausschnauben der verhärteten Schleimmassen[ES594]. Ozäna. Geruchssinn zunächst gesteigert, später eingeschränkt[EN187] bis aufgehoben[EN188].

Hitze und Röte des Gesichts.[EN190] Das Gesicht fühlt sich heiß und aufgedunsen an.[EN193] »Morgens beim Erwachen ist das ganze Gesicht ödematös geschwollen, die Orbitalregion mehr als jeder andere Bereich.«[GS, EN192] Erdfahle, ***blasse***, gelbe oder rötliche[EN189f.] Gesichtsfarbe. Gesicht bläulichrot[EN189] verfärbt, namentlich blaue Ringe um die Augen. Abgespanntes Gesicht. Gesichtszuckungen. Jucken im Gesicht. Hautausschläge im Gesicht, besonders auf der Stirn[EN520], auf der *Nase*[EN515], den Lippen und ***perioral***. Pickel[EN519]; Komedonen; Lippenherpes; Bläschen; nässende Ausschläge. Leberflecken im Gesicht. »Das Jochbein fühlt sich vergrößert an, wie geschwollen.«[EN194] Schwellung der Ohrspeicheldrüsen. »Die Kaumuskeln fühlen sich steif an, und das Bewegen des Kiefers ist schmerzhaft.«[EN196] Mundwinkel induriert, rissig und schmerzhaft.[EN195] Geschwüre an den Lippen.

Trockenheit des Mundes. Speichelfluss; der Speichel ist zäh. Röte der Mundschleimhaut. Stomatitis. Brennende Bläschen im Mund. Aphthen im Mund. Geschwüre im Mund.[EN211] Mundgeschmack: bitter (morgens)[EN216]; *metal-*

lisch[EN202]; salzig; ***sauer***[EN217]; süßlich. Die *Zunge* fühlt sich trocken an, wie verbrannt[EN210]. Zunge schlaff[EN208], uneben, gewellt und rissig[EN206]. Glossitis.[EN207] Zunge hochrot[EN206]; weißlich[EN203ff.] oder gelblich[EN201] belegt. Bläschen auf der Zunge.[EN209] Stotternde Sprache. Zahnfleischbluten. Die Zähne lockern sich. Vorwiegend nächtliche Zahnschmerzen, pochend, durch äußere Wärme gebessert; von zuckendem oder reißendem Charakter.

Trockenheitsgefühl im Rachen, vermehrt morgens beim Erwachen[EN238] sowie nach jeder Erkältung; es wird besonders beim Einatmen und Schlucken verspürt.[ES594] Rauheit[EN231] und Kratzen[EN228] im Hals. Rachen gerötet, wie glasiert aussehend[EN235]; purpurrot[EN218]. Chronische Pharyngitis (nach akuter Tonsillitis); Rachen geschwollen und dunkelrot, von schmutziggelbem Schleim bedeckt; dabei oft ein Globusgefühl im Hals.[GS] Der sich dort ansammelnde Schleim stammt großenteils aus den hinteren Nasenöffnungen; er ist zäh[EN220] bis gallertartig[GS] und von gräulicher[EN222], gelblicher[EN220] oder weißlicher[EN225] Farbe. Häufiges Herausräuspern von dickem, weißlichem Schleim aus Choanen und Rachen, vermehrt im Freien.[EN225] Graue Exsudate auf der Rachenschleimhaut – Natrium arsenicosum soll Diphtherie[GS] geheilt haben. Das Schlucken ist erschwert. Halsschmerzen treten vor allem beim Leerschlucken auf, während das Schlucken von Speisen oder Getränken in der Regel nicht schmerzhaft ist.[EN241] Brennen, Stechen[GS] oder Wundheitsschmerz[EN226] im Hals. Rachen, Tonsillen und Uvula sind verdickt und geschwollen[EN234], z.T. ödematös[EN233]; die Uvula hängt manchmal wie ein Wassersack herunter[GS]. Zusammenschnürungsgefühl im Hals[EN228] und in der Speiseröhre[EN240]. »Mäßiges Konstriktionsgefühl in der Gegend des Schildknorpels, als würde dieser zwischen Daumen und Fingern gedrückt.«[EN227] Gefühl von Steifheit des (äußeren) Halses[EN427], der linken[EN428] oder rechten Seite des Halses.

Völlige *Appetitlosigkeit*[EN250]. Ekel vor Speisen. Abneigung gegen fette Speisen und Fleisch; gegen den gewohnten Tabak[EN247]. Appetit *gesteigert*[EN250] oder *Heißhunger*[ES594]. Verlangen nach Brot[EN250], Süßigkeiten, Bier und anderen kalten Getränken. Durst: morgens[EN253], abends, nachts[EN255]; brennend; extrem stark; unstillbar; trinkt häufig, aber wenig. Überhaupt kein Durst.[EN257] Aufstoßen: vermehrt nachmittags; nach dem Essen[EN259]; mit dem Geschmack der genossenen Speisen; ***saures*** Aufstoßen nach dem Essen[EN259]; Wasserzusammenlaufen im Mund; *leeres* Aufstoßen. Sodbrennen.[EN260] ***Schluckauf*** nach dem Essen. Übelkeit: mit Kopfschmerzen; beständig[AZ100,15]; bei Husten; nach dem Essen[EN265]; nach kalten Getränken[EN264]; während der Regel. Würgen beim Mobilisieren des zähen Schleims im Rachen.[EN226+267] Erbrechen: beim Husten; nach dem Essen oder schon vom ersten Bissen[EN268]; von *Galle, Blut* oder Schleim; einer *sauren*[EN268] oder *bitteren* Flüssigkeit; großer Mengen sauren Wassers[EN268]. Verdauungsstörungen[ES594] sind bei Natrium arsenicosum sehr ausgeprägt. Völlegefühl schon von wenigem Essen[EN274]; das Essen liegt schwer im Magen[EN274]; Gefühl wie von einem Stein im Magen. Verdorbener Magen nach Milchgenuss. Leere- und Flauheitsgefühl[EN270] im Magen. Auftreibung des Magens. Empfindung von Spannen[EN275] und Zusammenschnüren im Magen. Hitzegefühl im Magen. »Wundheitsgefühl im Magen; alle warmen Speisen und Getränke verursachen eine brennende Empfindung im Magen; sie werden gleich beim Eintritt in den Magen deutlich verspürt.«[ES594] Magenschmerzen: ***nach dem Essen;*** *krampfartig*[EN276]; ***schneidend;*** nagend; drückend (nach dem Essen); stechend[EN277]. Pulsieren im Magen.

Leberbeschwerden. Milzaffektionen. Entzündung der Leber, der Milz. Gefühl von nervöser Unruhe und Unbehagen[EN294] im Bauch. Schmerzhafte Auftreibung des Bauches[EN305] nach dem Essen. Bauchdecken hart. Flatulenz.[EN296] Kollernde und knurrende Darmgeräusche, als wollte Durchfall einsetzen.[EN292] Völlegefühl im Bauch.[EN304] Spannen im Unterleib, in den Hypochondrien. Schwere im Unterleib. Bauchschmerzen: < nachts; nach dem Essen; durch Blähungsanhäufung[ES595],* > durch Ab-

* Kent schreibt hier fälschlich: »Bauchschmerzen durch Windabgang (flatus).« Dies beruht auf der falschen Repertoriumseintragung »Abdomen, pain, flatus, passing, agg.«, die wiederum auf falschen Angaben in Herings *Guiding Symptoms* basiert. Auch die Repertoriumsrubrik »Abdomen, pain, stool, after« trifft für Nat-a. nicht zu. *(Fortsetzung nächste Seite)*

gang von Stuhl und Winden; < vor Stuhlgang[EN299] bzw. Durchfall[EN309]. Schmerzen in den Hypochondrien, in der Nabelgegend, im Hypogastrium. Krampf-[EN307] oder kolikartige Bauchschmerzen vor dem Stuhlgang, besser durch Stuhl- oder Blähungsabgang[EN315f.]. Leibschneiden, > durch Windeabgang.[EN296] Schneiden im Hypogastrium, gefolgt von Stuhlgang.[EN323] Stiche im Bauch[EN314], im rechten oder linken Hypochondrium[EN283ff.], in der Milz[EN286], in der Leistengegend. Ziehen im Unterleib, in den Hypochondrien. Abdomen druckempfindlich[EN319], wie wund[EN318], ebenso die Hypochondrien. Schwellung der Leistenlymphknoten.

Harter, fester Stuhl.[EN349] Vergeblicher Stuhldrang[EN334]; der Drang hört mitunter auch nach der Defäkation nicht auf. *Tenesmus während des Stuhlgangs.*[EN335] Verstopfung im Wechsel mit Durchfall.[ES595] Durchfall: häufig[EN335], doch nur am Tage; morgens, aus dem Bett treibend[EN345]; abends[EN347]; ***nachts***, besonders nach Mitternacht[EN337]; schmerzlos[EN342]; *infolge Erkältung;* nach Kaltwerden; nach kalten Getränken, insbesondere ***nach Milch;*** *nach dem Essen*, besonders von Gemüse; während der Regel. Stuhl: reichlich[EN340]; *spärlich*[EN348]; häufig[EN335]; blutig; schleimig[EN346]; breiig[EN340]; weich[EN336]; dünn[EN347] bis wässrig[EN337]; *gelblich*[EN348]. Viele[EN347], z.T. sehr übelriechende Flatus. Schmerzen am After: ***brennend***, während[EN347] und nach[EN346] dem Stuhlgang; krampfartig, > nach dem Stuhlgang; schneidend, während des Stuhlgangs (vor dem Stuhlgang Schneiden im Hypogastrium[EN337]); reißend, beim Stuhlgang[EN332]; grob stechend; wie wund[(EN330)]. Anus exkoriiert, beim Stuhlgang sehr schmerzhaft.[EN330] *Jucken des Afters.*

Beide *GS*-Symptome des Abschnitts *Abdomen* müssen korrigiert werden, wie der Vergleich mit den Prüfungssymptomen *(Encyclopedia)* ergibt. Beim ersten Symptom braucht lediglich das Verschlimmerungszeichen durch ein Besserungszeichen ersetzt zu werden. Der erste Teil des zweiten Symptoms stellt eine unsinnige Kurzfassung eines Prüfungssymptoms aus dem Supplementband von Allens *Encyclopedia* dar (Bd. 10, S. 595). Das Symptom lautet bei Hering vollständig: »Gas forms rapidly, < only when bowels move; colic from flatus and before stool.« In der *Encyclopedia* heißt es dagegen: »Gas accumulates very rapidly, *producing pain*, which is only *relieved* by motion of the bowels [= Stuhlgang] or escape of flatus.« (Hervorhebungen durch den Übersetzer.) Beim zweiten Teil des *GS*-Symptoms hätte es statt »colic from flatus« ***colic from accumulation of gas*** heißen müssen.

Dumpfes Drücken[EN353] oder Brennen in den Nieren. »Wundheitsgefühl in der Blasengegend, besser nach[RP649] Urinieren.«[EN355] Häufiger oder auch beständiger Harndrang. Nachts starker Harndrang, aus dem Schlaf weckend.[EN361] Miktion: häufig[EN357]; *unwillkürlich*, nachts im Schlaf; erschwert; ungenügend. Brennen in der Harnröhre zu Beginn des Wasserlassens.[EN356] Urin: reichlich[EN358], auch in der Nacht[EN363]; spärlich bzw. selten[EN364]; brennend heiß; *übelriechend;* dunkel[EN366]; blass[EN363]; wasserhell[EN360]; von geringem spezifischen Gewicht (1010); ***eiweißhaltig***; mit Phosphaten[EN366] und Schleim im Sediment.

Störende Morgenerektionen. Schwache Erektionen. Samenerguss im Schlaf.[EN368] Geschwulst des Penis und der Testes. Entzündung der Eichel, der Vorhaut, der Hoden. Quetschungsgefühl im linken Hoden, mit größter Berührungsempfindlichkeit.[EN367] Jucken* an den Genitalien, insbesondere am Penis (Vorhaut) und am Hodensack.[RP700f.]

Natrium-arsenicosum-Frauen haben ein gesteigertes sexuelles Verlangen. Uterusschmerzen. Menstruation: kopiös oder *spärlich;* zu früh oder *verzögert* einsetzend. Metrorrhagie. Leukorrhö: *reichlich; übelriechend;* dickflüssig; gelb.

Die Symptome des Kehlkopfes und der übrigen Atemwege verschlimmern sich außerordentlich durch kalte Luft, Staub, Rauch u.Ä.[ES595] Der Kehlkopf ist trocken, fühlt sich wie entzündet an; schiefergrauer, nur schwer zu lösender Schleim daselbst.[EN369] Zusammenschnürungsgefühl und Brennen im Kehlkopf[EN370]; Wundheitsgefühl; Rauheit[EN371]. Stimme schwach oder ganz aufgehoben. Bei Schnupfen wird der Patient schnell heiser. Häufiges Seufzen und Gähnen.[CY1,414] Atmung: beschleunigt; tief. Brustbeklemmung und Kurzatmigkeit.[EN386] Atemnot beim Treppensteigen. Asthmatische Dyspnoe bei Bergleuten durch das Einatmen von Kohlenstaub (Anthrakose etc.).[CS]

Husten: morgens[EN380]; vormittags[EN378]; nachmittags[EN376]; abends; *nachts*[EN377]; von Reizung der Atemwege[EN372], namentlich von Kitzel in Kehlkopf und Luftröhre; durch tiefes Einat-

* Statt ***itching*** schreibt Kent irrtümlich »stitching«.

men[EN376]; < in der Zimmerwärme[EN376]; krampfhaft[EN380]; heftig[EN377]; erschöpfend; erschütternd [racking][GS]; locker, aber ohne Auswurf[EN375]. Trockener Husten, besonders morgens und nachts sowie durch körperliche Anstrengung[EN377]. Quälender, trockener Husten, den ganzen Tag lang.[GS] Kurzes, trockenes Hüsteln.[EN377] – Auswurf: vermehrt morgens[EN380] und abends; blutig; zäh und schwer zu mobilisieren[EN379]; schleimig[EN380]; ***eitrig;*** bitter, fade oder faulig schmeckend; ***übelriechend;*** gräulich oder bläulichschwarz[EN379], schieferfarben[EN379], gelb.

Vollheitsgefühl in der Brust.[EN389] Lungenblutung, Hämoptoe.[GS] Pneumonie und Lungentuberkulose bei Bergleuten infolge von Kohlenstaub.[GS] Reizzustand der Bronchien am Morgen.[EN372] »Gefühl in der Brust, als hätte er Rauch eingeatmet, zum Husten reizend.«[EN387] Wundheitsgefühl und Beklemmung der Brust bei Bewegung oder Anstrengung; tiefes Einatmen verstärkt vor allem das Wundheitsgefühl[EN399], bisweilen auch die Beklemmung[ES595]. Beängstigung (Beengung) und Gefühl von Zusammenschnürung der Brust[EN391]. Schmerzen in der Brust, vermehrt bei Husten. Brustschmerzen: *brennend;* drückend; *stechend*[EN412]; wie wund oder roh, < durch Einatmung[EN390] und Husten. Rasch vorübergehende, scharfe Schmerzen* in der vorderen Brustwand, unterhalb der siebten Rippe.[EN405;ES595] Hautausschlag (Pickel) auf dem Thorax.

Herzbeklemmung von der geringsten Anstrengung.[GS] Herzschmerzen. Herzklopfen: nachts; heftig[EN417], tobend; *mit Angst verbunden;* beim Treppensteigen; bei jeder Anstrengung[EN417].

Nackensteifigkeit.[EN427f.] Jucken** im Nacken. *Schwächegefühl* im Rücken, besonders in der Kreuzbeingegend.[EN439] Frostschauer laufen über den Rücken, besonders nachmittags[EN548] und nachts. Rückenschmerzen exazerbieren besonders abends[EN434] und nachts sowie beim Gehen. Starke Schmerzen im Bereich der Schulterblätter[CY1,416], vor allem zwischen denselben, schlimmer bei jeder Einatmung, besser*** durch Vorbeugen[EN432]. Schmerzen in der Lumbalregion, vermehrt beim Gehen[(EN436)] und Bücken; in der Sakralregion, sowohl beim Gehen[(EN440)] als auch beim Sitzen. Dumpfe oder auch ziehende Rückenschmerzen. Wundheitsschmerz im Rücken[EN430f.]: im Sakroiliakalgelenk, < beim Gehen oder Bücken sowie auf Druck[CY1,412]; von der unteren Halswirbelsäule bis unter die Schulterblätter[EN429]; in der Wirbelsäule auf Druck.

Mattigkeit in allen Gliedern: Armen, Händen; *Beinen*, Oberschenkeln[EN465], *Unterschenkeln*, ***Knöcheln***, Füßen. Lahmheit der Glieder. Schweregefühl in Beinen[EN459] und Füßen. Ungeschicklichkeit der Gliedmaßen. Steifigkeit der Gliedmaßen, der *Gelenke*[EN441], der Handgelenke. Zittern der Hände, der unteren Extremitäten. Muskelzuckungen in Armen und Oberschenkeln. Unruhe in Armen und Beinen; in den Unterschenkeln. Rucke in den Beinen. Taubheit der Füße. Ameisenlaufen in den Füßen. *Ödematöse* Schwellung der Gliedmaßen, besonders der Unterschenkel und Füße. Kalte *Hände* und ***Füße***. Schmerzen in den Extremitäten, vor allem während des Fieberfrosts; neuralgische[ES595] oder ***rheumatische***[EN443] Gliederschmerzen. »Die Gliederschmerzen wandern umher und zeigen eine Präferenz für die Gelenke ...«[EN444]; Gichtschmerzen. Schmerzen in den oberen Extremitäten; in den Schultern[EN448]. Rheumatischer Schmerz im rechten Arm, vorwiegend in Schulter, Ellbogen und Handgelenk.[(EN447)] Flüchtige Schmerzen in Unterarmen, Handflächen und Fingern.[EN450] Schmerzen in den unteren Extremitäten; in den Hüften[EN462]. Ischiasschmerzen an der Hinterseite der Oberschenkel, am meisten beim Gehen[EN474]. Schmerzen in den Knien.[EN478] Dumpfes Wehtun an der Vorderseite der Beine.[EN468] Wundheits- und Zerschlagenheitsschmerz in den Gliedmaßen, besser durch fortgesetzte Bewegung.[RP1126]**** »Neuralgische Schmerzen von der Axilla bis zum kleinen Fin-

* Von Kent als »cutting« bezeichnet und im Repertorium unter diesem Begriff subsumiert.

** Auch hier schreibt Kent, wohl durch akustisches Missverstehen, statt ***itching*** »stitching«.

*** Die *amel.*-Modalität, die auch im Repertorium deutlich angezeigt ist, hat Kent hier vergessen.

**** Kent schreibt fälschlich »hervorgerufen durch fortgesetzte Bewegung«, obwohl die Modalität im Repertorium richtig verzeichnet ist. Grundlage für dieses verallgemeinerte Symptom ist wahrscheinlich ein spezielles Symptom bez. der Oberschenkel aus der Prüfung (*EN* 464), bei dem von *Verschlimmerung zu Beginn der Bewegung und Besserung durch fortgesetzte Bewegung* die Rede ist. Diese Modalität wurde dann in den *Guiding Symptoms* falsch wiedergegeben.

ger.«[EN445] Reißen in den Extremitäten, namentlich Ober- und Unterschenkeln, Knöcheln und Füßen. Ziehen in den Beinen – Oberschenkeln, Knien, Waden. »Rheumatische Schmerzen, die von der Hüftgelenkspfanne bis ins Knie schießen,* nur wenige Sekunden dauernd, < beim Umherbewegen.«[EN471] Stiche in den Unterschenkeln; in der Tibia beim Gehen[EN487]. Krampfschmerzen in den oberen Waden[EN481] oder in den Fußsohlen[EN482]. Brennen der Füße und Fußsohlen. Pulsationen in den Gliedmaßen. Schwitzen der Hände und Füße. Jucken an Armen und Beinen. Hautausschläge an den Extremitäten, besonders in Form von dünnen, weißen Schuppen[GS] oder von Bläschen. Wundheit der Haut (Exkoriation) zwischen den Oberschenkeln.

Schläfrigkeit am Nachmittag.[EN533] Tiefer Schlaf.[EN534] Spätes Einschlafen.[EN537f.] Schlaflosigkeit: vor und *nach Mitternacht*[EN537f.]; trotz Schläfrigkeit. Unruhiger Schlaf.[EN534] Häufiges Erwachen[EN540]; ***frühes Erwachen.*** Schlaf nicht erquickend. Träume: angenehm; lebhaft; verliebt, wollüstig; alptraumhaft; ärgerlich; *angst- und schreckenerregend*[EN536]; von Mord und Kämpfen[EN546].

Frösteln (Frost): am Morgen; am *Vormittag;* um 13 oder 14 Uhr; abends im Bett[EN548]; um 2 Uhr nachts; sobald sich der Patient an die kalte Luft begibt; > in einem warmen Raum. Nachts im Bett (zwischen 23 und 4 Uhr) ist ihm zeitweise kalt, dann wieder heiß.[EN549] Innerliches Kältegefühl. Morgendlicher Schüttelfrost. Der Patient hat stets das Bedürfnis, sich in der Nähe des Ofens aufzuhalten[EN547] oder sich warm anzuziehen.

Fieberhitze nachts; trockene, brennende Hitze[EN549] – ohne Schweiß; Hitzewallungen.

Schweiß: morgens und besonders profus in der *Nacht;* bei Angst; im Bett; bei Husten, Bewegung und sonstiger geringer Anstrengung; im Gefolge von Fieber; kalt und klebrig[GS]. Die Symptome verschlimmern sich beim Schwitzen. Der Patient mag sich nicht aufdecken oder entblößen, wenn er schwitzt.

Kälte der Haut. Brennen der Haut. Anschwellung der Haut, mit Brennen. Trockenheit der Haut. Jucken der Haut, < nach Kratzen; kribbelndes Jucken. Ameisenlaufen auf der Haut. Hautausschläge: juckend, < durch Wärme[GS]; schmerzhaft; brennend oder stechend; nässend; *flechtenartig* (bzw. herpetiform); schuppig[GS] oder abschilfernd; dünne, weiße Schuppen[GS]; Furunkel[EN825f.]; Pickel[EN519]; Knötchen;** Urtikaria, auch knötchenförmige*** Urtikaria[RP1321]; Blasen oder Bläschen****. Erysipel: mit Schwellung; < nach Kratzen. Leberflecken; rötliche Flecken; Gelbsucht. Geschwüre: brennend; *stechend;* tief; phagedänisch; mit gelber Absonderung.

* Der Begriff »shooting« wurde von Kent hier als »stechen« verstanden, und entsprechend erscheinen die Bestandteile des Symptoms im Repertorium (S. 1145 ff.) unter der Überschrift »Pain, stitching«, seltsamerweise nicht unter »Pain, shooting«.

** Kent schreibt »suppurating tubercles« (eiternde Knötchen), doch erscheint in der entsprechenden Repertoriumsrubrik statt »Nat-a.« *Nat-c.*

*** Statt ***urticaria, nodular*** schreibt Kent irrtümlich »urticaria; nodules«.

**** Kent schreibt versehentlich »vesicular erysipelas ...« Nach dem Repertorium (S. 1322 f.) bezieht sich »vesicular« jedoch noch auf den Oberbegriff ***Eruptions***, während ***Erysipelas*** bereits den nächsten Oberbegriff darstellt.

Natrium carbonicum

Natriumcarbonat; kohlensaures Natron, Soda

Das Mittel ist von Hahnemann, Hering und anderen geprüft worden. Menschen, die gewohnheitsmäßig Soda für ihren übersäuerten Magen einnehmen, machen unfreiwillig eine Prüfung dieses Mittels durch. Ich habe einige dieser Menschen untersucht und konnte bei ihnen viele Natrium-carbonicum-Symptome feststellen.

Natrium carbonicum hilft bei Menschen mit anhaltender Schwäche der Verdauungsorgane[CK], verbunden mit häufigem Aufstoßen[CK379], Hyperazidität des Magens und Neigung zu rheumatischen Beschwerden[SK171]. Nach zwanzig Jahren haben sie Hängeschultern, ein blasses Gesicht[CK210], sind kälte- und zugluftempfindlich und frösteln ständig[CK1054]. Sie müssen sich stets warm anziehen, können keine Kälte, aber auch keine Hitze vertragen. Sie brauchen für ihr Wohlbefinden ein mildes Klima; jeder Wetterwechsel macht ihnen sehr zu schaffen. Verdauungs-, Rheuma- und Gichtbeschwerden, sie alle verschlimmern sich bei Wetterwechsel. Ein Zustand zittriger Beängstigung durch das geringste Geräusch[CK32ff.], durch das Zuschlagen einer Tür; Nervosität und Herzklopfen[CK695] mit großer Mattigkeit[CK967]; nervöse Schwäche mit Zittern am ganzen Körper[CK32]; Schwäche und Angegriffenheit schon durch geringe geistige oder körperliche Anstrengung[(CK)]; innerliches und äußerliches Zittern. Selbst das Rascheln von Papier kann Herzklopfen, Reizbarkeit[CK46] und Anwandlungen von Melancholie[CK5] auslösen. Der Patient entfremdet sich seiner Familie[GS] und seinen Freunden. In seiner Menschenscheu[CK3] ist er ungern in Gesellschaft. Er meidet den Kontakt mit Fremden und selbst mit seinen Verwandten, spürt eine tiefe Kluft zwischen sich und ihnen. Gegenüber bestimmten Personen hegt er eine besondere Empfindlichkeit. Das Hören von Musik kann Selbstmordgedanken, Schwermut, Weinerlichkeit und Zittrigkeit[CK6] veranlassen. Klavierspielen greift ihn so sehr an, dass er sich alsbald niederlegen muss; es dauert lange, bis er sich von dieser Anstrengung erholt hat.[CK32] Musik ruft eine Traurigkeit hervor, die sich bis zu religiösem Wahn steigern kann. Dies gilt für alle Natriumsalze, in besonderem Maße aber für Natrium carbonicum. Kopfschmerzen und sonstige Beschwerden durch laute Geräusche, wie etwa das Schlagen einer Tür oder den Schuss einer Pistole; schlimmer durch Musik.

Je mehr Soda diese Patienten zu sich nehmen, desto mehr Blähungen bekommen sie[CK]; ihre Schultern sind nach vorn gezogen; die Verdauung ist verlangsamt[CK370], und Milch wird schließlich gar nicht mehr verdaut; Milch verursacht Durchfall[CK361] mit z.T. lienterischen Stühlen. Auch pflanzliche Kost, besonders kohlenhydratreiche, wird nur schwer verdaut[GS]; die Stärke ruft Flatulenz und Durchfall hervor. Viele Beschwerden durch Trinken von Kaltem[CK], besonders wenn der Patient erhitzt ist.[GS]

Der Harn stinkt[CK545] wie Pferdeharn[GS], besonders nach pflanzlicher oder milchhaltiger Kost. Dies ist nicht so ausgeprägt wie bei *Nitricum acidum*, aber ähnlich.

Natrium carbonicum bringt Hautausschläge an Fingerknöcheln und Fingerspitzen hervor, desgleichen an den Zehenspitzen[AR12,3,3]; insbesondere handelt es sich dabei um vesikuläre Ausschläge, die sich später öffnen und geschwürig werden. *Borax, Sepia, Arsenicum* und Natrium carbonicum sind die Arzneien mit der größten Neigung zu Ulzerationen an den Fingerknöcheln sowie Finger- und Zehenspitzen.

Flächige oder ringförmige Bläschenausschläge; Natrium carbonicum hat besonders enge Beziehungen zur Herpes-Familie: Herpes zoster, Herpes labialis, Herpes praeputialis. Etwa zweimarkstückgroße Flechten[CK] an Hüften, Oberschenkeln und Rücken. In kleineren Flechten sind Bläschen zu erkennen, die ein weißliches Serum enthalten; die Stellen brennen, beißen und jucken, was gewöhnlich durch Kratzen gelindert wird. Die Ausschläge heilen in der Regel unter Bildung einer Kruste ab, doch nicht selten fangen sie auch an zu ulzerieren; weil sie nicht verheilen können, werden sie geschwürig. Wegen der schlechten Blutzirkulation neigen Wunden zu baldigem Eitern. »Brennen der Füsse, vorzüglich in den Sohlen ...«[CK884] Auch insgesamt neigt die Haut zum Brennen. Zwar können sich auf der Haut auch Schorfe oder Krusten bilden, die nicht vesikulären Ursprungs sind, doch die meisten Ausschläge bei Natrium carbonicum und *Natrium muriaticum* sind bläschenförmig. Jucken und Beißen wie von Flöhen, mal hier, mal da.[CK908] »Kriebeln und jückendes Ameisenlaufen auf dem ganzen Rücken.«[CK725] Die Haut ist oft kalt, der ganze Körper schweißig.

Nervöse Erschöpfung, körperliche Erschöpfung; Schwäche des Geistes[CK64ff.] wie des Körpers[CK975]. Buchhalter werden plötzlich unfähig, Zahlen zu addieren; beim Lesen wissen sie bald nicht mehr, was auf der vorherigen Seite gestanden hat. Manchmal reicht das Gedächtnis nicht einmal vom Anfang bis zum Ende eines Satzes. »Schweres Auffassen und Combiniren der Gedanken beim Lesen und Hören.«[CK] Der Patient wird so zerstreut[CK60] und vergesslich[CK62], so »stumpfsinnig«[CK67] und »dumm im Kopfe«[CK70], dass er bald keinerlei Geistesarbeit mehr verrichten kann[CK71]. Die vielen kleinen Details seiner beruflichen Tätigkeit verwirren und erschöpfen ihn über alle Maßen, sodass am Ende die Diagnose ›Hirnermüdung‹ steht.

Der Natrium-carbonicum-Patient ist überempfindlich gegen Hitze, besonders wenn er einmal einen Sonnenstich erlitten hat, selbst wenn dieser Jahre zurückliegt[GS]; stets muss er sich beim Spazierengehen mit einem Schirm vor der Sonne schützen und zwischendurch des Öfteren einen kühlen, schattigen Ort aufsuchen. Direkt nach der Insolation hatte er nicht das passende Akutmittel bekommen und leidet nun an den chronischen Folgen des Sonnenstichs[GS]. Natrium carbonicum hat Verschlimmerung sowohl durch Kälte als auch durch Wärme, aber dies ist eine spezielle Verschlimmerung durch die Hitze der Sonne. »Kopfschmerz in der Sonne.«[CK] Kopfbeschwerden werden bei Natrium carbonicum durch Kälte nicht verschlimmert. Alte Fälle von Hirnermüdung mit Schwäche und zittriger Beängstigung. Die körperlichen Leiden werden durch Kälte und im Winter erhöht. Der Patient ist oft so fröstelig, als hätte er kein Blut im Körper. Die Gliedmaßen sind kalt, Hände und Füße oft so eisig kalt[CK1051f.], dass sie kaum zu erwärmen sind[(CK1055)]; Eiseskälte bis zu den Ellbogen und den Knien herauf. Rumpf und Extremitäten erfahren zumeist eine Verschlimmerung im Winter, der Kopf hingegen im Sommer.

»Angst, Zittern und Schweiss bei den Schmerzen.«[CK]

Die Sinne sind sämtlich gestört. Die Augen sind überempfindlich gegen Licht[CK]; sie fangen bei hellem Licht an zu schmerzen[(CK150)].

Überscharfes Gehör. Der Patient ist höchst geräuschempfindlich[CK]: Selbst leise Geräusche erscheinen ihm wie Donnergrollen, Rascheln von Papier wie das Tosen eines Wasserfalls.

Der Geruchs- und Geschmackssinn ist alteriert, in der Regel erhöht[CK199+320], sodass gewöhnlich angenehm schmeckende Dinge fast als schmerzhaft empfunden werden; bisweilen auch Geruchs- und Geschmacksverlust [bei Schnupfen][GS].

Heuschnupfen. Katarrhalisches Fieber.* Wo katarrhalische Entzündungen bestehen, kommt es zu reichlichen, dicken, gelben, eitrigen Absonderungen aus Augen, Nase und Vagina. Die Hautbläschen sind mit einem dünnen, weißlichen Serum gefüllt, während die Pusteln, wenn sie aufplatzen, ein dickes, gelbes Sekret absondern. Vaginaler Fluor ist von dicker[CK621], gelblicher[CK622], fadenziehender Beschaffenheit, desgleichen Tripperausfluss. Dicke, gelbe, zähe, eitrige Absonderung aus der Harnblase, die beim Harnen die Urethra verstopft.

Stiche in den Ohren oder aus den Ohren heraus, durchdringend[R3,85] und spitzig scharf[R3,86]; Natrium carbonicum ist hier das Heilmittel, wenn zudem die charakteristische Psyche, die Kälte, das Frösteln und andere Allgemeinsymptome zugegen sind.

Die Absonderungen sind gewöhnlich übelriechend.

Der Patient leidet sehr unter seinem ständigen Schnupfen[CK632ff.]; er ist andauernd erkältet[CK928]. Die Phase des wässrigen Fließschnupfens[CK638] ist nur von kurzer Dauer und wird

* Laut *Stedman's Medical Dictionary* ist dies ein »alter Begriff für eine Gruppe von Krankheiten, der die gewöhnliche Erkältung, die Influenza, die Lobär- und die Bronchopneumonie umfasst.«

bald von reichlichem, dickem[CK630], gelbem[CK631] Nasensekret gefolgt. Die inneren Nasenlöcher werden nach hoch oben geschwürig[CK196], und es bilden sich dicke Borken in der Nase. Wegen der Nasenverstopfung muss er nachts mit offenem Mund schlafen.[CK632] Trockene, gelbe Borken werden ausgeschnaubt, mit Schmerzen und Bluten der Nase[CK197]. Mit jeder neuen Erkältung nimmt der Katarrh zu, bis er schließlich fötide wird[CK631] und die Nasenknochen angegriffen werden. Der Schnupfen verursacht fast beständige Schmerzen über den Augen, in der Stirn[CK85] und an der Nasenwurzel. Kongestive Kopfschmerzen, < durch Wetterwechsel, besonders bei jedem Gewitter[SK172] und bei feuchtem Wetter, ferner beim Sitzen im Zimmer.* Höchst übelriechende Ozäna[GS], Schleimhäute ulzeriert und zerstört.

Gesichtsblässe mit blauen Ringen um die Augen und geschwollenen Lidern.[CK210] »Gelbe Flecke auf Stirn und Oberlippe.«[CK] »Aufgedunsenheit des Gesichtes.«[CK212] Diese Ödemneigung ist bei Natrium carbonicum allgemein vorhanden: »Gedunsenheit am ganzen Leibe, früh«[CK952], besonders Hände[CK791], Füße[CK] und Gesicht sind geschwollen, und auf Druck bleiben Dellen zurück. Wassereinlagerung im Unterhautzellgewebe. Natrium carbonicum kommt bei jenen Herz- und Nierenerkrankungen in Betracht, die das Entstehen von Wassersucht befördern, etwa bei der Bright'schen Krankheit[AZ55,94] mit der typischen Proteinurie[GS]; auch in alten Malariafällen mit teigiger Haut kann es angezeigt sein.

Geschwulst und Verhärtung der Drüsen[UE] und Lymphknoten, beispielsweise der Unterkieferspeicheldrüsen[CK247] oder der axillären und inguinalen[CK461] Lymphknoten[EN532]. Besonders eignet sich das Mittel bei der chronischen Prostatahypertrophie[GS] alter Männer. Auch bei chronischer Vergrößerung der Parotiden ist es bisweilen indiziert, ferner bei Geschwulst der Mandeln[CK311].

Flache Geschwürchen im Mund, die bei Berührung brennend schmerzen.[CK277] Mundfäule bei stillenden Müttern. Mundsoor bei Säuglingen. Kleine, weiße, aphthöse Stellen im Mund, besonders bei erethischen, verkümmerten Babys, die keinerlei Milch vertragen, die von Milch Durchfall bekommen; sie gedeihen besser, wenn sie mit Getreideprodukten ernährt werden. Diese Kinder schrecken mit lautem Geschrei aus dem Schlaf auf[CK1022] und klammern sich an die Mutter; es sind äußerst nervöse und verfrorene Babys, ähnlich schreckhaft wie die *Borax*-Babys. Dies gilt für die *Natrium*-Babys insgesamt.

»Ansammlung von Schleim im Rachen und in den Choanen«[GS], gewöhnlich von gelber Farbe, während er beim *Natrium-muriaticum*-Patienten weiß ist; Letzterer räuspert mundvollweise dicken, weißen Schleim heraus.

Dem Natrium-carbonicum-Patienten geht es häufig durch Essen besser;** wenn er friert, isst er etwas, und schon wird ihm warm. Auch Schmerzen können durch Essen gelindert werden. Er verspürt ein flaues Gefühl im Magen[GS], allgemeine Mattigkeit[CK352] und Magenschmerzen[CK403], welche ihn zu essen nötigen, und anschließend geht es ihm besser. Er bekommt ein ungewöhnliches Hungergefühl am späten Vormittag[R3,188;CK353] gegen 11 Uhr sowie am Nachmittag[R3,187+191] gegen 17 Uhr, und dies sind auch die vorherrschenden Verschlimmerungszeiten von Natrium carbonicum.*** Der Patient wird um diese Zeit so hungrig, dass er unbedingt etwas essen muss, wodurch u.a. auch seine Schmerzen Linderung finden. Kopfschmerzen, Frösteln und Herzklopfen, > durch Essen. *(Ignatia, Sepia, Sulfur)*

Nervöser Hunger bei schwangeren Frauen, die nachts erst schlafen können, wenn sie auf-

* Kent schreibt »worse ... cold [?] room«. Dies widerspricht der Bemerkung Kents, dass die Kopfbeschwerden dieses Mittels durch Kälte nicht verschlimmert werden (siehe S. 721). Zum anderen geht die Modalität vermutlich auf ein Symptom Nennings zurück, das im Original so lautet: »Wenn er im Zimmer sitzt, so fühlt er heftigen Blutandrang und Hitze im Kopfe, besonders Abends ...; in freier Luft und im Bette fühlt er nichts davon.« (*R* 3,55)

** Dies scheint vor allem dann der Fall zu sein, wenn der Patient bei tatsächlichem Hunger isst, nämlich am späten *Vormittag* und am späteren *Nachmittag. Unzählige Beschwerden treten hingegen nach den üblichen Mahlzeiten auf!*

*** Kent verwechselt hier die Zeiten, was im Englischen leicht passiert: Statt ***11 Uhr*** schreibt er »23 Uhr (11 p.m.)« und statt ***17 Uhr*** »5 Uhr (5 a.m.)«. In den Prüfungssymptomen (Allen, *Encyclopedia*) tauchen 5 Uhr (5 a.m.) und 23 Uhr (11 p.m.) als Verschlimmerungszeit jedoch nur einmal bzw. keinmal auf, 11 Uhr (11 a.m.) hingegen sieben Mal und 17 Uhr (5 p.m.) sechs Mal. Weitere häufige Verschlimmerungen liegen zeitlich in der Nähe: 10 Uhr sowie 15 und 16 Uhr.

stehen und ein paar Kekse essen: dieses Symptom spricht für *Psorinum*.

Tabes dorsalis mit seinen ataktischen Störungen und lanzinierenden Schmerzen kann durch Natrium carbonicum erfolgreich therapiert werden, wenn die Beschwerden diese Besserung durch Essen zeigen. Wir finden darüber hinaus ein nagendes[GS], flaues[GS], hungriges Gefühl im Magen; Taubheit der Fußsohlen; bei Männern heftige Erektionen[CK581] bis hin zum Priapismus[R3,347]; Empfindlichkeit der Oberschenkel auf Berührung und Druck; Überempfindlichkeit des Rückgrats. All dies ist oft die Folge von zu viel Aufregung. Häufige Pollutionen[CK590]; vorzeitiger Samenerguss[CK595].

Unaufhörlicher Durst[R3,201], besonders heftig am Nachmittag[R3,204f.]. Einige Stunden nach dem Mittagessen starker Durst auf kaltes Wasser.[CK368] Durst zwischen Fieberfrost und Fieberhitze. Große Abneigung gegen Milch.[CK359]

Starke Aufblähung des Unterleibs[R3,258] und viel Flatulenz[R3,287]. »Schmerzhaftes Herumgehen der Blähungen im Bauche.«[CK] *Durchfall*[CK501], *besonders nach Milchgenuss*. Flüssiger, gelber Stuhl mit heftigem Drang und Tenesmus.[R3,309] »Gelbe Partikel im Stuhl, die aussehen wie das Fruchtfleisch von Orangen.«[GS] Äußerst beschwerliche Stuhlverstopfung[GS]; Stuhl dunkel, glatt, sehr fest und bröckelig[R3,292], manchmal wie Schafskot[R3,291]. Alle Natriumsalze vermindern den Stuhldrang oder heben ihn auf; das Pressen ist wenig erfolgreich; der Stuhl ist zumeist hart und massig, und selbst weicher Stuhl geht nur schwer ab.

Abgang von Prostatasekret beim Harnen[CK593] und bei schwerem Stuhlgang[CK594].

Konstitutionelle Sterilität von Frauen[GS]; zumindest scheint Natrium carbonicum die Empfängnis zu befördern[CK]. Die typische Natrium-carbonicum-Patientin ist leicht erregbar[(CK47)], kalt bis zu den Knien und Ellbogen, immer müde; im Winter ist der ganze Körper kalt, im Sommer der Kopf heiß; der ›Scheidenschließmuskel‹ [Musculus bulbospongiosus] neigt nach dem Beischlaf zu starker Erschlaffung, sodass die Samenflüssigkeit rasch abfließt[(CK)], was eine Ursache für die Sterilität sein kann. Ein Spasmus dieses Muskels mag denselben Effekt haben. Geräuschvolle Winde aus der Scheide bei Abgang von Blut- oder Schleimklumpen. Natrium-carbonicum-Frauen sind nervös, leicht erregbar, unruhig, hager und dyspeptisch, neigen aber nicht zu hysterischen Reaktionen. Die Menses kommen entweder zu früh oder zu spät.[CK605f.] Die Frauen leiden oft an Neuralgien[AR12,3,2], sind überempfindlich gegen Zugluft und Feuchtigkeit, haben einen sehr empfindlichen Rücken und oftmals Taubheitsempfindungen an den Beinen. Reichliche[CK620], gelblichgrüne Leukorrhö.

Lähmungsartige Zustände: Lidptose, die Augenlider sind schwierig zu öffnen, fallen immer wieder zu[CK156ff.] (auch Blepharospasmus); schwieriges Schlucken, der Patient muss beim Essen wegen Parese der Schlundmuskulatur viel Wasser trinken, um die Speisebissen damit herunterzuspülen[(CK301)]; Darmparalyse, kann nicht zum Stuhl pressen; Stuhl wie Schafskot; Lähmung und Kribbeln des linken Beins.

»Herzklopfen weckt sie Nachts, beim Liegen auf der linken Seite.«[CK694] »Herzklopfen beim Treppensteigen.«[CK693] Viele Rückensymptome. Kropf.[CK747] »Steifheit und Lähmung im Nacken.«[CK732] »Die heftigsten Kreuzschmerzen, nach Spazieren.«[CK703] Rheumatische Schmerzen in Armen[GS] und Beinen. Zucken in den Armen[CK761], in den Händen[CK778], in den Oberschenkelmuskeln[CK834], in den Waden[CK860]. »Zucken oder zuckende Empfindung in allen Gelenken.«[CK944] »Unsicherheit im Gehen, Stolpern, Ausgleiten.«[CK950] Schwäche der Knöchel[GS] bei Kindern. Große Schwere in den Beinen.[CK827] »Die Kniekehle schmerzt bei Bewegung.«[CK840] »Verkürzung der Kniekehlflechsen«[UE], mit Spannen daselbst. »Leichtes Vertreten und Verrenken des Fuss-Gelenkes.«[CK] »Brennen der Füsse, vorzüglich in den Sohlen, beim Gehen.«[CK884] Langwierige Fersengeschwüre, aus Blasen entstanden.[AR12,3,3] Eiskalte Füße.[CK889] »Grosse Mattigkeit in den Beinen und Schwere in den Armen.«[CK967] »Blasige Stellen an Zehen- und Fingerspitzen, wie verbrüht, rundum siepernd, als wollte es die Nägel abschwären.«[AR12,3,3;CK919] »Runde, flechtige, braune und kupfrige Flecke, mit erhabnen, fast knolligen Rändern. (Bei Lepra.)«[AR12,3,3] »Die Haut des ganzen Körpers wird trocken, rauh und springt hie und da auf.«[CK925] Kribbeln und Ameisenlaufen.[CK725] Starker Juckreiz.[CK909]

Natrium muriaticum

Natriumchlorid; Kochsalz

Kochsalz ist ein so gewöhnlicher Nahrungsbestandteil, dass angenommen wurde, es könne für die Medizin niemals von Nutzen sein. Doch das ist nur die Meinung jener Ärzte, die mit ihren Medikamenten ausschließlich die stoffliche Ebene der Gewebe erreichen wollen. Vom rohen Kochsalz freilich können wir keine konstitutionellen Wirkungen auf den Organismus erwarten.

Hin und wieder treffen wir auf Menschen, die unter dem Erscheinungsbild verschiedenster Natrium-muriaticum-Symptome kontinuierlich abmagern. Sie nehmen Kochsalz in großen Mengen zu sich, aber verdauen oder assimilieren können sie nichts davon. Das Salz kann vom Organismus nicht genutzt werden, und so geht es fast vollständig mit dem Stuhl wieder ab. Es gibt so etwas wie einen Kochsalzmangelzustand, einen spezifischen Hunger des Organismus nach Kochsalz. Gleiches gilt z. B. auch für den Kalk: Die Kinder bekommen ihn eigentlich genügend mit der Nahrung angeboten – und auch in besserer ›Verpackung‹ als etwa durch Kalkwasser –, sie können ihn nur nicht richtig verwerten. Erstaunlicherweise wird aber der Kochsalz- oder Kalkmangelzustand sehr rasch behoben, wenn diese Stoffe in potenzierter Form verabreicht werden – in einer Form, der sich der Organismus nicht so leicht widersetzen kann, weil sie nicht auf die körperliche Hülle des Patienten zielt, sondern auf dessen individuelle Persönlichkeit. Mit unseren minimalen Dosen versorgen wir den Elektrolythaushalt nicht mit dem benötigten Salz, sondern wir heilen damit die innere Krankheit; wir bringen mit ihnen den Menschen selbst in Ordnung, und dann können auch die Gewebe wieder genügend Salz aus der Nahrung bekommen. Alle Arzneien müssen in einer geeigneten Form verabreicht werden; dabei kann es sein, dass wir mit der Potenzierung immer höher gehen müssen, bis sich schließlich die Geheimtür zum Individuum öffnet.

Natrium muriaticum ist ein Mittel von tiefer und langanhaltender Wirkung. Es greift auf wunderbare Weise in den Stoffwechsel ein und bringt, in potenzierter Form gegeben, Veränderungen zustande, die dauerhaft sind.

Viele Charakteristika des Mittels sind schon erkennbar, wenn wir den Patienten in Augenschein nehmen, sodass wir manchmal auf den ersten Blick sagen können: Dies scheint ein Natrium-muriaticum-Fall zu sein. Erfahrene Ärzte erkennen das homöopathische Mittel oft schon aufgrund der äußeren Erscheinung. Die Haut des Natrium-muriaticum-Typs ist häufig glänzend, blass[GS] und wächsern; sie sieht aus wie mit Salbe eingeschmiert[CK327]. Ferner besteht eine auffallende, besondere Art von Prostration, eine Mischung aus Abmagerung[CK1161], körperlicher Schwäche[CK1192], nervöser Erschöpfung[GS] und Reizbarkeit[CK].

Wir finden bei Natrium muriaticum eine Vielzahl an Gemütssymptomen. Hysterische Zustände, psychische wie physische; abwechselndes Weinen und Lachen; unwillkürliches Lachen über gar nicht lächerliche Dinge, zuweilen so heftig, dass er gar nicht mehr aufhören kann[CK74]; anhaltendes[EN11], krampfhaftes Lachen. Dann wieder Neigung zum Weinen[CK18]; große Traurigkeit[CK1] und Freudlosigkeit[CK31]. Wie erheiternd die Situation auch sein mag, er kann in sich keine rechte Freude aufkommen lassen. Er ist taub gegenüber jeglichen positiven Eindrücken, stattdessen ziehen ihn kummervolle Gedanken magisch an[CK8], und er grämt sich über die geringsten Kleinigkeiten. »Sucht in Gedanken immer die ehemaligen Unannehmlichkeiten auf, um darüber, sich kränkend [grämend], nachzudenken.«[CK10] Trost verschlimmert seinen Gemütszustand nur noch mehr[CK20] – die Melancholie wie auch die Neigung zum Weinen; zuweilen reagiert er auch mit Zorn darauf. Äußerlich erscheint es so, als heische er Mitgefühl, doch wenn man es ihm zuteil werden lässt, wird er böse. Bei all der Traurigkeit können sich bisweilen Kopfschmerzen einstellen. Der Patient geht manchmal wütend im Zimmer auf und ab und flucht vor sich hin. Größte Vergesslichkeit[CK94] und Zerstreutheit[CK85]: er ist nicht in der Lage, Zahlenkolonnen zu addieren; die Gedanken schweifen beim Nachdenken immer wieder ab[CK81]; weiß nicht mehr, was er sagen wollte; verliert beim Lesen oder Zuhören schnell den Faden. Große geistige Erschöpfung.

Beschwerden durch unglückliche Liebe. Die Natrium-muriaticum-Patientin ist unfähig, ihre Gefühle im Zaum zu halten, und verliebt sich in einen verheirateten Mann. Sie weiß, dass es töricht ist, aber nachts liegt sie wach im Bett und verzehrt sich in Liebe zu ihm. Oder sie verliebt sich in den Kutscher; sie weiß, dass das unvernünftig ist, aber sie kommt nicht davon los. In Fällen dieser Art wird ihr Natrium muriaticum den Kopf wieder zurechtrücken, und wenn sie dann zurückblickt, wird sie sich fragen, wie sie nur so dumm sein konnte. Natrium muriaticum ist ein wichtiges Mittel für hysterische Mädchen.

Bei einem Gemütszustand, dessen Symptome von *Ignatia* nur für kurze Zeit gelindert, aber nicht geheilt werden, sollte das ›chronische Mittel‹ von *Ignatia* gegeben werden: Natrium muriaticum. Man kann Natrium muriaticum aber auch sofort geben, wenn man erkennt, dass die zugrunde liegende Konstitution von *Ignatia* nicht tief genug berührt würde.

Der Natrium-muriaticum-Patient wird durch Aufregungen aller Art sehr in Mitleidenschaft gezogen. Er ist ein äußerst gefühlsbetonter Mensch, der sich schnell erregt und übermäßig emotional und hitzig reagiert. Überempfindlichkeit auf alle möglichen äußeren Einflüsse. Das gesamte Nervensystem ist angegriffen und gereizt, was sich durch laute Geräusche wie das Zuschlagen einer Tür oder das Läuten einer Glocke und selbst durch Musik noch verstärkt.

Beim Einschlafen Zucken in den Gliedern und elektrische Schläge im ganzen Körper.[ÖZ4,1,75] Neigung zu Muskelzuckungen.[CK1157] »Stiche hie und da.«[CK1149]

Beschwerden in warmen Räumen; statt im Hause hält sich der Patient deshalb lieber im Freien auf[GS]. Auch Gemütssymptome bessern sich an der freien Luft. Zwar erkältet er sich leicht, wenn er draußen ins Schwitzen gerät, doch allgemein geht es ihm im Freien besser.

Verschlimmerung durch Erhitzung, wie z.B. durch körperliche Anstrengung; mäßige Bewegung in kalter Luft aber tut ihm gut.

Sowohl *Natrium carbonicum* als auch Natrium muriaticum haben die den Natriumsalzen eigene nervöse Anspannung, doch ist Ersteres ein frostiges und Letzteres ein warmblütiges Mittel.

Abneigung gegen Brot[ÖZ4,1,75], Fett und schwere Speisen[CK].

Das Gesicht wirkt kränklich; die Gesichtshaut ist fettig glänzend[CK327], blass-gelb[AZ43,346], oft chlorotisch[AZ23,115]. Die Haut am Haaransatz, um die Ohren und im Nacken ist von einem Bläschenausschlag bedeckt. Stark juckende, schuppige Hautausschläge, die eine wässrige Flüssigkeit absondern; zuweilen auch trockene Exantheme. Wenn der Ausschlag abblättert, bleibt eine glänzende Oberfläche zurück. Im Gehörgang bilden sich Schuppen, die abschilfern und eine nässende Stelle hinterlassen. Bläschen mit wässrigem Inhalt entstehen um die Lippen[CK349] und an den Nasenflügeln[CK312], an den Genitalien und am Anus. Vesikuläre, weißliche Hautausschläge, die eine wässrige Feuchtigkeit absondern, kommen und gehen. Starker Juckreiz am ganzen Körper.[CK1122]

Die Haut sieht wächsern aus, ödematös. Bei starker Abmagerung kann sie auch trocken, schmutzig-welk[AZ23,116] und verschrumpelt sein. Ein Säugling kann ein greisenhaftes Aussehen haben. Im Gesicht findet sich ein Flaum, der verschwindet, wenn die Besserung einsetzt. Die Abmagerung beginnt oben und schreitet dann nach unten fort. Die Schlüsselbeine treten hervor, der Hals wird schmal, doch die Hüften und die Beine bleiben zunächst rundlich und stämmig. *Lycopodium* hat ebenfalls diese von oben nach unten fortschreitende Abmagerung. Die verschiedenen Richtungen, die die Arzneien bevorzugen, ermöglichen es uns häufig, zwischen ihnen zu unterscheiden.

Die Absonderungen der Schleimhäute sind typischerweise wässrig oder auch dick und weißlich, wie gekochtes Eiweiß. Natrium muriaticum kann starken Fließschnupfen[CK809] mit wässriger Schleimsekretion[CK807] hervorbringen, doch hat der konstitutionelle Zustand normalerweise dickflüssige, weiße Absonderungen.

Der Patient räuspert morgens dicken, weißen Schleim heraus. Klebrige Sekrete aus den Augen. Aus den Ohren fließt dicker, weißer, klebriger Schleim. Auch der vaginale Ausfluss ist weiß und dickflüssig.[AZ5,273] Bei einem schon lange bestehenden postgonorrhoischen Katarrh ist das Sekret jedoch transparent und dünnflüssig.[GS] Brennen, Beißen[CK697] und Schneiden in der Harnröhre, während und vor allem nach* dem Urinieren.[CK709]

Die Kopfschmerzen von Natrium muriaticum können schrecklich sein: »Drängender Schmerz, als sollte der Kopf platzen.«[CK148] Oder: »Drücken an beiden Seiten der Schläfen, als wäre der Kopf in einen Schraubenstock eingespannt.«[ÖZ4,1,81]** Der Kopf fühlt sich an, als ob der Schädel eingedrückt würde. Oft werden die Kopfschmerzen zusätzlich von Hämmern und Pochen begleitet: Schmerz wie von kleinen Hämmerchen im Kopf bei der geringsten Bewegung[(CK)], selbst beim Lesen oder Reden[GS]; sobald er eine Bewegung macht, geht das Hämmern los. Hämmernder Kopfschmerz gleich morgens mit dem Erwachen[GS]; die Schmerzen entstehen gegen Ende des Schlafs. Der Patient ist während der ersten Nachthälfte unruhig und nervös; er schläft spät ein und wacht mit Hämmern im Kopfe auf. Die Kopfschmerzen können aber auch zwischen 10 und 11 Uhr einsetzen und dann bis 15 Uhr oder bis zum Abend anhalten.[GS] Periodische Kopfschmerzen, täglich oder jeden zweiten[GS], dritten, vierten Tag. Kopfweh bei Menschen, die in Malariagebieten leben. Besserung der Kopfschmerzen durch Schwitzen[GS], durch Schlaf, durch ruhiges Sitzen oder Liegen[GS]; der Kranke muss sich ins Bett begeben und absolut ruhig verhalten. Kopfschmerzen bei Wechselfieber.[KE4,944] Während des Frostes ein Gefühl, als würde der Kopf platzen; der Fiebernde deliriert und trinkt große Mengen kalten Wassers; die Kopfschmerzen bessern sich erst nach Einsetzen des Schweißes. Es kommt auch vor, dass der Schweiß sämtliche Symptome bessert, nur nicht die Kopfschmerzen.

Bei einer anderen Form des Kopfwehs nimmt der Schweiß mit den Schmerzen noch zu; das Schwitzen lindert in diesen Fällen überhaupt nicht. Die Stirn ist dabei kalt, mit kaltem Schweiß bedeckt. Wenn der Kopf warm eingehüllt ist, bessert Umhergehen in der freien Luft.

Sehstörungen, bei denen der Patient nicht schnell genug akkommodieren kann, können ebenfalls Kopfschmerzen hervorrufen. Die Kopfschmerzen verschlimmern sich durch Lärm.

Kopfschmerzen, die den ganzen Hinterkopf einnehmen und sogar das Rückgrat hinunterziehen, können im Gefolge von Hirnaffektionen, wie z. B. Hirnödem, auftreten.

Natrium muriaticum kommt auch bei Spinalreizung in Betracht, mit Empfindlichkeit der Wirbel gegen Berührung[GS] und Druck[AZ61,84]; die Wirbelsäule tut auf ihrer ganzen Länge weh. Husten verschlimmert die Schmerzen, ebenso Gehen[AZ61,85], während Liegen auf einer harten Unterlage[GS] oder Anlehnen gegen etwas Hartes lindert. Die Patienten haben beim Sitzen gern ein Kissen im Kreuz, oder sie legen eine Hand zwischen Rücken und Lehne. Auch bei Menstruationsbeschwerden ziehen es die Patientinnen vor, auf etwas Hartem zu liegen.

Ein nervöses Zittern erfasst den ganzen Körper.[CK;ÖZ4,1,75] Zucken der Muskeln, Zittern der Gliedmaßen[ÖZ4,1,30]; wie bei *Zincum* besteht eine Unfähigkeit, die Glieder still zu halten.

Der Magen ist von Luft aufgetrieben.[ÖZ4,1,114] Gefühl wie von einem Klumpen im Magen nach dem Essen. Speisen scheinen eine lange Zeit zu brauchen, um verdaut zu werden. Essen erzeugt oder verschlimmert viele Beschwerden.[CK487 ff.] Der Patient erbricht weißlichen Schleim, was etwas Erleichterung verschafft. Es besteht großer Durst nach kaltem Wasser; manchmal lindert Trinken[ÖZ4,1,123], manchmal ist der Durst gar nicht zu stillen[ÖZ4,1,61]. Gelegentlich klagt der Patient über ein Vollheitsgefühl in der Lebergegend, mit stechenden[ÖZ4,1,102] oder reißenden Schmerzen in diesem Bereich. Die Därme sind durch Blähungen aufgetrieben.[CK620] Die Darmtätigkeit ist verlangsamt, verbunden mit schwierigem Stuhlgang[CK], der in harten, wie Schafskot agglomerierten Ballen[ÖZ4,1,31] abgeht. Auch die Blasenfunktion ist beeinträch-

* Kent schreibt fälschlich »smarting ... only [?] after urinating«; vgl. *CK* 697 u. 699.

** Dies ist die Originalversion des Symptoms Nr. 149 in den *CK*, zitiert nach dem später in der *Österreichischen Zeitschrift für Homöopathie* (Bd. 4, S. 78 ff.) veröffentlichten Prüfungsprotokoll Schréters.

tigt: Der Patient muss längere Zeit warten, bis der Harn zu fließen beginnt – und dann kommt er nur langsam und tröpfelnd heraus; kein kraftvoller Strahl[ÖZ4,1,30]. Nach dem Wasserlassen hat er das Gefühl, als sei noch Harn in der Blase zurückgeblieben. *Wenn noch jemand anderes zugegen ist, kann er überhaupt nicht urinieren*[(GS)], z.B. in öffentlichen Toiletten. Nicht selten kommt es bei Natrium muriaticum zu beständigem Harndrang und häufigem Wasserlassen.[CK682]

Mit Natrium muriaticum und *Natrium sulfuricum* sind oftmals chronische Diarrhöen[GS] – die alten Armee-Durchfälle – erfolgreich behandelt worden.

Das Mittel ist auch in der Gynäkologie von Nutzen, vor allem bei Dysmenorrhö. Es umfasst eine Vielzahl von Menstruationsbeschwerden: Regel zu spärlich[CK767] oder zu stark[CK773], zu spät[CK765] oder auch zu früh[CK772] einsetzend. Als Folge dieser Verschiedenheit können wir jedoch nicht anhand der Menstrualsymptome individualisieren, wir müssen zu diesem Zweck in erster Linie die konstitutionellen Merkmale berücksichtigen. Gehen Sie bei der Fallaufnahme auf jede Körperfunktion ein, um sicherzustellen, dass Sie ein vollständiges Symptomenbild erhalten. Untersuchen Sie jedes Organ, und zwar vor allem im Sinne einer Erforschung der subjektiven Symptome der Patientin, nicht so sehr durch eine körperliche Untersuchung; durch Letztere können zumeist nur die Krankheitsfolgen festgestellt werden, und die helfen bei der Mittelsuche nicht viel weiter.

Man beachte bei den Arzneien stets die Geschwindigkeit, mit der sie auf den menschlichen Organismus einwirken. Einige Arzneimittel haben eine langanhaltende, tiefgreifende Wirkung, und zu ihnen gehört auch Natrium muriaticum. Es ›arbeitet‹ sehr langsam und zeitigt erst nach langer Zeit Resultate – wie es auch Beschwerden entspricht, die sich nur langsam entwickeln und von langer Dauer sind. Dies bedeutet jedoch nicht, dass es nicht auch schnell wirken kann; alle Mittel können schnell wirken, aber nicht alle sind in der Lage, eine langsame und nachhaltige Wirkung zu entfalten. Auch das am längsten wirkende Mittel kann bei einer akuten Krankheit rasch wirksam sein, hingegen wird ein nur kurzwirkendes Mittel bei einem chronischen Leiden nichts ausrichten können. Neben den Geschwindigkeiten der Arzneien müssen wir auch ihre unterschiedlichen Periodizitäten beachten. Manche Arzneien entsprechen einem kontinuierlichen, andere einem remittierenden, wieder andere einem intermittierenden Fiebertyp. *Aconitum, Belladonna* und *Bryonia* sind Mittel mit drei verschiedenen Geschwindigkeiten, mit drei verschiedenen Formen des Wirkungsverlaufs. So ist es auch bei *Sulfur, Graphites*, Natrium muriaticum und *Carbo vegetabilis* – bei jedem dieser Mittel sehen wir einen unterschiedlichen Wirkungsverlauf, eine unterschiedliche Art der Entwicklung. Einige Kollegen zögern bei einer Continua nicht, *Belladonna* zu verabreichen; doch treten bei *Belladonna* die Beschwerden plötzlich und mit großer Heftigkeit auf, sie haben nichts mit einem kontinuierlichen Fieber gemein, wie wir es z.B. beim Typhus sehen. *Belladonna* und *Aconitum* zeigen kein typhöses Bild, auch wenn einige Typhus-Symptome vorhanden sein sollten. Man vergewissere sich stets, dass die verordnete Arznei nicht nur das Symptomenspektrum, sondern auch die Natur des vorliegenden Falles umfasst. Ein Typhus-Fall hat viel eher Ähnlichkeit mit *Bryonia* oder *Rhus toxicodendron*, nicht aber mit *Belladonna*. Wir schulden keinem Menschen Gehorsam, auch unseren Eltern nicht, wenn wir alt genug sind, um selbständig zu denken. Nur der Wahrheit sind wir zum Gehorsam verpflichtet.

Natrium muriaticum ist ein langwirkendes Mittel, und auch seine Prüfungssymptome können über Jahre anhalten; daher entspricht es langsam entstehenden, langwierigen und tief verwurzelten Leiden. Auch wenn ein Mensch ziemlich empfindlich auf das Mittel ist, dauert es lange Zeit, bis der Betreffende ganz unter seinem Einfluss steht.

Der Fieberfrost stellt sich typischerweise zwischen 10 und 11 Uhr[GS] morgens ein, entweder täglich oder jeden 2., 3. oder 4. Tag. Er beginnt in der Regel in den Händen und Füßen[GS], die sich blau verfärben. In der Folge kommt es zu Gesichtsröte, klopfenden Kopfschmerzen und Delirien – der Kranke plappert vor sich hin und stellt andauernd irgendwelche verrückten

Dinge an. Dies nimmt immer mehr zu, bis schließlich ein kongestiver Frostanfall einsetzt. Während der gesamten Wechselfieberattacke hat der Patient Durst auf kaltes Wasser. Er erfährt im Froststadium durch äußere Wärme oder wärmeres Anziehen keinerlei Erleichterung, stattdessen verlangt es ihn nach kalten Getränken. Normalerweise würden wir erwarten, dass eine Person, die sich zu Tode friert, nach warmer Kleidung verlangen würde; der Natrium-muriaticum-Patient aber kann sie nicht ertragen. Er klappert mit den Zähnen, wälzt sich von einer Seite auf die andere; die Knochen tun ihm weh, als würden sie zerbrechen, und schließlich muss er sich, wie nicht selten bei kongestiven Zuständen, übergeben. Im Hitzestadium ist der Kranke so heiß anzufühlen, dass es einem fast die Finger verbrennt. Bald fällt er dann in einen kongestiven Schlaf oder Sopor. Die Schweißphase endlich bringt ihm Linderung; das Wehtun am ganzen Körper wird durch Schwitzen gebessert, und mit der Zeit verschwinden auch die Kopfschmerzen. Frost-, Hitze- und Schweißstadium sind bei Natrium muriaticum jeweils sehr stark ausgeprägt. Manchmal sehen wir solche Wechselfieberanfälle bei robusten, kräftigen Individuen, gewöhnlich aber bei anämischen, abgemagerten Personen aus Malariagebieten, in chronischen, sich hinschleppenden Fällen. Natürlich müssen die Beschwerden bei Natrium muriaticum nicht immer einen so langen Vorlauf haben; doch seinen auffallendsten Nutzen zeigt das Mittel eben bei den Menschen, die lange Zeit in malariaverseuchten Sumpfgebieten gelebt haben und dort blutarm und oft auch wassersüchtig geworden sind. Von besonderem Nutzen ist Natrium muriaticum ferner in den chronischen Fällen, die durch Arsen und Chinin unterdrückt worden sind, durch jene Medikamente, die die Schulmedizin, solange der Patient ihrem Einfluss unterliegt, in großen Dosen zur Durchbrechung des Fiebers einsetzt. Nach einer solchen Behandlung ist der Patient jedoch innerlich kränker als zuvor, und wenn das Leiden zurückkehrt, tut es dies gewöhnlich unverändert, in seiner ursprünglichen Gestalt. Rohe Arzneisubstanzen wie Arsen oder Chinin sind zumeist nicht in der Lage, den Typ eines intermittierenden Fiebers zu verändern. Arzneien dagegen, die eine Teilverwandtschaft zu dem Krankheitsfall aufweisen, können den Charakter der Krankheit so verändern, dass der Fall möglicherweise nicht mehr zu heilen ist. Nur das richtig gewählte homöopathische Mittel ist in der Lage, Wechselfieber vollständig zur Ausheilung zu bringen. Durch falsche Homöopathika wird der Fall unter Umständen so durcheinandergebracht, dass eine Heilung nur noch schwer zu erreichen ist. Ein Meister der Homöopathie muss in einem solchen Fall das Krankheitsbild in seinem ganzen Verlauf kennenlernen und das ursprüngliche Symptomenmuster wiederherstellen, bevor er das Leiden endgültig heilen kann. Es gibt wohl nur wenige unter uns, die noch nie einen Malariafall verdorben haben, weil viele der zu uns kommenden Fälle maskiert oder nur teilweise entwickelt sind; die Symptome sind nicht vollständig herausgekommen, besonders bei jenen Kranken, die bereits vorher homöopathische Mittel eingenommen haben. Von allen Misserfolgen sind die homöopathischen Fehlschläge die schlimmsten.

Natrium muriaticum ist von seiner Natur her hinreichend unregelmäßig, um die Frostanfälle zu einer regelmäßigen Wiederkehr veranlassen zu können. Wenn dann mehr Ordnung in den Fall gekommen ist, warte man zunächst ab: Entweder wird nun die ganze Krankheit von selbst abklingen, oder ein anderes Mittel wird deutlich zu Tage treten. Außer Natrium muriaticum gibt es noch andere Arzneien, die imstande sind, derart durcheinander geratene Fälle wieder ins Lot zu bringen. Oft können beispielsweise Malariafälle, die von Homöopathen verdorben worden sind, durch *Sepia* wieder in Ordnung gebracht werden; und Fälle, bei denen besonders Kopfkongestion, Rückenschmerzen und Übelkeit hervortreten, durch *Ipecacuanha*. Nach einer *homöopathischen* Verschreibung ist die Heilung von Dauer, die Schüttelfröste kehren nicht zurück.

Natrium muriaticum beseitigt nicht nur die Neigung zu Wechselfiebern, sondern es führt den Patienten auch insgesamt zur Gesundheit zurück; es vermindert allgemein die Infektanfälligkeit – seine Empfänglichkeit für Erkältungen wie auch die Neigung zu periodischen

Frostanfällen. Es ist die *Empfänglichkeit*, die behoben wird. Wir wissen, dass ein jeder Anfall zu weiteren Anfällen disponiert. Jeder Malariaanfall ist zerstörerischer als der vorhergehende. Die üblicherweise dagegen benutzten Medikamente steigern die Empfänglichkeit und Anfälligkeit des Patienten, die homöopathischen Arzneien dagegen beseitigen sie. Homöopathische Behandlung rationalisiert und vereinfacht gewissermaßen die physiologischen Vorgänge und bewirkt so, dass der Organismus leichter mit Krankheiten fertig wird. Wenn diese Empfänglichkeit nicht radikal beseitigt wird, geht es mit der Gesundheit des Betroffenen stetig bergab; er verliert stark an Gewicht, wobei die Abmagerung von oben nach unten voranschreitet.

Kinder, die in einer Malariagegend zur Welt gekommen sind, geraten nicht selten in einen marastischen Zustand; obwohl sie ungeheuren Appetit haben und unglaubliche Mengen verzehren, nehmen sie dennoch ständig ab.

Natrium muriaticum ist auch ein wichtiges Mittel bei Schwangerschaftsbeschwerden.[GY2 ff.*] Abmagerung der oberen Körperhälfte, und auch die Brustdrüsen werden immer kleiner. Schmerzhaftigkeit des Uterus.[GS] Es besteht Ausfluss, zunächst von weißer[GY24], später von grünlicher[CK798] Farbe. Die Frauen erkälten sich bei der geringsten Zugluft. Wegen Trockenheit der Scheide ist der Geschlechtsverkehr nur unter Schmerzen möglich[CK760]; es ist ein Gefühl, als würden lauter Holzsplitter in die Vaginalwand gedrückt und fein stechende Schmerzen verursachen.

Auch alle anderen Schleimhäute neigen zu Trockenheit; überall trocknen die Schleimhäute aus. Der Rachen ist trocken[CK438] und gerötet und klafft weit auseinander. Beim Schlucken hat der Patient die Empfindung, als würde eine Fischgräte in den Hals getrieben[(CK431)]; wenn er nicht gleichzeitig Flüssigkeit mit hinunterspült, kann er unfähig sein, Speisen zu sich zu nehmen; die ganze Speiseröhre entlang kann es beim Schlingen stechend schmerzen.

* Die nachfolgend genannten Symptome stellen m.E. keine speziellen Schwangerschaftsbeschwerden dar, wenngleich sie dann sicherlich auch auftreten können. Die von Hering (*GY* 2–13) beschriebenen Symptome ergeben ein ganz anderes Beschwerdebild für die Zeit der Schwangerschaft.

Die meisten Praktiker verabreichen bei Stechen oder Fischgrätengefühl im Hals gleich *Hepar sulfuris*; dies ist das alte Keynote von *Hepar*, die althergebrachte Routine. Mittel wie *Nitricum acidum, Argentum nitricum, Alumina* und Natrium muriaticum haben das Symptom jedoch ebenfalls, und alle haben sie es in unterschiedlicher Weise.

Hepar sulfuris: Die Tonsillen sind stark geschwollen und dunkelrot verfärbt – Angina tonsillaris. Der Patient ist empfindlich auf die geringste Zugluft; Halsschmerzen selbst beim Hinausstrecken der Hand aus dem Bett. Schwitzen nachts, ohne Erleichterung. Große Empfindlichkeit auf alle äußeren Eindrücke; er empfindet alles zehnfach verstärkt.

Nitricum acidum: Gelbe Flecken im Rachen; schartige, gezackte Geschwüre im Hals, oder der Hals ist entzündet und düsterrot. Der Urin riecht wie Pferdeharn.

Argentum nitricum: Starke Heiserkeit, die Stimmbänder sind gereizt. Rachen geschwollen, weit auseinanderklaffend. Der Patient verlangt nach Kaltem: nach kaltem Wasser, kalter Luft. Das Mittel passt bei Frauen, die früher Geschwüre am Gebärmuttermund gehabt haben und dort kauterisiert worden sind.

Natrium muriaticum: Äußerste Trockenheit der Schleimhäute, als würden sie jeden Augenblick zerreissen; chronische Trockenheit – ohne Ulzerationen. Viel katarrhalische Absonderungen, die aussehen wie gekochtes Eiweiß[GS], mit Trockenheit der Schleimhäute (wenn sie nicht von diesem Schleim bedeckt sind). Der Patient ist extrem empfindlich, z.B. reagiert er stark auf Wetterwechsel.

Jedes Mittel hat seine eigene Geschwindigkeit und seine eigene Reihenfolge, in der die einzelnen Organsysteme affiziert werden. Diese spezielle Reihenfolge bei einer Arznei sollte uns immer gegenwärtig sein.

Natrium muriaticum ist ein nützliches Mittel bei chronischen Ödemen, besonders bei Anasarka[GS] (Ödemen des Unterhautzellgewebes). Zuweilen kommt es auch in Betracht bei Hydrops von Gelenken oder Körperhöhlen[GS], ferner bei Hirnödem im Gefolge akuter Krankheiten[GS]. Es ist ein Heilmittel bei akuter Spinalmeningitis mit äußerster Erregbarkeit der Spinalnerven, wobei der Kopf ständig nach hinten gezogen wird oder immer wieder nach vorne ruckt. Akute Krankheiten, die zu Hydrozephalus oder Spinalreizung führen. Bisweilen ist Natrium muriaticum bei Aszites von Nutzen, häufiger jedoch bei ödematöser Schwellung der unteren Extremitäten[ÖZ4,1,95]. Akute Wassersucht nach Scharlach[GS]; der Patient ist überempfindlich, schreckt aus dem Schlaf hoch, steht nachts auf und ist vollkommen verwirrt; im Urin finden sich Eiweiß und Zylinder.

Bei Ödemen, die nach einer Malaria zurückbleiben, bringt Natrium muriaticum, wenn es heilend wirkt, den ursprünglichen Fieberfrost zurück. Eine wirkliche Heilung findet stets von oben nach unten statt, von innen nach außen sowie in der umgekehrten Reihenfolge der Krankheitsentwicklung. Wenn es anders ist, sehen wir zwar möglicherweise eine Besserung von Symptomen, aber es handelt sich nicht um wirkliche Heilung. Kehren jedoch alte Symptome wieder, besteht Hoffnung; der Patient befindet sich auf dem Weg der Heilung – und es gibt keinen anderen.

Die Hautsymptome von Natrium muriaticum fallen manchmal gleich ins Auge. Man muss an das Mittel denken bei alten, sich hinschleppenden Krankheitsfällen, wo die Haut durchsichtig erscheint, als würde Wasser in ihr eingelagert; die Haut bekommt ein wächsernes, fettig glänzendes Aussehen. Andere Arzneien mit fettig glänzender Haut sind *Plumbum, Thuja occidentalis* und *Selenium;* es sind Arzneien, die ebenfalls tief auf den Organismus einwirken. Jedes Mittel, das so erstaunliche Veränderungen hervorrufen kann, ist von tiefgreifender und langanhaltender Wirkung.

Natrium muriaticum kann nach einer Entbindung von Nutzen sein, wenn die Wöchnerin sich von der Geburt nicht recht erholt: sie ist sehr geschwächt und leicht erregbar; die Lochien bleiben lange bestehen, sind reichlich und von weißer Farbe; es kommt zu Haarausfall am Kopf[CK210] und im Schambereich[CK764]; der Milchfluss versiegt, oder der Säugling will durch die Milch nicht recht gedeihen. Das Mittel hilft bei Nachwehen, die keine ausreichende Rückbildung des Uterus bewirken; der Uterus verbleibt lange in einem kongestionierten Zustand. Die Patientin kann keine Geräusche, kein Türenschlagen, ja nicht einmal Musik ertragen. Sie hat ein Verlangen nach Salz und salzigen Speisen[GY6] und Widerwillen gegen Brot[ÖZ4,1,75], Wein[ÖZ4,1,73] und fette Speisen[CK]. Magenverstimmung nach saurem Wein. Natrium muriaticum wird den Fall wieder in Ordnung bringen und den Milchfluss wiederherstellen.

Natrium muriaticum wird von jenen bleichsüchtigen jungen Mädchen benötigt, die eine fettige Haut mit gelblichgrünlichem Teint haben und nur alle zwei oder drei Monate menstruieren. Die Menses können reichlich oder auch gering und wässrig sein. Wenn auch die übrigen Symptome übereinstimmen, kann Natrium muriaticum die Chlorose beseitigen und das Antlitz der Mädchen in ein Bild blühender Gesundheit verwandeln, freilich nicht in kurzer Zeit. Es braucht Jahre, um bei einer klassischen Bleichsucht die Gesundheit ganz wiederherzustellen. Weitere Hinweise auf eine Chlorose: das Blut aus einer Fingerwunde sieht wässrig aus; die Regelblutung entspricht vom Aussehen her eher einer Leukorrhö; Bestehen einer perniziösen Anämie. Natrium muriaticum wirkt tief genug, um der Patientin wieder eine rosige Gesichtsfarbe zu verleihen.

Natrium phosphoricum *

Natriummonohydrogenphosphat; phosphorsaures Natron

In Bezug auf Heilanzeigen für dieses Mittel sind wir nicht allein auf Schüßler angewiesen, wir sind auch im Besitz zahlreicher Prüfungssymptome. Schüßlers Indikationen waren gut und zumeist von klinischen Beobachtungen getragen. Der Verfasser hat Natrium phosphoricum zwanzig Jahre lang vielen Patienten verabreicht, die aufgrund geistiger Überanstrengung und sexueller Ausschweifungen nervlich stark heruntergekommen[TT129] waren.

Der Natrium-phosphoricum-Patient neigt in hohem Maße zu Schwäche und Mattigkeit[EN335], besonders am Morgen[EN330], bei heißem Wetter[EN334] und bei der geringsten Anstrengung[EN331]. Er hat oft das Bedürfnis, sich hinzulegen[EN340]. *Nervöse*[EN337] oder lähmungsartige Schwächezustände. Anhaltende Schwäche infolge Säfteverlust. Viele Symptome entwickeln sich bei Natrium phosphoricum nach Geschlechtsverkehr, den der Patient mitunter recht zügellos ausübt. Körperliche Anstrengung, z.B. Treppensteigen[GS], verschlimmert allgemein den Zustand des Patienten, ebenso jegliche Erschütterung, beispielsweise durch stärkeres Auftreten. Aber auch Sitzen kann sich negativ auf das Befinden des Patienten auswirken, und viele Symptome werden durch Liegen auf der linken Seite vermehrt. Große Abneigung besteht gegen Aufenthalt im Freien[TT130] und gegen Baden; es geht dem Patienten schlechter durch Zugluft, in freier, kalter Luft, durch Kaltwerden bzw. im Anschluss daran; Neigung zu häufigen Erkältungen. Auch Wetterwechsel macht ihm sehr zu schaffen. Schmerzen[CS] und viele andere Beschwerden[EN339] verstärken sich bei Gewitter. Zittern bei Gewitter.[GS] Allgemeine Verschlimmerung vor und nach[EN229] der Menstruation, während derselben besonders nachmittags[EN229] und abends. Viele Beschwerden stellen sich im Nüchternzustand ein, während sie sich zumeist nach Essen bessern. Es besteht allerdings Unverträglichkeit von Butter und *Fett*[AT42], kalten Speisen und Getränken, Obst, ***Milch*** und *Saurem*, wie etwa *Essig*. Tageszeitliche Verschlimmerungen finden wir, alles in allem, vornehmlich *morgens*, ***abends*** und *nachts* bzw. nach Mitternacht.

Überempfindlichkeit im Allgemeinen, z.B. in Bezug auf Schmerzen. Die Schmerzen von Natrium phosphoricum haben einen überwiegend stechenden oder reißenden Charakter. Große Reizbarkeit und Erregbarkeit des Organismus, später dann ausgesprochener Reaktionsmangel. »Wacht nach Mitternacht auf; bald darauf ein Gefühl wie von einem elektrischen Schlag durch den ganzen Körper; anschließend Zittern und Herzklopfen, wie nach einem großen Schreck.«[EN344] Blutwallungen. »Der Puls wird in verschiedenen Teilen des Körpers gefühlt, als würden Kugeln durch die Arterien rollen«[EN258] –

---

* Wie bei einigen anderen Arzneimittelbildern, die Kent in der 2. Auflage der *Lectures* hinzugefügt hat, dürfte es sich auch bei Natrium phosphoricum nicht um eine Vorlesung handeln, orientiert sich doch die Symptomenaufzählung fast vollständig am alphabetischen Ordnungsprinzip des Repertoriums. Kent hat dabei häufig Dinge in einem Satz zusammengefügt, die durchaus nicht zusammenpassen, geschweige denn zusammengehören. Ein Beispiel aus dem *Mind*-Abschnitt möge dies veranschaulichen; dort heißt es: »Easily frightened, and heedless. She is hysterical, and in a hurry.« Eine wörtliche Übersetzung (»Leicht erschreckt und unbesonnen. Sie ist hysterisch und in Eile.«) wäre grotesk und für das Verständnis der Arznei alles andere als förderlich. Ich habe mich daher bei der Übersetzung bemüht, die Symptome in einen sinnvolleren Zusammenhang zu bringen, was einen völligen Umbau des Textes zur Folge hatte. Die Reihenfolge der einzelnen Abschnitte brauchte indes nicht verändert zu werden, da diese nach dem bewährten Kopf-zu-Fuß-Schema angeordnet sind.
Anhand des obigen Beispiels lässt sich auch die zweite große Problematik erörtern, nämlich die der Verifizierung durch die Quellen. Keines der vier o.g. Symptome ist in den Prüfungen Farringtons et al. (wie sie in Allens *Encyclopedia* vertreten sind) zutage getreten, und auch in den *Guiding Symptoms* (die insgesamt nur wenige klinische Symptome beisteuern) sind sie nicht zu finden. Bleibt als ungewisse Quelle nur die klinische Erfahrung Kents und etwaiger zeitgenössischer Autoren – oder aber die Symptome sind ***synthetischen*** Ursprungs. Letzteres scheint mir für die meisten der in diesem Kapitel genannten Symptome am wahrscheinlichsten zu sein, 1. aufgrund der schieren *Vielzahl* der nicht durch Quellen abgesicherten Symptome (trotz der 20-jährigen Erfahrung Kents mit diesem Mittel), 2. wegen der *auffallenden Regelmäßigkeit*, mit der in den Natrium phosphoricum enthaltenden Repertoriumsrubriken einerseits *Natrium carbonicum* und/oder *Natrium muriaticum* und andererseits *Phosphoricum acidum* und/oder *Phosphorus* vertreten sind.

dieses Prüfungssymptom hat sich klinisch bestätigt. Ausgeprägte *Anämie*[TT130] und Bleichsucht. Abmagerung. Schlaffheit der Muskeln. Spannen in den Muskeln und Sehnen. Muskelzuckungen. Ameisenlaufen, äußerlich wie innerlich. Taubheit einzelner Teile. Der Körper [Schweiß[GS]] riecht sauer (wie bei *Hepar, Sulfur, Lycopodium*).

Der Natrium-phosphoricum-Patient ist leicht erregbar; er neigt zu Nervosität[EN337 ff.] und Reizbarkeit[EN13], besonders morgens[EN336] (Patientinnen auch während der Regel); er ereifert sich über Lappalien[EN14], und anschließend bekommt er Beschwerden davon. Freunde und Angehörige sagen, er sei ein sehr misstrauischer Mensch. Ausgesprochene Neigung zu Unzufriedenheit. Er ist ungeduldig und stets in Eile; niemand arbeitet schnell genug, um es ihm recht machen zu können. Er reagiert höchst empfindlich auf seine Umgebung, besonders aber auf Musik und Geräusche. In seiner Schreckhaftigkeit fährt er bei jedem Geräusch, bei jedem kleinen Schreck heftig zusammen, was besonders beim Einschlafen und sogar während des Schlafs passieren kann. »Leicht erschreckt durch das leiseste Geräusch, besonders nachts, verbunden mit Herzklopfen.«[EN11] Neigung zu hysterischen Reaktionen. Schreckliche Vorstellungen und Bilder bemächtigen sich seiner; so kann er z.B. halluzinieren, Tote zu sehen, oder er erwacht in der Nacht und meint, die Möbelstücke, die er sieht, seien Personen[EN1]. »Bildet sich ein, er höre Schritte im Nebenzimmer.«[EN92] »Sehr niedergeschlagen; bildet sich ein, er würde krank werden und Typhus bekommen.«[EN6] Furcht- und Angstzustände; sie treten vor allem abends und nachts auf (< vor Mitternacht), im Bett, beim Erwachen[EN10], bei Fieber und nach dem Essen. »Sorgt sich um seine Gesundheit, um seine Zukunft.«[EN8] Ängstlich besorgt, es könnte etwas passieren[DI] oder ein Unheil geschehen[EN9.] Furcht vor drohender Krankheit[EN6], vor schlechten Nachrichten[EN7]. Beschwerden durch schlechte Nachrichten. Nervöse, ängstliche Unruhe, vor allem abends und nachts. Mit der Zeit entwickelt der Patient eine ausgesprochene Abneigung gegen Gesellschaft, er wird scheu und schüchtern. Er ist schnell zu entmutigen und bricht leicht in Tränen aus. Traurig, melancholisch, besonders abends[EN3], beim Hören von Musik, nach Samenergüssen[EN2] und während Fieberhitze. Ernst und schweigsam; sitzt oft lange still auf seinem Platz. Kann bisweilen aber auch fröhlich und ausgelassen sein, bis hin zu Unbesonnenheit und Leichtsinn. Schließlich große Gleichgültigkeit, selbst gegenüber seinen Nächsten.

Zunehmende Faulheit, mit Scheu vor geistiger wie körperlicher Arbeit. Oft ist der Patient geistig träge und zu nichts aufgelegt[EN17], dann wieder kommen ihm viele Ideen, und er hat Freude an geistiger Arbeit, vorzugsweise abends[EN16]. ***Große geistige Erschöpfung.***[TT126] Schwaches Gedächtnis; große *Vergesslichkeit.*[EN18] Er ist zerstreut, kann sich schlecht konzentrieren; seine Gedanken schweifen häufig ab. »Das Lernen fällt ihm schwer; er kann sich kaum erinnern, was er eben erst gelesen hat.«[EN19] Benommenheit, Verwirrtheit: < morgens und abends, nach dem Essen, beim Erwachen und durch geistige Anstrengung. Überhaupt ist geistige Anstrengung die Ursache für viele Beschwerden. Mit der Zeit wird dem Patienten geistige Arbeit ganz unmöglich, und er scheint sich dem Schwachsinn zu nähern. Mitunter überkommen ihn auch in Anfällen betäubungsähnliche Zustände.

Schwindel mit Neigung zum Fallen, morgens beim Aufstehen.[EN20] Der Schwindel verschlimmert sich bei geistiger Anstrengung sowie im Sitzen und beim Gehen.

Blutandrang zum Kopf, gegen Abend.[(EN25)] Hitzegefühl im Kopf, vermehrt zum Abend hin, besonders im Bereich der Stirn und des Scheitels[GS]. »Schwere und Vollheit des Kopfes, verbunden mit Hitzewellen, nachmittags, gefolgt von Schweiß.«[EN23]* Am Morgen Vollheitsgefühl und dumpfer Schmerz in der Stirn, direkt über den Augen, besonders bei geistiger Anstrengung.[EN38 f.] Pulsieren im Kopf, in der Stirn[EN44], in den Schläfen, am Scheitel. Rucken oder Schlagen im Kopf. Kopfschmerzen: morgens[EN30 f.], nachmittags[EN31], abends[EN45], nachts; < durch Hochbinden der Haare; nach Schlaf; im Liegen, beim Erheben aus dem Liegen, nach Bücken,

* Kent schreibt: »Flushes of heat after [?] sweat«, wofür es in der Materia medica keine Hinweise gibt.

beim Gehen[EN50], durch Bewegen des Kopfes, durch Bewegung allgemein; ***durch geistige Anstrengung*** und Überanstrengung der Augen; nach Essen[EN32], insbesondere Genuss von saurer Dickmilch[GS]; *nach sexuellen Ausschweifungen;* vor, während und *nach der Regel*[EN31]; durch Lichteinwirkung und Geräusche; *bei Gewitter*[EN339]; in einem (warmen) Raum. Die Kopfschmerzen sind > im Freien und durch Druck[EN30]. Manchmal zwingen die Kopfschmerzen den Patienten, sich hinzulegen. Klopfende Kopfschmerzen.[EN37] Periodisch wiederkehrende Kopfschmerzen. Stirnkopfschmerzen, < ***durch geistige Anstrengung*** und durch Bewegung; Schmerzen vornehmlich *über den Augen*. Schmerzen im Scheitelbereich (morgens beim Erwachen)[GS] oder in Stirn und Scheitel zugleich; in den Schläfen[EN45 ff.], in einer der Kopfseiten[EN52 f.], im *Hinterkopf*[GS]. Schmerzcharakter: berstend[GS]; schneidend (Schläfen[EN50 f.], rechte Kopfseite[EN52]); rheumatisch-ziehend (vom Hinterkopf in die Stirn)[EN36]; drückend, mit saurem Schleimerbrechen[GS]; drückend (in der Stirn, von innen nach außen, oder über den Augen[EN68 f.]; Schläfen; am Scheitel, als wolle er sich öffnen[GS]; Hinterkopf oder Seiten des Hinterkopfes); stechend (Kopf, Stirn, Schläfen, Kopfseiten); betäubend (Kopf, Stirn); reißend (Kopf). Muskelzuckungen am Kopf. Spannen in der Kopfhaut. Ausschlag auf dem Kopf, aus goldgelben Schorfen bestehend. Ekzem auf der Stirn. Haarausfall. Entblößen des Kopfes macht Beschwerden.

Trockenheit der Augen.[EN78] Gelbe Skleren. Augenentzündung, besonders bei Neugeborenen und Skrofulösen.[AT38] Trachom.[GS] Rahmähnliche, gelbe Absonderungen aus den Augen.[AT38] Brennen und Tränen der Augen, zum Reiben nötigend.[EN56] Wundheitsschmerz in den Augen, abends beim Lesen.[EN60] Schneiden[EN58] oder Stechen[EN59] in den Augen. Drückender Schmerz über den Augen, während der Regel.[EN68] Gefühl wie von Sand in den Augen.[EN64] Jucken der Augen, besonders der Lider und Lidränder[EN75]. »Wundheit, Jucken und Brennen der Lider.«[EN76] Schwere der Lider.[EN75] Schwellung der Lider. »Zittern des rechten [oberen?] Augenlides, beim Lesen, vor dem Einschlafen und beim Erwachen.«[EN74] Pupillen dilatiert, manchmal auch einseitig[DI]. Lichtscheu.[GS] Stierende Augen. »Krampfhaftes Schielen, durch Würmer bedingt.«[AT39] Trübsichtigkeit, wie von einem Schleier vor den Augen[EN80]; besonders entfernte Gegenstände werden nur undeutlich wahrgenommen. Nebelsehen.[EN81] Lähmung des Sehnervs (Erblindung). Sieht (dunkle) Farben vor den Augen. Farbiger Hof um Lichtquellen. Funkensehen.[AT39] »Flimmern vor dem linken Auge, beim Aufstehen um 5 Uhr früh.«[EN82] Kurzsichtigkeit. »Schwächegefühl in den Augen,* schlimmer bei Gaslicht, gegen 20 Uhr.«[EN55] *Angestrengtes Sehen* verschlimmert viele Symptome.

Ausschlag an den Ohren und in der Umgebung der Ohren[EN351]. Rahmgelbe Schorfe auf den Ohrmuscheln.[(GS)] »Hitze, Röte und häufig auch Juckreiz eines Ohres, in Verbindung mit hyperaziden Magenstörungen.«[GS] »Das rechte Ohrläppchen juckt und brennt so unerträglich, dass er kratzen muss, bis es blutet.«[EN84] »Starkes Jucken im rechten Gehörgang.«[EN91] Vollheits-[EN86] oder Verstopfungsgefühl in den Ohren. Ohrenschmerzen: dumpfer Schmerz im rechten Gehörgang[EN89]; Brennen [s.o.]; *Stechen* in und hinter den Ohren; *Reißen*. Pulsieren in den Ohren. Ohrgeräusche mit Schwindel [Morbus Menière]; Brummen, Klingen, *Sausen,* Rauschen, Singen oder Wuwwern**. *Überempfindlichkeit* des Gehörs, besonders gegen Geräusche***. Schwerhörigkeit bis Taubheit.

Der Natrium-phosphoricum-Patient neigt zu Nasenkatarrh und Fließschnupfen, und das *Sekret ist dick, gelb und eitrig.*[(AT43)] Nase von Schleim und Borken verstopft[EN94], doch gewöhnlich ist die Sekretion nur geringfügig[EN97]. Häufiges Niesen. Nasenbluten[EN93], besonders beim Schneuzen. Vollheitsgefühl im Bereich der Nasenwurzel, mit Spannen der darüberliegen-

* Kent schreibt hier »Nebel vor den Augen«, was in diesem Kontext (< Gaslicht, 20 Uhr) wohl nicht korrekt ist.

** So wurde von Hahnemann ein *Phosphorus*-Ohrgeräusch bezeichnet, das dann von T.F Allen falsch mit »whizzing« übersetzt wurde (wie überhaupt die meisten Ohrgeräusche in der Repertoriumsrubrik »whizzing« als ***Wuwwern*** verstanden werden müssen, nicht als »Schwirren«, wie der Begriff in den deutschsprachigen Repertorien korrekt rückübersetzt wurde).

*** Kent schreibt hier »voices« statt ***noises***, wohl aufgrund eines akustischen Missverständnisses (vgl. Repertorium, S. 321).

den Haut.[EN96] Feines Stechen in den Nasenlöchern, aber schmerzhaft genug, um ihm Tränen in die Augen zu treiben.[EN99f.] »Linkes Nasenloch schmerzt wie wund; muss ständig daran zupfen; Krusten bilden sich.«[EN98] Sehr empfindlicher Geruchssinn. Der Patient bemerkt morgens (subjektiv) einen üblen Geruch in der Nase.[EN101] Ozäna.[AT44]

Gesicht bläulich verfärbt[GS]; blaue Ringe um die Augen. ***Blasse***[GS], gelbe oder erdfahle Gesichtsfarbe. »Rotfleckiges Gesicht, aber kein Fieber.«[GS] Abwechselnde Röte und Blässe. »Gesicht weiß um Mund und Nase.«[GS] Leberflecken. »Heftigstes Jucken des Gesichts, besonders der Nase ...«[EN363] Hautausschläge im Gesicht – Stirn, ***Nase***, Lippen, Umgebung des Mundes, Kinn. Pickel auf der Stirn. Pusteln.[AT34] Abendliche Hitze im Gesicht; Gesichtshitze im Fieberfrost. Brennen im Gesicht in der Fieberhitze.[EN389] Brennende Gesichtsschmerzen. »Stechende Schmerzen die Wangen entlang bis in die Ohren.«[EN103] »Gesichtsneuralgie von schießend-stechendem Charakter.«[GS] Schießender Schmerz in der rechten Wange.[EN102] »Großer Wundheitsschmerz am rechten Unterkieferwinkel, mit gelegentlich durch den Unterkiefer schießenden Schmerzen.«[EN105] Schwellung der Unterkieferdrüsen.

Trockenheit von Mund und Zunge. Speichelfluss. »Zunge schmutzig-weiß belegt, mit dunkelbraunem Zentrum.«[EN109] »Zungenbelag goldgelb und feucht.«[AT40] *Belag wie von gelbem Rahm auf dem Zungengrund.*[AZ98,156] Auch der weiche Gaumen ist von einem *dünnen, gelben, rahmartigen Überzug* bedeckt.[AZ98,156] Bläschen im Mund, besonders auf der Zungenspitze[EN110]. »Gefühl von Haaren auf der Zungenspitze, gefolgt von prickelnder Taubheit im ganzen Mund ...«[EN111] Feines Stechen in der Zungenspitze.[EN112] Sprache erschwert [»Gefühl, als würde etwas den Hals verschließen, was das Sprechen verhindert«[EN115]]. »Schlechter Geschmack im Mund, morgens beim Erwachen.«[EN113] Kupferiger[EN114], bitterer, salziger oder *saurer*[AZ98,156] Mundgeschmack.

Zahnfleischbluten. Karies der Zähne. Lockerheit der Zähne. Zähneknirschen im Schlaf bei Kindern.[GS] Zahnschmerzen treten vorwiegend nachts auf und werden in der Regel durch Druck und äußere Wärme gelindert. *Bohrende*[RP441],* drückende oder klopfende Zahnschmerzen.

Trockenheit des Rachens. Gefühl eines Klumpens im Hals.[EN120] Rechtsseitige Halsschmerzen, wie von Nadelstichen; < durch Schlucken von Flüssigkeit, > durch feste Speisen.[EN121f.] Brennen im Hals. »Vorübergehendes Klopfen in der Gegend der linken Mandel.«[EN123] »Mandelgeschwulst mit gelbem Belage.«[AT33] Ansammlung von Schleim im Rachen.[EN116] »Gelbe, rahmartige Exsudation auf der Schleimhaut des Pharynx.«[AZ98,156] Zäher, weißer Schleim kommt aus den Choanen.[EN117] »Dicker, gelber Schleim tropft aus den hinteren Nasenöffnungen in den Rachen, besonders nachts; er wacht davon auf und muss sich aufsetzen, um sich zu räuspern.«[EN118] Häufiges geräuschvolles Nach-hinten-Ziehen von Schleim aus den Choanen.[EN119] »Jeder Teil des Halses kann sich entzünden und weist dann den charakteristischen Belag auf; begleitet gewöhnlich von Übersäuerung des Magens.«[GS]

Der Appetit ist *gesteigert* bis zum *Heißhunger*[EN124]; aber auch *Appetitmangel*[EN125] kommt vor. Abneigung gegen Speisen[EN130], gegen Brot und Butter[EN132], Fleisch und Milch. Verlangen nach alkoholischen Getränken[EN127], Bier[EN133], stark schmeckenden Dingen[EN126], Eiern[EN128] bzw. gebratenen Eiern[EN129], Fisch,** kalten Getränken. Extremer Durst. Aufstoßen nach dem Essen[EN134]; leeres oder ***saures***[AT20] Aufstoßen; Wasserzusammenlaufen im Mund. Sodbrennen.[AZ98,156] Übelkeit[GS], besonders morgens und abends, bei Husten und bei Kopfschmerzen[GS]. Brechwürgen. Erbrechen: von Galle; von bitteren Flüssigkeiten; von sauren, käsigen Massen[AT20] bei Wechselfieber[AZ98,156]; von saurem Schaum oder Schleim (bei Kopfschmerzen)[GS]. Das Erbrochene ist von gelber oder grüner Farbe. ***Saures*** Erbrechen, in Verbindung mit rahmähnlichem Zungenbelag und saurem Geruch des Körpers. Saures Erbrechen bei Kleinkindern, die mit Milch und Zucker überfüttert worden sind.[AT20] Schwangerschaftserbrechen (sauer).[GS] Erbrechen bei Husten oder bei Kopf-

* Kent schreibt irrtümlich »burning« statt ***boring***.

** Kent schreibt irrtümlich »fried fish«, doch bezieht sich das »fried« auf die Eier, nicht auf den Fisch (vgl. Repertorium, S. 485).

schmerzen. Gastrische Beschwerden nach Genuss von Fett[AT42] und Milch[(AT20)]. »Den ganzen Tag ein leeres, flaues Gefühl im Magen, das sich durch Essen noch verstärkt.«[EN142] Völlegefühl im Magen schon nach wenig Essen.[EN147] Gefühl von Schwere und Druck im Epigastrium [durch Essen gebessert].[EN145+153] Gefühl von Hitze im Magen. Magengeschwüre.[GS] »Schmerz im Epigastrium und Spannung im Unterleibe nach der Mahlzeit«[AZ77(MB)44]; die Schmerzen kommen manchmal genau zwei Stunden nach der Mahlzeit[GS]. Krampfartige, nagende, drückende* oder stechende Magenschmerzen. Wundheitsschmerz im Magen. Mehrmals täglich heftige Anfälle von Gastralgie und Enteralgie; bei jedem Anfall Erbrechen einer sauren Flüssigkeit; Bestehen eines Milchsäureüberschusses.[AZ103,93]**

Bauchauftreibung und viel Flatulenz[EN157] nach dem Essen. Eingeklemmte*** Blähungen. Gluckern oder *Kollern*[EN182] im Bauch. Bauchdecken hart und gespannt. »Spannung im Unterleibe nach der Mahlzeit.«[AZ77(MB)44] Völlegefühl. Flauheits- und Leeregefühl im Abdomen[EN159] nach dem Stuhlgang. Mangelhafte oder auch aufgehobene Gallensekretion.[AZ77(MB)44] Bauchschmerzen: vorwiegend nachmittags, abends[EN163 ff.] oder nachts; nach dem Essen[EN164]; vor dem Stuhlgang[(EN162)]; anfallsweise auftretend[AZ103,93]. Stiche in der Leber; im Abdomen. Scharfes Schneiden in den Hypochondrien.[EN154] Brennende oder drückende Schmerzen im Unterleib. Krampfschmerz[EN181] im Hypogastrium mit Stuhldrang und Windeabgang, beim Gehen nach dem Abendessen.[EN165] Wundheitsschmerz im Abdomen; im Hypogastrium nach dem Wasserlassen[EN167].

Stuhl- und Harndrang nach Geschlechtsverkehr (bei einem Mann).[EN183] Trotz Drangs nur ungenügender Stuhlabgang.[EN196] Vergeblicher Stuhldrang.[EN178] Trägheit des Mastdarms. Obstipation[EN194]; der Stuhl ist hart und geht nur schwer ab[EN196]. »Einen Tag verstopft, den anderen Durchfall.«[EN195] Durchfall: vorwiegend morgens[EN186], abends[EN191 f.] oder nachts abgehend; nach dem Essen[EN186]; mit Bauchschmerzen verbunden[EN191]; mit Flatus[EN187]. Sommerdiarrhö.[GS] »Vor jedem Durchfall Gefühl von Schwäche im Rektum und Sphinkter; musste mit Anstrengung den Sphinkter kontrahieren, um eine vorzeitige Stuhlentleerung zu verhindern.«[EN185] Unwillkürliche Stühle; fürchtet sich, Winde abgehen zu lassen, weil auch Stuhl entweichen könnte[EN181]. *Viel Windeabgang.*[EN181] Schmerzen in Rektum und Anus nach dem Stuhlgang; Brennen[EN169] während und nach dem Stuhlgang; Schneiden beim Stuhlgang. »Quälender, brennender, zusammenziehender Schmerz im Anus und unteren Abschnitt des Rektums.«[EN169] Tenesmus. »Splitterähnliches Stechen im Anus beim Gehen.«[EN170] Jucken und Wundheitsgefühl am After[EN175], mitunter auch Exkoriationen. »Wurmbedingter Juckreiz am After, $<$ nachts in der Bettwärme.«[GS] Neigung zu Wurmbeschwerden – zu Spul-[AT43] und Madenwürmern.[AZ98,156]

Stuhl: sauer riechend[GS]; blutig[AT42]; käsig[GS]; bröckelig; aus gallertigen Massen bestehend[GS]; teigig; wässrig[EN189]; dünn und gelblichbraun[EN185]; hellfarben [weißlich[AZ77(MB)44]], ohne Gallenfarbstoffe; gelblichgrün oder *grün.*

Stechende Schmerzen in den Nieren.[EN265 f.] Abgang von Prostatasekret beim Stuhlgang. Prostatavergrößerung. Erschwerte Blasenentleerung (Dysurie). Unvollständige Blasenentleerung. Blasenatonie.[EN207] Drückender Schmerz in der Blase vor dem Wasserlassen. Harndrang: nachts[EN200]; häufig[EN202]; beständig[EN199]; nach Koitus[EN183]; nach dem Essen. Verzögerter Harnfluss; der Patient muss trotz Drangs lange warten und pressen, bis der Harn endlich zu fließen

* Kent schreibt: »Pressing after eating«, und so steht es auch im Repertorium. Zwar sind in der entsprechenden Rubrik auch *Natrium carbonicum* und *Phosphorus* enthalten, sodass man das Symptom auch für Natrium phosphoricum vermuten kann; die Prüfung hat jedoch nur das Gegenteil – *Besserung* des Drucks durch Essen – ergeben (*EN* 153).

** Schüßler verabreichte Natrium phosphoricum wegen dieses von ihm diagnostizierten Milchsäureüberschusses. In der Kasuistik erläutert er die Wirkungsweise des Mittels wie folgt:
»Im Organismus wird durch die Gegenwart des phosphorsauren Natrons die Milchsäure in Kohlensäure und Wasser zerlegt. Genanntes Salz hat die Fähigkeit, Kohlensäure zu binden, und zwar nimmt es auf je einen Bautheil Phosphorsäure zwei Bautheile Kohlensäure auf. Hat es die Kohlensäure gebunden, so führt es dieselbe den Lungen zu. Der in den Lungen einströmende Sauerstoff befreit die nur locker an das phosphorsaure Natron gebundene Kohlensäure; die letzte wird ausgeschieden und gegen Sauerstoff vertauscht. Das phosphorsaure Natron ist daher das Heilmittel der durch einen Milchsäure-Ueberschuss bedingten Krankheiten.« (*AZ* 103,93)

*** Statt ***obstructed*** schreibt Kent versehentlich »obstinate« (vgl. Repertorium, S. 548).

beginnt[(EN206)]; muss zwischendurch immer wieder pressen, weil sonst der Fluss versiegt[EN205]. Häufiges Wasserlassen[EN202], *nachts* und im Schweißstadium. Bettnässen [besonders bei Kindern, die an Würmern leiden[AT46]]. Brennen in der Harnröhre beim Urinieren.[EN197] »Brennen und Jucken in der Harnröhrenmündung nach dem Koitus*«[EN198] Urin: vermehrt vor allem nachts[EN200] und morgens[EN204]; brennend heiß; übelriechend; dunkel und spärlich[EN211] oder blass und reichlich[EN209]; wolkig; *eiweißhaltig;* mit schleimigem Sediment.

Geschlechtstrieb beim Mann: vermehrt[EN217], aber *ohne Erektion*, später völlig *fehlend***[EN219]; vermindert[EN218]. Erektionen: nachts[EN212] und morgens; fortwährend oder zumindest häufig; heftig oder *schwach;* schmerzhaft; ohne Begierde; *ausbleibend*, trotz sexuellen Verlangens[EN219]. Nächtlicher Samenerguss, einige Stunden *nach Geschlechtsverkehr*, ohne Träume, ohne Erektion.[EN222] *Allnächtliche* Pollutionen[EN225], werden erst am nächsten Morgen bemerkt[EN224]. Schmerzen in den Samensträngen[EN215] und Hoden[EN212]; Ziehen daselbst[EN214]; Drücken in den Hoden. Schwellung des Penis; der Hoden. Jucken des Hodensacks[EN362]; der Vorhaut, des Anus, des Steißbeins[EN360]. Bläschenausschlag an den Genitalien.

Bei Frauen ist der Geschlechtstrieb gewöhnlich gesteigert. Menstruation: ausbleibend; kopiös; zu früh (häufig)[EN228] und blass[EN229]; zu spät; schmerzhaft; zu lang anhaltend. Uterusprolaps, mit großem Schwächegefühl nach dem Stuhlgang.[GS] Sterilität. Vaginaler Ausfluss: *nach den Menses;* scharf und wundmachend[GS]; *reichlich;* wässrig[GS]; *rahmartig*[GS]; gelb oder honigfarben[GS]; *sauer riechend*[GS].

Heiserkeit[EN230] oder Stimmverlust. Wundheitsgefühl in der Luftröhre. Dyspnoe. Asthmatische Atmung. Kurzatmigkeit. »Beständige Neigung zu seufzen, während der Regel.«[EN235]

Husten: nachmittags, abends im Bett oder nachts; beständig[EN234]; heftig; erschütternd; hohl; kurz; < im Sitzen; im Fieberfrost; bei Schnupfen; nach Trinken von Wasser[EN231]; von Reiz oder Kitzel im Hals[EN232f.] bzw. Kehlkopf oder in der Brust; locker am Morgen. Trockener Husten[EN233] am Abend, Auswurf nur am Morgen. Hüsteln. Auswurf: gelb und rahmartig oder grün[AZ98,156]; eitrig; blutig; schleimig; dick; zäh; ***übelriechend;*** von fadem, fauligem oder salzigem Geschmack.

»Gefühl, als komme ein Klumpen oder eine Blase vom Herzen und würde durch die Arterien gezwängt.«[EN252] »Leeregefühl in der Brust und im Abdomen nach dem Essen.«[EN237] »Plötzliches Gefühl von Vollheit im oberen Teil der Brust.«[EN243] Floride Tuberkulose bei jungen Leuten.[GS] Beängstigung in der Brust und Brustbeklemmung. Zusammenschnürungsgefühl in der Brust. »Schmerz durch die Brust, nach dem Mittagessen, besonders linkerseits.«[EN240] Brustschmerz bei Husten.[EN234] »Dumpfes Wehtun in der Brust.«[EN245] »Brennen tief in der Brust, mehr rechts, abends im Bett.«[EN242] Schneiden in der Brust. Stiche in der Brust, besonders in der linken Seite. Gefühl wie roh in den Atemwegen und in der Brust beim Husten. Wundheitsschmerz in den Interkostalmuskeln.[EN247] »Wunder, drückender Schmerz, wie nach einer Kontusion, im Bereich der Rippenknorpel (4.–6. Rippe rechts), < durch Tiefatmen und Druck ...«[EN246] Pickel auf der Brust.

Herzklopfen: durch jedes ungewohnte *Geräusch*[EN255]; *bei Gewitter*[GS]; nach dem Essen; im Liegen[EN254], besonders auf der linken Seite; *mit Ängstlichkeit.* »Zitternde Empfindung am Herzen, < beim Treppensteigen (nach den Menses).«[EN251] Herzschmerzen.[EN253]

Geschwulst der zervikalen Lymphknoten.[GS] »Steifheit beider Halsseiten.«[EN259] Schwere im Rücken. Schwäche des Rückens, besonders zum Abend hin[EN260]; Schwächegefühl im Kreuz, beim Liegen auf dem Rücken[EN264] und nach Pollutionen. Rückenschmerzen: nachts; während der Regel; im Sitzen; bei Bewegung; infolge *sexueller Ausschweifungen.* Schmerzen im Bereich der Brustwirbelsäule, vornehmlich im linken Schulterblatt[EN263] und zwischen den Schulterblättern. Schmerzen in der Lumbal- und Sakralregion während der Regel. Dumpfes Wehtun des Rückens während der Regel, besonders im Lumbalbereich. Wundheits- und Zerschlagenheitsschmerz im Rücken bzw. in der Wirbelsäule. *Spinalirritation.* Brennen im Lumbalbereich, in

* Kent schreibt fälschlich »after stool«.

** Statt ***wanting*** schreibt Kent versehentlich »vomiting«.

der *Wirbelsäule*. Ziehen im Rücken. »Scharfes Schneiden im rechten Sakroiliakalgelenk.«[EN268] Stiche in der Lendengegend. Jucken des Rückens. Schwitzen des Rückens.

Schwäche der Arme[EN273], der Hände, der Oberschenkel und besonders der ***Knöchel***. »Schwäche des rechten Handgelenks und linken Knöchels, mit lähmigem Schmerz, nach den Menses.«[EN269] »Plötzliches Nachgeben der Beine beim Gehen, als wären sie gelähmt.«[EN296] Fußgelenkschwäche bei Kindern muss neben Natrium phosphoricum auch an *Natrium carbonicum* [und *Carbo animalis*[RP1232]] denken lassen. Zittern der Hände, besonders beim Schreiben.[EN283] Im Gefolge allnächtlicher Pollutionen Schwäche des Rückens und Zittern der Knie.[GS] Schwere der Arme[EN274] und Beine, insbesondere der Unterschenkel[EN313] und Füße. Steifigkeit der Gelenke. Knacken der Gelenke. Schwellung der Finger, der Beine, der Füße[(EN322)]. ***Kälte der Hände, Unterschenkel und Füße***. »Füße eiskalt am Tage, brennen aber nachts im Bett (während der Regel).«[EN385] Hitze der Hände und Füße. Schwitzen der Hände und Füße. Taubheit der Gliedmaßen, namentlich des rechten Arms und der rechten Hand[EN284], der rechten Finger[EN286], der Füße. Ameisenlaufen in den Armen, in den Füßen. Muskelzuckungen. Unruhige Beine. Verkürzungsgefühl an den Kniekehlensehnen, besonders während der Regel.[EN308f.] Spannen der Kniekehlensehnen[(EN301)] und der Waden[EN319] beim Gehen. Krampfhaftes Zusammenziehen der Extensoren an der Außenseite des Unterarms beim Schreiben.* Schmerzhafte Krämpfe in Waden und Füßen; in den Händen beim Schreiben[EN285]. Gliederschmerzen. Gichtige oder rheumatische Schmerzen in den Gelenken; rheumatischer Schmerz in der rechten Schulter[EN276], in den Handgelenken. Schmerzen in den Unterschenkeln [bei schnellem Gehen[EN314]], Waden[EN317], Knöcheln[EN314]; am Großzehenballen[EN326] und am großen Zeh[EN327]. Zerschlagenheitsschmerz in den Gliedern, besonders in den Ober-[EN304] und Unterschenkeln sowie in den Knien. Brennen der Hände und Füße (oder Fußsohlen). »Krampfschmerz in der linken Hand, besonders im Zeigefinger.«[EN285] Ziehen in den Unterarmen, Handgelenken[EN280f.] (während der Regel) und Fingergrundgelenken; in der linken Schulter[EN277], im linken Deltoideus[EN278]; in den Hüft- und Kniegelenken. Drückender Schmerz in der Schulter. Stiche in der Schulter[(EN277)], in den Fingern[EN290ff.]; in den Hüften, *Oberschenkeln*[EN303], Knien[EN311], Waden[EN320], Fußsohlen, Fersen. Reißen in den Gliedern: Gelenken; Armen, Schultern, Oberarmen, Ellbogen, Fingern; Beinen, Hüften, Knien, Unterschenkeln, Füßen, Zehen. Stellenweises Jucken an Armen und Beinen.[EN363] Hautausschläge, besonders Bläschen[EN355], an den Gliedmaßen; Pickel[EN350], Papeln[EN352] oder Bläschen an den Beinen. »Pickel auf der linken Gesäßbacke, auf einer breiten erythematösen Basis.«[EN349] Juckendes Ekzem an den *Knöcheln*.[DI] Hühneraugen beginnen wie wund zu schmerzen; Stiche in den Hühneraugen.

Unruhiger Schlaf[EN370], besonders während und nach der Regel[EN371]. Unerquicklicher Schlaf. Sehr tiefer Schlaf. Der Natrium-phosphoricum-Patient träumt viel. Die Träume können *angenehm* sein, lebhaft oder sexueller Natur[EN377], aber auch höchst unangenehm[EN376], angsterfüllt, verdrießlich[EN378] oder *schreckenerregend*. Albträume. Die Träume handeln oft von vergangenen Geschehnissen, von Toten[EN379] oder von Feuer. Schläfrigkeit den ganzen Tag, am meisten aber *vormittags*[EN365] und nach dem Mittagessen[EN366]; auch nachmittags ist der Patient manchmal so müde, dass er im Sitzen einschläft[EN367]. Es kommt auch vor, dass er trotz aller Schläfrigkeit nicht einschlafen kann, vor allem wegen Gedankenzudrangs[EN375]. Schlaflosigkeit *vor Mitternacht* oder auch danach. Liegt von 24 bis 3 Uhr wach im Bett.[EN373] »Große, ungewohnte Erregtheit; findet vor 1 Uhr keinen Schlaf und erwacht unausgeschlafen bereits um 5 Uhr früh.«[EN368] Spätes morgendliches Erwachen.

Der Patient fröstelt häufig abends, besonders wenn er im Bett liegt; er friert leicht, wenn er sich in die Kälte begibt, ferner nach dem Essen.

* In der Prüfung *(Encyclopedia)* heißt es: »Contractions of the extensor muscles on the back of the arm, often, when writing.« Kent hat wahrscheinlich recht, wenn er die Lokalisation als »extensors in forearm« wiedergibt, denn der M. triceps des Oberarms wird, da beim Schreiben nicht benötigt, wohl nicht von der Kontraktion betroffen sein. Im Repertorium findet sich die entsprechende Rubrik jedoch noch unter »Upper Limbs«.

Frauen neigen zum Frösteln während der Menstruation.[EN381] Innerliches Kältegefühl. Schüttelfrost. Kälte nur einer Seite des Körpers. Hitzewallungen jeden Nachmittag, verbunden mit Kopfschmerzen.[EN388] Kann vor Hitzegefühl im Körper nicht einschlafen.[EN386] »Hitzewallungen mit Schweiß, abends.«[EN387] Fieberhitze setzt im Schlaf ein.[RP1290]* Wechselfieber mit Erbrechen von sauren Massen.[AZ98,156] Schweiß: *nur am Tage*, morgens, nachmittags, nachts; bei großer nervöser Schwäche schwitzt der Patient nachts und morgens besonders stark. Angstschweiß. Kalter Schweiß. Der Patient schwitzt schon bei *leichten Anstrengungen*, z.B. bei Husten. Äußerst sauer riechende Schweiße.[GS] Sauer riechende Kleinkinder bedürfen häufig dieses Mittels.

Inaktive, unheilsame Haut. Empfindliche Haut. Schwellung der Haut[GS], besonders der erkrankten Bereiche. Ödematöse Schwellung der Haut. Ameisenlaufen. Juckreiz; auch beißendes, brennendes[EN350], kribbelndes oder stechendes Jucken. Das Jucken wird durch Kratzen gelindert[EN346] und durch Bettwärme verschlimmert. Beißen[EN363], Brennen oder Kälte der Haut. Nagen oder Stechen in der Haut. Wundheitsgefühl in der Haut. Geschwürige Schmerzen in der Haut. Trockene, brennende Haut. Hautausschläge:** Pickel; Bläschen[EN354] oder Blasen; Pusteln[AT34] – Bläschen mit honiggelbem oder eitrigem Inhalt[AT46]; Furunkel; honiggelbe Krusten[AT46]; Urtikaria[EN346]; schmerzhaft; brennend[EN348]; trocken oder nässend; herpetiform bzw. flechtenartig; abschilfernd; phagedänisch; eiternd; ekzematös, mit honiggelber Absonderung[GS]. Erysipel.[AT47] Warzen. Sommersprossen; Leberflecken; rote oder gelbe Flecken; Ikterus. Exkoriationen. Geschwüre: empfindlich; stechend; beißend; brennend; mit Kribbeln; geschwollen; entzündet; mit rotem Hof; tief; unheilsam; mit Fistelbildung; eiternd; mit übelriechendem, gelbem Sekret.

* Kent schreibt: »Fever with sweat during sleep.« Da sich Kent in diesem Arzneimittelbild eng an der Symptomenfolge des Repertoriums orientiert, nehme ich an, dass er die beiden (in Bezug auf Nat-p. aufeinanderfolgenden) Rubriken »Fever, perspiration, heat, with« und »Fever, sleep, heat comes on during« unzulässig zusammengezogen hat, wie es ähnlich schon häufig vorgekommen ist. Der Eintragung in erstere Rubrik liegt m.E. das oben zitierte Prüfungssymptom (»Hitzewallungen mit Schweiß ...«) zugrunde.

** Auch hier hat Kent fälschlich Repertoriumsrubriken zusammengezogen, die nicht zusammengehören, indem er schreibt: »Dry, burning eruptions.« Zufällig ist dies nicht falsch, und es wird kurz darauf – am richtigen Ort – wiederholt.

Natrium sulfuricum (1) *

Natriumsulfat; schwefelsaures Natron, Glaubersalz

Das Gemüt wird von Natrium sulfuricum so aus dem Gleichgewicht gebracht, dass die Patientin von unheilvollen Impulsen heimgesucht wird – von Impulsen zu Selbstzerstörung, Hass und Rache –, was zur Folge hat, dass sie nicht mehr in der Lage ist, mit häuslichen und familiären Problemen auf vernünftige Weise umzugehen. Außerdem beeinträchtigt das Mittel in erheblichem Maß das Gedächtnis. Es entspinnt sich sogleich ein Kampf zwischen zwei konträren Gemütszuständen, zwischen dem Wunsch zu leben und dem Wunsch zu sterben. Dieses Hin-und-her-gerissen-Sein macht die Patientin fast wahnsinnig; es zeigt sich beispielhaft in folgender Äußerung: »Wenn Sie nur wüssten, Herr Doktor, wie schwer es mir fällt, der Versuchung, mich umzubringen, nicht nachzugeben!« Sie möchte sterben und doch nicht sterben, und diese Gemütsverwirrung, dieser ständige Kampf in ihrem Innern bereitet ihr neben all den Qualen am Tage auch noch schlaflose Nächte. Das ständige Unterdrücken des Impulses, ihrem Leben ein Ende zu setzen, erschöpft sie außerordentlich, und wenn sie dem Arzt schließlich ihren psychischen Zustand beichtet, bricht sie unwillkürlich in Tränen aus. Jedes noch so leise Geräusch regt die Patientin auf; das Rascheln von Papier und selbst die schönste Klaviermusik machen sie fast rasend. Auch Zimmerwärme verträgt sie nicht; sie muss sich an die kühle Luft begeben, wo es ihr besser geht[AN4,339] und wo die zerstörerischen Impulse allmählich vergehen. Jede melancholische Melodie, jede Art von sanfter Musik verschlimmert ihr Befinden, desgleichen z. B. mildes Licht von Kirchenfenstern. Musik versetzt sie in eine wehmütige Stimmung.[AN4,10] *(Natrium carbonicum, Natrium muriaticum)* Wir haben es bei Natrium sulfuricum mit einer Patientin im Grenzgebiet zur Psychose zu tun; sie ist ein seelisches Wrack.

Auch bei *Aurum* ist der Wunsch zu leben beeinträchtigt, doch wirkt sich das Mittel auf die Psyche derart verheerend aus, dass der Drang, Selbstmord zu begehen, fast unwiderstehlich wird, während auf der anderen Seite der Selbsterhaltungstrieb gänzlich verkümmert. Am Ende ertränkt, erhängt, ersticht oder vergiftet sich der *Aurum*-Patient; vorzugsweise nimmt er den Strick.

Argentum metallicum zerstört das Denkvermögen und die Fähigkeit, zuzuhören und das Gehörte zu begreifen, sodass der Patient keinen einzigen Satz richtig versteht. Die intellektuellen Fähigkeiten werden untergraben, während das Gefühlsleben weitgehend intakt bleibt.

Gehen Sie einmal die Materia medica durch, und achten Sie darauf, wie die Arzneien die Vorlieben und Begierden des Menschen verändern. Von diesen Neigungen ist das intellektuelle Streben am höchsten zu bewerten; als Nächstes kommen die Nahrungsmittelverlangen, und am Ende stehen die sexuellen Bedürfnisse. All diese Neigungen haben, mehr oder weniger, einen emotionalen Bezug und müssen entsprechend hierarchisch eingeordnet werden: von den innerlichen zu den äußerlichen Phänomenen, von der Gemütsebene zur Ebene der Körperzellen. Wie die Psyche, so auch der Mensch; deshalb stehen die psychischen Symptome in der Hierarchie ganz oben. Hahnemann hat immer wieder betont, dass die Geistes- und Gemütssymptome am allerwichtigsten sind.

Natrium sulfuricum ruft Schwindel in einem warmen Raum hervor. Dieses Symptom tritt bei der Prüfung frühzeitig in Erscheinung; doch ist das Mittel insgesamt bei Schwindel nur von begrenztem Nutzen.

Magenverstimmung[GS], besonders am Morgen; schmutzige Zunge[AT40], grünlichgelb be-

* Dieses kurzgefasste Arzneimittelbild aus der 1. Auflage der *Lectures* basiert z. T. auf dem Artikel *Natrum Sulphuricum and Sycosis*, den Kent 18 Jahre zuvor in der Zeitschrift *Homoeopathic Physician* veröffentlicht hatte. Einige Passagen der Vorlesung konnten nur durch den Vergleich mit diesem Artikel korrekt übersetzt werden. Eine wesentlich ausführlichere Darstellung hat Natrium sulfuricum dann in der 2. Auflage der *Lectures* erfahren (im Anschluss an dieses Kapitel wiedergegeben).

legte[AZ98,164], klebrige Zunge; der Mund ist ständig voller Schleim, die Zunge mit Schleim belegt; schleimiger Mundgeschmack. Der Patient ist dabei verdrießlich[AN4,5], nervös, reizbar[TT134], ängstlich[GS]. Morgens beim Aufstehen[AN3,5], beim Waschen oder beim Anziehen wird ihm schwindelig, was sich im Freien oder an einem kühlen Ort bessert.

Hautsymptome, namentlich Juckreiz, treten bevorzugt abends auf, wenn der Patient sich auszieht.[AN3,102 ff.] Das Jucken quält ihn so lange, bis ihm im Bett warm wird; gleichzeitig muss es aber im Schlafzimmer kühl sein. Skabies; Bartflechte. Vesikuläre Ekzeme; die Finger sind geschwollen und steif[GS] und sondern ein dünnes, wässriges Sekret ab. Handflächen roh und wund, mit Ausschwitzen einer wässrigen Feuchtigkeit.[GS] Bläschenausschlag um den Mund und am Kinn[GS] wie auch in anderen Regionen; meist handelt es sich um winzige Bläschen, wie bei *Natrium muriaticum* und *Natrium carbonicum*. Die Bartflechte – eine chronische Haarfollikelentzündung – ist eine zutiefst sykotische Krankheit, die manchmal auch ansteckend ist. Sie gehört, noch vor den Feigwarzen[AT49], zu den charakteristischsten sykotischen Manifestationen.

Ein auffallender Zug im Hinblick auf das psychische Befinden ist die Morgenverschlimmerung[AN3,3;AN4,5] sowie die Besserung an der kühlen, freien[AN4,339] Luft. Auch viele andere Symptome verschlimmern sich am frühen Morgen. Schmerzen treten gewöhnlich morgens verstärkt in Erscheinung. »Durchfall gelben, flüssigen Kothes früh nach dem Aufstehen«[AN4,157]; er treibt den Patienten aber nicht aus dem Bett, wie es für *Sulfur* und *Aloe* typisch ist. Bei oder nach dem Aufstehen aus dem Bett kommt es zu Schwindel und Eingenommenheit des Kopfes.[AN3,5] Gliederbeschwerden sind hingegen eher nachts schlimmer.

Periodisch wiederkehrende Kopfschmerzen, nachts oder morgens, gefolgt von Galleerbrechen[AT24, GS] In Fällen wie diesen finden Sie häufig die ganze Natrium-sulfuricum-Konstitution wieder. Der Patient erzählt, er habe es schon immer ›mit der Galle gehabt‹. Und in der Tat gibt es im Arzneimittelbild von Natrium sulfuricum zahlreiche Symptome, die auf eine Leberstörung hinweisen. Wässrig-gallige Durchfälle[AT42]; die Stühle sind oft grünlich, mitunter aber auch hell oder lehmfarben[GS], ohne Gallenfarbstoffe.

Bei Katarrhen wird ein gelbgrünes oder grünes Sekret abgesondert.[AT24] Schnupfen mit Absonderung von grünem Schleim.[AT44] Gelblichgrüne Absonderungen aus den Augen.[AT38] Grüner Fluor vaginalis. Dicker, zäher, grünlicher, eiterähnlicher Auswurf aus den Lungen.

Neben periodischen Kopfschmerzen sind Hinterkopfschmerzen für das Mittel typisch, die in den Nacken ausstrahlen und durch Druck und kalte Umschläge gebessert werden. Patienten beschreiben diese Schmerzen manchmal als ein Gefühl, als würde ein Hund an der Hirnbasis oder am Hinterkopf nagen. Begleiterscheinungen: die morgendliche Diarrhö nach Aufstehen und Umhergehen, manchmal auch erst nach dem Frühstück; der morgendliche Schwindel; der schleimige Mund. Zerebrospinalmeningitis mit heftigen Schmerzen im Hinterkopf und Nacken bis ins Rückgrat hinein; mit Rückwärtsbiegen des Kopfes und Verkrampfung der Rückenmuskulatur.[(GS)] Der Patient ist dabei äußerst reizbar[GS] und unruhig, hat viel Schleim im Mund und zeigt biliöse Symptome; er kann bewusstlos werden oder ins Delirium geraten; er kann Krämpfe bekommen, die durch Druck gemildert werden. Wegen des Opisthotonus und des nach hinten gezogenen Kopfes kann er nur auf der Seite liegen. Die Schmerzen können bis ins Kreuzbein ausstrahlen; die sakralen Schmerzen zwingen ihn, auf der Seite zu liegen, sie verschlimmern sich beim Liegen auf dem Rücken. »Stechen zwischen den Schultern wie mit Messern, im Sitzen Abends.«[AN4,222]

Natrium sulfuricum ist bei Zerebrospinalmeningitis ein äußerst nützliches Mittel; oft bringt es die Krankheit bereits im ersten Stadium zum Schweigen. Epidemien dieses Leidens zeichnen sich u. a. durch Ziehen im Nacken[NZ11,105], nervöse Unruhe, Muskelzuckungen und delirante Zustände aus; der Puls ist in allen Fällen niedrig, zumindest nicht erhöht, wenngleich beträchtliches Fieber besteht.

Natrium sulfuricum hat eine Reihe von Augenbeschwerden, die mit ausgeprägter Lichtempfindlichkeit[AN4,35] verbunden sind.[GS] Dicke, grüne[GS] Absonderungen aus den Augen.

Wie alle Natriumsalze neigt auch Natrium sulfuricum zu unangenehmem Herzklopfen, das sich besonders beim Liegen auf der linken Seite und bei Geräuschen (z.B. Türenschlagen) bemerkbar macht. Das Herz fühlt sich an, als würde es den ganzen Brustraum ausfüllen. Pulsieren in den Blutgefäßen.

Ausgesprochene Neigung zu Magenverstimmungen, mit Regurgitation des Mageninhalts; die aufgestoßenen Speisen sind schleimig und schmecken bitter. Oft verweilen die genossenen Speisen lange genug im Magen, um sauer zu werden, und werden erst dann erbrochen. Alte Magengeschwüre. Andauerndes Emporquellen von Speisen aus dem Magen. Bitterer Mundgeschmack.[GS] Ständig ein schlechter Geschmack und lauter Schleim im Mund. Alle gewöhnlichen Speisen verderben den Magen. Gefühl von Auftreibung und Schwere des Magens[GS] nach dem Essen; fast beständige Übelkeit[GS]; Erbrechen sehr sauren Schleims[AN4,108]; Erbrechen einer bitteren Flüssigkeit[GS]. *Nux vomica, Pulsatilla, Ipecacuanha* und *Lycopodium* haben Ähnliches. Der Patient kann keine Mehlspeisen verdauen, sie verursachen Durchfall[AN4,158]; auch Milch und Kartoffeln werden nicht vertragen, wie bei *Alumina*. Leberanschoppung[GS], mit Schneiden in der Lebergegend. Große Schwere im rechten Hypochondrium, < beim Liegen auf der linken Seite[GS].

Natrium sulfuricum hat all die katarrhalischen Zustände, die wir auch von den anderen Natriumsalzen kennen. Dicke, grüne oder gelbgrüne Borken werden aus der Nase geschnaubt, die von Schleimhautgeschwüren zu stammen scheinen.[GS] Der Katarrh geht auf die hinteren Nasenhöhlen über[AZ96,168], auf den Rachen mit Granulationen [= Hyperplasie der Lymphfollikel in der Rachenhinterwand], auf den Kehlkopf mit Heiserkeit[GS] und Schleimansammlung, schließlich auf die Brust mit Auswurf von dickem, zähem, gelbgrünem Sputum[(GS)]. Eitriges, gelblichgrünes Sekret, das sich unter Lichteinwirkung grün verfärbt.[(GS)] Chronische Bronchitis mit fortwährendem Husten und viel Schleimrasseln; der Patient muss beim Husten die Brust mit den Händen halten[AN4,204], so als wäre sie zu schwach oder als könnte sie nachgeben und zerspringen *(Bryonia)*. Schwäche und Ermüdung der Thoraxmuskeln vom Husten; wegen der starken Schleimsekretion kann der Patient aber nicht aufhören zu husten. *Phosphorus* hat trockenen, quälenden Reizhusten mit Verlangen nach Eiswasser und Verschlimmerung beim Liegen auf der linken Seite. Dem Husten-Patienten mit Besserung im Freien, reichlichem gelbgrünen Auswurf am Tage und trockenem Husten am Abend kann mit *Pulsatilla* geholfen werden. *Bryonia* passt mehr zu akuten Reizzuständen der Brust mit Husten, starkem Wundheitsgefühl, Beengung, Brennen und Reißen in der Brust, während der Natrium-sulfuricum-Patient schon seit Wochen an Bronchialbeschwerden leidet. Jeder Hustenstoß befördert einen ganzen Mundvoll eitrigen Sputums heraus. Chronisch-sykotische Bronchitiden. Asthmatische Zustände: Dyspnoe mit Husten, Schleimrasseln und viel grünlichem Auswurf.[GS] Tritt ein derartiges Asthma bei Kindern auf, sollte man zuerst an Natrium sulfuricum denken. Asthma ist manchmal eine sykotische Krankheit, und wenn es in solchen Fällen geheilt wird, dann durch sykotische Arzneien. Brustaffektionen infolge Unterdrückung sykotischer Absonderungen. Asthmaleiden bei Kindern sykotischer Eltern; asthmatisches Giemen bei Jugendlichen in der Pubertät. Es kommt vor, dass man aufgrund des lauten Pfeifens und Giemens, der Häufigkeit der Atemnotanfälle und der großen Prostration zunächst zu *Arsenicum* tendiert, doch *Arsenicum* hat nur eine palliative Wirkung, und die Anfälle treten immer häufiger auf. Die heilende Arznei hingegen lässt die Anfälle immer seltener werden, bis das Leiden endgültig kuriert ist.

Natrium sulfuricum ist eines der wichtigsten antisykotischen Mittel; besonders hilfreich ist es bei ererbter Sykose. Feigwarzen im Genital- und Analbereich. Das Mittel passt bei zerebralen und spinalen Affektionen sowie bei Schleimhauterkrankungen, die entstanden sind als Folge der Unterdrückung sykotischer Manifestationen 10 oder 20 Jahre zuvor. Wenn der katarrhalische Zustand der Schleimhäute massiv ist, lindert Natrium sulfuricum die tieferen Symptome und verhütet destruktivere Gewebsveränderungen.

Muskelkrämpfe nach Kopfverletzungen.[GS] Psychische Störungen – von Gedächtnisverlust bis zu drohender Psychose – nach Fall auf den Kopf[GS], besonders den Hinterkopf. Natrium sulfuricum passt oft bei reinen Gehirnerschütterungen ohne irgendwelche organischen Veränderungen; unbehandelt entstehen postkommotionelle Störungen. Ein Junge ist beim Schlittschuhlaufen rückwärts aufs Eis gefallen und klagt anschließend lange Zeit über Kopfschmerzen; er hat schlaflose Nächte und Muskelzuckungen im Schlaf. *Arnica* ist hier oft das Heilmittel, und wenn die Erschütterung nicht allzu heftig gewesen ist, wird es auch noch Jahre später eine Heilung herbeiführen. Natrium sulfuricum ist jedoch ein tiefer wirkendes Mittel bei Beschwerden nach Commotio, insbesondere wenn seit der Kopfverletzung Gedächtnisschwäche und Anfälle von Vergesslichkeit bestehen, Angstzustände und Muskelzuckungen bis hin zu epileptiformen Krämpfen. *Arnica* passt eher bei neuralgischen Beschwerden im Gefolge von Kopfverletzungen, Natrium sulfuricum eher bei posttraumatischen Geistes- und Gemütsstörungen. Eine Patientin kommt in Ihr Sprechzimmer, hält plötzlich inne, bricht in Schweiß aus, macht einen verwirrten und verlegenen Eindruck, kommt nach kurzer Zeit wieder zu sich und sagt: »Solche Anfälle, Herr Doktor, habe ich schon die ganze Zeit, seit ich einmal einen Schlag auf den Kopf bekommen habe.« Sie benötigt dringend Natrium sulfuricum!

Chronische Gonorrhö[GS]; schmerzloser Nachtripper; nur geringfügige Absonderung eines dicken, gelbgrünen Sekrets[GS], ohne wesentliche Schmerzen, ohne Beißen oder Brennen in der Harnröhre. Dieses Tripperstadium ist schwieriger zu heilen als jedes andere, und es kann Wochen dauern, bis Sie das richtige Mittel gefunden haben. Bei diesem schmerzlosen Endstadium der Gonorrhö müssen vor allem folgende Arzneien in Betracht gezogen werden: *Alumina, Sepia, Pulsatilla,* Natrium sulfuricum und *Sulfur. Alumina* hat ein Sekret, das ungewöhnlich lange dick und gelb bleibt. *Pulsatilla* hat ein dickes, gelbes, blandes Sekret und zudem häufiges Wasserlassen. In Bezug auf die dicke Konsistenz und die grüne oder gelbgrüne Farbe des postgonorrhoischen Katarrhs konkurriert Natrium sulfuricum mit *Mercurius* und *Thuja*, weist im Gegensatz zu diesen aber kaum Schmerzen auf.

Weiche, fleischige[GS], rötliche, leicht blutende Feigwarzen im Bereich des Anus und der Vorhaut. Doch am häufigsten ist bei Feigwarzen *Thuja* angezeigt.

Leberstörungen mit Vergrößerung der Leber[GS] und der Milz; abwechselnd Durchfall und Verstopfung; der Patient lebt in einem Malariagebiet, und seine Malaria ist mittels Chinin unterdrückt worden; Ödem des Gesichts und der Hände. (Vgl. *Arsenicum* und *Natrium muriaticum.*) *Thuja* ist hier komplementär.

Erhöhte Konzentration der Gallenfarbstoffe im Urin.[GS] Der Harn sieht bisweilen aus wie abgestandenes Bier und ist äußerst übelriechend. Ziegelroter[AN3,76], gelbrötlicher[AN3,75] oder weißlichgelber[AN3,74] Satz im Urin; ›Maismehl-Sediment‹.

Brennen der Fußsohlen nachts[AN4,284] *(Sulfur)*, welches sich manchmal bis zu den Knien ausdehnen kann[GS]. Wie *Sulfur*, das insgesamt sehr ähnlich ist, kann Natrium sulfuricum auch starkes Brennen auf dem Scheitel haben. Schneidende oder reißende Schmerzen von den Hüften bis zu den Knien hinunter, < nachts. Schwache Knöchel – wie alle Natriumsalze – und schwache Knie. Schmerzen verschlimmern sich gewöhnlich in der Ruhe, wie bei *Rhus toxicodendron*, treten oft aber auch verstärkt bei Bewegung auf, wie bei *Bryonia*. Ruhelosigkeit.

Natrium sulfuricum (2)

Natriumsulfat; schwefelsaures Natron, Glaubersalz

Natrium sulfuricum ist eines der am häufigsten indizierten Konstitutionsmittel. Seine Symptome erscheinen vornehmlich morgens, abends und nachts, besonders vor Mitternacht*. Manche Beschwerden bessern sich nach dem Frühstück[GS], während des Tages und nach Mitternacht, *ausgenommen* Schweiße. Es ist ein sehr nützliches Mittel für Beschwerden, die nach einer unzureichend behandelten oder unterdrückten[GS] Gonorrhö entstanden sind. Die Symptome und der konstitutionelle Zustand des Patienten verschlechtern sich bei feuchtem Wetter und bei Aufenthalt in feuchten Wohnungen.[GS] Es ist nützlich bei Patienten, die in der Nähe von Sümpfen und Gewässern[AT24] leben und die lange dem Einfluss der Malaria ausgesetzt gewesen sind. Auch als Antidot gegen Chininmissbrauch kann es hilfreich sein. Besonders passt die Arznei bei Patienten von neuropathischer und biliöser Konstitution. Der Kranke ist äußerst empfindlich auf Nachtluft.** Er neigt sehr zu katarrhalischen Beschwerden, und die Absonderungen sind im Allgemeinen grünlich.[AT24] Natrium sulfuricum heilt Wassersucht.[AZ98,164] Empfindlichkeit auf Druck und Berührung[GS]; physische wie psychische Überempfindlichkeit; der Patient ist sehr schmerzempfindlich. Zahlreiche Schmerzzustände; dumpfe oder auch scharfe Schmerzen, sie alle bessern sich durch Bewegung; in der Ruhe verschlimmern sich die meisten Beschwerden[GS]. Zerschlagenheitsgefühl am ganzen Körper. Starkes Verlangen, sich ins Freie zu begeben; Gehen oder Aufenthalt im Freien bessert das Allgemeinbefinden. Der Patient kann Zimmerwärme nicht vertragen, auch wenn er manchmal kälteempfindlich ist und sich warm anziehen muss. An vielen Lokalisationen kommt es zu einem Gefühl von Vollheit oder Auftreibung: im Kopf, in den Ohren[AN3,29], im Unterleib[AN4,130], im gesamten Venensystem[(NZ20,194)]. Sämtliche Beschwerden verschlimmern sich im Frühling und bei warmem Wetter. Allgemeine körperliche Unruhe, verbunden mit Angst. Große Abgeschlagenheit[AN4,295] und Zittern am ganzen Körper[AN3,100], mit innerlichem Pochen und beschleunigtem Herzschlag. Muskelzuckungen. Beschwerden infolge Kopf- und Rückgratverletzungen, beispielsweise epileptiforme Krämpfe nach einem Kopftrauma[GS]. Allenthalben können sich rheumatische Beschwerden entwickeln. »Der Kranke ist gezwungen, auf dem Rücken zu liegen.«[GS] Sykotische Leiden mit Warzen und Kondylomen in der Vorgeschichte.

Angst: am Morgen, nach dem Frühstück vergehend; abends im Bett; nachts, besonders vor Mitternacht; bei Fieber. Angst vor der Zukunft. Angst und Abscheu vor dem Leben, mit Suizidimpulsen. Ein solcher Lebensüberdruss, dass er seine ganze moralische Kraft zusammenhalten musste, um sich nicht zu erschießen.[LH332] Eine Frau versuchte während der Schwangerschaft mehrmals, sich zu erhängen; nach Natrium sulfuricum wurde sie fröhlich und vergnügt, und die Selbstmordneigung kehrte nicht zurück. Heitere und frohe Laune nach dem Stuhlgang.[AN4,1] »Musik greift sie sehr an, sie wird dadurch zu wehmüthiger Stimmung gebracht und möchte weinen ...«[AN4,10] Traurigkeit am Morgen, besser nach dem Frühstück. Reizbares, empfindliches, aufbrausendes Gemüt schon am frühen Morgen.[AN4,7] Heftiger Ärger hat Gelbsucht zur Folge.[GS] Abneigung gegen Gesellschaft; er ist verdrießlich und wortkarg[AN3,2], mag auch nicht angesprochen werden[AN4,5]. »Dummlich und übelgelaunt, des Morgens beim Aufstehen bis zum Frühstück.«[AN3,3] Geistige Anstrengung bringt psychische Symptome hervor. Gemütsstörungen infolge Kopfverletzungen.[GS] Ein junger Mann wurde, nachdem er von einem Baseball an den seitlichen Kopf getroffen worden war, sehr traurig, bekam leicht Schwindelanfälle und vernachlässigte seine Geschäfte.

* Laut Repertorium (Generalities) müsste es »nach Mitternacht« heißen, was durch die *Guiding Symptoms* (Bd. 8, S. 28 f.) gestützt wird.

** Wohl aufgrund der höheren relativen Luftfeuchtigkeit in der Nacht.

Nach Natrium sulfuricum verschwanden sämtliche Symptome. Furcht vor Menschen bzw. Menschenansammlungen; Furcht vor Unheil[EN6]. Vergesslichkeit. Gleichgültigkeit. Faulheit. Manisch-depressive Psychose.[GS] Hysterie. Misstrauen. Sehr schreckhaft; fährt vom geringsten Geräusch wie durch einen Schreck zusammen; Aufschrecken aus dem Schlaf[An4,298].

Schwindelneigung. Kongestive Kopfschmerzen mit Vollheit und Hitze im Kopf. Nach außen drückender Kopfschmerz mit heftigem Klopfen. Periodische Kopfschmerzen mit nachfolgendem Galleerbrechen.[GS] Die Schmerzen verschlimmern sich beim Darandenken[GS]; sie bessern sich im Liegen, durch Aufdrücken der Hand[GS] und im Freien. »Schmerzhaftes Schlagen in beiden Schläfen im Gehen, dabei unnennbaren Schmerz auf dem Scheitel, fast wie Geschwür, als sollte der Scheitel auseinander gehen ...«[AN4,27] Hitze auf dem Scheitel.[GS] Kopfschmerz morgens beim Erwachen. Geistige Anstrengung macht Kopfschmerzen. Gefühl im Kopf, als wenn das Gehirn locker wäre[AN4,21] und auf die Seite fiele, die er beim Liegen einnimmt. Kopfschmerzen bei Wechselfieber. [»Verlarvtes Wechselfieber, als Kopf- oder Gesichts-Neuralgie auftretend.«[AT36]] Heftiger Schmerz in Hinterkopf und Nacken. Verletzungsbedingte Kopfschmerzen. Jucken der Kopfhaut. »Kriechendes Gefühl auf dem Scheitel.«[GS] Stark nässendes Kopfhautekzem.

Große Lichtempfindlichkeit[AN4,35]; der Patient bekommt Kopfbeschwerden, wenn er ins Licht schaut. Tränenfluss.[AN4,43] »Trübheit vor den Augen, mit Brennen und Reissen darin, als wenn Hitze aus ihnen heraus ginge.«[AN4,38] Brennen der Augen, besonders morgens und abends.[AN4,39+36] Ikterische Skleren.[GS] Augenentzündung mit starker Blasenbildung. Gelblichgrüne Absonderung aus den Augen.[AT38] »Beide Augen des Morgens etwas verschworen und lichtscheu.«[AN3,25] Trachom.[GS] Skrofulöse Konjunktivitis.[(GS)] Röte, Schwellung und Brennen der Lidränder. »Drücken in den Augen, des Abends, während des Lesens beim Lichte; dabei waren die Augenlider so schwer, als wenn Blei darauf läge.«[AN3,21] »Jucken oder Brennen der Lidränder am Morgen.«[GS]

Zirpen in den Ohren am Abend, besonders bei Wechselfieber.[RP295] Gefühl von Flattern in den Ohren. »Ohrenklingen, wie ein feines Glöckchen.«[AN3,32] Drücken aus den Ohren heraus.[AN3,29] »Ohrenweh, als wenn das Trommelfell aus beiden Ohren herausgetrieben würde.«[AN3,28] Stiche in den Ohren[AN4,45 ff.], < beim Betreten eines warmen Raumes (aus der Kälte kommend) und bei feuchtem Wetter.[GS] Otalgien.[GS] Ohrenbeschwerden treten vermehrt rechts auf. »Hitze im rechten Ohr, abends.«[GS] Ohrenkatarrh rechts. Verstopfungsgefühl im rechten Ohr. Eitrige Absonderung aus den Ohren.

Katarrhalische, gelblichgrüne Absonderung aus der Nase.[GS] Nasenbluten, nachmittags beim Gehen und selbst nachts im Bett, während der Regel[AN4,53] und davor. Trockenheit und Brennen in der Nase.[GS] Ansammlung von Schleim in den Choanen, besonders nachts; Ausräuspern von salzig schmeckendem Schleim am Morgen[AN4,86].[GS] Niesen und Fließschnupfen[GS] bei Grippe. Epidemische Influenza.[AT35] Große Borken getrockneten Schleims werden aus der Nase ausgeschnaubt.[(GS)]

Juckendes Ekzem des Gesichts. »Blass und schlecht aussehend im Gesichte ...«[AN3,34] Ikterisches Gesicht.[(AT41)] Pickel und Bläschen im Gesicht. Kleine Bläschen an der Unterlippe[AN4,63] und um den Mund.[GS] »Ein Blüthchen am Kinn, brennend-spannenden Schmerzes bei Berührung.«[AN4,61]

Bei einer sykotischen Konstitution werden die Zähne locker[AN4,66] und fallen aus. Das Zahnfleisch tritt von den Zähnen zurück. Zahnschmerzen, besser durch kalte Luft[AN4,66] und kaltes Wasser im Mund, schlimmer wenn dieses warm wird[AZ85,146]. Das Zahnfleisch brennt wie Feuer[AN4,73]; es ist gerötet[AN4,90] und wird leicht geschwürig. Blasen am Zahnfleisch, die in Eiterung übergehen.[AN4,74] Der Mund ist stets schleimig, auch im Hals sammelt sich viel Schleim an[AN4,85]. »Zunge schmutzig, bräunlich-grünlich belegt, dabei Bittergeschmack.«[AT40] Schmerzhafte Blasen an der Zungenspitze und am Gaumen.[AN4,75 ff.] »Der ganze Gaumen brennt, als wenn er wund oder offen wäre; während des Monatlichen.«[AN4,81] »Früh der Mund ohne Geschmack, fast taub und dabei rauh.«[AN4,87] Zusammenfluss sehr flüssigen Speichels im Mund, nach dem Essen.[AN3,44]

Chronische Halsentzündung mit viel zähem, weißem Schleim. »Trockenheit im Halse ohne Durst ...«[AN4,84] Halsschmerzen, besonders beim Sprechen und beim Schlucken von festen Speisen.[GS] »Zusammenschnürendes Gefühl im Halse, öfters aussetzend; im Gehen, den ganzen Tag.«[AN4,79] Natrium sulfuricum wird des Öfteren bei Kropf benötigt.[GS] Starker Durst des Abends.[AN3,40] Durst nach sehr Kaltem.[AN4,91] Durst im Fieberfrost[AN4,332] und in der Fieberhitze. Abneigung gegen Brot[GS] und Fleisch[AZ98,164]. Brechreiz nach Mehlspeisen. Langdauernder Schluckauf nach Butterbrot, nachmittags[AN4,103]; ermattender Schluckauf gegen Abend[AN4,102]. »Beständiges Aufschwulken säuerlichen Wassers.«[AN4,104] Aufstoßen einer bitteren Flüssigkeit.[GS] Übelkeit vor dem Frühstück; anhaltende Übelkeit[GS]. »Übelkeit und bisweilen Erbrechen einer zunächst sauren und dann bitteren Flüssigkeit.«[GS] Erbrechen: von Galle allein[AT41]; von grünlichem Wasser; mit Bauchschmerzen.

Der Magen fühlt sich voll[AN4,112], gedehnt und schwer an. Klopfen im Magen nach dem Frühstück. »Gastrische Beschwerden mit vorherrschender Säure.«[AZ98,164] Sehr träge Verdauung; der Patient kann nur einfachste Speisen verdauen. Natrium sulfuricum hat viele Leberbeschwerden geheilt. Leber geschwollen, beim Befühlen schmerzhaft empfindlich[AN4,117, GS]. Schmerz in der Leber beim Liegen auf der rechten Seite.* Leberanschoppung, schlimmer beim Liegen auf der linken Seite.[GS] Herabzerrender Schmerz im rechten Hypochondrium beim Liegen auf der linken Seite. *(Magnesia muriatica, Carduus marianus, Ptelea trifoliata)* Große Empfindlichkeit[AN4,117] und Stechen** in der Lebergegend beim Gehen[AN4,120]. Heftiges Stechen in der Leber beim Tiefatmen.[AN4,119] Leberstörungen durch geistige Anstrengung und durch Ärger.[GS] Die Leber scheint übermäßig viel Galle zu produzieren. Krankhaft veränderte, zähflüssige Galle, die leicht Gallensteine entstehen lässt. Natrium sulfuricum veranlasst die Leber, gesunde Galle zu bilden (die das natürliche Lösungsmittel für Gallensteine ist), wenn es homöopathisch dosiert und in großen Abständen verabfolgt wird. Das Mittel hat viele Fälle von Gallenkolik mit Galleerbrechen[GS] geheilt und oft auch die Steine beseitigt. Der Patient kann dabei typischerweise keine enge Kleidung um die Taille vertragen.[GS] Die folgenden drei Fälle legen von dieser Indikation Zeugnis ab.

Fall 1. – Eine Frau, verheiratet; erwachsene Kinder; Alter 37. Kopfschmerzen, gefolgt von Galleerbrechen, seit mehreren Jahren. Gesicht bläulichrot. Wärme bessert die Kopfschmerzen. Die Schmerzen beginnen im rechten Auge und breiten sich von dort über die Stirn aus, verbunden mit einem Gefühl des Herabziehens im Hinterkopf. Schmerzen im Kreuzbein, die sich bis in die Oberschenkel erstrecken, schlimmer auf der rechten Seite. Nervös, schreckhaft, ängstlich. Äußerst wählerisch. Hatte vor drei Monaten Gallensteinkoliken. Kalte Füße. Kopfschmerzen während der Menses seit 16 Jahren. Regelblutung dickflüssig, klumpig, dunkel; dauert nur einen Tag. Stuhl von heller Farbe während der Krankheitsphasen, dunkler, wenn es ihr besser geht. Muss sich sehr zusammenreißen, um sich nicht umzubringen. Puls manchmal verlangsamt. Ständig matt und abgeschlagen. Rissige Zunge. Der Chirurg hielt eine Gallenstein-Op. für unumgänglich. Natrium sulfuricum heilte; die Gallensteine verschwanden.

Fall 2. – Ein vielbeschäftigter Geschäftsmann von 40 Jahren und 82 kg Körpergewicht leidet an Schmerzen im Bereich der Gallenblase. Im Anschluss an eine Magenverstimmung hatte er eine Gallenkolik bekommen. Jetzt dumpfe Schmerzen in der Region. Muss im Zimmer auf und ab gehen; die Schmerzen werden in keiner Lage oder Stellung gebessert. Stuhl nur einmal hell gefärbt gewesen. Schmerzen ferner in der Nierengegend, durch die Beckenregion und manchmal bis in die Beine ausstrahlend; dabei Urin wolkig getrübt; Nachtröpfeln des Urins nach dem Wasserlassen. Anhaltender, dumpfer, starker Schmerz in der rechten Seite, hinter den unteren Rippen, bis hinauf zur Brustwarze sich ausdehnend; heftige Stiche in der Brust. Schmerzen im Duodenum, schlimmer nach dem Essen. Natrium sulfuricum heilte; der Patient ist wieder bei bester Gesundheit.

Fall 3. – Eine 64-jährige Frau. Diarrhö mit wässrigen, manchmal kalkartigen Stühlen; Le-

* Dies gilt wahrscheinlich besonders für Gallensteinbeschwerden, die nicht mit Leberkongestion einhergehen (vgl. Fall 3).

** Kent schreibt irrtümlich »itching« statt ***stitching***.

ber vergrößert; Umklammerungsgefühl an der Gallenblase; Gallenkoliken. Ein Chirurg hatte dringend zur Operation geraten. Schwächeanfälle nach dem Stuhlgang. Frostanfälle. Schwindel beim Bücken, Liegen oder Gehen. Anfallsweises Herzrasen. Traurigkeit. Durstlosigkeit. Subnormale Temperaturen. Abdomen empfindlich auf jegliche Erschütterung. Flatulenz mit Kollern im Bauch. Unterschenkel kalt bis zu den Knien; kalte Hände. Viel Aufstoßen, schlimmer nach den Mahlzeiten. Empfindlichkeit gegen Wetterwechsel; vor einem Sturm ist die Patientin nervös und kann nicht schlafen. Wundes, zerrendes Gefühl in der Leber. Der Darm ist träge, die Verdauung verlangsamt. Schwere der Arme und Beine. Frostschauer laufen den Rücken hinunter. Auf der rechten Seite zu liegen ist ihr unangenehm. Urin kopiös, streng riechend. Spätes Einschlafen. Natrium sulfuricum bewirkte eine radikale Veränderung ihres Zustandes; Hinweise auf Gallensteine sind nicht mehr vorhanden.

Bauchbeschwerden werden in der Regel durch Blähungsabgang gelindert.[AN3,51] Flaues, leeres Gefühl im Bauch, besser durch Windabgang und Aufstoßen. Eingeklemmte Blähungen verursachen Koliken, Krämpfe, Kneifen und viele andere Schmerzen.[AN3,55ff.] Schmerzhafte Empfindlichkeit des ganzen Abdomens. Dumpfer, starker Schmerz vom Bauch bis zum Rücken. Flüchtiges Brennen im Bauch, mal hier, mal da.[AN4,135] Gefühl im Bauch, als wollte Durchfall einsetzen, gebessert durch Aufstoßen und Windabgang. Leibweh mit Stuhldrang, doch es gehen nur Winde ab. »Tief im Unterleibe schmerzhaftes Graben ..., während des Monatlichen.«[AN4,133] »Bauchgrimmen, des Morgens vor dem Frühstücke.«[AN3,50] Die Bauchschmerzen treten vorzugsweise zwischen 16 und 20 Uhr oder auch am Abend auf. »Ständige Unruhe in den Därmen und viel Stuhldrang.«[GS] Vollheitsgefühl[AN4,130], »Poltern und Umgehen«[AN4,126], »Blähungsgewühl mit Zwicken«[AN4,128], etc.: all dies kann Begleiterscheinung einer Diarrhö sein, ebenso aber auch ohne Durchfall bestehen. Schmerz im aufsteigenden Kolon beim Liegen auf der rechten Seite. Schmerzhafte Aufblähung des Colon ascendens.[(AN4,139)] Schmerzen in der Blinddarmgegend; Natrium sulfuricum hat viele Fälle von Typhlitis[GS]* geheilt, desgleichen Fälle, die dem Anfangsstadium einer Appendizitis glichen. Auch vergrößerte Mesenteriallymphknoten [»Tuberculosis abdominalis«[GS]] sind durch das Mittel geheilt worden.

Durchfall morgens gleich nach dem Aufstehen[AN4,157] oder nach etwas längerem Umherbewegen[RP609], verbunden mit viel Windeabgang. Durchfall besonders bei feuchtem Wetter.[AZ103,110] Stühle: herausspritzend[GS]; reichlich [oder auch nicht[AZ103,110]]; gelblichgrün[GS] oder gelb und flüssig[AN4,157]; von schlechtem Geruch[AZ103,110]; zuweilen schleimig und blutig[AZ103,110]. Vor dem Stuhlgang schmerzhaftes Zusammenziehen im Bauch.[AN4,121] »Schründen im After während und nach dem Durchgange des Stuhles.«[AN4,170] Oft sind die Durchfälle von Natrium sulfuricum aber auch vollkommen schmerzlos. »Heitre und frohe Laune ... nach Abführen.«[AN4,1] Durchfall nach Mehlspeisen[AN4,158], nach Backwerk und Früchten[AZ103,110], nach Gemüse[GS], nach kalten Speisen oder Getränken[GS], nach Eiscreme. Diarrhö im Wechsel mit Obstipation [bzw. Wechsel von harten und weichen Stühlen[AN3,66]]. Die Durchfälle können zu jeder Tages- und Nachtzeit einsetzen, besonders aber kommen sie *morgens* und abends. Das Mittel hat viele Fälle von chronischer Diarrhö[GS] geheilt, teils einhergehend mit unwillentlichen Stuhlabgängen[AZ103,110], teils mit lienterischen Stühlen. Jucken im After[AN3,67], wie von Würmern.[GS] Feigwarzen am After.[GS] Natrium sulfuricum hat ein stark blutendes Rektumgeschwür bei einem Rechtsanwalt geheilt, der lange Zeit mit Suizidimpulsen zu kämpfen hatte. Auch blutende Hämorrhoiden konnten häufig durch die Arznei geheilt werden.

Natrium sulfuricum hat Entzündungen des Nierenparenchyms geheilt, die im Gefolge von Scharlach[NZ20,67] oder Malaria aufgetreten waren. »Urin so vermehrt, dass sie selbst Nachts öfters dazu genöthigt wird.«[AN4,179] Es hat Diabetes mellitus[AT43] geheilt, häufig auch Polyurie mit ziegelrotem Bodensatz[AN3,76], außerdem weißlich-sandiges Sediment[GS] im Urin. Reichlicher Niederschlag von Phosphaten mit viel Beimengung von gallertartigem Schleim. Starke Konzentra-

* Statt ***Typhlitis*** schreibt Kent versehentlich »Syphilis«.

tion von Gallenfarbstoffen im Urin.[GS] Brennen in der Harnröhre während[AN4,182 ff.] und nach[AN3,78] dem Wasserlassen. Natrium sulfuricum passt, wo sich diese Symptome nach einer unzureichend behandelten Gonorrhö einstellen.

Beim Mann besteht ein erhöhter Geschlechtstrieb[AN3,79] mit häufigen wollüstigen Erektionen[AN3,80]. Natrium sulfuricum passt bei Gonorrhö, wenn das Harnröhrensekret eine grüne[AT48] bis grünlichgelbe[GS] Farbe aufweist und während und nach dem Wasserlassen Brennen in der Harnröhre entsteht. Das Mittel hat viele Male Prostatahypertrophie[GS] geheilt. Weiche, fleischige Feigwarzen mit grünlicher Absonderung.[GS] Skrotal- und Präputialödeme.[AT49] Jucken an der Unterseite des Penis.[AN3,70] Jucken am Hodensack, und nach Kratzen brennt die Stelle.[AN4,185]

Die Monatsblutung ist scharf und wundmachend und fließt besonders in den ersten Tagen stark[AN4,192]; in den letzten Tagen dann oft mehr Abgang von Blutkoageln.[GS] Leukorrhö[AN4,199]: scharf und wundmachend[GS]; gelbgrünlich und dünneitrig[AZ81,27]. Das Mittel hat Phlegmasia alba dolens geheilt.[GS]

Im Kehlkopf und in der Luftröhre bildet sich viel dicker, zäher, weißer Schleim. Kurzatmigkeit bei körperlicher Anstrengung, z.B. beim Gehen.[AN4,206] Häufiges Stechen in der linken Brustseite[AN4,208 ff.], besonders beim tiefen Einatmen[AN4,209] oder beim Gähnen[AN3,83]. »Große Dyspnoe mit Bedürfnis, tief einzuatmen, bei feuchtem, bewölktem Wetter.«[GS] Natrium sulfuricum ist ein höchst nützliches Mittel bei Asthma humidum[GS] [Asthma mit viel Schleimauswurf] von Kindern sykotischer Eltern. ›Feuchtes‹ Asthma mit kopiöser Sekretion von zähem Schleim bei jeder Schlechtwetterperiode*. Chronischer Bronchialkatarrh.[GS]

Häufige Hustenanfälle durch Reiz im Kehlkopf, die mit reichlichem Auswurf eines weißen, zähen Schleims endigen. Der Auswurf kann auch blutig oder grünlich-eitrig[GS] sein. *Brustbeengung* früh beim Erwachen[AN3,81] und besonders *in der feuchten Abendluft* [nach Sonnenuntergang[GS]]. Schwäche- oder Leeregefühl in der Brust.** Wundheit in der Brust beim Husten; muss sich zur Erleichterung aufsetzen und die Brust mit den Händen halten.[AN4,204] Bronchitiden und Pneumonien[GS] sind bei sykotischen Patienten ohne Natrium sulfuricum oft schwer zu heilen. Mukopurulenter Auswurf bei alten Leuten. Sykotisches Exanthem auf dem Brustkorb im Frühjahr.[LH332] Geschwulst und Eiterung der axillären Lymphknoten.[GS]

Natrium sulfuricum ist hierzulande das epidemische Mittel bei einer Zerebrospinalmeningitis gewesen, bei der heftige Schmerzen im Hinterkopf und Nacken bestanden – mit einem reißenden Gefühl, als würden Hunde daran nagen[(AN4,221)] – und der Kopf stark nach hinten gezogen wurde. »Stechen zwischen den Schultern wie mit Messern, im Sitzen Abends.«[AN4,222] Schmerzhafte Empfindlichkeit der Wirbelsäule. Zerschlagenheitsschmerz im Kreuz[AN4,219] und im Kreuzbein.[GS] »Heftiger Geschwürschmerz im Kreuze des Nachts, dass sie nur auf der rechten Seite liegen konnte; früh nach dem Aufstehen vergehend.«[AN4,218] Kreuzschmerzen, dabei der Urin so brennend, dass er zurückgehalten wurde.[AN4,183] Schmerzen im Kreuzbein, sodass der Patient nicht auf der Seite liegen konnte. »Jücken auf dem Rücken, beim Auskleiden, des Abends.«[AN3,102]

»Zucken an Händen und Füssen Nachts, besonders im Nachmitternachtsschlafe.«[AN4,247] Zucken in allen Gliedern, bald hier, bald da.[AN4,290] Zittern und Schwäche der Glieder. Schmerzen in den Gliedern und Gelenken in Ruhe: »Die Bewegung des schmerzenden Gelenkes bringt für den Augenblick eine Erleichterung hervor, welche nach beendeter Bewegung sich verliert.«[NZ11,113] Rheumatische Gliederschmerzen[GS] bei nasser Witterung. Knacken der Gelenke.[GS] Warzen an den Armen[GS] und Händen[AT48]. Gliederschmerzen bei Fieberfrost und Fieberhitze, mehr in den unteren Extremitäten; besser durch Bewegung und Gehen.

* Kent schreibt »... in every spell of hot weather«. Meines Erachtens handelt es sich hier um ein akustisches Missverständnis, und es muss statt »hot weather« ***wet weather*** lauten. So heißt es etwa in den *Guiding Symptoms:* »Asthma ... always < in damp, rainy weather.« Denkbar wäre die Kombination »hot and wet weather« (also »schwüles Wetter«), aber dafür gibt es in den Quellen keinen Beleg.

** Kent ergänzt: »... on inspiration«. Kent hat sich hier wahrscheinlich beim Übertragen aus den *Guiding Symptoms* (S. 24, Z. 11 u. 9 von unten) in der Zeile geirrt, denn die Modalität gehört eigentlich zu dem darunterliegenden Symptom »Stitches in l. side of chest ...«

Keine Kraft in den Händen; beim Zusammenballen derselben oder beim Ergreifen eines Gegenstandes schmerzen die Beugemuskeln an den Unterarmen.[AN3,86] Zittern der Hände beim Erwachen und beim Schreiben.[AN3,88 f.] Die Neigung zu parungualen Panaritien tritt bei Natrium sulfuricum besonders hervor; typisch ist, dass die Schmerzen im Freien erträglicher sind als im (feuchtwarmen) Zimmer.[KE5,913] Stechende Geschwürschmerzen unter den Fingernägeln.[AN4,262]* Feines Stechen in den Fingerspitzen.[AN4,253 f.] »Kriebeln in den Fingerspitzen der rechten Hand, als wollte sie einschlafen ...«[AN4,259] Schwellung und Steifheit der Finger.[GS (AN4,248)] »Handflächen roh und wund, eine wässrige Feuchtigkeit ausschwitzend.«[GS] Natrium sulfuricum hat schlimme Fälle von Psoriasis palmaris geheilt.

Heftige Schmerzen im rechten Hüftgelenk bei vielen Bewegungen.[AN4,267] Heftigste Stiche in der linken Hüfte[AN4,265], teils bis in das Kniegelenk reichend.[LH332] Anschwellung des linken Beins. Ischiasbeschwerden, im Allgemeinen > durch Bewegung, stets aber < beim Aufstehen vom Sitzen und beim Umdrehen im Bett[AZ98,164]. Dumpfe Schmerzen in den unteren Gliedmaßen bei Fieberfrost und Fieberhitze, besser im Gehen. Unruhe der Beine nachts im Bett. »Geschwüre an der Oberschenkelaußenseite.«[GS] Steifigkeit der Knie.[GS] Mattigkeit und Abgeschlagenheit der Beine.[AN4,268] Brennen der Fußsohlen, nachts[AN4,284]; Brennen der Unterschenkel bis an die Knie[AN4,270]. Trockene Hitze in den Füßen, nachts.[GS] Ödeme an den Füßen.[GS] Stechende Schmerzen in den Fußsohlen und Fersen.[AN4,278]

Schläfrigkeit beim Lesen am Vormittag.[AN3,108] Ängstigende[AN4,314], erschreckende[AN4,317] Träume.

Fieberfrost abends[AN4,329] von 18 bis 21 Uhr, dann trockene Hitze[AN4,335] bis 1 Uhr nachts, ohne nachfolgenden Schweiß. Frost mit Eiseskälte und Gänsehaut, nachmittags 16–20 Uhr, während der Regel.[AN4,324] Heftiges Frostschütteln.[AN4,333] Frost mit Fieber, abends, infolge Nachtluftexposition. Schweiße treten vorzugsweise nach Mitternacht und gegen Morgen auf. Fiebererkrankungen mit Galleerbrechen.[GS] Remittierende[GS] und intermittierende[AZ98,164] Fieber. Natrium sulfuricum ist bei chronischen intermittierenden Fiebern [Malaria[GS]] ein stark vernachlässigtes Heilmittel.

Nässende Flechten[AT24] oder Ekzeme, deren Sekret eher wässrig ist als zäh.[GS] Bläschen mit gelblich-wässrigem Inhalt; nach dem Platzen der Bläschen gelbliche Schuppen.[AT46] Gelbsucht[AZ98,164], mit Jucken der Haut beim Auskleiden.[GS] Neigung zu Intertrigo.[GS] Sykotische Auswüchse[AT24]; warzenähnliche, rote Gebilde am ganzen Körper.[GS] »Roter, knotiger Ausschlag auf dem Kopf oberhalb der Ohren, auf der Stirn und der linken Seite des Nackens sowie mitten auf der Brust.«[GS]

* Statt ***ulcerative pain*** schreibt Kent irrtümlich »ulceration, pain«.

Nitricum acidum

Salpetersäure

Große allgemeine Schwäche[CK1249], Reaktionsmangel, extreme Empfindlichkeit[(CK1228)] und nervöses Zittern[(CK1227)] sind hervorstechende Merkmale von Nitricum acidum. Oft handelt es sich um Menschen, die von langem Leiden, von Schmerzen und Krankheit gezeichnet sind; sie leiden mehr körperlich als geistig-seelisch, und am Ende kommt es zu ausgeprägter Bleichsucht[HH256] und Abmagerung[CK1220]. Der Patient ist kälteempfindlich und ständig fröstelig[CK1366]; seine Beschwerden verschlimmern sich in kalter Luft und durch Kaltwerden; große Neigung zu Erkältungen[CK1183]. Die Wände der Blutgefäße sind schlaff und befördern so das Auftreten von Hämorrhagien; profuse, dunkle Blutungen[GS]. Schmerzen, als würde Fleisch von den Knochen gerissen[GS] [»als würden Hunde das Fleisch von den Knochen nagen«[EN1223]]. Splitterempfindungen – in entzündeten Teilen, in Geschwüren[UE;CK373], in Nerven. Neuritiden. Entzündungen des Periosts[SK232], der Knochen[UE]. »Syphilitische Knochenschmerzen.«[GS] Knochenfraß.[UE] Knochengeschwülste.[GS] Die Ränder von Körperöffnungen fangen leicht an zu bluten und lassen Warzen entstehen. Schmerzen in alten Narben bei Wetterwechsel[CK] zum Kalten, ebenso wenn der Patient kaltem Wetter ausgesetzt ist; oft handelt es sich hierbei um splitterartige Schmerzen. Entzündliche Geschwulst und Eiterung von Drüsen[UE] und Lymphknoten, besonders bei Syphilitikern bzw. nach Quecksilberabusus.[GS] Langwierige Eiterungen ohne Heilungstendenz, namentlich von Drüsen und Lymphknoten, sprechen besonders dann für Nitricum acidum, wenn außerdem stechende Schmerzen vorhanden sind. Die Absonderungen sind dünnflüssig, blutig, übelriechend, wundmachend und bisweilen von schmutzig-gelblichgrüner Farbe.[(GS)] Wir sehen diese chronischen Eiterungen am häufigsten bei Patienten, die an Syphilis erkrankt und zudem mit Quecksilber malträtiert worden sind. Nitricum acidum kommt ferner in Betracht bei eiternden Krebsgeschwüren, die sich neben blutig-wässrigen, stinkenden Absonderungen durch stechende Schmerzen auszeichnen. Oft ist beobachtet worden, dass der chronisch Kranke, der diese Arznei benötigt, eher zu weichen oder durchfälligen Stühlen neigt als zu Obstipation.[CK] »Durch Fahren im Wagen vergehen die meisten Beschwerden.«[CK1196] Nitricum acidum hat häufig geheilt, wenn Patienten berichteten, ihnen gehe es nur dann gut, wenn sie sich im Wagen oder Zug fortbewegen würden. Neigung zu Muskelzuckungen[CK1170], in allen Teilen des Körpers[CK1167]. Viele Beschwerden verschlimmern sich durch Geräusche und durch Erschütterung; Geräusche vermehren sogar bestehende Schmerzen. Nitricum-acidum-Patienten reagieren oft höchst empfindlich auf Arzneien, besonders auf Hochpotenzen – sie ›prüfen‹ jedes Mittel, das zu hoch potenziert verabreicht worden ist. Fissuren und Rhagaden[GS] bilden sich vielerorts, besonders in den Mund- und Augenwinkeln sowie am After, verbunden wieder mit den typischen Splitterschmerzen. Am Ende entwickeln sich Ödeme, besonders im Bereich der Extremitäten. [»Geschwulst der Hände und Füsse.«[CK1218]] Üble, oft faulige Gerüche kennzeichnen das Mittel: »Uebelriechender, säuerlicher Urin, wie Pferde-Harn.«[CK694] »Scheide-Fluss von übelm Geruche.«[CK807] »Er schnaubt Gelbliches aus der Nase von üblem Geruche.«[CK825] »Fauler Geruch aus dem Munde.«[CK402] »Faulig riechender Fußschweiß.«[GS] Allenthalben entströmen dem Körper strenge Gerüche. Den oft erwähnten dunklen Hauttyp [»Kranke von straffer Faser (Brünette)«[CK]], der für die wohltätige Wirkung der Arznei besonders disponieren soll, dürfen wir nicht allzu viel Gewicht beimessen. Nitricum acidum heilt Blonde ebenso häufig wie Brünette – *wenn nur die Symptome übereinstimmen.*

Große geistige Erschöpfung. Jede Bestrebung, bestimmte Dinge zu durchdenken, hat zur Folge, dass ihr die Gedanken entschwinden.[CK58] Sie begreift nichts, versteht nicht, was man ihr sagt (obwohl sie gut hört).[CK60] Große Gleichgültigkeit gegenüber allem.[CK30] Die Patientin ist des Lebens überdrüssig[CK26], verachtet das Leben[CK28], hat an nichts Freude[CK29]. »Sie wünscht sich den Tod und fürchtet sich doch vor demselben.«[CK27] »Wehmüthig und sehr ängstlich, Abends (den Tag vor Eintritt der Regel).«[CK11] »Traurigkeit; Unheiterkeit.«[CK] Sie ist ängstlich besorgt wegen ihrer nachlassenden Gesundheit und fürchtet zu sterben.[CK] »Langanhaltende Ängstlichkeit infolge allnächtlichen Schlafmangels durch anstrengende Krankenpflege.«[AY108] »Aergerlich über die geringste Kleinigkeit, auch über sich selbst, wenn er Etwas nicht recht macht.«[CK44] Bei Streitigkeiten zittert er an allen Gliedern.[CK46] Er ist sehr eigensinnig[CK], mag es nicht, wenn man ihn in seinem Unglück trösten will. »Sehr leicht gerührt und zum Weinen geneigt.«[CK8] Hoffnungslosigkeit[CK23]; verzweifelt an seiner Genesung. Er ist sehr schreckhaft und furchtsam[CK21]; fährt beim Einschlafen oft wie durch einen Schreck zusammen[CK1335]. Auch das psychische Allgemeinbefinden bessert sich beim Fahren in einem Wagen.

Der Patient leidet sehr unter Schwindel, besonders morgens beim Aufstehen[CK72], sodass er sich rasch hinsetzen oder hinlegen muss.

Neigung zu heftigen Kopfschmerzen, die besonders durch Wagengerassel und durch hartes Auftreten verstärkt werden[CK80]. Der Kopf ist sowohl gegen den Lärm als auch gegen die Erschütterung empfindlich, welche beim Fahren auf gepflasterten Straßen entstehen, während das Fahren auf glatten Landstraßen meist als wohltuend empfunden wird. Die Kopfschmerzen treten bevorzugt morgens beim Erwachen auf und vergehen nach dem Aufstehen[CK79], vermehren sich aber durch mit Erschütterung verbundene Bewegung. Wärme oder warmes Einhüllen bessert das Kopfweh häufig, während Kälte es verschlimmert. »Gefühl, als wäre der Kopf oberhalb der Ohren quer in einem Schraubstock eingespannt ...«[EN116] Oft werden die biparietalen syphilitischen Schmerzen durch Nitricum acidum geheilt. »Kopfschmerz, als wäre der Kopf fest zusammengebunden.«[CK93] Schmerzhafte Spannung im Innern des Kopfes[CK92], bis zu den Augen sich erstreckend und mit Übelkeit verbunden.[GS] Stechen in fast allen Teilen des Kopfes.[CK114] Unerträglich schmerzhaftes Hämmern im Kopf.[CK133] Schmerz im äußeren Kopf mit dem Gefühl, als würde dieser von einem breiten Band eingeschnürt.[GS] Schmerzhafte Empfindlichkeit der Kopfhaut gegen Berührung[CK142], z.B. beim Kämmen, und selbst gegen den Druck seiner Mütze[CK143]. Die Haare fallen massenhaft aus[CK159], etwa bei Syphilis.[GS] Ausschlag auf der Kopfhaut mit scharf stechenden Schmerzen wie von Splittern. »Schorfiger, nässender, jückender Ausschlag auf dem Haarkopfe«[CK156], mitunter sehr stinkend[CK157]. Karies der Schädelknochen.[GS] Exostosen.

Die Augen sind matt[CK161], haben ihren Glanz verloren. Pupillen erweitert.[CK204] Sieht alles doppelt[CK217], besonders aber etwas entferntere waagerechte Gegenstände[CK216]. Bindehautentzündung[CK185] mit scharfen Tränen[CK196]. Hornhautgeschwüre[KE1,275] mit feinem Stechen. Iritis mit stechenden Schmerzen, < nachts, in kalter Luft und bei Wechsel von einem warmen in einen kalten Raum.[(GS)] »Dunkle Flecke in der Hornhaut.«[CK188] Große Lichtscheu.[GS] Brennen in den Augen.[CK181] »Drücken im Auge, wie von einem Sandkorne.«[CK164] Oberlidlähmung.[CK] Augenlider geschwollen[CK186] und verhärtet[GS], mit Brennen darin[CK182]. »Eine kleine Warze ... am obern Augenlide.«[CK189] Warzen an den Lidern, die bei der geringsten Berührung bluten und stechende Schmerzen bereiten.[KE1,318]

Schwerhörigkeit oder Taubheit infolge Verstopfung und chronischer Verschleimung der Ohrtrompete (nach heftiger Scharlachangina)[AZ13,6]; besser beim Fahren in einem Wagen oder Zug[GS]. Pochen im Ohr[CK]; Klopfen am Trommelfell[PM1,50]. Ausfluss aus den Ohren[CK]: fötide, jauchig, braun; eitrig; seit Scharlachfieber.[(GS)] Gehörgang fast vollständig verlegt.[GS] »Drüsen-Geschwulst unter und hinter dem linken Ohre ...«[CK244] »Knochenfraß des Warzenfortsatzes.«[SK239]

Ausgeprägte Neigung zu Schnupfen[CK818], besonders im Winter; eine Erkältung geht in die nächste über. Stockschnupfen mit Nasenverstopfung[CK820], vermehrt nachts im Schlaf. Viel Niesen[CK809], besonders in kalter Luft und von jedem Luftzug; der Patient muss den Raum, in dem er sich aufhalten will, stark heizen. Unangenehmer Geruch in der Nase[CK275]; auch objektiv übelriechender Nasenschleim[CK825] und Gestank aus der Nase[CK]. Nasenbluten, besonders nachts[CK1287] und früh morgens[CK273]. »Es läuft Nachts scharfes Wasser aus der Nase.«[CK824] Dicker, die Nasenlöcher anfressender Nasenschleim.[CK826] Das Sekret kann gelb und übelriechend sein[CK825], blutig[CK265+270], bräunlich oder dünnflüssig. Oft besteht der Nasenkatarrh seit einer Scharlacherkrankung, oder er ist Begleiterscheinung einer Syphilis[GS], zumal wenn diese mit Quecksilberpräparaten behandelt worden ist. »Stiche in der Nase, wie Splitter, beim Berühren derselben.«[CK260] Hoch oben in der Nase bilden sich dicke Borken.[(CK266)] Ozäna[KE5,173] mit allmorgendlichem Ausschneuzen von grünen Krusten.[GS] Ulzerationen tief im Innern der Nase.[GS] Warzen in und an den Nasenlöchern.[GS] »Röthe der Nasenspitze und schorfige Bläschen darauf.«[CK269] »Große, weiche Auswüchse an den Nasenflügeln, die von Krusten bedeckt sind. (Syphilis.)«[GS] Nasenlöcher rissig, aufgesprungen.[RP329]

Das Gesicht des Nitricum-acidum-Patienten sieht kränklich[CK300] aus, mitgenommen und ängstlich[EN344]; es ist von tiefen Leidensfalten durchzogen. Es ist blass[CK], fahl, gelb[CK302] und verfallen[MA4,382], mit tiefliegenden Augen[CK299]. Dunkle Ringe um Augen, Mund und Nase. Aufgedunsenheit des Gesichts[EN339], besonders der Augenpartie, morgens beim Erwachen[CK298]. »Geschwulst der Augenlider«[CK186] am Morgen. Sommersprossen oder braune Flecken im Gesicht.[GS] Kleine, pigmentierte, warzige Stellen auf der Stirn.[GS] Rechte Ohrspeicheldrüse stark vergrößert.[GS] Spannen der Gesichtshaut.[CK278] »Pusteln mit rothen, breiten Rändern und schorfig werdend.«[SK240] »Knacken im Kiefer-Gelenke beim Kauen ...«[CK332] Mundwinkel eingerissen; oft geschwürig und schorfig[CK322]. Lippen geschwollen[CK314], aufgesprungen[CK], wund[GS], blutig. Schmerzhafte Geschwulst der Unterkieferdrüsen.[CK337]

Reißende[CK347], stechende[CK348ff.], bohrende[CK353] Zahnschmerzen, besonders wenn Kaltes oder Warmes in den Mund kommt[CK351+353]. Peinigendes, pochendes Zahnweh, am schlimmsten abends und nachts im Bett[PM1,51], besonders nach Quecksilbermissbrauch.[BÖ83] »Caries nach Mercurmissbrauch, wenn die schmerzhaften hohlen Zähne locker sind, das leicht blutende Zahnfleisch[CK] weiss und angeschwollen[CK366] ist mit dem Gefühle, als wenn die Zähne herausfallen sollten.«[KE5,207] »Die vorher ganz weissen Zähne werden gelblich.«[PM1,51] Skorbutisches Zahnfleisch.[GS]

Zunge: weiß mit wunden Stellen[GS]; stellenweise exkoriiert[MA1,166]; wund[CK382]; ulzeriert, mit zähem Schleim im Mund[GS]; dunkelrot (wie rote Bete)[GS]; von gelben Streifen bedeckt[AZ66(MB)28]; trocken und rissig[GS]; weiß und trocken[CK387]. »Glossitis in Merkurialfällen.«[GS]

Geschwüre in Mund und Rachen[CK374]: zunächst speckig-weiß, später verfärbt, dunkelschmutzig; faulig; phagedänisch[CK375]; syphilitisch; mit stechenden Schmerzen wie von Splittern[CK373, GS] Mund entzündet, mit stechenden und brennenden Schmerzen; Schleimhaut exkoriiert, stark gerötet und geschwollen.[(GS)] Fauler[CK402], aashaft stinkender Mundgeruch[CK403]. So scharfer Speichel fließt aus dem Mund, dass die Lippen davon wund werden.[GS]

Das Schlucken ist sehr schwierig[EN538]; die Schlundmuskulatur arbeitet unkoordiniert, sodass die Speisebissen im Schlund steckenbleiben[CK413] oder Teile davon in die Choanen gedrückt werden[CK276]. »Heftige [Hals-] Schmerzen bis ins Ohr, beim Schlucken vermehrt.«[HY6,405] Feines Stechen im Hals, wie von einem Splitter *(Hepar sulfuris, Natrium muriaticum, Alumina, Argentum nitricum)*, vermehrt beim Schlingen.[GS] Viel zäher Schleim im Rachen[(CK405)], aus den Choanen stammend. Entzündung des Rachens, der Tonsillen, der Uvula und des weichen Gaumens. Uvula und Tonsillen ödematös geschwollen.[EN520f.] *(Apis, Rhus toxicodendron)* »Innere Hals-Geschwulst mit stechenden Schmerzen.«[CK424] Geschwüre auf den Mandeln (Angina).[KE1,537] Nitricum acidum hat Diphtherie geheilt[GS], wenn das Splittergefühl vorhanden war und auch die übrigen Symptome passten. Ösophagitis.[GS]

Verlangen nach Fetten und Hering[CK461], nach Erde, Kreide, Kalk[UE], außerdem nach scharf gewürzten Speisen. Abneigung gegen Brot[CK459] und gegen Fleisch[CK457], besonders gekochtes Fleisch[CK456]. *Im Allgemeinen durstlos.**

* In den Prüfungen ist fast ausschließlich *großer Durst* beobachtet worden, nur vereinzelt bestand bei Fieberzuständen Durstlosigkeit.

Der Patient kann Milch nicht verdauen, und von Fettem wird ihm häufig schlecht.[CK] Übelkeit nach dem Essen[CK469], vergehend durch Umherbewegen[CK470] und Fahren im Wagen[GY4]. Speisen verursachen Hyperazidität des Magens[GS], mit saurem Aufstoßen[CK497] und saurem Erbrechen. »Bittres und saures Erbrechen mit viel Aufstossen, nach dem Essen.«[CK513] Magengeschwüre.[GS] »Schmerz in der Gegend des obern Magenmundes beim Schlingen der Speisen.«[CK514] Anhaltendes Stechen im Epigastrium.[CK529] Magenkatarrh. Gefühl eines schweren Gewichts im Magen nach dem Essen.[GS] Wundheitsschmerz im Magen nach dem Essen.

Chronische Hepatitis.[GS] »Leber enorm vergrößert; lehmfarbene Stühle.«[GS] »Gelbsucht[CK539], mit Schmerzen in der Lebergegend, spärlichem, stark riechendem Urin und großer Unruhe nach Mitternacht.«[GS] »Stiche in der Leber-Gegend ...«[CK538] »Gefühl von Geschwulst der Milz«[CK542] oder tatsächliche Vergrößerung der Milz[GS].

Krampfschmerzen im Unterleib.[CK557f.] Ileozäkalregion schmerzhaft und gegen Druck sehr empfindlich[AZ66(MB)28], schlimmer bei Bewegung. »Erwachte um Mitternacht frierend und mit Krampfschmerzen im Dünndarm; die Schmerzen verschlimmerten sich, sobald er sich bewegte.«[GS] Poltern[CK586], Kollern und Knurren[CK] im Bauch. Der Unterleib ist von Blähungen stark aufgetrieben[CK551] und äußerst empfindlich[CK571]. Großes Wundheitsgefühl im Bauch. Entzündung und eitrige Geschwulst der Leistendrüsen.[GS;CK580] Der schlaffe Muskeltonus schwächlicher Knaben, der so sehr zum Leistenbruch[CK] disponiert, wird häufig durch Nitricum acidum behoben – und der Bruch dadurch geheilt. *(Lycopodium, Nux vomica)*

Gesundheitlich heruntergekommene Menschen, die häufig Durchfälle[CK610] oder Verstopfung im Wechsel mit Durchfall[CK604] bekommen, benötigen diese Arznei – wenn der Urin streng wie Pferdeharn riecht, wenn sie blass und kränklich aussehen, an Gewicht und Kraft verlieren, im Bereich der Körperöffnungen Exkoriationen aufweisen und zu wundmachenden Katarrhen und Ulzerationen neigen. Stuhl: blutig, ruhrartig, mit Tenesmus[CK619]; faul riechend[CK617]; aus schwarzem, stinkendem Blut bestehend[EN805]; grün-schleimig, scharf[GS]; sauer riechend[GS]; lienterisch[CK615]; mit Klümpchen geronnener Milch[GS] (bei Milchdiät). Nitricum acidum kann bei Dysenterie hilfreich sein. Bei Wechsel zu kaltem Wetter setzt oft Durchfall ein. »Äusserst schmerzhafte Stühle mit Blut und Pseudomembranen.«[AZ66(MB)28] Reichlicher Abgang von hellrotem, reinem Blut aus dem Mastdarm[EN810], welches nicht im Geringsten geronnen ist.[GS]* »Steter Drang zu Stuhle, ohne Erfolg.«[CK603] Der Patient spürt die Vollheit im Rektum, bringt aber nichts heraus. »Unschmerzhafte** Leib-Verstopfung, mehrere Tage.«[CK595] »Harter, geringer Stuhl.«[CK598] »Ungeregelte und schwierige Stuhl-Ausleerung.«[CK] Vor dem Stuhlgang: Bauchschmerzen (Schneiden[CK564], Ziehen[CK620]); ständiges Drücken im Mastdarm[GS]; viel vergeblicher Drang[CK601 ff.] *(Nux vomica)*. Während des Stuhlgangs: schneidendes Bauchweh[CK565]; Tenesmus[CK619]; Stechen (splitterähnliches) im Mastdarm und krampfhaftes Zusammenziehen des Afters[CK626]; Gefühl, als bliebe trotz allen Pressens noch Kot im Mastdarm zurück[GS]. Nach dem Stuhlgang: ein Gefühl, als ob noch mehr kommen müsste[CK628], mit vergeblichem Drang[CK627] *(Mercurius)*; völlige Abspannung[CK632]; Wundheit [»Schründen«[CK657]], Stechen und Kratzen[CK630] in Mastdarm und After; heftiges Ziehen und Schneiden im Rektum[GS];

* Kent ergänzt hier, dass das Blut »sehr übelriechend« sei. Wie aus den *Guiding Symptoms* und der *Condensed Materia Medica* hervorgeht, bezieht sich diese Qualität aber auf das bereits weiter oben im Text erwähnte »schwarze Blut«.

** Wurde von Allen *(Encyclopedia)* irrtümlich mit »painful« übersetzt, weswegen **Nit-ac.** in der Repertoriumsrubrik »Rectum, constipation, painful« zu streichen ist. Überhaupt ist diese Rubrik, die außer Nit-ac. nur noch zwei Mittel (*Nat-m.* und *Tub.*) enthält, in ihrer Pauschalität (ohne Angabe der Schmerzlokalisation) bei gleichzeitig geringer Mittelzahl höchst fragwürdig, gibt es doch eine ganze Reihe von Arzneien, bei denen im Zusammenhang mit Stuhlverstopfung Schmerzen aufgetreten sind. Auch die genannten Mittel *Natrium muriaticum* und *Tuberculinum* weisen in ihrer Pathogenese nicht einfach das Symptom »schmerzhafte Obstipation« auf. Bei *Natrium muriaticum* ist es das Symptom »Schmerzhafter, schwieriger Abgang von hartem Stuhl« *(Guiding Symptoms)*, das vermutlich zum Eintrag in besagte Rubrik geführt hat, bei *Tuberculinum* wohl das Symptom »Obstipation; Stuhl hart, trocken, mit Windabgang und Bauchweh« *(Guiding Symptoms)*. Mit gleichem Recht hätten auch diejenigen Mittel Aufnahme finden müssen, die in folgenden Rubriken genannt sind:
1. Abdomen, pain, constipation, from
2. Abdomen, pain, cramping, constipation, during
3. Rectum, pain, tenesmus, constipation, during
4. Back, pain, aching, lumbar region, constipated, when

Brennen im After[CK629]; Gefühl von Zusammenziehen des Afters[GS]; Überreiztheit, Ängstlichkeit und allgemeines Unwohlsein[CK633]; Herzklopfen. Die Schmerzen im Analbereich fesseln den Patienten nach dem Stuhlgang stundenlang ans Bett. Jucken und Brennen im Mastdarm[CK653] und After[CK651+661]. Beständige, wundmachende Feuchtigkeit [»feuchtende Wundheit«[CK665]] am After. Periodisch auftretende Blutungen aus dem Mastdarm in Verbindung mit Kreuzschmerzen.[GS] »Afterschrunden.«[GY13] »Schmerzhafter Vorfall des Mastdarms.«[CK649] Nitricum acidum hat sich bei vielen Analbeschwerden als äußerst nützlich erwiesen: bei Fisteln[GS], Fissuren, Karunkeln, Polypen[GS], Warzen und Kondylomen, des Weiteren bei Rektumkarzinomen wie auch bei Hämorrhoiden – *wenn die Symptome insgesamt übereinstimmten*. Es hat Karunkel geheilt, die so empfindlich waren, dass der Patient bei jeder Berührung derselben aufschreien musste. Hämorrhoiden, die bei Berührung[GS] und während des Stuhlgangs ungemein schmerzhaft sind; äußere oder innere Hämorrhoiden, die bei jedem Stuhlgang etwas bluten[CK645 f.] und brennend oder stechend schmerzen; Hämorrhoiden, die ulzerieren und massenhaft Blut und Eiter absondern. Nitricum acidum hat sich bewährt, wenn Hämorrhoiden so schmerzhaft empfindlich waren, dass der Patient bei jeder Berührung und jedem Stuhlgang in Schweiß ausgebrochen ist, Angst bekommen und das Klopfen seines Herzens am ganzen Leibe verspürt hat (vgl. *Paeonia* und *Staphisagria*). »Fötide Ausleerungen aus dem After.«[AZ66(MB)28]

Die männlichen Geschlechtsorgane sind ständig in einem gereizten Zustand. Der Geschlechtstrieb ist gesteigert[CK751 ff.], und nachts leidet der Patient oft stundenlang unter heftigen, gleichsam krampfhaften, unangenehmen Erektionen[PM1,51]. »Erektionen mit Brennen und Stechen in der Harnröhre.«[CK758] Schmerzhafte Krümmung des erigierten Penis infolge Gonorrhö.[GS] Nitricum acidum ist ein nützliches Trippermittel, wenn der Ausfluss dünn[CK711] und blutig[AR18,3,31] ist, später dann gelb[KE2,90] oder grünlich; beim Harnen besteht heftiges Brennen[PM1,51] und Stechen in der Harnröhre; der Harnstrahl ist dünn infolge starker Schwellung[PM1,52] und Verengerung[CK677] der Urethra; Wundheitsschmerz[CK700] und große Berührungsempfindlichkeit[CK704] derselben. Das Mittel hat Feigwarzen[CK] geheilt, wenn diese die typischen ›Splitterschmerzen‹ aufwiesen, leicht bluteten und extrem berührungsempfindlich waren. Feigwarzen im Anal- und Genitalbereich[GS], namentlich an Eichel und Vorhaut[SK245]. Entzündung der Prostata durch unterdrückte Gonorrhö, z.B. wenn der Ausfluss durch lokale Einspritzungen oder durch eine Erkältung verringert worden ist. Schlimme Fälle von Nachtripper.[AR18,3,31] Nitricum acidum heilt chronifizierten postgonorrhoischen Katarrh, wenn in der Harnröhre bei Berührung und beim Urinieren splitterähnliche Schmerzen auftreten. Chronische Entzündung der Harnröhre mit Infiltration, wodurch sie sich hart und knotig anfühlt wie eine Peitschenschnur. *(Argentum nitricum)* *Wunde Stellen* oder Geschwüre in der Harnröhre[CK708] mit eitrigem[CK709], blutigem[CK713] Schleimausfluss und dem charakteristischen Splittergefühl. »Chronisches Jucken in der Harnröhre nach Gonorrhö.«[GS] *(Petroleum)* »Kleine, jückende Bläschen an der Vorhaut, die nach einigen Tagen aufspringen und sich mit kleinen trocknen Schorfen bedecken.«[CK734] »Blüthchen brennenden Jückens am Innern der Vorhaut ...«[CK735] Flechte auf der Vorhaut. Kleine Geschwüre auf der Eichel und der inneren Vorhaut.[PM1,52 f.] Phagedänische, *sich ausbreitende Penisgeschwüre* [Schanker[KE2,159 ff.]]. *(Arsenicum, Aurum muriaticum natronatum, Causticum, Mercurius corrosivus)* Die Geschwüre sondern eine ekelhaft riechende, braun-blutige Jauche ab.[(PM1,52)] Geschwüre am Eichelkranz, die das Frenulum perforieren, bei jeder nächtlichen Erektion heftig blutend.[AZ35,83] Alle entzündeten und ulzerierten Areale haben das Splittergefühl und sezernieren eine blutig tingierte, dünne Flüssigkeit.[GS] »Entzündung und Geschwulst der Vorhaut ...«[CK732] Die Vorhaut ist bei den schankerähnlichen Geschwürchen stark geschwollen und bildet eine geringe* Phimose.[PM1,52] Paraphimose.[GS] »An den Schamtheilen gehen die Haare stark aus.«[CK714]

* Hahnemann schreibt: »Starke Geschwulst und Phimose ...« (*CK* 733), was in Bezug auf den Grad der Phimose irreführend ist.

Nitricum-acidum-Frauen leiden sehr unter beständigem Jucken[CK770] und Brennen[CK775] im Genitalbereich, verbunden mit erhöhtem sexuellen Verlangen. Exkoriationen daselbst durch Ausfluss[ST2,155] und menstruelle Absonderungen. Uterusblutungen durch jede größere körperliche Anstrengung.[GS] *(Calcarea)* Regelblut sehr dunkel und dickflüssig.[GS] Die Menstruation kommt gewöhnlich zu früh[CK780ff.] und zu reichlich[CK788] und ist manchmal von blassrötlicher Farbe[CK787], wie blutiges Wasser. Gebärmuttervorfall. Viele nervöse und andere Beschwerden entstehen während der Regel: Bauchauftreibung[CK797]; Zerschlagenheit der Glieder[CK789]; heftige Kreuzschmerzen, die über die Hüften die Beine hinunterziehen[CK800]; Splitterschmerzen unter den Finger- und Zehennägeln; Herzklopfen, Hitze, Angst und Gliederzittern[CK802]; neuralgische Schmerzen in verschiedenen Körperteilen. Im Anschluss an die Menses kommt es über mehrere Tage zu schmutzig-wässrigem Ausfluss und massiven Exkoriationen im Genitalbereich. Dünner, blutiger, wundmachender Fluor kann ständig oder nur zu bestimmten Zeiten vorhanden sein. Die Vagina zeigt stellenweise Schleimhautexkoriationen, und überall im Genitalbereich können Feigwarzen wuchern. Kavernöse Hämangiome [»Erectile tumors«[GS]]. Äußerst berührungsempfindliche Karunkel an der Harnröhrenmündung. »Der Pruritus und die Leukorrhö werden durch Kälte verschlimmert.«[GS] Die Schleimhäute bluten leicht und bekommen schnell Risse und Fissuren.

Nicht nur während der Regel, auch während der Laktation kulminieren viele Beschwerden. »Knotige Verhärtung der weiblichen Brust.«[CK] Die Brustwarzen sind rissig, wund[GS] und empfindlich; oft besteht dabei das Gefühl, als säßen Splitter darin. Neigung zu Fehlgeburten durch die allgemeine Schwäche und die Leichtigkeit, mit der bei Nitricum acidum Uterusblutungen entstehen.

Heiserkeit.[CK847] Geschwüre im Kehlkopf, mit tonloser Stimme (nach Merkurmissbrauch).[GS] Laryngitis bei alten Syphilitikern.[(GS)] Atembeengung durch Schleim in den Bronchien, wacht nachts häufig deswegen auf; kann nach Expektoration wieder frei atmen.[GS] Kurzatmigkeit.[CK] Intermittierende Atmung.[GS]

Husten tritt besonders im Winter in Erscheinung[NZ4,28], zugleich wird er aber auch in der Wärme[GS], in einem warmen Zimmer oder durch körperliche Erhitzung schlimmer. Der Husten ist oft trocken, rau[CK858] und bellend[CK856]. Er wird verschlimmert nachts[CK857] im Schlaf[CK852], besonders vor Mitternacht[CK858], aber auch tagsüber, wenn der Patient sich hinlegt und einschlummert[CK860]. Husten bei hektischem Fieber mit Nachtschweißen. Anfallsweiser Husten[CK861] mit Würgen, wie bei Keuchhusten, heftig und quälend. Ständige Anfälle von hartem Husten mit schwieriger Expektoration. Der Hustenreiz entsteht meist durch Kitzel im Kehlkopf[GS], in der Luftröhre oder im Epigastrium[KH]. Auswurf: schmutzig-gelblichgrün[GS]; zäh und klebrig[GS] oder dünn-wässrig; blutig[CK865]; von schwarzem, geronnenem Blut[CK866]; von gelbem, scharfem Eiter[KH]; von bitterem[CK864], säuerlichem oder salzigem Geschmack[KH] und üblem[KH], bisweilen sogar fauligem Geruch. Lockerer Husten mit Auswurf am Tage, trockener Husten des Nachts.[KH] Schleimrasseln am Tage, jedoch ohne Auswurf. Husten bei Menschen mit zerrütteter Gesundheit; bei Leber-[GS] oder Lungenleiden; bei Tuberkulose. Beim Versuch, den festsitzenden Schleim[CK849] auszuhusten, bricht der Patient vor Anstrengung oft in Schweiß aus. Heftige Stiche in den Brustseiten.[CK908ff.] Nitricum acidum ist bei typhösen Lungenentzündungen angezeigt, »welche im 2. Stadium mit röchelndem Husten und Athem, bräunlich-blutigem Auswurf, unregelmässigem Puls in Lungenlähmung überzugehen drohen«[KE4,757], aber auch bei typhösen Pneumonien mit Unfähigkeit zu expektorieren, zumal wenn außerdem der Urin wie Pferdeharn riecht. Es kommt ferner in Betracht bei Lungentuberkulose[SK247] mit erschöpfenden Nachtschweißen und Hämoptysen.[GS]

Herzklopfen schon von der geringsten Gemütserregung[CK929], von geringer Bewegung[CK1181] oder sachtem Gehen[CK880]. »Athemlosigkeit, Herzklopfen und Beängstigung beim Treppen-Steigen.«[CK879] »Ungleicher Puls; nach einem regelmässigen Schlage folgen zwei kleine schnell hinter einander; der vierte blieb ganz aus.«[CK1408] »Puls klein, frequent und härtlich.«[MA1,166]

Schmerzhafte Geschwulst der zervikalen[PM1,50] und axillären[CK971] Lymphknoten. Steifheit des

Halses[CK965] bzw. des Nackens[CK958]. Heftig stechende Schmerzen im Rücken[CK950], besonders in den Wirbeln[CK951] und zwischen den Schulterblättern[CK952 f.]. »Starker Brenn-Schmerz im Rücken.«[CK954] »Brenn-Schmerz in der rechten Lenden-Gegend (Leber-Gegend?) auf einer Hand grossen Stelle ...«[CK955] Nächtliche Kreuzschmerzen, kann deshalb nur auf dem Bauch liegen.[CK937] »Stechen im Kreuze, wenn er hustet.«[CK942] Lanzinierende Schmerzen im Rücken[GS] und in den Gliedern, bei Tabes dorsalis.

Rheumatische Gliederschmerzen, besonders in den Unterarmen, Fingern, Unterschenkeln und Füßen.[GS] »Abmagerung am ganzen Körper, besonders an den Oberarmen und Oberschenkeln.«[CK1220] Lähmungsartige Schwäche in den Gliedern.[CK1240 f.] »Geschwulst der Hände und Füsse.«[CK1218] Deformierte Finger- und Zehennägel.[GS] Stechen in den Extremitäten, besonders bei kaltem Wetter. Taubheit bzw. Einschlafen der Arme und Hände nachts.[CK988+1022] Kupferfarbene Flecke auf den Armen.[SK249] Frostbeulen an den Händen[CK1028] und Fingern.[UE] Kalte[CK1020], schweißige[CK1025] Hände. Zahlreiche große Warzen an beiden Handrücken, mit tiefen Rhagaden dazwischen, die ständig bluten und jede Handarbeit verhindern.[HC3,135] »Flechten zwischen den Fingern.«[CK] »Eine Eiter- (Fress-) Blase an der Spitze des Daumens.«[CK1043] Panaritium.[GS] Verkrüppelte und verfärbte Fingernägel, z.B. weiße Flecke auf den Nägeln[CK] oder gelbe, stark gekrümmte Nägel.[GS] Splittergefühl unter den Nägeln, vor allem bei Onychie und Paronychie[GS]. Nitricum acidum ist von Nutzen bei Wunden, die sich entzünden und diese Splitterempfindung aufweisen. Reißen in den Knochen der Beine[CK1058], vorzüglich nachts.[GS] »Zerschlagenheit der Beine, wie von allzugrosser Ermüdung.«[CK1059] Verrenkungsschmerz im Hüftgelenk.[CK1047] Stechende, scharfe Schmerzen in den Beinen im Verlauf von Nervenbahnen[(CK1102)]; Stiche wie von Splittern, besonders bei Berührung[GS]. »Syphilitische Knoten auf den Schienbeinen, mit schlimmen nächtlichen Schmerzen.«[GS] Frostbeulen an den Füßen bzw. Zehen[CK1147]. »Fress-Blasen an den Zehen.«[CK1148] *(Graphites)* Ausgeprägter Wundheitsschmerz in der Knochenhaut der Tibia.[GS] Stinkender Fußschweiß.[CK] »Heftiger Schweiss der Sohlen und davon Wundheit der Zehen und Ballen mit stichlichtem Schmerze, als ginge er auf Stecknadeln.«[CK1136]

Zusammenzucken des Körpers beim Einschlafen, wie durch Schreck oder von einem elektrischen Schlag.[CK1335 f.] *(Agaricus, Argentum metallicum, Arsenicum, Natrium muriaticum)* Aufschrecken aus dem Schlaf.[CK1336] »Im halben Schlafe, Schmerzen, deren er sich beim Erwachen nicht deutlich erinnert.«[CK1306] »Aengstlicher Schlaf, mit Wimmern.«[CK1345] Unerquicklicher, unruhiger Schlaf[CK1281], mit fürchterlichen Träumen[CK1352].

Nitricum acidum ist ein sehr nützliches Mittel bei fieberhaften Erkrankungen. Oft ist es die Durstlosigkeit während aller drei Fieberstadien, die einen an das Mittel denken lässt. »Kälte der Hände und Füsse.«[CK1360] Nitricum acidum passt bei langwierigen, chronischen Intermittens-Fällen mit Leberbeteiligung, Anämie und allgemeiner Kachexie[GS], wenn zudem die kopiösen Nachtschweiße, die hochgradige Schwäche, der charakteristische Harngeruch und dunkle Blutungen zugegen sind.

Nux moschata

Muskatnuss; Samenkern von Myristica fragrans

Dies ist kein besonders großes Mittel; sein Anwendungsgebiet ist sehr begrenzt, doch wird es häufig übersehen, wenn es wirklich einmal benötigt wird. Wir lassen es nur allzu leicht zur Gewohnheit werden, uns ganz auf die Polychreste zu verlassen.

Die alten Mütterchen pflegten die Muskatnuss hysterischen Frauen[AZ18,106] zu verabreichen, und die Prüfungen rechtfertigen diese Verwendungsweise durchaus. Offenbar muss die Arznei irgendeine Ähnlichkeitsbeziehung zur Hysterie besitzen, und sei das Ergebnis auch nur palliativer Art. Die Wurzel des Muskatnussbaums hat eine – verhältnismäßig gesehen – viel stärkere Wirkung als die Nuss und stellt insofern den Teil der Pflanze mit den eigentlichen Arzneiqualitäten dar.*

Die Nux-moschata-Patientin macht einen benommenen[HE222] Eindruck; sie kann sich an nichts erinnern[HE200]; ohne sich bewusst zu sein, was sie tut, handelt sie rein automatisch. Dies ist ein höchst seltsamer Geisteszustand. »Die Außenwelt schien für sie nicht vorhanden zu sein. Automatisch besorgte sie alle ihre häuslichen Geschäfte, kleidete ihre Kinder an, kochte und dergl. mehr, ohne daß sie beim späteren vollständigen Erwachen das Geringste davon gewußt hätte.«[AZ46,83] Auch wenn man sie in ihrer Routine unterbricht, weiß sie nicht, was vorgefallen ist; sie hat vergessen, dass sie sich den ganzen Tag mit ihrem Sohn unterhalten hat. Sie hat keinerlei Erinnerung an vergangene Geschehnisse. Man kann diesen merkwürdigen Zustand manchmal bei hysterischen Frauen beobachten. Weil die Kranke so vergesslich ist, ist es oft unmöglich, herauszufinden, um welche Art von Geistesstörung es sich tatsächlich handelt. Manchmal liegt die Patientin mit geschlossenen Augen da und weiß dennoch alles, was gerade vor sich geht[AZ46,83 f.]; doch erinnern kann sie sich an nichts. Sie redet gescheit und vernünftig über gegenwärtige Dinge, weiß aber nichts von der Vergangenheit. In einer Art von Hellsichtigkeit vermag sie nicht selten sogar Ereignisse vorherzusagen.** Der Geisteszustand ist für die Wahl von Nux moschata ausschlaggebend. Typisch für das Mittel ist auch eine Verschlimmerungszeit am Morgen (beim Erwachen) oder am Abend. Die Patientin geht all ihren häuslichen Verrichtungen nach, scheint sich dabei aber in einem tranceähnlichen Zustand zu befinden, in welchem sie weder Freunde noch Angehörige wiedererkennt.

Die Nux-moschata-Patientin ist immer schläfrig, kann sich kaum wach halten[HE487 ff.]; schläft ständig ein, bei jeder Gelegenheit. Die Augen sind matt und müde[EN130], wollen immer zufallen[HE489]. Schließlich versinkt sie in tiefen Schlaf[HE496], manchmal in den tiefsten Sopor[HE497] oder gar ins Koma[GS].

* Diese Information konnte ich nirgends bestätigt finden. Offenkundig falsch jedoch ist die Angabe in den *Guiding Symptoms*, wonach die Tinktur aus der »pulverisierten, getrockneten Wurzel« hergestellt werde – statt »Wurzel« muss es natürlich ***Nuss*** heißen. Kent hat seine Vorlesung ursprünglich mit dieser Fehlinformation begonnen, den Satz dann aber in der 2. Auflage wieder gestrichen. Stehengeblieben ist die obige Behauptung, die, wenn sie nicht falsch ist, für die homöopathische Praxis zumindest keine Bedeutung hat.

** Die Erinnerungslosigkeit tritt, wie es scheint, vor allem nach dem Erwachen aus diesem tranceähnlichen Zustand auf und betrifft besonders die Dinge, die währenddessen passiert sind. Während des Dämmerzustandes kann sich die Patientin, wenn sie zugleich hellsichtig ist, sehr wohl auch an Vergangenes ›erinnern‹, wie folgender (oben bereits zweimal zitierter) Fall aus der *AHZ* (Bd. 46, S. 82 ff.) zeigt:
»Auf Veranlassung ihres Mannes besuchte sie in diesem Zustande einst der Prediger des Ortes, ein verständiger, um die Frau sehr besorgter Mann. Als er zur Thür hereintrat, lag die Frau, mit dem Gesicht nach der Wand zugekehrt, mit geschlossenen Augen im Bett. In dieser Stellung hatte sie schon einige Stunden verharrt, konnte also den Eintritt des Predigers, der übrigens ganz leise geschah und wobei er den anwesenden Mann nur durch einen Wink begrüßte, durchaus nicht bemerkt haben. Auf einmal sagte sie, ohne ihre Stellung im Geringsten zu ändern: ›Ich freue mich, Herr Pastor, daß Sie an mich denken und vom Grabe Ihrer seligen Frau zu mir kommen.‹ Der Prediger, ganz erstaunt über diese Anrede, erwiderte ihr darauf, um sie auf die Probe zu stellen, sie irre sich, er komme nicht vom Grabe seiner Frau, sondern geraden Wegs von Hause. Worauf sie mit Bestimmtheit sagte: ›Das ist nicht wahr, ich habe Sie auf dem Grabe Ihrer Frau gesehen, Sie haben da gebetet‹, und nannte ihm nun sogar die Worte des Gebetes, welches er gesprochen. Ebenso beantwortete sie einige Fragen über Gegenstände, welche ganz außerhalb ihrer Sphäre lagen, genau und richtig. Als sie nach 8 Stunden erwachte, wußte sie von dem Allen nichts.«

Nux moschata kann auch bei typhösem Koma[GS] von Nutzen sein oder bei Koma im Verlauf eines Wechselfiebers[SK252]. Wenn sie aus dem Koma erwacht, kann sich die Patientin an nichts erinnern; sie sieht ganz benommen aus, schaut sich um und möchte wissen, wer all die Menschen sind und was sie dort zu suchen haben. Wenn man ihr in diesem Zustand eine Frage stellt, braucht sie lange Zeit, um zu antworten[GS], oder sie gibt eine Antwort, die gar keinen Bezug zur Frage hat. Gleich darauf sinkt sie in ihren benommenen und verwirrten Zustand zurück. Außer bei Typhus sehen wir einen solchen Zustand auch bei Hysterie, nach starker Gemütserregung[GS] oder seelischem Schock, etwa nach großer Furcht, enttäuschter Liebe oder Verlust eines Freundes oder Angehörigen. Allerdings eignet sich Nux moschata mehr bei Schock, der in diesem schläfrigen oder soporösen Zustand endet, als bei Typhus. Es kann auch einmal bei Typhus hilfreich sein, aber wenn z. B. große Schwäche, Herunterrutschen im Bett und nervöses Zittern mit zugegen sind, ist *Phosphoricum acidum* das bessere Mittel. Nux moschata passt nicht so vollkommen zum allgemeinen Krankheitsbild des Typhus, wie *Phosphoricum acidum* das tut.

Die Verbindung von großer Schläfrigkeit und Benommenheit[HE222], wie wir sie bei Nux moschata sehen, ist in der Materia medica sonst kaum anzutreffen. Am ehesten vergleichbar ist dieser Zustand mit dem von *Opium*.

Größte Mattigkeit.[HE475] Ohnmachtsanwandlungen[HE476] und auch tatsächliche Ohnmacht[HE] bei langem Stehen, wie es bei neurasthenischen Frauen vorkommt, z. B. beim Kleideranprobieren.

Bei allen Beschwerden besteht so große Trockenheit im Mund, dass die Zunge am Gaumen festklebt; dennoch ist kein Durst dabei.[HE289] Große Schläfrigkeit und automatisches Handeln, besonders bei nervenschwachen Frauen. Nux moschata hat Petit-mal-Anfälle geheilt.

Blutungen treten im Arzneimittelbild deutlich hervor: Bluten aus der Nase[GS], aus der Gebärmutter[HV10,93], aus dem Darm[SK257]; Hämatemesis.

Die Nux-moschata-Patientin ist empfindlich gegen Wind, Zugluft[GS] und feuchte Luft. Kopfschmerzen verschlimmern sich, wenn sie gegen den Wind gehen muss. »Plötzliche Heiserkeit vom Gehen gegen den Wind.«[HC1,139] [»Das Anwehen des feuchten Windes macht ziehenden Schmerz in den Nackenmuskeln.«[HE439]] Sie ist so empfindlich gegen kaltes Wetter, dass sie nach Spazierengehen im kalten Wind ganz benommen und schläfrig nach Hause kommt. Ihr Mund ist trocken, aber sie hat nicht das Bedürfnis, etwas zu trinken (manchmal ist auch Durst vorhanden[HE285]). Deshalb behält sie oft nur einen Schluck Wasser im Mund, ohne das Verlangen zu spüren, ihn hinunterzuschlucken.[(HE291)] Eiswasser oder saftige Früchte werden bloß in den Mund genommen, um dieses lästige Trockenheitsgefühl zu lindern. Trotz des Trockenheitsgefühls sind häufig Mund und Zunge objektiv feucht.[HE290]

In den Extremitäten bestehen Taubheitsgefühl[EN441 f.], Kribbeln [›Sumsen‹ unter den Fingernägeln[HE447] und in den Zehen[HE460], wie wenn sie erfroren wären] oder Prickeln[HV10,91]. Lähmungsartige Schwäche der Gliedmaßen. Lähmungen.[HB354] Hysterische Lähmungen treten kurz auf und verschwinden wieder. Hysterische Aphonie[GS] mit trockenem Mund. Aphonie beim Gehen im Freien, nach Rückkehr ins Haus wieder vergehend.

Der ganze Rücken einschließlich der Wirbel ist empfindlich gegen Druck.

Nux moschata hat chronische, hartnäckige Stuhlverstopfung. Die Patientin muss lange drücken und pressen, ehe etwas weicher Kot abgeht[HE373] *(Alumina, Psorinum, China);* sie fragt sich, warum sie sich so anstrengen muss, wo doch der Stuhl so weich ist.

Viele gynäkologische Beschwerden. Menorrhagien von 10 oder 15 Tagen Dauer. Das Blut ist dunkel und dick[HE395], manchmal auch klumpig. Die Menses kommen zu häufig, halten zu lange an und sind unregelmäßig[HE396]. Sie sind mit viel Unterleibschmerzen verbunden, mit Krampfschmerzen, die sich bis zu den breiten Mutterbändern und in die Beine erstrecken. Äußerst quälende Dysmenorrhö[GS] infolge von Kälteexposition, Fahren im Wind oder Leben in feuchten Häusern. Auch bei den Regelbeschwerden tritt die durstlose Mundtrockenheit in Erscheinung; die Patientin wacht nachts mit so großer

Trockenheit im Mund und Hals auf, dass die Zunge am Gaumen kleben bleibt.[GY4+12]

Die Arznei eignet sich besonders für abgemagerte Frauen mit flachen Brüsten. Ich erinnere mich an den Fall einer 35-jährigen Frau, deren ehemals rundliche Brüste ganz flach geworden waren. Nux moschata stellte die ursprüngliche Form ihrer Brüste wieder her.

Nux moschata ist ein kleines Mittel, das aber durch nichts zu ersetzen ist, wenn es benötigt wird.

Nux vomica

Strychnos nux vomica (Samen); Brechnuss, ›Krähenaugen‹

Allenthalben beobachten wir bei dieser Arznei eine ausgesprochene Überempfindlichkeit; sie macht sich in sämtlichen Symptomen bemerkbar. Der Patient ist reizbar und reagiert überaus empfindlich auf Geräusche[RA1272], auf helles Licht[RA1271], auf die geringste Zugluft[RA1130], auf seine ganze Umgebung. Auch in Bezug auf die Ernährung ist er extrem empfindlich; viele Nahrungsmittel, vor allem deftige Speisen, machen Beschwerden. Fleisch verschlimmert insgesamt seinen Zustand. Er hat Verlangen nach Anregungsmitteln, nach scharfen, bitteren oder saftigen Dingen, nach etwas, das ihn kräftigt oder erfrischt. Typisch für den Nux-vomica-Patienten ist auch seine große Empfindlichkeit gegenüber Medikamenten. Ein Grund, warum es heutzutage so viele Nux-Patienten gibt, hängt mit der übermäßigen Pharmakotherapie seitens der Schulmedizin zusammen. Wenn ein Patient von der alten Schule zu uns kommt, aufgeputscht mit Stimulanzien und Roboranzien, mit Eisenpräparaten und allen möglichen ›Nervenmitteln‹, ist es ohne Nux vomica als Antidot manchmal unmöglich, ihn zu seinem normalen Zustand zurückzuführen und verlässliche Symptome zu erhalten.

Das Mittel ist häufig von Nutzen bei Menschen, die gewohnheitsmäßig zu viel Tee, Kaffee oder Wein zu sich nehmen. Passionierte Kaffeetrinker entwickeln nicht selten eine allgemeine Überempfindlichkeit, speziell eine ausgeprägte Geräuschempfindlichkeit. Ihre Beschwerden sind meist jedoch sehr flüchtig, sodass sie bei der Befragung kaum konkrete Symptome nennen können. Solchen Patienten tut es gewöhnlich gut, wenn sie einige Tage ›auf Nux vomica gesetzt‹ werden. Manche Symptome werden sich dann verlieren und das Bild sich insgesamt klären.

Bei aller Vielfalt haben die Gemütszustände von Nux vomica eines gemeinsam: die außerordentliche Gereiztheit und Empfindlichkeit des Patienten. Der Kranke ist immer unzufrieden, durch nichts zufriedenzustellen. Wenn er von jemandem in seiner Umgebung gestört wird, erzürnt ihn dies so sehr[RA1264], dass er laut zu schimpfen beginnt[RA1262] und am liebsten irgendetwas zerreißen würde. Die Neigung zu derartigen Impulsivhandlungen ist bei Nux vomica sehr ausgeprägt. Eine Frau hat z. B. plötzlich den Impuls, ihren Mann umzubringen oder ihr Kind ins Feuer zu werfen. Meist sind diese Impulse mit Gewalttätigkeit verbunden. »Sie kann die mindeste Widerrede und auch die vernünftigsten Vorstellungen, sie zu etwas Anderm zu bewegen, nicht ertragen; sie wird ausser sich darüber.«[RA1261] Wenn dem Patienten ein Stuhl im Wege steht, tritt er ihn einfach zur Seite. Wenn sich beim Entkleiden ein Knopf nicht rasch genug öffnen lässt, reißt er ihn kurzerhand ab, weil er über derlei Unbill sofort in Wut gerät (wie *Nitricum acidum*). Es ist ein Zustand völliger Unbeherrschtheit, des Fehlens jeglicher Gelassenheit, was letztlich auf geistige Erschöpfung im Verein mit körperlicher Schwäche zurückzuführen ist. Ein Geschäftsmann z. B. hat bis zur Erschöpfung an seinem Schreibtisch gesessen. Er bekommt viele Briefe, muss sich um eine Menge Geschäfte auf einmal kümmern. Er plagt sich mit tausend kleinen Dingen ab. Seine Gedanken müssen ständig von einer Sache zur anderen springen, bis er sich wie gerädert fühlt. Dabei sind es gar nicht einmal schwerwiegende Probleme, die ihn quälen, sondern es sind die vielen Kleinigkeiten. Er ist gezwungen, seinem Gedächtnis mittels Stimulanzien nachzuhelfen, um auf all die Details achten zu können. Auch wenn er zu Hause ist, denkt er weiter darüber nach, und nachts liegt er deswegen wach im Bett. Von dem Trubel im Geschäft ist er ganz wirr im Kopf, immer wieder stürmen die Ereignisse des vergangenen Tages auf ihn ein. Schließlich zeigen sich die ersten Anzeichen geistiger Erschöpfung: Wenn man ihn mit irgendwelchem Kleinkram belästigt, wird er wütend; Anwandlungen überkommen ihn, zu flüchten und alles stehen- und liegenzulassen. Er fängt an, Gegenstände zu zerreißen, zu schimpfen, und wenn er nach Hause kommt, lässt er seine schlechte Laune an Frau und Kindern aus. Er schläft nur noch unregelmäßig; nachts um 3 Uhr wacht er auf[SK261], und aufs Neue gehen ihm geschäftliche Dinge durch den Kopf, sodass er nicht wieder einschlafen kann. Erst wenn es hell wird, fällt er in einen wenig erquickenden Schlaf, aus dem er im Lauf des Vormittags müde und erschöpft erwacht. Der Nux-vomica-Patient möchte bis in den späten Vormittag schlafen.

Schwermut[SK265], Traurigkeit[RA1248], verdrießliche Niedergeschlagenheit[RA1277]. Dabei aber ständig ein Gefühl, als könne er jeden Augenblick explodieren; er schleudert Sachen durch die Gegend oder zerreißt sie. Die Dinge müssen unbedingt so laufen, wie er sich das vorstellt. Von Impulsen getrieben, begeht er Handlungen, die an Wahnsinn grenzen und auf die Zerstörung anderer gerichtet sind. *Natrium sulfuricum* treibt es dazu, sich selbst zu töten, und auch *Argentum nitricum* hat derartige Impulse, besonders sich von einem hochgelegenen Ort in die Tiefe zu stürzen; doch vermeidet es der Patient, sich in eine solche Situation zu begeben.

Der Nux-vomica-Patient ist höchst empfindlich auf freie Luft[RA1127] und die geringste Zugluft[RA1130]; er friert ständig[RA1131], erkältet sich bei jeder Gelegenheit[RA1128], und jede Erkältung hat die Neigung, sich von der Nase auf die Bronchien auszudehnen.

Die Haut ist sehr berührungsempfindlich und verträgt keinerlei Zugluft. Unzählige Schmerzzustände oder Neuralgien[GS]. Der Nux-vomica-Patient schwitzt beim geringsten Anlass. Gehirnermüdung[GS]; körperliche Ermattung, besonders nach Spazieren im Freien[RA1019]. Der Patient ist sehr gefährdet, geisteskrank zu werden oder Konvulsionen[RA993] zu bekommen. Krämpfe einzelner Muskeln oder solche des ganzen Körpers. Muskelzuckungen. Schwäche und Zittern[RA984] am ganzen Körper, bis hin zu Lähmungen[GS]. Diese paralytische Schwäche, diese Störungen der Muskel- und Nervenaktivität treten bei Nux vomica besonders hervor.

Ein weiteres Merkmal, das sich durch das ganze Arzneimittelbild zieht, ist, dass bestimmte reflektorische Bewegungsabläufe entgegengesetzte Richtungen einschlagen. Ein übervoller Magen wird sich normalerweise ohne große Mühe seines Inhalts entledigen. Beim Nux-vomica-Patienten aber ist dieser Vorgang mit viel Gewürge und Brechanstrengungen verbunden, als ob die dazu nötigen Muskelkontraktionen in der falschen Richtung abliefen und gewaltsam den Darm öffnen wollten, also den verkehrten Weg nähmen. Der Kranke versucht, Brechreiz herbeizuführen, würgt und müht sich ab, doch erst nach vielen Anläufen gelingt es ihm, den Magen zu entleeren. Gleiches finden wir bei der Blase – der Patient muss sich beim Wasserlassen sehr anstrengen. Es besteht Tenesmus, ein »schmerzhaftes, vergebliches Harndrängen«[RA548]. Die Blase ist voll, und der Harn geht unwillentlich tropfenweise ab; wenn aber zusätzlich gepresst wird, hört auch noch dieses Tröpfeln auf. Ähnlich ist es in Bezug auf den Darm: Trotz vielen Pressens geht der Stuhl nur spärlich ab. Wenn der Patient bei Durchfall ganz passiv auf der Toilette sitzt, kommt dann und wann ein kleiner Stuhlspritzer heraus. Doch bald stellt sich Tenesmus ein, sodass er nicht aufhören kann zu pressen, und bei diesem Pressen entsteht ein Gefühl, als würde der Stuhl dadurch zurückgedrängt. Es ist eine Art Antiperistaltik! Auch bei Verstopfung kommt der Stuhl umso schwerer, je mehr der Kranke presst. Drücken und Pressen bringt bei Diarrhö oder Dysenterie keine Linderung; wenn aber doch einmal etwas Stuhl abgeht, fühlt sich der Patient durchaus erleichtert. *Mercurius* hat bei der Ruhr fortwährenden Stuhldrang, *Mercurius corrosivus* Tenesmus in Verbindung mit starkem Harndrang. Die umgekehrte Bewegungsrichtung bei den verschiedenen Körperfunktionen deutet jedoch auf das zu solchen Krämpfen neigende Nux vomica hin. Schmerzen im Mastdarm, die nach oben schießen. Brennen und Stechen im Mastdarm.[RA525]

Nervenschmerzen im Bereich der Augen [Supraorbitalneuralgie links[GS]], des Gesichts [Trigeminusneuralgie; Anfall früh morgens, < durch Stehen und Bewegung[AZ78,192]] und des Kopfes. Neuralgische Kopfschmerzen, die stechen[RA83] und reißen[RA67] und oft Tränen[KE1,189] oder sogar Ohnmacht[GS] veranlassen. »Brennen im Gehirne unter dem Stirnbeine.«[RA69] Schmerzen in Kopf, Gesicht und Extremitäten von stechendem und reißendem, vor allem aber ziehendem Charakter. Es besteht ein Gefühl von Ziehen und Spannen in den Muskeln. Ziehender Schmerz im Rücken[RA776], als würden die Muskeln gespannt oder krampfhaft zusammengezogen. Ziehender Schmerz auch im Nacken, wie von einer Last[RA798], mit der Notwendigkeit, den Kopf zu reklinieren. »Ziehen im Rücken vom Nacken herab (beim Sitzen) ...«[RA777] Lumbago.[GS] Rücken- oder Kreuzschmerzen in der Schwangerschaft, sobald die Patientin liegt, mit einem Gefühl, als wollte der Rücken zerbrechen[RA764] (*Bryonia, Phosphorus* – Gefühl, als wäre der Rücken zerbrochen –, *Kalium carbonicum*); sie muss aufstehen und umhergehen.[(GS;KE3,475)] Neuritis* mit schmerzhafter Empfindlichkeit der darüberliegenden Haut. Schmerzen in der Gegend der Nieren[AZ95,116] oder Lenden[RA770ff.]; in der Lebergegend[RA408]. Die Kreuzschmerzen sind so heftig, dass sich der Patient liegend nicht im Bett umdrehen kann[RA760]; er muss sich erst mit Hilfe der Hände aufrichten, um auf die andere Seite zu gelangen.[GS] Ziehen im Kreuzbein [Kreuz[RA767]] und in den Hüften, Ersteres häufig in Verbindung mit Dysenterie. Reißende Bauchschmerzen[RA470], wobei charakteristischerweise *jeder Bauchschmerz Stuhldrang auslöst*. Jedes Ziehen oder Spannen in den Gliedmaßen kann schmerzhafte Waden-, Fußsohlen- und Zehenkrämpfe hervorrufen.** Krämpfe des Abdomens[RA391] *lösen Stuhldrang aus;* auch Nachwehen in Form von schmerzhaften Krämpfen haben beständigen, vergeblichen Stuhldrang zur Folge, desgleichen Dysmenorrhöen[GS]. Magenschmerzen, nach dem Essen entstanden[RA377], machen ebenfalls solchen Stuhldrang. Trotz des vielen Drängens und Pressens geht aber kein Stuhl ab; erst nach mehrmaligem Aufsuchen der Toilette kommt ein wenig Kot heraus, was dem Patienten Erleichterung verschafft. Bei der umgekehrten Peristaltik kann die ausgeschiedene Stuhlmenge natürlich nur gering sein.

Der Nux-vomica-Patient ist überempfindlich auf Stimulanzien, er bekommt Beschwerden durch Genuss von Kaffee von Wein und anderen Spirituosen[SK259]. Nux vomica ist ein Routinemittel, um Betrunkene nüchtern zu machen; selbst bei Delirium tremens kann es hilfreich sein.[SK266] Es passt für Menschen mit ausschweifendem Lebenswandel, die vom vielen Kaffee und Alkohol, von sexuellen Abenteuern und von ihren geschäftlichen Sorgen psychisch und physisch heruntergekommen sind. Sie arbeiten eine halbe Stunde und müssen sich dann bereits wieder einen Drink genehmigen. Eine Zeitlang macht ihr Organismus dies mit, bis sie eines Tages gezwungen sind, damit aufzuhören. Sie müssen zu Hause bleiben und das Bett hüten. Sie stehen am Rande des Nervenzusammenbruchs, sind reizbar und schlapp, schwitzen viel, können keinerlei Zugluft vertragen, keine Geräusche, kein helles Licht. Hier helfen nur Nux vomica, Ruhe und der Verzicht auf jegliches Anregungsmittel.

Nux vomica passt für Menschen, die gewohnheitsmäßig zu viel Tee, Kaffee und Alkohol zu sich nehmen. Der Patient findet keinen Schlaf mehr, bis er an einen Punkt kommt, an dem eine Umkehr unausweichlich ist. Sämtliche Nerven sind zum Zerreißen gespannt. Er hat das Gefühl, jeden Augenblick explodieren zu können, sich nicht mehr unter Kontrolle zu haben. Er zittert am ganzen Körper[RA986], und besonders zittern die Hände.[GS] Beim Einschlafen und während des Schlafs rucken und zucken die Glieder.

Außerordentliche Angst[RA1241] und Verzweiflung[SK265]. »Hypochondrische Grämlichkeit.«[RA1276] »Ueberempfindlichkeit gegen sinnliche Eindrücke«[RA1271], was alle Sinnesorgane gleichermaßen betrifft. »Kann weder Lesen noch Unterhaltung vertragen; er ist reizbar und möchte allein sein.«[GS] Jedermann missfällt ihm oder tut etwas, was seinen Ärger erregt. Jeder Versuch, ihn zu beruhigen, lässt ihn nur noch wütender werden. Er fürchtet sich vor den beruflichen Anforderungen des kommenden Tages. Schließlich tritt folgender Zustand ein: »Zanken, Vorwürfe, Schimpfreden, eifersüchtige Schmähungen, mit unzüchtigen Ausdrücken gemischt – dann bald Heulen und Lautweinen.«[RA1266]

Der Patient hat einen ungewöhnlich starken Geschlechtstrieb[SK276], dem er aber so häufig

---

* Möglicherweise ist hier auch *Nephritis (Guiding Symptoms)* gemeint.

** Besonders werden diese Krämpfe durch Anziehen (Beugen) der Beine ausgelöst. (Vgl. *RA* 932 f., 948 f.) Ferner nennt Hahnemann: »Krampfhafte Zusammenziehung der Zehen beim Gähnen.« (*RA* 965)

nachgibt, dass er am Ende sexuell völlig erschöpft ist und impotent wird. »Begattungstrieb, aber unter der Begattung entsteht Impotenz und das Glied wird schlaff.«[RA592] Solche Situationen können Selbstmordgedanken in ihm wecken.

Der Nux-vomica-Patient leidet gewöhnlich an chronischer Dyspepsie[GS]; er ist abgemagert[RA1028], ausgemergelt, vornübergebeugt, vorzeitig gealtert und periodisch heißhungrig[RA314] [aber nach dem geringsten Essen übersatt[RA315]]; stets sehr wählerisch mit seinem Essen, verträgt er aber fast nichts. Abneigung gegen Fleisch[GS], ihm wird übel davon [oder es hat keinen Geschmack[RA293]]. Verlangen nach scharf gewürzten oder bitteren Speisen, nach tonischen Mitteln. Schwacher Magen; nach dem Essen Magendrücken[RA317], Übelkeit[RA352], Würgen und Brechreiz[RA358] mit Einsinken des Epigastriums; der Kranke verliert zusehends an Gewicht und bekommt eine welke Haut.

Ausgeprägte Neigung zu Erkältungen und Schnupfen[RA641]. Die Erkältung setzt sich in der Nase, in den Ohren, im Hals und in der Brust fest. Der Patient erkältet sich beim geringsten Anlass; er gerät leicht ins Schwitzen, und die geringste Zugluft ruft Kopfschmerzen und Schnupfen hervor. Wenn er sich in einem stark geheizten Raum aufhält und dabei sein Wärmehaushalt aus dem Gleichgewicht gerät, bekommt er prompt einen Schnupfen.[(GS)] Auch der *Allium-cepa*-Schnupfen entsteht oder verschlimmert sich in einem warmen Raum. »Am Tage Fließ-Schnupfen und die Nacht Stock-Schnupfen.«[RA636] Tagsüber läuft ein dünnes, wässriges Sekret heraus, während die Nase nachts weitgehend verstopft ist. Die Nasenverstopfung mit Sistieren der Schleimsekretion kann am Tage auch dann auftreten, wenn sich der Patient ins Freie begibt. Wenn die Nase Zugluft ausgesetzt ist, fängt sie inwendig an zu jucken[RA645], und der Patient muss niesen. Der Juckreiz kann auf den Kehlkopf und die Luftröhre übergreifen und dann Husten erregen.[RA668f.] Brennen der Atemwege, besonders durch Husten vermehrt; sämtliche Schleimhäute sind in einem gereizten Zustand. Nasaler Klang der Stimme oder auch Stimmlosigkeit; Halsschmerzen; Kitzelhusten. Trockener, quälender Husten mit starkem Wundheitsgefühl in der Brust (wie bei *Bryonia*); dabei oft Kopfweh, »als wenn der Schädel zerspringen sollte«[RA688]. Schnupfen, der sich rasch auf die Brust ausdehnt. Grippe mit Fieber und Knochenschmerzen: Der Patient muss sich dick und warm einhüllen, nur dadurch bekommt er Linderung; andererseits verschlimmert sich der Schnupfen in einem geheizten Zimmer, wenn noch kein Fieber besteht. Nach Einsetzen des Fiebers braucht der Kranke jedoch viel Wärme; er leidet sogar durch Luftbewegungen unter der Bettdecke; durch Hochheben der Decke entstehen Schauder[RA1221], verschlimmern sich die Schmerzen, der Husten, etc.

Heftiges Fieber und Schweiß, mitunter auch heißer Schweiß, wie bei *Opium* (nur dass der *Opium*-Patient dabei die Decke von sich stößt, während sie bei Nux noch nicht einmal kurz angehoben werden darf). Bei Fiebererkrankungen wird das Froststadium manchmal von Hitzeempfindungen und Schweiß untermischt[RA1152+1164], das Hitzestadium von wiederkehrenden Frostgefühlen[RA1149]. Im Fieberfrost sind zunächst Hände[RA1135] und Finger kalt und blau, später auch der übrige Körper, von Kopf bis Fuß[RA1134]. Der Frost beginnt gewöhnlich im Rücken[RA1118] und/oder an den Gliedmaßen[RA1122]; er dehnt sich dann auf den ganzen Körper aus, und der Patient muss gut zugedeckt werden. Es dauert nicht lange, und es kommt zu einer Gegenreaktion: Hitze und Schweiß setzen ein. Dennoch will der Patient in allen Stadien zugedeckt bleiben. Durst ist bei den Nux-vomica-Fiebern kein besonderes Merkmal, nur gelegentlich begleitet er das Hitzestadium[RA1166].

Neigung zu Gelbsucht[SK261] bei allen Fieberzuständen; die Skleren und die Haut werden sehr gelb. Chronische Wechselfieber mit Gelbfärbung der Haut. Nux vomica muss bei Abdominalbeschwerden, die mit Ikterus einhergehen, mit *Bryonia* verglichen werden [s. u.].

Nux hat häufig einen verdorbenen Magen. Es besteht eine Stauung im Pfortaderkreislauf und entsprechend in den Rektalvenen, mit Bildung von Hämorrhoiden[RA516]. Stuhlverstopfung als Folge der portalen Kongestion.[SK275] Mastdarmlähmung. Ruhr.[SK275] Magensymptome wie bei *Pulsatilla*, mit Verschlimmerung am Morgen[GS].

Fauliger Mundgestank[SK270] morgens, ebenso wie bei *Pulsatilla*. Nach Magenverstimmung ein Gefühl von Aufplatzen des Kopfes, als würde ein Stein den Scheitel eindrücken.

Vielfältige Lähmungen und Paresen. Die Därme sind in einem Zustand der Hypermotilität, aber der geht vorüber, und es kommt die Zeit, wo die Fäzes im Rektum liegenbleiben, ohne Stuhldrang auszulösen.[(RA504)] Gleiches sehen wir bei der Blase, die prall gefüllt ist, ohne dass sie jemals ganz entleert werden kann.[AZ104,117] Harntröpfeln bei Blasenatonie[GS], z.B. bei alten Männern mit Prostatahypertrophie; gonorrhoisch bedingtes Harntröpfeln. Lähmung: der Gliedmaßen, besonders der unteren[SK260]; eines Arms[SK280]; einer Hand[(RA839)]; des Gesichts; einzelner Muskeln. Fazialisparesen werden nicht selten durch Nux vomica geheilt. Wichtig sind die bei Lähmungen auftretenden stechenden Schmerzen.

Der Nux-vomica-Patient neigt zu falscher Plethora, zu sporadischem Erröten des Gesichts, zu einer unruhigen, erregten Mimik [»Zucken in den Gesichtsmuskeln ...«[RA106], »Verzerrung des Mundes auf die Seite«[SK269(RA168)], etc.]; dabei besteht aber große allgemeine Schwäche und Prostration, in Verbindung mit der außerordentlichen Reizbarkeit und den anderen typischen Gemütssymptomen. Es scheint ihm gutzugehen, wenn er sich nicht anstrengen und an nichts denken muss, aber schon der Gedanke an Arbeit erschöpft ihn augenblicklich.

Kopfschmerzen: vom Schwitzen;* bei Weintrinkern[SK267]; bei Menschen, die sich nachts draußen aufhalten müssen; durch Nachtwachen. Die größte Erleichterung der Kopfschmerzen erfährt der Patient in vollkommener Ruhe.[GS] Die meisten Nux-vomica-Symptome bessern sich durch Wärme, aber Kopfbeschwerden werden dadurch oft verschlimmert. »Akne, < durch Essen von Käse.«[GS]

Nux vomica hat heftigste Krämpfe mit Opisthotonus.[SK260] Generalisierte Krämpfe mit purpurner Gesichtsröte und Atemnot aufgrund der konvulsivischen Bewegungen. Der Patient ist während des ganzen Anfalls bei vollem[RA998] oder zumindest teilweisem Bewusstsein und somit den Qualen und den schrecklichen Verrenkungen und Verdrehungen völlig ausgeliefert. Die Krämpfe werden ausgelöst oder verschlimmert durch die geringste Zugluft, Berührung[GS] oder Gemütsbewegung[SK260]; durch Kitzeln der Füße; durch helles Licht, Geräusche oder plötzliche Erschütterung[GS]. Die leiseste Berührung des Halses erzeugt Brechwürgen.

Nux vomica wird von manchen Kollegen als Routinemittel gegen Appetitlosigkeit verabreicht. Und in der Tat steigert es oft den Appetit, schadet dabei aber dem Patienten häufig mehr, als es ihm nützt. »Widerwillen vor gewöhnlichen Speisen und Getränken und vor dem gewohnten Tabakrauchen und Kaffee.«[RA305] »Nach dem Essen, Ekel gegen das eben Genossene ...«[RA351] Abneigung auch gegen Fleisch; gegen Wasser und Bier[RA308]

Schmerzen treten besonders im Abdomen auf. Leibschneiden[RA455], das den Patienten zum Zusammenkrümmen nötigt, mit Übelkeit durch Magenüberladung. »Ein Drängen nach den Geburtstheilen zu, im Unterbauche.«[RA471] Krampfschmerzen im Abdomen, die sich oft bis in die Beine erstrecken[GS], häufiger noch bis ins Rektum. Koliken, die Stuhl- und Harndrang auslösen. Nux passt bei Nierenkoliken besonders dann, wenn jede Schmerzattacke in den Mastdarm fährt und Stuhldrang erregt. Nierenkoliken werden durch einen Stein im Ureter hervorgerufen, um den sich die zirkulären Muskelfasern des Harnleiters krampfhaft zusammenschnüren. Das passende Arzneimittel entspannt diese Muskelfasern, und der Druck des nachfließenden Harns drängt den Stein in Richtung Blase. Ähnliches gilt für Gallenkoliken. Das Mittel, das hier bessert (oder auch das eine oder andere verwandte Mittel) überwindet zugleich die Tendenz zur Steinbildung. Eine gesunde Galle löst Konkremente in der Gallenblase auf, wie auch gesunder Urin Steine im Nierenbecken allmählich zum Verschwinden bringt. Nux hat bei Bauchbeschwerden mit ausgeprägtem Ikterus Gemeinsamkeiten mit *Bryonia;* doch hat *Bryonia* Verschlimmerung durch Bewegung und keine Besserung durch Wärme, während Nux beides hat. Nux passt außerdem besser bei Stauung im Pfortadersystem, bei den Neu-

* In den Quellen *(Guiding Symptoms)* und im Repertorium (S. 145) ist nur das Gegenteil bezeugt.

ralgien, etc.; es hat Verschlimmerung durch den geringsten Druck (*Colocynthis* geht es besser durch Druck, *Magnesia phosphorica* besser durch Druck und Wärme). *Bryonia* ist mehr bei Peritonitis indiziert, der Patient liegt mit angezogenen Beinen da. Nux hat Hämorrhoiden, portale Kongestion, zum Rektum ausstrahlendes und Stuhldrang auslösendes Leibschneiden. *Cuprum* hat schneidende Schmerzen von vorn nach hinten, wie aufgespießt. Bei Nux ist das Abdomen eher eingezogen[GS], bei *Calcarea* und *Sepia* eher angeschwollen. *Inula* ähnelt Nux darin, dass es Koliken hat, die Stuhl- und Harndrang auslösen.

»Milch übersäuert den Magen.«[GS(RA268)] »Während des Mittagessens Hitze im Kopfe.«[RA326] »Üble Folgen von Kaffeegenuss, Alkoholabusus und Völlerei.«[GS] Gefühl, als säße Schleim im Hals fest, was sich durch Essen noch verstärkt. *Aloe* bekommt Durchfall von Biergenuss, Nux Durchfall allgemein von alkoholischen Getränken[GS].* Druck wie von einem Klumpen oder Stein[RA376] im Magen. *(Bryonia)* In chronischen Fällen ist bei diesem Symptom wahrscheinlich eher *Sepia* angebracht, das auch gut auf Nux vomica folgt; doch konkurriert *Sepia* hier u.a. mit *Bryonia*. Ist das Symptom mit dem bereits erwähnten Druck auf den Scheitel (wie von einem Stein) verbunden, besteht jedoch ein typischer Nux-vomica-Zustand. Das ›Steingefühl‹ im Magen setzt bei Nux etwa eine Stunde nach dem Essen ein – ein Hinweis darauf, dass zumindest ein Verdauungsversuch gemacht worden ist. Bei *Abies nigra* tritt dieses Gefühl sofort auf; bei *Kreosotum* beginnen Magenschmerzen frühestens drei Stunden nach dem Essen, und am Ende werden die Speisen erbrochen.

Nux vomica ist nah mit *Sulfur* verwandt und antidotiert häufig etwaige übermäßige Wirkungen der Arznei. Selten reicht Nux dabei allerdings so tief, dass es die konstitutionelle Wirkung von *Sulfur* beeinträchtigen könnte; es beseitigt nur die zu starke Einwirkung des Mittels, seine oberflächliche Wirkung.

Die Menstruation kommt zu früh[RA605], hält zu lange an[SK277] und fließt zu stark[UE]. Typischer ist allerdings eine lange Dauer der Regel bei nur geringfügigem[RA608], tropfenweisem oder klumpigem Blutabgang, der zudem des Öfteren ganz aussetzen kann. So geht nicht selten eine Regelblutung direkt in die andere über. Hinzu kommt die reizbare Gemütsverfassung, die Überempfindlichkeit auf Arzneien, etc. »Menses: zu früh und zu stark, mit dunklem, schwarzem Blut[UE]; mehrere Tage vor dem Zeitpunkt[RA605 ff.] und zu lange anhaltend ...«[GS] Die Menses gehen manchmal mit heftigen Schmerzen einher, mit schmerzhaften Uteruskrämpfen, die sich auf den ganzen Körper ausbreiten können; > durch Wärme (eine heiße Wärmflasche, warme Kleidung, etc.) und Druck, < durch die geringste Zugluft und durch Kälte. »Ein Drängen, wie zu den Geburtstheilen heraus«[RA603], verbunden mit Stuhl- und Harndrang.[GS] Heftigste Wehen mit Wundheitsschmerz in der Gebärmutter *(Arnica)* und mit Stuhldrang. Pruritus vulvae ist ein hervorstechendes Symptom.

Viele hysterische Symptome. Europäer entwickeln, was die Erscheinungsform der Hysterie angeht, mehr Symptome, die nach Nux vomica verlangen, während Amerikaner häufiger *Ignatia* benötigen.

Nux kann quälende Asthmabeschwerden hervorrufen.[RA694] Das Mittel passt besonders für Personen, die von jeder kleinen Magenverstimmung Atemnotanfälle bekommen. Nach Gabe von Nux können diese Patienten ein ganzes Jahr beschwerdefrei sein. Doch dann essen sie etwas, was sie nicht vertragen, und schon sitzen sie wieder die ganze Nacht mit Atemnot aufrecht im Bett. Spätestens zu diesem Zeitpunkt muss das Mittel wiederholt werden. Das Asthma geht mit Husten und Schleimrasseln einher; die Bronchien füllen sich immer mehr mit Schleim, und Husten mit Würgen und Brechreiz entsteht. Der Patient macht den Eindruck, als sei er heftigst erkältet.

Schnupfen bei jeder Magenverstimmung. Ich habe eine Patientin, die jedes Mal Schnupfen bekommt, wenn sie Wurst isst. Allerdings gibt es für sie keine Heilung, weil sie ihren Kaffee, ihren Wein und ihre gesellschaftlichen ›Verpflichtungen‹ über ihre Gesundheit stellt.

* Kent schreibt seltsamerweise, dass *Aloe* Durchfall von Bierabstinenz (vgl. dagegen das *Aloe*-Kapitel) und Nux Durchfall von Alkoholabstinenz bekomme. Denkbar wäre dies vielleicht als Heilwirkung, wenn zuvor durch den Alkohol Verstopfung bestanden hat (was zumindest von Nux beschrieben ist).

Steaks kann sie dagegen essen, im Gegensatz zu anderen Menschen, die überhaupt kein Fleisch vertragen. Nux passt, wenn sich jemand den Magen verdorben hat und davon Schnupfen bekommt, zumal wenn dieser dann auf die Brust schlägt und zu Asthma führt.

Herzklopfen[RA740] und zu große Aufregung des Herz-Kreislauf-Systems. »Blutaufwallung mit Herzklopfen.«[RA742] »Schmerzhafte Stöße nach dem Herzen, nach der Reihe der Pulse.«[RA738]

Dem Nux-vomica-Patienten geht es morgens in jeder Hinsicht – psychisch wie physisch – schlechter. Der Schnupfen und einige Kopfsymptome verschlimmern sich in der Bettwärme, wie bei *Mercurius*, ebenso aber auch durch Entfernen der Zudecken; schlimmer außerdem durch Bewegung und nach Essen. Der Kopf verträgt im Allgemeinen keine Wärme.

Druck und Schwächeempfindung im linken Leistenring[(RA474)] – daher heilt Nux oft Leistenbrüche, besonders bei Säuglingen (*Lycopodium* ist meist bei rechtsseitigen Leistenbrüchen indiziert). Bei Wundheitsschmerz in der Leistengegend muss vor allem an *Arnica* gedacht werden; des Weiteren an *Conium*, welches darüber hinaus auch beim Schwächegefühl in der Leistengegend mit Nux konkurriert.

Frost und Kälte können durch noch so viele Zudecken nicht gemildert werden[RA1131 ff.]; die Frostzustände von *Ignatia* hingegen werden durch Entblößen gebessert. Bei Wechselfieber vermischen sich Frost und Hitze. Das Hitzestadium ist kurz und trocken, gefolgt von heißem Schweiß und intensivem Wärmegefühl; schlimmer am Morgen, während die Frostepisoden zu jeder Tageszeit auftreten können.

Opium

Saft des Schlafmohns (Papaver somniferum)

Zu den auffallendsten Merkmalen von Opium gehört eine Gruppe von Symptomen, die durch Schmerzlosigkeit[SK300], Trägheit und Abgestumpftheit[RA33 f.] gekennzeichnet ist. Viele Prüfer des Mittels litten unter Stumpfheit des Geistes[RA33] und der Sinne[RA34]; sie waren nicht in der Lage, ihre Umgebung richtig wahrzunehmen oder zu empfinden[RA44]; sie hatten »von nichts einen wahren Begriff«[RA37], ihr Urteilsvermögen war stark eingeschränkt. Sinnestäuschungen in Bezug auf das Sehen, das Schmecken, das Berühren. Opiumprüfer wie Opiumkranke täuschen sich hinsichtlich des Zustandes, in dem sie sich befinden; sie haben eine falsche Selbstwahrnehmung. Sämtliche Sinneseindrücke gelangen nur verzerrt ins Bewusstsein.

Das häufigste Charakteristikum von Opium ist Schmerzlosigkeit, doch gelegentlich wird auch der genau entgegengesetzte Zustand hervorgerufen. In diesem selteneren Fall erzeugt eine kleine Dosis Schmerzen, Schlaflosigkeit[SK302], Unruhe und nervöse Übererregbarkeit. Die große Mehrzahl der Opiumpatienten ist verstopft[RA245], doch bei einigen finden wir auch Durchfall[RA253], Ruhr[GS] und Tenesmus. Gewöhnlich ist der Opiumpatient schläfrig[RA466], bisweilen aber zeichnet sich das Mittel auch durch schlaflose Nächte[RA526], Ängstlichkeit[RA653] und gesteigerte Geräuschempfindlichkeit[EN594 f.] aus. Der Betroffene sagt, er könne fast die Fliegen an der Wand krabbeln hören; selbst weit entfernte Kirchturmuhren hört er deutlich schlagen.

Man nimmt an, dass bei diesen gegensätzlichen Zuständen der eine Zustand primär ist und der andere Zustand sekundär. Und das ist auch richtig; so geraten beispielsweise die Patienten, die zuerst soporös waren und keine Schmerzen empfanden, als Nächstes in einen Zustand von gesteigerter Empfindlichkeit,* Unruhe, Angst und Reizbarkeit. Auf der anderen Seite wird derjenige, der sich zu Anfang in einem Zustand gesteigerter Empfindlichkeit befand, in der Folge sanft und ausgeglichen. Einige empfindliche Prüfer bekommen in der ersten Stunde nach Einnahme einer Dosis Opium solche Schmerzen im Bereich der Schädelbasis, dass sie ihren Kopf nicht aus dem Kissen heben können; sie sind durch den Schmerz wie gelähmt. Bei den meisten Prüfern hingegen tritt dieses Symptom erst nach längerer Zeit auf, und zwar dann, wenn die Wirkung einer großen Dosis nachlässt. Lange Zeit ist in der Homöopathenschaft darüber debattiert worden, ob dieses Schmerzphänomen im einen Fall als Erstwirkung und im anderen Fall als Nachwirkung [= Gegenwirkung des Organismus[RA]] angesehen werden müsse, ob – anders gesagt – das, was bei dem einen Prüfer *actio* ist, bei dem anderen Prüfer *reactio* sei. Doch letztlich handelt es sich in beiden Fällen um eine Wirkung der Arznei, und alle Symptome, die sich nach deren Verabreichung einstellen, müssen als dieser Arznei zugehörig angesehen werden.

Neben der Schmerzlosigkeit sticht bei Opium ganz besonders die Trägheit ins Auge. Die Trägheit und Inaktivität des Organismus zeigt sich an der mangelnden Reaktion auf an sich gut gewählte homöopathische Arzneien.[SK300] In dieser Beziehung konkurriert Opium mit *Sulfur.* Beim Studium eines solchen hartnäckigen Falles finden Sie bisweilen viele Opiumsymptome, und mit dieser Indikation verabreicht, wird das Mittel den Organismus aus seiner Lethargie herausreißen und eine Reaktion herbeiführen.

Opium heilt oft Geschwüre, die vollkommen schmerzlos sind[GS], die kein Granulationsgewebe bilden, sich aber auch nicht in die Umgebung fressen, verbunden mit Taubheit bzw. Empfindungslosigkeit derselben, wo eigentlich große Empfindlichkeit zu erwarten wäre. Unempfindlichkeit selbst hochgradig entzündeter Körperteile.

Lähmung[RA456] oder Parese[RA440 ff.], Untätigkeit oder Trägheit von Muskeln. Einen solchen Zustand findet man besonders in den Gedär-

* Kent schreibt in der 2. Auflage versehentlich »insensibility« statt ***sensibility***.

men[RA238 f.]; sie bewegen sich nicht, und das Rektum füllt sich mit runden, harten, schwarzen Kotballen[GS], die mit dem Finger oder Löffel herausgeholt werden müssen. Es besteht keinerlei Darmtätigkeit, der Kranke ist nicht imstande, zum Stuhl zu pressen.

Die Blase ist in einem ähnlichen Zustand. Der Patient kann sich nicht anstrengen, um Wasser zu lassen, und auch die Bauchpresse kann er nicht zu Hilfe nehmen. Die Austreibungskraft der Blase ist geschwächt[RA282], es kommt zur Harnverhaltung[RA280].

»Unvermögenheit zu schlingen.«[RA167] Die Speiseröhre scheint beim Trinken wie gelähmt zu sein[(MA3,605)]; die Flüssigkeit geht nicht nach unten, sondern tritt durch die Nase wieder heraus oder gerät in die Luftröhre.

Schwäche, Erschlaffung und Lähmung der Muskeln und Glieder.[SK301]

Der Opiumpatient befindet sich in der Regel in einem Zustand ungewöhnlichen Seelenfriedens[RA601 ff.] und hat dabei das Bedürfnis, allein zu sein. Er sagt, er sei nicht krank; dabei hat er über 40 ° C Fieber und einen rasenden Puls[RA565], ist von heißem Schweiß bedeckt[(RA597)] und deliriös. Sie fragen ihn, wie es ihm geht, und er antwortet, er fühle sich wohl, er sei glücklich und zufrieden. Er hat keinerlei Schmerzen, keinerlei Beschwerden, und er verlangt nach nichts. Die Krankenschwester aber berichtet Ihnen, dass der Patient weder Stuhlgang gehabt noch Urin gelassen habe. Das Gesicht sieht wie berauscht aus, aufgedunsen[RA92] und bläulichrot verfärbt[RA88]; die Augen sind glasig[RA111], die Pupillen zusammengezogen[RA113]. Der Kopf ist benommen[RA15] und benebelt[RA12], der Kranke kann aber Fragen noch beantworten. Es kommt auch vor, dass die psychischen Symptome deutlicher hervorstechen und die körperlichen Erscheinungen in den Hintergrund treten; dann ist der Patient geistig völlig verwirrt[RA630] und schwatzt delirierend unzusammenhängendes Zeug daher[RA638]. Dies ist aber eher selten, meistens redet der Opiumkranke nur, wenn man ihn wachrüttelt. Es ist ein soporöser Zustand, in welchem er von sich aus nichts sagt und nichts tut. Delirien mit einem Hang zur Fröhlichkeit[RA615] und Lustigkeit[RA642].

Der Magen wird als heiß[MA4,277] oder sehr warm[ZÖ3,3,44] empfunden, verbunden mit einem ausgeprägten Hunger- und Leeregefühl im Magen, das auch durch häufiges Essen kaum zu besänftigen ist[ZÖ3,3,44+48]. Selbst durch Essen großer Mengen wird der Patient dieses flaue Gefühl nicht los. Genossene Speisen säuern stark und werden dann erbrochen, sodass sich bald ein Widerwillen gegen alle Nahrungsmittel[RA177] entwickelt. Der ganze Körper ist von kaltem Schweiß bedeckt[MA3,604]; große Hinfälligkeit[RA458] und Schwäche[RA451]; Übelkeit[RA187], starkes Würgen[RA190] und anhaltendes Erbrechen[RA198]. Die im Anschluss an die Einnahme von Opium oder Morphium auftretende Übelkeit ist ein sehr unangenehmes Symptom; sie geht oft mit ständigem Erbrechen einher, das durch nichts zu stoppen ist und natürlich auch keinerlei Nahrungsaufnahme erlaubt. Nur der Homöopath kennt bei dieser Art von Leiden den Nutzen von *Chamomilla;* schon von einer einzigen Gabe erfährt der Kranke Erleichterung – die ungeheure Schwäche und die Übelkeit lassen augenblicklich nach.

Für Opium in Substanz gibt es am Krankenbett niemals eine vernünftige Verwendung. Allenfalls in der Chirurgie scheint, das sei eingeräumt, zuweilen etwas Opium eine Hilfe zu sein, und wir wollen deswegen mit dem Chirurgen nicht streiten. Doch bei Krankheiten, bei kranken Menschen ist Opium in Substanz absolut entbehrlich. Es bringt keinen Nutzen, sondern stellt vielmehr eine Körperverletzung dar. Es verhindert das Auffinden der passenden homöopathischen Arznei, weil es die Symptome verdeckt, und verdirbt so womöglich den Fall. Zumindest ist man auf etliche Tage zur Untätigkeit verdammt.

Mit Opium ist früher viel Missbrauch getrieben worden, und so haben wir manches über das Mittel gelernt. Doch im Hinblick auf die Prüfung bzw. die Pathogenese von Opium war dieser Missbrauch nur von beschränktem Wert, denn es wurden dadurch keine individuellen Symptome gewonnen. Große Dosen verursachen grobe Wirkungen, und die so erzielten Symptome sind nur in Ausnahmefällen zu gebrauchen. Ein Beispiel für diesen Nutzen ist der Schlaganfall mit seiner röchelnden Atmung[MA3,600], dem herabhängenden Unterkiefer[RA139], den erweiterten[RA113], zumeist aber verengten[RA115] Pupillen, dem fleckigen[RA91], bläulichroten[EN706ff.] oder heißen[RA93] Gesicht, dem heißen Schweiß und der halbseitigen Lähmung. Beim Anblick eines solchen Komapatienten sind die ersten Fragen, die sich stellen: Bestehen Lähmungserscheinungen? Liegt eine Opium- oder eine Alkoholvergiftung vor? Hat sich der Patient womöglich bei einem Sturz verletzt? Dies muss durch eine nähere Untersuchung abgeklärt werden. Der apoplektische Insult ist in erster Linie ein mechanisches Problem – durch die Blutung wird Druck auf das Gehirn ausgeübt. Dies allein muss noch nicht tödlich sein, doch später entzündet sich das Areal um die Blutung herum. Opium verursacht ebenfalls eine Hyperämie des Gehirns[RA63f.], und wenn es homöopathisch gegeben wird, macht es diese wieder rückgängig. Sechs Stunden nach Einnahme des Mittels ist der Patient wieder bei Bewusstsein, die Haut kühl, die Gesichtsfarbe und der Puls normal. All dies zeigt, dass auch die groben Opiumwirkungen, entstanden durch den Missbrauch der Droge, von Nutzen sein können, indem sie uns z.B. dieses Bild einer Apoplexie zu liefern imstande sind.

Nervöse Kopfschmerzen, die im Hinterkopf beginnen und sich von dort über das ganze Gesicht ausbreiten, schlimmer am Morgen. Der Patient hat das Gefühl, als würde der Kopf von den heftigen Schmerzen an der Hirnbasis im Kissen niedergehalten; dennoch ist er, wenn er erst einmal aufgestanden ist, nicht mehr in der Lage, sich wieder hinzulegen. Wir sehen dieses Phänomen häufig bei leicht erregbaren Frauen, die in der Schwangerschaft oder während der Regel kongestive Kopfschmerzen bekommen: Sie sitzen die ganze Zeit aufrecht da und können sich nicht mehr hinlegen. Die Schmerzen setzen morgens ein und nehmen ein solches Ausmaß an, dass sich die Patientin nicht rühren kann; sie kann nicht den Kopf drehen, ja nicht einmal mit den Augen zwinkern. Sie verträgt nicht die geringste Erschütterung, und selbst das Ticken einer Uhr wird ihr zu viel. Die Augen sind gerötet[RA100f.], das Gesicht fleckig, purpurfarben oder bläulich. Es ist schwierig, von ihr Symptome oder Beschwerden zu erfragen. Opium wird ihr umgehend Linderung verschaffen.

Die meisten Beschwerden von Opium sind jedoch von einer erstaunlichen Schmerzlosigkeit.[UE]

Das Erscheinungsbild des Patienten ist oft wie das eines Trinkers: dumpf, stupide[SK306], wie im Alkoholrausch[GS], z.B. bei Fiebererkrankungen. Delirium tremens[HY14,316] mit schrecklicher Angst, Erbrechen, kongestiven Kopfschmerzen und kontrahierten Pupillen. Heftige Kopfschmerzen nach Alkoholgenuss und große Erschöpfung; der Patient ist nicht imstande, das Bett zu verlassen; delirierendes Schwatzen[RA639]. Die meisten Opiumbeschwerden gehen mit Sopor einher; der Kranke liegt wie vom Gehirnschlag getroffen da und ist nicht ansprechbar.

Neigung zu Starrkrampf und epileptischen Konvulsionen.[RA412] Der Patient möchte nicht zugedeckt sein und wünscht frische, kühle Luft. In einem zu warmen Raum stellen sich Krämpfe ein. Zerebrospinale Meningitis[AY248] mit aufkommenden Krämpfen, Opisthotonus[RA407] und Rückwärtsbiegung des Kopfes[RA408]; das Kind tritt die Zudecken von sich, möchte das Zimmer kühl haben; Haut gerötet, Gesicht rot und fleckig, Pupillen zusammengezogen. Wenn die Mutter das Kind heiß badet, um die Krämpfe zu lindern, wird es bewusstlos und kalt wie eine Leiche. Wenn Sie zu einem solchen Fall gerufen werden, müssen Sie Opium verabreichen. Nach zwölf Stunden werden Sie erstaunt sein über die Ruhe, die von dem Kind Besitz ergriffen hat. Opium konkurriert in Fällen wie diesen vor allem mit *Apis*. Auch Krämpfe während der Geburt und im Wochenbett benötigen häufig Opium als Heilmittel.[GS]

Viele der verschiedenen Krankheitszustände dieses Arneimittels sind geprägt von Furcht und ihren Folgen, genauer gesagt von den nachteiligen Folgen eines mit Furcht verbundenen Schrecks[UE]. Der Opiumpatient wacht, wenn er nicht schon zu abgestumpft ist, wie erschreckt auf, wobei ihm Furcht und Angst ins Gesicht geschrieben stehen. Opiumesser durchleiden immer wieder ungeheure Angstzustände.[RA654] Wenn ein solcher Patient plötzlich von einem Hund angesprungen wird, verfällt er in Krämpfe, bekommt Durchfall oder erleidet sonst irgendeinen Anfall, und es dauert Tage und Wochen, bis sich die Furcht allmählich wieder legt. Beschwerden infolge von Furcht, wobei die Furcht oder die Erinnerung daran bestehen bleibt oder die Ursache der Furcht dem Patienten immer wieder vor Augen tritt. Opium passt bei einer Schwangeren, die sich über etwas sehr erschrocken hat und nun Gefahr läuft, eine Fehlgeburt zu erleiden, weil der Gegenstand des Schrecks ihr immer wieder furchteinflößend zu Bewusstsein kommt. Epilepsie, die von einem großen Schreck herrührt; *die Furcht vor diesem schreckhaften Ereignis bleibt bestehen*, und wenn der Patientin später das Ereignis wieder vor Augen tritt, kann dadurch jedes Mal ein neuer Krampfanfall ausgelöst werden. Hysterische Anfälle; ein Verletzungsschock[GS] kann chronische Diarrhö, bisweilen auch Obstipation zur Folge haben; es kann Neigung zu Harnverhaltung entstehen, vorzeitiges Einsetzen der Regel oder auch monatelanges Ausbleiben derselben. All diese krankhaften Zustände sind von großer Furcht gekennzeichnet, und der Gegenstand der Furcht – der Unfall, die Verletzung – bleibt der Patientin ständig in lebhafter Erinnerung.

Wenn der Einfluss der Droge nachlässt, wird der Opiumprüfer von schrecklichen Phantasiebildern[RA636] heimgesucht. So kann er »durch den vermeintlichen Anblick von Gespenstern, Teufeln und Fratzen wachend gepeinigt«[RA637] werden. Oder er sieht schwarze Gestalten, Feuersbrünste, Mord und Totschlag; glaubt, er werde entführt. Bildet sich ein, Körperteile würden anschwellen[GS] und könnten jeden Augenblick platzen.

In der ersten Stunde der Wirkung von Opium besteht dagegen größtes körperliches und seelisches Wohlbefinden[RA604+615], eine »vollkommene Ruhe und Glückseligkeit des Geistes«[RA605], ein Zustand von Stärke[RA617], Mut[RA620] und Selbstvertrauen. So kann Opium sowohl bei Beschwerden infolge allzu plötzlicher Freude[SK300] angezeigt sein als auch bei Beschwerden infolge Schrecks, Zorns oder Scham.[GS] *Coffea* hat ähnliche Empfindungen des Glücks und der Freude. Doch bei Opium resultiert das Glücksgefühl nicht nur, wie bei *Coffea*, aus der psychischen Exaltation, sondern auch aus dem körperlichen Wohlbehagen. Opium und *Coffea* sind miteinander verwandt und können sich gegenseitig antidotieren.

Opiumesser sind, wie Whiskytrinker, notorische Lügner[GS]. [»Opiumesser stehen im Rufe der Unbeständigkeit; sie versprechen oft, was sie bald sich weigern zu halten; jeder hütet sich vor ihnen, niemand will etwas mit ihnen zu thun haben.«[RA62]] Sie haben ihr Gewissen völlig eingebüßt. [»Gefühllosigkeit für Schamhaftigkeit und feinere Empfindungen.«[RA60]]

»Große Empfindlichkeit gegenüber Geräuschen, Licht und den schwächsten Gerüchen.«[GS] »Schläfrigkeit bei den Kopfschmerzen.«[EN2042] »Extreme Schläfrigkeit, beinahe an Sopor grenzend.«[EN2049]* »Marasmus; das Kind hat eine runzlige Haut, es sieht aus wie ein verhutzeltes kleines Männchen; Sopor.«[GS]

In Fällen von chronischer Bleivergiftung, namentlich in Bleikoliken, ist Opium ein unschätzbares Heilmittel.[ST2.402] *Pulsatilla* heilt die Diarrhö, die im Gefolge von Opiummissbrauch auftritt.

* Kent zieht die beiden Schläfrigkeitssymptome unzulässig zusammen, indem er die Interpunktion der *Guiding Symptoms* (aus denen er zitiert) missachtet.

Oxalicum acidum

Oxalsäure

Dieses Arzneimittel ist bisher stark vernachlässigt worden. Es vermag viele Herzbeschwerden zu heilen, die sonst nur ungenügend – mit fragwürdigen, nicht geprüften Mitteln in großen Dosen – behandelt würden. Die heftige Wirkung von Oxalicum acidum auf das Herz macht dem Patienten besonders zu schaffen. Zittern[AA611]; Konvulsionen[AA613]; allgemeines Taubheitsgefühl[EN744], besonders in den Gliedern[AA519]; Bläue der unteren Extremitäten[AA571], der Nägel und Finger[AA549], der Lippen[EN130]; Lähmung der Glieder[(AA570)]: diese Symptome zeigen, wie tief das Mittel auf den Organismus einwirkt, indem es vor allem das Herz, das Rückenmark und das Gehirn affiziert. Die Beschwerden verschlimmern sich bei Oxalicum acidum besonders durch Bewegung[AA704] und Anstrengung[AA705]; sie treten häufig auch anfallsweise auf[AA697]. Der Patient ist empfindlich auf kalte Luft, auf kaltes Wetter[AA657]. Herzklopfen im Wechsel mit Aphonie.[GS] Kein Mittel erzeugt heftigere Schmerzen als Oxalicum acidum; Schneiden, Schießen, Stechen oder Reißen in vielen Körperteilen; Wundheits- und Zerschlagenheitsschmerz am ganzen Körper. Brennen: an der Stirn[AA80]; im Halse und Magen[AA184]; im Unterleib[AA312]; in der Harnröhre[AA420]; in Händen und Füßen[AA654]. »Schmerzen am Kopfe auf kleinen Stellen, sehr heftig und empfindlich gegen Berührung«[AA84], ebenso an anderen Stellen. Dunkelrote, runde Flecken auf der Haut.[EN753(AA678)] Beschwerden entstehen durch Genuss saurer Früchte, z.B. Erdbeeren, Preiselbeeren, Äpfel, Rhabarber, Tomaten oder Weintrauben; desgleichen durch Essen von Zucker[AA253] und stärkehaltiger Kost. Auch Wein und Kaffee werden nicht vertragen.[GS]

Die Symptome und besonders die Schmerzen entstehen oder verschlimmern sich, sobald der Patient an sie denkt.[AA32 ff.] Bisweilen bestehen große Aufgeregtheit, Lebhaftigkeit, Munterkeit, Heiterkeit[AA1 ff.] und Verstandesschärfe[AA31], dann aber auch wieder eine bedrückte und verzagte Gemütsstimmung[AA25], mit Unaufgelegtheit zu geistiger Beschäftigung[AA26] und Konzentrationsmangel[AA28]. Manien.[AA37] Abneigung gegen Gespräche.[AA24]

Ausgeprägte Hyperämie des Gehirns und Gefühl von Heraufströmen des Blutes vom Körper in den Kopf[AA46]. Aufsteigende Hitzewallungen. »Schwindel, mit Schwitzen und Gesichtsverdunkelung.«[AA43] »Leerheit im Kopfe und Ohnmächtigkeitsgefühl, als ob alles Blut das Gehirn verlassen hätte, mit Angst.«[AA45] Ohnmacht beim Stuhlgang.[AA381] Anhaltendes dumpfes Kopfweh im Scheitel[AA61] und in der Stirn[AA62]. Gefühl von Brennen im Gehirn. *Kopfschmerz an kleinen Stellen*, besonders von drückender Art.[AA70+75] »Druck, als wenn eine Schraube oben hinter den Ohren von beiden Seiten zusammenpresste.«[AA74] Die Kopfschmerzen entstehen oder verschlimmern sich durch Weingenuss[AA50+77], im Liegen[(AA46)], beim Erwachen[AA60] und beim Aufstehen[AA67]; besser nach Stuhlgang. *Schmerzhaft empfindliche Stellen auf der Kopfhaut.*[AA84]

Die Buchstaben verschwimmen beim Lesen.[GS] »Kleine Gegenstände in geringer Entfernung scheinen grösser, als ob er sie sich beim ersten Erblicken in einer grösseren Entfernung dächte; Linien, Striche, Haare, kaum einige Zolle vom Auge, scheinen so dick wie Schiffstau.«[AA99] Schmerzen in den Augen, besonders linkerseits.[AA88 ff.] Trübe, verschlafene Augen.[GS] »Nasenbluten, mit Gesichtsverdunkelung.«[AA115] Aussehen bleich, Augen eingefallen.[AA129] Gesicht sehr blass und livid.[AA47] Hitzeempfindung im Gesicht.[AA650 ff.] Gesicht kalt, mit kaltem Schweiß bedeckt.[HY9,121] »Ziehender Schmerz mit Steifigkeitsgefühl, nahe dem Winkel des Unterkiefers, erst links, dann rechts; länger anhaltend links.«[AA116]

Kleine Geschwürchen am Zahnfleisch.[GS(AA142)] Das Zahnfleisch blutet beim Reiben[AA140], und es schmerzt an mehreren Stellen[AA141]. Aphthen im Mund.[AA172] Saurer Mundgeschmack.[AA157 f.]

Zunge: rot, geschwollen, spannend und empfindlich[AA143]; geschwollen, dick und weiß belegt[MA2,267]; trocken, schmerzhaft und wund[AA147];

weiß belegt, bei Geschmacklosigkeit der Speisen, Übelkeit, Durst[AA150]. Im Hals sammelt sich viel dicker, festhaftender Schleim an, der nur schwer ausgeräuspert werden kann.[(HV2,345)] »Heftiger Schmerz beim Schlucken, Morgens nach dem Aufstehen ...«[AA183] Chronisches Halsweh.[AA185] Angina.[AA186]

Appetitverlust[AA190] mit Geschmacklosigkeit der Speisen[GS] oder mit Durst[AA191]. »Sehr vermehrter Appetit.«[AA188]

»Magenschmerzen vermehren sich einige Zeit nach dem Essen, während sie Anfangs dadurch gebessert wurden.«[HV2,350] Bei nagenden Magenschmerzen wird warme Suppe als angenehm empfunden.[AA209] Nach dem Essen: Luftaufstoßen[AA209]; Übelkeit[AA232]; Schmerzen um und unter dem Nabel[HV2,346]; stark schneidende, kolikartige Schmerzen im Unterleib[AA284]; Rumpeln im Bauch[AA204]; eiliger Stuhldrang[HV2,345]; große Müdigkeit[AA585] und Schwäche[GS]. Zucker scheint die Magenschmerzen zu vermehren[AA253]; Wein macht pulsierendes Kopfweh[AA77] und »schmerzhafte Kopfeingenommenheit«[AA50]; Kaffee wirkt stark auf das Herz und verursacht laute Darmgeräusche, später Durchfall und Übelkeit[AA385]. Jeden Abend Sodbrennen.[AA217] Saures Aufstoßen.[AA213] »Luftaufstossen, ohne Geschmack, nach jeder Mahlzeit.«[AA209c] »Uebelkeit, Würgen und oftes schmerzhaftes Erbrechen der Schwangeren.«[AA245] Übelkeit, Durst und Bauchschmerzen – nach Durchfall.[GS] Übelkeit und Spannen in den Waden nach dem Durchfall.[AA355] »Brennschmerz im Magen, gewöhnlich auch im Halse.«[AA259] Große Empfindlichkeit des Magens; jede Berührung der Magengegend erregt die heftigsten Schmerzen.[HY9,121] Gastritis[AA263]; Gastroenteritis.[GS] Leeregefühl im Magen, dem Hunger täuschend ähnlich; verleitete mehrmals zum Essen, ohne sich dadurch im Geringsten zu verändern.[HV2,347*]

Nachts anfallsweise Bauchschmerzen, die durch Abgang von Winden gelindert werden. Krampfschmerzen im Nabelbereich.[AA293] »Arge brennende Schmerzen auf kleinen Stellen im Bauche, schlimmer beim Darandenken.«[AA312] Heftiges Stechen im ganzen Unterleib.[AA280] Stiche in der Lebergegend[AA276], besser durch Tiefatmen[(AA280). GS] Kolikartige Schmerzen in der Nabelgegend[AA294], < abends und nachts[AA304] sowie durch Bewegung[AA325]. »Gefühl wie wund beim Berühren, rund um den Nabel.«[AA299] Die Bauchschmerzen entstehen oder werden schlimmer, wenn der Patient an seine Beschwerden denkt. Eingeklemmte Blähungen in der linken Kolonflexur, Schmerzen im linken Hypochondrium verursachend. Die Bauchschmerzen verschlimmern sich nachts[AA315] und sind dann bisweilen mit Erbrechen verbunden.[GS] Bauchschmerzen < durch Bewegung[AA325] und durch Zuckergenuss.[GS] Chronische Enteritis.[GS] Extreme Empfindlichkeit des Abdomens.[EN412]

Chronischer Durchfall morgens[AA354], mit Kneifen in der Nabelgegend und Tenesmus; die Schmerzen und das Drängen kehrten jedes Mal zurück, wenn er sich wieder ins Bett begab, während sie beim Umhergehen nachließen.[AA347] Durchfall nach Kaffeegenuss. Wässriger Durchfall.[AA356] Stühle mit blutigen Schleimbeimengungen.[HV2,346] »Steter unwillkührlicher Abgang flüssigen Kothes ...«[AA364] So heftiger Tenesmus beim Stuhlgang, dass davon Kopfschmerzen und Hitze im Kopf entstehen.[GS] Stuhlverstopfung[AA371], wobei der Kot so schwer abgeht, dass der Patient vom Pressen Kopfschmerzen bekommt.

Nierengegend beiderseits schmerzhaft[HV2,343] und empfindlich. Häufiger und reichlicher Harnabgang.[AA409] Urin stark sauer, enthält Calciumoxalatkristalle.[HV2,346] Der ganze Urogenitaltrakt ist in einem schmerzhaften Reizzustand.[GS] Brennen in der Harnröhre[AA418], besonders beim Urinieren[AA419]. »Bei jedem Harnlassen Schmerz vorn in der Eichel ...«[AA436] Enuresis nocturna.[GS] Alle Harnwegssymptome sind schlimmer beim Darandenken [z.B. erzeugt das Denken ans Wasserlassen den Zwang dazu[GS]].

Reißende Schmerzen in den Samensträngen, < durch die geringste Bewegung.[(GS)] »Schiessen den Samenstrang entlang, ärger an der rechten Seite.«[AA433] Die Hoden sind ausgesprochen empfindlich und fangen beim Gehen an zu schmer-

* Kent schreibt irrtümlich »relieved by eating«, was wohl auf der fehlerhaften Übersetzung des Symptoms in Allens *Encyclopedia* (Sy.-Nr. 370) beruht. In den *Guiding Symptoms* ist lediglich von »Empty feeling, compelling one to eat« die Rede, entsprechend Reils Prüfungssymptom »Leerheitsgefühl im Magen, zum Genuss einer Semmel ausser der Zeit nöthigend«.

zen.[(AA433)] Stark erhöhter Geschlechtstrieb.[AA424] Erektionen treten auf, wenn sich der Patient am Vormittag hinlegt.[AA430] Pollutionen.[AA426] »Schwäche der Geschlechtstheile.«[AA427] »Samenfluss, mit Impotenz.«[AA428]

Nervöse Aphonie bei Herzaffektionen; Herzklopfen im Wechsel mit Stimmlosigkeit.[GS] Heiserkeit.[MA2,268] Wundheitsgefühl und Kitzel im Kehlkopf.[AA444] Zusammenziehender Schmerz im Kehlkopf.[AA443] »Beim Sprechen Schleim im Kehlkopfe, er muss sich öfters räuspern.«[AA452] Weißer Schleim bildet sich im Kehlkopf.[(AA450)] »Ausrachsen dicken gelblicht-weissen Schleimes ...«[AA455]

Größte Dyspnoe bei Herzbeschwerden. Ruckweises Einatmen und plötzliches, forciertes Ausatmen bei Angina pectoris.[GS] Paroxysmale Atemstörungen bei neurasthenischen Frauen, z.B. Anfälle von kurzem, raschem Atmen mit Intervallen normaler Respiration[GS]. »Schwieriges Athmen, mit einem Zusammenziehschmerze im Kehlkopfe, und Giemen; die ganze Brust beengt nach der rechten Seite zu.«[AA458] Die Brustbeengung verstärkt sich beim Darandenken.

Kardial bedingter Husten schon bei geringer Anstrengung. »Beim Gehen im Freien Kitzeln im Kehlkopfe, mit einer stechenden Empfindung; er hustet öfters und der Kehlkopf fühlt wie geschwollen.«[AA442]

»Scharfe Stiche in der linken Lunge und im Herzen, herunterwärts nach der Oberbauchgegend zu«[AA474], selbst in vollkommener Ruhe den Atem benehmend[AA475]. Dumpfer[AA471] oder wundstechender Schmerz auf der Brust, der sich bis zu den Schulterblättern erstreckt[AA473]. Dämpfung über dem linken unteren Lungenabschnitt [Pneumonie[GS]].

Stechend reißende Schmerzen hinter dem Brustbein, bis in die Schultern und Arme ausstrahlend, schlimmer auf der linken Seite; dabei Blaufärbung der Nägel und Lippen, kalte Schweiße, Lähmung der unteren Gliedmaßen und spastische Atmung (vgl. *Latrodectus mactans*). »Herzklopfen Nachts nach dem Niederlegen, bedingt von rheumatischer Affection des Herzens.«[AA486] Das Herzklopfen stellt sich bereits beim Davonsprechen oder Darandenken ein.[AA487] Puls unfühlbar, dabei Totenkälte, klebrige Schweiße, Bläue der Nägel und Finger.[AA506] Puls äußerst schwach, rasch und unregelmäßig.[EN590] »Puls klein, zitternd, intermittirend.«[HY9,121] Oxalicum acidum heilt viele Herzbeschwerden, z.B. Endokarditis, Perikarditis[AA485], Klappeninsuffizienz etc.[GS] *Beständiges Herzjagen.*[EN571]

Schmerz unter der Schulterblattspitze[AA510f.]; Brennen zwischen den Schulterblättern[AA512]; Zerschlagenheitsschmerz im Rücken von der Schulter bis nach den Lenden[AA513].* Stiche von der Brust bis zwischen die Schulterblätter.[AA473] »Hinunterschiessender Schmerz von den Lenden aus nach den Untergliedern; der Kranke sucht es zu erleichtern durch stete Veränderung der Lage.«[AA516] Dieses Symptom ist eine Ausnahme, da sich die Schmerzen gewöhnlich durch Bewegung verschlimmern. Taubheitsgefühl im Kreuz.[AA521] Kreuzschmerzen besser nach Stuhlgang.[HV2,342] Taubheit[AA520], kältendes Prickeln[AA], Schwäche im Rücken[AA519]; Gefühl, als sei das Rückgrat zu schwach, um den Körper zu tragen[HV2,346]. »Schwäche in den Lenden und Hüften, die sich hinunter in die Unterglieder erstreckt.«[AA514] Schmerzen schießen vom Rücken zum Hinterhaupt und Kopf; zudem Frostschauer über die untere Rückenpartie; die Frostschauer treten am Tage auf und werden nachts gefolgt von Fieberhitze.[GS] Bewegung erregt oder vermehrt viele Rückenschmerzen[AA704], namentlich Ziehen in den Rückenmuskeln. »Lähmung infolge Rückenmarksentzündung; Gliedmaßen steif; Atemnotanfälle.«[GS]

Taubheitsgefühl von den Schultern bis zu den Fingerspitzen.[EN643] Scharfe, lanzinierende Schmerzen in den Armen.[GS] »Das rechte Handgelenk schmerzt fortwährend, als wäre es ver-

* Bei Hering *(GS)* und Kent heißt es verkürzt und missverständlich: »Pain under point of scapula, between shoulders, extending to loins« (bzw. bei Kent »...extending downward to small of back«). Dieses ›Verkürzungsunwesen‹ hat bereits Hering in seinen *Amerikanischen Arzneiprüfungen* begonnen, indem er am Schluss der Prüfung (S. 578) die hervorstechenden und ungewöhnlichen Symptome in einer Liste zusammenfasste. Von dort stammen viele der später in die *Guiding Symptoms* eingegangenen ›Symptome‹, die den Eindruck erwecken, als seien sie so bei einem Prüfer aufgetreten, während sie sich in Wirklichkeit aus mehreren Symptomen zusammensetzen. So lautet etwa das obige Symptom in Herings originaler – und bereits entstellender – Kurzfassung: »Rückenschmerz unter der Schulterblattspitze, zwischen den Schultern, von Schulter bis Lenden.«

staucht oder verrenkt.«[AA535] Schmerzen in der Mittelhand.[AA] »Spannender Schmerz im linken Daumenballen, mit Hitze, Taubheit und Geschwulstgefühl.«[AA543] Die Hände sind kaum zu gebrauchen; »bei Bewegung der Finger folgen diese nur schwer und langsam dem Willen«[AA538]. *Hände eiskalt, wie abgestorben.*[AA539] Bläue der Nägel und Finger bei Herzleiden. Gichtschmerzen in den Fingern, besonders den Endphalangen.[AA547] Die Finger werden einwärts gezogen.[AA548] Kneifender Stich* im linken Deltoideus, nach einigen Minuten auch im rechten.[AA529] »Heftig drückender Schmerz mitten im Oberarme, wie auf dem Knochen, manchmal zuckend, zum Strecken und Bewegen reizend**...«[AA531] Jucken*** an den Fingern.[MA2,267]**** Steifheit[AA565], Taubheit (Eingeschlafenheit)[AA568f.] oder Schwäche[AA566] der Beine. »Bläue, Kälte und beinahe völlige Unbeweglichkeit der Unterglieder ...«[AA571] »Lähmung der Unterglieder.«[AA570] Heftiger zusammenziehender Schmerz in der äußeren Sehne der linken Kniekehle.[AA555] Brennen in Händen und Füßen.[GS] Gelenkrheumatismus.[GS]

Fürchterliche Träume[AA632]; wacht mit Herzklopfen[GS], kaltem Schweiß[AA624] und Gliederschmerzen auf. Schläfrigkeit am Tage[AA619ff.], der Nachtschlaf aber sehr gestört[AA625ff.]. »Öfteres Erwachen wegen Magenschmerzen und Harndrang.«[HV2,345] »Er erwacht des Nachts bei einem sehr heftigen Schmerze, pressend wie ein schweres Gewicht in der Herzgrube, entsteht und vergeht in Intervallen von 15 Min., ist jedes Mal schwächer, bis es nach 2 St. vergeht. Aufstossen erleichtert*****.«[AA268]

Frostigkeit[AA642]; Schüttelfrost[AA647]; Haut des ganzen Körpers kalt[EN787]. »Den ganzen Tag Frost; bei jeder selbst geringen Anstrengung Hitze.«[AA644] »Fliegende Hitze und Schweiss über den ganzen Körper.«[AA656] »Abends heftiger Schüttelfrost mit kleinem, zusammengezogenem Pulse, rothem Gesichte und Hitzegefühl, ohne jedoch am Kopfe warm zu sein, und eiskalte Hände ...«[AA647] »Hände, Füsse und Gesicht kalt und mit kaltem Schweisse bedeckt ...«[AA545]

* Statt ***stitch*** heißt es bei Allen, Hering und Kent irrtümlich »twitch« bzw. »twitching«. Der Eintrag von Ox-ac. in die Repertoriumsrubrik »Extremities, twitching, shoulder« beruht wahrscheinlich auf diesem Irrtum.

** Diese Modalität wird in den *Guiding Symptoms* fälschlich auf das vorangehende Deltoideus-Symptom bezogen.

*** Statt ***itching*** heißt es in den *Guiding Symptoms* versehentlich »twitching«, wie bereits in den *Amerikanischen Arzneiprüfungen* (in Herings ›Kurzfassung‹, S. 582) statt ***Jucken an den Fingern*** »Fingerzucken« zu lesen ist. Auch in diesem Fall gibt es einen falschen Repertoriumseintrag.

**** Die quellenkritische Überprüfung hat, wie die drei vorgenannten Symptome zeigen, von Kents Satz »Twitching of muscles of shoulder, arm and fingers« nichts übriggelassen.

***** Kent schreibt: »Feels better after passing flatus.« Daran ist erstens falsch, dass es sich nicht um Abgang von Darmwinden handelt, der bessert, sondern um ***Aufstoßen***; zweitens bezieht sich die Modalität auf ***Magenschmerzen***, was aus dem unvollständigen Schlafsymptom in den *Guiding Symptoms* (S. 240) nicht hervorgeht.

Petroleum

Oleum petrae; Steinöl, Bergöl

Petroleum gehört zu den Mitteln, die häufig missbraucht werden. Es wird äußerlich bei Rheumatismus, Prellungen und allen möglichen anderen Beschwerden angewandt, und die Besserung, die damit erzielt wird, hängt damit zusammen, dass auf der Körperoberfläche eine neue Krankheit etabliert wird, und zwar durch die Hautreizung und nicht aufgrund einer homöopathischen Wirkung. Derart gebesserte Symptome haben also nichts mit Heilung zu tun. Rohes Petroleum wird besonders gern in den Ölregionen als ›Allheilmittel‹ bei Mensch und Tier eingesetzt.

Ähnlich wie Terpentin ruft Petroleum auf der Haut Reizzustände, Ausschläge und andere Störungen hervor. Zu den ersten Reaktionen, die Petroleum bei einem Prüfer bewirkt, gehören Schwindel[CK35] und eine Art Benebelung[CK32] oder »Düsterheit«[CK34] im Kopf; er ist so benommen, dass er sich nicht mehr auf der Straße zurechtfindet[GS]. Die Petroleum-Patientin hat seltsame Einbildungen: dass sich Personen in ihrer Nähe befänden, die gar nicht da sind[GS]; dass die Atmosphäre von lauter eigenartigen Gestalten bevölkert werde; dass eine Extremität doppelt vorhanden sei[GS]; dass jemand anderes neben ihr im Bett liege[GS]. Dergleichen finden wir beispielsweise in Fieberdelirien. Eine Wöchnerin hat nachts im Dunkeln die Wahnvorstellung, es befände sich noch ein zweites Baby bei ihr im Bett, das ihrer Fürsorge bedürfe, und sie fragt sich, wie sie dies schaffen soll.[HC4,109] Solche Wahnvorstellungen treten bei vielen Krankheiten auf, und sie sind klinisch immer wieder bestätigt worden. Sie kommen bei Typhus und anderen schleichenden Krankheitsformen vor, etwa bei chronischen Diarrhöen. Der Patient ist, wenn er aus dem Schlaf erwacht, in einem verwirrten, benommenen Zustand; in seinen Träumen ist er zwei oder mehr Personen gewesen, und dieser Eindruck wirkt in ihm nach, solange er sich in dem halb bewussten Zustand des Erwachens befindet. Oft kommt er aus diesem gespaltenen Zustand nicht aus eigener Kraft heraus, und erst wenn man ihn zum vollen Bewusstsein wachrüttelt, kann sein Verstand ihn überwinden. Die Dualität kehrt aber gleich zurück, sobald sein Bewusstsein nur ein wenig nachlässt. Dies macht ihm Tag und Nacht zu schaffen.

Die *Hautveränderungen* sind für Petroleum besonders charakteristisch. Es besteht eine ausgesprochene Neigung zu vesikulären Ausschlägen[EN828], zu isoliert stehenden Herpesbläschen, und die Bläschen bilden bevorzugt – unter starkem Nässen – dicke, gelbe Krusten. Manchmal bilden die Bläschen auch keine Krusten, sondern brechen frühzeitig auf und fangen an zu ulzerieren, und die Geschwüre nehmen bald einen phagedänischen Charakter an. Dies sehen wir vor allem an den Fingern, am Skrotum, im Gesicht und auf der Kopfhaut. Mit besonderer Vorliebe entstehen die Bläschen bei Petroleum im Bereich des Nackens. Papulöse, pustulöse oder vesikuläre Ausschläge. Trockene, mehlige,* zumeist aber nässende Ausschläge. Ausschläge, die tief in die Subkutis hinabreichen. Petroleum lässt Ausschläge auch im Bereich alter Hautveränderungen entstehen, wobei diese an ihrer Basis zunehmend indurieren. Wenn die Kruste eines frischen Ausschlags eintrocknet, verhärtet sie sich, und die Verhärtung findet am Krustenrand statt, wodurch der Rand ringförmig aufgeworfen wird. Dieser indurierte Wall hat eine bläulichrote Farbe, reißt ein und fängt an zu bluten. Das trifft insbesondere für nässende Ekzeme und sonstige Ausschläge an den Händen zu. Petroleum ist ferner häufig angezeigt bei Rhagaden an den Händen[CK571]** und Fingerspitzen[CK581]. Die Haut der Hände ist spröde und rau[CK570], rissig und voll blutiger Schrunden[CK], manchmal verbunden mit starker Krustenbildung[AZ85,170]. Das Gewebe ist induriert

* Der Begriff »mehlig« taucht in der Pathogenese nur in folgendem Zusammenhang auf: »Die Brustwarzen jücken und haben einen mehlichten Ueberzug.« (*CK* 509)

** Kent schreibt einschränkend »Handrücken«, wofür aber kein Anlass besteht, da die Handinnenflächen wenigstens genauso stark betroffen sind.

und neigt zu Ulzerationen[KE4,222] von phagedänischem Charakter. Alle Hautausschläge von Petroleum jucken heftig. Der Patient ruht nicht eher, als bis er die Haut ganz aufgekratzt hat; die rohen Stellen nässen und bluten und entzünden sich schließlich. Es kann auch Juckreiz ohne erkennbaren Hautausschlag bestehen[CK657 f.], und auch hier kratzt der Patient so lange, bis Feuchtigkeit austritt, die Haut zu bluten beginnt und das befallene Areal *kalt* wird bzw. als kalt empfunden wird. (Überhaupt ist *Kälte bzw. Kältegefühl an einzelnen Stellen* recht charakteristisch für Petroleum; das Gefühl kann im Magen auftreten, im Bauch[SK321], im Uterus, zwischen den Schulterblättern oder in der Herzgegend[CK505].) Verschiedene Ekzemformen, darunter ein »nässendes Ekzem auf der Kopfhaut, akut oder chronisch, besonders am Hinterkopf«[GS]. Herpes im Mundbereich *(Natrium muriaticum)*, an den Lippen, im Gesicht und an den Genitalien[GS]; die affizierten Bezirke nässen stark und lassen Krusten entstehen.

Auf den *Schleimhäuten* entwickeln sich kleine geschwürige Stellen mit induriertem Hof – ein Hinweis auf den Nutzen des Mittels bei syphilitischen Geschwüren. Ulzeröse Stellen im Rachen, Aphthen im Mund. Allenthalben sind die Schleimhäute entzündet, mit Absonderung von wässrigen und schließlich dicken, gelben Sekreten. Die Nase ist durch Schwellung der Schleimhaut vollkommen verstopft. Chronische Nasenkatarrhe mit starker Borkenbildung, Absonderung von dickem, gelbem Schleim und üblem Geruch aus der Nase. Nasenschleimhaut, Choanen und Pharynx sind angeschwollen, und besonders morgens hat sich dort viel dicker Schleim angesammelt, der gewaltsam ausgeschnaubt werden muss[CK469]. Das Übel kann den Kehlkopf mit einbeziehen und Stimmlosigkeit verursachen, und schließlich kann es auch die Brust befallen mit Bronchialkatarrh und Husten. Der Petroleum-Patient muss besonders nachts viel husten[CK478 f.]; er magert, bei gutem Appetit, sichtlich ab[CK708] und hat Schmerzen in der Brust, als wenn dort alles wund wäre. Trockener Reizhusten[CK480] wechselt mit starkem Husten und viel Auswurf[CK481] ab; Abmagerung besonders am Thorax. Ein auffallendes Merkmal der Arznei ist, dass sich der Husten gewöhnlich nachts verschlimmert, Durchfall aber am Tage.[GS] Magen-Darm-Katarrhe. Katarrh des Mastdarms, mit viel Schleim beim Stuhl[CK377]. *Diarrhö am Tage, besser nachts*, wenn er ruht. Der Petroleum-Patient kann nicht essen, ohne davon irgendwelche Schmerzen oder Beschwerden zu bekommen[GS], andererseits verspürt er oft einen nagenden Hunger, der ihn zwingt, etwas zu essen. *(Lachesis, Graphites)* Besonders nach Stuhlgang besteht ein ungeheures Schwächegefühl[CK393] und Heißhunger[CK391], sodass er unbedingt etwas essen muss. Bei einer Durchfallerkrankung besteht fortwährender Hunger; der Patient kann aber nichts zu sich nehmen, ohne Schmerzen zu erleiden, und so magert er mit der Zeit immer mehr ab. Er bekommt Hautausschläge und aufgesprungene, unheilsame Finger, die niemals sauber aussehen – er kann die Hände nicht waschen, weil davon die Haut noch mehr aufreißt.

Blasen- und Harnröhrenkatarrh; chronisch katarrhalische Absonderungen aus der Harnröhre; chronische Gonorrhö[GS] bzw. Nachtripper[AZ90,92]. Jucken der Schleimhäute ist typisch für Petroleum, und besonders charakteristisch für die Petroleum-Gonorrhö ist der mit dem Schleimausfluss einhergehende Juckreiz im hinteren Teil der Urethra[GS]. Er macht den Patienten fast rasend und hält ihn nachts stundenlang wach. Ständig muss er seinen Damm reiben und massieren, um einigermaßen Linderung zu bekommen. Das Trippersekret ist von weißer oder gelber Farbe. Petroleum ist oft beim sog. Bonjour-Tröpfchen hilfreich; es kann aber auch in den frühen Tripperstadien angezeigt sein, wenn besagter Juckreiz den Patienten plagt.

Wundheits- und Zerschlagenheitsschmerz am ganzen Körper und besonders in den Gelenken. Rheumatische Schmerzen in den Gelenken bei Bewegung; sie sind berührungsempfindlich, mit einem Gefühl, als hätten sie Prellungen erlitten. Petroleum ist, was Prellungen und Quetschungen betrifft, mit *Arnica* zu vergleichen.

Petroleum ist ein wichtiges Heilmittel bei hartnäckigen, chronischen *Hinterkopfschmerzen. Silicea* ist das Routinemittel bei stinkendem Fußschweiß mit periodischen Hinterkopfschmerzen. Doch Petroleum hat ebenfalls stinkenden Fußschweiß – wie überhaupt Neigung zu übelriechenden Schweißen in verschiedenen Körperbereichen, besonders in den Achselhöhlen.[GS] Der Achselschweiß ist so penetrant, dass man ihn bemerkt, sobald der Patient das Zimmer betritt. Der Kopfschmerz bleibt bei Petroleum oft auf das Hinterhaupt beschränkt, doch wenn er sich intensiviert, dehnt er sich über den Scheitel bis zu den Augen und der Stirn aus (*Silicea* hat das ebenso). Petroleum hat mit *Silicea* nicht so enge Verwandtschaftsbeziehungen wie mit *Graphites* und *Carbo vegetabilis*, die ebenfalls Kohlenprodukte sind – und alle Kohlenprodukte greifen den Hinterkopf an. »Febris intermittens quotidiana mit Hinterkopfschmerz. Derselbe zog über den Kopf nach vorn, nach dem Auge hin, mit vollständiger, vorübergehender Blindheit. Patient bei den Anfällen starr, ohne Besinnung ...«[AZ83,135] »Umschriebener Schmerz im Hinterkopf, < beim Schütteln des Kopfes.«[GS] Ungleich *Carbo vegetabilis* hat Petroleum eine Überempfindlichkeit der Sinnesorgane: des Gehörs, des Tastsinns[CK661], des Geruchssinns.

Die Petroleum-Konstitution weist einen eigentümlichen Schwindel auf, der unter bestimmten Bedingungen in Erscheinung tritt, nämlich an Bord eines Schiffes, beim Fahren in einer Kutsche, einem Wagen oder in der Eisenbahn. Das Mittel passt ferner bei Hinterkopfschmerzen, die vom Fahren mit der Eisenbahn oder bei ähnlichen Bewegungen entstehen, verbunden mit Übelkeit wie bei Seekrankheit[CK]. Die Seekrankheit ist ein Leiden, das wir nicht in allen Fällen beheben können; doch können die meisten Menschen durch konstitutionelle Behandlung in einen besseren Zustand gebracht werden, sodass ihnen alltägliche Situationen wie das Fahren im Wagen oder in der Eisenbahn nicht länger zu schaffen machen. Zu einem großen Teil ist der oben genannte Zustand auf eine mangelhafte Akkommodation zurückzuführen, also letztlich ein visuelles Problem. Der Schwindel tritt z.B. auf, wenn der Blick auf die vom Heck eines Schiffes zurücktretenden Wellen gerichtet wird oder, beim Herausschauen aus der Eisenbahn, auf die vorbeiziehenden Dinge in der Landschaft. Linderung findet der Patient, wenn er sich in die abgedunkelte Schiffskabine zurückzieht oder wenn er die Vorhänge seines Zugabteils schließt. Hinterkopfschmerz in Verbindung mit diesem Schwindel und einem ungeheuer flauen, hungrigen Gefühl[(CK314)] oder regelrechtem Hungerschmerz im Magen, der zum Essen zwingt, wird durch Petroleum rasch besänftigt. Die häufigste Form von Seekrankheit ist, wie ich herausgefunden habe, die folgende: sterbenselende Übelkeit, große Blässe, kalter Körper, profuse Schweiße und außerordentliche Schwäche, all dies gebessert durch Luftzufächeln, frische Luft, Schließen der Augen, Ruhe und Dunkelheit; verschlimmert durch Wärme. Für solche Fälle ist gewöhnlich *Tabacum* das heilende Mittel.

Es gibt bei Petroleum viele Sehstörungen, besonders auffällig aber ist der ausgeprägte Augenkatarrh. Wir finden Bläschenbildung, Ulzerationen, Entzündung, Röte und reichliche Schleimabsonderung; Trachom[GS]; Verdickung der Konjunktiven, Fissuren in den Lidern und Augenwinkeln, dazu ein *massives Jucken* der Augen und der Lider[CK111 ff.]. Dieses Jucken ist bei allen Kongestionszuständen von Schleimhäuten vorhanden, so etwa auch in den *Eustachischen Röhren*. Die Tubenschleimhaut ist geschwollen, und in der Folge kommt es zu Schwerhörigkeit[GS] oder Taubheit. Es ist ein katarrhalischer Zustand, und der wird von starkem Juckreiz in den Tuben begleitet – ein Jucken tief in den Ohren, das der Patient nicht im Geringsten beeinflussen kann. Er reibt und manipuliert das Ohr und versucht zu kratzen, aber er kommt an den Ort des Geschehens nicht heran. Jucken kann es auch in den äußeren Gehörgängen, desgleichen im Pharynx. Otorrhö, mitunter auch blutig.[CK158]

Entzündung und Verhärtung der Drüsen und Lymphknoten. Bei Ohraffektionen schwellen die Parotiden an, bei Beschwerden im Bereich der Kiefer die Unterkiefer-[CK203] und Unterzungendrüsen; sie werden hart und haben die Tendenz, so zu bleiben. Blässe[CK189] oder Gelbfärbung[CK] des Gesichts; kränkliches Aussehen. »Uebel und wabblicht [= brecherlich], den ganzen Tag.«[CK305]

Starrheit[CK523] oder Steifheit[CK524] im Rücken. »Kreuzschmerz, stark, doch kurz, beim Aufstehen vom Sitze.«[CK511]

Hitze und Brennen. Die Haut ist an einzelnen Stellen heiß, einhergehend mit partiellem Kältegefühl. Brennen[CK566] und Jucken[CK572] der Handteller, der Fußsohlen[(CK644)], des Gesichts[CK186] oder der Kopfhaut[GS]. Brennen und Jucken gehen bei Petroleum häufig parallel: Teile, die brennen, jucken auch viel. Die Füße brennen und fühlen sich an, als wären sie erfroren gewesen. Frostbeulen[CK], die jucken und brennen[GS] und sich blaurot verfärben. Erfrorene Körperteile werden Jahre später rot und heiß und fangen an zu jucken, zu brennen und zu stechen. Der Patient kann ganz genau Tauwetter vorhersagen, weil dann nämlich seine Frostbeulen zu jucken beginnen. Petroleum heilt das Jucken und Brennen in erfrorenen Teilen, spielt bei dieser Indikation aber eine weniger große Rolle als *Agaricus*. *Agaricus* ist bei Frostbeulen das führende Mittel, besonders wenn diese an Stellen lokalisiert sind, wo nur wenig Gewebe über den Knochen liegt, wie z. B. an den Zehenrücken.

Vorwiegend linksseitige Lähmungen[GS] oder Paresen. Schwäche der Muskeln, Schwäche der unteren Gliedmaßen, besonders linkerseits.

Die Hautausschläge und die Gewebsverhärtungen sind mit denen von *Graphites* vergleichbar, doch ist die heraussickernde Feuchtigkeit bei Petroleum dünn und wässrig, bei *Graphites* hingegen dickflüssig, honigartig, zäh und klebrig. Beide Mittel haben Rhagaden, haben indurierte, rissige Finger und Fingerspitzen, aber die hornartigen, warzigen Wucherungen, die die Nagelwurzeln auftreiben, finden wir nur bei *Graphites*.

Ein höchst nützliches Mittel ist Petroleum bei ekzematösen Hautveränderungen im (männlichen oder weiblichen) Genitalbereich, und es wetteifert hier in erster Linie mit *Rhus toxicodendron*. Ausschläge am Skrotum, am Penis, an der Vulva. *Rhus* erzeugt – bei Männern wie Frauen – heftige Entzündung der Haut an den äußeren Geschlechtsteilen; erysipelatöse Entzündungen; Knötchen, Bläschen und *große* Blasen. Petroleum ruft *kleine* Bläschen hervor, die jucken, stechen und brennen; herpetiforme oder Flechtenausschläge, die dazu neigen, erysipelatös zu werden. Petroleum und *Rhus* sind die am häufigsten indizierten Arzneien bei Ausschlägen im Genitalbereich. »Skrotalflechte[AZ12,123] mit Jucken, Röte und Nässen des Hodensacks[CK432 f.]; Haut exkoriiert[HC3,15], mit blutigen Schrunden; die Flechte dehnt sich bis zu den Oberschenkeln[SK323] und bis zum Damm aus.«[GS] »Hartnäckiger, trockener Ausschlag an Genitalien und Perineum.«[GS] »Schwitzen und Nässen der äußeren Genitalien (bei beiden Geschlechtern).«[GS]

Juckende, schuppige Brustwarzen; weiße, kleieartige Schuppen, die ständig abschilfern. Wenn es der Frau gesundheitlich schlecht geht, entzünden sich die Brustwarzen und werden empfindlich auf die Berührung der Kleidung.

Der Petroleum-Patient reagiert höchst empfindlich auf Wetterwechsel, wie *Phosphorus* und *Rhododendron*. Verschlimmerung vieler Beschwerden vor [ohnmachtähnlicher Zustand[CK672]] und während [Durchfall[CK374]] Sturm oder Gewitter.[GS] Oft besteht auch eine Scheu vor freier[CK667 ff.] und vor kalter Luft.[GS] Das Mittel passt besonders für schlanke oder abgemagerte Personen[GS], die schwindsüchtig zu werden drohen. Man muss an das Mittel denken, wenn Hautausschläge unterdrückt worden sind oder auch spontan zurücktreten [bei allgemeiner Verschlimmerung]. Hände und Füße brennen, sodass der Patient sie mit Vorliebe unter der Bettdecke hervorstreckt. Seien Sie sich nicht zu sicher, dass *Sulfur* hilft, wenn die Fußsohlen brennen, oder *Silicea*, wenn die Füße schwitzen! Auch Petroleum hat stark schweißige Füße[CK648] wie überhaupt Schwitzen einzelner Teile.[GS] Umschriebene Hautausschläge, umschriebener Juckreiz, umschriebene Kälteempfindungen. Beschwerden betreffen, wie Sie sehen, oftmals nur einzelne Körperbereiche. Stinkende Schweiße, besonders im Bereich der Fußsohlen und Achselhöhlen.[GS] Es gibt im Arzneimittelbild von Petroleum viele seltsame Empfindungen, die ebenso eigentümlich wie ungewöhnlich sind. Studieren Sie die Hautsymptome der Arznei, und vergleichen Sie sie mit denen von *Graphites* und *Sulfur*.

Phosphoricum acidum

Phosphorsäure

Schwäche des Geistes[CK38] ist der Gedanke, der sich einem aufdrängt, wenn man den Phosphoricum-acidum-Patienten reden hört, wenn man sieht, was er tut, und wenn man sein Äußeres auf sich wirken lässt. Der Geist scheint sehr müde zu sein. Wenn der Kranke etwas gefragt wird, antwortet er entweder widerwillig[CK18] und langsam oder kurz und falsch.[GS] Manchmal sieht er den Fragenden auch nur schweigend an – er ist zu müde zum Reden und selbst zum Denken. Oder er sagt: »Sprechen Sie mich nicht an; lassen Sie mich in Ruhe.« Diesen Zustand findet man sowohl bei akuten wie auch bei chronischen Krankheiten. Der Patient ist geistig völlig erschöpft. »Träger, stumpfer, schwungloser Geist, ohne Phantasie, unaufgelegt selbst zu angenehmen geistigen Arbeiten.«[CK39] Das Mittel passt bei chronischen Krankheiten, wenn diese durch zu langes Studieren hervorgerufen worden sind; auch bei Geschäftsleuten kann es hilfreich sein, wenn sie sich durch ständige Sorgen aufgerieben haben, ferner bei schwächlichen Schulkindern, die schon von der geringsten geistigen Anstrengung überfordert sind. Bei akuten Krankheiten, besonders bei Typhus, mag der Patient weder von sich aus reden noch antworten. Allenfalls ein »Seien Sie still, ich bin müde« ist von ihm zu hören. Er weiß nicht, was er sagen soll, findet auf Fragen nicht die passenden Antworten. Ein weiterer Grund für solche Schwächezustände können bei jungen Männern übermäßige Samenverluste sein, etwa durch allzu häufige Pollutionen[CK473] oder durch Onanie[SK358]. Geschlechtliche Ausschweifungen können Impotenz zur Folge haben[AZ2,130], allgemeinen Reaktionsmangel, soporöse Zustände und geistige wie körperliche Schwäche, namentlich »zerebrospinale Erschöpfung«[GS].

In jedem Phosphoricum-acidum-Fall beobachten wir, dass sich die *geistig-seelischen* Symptome zuerst entwickeln. Die Wirkungsrichtung der Arznei geht von der psychischen zur physischen Ebene, vom Gehirn zu den Muskeln. Dieser Verlauf bildet einen augenfälligen Kontrast zu dem von *Muriaticum acidum*. Bei letzterem Mittel kommt als Erstes die *muskuläre* Erschöpfung, während der Geist noch lange Zeit klar erscheint. Bei Phosphoricum acidum wiederum ist die Muskulatur auch dann noch kräftig, wenn Geist und Gemüt längst erschöpft sind. Der Patient macht einen körperlich vitalen Eindruck. Er sagt, er sei körperlich fit, er könne bei der Arbeit zupacken und sich sogar beim Sport verausgaben. Aber der Geist ist ›erschlafft‹; der Patient ist gleichgültig, hat an nichts mehr Interesse; er kann keine Zahlen mehr addieren, und beim Versuch, Zeitung zu lesen, ist er nicht einmal imstande, einfachsten Gedankengängen zu folgen, geschweige denn komplexere Zusammenhänge zu erfassen. Er vergisst die Namen von Familienangehörigen; dem Phosphoricum-acidum-Geschäftsmann entfallen die Namen seiner Angestellten. Bei aller Verwirrtheit aber kann sich der Patient durchaus noch sportlich betätigen, und beim Spazierengehen kann er lange Strecken zurücklegen. Die Muskelschwäche setzt erst in einem späteren Stadium ein.

Phosphoricum acidum kann große Mattigkeit des Körpers[CK740] haben, mit Ermüdung der Muskeln und speziell der Rückenmuskeln. »Mattigkeit in allen Theilen des Körpers.«[CK739] Allgemeine lähmungsartige Schwäche. Später kommt Impotenz, Abneigung gegen Geschlechtsverkehr und mangelnder Geschlechtstrieb[CK467] hinzu. »Bei gehöriger körperlicher und geistiger Aufgeregtheit zum Beischlafe und anhaltendem Begattungs-Vermögen sinkt endlich die Ruthe beim höchsten Genusse zur Schlaffheit herab, ohne Samen-Erguss.«[CK474] *(Nux vomica)*

Beschwerden durch geschäftliche Sorgen; durch langanhaltenden Kummer[UE], z. B. bei jungen Frauen, die unter einer nicht erwiderten Liebe leiden oder die einen geliebten Menschen verloren haben. Sie leiden mehr unter solchen Umständen als andere, sie können damit weniger gelassen umgehen als andere. »Nachteile von Sorge, Kummer, Gram, Verdruss, Heimweh oder unglücklicher Liebe, besonders wenn mit Schläfrigkeit, starken frühmorgendlichen Schweißen und Abmagerung verbunden.«[GS] Die Patientin verzehrt sich vor Kummer und verliert immer mehr an Gewicht[CK732]; sie wird schwächer und matter[CK737], das Gesicht sieht welk und elend[CK732] aus. Nachtschweiße setzen ein[CK]; kalter Schweiß über den ganzen Rücken, an Armen und Händen (mehr als an den Füßen). Sie leidet an Herz-Kreislauf-Schwäche mit Kälte der Extremitäten.[GS] Sie erkältet sich beim geringsten Anlass, und die Erkältung schlägt sich rasch auf die Brust. Trockener Reizhusten[CK487], Bronchialkatarrh[GS] und schließlich Lungentuberkulose[GS]. Gesichtsblässe[CK241] mit allmählich zunehmender Schwäche und Abmagerung.

Bei dieser Schwäche kommt es häufig zu Schwindel, z.B. beim Liegen im Bett. Der Patient hat dann das Gefühl, als würde er im Bett schweben oder als würden die Gliedmaßen schweben. »Schwindel, früh, im Bette; beim Schliessen der Augen wars, als wenn sich die Füsse hüben und er auf den Kopf zu stehen käme.«[CK61]

Kongestive Kopfschmerzen. Kopfschmerzen bei Schulkindern schon von geringer geistiger Anstrengung oder von Überanstrengung der Augen[GS]. »Periostschmerzen am Kopf: die Knochen schmerzen, als würde auf ihnen entlang geschabt; > wenn der Patient in Bewegung ist; im Liegen wandert der Schmerz zu der Seite, auf der er gerade liegt[CK89].«[GS]

Die meisten Beschwerden werden durch Wärme gelindert, durch absolute Stille und ungestörtes Alleinsein. Sie verschlimmern sich durch geistige und körperliche Anstrengung sowie durch Angesprochenwerden. Dies gilt auch für die Kopfschmerzen – sie werden verstärkt durch Lärm[CK68] oder wenn man den Patienten nur anspricht. »Früh-Kopfweh.«[CK] Der Kranke muss sich bei den Kopfschmerzen niederlegen.[CK65 f.] Allgemeine Empfindlichkeit auf kaltes Wetter, mitunter aber auch auf warme Räume. [»Dämischer Kopfschmerz, wenn er Abends in die warme Stube kömmt.«[CK76]]

Die Kopfschmerzen beginnen oft im Hinterkopf und dehnen sich dann nach vorn[GS;CK78] bzw. zum Scheitel aus. »Druck im Kopfe, wie von einer Last, von oben herab, oder als wenn der Kopf oben zerschlagen wäre.«[CK91] Das Kopfweh erhöht sich durch die leiseste Bewegung[CK92] und durch Licht; es erlaubt dem Patienten kaum zu reden[CK92]. All diese Kopfschmerzen gehen mit geistiger Schwäche und Gehirnermüdung einher; auch körperlich ist der Kranke dabei häufig schwach und abgespannt[Z3,179]. Schwindel mit Klingen in den Ohren[CK221] und glasigen Augen[CK182].

Näher eingehen müssen wir auf den Nutzen des Mittels bei schleichenden, adynamischen Fiebern. Die Beschwerden entwickeln sich nur nach und nach, der Patient verfällt ganz allmählich, die Kräfte verlassen ihn sukzessive[AZ53,154], die Mattigkeit nimmt langsam zu. Phosphoricum acidum ruft Erscheinungen hervor, wie wir sie in fortgeschrittenen Fällen des Bauchtyphus beobachten. Es hat die große Prostration, die meteoristische Auftreibung des Abdomens[AR14,1,38], die trockene[CK288], braune[KE4,772] Zunge, die schmutzigen Beläge auf den Zähnen[GS], die allmähliche Bewusstseinseintrübung bis hin zur Bewusstlosigkeit[SK361]. Zu Anfang besteht nur geringer Durst, doch steigert sich dieser, besonders in Schweißphasen[GS], zu einem unstillbaren Durst[UE] auf große Mengen Wasser. Der Kranke möchte seine Ruhe haben. Er sieht den Fragenden mit glasigen Augen an, als würde er nur langsam den Sinn der Frage verstehen. Die Pupillen sind erweitert oder verengt[CK187], die Augen matt und eingefallen[CK184]. Hippokratisches Antlitz.[GS] Kontinuierliches Fieber. Bluten aus der Nase[KE4,775], den Lungen [Hämoptyse[GS]], dem Intestinum[GS]; alle Schleimhäute können bluten. Lippen schwarz[KE4,772] oder blass, trocken, mit dünnen, bräunlichen Krusten bedeckt[KE4,773]. Die Prostration nimmt immer mehr zu. Von Beginn der Erkrankung an war der psychische Zustand deutlich reduziert, und schließlich tritt auch die Muskelschwäche in Erscheinung, die sich so weit steigert, dass der Unterkiefer herabsinkt und der Patient den Eindruck vermittelt, als müsste er allein an der körperlichen Erschöpfung zugrunde gehen. Solche Erschöpfungszustände können z.B. durch die vielen Hämorrhagien bedingt sein (unter den älteren Homöopathen war hier *China* das routinemäßig verabreichte Mittel). Phosphoricum acidum stoppt die Blutungen, bringt die Erholung in Gang und verhindert das Entstehen von Ödemen. Der Patient ist anämisch; Lippen und Zunge sind blass[KE4,775], Gesicht, Hände und Füße haben ein wächsernes Aussehen.

Viele Schmerzen von Phosphoricum acidum bessern sich bei Bewegung[CK712] und verschlimmern sich durch Kälte.[GS] Die Schmerzen scheinen tief im Körper lokalisiert zu sein; oft breiten sie sich im Verlauf von Nervenbahnen aus, besonders aber entlang den Röhrenknochen, so als würde die Knochenhaut mit einem Messer geschabt[CK714] oder als würde ein raues Werkzeug mit Druck über die Knochen fahren. Die Schmerzen sind nachts gewöhnlich schlimmer.[GS] Heftige Knochenschmerzen.[SK358]

Der Magen ist übersäuert[CK337]; die Speisen bleiben zu lange im Magen liegen, mit saurem Aufstoßen[CK336] und saurem Erbrechen[CK345]. Dyspepsie[GS] in Verbindung mit Hirnermüdung. Beschwerden durch Genuss saurer Speisen und Getränke[GS], durch kalte Getränke, durch reichhaltige Kost. Flaues Gefühl im Bauch nach normalem Stuhlgang.

Bei den meisten Beschwerden von Phosphoricum acidum ist ein besonderes Merkmal vorhanden: *milchiger Harn.*[AR14,1,41] Milchige Flocken oder weiße, käsige Gerinnsel im Urin, die mitunter sogar die männliche Harnröhre verstopfen können, sodass der Harn nur ruckweise fließt.[AR14,1,42] Mal kommt der Harn bereits milchig aus der Blase, mal trübt er sich erst, wenn er einige Zeit gestanden hat[AZ101,131]. Der weiße Urin kann auch recht dickflüssig sein, wie mit Kalk, Mehl[AR14,1,41 f.] oder Phosphaten angerührt.

Häufig bessern sich viele Beschwerden dadurch, dass sie in eine Diarrhö münden. Reichliche, dünne, wässrige[SK367] Stühle. Wegen der großen Menge der Stuhlausleerungen sollte man meinen, dass der Patient davon sehr erschöpft sein müsste, aber das Gegenteil ist der Fall. Ein Kleinkind mit kopiösem, wässrigem Sommerdurchfall[HY6,402]: die Ausleerungen sind so massiv, dass die Windeln nutzlos erscheinen; der Stuhl rinnt über das Kleid der Mutter auf den Boden und bildet dort große Pfützen; er ist fast *geruchlos*, dünn und wässrig – und das Kind lächelt, als wenn nichts geschehen wäre. Die Mutter wundert sich, wo das alles herkommt, und doch scheint es dem Kleinen gut dabei zu gehen. Diese Durchfälle lindern häufig viele Symptome, und auch insgesamt fühlt sich der Patient währenddessen deutlich besser. Chronische Diarrhö – kopiös, dünnflüssig bis wässrig, weißgrau[CK409] –, und der Patient fühlt sich rundum wohl und zufrieden. Lässt der Durchfall aber nach, geht es ihm schlechter, und es zeigen sich Symptome von Tuberkulose, Schwäche, Prostration und Hirnermüdung. Manche Phosphoricum-acidum-Patienten sagen, sie würden sich niemals wohlfühlen, wenn sie keinen Durchfall hätten. *Podophyllum* ist in dieser Beziehung genau entgegengesetzt. Nehmen wir das gleiche Kind wie eben: der Stuhl ist so reichlich, dass er bis auf den Boden rinnt; die Mutter fragt sich, wo das alles wohl herkommt; aber der Stuhl ist äußerst *übelriechend*, er stinkt entsetzlich, und der kleine Patient sieht aus, als sei er dem Tode geweiht, mit hippokratischem Antlitz, spitzer Nase, verzerrtem Mund und fast vollständiger Bewusstlosigkeit. Bei beiden Mitteln sind die Durchfälle schmerzlos, doch im Gegensatz zu *Podophyllum* erschöpfen sie den Phosphoricum-acidum-Patienten kaum oder gar nicht. Die Stuhlfarbe ist bei Phosphoricum acidum weißgrau, wie schmutzig-weiße Farbe; bei *Podophyllum* ist sie gelb. *Gratiola* hat einen ähnlich großen Erschöpfungszustand, aber die Stuhlflüssigkeit besteht aus *gelbgrünem* Wasser; es ist eine Farbe, als würde Sonnenlicht durch ein grünes Glas scheinen; die Flüssigkeit kann aber auch dicker sein und dann wie grüne Galle aussehen.

Das Abdomen ist tympanitisch aufgebläht und schmerzhaft empfindlich, wie beim Bauchtyphus. »Wässrige Diarrhö, von weißer oder gelber[ZÖ1,570] Farbe, chronisch oder akut, nicht schmerzhaft und nicht wesentlich schwächend oder erschöpfend.«[GS] Es ist allerdings ungewöhnlich, dass ein wässriger Stuhl gelb ist. Meist ist bei gelber Farbe die Konsistenz breiig[CK410]; ist der Stuhl wässrig, ist er in der Regel hellfarben oder manchmal auch milchig. Wenn er gelb ist, hat er die weiche Beschaffenheit von Maisbrei, wie wir dies beim Typhus beobachten können. »Diarrhö: nicht schwächend[CK407]; infolge von Erkältung an heißen Sommertagen mit kühlen Abenden[AZ28,42]; chronisch, schmerzlos, halb flüssig[ST1,208]; wässrig; gallig oder schleimig[SK367], seit zwanzig Monaten bestehend, der [42-jährige[GS]] Patient sieht aus wie ein alter Mann; nach Genuss von Saurem bei jungen Leuten, die zu rasch gewachsen sind; nach dem Essen; mit unverdauten Speiseresten[SK367]; grünlichweiß[UE].«[GS] Bei Diarrhö nach Genuss von Saurem laufen die Symptome nur gelegentlich auf Phosphoricum acidum hinaus. Vor allem müssen wir bei Durchfall nach saurem Wein (wie z.B. rotem Bordeaux), nach Essig, Zitronen und anderen sauren Dingen an *Antimonium crudum* denken; er ist für diese Arznei sehr charakteristisch. Phosphoricum acidum kann auch bei Cholera, vor allem aber bei Cholerine in den heißen Sommermonaten von Nutzen sein.[KE1,957 f.]

Sexuelle Schwäche bei Männern. Phosphoricum acidum hat große Heilkraft »bei Impotenz und zu häufigen Pollutionen nach Onanie und geschlechtlichen Ausschweifungen und den davon abhängigen Schwächezuständen«.[KE2,62] »Prostatorrhö: unmittelbar nach jeder Erektion Abgang von ... Prostatasekret.«[GS] Selbst nach einer weichen Stuhlentleerung wird Prostatasaft abgesondert.

Haarausfall ist ein auffallendes Merkmal dieses Mittels, nicht nur am Kopf[CK146], sondern auch im Gesicht (Augenbrauen, Wimpern[GS], Bart[GS]) und im Genitalbereich[CK466]. Es hat hierin viel Ähnlichkeit mit *Selenium*, das ebenfalls überall am Körper Haarausfall haben kann. Bei *Natrium muriaticum* wird das Haar sehr dünn; besonders im Wochenbett und während der Laktation kann die Patientin viele Haare verlieren, vornehmlich am Kopf und im Schambereich.

Phosphoricum acidum ruft sehr lästige Leukorrhö hervor: »Starker, gelblicher Weissfluss mit Jücken, 4, 5 Tage lang, einige Tage nach der Regel.«[CK477] Der Ausfluss hat oft eine dünne, scharfe, schleimige Beschaffenheit und tritt bevorzugt in Verbindung mit Chlorose auf.[GS] Das Mittel passt für Frauen, die durch langes Stillen oder durch Stillen von Zwillingen sehr heruntergekommen sind.[GS] Müdigkeit und Schwäche infolge Säfteverlusts, sei es Verlust von Milch, Blut oder Samen[SK358].

Wenn der Patient eine Zeitlang an Hirnermüdung und körperlicher Schwäche gelitten hat, kommt es oft zu *Brustaffektionen*. Setzt vorher Durchfall ein, können diese noch abgewendet werden; werden aber, um den Durchfall zu stoppen, Adstringenzien oder andere Mittel eingesetzt, die nicht zu dem Patienten passen, hat dies fatale Folgen. Er bekommt Tuberkulose, mit Dyspnoe, Husten und anderen Brustbeschwerden, und am Ende entwickeln sich strukturelle Veränderungen in den Lungen. Indikationen für Phosphoricum acidum sind bei Vorliegen solcher Parenchymveränderungen nur noch selten vorhanden, aber sie finden sich in den *frühen* Stadien der Erkrankung – in der Neurasthenie, in dem milchigen Urin und in der Diarrhö, die alle vorher über einen längeren Zeitraum bestanden haben. Die Arznei eignet sich, ähnlich wie *Phosphorus*, mehr für akute Brustbeschwerden, für typhöse Pneumonien und für torpide, adynamische Fieber, die mit einer Brustaffektion enden. Phosphoricum acidum kommt in Betracht bei Pneumonien, die bei mangelnder Reaktion der Lebenskraft einen schleichenden Verlauf nehmen[KE3,324 f.], wenn darüber hinaus die charakteristischen Geistes- und Gemütssymptome vorhanden sind. Das Mittel passt weniger im Stadium der bloßen Hyperämie als vielmehr in den folgenden Stadien, die mit Infiltration bzw. Hepatisation einhergehen.[KE3,324 f.] Bluthusten.[AZ9,247]

Verschleppte Fieberzustände, die mit Herzschwäche[GS] enden, mit Herzklopfen und den typischen psychischen Symptomen; nach Abklingen solcher Fieber besteht eine Neigung zu Abszessen. Herzklopfen bei sexueller Erregung.

Die Gliedmaßen und Gelenke werden bei Phosphoricum acidum erheblich in Mitleidenschaft gezogen. Zerschlagenheitsschmerz im Hüftgelenk.[CK628] Schmerzen in den langen Röhrenknochen (zwischen den Gelenken), besser durch Bewegung. Inveterierte Gichtleiden.[SK358] Gewebsschwäche. Rote Flecken erscheinen überall dort, wo die Haut dicht auf den Knochen aufliegt, und diese Flecken entzünden sich und bilden Geschwüre. Nach Fiebererkrankungen entwickeln sich Abszesse in den Muskeln sowie ein geschwächter Zusammenhalt des Gewebes über den Knöcheln und Schienbeinen, wo die Subkutis nur dünn ist. Phosphoricum acidum hat eine besondere Beziehung zum Periost.[AZ102,67] Knochenhautentzündungen.[GS] Nächtliche Tibiaschmerzen.[CK664] »Empfindlicher Schmerz, wie Schaben mit einem Messer, auf der Beinhaut aller Knochen.«[CK714] Kalte Hände und warme Füße.[GS] Verschleppte, schwere Fälle von Unterschenkelgeschwüren, wobei die Tibia stets mit ergriffen ist, mit profuser, wässriger, äußerst übelriechender Absonderung.[AZ102,68]

Furunkel[CK], Abszesse[GS], Pusteln[CK255] und andere Eiter sezernierende Ausschläge. Schwäche und Auflockerung der Hautgewebe.

Neurasthenische Zustände.[GS] »Höchste, apathische Gleichgültigkeit.«[SK361] Zittrige Schwäche. Ohnmachtsneigung.[GS] Große nervöse Erschöpfung. Hysterische Affektionen.[GS] Jucken und Kribbeln hier und da am Körper[CK696 ff.], besonders an den behaarten Teilen (namentlich den Haarwurzeln). »Laufen über den ganzen Körper, wie von Ameisen ...«[CK695], vor allem bei den durch sexuelle Ausschweifungen Geschwächten. Wunde, schmerzhafte Stellen auf der Wirbelsäule. Lahmheit des Rückens. Viel Rückenschmerzen.

»Jucken zwischen den Fingern, an den Händen oder in den Gelenkbeugen.«[GS] Trockene oder nässende Flechten.[SK359] Ekzeme. Erysipel.[KE4,146] Ekchymosen. Große blaurote Flecken entstehen auf der Haut, bestehend aus Blutextravasat aus den venösen Kapillaren. Hautgeschwüre.[SK359] Karbunkel. Warzen.[GS] Frostbeulen an den Zehen.[SK371] Balggeschwülste. Hühneraugen mit Stechen und Brennen darin.[CK694] Schwarzwerden von Körperteilen[GS] aufgrund der schlechten Hautdurchblutung. Die Haut wird runzlig, alt und grau, und der Patient magert ab.

Phosphorus

Phosphor

Phosphorus-Beschwerden treten am ehesten bei Menschen mit schwächlicher Konstitution auf[SK331], die schon von Geburt an gekränkelt haben, die immer schlank und hager[SK331] gewesen und zu schnell gewachsen sind. Das Mittel passt oft für Menschen, die abgemagert sind[CK1655], die an rascher Auszehrung leiden[CK1656] oder zumindest den Keim der Schwindsucht in sich tragen, ferner für marastische Kinder. Zarte, wächsern aussehende, anämische und abgemagerte Personen. Es sind Menschen, die schnell aufgebracht[CK66] sind und zu Jähzorn[CK67] neigen. Dies zeigt etwas von der Gemütsart und der inneren konstitutionellen Verfassung des Phosphorus-Patienten. Er befindet sich gewissermaßen in einem innerlichen Aufruhr. Er neigt zu heftig pochenden oder pulsierenden Empfindungen im ganzen Körper[CK], zu häufigen Blutwallungen und mitunter starkem Herzklopfen[CK1626], zu Beschwerden bei elektrischen Veränderungen in der Atmosphäre [»Wetter-Veränderung fühlt er schon im Voraus an den Schmerzen.«[CK1617]]. Man muss an Phosphorus denken bei chlorotischen[SK333] Mädchen, die zu schnell gewachsen sind und dann plötzlich Schwäche, Bleichsucht und Dysmenorrhö entwickelt haben. »Blutwallungen und Kongestionen.«[GS] Ausgeprägte Blutungsneigung. »Kleine Wunden bluten sehr«[CK1632]; aus einem kleinen Nadelstich quillt ununterbrochen hellrotes Blut hervor. Bluten der Nase[CK396], der Lungen[CK1218], des Magens[GS], der Blase[CK1055], des Uterus[CK1100]. Geschwüre fangen leicht an zu bluten[GS], besonders überschießendes Granulationsgewebe. Purpura haemorrhagica.[KE4,205] Viel blaue und grüne Flecken. Die Konjunktiven sind blutunterlaufen[GS], doch kann auch jedes andere Haut- und Schleimhautareal von solchen Suffusionen betroffen sein. Blutiger Speichel fließt aus dem Mund, voll von Partikeln zersetzten Blutes.[GS] All dies sind Hinweise auf eine Verflüssigung des Blutes [auf ein Nachlassen der Blutgerinnung]. Geringfügige Prellungen haben ausgedehnte blaue Flecken zur Folge. Der Patient schnaubt viel Blut aus der Nase.[GS;CK401] Petechien in großer Zahl auf der ganzen Körperoberfläche[KE4,205], wie man sie z.B. bei hämorrhagischen Fiebern, bei Typhus und anderen kontinuierlichen Fieberformen findet. Hämangiome.[KE4,306f.]

Fettige Degeneration ist ein hervorstechendes Merkmal von Phosphorus und betrifft vor allem die Leber, das Herz und die Nieren.[GS] Allgemeine Neigung zu Wassersucht. Geschwulst der Hände[CK1430] und der Füße[CK1536]; besonders nach Scharlach kommt es oft zu lokalen Ödemen und generalisierten Anasarka.[GS] Die Schleimhäute sind insgesamt blass[EN3188], wie man es bei schleichenden Krankheiten oder nach Blutverlusten antrifft; es besteht eine ausgeprägte Anämie[HY5,7]. Erschlaffung der Muskulatur[AZ50,166]; fettige Degeneration von Muskelzellen.[GS] Die männlichen Genitalien hängen schlaff herunter, bei Frauen sind die Beckenorgane erschlafft, mit Gebärmuttervorfall[GS] und anderen Verlagerungen. Ein wichtiges Phosphorus-Merkmal ist Steifheit: Steifheit zu Beginn der Bewegung; rheumatische Steifheit sämtlicher Gliedmaßen, besonders am Morgen. Phosphorus hat viel ziehende und reißende Schmerzen in den Extremitäten; Ziehen und Reißen in den vom Rheumatismus befallenen Teilen[GS]. Phosphorus-Beschwerden, zumal solche rheumatischer Art, werden gewöhnlich durch kühle Witterung verstärkt.[GS;CK1616] Der Patient ist, allgemein gesehen, kälteempfindlich; seine Beschwerden verschlimmern sich durch Kälte und kalte Anwendungen, sie bessern sich durch Wärme und heiße Umschläge – ausgenommen die Beschwerden von Kopf und Magen, die durch Kälte gelindert werden (worauf später noch einzugehen sein wird). Phosphorus hat sich als sehr hilfreich erwiesen, wenn im Anschluss an eine Distorsion die Gelenkkapsel schwach und schlaff bleibt und das Gelenk leicht luxiert[GS] – sofern die Symptome auch insgesamt passen. Knochennekrosen sind ein weiteres hervorstechendes Charakteristikum des Mittels, insbesondere solche des Unterkiefers[EN842ff.]; es kann aber bei Nekrosen jedes beliebigen Knochens von Nutzen sein. Knochengeschwülste (Exostosen), besonders im Schädelbereich, mit vorzugsweise des Nachts auftretenden reißenden und bohrenden Schmerzen.[AZ5,309] Phosphorus hat Polypen der Nase[KE1,402f.] und der Ohren[GS] geheilt. Skrofulöse Drüsengeschwülste.[GS] Drüsenvergrößerung, besonders nach Quetschungen[GS(UE)], wie bei *Bellis perennis*. »Drüsenleiden bei schwachen, kachektischen Individuen, die an Diarrhö und erschöpfenden Schweißen leiden.«[GS] Lymphdrüsenabszesse mit fistulösen Geschwüren und hektischem Fieber.[SK333] Das Wachstum maligner Wucherungen kann durch Phosphorus gehemmt werden, wenn die Symptome übereinstimmen. Überall können brennende Schmerzen auftreten: im Gehirn[GS], in der Haut[GS], im Magen[CK806], in der Brust[SK354] und anderenorts.

Der Phosphorus-Patient reagiert höchst empfindlich auf alle äußeren Sinneseindrücke: auf Licht[SK333],* Gerüche[CK403f.], Geräusche[CK35], Berührung[EN3548], etc.[GS] Schon geringfügige Ursachen führen zu körperlicher oder geistiger Erschöpfung. Zittern am ganzen Körper[CK1647] schon bei geringen Anlässen, von leichter Anstrengung[GS], durch Husten[GS] oder auch schwächebedingt; Hände und Arme zittern beim Versuch, sie zu benutzen[GS]. Große Schwäche[CK1684], die in lähmungsartige Zustände[CK1700ff.] oder regelrechte Lähmung[KE5,55f.] übergehen kann, wie sie in den meisten Typhusformen zu beobachten sind, mit Heruntersinken im Bett, Zittern[EN3216] und Zucken von Muskeln. Lähmung mit Ameisenlaufen und Reißen in den Gliedern.[GS] Auch apoplexbedingte Lähmungen finden ihr Heilmittel oft in Phosphorus.[KE1,95f.] Rucken und Zucken von Muskeln[GS], wie es bisweilen bei Lähmungen vorkommt. Tonische Krämpfe im Bereich der paralysierten Körperteile.[(GS)] Reißende, ziehende, brennende Schmerzen allenthalben.[GS] Der Phosphorus-Patient liebt es, gerieben zu werden; Reiben bessert die meisten Beschwerden. Auch Schlaf tut im Allgemeinen gut. Der Patient ist häufig müde und hat das Bedürfnis, sich auszuruhen. Doch ist er andererseits auch oft aufgeregt und zittrig[CK1646]. Nervosität und wilder Gedankenzudrang[CK88] halten ihn nachts wach. »Gewöhnlich Abends so lebhafte Phantasie, dass schon die Vorstellung widriger Dinge ihr Schauder erregt.«[CK79] Die übergroße Erregbarkeit kann bis zur Ekstase[GS] und bis zum Hellsehen[SK337] gehen. Außer der geistigen Hyperaktivität[GS] kann auch extreme Passivität des Geistes mit Vergesslichkeit[CK85] und Gedächtnisschwäche vorherrschen. »Grosse Gereiztheit des Gemüthes.«[CK57] Auch große körperliche Reizbarkeit und Empfindlichkeit. Der Kranke wird durch die geringste Unannehmlichkeit zutiefst erschöpft[GS], ebenso durch die geringste geistige oder körperliche Anstrengung. Ängstliche Beklommenheit[CK19]; von düsteren Vorahnungen erfüllt[EN71]. Furcht, es könnte etwas Schlimmes geschehen. »Bangigkeit, wie Ahnung von Unglück.«[CK21] Der Patient ist besonders abends[CK22] in der Dämmerung ängstlich.[GS] »Bänglichkeit beim Alleinseyn.«[CK] Ängstliche Unruhe bei Gewittern[TG154], welche überhaupt viele Beschwerden verursachen. Furcht, er könnte einen Schlaganfall erleiden. Angstanfälle mit Zittern am ganzen Körper, Herzklopfen[CK33] und Verdauungsstörungen, wie z.B. bitteres Aufstoßen[CK33] oder Durchfall. »Furchtsamkeit und Grauen, Abends.«[CK30] »Angst zuweilen, Abends, wie zum Sterben.«[CK20] »Grausige Furchtsamkeit, Abends spät, als sähe aus jedem Winkel ein grässliches Gesicht hervor.«[CK31] Der Patient hat lauter seltsame, verrückte Phantasievorstellungen, die an seinem Verstand zweifeln lassen. Er ist nicht imstande, sich auch nur etwas länger auf eine Sache zu konzentrieren.[EN167] Wenn er über etwas nachdenkt, tut ihm der Kopf weh[CK109], oder er muss ängstlich Atem holen[CK1234]. »Wenn er an Unangenehmes denkt,** überfällt ihn eine Art Bangigkeit, wovon die Empfindung am meisten in der Herzgrube [Epigastrium] ist.«[CK59] Überhaupt scheinen bei Phosphorus Angstgefühle häufig von der Magengegend auszugehen. Gleichgültigkeit[CK81] oder Apathie[EN54]. Der Patient wird manchmal vollkommen gleichgültig gegenüber

* Kent schreibt versehentlich »slight odors« statt ***light, odors***. (Vgl. *Guiding Symptoms*, S. 376 oben.)

** In den *Guiding Symptoms* (und ähnlich bei Kent) heißt es lediglich »when reflecting«, was ein erheblicher Unterschied ist. Nach meiner Einschätzung ist hier das »Unangenehme« schlicht übersehen worden.

seiner Umgebung, seinen Freunden und Angehörigen und selbst gegenüber den eigenen Kindern[CK82]. Er antwortet nicht auf Fragen[EN50], nimmt von seiner Familie, seiner Umgebung keinerlei Notiz[EN184]. »Apathisch; er antwortet nur sehr langsam, bewegt sich äußerst schwerfällig.«[EN51] »Wie dumm und verdutzt, viele Tage lang.«[CK99] »Liegt die meiste Zeit soporös da, kann aber auf Augenblicke daraus erweckt werden ...«[EN179] Er ist des Lebens überdrüssig[CK34], sieht alles in den schwärzesten Farben. Trübe Stimmung[CK14]; verschlossen[CK2], nicht zum Reden aufgelegt. Große Niedergeschlagenheit.[CK1] Ausgeprägte Hypochondrie.[CK58] Melancholie mit heftigem Weinen.[CK13] Gleichzeitiges oder abwechselndes hysterisches Lachen und Weinen.[GS(CK77f.)] »Schamlosigkeit; sie entblösst sich und will nackt gehen, wie wahnsinnig.«[CK80] Heftiges Delirium.[EN1] Geschwätziges Delirium.[EN22] Delirien bei schleichenden, adynamischen Fiebern. Delirium tremens.[GS] Anfälle von rasendem Somnambulismus (2–3 Std. andauernd): »Er ging wüthend mit geschlossenen Augen herum, zertrümmerte alles, was im Zimmer war; Niemand durfte sich nähern ..., bis er sich endlich wieder niederlegte, einige Minuten schlief, dann ganz munter, von dem Vorgefallenen nichts wissend, erwachte.«[AZ16,79] Demenz bei progressiver Paralyse [Spätsyphilis]: Albernheit, Imbezillität und schließlich Idiotie.[GS*] »Gehirnermüdung durch geistige Überarbeitung und fortwährende Beanspruchung der Augen.«[GS] All die hier genannten psychischen Symptome verschlimmern sich durch geistige Anstrengung, in der Dunkelheit [bzw. Dämmerung], beim Alleinsein, durch Aufregung[GS], durch Geräusche oder Lärm und manchmal sogar durch Musik.

Schwindel ist bei allen Beschwerden eine überaus häufige Begleiterscheinung. »Sie taumelte beim Gehen, wie trunken, an die Leute an.«[CK131] Der Schwindel tritt vorzugsweise am Abend[CK125], im Freien[GS] und nach dem Essen[CK130] auf. Drehschwindel.[CK122ff.] »Schwindel, früh, immer steigend, wie ein schweres Niederdrücken vorn im Kopfe ...«[CK121] »Düsterkeit des Kopfes.«[CK102] »Schwere, Kraftlosigkeit und Wüstheit des Kopfes, früh.«[CK153] »Grosse Schwäche im Kopfe, dass sie keinen Ton auf dem Klaviere vertragen konnte.«[CK110]

Die Kopfschmerzen von Phosphorus sind gewöhnlich von kongestivem, klopfendem[CK204ff.] Charakter. Das Blut drängt nach dem Kopf.[CK215] Die Kopfschmerzen sind schlimmer durch Geräusche und Licht; sie werden durch Kälte gebessert[GS] und durch Wärme verschlimmert; besser in der Ruhe, schlimmer durch Bewegung[CK151], aber auch im Liegen vermehrt[CK143]. Der Patient ist oft gezwungen, aufrecht zu sitzen, Druck auf den Kopf auszuüben und kalte Umschläge anzuwenden. Das Gesicht ist rot und heiß[CK416]; Hitzegefühl und Brennen im Kopf[CK227]. Geheizte Räume[GS], eine warme Umgebung, heiße Speisen und das Eintauchen der Hände in warmes Wasser erhöhen die Kopfschmerzen. Wie die Beschwerden seitens des Magens werden auch die des Kopfes durch Hitze verstärkt, durch heiße Speisen oder heiße Anwendungen, und sie werden gelindert durch jede Form von Kälte. Demgegenüber werden die Beschwerden des übrigen Körpers durch Wärme gebessert und durch Kälte verschlimmert. Die Kopfschmerzen können äußerst heftig sein[CK174] und gehen oft mit großem Hunger einher[GS]; Hunger kann auch den Kopfschmerzen vorausgehen und diese auslösen, gebessert durch Essen[GS]. Kopfschmerz mit Erbrechen, Gesichtsröte und spärlichem Urin. Urämische Kopfschmerzen.** Heftige neuralgische Schmerzen, die stechend[CK193], schießend[CK212] oder reißend[CK182] durch den Kopf fahren. Drückendes Kopfweh.[CK169] Periodische Kopfschmerzen (Migräne[GS]). Kopfschmerzen durch geistige Anstrengung.[CK139] Große Hitze im Kopf[CK224] und Steifheit in den Gesichts- und Kiefermuskeln, manchmal mit Kälte im Hinterkopf verbunden. Rucke oder Stöße im Kopf.[CK213f.] Die Kopfkongestion von Phosphorus disponiert zur Apoplexie, welche mitunter durch das Mittel behoben

* Kent verbindet die beiden letztgenannten Symptome, die nichts miteinander zu tun haben, auf besonders sinnentstellende Weise, wie er überhaupt in diesem Abschnitt recht nachlässig zufällig aufeinanderfolgende *GS*-Symptome willkürlich miteinander verknüpft.

** Möglicherweise sind auch *hyperurikämische* Kopfschmerzen gemeint, wofür es folgende Quelle gibt: »Kopfgicht-Anfälle mit Uebelkeit und Erbrechen, und zuckend klopfendem Schmerze.« (*HH* 289)

werden konnte[GS] [besonders die funktionelle Form: Apoplexia nervosa[KE1,95 f.]]. Auch Hydrocephalus acutus und Hydrocephaloid sind durch Phosphorus geheilt worden[AZ105,156], desgleichen chronische Meningitis[AZ105,155] und Gehirnerweichung[AZ105,147]. Atrophie des Gehirns und der Medulla oblongata.[GS] Schwachsinn, Wahnsinn und heftigste Kopfschmerzen können die Folge solcher organischen Hirnerkrankungen sein.

Die Kopfhaut ist von Schuppen bedeckt.[CK245] Starker Haarausfall[CK248], manchmal sogar büschelweise[GS]. Alopecia areata.[AZ102,93+135] Die kahlen Stellen sind bisweilen sehr schuppig.[GS] »Exostosen am Haarkopfe.«[SK340] Brennende Hitze äußerlich am Kopf.[CK237] Spannen der Gesichtshaut[CK437]; der Stirnhaut, als wenn die Haut zu eng anliegen würde[CK251]; krampfhafter Zusammenziehschmerz oben auf dem Kopf[CK252]. Die Beschwerden des äußeren wie des inneren Kopfes entstehen häufig durch übermäßige Erhitzung. »Empfindlichkeit und Zucken am Scheitel, als wenn sie Jemand bei den Haaren zöge.«[CK235] Die Kopfhaut ist bei Kopfschmerzen so empfindlich[CK238], dass die Patientin die Haare locker herunterhängen lassen muss.

Die Augensymptome sind sehr zahlreich. Brennen der Augen[CK280]; kongestive und entzündliche Röte der Bindehäute[CK289 f.]; Erweiterung der konjunktivalen Blutgefäße. Alle Gegenstände im Gesichtsfeld erscheinen rot[GS] oder blau, manchmal auch grün[GS] oder grau [»wie eine graue Decke vor den Augen«[CK322]], wie beim beginnenden grauen Star[CK]. Farben können schwarz vor den Augen erscheinen.[GS] Verschwommenes Sehen.[CK317] »Vergehen der Augen beim Lesen.«[CK315] »Früh, in der Dämmerung, sieht er deutlicher als am Tage.«[CK319] Die Augensymptome erfahren, wie der Patient insgesamt, Linderung durch Ruhe. Rasch vorübergehende Blindheit, wie von Ohnmacht[GS]; häufiges plötzliches Erblinden[CK322]; Lähmung des Sehnerven[AZ92,188]; Erblindung nach Blitzschlag[GS] oder elektrischem Schlag. Phosphorus hat Glaukome geheilt[AZ22,246 f.], Netzhautentzündung bei Morbus Brightii (Retinitis albuminurica[GS]) sowie Glaskörpertrübung[GS]. Auch lähmungsartige Schwäche der verschiedenen Augenmuskeln konnte durch das Mittel behoben werden.[GS] »Vollständige Lähmung des dritten Hirnnervenpaares [N. oculomotorius] mit Lidptose, Auswärtsdrehung der Augäpfel und Mydriasis.«[GS] Subakute Konjunktivitis.[GS] Die Röte und das Brennen und Beißen[CK275] der Augen werden durch kalte Umschläge gelindert. Zittern und Beben der Augenlider.[GS;CK311] Ödematöse Geschwulst[GS;CK294] oder Gedunsenheit[AZ50,166] der Lider. Die Augenumgebung ist sehr dunkel; die Augen sind eingefallen[CK408], von breiten, blauen Rändern umgeben[CK413]. Phosphorus ist ein äußerst nützliches Mittel bei malignen Gewächsen im Bereich der Augen [»Fungus oculi«[GS]], indem es das Fortschreiten der Krankheit hemmt. Die Augensymptome treten wie die Kopfsymptome und die psychischen Symptome besonders häufig bei Geistesarbeitern auf. Diese Menschen müssen viel unter hellen Lampen arbeiten, was einen starken Blutandrang zum Kopf verursacht, worunter u. a. die Augen zu leiden haben.

Phosphorus hat eine besondere Art von Schwerhörigkeit – sie ist eines der auffallendsten Merkmale der Arznei: die Unfähigkeit, die menschliche Sprache richtig wahrzunehmen.[CK] »Fremde und eigne Worte schallen stark in den Ohren, wie ein Echo.«[CK361] Manchmal hat der Patient auch das Gefühl, als liege ihm beständig etwas vor den Ohren[CK365] oder als befände sich ein Fremdkörper in den Ohren[CK371], was die Schallwellen dämpft. Starkes Jucken in den Ohren.[CK349] Blutfülle in den Ohren, mit Klopfen und Schwerhörigkeit.[GS] »Kongestive Taubheit.«[SK342] Reißen[CK339], Stechen[CK344] oder Brennen[AZ50,165] in den Ohren. Phosphorus hat Ohrenpolypen geheilt.[GS]

Auch die Nasensymptome sind recht zahlreich. Inveterierte Nasenkatarrhe. Erkältungen können bei Phosphorus zwar auch die Nase befallen, doch ihr häufigster Sitz ist die Brust, und die meisten Phosphorus-Beschwerden nehmen in der Brust ihren Anfang. Natürlich kann das Mittel aber auch Nasenkatarrhe und Erkältungsschnupfen heilen.[GS] Schmerzhaftes Trockenheitsgefühl in der Nase.[GS] Häufiges Niesen[CK1126] und fortwährende Absonderung eines wässrig-blutigen Sekrets aus der Nase. »Oefterer Wechsel von Fliess- und Stock-Schnupfen.«[CK1153] »Schnupfen mit Hals-Entzündung und starker Kopf-Eingenommenheit.«[CK1157] »Verstopfte Nasenlöcher, alle Morgen.«[CK1135] Bei Scharlach viel Niesen und Nasenverstopfung im Wechsel mit Trockenheit der Nase. »Die Nasenlöcher sind mit grünem Schleim angefüllt.«[GS] Viel grüngelber Ausfluss aus der Nase.[CK1142] Übler Geruch aus der Nase.[CK] »Blutige Streifen im Nasen-Schleime.«[CK394] »Oefteres Blut-Schnauben, früh, mit gelbem Schleime aus der Nase.«[CK402] Starkes Ausfließen von hellrotem Blut aus der Nase. Nase geschwollen und glänzendrot.[GS] »Geschwulst der Nase, die bei Berührung schmerzt.«[CK384] Nekrose der Nasenknochen.[GS] Phosphorus hat Nasenpolypen geheilt[SK342], besonders solche, die leicht bluteten.[GS] Fächerartige Bewegung der Nasenflügel[GS], wie bei *Lycopodium*.

Das Gesicht des Phosphorus-Patienten sieht mitgenommen und krank aus[CK411], blass[CK405]-anämisch, erdfahl und eingefallen[CK409], wie wir es bei Menschen sehen, die an einer tief verwurzelten, konstitutionellen Krankheit leiden, bei Menschen, die an Tuberkulose erkrankt sind oder die schwindsüchtig zu werden drohen. Die Gesichtsfarbe ist veränderlich.[ZÖ1,536f.] »Wechsel von Röthe und Blässe.«[SK343] »Gesicht angeschwollen und ödematös.«[EN786] Gedunsenheit der Augenumgebung[CK427], besonders unter den Augen[UE]. Lider und Lippen ödematös geschwollen.[GS] Umschriebene Röte der Wangen[SK343], wie sie bei hektischem Fieber auftritt, die sogenannte hektische Röte. »Spannen der ganzen Gesichts-Haut.«[CK437] Reißende Schmerzen im Gesicht.[PH146] Stechen im Bereich der Augen[CK267 ff.], im Gesicht[CK452f.], in den Gesichtsknochen[SK343]. Reißen vom oberen Teil des Kopfes bis zum Jochbein.[CK182] Schmerzen von den Schläfen zum Jochbein.[GS] Zuckendes Reißen in den Zähnen.[CK495] Die Zahnschmerzen werden bei Phosphorus oft durch Wärme gebessert, während die Kopfschmerzen eher durch Kälte Linderung finden. Sie werden verschlimmert durch Sprechen[KE1,429], beim Essen[CK1103] und nach dem Essen. Heftige Schmerzen des Gesichts einschließlich der Kiefer[CK] und der Schläfen, verbunden mit Hitze und Gedunsenheit des Gesichts, ausgelöst durch Sprechen, Essen und die leiseste Berührung.[GS;SK343] Karies des Unterkiefers[GS], mit großer Hitze, Brennen und Fistelbildung. »Neuralgien am ganzen Kopf, der Tag und Nacht eingehüllt sein muss; < bei windigem Wetter und am Morgen.«[GS]

Lippen trocken[CK454], aufgesprungen[CK460] und leicht blutend, mit einem schwarzen oder braunen Überzug[GS], wie bei schleichenden, adynamischen Fiebern. »Nekrose des Unterkiefers, seltener des Oberkiefers.«[GS] Phosphorus kann bei Parotitis angezeigt sein, besonders wenn Eiterung einsetzt[GS] oder sich Fisteln bilden. »Rascher Zahnverfall ...«[GS] »Leichtes Bluten und Abklaffen des Zahnfleisches.«[CK528] Phosphorus ist ein sehr nützliches Mittel bei profusen, hellroten Blutungen des Zahnfleisches nach Zahnextraktion.[(GS)]

Die Zunge ist geschwollen[EN956], das Sprechen mühsam[WI4,198]. Mundgeschmack: bitter[CK603], besonders nach Brotessen[AZ53,172]; sauer[CK608], besonders nach Milchgenuss[CK609]; manchmal auch salzig oder süßlich [»salzig-süsslicher ... Geschmack«[CK597]]; wie von faulen Eiern, am Morgen[GS]. Die Zunge ist pelzig belegt[CK534], manchmal kreideweiß[EN974], manchmal gelblich[PH142]; trocken[CK577], rissig, leicht blutend. Sordes auf den Zähnen.[EN872] Krusten bilden sich auf den Schleimhäuten des Mundes, des Zahnfleisches, der Lippen und der Zunge. »Zungenspitze etwas geschwollen, mit Vergrößerung der Papillen und einem Gefühl wie verbrannt[CK553].«[GS]

Trockenheit im Mund[CK580], in Schlund und Rachen[CK582]. Schleimhaut von Mund und Rachen wund[SK344f.], mit blutenden Erosionen hier und da[PH90]. »Rauhheit im Munde und wie wund an verschiedenen Stellen.«[CK548] Mundsoor. Stomatitis aphthosa. Im Mund läuft viel wässriger Speichel zusammen[CK585], mitunter auch blutiger Speichel. Vermehrte Sekretion von Speichel, salzig oder süßlich schmeckend[GS], bisweilen auch faulig[CK591]. Die Rachenschleimhaut ist in ähnlicher Weise affiziert wie die Mundschleimhaut: große Trockenheit, Rauheit[CK600], Wundheit, Exkoriationen, Blutungen. Tonsillitis[GS]; Pharyngitis[(CK555)]. Gefühl, als sei der Hals von Stoff[GS] oder Samt ausgekleidet. »Starke Geschwulst der Mandeln.«[CK563] Starke Halsschmerzen[CK560]; Brennen im Schlund[CK572], das sich bis in die Speiseröhre erstreckt[EN1138]. Unfähigkeit, irgendwelche Nahrung zu sich zu nehmen[GS], aufgrund einer Lähmung des Ösophagus, einer akuten Entzündung der Rachen- oder Speiseröhrenschleimhaut oder auch einer Ösophagusstriktur[AJ5,19].

Der Phosphorus-Patient hat gewöhnlich großen Hunger[CK636], und der Appetit kehrt schon bald nach dem Essen zurück[CK]. Er muss selbst im Fieberfrost essen, bevor er in der Lage ist aufzustehen.[GS] Er muss nachts vor Heißhunger aufstehen, um etwas zu essen[CK639]; anschließend Mattigkeit, was ihn wiederum zum Essen nötigt.[(CK639)] Migränekopfschmerzen gehen oft mit Heißhunger einher[GS]; der Patient weiß schon im voraus, wann er einen Migräneanfall bekommen wird, weil sich bereits vorher großer Hunger einstellt. Häufig tritt der Heißhunger bei Phosphorus nur phasenweise auf, während in der übrigen Zeit Mangel an Esslust vorherrscht.[GS] Manchmal hat der Patient auch das Verlangen, etwas zu essen, doch wenn man es ihm reicht, möchte er es plötzlich nicht mehr.[GS] Durst[CK633] ist eines der durchgängigsten Charakteristika der Arznei. Bei akuten wie chronischen Beschwerden besteht heftiger Durst, vor allem ein Verlangen nach eiskalten Getränken[GS]. Der Patient lechzt nach etwas Erquickendem[CK]; der Durst wird durch Trinken von Kaltem kurzfristig gelöscht[EN1237], kehrt aber zurück, sobald das Wasser im Magen warm geworden ist. Oft muss sich der Kranke übergeben, wenn sich das Getränk im Magen erwärmt hat[GS], doch es gibt auch viele Fälle, wo das eiskalte Wasser gut vertragen wird. »Unstillbarer Durst.«[EN1240] Wenn das Wasser erbrochen wird, besteht immer dieser unstillbare Durst. Wie es den Patienten nach kalten Getränken dürstet, so zieht er auch Speisen vor, die kalt sind.[GS] Verlangen nach Saurem und Pikantem[PH149], nach Wein[GS], nach Eiscreme[GS], nach etwas Saftigem und ähnlich erfrischenden Dingen. Phosphorus heilt oft das dringende Verlangen von Trinkern nach Alkohol, indem es (kraft Ähnlichkeitsgesetzes) den Reizzustand der Magenschleimhaut beseitigt, der dieses krankhafte Verlangen unterhält.[GS] Widerwillen: gegen Fleisch und namentlich fette Speisen[AZ53,172]; gegen abgekochte Milch[CK619]; gegen Süßigkeiten, Pudding, gepökelten Fisch, Bier, Kaffee und Tee[GS].

Viele Beschwerden von Phosphorus werden durch Essen gebessert.* Die nervösen Symptome zwingen den Patienten zu essen, und anschließend fühlt er sich eine Weile besser, doch dann muss er wieder etwas zu sich nehmen, oder die Beschwerden kehren zurück. Häufig kann der Patient nach dem Essen auch besser schlafen; er kann nicht einschlafen, wenn er nicht zuvor etwas gegessen hat.

Zahlreiche Magensymptome – Schmerzen, insbesondere brennenden Charakters, Übelkeit, Erbrechen. Die Magenbeschwerden werden gewöhnlich durch Kaltes gelindert und durch Warmes verstärkt. Die Übelkeit und das Erbrechen können schon dadurch hervorgerufen werden, dass der Patient seine Hände in warmes Wasser taucht, ferner durch Aufenthalt in warmen Räumen, durch warme Speisen und Getränke, durch Wärme allgemein. Schwangerschaftserbrechen wird durch Phosphorus geheilt, wenn die Patientin ihre Hände nicht in warmes Wasser halten kann, ohne sich anschließend übergeben zu müssen. Ein weiteres ausgeprägtes Merkmal des Mittels ist das Regurgitieren oder »Aufschwulken« von Speisen.[CK710f.] Dabei steigen die Speisen mundvollweise empor, bis der Magen vollständig entleert ist. Der Phosphorus-Patient leidet bisweilen unter ständiger Übelkeit[CK727] – außer wenn sich etwas Kaltes im Magen befindet. [»Uebelkeit, die durch Wasser-Trinken vergeht.«[CK732]] Sobald das Wasser im Magen warm geworden ist, wird es wieder herausbefördert.[GS] Dies ähnelt sehr dem Erbrechen und der Übelkeit von *Chloroformum*, und Phosphorus ist dem Chirurgen eine große Hilfe, da es fast immer die Nebenwirkungen dieses Mittels in Bezug auf den Magen zu besänftigen vermag. Heftiges Erbrechen.[CK747] Speiseerbrechen.[EN1458] Erbrechen einer säuerlichen Flüssigkeit.[AZ53,171] Galleerbrechen.[CK753] Schleimerbrechen.[CK751] Bluterbrechen.[KE1,575] Erbrechen schwarzer Massen.[EN1439] Kaffeesatzerbrechen.[AZ46,3] Fürchterliches Leere- und Schwächegefühl in der Magengegend.[PH161]

* Wichtiger scheint, nimmt man die Prüfungssymptome als Maßstab, das Gegenteil zu sein. Man vergleiche die Symptome 640 bis 676 in Hahnemanns *CK*, von denen Nr. 648 hier stellvertretend zitiert sei: »*Beim Essen fangen immer die Schmerzen an und dauern solange er isst, Mittags und Abends.*«

Dieses tritt manchmal um 11 Uhr vormittags auf[GS], wie bei *Sulfur*. Drückende[CK770], brennende[CK806] oder reißende Magenschmerzen. Magenschmerzen nach dem Essen.[CK659ff.] »Magengegend bei der leisesten Berührung äusserst empfindlich.«[PH108] Entzündung des Magens.[CK812] Phosphorus hat sich bei Magenkrebs als heilsam erwiesen[AZ46,1], der mit kaffeesatzartigem Erbrechen und brennenden Schmerzen verbunden war. Kältegefühl im Magen[CK803], als würde dieser gefrieren.[GS] Anfälle von messerartigem Schneiden und Stechen im Magen.[GS] Die Magenschmerzen werden durch Eis, eiskalte Getränke etc. auf Augenblicke gelindert.[GS] Krampfhaftes Zusammenziehen des Magens.[(CK790)] Magenblutungen.[GS] Erbrechen großer Mengen geronnenen Blutes. Chronische Dyspepsie[CK762] mit Regurgitation von Speisen bald nach dem Essen, Auftreibung des Magens und Abdomens sowie viel Blähungsabgang.[GS] Perforierendes Magengeschwür.[AZ51,51]

Auch die Leber ist mit einer Reihe von Symptomen am Arzneimittelbild beteiligt: Hyperämie und Vergrößerung der Leber[GS]; Vollheitsgefühl; schmerzhafte Empfindlichkeit[CK820]; Verhärtung[EN1638]; fettige Degeneration[GS]. Phosphorus ist eines unserer nützlichsten Lebermittel. Die Lebersymptome sind gewöhnlich mit Gelbsucht[GS] verbunden.

Das Abdomen ist äußerst empfindlich[CK844] und schmerzhaft bei Berührung[EN1700], mit viel Kollern und Poltern[CK913f.] im Bauch.[GS] »Leerheits- und Schwäche-Gefühl im Bauche.«[CK893] »Schlaffheit im Bauche.«[CK896] Gefühl eines großen Gewichts im Unterleib oder als würden die Eingeweide herunterhängen. Abdomen tympanitisch aufgetrieben[EN1716], wie beim Bauchtyphus. Ein Charakteristikum von Phosphorus ist das eigentümliche Gluckern, das im Magen beginnt und sich dann durch die Därme fortpflanzt, einhergehend mit unwillkürlichem Stuhlabgang. Auch dies tritt vor allem beim Typhus auf. Ein ähnlich gluckerndes Geräusch hören wir bei *Arsenicum* im Verlauf der Speiseröhre. Phosphorus passt bei Blähungskoliken, »die tief im Unterleibe ihren Sitz haben und meistens durch Liegen sich verschlimmern, mit lautem, schmerzhaftem Kollern in dem sehr aufgetriebenen Unterleibe.«[ST2,392] Reißende[CK], schneidende[CK870] oder stechende[CK873] Bauchschmerzen. Heftige Neuralgien des Solarplexus.[GS] Enteritis; Peritonitis[GS]; Appendizitis. Gelbe[CK900] oder bräunliche Flecken auf dem Bauch.[GS] Petechien auf den Bauchdecken bei Typhus.

Phosphorus ist reich an Symptomen des Rektums und des Stuhlgangs. Reichlicher Blähungsabgang.[CK916] * Unwillkürliche Stuhlentleerungen[SK350], gehen bei der geringsten Bewegung ab.[EN1971] Fötide, herausspritzende Stühle; entsetzlich stinkende, gelbe, wässrige Stühle[GS]. Der Patient liegt da, als läge er im Sterben, und fortwährend gehen unwillkürlich Stühle ab. Weißschleimige Stühle.[GS(CK961)] Schleimige Stühle, mit kleinen, talgähnlichen Klümpchen vermischt. Heraussickern von Fäzes oder Schleim aus dem beständig geöffneten Anus.[(HY23,285)] Darmblutungen[CK975] bzw. blutige Stuhlbeimengungen[CK973], bei Abdominaltyphus[GS] und anderen schleichenden Krankheitsformen. Fleischwasserähnliche Entleerungen.[GS] Brennen im Mastdarm.[CK997] »Beim Abgange des nicht harten Stuhles, Schründen im Mastdarme.«[CK969] Beim Stuhlgang Prolaps von Hämorrhoiden[CK971] oder des Mastdarms. Scharf stechende Schmerzen vom Steißbein durch das Rückgrat bis in die Hirnbasis oder sogar in den Scheitel, was den Kopf rückwärts zieht[(CK970)] – dieses Symptom ist vom Prüfer oder Patienten beim Stuhlgang, aber auch bei unwillkürlichem Stuhlabgang verspürt worden. Nach dem Stuhl: schmerzhafte Krämpfe im Rektum; Brennen im After[CK985]; heftiger Tenesmus[CK982]; Leeregefühl oder Erschlaffung[CK986] im Bauch; große Ermattung[CK985], die zum Niederlegen zwingt; sehr schwindelig und einer Ohnmacht nahe[CK987]; Erschöpfung.[GS] Phosphorus-Durchfälle sind mitunter so reichlich, dass sie wie Wasser aus einem Hydranten herausschießen.[GS] Das Mittel kann bei Cholera und Cholerine[KE1,953] ebenso von Nutzen sein wie bei Cholera infantum[GS], bei Sommerdiarrhö oder bei chronischen Durchfällen[KE1,842] mit weichen[CK948], halb flüssigen[CK955] Stühlen. Es hat außerdem Dysenterie geheilt, mit spärlichen Fäzes, heftigem Tenesmus und

* Kent schreibt: »Copious emission of fluids.« Entsprechend dem ersten *Stuhl*-Symptom in den *Guiding Symptoms* muss es wahrscheinlich statt »fluids« ***flatus*** heißen.

Abgang von blutigem Schleim.[GS] Chronische Stuhlverstopfung[GS]; schmaler, trockener, langer, schwer zu entleerender Stuhl, wie der eines Hundes[OB58]. »Abwechselnde Diarrhö und Obstipation bei alten Leuten.«[GS] Mastdarmkrämpfe.[CK1000] Lähmung des Darmkanals[SK350], sodass der Patient nicht zum Stuhl pressen kann. Phosphorus hat Rektumpolypen bei Proktitis geheilt.[GS] Blutende und beim geringsten Anlass hervortretende Hämorrhoiden; schmerzhafte Aderknoten, die wie Feuer brennen.[GS(CK971)] Analfissuren mit lanzinierenden Schmerzen, die den Mastdarm hinauffahren.[GY14] Viele der genannten Darmsymptome gehen mit dem Gefühl einher, als stehe der After weit offen[GS].

Phosphorus ist auch bei Nierenerkrankungen dienlich. Es passt bei Diabetes[GS], wenn die Glukosurie mit großem Durst auf eiskalte Getränke und eiskaltes Wasser einhergeht; zusätzlich bestehen allmähliche Abmagerung, zunehmende Schwäche, beträchtliche Hitze des Kopfes und Kälte der Gliedmaßen. »Fettige oder amyloide Degeneration der Nieren ...«[GS] Nierensteine.[GS] »Mangel an Harndrang, auch bei gefüllter Blase fühlte sie keine Regung, Harn zu lassen ...«[CK1033] Es besteht eine lähmungsartige Schwäche der Blasenmuskeln, wie sie die Muskulatur insgesamt kennzeichnet. Oft kann der Patient die Blase auch deshalb nicht ganz entleeren, weil ihm das Pressen Schmerzen im Unterbauch bereitet.[CK1012] »Viel wässrichter, farbloser Harn ...«[CK1037] »Oefteres Harnen, aber wenig auf einmal.«[CK1017] Harnsekretion vermindert[CK1013] oder unterdrückt[EN2129]. Der Urin wird beim Stehen bald trübe[CK1046]; oft sieht er weißlich-trübe aus, wie geronnene Milch[GS]. Proteinurie.[EN2146] Häufiger unwillkürlicher Harnabgang[CK1030], besonders nachts im Schlaf[CK1029]. Spannen[CK] oder Reißen in der Urethra. »Brennartiges Zucken in der Harnröhre, ausser dem Harnen.«[CK] Vor Migräneanfällen ist der Urin nicht selten deutlich reduziert, manchmal aber auch wässrig und stark vermehrt.

Die männlichen Geschlechtsorgane zeigen ebenfalls viele Phosphorus-Symptome. Der Geschlechtstrieb kann bis zur Satyriasis gesteigert sein: »Ausserordentlicher, unwiderstehlicher Trieb zum Beischlafe.«[CK1072] Häufige und schmerzhafte Erektionen[EN2221], bei Tag und Nacht[CK1075]. Nächtliche Pollutionen, selbst ohne sexuelle Träume.[CK1084] »Sexuelle Schwäche durch den übermäßigen Gebrauch von Tafelsalz.«[GS] Impotenz[CK1087] infolge von Überreizung der Geschlechtsorgane durch Onanie[GS] oder sexuelle Ausschweifungen[AZ59,100]; auch Rückenmarkserkrankungen davon[(GS)]. »Aus der Harnröhre sickert ohne Erection oftmals Tag und Nacht eine dünne, schleimige, farblose Flüssigkeit heraus.«[AZ59,100] Absonderung von Prostatasekret bei hartem Stuhl.[CK1086] Chronischer Ausfluss aus der Harnröhre infolge Prostatahypertrophie wurde durch Phosphorus geheilt, desgleichen morgendlicher, geringfügiger, schmerzloser Nachtripper.[KE5,549] »Geschwulst des Samenstranges, der nebst dem Hoden schmerzt ...«[CK1067] Phosphorus hat Hydrozele geheilt, die im Gefolge einer gonorrhoischen Orchitis entstanden war.[GS]

Beim weiblichen Geschlecht ist Phosphorus gleichermaßen wertvoll. Das Mittel hat viele Fälle von Unfruchtbarkeit geheilt[KE2,60], angeblich auch solche, die von übermäßiger sexueller Erregung herrührten[UE.] »Ungewöhnliche Reizbarkeit in den Partibus genitalibus.«[PH116 *] »Weibliche Abneigung vor Beischlaf.«[CK1088] Während der Regel heftige Schmerzen im linken Ovar, die bis zur Innenseite des Oberschenkels ausstrahlen, verursacht durch Oophoritis.[GS] Metritis: während der Regel; nach häufigen Schwangerschaften[GS]; mit Pyämie und Phlebitis[GS]. Starke Uterusblutungen[CK1100]: hellrot[CK1097]; klumpig; nach einer schwierigen Entbindung[GY23]; während der Menopause[CK1101]. Häufige und profuse Metrorrhagien bei Gebärmutterkrebs.[GS] Menstruation: zu früh und hellrot[CK1097]; später einsetzend, länger anhaltend und heftiger als gewöhnlich[PH146]. Während der Regel: viel Frost, mit kalten Händen und Füßen[CK1105]; Übelkeit[CK1110]; starke Rückenschmerzen, wie zerschlagen[CK1109]. Phosphorus passt besonders da, wo die Regel eine große Schwäche hinterlässt, mit blauen Ringen um die Au-

* Das Symptom wurde von einem männlichen Prüfer beobachtet, von Allen und Hering aber unter die *Weiblichen Geschlechtsorgane* eingereiht. Kent bringt das Symptom außerdem in einen unpassenden Zusammenhang mit dem nachfolgenden Symptom, indem er schreibt: »Violent sexual excitement with aversion to coition.«

gen, Abmagerung und Ängstlichkeit.[AZ3,116] * Das Mittel kommt auch bei Amenorrhö schwindsüchtiger Frauen in Betracht, die statt der Regel vikariierend an Bluthusten[GS] oder Nasenbluten leiden. »Ihr Geschlechtstrieb ist sehr vermehrt, bis zum Unwiderstehlichen arg.«[GY17] »Reichlicher Weissfluss mit großem Schwächegefühl im Bauche.«[GY24] »Zäher Weissfluss statt der Regel.«[CK1123] »Milchartiger Weissfluss.«[CK1119] »Schleimiger Weissfluss, früh, im Gehen.«[CK1120] Leukorrhö infolge Bleichsucht, bestehend aus weißlichem, wässrigem Schleim, der besonders zur Zeit der Menstruation stark abgeht und nicht selten auch scharf und wundmachend ist.[KE5,643] Oft ist der Ausfluss so beißend und ätzend, dass er Blasen zieht.[SK352;GY25] Brennen und Beißen in der Vagina. »Stiche in der Scheide, bis in die Gebärmutter.«[CK] »Stiche durch das weibliche Becken.«[CK1117] Trotz großer sexueller Erregung beim Koitus besteht ein Mangel an Empfindung in der Vagina, als ob diese taub wäre.[GS] »Große, raue, trockene Feigwarzen in der Vagina«[GS], leicht blutend. »Kavernöse Hämangiome an den äußeren Genitalien.«[GS] Starke Blutungen verursachende Uterusmyome. Profus blutende, blumenkohlartige Wucherungen an der Zervix.[GS;RP718] Ödematöse Schwellung der Labien.[EN2282] Steinharte, sehr schmerzhafte (aber nicht entzündete) Knoten von Gänseeigröße in beiden Brüsten konnten durch Phosphorus zum Verschwinden gebracht werden.[AZ2,192] Fibröse Geschwulst der Mammae.[GS]

Heftiges sexuelles Verlangen während der Schwangerschaft[GY17] und der Laktation. [Nymphomanie mit Krämpfen im siebten Schwangerschaftsmonat.[OB58]] Schwangerschaftserbrechen.[GS] Große, zittrige Schwäche mit Flauheits- und Leeregefühl im Bauch, während der Schwangerschaft.[(GY8)] »Bei Convulsionen Gebärender fährt vor jedem Anfalle eine Hitzeempfindung den Rücken hinan in den Kopf.«[GY34] Schmerzen in der Kreuzbeingegend nach der Entbindung. Phosphorus hat pathologischen Milchfluss außerhalb der Stillzeit geheilt.[AZ11,297] Es ist auch ein bedeutsames Mittel bei Entzündung der Brüste nach der Entbindung, mit viel Hitze, Schwere und Eiterung im Innern der Drüse.[AZ5,307] »In der Milchbrust Rothlaufentzündung mit Geschwulst, unter Brennen, Stechen und Eiterung.«[SK352] Auch bei Erysipel im Genitalbereich kann Phosphorus hilfreich sein.

Kehlkopfentzündung mit Heiserkeit am Morgen[CK1168]. Stimme belegt.[PH131] Empfindlichkeit des Kehlkopfes gegen Berührung[GS] und kalte Luft; Brennen daselbst[SK352]. »Große Schmerzhaftigkeit des Kehlkopfes, das Reden verhindernd.«[SK352] Reizbare Schwäche der Sprechwerkzeuge[GS], bis hin zur Stimmbandlähmung[AZ91,101]. Heftiges Kitzeln im Kehlkopf[CK1159] beim Sprechen.[GS] »Nachts, Erwachen mit Gefühl von Verengerung des Kehlkopfes und der Luftröhre, als müsse er ersticken.«[CK1754] Laryngospasmus. Beständige Reizung zum Husten im Kehlkopf. Kehlkopfschwindsucht[UE], mit Ulzerationen an den Stimmbändern[GS], die zeitweise bluten. Völlige Stimmlosigkeit.[UE] »Kann vor Schmerzen im Kehlkopf nicht sprechen.«[GS] »Heiserkeit, der Kehlkopf wie pelzig, er kann kein lautes Wort sprechen.«[CK1169] Rauheit im Kehlkopf und in der Luftröhre.[CK1163] Phosphorus hat viele Fälle von Pseudokrupp und Diphtherie[SK353] geheilt, wenn auch die übrigen Symptome dem Mittel entsprachen.[KE3,134ff.] Jeder Wetterwechsel, jede Überhitzung und jede Erkältung affiziert den Kehlkopf und verursacht Heiserkeit oder Stimmverlust, besonders bei Rednern und Sängern. Großes Trockenheitsgefühl im Kehlkopf und in der Brust[CK1167]. Aufgrund von Kehlkopfreizung harter, trockener, krächzender Husten, der den ganzen Körper erschüttert. Der Reizzustand erfasst auch die Luftröhre und die Bronchien und ruft Schweratmigkeit[CK1226] hervor. Asthmatische Beschwerden[KE3,194] mit Furcht zu ersticken.[GS] Umklammerungsgefühl im Kehlkopf mit Erstickungsnot.[(CK1754)] Engbrüstigkeit.[CK1242] »Krampfiges Zusammenziehen in der Brust.«[CK1264] Heftiger inspiratorischer Stridor abends beim Einschlafen.[GS] Mühsames Atmen; drohende Lungenlähmung.[ST1,354] »Vollheitsgefühl in der Brust bis zum Hals hinauf, wie nach zu vielem Essen.«[GS**] Schleimräuspern aus dem Kehlkopf nach dem Essen.

* Dieses Symptom wird von Kent irrtümlich den Beschwerden »während der Regel« zugeordnet.

** Kent schreibt: »Fulness in the chest after eating.«

In der Brust erzeugt Phosphorus massive Beklemmungen.[CK1259] Angst[CK1235], Schwäche[CK1298] und Zusammenziehen[CK1256] in der Brust begleiten die meisten Brustaffektionen. Schweregefühl auf der Brust, als wenn eine große Last darauf läge.[CK1246] Ob es sich um Husten, Bronchitis, Pneumonie oder Herzbeschwerden handelt, stets ist ein mehr oder weniger ausgeprägtes Zusammenschnürungsgefühl[CK1265] im Bereich des Thorax vorhanden, als wäre dieser bandagiert, mit einem Band umwickelt[CK1248] oder als wären die Kleider zu eng[CK1252]. Brustbeengung[CK1233], vor allem auf dem oberen Teil der Brust[EN2512], dem Brustbein. »Mattigkeit der Brust«[CK1297] ist fast stets mit vorhanden. »Starkes Drücken mitten auf dem Brustbein«[GS], wie von einem Gewicht. Blutandrang zur Brust[CK1268], mit oder ohne klopfende Empfindung. Hitzegefühl in den Lungen[EN2476], bis zum Kopf aufsteigend; nach oben steigende Hitzewallung in der Brust. »Beklemmung der Brust, als wenn das Blut ganz heiss zum Halse herauf drängte, früh.«[CK1267] Krampfschmerzen in der Brust. Starke Stiche in der Brust[CK1283], besonders linkerseits[CK1284], > beim Liegen auf der rechten Seite.[GS] Dies sind Schmerzen, wie sie typischerweise bei Pleuritis oder Pleuropneumonie auftreten. Die Brustbeschwerden von Phosphorus verschlimmern sich gewöhnlich in kühler Luft.[GS] Wundheitsschmerz, wie roh, in der Luftröhre, bis in die Lungen sich ausdehnend. Wundes Brennen in der Brust.[SK354] »Heftiger Schmerz im linken unteren Lungenabschnitt, < beim Liegen auf der linken Seite.«[GS] Brustschmerzen beim Husten[CK1193], muss die Brust mit den Händen halten[CK1182]. Phosphorus heilt Lungenentzündung mit Angst, Beklemmung[ST1,354] und blutigem Auswurf, zumal wenn hellrotes Blut ausgehustet wird[GS]. Der Patient neigt bei Tuberkulose und akuten Entzündungen im Brustbereich zu starken Blutungen aus den Lungen. Bronchitiden mit hohem Fieber und heftigem, erschütterndem Husten, bei dem alle Glieder zittern[A1,342]; dabei reißende Schmerzen unter dem Brustbein, als würde dort etwas losgerissen, mit Zusammenschnüren in der Brust und im Kehlkopf, als müsste er ersticken[CK1754]. Auch der Kehlkopf schmerzt beim Husten.[AZ79,119] Der Auswurf kann blutstreifig[CK1217] sein oder auch rostfarben[ST1,354], wie bei Pneumonie. Auch eitriger Auswurf[CK1221] kommt vor. In den späteren Stadien wird der Auswurf dick, gelb[KE5,691] und süßlich[AZ61,155]. Phosphorus ist ein nützliches Mittel bei chronischen Bronchialkatarrhen, bei Beschwerden, die von einer Pneumonie oder einer akuten Bronchitis herrühren. Jede Erkältung setzt sich bei Phosphorus in der Brust fest; die Lungen scheinen sehr geschwächt zu sein. Pneumonien im Stadium der Hepatisation[KE3,321], mit heftigem, trockenem, kurz abgebrochenem Husten[ÖZ1,1,193]. Phosphorus, *Sulfur* und *Lycopodium* sind die bei Lungenhepatisation am häufigsten angezeigten Arzneien. Phosphorus ist oft das auf *Arsenicum* folgende Heilmittel, wenn *Arsenicum* auf die Unruhe, Prostration und Angst des Patienten gepasst hat, nun aber wegen einsetzender Hepatisation nichts mehr zur Heilung des Falles beizutragen vermag. Wenn in dieser Situation der Kranke Durst auf eiskaltes Wasser entwickelt, Zusammenschnüren der Brust, trockenes, kurzes Hüsteln sowie lähmungsartige Schwäche der Lungen, wenn zudem der Auswurf blutig oder schaumig[KE3,323] wird, dann ist Phosphorus das beste Mittel. Folgende Symptome finden sich bei der Phosphorus-Pneumonie: Brennen in der Brust[HY15,507]; brennende Hitze des Kopfes mit roten, heißen Wangen[GS]; Fieber; Murmeln und Gestikulieren im Delirium[GS]; heftiger Durst auf eiskaltes Wasser; fächerartige Bewegung der Nasenflügel[GS]; beschwerliches Atmen mit abgebrochenen Inspirationen[GS]; liegt auf dem Rücken, den Kopf weit nach hinten gebogen, um den Kehlkopf zu strecken[GS]; kurzer, trockener Husten[ÖZ1,1,193]; klopfende Karotiden[GS]; Wundheits- und Zerschlagenheitsschmerz im Brustkorb[GS]; beim Husten schneidend brennende oder scharfe, reißende Schmerzen in der Lunge; tiefes Einatmen fast unmöglich, nach jedem Versuch heftiger Husten mit Auswurf von wenig Schleim[HY18,469]. Phosphorus ist besonders dann angezeigt, wenn sich die eintretende Hepatisation neben den typischen physikalischen Zeichen durch ein livides, spitziges Gesicht, kalte Schweiße, kleinen, schnellen und härtlichen Puls sowie häufigen Husten mit schaumigen oder braunen Sputa zu erkennen gibt.[HY19,22] Besonders hat es sich aber auch bei typhösen

Pneumonien bewährt, die mit Empfindlichkeit und Kollern in der Zäkalregion sowie Diarrhöen einhergingen.[HY19,22] Drohende Lungenlähmung. Phosphorus ist außerdem ein wichtiges Mittel, wenn Tuberkulose im Anzug ist, namentlich bei schmalbrüstigen, hageren Personen[GS] von geringer Vitalität. Jede Erkältung schlägt gleich auf die Brust. Nach jeder Erkältung viel Schleimrasseln und harter Husten, der den ganzen Körper erschüttert – bei schwachen, blassen, kränklichen und zu Hämorrhagien geneigten Individuen. »Husten von kalter Luft, welche ihm sehr auf die Brust fällt.«[CK1189] Der Patient fängt an abzumagern[KE3,386 f.], besonders im Brust- und Halsbereich. Zu diesen Symptomen gesellt sich in den letzten Stadien der Schwindsucht hektisches Fieber[SK336]; die mit Gesichtsröte einhergehende Fieberhitze setzt am Nachmittag ein[CK1860] und hält bis nach Mitternacht an, anschließend starke, ermattende Nachtschweiße[SK336]. Eine Gabe Phosphorus in sehr hoher Potenz senkt dieses Fieber und ermöglicht dem Patienten bis zu seinem Tod ein erträgliches Dasein. In allen unheilbaren Fällen sollte Phosphorus nach Senkung des Fiebers nicht weiter verabreicht werden, da es sonst das Fieber wieder anheizen und damit genau das bewirken würde, was es eigentlich verhindern sollte. Es ist nicht ungewöhnlich, wenn sich nach einer Gabe Phosphorus eine Krise einstellt, beispielsweise anhaltender Schweiß oder Durchfall. Solche Ausscheidungsreaktionen sollten niemals in ihrem Ablauf gestört werden, denn sie werden bald von selbst aufhören und den Patienten in einen besseren Zustand versetzen. In manchen Schwindsuchtfällen, vor allem in den letzten Stadien der Schwindsucht, ist Phosphorus ein gefährliches Mittel, wenn man es in sehr hoher Potenz gibt. Die Betreffenden hätten das Mittel erhalten sollen, als sie noch geheilt werden konnten. Doch mag es in einer solchen Situation in der 30. Potenz durchaus gefahrlos zur Anwendung kommen, und in zweifelhaften Fällen kann die C 30 als Test dienen, um zu sehen, ob überhaupt eine Reaktion herbeigeführt werden kann. In Fällen, wo tatsächlich eine Reaktion stattgefunden hat, ist dann später vielleicht auch noch eine höhere Potenz von Nutzen. Doch zu Beginn sollte Phosphorus bei weit fortgeschrittener Tuberkulose besser nicht höher als in der C 30 oder maximal C 200 verabreicht werden. Phosphorus in sehr niedriger Potenz wirkt in wirklichen Phosphorus-Fällen wie ein Gift, und das Einzige, was einige Patienten, die das Mittel so gering potenziert bekommen hatten, davor bewahrt hat, getötet zu werden – was aber bei einigen vielleicht auch die Heilung verhindert hat –, ist dem Umstand zuzurechnen, dass die Arznei nicht ähnlich genug gewesen ist.

Phosphorus hat heftiges Herzklopfen[CK1273], schlimmer durch Bewegung[CK1276] und beim Liegen auf der linken Seite, besonders abends und nachts[CK1275]; vermehrt auch beim nächtlichen Erwachen im Bett[(CK1277)], verbunden mit Blutandrang zur Brust[GS] und Erstickungsgefühl. Engbrüstigkeit und Herzklopfen mit Pulsieren im ganzen Körper[CK]; drückende Empfindung in der Herzgegend[PH141]. Phosphorus hat Endokarditis geheilt, ebenso die im Gefolge davon auftretende Herzdilatation; auch Herzhypertrophie und fettige Herzdegeneration konnten durch die Arznei günstig beeinflusst werden.[GS] Phosphorus ist oft das Heilmittel bei fettiger Degeneration des rechten Herzens, verbunden mit venöser Stase und Gedunsenheit des Gesichts, besonders der unteren Augenpartie.[GS] Bei all diesen Herzaffektionen ist stets Durst auf eiskaltes Wasser vorhanden; der Patient hat das Bedürfnis, sich bei der inneren Hitze, die er empfindet, innerlich abzukühlen. Blutwallungen in der Brust bei jeder Gemütsbewegung[CK1269], besonders heftig bei Aufregung, bei Sorgen, bei Erwartungsspannung. »Akute und häufig rezidivierende Neuralgien im Bereich der Brustwand.«[GS] »Interkostalneuralgie.«[GS] Gelbe[CK] oder bräunliche[CK1593] Flecke auf der Brust.

Das Mittel hat viele Rückensymptome. Steifigkeit im Rücken, besonders im Nacken[CK1342], zwischen den Schultern und im Kreuz. Steifheit beim Aufstehen vom Sitzen. »Gefühl von intensiver Hitze, den Rücken hinauflaufend.«[GS] Hitzegefühl und Brennen an einzelnen Stellen der Wirbelsäule.[GS] Wundheitsschmerz an einzelnen Stellen der Wirbelsäule. Die Dornfortsätze der Brustwirbel zwischen den Schulterblättern sind auf Druck empfindlich.[PH155] Klopfende Schmerzen[CK1338] und Pulsieren an verschiedenen Stellen des Rückens und der Wirbelsäule.[GS] »Das Steissbein schmerzt bei Berührung, als wäre da ein Geschwür.«[CK1310] Der Schmerz im Steißbein hindert an jeder Bewegung.[CK1311] Rückenschmerzen, wie zerschlagen oder zerbrochen[CK], während der Regel[CK1109] und bei der Geburt. [»Schmerz in der Kreuzbeingegend nach der Entbindung.«[GS]] Rückenmarksaffektionen; Entzündungen des Rückenmarks. Spinalirritation mit Schwäche der Gliedmaßen[GS], < nach geistiger Anstrengung, durch fortgesetzte körperliche Anstrengung, Erhitzung, Sonnenstich oder übermäßige sexuelle Betätigung. »Kraftlosigkeit in allen Gliedern, besonders in den Gelenken, wie gelähmt ...«[CK1701] Myelitis.[GS] Rückenmarkserweichung.[GS] Progressive Spinalparalyse.[GS] Phosphorus hat sich bei lokomotorischer Ataxie[GS] als hilfreich erwiesen; viele Symptome, viele Schmerzen konnten dabei durch das Mittel gelindert, die Reflexe wiederhergestellt werden. Auch bei Multipler Sklerose[GS] ist Phosphorus häufig angezeigt; wenn die Krankheit mit Schwäche und Zittern der Gliedmaßen einhergeht[GS], vermag das Mittel ihr Fortschreiten einzudämmen. Bei skrofulösen Kindern hat die Arznei Knochenfraß an den Wirbeln geheilt.[GS] Phosphorus hat, was Erkrankungen des Rückgrats betrifft, ein ausgesprochen breites Wirkungsspektrum.

Lähmungsartige Schwäche oder auch Lähmung[CK1705] von Armen und Beinen, oft in Verbindung mit Taubheitsempfindungen und Zittern. Große Kälte der Hände[CK1417] und Arme.[GS] »Abmagerung, besonders der Hände, dass die Adern deutlich hervorscheinen.«[CK1655] Brennen in den Armen, besonders in den Händen[CK1427] und Handtellern[CK1428]. »Es zieht ihm von Zeit zu Zeit die Finger krumm, wie Klamm.«[CK1440 *] Taubheit und Gefühllosigkeit der Finger[CK1436], besonders der Spitzen[CK]. Große Unruhe in den Beinen.[CK1474] Müdigkeit in den Beinen.[CK1467] Große Schwäche in den Beinen[CK1464], besonders beim Gehen. Unsicherer, stolpernder[GS] oder zittriger Gang. [Gang so unsicher, dass sie bei jedem Schritt zu fallen glaubte.[PH154]] Lähmung der unteren Extremitäten.[AZ47,172] Akute Entzündung der Hüft- und Kniegelenke.[(GS)] Rheumatische Schmerzen – Spannen, Ziehen und Reißen – in allen Gliedern, bald hier, bald da, im Wechsel mit Kopfschmerzen, ausgelöst jeweils durch die geringste Verkühlung.[A3,30] Rheumatismus der Gelenke und der Muskeln[GS]; Steifheit der Gelenke beim Kaltwerden. Alle Beschwerden der Extremitäten werden durch Wärme gebessert, während die Kopf- und Magenbeschwerden durch Kälte Linderung erfahren; auch die Brustbeschwerden werden durch Wärme gebessert. »Die unteren Glieder sind von fötidem Schweiß bedeckt.«[GS] »Ausgedehnte gangränöse Periostitis der Tibia.«[GS] Unterschenkelgeschwüre.[GS] Eiskalte Füße.[CK1530] Der Patient hat oft das Bedürfnis, sich hinzulegen, so matt und erschöpft ist er[CK1687]; er ist häufig nicht imstande zu gehen, oder er taumelt beim Gehen vor Schwäche oder wegen Schwindels[CK122]. Die Schwäche nimmt allmählich immer mehr zu[KE5,55], verbunden mit Zittern und Ohnmachtsneigung.[GS] Muskelzuckungen.[GS] »Krämpfe auf der gelähmten Seite.«[GS] »Epileptische Anfälle, ohne Verlust des Bewusstseins.«[GS**] Neuralgien in vielen Bereichen des Körpers[GS], besonders aber in den Extremitäten, > durch Wärme. Phosphorus hat Polyneuritis geheilt.

Sehr unruhiger Schlaf.[CK1783] Schreckhaftes Zusammenfahren im Schlaf.[CK1772] Somnambulismus.[AZ16,79] Der Patient fühlt sich am Morgen nicht ausgeschlafen[CK1822] – gleichwohl werden die meisten seiner Beschwerden durch Schlaf gebessert, besonders die Kopfsymptome. Er kann nachts nur auf der rechten Seite liegen[CK1725], das Liegen auf der linken Seite verursacht Angst[CK1726], Herzklopfen[CK1275] und Herzschmerzen. Er kann schlecht einschlafen; liegt abends lange wach[CK1724], denkt an die Begebenheiten des Tages und macht sich unnötige Sorgen.

Phosphorus ist nicht selten bei typhösen Fiebern angezeigt[KE4,765] – wenn die hier skizzierten Symptome auf das Mittel hindeuten.

Es gibt viele Ausschläge bei Phosphorus. Die Haut ist trocken[EN3450] und schuppt stark[CK1601].

* Das Symptom wird in den *Guiding Symptoms* mit »Periodical contraction of fingers, like cramp« wiedergegeben. Kent schreibt jedoch statt ***contraction*** versehentlich »constriction« (Zusammenschnürung).

** Kent schreibt »epilepsy; convulsions«, wo es eigentlich ***epilepsy, with consciousness*** heißen müsste (*Guiding Symptoms*, S. 378).

»Kleienartige, trockne Flechten.«[SK333] Blutflecken[SK333] – Petechien, Purpura[EN3469], Ekchymosen[EN3473]. Bläulichrote Flecken.[CK1591] »Gelbe Flecke am Unterleibe und auf der Brust.«[CK] »Jückendes Ameisen-Kriebeln in den gelähmten Theilen.«[CK1577] Empfindungslosigkeit bzw. Taubheit der Haut.[EN3488] Leberfleckähnliche Flechten: hellbraune, unregelmäßig gestaltete Flecke, besonders am Hals, auf der Brust, dem Rücken und der Innenseite der Arme.[AZ5,308] Schuppenflechte an den Knien, Ellbogen, Unterschenkeln und in den Augenbrauen.[AZ85,188] »Jückender Nessel-Ausschlag ...«[CK1588] Blutschwäre.[CK1598f.] »Phlegmonöse Entzündungen; chronisch eiternde Fistelöffnungen, verbunden mit hektischem Fieber ...«[GS] Lymphdrüsenabszesse, »voll fistulöser Geschwüre mit kallösen Rändern, stinkendem, mißfarbigem Eiter und hektischem Fieber«.[SK333] Geschwüre fangen vor Eintritt der Menses an zu bluten.[CK1102]* Tief fressende Geschwüre; indolente Geschwüre; maligne Geschwüre. Phosphorus ist ein nützliches Mittel bei Krebsgeschwüren, die leicht bluten[GS]; ferner hilft es oft bei Blutschwämmen[KE4,306f.]. Phosphorus ist bisweilen bei den septischen Verlaufsformen des Scharlachfiebers angezeigt[KE4,17], wo der Ausschlag sich düsterrot verfärbt oder wo er zurücktritt und auf die Lungen schlägt[A4,21]. Ferner passt die Arznei, wenn nach Zurücktreten des Exanthems Eiterungen einsetzen – am Hals, an den Extremitäten, an den Fingerspitzen –, und außerdem heftiger Durst auf kaltes Wasser besteht, der Rachen purpurfarben aussieht und sich ein trockener, den ganzen Körper durchschüttelnder Reizhusten entwickelt.

* In der *Encyclopedia*, in den *Guiding Symptoms* und bei Kent heißt es fälschlich »on appearance« (*mit dem Eintritt* der Menses). Im Repertorium wurde daraus schließlich die Rubrik »Skin, ulcers, bleeding, menses, during«, was von dem ursprünglichen Symptom noch weiter entfernt ist.

Phytolacca

Phytolacca decandra; Kermesbeere (Wurzel)

Phytolacca ist noch nicht ausreichend geprüft worden, daher kann es hier nur fragmentarisch dargestellt werden. Vor allem psychische Symptome sind bei den Prüfungen nur spärlich zutage getreten, dafür weist die Arznei aber auf anderen Gebieten eine Reihe von Besonderheiten auf. Vieles von dem, was ich hier berichte, ist das Ergebnis klinischer Erfahrung.

Phytolacca hat erstaunlich viel Ähnlichkeit mit *Mercurius*, und es antidotiert dieses auch, wie sich gezeigt hat. Das Mittel passt bei den langwierigen Knochenschmerzen jener Personen, die mit Quecksilber bis zur Salivation behandelt worden sind. Die Schmerzen treten vorwiegend nachts in der Bettwärme auf. Der ganze Körper tut weh – ein chronisches Wundheits- und Zerschlagenheitsgefühl am ganzen Körper. Wundheitsschmerz im Bereich der Knochenhaut, besonders dort, wo Knochen dicht unter der Haut liegen, etwa an den Schienbeinen oder den Gelenken. Auch die Muskeln schmerzen, teils wie wund[GS], teils ziehend, teils krampfartig. Ziehende Schmerzen in den Rückenmuskeln. Nächtliche Rückenschmerzen, besonders schlimm in der Bettwärme. Wie bei *Mercurius* werden all diese Symptome vor allem durch feuchtkaltes Wetter ausgelöst oder verschlimmert. Phytolacca hat mit *Mercurius* auch die große Neigung zu Geschwürsbildung gemein, was seinen Nutzen bei der Behandlung der Syphilis begründet. Alte syphilitische Geschwüre[MM1227] bei erfolglos mit Quecksilber traktierten Patienten. Die Geschwüre können in der Haut auftreten, im Rachen[MM368] und in allen anderen Schleimhäuten.

Krampfzustände. Ziehen in den Muskeln, was sich bis zu heftigen tonischen Krämpfen steigern kann. Opisthotonus[MM953]; manchmal ist auch nur die Zervikalregion betroffen, mit Dorsalflexion des Kopfes. Muskelzuckungen.

Phytolacca ist ein ausgesprochenes *Drüsenmittel*. Die Drüsen entzünden und verhärten sich.[NR1,496] Die Arznei ruft heftige Halsentzündungen hervor[MM356], unter Mitbeteiligung der Drüsen und Lymphknoten des äußeren und inneren Halses. Besonders die Unterkieferdrüsen und die Parotiden können sich entzünden.[NR2,500] Halsentzündung mit Ansammlung von dickem, zähem Schleim. Tonsillen entzündet und geschwollen.[MM325 f.] »Chronische Angina mit geringfügiger Entzündung, ... besonders wenn sich die Entzündung bis zur Uvula, dem Gaumen und der Nasenschleimhaut ausdehnt.«[MM364]

Die Phytolacca-Symptome verschlimmern sich besonders in der Nacht[MM1005 ff.], an kalten Tagen, in kühlen Räumen sowie in der Bettwärme, sodass hier zwischen den Modalitäten Wärme und Kälte ein Widerspruch besteht.

Phytolacca scheint sich in seiner Wirkung vor allem auf die *Brustdrüsen* zu konzentrieren. Bei jeder feuchtkalten Witterung kommt es zu Wundheitsschmerz und zu Knotenbildung in den Mammae. Eine Frau verkühlt sich, und als Folge davon entzündet sich eine Brust. Schmerzhaft empfindliche Brüste während der Menstruation.[MM650] Eine stillende Mutter ist der Kälte ausgesetzt gewesen; die Brüste entzünden sich, und die Milch wird zäh und hängt in Fäden von den Brustwarzen herab; sie kann aber auch geronnen sein.* Schon früher – vor den Prüfungen der Arznei – ist die Wurzel der Kermesbeere in großem Umfang von Viehzüchtern eingesetzt worden, wenn die Milch einer Kuh dick wurde und sich Klumpen im Euter bildeten, zumal wenn der Zustand dadurch ausgelöst worden war, dass die Kuh draußen im Regen gestanden hatte.

Fast jede Aufregung, sei sie durch Furcht, durch einen Unfall oder was immer bedingt, wirkt sich negativ auf die Brustdrüsen aus: Knoten bilden sich, Schmerzen, Hitze und Schwellung entstehen, bis hin zur heftigsten Entzündung mit Eiterung. Kein anderes Mittel

* Kent schreibt, diese Symptome hätten sich in den Prüfungen gezeigt, doch handelt es sich eindeutig um klinische Symptome. Als einziges Prüfungssymptom haben sich in Bezug auf die Mammae »Schmerzen in der rechten Brustdrüse« (*EN* 416) ergeben.

der Materia medica hat sein Wirkungszentrum derart ausgeprägt in den Brustdrüsen. Vergleichbares sehen wir allenfalls bei *Mercurius*, wo die Mammae wund und schmerzhaft werden, sobald sich die Patientin erkältet. Wenn dagegen bei einer stillenden Frau jeder Kummer, jede Besorgnis die Brüste wund werden lässt, geben Sie Phytolacca! Wenn eine Mutter sagt, sie habe keine Milch oder die Milch sei spärlich, dick, schlecht oder sie versiege schnell, dann ist, wenn keine kontraindizierenden Symptome vorliegen, Phytolacca das konstitutionelle Heilmittel. Bei einer Patientin wurde eine blutig-wässrige Absonderung, die nach Entwöhnung des Säuglings noch fünf Jahre anhielt, durch Phytolacca behoben. Die Brüste sind so schmerzhaft, die Brustwarzen so empfindlich, dass die Mutter beim Stillen fast in Krämpfe verfällt, wobei die Schmerzen von den Mamillen in den ganzen Körper ausstrahlen, über den Rücken bis in die Gliedmaßen hinein.[(MM663)]

Phytolacca ist bei bestimmten *Diphtherie*-Epidemien angezeigt[NR2,506], die durch die folgenden Symptome gekennzeichnet sind: starke Anschwellung der Tonsillen[MM380] und des Rachens, der zervikalen Lymphknoten, der Unterkieferdrüsen und der Parotiden; heftige Knochenschmerzen[NR2,506]; Foetor ex ore [selten![NR2,506]] mit dick belegter Zunge; starke Rückenschmerzen; Nasenbluten; Wundheitsschmerz in den Muskeln. Diese Symptomatik ist mit der von *Mercurius* vergleichbar, das mit Phytolacca auch in Bezug auf Diphtherie eng verwandt ist. Bisweilen finden wir bei Diphtherie neben den Pseudomembranen nur Mundgestank, eine belegte Zunge, geschwollene Drüsen und Lymphknoten sowie einen steifen Hals. Dies sieht nach *Mercurius* oder einem der *Merkursalze* aus. Die Halsbeschwerden des *Protojodids (Merc-j-f.)* sind *rechtsseitig*, und sie bleiben entweder rechts oder gehen von dort auf die linke Seite über. Beim *Bijodid (Merc-j-r.)* ist es genau umgekehrt: *linksseitig* oder von links nach rechts wandernd. *Mercurius cyanatus* ist bei dicken, grünlichen* membranösen Auskleidungen des Rachens angezeigt, die sich bis in die Nase erstrecken. Phytolacca zeichnet sich durch viele Quecksilbermerkmale aus.

Syphilis. Phytolacca hat syphilitische Knoten auf dem Schädel[GS] und auf den Schienbeinen geheilt.

Zahlreiche Hautausschläge. »Schuppige Ausschläge: Pityriasis, Psoriasis, etc.«[NR1,495] Ringelflechte[GS] [Tinea]. »Bartpilzflechte (Herpes tonsurans).«[MM1199] Exanthematische Krankheiten, wie z.B. Masern.[MM1194f.] Scharlachroter Ausschlag über den ganzen Körper.[MM1196] Wenig überraschend, vermag Phytolacca Scharlach zu heilen, hat es doch dieses scharlachartige Exanthem und die typische Halsentzündung mit Beteiligung der Drüsen.

Phytolacca hat die Fähigkeit, das Wachstum maligner Tumoren aufzuhalten, namentlich solcher in den Brustdrüsen; Drüsengeschwülste, die hart und szirrhös werden. Bevor man dieses Mittel kannte, gab es nur ein einziges Heilmittel für alte Narben in den Brustdrüsen. Frauen, die vor Jahren nach ihrer letzten Niederkunft Mammaabszesse entwickelt hatten, welche dann durch Zugpflaster und Inzisionen behandelt wurden, haben davon Narben zurückbehalten. Wenn diese Frauen erneut gebären, bekommen sie Probleme: die alten Narben entzünden sich; Ulzerationen entstehen, die die Milchdrüsen zerstören oder die Milchgänge verdrängen und abknicken; die Entzündung wird hochakut, verbunden mit Klopfen und heftigen Schmerzen; blutige Milch tritt aus den Mamillen aus. *Graphites* war in solchen Fällen das alte Routinemittel, aber Phytolacca ist hier meist die bessere Wahl und passt häufiger auf die allgemeinen Begleiterscheinungen. Die bei einer Mastitis im Wochenbett gewöhnlich auftretenden Symptome sind: Schmerzen im Rücken und in den Knochen; Schüttelfrost und Fieber[MM655]. Phytolacca hat ebendies und entspricht damit genau der Natur eines solchen Falls. *Graphites* hat dies nur in beschränktem Maße. Wenn hohes Fieber besteht, Kopfkongestion, klopfende Karotiden und starke lokale Röte, die von der Brustwarze ausgeht, ist *Belladonna* das Mittel der Wahl. Wenn sich die ganze Mamma hart und schwer wie ein Stein anfühlt und die Patientin empfindlich gegen Bewegung

* Bez. der grünlichen Farbe vgl. die Fußnote bei *Mercurius cyanatus*.

und Berührung ist, heißt das Mittel *Bryonia. Mercurius* passt, wenn auch die entsprechenden Allgemeinsymptome vorhanden sind. *Hepar sulfuris* und *Silicea* kommen in Betracht, wenn bereits Eiterung eingesetzt hat und besonders wenn Wärmeanwendung die einzige Linderung für die Patientin darstellt. *Hepar* passt dann, wenn diese Linderung durch Wärme mit den heftigsten Schmerzen, mit starkem Wundheitsgefühl und mit großer Reizbarkeit einhergeht; das Mittel begrenzt die Ausdehnung der Eiterung und führt einen schmerzlosen Abfluss des Eiters herbei.

Phytolacca hat höchst beschwerliche, langwierige, inveterierte Nasenkatarrhe, die am Ende zur Zerstörung der Nasenknochen führen können. »Völlige Verstopfung der Nase beim Fahren in einem Wagen, sodass er ganz durch den Mund atmen muss ...«[MM211]* »Schnupfen und Husten, mit Röte der Augen, Tränenfluss und Lichtscheu; Gefühl von Sand in den Augen, mit Wundheit und Brennen.«[MM199] »Syphilitische Ozäna mit blutig-jauchigem Sekret und Affektion der Nasenknochen.«[NR1,490] »Ulcus rodens [Basaliom] und andere karzinomatöse Nasenaffektionen.«[GS]

Phytolacca ähnelt *Graphites* darin, dass es im Bereich von Fissuren gerne Entzündungen, Verhärtungen und Ausschläge entstehen lässt. Überall, wo die Durchblutung schlecht ist, hat das Mittel die Neigung, Indurationen hervorzurufen.

»Gesicht: eingefallen, livid und leidend aussehend[EN140]; blass[MM218] und hippokratisch; blass-gelblicher Teint[MM221]; blauumränderte Augen.«[GS] »Nächtliche Schmerzen in den Gesichts- und Schädelknochen.«[NR1,490] »Erysipelartige Schwellung im Bereich des linken Ohres und Gesichts, von dort über die Kopfhaut ziehend; höchst schmerzhaft bei Berührung.«[MM234] »Lippen nach außen gekehrt und stramm. (Tetanus.)«[GS] »Geschwüre auf den Lippen.«[MM240] »Schwellung der Unterkiefer- und Ohrspeicheldrüsen.«[NR2,500] »Zunge hervorquellend, auf dem hinteren Teil dick belegt, an der Spitze feuerrot ... (Diphtherie.)«[MM381] »Zunge gelb belegt und trocken.«[MM260] Symptome wie diese findet man bei allen akuten Phytolacca-Beschwerden, und sie gleichen denen von *Mercurius*. Phytolacca ist ein beliebtes Mittel bei den Eklektikern, und wir erkennen in deren Erfolgen die Spuren seiner homöopathischen Wirkung. In Cincinnati pflegten diese Kollegen z. B. bei Mundgeschwüren drei Tropfen der Tinktur in einem Glas Wasser zu verabreichen. Es war bei ihnen in solchen Fällen das Standardmittel, und sie vollbrachten damit nicht wenige Heilungen. »Geschwürige Mundentzündungen.«[NR2,505] Syphilitische bzw. durch Quecksilber hervorgerufene Geschwüre im Mund- und Rachenbereich haben in Phytolacca ihr Heilmittel gefunden[AZ110,158], wenn die Symptome übereinstimmten.

In den *Guiding Symptoms* werden auf über zwei Seiten homöopathische Heilungen von Halsaffektionen dargestellt: Diphtherien, Anginen, Drüsenentzündungen, etc. Es sind schwere Fälle, die neben vorwiegend nächtlichen Knochenschmerzen gewöhnlich mit großen Schluckbeschwerden, mit schmerzhafter Anschwellung der Tonsillen und mit Nekrotisierungstendenz einhergehen. Syphilitische und merkurielle Halsentzündungen. Die Halsbeschwerden werden oft durch warme Getränke verschlimmert, außerdem erhöhen sie sich in der Nacht; Besserung durch Kaltes. Hier eine Zusammenfassung: »Diphtherie: Schwindel und Ohnmachtsanwandlung** beim Versuch, sich im Bett aufzurichten[MM375]; Stirnkopfschmerzen[MM376]; vom Rachen bis in die Ohren schießende Schmerzen, besonders beim Versuch zu schlucken; Gesichtsröte[MM383]; Zunge hervorquellend, hinten dick belegt, an der Spitze feuerrot; Atem fötide, faulig; Erbrechen[MM378]; Schluckbeschwerden, Mandeln beiderseits geschwollen, die linke von drei oder vier Pseudomembranen bedeckt[MM376]; Tonsillen, Uvula und Rachenhinterwand von aschfarbenem Exsudat belegt ...«[GS] Starker Schmerz in der Zungenwurzel beim Schlucken[NR1,490] oder beim Herausstrecken der Zunge.

* Kent schreibt: »Völlige Nasenverstopfung; muss beim Fahren durch den Mund atmen.« Diese Fehlinterpretation beruht auf einer falschen Interpunktion in den *Guiding Symptoms*.

** Statt ***faint*** heißt es in den *Guiding Symptoms* »sick«. »Übelkeit (sickness) beim Aufrichten« ist in den über 15 Diphtherie-Fällen, die Hering in seiner großen Phytolacca-Pathogenese (*Materia Medica*, 1873) schildert, jedoch kein einziges Mal aufgetreten, mehrfach jedoch ***Ohnmacht*** oder ***ohnmachtähnliche Schwäche***.

Phytolacca passt nicht nur bei chronischen Gicht- und Rheumabeschwerden im Bereich der Gliedmaßen, sondern auch bei subakutem Rheumatismus, wenn Verschlimmerung in der Nacht, durch Bettwärme und durch heiße Anwendungen besteht. Wandernde Gichtbeschwerden, von einem Gelenk zum anderen, mit Schwellung und Röte.[NR2,501] Phytolacca passt häufig bei rheumatischen Affektionen, die auf Geschlechtskrankheiten folgen.[MM1162] Syphilitischer Rheumatismus[NR2,500]; die Schmerzen werden in den Knochen empfunden. »Heftige Schmerzen im Hüftgelenk, meist hinter dem Trochanter major, von scharf schneidendem und ziehendem Charakter. Sie begannen um 4 oder 5 Uhr früh und trieben den Patienten augenblicklich aus dem Bett. Beim ersten Aufstehen wurde das Bein so weit hochgezogen,* dass nur der große Zeh den Boden berührte.«[NR2,499] »Syphilitisch oder gonorrhoisch bedingte Ischiasschmerzen ...«[GS] Knoten und empfindliche Geschwüre an den Unterschenkeln (bei chronischem Rheumatismus).[MM1154]

Von einigen Ärzten wurde früher immer *Podophyllum* als das ›pflanzliche *Mercurius*‹ bezeichnet. Viel eher aber steht Phytolacca dieses Prädikat zu, hat es doch ungleich mehr Symptome mit *Mercurius* gemein.

* Bei Kent heißt es »legs drawn up«, was (im Plural!) keinen Sinn ergibt.

Picricum acidum

Acidum picrinicum, Trinitrophenol; Pikrinsäure

Bei der Durchsicht der Prüfungen von Picricum acidum imponieren vor allem anderen die körperliche und die geistige Schwäche. Diese Schwäche nimmt mit der Zeit immer mehr zu und reicht von anfänglicher Mattigkeit bis zu vollständiger Lähmung. Es finden sich unter den Symptomen starke Hinweise auf das Vorliegen einer Erweichung des Gehirns (besonders des Kleinhirns und der Medulla oblongata) sowie des Rückenmarks.[GS;AZ96,79] Der Picricum-acidum-Patient entwickelt frühzeitig eine Empfindlichkeit gegenüber Wärme; er hat ein Verlangen nach kühler Luft, welche seine Kopfbeschwerden und seine ganze körperliche Verfassung positiv beeinflusst. Aufenthalt in kühler Luft und kaltes Baden werden als wohltuend empfunden[GS;EN427], doch reagiert er empfindlich auf feuchtes Wetter [hydrogenoide Konstitution[AZ93,37]]. Taubheitsgefühl in verschiedenen Körperteilen[EN350+414]; Zittern der Muskeln[EN383]; größte Trägheit[EN397 ff.]; ausgeprägte Schwäche[EN330] und Schwere der Gliedmaßen, besonders der Beine, < durch die geringste Anstrengung[EN333]; muss sich vor Erschöpfung hinlegen[EN405]: dies sind hervorstechende Merkmale der Arznei. Schlafmangel[GS], Sorgen und geistige Überarbeitung sind bei Picricum acidum die Auslöser für das Entstehen von Symptomen. Große Gleichgültigkeit.[EN5]

Picricum acidum ist ein typisches ›Hirnermüdungsmittel‹, mit Gleichgültigkeit und Mangel an Willenskraft[EN6], Abneigung gegen Sprechen[AZ99,80], Nachdenken und jede andere geistige Anstrengung[EN7]. Der Patient wird von der geringsten geistigen Arbeit rasch erschöpft[GS], und sie bringt vielerlei Beschwerden hervor, beispielsweise allgemeine Lahmheit[EN413] und Wundheitsgefühl in Muskeln und Gelenken[GS], Durchfall[GS], Brennen entlang der Wirbelsäule[EN315], Schwäche und Schwere der Gliedmaßen[EN330] wie auch des Rückens[EN310]. Er verliert jegliches Interesse an den Dingen seiner Umgebung.[EN7] Er wird reizbar[EN4] durch jede geistige Anstrengung. Ein breites Anwendungsgebiet für diese wertvolle, aber vernachlässigte Arznei finden wir bei den Schulkindern. Wenn das Kind anfängt, das Alphabet zu erlernen, bekommt es Kopfschmerzen, die bei jedem neuerlichen Lernversuch wiederkehren; sie gehen oft mit Erweiterung der Pupillen einher. Auch nach jeder Prüfung in der Schule können heftige Kopfschmerzen auftreten. Ein Schüler mit folgenden Symptomen wurde durch Picricum acidum prompt geheilt: Kopfschmerzen; Schwindel bei längerem Stehen; Schwere des Kopfes[EN18 ff.]; Nasenbluten[EN156]; erweiterte Pupillen[EN144]; kongestionierte Konjunktiven[(EN136 f.)]; Unverträglichkeit von künstlichem Licht [Verschlimmerung der Augensymptome[GS]]; Appetitlosigkeit[EN184]; bitterer Mundgeschmack[EN166]; Erbrechen; Gelbsucht[AZ77,128]. Schwindel [mit Kopfschmerz] von geistiger Anstrengung[AZ99,80], ebenso vom Bücken[EN13], Gehen und Treppensteigen[GS(AZ99,80)].* »Schwindel und Übelkeit ...; konnte sich nicht aufsetzen; schlimmer selbst beim Heben des Kopfes«[EN11]; dieser Zustand wird oft von Kopfschmerzen begleitet[EN11]. Picricum acidum ist ein überaus nützliches Mittel für die Kopfschmerzen von Studenten, Lehrern[AZ99,79] und anderen Geistesarbeitern, aber auch von überarbeiteten Geschäftsleuten.[GS] Es ist häufig übersehen worden, wenn Kopfschmerzen mit großer nervöser Erschöpfung einhergingen[AZ99,79] und ihre Ursache in Kummer und anderen niederdrückenden Emotionen hatten.[GS] Heftige Schmerzen vor allem im Bereich des Scheitels[EN77], der Stirn[EN52] und des Hinterkopfes; Letztere erstrecken sich oft bis in die Halswirbelsäule und das übrige Rückgrat[EN102], verbunden mit lokaler Hitzeempfindung. Kongestive Kopfschmerzen.[GS] Der Patient möchte den Kopf kühl haben; die Schmerzen verschlimmern sich in einem warmen Raum, durch warmes Einhüllen des Kopfes und auch

* Kent schreibt irrtümlich »lameness [?] from stooping, walking, ascending«. Es handelt sich hier vermutlich um ein akustisches Missverständnis; ursprünglich hieß es in der Vorlesung wahrscheinlich ***same as***.

des Körpers; besser durch Ruhe des Geistes wie des Körpers[GS].

Die Kopfschmerzen fangen oft bereits morgens beim Aufstehen an, werden den Tag über schlimmer und stets nachts durch Schlaf besser.[AZ99,79] Der Patient ist am Tage vor Schmerzen völlig außer Gefecht gesetzt, erholt sich aber weitgehend während der Nacht durch die Ruhe und den Schlaf. Bei den Kopfschmerzen besteht in der Regel ein Gefühl äußerster Erschöpfung.[GS] Oft wird das Kopfweh, wie auch andere Beschwerden, von extremer sexueller Erregung begleitet[GS] [beruhend auf einer Hyperämie des Rückenmarks[MW25]], aber das ist kein essenzielles Begleitsymptom.

Die Augensymptome der an Hirnermüdung leidenden Patienten hängen zumeist mit einem Tonusverlust der Augenmuskeln zusammen. Starres Blicken auf etwas, Lesen von Kleingedrucktem und sonstige Anstrengung der Augen führen zu Kopfschmerzen und Augenbeschwerden. *(Onosmodium)* »Gefühl von Sand in den Augen, mit beißenden Schmerzen und scharfem Tränenfluss.«[EN108] »Funken vor den Augen.«[EN150] »Undeutliches Sehen, als würde er durch Nebel oder einen dichten Schleier blicken ...«[EN148]; muss Gegenstände ganz nah vor die Augen halten, um sie zu erkennen[GS]. Trübes und verwischtes Sehen.[EN145] Dilatierte Pupillen. Heftige, intermittierende Schmerzen über dem rechten Auge.[EN116] Dicker, eitriger Schleim in den Augenwinkeln.[GS] Die Augensymptome verschlimmern sich in künstlichem Licht.[GS]

Pusteln und kleine Furunkel im äußeren Gehörgang[GS].

Saures Aufstoßen.[EN190] »Möchte aufstoßen, hat aber nicht die Kraft dazu.«[GS] Übelkeit morgens beim Erwachen, < beim Aufstehen und Umhergehen.[EN193]

Es bestehen Hinweise auf eine Leberstörung: Fettleber[GS], Gelbsucht, Stechen in der Lebergegend[AZ93,38].

Flatulenz mit viel Kollern im Bauch.[EN219] »Diarrhö bei Menschen, die von geistiger Überarbeitung erschöpft sind.«[GS] Gelbe, wässrige Stühle. Stühle wie Haferschleim – hellgelb bis gelblichgrau.[EN238] Reichliche, ölige, gelbliche Stühle.[EN239] Brennen und Schründen im After, während und nach dem Stuhlgang.[EN241] Nach dem Stuhlgang große Erschöpfung[GS], bei schon vorher geschwächten Personen.

Urin von abnorm hohem spezifischen Gewicht, zucker- und eiweißhaltig.[GS] Urin reich an Uraten[EN274], Harnsäure und Phosphaten, arm an Sulfaten.[GS] Großer Phosphatverlust. Blasenschwäche. Nachtröpfeln von Harn nach dem Wasserlassen.[EN255]

In der Prüfung verwandelt Picricum acidum das normale sexuelle Empfinden in Geilheit und Wollust[EN282], mit heftigsten Erektionen, besonders in der Nacht[EN276]. Und es hat diese Symptome vielfach geheilt, selbst wenn sie seit Jahren bestanden hatten.[GS] Schmerzen in Hinterkopf und Rückgrat, Schwere der Glieder und sexuelle Erregung. Wo außerdem große Unruhe der Beine und Füße besteht, wirkt *Zincum picrinicum* besser. Picricum acidum hat auch Impotenz geheilt[GS], ferner Spermatorrhö[GS], wenn der Kranke nicht in der Lage war, seine wollüstigen Gefühle zu dämpfen.

Brennende Hitze entlang der Wirbelsäule, schlimmer durch geistige[EN315], aber auch durch körperliche Anstrengung. Rückenschwäche und Schwere der Gliedmaßen, besonders der unteren. Der Rücken ist so kraftlos, dass der Patient nicht aufrecht sitzen kann; er muss sich im Sessel nach unten sacken lassen oder sich niederlegen. Es geht ihm stets im Liegen besser. Das Mittel hat sich bei Myelitis[GS] als hilfreich erwiesen, einhergehend mit Mattigkeit der Glieder und einem Gefühl, als wären Rumpf oder Extremitäten stramm umwickelt oder zusammengeschnürt; manchmal sind die Beine dabei taub, mit der Empfindung, als würden sie von elastischen Strümpfen fest umschlossen[GS]. Das Mittel hat progressive Bewegungsataxie (Tabes dorsalis) geheilt, die mit Priapismus und Samenerguss gleich nach dem Einschlafen verbunden war.[AZ93,37] Überhaupt wurden viele Fälle von spinaler Schwäche durch Picricum acidum einer Heilung zugeführt.

»Große Schwäche der Beine, besonders des linken, welches zittert.«[EN359] Taubes Gefühl in den Beinen[EN350], mit Zusammenschnürungsgefühl, Kribbeln[GS] und Prickeln wie von tausend Nadeln[EN376]. Große Kälte der Füße[GS]; Gefühl wie erfroren[EN377]. Körperliche Anstrengung erhöht all diese Beschwerden, während lange Ruhepausen dem Patienten guttun.

Der Kranke fühlt sich von der geringsten Anstrengung müde und erlahmt[EN389], in den Gliedern und am ganzen Körper[EN391]. *Äußerste Mattigkeit.*[EN401] Große Muskelschwäche.[EN416] Neigung zu Schläfrigkeit am Tage[GS] und Schlaflosigkeit in der Nacht[EN442], besonders nach geistiger Arbeit.

Platinum

Platina; Platin

Die Platinum-Prüfung zeigt die weibliche Psyche in einem arg ›derangierten‹ Zustand. Das Mittel eignet sich besonders für hysterische Frauen, die durch Schreck[SK374], seelischen Schock, langwährende Aufregung, Enttäuschung oder auch durch anhaltende Blutungen aus dem Gleichgewicht gebracht worden sind. Die Patientin wird arrogant[GS] und überheblich[CK38]. Eines der auffallendsten Charakteristika dieser Arznei ist »Stolz mit Ueberschätzung ihrer Selbst und Verachtung alles Anderen um sie her«[BÖ85]. Sie bildet sich ein, aus einer hochgeborenen Familie zu stammen, während ihre Freundinnen und die meisten ihrer Angehörigen niederer Herkunft seien, weswegen sie auf diese herabsieht[CK36]. All ihre Bekannten sind ihr weit unterlegen. Ein seltsames Phänomen ist dabei, dass sich diese Einbildung auch auf die Wahrnehmung ihres eigenen Körpers auswirkt: Sie hält sich selbst für körperlich groß, ihre Mitmenschen aber im Vergleich zu ihr für kleingewachsen.[CK35] »Neigung, ihre Umgebung zu verachten.«[AR1,1,174] Ernste Besorgnis über eigentlich ganz harmlose Dinge. »Sehr ärgerlich und gereizt über unschuldige Dinge und Worte ...«[CK33] »Verstimmt auf lange Zeit, von geringem Aerger ...«[CK14] Neigung zu großer Ängstlichkeit[CK6] und Weinerlichkeit[CK22]. Herzklopfen und Zittern in allen Gliedern[CK7] bei jeder kleinen Aufregung. »Schreckliche Furcht und Scheu vor dem nahe geglaubten Tode«[SK373], ist des Lebens aber zugleich überdrüssig[CK11]. Furcht ist ein stark hervortretendes Merkmal von Platinum: Furcht, dass etwas Schlimmes geschehen werde[GS]; Furcht, ihr abwesender Ehemann werde nie mehr zu ihr zurückkehren, obwohl er regelmäßig nach Hause kommt. Große Gemütsunruhe[CK11], mit aufgeregtem Auf-und-ab-Gehen und viel Weinen.

Psychische und physische Symptome wechseln sich bei Platinum häufig ab: »Bei Heiterkeit des Gemüthes leidet der Körper und umgekehrt, bei Gemüthsleiden ist der Körper wohl.«[CK30] Seltsame Täuschungen der Phantasie; so kann die Patientin z.B. wähnen, sie gehöre nicht in ihre Familie[CK41], sie sei von besonderer Abstammung oder gehöre einer besonderen Rasse an. Religiöser Wahnsinn[NZ20,173]; sitzt in einer Ecke, sagt nichts und brütet vor sich hin. Die Psychose kann auch eine sexuelle Färbung annehmen und durch unzüchtiges Reden charakterisiert sein, eventuell begleitet von Zittern und klonischen Krämpfen.[GS] Beschwerden (besonders Krämpfe und Geistesverwirrung) durch Schreck, Kränkung oder Zorn erregenden Ärger.[(UE)] »Unwillkürliche Neigung zum Pfeifen und Singen.«[CK29] »Sie spricht fast ununterbrochen von verschiedenen, bald irrigen, bald bei ihr vorgekommenen Gegenständen ... lacht, singt, tanzt, weint, schneidet Gesichter und gestikulirt mit den Händen.«[KE1,40] Außer in solche manischen Zustände kann die Patientin aber auch in tiefe Schwermut[KE1,41] verfallen. Sie entwickelt besonders dann Symptome, wenn ihr Stolz verletzt worden ist. Auch sexuelle Erregung kann Beschwerden hervorrufen. Gewöhnlich gehen bei Platinum die psychischen Affektionen mit Gliederzittern, sexueller Erregung und Taubheitsgefühlen in den verschiedensten Körperregionen einher. Zusammenpressende Empfindungen, drückende Schmerzen, klammartiges Drücken an den Gliedmaßen[CK364] – wie zu fest bandagiert oder wie zusammengeschnürt –, Spannen oder Strammen in der Haut der Extremitäten, wie zu fest umwickelt[CK391]: diese charakteristischen Empfindungen herrschen allenthalben vor und modifizieren viele Lokalsymptome. Taubes Gefühl in der Kopfhaut mit drückendem[CK68], bohrendem[CK82] oder zusammenpressendem[CK62] Kopfweh; Spannen der Kopfhaut; krampfhaftes Zusammenziehen der Kopfhaut[CK83] oder »klammartiges, ziehendes Zusammenschnüren im Kopf«[CK59], das an Heftigkeit allmählich zunimmt: all diese Schmerzen können überall am oder im Kopf auftreten, im Bereich der Schläfen, des Scheitels, der Stirn. Auch Ameisenlaufen oder Kribbeln auf dem Kopf kommt vor.[CK84] »Plötzlich und schnell fährt's ihr wie eine krampfhaft zusammenziehende Empfindung von der rechten Schläfe zur linken durch den Kopf; später ward ihr der Kopf auf beiden Seiten wie taub und zittrig, als wäre er fest mit einem Tuche umwunden.«[AR1,1,130] Kein Symptom ist im Kopfbereich so häufig anzutreffen wie das Taubheitsgefühl in der Kopfhaut; es ist eine Begleiterscheinung fast sämtlicher Schmerzen und Empfindungen. Manchmal wird die Taubheit auch mehr im Kopf[CK55] bzw. im Gehirn[GS] wahrgenommen. Die Kopfschmerzen von Platinum steigern sich *allmählich* bis zu großer Heftigkeit, und ebenso langsam nehmen sie wieder ab.[UE] »Neuralgische Kopfschmerzen bei empfindlichen oder hysterischen Personen.«[GS] Ursachen für die Kopfschmerzen können sein: Ärger[GS], Zorn[GS], Verdruss, Furcht, Hämorrhagien oder auch sexuelle Erregung.

Funken vor den Augen (bei Kopfschmerzen).[GS] Lidkrämpfe (bei Hysterie).[GS] »Fippern und konvulsivisches Zittern der Augenlider.«[UE] »Die Gegenstände erscheinen kleiner, als sie wirklich sind.«[UE] Kältegefühl in den Augen.[CK97] »Klammartiger Schmerz am Augenhöhlrande.«[UE]

Klammartige Ohrenschmerzen.[CK102] »Gefühl, als zöge kalte Luft in das rechte Ohr.«[CK106] Taubheits- und Kältegefühl in den äußeren Ohren, das sich durch die Backen bis in die Lippen verbreitet[CK105]; auch Nase und Teile der Kopfhaut können mit einbezogen werden.

Platinum gehört zu den ›Blutungsmitteln‹. Die Blutungen können aus den verschiedensten Körperteilen und Schleimhäuten erfolgen, und sie bestehen, wo immer sie auftreten, überwiegend aus dicken, dunklen bis schwarzen Koageln.[GS] Auch das Nasenbluten ist von dieser Art.[GS] »Heftiger Klammschmerz an der Nasenwurzel, mit Hitze und Röte des Gesichts.«[GS] Überempfindlichkeit des Geruchssinns.[NZ20,174]

Kältegefühl im Gesicht, am meisten um den Mund.[UE] »Kälte-Gefühl, Kriebeln und Taubheit in der ganzen rechten Gesichts-Seite.«[CK130] Taubheitsgefühl in den Jochbeinen.[CK132] Krampf- oder Druckschmerz im Gesicht, besonders im Bereich der Jochbeine.[CK131 ff.] Heftigste Prosopalgien.[AZ64,68] Nervöse Gesichtsschmerzen von reißendem oder bohrendem Charakter.[AZ39,125]

»Klopfendes Wühlen durch die ganze rechte Kinnlade«[BÖ85], verbunden mit Taubheits- und Kältegefühl daselbst; die Schmerzen kommen und gehen nur allmählich.[(GS)] Gefühl wie verbrannt auf der Zunge.[CK165] »Kriebeln auf der Zunge.«[CK164]

Appetitlosigkeit bei weinerlicher Laune[CK179]; rasche Sättigung wegen großer Traurigkeit[CK181]. Andererseits neigt die Patientin zu Anfällen von Heißhunger, wenn gerade die Laune vorherrscht, ihre Umgebung zu verachten; dann isst sie mit unglaublicher Hast und Gier und kann gar nicht genug bekommen.[AR1,1,174] *

Magen von Luft aufgetrieben.[CK200] »Gähren in der Magen-Gegend.«[CK209] Sichtbares Muskelzucken in der Magengegend[CK196] und an einzelnen Stellen der Bauchdecke[CK239]. »Im ganzen Unterleibe Gefühl, als wäre sie** zu fest geschnürt.«[AR1,1,143] Spannen der Bauchhaut. Heftige Krampfschmerzen im Abdomen. Ziehen in der Nabelgegend wie von einer Schnur, mit einem Gefühl, als würde der Bauch eingezogen. Drückende, herabdrängende Schmerzen im Unterleib. All diese Kolikschmerzen erinnern sehr an diejenigen von *Plumbum*, und in der Tat ist Platinum schon oft erfolgreich gegen Bleikoliken eingesetzt worden.[AZ53,93] Drückende und ziehende Bauchschmerzen von eingeklemmten Blähungen[GS]. Ausgesprochene Trägheit des Darmkanals[GS] – auch dies ähnlich dem, was wir bei *Plumbum* sehen –, mit Stuhlverstopfung und viel Flatulenz[CK250f.].

Stuhlbeschaffenheit: halb verdaut und breiig[CK258]; verhärtet, wie verbrannt[CK256]; spärlich, zäh, lehmartig zusammenhängend, schwer abgehend[CK257]; wie weicher Lehm am After anhaftend[GY10]. Hartnäckige Verstopfung[CK251] mit viel Drang[CK252], aber Unfähigkeit, den Stuhl auszutreiben. »Vergebliches Noththun zum Stuhle.«[CK254] »Oefteres Noththun mit geringem Stuhle, der nur stückweise, nach starkem Pressen erfolgt ...«[CK253] Koliken und Obstipation nach Bleivergiftung.[GS] »Leib-Verstopfung auf Rei-

* Entspricht dem Symptom Nr. 37 in den *Chronischen Krankheiten*. Kent ist hier ein Fehler unterlaufen – er schreibt: »Hasty eating, eats everything around her.« Statt »eats« muss es ***detests*** (verachtet) heißen, wie in den *Guiding Symptoms* richtig zu lesen ist.

** Wahrscheinlich ist gemeint: als wäre *das Korsett* zu fest geschnürt.

sen.«[CK] »Stuhl schwer unter vielem Schneiden,* Brennen und Austreten der After-Knoten.«[CK255] »Brennen im Mastdarme, beim Stuhle, und darauf arges Jücken darin.«[CK270] »Kriebelndes Zwängen im After, wie zum Durchfalle, alle Abende vor Schlafengehen, um dieselbe Zeit.«[CK268] »Kriebeln und Jücken im After, Abends, wie von Maden-Würmern ...«[CK269]

Extremer sexueller Erethismus bei beiden Geschlechtern. »Widernatürlich erhöhter Geschlechtstrieb«[SK379] beim Mann, zur Masturbation veranlassend.[GS] Platinum hat Epilepsie infolge übermäßiger Onanie geheilt.[NZ20,174] Auch bei Platinum-Frauen gehört der sexuelle Erethismus zu den hervorstechendsten Merkmalen. Unerträgliche Aufregung des Geschlechtstriebs[SK379] mit »wollüstigem Kriebeln in den Geburtstheilen und im Bauche«[CK298]. Die äußeren Genitalien sind so empfindlich[CK287], dass die Patientin während der Menses außerstande ist, eine Binde zu tragen. Auch die Vagina ist extrem empfindlich[GY33], sodass der Arzt keine manuelle Untersuchung vornehmen kann.[GS] Dabei handelt es sich nicht um eine Entzündung, sondern um eine Hyperästhesie der Genitalorgane. Erotomanie bei hysterischen Mädchen und jungen Frauen[GS;A4,326] wie auch bei älteren, verheirateten Frauen[A4,325], mit wollüstigem Jucken und Kribbeln in den Teilen. Schmerzen in der Ovarialregion, besonders linkerseits, mit vieljähriger Unfruchtbarkeit[SK379] sind durch das Mittel geheilt worden.[GS] Platinum kommt bei Sterilität vor allem dann in Betracht, wenn diese mit unersättlichem Geschlechtstrieb einhergeht. Brennende[GY14] oder stechende[EN304] Schmerzen in den Ovarien. Oophoritis[NZ20,174], besonders im Zusammenhang mit Gebärmutterblutungen oder Menorrhagien[GS]. Platinum hat Ovarialtumoren und Ovarialzysten geheilt.[GS] Verhärtung der Gebärmutter.[CK] »Gebärmutterentzündung, besonders nach der Entbindung; dabei ungewöhnliche geschlechtliche Neigungen.«[GY13] »Schmerzliches Herabpressen nach den Geburtstheilen ...«[CK286], z. B. bei Uterusprolaps.[GS] Gebärmuttervorfall mit zerrenden Schmerzen im Becken. Uteruspolypen.[GS] Metrorrhagien.[SK379] Menstruation zumeist sehr stark.[CK294] Das Regelblut ist dunkel oder sogar schwarz und geht zum Teil flüssig, zum Teil in Klumpen ab.[GY21 f.] Fast ständig haben diese neurasthenischen Frauen die Empfindung, als stünde ihre Regel unmittelbar bevor.[GY16] Meistens kommt die Regelblutung zu früh und sehr kopiös[CK294], ist dann aber gewöhnlich auch nur von kurzer Dauer.[GS] Das Mittel hat sich bei mit Melancholie einhergehenden Menorrhagien älterer Frauen als hilfreich erwiesen[GS], ebenso bei chronischer Unordnung der Menstruation, wo das Blut alle 14 Tage und übermäßig stark floss[AR1,1,149]. Auch sekundäre Amenorrhö konnte in vielen Fällen durch Platinum geheilt werden.[GS;CK295] Schmerzhafte Empfindlichkeit von Vulva und Vagina beim Koitus, häufig diesen auch ganz verhindernd.[GS] »Weissfluss, wie Eiweiss, ohne Empfindung, nur am Tage ...«[CK299]

Zum Arzneimittelbild gehören auch viele Schwangerschaftsbeschwerden. Das Mittel hat sich zur Verhütung von Aborten bewährt, namentlich bei Frauen, die schon einmal geboren hatten.[NZ20,174] »Profuse, erschöpfende Blutung nach Abortus; das Blut schwarz und geronnen.«[GS] Während der Wehen werden die Uteruskontraktionen unterbrochen durch die schmerzhafte Empfindlichkeit der äußeren und inneren Geschlechtsorgane.[GY27] Wegen dieser Empfindlichkeit kann der Geburtshelfer auch nicht die üblichen Untersuchungen im Geburtskanal durchführen. Krämpfe der Gliedmaßen oder profuse Blutungen während der Geburt; hysterische Krämpfe[NZ5,39]. Konvulsionen im Wochenbett.[Z2,127]

»Nach geistiger Anstrengung Herzklopfen, von Angst und Weinen begleitet.«[GS] Taubheitsempfindungen, Zittergefühl, wirkliches Zittern und zittrige Unruhe überall in den Gliedmaßen.[AR1,1,158 ff.] »Zittrige, kriebelnde Unruhe in den Unterschenkeln, im Sitzen, mit Taubheits- und Erstarrungs-Gefühl; vorzüglich Abends erhöht und auch im Bette.«[CK418] Kalte Füße.[CK] »In der linken großen Zehe schmerzliches Gefühl, als wäre sie mit Bindfaden fest umwickelt.«[AR1,1,163] Dieses Umwickelungsgefühl kann an allen möglichen Körperteilen auftreten. »Strammen der Oberschenkel im Sitzen, wie zu fest umwickelt, mit Schwäche-Gefühl darin.«[CK391] »Zittri-

* Kent schreibt versehentlich »aching« statt ***cutting***.

ges Taubheits-Gefühl, wie zu fest gebunden, in den Knieen, bis in den Fuss.«[CK408]

Die Nerven sind bei Platinum die meiste Zeit in einem überreizten Zustand. Oft ist die Patientin auch müde, schlaff und hinfällig.[CK466] »Lähmungsartige Schwäche, < in der Ruhe; Taubheit, Steifigkeit und Kälte.«[GS] »Schmerzhafte Zittrigkeit des ganzen Körpers, mit Klopfen in den Adern.«[CK463] Taubheitsgefühl in der Kopfhaut, in den Füßen[CK424], in den Händen und besonders in den Fingern[CK379f.], in den Extremitäten allgemein. »Neuralgische Schmerzen, verschiedenartig und die Lokalisation wechselnd.«[GS] »Krampfhafte Beschwerden, vorzüglich des weiblichen Geschlechtes und besonders bei Hysterischen.«[SK371] Krämpfe aufgrund des sexuellen Erethismus.[GS] Kältegefühl, Kribbeln und Taubheit in der Haut[(CK130)], besonders bei Fieber.[(GS)]

Plumbum

Blei *

Anhand des Bleis lässt sich sehr schön zeigen, wie stark ein Gift selbst in extrem verdünnter Form den menschlichen Organismus zu beeinflussen vermag. Wenn man bedenkt, wie schwer löslich das Blei ist, und sich vergegenwärtigt, welch geringe Mengen davon beim Anstreichen [als Bestandteil von Deckfarben, zumeist als Bleiweiß] auf unsere Zimmerwände gelangen und wie viel Menschen trotzdem vom Schlafen in frischgestrichenen Räumen krank werden, so stellt sich die Frage, wie wenig Blei es wohl bedurfte, um diese Menschen krank zu machen. Immer wieder kommt es vor, dass Menschen durch längeren Aufenthalt in Räumen, die gerade erst gestrichen worden sind, an Koliken und anderen akuten Vergiftungserscheinungen des Bleis erkranken. Eine große Zahl von Individuen ist gegenüber Blei ausgesprochen empfindlich. Diese Empfindlichkeit tritt bei ihnen deutlich stärker hervor, als man es etwa bei Malern und Anstreichern beobachtet, die Bleifarben oft über Jahre ungestraft verwenden können; doch irgendwann reagieren auch sie plötzlich empfindlich auf die ständigen Bleiausdünstungen. Man fragt sich, wie viel Blei wohl ein solcher Maler im Laufe der Zeit über die Luft in sich aufnimmt. Das Metall hat in der Luft eine so geringe Konzentration, dass es mikroskopisch nicht zu erfassen ist, und doch ist es ausreichend, um ihn krank zu machen. Wir haben kein Messverfahren, mit dem wir herausfinden könnten, wie viel Blei vom Organismus tatsächlich aufgenommen wird. In der Homöopathie machen wir Gebrauch von diesen Bleivergiftungen – von den typischen Lähmungen der Bleiarbeiter, von den Koliken der Maler –, denn sie ergänzen die regulären Prüfungen um wichtige Aspekte und vermitteln uns so ein vollständigeres Arzneimittelbild.

Wenn wir uns die Symptomatologie von Plumbum ansehen, fallen uns zunächst die vielen Lähmungserscheinungen ins Auge.[SK383] Alle Aktivitäten des Körpers, alle Organfunktionen sind deutlich verlangsamt. Die Nerven übermitteln ihre Signale nicht mehr mit der üblichen blitzartigen Geschwindigkeit; die Muskeln arbeiten träge und schwerfällig. Zunächst entsteht Parese, dann Paralyse, zuerst einzelner Teile und schließlich des Ganzen. Auch die geistigen Fähigkeiten sind beeinträchtigt, verlangsamt, desgleichen das Sensorium[EN167]. Der Kranke kann kaum etwas im Gedächtnis behalten.[R1,23] Es fällt ihm schwer, Dinge zu begreifen. Beim Reden findet er oft nicht die passenden Worte, um sich auszudrücken.[EN176] Das Denken ist verlangsamt. Im Gespräch mit einem solchen Patienten wundert man sich, worüber er wohl die ganze Zeit nachdenkt, während er sich eine Antwort überlegt. Auch die Hautnerven reagieren träge. Wenn man ihn mit einer Nadel in die Haut sticht, dauert es eine ganze Sekunde bis er »Au!« sagt. Normalerweise würde man eine sofortige Schmerzreaktion erwarten, doch beim Plumbum-Patienten zuckt die Gliedmaße mit so großer Verzögerung, dass man schon glaubt, er sei gänzlich empfindungslos. »Anästhesie der gesamten Hautoberfläche.«[EN3806f.] Bei akuten Erkrankungen besteht eine »eigenthümliche Hyperästhesie der Hautnerven«[ZÖ1,50], während die chronischen Krankheiten eher durch Empfindungslosigkeit gekennzeichnet sind. Taubheit der Finger[EN3210] und Zehen[R1,782], der Handflächen[EN3133] und Fußsohlen; die Taubheit kann sich über die ganze Haut bis zum Rücken hin ausdehnen.

Auch die trophischen Funktionen sind verlangsamt, sie können den Gewebeabbau nicht mehr kompensieren, sodass der Patient über kurz oder lang fast bis zum Skelett abmagert.[R1,938] Die Haut ist runzlig, faltig, welk[GS], an vielen Stellen dicht auf den Knochen aufliegend. Manchmal findet die Abmagerung auch nur lokal statt und dann gewöhnlich an schmerzhaften [oder gelähmten[R1,936]] Kör-

* Neben dem *Metall* auch das *Carbonat* (Bleiweiß) und das *Acetat* (Bleizucker); mit Letzterem hat Hartlaub seine Prüfung durchgeführt (*Reine Arzneimittellehre*, Bd. 1).

perteilen; der schmerzhafte Teil verkümmert. Schmerzen im Verlauf des Ischiasnerven: von brennendem oder schießendem Charakter; mit einem Gefühl, als würden die Knochen aus dem Fleisch gezogen oder als würde an den Knochen entlanggeschabt, mit Abmagerung der Extremität. Schmerzen in den Schultergelenken[EN2918] und die Arme herab[EN2924]. Heftige Schmerzen im Bereich des Plexus brachialis, und der betroffene Arm verkümmert. Neuralgie einer Gesichtshälfte, und diese Seite magert ab. Lähmung einzelner Muskeln, und diese Muskeln schrumpfen. Die Lähmung kann Flexoren wie Extensoren betreffen, vor allem aber werden die Extensoren befallen. Die Lähmung beginnt gewöhnlich an den Streckern, sodass es im Bereich der Arme zu der typischen Fallhand[EN3013] kommt. Der Patient kann die Hand nicht strecken, nichts mit der Hand anheben. Lähmungsartige Schwäche der Hand- und Fingerstrecker[AZ102,173], z. B. bei Klavierspielern; sie können ihre Finger nicht rasch genug heben, um den Takt zu halten, während die Fingerbeugung nicht behindert ist. *Curare* ist ein weiteres Mittel, das diesem Leiden von Pianisten entspricht; es ist eine Parese oder Lähmung aufgrund von Überanstrengung der Extensoren. *Rhus toxicodendron* kommt in Betracht, wenn die Muskeln durch stundenlanges Üben von bestimmten Läufen und Tonleitern ermüdet sind, wenn der Spieler immer wieder dieselben Dinge wiederholen muss. Doch ist *Rhus* vor allem ein Akutmittel und hält deswegen nicht sehr lange vor. Ein *Rhus*-Zustand ist besonders dann gegeben, wenn Muskeln bei gleichzeitiger Verkühlung überanstrengt worden sind und eine Schwäche der Muskeln zurückbleibt; es ist z. B. bei Parese von Muskeln im Anschluss an ein kaltes Bad angezeigt – Nasswerden bei körperlicher Ermüdung bringt den *Rhus*-Zustand hervor. Für die chronischen Folgezustände von derartigen Geschehnissen eignet sich in erster Linie Plumbum und bisweilen auch *Curare*.

Parese des Darmtrakts mit Stuhlverstopfung[GS]; der Patient kann nicht zum Stuhl pressen. Er kann zwar die Bauchmuskeln zu Hilfe nehmen, aber durch die Parese des Mastdarms kommt kein Stuhl heraus.

Auch die Blase ist nahezu gelähmt[GS]; sie kann den Harn nicht austreiben, weil die Blasenmuskulatur ihre Dienste versagt – Harnverhaltung entsteht[AZ103,132]. Plumbum hat sowohl Harnverhaltung als auch unterdrückte Harnabsonderung[R1,555].

Die Lähmungen treten im chronischen Stadium auf. In den akuten Zuständen finden wir in erster Linie Fieber, Koliken, plötzliche Obstipation, reißende Schmerzen in den Gedärmen[EN1479], Verdauungsstörungen mit Erbrechen. Alles Genossene wird sauer.

Heftiges Erbrechen[EN1257]; Erbrechen von allem, was in den Magen gelangt[EN1255]. Chronischer Magenkatarrh, mit Erbrechen eines eiweißähnlichen, süßlichen Schleims.[GS] Koterbrechen.[R1,308] Erbrechen einer grünen, galligen Flüssigkeit.[EN1288] Erbrechen von schwärzlichem Blut. »Saures Aufschwulken.«[R1,281]

Blei ist ein langsames, heimtückisches Gift von anhaltender Wirkung; es verschwindet nicht aus dem Organismus, sondern ›etabliert‹ sich darin und erzeugt ein eigenes Miasma. Daher passt es als Arznei auf schleichend sich entwickelnde, chronische Fälle, die keine Genesungstendenz erkennen lassen. Spinale progressive Muskelatrophie; fortschreitende Lähmung. Chronische Obstipation; chronische Harnretention; chronisches Nachlassen der Geisteskräfte.

Neben der Verlangsamung des Intellekts, die ein Allgemeinsymptom ist, kommt auch häufig Melancholie und Niedergeschlagenheit[R1,1 ff.] vor. Der Patient hat das Gefühl, es stünde etwas Schreckliches bevor; glaubt, er habe eine Todsünde begangen oder durch seine Sünden sein Seelenheil verspielt. »Tiefe Melancholie, mit Bangigkeit und Unruhe ...«[GS] Schwäche des Körpers wie des Geistes. Was seinen geistigen Zustand betrifft, ist der Kranke zwar langsam im Denken, gleichwohl denkt er aber sehr viel nach, und er bemüht sich auch zu denken. Nachts halten ihn seine Gedanken vom Schlaf ab; Schlaflosigkeit[R1,967] durch das ständige angestrengte Nachdenken. Sein Verstand ist stark beeinträchtigt[EN164], zugleich ist er aber reich an Phantasievorstellungen und Gefühlen. Unfähigkeit, zu begreifen und sich zu erinnern. Die phasenweise auftretende Schlaflosigkeit wird, wenn der Zustand sich verschlimmert, von komatösen Phasen abgelöst, die mit Anurie einhergehen. Urämisches Koma; Urämie. Vielleicht können Sie es sich besser einprägen, wenn ich Ihnen einen klinischen Fall schildere: Vor einigen Jahren konsultierte mich ein Arzt wegen seiner Frau. Sie war seit zwei Tagen bewusstlos gewesen und hatte schon seit mehreren Tagen keinen Harn mehr gelassen. Die Katheterisierung hatte ergeben, dass die Blase leer war. Die Patientin wies eine ganze Reihe von Symptomen auf, doch es waren gewöhnliche, uncharakteristische Symptome. Schon Tage zuvor war ihre geistige Verlangsamung aufgefallen, und dann klagte sie über ein beständiges Ziehen am Nabel, als würde dieser von einer Schnur zum Rückgrat gezogen; kurz darauf setzte das Koma ein. Der Kollege kam nun in größter Sorge mitten in der Nacht zu mir. Er berichtete außerdem, sie sei leichenblass und atme nur sehr langsam. Auf meinen Rat verabreichte er ihr eine einzige Gabe Plumbum in Hochpotenz, und nach wenigen Stunden schied sie Urin aus und konnte das Bett verlassen. Es war ihr erster und letzter Anfall dieser Art.

Heftiges, krampfhaftes Herzklopfen[AZ9,13], vermehrt beim Liegen auf der linken Seite[GS], mit großer Präkordialangst[R1,688]. Hypertrophie und Dilatation des Herzens.[GS] Stiche in der Herzgegend.[R1,687]

Hysterische Veranlagung; hysterische Kontrakturen[(R1,797)] und hysterische Bewegungen. Schmerzhafte Fingerkrämpfe; Krämpfe einzelner Körperteile[R1,912], etwa der Hände oder der Füße, sowie Konvulsionen des ganzen Körpers[R1,923]; scheinbare Delirien; Herzschmerzen; stellenweise Taubheitsempfindungen: all dies können hysterische Phänomene sein.

Plumbum erzeugt eine Neigung, zu täuschen und zu betrügen. Eine Frau, die in Selbstmordabsicht Bleiacetat eingenommen hatte, geriet daraufhin in einen ausgesprochen hysterischen Zustand. Sie simulierte stundenlang eine Ohnmacht, wenn jemand in ihrer Nähe war. Sobald sie sich aber unbeobachtet fühlte, stand sie auf, ging umher und bewunderte sich im Spiegel. Hörte sie aber jemanden die Treppe hochkommen, legte sie sich rasch wieder aufs Bett und stellte sich bewusstlos. Selbst wiederholtes Stechen mit einer Nadel ertrug sie ohne Reaktion, und es war kaum erkennbar, ob sie überhaupt atmete. Plumbum prägt der Psyche ein hysterisches Element auf – eine Neigung, zu täuschen, Krankheit zu simulieren und vorhandene Beschwerden zu übertreiben. Die Arznei geht hier an die Wurzel des Übels, vorausgesetzt, die Symptome stimmen überein.

Die Stimmung des Patienten ist sehr wechselhaft; seine Einbildungen wechseln ebenso häufig wie seine Gefühle. Plumbum ist ein hochgradig emotionales Mittel. Während der Verstand durch seine Verlangsamung allgemein in Mitleidenschaft gezogen ist, sind doch die meisten der auftretenden Symptome emotionaler Natur.

Plumbum hat Nierenerkrankungen geheilt, die mit Proteinurie einhergingen, des Weiteren Diabetes mellitus.[GS] Urin spärlich[EN2110] und dunkel, von hohem spezifischen Gewicht[EN2081]. Harnverhaltung durch mangelnde Empfindung der Blasenfüllung.

Schlaganfall.[R1,864] Wenn bei apoplektischem Sopor *Opium* hinreichend ähnlich gewesen ist, um die Kongestion im betroffenen Hirnbezirk zu beseitigen, tritt nicht selten Plumbum auf den Plan. Plumbum, *Phosphorus* und *Alumina* sind hier drei Rettungsanker; sie entsprechen häufig den Restsymptomen, wenn der akute Zustand durch *Opium* gebessert worden ist. Die Lähmung der Muskeln, die paralytische Schwäche einer Körperhälfte oder einzelner Körperteile zeigen die Verwandtschaft von Plumbum zu solchen Fällen.

Es gibt noch ein Merkmal, vor allem im Bereich des Oberkörpers, des Kopfes und der Psyche, das in den Büchern nicht klar genug zum Ausdruck kommt, gleichwohl aber Ihre ganze Aufmerksamkeit verdient. Die Geistes- und Gemütssymptome wie auch die Kopfsymptome werden durch jegliche körperliche Anstrengung stark verschlimmert, besonders durch Anstrengung in freier Luft. Beim Gehen im Freien wird dem Patienten heiß im Kopf, sein Gesicht aber wird blass und seine Extremitäten kalt; Hände und Füße werden eiskalt[EN4091], wie abgestorben. Wenn der Patient die Anstrengung fortsetzt, nimmt sein Gesicht geradezu leichenhafte Züge an. Solche Personen können sich nicht längere

Zeit bewegen, ohne davon kalte Gliedmaßen zu bekommen. Es besteht eine Hirnreizung mit Schmerzen in der Hirnbasis, im Nacken und in den Hirnnervenganglien. Kalte Extremitäten durch Anstrengung, und zwar nicht durch geistige Anstrengung, welche weitgehend toleriert wird, sondern durch körperliche Anstrengung, wie etwa durch Gehen im Freien. »Anfallsweise exazerbierende Gliederschmerzen, so heftig, dass er laut aufschreit; sie werden durch Druck etwas gelindert, aber durch Bewegung verschlimmert.«[EN2772] Die Gliederschmerzen treten vorwiegend abends und nachts auf[EN2750] und betreffen mehr die Beine als die Arme[EN3283]. »Blitzartige Schmerzen in den unteren Gliedmaßen.«[EN3300] Zittern der Glieder.[R1,853] »Einzelne Zuckungen in den Gliedmassen.«[R1,909]

Der Plumbum-Patient ist stark abgemagert[R1,938] und friert sehr leicht[R1,991 ff.]; selbst bei warmem Wetter muss er sich dick anziehen, nicht am Kopf, aber am übrigen Körper. Die Glieder sind kalt[R1,992], bläulich verfärbt[R1,808], taub[MA3,305], abgemagert[R1,936], schweißbedeckt. Stinkender Fußschweiß.[KE1,656] Füße und Zehen haben eine verschrumpelte Haut, wie bei den Händen einer Waschfrau. Bläschen an den Zehen; Bläschen zwischen den Zehen, mit Brennen. Brennende Geschwüre daselbst. Stellenweises Absterben oder auch Gangränbildung[GS] der Haut an Fingern und Zehen. Schwielen an den Füßen; Hühneraugen; entzündete Fußballen.

Im Zusammenhang mit den chronischen Kopfaffektionen entwickeln sich Muskelverkrampfungen im Bereich des Halses, des Nackens und des Rückens. Ziehen[R1,697] und Spannen[R1,699] im Genick sowie Zucken von einzelnen Muskeln und von Gliedmaßen weisen auf eine Beteiligung der Hirnhäute hin. »Geschwulst der Unterkiefer- und Unterzungendrüsen.«[GS] Häufige tetaniforme Krämpfe, mit Trismus[GS]. »Deutliche blaue Linie entlang dem Zahnfleischrand.«[EN804] »Zahnfleisch: bleich[R1,167]; zeigt einen bleifarbenen Rand[EN835]; bläulich[EN824], purpurn oder bräunlich[EN832] verfärbt; locker, aufgetrieben[MA1,799]; von schmerzhaften, harten Knoten durchsetzt[R1,166].«[GS] »Zunge: trocken, braun und rissig[R1,228]; gelb[R1,226] oder grünlich[R1,227] belegt; trocken, rot und glänzend (bei Gastritis).«[GS] Fötider Mundgeruch.[EN996] Große Mundtrockenheit.[R1,209] Übelriechende Geschwüre im Mund.[R1,179] »Aphthen im Munde und Schlunde.«[R1,177] Fremdkörpergefühl im Schlund.[R1,195 ff.] »Aufsteigen einer Kugel in den Hals (Globus hystericus).«[R1,200] »Lähmung der Schlundmuskeln und Unvermögen, Speisen niederzuschlucken.«[R1,206] Lähmung des Ösophagus.

Magen und Darm sind unfähig, die Speisen richtig zu verdauen; auch die Assimilation der Nährstoffe ist gestört. »Heftige Kolikschmerzen, unter welchen er sich wie ein Wurm krümmte.«[R1,392] Ein ständiges Gefühl, als würde der Unterleib am Nabel von einer Schnur einwärts gezogen.[R1,412 ff.] Auch objektiv bekommt das Abdomen oft eine konkave Form, als würden Bauchdecke und Wirbelsäule aneinanderhaften.[R1,412+418]

Stuhlverstopfung ist ein häufiges und bekanntes Merkmal von Plumbum. Dabei sind die Verstopfung, die Koliken und andere Bauchsymptome gewöhnlich miteinander verbunden. Die Obstipation geht mit heftigem, aber zumeist vergeblichem Drängen[R1,539 f.] sowie mit schrecklichen Schmerzen durch Zusammenschnüren und Hinaufziehen des Afters[R1,547] einher. Der Verstopfungsstuhl ist in der Regel hart und rundlich-knollig, wie Schafskot.[R1,518 ff.] So sehr sich der Patient auch abmüht, er bringt kaum einmal Stuhl heraus. »Zusammenschnürungen der Gedärme und anderer Baucheingeweide, sodass dabei der Nabel gegen die Wirbelsäule zurück und der After in die Bauchhöhle hineingezogen wird.«[R1,417] »Äußerster Schmerz im Abdomen, der von dort in alle Teile des Körpers ausstrahlt.«[EN1724] »Heftige Koliken mit Einziehung des Abdomens; beugt sich rückwärts; motorische Nerven am meisten affiziert.«[GS] Flatulenz[R1,479] mit viel Kollern und Poltern im Unterleib[R1,473]. Koprostase.[GS] Vaginismus[EN2172] – entsprechend der allgemeinen Krampfneigung des Mittels. »Neigung, im Bett die seltsamsten Positionen einzunehmen.«[HC4,12] Anämie.[EN3507] Chlorose.[HY17,297] »Völlige Abzehrung.«[R1,940] Muskelatrophie.[GS] Wandernde Schmerzen.[ÖZ3,1,206] »Wassersuchten.«[R1,949] Gelbsucht.[R1,951]

»Brennen in den Geschwüren wie Feuer«[R1,821] ist typisch für das Mittel, wo immer die Geschwüre auftreten mögen.

Podophyllum

Podophyllum peltatum; Schildförmiger Entenfuß, Maiapfel

Dieses Mittel wird außer bei akuten Erkrankungen nur selten eingesetzt, gleichwohl ist es ein tiefgreifendes Mittel, dessen Wirkung sehr lange anhält. Es beeinflusst den Organismus nachhaltig und vermag selbst tiefverwurzelte miasmatische Leiden zu heilen.

Podophyllum affiziert in besonderem Maße die Baucheingeweide; seine Symptome zeigen sich zu einem großen Teil an den Bauchorganen einschließlich der Leber und der Beckenorgane. Das Abdomen scheint der erste Angriffspunkt der Arznei zu sein. Der Magen-Darm-Trakt wird so stark in Mitleidenschaft gezogen, dass die Verdauung und Assimilation der Nahrung vollständig darniederliegen. Alles, was in den Magen gelangt, wird bald sauer.[AH2(B)57] Die Magendrüsen sind bisweilen wie gelähmt; es findet keinerlei Verdauung statt, bis schließlich Erbrechen und Durchfall einsetzen. Damit gehen häufig seltsame Geräusche und Empfindungen einher, etwa ein Poltern[AH2(B)76] oder Glucksen[GS] im Bauch oder eine Unruhe, als würden tausend kleine Lebewesen im Bauch herumzappeln oder als würden sich Fische dichtgedrängt umeinander winden[GS], wie wir es manchmal vor einem Gewitter in Teichen beobachten können. Kollern und Poltern der Blähungen in den Gedärmen, mit heftigen Krampfschmerzen[AH2(B)91], die zum Zusammenkrümmen nötigen[AH2(B)96]. Das Abdomen ist schmerzhaft und druckempfindlich; es besteht ein Wundheitsgefühl im Intestinum, das sich auch auf den Magen und die Leber erstreckt. Anschließend strömt mit glucksenden Geräuschen ein wässriger Stuhl aus dem After; er stürzt in so gewaltigen Mengen heraus, dass sich der Patient fragt, woher wohl all die Flüssigkeit kommen mag – und schon bald wiederholt sich das Geschehen. Sehr häufige Stuhlentleerungen[AH2(B)108] in großen Mengen. Dieses Wundheitsgefühl, die Krampfschmerzen und das Poltern gehen gewöhnlich dem Stuhlgang voraus, doch manchmal halten sie auch während des Stuhlgangs an. Anschließend geht es dem Patienten in der Regel besser. Der durchfällige Stuhl spritzt stotternd heraus, weil gleichzeitig viele Blähungen abgehen; doch ist dies bei Podophyllum nicht so ausgeprägt wie bei *Aloe*. Häufig kommen und gehen die Koliken auch ohne irgendeine Stuhlentleerung. Auch schmerzlose Durchfälle[GS] kommen vor, wie bei *China*, welches diese charakteristischerweise tagsüber nach dem Essen oder auch nur nachts hat. Schwarze Stühle[HC1,69], wie Tinte. Die Fäzes können faulig riechen[GS] oder auch nicht. Bei nicht stinkenden Stühlen ist Podophyllum allerdings nur selten angezeigt. Schon bald nach der Defäkation beginnt der Tumult im Bauch von Neuem, und wieder findet der Patient durch Stuhlabgang Erleichterung. Dieser Prozess wiederholt sich immer wieder. Es hat den Anschein, als wollte sich der Körper all seiner Flüssigkeitsreserven entledigen, ähnlich wie wir es bei der akuten Sommerdiarrhö[AH2(B)123], bei der Säuglingstoxikose [Cholera infantum[AH2(B)122]] und bei der asiatischen Cholera sehen. Diese Krankheitsformen sind es auch, wofür Podophyllum in der Routinepraxis am häufigsten eingesetzt wird. Vor allem bei der Sommerdiarrhö, die in der zweiten Nachthälfte entsteht, namentlich um drei[GS], vier[EN116] oder fünf Uhr, muss an Podophyllum gedacht werden. Dabei besteht ein ungeheures Rumoren im Bauch, verbunden mit Krampf- und Wundheitsschmerzen sowie einer Prostration, die so ausgeprägt ist, dass es den Anschein hat, der Patient werde sterben, wenn sie nicht binnen ein oder zwei Tagen gebessert werden kann. Reiswasserstühle, die beim Stehenlassen eine gallertige Konsistenz annehmen.

Zu diesem schmerzhaften Rumoren im Bauch gesellt sich eine höchst unbehagliche Empfindung, die nur schwer zu beschreiben ist. Es ist ein sterbenselendes Gefühl im Bauch, das von manchen als Leere-[AH2(B)89] oder Hohlheitsgefühl[AH2(B)88] beschrieben wird, als würde man fasten, und dennoch besteht keinerlei Appetit; ein schreckliches Gefühl von Flauheit und großer Schwäche, als wollten sämtliche Eingeweide herausfallen. Es verwundert nicht, dass die Kranken so empfinden, denn Podophyllum erzeugt ein erstaunliches Maß an Relaxation. Manche Patientinnen haben auch das Gefühl, als würden die Eingeweide regelrecht nach unten gezogen. Die Gebärmutterbänder erschlaffen, mit der Folge eines Prolapsus, der massive Ausmaße annehmen kann.[AJ5,232] Auch das Rektum kann viele Zentimeter nach außen treten.[AH2(B)134] Dieses Senkungsgefühl, als würden alle Bauchorgane nach unten drängen, ist ein häufiges Merkmal von Podophyllum; es scheint primär von der Lebergegend auszugehen. Schwächegefühl im Bauch, begleitet von Wundschmerzhaftigkeit.

Herabzerren in der Ovarialregion; die Eierstöcke sind kongestioniert. Der Uterus ist vergrößert und so schmerzhaft bei Berührung des Unterbauches, dass selbst leichte Bekleidung nicht ertragen wird. Das Abdomen ist bei Durchfallerkrankungen, die mit Erbrechen einhergehen, etwa bei Cholera nostras, gewöhnlich höchst empfindlich, ebenso bei Frauen während der Menstruation. Podophyllum ist besonders dann angezeigt, wenn während der Regel kopiöse Durchfälle bestehen und der Uterus zudem wie wund schmerzt. Viele Schmerzen im Bereich der Eierstöcke (einseitig oder beidseitig), die bis in die Schenkel ausstrahlen[AH2(B)147], vornehmlich entlang der Vorderseite der Oberschenkel[GS]. »Schmerz in den Ovariengegenden, besonders rechts.«[AH2(B)146] Ovarialschmerzen während der Regel.[GS] Bauchkneifen während der Regel. Starker Wundheitsschmerz im Bauch vor und während der Regel. (*Apis, Cimicifuga, Vespa* und *Lachesis*, aber diese haben dabei eher keinen Durchfall, und wenn doch, dann nicht so reichlich.)

Alternierende Zustände sind typisch für das Mittel. Wenn sich der Podophyllum-Patient erkältet, wenn er sich überanstrengt, wenn er gekochte Speisen, Kohl oder Früchte isst oder seinen Magen mit schwerer Kost überlädt, bekommt er Durchfall, und anschließend leidet er wochenlang unter Verstopfung, bei der allenfalls ein paar trockene, harte Kotballen abgehen[AH2(B)126]. Schwierige, geringe Stühle, die sofort durchfällig werden, sobald er sich wieder den Magen verdirbt. Dieses Alternieren von Diarrhö und Obstipation[EN120] ist für Podophyllum charakteristischer als eine chronische Diarrhö, wie wir sie von vielen anderen Arzneien kennen. Die Diarrhö von Podophyllum ist periodischer Natur und wechselt gewöhnlich mit Phasen der Verstopfung ab.

Ein anderer alternierender Zustand ist das Kopfweh, und zwar »Kopfweh abwechselnd mit Durchfall«[AH2(B)16]. Chronische Kopfschmerzen, periodisch wiederkehrende Kopfschmerzen und Migräneanfälle[AZ83,140;GS] von kongestivem Charakter, als befände sich alles Blut im Kopf und als wollte der Kopf platzen, wobei sich der Schmerz hauptsächlich auf den Hinterkopf konzentriert – und dann setzt Durchfall ein, der dem Kopf Erleichterung bringt. Wenn umgekehrt ein Durchfall zu schnell versiegt, sind nicht selten Kopfschmerzen die Folge. Nach Gabe einer Hochpotenz Podophyllum bei Diarrhö kommt es häufig vor, dass nach Sistieren des Durchfalls Kopfschmerzen entstehen. Das bedeutet, dass das Mittel sehr schnell gewirkt hat und die Kopfschmerzen bald wieder vergehen werden.

Kopfschmerzen im Zusammenhang mit Leberaffektionen.[GS]* Der Patient liegt auf der Seite oder auf dem Bauch. Reißender Schmerz von der Leber in Richtung Zwölffingerdarm, sodass man sich fragt, ob es sich nicht um eine Gallensteinkolik handelt. Periodische, heftige Kopfschmerzen; abwechselnde Diarrhö und Obstipation. Wundheitsgefühl im rechten Hypochondrium[AH2(B)79]; der Patient streicht und reibt[GS] mit der Hand von hinten nach vorn über den Leberbereich und erfährt so Erleichterung, aber der dabei ausgeübte Druck ist kaum auszuhalten. Lebergegend berührungsempfindlich. Dumpfe, drückende Leberschmerzen, die bis in den Rücken ausstrahlen; am Ende kommt es zu extremer Gelbsucht. Zwei, drei Stunden nach jeder Mahlzeit Beschwerden und Unbehagen in der Lebergegend mit Gelbsucht. Ärgste Übel-

* Kent schreibt: »Kopfschmerzen im Wechsel mit Leberstörungen.« Dies erscheint wenig plausibel; es wird weder im Folgenden näher erläutert, noch gibt es dafür in den Quellen einen Beleg. Stattdessen heißt es in den *Guiding Symptoms:* »Dull headache, with pain behind eyes; liver affected« und »Bilious and rheumatic headaches, based on torpidity of liver.«

keit[AH2(B)64] und Ekel vor Speisen[AH2(B)47]; Leere- und Flauheitsgefühl im Bauch. Kopiöses, wässriges, grünliches Erbrechen; erbricht alles, was in den Magen kommt, besonders aber Milch[GS] (*Calcarea, Aethusa* – von Letzterem wird Wasser manchmal toleriert). »Speiseerbrechen nach der Mahlzeit mit grossem Hunger sogleich nachher.«[AH2(B)69] Die Übelkeit ist ungeheuer und geht mit größter Erschöpfung einher. Vorfall des Afters[GS] und Mastdarms beim Erbrechen. *(Muriaticum acidum)* Das Mittel hat einen chronischen Duodenalkatarrh, der sich hin und wieder zur typischen Podophyllum-Diarrhö auswächst.

Beschwerliche Geistes- und Gemütssymptome. Die träge arbeitende Leber bringt oft eine lethargische und labile Gemütsverfassung mit sich, ebenso einen langsamen, trägen Puls[AH2(B)181]. »Herzklopfen von Anstrengung oder Gemüthsbewegung.«[AH2(B)175] Große Niedergeschlagenheit[AH2(B)77], Melancholie, Traurigkeit: glaubt, es könne ihm nichts gelingen; sieht alles in den düstersten Farben, es gibt keinerlei Hoffnung; bildet sich ein, er werde sterben oder schwer erkranken[GS], seine Krankheit würde chronisch werden oder er habe ein organisches Herz- und Leberleiden; ist überzeugt, er habe durch seine Sünden das ewige Heil verloren – und andere Wahnvorstellungen dieser Art. Große Ermüdbarkeit des Geistes.[GS] Unruhe des ganzen Körpers[AH2(B)213], kann nicht eine Sekunde stillsitzen.

Dieser psychische Zustand geht häufig mit Ikterus, flauem Gefühl im Bauch und Appetitverlust[AH2(B)45] einher; selbst der Gedanke ans Essen oder Speisegerüche erzeugen Ekelempfindungen[GS]. Vollheit[AH2(B)79] und Auftreibung in der Lebergegend.[GS] Die Zunge ist von dickem Schleim bedeckt; gelb-teigiger Belag auf der Zunge, als ob Senf darauf gestrichen wäre. Zahneindrücke am Zungenrand.[AZ111,5] Übel[AH2(B)31] oder faulig riechender Atem. Bei einem solchen Zustand pflegten die Ärzte früher *Kalomel* zu verabreichen.

Gallenkolik; Lebervergrößerung[GS]; Schwächegefühl im Epigastrium[GS]; Unfähigkeit zu verdauen; Duodenalkatarrh; Intestinalkatarrh mit starker Diarrhö. Wenn man Podophyllum-Stühle im Nachtgeschirr betrachtet, sieht man eine Menge Wasser und auf dem Boden des Gefäßes eine maisbreiähnliche Ablagerung, als wäre Maismehl hineingerührt worden. Im frischen Zustand erscheinen die Fäzes schlammig und gelb[AH2(B)109] oder gelbgrün, und sie verbreiten einen aashaften Gestank[AH2(B)106], der das ganze Haus erfüllt. Die Stühle strömen bei Podophyllum heraus wie Wasser aus einem Spundloch – unter Gluckern durch den gleichzeitigen Windabgang. Sehr häufig ist der Stuhlgang mit Vorfall des Mastdarms verbunden, selbst bei wässrigem Durchfall[AH2(B)132] und auch schon bei geringem Drang[AH2(B)135], besonders morgens[AH2(B)134].

Gebärmuttervorfall[AH2(B)160]; führende Mittel sind hier u. a. *Murex, Sepia* und *Natrium muriaticum. Sepia* zeichnet sich beim Uterusprolaps durch die Modalität Besserung im Sitzen und Liegen sowie Verschlimmerung durch Gehen aus; ferner hat die *Sepia*-Patientin typischerweise Abneigung gegen Geschlechtsverkehr und neigt zu Hitzewallungen und Stuhlverstopfung mit Gefühl eines Klumpens im Rektum, das durch Stuhlgang nicht gebessert* wird. *Murex* hat folgende Merkmale: die einzige Linderung verspürt die Patientin durch Druck auf die Vulva [durch Kreuzen der Beine[RP743], wie bei *Sepia*]; keine Besserung durch Hinlegen – im Liegen treten Hüft- und Lendenschmerzen auf, die zum Umhergehen nötigen, was wiederum den Prolaps verstärkt; großes sexuelles Verlangen; heftige Schmerzen in der rechten Seite des Uterus,** die quer durch den Rumpf ziehen und bis in die linke Brustdrüse ausstrahlen; von unten nach oben stechende Schmerzen in der linken Seite des Uterus.

Das Arzneimittelbild von Podophyllum ist entscheidend von der *Galle* geprägt. Erbrochenes wie auch die Stühle sind gallig gefärbt. Der Patient erklärt, er ›habe es mit der Galle‹, seine Leber sei ›nicht in Ordnung‹. Bitterer Mundgeschmack. Durchfall[AH2(B)107] und Erbrechen[NR1,511] galliger Massen, wobei das Erbrochene eher gelb und der Stuhl eher grün gefärbt ist.

* Statt »or better by stool« muss es ***not better by stool*** heißen (Fehler der 2. Auflage).

** So das klinisch bestätigte Prüfungssymptom (Kent schreibt »im rechten Ovar«).

Kinder, die zu profusen Durchfällen mit Analprolaps neigen, werden oft durch Podophyllum geheilt, auch wenn sie sonst keinerlei Symptome aufweisen.

Ein wichtiges Merkmal bei Kleinkindern ist das folgende: Das Kleine rollt im Schlaf den Kopf von einer Seite zur anderen[AH2(B)18], selbst wenn es nicht an Durchfall leidet oder auch nur verstopft ist. (*Belladonna-* und *Apis-*Kinder rollen ebenfalls den Kopf hin und her; das *Apis-*Kind liegt mit Vorliebe auf dem Rücken, den Kopf auf eine Seite geneigt.) Dabei macht das Podophyllum-Kind mit dem Unterkiefer kauende Bewegungen[RP356], manchmal auch nuckelnde oder saugende Lippenbewegungen; ältere Kinder knirschen stattdessen mit den Zähnen[AH2(B)29]. Wenn man die Augenlider dieser schlafenden, den Kopf hin und her wälzenden Kinder hochzieht, erkennt man, dass sie schielen. (Podophyllum-Prüfer hatten das Gefühl, als würden die Augäpfel wie zum Schielen nach innen gezogen.) Das Mittel hat konvergenten Strabismus geheilt, der bei Gehirnkongestion infolge plötzlich unterdrückter Diarrhö aufgetreten war.

Podophyllum-Kinder, die an Cholera infantum oder an Sommerdurchfällen leiden, haben häufig weißlich-kreidige Stühle[AH2(B)122 f.] *(Calcarea carbonica)*. Auch bei Erwachsenen kommt es gelegentlich zu weißen Stühlen ohne Gallenfarbstoffe.

Der ganze Körper verströmt einen üblen Geruch; übelriechende Schweiße. (Vgl. *Sepia, Mercurius, Aloe, Sulfur, Murex, Nux vomica.*)

Psorinum

Inhalt von Krätzebläschen

Psorinum zeigt in seinem Arzneimittelbild enge Verbindungen zu *Sulfur*. Der Psorinum-Patient badet und wäscht sich nicht gern. Die ganze Haut, besonders die Gesichtshaut, sieht schmutzig aus[GS], auch wenn sie gründlich gewaschen worden ist; ein schmuddeliges, unsauberes Aussehen, als wäre die Haut mit einem Schmutzfilm überzogen. Die Haut ist rau, uneben, schuppig und springt leicht auf; blutende Fissuren. Sie ist durch Waschen nicht sauber zu bekommen. Auch die Hände sind rau und spröde, die Haut verdickt sich, wird schuppig und reißt schnell ein. Viele kleine, schuppende Hautveränderungen an den Händen, sodass diese immer schmutzig und ungepflegt erscheinen. Viele Hautleiden verschlimmern sich durch Baden und durch Bettwärme. Unter Einwirkung von Wärme fängt die Haut an zu jucken[AZ4,69], ebenso beim Tragen von wollener Kleidung direkt auf der Haut. Juckreiz entsteht, wenn dem Patienten im Bett warm wird; er kratzt so lange, bis die Stellen wund sind. Bei der Abheilung bilden sich Schorfe, die jucken und dadurch gleich wieder zum Kratzen veranlassen. Vom vielen Kratzen finden sich an Armen und Beinen lauter wunde und verschorfte Stellen. Juckreiz in der Bettwärme auch ohne irgendeinen Hautausschlag. Die Haut heilt schlecht; gräulicher, schmutzfarbener Teint; die Haut ist übersät von durchscheinenden Kapillargefäßen und erweiterten Venen: dies ist der Zustand, bevor Hautausschläge erscheinen. Durch das Kratzen bilden sich Schorfe, und dann kommt der Ausschlag heraus. Alle möglichen papulösen und pustulösen Hautveränderungen; Furunkel, Bläschen, Krusten. Die Eruptionen neigen zur Absonderung wässriger Sekrete. Wenn der Ausschlag eine gewisse Zeit bestanden hat, vermischen und verdichten sich die krustigen und vesikulären Gebilde; die Haut induriert und wird dicker, und unter den alten Krusten entstehen immer wieder neue Herde. Wundheit, Jucken, Kribbeln und Bluten der Haut.

Ekzeme der Kopfhaut[GS] und des Gesichts; die Krusten können den ganzen behaarten Kopf bedecken; die Haare fallen aus; durch das Nässen des Ekzems werden die Krusten emporgehoben und neue Bläschen freigelegt. Die wunden Stellen sehen aus wie rohes Fleisch und jucken und kribbeln derart, dass das Kind nicht die Finger davon lassen kann. Das Ekzem verschlimmert sich nachts, in der Bettwärme, durch warme Umschläge – durch alles, was die Luftzufuhr unterbindet; besser durch kühle Luft und schlimmer durch Bedecken der Haut. Dies ist das genaue Gegenteil des Allgemeinzustandes von Psorinum, der sich an der frischen Luft verschlechtert; der Patient vermeidet es, wo immer es geht, sich im Freien aufzuhalten.

Wenn sich der Hautausschlag weiter entwickelt und ausbreitet, kommt es zu einer Verdickung und Verhärtung der Lederhaut sowie verstärkter Rötung und Vaskularisierung des Gewebes. Das aus dem Ausschlag austretende Sekret verbreitet einen übelkeiterregenden, aashaften Gestank.

Die üblen Gerüche sind für Psorinum so charakteristisch, dass ich hier etwas näher darauf eingehen muss: übelriechende Ausdünstungen, stinkender Atem; Hautabsonderungen, die wie verwestes Fleisch riechen; Stühle von so widerwärtigem Geruch, dass er im ganzen Haus wahrzunehmen ist – bei Durchfall, Sommerdiarrhö oder Cholera infantum[GS]; fötider Schweiß[GA4,25]; unausstehlich stinkender Vaginalausfluss[AZ9,158]; aus dem Magen aufgestoßene Luft schmeckt und riecht nach faulen Eiern[GA2,193], ebenso die Stühle[GS] und die Blähungen[GS]. Kurz, sowohl für die Nase als auch für die Augen ist der Patient, der Psorinum benötigt, gleichermaßen abstoßend.

Die Haut wird an den von Ausschlägen befallenen Stellen zunehmend dicker und neigt zu Blutungen; auch haben die Ausschläge die Tendenz, sich auszubreiten. Übelriechende Hautausschläge an den Lippen[AR12,2,90f.], an den Genitalien. Wundheit im Bereich des Anus.[NO374] Geschwüre an den Schamlippen[NO377], von widerlichem Geruch. Geschwüre auch an den Unterschenkeln[AZ42,81], über der Tibia – dort, wo die Haut dünn ist und dicht über den Knochen liegt; an Hand- oder Fußrücken; an oder hinter den Ohren; auf der Kopfhaut; über den Wangenknochen[(GA2,43)]; an der Nase bzw. den Nasenflügeln; an den Augenlidern. Fettige Haut.[GS] Der Ausschlag wird begleitet von Rötung der Schleimhäute an Augen, Nase, Mund und Lippen. Die Augenlider sind verdickt und auswärts gedreht, wie beim Ektropium; Granulationen und Indurationen im Bereich der Bindehäute, sodass diese fast die Konsistenz von Knorpel annehmen; Rötung und Ulzeration der Lider. Hornhautgeschwüre[GS]; Tränenfluss[GA2,73]; Auswärtsdrehung der Lider mit Ausfallen der Wimpern. Der Patient sieht furchtbar aus mit seinen roten Augen und dem Ausschlag im geröteten Gesicht, aus welchem dickflüssige, gelbe Sekrete sickern. In den ersten Stadien besteht die Absonderung noch aus einer weißlich-dünnen oder weißlich-dicken Feuchtigkeit; bei älteren Ausschlägen kommt es dann zur Geschwürsbildung unter den Borken, und es bilden sich dicke, gelbe, eitrige Sekrete. Gelbgrüne Absonderungen aus Augen und Nase. Zäher[GA2,273], klebriger Nasenschleim von so widerwärtigem Geschmack[GA2,79+*] und Geruch wie bei *Mercurius, Silicea, Calcarea phosphorica* und *Hepar sulfuris*. Ansammlung fötiden Eiters in den Augen.

Schnupfen mit dickem, gelbem Nasensekret. Der Psorinum-Patient ist ständig erkältet. Bei Schnupfen trocknet die Nase zeitweise ganz aus, zeitweise läuft sie ununterbrochen, sodass der Patient dauernd ein Taschentuch benötigt; er muss sich ständig die Nase schnauben. Zu Beginn des Schnupfens ist die Nase eher trocken, dennoch schneuzt sich der Patient sehr häufig, ohne etwas herauszubringen und dadurch Erleichterung zu erfahren. Dieser Zustand ist so ausgeprägt, dass einige ihn für eine Art kontinuierlichen Heuschnupfen halten, der das ganze Jahr über besteht und im Herbst seinen Höhepunkt erreicht. Jedenfalls hat er mit Heuschnupfen große Ähnlichkeit. Verstopfung der Nase im Herbst; Katarrh der Augen und der Nase. Einen Heuschnupfen adäquat zu behandeln gehört zu den schwierigsten Aufgaben in der Homöopathie. Diese Erkrankung ist Ausdruck einer schlechten Konstitution, die es zunächst zu bessern gilt, bevor wir mit einem Verschwinden des Heuschnupfens rechnen können. Es handelt sich dabei um einen Ausbruch der Psora, der sich einmal im Jahr ereignet, und es ist dieses psorische Miasma, welches verändert werden muss. Dies geht aber nicht innerhalb einer Saison; bei den meisten Menschen dauert es mehrere Jahre, bis sich die Konstitution nachhaltig verbessert hat. Seien Sie darum nicht enttäuscht, wenn der Heuschnupfen nicht gleich nach einer Mittelgabe weichen will. Heuschnupfen rührt nicht selten von einer fieberhaften Erkrankung her, die nicht angemessen behandelt worden ist.

Der Psorinum-Patient ist durch körperliche Schwäche charakterisiert. Schon nach einem kurzen Spaziergang zieht es ihn wieder ins Haus zurück; es geht ihm an der freien Luft schlechter. Er bekommt im Freien nicht genügend Luft[GA2,296], kann nicht so gut atmen, wenn er aufrecht stehen muss; *um besser atmen zu können, möchte er nach Hause und sich niederlegen*[GA2,299]. Psorinum ist das Heilmittel bei Asthma oder kardialer Dyspnoe, wenn sich der Patient – der leichteren Atmung wegen – am liebsten liegend im Haus aufhält. Gewöhnlich werden diese Leiden durch aufrechtes Sitzen und frische Luft gelindert; nicht so beim Psorinum-Patienten, der einen warmen Ort vorzieht, wo er sich hinlegen kann und wo er allein und ungestört ist.

Alle körperlichen Funktionen laufen beim Psorinum-Patienten verlangsamt ab; es liegt eine lähmungsartige Schwäche vor. Der Patient erholt sich nicht, wenn er eine fieberhafte Erkrankung durchgemacht hat. Seine Verdauung ist träge; der Stuhl ist zwar normal, doch bedarf es großer Anstrengungen, um ihn auszutreiben. Auch der Harn geht, trotz Vollheit der Blase, nur

* Die mit einem + versehenen Symptome entstammen nicht der Hahnemann'schen Psorinum-Prüfung, sondern der etwas später (1835, im 15. Band des *Archivs*) von Groß veröffentlichten Prüfung, die mit einem von »sogenannter Psora sicca« gewonnenen Präparat angestellt wurde.

langsam und schwierig[GA4,7] ab, und stets hat er anschließend das Gefühl, als sei noch etwas zurückgeblieben. Mehrmals muss er nach Stuhlgang oder Wasserlassen zur Toilette zurückgehen, weil er meint, nicht fertig geworden zu sein. Obwohl der Stuhl weich und völlig normal ist, kann er ihn nicht während einer ›Sitzung‹ loswerden.

Ein psorischer Patient war an Typhus erkrankt. Die Symptome konnten zum Stillstand gebracht werden, oder die Krankheit hat ihren normalen Verlauf genommen, und es ist die Zeit der Rekonvaleszenz gekommen. Doch obwohl das Fieber aufgehört hat, entwickelt der Patient keinen Appetit; er erholt sich nicht. Am liebsten möchte er die ganze Zeit liegen, er mag sich nicht bewegen. Selbst im Sitzen geht es ihm schlechter, die Atmung wird dann beschwerlich. Nur wenn er auf dem Rücken im Bett liegt und *die Arme weit von sich spreizt*, bekommt er einigermaßen Luft[GS], weil sich dann offenbar sein Brustkorb leichter bewegen kann. Er ist müde und abgeschlagen. Eine einzige Dosis Psorinum wird ihm den Anstoß zur Gesundung geben; sie wird die Schweißneigung beseitigen, seinen Appetit steigern und seine Atmung erleichtern.

Wenn ein Symptomenmuster besteht, für das Psorinum das Heilmittel ist, bewirken andere Arzneien allenfalls eine kurzfristige Linderung; immer wieder kommt es zu einer Symptomverschiebung, die die Wahl eines anderen Mittels erforderlich macht. Der Patient reagiert nur sehr schwach auf passend erscheinende Arzneien.

Auf der psychischen Ebene finden wir einige recht ausgeprägte Merkmale: Traurigkeit[GA2,423], Hoffnungslosigkeit[GS]; dunkle Wolken scheinen über ihm zu liegen, durch die kein Lichtstrahl zu dringen vermag; alles ist düster um ihn her. Glaubt, dass er bankrott gehen[GA2,436] und im Armenhaus enden werde; dass er sich durch seine Sünden um sein Seelenheil gebracht habe. Immer wieder kreisen seine Gedanken um diese Themen, und nachts träumt er davon. Maßlose Traurigkeit, Trübsinn, Verzweiflung.[GA2,421] Er kann sich nicht an seiner Familie erfreuen, meint, dass ihm solche angenehmen Dinge nicht vergönnt sind. Seine Geschäfte laufen gut, dennoch hegt er ständig die Besorgnis, dass er verarmen könnte. Er schätzt den Gewinn, den er erzielt, nicht richtig ein und kann auch keine Freude daran empfinden.* Sehr reizbar; flieht die Gesellschaft anderer, will allein sein.[HY6,131] Abneigung, sich zu waschen. Voller Ängstlichkeit.[GA2,414] Oft Selbstmordgedanken; glaubt nicht, dass er jemals wieder gesund werden könnte.[HY6,131]

Auch wenn kein Hautausschlag vorhanden ist, wird der Psorinum-Patient nachts durch andauernden Juckreiz zur Verzweiflung getrieben. Wenn er die Bettdecke von sich stößt, fängt er bald an zu frieren; deckt er sich aber zu, geht das Jucken wieder los. Trotz der allgemeinen Kälteempfindlichkeit verschlimmern sich die Hautsymptome durch Warmwerden[GS] und Wärme. Jucken, Prickeln und Kribbeln; Krabbeln wie von Ameisen oder anderen Insekten auf der Haut.

Psorinum eignet sich besonders für gesundheitlich sehr heruntergekommene Individuen, denen schwindlig wird, sobald sie sich ins Freie begeben[NO354]; sie möchten deshalb ins Haus zurück und sich hinlegen. Auch befürchten sie, im Freien nicht genügend Luft zu bekommen.

Chronische, periodisch wiederkehrende *Kopfschmerzen, die stets mit Hunger einhergehen*[GS], und oft hält der Hunger während der gesamten Kopfschmerzphase an. *Nachts muss der Kranke aufstehen, um etwas zu essen*, was die Kopfschmerzen manchmal lindert. Umgekehrt kann er auch Kopfschmerzen bekommen, wenn er eine Mahlzeit auslässt. Heftiger Blutandrang zum Kopf[GS], heißes Gesicht und nassgeschwitzte Haare, verbunden mit Hunger. Rezidivierende Kopfschmerzen, wöchentlich oder alle zwei bis drei Wochen. Immer wenn der Patient seinen Kopf dem Wind aussetzt, hören die katarrhalischen Beschwerden auf, und Kopfschmerzen fangen an. Bei einer Erkältung leidet der Psorinum-Patient entweder an Schnupfen oder an Kopfweh. Heftiger, kongestiver Kopfschmerz, pochend oder schlagend, wie mit ei-

* Vgl. das Symptom Nr. 137 der Groß'schen Prüfung (*GA*, Bd. 2, S. 787): »Nur unangenehme Ereignisse wirkten ... auf das Gefühl; für angenehme Eindrücke war er gleichgültig und unempfänglich.«

nem Hammer[GA2,24], mit rotem Gesicht, heißem Kopf und zuweilen Schweiß. Im Winter kommt es oft zu ›Hungerkopfschmerzen‹ im Wechsel mit Reizhusten, einem trockenen, quälenden Husten ohne Auswurf. Setzt der Husten aus, plagt ihn regelmäßig das Kopfweh; geht das Kopfweh, kommt der Husten, und so wechseln die Beschwerden einander ständig ab. Im Winter können die Kopfschmerzen auch mit Hautausschlägen alternieren.

Kältegefühl auf der Kopfhaut; der Patient trägt mitten im Sommer eine Pelzmütze[GS]. Verschlimmerung der Beschwerden durch Entblößen des Kopfes *(Silicea)*, ebenso nach Haareschneiden *(Belladonna, Glonoinum, Sepia)*. *Hepar sulfuris* wird ebenfalls durch Kälte verschlimmert.

Chronische nässende Ekzeme, vorzugsweise an den Handinnenflächen, sowie Schuppenflechten verschwinden im Sommer und kommen im Winter wieder; < durch trocken-kaltes oder nasskaltes Wetter, durch Waschen mit kaltem Wasser, durch Geschirrspülen.

»Haar: trocken, glanzlos, spröde; wird schnell wirr und struppig; verklebt oder verfilzt; muss ständig gekämmt werden.«[GS]

Chronische, übelriechende Otorrhö; dickflüssiger, stinkender, eitrig-gelber Ausfluss aus den Ohren, der wie faules Fleisch riecht. Ausschlag an[GA2,97] und hinter den Ohren.[GS] Chronischer Ohrenfluss als Folge von Scharlach.[GS] Otitis media purulenta; Trommelfellperforation mit beständiger, fötider Eiterabsonderung. »Otorrhö: bei Kopfschmerzen[GA2,102]; dünn, jauchig und entsetzlich stinkend, wie verdorbenes Fleisch; ... braun, übelriechend, aus dem linken Ohr, seit fast vier Jahren.«[GS] Eitriger, höchst übelriechender Ausfluss aus dem Ohr, einhergehend mit wässrigen, stinkenden Durchfällen.[GS] »Schorfe auf den Ohrmuscheln; nässender Grind hinter den Ohren.«[GS]

Periodontitis; die Zähne lockern sich[GA2,115]; das Zahnfleisch zieht sich zurück[NO364], blutet leicht[NO364] und wird schwammig und livide; schließlich fallen die Zähne aus. Geschwüre im Mund und auf der Zunge[GS], vor allem bei Kleinkindern; Mundsoor; Aphthen[AZ9,158]; Stomatitis ulcerosa. Halsentzündung[GA2,127]; chronische Geschwüre im Hals. Chronische Verdickung und Verlängerung der Uvula. Vergrößerung der Tonsillen, Parotiden und Unterkieferdrüsen[GA2,108]; sie werden hart und berührungsempfindlich, schwellen bei Erkältungen an. Schmerzhafte Schwellung der Halslymphknoten.[GA2,136]

Chronische Bauchbeschwerden in Verbindung mit gestörter Defäkation. Der Psorinum-Patient hat Schwierigkeiten, selbst weichen Stuhl herauszubringen. *(Nux moschata, Alumina)* Chronische Diarrhö mit entsetzlich stinkenden Stühlen.[GS] Häufiger Stuhlgang[GA2,247], Tag und Nacht (im Gegensatz zu *Sulfur*, dem Psorinum insgesamt am meisten ähnelt); selbst bei normaler Stuhlkonsistenz muss der Patient mehrmals täglich seinen Darm entleeren.

Chronisches Erbrechen[GA2,197], Auftreibung des Magens und Magengeschwüre treten gewöhnlich gemeinsam auf. Übersäuerung des Magens, mit saurem Aufstoßen[GA2,187]. Bluterbrechen[NO368] und blutige Stühle[GS]; dies ist nicht weiter verwunderlich, denn Psorinum neigt allgemein zu Blutungen, insbesondere zu Metrorrhagien[GS]. Alle Arten von Menstruationsstörungen, besonders verlängerte Regelblutung[NO378]. Psorinum ist angezeigt, wenn bei einer Frau nach einer Fehlgeburt und nach Abgang der Plazenta alle paar Tage etwas frisches, hellrotes Blut mit Gerinnseln ausgeschieden wird oder wenn eine wochenlang fortwährende Sickerblutung aus hellrotem Blut besteht. Jedes Mal wenn die Patientin aufsteht, fängt die Blutung von Neuem an; keine Tendenz zu anhaltender Genesung. *Sulfur* und Psorinum sind zwei wichtige Mittel für einen derartigen Zustand. Starke Erschlaffung des Uterus und Subinvolution; die Gebärmutter bildet sich nicht zu ihrer normalen Größe zurück, und es besteht diese Blutungsneigung; ein Zustand von Trägheit und Inaktivität des Uterus.

»Stuhlgang weich, dennoch schwer abgehend.«[GA2,59+] Vergessen Sie das nicht! Hartnäckige Verstopfung.[HY3,85] Blutungen aus dem Mastdarm.[GS] Cholera infantum[GS]; oft ist der Stuhl in den ersten Tagen schleimig, enthält unverdaute Speisereste und verbreitet einen fürchterlichen Gestank; das Kind leidet an Erbrechen und anhaltender Schwäche; es wirkt schmutzig und hat einen üblen Geruch an sich;

die Nase ist spitz *(Antimonium tartaricum)*,* das Gesicht eingefallen. Psorinum führt in einem solchen Fall entweder selbst die Heilung herbei, oder es verbessert den Zustand des Kindes so weit, dass es nur noch eines weiteren Mittels bedarf, um die Heilung zu vollenden. Der Stuhl von Psorinum hat nicht den sauren Geruch, wie er z. B. für *Hepar sulfuris* charakteristisch ist. Das *Hepar-sulfuris*-Kind riecht, auch wenn es gründlich gewaschen ist, immer etwas säuerlich, wie sauer gewordene Milch. Windeln, Harn, Stuhl und Schweiß: alles verbreitet einen sauren Geruch. Er ist ein hervorstechendes Allgemeinsymptom von *Hepar sulfuris*. Der Psorinum-Stuhl riecht meist nach faulen Eiern, desgleichen Blähungen und aufgestoßene Luft. Der Gestank des Stuhls ist entsetzlich, wenngleich nicht so durchdringend wie der von *Baptisia;* letzteres Mittel hat eher eine feste, lehmartige Stuhlkonsistenz, während der Psorinum-Stuhl vorzugsweise wässrig-braun[GA2,244], profus und manchmal mit Blut vermischt ist. Chronische Diarrhö, am frühen Morgen den Patienten aus dem Bett treibend. Heiße Winde[GS], die am After ein Brennen verursachen. Die Flatus riechen nach faulen Eiern. *(Arnica, Staphisagria)* Nachts im Schlaf kann es zu unwillkürlichem Stuhlabgang kommen.[GS] (*China* hat unwillkürliche Stühle nachts sowie tagsüber nach den Mahlzeiten, oft sehr reichlich und wässrig-schwarz.) Bei Psorinum finden wir den plötzlichen Stuhldrang[GA2,245] von *Sulfur*, die Flatulenz von *Oleander* und *Aloe* sowie die Schwierigkeit, selbst weichen Stuhl herauszubringen, von *Alumina, China* und *Nux moschata*.

In einigen Psorinum-Fällen kommt es zu großer Erschöpfung[GA2,366], auch im Bereich der Geschlechtsorgane. Abneigung gegen Geschlechtsverkehr ist bei Frauen nicht ganz ungewöhnlich, während Männer seltener unter Beschwerden zu leiden haben, die Abneigung gegen Koitus hervorrufen. In einem Psorinum-Zustand treffen wir nun diese Abneigung oder zumindest die fehlende Lust und Freude am Koitus gehäuft an, und zwar bei Frauen und Männern gleichermaßen. Der Mann kann den Geschlechtsakt zwar vollziehen, und er hat keine Schwierigkeiten, eine Erektion zu bekommen – es ist demnach keine Impotenz –, aber er empfindet keine Freude dabei. Die Impotenz kommt später. »Mangel an Erektion, selbst bei wollüstigen Gedanken.«[GA2,70+] »Die Geschlechtstheile sind schlaff.«[GA2,265] »Ungemeine Abneigung gegen Beischlaf.«[GA2,262] »Völlige Impotenz.«[GA2,263] »Die Saamenergießung fehlt beim Beischlafe.«[GA2,264] »Prostata-Saft fließt vor dem Harnen ab.«[GA2,260]

Schlaffe[GA2,265] und kalte Genitalien. Seit vielen Jahren währender, schmerzloser, postgonorrhoischer Harnröhrenkatarrh.[GS] *(Sepia, Sulfur, Thuja, Alumina)* Psorinum ist hierbei vor allem dann angezeigt, wenn die Geschlechtsteile ungewöhnlich übel riechen. *Thuja* passt, wenn die Genitalien einen ekelerregend süßlichen Geruch verbreiten, der auch durch Waschen nicht zu tilgen ist, und wenn sich ferner beim Zurückziehen der Vorhaut Warzen zeigen.

Psorinum heilt auch viele Herzbeschwerden. Herzklopfen durch die geringste Anstrengung, besser im Liegen. Stechende Herzschmerzen, ebenfalls im Liegen gebessert.[GS] Geräusche über dem rechten oder linken Herzen. Regurgitationsgeräusch über der Mitralklappe. Perikarditis rheumatischen Ursprungs.[GS] Herzsymptome mit allgemeiner Schwäche, zyanotischem Gesicht und glasigem Blick[GA2,63]. Schwacher[GS], unregelmäßiger, beschleunigter[HY2,348] Puls.

Merken Sie sich die Modalitäten: Verschlimmerung im Freien und bei aufrechtem Sitzen, z. B. beim Sitzen am Schreibtisch[GA2,298]; der Patient möchte sich hinlegen, den Brustkorb und die Atemmuskeln durch Liegen entlasten. Asthma wird durch Liegen gelindert, wobei die Dyspnoe umso größer wird, je näher die Arme an den Körper gebracht werden.[GS] Symptome wie diese findet man nur bei ganz wenigen Mitteln – und bei keinem so deutlich wie bei Psorinum.

* Kent schreibt hier »nose sunken in *(Ant-t.)*«, was mit »Nase eingefallen (eingesunken, eingedellt)« übersetzt werden müsste. Unter diesem Stichwort erscheint Psorinum auch im Repertorium, nicht aber *Antimonium tartaricum*. Das beschriebene Krankheitsbild und der Hinweis auf *Antimonium tartaricum* sprechen jedoch eher dafür, dass hier *Nase spitz (pointed)* gemeint ist. (Die *Guiding Symptoms* erwähnen die beschriebene Cholera infantum nicht, sodass eine Quellenerforschung nicht möglich ist.) Die übrigen in der Repertoriumsrubrik »Sunken nose« aufgeführten Mittel (incl. zweier Nachträge) lauten: Aur., Hep., Merc., Sil., Syph. Die großenteils ›antisyphilitische‹ Tendenz dieser Mittel deutet auf eine *Knochennekrose* als Ursache der »eingefallenen Nase« hin. Ob Psorinum in diesem Sinne in die o. g. Rubrik gehört, ist m. E. sehr fraglich.

Fieberhafte Erkrankungen. Intermittierende[NO398] oder biliöse Fieber. Fieber infolge Erkältung. Der Patient ist so heiß, dass sich die unter die Bettdecke gesteckte Hand wie in einem Dampfbad anfühlt, weswegen man sie schnell wieder herauszieht. Es besteht nicht die trockene Hitze von *Belladonna*, doch die Hitze selbst ist ebenso intensiv; es ist eine ›dampfende‹ Hitze. Bei Fieber ist der Patient von dampfendem Schweiß bedeckt. Kopf und Körper sind heiß, und unter der Bettdecke staut sich feuchtheiße Luft. (*Opium* hat dieses Symptom ebenfalls, aber nur in Verbindung mit heftigem Blutandrang zum Kopf sowie bei apoplektischen Zuständen.) Bei Wechselfieber bekommt der Patient unterwegs plötzlich kaum noch Luft, sodass es ihn schnell wieder nach Hause zieht; schwach und erschöpft kriecht er dann auf allen vieren die Treppe hoch. Das Froststadium ist bei Psorinum nicht sehr ausgeprägt, umso stärker die Hitze und der Schweiß. Der Patient wird in der Fieberhitze fast soporös; er ist so benommen und verwirrt, dass er keine Fragen beantworten kann; das Gesicht ist dabei gerötet, aufgedunsen und fleckig. »Starkes Schwitzen; kalter, klebriger Schweiß bei der geringsten Anstrengung.«[GS] Dies sehen wir bei geschwächten Psorinum-Patienten, die gesundheitlich sehr heruntergekommen sind, beispielsweise nach überstandenem Typhus: Der Kranke gerät schon vom Umdrehen im Bett ins Schwitzen – von der geringsten körperlichen Anstrengung –, und der Schweiß ist kalt. Profuse Nachtschweiße.[GA4,25] Psorinum kann bei phthisischen Nachtschweißen angezeigt sein, wenn besagte ungeheure Hitze unter der Bettdecke zugegen ist, verbunden mit reichlichem, heißem Schweiß und großer Benommenheit.

Marasmus. Schrumpelige, schmutzig wirkende Haut, die auch durch Waschen nicht sauber zu bekommen ist. Stinkende Darmentleerungen. Starke Abmagerung; wird trotz großen Appetits immer dünner. Vermehrter flaumiger Haarwuchs im Gesicht von Kindern.[RP375] *(Natrium muriaticum, Sulfur, Calcarea)* Trotz häufigen Waschens verbreitet der Psorinum-Typ einen ungeheuren Gestank. Allgemein sollten uns üble Gerüche stets an Psorinum denken lassen.

Pulsatilla

Pulsatilla pratensis; Wiesenkuhschelle

Pulsatilla passt, wie sich gezeigt hat, besonders für das *weibliche Geschlecht*[SK398], namentlich für Frauen mit *blonden Haaren*[SK398] und *weinerlichem Gemüt*[RA]. Es ist ein Polychrest und eines der meistgebrauchten Mittel, wird aber ebenso häufig missbraucht.

Pulsatilla ist ein interessanter Patiententyp, den man in fast allen Familien mit mehreren Töchtern antrifft. Das Pulsatilla-Mädchen ist weinerlich und von plethorischer Erscheinung, weswegen man ihm meistens nicht recht abnimmt, dass es krank ist. Bei all ihrer Aufgeregtheit, nervösen Unruhe und Wechselhaftigkeit ist die Patientin auch leicht zu beeinflussen und zu überreden. Obwohl sie vom Wesen her *sanft und gutmütig*[RA] ist und *zu Tränen geneigt*, kann sie andererseits auch überaus reizbar[SK404] sein – nicht im Sinne von streitsüchtig, sondern einfach schnell verstimmt und überempfindlich. Sie neigt zu »innerlicher Kränkung und stiller Aergerniß«[RA], fühlt sich dauernd zurückgesetzt und fürchtet, zu kurz zu kommen; sozialen Einflüssen aller Art ist sie fast hilflos ausgeliefert. Düstere, melancholische Stimmung[RA1135], mit Weinen und Traurigkeit[KE1,43]; Verzweiflung, besonders religiöse Verzweiflung am Seelenheil[A2,243]; Fanatismus; voller merkwürdiger Ideen und Launen; geneigt, sich alles Mögliche einzubilden; größte Erregbarkeit. Die Pulsatilla-Frau glaubt, der Umgang mit dem anderen Geschlecht sei eine gefährliche Angelegenheit; überhaupt hält sie viele Dinge für bedenklich, die sich in der Gesellschaft etabliert und als dem Menschen zuträglich erwiesen haben. Solche fixen Ideen können sich auf vielerlei Themen beziehen, beispielsweise auf Fragen der richtigen Ernährung. So kann sie sich etwa einbilden, dass es nicht gut sei, Milch zu trinken, und deshalb rührt sie keinen Tropfen an. Auch andere Nahrungsmittel können ihr als schädlich für die Gesundheit erscheinen. Abneigung gegen Heirat ist ein typisches Symptom. Ein Pulsatilla-Ehemann kann auf den Gedanken verfallen, dass es verwerflich sei, mit seiner Frau zu schlafen, weswegen er jeden Geschlechtsverkehr mit ihr vermeidet. Eigenwillige religiöse Vorstellungen; es besteht eine besondere Neigung, sich über religiöse Dinge den Kopf zu zerbrechen. Fixe Ideen in Bezug auf die Heilige Schrift; legt die Bibel zu seinem eigenen Nachteil aus. Er versucht, ein heiligmäßiges Leben zu führen, bis er sich zu einem Fanatiker entwickelt und wahnsinnig[SK403] wird; glaubt, er befände sich in einem seltsam heiligen Geisteszustand, kann aber ebenso überzeugt sein, durch seine Sünden das ewige Heil verspielt zu haben. Dieser Prozess schreitet immer weiter fort, bis der Patient auch in Bezug auf andere Dinge verrückt wird, und dann sitzt er gewöhnlich Tag für Tag da und sagt kein Wort. Er antwortet nicht auf Fragen, wenn er nicht dazu genötigt wird, und auch dann bekommt man höchstens ein »Ja« oder »Nein« zu hören, oder er nickt oder schüttelt bloß mit dem Kopf. Wochenbettdepression bei einer Frau, die früher von sanftem, weinerlichem Gemüt war und dann traurig und schweigsam wurde; den ganzen Tag sitzt sie in ihrem Stuhl und gibt keine Antwort, wenn man sie etwas fragt; allenfalls bewegt sie ihren Kopf, um »Ja« oder »Nein« auszudrücken.

Viele Beschwerden sind bei Pulsatilla mit Magen- und Verdauungsschwäche[SK410] oder mit Menstruationsstörungen verbunden. Neigung zu Fehlgeburten. Diverse Menstruationsunregelmäßigkeiten. Scheinschwangerschaften. Die psychischen Störungen hängen oft mit Affektionen der Ovarien oder des Uterus zusammen.

Der Gemüts- und der Allgemeinzustand werden *in einem warmen Raum verschlimmert* und *durch Bewegung gebessert*. Die tränenreiche Niedergeschlagenheit bessert sich beim Spazieren an der freien Luft[RA893], besonders bei kühlem, frischem, heiterem Wetter. In einem warmen Raum hingegen hat die Patientin das Gefühl zu ersticken, die Schmerzen nehmen zu, und sie fängt sogar an zu frösteln. Es ist ein nervöses Frösteln, das aufkommt, wenn durch die Raumwärme Schwitzen einsetzt. Alle entzündlichen Symptome, die Neuralgien und die rheumatischen Beschwerden werden gelindert durch Kälte,* durch Essen und Trinken von Kaltem[GS], durch kalte Umschläge. Kalte Getränke lindern, wenngleich die Patientin *nicht durstig*[RA311] ist. Kalte Speisen werden verdaut, während heiße Speisen den Körper erhitzen, wodurch sich die Beschwerden erhöhen. Eiskaltes Wasser wird, obwohl kein Durst besteht, schon beim Durchgang durch die Speiseröhre als angenehm empfunden, und es wird nicht erbrochen.

Viele Symptome verschlimmern sich nach dem Essen. Zwar besteht häufig nur ein Gefühl von Drücken[SK410] oder von einem Klumpen im Magen, aber auch psychische und nervöse Symptome treten nach Essen verstärkt in Erscheinung. [»Ärgerliche, melancholische Stimmung nach dem Essen.«[SK410]] Die Magenbeschwerden sind schlimmer am Morgen, die psychischen Störungen schlimmer am Abend. *Verschlimmerung durch fette und gehaltvolle Speisen.* Beschwerden durch Genuss von Fett, Schweinefleisch[SK410], Kuchen[RA326], fettem Backwerk[SK410] und anderen schweren Speisen. Der Pulsatilla-Magen verdaut nur sehr langsam. Noch Stunden nach dem Essen klagt die Patientin über ein Völlegefühl, als läge ein dicker Klumpen im Magen, was aber durch *Spazieren an der frischen Luft* erleichtert wird. Die Kranke findet zumeist allgemein durch *langsames Umhergehen im Freien* Erleichterung, sie wird ›verrückt‹, wenn sie sich ruhig verhalten soll. Verschlimmerung in der Ruhe und Besserung, wenn sie etwas auf langsame und gemächliche Weise tut. Diese Linderung durch Bewegung und Aufenthalt im Freien sowie die Verschlimmerung in Ruhe und in warmen Räumen sind die wichtigsten Modalitäten dieser wunderbaren Arznei.

Bei Pulsatilla-Patientinnen fühlt sich die Haut oft heiß und fiebrig an, obwohl die Körpertemperatur normal ist. Das Befinden wird durch zu warme Kleidung erheblich beeinträchtigt. Die Patientin möchte selbst bei kälterem Wetter nur leicht bekleidet sein. Sie hat nicht das Bedürfnis, sich wärmer anzuziehen. Häufig kann sie keine Flanell- oder Wollkleidung tragen, weil diese die Haut reizt und Jucken und Ausschläge verursacht, wie bei *Sulfur* – was nicht verwundert, da sich Pulsatilla und *Sulfur* gegenseitig antidotieren. Es gibt kein besseres Antidot als Pulsatilla, wenn ein Patient jedes Frühjahr zwecks ›Blutreinigung‹ Schwefel eingenommen hat. Manche Leute benutzen Schwefel zu diesem Zweck, bis die Haut gerötet, heiß und irritabel ist und keinerlei Kleidung verträgt. Hier ist Pulsatilla das passende Gegenmittel. Fälle von lange bestehender Psoriasis; daumennagelgroße, flache, bräunliche, entsetzlich juckende Psoriasisherde bei *Sulfur*-Patienten werden durch Pulsatilla geheilt. Dies finden Sie in keinem der Bücher. Brennen und Jucken [oder auch brennendes Jucken[RA908]] ist ein allgemeines Merkmal der Haut, noch markanter und typischer aber ist ein Hautzustand, wie wir ihn sonst vor allem bei *Lachesis* sehen: Die Haut ist von purpurnen, erysipelähnlichen Flecken überzogen, mit Stauung und Anschwellung der venösen Blutgefäße in diesen Bezirken. Es ist eine vasomotorische Lähmung der venösen Kapillaren und Venolen, welche diese Hautflecken verursacht. Pulsatilla hat eine ausgesprochen *venöse Konstitution.* Die Venen sind geschwollen, in einem Zustand der Blutstase, woraus die übermäßige Hitze der Haut resultiert. Die ungewöhnliche Blutfülle und purpurne Röte des Gesichts entsprechen nur einer falschen Plethora [= lokale Hyperämie]. Diese steigert sich häufig zu einer roten Gedunsenheit[SK408], besonders in der Zeit vor den Menses**. Beträchtliche Aufgedunsenheit des Gesichts und der Augen[RA90]; Bauchauftreibung[RA397]; Füße rot, heiß und so geschwollen[RA859], dass sie in keine Schuhe mehr passen: all dies vor und zu Beginn der Regel [siehe Fußnote], besser mit Fortschreiten der Blutung. Bei vielen Pulsatilla-Frauen kommt die Regel zu spät, die Frauen müssen eine Woche oder zehn Tage auf sie warten; dabei ist das Gesicht purpurrot und gedunsen, das Abdomen aufgebläht, und es besteht Atemnot. All dies wird mit Einsetzen der Regel

* Nicht durch eine »Erkältung«, wie Kent schreibt. (In der Vorlesungsmitschrift hieß es noch richtig *relieved by cold.*)

** Kent schreibt etwas ungenau »at the menstrual periods«; doch die Regelblutung *bessert* diesen Zustand, wie aus dem weiteren Text hervorgeht. (Vgl. auch Repertorium S. 355.)

besser. Die Patientin spürt diese Symptome vielleicht ein oder zwei Wochen lang, wobei ihr langsame Bewegung im Freien guttut. Sie bekommt in einem warmen Raum nicht genügend Luft, möchte unbedingt die Fenster geöffnet haben; nachts in der Bettwärme droht sie fast zu ersticken. Dies nimmt immer mehr zu, bis sich endlich die Regel einstellt. Der Magen ist aufgebläht[GS] und vermittelt ein solches Völlegefühl, dass die Patientin nichts zu sich nehmen kann. »Mangel an Appetit wegen Geschmacklosigkeit der Speisen und Vollheit des Magens.«[RA310]

Infolge der Neigung zu Venenerweiterung kommt es bei Pulsatilla nicht selten zur Bildung von *Geschwüren*[RA912 ff.], die von varikösen Venen umgeben sind. Aus den Geschwüren sickert schwarzes Blut, welches rasch gerinnt und kleine, schwarze Klümpchen bildet; die Blutung ist daher nur geringfügig. Heraussickern von dunklem, teerähnlichem, übelriechendem Blut aus Geschwüren, bisweilen auch Absonderung einer blutig-wässrigen Flüssigkeit oder von dickem, gelbem oder grünem Eiter[GS].

Dies bringt uns zu den *katarrhalischen* Erscheinungen, die an allen Schleimhäuten auftreten können. Die Schleimhaut ist dabei von purpurnen, trockenen Flecken übersät; sie ist geschwollen, mit einem erysipelähnlichen Aussehen. Wo immer eine Schleimhaut entzündet ist, ist sie blaurot verfärbt, bedingt durch die venöse Kongestion. *Dicke, gelbgrüne katarrhalische Absonderungen* sind höchst charakteristisch für die Arznei. Sie sind gewöhnlich *bland*, mit Ausnahme des Vaginalsekrets, welches scharf[RA562] ist und die Umgebung wund macht. Aus Augen, Ohren, Nase und Bronchien kommen dicke, gelbgrüne, *blande* Sekrete, aber die Leukorrhö ist dick, gelbgrün und *wundmachend*. Bedenken Sie jedoch, dass Pulsatilla auch – entsprechend der allgemeinen Tendenz – blanden, milden Vaginalausfluss haben kann. Absonderungen sind bei Pulsatilla in der Regel übelriechend, manchmal blutig-wässrig, aber selbst dann mit einer gelbgrünen, eitrigen Flüssigkeit durchmischt.

Die Pulsatilla-Patientin leidet manchmal an *Schwindel* infolge von Sehschwäche, gebessert durch das Tragen einer gut angepassten Brille. Schwindel verbunden mit Übelkeit[RA3], < im Liegen, durch Bewegung und durch Bewegen der Augen, > in einem kalten Raum und durch Fahren in einem offenen Wagen bei kühler Luft. Sobald die Patientin einen warmen Raum betritt, setzt Schwindel mit Übelkeit ein, die sich bis zum Erbrechen steigern kann. Von Übelkeit begleiteter Schwindel auch nach dem Essen.[(RA11)]

Pulsatilla neigt zu heftigen *Kopfschmerzen*. Kopfschmerzen bei Schulmädchen zur Zeit ihrer Menarche. Kopfschmerzen im Zusammenhang mit der Menstruation[GS]; bei Unterdrückung oder Ausbleiben derselben[GS] oder bei anderen menstruellen Störungen – nicht hervorgerufen *dadurch*, sondern damit einhergehend. Schmerzen in den Schläfen[RA76] und in den Kopfseiten[RA74] sind häufig auftretende Pulsatilla-Kopfschmerzen. Kopfschmerzen vor, während und nach der Regel, häufiger aber vor der Regel, wenn die Venen allgemein kongestioniert, gestaut und angeschwollen sind, mit Besserung nach Einsetzen der Blutung (sofern diese mengenmäßig normal ausfällt). Verbreitet kommt es allerdings auch während der Tage der Menses zu Kopf- und Nervensymptomen, weil die Blutung so spärlich ist, oft an einem ganzen Tag nur wenig mehr als eine Leukorrhö mit einem Klümpchen schwarzen Blutes darin. *Halbseitige Kopfschmerzen*[RA74] und *halbseitige Schmerzen und Beschwerden*[SK398] sind für Pulsatilla typische Phänomene. Schweiß nur auf einer Seite des Kopfes oder des Gesichts[RA1095]; einseitige Fieberhitze – die eine Körperhälfte ist kühl bzw. normal, die andere heiß. Ich erinnere mich an einen Fall von Puerperalfieber mit Schweiß auf der einen Seite des Körpers[RA1096 f.] und trockener Hitze auf der anderen sowie einem Wirrwarr an weiteren Symptomen. Pulsatilla passte zur Gesamtheit der Symptome, und nach Gabe des Mittels genas die Patientin rasch.

Der typische Pulsatilla-Kopfschmerz ist ein klopfender[RA48], kongestiver Schmerz mit viel Hitze im Kopf, > durch Kälteanwendungen, durch äußeren Druck[RA51] und mitunter durch sachte Bewegung und langsames Umhergehen im Freien, < im Liegen und durch Stillsitzen; die Schmerzen erhöhen sich zum Abend hin und nehmen in der Nacht weiter allmählich zu[SK405], < durch Bewegen der Augen und beim

Bücken[RA52]. Auch zusammenschnürende Kopfschmerzen[RA66] kommen gehäuft vor. Periodisch wiederkehrende Migräneanfälle[GS] mit saurem Erbrechen[RA349]. Kopfweh durch Überladung des Magens.[GS] Obwohl die Patientin Eiscreme mag, bekommt sie nach Genuss derselben Kopfschmerzen und Magenkongestion.

Augen. Katarrhalische Symptome. Pusteln auf den Lidern [Lidrändern und Canthi[RP239]], auf den Konjunktiven[GS], auf der Hornhaut[GS]. Entzündliche Erscheinungen. Dicker, gelbgrüner Eiter. Trachom[GS], mit fortwährender Entstehung kleinster Granula, die isoliert über die Konjunktiven verteilt sind und hier und da in Grüppchen von Stecknadelkopfgröße herauskommen. Augenlider entzündet und leicht blutend. Jede Erkältung affiziert nicht nur die Nase, sondern auch die Augen.[SK406] Die geröteten, entzündeten Augen sezernieren viel eitrigen Schleim.[GS] Bei Säuglingen Augenkatarrhe von gonorrhoischem Charakter; Ophthalmia neonatorum. In den ersten Lebenstagen benötigt ein Säugling oft dasselbe Konstitutionsmittel wie die Mutter. Gelbgrüne Absonderungen aus den Augen; Linderung der Beschwerden durch Spülen der Augen mit warmem oder lauwarmem Wasser; selbst kaltes Wasser tut den Augen gut. Dem *Sulfur*-Patienten geht es dagegen allgemein durch Waschen oder Baden schlechter; die Augen brennen, beißen und werden immer röter, wenn sie mit Wasser gespült werden. Pulsatilla erzeugt eine Tendenz zur Bildung von *Gerstenkörnern*[RA114]; rezidivierende Hordeola – die Patientin plagt sich fast ständig mit ihnen herum. Pusteln, Papeln und kleine Knötchen auf den Lidern.

Häufiges, kurz dauerndes Schwarzwerden vor den Augen[RA99], besonders bei jungen Mädchen in den Tagen vor der Menstruation. »Verdüsterung des Gesichts, wie ein Nebel vor den Augen, wenn man vom Sitzen aufsteht und geht.«[RA94] »Wie Flor vor den Augen, durch Wischen gebessert.«[UE] Nervöse Manifestationen wie Zuckungen der Augenlider[RA139] und anfallsweises Erblinden (bei Synkopen). Pulsatilla ist ein großartiges Mittel in den Frühstadien von Lähmung des Sehnervs (Amaurose).[GS] Die Patientin reibt sich ständig die Augen, gleichgültig ob sich Schleim darin befindet oder nicht; vielmehr besteht das Gefühl eines Schleiers vor den Augen, und das wird durch Reiben kurzfristig gebessert. Pulsatilla hat beginnenden Katarakt geheilt.[UE] *Jucken in den Augen*[RA129] – in Übereinstimmung mit den Hautsymptomen –, desgleichen Jucken in den Ohren und in der Nase, Kitzeln im Rachen und im Kehlkopf.

In den *Ohren* finden wir den gleichen katarrhalischen Zustand. Dicke, gelbe, eitrige[RA173], blande[GS], äußerst fötide, manchmal auch blutige Absonderungen aus den Ohren. Pulsatilla ist oft angezeigt bei Ohrenschmerzen von Kindern[KE1,374], wenn diese sanft, mollig, pausbäckig und rotgesichtig sind und häufig mitleiderregend weinen. Auch bei Ohrenschmerzen ohne andere auffällige Symptome erweist sich Pulsatilla bei Kindern oft als vorübergehend hilfreich, so eng ist der Bezug des Mittels zu Ohrenbeschwerden. Die Ohrenschmerzen treten besonders heftig des Abends und in der Nacht auf[AZ5,305], und sie werden durch langsames Auf-und-ab-Gehen gelindert. Bei *Chamomilla* haben wir es mit einem aggressiven, wütend knurrenden Kind zu tun, das niemals zufrieden ist und ständig auf das Kindermädchen oder die Mutter schimpft; Besserung dabei durch Umhergehen. Es ist diese übergroße Reizbarkeit, die für *Chamomilla* den Ausschlag gibt. Man kann das wütende Geschrei des *Chamomilla*-Kindes leicht von dem mitleiderregenden Weinen des Pulsatilla-Kindes unterscheiden. Beide Kinder erfahren eine Erleichterung durch Bewegung, besonders durch passives Umhergetragenwerden; beide wollen mal dies, mal jenes und sind dennoch nie zufriedenzustellen; beide brauchen ständige Ablenkung und Unterhaltung. Aber das Pulsatilla-Kind zeigt, wenn es nicht abgelenkt ist, ein mitleiderregendes Weinen und das *Chamomilla*-Kind ein mürrisches, verdrießliches Wehklagen. Man möchte das eine zärtlich streicheln, dem anderen dagegen den Hintern versohlen.

Ohrenbeschwerden mit Trommelfellperforation und mangelnder Heilungstendenz. Otitis media[SK407]; Mittelohrabszess; reichliche, dicke, zunächst blutige, später gelbgrüne Absonderung. Der Prozess schreitet immer weiter fort, bis das Trommelfell platzt. Ich habe dieses Krankheitsbild bei einer Endemie beobachtet, bei der *Mercurius, Hepar sulfuris* und Pulsatilla die am häufigsten indizierten Mittel waren. Ohrenbeschwerden im Gefolge exanthematischer Krankheiten.[SK407] Übelriechende Otorrhö seit einer Scharlach- oder Masernerkrankung[GS], besonders wenn die Patienten falsch oder allopathisch behandelt worden sind. Erysipelatöse Entzündung und Geschwulst des äußeren Ohres.[KE1,375] Grindiger Ausschlag am Tragus.[RA177]

Nase. Die Pulsatilla-Patientin neigt zu rezidivierenden Schnupfenanfällen[RA597] mit Niesen[RA594] und Nasenverstopfung[RA586] – ein fieberhafter Zustand, der nicht selten mit Frost, Hitze und Schweiß einhergeht. Dabei oft Prosopalgie[GS] mit Schmerzen durch die Nase. Abends läuft viel wässriges Sekret aus der Nase, verbunden mit Niesen; morgens dann Nasenverstopfung mit Ausschnauben eines dicken, gelblichgrünen Schleims. Pulsatilla passt für chronische Nasenkatarrhe mit reichlichem, dickem, gelbgrünem, blandem Sekret und viel Nasenverstopfung; dabei zumeist ein übler Geruch in der Nase[RA187], der manchmal auch als Jauchengeruch beschrieben wird, häufiger aber als Gestank »wie von altem Schnupfen«[RA187]. Blutige, dicke, gelbe Borken sammeln sich in der Nase an, verhärten sich und werden dann am Morgen zusammen mit dickflüssigem, gelbem Eiter ausgeschnaubt. Bei langwierigen Schnupfenfällen kommt es oft zu *Verlust des Geruchs und Geschmacks*[RA598]. Die ganze Nasenschleimhaut ist verdickt und sezerniert Eiter, mit Ulzerationen und Krustenbildung. Vollheitsgefühl hoch oben in der Nase und in den Choanen. Oft sind die hinteren Nasenöffnungen tatsächlich von eitrigem Schleim verlegt. Die Patientin räuspert morgens massenhaft dicken, gelben Schleim aus dem Rachen heraus, der mit festen Borken vermischt und auch objektiv zumeist übelriechend ist. Viele Pulsatilla-Patientinnen, die an einem solchen Katarrh leiden, werden den entsetzlichen Gestank dadurch los, dass sie große Borken ausschneuzen. Dicke Klumpen aus getrocknetem Eiter oder aus getrocknetem eitrigen Schleim sammeln sich über mehrere Tage in der Nase an, und dann entsteht dieser schreckliche Schnupfengestank. Sobald die Nase aber gründlich geputzt ist, verschwindet der Gestank, und die Patientin bleibt eine Zeitlang davon verschont, bis sich die Borken nach einigen Tagen erneuert haben. Die Patientin *selbst* fühlt sich im Freien wohler als in einem warmen Raum. *Sie* bekommt im Freien besser Luft und hat in warmen Räumen das Gefühl zu ersticken. Aber auch die *Nase* verstopft mehr in einem warmen Raum; Niesen entsteht vorzugsweise in einem warmen Raum.

Der Geruchsverlust stellt sich bei chronischen wie auch bei akuten Katarrhen ein. Massive Nasenverstopfung am Abend[RA591]; die Patientin kann die Nase tagsüber leicht schneuzen und vom Schleim befreien, doch abends verstopft die Nase und kann nicht mehr gesäubert werden. Auch die psychischen Symptome nehmen, wie bereits erwähnt, am Abend zu. Die Patientin steht morgens mit verstopfter Nase auf, kann den Schleim dann aber ausschnauben[RA591]; dabei ein übler oder fauliger Mundgeruch[RA253 f.], belegte Zunge[RA221] und ranziger Geschmack. Sie muss sich gründlichst die Zähne putzen und den Mund spülen, bevor sie ihr Frühstück genießen kann. Sie sehen also, die Mund- und Magensymptome sind schlimmer am Morgen, die Gemütssymptome schlimmer am Abend, und die Nasenverstopfung tritt ebenfalls abends verstärkt hervor. Vergleichen Sie dies mit dem Husten: Pulsatilla hat einen *trockenen Abend- und Nachthusten* und einen *lockeren Morgenhusten*. Reichlicher Auswurf am Morgen[SK415], am Abend aber Trockenheitsgefühl, Engbrüstigkeit[RA648] und Zusammenschnüren[RA654] in der Brust, was das Atmen sehr erschwert. Um es zusammenzufassen: Pulsatilla ist einer unserer Rettungsanker in alten, langwierigen Schnupfenfällen mit Geruchsverlust, dickem, gelbem Nasensekret und Besserung im Freien, zumal wenn es sich um nervöse, furchtsame und nachgiebige (nicht selten auch blonde) Patientinnen handelt; dazu typischerweise abendliche Nasenverstopfung und kopiöse Schleimsekretion am Morgen.

Bei den Katarrhen und akuten Erkältungen kommt es oftmals zu Nasenbluten[RA189], zu Ausschnauben von Blut aus der Nase[RA192]. Die Krusten sitzen an der Schleimhaut fest und werden beim Ausschnauben losgerissen, wodurch Blutungen entstehen. Aber auch sonst fängt die Nase leicht an zu bluten, besonders vor und während der Regel und nach Unterdrückung derselben[KE1,413]. Das Blut ist venös, meist dickflüssig bis klumpig, dunkel oder fast schwarz. Wir finden diese Neigung zu Katarrhen mit Nasenbluten hauptsächlich bei Frauen, deren Regel verspätet und dann auch nur sehr spärlich erscheint, zudem sehr hellfarben ist (manchmal kaum von einem etwas blutigen Ausfluss zu unterscheiden). Oft handelt es sich auch um bleichsüchtige Frauen, die nur alle zwei oder drei Monate menstruieren, oder um chlorotische Mädchen mit sehr unregelmäßigen Menses.

* * *

Pulsatilla ist ein sehr nützliches Mittel bei ***Heuschnupfen.**** Eine erfolgreiche Behandlung des Heuschnupfens macht eine eingehende Untersuchung des Patienten erforderlich, welche oft nicht leicht zu bewerkstelligen ist, weil sie mit den anders gelagerten Erwartungen des Patienten kollidiert. Der Patient möchte nur seinen Heuschnupfen behandelt haben und sieht deshalb nicht ein, warum er über seine Hämorrhoiden, seine dicken Schwielen an den Fußsohlen, seine Kreuzschmerzen oder seine mit Diarrhö abwechselnde Obstipation Auskunft geben soll. All diese Beschwerden sind stets besser, wenn der Heuschnupfen vorhanden ist. Freilich wird er Ihnen manchmal erzählen, dass es ihm immer gutgehe, wenn er nicht gerade seinen Heuschnupfen habe. Er mag sich zwar subjektiv wohlfühlen, aber es ist unmöglich, dass er in der heuschnupfenfreien Zeit wirklich gesund ist. Er hat besagte Beschwerden immer gehabt, und er möchte Sie nicht damit behelligen. Doch der Heuschnupfen selbst wird Ihnen kaum je einmal die Indikationen für das einzig passende Heilmittel liefern.

Ähnlich ist es bei der Epilepsie: Es ist eine irrige Annahme, zu glauben, man könne anhand der Symptome des Anfalls das heilende Mittel finden. Wenn eine akute, gleichförmige Krankheitsmanifestation viele Male immer wieder denselben ausgetretenen Pfad benutzt, sind die Details der Krankheit nur schwer zu eruieren. So weiß z.B. der Heuschnupfenpatient nur wenig über sein Leiden zu berichten. Wenn Sie ihm mehrere mögliche Beschwerden nennen, so hat er sie wahrscheinlich alle schon gehabt. In fast all diesen akuten Krankheitsäußerungen, zumal in der übersteigerten Form von Anfällen, können Sie nicht die feinen Symptome entdecken, die für die Mittelfindung so wichtig sind. Sie finden sie aber, wenn Sie den Zustand des Patienten in Erfahrung bringen, der vor seiner Heuschnupfenerkrankung bestanden hat. Diese ursprünglichen Symptome sind von weitaus größerer Bedeutung als die gegenwärtigen. Manchmal ist es auch hilfreich zu wissen, welcher Körperteil befallen war, bevor die Nase affiziert wurde. So können z.B. spinale Symptome bestanden haben, etwa ein ausgeprägter Wundheitsschmerz im Rücken, der durch Liegen auf einer harten Unterlage gelindert wurde. Nur wenige Arzneien haben dieses Zeichen. Die Patienten erzählen Ihnen solche Dinge natürlich nicht als Erstes, sondern bleiben nur beim Thema Heuschnupfen. Bei vielen nervösen Frauen setzen die Heuschnupfenanfälle mit Niesen und wässriger Nasensekretion ein, welche dann einer reichlichen, dicken, gelblichgrünen Absonderung weichen. Dies sind die natürlichen Erscheinungen beim Heuschnupfen, doch die wirklich wichtigen Symptome liegen meist in der Vergangenheit.

Bei Pulsatilla gehören dazu vor allem die Menstruationsstörungen sowie Prolapsbeschwerden. Wenn der Heuschnupfen einsetzt, werden alle anderen Beschwerden besser; die Patientin spürt nichts außer dem Heuschnupfen, dennoch hängen all die Symptome in irgendeiner Weise miteinander zusammen. Bei *Natrium muriaticum* verschlimmern sich die Symptome von morgens bis mittags, während sie bei Pulsatilla abends schlimmer sind – die Nase füllt sich mit dickem, zähem, gelblichgrünem Schleim, und nach Ausschnauben der Nase bleibt ein brennendes Trockenheitsgefühl zurück. Die Patientin findet nachts keinen Schlaf, wenn das Zimmer nicht ausreichend abgekühlt ist. *Natrium muriaticum* bietet ein ähnliches Bild, was das Brennen in der Nase und die Schlaflosigkeit in warmen Räumen angeht; auch kann bei *Natrium muriaticum* die Nasensekretion Tag und Nacht anhalten. Es gibt eine akute Form des Heuschnupfens, wo Pulsatilla

* Die hier eingeschobene Differenzialdiagnose des ***Heuschnupfens*** hat Kent später in der Lehrbuchfassung der *Lectures* hinzugefügt.

mitunter angezeigt ist: bei reichlicher, wässriger Absonderung, die mit Niesen endet. Doch zu Anfang denken wir eher an Mittel wie *Carbo vegetabilis, Arsenicum, Allium cepa* und *Euphrasia*.

Bei *Carbo vegetabilis* besteht viel wässriges Nasensekret, und die Schleimhautreizung erstreckt sich bis in die Brust, mit Wundheit des Kehlkopfes und Heiserkeit. Bei *Allium cepa* sticht eine Symptomengruppe hervor, die auf das Mittel hinweist: wundmachende Absonderung aus der Nase und milde Tränen aus den Augen, dazu im Kehlkopf (manchmal bis in die obere Luftröhre reichend) ein Gefühl beim Husten, als würden kleine Haken daran reißen. Dies bedeutet stets *Allium cepa;* das Mittel hat, ebenso wie Pulsatilla, eine Verschlimmerung in warmen Räumen. Der *Euphrasia*-Heuschnupfen ähnelt dem von *Allium cepa*, nur dass die Augen stärker tränen und der Tränenfluss in den Augen ein Brennen verursacht und die Wangen wund macht; das Nasensekret ist hingegen mild wie bei Pulsatilla. Manchmal dehnt sich die Schleimhautaffektion auch bis in die Brust aus; dann ist *Euphrasia* nicht mehr angezeigt.

Dem *Jodum*-Patienten geht es schlechter in einem warmen Raum; aus der Nase fließt ein dickes, gelblichgrünes Sekret, das Brennen und Exkoriationen in der Umgebung hervorruft. Es gibt jedoch ein Symptom, welches *Jodum* von allen anderen Mitteln unterscheidet: Gleich mit Einsetzen der Heuschnupfenbeschwerden fängt der Patient an abzumagern und großen Hunger zu entwickeln.

Typisch für *Kalium jodatum* ist: dicke, gelblichgrüne Absonderungen aus der Nase; viel Wundheitsschmerz und Brennen in der Nase; allgemeine Verschlimmerung in warmen Räumen – mit Ausnahme des Schnupfens, der dort eher Linderung findet;* große Druckschmerzhaftigkeit der äußeren Nase; schmerzhafte Empfindlichkeit der Nasenwurzel; das ganze Gesicht tut weh; der Patient ist äußerst unruhig, möchte am liebsten ständig im Freien umherlaufen, was ihn in keiner Weise erschöpft.

Arsenicum jodatum: Angst, Ruhelosigkeit und Schwäche; häufiges Niesen und starke, wässrige Absonderung aus der Nase, welche an den Lippen brennt; brennender, wässriger Tränenfluss, wie bei *Arsenicum album*. Der *Arsenicum-album*-Patient möchte es in jeder Hinsicht sehr warm haben, möchte seine Augen mit heißem Wasser spülen; die einzige Linderung des Heuschnupfens findet er dadurch, dass er heißes Wasser durch die Nase hochzieht. Dem *Arsenicum-jodatum*-Patienten hingegen geht es in einem warmen Raum schlechter, und das Nasensekret wird nach einem Niesanfall tagelang dick und klebrig; es sieht aus wie *dickflüssiger, gelber Honig* und ist scharf und wundmachend; dabei viel Schmerzen im Bereich der Nasenwurzel und der Augen, oft auch Wundheit in der Brust mit Dyspnoe. Die Arzneien, die zusätzlich Dyspnoe haben, sind *Arsenicum, Arsenicum jodatum, Jodum, Kalium jodatum* und *Sabadilla;* diese Mittel sind nach meiner Erfahrung am häufigsten bei den asthmatischen Heuschnupfenformen angezeigt. Wenn der Heuschnupfen nach Überhitzung entstanden ist, müssen vor allem *Silicea*, Pulsatilla und *Carbo vegetabilis* in Betracht gezogen werden. Dann gibt es noch eine Gruppe von Arzneien, bei der die Nasenverstopfung durch die Absonderung von Schleim nicht gebessert wird; der Patient hat zwar ständig das Bedürfnis, seine Nase zu schneuzen, doch sie wird dadurch nicht freier. Hier denke ich sofort an *Lachesis, Kalium bichromicum, Psorinum, Naja* und *Sticta*.

Psorinum hat ein reichliches, wässriges Nasensekret, das sowohl blande als auch wundmachend sein kann. Die Nase verstopft gewöhnlich an der freien Luft; der Patient findet Erleichterung, wenn er sich in einem warmen, geschlossenen Raum hinlegen kann. Etwaige Atembeschwerden werden durch rechtwinkliges Ausstrecken der Arme gelindert. Heuschnupfen ist eine psorische Erkrankung. Eine Einzeldosis *Psorinum* wird die Symptome so entwickeln, dass der Fall klarer wird (eine zweite Gabe wird dazu aber kaum mehr etwas beitragen). Der akute Heuschnupfenanfall eignet sich nur sehr bedingt für eine adäquate Verschreibung; doch wenn der Anfall allzu heftig

* Kent schreibt »worse in a warm room« – mit Bezug auf den Schnupfen. Dies widerspricht seiner Darstellung im *Kalium-jodatum*-Kapitel, wo es heißt: »In a warm room his nasal catarrh, or his coryza, is >, but in the open air he feels > as to the rest of his complaints.«

verläuft, mag man auf ein kurzwirkendes Mittel zurückgreifen, das den Anfall abschwächt.

Der *Nux-vomica*-Patient kann an der frischen Luft frei durchatmen, doch sobald er sich in einen warmen Raum begibt, verstopft seine Nase. Gleiches passiert nachts: Wenngleich fortwährend wässriges Sekret aufs Kopfkissen tröpfelt, kann er nicht durch die Nase atmen – wie bei Pulsatilla, *Bryonia, Cyclamen, Arsenicum jodatum* und den anderen Jodpräparaten. Verstehen Sie diese meine Ausführungen bitte nicht so, dass ich Ihnen damit Mittel gegen Heuschnupfen hätte nennen wollen. Es gibt keine spezifischen Mittel gegen Krankheiten! Vielmehr müssen wir stets die gesamte Konstitution ins Auge fassen, um das Heilmittel zu bestimmen.

* * *

Das Pulsatilla-Gesicht sieht kränklich aus, häufig fleckig mit einer Mischung aus blauroten[SK408] und gelblichen[UE] Farben. Venöse Aufgedunsenheit. Vollheitsgefühl im Gesicht. Oft ist das Gesicht auch leicht gerötet[RA1067], wie von blühender Gesundheit, weswegen die Patientin kaum auf Mitgefühl rechnen kann. Plötzliche Hitzewallungen[RA1076] mit Röte des Gesichts[RA1078]. Blasses, chlorotisches Gesicht.[HY18,472f.] Leidendes, eingefallenes Gesicht, mit blauen Ringen um die Augen.[AZ53,127] Neigung zu Gesichtserysipel[UE]; erysipelatöse Flecken im Gesicht, die sich bis auf die Kopfhaut ausdehnen und stechend[UE] oder brennend schmerzen. Schmerzhafte Berührungsempfindlichkeit der Gesichtshaut.[RA150]

»Mumps, besonders wenn die Entzündung von den Parotiden auf die Brustdrüsen oder die Hoden übergeht.«[GS] Wenn sich eine junge Frau während einer Mumpserkrankung stark erkältet, kommt es zu Entzündung und Geschwulst der Mammae. Ein an Mumps erkranktes Mädchen in der Pubertät erkältet sich; die Schwellung der Ohrspeicheldrüse geht zu früh zurück, und dafür schwillt die kollaterale Brustdrüse an, bisweilen auch beide Brustdrüsen. Die Schwellung kann auch zunächst nur die eine Brust betreffen und dann auf die andere übergehen. Bei mumpskranken Männern oder Knaben können stattdessen die Hoden affiziert werden. Pulsatilla ist eines der wichtigsten Mittel bei dieser Form der Metastasis; es beseitigt umherwandernde Beschwerden. Pulsatilla ist gewöhnlich das Heilmittel, wenn bei einem Knaben infolge von Mumps die Hoden stark anschwellen. *Carbo vegetabilis* ist hier ein weiteres Mittel, aber nur bei einem *Carbo-vegetabilis*-Patienten. *Abrotanum* kann ebenfalls bei umherwandernden Symptomen angezeigt sein. Pulsatilla hat *umherwandernde Schmerzen;* Rheumatismus[SK398], der von Gelenk zu Gelenk zieht, mal hierhin springt und mal dorthin; neuralgische Schmerzen von ähnlich unstetem Charakter; Entzündungen wandern von einer Drüse zur anderen. Ein Unterscheidungskriterium ist jedoch: Pulsatilla *bleibt bei seinem ›Thema‹* – die Beschwerden wandern zwar umher, gehen aber nicht in eine neue Krankheitsform über. *Abrotanum* hat auch die Metastasis, verändert dabei aber gleichzeitig die klinische Diagnose, d.h., in den Augen des Allopathen handelt es sich um »eine ganz neue Krankheit«. Der Patient hat einen heftigen Durchfall, und ein ignoranter Schulmediziner unterdrückt ihn; ein entzündlicher Rheumatismus entsteht, und der Allopath hält ihn für eine neue Krankheit. Die Unterdrückung einer Diarrhö oder einer Blutung oder die Beseitigung von Hämorrhoiden hat den Ausbruch anderer Krankheitsmanifestationen zur Folge. Ein Kind leidet an Sommerdiarrhö, die unterdrückt wird; in der Folge treten Symptome auf, die auf eine Funktionsstörung des Gehirns, der Nieren oder der Leber hindeuten, oder das Kind wird marastisch und magert von unten nach oben ab. Solche radikalen ›Szenenwechsel‹ gehören zum Wesen von *Abrotanum*, nicht aber von Pulsatilla.

Magen. Nach dem Essen über Stunden anhaltendes Aufstoßen einer sauer[RA301], ranzig[RA326] oder bitter[RA294] schmeckenden Feuchtigkeit. »Es schwulkt ihr von unten herauf eine wässerige Feuchtigkeit in den Mund (ohne Uebelkeit und ohne Erbrechen) ...«[RA361] Ständiges Aufstoßen mit dem Geschmack von ranzig gewordenen Speisen. Manche Pulsatilla-Patientinnen können weder Butter verdauen, noch dürfen sie ihr Essen mit Olivenöl zubereiten. Alle möglichen schlechten Geschmäcker im Mund. Selbst mehrere Stunden nach dem Essen ist die Verdauung im Magen noch nicht beendet. Saures Aufstoßen[RA302] und saures Erbrechen[RA349]. Durch die langsame Verdauung bleibt die Patientin bis zur nächsten Mahlzeit hungrig; das Essen hat keine sättigende Wirkung, weil es nur ungenügend assimiliert wird. Ständige Gallenbeschwerden. Ekliger Mundgeschmack[RA262]; der Mund ist mit einem übelriechenden[RA252], unschmackhaften[RA246] Schleim überzogen. All diese Symptome sind morgens am ausgeprägtesten. »Viel Speichelzufluss.«[NZ8,146] »Viel Schleim im Munde.«[NZ8,146] Zufluss von süßem[AJ8,128] oder zähem[EN341] Speichel in den Mund.[GS] »Fortwährendes Ausspeien von schaumigem, watteähnlichem Schleim.«[GS]

Ein auffallendes Merkmal der Pulsatilla-Patientin ist, dass sie fast nie das Bedürfnis hat, etwas zu trinken. Trotz Trockenheit des Mundes[RA241] ist sie nur *selten durstig*. Selbst bei den meisten Fieberkrankheiten hat sie keinerlei Durst[RA1051 f.] – mit einer Ausnahme: bei großer Fieberhitze kann gelegentlich etwas Durst bestehen[RA1040]. »Durstlosigkeit[RA311] bei feuchter wie auch bei trockener Zunge.«[GS] Verlangen nach: sauren, erfrischenden Dingen[GS]; Limonade[GS(RA276)]; Hering[GS]; Käse; scharfen oder stark gewürzten Speisen; Saftigem. Abneigung gegen: Fleisch[RA304], besonders Schweinefleisch; Brot[RA289], besonders altbackenes[RA304]; Butter[RA286] und fette Speisen[GS]; Milch[RA201]; Tabakrauchen[RA343]. »Kratzen im Magen und die Speiseröhre hinauf, wie Sodbrennen.«[NZ8,146] Vielerlei Schmerzen im Magen, gleich ob dieser leer ist oder voll; typischer für das Mittel sind jedoch der von Luft stark aufgeblähte Magen[EN505 f.] sowie die Neigung zur Hyperazidität. »Magenkatarrh[AZ78,123] durch kalte Getränke, Eiscreme, Obst und fettes Backwerk[SK410].«[GS] Die Patientin hat ein großes Verlangen nach Eiscreme und Gebäck, doch können diese Dinge nicht verdaut werden und verschlechtern das Befinden der Kranken. Überhaupt hat die Patientin häufig das Bedürfnis nach Speisen, die ihr Magen gar nicht verdauen kann und die sie schließlich krank werden lassen. Das ist gar nicht so ungewöhnlich: Den Whiskytrinker dürstet es nach seinem ›Getränk‹, wenngleich er weiß, dass es ihn umbringen wird. So ist es auch bei Pulsatilla in Bezug auf das Gebäck. Die Patientin mag besonders gerne Pfannkuchen mit Ahornsirup, obwohl sie weiß, dass sie diese wieder erbrechen muss. Sie mag *gut gewürzte* Wurst, hat aber Widerwillen gegen Schweinefleisch pur.

Pulsatilla erzeugt und heilt Gelbsucht. »Gelbsucht infolge chronischer Anfälligkeit für Hepatitis und Störungen der Gallensekretion, mit Durchfall; Duodenalkatarrh; Indigestion; Fiebrigkeit und Durstlosigkeit; nach Chininmissbrauch.«[GS]

Viele Pulsatilla-Beschwerden scheinen sich auf das *Abdomen* zu konzentrieren – mit Auftreibung des Unterleibs[RA397], Blähungskoliken[RA404], Flatulenz, Knurren und Kollern im Bauch[RA410], Gärungsdyspepsie, Diarrhö[RA454] und Menstruationsanomalien. Schmerzhafte Empfindlichkeit des Unterleibs[RA441] und der Bauchdecken[RA442]; das gesamte Abdomen, der Magen und die Beckenorgane sind beim Befühlen höchst empfindlich. Aufblähung nach jedem Essen[RA419], besonders nach fetten und schweren Speisen. Die Vollheit der Venen, die allgemeine venöse Stase verursacht insbesondere im Bauchbereich ein solches Schwellungs- und Völlegefühl[RA413], dass es die Atmung behindert. Vor der Menstruation ist der Bauch stark aufgebläht oder angeschwollen[GS]; die Patientin muss sich deswegen umziehen und ihr Korsett ablegen; sie möchte lockere Kleidung tragen oder sich ins Bett begeben. Mit dieser Anschwellung des Abdomens gehen Aufgedunsenheit des Gesichts und der Lippen, Röte der Augen und Geschwulst der Füße[RA854] einher, sodass ihre Schuhe nicht mehr passen. Häufig besteht auch ein Gefühl der Erschlaffung und des Herabdrängens im Unterleib, was gewöhnlich mit Menstruationsstörungen und Uterusverlagerung zusammenhängt. Das Herabdrängen erklärt sich großenteils aus einem tatsächlichen Gebärmuttervorfall. Es wird im gesamten Abdomen empfunden und oft als ein Gefühl beschrieben, als würden sämtliche Eingeweide wie durch einen Trichter nach unten drücken. Überempfindlichkeit des Abdomens, besonders des Hypogastriums. Die Patientin kann nicht lange stehen oder umhergehen wegen eines Schweregefühls im Unterleib, als würde ein Stein dort liegen (vor und während der Regel).[RA568 f.] Wehenartige Schmerzen im Uterus und im Rücken, als stünde unmittelbar die Periode bevor. Es ist nichts Ungewöhnliches für eine Pulsatilla-Patientin, dass sie während des ganzen Monats dieses Gefühl hat, als stünde ihre Periode bevor.

Die Bauch- und Darmsymptome hängen eng miteinander zusammen. Schneidende Bauchschmerzen[RA420], häufig nur flüchtig und rasch den Ort wechselnd. Bauchschmerzen lösen oft Stuhldrang aus. Diarrhö und Dysenterie gehen meist mit kneifenden, krampfartigen Schmerzen in den Gedärmen einher. Wässrige Durchfälle.[RA465] »Durchfall grünen Schleims.«[RA455] Auffallend ist bei Pulsatilla die *ständig wechselnde Beschaffenheit der Stühle:* fest oder wässrig, schleimig oder kotig, gelb oder grün. Bei Sommerdiarrhö gibt es, wenn Pulsatilla das Heilmittel ist, kaum zwei Stühle, die einander gleichen. Diese Veränderlichkeit ist für Pulsatilla insgesamt charakteristisch: die Schmerzen wandern umher; Beschwerden verändern sich ›metastatisch‹; abwechselnde Diarrhö und Obstipation[SK412]; die Regelblutung sistiert und fließt im Wechsel und ist von veränderlicher Beschaffenheit; auch die Patientin selbst ist stark beeinflussbar und unbeständig. Bei einer Pulsatilla-Patientin weiß man nie, über welche Beschwerden sie wohl als Nächstes klagen wird. So ist es auch bei den Stühlen; mal sind sie ruhrartig – spärliche, blutig-schleimige, grüne, wässrige Stühle, die in kleinen Spritzern herauskommen –, dann wieder durchfällig und kopiös. So finden wir Diarrhö und Dysenterie praktisch gleichzeitig bei ein und derselben Patientin.

»Hartnäckige Leibesverstopfung.«[RA443] Stuhl großkalibrig, hart[RA444] und nur schwer abgehend[RA445]. Pulsatilla hat (wie *Nux vomica*) häufigen Stuhldrang[RA448] ohne Stuhl oder hinreichenden Stuhl[RA449]. Bei *Nux vomica* wie auch bei Pulsatilla muss der Patient oft zur Toilette gehen, bevor er endlich Stuhlgang hat. Häufiger, aber vergeblicher Stuhldrang in einem chronischen Fall wird gewöhnlich als Leitsymptom von *Nux vomica* angesehen, doch viele andere Mittel haben das Symptom ebenfalls, einschließlich Pulsatilla. Der Durchfall und die Darmsymptome von Pulsatilla sind abends und nachts schlimmer[(RA465)], die Magen-, Rachen- und Mundsymptome jedoch am Morgen. Die Gemütssymptome verschlimmern sich ebenfalls am Abend. Die Darm- und Stuhlsymptome treten in der Ruhe verstärkt auf, während sie durch sachte Bewegung gemildert werden. Große Unruhe. Besserung vor allem durch Bewegung an der kühlen, freien Luft. Die Patientin empfindet geschlossene Räume als stickig, sie möchte stets ein Fenster geöffnet haben. »Ruhrartige Durchfälle[SK413] aus klarem, gelbem, rotem oder grünem Schleim; dabei Rückenschmerzen, besonders beim Pressen zum Stuhl.«[CM] »Stühle aus dunkelgrünem Schleim; Bauchweh; kein Durst. (Cholera infantum.)«[GS] Sie werden sich an das Wort *grün* erinnern – bei den katarrhalischen Absonderungen von Pulsatilla dominiert die grüne Farbe.

Sehr beschwerliche, mit Hämorrhoiden einhergehende Obstipation. Starker Wundheitsschmerz in den Hämorrhoiden[RA481], schlimmer im Liegen und durch Bettwärme, besser durch sanfte Bewegung, besonders durch Umhergehen im Freien. Wenn sich die Patientin in einem Zimmer ausruht, wird sie nach kurzer Zeit so nervös, dass sich die Hämorrhoidalschmerzen zu intensivieren scheinen, und dann muss sie sich bewegen. »Schmerzhafte, hervorragende blinde Goldaderknoten.«[RA483] Blinde Hämorrhoiden mit Jucken[RA470] oder juckenden Stichen[RA477] im After. Die Verschlimmerung im Liegen bei sehr schmerzhaften Hämorrhoiden kontrastiert beispielsweise mit *Ammonium carbonicum*, bei dem diese durch flaches Liegen auf dem Rücken Linderung finden. Bei heftig brennenden Hämorrhoiden denke man vor allem an *Arsenicum* und *Kalium carbonicum*, bei solchen mit stechenden, reißenden Schmerzen an *Aesculus*. Im Laufe der Jahre war ich gezwungen, in diesen Fällen außerdem auf ein Mittel zurückzugreifen, das noch nicht ausreichend geprüft ist. Es passt bei schmerzhaften Hämorrhoiden stark geschwächter Patienten, deren ganze Krankheit in den Hämorrhoiden zu kulminieren scheint; die Aderknoten bluten leicht und treten hervor; die bloße Berührung ruft beinahe Konvulsionen hervor und lässt den Patienten gellend aufschreien; sie ist so schmerzhaft, dass der Tod wie eine Erlösung erscheint; der Kranke liegt im Bett und zieht mit den Händen die Gesäßbacken so weit wie möglich auseinander; jeder Stuhlgang bedeutet anschließendes Leiden über drei bis vier Stunden. Das Mittel, von dem hier die Rede ist, heißt *Paeonia*. Die Hämorrhoiden, die es heilt, sehen aus wie die Blüten der Pflanze, so hochrot sind sie, entzündet und blutend; sie nässen und sind höchst berührungsempfindlich; der Patient ist von den Schmerzen äußerst mitgenommen. *Paeonia* hat hier schon oft gelindert und die enormen hämorrhoidalen Knoten zum Verschwinden gebracht. Ich habe solche Hämorrhoiden auch dann noch mittels *Paeonia* geheilt, wenn sie zuvor erfolglos operiert oder anderweitig malträtiert worden waren. Greifen Sie nicht zu *Paeonia*, wenn Sie ein Mittel finden können, das *den ganzen Patienten* widerspiegelt. Viele Patienten werden sich allerdings zu keinen anderen Symptomen bekennen wollen, und manche von ihnen leiden auch durch die Hämorrhoiden allein so stark, dass speziell diese Arznei benötigt wird.

Harnwegsorgane. Häufiger Harndrang[RA490] mit nur geringem Abgang.[UE] »Harnzwang, Tenesmus der Blase.«[RA497] Das Wasserlassen kann sehr schmerzhaft sein, mit Beißen und Brennen[RA521 ff.] in der Harnröhre, häufig auch mit Blutharnen verbunden[AZ13,309]. Es können sich kaum ein paar Harntropfen in der Blase ansammeln, ohne dass Drang entsteht. Vor allem *beim Liegen auf dem Rücken drückt das Wasser in der Blase*.[RA502] Die Patientin kann die ganze Nacht ohne Wasserlassen auskommen, wenn sie nicht auf dem Rücken liegt; sobald sie sich aber auf den Rücken legt, wird sie vom Harndrang aufgeweckt, und sie hat das Gefühl, dass der Harn unwillkürlich abgehen wird, wenn sie sich nicht schleunigst zur Toilette begibt. Unwillkürlicher Harnabgang beim Sitzen und Gehen[RA492], durch Husten und Abgang von Winden[RA507], durch Niesen, Lachen und sonstige Erschütterungen, durch plötzlichen Schreck oder auch freudige Überraschung, durch laute Geräusche wie Türenschlagen oder Pistolenschüsse. Pulsatilla neigt zu Harntröpfeln[RA492] beim geringsten Anlass. Die Patientin muss sich ständig vorsehen, oder sie verliert Urin; sobald sie aber einschläft und diese Kontrolle entfällt, fließt der Urin ungehindert ab. Plethorische, warmblütige kleine Mädchen mit rotem Gesicht und sanftem, nachgiebigem Gemüt, die nachts ihre Zudecken fortstrampeln und das Bett nass machen, benötigen diese Arznei.[(SK413)] Gelb, bleich und kränklich aussehende Mädchen jedoch, die im ersten Schlaf Wasser lassen, sprechen eher auf *Sepia* an. Bettnässen im ersten Schlaf wird gewöhnlich als ein besonderes Symptom angesehen, doch das Phänomen ist leicht zu erklären, und darum ist *nicht* viel Besonderes daran. All die Patienten, die sich tagsüber darauf konzentrieren müssen, ihren Urin nicht zu verlieren, verlieren ihn spätestens im ersten Schlaf, denn dann ist der Geist auf etwas anderes gerichtet, und sobald dies der Fall ist, fängt der Harn an zu tröpfeln. *Causticum* und *Sepia* gelten als wichtige Heilmittel für diese Art von Inkontinenz, doch ich habe sie auch schon mit vielen anderen Mitteln geheilt. Ein Mann mittleren Alters zeigte dieses Symptom des Bettnässens im ersten Schlaf. Die Arzneien, bei denen das Symptom festgestellt worden ist, sind sehr begrenzt, und der Patient hatte sie alle bekommen. So entschloß ich mich, die Arznei auf einer anderen Basis zu ermitteln. Ich fand heraus, dass der Patient beim Bewegen während seiner Arbeit keine Schwierigkeiten hatte, den Urin zu halten, sich aber im Sitzen sehr anstrengen musste, seine Blase zu kontrollieren. Zu der Zeit, als sich dieser Zustand entwickelte, hatte er sich in Atlantic City aufgehalten und dort viel im Ozean gebadet. Es bestanden in seinem Fall also die typischen Modalitäten von *Rhus toxicodendron*, und *Rhus* heilte ihn schließlich. Gelegentlich kommt bei solchen Harnwegsbeschwerden auch *Bryonia* in Betracht. Wenn sich der *Bryonia*-Patient auch nur leicht bewegt, tröpfelt Harn aus der Urethra, und beim Gehen fließt er regelrecht heraus. Besserung erfährt er nur durch absolute Ruhe. *Bryonia* wird durch Bewegung verschlimmert, *Rhus toxicodendron* dagegen gebessert.

Pulsatilla hat ebenfalls Besserung durch Bewegung. Nur wenige Arzneien haben Besserung durch langsame Bewegung, und von diesen sind *Ferrum* und Pulsatilla die wichtigsten. Einige Arzneien finden durch eilige Bewegung Linderung, wie etwa *Bromium* oder *Arsenicum*. Das *Arsenicum*-Kind kann gar nicht schnell genug umhergetragen werden. Das Pulsatilla-Baby ist hingegen mit mäßiger Bewegung zufrieden. Jede Bewegung jedoch, die stark genug ist, den Pulsatilla-Patienten zu *erhitzen*, verschlimmert sämtliche Beschwerden. Ein hart arbeitender Holzfäller gab z.B. an, dass sein Husten durch das Umherbewegen gelindert würde, dass er sich aber bei Erhitzung durch das Sägen bald hinsetzen und ausruhen müsse wegen des heftigen Krampfhustens, der dann zu entstehen pflegte.

Der Pulsatilla-Patient bekommt ferner Beschwerden, wenn er allzu lange Regen ausgesetzt gewesen ist, besonders wenn dabei die Füße nass geworden sind.[SK398] Harnwegsbeschwerden durch Verkühlung. *(Dulcamara)* Pulsatilla erzeugt und heilt hartnäckigen Katarrh der Harnblase[SK413] mit viel Schleimabsonderung und Blutbeimengungen im Harn, besonders nach Erkältung. Dicke, zähe, grüngelbe, eitrige, übelriechende[RA553] Absonderungen aus der Harnröhre.

Männliche Geschlechtsorgane. Das sexuelle Verlangen ist bei Pulsatilla ungewöhnlich stark. »Früh, nach dem Erwachen, lange Ruthesteifigkeit, nicht ohne Geschlechtstrieb.«[RA544] »Sexuelle Ausschweifungen führen zu Kopf- und Rückenschmerzen sowie Schwere der Gliedmaßen.«[GS] »Brennen[SK414] und Drücken[KE2,96] in den Hoden, mit oder ohne[UE] Geschwulst. (Orchitis.)«[GS] Entzündung und Geschwulst der Hoden: im Zuge einer Mumpserkrankung; nach Unterdrückung eines gonorrhoischen Ausflusses[AZ90,92]; durch Erkältung; nach starker Verkühlung[AZ90,92], besonders durch Sitzen auf feuchtem Boden oder auf einem kalten Stein bei gleichzeitigem Schwitzen. Man muss an das Mittel denken, wenn ›Erkältungen‹ auf die Hoden geschlagen sind. Unterdrückte Gonorrhö durch lokale Einspritzungen.[AZ90,92] Bei Tripperkranken[RA554], die einen dicken, gelben oder gelbgrünen Ausfluss haben[GS], die von sanftem Gemüt sind, die gegen Wärme empfindlich sind und die durch Gehen im Freien Besserung erfahren, ist Pulsatilla das am häufigsten angezeigte Mittel. Aber auch Personen, die nur diesen Ausfluss aufweisen, können durch Pulsatilla geheilt werden, sofern keine kontraindizierenden Symptome vorhanden sind. Lästige, langwierige Harnröhrenabsonderungen können ebenfalls nach Pulsatilla verlangen; postgonorrhoische Urethralkatarrhe, die bei jeder Erkältung oder nach jedem Koitus zu einem dicken, gelben Sekret exazerbieren. Nachtripper mit häufigem Blasentenesmus, Chorda venerea[GS], viel Harndrang, Brennen beim Wasserlassen[RA521] und gelben Absonderungen. Ödematöse Schwellung des Penis oder auch nur der Vorhaut *(Nitricum acidum, Fluoricum acidum, Cannabis sativa).* Pulsatilla passt oft bei Beschwerden, die im Gefolge eines stockenden oder unterdrückten Tripperausflusses auftreten.[KE2,97] Entzündung der Prostata.[A4,415] Prostatavergrößerung mit flachen, harten Kotballen von geringem Umfang[(GS)]; der Patient muss zum Harnen immer einen Katheter benutzen: hier muss an Pulsatilla gedacht werden, zumal wenn der Patient ein sexuell ausschweifendes Leben geführt hat. Hodenschmerzen; Reißen[RA541] in den geschwollenen Hoden. Schneidende Schmerzen entlang den Samensträngen, wie von Messern.

Weibliche Geschlechtsorgane. Gesteigertes, unwiderstehliches sexuelles Verlangen; Nymphomanie; die Patientin ist von sexuellen Gedanken beherrscht. Entzündung der Eierstöcke[GS] und der Gebärmutter[SK414]. Unterdrückung der Menses[RA576], besonders durch Nasswerden der Füße.[GS] Die Regel kommt oft zu spät und ist zu gering[UE], verbunden mit Bleichsucht[KE2,277], mit fahler, blassgelber oder blassgrünlicher Gesichtsfarbe. Pulsatilla überwindet die Neigung zu Fehlgeburten[HC4,131], Molenbildung[GS], Scheinschwangerschaft[GS] etc.; es vermag das Wachstum von Myomen zu stoppen, sofern die Symptome insgesamt passen. Während Schwangerschaft, Geburt und Wochenbett gibt es viele Beschwerden, die auf Pulsatilla hindeuten. Am häufigsten wird es bei der Geburt benötigt, wenn die Wehen sehr schwach sind[GS] (und die Patientin nicht reizbar ist); sie ziehen sich über mehrere Tage hin, bewirken aber nichts; sie treten unregelmäßig auf[GS], oft sehr flüchtig und in ihrer Richtung veränderlich, mal in den Rücken, mal in die Beine ziehend. Das Stadium der Vorwehen ist stark verlängert. *Chamomilla* muss erwogen werden, wenn die Gebärende äußerst reizbar ist. Bei einer sanftmütigen, duldsamen Patientin jedoch, deren Wehen sehr unregelmäßig kommen und trotz bereits erweiterten Muttermundes an Kraft und Dauer nachlassen, bei einer solchen Frau wird Pulsatilla die Geburt in kurzer Zeit zu Ende bringen. Die nächste Wehe nach Gabe des Mittels wird schon sehr viel kräftiger sein. Sehr oft sieht man in solchen Fällen, dass die äußeren Bereiche des Geburtskanals deutlich erschlafft sind, die Bedingungen also optimal erscheinen, und doch besteht eine weitgehende Untätigkeit oder Trägheit des Uterus. Pulsatilla ist bei Wehenschwäche eines der wichtigsten Mittel.

Heftige Menstrualkoliken, die zum Zusammenkrümmen nötigen[KE2,252]; Wundheitsschmerz in der Gegend des Uterus und der Ovarien; aufgetriebener Unterleib; stößt die Zudecken von sich, möchte das Fenster geöffnet haben; weinerlich, weint ohne Grund. »Unterdrückung der Regeln nach Verkältung, besonders im Wasser.«[SK414] Pulsatilla passt besonders bei zögerndem Eintritt der Monatsblutungen[SK414], und diese sind dann fast mit einer Leukorrhö vergleichbar. Menses, die seit der Pubertät stets schmerzhaft verlaufen sind (bei plethorischen Mädchen). Ich habe in meiner Praxis viele solcher Mädchen im Alter von 16 bis 18 Jahren mit Pulsatilla geheilt. Die Mütter berichteten in diesen Fällen, ihre Töchter hätten seit ihrer ersten Regel an Dysmenorrhö gelitten; sie seien damals schwimmen gewesen oder hätten nasse Füße bekommen, und seitdem hätten sie stets schmerzhafte Regelblutungen gehabt. Die Ärzte hätten behauptet, die Geschlechtsorgane seien nicht genügend entwickelt und müssten operiert werden. Pulsatilla pflegte dann aber zumeist binnen weniger Monate die Menses zu normalisieren. Hier als Kontrast dazu das Bild bei einem anderen Arzneimittel: Hagere Mädchen, die auf Kälte empfindlich reagieren; auch sie haben in der Zeit, wo die Menarche hätte erscheinen sollen, kalt gebadet oder nasse Füße bekommen, wodurch die Regel teilweise unterdrückt wurde oder zeitgleich mit der Blutung eine Gebärmutterentzündung entstand; der Uterus entwickelte sich nicht weiter und bildete im Bereich des Os uteri eine Stenose; entsetzliche Menstrualkoliken stellten sich ein, mit herabdrängenden Schmerzen, als würden alle Eingeweide nach außen streben, zum Zusammenkrümmen nötigend; Besserung durch Wärme und Verschlimmerung durch Kälte. *Calcarea phosphorica* ist das Heilmittel! »Bei Mädchen von sanftem Gemüt, wenn sich die Pubertät allzu sehr verspätet oder die Menstruation gestört oder unregelmäßig verläuft; sie sind blass und müde, klagen über Kopfschmerzen, Frösteligkeit und Mattigkeit.«[GS] Um die Entwicklung dieser jungen Mädchen zu fördern, ist Pulsatilla ein unverzichtbares Mittel. Höchst beschwerliche Fälle von Uterusprolaps[GS], wo es u.a. mit *Sepia, Belladonna, Natrium muriaticum, Nux vomica* und *Secale* konkurriert. All dies sind Arzneien mit großer Erschlaffung und ›Bearing-down‹-Empfindungen, und einige von ihnen haben sogar hochgradigen Uterusprolaps geheilt. Pulsatilla heilt auch viele Tripperfälle bei Frauen[GS]; m.E. ist es hier sogar das am häufigsten angezeigte Mittel. Ein auffallendes Merkmal von Pulsatilla ist Milchfluss während der Regel, ferner Milchfluss vor[GS;UE] und während der Pubertät; überhaupt besteht eine Neigung zu Galaktorrhö bei nichtstillenden Frauen *(Cyclamen* und *Mercurius)*.

Einige äußerst unangenehme Symptome gibt es im Bereich der *Atemwegsorgane*. Krampfhaftes Zusammenziehen des Kehlkopfes. Husten, der durch Zusammenziehen im Kehlkopf[RA611] oder durch Kitzel in der Gegend des Schildknorpels[RA613] erregt wird. Bronchitis[KE5,693], mit lockerem Morgen- und trockenem Abendhusten[UE]. Pneumonie.[SK416] Trockener Reizhusten und Dyspnoe, < nachts, im Liegen und in einem warmen Raum; möchte die Fenster geöffnet haben. »Nächtlicher, trockner Husten, welcher beim Aufsitzen im Bette vergeht, beim Niederlegen aber wiederkehrt.«[RA617] »Erschütternder, krampfhafter Husten, früh oder Nachts, mit Athemversetzung, Würgen, Brecherlichkeit und Erbrechen.«[SK415] Morgens reichlicher Auswurf von dickem, gelbgrünem Schleim.[(SK415)] Auswurf von blutigem Schleim oder von schwarzen Stücken geronnenen Blutes[RA624]; Bluthusten[RA623], besonders nach Aufhören der Regel[AZ5,310] oder anstelle der Regel. »Bei Frühhusten Auswurf von salzig ekelhaftem Geschmacke.«[RA628] Chronischer, lockerer Husten nach Masern.[GS] Keuchhusten.[KH]

Dyspnoe. Beklemmung der Brust: beim Schnellgehen[SK416] und allgemein durch Erhitzung;* nach dem Essen[SK416;RA642]; durch Nasen-

* Kent schreibt »oppression from ... becoming overheated after eating« – eine unnötige Einschränkung, denn die Atembeschwerden können sowohl nur durch Erhitzung als auch nur nach dem Essen hervorgerufen werden. Wahrscheinlich ist hier lediglich das Semikolon vergessen worden.

verstopfung. Atemnot schon nach unbedeutenden Gemütsbewegungen.[AZ5,310] Anhaltend krampfhafte Spannung in der Brust.[RA650f.] Dyspnoe beim Liegen auf der linken Seite.[RA652] Erstickungsanfälle abends und besonders in der Nacht[RA648]. Asthma bei Kindern nach Unterdrückung eines Hautausschlags oder bei Frauen nach Unterdrückung der Regel.[GS] Lautes Schleimrasseln in der Brust beim Liegen. Chronischer Bronchialkatarrh.[GS] »Jeden Abend großes Vollheitsgefühl in der Brust, nachts der Schlaf dann häufig von klopfenden Empfindungen in der Brust unterbrochen.«[GS] Herzklopfen beim Liegen auf der linken Seite.[RA652] Zerschlagenheitsschmerz der Brustwand.[UE] Schmerzen in der Brustseite werden manchmal durch Liegen auf der entgegengesetzten Seite gelindert. Trockenheits- und Wundheitsgefühl in den Atemwegen.[GS] Wandernde reißende[RA666] Schmerzen in der Brust. »In der Brust hie und da ein schneidender Schmerz.«[RA669] Schneidende Schmerzen bei Rippenfellentzündung. Anfälle von brennender Hitze in der Brust.[UE] Pulsatilla ist sehr nützlich bei Schleimschwindsucht chlorotischer Mädchen.

Pulsatilla ist auch bei Verkrümmung des *Rückgrats*[GS;UE] ein sehr wertvolles Mittel. Rückenschmerzen, namentlich im Lumbosakralbereich[RA712ff.]; wandernde Rückenschmerzen. Spinalirritation infolge sexueller Ausschweifungen.[GS] Rheumatische Schmerzen im Rücken und in den Gliedern, < in der Ruhe und > durch langsame Bewegung. »Schmerz im Kreuze, wie verrenkt ...«[RA717] »Gefühl, als würde kaltes Wasser über den Rücken gegossen.«[EN848]

Sämtliche *Gliedmaßen* schmerzen. »Ziehend reißender Schmerz, bald in dem einen, bald in dem andern Gliede ...«[RA900], > bei und nach Bewegung sowie durch kalte Anwendungen, < in einem warmen Raum. Anschwellung der Venen an Händen[UE] und Füßen[RA852]; allgemeine Neigung zu Varizenbildung[SK398] an den Extremitäten, wie bei *Fluoricum acidum*. Gelenkrheumatismus.[SK398] Schmerz in den Gelenken, wie ausgerenkt [besonders in den Hüftgelenken[RA785]]. Ischias, < abends und nachts[GS], > durch langsames Umherbewegen. Ziehen und Spannen in den Beinen, abends[RA793] im Bett. »Zucken, Reißen und Ziehen in den Muskeln der Extremitäten, rasch von einem Ort zum anderen wechselnd.«[GS] Brennen in den Venen. »Rothe, heiße Geschwulst der Füße, mit jückendem Kriebeln, wie erfroren.«[RA859] Brennen der Füße, sodass sie aus dem Bett gestreckt werden müssen. Brennender Schmerz in den Fußsohlen.[RA870] Die Fußsohlen schmerzen wie zerschlagen[RA865], < beim Gehen. Ausgeprägte Unruhe und Zucken der Gliedmaßen, besonders der Füße. »Die Gliedmaßen, auf welchen man im Schlafe gelegen, sind beim Erwachen eingeschlafen und kriebeln.«[RA892] Wandernde Schmerzen in allen Gliedern.

Schläft auf dem Rücken mit den Händen über dem Kopf. »Wenn sie sich auf die linke Seite legt, klagt sie über Aengstlichkeit und schnelles Herzklopfen und daß es ihr an Athem fehle.«[RA652] Verwirrte[RA997] oder furchterregende[RA1001] Träume. »Schreckhafte Träume: er fährt im Schlafe wie erschrocken auf.«[RA990] Spätes Einschlafen.[RA965] »Schlaflosigkeit, gleich als von Wallung des Blutes.«[RA973]

Pulsatilla heilt Wechselfieber[SK402], das von einem verdorbenen Magen herrührt. Täglich morgens und abends fröstelig.[RA1020] Frost beginnt in Händen und Füßen. Gliederschmerzen während des Frostes. »Einseitige Kälte mit Taubheitsgefühl.«[GS] Einseitige Hitze.[(RA1071)] Durstlosigkeit während des Fieberfrostes; Durst nur während der Hitze[RA1040] oder auch nach derselben oder vor dem Frost.[SK402] »Abends trockne Hitze des Körpers, mit aufgetriebenen Adern und brennenden Händen, welche Kühlung suchen.«[RA1069] Profuse Schweiße über den ganzen Körper; Schweiß nur auf der rechten oder der linken Seite des Körpers.[RA1096f.] Schleimerbrechen beim Frost.[SK402]

Pyrogenium

Extrakt aus autolysiertem Rindfleisch *

Pyrogenium wurde vom Verfasser viele Jahre lang gegen alle Formen von septischem Fieber und deren Folgezustände eingesetzt – sofern die Symptome übereinstimmten –, und zwar in Potenzen, die von Heaths 3. Potenz des verfaulten Rindfleisches abstammten. Heftiger Fieberfrost, vermischt mit Hitzephasen und Schweißen, oder auch trockene Hitze mit starken Gliederschmerzen; große Ruhelosigkeit; Linderung der Schmerzen durch Bewegung und Wärme. Ein Wundheits- und Zerschlagenheitsgefühl, das ähnlich ausgeprägt ist wie bei *Arnica* und *Baptisia.* Knochenschmerzen wie bei *Eupatorium.* Die Ruhelosigkeit und die Besserung durch Bewegung und Wärme erinnern an *Rhus toxicodendron.* Alle Schmerzen verschlimmern sich im Sitzen. Beschwerden können bei Pyrogenium entstehen durch Kaltwerden und durch nasskaltes Wetter.

Diese Merkmale findet man bei hektischem Fieber in den letzten Schwindsuchtstadien wie auch bei septischen Fiebern. Pyrogenium kupiert Puerperalfieber in wenigen Stunden, wenn es deutlich angezeigt ist. In Typhusfällen, die mit einer an *Baptisia* erinnernden Geistesverwirrung einhergehen, aber eine für diese Arznei zu intensive Fieberhitze entwickeln, muss stets Pyrogenium in Betracht gezogen werden. Wenn das Fieber bis an 41 °C heranreicht und großer Wundheits- und Zerschlagenheitsschmerz besteht, wird Pyrogenium binnen Tagesfrist deutliche Veränderungen herbeiführen; wenn aber darüber hinaus eine Schmerzlinderung durch Bewegung und Wärme zu erreichen ist, wird es das Fieber umgehend beenden.

Pyrogenium ist von Nutzen, wenn der Puls extrem hoch ist, das Fieber aber unverhältnismäßig gering ausfällt. Auch wenn Puls und Temperatur auf irgendeine andere Art nicht miteinander in Einklang stehen, muss an dieses Mittel gedacht werden, sofern die Krankheit septischen Ursprungs ist. Schmerzzustände bei Nachlassen der Eitersekretion aus einem offenen Abszess. *Heftiges Brennen in Abszessen. (Arsenicum, Anthracinum, Tarantula cubensis)*

Üble Gerüche dominieren allenthalben, typischerweise faulige und aashafte Gerüche – des Körpers, des Atems, des Schweißes, sämtlicher Absonderungen.[NO418] Fieber infolge Vergiftung durch Faulschlammgas.[NO423] Erysipel[NO422] oder Fieber durch Wundinfektion. Pyrogenium heilt viele chronische Beschwerden, die sich auf septische Zustände zurückführen lassen. Wenn eine Frau nach einem vor vielen Jahren durchgemachten Kindbettfieber nie mehr ganz gesund geworden ist, sollte man unbedingt an Pyrogenium denken.

Ein erblich nicht vorbelasteter junger Mann erlitt eine Blutvergiftung, von der er sich nur

---

* In der 2. und 3. Auflage der *Lectures* hat Kent eine Anmerkung bez. der Provenienz des in Amerika bevorzugten Pyrogens hinzugefügt, die an dieser Stelle wiedergegeben sei: *»Swans Pyrogen-Potenzen wurden aus Sepsiseiter hergestellt (vgl. Boericke & Tafels Katalog der Swan'schen Potenzen). Swan beschaffte sich außerdem von Heath eine Potenz des künstlichen, aus verfaultem Rindfleisch bestehenden Präparats; dieses nannte er* ***Sepsin.*** *In den Vereinigten Staaten ist am häufigsten Swans Pyrogenium in Gebrauch. Burnett benutzte Heaths Präparat. Verfasser sammelte mit beiden Mitteln Erfahrungen, zieht aber das von Heath vor. Clarke irrt sich, wenn er in seinem* Dictionary *schreibt, das Swan'sche Pyrogenium sei aus Heaths verfaultem Rindfleisch hergestellt. Verfasser kannte Swan gut und kann sich für diesen Sachverhalt verbürgen. Sherbinos Prüfung wurde mit Swans Potenzen durchgeführt, also mit Sepsiseiter. Yinglings Heilungen erfolgten mit Swans Potenzen, also mit Sepsiseiter.«*
Zu dieser Anmerkung Kents ergänzte **H. C. Allen**, der Herausgeber der *Medical Advance*, in der Kents Pyrogenium-Artikel 1905 erstmals veröffentlicht wurde:
»Swan sagte mir, seine Potenzen seien aus Eiter von einem septischen Abszess hergestellt worden, und dieser Eiter sei ihm von Dr. Helmuth beschafft worden. Dies wurde mir später von Dr. Helmuth bestätigt, und er berichtete: ›Es war einer der schlimmsten septischen Abszesse, die ich je gesehen hatte. Sein Gestank war so entsetzlich, dass der Chirurg und die Krankenschwester fast aus dem Zimmer geflüchtet wären.‹ «
Die in dieser Übersetzung mit + markierten Symptome entstammen (laut Clarkes *Dictionary* und H. C. Allens *Nosodes*) der oben erwähnten Prüfung Sherbinos. Auf die Symptome Yinglings hat Kent selbst hingewiesen. Inwieweit die übrigen in diesem Kapitel aufgeführten Symptome tatsächlich mit **Heaths** Pyrogenium geheilt wurden (eine Prüfung mit diesem Präparat gibt es nicht), lässt sich heute wohl nicht mehr ermitteln. Denkbar ist, dass Kent hier, wenn ihm die Hintergründe bekannt waren, eine Auswahl zugunsten von Heaths Pyrogenium getroffen hat.

schlecht erholte. Jahrelang wurde er an den verschiedensten Körperstellen von Abszessen geplagt; er sah blass und kränklich aus und litt an rheumatischer Steifheit. Als er mich aufsuchte, bildete sich gerade ein Abszess an der Wade. Er erhielt Pyrogenium und erholte sich rasch und vollständig; der Abszess öffnete sich erstmals nicht. Der Patient ist jetzt seit zehn Jahren bei guter Gesundheit.

Pyrogenium hat auch Morbus Brightii[NO415] geheilt, wenn dieser septischen Ursprungs war. Es ist ein höchst nützliches Mittel, wenn bei septischen und zymotischen Fiebern Herzversagen droht. Septische Hämorrhagien mit dunklem Blut. Es ist oft bei den gefährlichsten und rasantesten septischen Fiebern lebensrettend.

»Redselig; kann schneller denken und sprechen als je zuvor«[+], besonders im Fieber.

Reizbar.[+] Delirium[NO411] mit Geistesverwirrung bez. des Zustandes seines Körpers und seiner Gliedmaßen. *(Baptisia)*

»Gefühl, als würde sie mit ihrem Körper das ganze Bett bedecken; sie wusste, dass ihr Kopf auf dem Kopfkissen lag, konnte aber nicht sagen, wo sich der übrige Körper befand.«[NO424]

Gefühl im Liegen, als würde sie beim Drehen auf die andere Seite zu einer anderen Person.[NO424]

Gefühl, als würde er im Bett von seinen eigenen Armen und Beinen bedrängt oder eingeengt.[NO424]

All diese Symptome erinnern stark an *Baptisia*, aber wenn das Fieber sehr hoch steigt, wird *Baptisia* dem Zustand nicht so gerecht wie Pyrogenium.

Heftige Kopfkongestion *mit drückendem Schmerz* und Klopfen, > durch äußeren Druck. Reichlicher Kopfschweiß. Schmerzen im Hinterkopf beim Husten[NO418] sowie morgens beim Erwachen[*].

»Der linke Augapfel schmerzt wie wund, < durch Blicken nach oben und durch Drehen des Auges nach außen.«[+]

Nasenbluten[NO412] bei Sepsis. Fächerartige Bewegung der Nasenflügel.[NO412] *(Lycopodium)*

Gesicht blass, eingefallen und von kaltem Schweiß bedeckt.[NO423] Umschriebene Wangenröte[NO413] mit Brennen.

Mundfäule; fauliger Mundgeschmack und Mundgeruch. Gelbbrauner Zungenbelag.[+] Gelbbrauner Streifen in der Zungenmitte.[NO413] Sordes auf den Zähnen.

Erbrechen: von Galle; von Blut; von fauligen Massen. »Erbricht Wasser, sobald es im Magen warm geworden ist.«[NO414] Koterbrechen.[NO414] Kaffeesatzerbrechen.[NO414] Durst auf kalte Getränke im Fieberfrost wie in der Fieberhitze.

Starke Auftreibung[NO415] und Empfindlichkeit des Abdomens[NO417] bei hohem Fieber. Entzündung des Peritoneums[NO415], des Intestinums und des Uterus im Rahmen einer Sepsis. Kollernde Darmgeräusche. Bauchschmerzen bei tiefem Einatmen. Schneidende, kolikartige Bauchschmerzen. »Heftigstes Leibschneiden rechterseits, wie von Messern, bis zum Rücken reichend, < bei jeder Bewegung, beim Sprechen und Husten, beim Tiefatmen; > beim Liegen auf der rechten (schmerzhaften) Seite; stöhnt bei jedem Atemzug.«[NO425]

Kopiöse, flüssige, putride Stühle. »Unwillkürliches Entweichen von Stuhl beim Abgang von Flatus.«[NO415] »Stuhlgang reichlich, wässrig und unschmerzhaft, mit Erbrechen.«[NO415] Aashaft stinkende Stühle, selbst bei Obstipation.[NO415] »Obstipation: harte, trockene, agglomerierte Fäzes; Stuhl groß, schwarz, wie Aas riechend; kleine, schwarze Kotballen, wie Oliven aussehend.«[NO415] Weiche, schmale Stühle, die trotzdem nur unter großer Anstrengung abgehen. Putride, blutige[NO415] Stühle. Darmblutungen.

Urin spärlich[NO415] oder unterdrückt; bildet im Nachtgeschirr einen roten Satz, der sich nur schwer abwaschen lässt.[NO415] Eiweißhaltiger Urin mit Zylindern, aashaft stinkend.[NO415] Viel Harndrang, jedes Mal wenn das Fieber einsetzt (kann daran vorher erkennen, wann das Fieber kommt).[NO424f.] »Unerträglicher Blasentenesmus, mit krampfhaften Kontraktionen, die auch das Rektum, die Ovarien und die breiten Mutterbänder betreffen.«[NO417] (Ein von Yingling geheilter Fall.) Unwillkürlicher Harn- und Stuhlabgang bei septischen Fiebern.

»Uterusblutung; das Blut hellrot, mit dunklen Koageln.«[NO416] *Faulig riechende, spärliche Lo-*

[*] Kent schreibt »in the morning on walking«. Hier liegt, wie es scheint, die typische Verwechslung von *walking* und *waking* vor. In H.C. Allens Pathogenese ist von *Morgenkopfschmerz* die Rede.

chien.[(NO417)] *Puerperalfieber oder Puerperalsepsis mit Ausbleiben der Lochien und heftigen Schüttelfrostanfällen.*[NO417] Die Periode dauert nur einen Tag, gefolgt von blutigem, höchst übelriechendem Ausfluss.[NO418] *Septikämie nach Abort.*[NO416] »Uterusprolaps, mit herabdrängenden Schmerzen, > durch Anhalten des Atems und Pressen wie zu den Wehen.«[NO416]

Schwache, belegte Stimme; Heiserkeit. Giemendes Geräusch beim Ausatmen.[+] »Husten: mit Auswurf großer Schleimmengen aus dem Kehlkopf; < bei Bewegung und in einem warmen Raum.«[NO418] Brennen im Kehlkopf und in den Bronchien beim Husten.[NO418] Der Husten bessert sich gewöhnlich bei aufrechtem Sitzen und verschlimmert sich im Liegen.[NO418] Faulig riechender, dicker, eitriger Auswurf. Auswurf rostfarbenen Schleimes; blutiges Sputum.[NO418] Husten mit starken, übelriechenden Nachtschweißen. Pyrogenium ist ein großartiges Palliativum in den letzten Wochen der Schwindsucht. Abszesse in den Lungen.

Sepsisbedingte Herzschwäche[NO420], schlimmer durch die geringste Bewegung. Das Pulsieren des Blutes in den Adern wird selbst in den entferntesten Körperteilen gespürt.[NO426] Angst und Schwächegefühl in der Herzgegend. »Gefühl, als ob das Herz vergrößert wäre; ist sich der Existenz des Herzens deutlich bewusst.«[+] Wehtun im Bereich der Bifurkation der Trachea. Brust- und Herzbeklemmungen. »Gefühl, als wäre das Herz von Blut überfüllt.«[NO424] »Gefühl, als würde das Herz kaltes Wasser pumpen.«[NO419] (Yingling) »Herzklopfen, < durch Bewegung und beim Liegen auf der linken Seite.«[NO419] Sehr laute Herzschläge, die noch in einiger Entfernung vom Thorax zu hören sind; kann selber ihr Herz ständig schlagen hören und nachts wegen einer schwirrenden Empfindung in der Herzgegend nicht schlafen.[NO424] *Rasender, unregelmäßiger, flatternder Puls.* Klopfen in den Blutgefäßen des Halses.[NO420] »Schwächegefühl im Rücken; Stiche im Rücken beim Husten.«[+]

Schmerzen in sämtlichen Gliedmaßen, mit großer Unruhe. »Knochenschmerzen; Wehtun am ganzen Körper, wie bei einer schweren Erkältung; Wundheitsschmerz und Lahmheit der Muskeln; das Bett fühlt sich zu hart an; > durch Bewegung.«[NO420f.] Kälte der Extremitäten.[NO420] »Taubheit der Hände, Arme und Füße, dehnt sich von dort auf den ganzen Körper aus.«[NO420] Hände kalt und klebrig-feucht.[NO423] Schmerzen in den Beinen im Frost- wie im Hitzestadium von Fiebererkrankungen, > beim Gehen und durch äußere Wärme. Die Unterschenkel fangen im Sitzen an zu schmerzen, > beim Gehen. Schmerzen oberhalb der Knie, als wäre der Knochen gebrochen, > durch Ausstrecken und Bewegen der Beine.[NO420] Unterschenkel und Füße ödematös geschwollen (Morbus Brightii).[NO420]

Haut kalt, blass und aschfarben.[NO422] Hartnäckige, variköse, übelriechende Geschwüre alter Leute.[NO422] Pyrogenium hat viele chronische Unterschenkelgeschwüre mit fauliger, dünnflüssiger, blutiger Absonderung geheilt. Aashaft stinkende Schweiße.[NO423] Faulig riechende Körperausdünstungen. Der Patient muss in allen Fieberstadien gut zugedeckt sein. Der Frost bessert sich in der Bettwärme. Täglicher Frost am Abend, zumeist um 19 Uhr. Die Periodizität fällt sehr regelmäßig aus. Kalter Schweiß über den ganzen Körper.[NO424] Heißer Schweiß bei hohem Fieber. Im Schlaf lauter schreckenerregende Träume. Hartnäckige Gedanken hindern ihn am Einschlafen.[+] Erstickungsnot im Schlaf; schreit im Schlaf auf wegen der Brustbeengung [»dass eine Last auf ihr liege«[NO424]].

Ranunculus bulbosus

Knolliger Hahnenfuß

Diese ›Butterblume‹ dünstet einen scharfen, flüchtigen Stoff aus, der für darauf empfindliche Personen sehr giftig ist. Schon oft ist diese Wirkung mit einer *Rhus*-Vergiftung verwechselt worden. Das auf vielen Wiesen anzutreffende Hahnenfußgewächs wird zu Therapiezwecken nicht so häufig eingesetzt, wie es angezeigt wäre, was wohl daran liegt, dass es nicht so gut bekannt ist wie viele andere Arzneien. Es ist ein überaus nützliches Rheumamittel, wenn in erster Linie die Thoraxmuskeln betroffen sind. Im Bereich der spinalen Nerven, der Pleura und der Zwischenrippenmuskeln besteht eine Schmerzhaftigkeit, welche stets durch ein ausgeprägtes Wundheits- und Zerschlagenheitsgefühl gekennzeichnet ist. Ranunculus bulbosus ist ebenso empfindlich gegen Bewegung wie *Bryonia* und ebenso empfindlich gegen nasskaltes Wetter wie *Dulcamara*. Das Mittel hat in seiner Pathogenese »plötzliche ohnmachtartige ... Schwäche«[GA(GA2,292 f.)], und es hat »epileptiforme Anfälle«[GS(GA2,291)] geheilt. Der Ranunculus-bulbosus-Patient gleicht oft einem empfindlichen und gebrechlichen Kranken, der trotz seiner Hinfälligkeit und Mattigkeit[GA2,287] äußerst reizbar ist[GA2,331] und entsprechend geneigt, von Schreck oder Ärger Beschwerden zu entwickeln. Die Beschwerden von Ranunculus verschlimmern sich besonders zum Abend hin[GA], außerdem durch jeden Wechsel des Wetters oder der äußeren Temperatur[GA2,329], vornehmlich durch Wechsel von warm nach kalt. Die Abendverschlimmerung ist sehr ausgeprägt; Kopfschmerzen[GA2,14], Ohrenschmerzen[GA2,65], Nasenbeschwerden[GA2,159], Fieberanfälle, insbesondere Frost[GA], Zerschlagenheitsschmerz in der Gegend der kurzen Rippen[GA2,121], Dyspnoe[GA2,163], Beklemmung der Brust[GA2,164] und des Herzens, beschleunigter Puls[GA2,316], Gliederzittern[GS]: all dies macht sich vor allem am Abend bemerkbar. Der Patient reagiert äußerst empfindlich auf Kälte und kalte, freie Luft. Kalte Luft verursacht Kopfschmerzen, Schwindel[GA2,2], rheumatische Beschwerden, Neuralgien im Bereich der Thorax, des Rückens oder der Ovarien. Plötzliche Kälteexposition, wenn man erhitzt ist, hat Fieber, Pleuritis oder Pneumonie[GS] zur Folge. Nach Einwirkung kalter Luft fühlen sich die Brustmuskeln wund an, wie zerschlagen. Kalte Zugluft kann in vielen Körperteilen Wundheitsschmerz hervorrufen. Besonders empfindlich reagiert der Ranunculus-bulbosus-Patient auf regnerisches und stürmisches Wetter.[GS] Wundheits- und Zerschlagenheitsgefühl allenthalben. *Stechende Schmerzen* in der Leber[UE], in den Ohren[GA2,63 ff.], in der Brust[GA2,188 ff.], im Abdomen[GA2,109], in den Schultern[GA2,223] und anderen Gelenken, im Rücken, besonders in[GA2,219] und zwischen[GA2,215] den Schulterblättern sowie in der Lendengegend, von dort zum Abdomen ausstrahlend[GA2,109]. Von der Brustwirbelsäule ausstrahlende stechend brennende Schmerzen.[GS] *Brennende Schmerzen* an der Kardia[GA2,100] bzw. im Epigastrium[GA2,101], im Blasenhals[GS], in Hühneraugen[GS],* in Hautausschlägen[AZ107,45], in Geschwüren[UE]. *Drückende Schmerzen* in der Stirn[GA2,31 f.], in den Schläfen[GA2,22], im Scheitel [auseinanderpressend[GA2,14]], in den Augäpfeln[GA2,54 ff.], in der Nasenwurzel[GA2,40], in der Magengrube[GA2,103], auf der rechten Schulterhöhe[GA2,223], quer über die untere Brust[GA2,201], in der Mitte und auf der linken Seite der Brust[GA2,195]. Kribbelnde und laufende Empfindungen. [»Abends im Bette, Laufen und Kriebeln auf dem Haarkopf, wie das Laufen eines Käfers.«[GA2,39] Kribbeln in der Nase.[GA2,156 ff.] »Oefteres Kriebeln an einzelnen Stellen der Finger.«[GA2,240]] Lungen- oder Thoraxschmerzen durch Adhäsionen nach Pneumonie oder Pleuritis.[GS] Pleuritiden mit Ergussbildung.[GS] Ranunculus bulbosus ist bei Pleuraerguss eine sehr nützliche Arznei, wenn dieser mit stärkstem Wundheitsschmerz entlang den Rippen einhergeht, besonders den unteren Rippen. Das Mittel hat Lupus und Epitheliome geheilt. »Gelbsucht, mit Jucken am ganzen Körper, besonders an den Handflächen.«[GS]

* Kent schreibt fälschlich »cornea« statt ***corns***.

Der Ranunculus-Patient leidet manchmal unter großer Niedergeschlagenheit[(GA2,35)] und möchte dann am liebsten sterben.[GS] »Abends, Furchtsamkeit, sie will nicht allein bleiben, fürchtet sich vor Gespenstern.«[GA2,333] »Gemüth den ersten Vormittag ärgerlich, zum Zank und Poltern aufgelegt, Abends kleinmüthig, besorglich, empfindlich, unzufrieden.«[GA2,331] »Duseligkeit im Kopfe, die das Denken erschwert.«[GA2,4]

Schwindel, wenn er sich an die kühle, freie Luft begibt.[GA2,2] »Duselig und Gefühl im Kopfe, als sollte derselbe aufgetrieben und vergrößert werden.«[GA2,5]

Zerebrale Hyperämie[GA2,38] mit Hitze des Gesichts[GA2,41 f.]. Kopfschmerz bei jeder Veränderung der äußeren Temperatur.[GS] Drückender Schmerz in der Stirn und im Scheitel, < bei Temperaturwechsel, sei es zum Kalten oder zum Warmen. »Kopfschmerz über dem rechten Auge, durch Liegen verschlimmert, im Gehen und Stehen besser ...«[GA2,36] Dies ist eine große Ausnahme; alle anderen Schmerzen von Ranunculus bulbosus verschlimmern sich durch Bewegung.

»Beißen in den Augen, wie von Rauch.«[GA2,45] »Drücken in den Augen, als wäre ein Haar hineingekommen ...«[GA2,52] Die Augenschmerzen treten vorzugsweise rechts auf: »Brennende Wundheitsempfindung des *rechten untern Augenlids*.«[GA2,49] »Abends Beißen und Wundheitsgefühl des rechten äußern Augenwinkels.«[GA2,47] »Herpes der Supraorbitalgegend, mit bläulich-schwarzen Bläschen, hohem Fieber und Schmerz.«[AZ107,29] Nachtblindheit* während des letzten Drittels der Schwangerschaft ist durch Ranunculus geheilt worden.[NZ2,84]

Stechende Schmerzen in den Ohren, überwiegend rechts[GA2,63], besonders abends[GA2,64 f.].

Das Mittel hat Heuschnupfen geheilt[GS], mit Brennen in den Augen und Jucken des weichen Gaumens (wie bei *Wyethia*), mit abendlicher Nasenverstopfung[GA2,159] und Druck in der Nasenwurzel. »Böse Nase: die Nase war auch äußerlich rothgeschwollen, mit spannendem Schmerze drin ...«[GA2,160]

Blasenausschlag im Gesicht, wie Brandblasen[UE], mit Schmerz, als wäre der Bereich verbrüht worden.[GS] Epitheliom des Gesichts. »Kriebeln im Gesichte, vorzüglich um Kinn und Nase.«[GA2,43] Krämpfe in den Lippen[GA2,68], auch Zucken derselben.

Brennen[GA2,73], Wundheit und Röte des Rachens; Beißen und Jucken des weichen Gaumens.

Vermehrter Durst am Nachmittag.[GA2,86] Ranunculus bulbosus hat viele Male die Schwäche, die Zittrigkeit und den schwankenden Gang von Patienten geheilt, die allzu lange Alkoholmissbrauch getrieben haben.[HC1,117] Es ist ein wichtiges Mittel bei Delirium tremens[GS], wenn der Kranke stumpfsinnig[GA2,9] ist, an heftigem, krampfhaftem Schluckauf[GA2,93] leidet und insgesamt mehr oder weniger zu Krämpfen neigt. »Epileptiforme Anfälle bei Alkoholismus.«[GS] »Oefteres Aufstoßen.«[GA2,91]

Brennen im Magen und besonders im Bereich des Mageneingangs. Der Magen ist sehr berührungsempfindlich.[GA2,102] Unregelmäßig auftretende Neuralgien des Magens.[GS]

Stiche in der Leber. »Abends, Schmerz beider Hypochondern und der untersten Brustribben, wie zerschlagen.«[GA2,119] Wundheitsschmerz in der Leber auf Druck. Gelbsucht. Die Beschwerden verschlimmern sich am Abend.

Viel Flatulenz.[GA2,141] Kneifendes Leibweh mit brennender Wundheitsempfindung, besonders auf äußeren Druck.[GA2,129] Viel stechende Bauchschmerzen. Stechen in der rechten Bauchseite unter den Rippen.[(GA2,137)] Die Bauchschmerzen verschlimmern sich besonders durch Bewegung, etwa beim Gehen[GA2,134] oder Tiefatmen. Wässrige Diarrhö.[GS] Dysenterische Beschwerden.[GS] Ranunculus hat sehr schmerzhafte Gürtelrose geheilt.[GS]

Scharfe und wundmachende Leukorrhö.[GA2,154] Chronische Ovarialneuralgie, < durch Wetterwechsel[GS], besonders Einbruch kalter Witterung, ferner bei Bewegung sowie am Abend.

Schwerer, kurzer Atem[GA2,163] und Beklommenheit der Brust[GA2,164 ff.] treten überwiegend abends in Erscheinung. Häufiges seufzendes Atmen. Äußerliches Drücken auf der Brust[GA2,211]; Gefühl von Zusammenschnüren. Heftige Stiche in der Brustwand.[GA2,182] Stechender Schmerz in

* Statt ***Hemeralopie*** schreibt Kent irrtümlich »Hemianopsie« (»hemiopia«).

der rechten Brustseite, in der Gegend der 5.–6. Rippe.[GA2,205] Wundheitsschmerz bei Berührung oder Druck auf die Gegend der kurzen Rippen. Rheumatische Schmerzen in der Brustwand. »Rheumatische Affektion der Interkostalmuskeln.«[AZ107,44] Interkostalneuralgien.[AZ107,29] Wundheitsschmerz entlang dem Zwerchfellansatz. Entzündung des Zwerchfells[GS] und der Pleura[GS]. Pleuraerguss mit adhäsionsbedingten Schmerzen in der Brust. Pleurodynie mit heftig schneidenden Schmerzen, < durch Druck oder Berührung[GS], durch die geringste Bewegung[AZ107,44], durch tiefes Einatmen[AZ107,44], beim Umdrehen im Bett[GS], durch Verkühlung und kalte, freie Luft. »Sobald sie im Freien geht, glaubt sie, dass ihre Kleider an drei verschiedenen Stellen der vorderen Brustwand nass seien ... Zu Hause fühlt sie es nie, ausserhalb des Hauses aber ganz regelmäßig.«[AZ107,28] [»Ungewöhnliches Frieren an der äußern Brust, beim Gehen im Freien, trotz der wärmern Bekleidung.«[GA2,213]] Stiche in der Brustwand bei jedem Wetterwechsel[GS], besonders wenn es kalt wird. Schmerzhafte Stellen auf den Rippen, mal hier, mal da. Schmerz in der Herzgegend durch Bewegung, Tiefatmen und Liegen auf der linken Seite. Rheumatische Schwellung der Brustmuskeln mit äußerst schmerzhafter Berührungsempfindlichkeit. Puls: voll und stark[GA2,315]; hart und beschleunigt gegen Abend[GA2,316], langsamer am Morgen.

Schmerzhafte Stellen an der Wirbelsäule. Schmerz entlang dem inneren Rand des linken Schulterblatts.[GS] »Stechen zwischen den Schulterblättern, in der Gegend des 3.–4. Rückenwirbels.«[GA2,215] Muskelschmerzen am inneren und unteren Schulterblattrand bei Menschen mit vorwiegend gebeugt sitzender Tätigkeit[GS], wie Schustern, Schneidern, Schriftstellern etc. Bei dieser Tätigkeit wird gewöhnlich ein Schulterblatt zu lange in einer Position gehalten und irgendwann vollkommen unbeweglich, und dann entstehen brennende Schmerzen in den betroffenen Muskeln. Schwache Wirbelsäule und große allgemeine Mattigkeit. Vesikulärer Ausschlag auf Rücken und Brustkorb, aus dunkelblauen Bläschen bestehend, mit heftigen Schmerzen.

Rheumatische Schmerzen in den Armen, anfallsweise auftretend.[GS] Heftige Stiche fahren die Nerven entlang durch Arme und Hände.[(GS;GA2,230)] Plötzliches Reißen in den Unterarmen und Händen.[GA2,229] Die Schmerzen verschlimmern sich durch Bewegung und in der Kälte. Dunkelblaue Bläschen an Handflächen und Fingern.[GA2,250f.] »Blumenkohlartige Warze an der äusseren Seite des Nagelgliedes des rechten Daumens.«[AZ102,64]

»Vormittag beim Gehen, große Mattigkeit der Beine.«[GA2,286] Brennend stechende Schmerzen von der Wirbelsäule ausgehend den Ischiasnerven entlang, < bei nasskaltem und stürmischem Wetter, in kalter Luft und durch Bewegung.[(GS)] Schmerzhaftes Ziehen von den Oberschenkeln bis in die Waden herab.[GA2,225] Rheumatische Schmerzen in den Knien. »Stechendes Podagra in den Füßen und Zehen.«[UE] Sehr berührungsempfindliche, brennend[GS] und stechend schmerzende Hühneraugen. Frostbeulen.[AZ107,45]

Der Patient kann abends erst spät einschlafen.[GA2,297ff.] Nachts häufiges Erwachen mit längerer Schlaflosigkeit wegen Munterkeit und Brustbeengung[GA2,304], bisweilen auch mit Hitze[GA2,303] oder Hitzewallungen[GA2,306].

Dunkelblaue Bläschen auf der Haut, nach deren Öffnung sich hornähnliche Schorfe bilden.[GA2,250] Ranunculus bulbosus ist erfolgreich eingesetzt worden bei vesikulären Ausschlägen, Pemphigus[AZ28,265], Verbrennungen, Herpes zoster und Ekzemen[AZ107,45]. »Flache, brennend stechende Geschwüre, mit fressender Jauche.«[UE(GA2,252)] Hornartige Auswüchse.[UE]

Rhododendron

Rhododendron chrysanthum (aureum); Sibirische Schneerose, Goldgelbe Alpenrose

Dieses Mittel ist von großem Nutzen bei Gichtpatienten mit rheumatischen Schmerzen, die von Gelenk zu Gelenk wandern[AR11,3,44]; sie werden verschlimmert in der Ruhe[GA], vor[GA] und während eines Sturms oder Gewitters sowie bei nasskalter Witterung[UE]; besser durch warmes Einhüllen. Die Schmerzen können im Kopfbereich oder in den Gliedmaßen auftreten. Rhododendron ist ein ausgezeichnetes Palliativum für alte Menschen, die seit langem an Gicht leiden. Rheumatische Gelenkschwellungen. Die rheumatischen Beschwerden betreffen hauptsächlich die Aponeurosen und sind besonders nachts und in der Ruhe schlimmer.[GS] Der Patient kann Gewitter zuverlässig voraussagen, weil seine Beschwerden vorher exazerbieren. Die Rhododendron-Schmerzen sind vorwiegend von reißendem, ziehendem oder stechendem Charakter. Wundheits- und Zerschlagenheitsschmerzen. Steifheit von Gelenken[BE], des Genicks[GA2,326f.], des Rückens, des rechten Beins[BE]. Der Patient reagiert extrem empfindlich auf kaltes, raues[GA2,471] Wetter, und Verkühlung jeglicher Art bereitet ihm viele Beschwerden. »Schmerzhafte Empfindlichkeit bei windiger, kalter Witterung.«[GA2,470] »In der Ruhe, lähmige Schwäche in den Gliedern«[UE], aber auch Schwäche von körperlicher Anstrengung.[GS] Fortgesetzte leichte Bewegung bedeutet die einzige Erleichterung für den Patienten. Anfälle von Chorea beim Herannahen eines Sturms.[GS] Besserung des Allgemeinbefindens durch Bewegung, auch wenn der schmerzhafte Körperteil dadurch eine Verschlimmerung erfährt.

Nervöse Personen, die sich vor Gewitter und besonders Donner fürchten.[AZ106,191] *(Phosphorus)* »Vergeßlichkeit und plötzliches Verschwinden der Gedanken; er läßt Wörter bei schriftlichen Aufsätzen weg.«[GA2,517] »Im Sprechen vergißt er sich leicht, er weiß nicht, wovon er gesprochen hat, ohne sich erst wieder zu besinnen.«[BE22] Gleichgültigkeit[GA2,518] und Abneigung gegen jede Art von Beschäftigung[GA2,521]. Wein wird nicht gut vertragen; der Patient ist schon von wenigen Schlucken betrunken[GS].

Heftige rheumatische Kopfschmerzen morgens im Bett, besser nach Aufstehen[(GA2,22)] und Umhergehen sowie durch warmes Einhüllen des Kopfes[GS]. Die Schmerzen verschlimmern sich durch Weingenuss[GA] und bei nasskalter Witterung.[UE] Kopfschmerzen entstehen häufig beim Herannahen eines Gewitters oder Sturms und halten währenddessen an[GS]. »Ziehender, drückender Schmerz in der Stirn- und Schläfegegend, mehr in den Knochen [sich] verbreitend.«[GA] Wundheitsschmerz im Gehirn[BE82]; die Kopfhaut schmerzt bei Berührung[GA2,60], fühlt sich wie wund und zerschlagen an[GS]. Äußere Wärme lindert das Kopfweh.

»Periodische Schmerzen der heftigsten Art im Augapfel, der Augenhöhle und dem Kopfe, stets ärger beim Herannahen eines Gewitters, gebessert nach demselben«[AZ106,183], durch Wärmeanwendung und durch Bewegung. »Schwäche der inneren geraden Augenmuskeln[AZ106,183]; dabei stechende Schmerzen (wie Pfeile) vom Kopf her durch das Auge, < vor einem Sturm.«[GS]

Heftige Ohrenschmerzen, mitunter von reißendem Charakter[GA2,101], < vor einem Sturm, > durch Wärme. »Sausen und Klingen vor beiden Ohren, ... dem Summen einer Hummel oder dem Nachtönen einer Glocke ähnlich.«[AZ36,375f.]

Neuralgien des Gesichts bei Gichtkranken, in Ruhe wie bei Bewegung[NZ13,164], < durch Umhergehen und Sprechen[AZ106,191], durch kalten Wind und Wetterwechsel[NZ13,164]; > durch Wärmeanwendung[NZ13,164]. Dem Patienten geht es allgemein in der Ruhe schlechter, zumal wenn stürmisches Wetter herrscht. Auffallend ist, dass die Gesichtsschmerzen bei und einige Zeit nach dem Essen vollkommen aufhören.[NZ13,164]

»Zahnschmerzen von Erkältung, die Warmes besser vertragen als Kaltes, besonders ... wo die Schmerzen plötzlich und gänzlich während des Essens aufhören und 2 bis 3 Stunden nachher wieder erscheinen.«[Z1,101] Zahnschmerzen in

Verbindung mit Ohrenschmerzen; gehen einem Gewitter oder dem Eintritt trüber, windiger Witterung um Stunden voraus.[GA2,130] Zahnschmerzen jedes Mal im Frühjahr und Herbst bei scharfen Ostwinden; < nachts, durch kalte Getränke und Einziehen kalter Luft; > durch äußere Wärme.[AZ27,279]

Der Patient ist beim Essen schnell gesättigt und fühlt sich anschließend sehr matt und unbehaglich.[GA2,163 ff.] *(Lycopodium)* Leeres Aufstoßen.[GA2,159] »Erbrechen auf den Genuß von Flüssigkeiten, besonders kaltem Wasser ...«[BE223] »Erbrechen einer grünen, bittern Materie.«[GA2,174]* Flaues Gefühl in der Magengegend.[GA2,223] Druck in der Magengrube[GA2,179], besonders nach dem Essen[GA2,181].

Schmerzen in den Hypochondrien, als würden sich dort Blähungen festsetzen.[GA2,196] »In der Gegend der Milz heftige Stiche, die ihm den Athem versetzen, in der Ruhe des Abends.«[BE241]** Aufgetriebenheit des Bauches mit Knurren und Poltern in den Gedärmen.[GA2,211] Völlegefühl im Unterleib nach dem Essen.[GA2,206]

Weicher Stuhlgang, der aber nur unter starkem Pressen abgeht.[GA2,226 ff.] »Durchfall, die Speisen gehen unverdaut fort, wie eine Art Lienterie.«[BE287] »Brauner, mußiger Stuhl.«[BE291] Durchfall: gleich nach dem Essen[BE281], besonders nach Obstgenuss[GA2,223]; bei nasskaltem Wetter[UE]; vor einem Gewitter[GS]. Selbst eine Ruhrerkrankung verschlimmert sich vor Gewitter.[GY] Klopfender Schmerz im After.[GA2,244] »Heftiges Ziehen aus dem Mastdarm in die Geschlechtstheile.«[GA2,246]

Häufiger Harndrang[GA2,267], mit Ziehen in der Blasengegend[GA2,268].

Orchitis[AZ106,191] mit starker Geschwulst des Hodens bei rheumatisch veranlagten Patienten, besonders nach Erkältungen[BE] oder Sitzen auf kalten Steinen, zumal nach unterdrücktem Tripper[SK445].*** Ziehender Schmerz im Samenstrang, der sich durch Wärme und Bewegung[GA2,264] verliert und in der Ruhe wiederkehrt. Rhododendron hat viele Fälle von Hydrozele bei Knaben geheilt.[KE2,214] »Jücken und vermehrter Schweiß am Hodensacke.«[GA2,253]

»Monatliches zu früh und zu stark.«[UE] Seröse Zysten in der Scheide.[GS]

Stechende[BE389 f.], rheumatische Schmerzen in der Brust bei stürmischem Wetter und in der Ruhe. »Brustbeengung, als ob die Brust zusammengeschnürt würde, mehr äußerlich.«[GA2,316] »Bohrender Schmerz in der Herzgegend.«[GS]

Rheumatischer Schmerz mit Steifigkeit im Genick und im Rücken. Schmerzen in der oberen Rückenpartie, bis in die Arme ausstrahlend, bei nasskaltem Wetter, schlimmer in der Ruhe. »Steifigkeit im Genicke mit reißenden Schmerzen daselbst ..., welches sich nach und nach bis über den halben Rücken verbreitete und in der Ruhe und im Bette schlimmer wurde, so daß sie Nachts deshalb aufstehen mußte.«[BE]

Rheumatisch reißende oder ziehende Gliederschmerzen in der Ruhe, vorzüglich nachts, vermehrt bei trüber, rauer Witterung und Annäherung von Gewittern.[BE] Die Gliederschmerzen befallen besonders die Unterarme und Unterschenkel bis zu den Fingern und Zehen und scheinen ihren Sitz hauptsächlich in den Knochen oder deren Haut zu haben, wobei meistens nur kleine Stellen befallen werden.[GA2,459 f.] Umherziehende Schmerzen in Gliedern[GA2,452] und Gelenken[GA2,464]. Die Schmerzen treiben den Patienten häufig aus dem Bett.[BE] Lähmungsartige Schmerzen[GA2,421] in den Gliedmaßen. Kann in Rückenlage nicht einschlafen oder weiterschlafen, wenn sie nicht die Füße übereinanderlegt.[GS;GA2,485] »Vor Mitternacht guter, fester Schlaf; nach Mitternacht aber Schlaflosigkeit mit trockner Hitze.«[UE] So heftige Schmerzen im Schultergelenk, dass der Arm nicht bewegt werden kann – der Patient selber aber und auch die Schulterschmerzen finden Erleichterung beim Umhergehen.

---

* Kent zieht diese beiden Symptome (in den *Guiding Symptoms* durch ein Semikolon getrennt!) unzulässig zusammen, indem er schreibt: »Green bitter vomiting after drinking cold water.« Der Fehler tritt bereits bei Jahr *(Symptomencodex)* auf.

** Kent schreibt, in Anlehnung an die *Guiding Symptoms:* »Stitching in spleen from walking fast.« Dies ist eine Fehldeutung des folgenden Prüfungssymptoms (*GA* 2,191): »Ein schnell vorübergehender, von der Brust zu dem linken Hypochondrio hin sich erstreckender, stumpfer Schmerz, fast wie das sogenannte Milzstechen beim Schnellgehen.« Die Modalität »beim Schnellgehen« bezieht sich, da nicht durch Komma abgetrennt, nur auf das »Milzstechen«, hat daher mit dem eigentlichen Symptom nichts zu tun. Allen hat in seiner *Encyclopedia* hier ein Komma gesetzt und damit wahrscheinlich das Missverständnis in die Welt gesetzt. Der Fehler ist auch in das Repertorium eingegangen.

*** Kent erwähnt hier, dass »der *rechte* Hoden am meisten betroffen« sei. Die in den *Guiding Symptoms* niedergelegten Fälle deuten jedoch eher auf das Gegenteil hin!

Rhus toxicodendron

Giftsumach (Rhus radicans; Wurzelsumach)

Die Beschwerden dieser Arznei entstehen bei nasskaltem Wetter, besonders wenn man in verschwitztem Zustand kalter, feuchter Luft ausgesetzt ist. Der Patient ist empfindlich gegen kühle Luft[RA878]; all seine Beschwerden verschlimmern sich durch Kälte[UE] und bessern sich durch Wärme. Bei allen Rhus-Erkrankungen herrschen folgende Merkmale vor: Schmerzen und Zerschlagenheitsgefühl am ganzen Körper, Unruhe in den Gliedmaßen sowie Besserung durch Bewegung. Doch obwohl es dem Patienten durch Gehen und allgemein durch Bewegung besser geht, wird er durch fortgesetztes Gehen bald erschöpft. Jede fortgesetzte Anstrengung, sei sie körperlich oder geistig, ermüdet den Rhus-Kranken außerordentlich. Schweißunterdrückung und Kaltwerden führen zu rheumatischen Beschwerden, mit Schmerzen in den Knochen, Kraftlosigkeit der Muskeln und Lahmheit in Sehnen, Bändern und Gelenken. Erkältungen schlagen auf den ganzen Körper, besonders auf die Gliedmaßen. Diese Beschwerden können mit Fieber verbunden sein oder auch nicht. Rhus ist häufig bei chronischen rheumatischen Leiden angezeigt. Der Patient fühlt sich steif, lahm und wie zerschlagen, wenn er anfängt, sich zu bewegen. Dies lässt mit zunehmender Erwärmung durch die Bewegung nach, doch bald wird er matt und muss sich ausruhen. Es dauert nicht lange, und es überkommen ihn Unruhe, Schmerzen und allgemeines Unbehagen, was ihn zu erneuter Bewegung nötigt. Diese bringt wieder Erleichterung, doch Schwäche und Erschöpfung folgen auf dem Fuße, sodass er sich nie ganz wohl fühlt und niemals wirklich Ruhe findet. Entzündung der Drüsen und Lymphknoten, der Schleimhäute, der Muskeln. Parametritis; Zellgewebsentzündungen[GS] im Halsbereich und in der Umgebung der dortigen Drüsen und Lymphknoten, verbunden mit starker Schwellung. Erysipelatöse Entzündung der Haut, mit purpurfarbener Schwellung, die auf Druck Dellen hinterlässt, sowie Bildung großer Blasen[KE4,147 ff.], die sich bisweilen mit blutigem Serum füllen. Zum Arzneimittelbild von Rhus gehören außerdem Abszesse[GS], Karbunkel[KE4,194] und vesikuläre Ausschläge[RA782]. Die entzündeten Drüsen und Lymphknoten sind heiß, äußerst schmerzhaft und gehen schließlich in Eiterung über.[GS] Abszessbildung im Bereich der axillären Lymphknoten und der Parotiden.[GS] Skrofulöse Entzündung, Geschwulst und Verhärtung einzelner Lymphknoten am Hals, im Nacken oder am Unterkiefer (während in der Nähe gelegene Lymphknoten weniger fühlbar sind).[ST2,72] Entzündung der Knochen und des Periosts. »Skrofulöse und rachitische Affektionen.«[GS] »Vorstehende Knochenwülste werden berührungsempfindlich, z. B. die Wangenknochen.«[GS] Die Rhus-Beschwerden treten mehr oder weniger periodisch in Erscheinung.[GS] Das Mittel hat viele Fälle von intermittierendem Fieber geheilt und ist auch häufig bei remittierenden Fiebern indiziert[KE4,979 ff.]; außerdem ist es von größtem Nutzen bei den kontinuierlichen Fieberformen, namentlich in den adynamischen, schleichenden Fällen des Typhus abdominalis.[KE4,776 ff.] Die Rhus-Schmerzen sind überwiegend von spannendem, drückendem, ziehendem oder reißendem Charakter, und oft werden sie als Verrenkungs- oder Zerschlagenheitsschmerz[SK449] beschrieben; sie gehen nicht selten mit Taubheit und lähmiger Schwäche der Gliedmaßen einher. Rhus hat auch völlige Lähmung der Extremitäten, verbunden mit Unempfindlichkeit derselben.[(UE)] Es ist ein häufig benötigtes Mittel bei Lähmungszuständen von Säuglingen.[GS] Heutzutage sind es meist die Kindermädchen, die bei ihren Schutzbefohlenen unwissentlich solche Lähmungszustände (bis hin zur akuten Spinalparalyse[GS]) verursachen. Sie fahren mit den Kleinen im Park spazieren, nehmen sie aus dem Kinderwagen und legen sie auf den feuchten, kalten Boden; nach wenigen Tagen erkranken die Babys an spinaler Lähmung. Rhus heilt diese Fälle, weil die dabei entstehenden Symptome in der Regel dem

Rhus-Typ entsprechen. Hemiplegie, besonders rechterseits.[GS] Zuckungen in Gliedern und Muskeln.[SK450] Rhus hat Chorea geheilt, die nach kaltem Baden entstanden war.[GS]

Die meisten psychischen Symptome von Rhus treten bei schleichenden Fiebern auf, besonders beim Typhus. Wir finden dann z.B. »Irrereden, ohne Zusammenhang«[A2,197] oder »hastiges Antworten«[KE4,784]. Wir finden Ängstlichkeit[RA959], Bangigkeit[RA956] und Befürchtungen[SK454]. »Große Bangigkeit die Nacht; er kann nicht im Bette bleiben.«[RA867] Überhaupt treten die Beschwerden von Rhus oft nachts auf.[GY40] Die psychischen Symptome verschlimmern sich in der Nacht, wie etwa Delirien[SK455] oder Ängste. Die chronischen Geistes- und Gemütssymptome sind: große Traurigkeit[RA953] und Niedergeschlagenheit[RA952]; geistige Erschöpfung[RA27] und Unfähigkeit zu geistiger Anstrengung[RA26]; Lebensüberdruss[RA958] mit ständigen Selbstmordgedanken. Der Patient möchte sich am liebsten ertränken[GS], fürchtet sich aber vor dem Tod[SK454]. Er hat den Wunsch zu sterben[RA958], aber nicht den Mut, Selbstmord zu begehen. »Traurig, fängt an zu weinen, ohne zu wissen, warum?«[RA949] »Melancholisch, missmüthig und ängstlich, als wenn sie ein Unglück erfahren würde ...«[RA954] Bei akuten wie bei chronischen Beschwerden ist der Rhus-Patient extrem nervös, unruhig und ängstlich.[RA961 f.]

Viel Schwindel.[RA4] »Aus dem Bette aufgestanden, ist sie wie betrunken und glaubt, umzufallen.«[RA1] »Beim Gehen taumelig, schwankend und torkelig im Körper, ohne schwindlich im Kopfe zu seyn.«[RA5]

Beim Schütteln des Kopfes ein Gefühl, als ob das Gehirn lose wäre.[RA42] »Beim Gehen wie ein Schwanken des Gehirns.«[RA72] Die Kopfschmerzen von Rhus treten gewöhnlich bei Fiebererkrankungen, bei Rheumatismus und bei Blasenentzündungen auf. Heftiges Kopfweh, als wenn das Gehirn zerrissen wäre.[RA67] »Kopfschmerz, wie betäubt, und Sumsen im Kopfe.«[RA37] Stiche im Kopf.[RA73] »Zusammengeschraubtheitsgefühl in der Muskulatur des Hinterhauptes.«[AZ91,188] »Kopfweh, als wenn das Gehirn von beiden Schläfen her zusammengedrückt würde.«[RA57] »Hinterkopfschmerzen; die Muskeln am Hinterkopf wie wund, > durch Bewegung und Wärme; veranlasst durch Zugluft, Feuchtigkeit oder innere Ursachen, wie z.B. Typhus.«[GS] Starke Berührungsempfindlichkeit des Schädelperiosts.[(RA90 f.)] »Kopfweh im Hinterhaupte, welches beim Rückwärtsbiegen des Kopfs vergeht.«[RA44] Kribbeln auf der Kopfhaut[RA88], aber auch schmerzhaftes Kribbeln *im* Kopf[RA85 f.]. »Blutandrang zum Kopf[UE], mit Summen, Kribbeln und Pochen darin ...«[GS] Meningitis mit hohem Fieber und Unruhe.[GS] Überhaupt sind die meisten dieser Rhus-Symptome mit großer Unruhe verbunden. »Zerebrospinalmeningitis, mit Angst, Unruhe, Betäubung, Schwindel ...«[GS] Schmerzhaftigkeit der Schädelknochen, besser durch Bewegung. Ausschläge auf der Kopfhaut sind sehr berührungsempfindlich. »Kopfhaut sehr empfindlich, besonders auf der Seite, auf der er nicht liegt ...«[TM21]* Heftiges Reißen und Ziehen im Periost der Schädelknochen.[GS] Die Kopfschmerzen setzen gewöhnlich ein, wenn sich der Patient feuchtkaltem Wetter aussetzt[GS] oder wenn Kopfschweiß unterdrückt wird; rheumatische Kopfschmerzen. Die Kopfschmerzen verschlimmern sich bei Nasswerden der Haare; leichtes Erkälten dadurch[TM19]. Bläschenausschläge auf dem Kopf. Erysipel der Kopfhaut mit Bildung großer Blasen.[KE4,152 f.] Eiternde Ausschläge auf dem Kopf.[SK456] Rhus ist ein sehr nützliches Mittel bei der Behandlung des Kopfhautekzems von Säuglingen. »Trockne Flechten auf dem Haarkopfe.«[UE]

Augenentzündungen[RA144] bei rheumatischer Diathese[GS] infolge von Exposition gegenüber nasskalter Witterung und von Schweißsuppression, verbunden mit Unruhe und Fieber. »Pusteln und oberflächliche Ulzera auf der Hornhaut, mit starker Lichtscheu.«[GS] Eiterungen.[GS] Iritis rheumatischen Ursprungs.[GS] Starke Geschwulst der Augenlider[RA132], wodurch sich die Augen schließen[RA133]. Hochakute Konjunktivitis.[GS] Chemosis.[GS] »Die Augen sind roth und früh mit Eiter zugeklebt.«[RA142]** Skrofulöse Ophthalmie[GS] durch Kaltwerden. Röte und ödematöse Geschwulst der Lider.[GS] Die Schmerzen in den Augen, besonders die Zerschlagenheitsschmerzen[RA153], sind schlimmer, wenn die Augäpfel

* Kent schreibt (irrtümlich?) »... on the side lain on«.
** Statt ***agglutinated*** heißt es bei Kent fälschlich »aggravated«.

bewegt werden.[GS] Lähmungen von Augenmuskeln, einschließlich Lidptose, haben ihre Ursache in Rheumatismus, Kälteexposition oder Nasswerden der Füße.[GS] Röte der Augen, mit Tränenfluss[RA146]. Erysipel der Lider.[GS] Der Rhus-Patient neigt zu Gerstenkörnern an den unteren Augenlidern.[RA124;GS] Neuralgien im Augenbereich.

»Ohrzwang.«[RA161] »Schmerzhaftes Pochen, die Nacht, im innern Ohre.«[RA160] Erysipelatöse Entzündung des äußeren Ohres, mit Blasenbildung.[GS] Parotitis.[KE4,372 ff.]

Nasenbluten.[RA170] Verstopfung der Nase[RA490] von jeder Kälteeinwirkung. Heftiger Schnupfen.[RA492] Absonderung von dickem, gelbem Schleim oder grünem, stinkendem Eiter aus der Nase.[GS] »Wundheitsempfindung an den Nasenlöchern.«[RA178] »Rothlaufartige Geschwulst der Nase.«[UE] Die Nase ist aufgedunsen[GS] und ödematös[RA167]. »Nasenspitze ist roth und bei Berührung schmerzhaft, als wenn sie schwären wollte.«[RA173] Hautausschlag auf der Nase und in den Nasenwinkeln[GS]. »Ekzem beidseits unter der Nase; Nase geschwollen, hin und wieder blutend.«[GS]

Gesichtserysipel mit brennendem Schmerz, großen Blasen[KE4,153] und rasch sich ausbreitender Entzündung; der entzündete Bezirk ist purpurrot, geschwollen und hinterlässt auf Druck Dellen. Die Rose dehnt sich oft von links nach rechts über das Gesicht aus; sie geht gewöhnlich mit Brennen, Jucken, Kribbeln und Stechen einher, zudem mit Delirien und hohem Fieber.[GS] In der Regel ist auch der Gemütszustand vorhanden, den ich eingangs geschildert habe. Gesichtsekzem; Milchschorf[SK458]. »Langwierige, eiternde Gesichtsausschläge.«[SK458] Steifheit der Kiefergelenke, beim Bewegen Knacken darin.[GS;RA197] Rheumatismus des rechten Kiefergelenks.[HC3,142] »Mundwinkel ulzeriert, mit Fieberbläschen um den Mund.«[GS] Dürre, trockene Lippen, mit einer rötlichen[RA185] oder braunen[SK458] Kruste überzogen (bei Typhus).[GS] Bluten der Lippen.

Rhus toxicodendron hat viele Mundsymptome, besonders in Verbindung mit Typhus. Zunge wund, exkoriiert und blutend. Brennen aller Gewebe des Mundes. »Dürre, rothe oder braune Zunge.«[SK459] Fauler[RA257] oder kupferiger[RA256] Mundgeschmack. Die Zähne sind von Blut bedeckt; Brennen des Zahnfleisches[RA214], mit Austritt von Blut; Blasen auf der Zunge[EN354]; die ganze Mundhöhle scheint wund zu sein, mit gelegentlichen Blutungen. »Durst von Trockenheitsgefühl im Munde, was bei allem Trinken bleibt ...«[RA239] Viel Ansammlung von Speichel oder manchmal auch blutigem Speichel[SK459], der im Schlaf aus dem Mund läuft[RA228].

Häufig besteht starker Durst.[RA938] Zugleich ist das Schlucken fester Speisen erschwert durch Verengerung des Schlundes und der Speiseröhre, weswegen nur Flüssiges heruntergebracht werden kann.[LE] »Das Schlucken ist schmerzhaft, besonders leeres Schlucken oder das Schlucken von Speichel.«[GS] Schmerzhafte Halsentzündung, mit Zellulitis und Anschwellung des inneren und äußeren Halses.[GS] »Geschwollene, harte Ohren- und Unterkieferdrüsen.«[RA201] Steifigkeit des Halses bei diesen Entzündungszuständen.[GS] »Erysipelatöse Halsentzündung mit Geschwulst der Parotiden,* Zellulitis des Halses und Schläfrigkeit.«[GS] Rhus hat auch Diphtherie geheilt[GS;HC2,219], verbunden mit vielen der hier genannten Halssymptome. Besonders eignet sich die Arznei bei Entzündungen des Ösophagus.[HY6,334] Wenn die Ösophagitis akut nach Herunterschlucken ätzender Flüssigkeiten[GS] entstanden ist, ist dies ein Fall für Rhus wegen der ausgedehnten Zellulitis, die solche Substanzen hervorrufen.

Rhus ist ein Mittel mit einigen recht absonderlichen oder widersprüchlichen Symptomen. So kann beispielsweise Hunger bestehen trotz Appetitmangels: »Mangel an Appetit; er ißt wenig, wird gleich satt und hat doch Hunger.«[RA280] »Appetitlosigkeit im Gaumen und Halse, mit Leere im Magen und zugleich Heißhunger, welcher nach einigem Sitzen verschwindet.«[RA282] Rhus neigt zu großer Trockenheit des Mundes und des Halses, verbunden mit heftigem Durst.[RA236 ff.] »Unstillbarer Durst, nur auf kalte Getränke, < nachts, bedingt durch Trockenheit des Mundes.«[GS] Gleichzeitig führen die kalten Getränke mitunter aber auch zu Beschwerden, etwa Frösteligkeit oder Husten.

* Kent schreibt, nicht ganz korrekt: »Erysipelatous inflammation of the parotids.«

»Magenschmerzen und Übelkeit nach Genuss von eiskaltem Wasser.«[GS] Auch die Nahrungsmittelverlangen sind teilweise ungewöhnlich: Austern[GS]; kalte Milch[RA268]; Bier[RA940]; Leckereien[RA277]. Abscheu vor Fleisch und Fleischbrühe.[RA267] Neigung zu Übelkeit und Erbrechen. Galleerbrechen. Übelkeit nach dem Essen mit plötzlichem Erbrechen.[GS] Übelkeit mit Brechneigung, aber Heißhunger dabei.[GS] »In der Nacht, im Schlafe, richtet sie sich öfters auf und es hebt ihr, als wenn sie sich erbrechen sollte, es kommt aber nichts.«[RA333]

Starkes Pochen in der Magengegend.[RA348] »Schmerz in der Herzgrube, wie von einem reifen Geschwüre.«[UE] Schon nach mäßigem Essen Druck, Schwere und Vollheit im Magen, als wäre er überladen[RA331], als lägen Steine[UE] oder ein Klumpen[RA346] im Magen. Magenschmerzen und Übelkeit nach Genuss von eiskalten Speisen, z. B. Eiscreme.

Leber geschwollen und druckempfindlich, sodass der Patient nicht auf der rechten Seite liegen kann. »Wundheitsschmerz, wie zerschlagen, in Hypochondrien und Abdomen, < auf der Seite, auf der er liegt, < beim Umdrehen und am schlimmsten zu Beginn der Bewegung.«[GS] Stechende Schmerzen in der Lebergegend.[GS]

Viele Rhus-Beschwerden betreffen das Abdomen. Aufblähung des Unterleibs[RA365] bei Typhus. Die Eingeweide sind schon bei bloßer Berührung der Bauchdecke äußerst schmerzhaft und empfindlich. Der Kranke verträgt nicht den geringsten Druck im Bauchbereich und reagiert selbst auf den Druck der Kleidung empfindlich. Er muss bei Bauchschmerzen mit angezogenen Beinen auf dem Rücken liegen, nur dadurch werden die Schmerzen gelindert.[GS] Jedes Organ, jedes Gewebe des Abdomens kann sich entzünden; gehäuft finden wir fortgeschrittene Blinddarmentzündungen[AZ40,183 ff.], Peritonitiden[AZ56,186] und Enteritiden[AZ56,157].

Diese heftigen Entzündungen im Bauchraum gehen gewöhnlich mit typhösen Symptomen und unwillkürlichen Stühlen[SK462] einher.[GS] Entzündliche Geschwulst der mesenterialen und inguinalen[GS] Lymphknoten. Bei Typhus finden wir: Diarrhö[RA421]; kopiöse, blutig-wässrige Stühle; breiige Stühle; schaumige Stühle[RA414]. Die typhösen Durchfälle treten verstärkt nachts auf und kommen dann meistens unwillkürlich im Schlaf[SK462;GS], während sie am Tage geringer sind. »Unwillkürliche Stühle mit großer Erschöpfung.«[GS] Rhus hat Cholera infantum vom typhösen, schleichenden Typ geheilt, verbunden mit großer nächtlicher Unruhe.[GS] Es ist häufig bei Ruhr mit blutigen[SK462], schleimigen Stühlen von Nutzen. »Dysenterie; Tenesmus, mit Übelkeit, Reißen und Kneifen im Bauch; schmerzhafte Stuhlgänge, gefolgt von unwillkürlichen Entleerungen aus dem Darm.«[GS] Die durchfälligen oder dysenterischen Stühle treiben den Patienten manchmal schon um 4 Uhr früh aus dem Bett.[GS] »Schwarze Blutungen aus den Gedärmen. (Typhus abdominalis.)«[GS] »Stechende Schmerzen den Mastdarm hinauf.«[GY7b] Das Mittel hat wundschmerzende und hervortretende[RA429] oder innere Hämorrhoiden geheilt. Nach Stuhlgang Prolabieren der Aderknoten, mit Drücken im Rektum, als würde alles nach außen drängen.[GS]

Harndrang mit Tenesmus und Schmerz in der Gegend der Prostata, Stuhldrang hervorrufend, gebessert durch Umhergehen. Reißende Schmerzen im Kreuz bzw. in der Nierengegend, entstanden teils nach Durchnässung und längerem Tragen der nassen Kleider[NZ1,22], teils nach Kälteexposition im erhitzten Zustand,* verbunden mit hydropischen Erscheinungen und blutigem, albuminösem Harn (Morbus Brightii).[NZ4,140] Urin: heiß[RA442]; trübe schon beim Lassen[RA444] oder nach kurzem Stehen[RA445]; wie Wasser, mit schneeweißem Bodensatz[RA447]. Strangurie, mit nur tropfenweisem Abgang von blutrotem Harn.[SK462] Harnverhaltung.[SK462] Langsamer Harnabgang[GS] durch lähmungsartige Schwäche der Blase. Manchmal kommt es auch zu vollständiger Blasenlähmung und Harnin-

* Das ursprünglich aus einer Kasuistik stammende *GS*-Symptom (Bd. 9, S. 67, 2. Sy. v. u.) ist in einem entscheidenden Punkt korrekturbedürftig. Es heißt in den *Guiding Symptoms*, die Kreuzschmerzen seien aufgetreten »in a man exposed to heat«. Diese verkürzte Darstellung entspricht derjenigen in Rückerts *Klinischen Erfahrungen*, nicht aber dem Original. Die vollständige Passage in der *Neuen Zeitschrift für hom. Klinik* (Bd. 4, S. 140) lautet:
»Derselbe [Rhus-Fall] betraf einen kräftigen, gesunden Handarbeiter von 41 Jahren, welcher in einer Zuckerfabrik bei der Pfanne beschäftigt und daher fortwährend starker Hitze ausgesetzt, im Januar bei sehr entblösstem Körper sich in die kalte Zugluft gestellt hatte. Er bekam heftige, reissende Kreuzschmerzen ...«

kontinenz [oft nach Überdehnung der Blase[RP650] oder allgemein nach Überanstrengung[KE2,45]], mit ununterbrochenem,* tropfenweisem Harnabgang[KE2,386]; besonders in der Ruhe und nachts im Bett geht der Harn unwillkürlich fort, während er beim Gehen etwas länger gehalten werden kann[KE2,45]. Häufiger Harndrang, Tag[RA438] und Nacht[RA440]. Blasenschwäche bei Mädchen und Frauen, mit häufigem Harndrang[GS]; besonders bei Frauen entsteht Harntröpfeln, wenn sie kalter Luft ausgesetzt gewesen und dabei kalt geworden sind.

An den männlichen Geschlechtsorganen finden wir Entzündungen von erysipelartigem Charakter. Ekzem der Genitalien. Das Skrotum wird immer dicker und härter und juckt unerträglich.[RA456] Ödematöse Geschwulst des Skrotums und Penis (nach Scharlach).[AZ41,54] »Nässender Ausschlag[RA458] oder Erysipel des Hodensacks.«[GS]

Bei Frauen sehen wir die gleichen Hauterscheinungen, namentlich die erysipelatöse Entzündung und Geschwulst der äußeren Genitalien[GS]. Die Rhus-Patientin neigt zu Gebärmuttervorfall durch Überanstrengung, besonders durch schweres Heben.[GS] Schwäche sämtlicher Beckenmuskeln. Wehenartiges Ziehen und Drücken vom Unterbauch zum Uterus, beim Stehen**.[RA431;GS] »Abgang geronnenen Blutes in Klumpen aus der Bärmutter, mit wehenartigen Schmerzen.«[UE] Die Menses kommen zu früh und zu stark, und sie halten zu lange an.[UE] Das Blut ist häufig wundmachend und verursacht ein heftiges Beißen in der Scheide[RA482]. Bei jeder Anstrengung verstärkt sich die Blutung.[(GY12)] »Membranöse Dysmenorrhö bei rheumatischen Frauen.«[GS] Ausbleiben der Menses nach Erkältung[KE2,252], Durchnässung[GS] oder auch nur Nasswerden der Füße. Auch während der Schwangerschaft ist die Rhus-Patientin anfällig für anstrengungsbedingte Beschwerden. »Drohende Frühgeburt, wenn die Kranke sich verhoben hat oder verrenkte ...«[GY19] Nach einer schweren Entbindung kommt es zu langwierigen und quälenden Nachwehen.[GS] »Phlegmasia alba dolens[SK463] oder Gebärmutterentzündung[GY18] nach der Niederkunft, mit typhösen Symptomen.«[GS] Entzündliche Anschwellung der Mammae nach Erkältung.[GS] »Die Milch vergeht in den Brüsten.«[RA501]

Viele Rhus-Erkältungen konzentrieren sich auf den Kehlkopf und rufen dort Heiserkeit hervor, verbunden mit einer kratzigen, rauen[RA486] oder wunden[GS] Empfindung. »Im Halse und in der Luftröhre eine Rauhigkeit, als wenn die Brust roh und wund wäre.«[RA487] Ermüdung der Kehlkopfmuskeln durch Überbeanspruchung der Stimme, etwa durch fortgesetztes lautes Sprechen[GS] oder durch viel Singen. Die Heiserkeit tritt auf, wenn der Patient eine Weile geschwiegen hat[GS] und dann wieder anfängt zu sprechen oder zu singen; sie bessert sich, wenn er eine Weile seine Stimme betätigt hat. Brennende Wundheit im Kehlkopf morgens beim Erwachen.[EN709] Rhus ist in vielen Grippefällen hilfreich[KE3,48], insbesondere solchen, die in der Nase beginnen und sich auf den Kehlkopf ausdehnen, mit Heiserkeit und anderen Rhus-Symptomen. Beschleunigte Atmung.[EN732] Beklemmung auf der Brust.[RA510] Schweres[RA518], mühsames Atmen, besonders bei Pneumonie, bei Bronchitis[KE3,97] und bei Erkältungen, die sich auf die Brust verlagert haben. Der Rhus-Patient gerät bei körperlicher Anstrengung rasch außer Atem. Der Husten ist sehr quälend[RA532] und angreifend[RA540]. Wir finden im Arzneimittelbild Hustenanfälle fast jeder Art. Ein trockener, quälender, erschöpfender Reizhusten setzt bei Wechselfieber manchmal Stunden vor dem Frost ein und hält auch währenddessen an.[GS;AZ107,148] Der Patient weiß, *dass bald wieder das Froststadium einsetzen wird, weil er diesen trockenen Reizhusten bekommt.* »Beim Husten bekommt sie einen Blutgeschmack im Munde, doch ohne Blut auszuhusten.«[RA531] Trockener, harter,*** erschütternder Husten bei rheumatischem Fieber.[GS]

Lungen- und Rippenfellentzündungen, mit stechenden Schmerzen in der Brust und hohem Fieber, das mehr und mehr einen typhösen Charakter annimmt [d.h. ›nervöse‹, von einer Beeinträchtigung der Gehirnfunktionen herrührende Symptome entstehen lässt[KE3,328 f.]];

* In den *Guiding Symptoms* (S. 68, 4. Sy. v.o.) heißt es fälschlich »interrupted«.

** Kent schreibt (irrtümlich?) »straining« statt ***standing***.

*** Kent schreibt versehentlich »hoarse« statt ***hard***.

Knochenschmerzen setzen ein, mit großer Unruhe und Besserung durch Bewegung; dazu großer Durst [vorzugsweise Nachtdurst[AZ36,360]], Kräfteverfall und ein zunehmend soporöser Zustand[KE3,329]. Adynamische Pneumonien[GS] mit torpidem, schleichendem Verlauf. Bluthusten[UE], mit Auswurf von Blut aus den Lungen und den Schleimhäuten der Atemwege. Hämoptyse infolge Überanstrengung, z.B. beim Spielen von Blasinstrumenten; der Bluthusten kann selbst durch seelische Erregung erneuert werden.[GS]

»Ein unangenehmes Gefühl von Schwäche des Herzens, Herzzittern.«[RA498] »Herzklopfen, beim Stillsitzen so arg, daß sich der Körper bei jedem Pulsschlage bewegte.«[RA497] Ängstliches Herzklopfen[UE], besonders morgens beim Erwachen.[GS] Herzklopfen infolge Überanstrengung.[GS] Extreme sportliche Betätigung strengt die Herzmuskulatur sehr an und führt auf Dauer zu Herzhypertrophie[GS], etwa bei Athleten, Läufern etc. *Organische Herzkrankheiten, mit Stechen in der Herzgegend und schmerzhafter Lähmigkeit und Taubheit des linken Arms.*[GS;SK464]

Steifheit und Lahmheit des Rückens, am deutlichsten zu Beginn der Bewegung, doch nach einigem Umherbewegen nachlassend. »Schmerzen in den Schultern und im Rücken, mit Steifheit wie von Verrenkung.«[GS] »Schmerz zwischen den Schulterblättern beim Schlucken von Speisen.«[GS] Heftiger rheumatischer Schmerz zwischen den Schulterblättern, allein durch Wärme zu lindern.[RA573] »Schmerzhaftes Spannen und Klemmen zwischen den Schulterblättern.«[UE] »Beim Sitzen thut das Kreuz so weh, wie nach allzu starkem Bücken und Biegen des Rückens.«[RA579] Schmerzhafte Steifigkeit im Kreuz beim Erheben vom Sitzen.[(RA582)] »Schmerz im Kreuze wie zerschlagen, wenn er still darauf liegt oder still sitzt; bei der Bewegung fühlt er nichts«[RA580]; besser auch durch Liegen auf etwas Hartem[UE]. Schmerz wie wund und lahm im ganzen Rücken. Heftige Schmerzen, ›als wäre der Rücken gebrochen‹, besonders in der Lumbalregion.[GS] Rhus ist ein wunderbares Mittel bei Lumbago[GS], wenn diese hervorgerufen wurde durch Nasswerden, Verheben, Verkühlung und/oder Schweißunterdrückung. Die Rückenschmerzen bessern sich durch Bewegung, sind aber schlimmer am Anfang der Bewegung. Rhus hat viele spinale Symptome mit lähmungsartiger Schwäche der unteren Extremitäten oder auch nur einer Gliedmaße. »Steifheit und Lahmheit im Kreuz, schlimmer beim Ausruhen nach körperlicher Anstrengung.«[GS]

Nach dem bisher Gesagten können Sie jetzt in etwa vorhersagen, welche Beschwerden wir im Bereich der Gliedmaßen antreffen werden. Es gibt stechende Schmerzen, drückende Schmerzen, jede Art von rheumatischer Lahmheit – und all diese Beschwerden werden durch Bewegung gelindert und durch Ruhe vermehrt. Sie werden durch Kälteexposition und Schweißsuppression hervorgebracht. Wenn sich die Schmerzen in der Ruhe verschlimmern, reißen oder ziehen sie oft die Glieder herab. Mit Lähmigkeit und Taubheit der betroffenen Teile einhergehende Schmerzen, gebessert durch Bewegung. »Taubheit in den Extremitäten, nach vorgängigem Zucken und Kriebeln darin.«[UE] Taubheit und Schmerzhaftigkeit des linken Arms bei Herzkrankheiten. Taubheit und Eingeschlafenheit in manchen Gelenken. Zuckendes Reißen in Gelenken, speziell im Ellbogen- und Handgelenk[RA620]. Lähmung der Arme.[UE] »Rothlaufgeschwulst an den Armen.«[UE] Starke Schwellung der Arme[RA609], der Hände[RA631], der Finger[RA644]. Beim Greifen ein Gefühl, als würden lauter feine Nadeln in die Fingerkuppen stechen.[EN940] »Kriebeln, wie Eingeschlafenheit, in den Fingerspitzen.«[RA649] Ausschlag an Händen und Fingern. An den unteren Extremitäten finden wir ähnliche Schmerzen und ähnliche Modalitäten. Wehtun der Hüfte beim Liegen auf der Seite.[RA592] Ischias mit Ziehen und Reißen in den Beinen, < in Ruhe und > durch Bewegung, entstanden durch Verkühlung, feuchtkaltes Wetter oder anderweitige Kälteexposition, zumal wenn diese eine Schweißsuppression mit sich bringt.[(GS)] Wenn bei Fußverstauchungen und anderen Distorsionen *Arnica* die ersten und besonders schmerzhaften Symptome behoben hat, ist Rhus das Mittel der Wahl gegen die nachfolgende Schwäche der überdehnten Muskelfasern und Ligamente. »Bei jeder Stuhlentleerung ziehen Schmerzen streifenförmig die Beine herab.«[GS] Nachts im Bett große Unruhe der Beine[GS], weil nur deren ständige Bewegung Linderung verschafft. Lähmung der Beine[RA795] oder ein Gefühl wie gelähmt[RA710]. »Die Beine sind ihr so schwer und müde, als wenn sie weit gegangen wäre.«[RA695] Kraftlosigkeit der Beine, sie können kaum angehoben werden[GS]; Treppensteigen ist ganz unmöglich. Gelenkschwellungen an den Beinen.[(GS)] Steifigkeit der Beine[RA691], besonders der Knie und der Füße.[SK466] »Anfallsartig auftretende Schmerzen in den Beinen durch Nasswerden, besonders wenn man vorher warm geworden ist und schwitzt.«[GS] Beschwerden durch Wohnen in feuchten Häusern, namentlich Rheumatismus der unteren Extremitäten. Unterschenkelgeschwüre.[GS] »Unerträgliches Jucken der Unterschenkel und Füße nachts im Bett.«[GS] Hautausschläge an Unterschenkeln und Füßen. Ekzeme an den Beinen.[GS] Stinkender Fußschweiß bei zu Rheumatismus geneigten Personen.[GS]

Rhus ist ein sehr nützliches Mittel bei Fieberkrankheiten. Auf seine Anwendung beim Typhus bin ich bereits genügend eingegangen. Es ist darüber hinaus gelegentlich bei Scharlach mit rauem Exanthem indiziert [besonders wenn dieser mit einem typhusähnlichen Zustand kompliziert ist[AZ31,230]], ferner wenn das Exanthem unterdrückt worden ist und Lymphknotenschwellungen und Angina stärker hervortreten. Im Hitzestadium von Fieberkrankheiten bricht oft am ganzen Körper unter heftigem Juckreiz eine Urtikaria aus, die dann unter ebensolchem Juckreiz während des Schweißes wieder verschwindet.[GS] »Nachtschweiß mit Ausschlag jückenden Friesels*.«[SK454] Beschwerden durch unterdrückten Fußschweiß[(AZ37,309 f.)] sind bisweilen eine Indikation für Rhus.** Rheumatisches Fieber, mit Fieberanstieg in der Nacht.[GS] Fiebererkrankungen, die mit Lippenherpes einhergehen.[GS] Wechselfieber, die einen typhösen Charakter annehmen.

Unerträgliches Jucken[EN1304] und Kribbeln[GS] der Haut. Heftig brennende und juckende Ausschläge, die stark nässen.[RA783] Ausgeprägte Neigung zu Blasenbildung, auch bei Erysipel. Das unaufhörliche Jucken wird zuweilen gelindert durch ›Verbrühen‹, wie sich manche Menschen ausdrücken, die eine Rhus-Vergiftung erlitten haben – durch ›Verbrühen‹ mit Wasser, das so heiß ist wie eben noch erträglich, um den betroffenen Körperteil darin zu baden. Rhus hat Gürtelrose[SK450] wie auch die Neigung zu anderen herpetischen Ausschlägen geheilt.[GS] Es ist ein großartiges Mittel bei stark nässenden Ekzemen mit wunder, exkoriierter Oberfläche.[GS] Außerdem heilt es häufig Urtikaria, die sich nach heftigen Erkältungen, namentlich nach Durchnässung der ganzen Haut, entwickelt und dann bei jeder kühleren Luft lebhaft exazerbiert.[AZ37,311] Neben der bereits erwähnten Nesselsucht während der Fieberhitze kann das Leiden auch im Verlauf eines Rheumatismus zutage treten.[GS]

* Kent schreibt »... with much itching eruption«, während es in den *Guiding Symptoms* »... with miliary itching eruption« heißt. Bönninghausen beschreibt das Symptom so: »Nachtschweiß mit gleichzeitigem feinen, jückenden Ausschlage.« *(UE)*

** Kent schreibt: »Fevers from suppressed foot sweat.« Dies ist eine Fehlinterpretation des Symptoms »Suppressed foot sweat«, das in den *Guiding Symptoms* – wie alle Schweißsymptome – im Fieberkapitel erscheint (S. 92 unten).

Rumex crispus

Krauser Ampfer

Rumex crispus, der krausblättrige Ampfer, ist ein vernachlässigtes und auch noch nicht hinreichend geprüftes Mittel. Während die katarrhalischen Symptome von den Prüfern gut herausgebracht wurden, mangelt es andererseits an charakteristischen psychischen Symptomen.

Wir finden Zustände von Traurigkeit und Niedergeschlagenheit[AA1]; Unaufgelegtheit zu geistiger[AA9] und körperlicher[AA2] Betätigung; Reizbarkeit[AA5] und Ärgerlichkeit[AA4]. Dies ist aber auch schon so gut wie alles, was wir über den Gemütszustand von Rumex sagen können, denn die Prüfungen wurden nur mit niedrigen Potenzen bzw. mit der Tinktur durchgeführt. Der Krause Ampfer ist in der Hausmittelpraxis als Blutreinigungsmittel angewandt worden, um Hautausschläge und Furunkel zur Abheilung zu bringen. Wenn es in dieser Weise eingesetzt wird, ist es eine durchaus mild wirkende Substanz, und von daher haben auch die Prüfungen etwas von dieser Milde an sich.

Die Neigung zu Katarrhen steht bei Rumex deutlich im Vordergrund. Augen, Nase und die gesamten Atemwege sondern in reichlichem Maße Schleim ab. Bei einem Patienten habe ich einen so starken Katarrh gesehen, dass die Nase in einem fort zu laufen schien; Trachea und Bronchien waren so verschleimt, dass sich der Patient fortwährend räuspern musste und dabei jedes Mal einen ganzen Mundvoll dünnen, weißen, schaumigen Sputums herausbrachte; schon nach kurzer Zeit war so der Spucknapf mit einem halben Liter wässrigen Schleims angefüllt. Zum Arzneibild von Rumex gehört aber ebenso eine ausgesprochene Trockenheit von Kehlkopf und Trachea, verbunden mit hartem, trockenem, krampfartigem Husten.

Zuweilen nehmen die Beschwerden die Form einer Grippe an, verbunden mit reichlicher Schleimabsonderung und dünnem, wässrigem, schaumigem Auswurf, der mundvollweise herauskommt. Doch dies ist nur im ersten Stadium so; im Anschluss daran wird das Sekret dick, zäh und gelb oder weißlich – so zäh, klebrig und fadenziehend, dass es der Patient trotz allen Schneuzens und Hustens nicht herausbringen kann. Er wird von den Anstrengungen, den Schleim herauszubefördern, vollkommen erschöpft. Der katarrhalische Zustand geht gewöhnlich mit morgendlichem Durchfall[AA115] einher, und die Verbindung dieser beiden Symptome ist das herausragende Merkmal der Arznei.

»Katarrhalischer Kopfschmerz, mit starker Reizung des Kehlkopfes und der Trachea, Schmerzen im Bereich der Klavikel und Wundheit hinter dem Sternum.«[GS] Katarrhalische Kopfschmerzen sind Kopfschmerzen, die in den Phasen der Trockenheit der Schleimhäute – bei Sistieren des Katarrhs – entstehen; sie wechseln ab mit Phasen verstärkter Schleimsekretion, in denen die Kopfschmerzen wieder nachlassen oder ganz verschwinden. Starkes Wundheitsgefühl, wie roh, in Kehlkopf[AA144] und Luftröhre; Brennen[AA145] und Beißen daselbst; verträgt keinen Druck auf die Halsgrube [»Druck auf den Hals macht Husten«[AA149]]. *»Kitzel im Halsgrübchen macht Husten.«*[AA147] Der Patient muss ganz still sitzen, er darf sich nicht bewegen, darf nicht tief, rasch oder ungleichmäßig atmen, da sich durch jede Veränderung des Atmens das Brennen in den oberen Atemwegen ungemein verstärkt.[(AA176)] Wenn er ins Freie geht, wird er von einem Hustenanfall geschüttelt[(AA179)], dass er kaum noch Luft bekommt; dasselbe kann passieren, wenn er von draußen in eine warme Stube eintritt. Die Hustenanfälle können so heftig sein, dass dabei unwillkürlich Stuhl (besonders morgens, wenn Durchfall besteht) oder Urin[HC3,92] abgeht.

Ein auffallendes Merkmal von Rumex ist ein Wundheitsschmerz in der Brust direkt hinter den Schlüsselbeinen[EN267]; es ist ein Gefühl, als ob die Lungenspitzen innerlich wund oder roh wären und die Atemluft auf direktem Wege dorthin gelangen würde, verbunden mit einer brennenden Empfindung. Auch entlang dem gesamten Bronchialbaum kann beim Einatmen dieses Brennen und Wundheitsgefühl auftreten.

»Nase verstopft[AA36]; Trockenheitsgefühl[EN96], selbst in den hinteren Nasenöffnungen.«[GS] Oftmals fängt ein Schnupfen mit ausgeprägter Trockenheit in den Choanen an, die so lästig ist, dass sich der Patient ständig räuspern muss. Im Nasenrachenraum besteht das Gefühl einer Verdickung, und er macht seltsame Geräusche, um diese wieder loszuwerden. »Plötzlich einsetzendes, heftiges Kribbeln in der Nasenschleimhaut«[EN99] – manchmal auch ein Jucken, das sich von der Nasenspitze bis in den Rachen erstreckt –, gefolgt von heftigen Niesattacken und wässriger Nasensekretion[EN99]. Der Patient schneuzt die Nase und produziert diese seltsamen Geräusche, oder er räuspert sich, wenn der Schleim tiefer in den Rachen oder den Kehlkopf gelangt ist. Die Entzündung greift schließlich auf die kleinsten Bronchialverzweigungen über, es kommt zur Bronchiolitis und schließlich zur Pneumonie.

Rumex kann bei akuten[GS] wie auch bei chronischen Katarrhen der Atemwege angezeigt sein. Wenn der Patient an Tuberkulose erkrankt ist und sich erkältet, ist er so empfindlich auf kalte Luft und wechselnde Lufttemperaturen, dass er zum Schlafen die Bettdecke über den Mund ziehen muss[GS]. Jedes Einatmen frischer Luft löst einen Anfall von Krampfhusten aus. Der Auswurf besteht anfangs aus dünnflüssigem Schleim, der später aber immer dicker und zäher wird, sodass er ihn kaum noch abhusten kann; dabei ständiges Schleimrasseln in der Brust. Erst nach vielen Anstrengungen, die ihn sehr erschöpfen, kann er endlich ein wenig expektorieren, was ihm jedoch kaum Erleichterung bringt. Rumex ist bei Schwindsucht ein wichtiges Palliativum. Charakteristisch für das Mittel ist der Wundheitsschmerz und das Brennen in den Atemwegen, besonders entlang der Luftröhre und hinter dem Brustbein.

»Heftiges Niesen mit Fließschnupfen, schlimmer abends und in der Nacht.«[GS(AA138)] »Schnupfen mit Kopfschmerz.«[EN92] Viele Symptome von Rumex verschlimmern sich am Abend, einige auch am frühen Morgen. Bestimmte Hustenformen treten abends gegen 23 Uhr verstärkt auf. Neben Rumex weist auch *Lachesis* diese Modalität auf, deshalb müssen wir beide Mittel in diesem Punkt verstehen und auseinanderhalten können. Bei *Lachesis* fangen Kleinkinder bald nach dem Einschlafen an zu husten, was nicht der Fall ist, wenn man sie wachhält. Darum stellt der 23-Uhr-Husten von *Lachesis* eine Verschlimmerung durch Schlaf dar. Bei Rumex kommt der Husten um 23 Uhr unabhängig davon, ob das Kind schläft oder nicht.* »Ansammlung von Schleim im Rachen, nahe den Choanen.«[AA65] »Dicker, gelber Schleim aus den Choanen.«[AA63] »Nasenbluten, heftiges Niesen und schmerzhafte Reizung der Nasenlöcher.«[GS] »Grippe, mit heftigem Nasenkatarrh, gefolgt von Bronchitis.«[GS] »Kratzen im Hals ...«[GS]; immer wenn sich der Katarrh zum Kehlkopf und zur Luftröhre ausdehnt, besteht dieses anhaltende Kratzen im Hals. Heiserkeit[AA142]; kann nicht sprechen, weil die Stimmbänder mit zähem Schleim bedeckt sind. Chronische Heiserkeit ist oft durch dieses Mittel geheilt worden. *Phosphorus* neigt ebenfalls zu dieser Art von Heiserkeit, vor allem aber zu Aphonie, die durch Ausräuspern kleiner Schleimmengen auf den Stimmbändern gebessert wird. Die *Causticum*-Heiserkeit ist auf eine Schwäche der Stimmbänder zurückzuführen. Bei *Phosphorus* ist der Kehlkopf entzündet, und die Stimme wird durch fortwährende Schleimanhäufung beeinträchtigt. Bei Rumex finden wir eine Ansammlung von zähen, gallertartigen, klebrigen Schleimklümpchen im Larynx, und der Patient muss sich fortgesetzt räuspern, um diese herauszubefördern.

»Gefühl von einem Klumpen im Schlunde, weder durch Räuspern noch durch Schlucken zu beseitigen[EN133]; er wandert beim Schluckakt

* Verifiziert man diese Angabe Kents anhand der Prüfungssymptome, scheint sich die Zeitmodalität *< 23 Uhr* doch sehr zu relativieren. Anlass für die Verschlimmerung ist danach weniger die Uhrzeit als vielmehr der Zeitpunkt des Zubettgehens. So berichtet der Prüfer Dr. Clark Wright (*Encyclopedia*, Sy.-Nr. 260): »The time of commencement of the most violent paroxysm [of cough] was ***a few minutes after lying down at night, which was usually about 11 o'clock.***« Auch die entsprechenden Symptome Joslins, des Hauptprüfers von Rumex (in Allens *Encyclopedia* seltsamerweise nicht berücksichtigt), vermitteln diesen Eindruck. Stellvertretend für viele ähnliche Symptome (Nr. 151, 159, 163–167) sei hier nur das Symptom Nr. 168 in Herings *Amerikanischen Arzneiprüfungen* zitiert: »Husten, schlimmer beim Niederlegen, in der Nacht von 10–12 Uhr.«

etwas nach unten, kehrt aber sogleich zurück«[GS]; dies ist auch ein hervorstechendes *Lachesis*-Symptom. »Drückende Halsschmerzen, mit Ansammlung zähen Schleims im Rachen.«[GS] »Katarrhalische Halsentzündungen.«[GS] Rumex zeigt in seiner Pathogenese zwar die verschiedensten Stadien schwerer Erkältungen, ist aber besonders bei konstitutioneller Neigung zu häufigen Erkältungen angezeigt; die Patienten leiden gewöhnlich unter jedem Wetterwechsel, frösteln selbst am Kamin, ziehen sich stets warm an und tragen meist eine Kopfbedeckung.

Viele Beschwerden verschlimmern sich am Abend, ferner durch Verkühlung, z.B. bei kaltem Baden, und selbst durch Einatmen kalter Luft. Rheumatische Beschwerden kommen bei Rumex häufig vor und werden durch Kälte vermehrt; jede Art von Kälteeinwirkung scheint die Gelenke in Mitleidenschaft zu ziehen. Dies ist auch für *Calcarea phosphorica* charakteristisch – jeder Einbruch kalter Witterung macht sich in den Gelenken bemerkbar, ebenso kaltes Baden und damit einhergehende Verkühlung.

»Beengender, erstickender, dumpfer, starker Schmerz im Epigastrium, bis in den Rücken hinein; Kleidung wird als zu eng empfunden; flaues Gefühl in der Magengegend; all dies verschlimmert durch Sprechen; muss häufig tief Luft holen und gähnen.«[HC4,137] »Stechender Schmerz von der Magengrube bis in die Brust, besonders heftig in die linke Brust; leichte Übelkeit; dumpfes Drücken in der Stirn.«[GS] »Drücken und Stechen in der Magengrube und oberhalb davon, beiderseits des unteren Sternums.«[GS] Der Magen verdaut keine Speisen mehr[(AA80)], allenfalls noch leichteste Kost; die Magenschleimhaut wird von Rumex genauso angegriffen wie die anderen Schleimhäute. Verschiedenartige Magenschmerzen, besonders aber drückende und stechende. »Drücken in der Magengrube, das allmählich immer heftiger wird; scharfes Stechen im Magen, das sich bis in die Brust erstreckt; etwas tiefer ein Druckgefühl wie von einem harten Klumpen, der zuweilen hinter dem Brustbein aufsteigt; sehr verschlimmert durch Bewegung und etwas < durch tiefes Einatmen; im Allgemeinen < nach Essen; > durch vollkommenes Ruhigliegen.«[GS] Es ist schon merkwürdig, dass die Magensymptome durch Sprechen verschlimmert werden! Der Magen fühlt sich wund an, schlimmer durch Sprechen, Gehen und Einatmen kalter Luft; Wärme wird als angenehm empfunden.

Starke Flatulenz, mit Neigung zu Blähungskoliken[AA103f.]; die Blähungsbeschwerden werden durch Aufstoßen und Windabgang gemildert. *(Carbo vegetabilis)* Magen- wie Bauchschmerzen nehmen nicht nur durch Sprechen zu, sondern auch durch ungleichmäßiges Atmen [etwa durch Gähnen und tiefes Einatmen[AA100]]; der Kranke muss still im Sessel sitzen und sich bemühen, ganz gleichmäßig zu atmen. Ungleichmäßiges oder ruckhaftes Atmen birgt außerdem stets die Gefahr, dass er einen Anfall von Erstickungshusten bekommt.

Der Rumex-Patient wird morgens häufig von heftigem Stuhldrang aus dem Bett getrieben.[AA116] *(Sulfur)* »Stühle: schmerzlos, reichlich und stinkend; flüssig[AA116] oder wässrig[AA115], braun[AA115]; schwarz[EN228]; weich, mit vorhergehendem Bauchweh[AA117]; vor dem Stuhlgang plötzliches Drängen, das ihn morgens aus dem Bett treibt.«[GS] »Morgens Durchfall, mit Husten von Kitzel im Halsgrübchen.«[GS] In Fällen von Phthisis kommt Morgendiarrhö häufig vor, und viele dieser Fälle sehen wie *Sulfur* aus. Schießen diese morgendlichen Durchfälle aber schwallartig heraus, ist es eher Rumex, das Linderung bringt; es vermindert die extreme Empfindlichkeit der Lungen und die allgemeine Kälteempfindlichkeit und bringt den Kranken wieder auf die Beine. Auch wenn das Mittel nicht so tiefgreifend wirkt wie *Sulfur*, kann man es doch als ein Antipsorikum betrachten. Es ist allerdings auf die Frühstadien der Tuberkulose beschränkt; einen chronischen Fall wird es ein Stück weit voranbringen, doch dann muss ein tieferes Antipsorikum folgen. *Calcarea* ist hier oft das Mittel der Wahl.

Rumex ist in gleichem Maße empfindlich gegen Kälte, kaltes Baden und kühle Umgebung wie *Rhus toxicodendron*, wird aber durch Bewegung verschlimmert. Im Hinblick auf die Verschlimmerung durch Bewegung und Sprechen kann man es andererseits mit *Bryonia* verwechseln, doch der *Bryonia*-Patient reagiert nicht so empfindlich auf kalte Luft; er erfährt im Gegenteil oft Linderung dadurch, und es geht ihm in einem warmen Raum schlechter; seine Beschwerden lassen mit Absinken der Raumtemperatur prompt nach. Bei Rumex sind es in erster Linie die Nerven, die gegen freie Luft empfindlich sind; es ist eine ›nervöse‹ Empfindlichkeit gegen frische Luft, die ähnlich ausgeprägt ist wie bei *Nux vomica*.

»Brauner, wässriger Durchfall, hauptsächlich morgens, mit fünfmaligem Stuhlgang von 5 bis 9 Uhr ...«[GS] »Schwere, anfallsartig auftretende Diarrhö bei einem 70-Jährigen, mit Verschlimmerung am frühen Morgen (*Sulfur* war vergeblich verabreicht worden) ...«[GS] Der *Sulfur*-Patient, der an Husten und besonders an schwindsüchtigem Husten leidet, zieht gewöhnlich kalte Luft und Abkühlung vor; obwohl seine Magenbeschwerden manchmal durch heiße Getränke gebessert werden, verlangt es ihn gleichzeitig nach kühler, erfrischender Luft.

»Aphonie nach Kälteexposition.«[HC3,91] »Zäher Schleim im Rachen oder Kehlkopf, mit dem ständigen Bedürfnis, sich zu räuspern.«[GS] *»Kitzel im Halsgrübchen macht Husten.«*[AA147] Dieses Symptom wird in den *Guiding Symptoms* im höchsten Grad angegeben. Der Patient unterdrückt den Husten, solange er kann, wegen des dabei entstehenden brennenden Wundheitsgefühls im Kehlkopf[GS]. Auch der heftigste Rumex-Schnupfen entbehrt jener Fiebersymptome, wie wir sie bei *Bryonia, Rhus toxicodendron* und *Aconitum* beobachten. Entsprechend fehlen die den Gesamtorganismus betreffenden Symptome dieser Mittel: die Gliederschmerzen, das allgemeine Wundheits- und Zerschlagenheitsgefühl, das hohe Fieber und der Durst. Der pathologische Zustand scheint sich bei Rumex lokal eingegrenzt zu haben.

»Heiserer, bellender Husten[HC3,91]; anfallsweise auftretend, jede Nacht um 23 Uhr sowie um 2[HC3,92] und um 5 Uhr (bei Kindern).«[GS] »Husten, mit Schmerz hinter der Mitte des Brustbeins.«[GS] »Der heftigste Hustenanfall trat am späten Abend wenige Minuten nach dem Niederlegen auf[EN260]; in einigen Fällen vollständige Aphonie.«[GS]

»Bei Frauen geht jeder Hustenanfall mit dem Abgang einiger Urintropfen einher.«[GS(HC3,91 f.)]

Rumex ist eines der wertvollsten Palliativa bei fortgeschrittener Tuberkulose; es bringt oft einen Schwindsüchtigen noch glücklich durch den nächsten Winter. Rumex, *Pulsatilla, Senega, Arsenicum album* und *Nux vomica* gehören zu den Mitteln, mit denen Sie einem Tuberkulosekranken die letzten Lebensjahre sehr erleichtern können. Warnen möchte ich Sie hinsichtlich der Diarrhö, die in den meisten Schwindsuchtfällen anzutreffen ist. In vielen Büchern wird bei Tb-Diarrhö *Aceticum acidum* empfohlen. Sie tun besser daran, derartige Beschwerden, wenn sie nicht sehr ausgeprägt sind, sich selbst zu überlassen. Ist der Durchfall jedoch sehr erschöpfend, greifen Sie lieber auf ein einfaches Mittel wie Rumex zurück, das diesen lediglich abmildert. Dem Tuberkulosepatienten geht es nämlich mit einem geringfügigen Durchfall oder auch einem weichen Morgenstuhl weitaus besser. Dasselbe gilt für die Nachtschweiße; hat er sie nicht, so leidet er gewiss an einem schwerer wiegenden Übel. Der Allopath bringt Diarrhö und Nachtschweiß zum Versiegen – und muss dann seinen Patienten wegen der Folgebeschwerden mit Morphium füttern. Je mehr Sie unternehmen, um diese äußerliche Symptomatik, die doch ein Ventil ist, abzumildern, desto mehr Schaden werden Sie Ihrem Patienten zufügen, und wenn Sie damit fortfahren, werden Sie irgendwann die Homöopathie verlassen, um Morphium zu verabreichen, und das wäre ein Verbrechen.

Das Wundheits- und Zerschlagenheitsgefühl am ganzen Körper, an dem der Schwindsüchtige leidet, werden Sie mit *Arnica* beseitigen können, und es wird auch für seinen Würgehusten passen und ihm Schlaf verschaffen. Später mag dann für die Knochenschmerzen und den quälenden Husten *Pyrogenium* benötigt werden. Jahr um Jahr helfen Sie dem Kranken so immer wieder auf die Beine. Manchmal ist auch *Arsenicum album* das richtige Mittel, und es muss dann häufiger wiederholt werden, manchmal ist es *Lycopodium, Pulsatilla, Pyrogenium* oder *Arnica*. Diese Arzneien helfen ihm eine gewisse Zeit weiter, und sie werden wohl mehrfach gewechselt werden müssen; schließlich aber kommt es doch zum Zusammenbruch, und dann sind sie nicht mehr geeignet. Eine schreckliche Atemnot bemächtigt sich allmählich des Patienten; es besteht ein ausgesprochener Lufthunger, da das zur Verfügung stehende Atemvolumen immer mehr abnimmt. Das Herz wird insuffizient, es kommt zu Ödemen in den Extremitäten. Der Patient magert zusehends ab, und er bekommt ein hippokratisches Antlitz. Neigung zu kalten Schweißen, allgemeine Hinfälligkeit und eine livide Gesichtsfarbe runden das Bild ab. Aber selbst jetzt haben wir noch mit *Tarantula cubensis*, eventuell auch wiederholt gegeben, die Möglichkeit zur Palliation. Es wird dem Kranken über mehrere Tage Linderung bringen und schließlich zu einer sanften Euthanasie beitragen. Es stumpft nicht wie Morphium die Sinne ab, sondern ist ein wirklicher Beistand und Trost für die letzten Stunden.

Ruta graveolens

Gartenraute, Weinraute

Auch Ruta graveolens ist, wie *Rumex*, ein Mittel, das häufig übersehen wird. Manchmal wird es übersehen und stattdessen *Rhus toxicodendron* oder *Argentum nitricum* verabreicht, oder es werden andere Mittel gegeben, die zu dem Fall nicht ganz passen, nur weil man Ruta nicht genügend kennt. Viele seiner Symptome sind im Repertorium nur schwer einzuordnen, daher ist es wichtig, dass wir das *Wesen* der Arznei erfassen. Ruta entspricht einer Gruppe von Beschwerden bzw. Modalitäten, die auch durch *Rhus toxicodendron* abgedeckt werden, nämlich Empfindlichkeit gegen Kälte, Verschlimmerung durch feuchtkaltes Wetter und durch Kaltwerden sowie Folgen von Überanstrengung. Überbeanspruchung einzelner Körperteile, und zwar vor allem solcher mit viel sehnenartigem Gewebe; parallelfaseriges Bindegewebe – Aponeurosen und Sehnen, vornehmlich von Flexoren –, das zu stark beansprucht worden ist. *Rhus* hat etwas in dieser Art, doch nichts von dem, was Ruta darüber hinaus kennzeichnet. So ist Ruta z. B. bei diversen chirurgischen Indikationen häufig das passende Mittel, wie etwa bei verletzungsbedingten Knochenhautaffektionen. Periostbeschwerden in Bereichen, wo Knochen dicht unter der Haut liegen, typischerweise am Schienbein. Prellungen, die sich nur sehr langsam zurückbilden und verhärtete Stellen hinterlassen; knotige Verdickungen im Periost, die lange Zeit weh tun und kaum zurückgehen. Knoten im Periost, die seit Monaten oder Jahren bestehen, schmerzhaft empfindlich sind und als Folge eines Stock- oder Hammerschlages oder durch Anstoßen des Schienbeins gegen einen Stein entstanden sind. Bei Farmern, Holzfällern und Handwerkern bilden sich vom vielen Arbeiten mit schweren Eisenwerkzeugen – durch das Umklammern und Bewegen von Hämmern, Sägen, Brechstangen etc. – harte Knoten in der Handinnenfläche. Indurierte Gewebsmassen in den Fingersehnen oder in der Palmaraponeurose; Sehnenscheidenhygrome[GS]. Neigung zur Bildung von Ablagerungen im Periost, in Knochen, in Sehnen, an Gelenkkapseln. Eine besondere Lokalisation bei Ruta ist das Handgelenk, wo sich leicht Überbeine und andere Knoten entwickeln. Überbelastung von Sehnen, wobei sich an den am meisten strapazierten Stellen knotenförmige Verdickungen bilden. Allmählich zunehmende Beugekontrakturen, sodass die Hände dauerhaft gekrümmt bleiben [Dupuytren]; auch die Füße können durch erhöhte Beanspruchung der Beuger oder durch Gewalteinwirkung auf dieselben ständig flektiert sein, sodass die Sohlen zunehmend konkav und die Zehen nach unten gezogen werden.

Überanstrengung der inneren und äußeren Augenmuskeln; Letztere bestehen zu einem erheblichen Teil aus sehnigem Gewebe. Der ständige Gebrauch der Augen kann zu einer Überanstrengung führen, die dann nicht nur Kopfschmerzen zur Folge hat, sondern sich auch auf die Augäpfel und die umgebenden Gewebeschichten auswirkt, sodass es zu einer Rötung der Augen kommt. Schmerzen in und über den Augen, wenn der Patient trotz Müdigkeit der Augen versucht, diese weiter zu gebrauchen. »Schmerzen der Augen von angestrengtem Sehen«[SK470], z. B. durch Lesen von Kleingedrucktem oder durch feine Näharbeiten. Die Überanstrengung führt zu Augenröte, Augenschmerzen sowie Unfähigkeit, den Blick auf einen Punkt zu fixieren. In Bezug auf die daraus resultierenden Kopfschmerzen[AZ84,44] hat Ruta Ähnlichkeit mit *Argentum nitricum*. Doch können die beiden Mittel leicht auseinandergehalten werden: Ruta wird durch Kälte verschlimmert und hat alles gern warm; *Argentum nitricum* wird durch Wärme verschlimmert und hält sich lieber an einem kühlen Ort auf. Der Patient muss in seiner Gesamtheit gesehen werden! Die bei Kopfschmerz durch angestrengtes Sehen am häufigsten routinemäßig verschriebenen Mittel sind *Argentum nitricum* und *Natrium muriaticum*, aber auch *Onosmodium* ist hier z. B. oft indiziert.

Wir finden bei Ruta allgemeine Erschöpfung und Hinfälligkeit.[GA4,19] Die Knie knicken beim Aufstehen zusammen[RA(198)], sodass der Patient in den Sitz zurückfällt[RA(193)]; er muss es mehrmals versuchen, und im Gehen fällt er dann von einer Seite zur anderen, so kraftlos sind die Beine[RA(195)]. Routinemäßig verschreibende Kollegen verordnen bei dieser Schwäche der Beine *Phosphorus* oder *Conium*, aber auch Ruta muss hier in Betracht gezogen werden. Ruta und *Phosphorus* haben beide heftigen, unstillbaren Durst auf eiskaltes Wasser.

Ruta ist nicht so umfassend geprüft worden, dass dabei charakteristische Gemütssymptome herausgekommen wären. Die Symptome, die man gefunden hat, sind eher gewöhnlich und kommen bei vielen anderen Arzneien auch vor. »Geneigt, zu widersprechen.«[RA(259)] »Zornmüthig und zu Zank und Aergerniß geneigt.«[RA(258)] »Ueber alles um ihn her Geschehende und vorzüglich über das, was er selbst that, sehr unzufrieden und sehr zum Weinen geneigt.«[RA26] »Sehr öftere Aengstlichkeit, mit muthlosen Gedanken und Befürchtungen.«[RA(250)] Es sind Symptome, von denen man leicht das Gegenteil bilden kann. Ein Patient kann reizbar sein oder das Gegenteil – gutmütig; Ruta gehört hier zur Gruppe der ›reizbaren‹ Mittel. »Niedergeschlagen – glücklich« wäre ein weiteres dieser Gegensatzpaare. Bei Ruta finden wir: »Nachmittags und den ganzen Abend sehr mißmüthig; er macht sich melancholische, lebenssatte, traurige Gedanken.«[RA(253)] Die einzige nähere Bestimmung bei diesem Symptom ist die Zeitangabe »nachmittags und abends«. Wenn bei Arzneiprüfungen Symptome herausgebracht werden, die man leicht in eine Spalte solcher Gegensatzpaare einordnen kann, sind sie nur von mäßigem Wert.

Viele der Beschwerden von Ruta verschlimmern sich im Liegen, besonders die scharfen, stechenden, reißenden Schmerzen in den Nerven. Ruta ist ein sehr ›schmerzhaftes‹ Mittel, ruft aber nur langsam Symptome hervor; daher sind seine Schmerzen eher chronischer Natur. Chronische Neuralgien mit stechenden, reißenden oder brennenden Schmerzen, vorzugsweise an den unteren Extremitäten, im Bereich der Augen und im Gesicht. Es hat alle nur erdenklichen Arten von Schmerzen – keine Schmerzqualität, die sich nicht im Arzneimittelbild von Ruta finden ließe; doch gemeinsam ist ihnen oft, dass sie im Liegen sowie durch Einwirkung von Kälte schlimmer werden. Reißen im Nervus ischiadicus. Schwerste Ischiasformen; die Schmerzen beginnen im Rücken und ziehen die Hüften und die Oberschenkel hinab, erträglich am Tage, aber verschlimmert, sobald sich der Kranke am Abend niederlegt. *Gnaphalium* ist ein anderes wichtiges Ischiasmittel, und es hat ebenfalls diese starke Verschlimmerung im Liegen.

»Die Augen fühlen sich heiß an, wie Feuerbälle.«[GS] Doch es wäre ein Fehler, Ruta bei einer einfachen Augenentzündung zu verordnen, nur weil sich die Augen heiß anfühlen. *Euphrasia, Belladonna* oder *Aconitum* sind indiziert bei erkältungsbedingten akuten Augenentzündungen – und Antipsorika, wenn die Fälle chronisch werden. Wenn aber eine Frau ihre Augen durch *feine Näharbeiten* überanstrengt hat und die Augäpfel wie Feuer brennen, dann benötigt sie Ruta graveolens. *Aconitum* geben wir, wenn nach Einwirkung von kaltem Wind die Augen entzündet sind, tränen und wie rohes Fleisch aussehen.

»Die Augen fühlen sich überstrapaziert an, mit brennenden, drückenden Schmerzen und trübem Sehen, < durch den Gebrauch der Augen am Abend«[GS]; Letzteres ist Teil der allgemeinen abendlichen Verschlimmerung. Wenn man beim Abschreiben eines Manuskripts das Original und die Abschrift in unterschiedlicher Entfernung vor den Augen hat, wird die Akkommodation beim ständigen Blickwechsel vom einen zum anderen übermäßig stark beansprucht, vor allem wenn die Lichtverhältnisse schlecht sind. Dies führt über kurz oder lang zu Kopfschmerzen, die durch Ruta zu beheben sind. Wenn sich ein Patient nach einer derartigen Überlastung der Augen kaltem Wind aussetzt und eine lähmungsartige Schwäche der Ziliarmuskeln[GS] entsteht, ist auch dies eine Indikation für das Mittel. Tränenfluss infolge Windexposition oder Fahren in kühler, freier Luft. Lähmung einzelner Augenmuskeln, bis hin zu ausgeprägtem Strabismus; alle möglichen Arten von Akkommodationsstörungen. »Kraftlosigkeit des Musculus rectus medialis.«[GS] »Asthenopie: Reizung aller Augengewebe durch Überanstrengung der Augen, vor allem *bei feinen Handarbeiten;* Hitze und Wehtun in und über den Augen, die Augen fühlen sich nachts wie Feuerbälle an; Trübsichtigkeit, die Buchstaben scheinen beim Lesen ineinander zu fließen; Tränen der Augen, etc.«[GS] »Amblyopie, die von zu großer Anstrengung des Gesichts durch vieles Schreiben bei Licht und feine Handarbeiten entsteht.«[AZ13,338] »Schwachsichtigkeit aufgrund von Refraktionsanomalien.«[GS] »Abnahme der Sehkraft bei einem Leinweber, die so arg wurde, dass er nur noch undeutlich die Fäden sehen konnte, Lesen aber gar nicht mehr möglich war. In der Nähe hatte er stets Nebel vor den Augen, der sich in der Ferne in eine vollkommene Trübheit verdichtete.«[GS(AN4,440)]

Stuhlverstopfung[RA(106)] ist ein auffallender Zug der Arznei, verbunden mit Vorfall des Mastdarms[RA(110)] beim Stuhlgang. »Oefterer vergeblicher Stuhldrang, mit Vorfall des Mastdarmes.«[SK471] »Rektumprolaps nach der Entbindung.«[GS] »Im Sitzen, reißende Stiche im Mastdarme.«[RA(103)] Starkes Wundheitsgefühl im Mastdarm, wie von Geschwürsbildung. Ruta ist ein nützliches Mittel bei Hämorrhoiden und Rektumstrikturen.

Rückenbeschwerden. Ruta ist ein ausgesprochenes Rheumamittel. All die Arzneien, die Kälteempfindlichkeit und Verschlimmerung durch kaltes, regnerisches, stürmisches Wetter in ihrer Pathogenese haben, können als Rheumamittel fungieren. Rheumatische Rückenschmerzen.[GS] »Schmerz in den Lendenwirbelbeinen, wie zerschlagen.«[RA(139)] »Schmerz vom Steißbeine bis zum Kreuzknochen, wie von Fall oder Stoß.«[RA(137)] »Das Rückgrat schmerzt wie zerschlagen, im Sitzen und Gehen ...«[RA(141)]

»Gefühl von Verkürzung der Kniekehlflechsen und Schwäche darin, besonders beim Heruntersteigen fühlbar.«[UE] »Das Ersteigen der Stufen, so wie das Herabsteigen, fällt ihm schwer; die Beine knicken zusammen.«[RA(200)] »Schmerz und lähmige Steifheit[SK473] in den Fußknöcheln nach Verstauchung oder Verrenkung des Sprunggelenks.«[GS] »Lähmungen nach Verrenkungen, besonders der Fuß- und Handgelenke.«[UE] Unmittelbar nach einer Verrenkung oder Verstauchung werden Sie in aller Regel für die Schwellung *Arnica* und als Folgemittel wahrscheinlich *Rhus toxicodendron* benötigen. Wenn sich aber als Folge der Überlastung Knoten in den Sehnen und Bändern entwickeln, dann spätestens ist Ruta vonnöten. Ruta ist auch ein wichtiges Mittel bei einfachen, unkomplizierten Distorsionen, hat es doch all die Schmerzhaftigkeit und Schwäche der Sehnen in seinem Arzneimittelbild. Die Arzneifolge *Arnica, Rhus toxicodendron* und *Calcarea* ist jedoch oft als Routinemaßnahme bei Distorsionen und Luxationen angezeigt, wenn sonst keine Symptome vorliegen.

Lähmungsartige Schwäche in den unteren Extremitäten nach Distorsion der Wirbelsäule.

Zu den Symptomen, die sich am Abend verschlimmern, gehören: Neigung zu Melancholie; Brennen in den Augen[GS;RA(40)]; grüner Kreis um das Licht[UE]; Augendrücken und Trübsichtigkeit[CM]; Schmerz unterhalb des rechten Schulterblatts[HC4,113].

Extreme Unruhe,* wie bei *Rhus toxicodendron.* Nervöse Unruhe; der Patient ist nicht in der Lage, still zu sitzen oder zu liegen.

»Schmerzen, wie zerschlagen, oder wie nach Stoß, Fall und Quetschung, in den Gliedern, Gelenken und Knochen ...«[HH336] »Nachtheile von mechanischen Einwirkungen.«[SK468] »Quetschungen und Verletzungen der Knochen und der Beinhaut.«[SK468] »Verrenkungen; Periostitis; Erysipel.«[GS]

Ruta ist verwandt mit *Mercurius* und ein Antidot desselben.

Hautausschläge und Jucken, welches nach Kratzen verschwindet, aber an einem anderen Ort wiederkehrt, wie bei *Mezereum.* Bei Durst auf kaltes Wasser und Schwäche der Beine muss Ruta mit *Phosphorus* verglichen werden; bei Rheumatismus ist es von *Phytolacca* abzugrenzen. Man vergleiche es ferner mit *Rhus toxicodendron, Sepia, Silicea* und *Sulfur.* Ruta ist ein Antipsorikum, jedoch nicht so tief wirkend wie *Silicea* und *Sulfur.*

* »Ruhe erhöhet, Bewegung lindert die Gliederschmerzen.« *(UE)*
»Im Liegen schmerzen alle Theile, worauf er liegt, wie zerschlagen, selbst im Bette.« [*RA* (218)]

Sabadilla

Schoenocaulum officinale; Sabadillsamen, Läusekörner

Der Sabadilla-Patient friert sehr leicht, er reagiert höchst empfindlich auf kalte Luft, kalte Räume, kalte Speisen.[GA3,375] Er ist stets warm angezogen und trinkt am liebsten heiße Getränke, um seinen Magen zu erwärmen. Bei den katarrhalischen Atemwegserkrankungen, zu denen er neigt, möchte er heiße Luft einatmen; bei Rachenkatarrhen[Z4,180] verlangt er nach heißen Speisen und Getränken. Alles Wärmende tut ihm gut. Es fällt ihm schwer, Kaltes herunterzuschlucken[GS]; es verstärkt die ohnehin vorhandenen Schwierigkeiten und Schmerzen beim Schlucken.

Wir studieren Arzneien häufig dadurch, dass wir sie mit anderen vergleichen. Dieses Mittel zeigt z. B. ein Wandern der Symptome von *links nach rechts*,* was den erfahrenen Homöopathen sogleich an *Lachesis* denken lässt. Bei Sabadilla wie *Lachesis* beginnen die Entzündungszeichen im Hals mit Wundheitsgefühl und Schmerz auf der linken Seite und breiten sich erst später auf die rechte aus[GS]. Doch im Gegensatz zu Sabadilla, das durch äußerliche wie innerliche Wärmezufuhr Linderung erfährt, verschlimmert Wärme bei *Lachesis* die Schmerzen. Warme Speisen und Getränke bewirken im Halsbereich eine Verkrampfung mit dem Gefühl zu ersticken, und darum zieht der *Lachesis*-Patient Kaltes vor; es kann leichter heruntergebracht werden und bessert die Halsschmerzen.

Katarrhalische Rhinitis, mit ständigem Niesen; starkes Wundheitsgefühl in der Nase; Brennen; Verstopfung der Nase[GA3,216]; Absonderung zuerst von dünnem, später von dickem Schleim: all dies bietet das klassische Bild eines Schnupfens. Der Schnupfen bessert sich durch das Einatmen von heißer Luft. Der Kranke sitzt mit dem Kopf dicht an einem Ofen oder Kamin und atmet die heiße Luft ein. Sabadilla ist besonders dann von Nutzen, wenn der Nasenkatarrh schon längere Zeit besteht – bei einem mehr oder weniger chronischen Schnupfen, der auf die gewöhnlichen Mittel nicht anspricht. Es ist ein sich hinschleppender Schnupfen, bei dem die Schleimsekretion durch Blumengerüche außerordentlich verstärkt wird. Selbst das Denken an Blumen und ihre Gerüche kann zu Niesattacken und vermehrter Schleimsekretion führen. Aber auch Denken an verschiedene andere Dinge kann die Beschwerden eines Sabadilla-Patienten verschlimmern.

Viele Heuschnupfenpatienten reagieren empfindlich auf Blumengerüche, auf die während der Heumahd entstehenden Gerüche, auf den Geruch vermodernder Pflanzen. Manche sind auch überempfindlich auf den Geruch von Obst, sodass beispielsweise sämtliche Äpfel aus dem Haus entfernt werden müssen. Sogar das Riechen angenehmer Düfte, wie z. B. Lavendelduft, kann bei einigen Heuschnupfenpatienten Unverträglichkeitsreaktionen auslösen; auch außerhalb der Heuschnupfensaison können solche Düfte zu Schnupfen- und Niesattacken führen. Der Sabadilla-Patient neigt zu Leiden dieser Art. Er ist überempfindlich auf alle möglichen Dinge aus seiner Umgebung, auf deren Gerüche; sie verstärken die katarrhalischen Erscheinungen im Bereich des Rachens und der Choanen. Heftiges Niesen mit Ausfluss eines wässrigen Schleims aus der Nase[GS], der so lange anhalten kann, dass sich Geschwüre in der Nase bilden. Periodisch wiederkehrende Anfälle: regelmäßig im Juni zur Blütezeit der Rosen;** Mitte August zur Zeit der Heuernte. Heuschnupfen kann oft leicht mit kurzwirkenden Mitteln palliativ angegangen und innerhalb weniger Tage zum Stillstand gebracht werden. Doch die richtige Ausheilung dieses Leidens erfordert Jahre, wobei der Patient in der heu-

* Dem steht das folgende Symptom entgegen (*GA* 3,323): »Viele Schmerzen entstehen erst rechts und dann links oder ziehen von rechts nach links, z. B. Kopfweh, Seitenschmerz, Gliederschmerzen.«

** Engl.: »Rosecold in June.« Der zeitliche Zusammenfall der Heuschnupfensymptome mit der Blütezeit der Rosen muss nicht bedeuten, dass eine Allergie auf Rosenpollen vorliegt, die extrem selten ist. Es könnte sich auch um eine Gräserpollen-Allergie handeln, welche ebenfalls im Frühsommer beginnt.

schnupfenfreien Zeit und entsprechend den dann vorherrschenden Symptomen behandelt werden muss. Wenn die Heuschnupfensymptome da sind, zeigen sich die übrigen Symptome in der Regel nicht; die eine Symptomengruppe manifestiert sich zu dieser, die andere zu jener Zeit. Der Patient bleibt jedenfalls krank, und es müssen all seine Symptome zusammen betrachtet und dann entsprechend behandelt werden.

Viele Beschwerden des Sabadilla-Patienten scheinen lediglich seiner Einbildung zu entspringen. Er hat lauter seltsame Vorstellungen im Kopf; in Bezug auf sich selbst oder andere Personen bildet er sich merkwürdige Dinge ein.[GA3,393] So kann er beispielsweise glauben, sein Körper würde verkümmern, seine Gliedmaßen seien krumm, sein Kinn sei zu lang oder auf der einen Seite größer als auf der anderen. Er hat wirklich das Gefühl, dass es so ist, und glaubt fest daran, obwohl er es im Spiegel nicht bestätigt findet. Er traut seiner Empfindung mehr als seinen Augen. Wir haben es hier mit Wahnvorstellungen zu tun, mit einer Art Geisteskrankheit. »Falsche Eindrücke hinsichtlich des Zustandes seines Körpers.«[GS] »Bildet sich ein, krank zu sein; glaubt, es seien Körperteile geschrumpft; bildet sich ein, schwanger zu sein, wo der Bauch in Wirklichkeit nur von Blähungen aufgetrieben ist; oder sie meint, eine schlimme Halskrankheit zu haben, die tödlich enden werde.«[GS] Die Einbildungen von Sabadilla sind völlig grundlos; es ist nichts zu sehen, und der Patient leidet sogar mehr, als wenn etwas zu sehen wäre. Patienten wie diesen wird deswegen häufig nicht genügend Verständnis entgegengebracht; umso mehr sind sie auf die für sie passende Arznei angewiesen. *Thuja*-Patienten haben ebenfalls oft falsche Eindrücke, was den Zustand oder die Beschaffenheit ihres Körpers betrifft; so können sie z. B. den Eindruck haben, dass sie aus Glas bestehen. Die Idee, die dahinter steckt, ist dabei nicht so sehr die der Durchsichtigkeit als vielmehr die der Zerbrechlichkeit; sie haben die konkrete Befürchtung, sie könnten zerbrechen oder zerspringen. Es gibt nur wenige Mittel, die in ihrem Arzneimittelbild fixe Ideen haben. Diese fixen Ideen beziehen sich oft auf Themen wie Politik, Religion, Familie, Kleidung oder das Leben im Allgemeinen. Ich hatte einmal eine geisteskranke Patientin, die jedes Mal aus der Straßenbahn aussteigen musste, wenn jemand zustieg, dessen Kleidung eine bestimmte Farbe hatte; sie hatte die fixe Idee, dass dies für sie ein schlechtes Omen sei. Der Gemütszustand eines *Pulsatilla*-Mannes ist dadurch gekennzeichnet, dass er meint, Frauen übten auf seine Seele einen schädlichen Einfluss aus; es ist eine Wahnvorstellung, eine fixe Idee. *Jodum* hat eine Vielzahl von fixen Ideen. *Anacardium* ist der festen Überzeugung, ein Dämon sitze auf seiner Schulter und flüstere ihm ins Ohr, während ihm von der anderen Seite ein Engel ins Ohr spreche; er selbst schwankt zwischen beiden Meinungen hin und her und zieht es deshalb vor zu schweigen.

»Delirium bei Wechselfieber.«[GS] »Geistige Anstrengung verursacht[GA3,7] oder verstärkt Kopfschmerzen oder führt Schlaf herbei.«[GS] Nachdenken oder Lesen macht den Patienten schläfrig, und wenn er dabei in einem Sessel sitzt, schläft er sofort ein *(Nux moschata, Phosphoricum acidum)*.

»Duselich im Kopfe, wie nach einem Rausche, ohne Schwindel und Schmerzen.«[BE13] Wacht nachts manchmal mit Drehschwindel auf.[GS] Schwindel an der freien Luft. Anfälle von Drehschwindel ohne Vorwarnung[GS], unter den verschiedensten Umständen.

Vielerlei Kopfschmerzen, auch halbseitige.[GS] »Kopfschmerz entsteht bei anhaltendem Aufmerken.«[GA3,19] »Das Denken ist erschwert und macht Kopfschmerz.«[GA3,7] Kopfschmerzen bei Schülerinnen. Schwächliche Schulkinder, die wegen Kopfschmerzen den Unterricht verlassen müssen, kommen mit seltsamen Einbildungen nach Hause, die die Schule und sie selbst betreffen. Betäubender Kopfschmerz bei Schnupfen[GS], vor allem über den Augen im Bereich der Stirnhöhlen. Berstendes Vollheitsgefühl im Kopf mit betäubend drückendem Kopfweh, schlimmer vor allem durch Erschütterung, Niesen und Gehen. Der Patient wacht oft schon morgens mit Kopfschmerzen auf, und diese verschlimmern sich dann im Laufe des Vormittags[GS]. Der Kopf und besonders die Stirn[EN477] können von kaltem Schweiß bedeckt sein. Viele

Sabadilla-Symptome zeigen große Verwandtschaft mit *Veratrum album*, vor allem gleichen sich die Mittel hinsichtlich des kalten Schweißes auf der Stirn als Begleiterscheinung aller möglichen Beschwerden.

Der Sabadilla-*Heuschnupfen* zeichnet sich durch folgende Symptome aus: Niesanfälle[GS]; Fließschnupfen[AZ6,117]; Nasenlöcher abwechselnd verstopft, sodass der Atem nur mit großer Anstrengung unter dumpfem Schnarchen eingezogen werden kann[GA3,216]; juckendes Kribbeln in der Nase[GA3,73]; starkes Bluten aus der Nase[GA3,74]; Ausräuspern von hellrotem Blut, das aus den hinteren Nasenöffnungen kommt[GA3,220]; große Empfindlichkeit auf Knoblauchgeruch[PM1,14]. Schnupfen mit starken Stirnkopfschmerzen, Rötung der Lider, heftigem Niesen und kopiöser, wässriger Nasensekretion.[GS]

Eine besondere Art von Juckreiz, der bei manchen Heuschnupfenformen vorkommt, besteht in einem Jucken des weichen Gaumens, wobei der Patient zur Linderung die Zunge über diese Stelle vor und zurück schieben muss; dabei leidet er zusätzlich an Schnupfen, Niesen etc. In einem solchen Fall wird *Wyethia* den Anfall kupieren.

Wenn sich der Juckreiz bis zum Kehlkopf und zur Luftröhre erstreckt und der Patient gleichzeitig sehr reizbar und kälteempfindlich ist: *Nux vomica*.

Wenn das Nasensekret einen brennenden roten Streifen auf der Oberlippe hinterlässt und der ganze Bereich um die Nasenlöcher und Nasenflügel beißend-wund schmerzt, mit Niesen und reichlicher, wässriger Nasenabsonderung: *Arsenicum album*.

Viel scharfer Tränenfluss und reichliches, blandes Nasensekret, mit Niesen: *Euphrasia*.

Viel blande Tränenflüssigkeit und reichliche, scharfe, wässrige Nasensekretion: *Allium cepa*.

Bei den meisten dieser Heuschnupfen-Arzneien handelt es sich nicht um Konstitutionsmittel; sie heilen in der Regel nicht, sondern wirken während der Heuschnupfenattacken lediglich palliativ. All diese Symptome sind Äußerungen der psorischen Veranlagung, und zur endgültigen Ausheilung bedarf es einer konstitutionellen Therapie mit einem Antipsorikum. Zuweilen ist das Heufieber so schwerwiegend, dass es die einzige Manifestation der Psora bei dem Patienten zu sein scheint; wenn der Heuschnupfen dann durch schlechte Behandlung allzu sehr gedrosselt oder ganz unterdrückt wird, wird sich der Patient das ganze Jahr über nicht mehr so recht wohl fühlen. Überlässt man dagegen die Krankheit sich selbst, erfreut er sich den Rest des Jahres einer stabilen Gesundheit. Nicht selten hält der [allergische] Schnupfen auch den ganzen Winter über an,* und in einem solchen Fall können die Beschwerden nur durch eine Kräftigung der Konstitution allmählich gebessert werden. Der saisonale Heuschnupfen wird unter einer konstitutionellen Behandlung von Jahr zu Jahr milder ausfallen, und am Ende der Behandlung wird der Patient in der Lage sein, ohne Beschwerden in seiner heimatlichen Umgebung zu leben. Er braucht nicht länger in die Berge zu flüchten, um eine Linderung zu erfahren. Wenn er überhaupt eine Ortsveränderung vornehmen will, sollte er in eine Gegend fahren, wo sein Leiden früher schlimmer geworden und alle Symptome herausgekommen sind. Ein Heuschnupfenleiden wird nur dann endgültig ausheilen, wenn der *Patient* heilbar ist; ist dies aber nicht der Fall und seine Konstitution so heruntergekommen, dass *er* unheilbar ist, wird auch sein Heuschnupfen ungeheilt bleiben.

Den Hauptangriffspunkt von Sabadilla stellen die Schleimhäute von Nase, Rachen, Kehlkopf und Luftröhre dar. Heftige akute Entzündungen der Schleimhäute dieser Organe.

Großer Durst, mit Verlangen nach heißen Getränken.[(GS)] Der Appetit von Sabadilla zeigt eine Besonderheit, die so zumeist bei Schwangeren zutage tritt: Die Patientin sagt, sie sei niemals hungrig, sie habe nie das Verlangen, etwas zu essen, und oft auch Widerwillen dagegen; wenn sie dann aber aus Vernunftgründen beschließt, etwas zu sich zu nehmen, und den ersten Bissen in den Mund nimmt, genießt sie ihn; er weckt den Appetit, und sie isst eine ordentliche Portion.[GS] Manchmal ist sie nicht nur appetitlos, sondern empfindet geradezu Ekel gegen

* Kent spricht auch in diesem Fall von »hayfever«. Wir bezeichnen dies heute als *ganzjährige allergische Rhinitis*, zurückzuführen in den meisten Fällen auf eine Hausstaubmilben-Allergie.

alles Essen.[GA3,142] »Widerwillen gegen alles Essen und gegen Kaffee.«[GA3,132] »Abscheu vor Fleisch, Wein und Sauerm.«[PM1,14] »Der Geruch des Knoblauchs ist ihm unerträglich.«[PM1,14] »Krankhafter Hunger oder Ekel vor Speisen. (Intermittens.)«[GS]

Sabadilla gilt als Routinemittel bei allen Arten von Würmern, bei Madenwürmern, Spulwürmern[KE5,390] und Bandwürmern[AZ9,8]. Einem bedachtsamen und gründlichen Homöopathen wird es jedoch nicht einfallen, seine Verschreibung auf das Vorhandensein von Würmern zu gründen. Er zieht stattdessen alle vorhandenen Symptome des Patienten in Betracht, und diese leiten ihn dann zur passenden Arznei. Ich erinnere mich, wie ich einmal in dem Haus einer Dame einen Hund sah, der sein Hinterteil auf dem Teppich hinter sich her zog, so als wollte er sich damit am After kratzen. Die Frau bat mich: »Herr Doktor, können Sie dem Hund nicht irgendein Mittel geben?« Ich legte dem Tier eine Dosis Sabadilla ins Maul. Einige Zeit später fragte sie mich: »Wofür haben Sie eigentlich dem Hund die Medizin gegeben?« Ich erkundigte mich, warum sie das wissen wolle. »Nun ja«, sagte sie, »er hat ein paar Tage danach eine unglaubliche Menge an Würmern ausgeschieden.« Sabadilla wie auch *Sinapis nigra* eignen sich bisweilen sehr gut für Fälle, in denen Oxyuren nachgewiesen worden sind. In der Regel bessern homöopathische Arzneien bei Wurmbefall den Allgemeinzustand des Patienten, und dann kommen nach und nach auch alle lokalen Übel wieder in Ordnung.

Weibliche Geschlechtsorgane: »Nymphomanie als Folge von Askaridenbefall.«[GS] »Messerartig schneidende Ovarialschmerzen.«[GS] »Die Menses kommen einen Tag später als sonst und dann weit stärker und fließen um einen Tag länger als sonst. 3–4 Tage vorher schon schmerzliches Drücken nach unten zu, als sollte die Periode eintreten.«[GA3,211] »Das eben fließende Monatliche verminderte sich, kam absatzweise und unordentlich, bald stärker, bald schwächer.«[GA3,210] Hellrote Farbe des Regelblutes.[GS]

Bei Sabadilla handelt es sich oft um psychisch labile, hysterische[GS] Patienten, die zugleich verschiedene neurologische Störungen aufweisen. »Zuckungen, konvulsivisches Zittern oder kataleptische Zustände aufgrund von Würmern.«[GS] In einem vollkommen gesunden Gastrointestinaltrakt können keine Würmer gedeihen, sie wachsen und vermehren sich nur in einem krankhaft veränderten Organismus. Ich habe oft erlebt, dass mir ein Patient, nachdem er von mir ein Antipsorikum erhalten hatte, bald darauf in einem Glas einen Bandwurm mitbrachte, selbst wenn ich das Vorhandensein von Würmern gar nicht erwartet hatte. Man stelle nur die Gesundheit eines Organismus wieder her, und etwaige Parasiten verschwinden wie von selbst. Gleiches gilt für alle übrigen ›Krankheitserreger‹: Sie erregen keine Krankheit, sie existieren nur als Folge von Krankheit. Man weiß von keinem Fall, wo sie existiert hätten, ohne dass zuvor bereits die Krankheit dagewesen wäre. Wenn Sie den Wurm ignorieren und stattdessen das Heilmittel aufgrund der Totalität der Symptome auswählen, wird der Patient in seiner Ganzheit genesen und fortan auch kein Symptom von Wurmbefall mehr zeigen. Der Wurm schrumpft zusammen und verlässt schließlich den Wirtsorganismus. Dabei ist es eher selten, dass ein Wurm vor Ablauf von sechs Wochen nach Einnahme des Mittels verschwindet. Wird der Wurm aber mit drastischen Maßnahmen vorzeitig ausgetrieben, hat der Patient möglicherweise über Jahre an beschwerlichen Symptomen zu leiden, und Sie werden sich fragen, warum Sie ihn nicht heilen können.

Verschreiben Sie zuerst für den Patienten! Sie sollten keine Krankheitsfolgen beseitigen, solange Sie keine geeignete konstitutionelle Therapie eingeleitet haben – und vergewissern Sie sich, dass sie wirklich geeignet ist.

Sabina

Juniperus sabina; Sadebaum

Die Anwendung dieser Arznei beschränkt sich gewöhnlich auf Symptome der Nieren, der Blase, der Gebärmutter, des Rektums und des Anus; vor allem in diesen Bereichen kommt es zu entzündlichen und hämorrhagischen Symptomen. Sabina bewirkt einen Aufruhr im Gefäßsystem, mit heftigem Klopfen, das überall – in allen Adern[GA3,255] – verspürt werden kann. Die Patientin wird durch Wärme in jeder Form beeinträchtigt; in einem warmen Zimmer oder durch zu warme Bekleidung geht es ihr deutlich schlechter. Sie liebt es, wenn die Fenster geöffnet sind, und hält sich bevorzugt im Freien auf. *(Pulsatilla)* Dieser Aufruhr im Gefäßsystem äußert sich teilweise so, wie man es von einem ›Blutungsmittel‹ erwarten würde: mit einer Blutungsneigung an sämtlichen Schleimhäuten, besonders jenen der Nieren, der Blase, des Rektums und des Uterus. Sabina zeigt entschiedene Wirkungen hinsichtlich der Verkleinerung von Venenknoten, Venenerweiterungen, Varizen; dabei zielt die Hauptwirkung auf den unteren Darmabschnitt und den After. Hämorrhoidalknoten, die oft massiv bluten. Verstopfung – mit blutenden Hämorrhoiden. Typisch ist ein Gefühl von Vollheit in diesem Bereich. Vollheitsgefühl in allen Venen des Körpers, als wären sie erweitert und gestaut, verbunden mit einer allgemeinen Empfindung von Angeschwollensein und Aufgedunsenheit, mit Pulsieren allenthalben und mit wiederholten Schleimhautblutungen, vor allem in den eben erwähnten Organen. Heftiges Brennen und Pochen in der Nierengegend. Starke Schmerzen in den Nieren, begleitet von Entzündungszeichen; blutiger Urin; Blasenentzündung mit beständigem Harndrang – und dabei die allgemeine Verschlimmerung durch Wärme und das Klopfen am ganzen Körper.

Bei Männern ist Sabina zuweilen bei Urethritiden mit gonorrhoischen oder katarrhalischen Absonderungen angezeigt. Doch seinen wichtigsten Anwendungsbereich stellen Menstruationsbeschwerden und vor allem Uterusblutungen dar. Während der Regel leiden die Frauen an herabdrängenden, wehenartigen Schmerzen; höchst schmerzhafte Dysmenorrhö. Die Regel dauert meist zu lang und ist zu stark, in manchen Fällen hört die Blutung sogar bis zum Beginn der nächsten Periode nicht ganz auf. Zu häufige und langwierige, reichliche Menses. Ein hervorstechendes Merkmal dieses Mittels, das es nur mit wenigen anderen teilt, ist dabei die dünnflüssige, aber mit Klumpen vermischte, hellrote Beschaffenheit des Blutes. Sabina passt auf viele Fälle, in denen die Regel frühzeitig nachlässt, eine Weile ganz aussetzt und dann mit wehenartigen Schmerzen wieder eintritt, wobei ein großer, halb zersetzter Klumpen abgeht, dem wiederum hellrotes, flüssiges Blut folgt. Dieser Vorgang wiederholt sich bei jeder Monatsblutung aufs Neue. Wir sehen solche Zustände vor allem nach Entbindungen, nach Aborten und bei Dysmenorrhö. Die wehenartigen Beschwerden hängen mit Kreuzschmerzen zusammen, die nach vorn ausstrahlen: »Ziehende Kreuzschmerzen, welche sich bis zur Gebärmuttergegend erstrecken.«[GA3,188] »Drückend ziehende Kreuzschmerzen bis in die Schaamgegend.«[GA3,190] Ein weiteres Charakteristikum von Sabina sind *stechende* oder wie mit einem Messer schneidende Schmerzen, die die Patientin aufschreien lassen, z. B. Stiche in der Vagina, die von unten bis zur Gebärmutter *herauffahren*, z. T. sogar bis in den Nabel. Diese beiden Charakteristika, die stechenden, von hinten nach vorn und von unten nach oben schießenden Schmerzen in Verbindung mit der Neigung zu Blutungen, sind starke, die Diagnose Sabina erhärtende Symptome.

Belladonna und Sabina sind die beiden wichtigsten Mittel bei Neigung zu Spontanabort im 3. Monat. *Belladonna* hat die gleichen herabdrängenden, wehenartigen Schmerzen, die mit der Ausstoßung eines Klumpens aus der Gebärmutter korrelieren, gefolgt von reichlichem, hellrotem Blut. Dennoch ist der *Belladonna*-Zustand ein anderer als der von Sabina. Bei

Belladonna sehen wir eine Hyperästhesie, eine Überempfindlichkeit auf Berührung und Erschütterung; die Kranke verträgt es nicht, wenn jemand gegen ihr Bett stößt, und die hellrote Blutung wird als heiß wahrgenommen. Die Teile, über die das Blut hinweg fließt, sind so empfindlich, dass sich das (objektiv möglicherweise normal warme) Blut sehr heiß anfühlt. Auch dieses Symptom steht demnach in Einklang mit der allgemeinen Überempfindlichkeit von *Belladonna* – gegen Berührung, Licht, Bewegung, Erschütterung usw. Stößt der Arzt aus Versehen gegen das Bett der Patientin, wird sofort ein Ausdruck des Unmuts über ihr Gesicht kommen. *Belladonna* hat außerdem vielerlei Arten von Schmerzen; sie ziehen nicht nur aufwärts, sondern in alle möglichen Richtungen, ohne irgendeine Regelmäßigkeit; auch herabdrängende Schmerzen treten auf. Sie kommen und gehen blitzschnell, erscheinen plötzlich und verschwinden plötzlich, schießen überallhin. Wenn diese Symptome vorhanden sind, können wir getrost auf *Secale* mit seinen speziellen physiologischen Wirkungen auf den Uterusbereich verzichten. Es wird oft behauptet, dass man bei diesen Gebärmutterblutungen »nicht die Zeit habe, an die notwendigen Informationen und Symptome heranzukommen«. Der erfahrene Homöopath wird aber all dies auf einen Blick erfassen: das Verhalten der Patientin, die Mitteilungen der Krankenschwester und das, was er selbst beobachtet hat; und all dies zusammengenommen wird ihn zum richtigen Mittel führen.

Sabina ist eines der ersten Mittel, an die wir denken müssen, wenn wir eine Fehlgeburt verhüten wollen; denn die Symptome, die wir von Sabina kennen, entsprechen denen, die bei einem Abort auftreten können. Es ist auch von großem Nutzen, wenn die Fruchtblase vorzeitig geplatzt ist, wenn es zu einem Abgang des befruchteten Eies gekommen ist oder wenn die Plazenta abgestoßen wird. Es stellt die normale Uterusfunktion wieder her, sodass alles, was an Fruchthüllenresten in der Gebärmutter zurückgeblieben ist, ausgestoßen wird. Die Kürettage ist eine Maßnahme, die Sie besser nicht in Erwägung ziehen; sie ist bei der richtig gewählten homöopathischen Arznei niemals erforderlich. Sie beruht auf der irrigen Vorstellung, dass die weiblichen Genitalorgane mangelhaft funktionieren, was natürlich nicht der Fall ist.

»Entzündung der Ovarien oder des Uterus nach Abort oder Frühgeburt.«[GS] Heftige Schmerzen ziehen durch die Eierstöcke bzw. die Gebärmutter. Kreuzschmerzen mit dem Gefühl, als wäre das Kreuz zerbrochen und als würden die Knochen auseinanderklaffen. Mit Pochen verbundenes, äußerst heftiges Ziehen, Reißen und Brennen im Kreuz; dabei möglicherweise brennende Hitze im ganzen Körper[GA3,276] und Klopfen in allen Adern, besonders aber Klopfen an einzelnen Stellen, z.B. Uterus oder Blase. »Starke Uterusblutungen, verbunden mit kolikartigen Schmerzen; zusammenziehende, wehenartige Schmerzen vom Kreuz bis in die Schamregion, mit starkem Harndrang einhergehend.«[GS] Die erwähnten Gebärmutterkoliken können nach oben ausstrahlen, aber auch wehenartig nach unten drängen, so als wollten sie einen Blutklumpen ausstoßen. »*Metrorrhagie*, die in Plethora ihre Veranlassung findet[KE2,325]; mit teils klumpigem, teils flüssigem Blut, mit Schmerzen, die von der Lumbal- oder Sakralregion bis in die Schamgegend ausstrahlen; mit heftigen, wehenartigen Schmerzen, die von der unteren Rückenpartie über das Abdomen bis in die Oberschenkel ziehen, bei hellrotem, dünnem, flüssigem Blut[KE5,628].« »Metrorrhagien ..., wo die Kranken über heftigen Urindrang, wehenartige Schmerzen in der Lenden- und der Uterusgegend klagen.«[ZÖ1,88] »Sabina ist in Metrorrhagieen eine der wichtigsten Arzneien ... Ihr vorzüglichster Wirkungskreis ist da, wo das Blut, unter wehenartigem Ziehen in den Lendenwirbeln und der Uteringegend, in grossen geronnenen Klumpen entleert wird; doch giebt es auch keine Contraindication, wenn der Abgang des Blutes hellroth ist, ruckweise und besonders stark bei jeder Bewegung fliesst, wobei der Muttermund stets geöffnet ist«[ST2,221], etc.* Dies beschreibt die Symptome bei einem Abort oder während der Menstruation. »Menses: zu reichlich, zu früh; zu lange anhaltend; teils flüssig, teils klumpig und übelriechend; ruckweise

* Diese Passage aus Hartmanns *Specielle Therapie* ist in den *Guiding Symptoms* (Bd. 9, S. 169 oben) missverständlich wiedergegeben worden.

oder anfallsartig fließend; mit Kolik und wehenartigen Schmerzen; Schmerzen vom Kreuz bis in die Schamregion.«[GS]

Auch im Klimakterium kann Sabina angezeigt sein, besonders bei erschöpften Frauen, die viele Kinder geboren und zu viel gearbeitet haben. Die Sabina-Patientin neigt in dieser Zeit zu Gebärmutterblutungen der beschriebenen Art, hellrot und mit Klumpen vermischt, mit Schmerzen, die vom Kreuz zur Schamgegend ziehen. Durch die wiederholten Blutungen wird sie stark geschwächt und anämisch, doch nach einiger Zeit erholt sie sich wieder; sie wird phlethorisch und bekommt ein volles, pausbäckiges Gesicht – bis sie die nächste Blutung wieder herunterbringt. Uterusblutungen aufgrund von Myomen.

Chronischer Katarrh der Vaginalschleimhaut mit granulären Vegetationen [granuläre oder noduläre Kolpitis], mit reichlichem Ausfluss. Blutiger Fluor. Alte, chronische, psorische Fälle. Das Mittel passt auch besonders bei gonorrhoischen Erkrankungen von Frauen. Es hat all die warzenähnlichen Gewächse, wie wir sie bei *Thuja* und der Sykosis finden. Die *Thuja*-Warzen sind klein und empfindlich, sehen aus wie von einem dünnen Häutchen bedeckt und bluten bei der leichtesten Berührung. Sabina heilt verruköse Gewächse im Analbereich, ferner blumenkohlartige Wucherungen und gonorrhoische Warzen im Bereich der Vulva und der männlichen Genitalien.

Bei den Gebärmutterblutungen muss Sabina u.a. mit *Ipecacuanha* verglichen werden, das einen gleichermaßen reichlichen, schwallartig auftretenden Strom von hellrotem Blut zeigt; nur wird bei *Ipecacuanha* das Gesicht schon blass, wenn die Blutung gerade erst begonnen hat, ehe also durch deren längere Dauer ein Erschöpfungszustand herbeigeführt worden sein konnte; es entwickeln sich frühzeitig Übelkeit und ein großes Schwächegefühl, bis hin zur Ohnmacht – all dies in gar keinem Verhältnis zur Menge des tatsächlichen Blutverlusts. *Millefolium* kann ebenfalls schwallartigen Blutfluss bewirken, doch hat es ebenso tagtägliches, beständiges Tröpfeln der Katamenien, ein kontinuierliches, langsames Heraussickern von hellrotem Blut. *Secale* hat mit Sabina viel Ähnlichkeit, und man darf es, wenn es indiziert ist, niemals in großen Dosen verabreichen. Wie Sabina hat es die austreibenden, herabdrängenden, wehenartigen Schmerzen, wobei große Klumpen und Blutmengen ausgestoßen werden; doch ist das Blut hier eher dunkel und übelriechend, es wird nach kurzer Zeit dünn und wässrig und hinterlässt braune Flecken in der Wäsche, die nur schwer auszuwaschen sind; bisweilen kommt es auch zu langwierigen, reichlichen, teerartigen Blutungen, so als wäre der Uterus nicht in der Lage, sich zusammenzuziehen. Wenn Sie einmal die Fälle verfolgen, bei denen unter der Geburt oder Fehlgeburt Mutterkorn in Substanz verabreicht worden ist, werden Sie feststellen, dass die Gebärmutter als Resultat davon nur zu schwachen Kontraktionen fähig ist; dies zeigt sich während der Menses, spätestens aber bei der nächsten Entbindung. Und diese Mutterkorn-Symptome halten jahrelang an, sie entsprechen einer neuen Psora-Schicht. Größere Dosen dieses Gifts können zwar den Fötus abtöten und eine Abtreibung herbeiführen, aber dafür wird die Frau unter ständigen Blutungen leiden; der Uterus zieht sich nicht zusammen, wo Kontraktionen am dringendsten nötig wären. Es ruft eine lähmungsartige Schwäche hervor, und das ist genau der Zustand, für den wir *Secale* auch verschreiben würden. Wir verordnen es selten wegen seiner primären Wirkung, meistens für die mangelhafte postpartale Rückbildung des Uterus, wenn die Nachgeburt zurückgehalten wird. Wir finden in diesem Zustand ein beständiges Heraussickern von dunklem, übelriechendem Blut. Noch vollständiger wird das *Secale*-Bild, wenn die Patientin, gleichgültig wie kalt es im Zimmer ist, keine Wärme mag; sie möchte nicht zugedeckt sein; sie ist abgemagert und hungrig, mit einer welken Haut und dunklem Teint. Sie nimmt kein Gramm zu und hat nur wenig Widerstandskraft. *Secale* ruft variköse Veränderungen an der Haut hervor; die Haut an den Zehen verfärbt sich dunkel, auf den Schienbeinen entwickeln sich dunkle Flecken – und die Patientin möchte ihre Gliedmaßen nicht zugedeckt haben. *Secale*-Patientinnen verlieren an Gewicht und trocknen allmählich aus.

Sabina ist angezeigt bei lästigen, lange Zeit bestehenden Uterusblutungen, die durch den geringsten Anlass exazerbieren. Es bringt die akute Blutung zum Stillstand, doch hält die Wirkung oft nicht lange vor; nach dem nächsten Rezidiv wird man an ein Antipsorikum denken müssen. *Sulfur* kommt hier häufig als Folgemittel in Betracht. Wenn aber auch dieses sich erschöpft hat und das Blut erneut zu sickern beginnt, ohne dass die Arznei noch etwas auszurichten vermag, folgt nicht selten als Nächstes *Psorinum. Psorinum* ist ein wichtiges Mittel bei Hämorrhagien aller Art, obwohl es in seiner Pathogenese keinerlei Blutungsneigung zu erkennen gegeben hat.

Phosphorus ähnelt Sabina etwas in Bezug auf Metrorrhagien. So hat es ebenfalls die reichlichen, hellroten Blutungen, die mit Klumpen vermischt sein können oder auch nicht. Doch finden wir die Charakteristika des Mittels eher außerhalb der hämorrhagischen Symptome. Die *Phosphorus*-Patientin hat ein spitzes Gesicht, größte Trockenheit von Zunge und Mund, heftigen, unstillbaren Durst sowie Verlangen nach eiskaltem Wasser, das der Magen aber nicht lange bei sich behalten kann. Die Blutungen sind hellrot, können schwallartig auftreten oder beständig heraussickern.

Dies ist die Art und Weise, wie wir die ›Blutungsmittel‹ studieren müssen. Der Arzt muss mit den Notfallarzneien bestens vertraut sein, mit den Mitteln bei heftigen Diarrhöen, bei Cholera, bei starken Schmerzen, bei akuten Blutungen. Er muss diese Mittel aus dem Effeff beherrschen, und er muss in der Lage sein, sie aus dem Stegreif miteinander zu vergleichen. Blutungen müssen gestoppt werden!

Atonie des Uterus ist ein hervorstechendes Merkmal von Sabina. Der Uterus zieht sich nicht von allein zusammen, solange nicht etwas da ist, worüber er sich kontrahieren kann, wie ein Blutklumpen oder eine Mole. An anderen Körperteilen kommt es bei Sabina ebenso leicht zu Hämorrhagien; doch haben in diesen Bereichen andere Mittel seinen Platz eingenommen, weil die Sabina hier charakterisierenden Symptome in den Prüfungen noch nicht genügend herausgebracht worden sind.

Sabina zeigt in seinem Arzneibild viele rheumatische und gichtige Symptome. Gichtknoten an den Gelenken. Die Gelenke brennen so sehr und fühlen sich so heiß an, dass die Patientin die Hände oder Füße aus dem Bett strecken muss. In Fällen von Gichterkrankungen müssen wir vor allem dann an Sabina denken, wenn der konstitutionelle Zustand der Patientin Änderungen erfährt, ein Szenenwechsel stattfindet: Solange die Gicht vorhanden ist, bestehen keine Blutungen; setzen dann Blutungen ein, so bessern sich die Gichtbeschwerden. Wir haben es hier mit alternierenden Zuständen zu tun, wobei allerdings die hämorrhagischen Zustände häufig auf gichtbedingte Veränderungen der Venen zurückzuführen sind.

Sanguinaria canadensis

Kanadische Blutwurzel

Die Blutwurzel ist ein altes Hausmittel. Viele Farmersfrauen aus dem Osten haben bei Einbruch des Winters immer etwas davon im Hause. Wenn dann an den kalten Wintertagen der Schnupfen grassiert und sich ›Erkältungen‹ in Kopf, Hals und Brust festsetzen, bereiten sie sich aus der Wurzel einen Tee. Sanguinaria ist für sie so etwas wie ein Routinemittel gegen jede Art von Erkältung. Einige vermischen die Wurzel auch mit Zwiebeln, Cayennepfeffer, Zucker, Butter und Essig – sicher nicht jedermanns Geschmack. Sämtliche Erkältungsbeschwerden werden mit der Blutwurzel bekämpft, und zweifellos haben sie damit selbst in dieser groben Zubereitung häufig Erfolg, denn auch die Arzneimittelprüfungen verweisen deutlich auf die Beziehung des Mittels zu Brustbeschwerden bzw. zu Erkältungen, die auf die Brust übergegangen sind.

Neben den Erkältungen, die sich bis in die Brust ausdehnen, sind für routinemäßig verschreibende Ärzte auch periodisch wiederkehrende Kopfschmerzen eine Indikation für Sanguinaria, und hier wie dort haben sie mal Erfolg, mal Pech damit.

Charakteristisch für Sanguinaria sind Migräne-Kopfschmerzen, die allwöchentlich auftreten[GA3,39]; sie beginnen morgens beim Erwachen[EN40], können aber auch schon vorher anfangen und den Patienten aufwecken. Ausgangspunkt ist zumeist der Hinterkopf[AZ112,77], von wo sie nach oben ausstrahlen und sich schließlich über dem rechten Auge und in der rechten Schläfe festsetzen. Die Schmerzen werden im Laufe des Tages schlimmer[GA3,39] und vor allem durch Licht so verstärkt[GS], dass sich der Patient in ein abgedunkeltes Zimmer zurückziehen und niederlegen muss. Erbrechen setzt ein, das aus Galle[GA3,39], Schleim, bitterer Flüssigkeit[GA3,157] und den Speisen vom Vortage besteht; danach bessern sich oft die Schmerzen, und er schläft ein. Auch durch Abgang von Blähungen oder durch Aufstoßen können die Kopfschmerzen gelindert werden. Ein zusätzliches, bestätigendes Charakteristikum von Sanguinaria ist Brennen der Handflächen und Fußsohlen, sodass sie der Patient nachts zur Kühlung unter der Bettdecke hervorstrecken muss.[GA3,316f.]

Sanguinaria kann aber auch angezeigt sein, wenn jemand früher an chronischen Kopfschmerzen gelitten hat, jetzt aber seit einiger Zeit durch irgendwelche Mittel frei davon ist und stattdessen zu Kälteempfindlichkeit und Erkältungen neigt, die sich in Nase, Hals und Bronchien festsetzen. Die Atemwege fühlen sich dabei wie roh an und brennen wie Feuer; der Auswurf besteht aus dickem, zähem Schleim; ferner klagt der Patient des Öfteren über Bauchbeschwerden mit viel Luftaufstoßen, besonders im Anschluss an heftige Hustenattacken[(GA3,174).]

Sanguinaria wirkt weder sehr lange noch sehr tief. Wird eine periodisch wiederkehrende Migräne durch diese Arznei behoben, ohne ein tiefer wirkendes, antipsorisches Mittel folgen zu lassen, werden die Kopfschmerzen irgendwann zurückkehren, oder es wird sich ein schlimmerer Zustand entwickeln, denn Sanguinaria dringt nicht tief genug in die Konstitution ein. Ich erinnere mich an einen Fall, bei dem zwar die Sanguinaria-Kopfschmerzen beseitigt werden konnten, bald darauf aber ein Epitheliom entstand, das schließlich durch *Phosphorus* geheilt wurde. Ich bin davon überzeugt, dass der Patient diesen Tumor nicht entwickelt hätte, wenn ihm nach Ausbleiben der Kopfschmerzen rechtzeitig *Phosphorus* verabreicht worden wäre, denn *Phosphorus* war das zugrunde liegende Konstitutionsmittel dieses Patienten. Wenn eine chronische Migräne unterdrückt wird, entwickelt sich eine Neigung zur Schwindsucht; Brustbeschwerden stellen sich ein und nehmen im Lauf der Zeit immer mehr zu. Hier müssen wir besonders an Sanguinaria denken, dessen Fähigkeit, auf eine Phthisis palliativ einzuwirken, wohlbekannt ist.[GA]

Nehmen wir einen Patienten, der durch einen chronischen Bronchialkatarrh sehr heruntergekommen ist; er reagiert empfindlich auf Kälte, auf jeden Wetterwechsel, besonders wenn das Wetter feucht wird, auf die geringste Zugluft, selbst auf das Wechseln seiner Kleidung; ständig erkältet er sich aufs Neue. Er hat ein Gefühl von Brennen hinter dem Brustbein[EN428], entlang der gesamten Luftröhre. Der Auswurf ist dick, zäh und fadenziehend. Krampfartiger Husten, und jeder Hustenanfall endet erst, wenn er Luft aufstoßen konnte.* Finden Sie bei diesem Patienten neben dem Brennen in der Brust, den Schmerzen in Larynx und Trachea beim Reden sowie dem mit Aufstoßen endenden Husten zusätzlich noch Hitze der Handflächen und Fußsohlen, so wird ihm Sanguinaria helfen und sein Leiden lindern. Vielen Patienten wird bei einem solchen Symptomenbild *Sulfur* verschrieben, was ihnen aber eher schadet als nützt. Es gibt eine ganze Reihe von Mitteln, die auf diese schwindsüchtigen Patienten besser passen als *Sulfur, Silicea* oder *Graphites*, nämlich Arzneien wie *Pulsatilla*, Sanguinaria, *Senecio gracilis* oder *Coccus cacti;* diese haben eine eher palliative Wirkung, sie verringern die Beschwerden und können den Kranken sogar soweit wieder aufbauen, dass er anschließend eine mittlere Potenz eines tiefwirkenden Mittels verkraften würde. Tief in die Konstitution eingreifende Mittel sollten jedoch immer dann vermieden werden, wenn die Lebenskraft zu weit herabgesunken ist oder wenn der Körper zu sehr geschädigt ist, um ganz wiederhergestellt werden zu können. So warnte schon Hahnemann vor der Anwendung von *Phosphorus* in Fällen »allzu großer Schwäche und Armuth an Lebenskräften«. Sanguinaria ist ein Mittel, das in seiner Wirkung mehr an der Oberfläche bleibt, und gerade deshalb ist es ein so ausgezeichnetes Palliativum.

Nasen- und Rachenkatarrhe, besonders als Folge von Erkältung oder der Inhalation des Dunstes giftiger Pflanzen. Der Patient neigt zu Heuschnupfen-Anfällen im Juni, zur Zeit der Rosenblüte.** Er ist überempfindlich auf Blumenduft und sonstige Gerüche. Heuschnupfen mit intensivem Brennen in der Nase, mit Hitze- und Trockenheitsgefühl im Hals[GA3,92 f.], als wollten die Schleimhäute platzen. Trockenheit[GS] und Brennen auch im Kehlkopf, mit Heiserkeit, sowie im gesamten Brustraum, mit Asthma. All dies geht mit Brennen der Handflächen und Fußsohlen einher. Auch bei der objektiven Untersuchung sind die Handflächen trocken, faltig und heiß, ebenso die Fußsohlen, wo die Haut zudem verdickt und verhärtet ist. Schmerzhaftes[GA3,320] Brennen von Hühneraugen und Zehen. Nachts streckt der Patient zur Kühlung Hände und Füße aus dem Bett.

Wenn Kopfschmerzen vorhanden sind, handelt es sich offenbar zumeist um allgemeine, kongestive Kopfschmerzen; auch wenn sie oft bereits am Morgen beginnen, den Nacken hochziehen[GA3,38] und sich bis über das rechte Auge erstrecken, ist doch in der Regel der ganze Kopf heiß und schmerzhaft.

Sulfur, Silicea und Sanguinaria haben periodische, wöchentlich wiederkehrende Kopfschmerzen. *Arsenicum album* hat Kopfschmerzen alle 14 Tage. Nicht dass diese Arzneien nicht auch andere Kopfschmerzen heilen könnten – so hat Sanguinaria etwa Kopfschmerzen, die alle drei Tage auftreten[GS] –, doch die Mehrzahl der Fälle von z.B. 14-täglichen Kopfschmerzen wird eben durch *Arsenicum album* geheilt – bzw. deutlich gebessert, wenn der Patient gesundheitlich schon sehr heruntergekommen ist. Letzteres ist auch der Grund dafür, warum man eine chronische Migräne zu heilen versuchen sollte, bevor altersbedingt der körperliche Verfall zu weit fortgeschritten ist.

»Klopfendes Kopfweh mit bitterm Erbrechen.«[GA3,26] »Der klopfende Kopfschmerz ist ärger bei jeder Bewegung.«[GA3,34] Allgemein werden die Kopfschmerzen bei Sanguinaria durch Bewegung vermehrt, wenngleich nicht so auffallend wie bei *Bryonia*. Wenn der Sanguinaria-Kopfschmerz nachmittags oder zum Abend hin zunimmt, wird er so heftig, dass sich der Patient ins Bett legen muss; der Kopf wird so schmerzhaft empfindlich, dass jeder Schritt, jede Erschütterung ängstlich vermieden wird. Dies ist freilich ein häufiges Phänomen; starke Kopfschmerzen werden nun einmal von der Wahrscheinlichkeit her durch

* Das vollständige Prüfungssymptom lautet (*GA* 3,233): »Ein vom Schlaf aufweckender, trockener Husten, der nicht nachlassen wollte, bis man sich im Bette aufrichtete und dann Blähungen nach oben und unten abgingen.«

** Vgl. die zweite Fußnote im Kapitel *Sabadilla*, S. 858.

Faktoren wie Licht, Lärm, Bewegung etc. eher verstärkt als vermindert.

»Kopfweh, als sollte die Stirne zerspringen, mit Frost und mit Brennen im Magen.«[GA3,13] »Kopfschmerz über dem rechten Auge«[GS] – dies ist sehr charakteristisch. »Periodische Migräne: beginnt morgens, nimmt im Laufe des Tages zu und hält bis zum Abend an; mit Gefühl, als sollte der Kopf zerspringen oder als wollte es die Augen aus dem Kopf drängen; klopfende[GA3,32], stechende[GA3,17 f.] oder blitzartig durchs Gehirn fahrende[GA3,16] Schmerzen, mehr auf der rechten Seite, besonders in Stirn und Scheitel; begleitet* von Frost[GA3,28], Übelkeit[GA3,39] und Erbrechen von Speisen oder Galle[GA3,39]; muss sich hinlegen und absolut ruhig verhalten[GA3,39]; durch Schlaf gemindert[GA3,39].«[GS] Manche dieser Symptome werden Sie im Einzelfall nicht finden, doch sie alle zusammen ergeben das typische Bild einer Sanguinaria-Migräne.

Der Schmerzcharakter bei Sanguinaria ist vielfältig, oft neuralgiform; schneidende, reißende Schmerzen; Gefühl, als würden die Muskeln zerrissen oder überdehnt. Zerrende, reißende Schmerzen können überall auftreten, im Rahmen einer Neuralgie oder eines Rheumatismus. »Wundheitsschmerz des äußern Kopfes bei Berührung.«[GA3,41] Besonders typisch sind Schmerzen in den Schultern[GA3,279 ff.] und im Bereich des Nackens[GA3,269 ff.] und der Halsseiten[GA3,272]; Nackensteifigkeit[GA3,273]. Rheumatischer Schmerz in der rechten Schulter und im rechten Oberarm, schlimmer nachts beim Umwenden im Bett[GA3,288]; kann den Arm nicht hochheben[GA3,287]. Schmerzen, die den Nacken hinaufschießen. Bei den Schulterschmerzen können sämtliche Muskeln des Halses und Nackens mit betroffen sein. »Langwierige Schmerzen im rechten Musculus deltoideus, < durch seitliches Heben des Arms, während Vor- und Zurückschwingen desselben keine Beschwerden macht.«[GS] Die Schmerzen treten vorzugsweise auf der rechten Seite auf, doch können auch linksseitige Symptome durch Sanguinaria geheilt werden. Wenn die Schmerzen im Laufe des Tages entstehen, nehmen sie zur Nacht hin immer mehr zu. Allgemein sind die Sanguinaria-Leiden nachts schlimmer.

Beschwerden dieser Art können z.B. nach einer Kälteexposition auftreten. Der Patient kann seinen Arm nicht mehr heben, er hängt an der Seite schlaff herunter; nachts im Bett sind die Schmerzen am schlimmsten, vor allem beim Umdrehen (wozu er die Schultermuskeln benötigt). Der Schmerz sitzt vermutlich im Deltoidmuskel, doch brauchen Sie über die involvierten Gewebe nicht näher zu spekulieren.

Sanguinaria muss in solchen Fällen mit *Ferrum* verglichen werden. Alle zu Kongestionen neigenden Patienten mit rotem Gesicht, die den Arm nicht heben können, mit Schmerzen, die am Tage und nicht in der Nacht schlimmer sind und die durch langsame Bewegung gebessert werden, benötigen *Ferrum*. Sanguinaria dagegen erfährt durch Bewegung keine Linderung; im Gegenteil erhöhen sich die Schmerzen durch jede Art von Bewegung, die den Arm mit einbezieht. *Ferrum* hat Besserung durch langsame und Verschlimmerung durch rasche Bewegung, und die Schmerzen bestehen vorzugsweise am Tage. Während *Ferrum* ein gleichmäßig rotes, plethorisches Gesicht hat, zeigt der Sanguinaria-Patient ein eher blasses Gesicht[GA3,52]. Bei Brusterkrankungen kann er auch eine umschriebene Wangenröte[GA3,51] über den Jochbeinen aufweisen, wie wir sie bei Kranken mit hektischem Fieber sehen.

Kopfschmerz aufgrund von Magenverstimmung, durch Überessen, zu schwere Kost oder Weingenuss. Sanguinaria ist bei gewohnheitsmäßigen Trinkern[GS] fast ebenso nützlich wie *Nux vomica*. Es kommt in Betracht bei Menschen, die ihren Magen durch anhaltenden Bierkonsum geschädigt und ihre Verdauung geschwächt haben; sie können kaum noch etwas essen, selbst ein Löffel Wasser wird gleich wieder erbrochen[GS]. Weder Speisen noch Getränke bleiben im Magen. Kopfschmerzen, die mit solchen Störungen einhergehen. Bei einer Vielzahl der Sanguinaria-Beschwerden kommt es zu Erbrechen oder Durchfall**.

* In den *Guiding Symptoms* (und bei Kent) heißt es irrtümlich »gefolgt«.

** Vgl. Herings »diagnostische Bemerkungen« zu Sanguinaria (*GA*, S. 1018), in denen er auf die charakteristische Modalität aufmerksam macht, dass bei diesem Mittel ***viele Symptomenreihen* mit Stuhlgang ihr Ende finden**.

Katarrhalische Beschwerden sind ein hervorstechendes Merkmal. Chronischer Rachenkatarrh, mit deutlicher Verdickung der Rachenschleimhaut. Nase und Rachen sind voller Schleim, was zu häufigem Räuspern nötigt. Es besteht ein Gefühl von Trockenheit und Brennen im Schlund[GA3,97]; das Brennen ist jedoch bei akuten Erkältungen am ausgeprägtesten.

Schärfe der Absonderungen ist ein weiteres Merkmal. In der Nase bildet sich ein scharfer Schleim[GA3,222], der im Hals ein brennendes Gefühl verursacht. Aufstoßen einer ätzenden, heißen Flüssigkeit aus dem Magen, die Mund und Rachen wund macht. Die Durchfälle bestehen aus scharfen, wässrigen Stühlen, besonders bei Säuglingen und Kleinkindern; als Folge davon kommt es zu Wundheit und Rötung der Gesäßbacken. Das Brennen kann im gesamten Intestinaltrakt auftreten; Brennen im Unterleib und Magen[GA3,124] bei lange bestehenden gastrischen Leiden; selbst kleinste Mengen Wasser werden wieder erbrochen, verbunden mit Brennen im Magen. Chronische Magenreizung; Dyspepsie[GS]; alle Arten von Störungen im Bereich des Magens.

Die Zunge ist rot und brennt, als komme sie mit etwas Heißem in Berührung.[GS] Brennen in Schlund und Speiseröhre[GS]; Brennen am weichen Gaumen[EN219]. Tonsillitis[GS] mit Brennen. »Hitze im Halse, das Einathmen kühler Luft ist ihm angenehm und erleichtert.«[GA3,93] »Hals so trocken, dass es scheint, als wolle die Schleimhaut aufplatzen.«[GS] Diese Empfindung von Brennen und Wundheit tritt an allen befallenen Schleimhäuten auf.

Ein Patient liegt mit einer fieberhaften Erkältung im Bett und zeigt Symptome einer Lungenentzündung[GA3,247]; er verspürt ein Brennen in der Brust[GA3,253], hat heftigen Husten und rostfarbenen Auswurf[GS]. Jeder Hustenstoß wird an der Luftröhrenbifurkation als Erschütterung empfunden; der Husten kann auch mit dem Gefühl einhergehen, als fahre ihm ein Messer in die Brust oder als würde die Brust auseinandergerissen; und nach dem Husten kommt es zu starkem, lautem Luftaufstoßen. Kein anderes Mittel hat dieses Symptomenbild.

»Übelkeit: mit Brennen im Magen[EN271]; mit vielem Ausspucken[GA3,139]; durch Erbrechen nicht gelindert[GA3,136].«[GS] Fortwährendes Würgen und Erbrechen, und während des Erbrechens brennt es wie Feuer im Magen.* Oft wird hier wegen des starken Brennens fälschlicherweise *Arsenicum* verordnet.

»Erbrechen: bitteren Wassers[GA3,157]; einer sauren, scharfen Flüssigkeit; der aufgenommenen Speisen; von Würmern;** zuvor große Angst[GA3,155]; bei Kopfschmerzen, mit Brennen im Magen; Kopfbeschwerden anschließend gelindert; währenddessen und danach noch einige Zeit große Schwäche[GA3,162].«[GS] Diese Erbrechenssymptome können neben den Kopfschmerzen auch bei Magenverstimmungen und bei Hyperazidität vorkommen. Die Übersäuerung des Magens zeigt sich durch saures Aufstoßen oder saures Erbrechen. Der Patient berichtet oft von einem ›sauren Magen‹ und dass ihm saures Essen hochkomme. Wir müssen dann herausfinden, ob er damit saures Aufstoßen oder saures Erbrechen meint, damit wir unser Repertorium korrekt befragen können.

Bei Kopfschmerzen und vielen anderen Beschwerden tritt eine gewisse Schwäche im Magen auf, eine Art Hungergefühl, wobei aber kein Verlangen besteht, etwas zu essen – lediglich ein flaues oder leeres Gefühl[GA3,130] in der Magengegend. Es ist ähnlich wie beim *Phosphorus*-Patienten mit seinem ›Hungerkopfschmerz‹. *Psorinum* ist bei ›Hungerkopfschmerz‹ das führende Mittel, doch muss der *Psorinum*-Patient – im Gegensatz zu Sanguinaria – unbedingt etwas essen und kann gar nicht genug bekommen. Der Sanguinaria-Patient ist zugleich hungrig und appetitlos[GA3,120], schon der Gedanke ans Essen oder der Geruch von Speisen ruft einen Widerwillen dagegen hervor. Der *Psorinum*-Patient kann bei Kopfschmerzen riesige Mengen vertilgen, und Gleiches gilt für *Phosphorus*. Was jedoch die Kopfschmerzen von Sanguinaria begleitet, ist gewissermaßen ein

* Die Passage lautet im Original: »Keeps on vomiting and retching. Burns as if on fire.« Was das Subjekt im zweiten Satz ist, wird nicht klar. Ich habe die obige Übersetzung gewählt, weil sie durch die *Guiding Symptoms* gedeckt ist; dort heißt es: »During vomiting, headache, burning in stomach with craving to eat.«

** Eine Beobachtung der alten Schule: »Wenn es als Brechmittel gegeben wurde, so hat man gefunden, daß es Würmer aus dem Magen heraufbrachte.« (*GA*, S. 988)

›falscher Hunger‹. Brennen im Magen beim Kopfweh[GA3,125], verbunden mit Frost[GA3,13].

Aufstoßen einer scharfen, heißen Flüssigkeit bei Asthma bronchiale, bei Heuasthma. Sanguinaria lindert Asthma, das mit Magenstörungen verbunden ist. Bei Asthma als Folge von Magenbeschwerden sollten Sie *Nux vomica* nicht vergessen.

Leberbeschwerden; Schmerzen und Vollheitsgefühl in der Lebergegend. Gallenabflussstörungen. Die Leber produziert offenbar große Mengen an Galle, doch wegen eines Gastroduodenalkatarrhs fließt die Galle nach oben in den Magen, sodass es zum Aufstoßen bitterer, grüngelber Flüssigkeit kommt. Dieses Regurgitieren der Gallenflüssigkeit ist eine Eigentümlichkeit des Mittels. Wenn Sie es mit einem chronischen Sanguinaria-Patienten zu tun haben, werden Sie feststellen, dass er etwa eine Woche lang Magenprobleme hat, mit Hochkommen von Galle, saurem, heißem Aufstoßen, vergeblichem Stuhldrang und viel Windabgang[GA3,183 f.]. Dann verschwinden all diese Symptome auf einmal, und urplötzlich setzt ein massiver Durchfall ein, ein gallehaltiger[EN369], dünnflüssiger, herausschießender Stuhl. Bei diesem Wechsel von Verstopfung und Durchfall[GS] sind *Natrium sulfuricum*, Sanguinaria, *Pulsatilla* und *Lycopodium* wichtige Heilmittel.

»Gebärmuttermund ulzeriert; fötider, wundmachender Ausfluss.«[GS] »Einer Frau wurde Abends der Bauch aufgetrieben, es ging Wind aus der Scheide ab, bei stets offen stehendem Gebärmuttermunde; zugleich Kopfweh, welches strahlend vom Nacken heraufzieht.«[GA]

»Chronische Trockenheit des Halses, mit Schwellungsgefühl im Kehlkopf und Expektoration von dickem Schleim«[GS] – hier ist Sanguinaria angezeigt, wenn neben der Trockenheit Rohheitsgefühl, Brennen und Beißen im Hals bestehen. »Keuchhusten; krampfhaftes Zusammenschnüren des ganzen Halses unterhalb des Unterkiefers; Husten schlimmer nachts, verbunden mit Durchfall.«[GS] Die Verbindung von nächtlicher Verschlimmerung des Hustens mit Durchfall ist das Merkmal, aufgrund dessen Sanguinaria bei Keuchhusten verschrieben wird. »Nach durchgemachtem Keuchhusten: Wenn sich der Patient erkältet, starker Husten, der den krampfartigen Charakter des Keuchhustens annimmt.«[GS] Ein Erwachsener erkältet sich und leidet unter einem konvulsiven, pertussisähnlichen Husten; er bezeichnet ihn als ›Magenhusten‹, weil er dabei sehr viel würgen muss. In all diesen Sanguinaria-Fällen besteht ein Gefühl von Brennen in der Brust sowie Durchfall.

»Peinigender, krampfartiger, erschöpfender, trockener Husten, vor allem bei Kindern; vermehrt zum Abend hin, im Liegen oder wenn man sich in einem kalten Raum zum Schlafen niederlegt; Gefühl von Rohheit und Brennen in den Bronchien.«[GS] Die Luftröhre fühlt sich wund an, und wund ist sie tatsächlich. Das Herabgleiten eines Nahrungsbissens entlang der Speiseröhre wird so deutlich empfunden, dass der Patient genau angeben kann, wo sich der Bissen gerade befindet.

Sarsaparilla

Smilax sarsaparilla; Sarsaparillawurzel

Sarsaparilla eignet sich für einige schleichende Formen chronischer Krankheiten, besonders für jene komplexen Zustände, die aus der Vermischung mehrerer Miasmen resultieren. Es passt sowohl in Fällen von Sykosis und Syphilis als auch in solchen, die durch Merkurmissbrauch kompliziert sind. Sykosis, Syphilis und Psora. Schwäche ist ein Merkmal, das den gesamten Organismus prägt, wie bei *Mercurius, Lachesis* und anderen Mitteln. Die Gewebe werden schlaff, heilen nach Verletzungen schlecht ab und ulzerieren durch den geringsten Anlass. Nach einer Verletzung bleibt eine offene Wunde zurück, die nicht schmerzt oder die (wie bei *Arsenicum, Lachesis* und *Mercurius corrosivus*) phagedänisch wird und sich ausbreitet. Schwäche und Mattigkeit des ganzen Körpers, ein Gefühl wie gelähmt. Auf der geistigen Ebene manifestiert sich die Schwäche als eine Art Benommenheit; der Kranke ist nicht in der Lage, Dinge zu verstehen, der Geist arbeitet zu langsam. Es ist eine Geistesträgheit, die an Imbezillität grenzt, und dieser Zustand mag am Ende tatsächlich erreicht werden. Schwäche des Geistes und der Gewebe.

Sämtliche Organfunktionen sind verlangsamt, schwach und träge, die Organe kongestioniert. Schwäche und Erweiterung der Venen; Neigung zu Varizenbildung in den Extremitäten; variköse Geschwüre; Hämorrhoiden; erweiterte Venen am ganzen Körper, selbst im Gesicht[MW264]. Das Gesicht ist oft fleckig gerötet. Areale mit geringer Durchblutung bekommen eine livide Farbe, besonders über den Schienbeinen und auf den Fuß- und Zehenrücken. Blaue Flecken[MM819], wie bei einer herannahenden Altersgangrän. Sarsaparilla ist hilfreich, wenn im Alter blaue oder schwarze Flecken auf den Handrücken oder an anderen Stellen erscheinen.

Nässende, juckende, schuppige und krustige Hautausschläge. Die Haut an Handrücken und Handinnenflächen wird induriert und dick; sie ist von einem kleieähnlichen Schorf überzogen, der an Psoriasis erinnert, vermischt mit blauen Flecken.

Das Mittel weist einige Besonderheiten in Bezug auf Kälte und Wärme auf. Innerliche Wärmezufuhr verschlimmert alle Beschwerden, während objektive Kälte des Körpers durch Wärme gebessert wird. Heiße Speisen und Getränke verschlimmern allgemein, Kaltes hingegen bessert[MM319]; der Kranke möchte etwas Kaltes zu sich nehmen, doch äußerlich tun ihm Wärmeanwendungen gut.

Secale ruft ebenfalls Gewebsschwäche hervor, mit venöser Stase, Ulzerationen und Neigung zu Gangräneszenz. Doch trotz dieses ähnlichen äußeren Erscheinungsbildes unterscheiden sich die beiden Mittel hinsichtlich ihrer Reaktion auf Wärme und Kälte fundamental.

Der Magen ist bei Sarsaparilla in einem elenden Zustand. Auftreibung des Magens[CK216], beständige Übelkeit[CK211], saures Aufstoßen[CK203] und saures Erbrechen[CK68]. Der Patient klagt ständig über Gärung und Unbehagen im Magen, als ob er zu viel gegessen hätte oder das Essen verdorben gewesen wäre; die Verdauung arbeitet langsam und träge.

Die Organe kongestionieren und schwellen an. Zunge, Mund und Rachen sehen aus, als seien sie im Begriff, geschwürig zu werden; blaurote Flecken scheinen aufbrechen zu wollen, bleiben aber wochen- und monatelang intakt.

Ödeme an den Beinen[MW264], die auf Druck Dellen hinterlassen; allgemeine Neigung zu Wassersucht; Bright'sche Krankheit[GS].

Sarsaparilla ist manchmal bei alten Syphilitikern angezeigt, deren Beschwerden durch *Quecksilber* unterdrückt worden sind: Geist und Körper in einem Zustand großer Erschöpfung; lähmungsartige Schwäche der unteren Extremitäten[R2,261], keine Ausdauer; Herzklopfen[CK385] und Erstickungsgefühl[MW264] schon bei geringer körperlicher Anstrengung; andauernde Mattigkeit und Abgeschlagenheit[CK507]; hier und da Geschwüre am Körper[MM1112]; Haut schlaff und nachts heftig juckend; *Knochenschmerzen, besonders in der Nacht*. Sarsaparilla antidotiert das Quecksilber und setzt eine Reaktion in Gang.

Marasmus bei Kindern[GS] als Folge hereditärer Syphilis; Abmagerung im Halsbereich[MM679]; trockene, purpur- oder kupferfarbene Hautausschläge; ungenügende Assimilation.

Fast immer findet sich gelblicher oder kreideweißer Harnsand in den Windeln der Kleinkinder. Das Kind schreit, wenn es urinieren muss, denn es erinnert sich daran, wie schmerzhaft das Wasserlassen ist; gegen Ende des Harnens stößt es mitunter einen schauerlichen Schrei aus. Dieses Symptom tritt auch bei Erwachsenen auf, die gesundheitlich sehr heruntergekommen sind; ein Umklammerungsgefühl in der Blase beim Schließen des Sphinkters nötigt dem Patienten dieses Aufschreien ab. »Fast unerträglicher Schmerz gegen Ende des Harnens ...«[MM544]

Sarsaparilla ist zuweilen das Heilmittel für verbrauchte Lebemänner, die durch übermäßigen Weingenuss und ausschweifenden Lebenswandel geschwächt sind; sie sehen abgemagert und verwelkt aus[MM1135] und haben ein schwaches Herz, schwache Lungen, ein schwaches Gehirn und eine schwache Blase. Frühzeitiges Altern; ein Mann von vierzig Jahren sieht aus wie ein Achtzigjähriger; die Füße sind geschwollen[CK476], er schleppt sich unsicher am Stock umher. *Nux vomica* vermag vielleicht in der Anfangsphase des körperlichen Verfalls zu lindern, doch irgendwann kommt die Zeit, wo nicht nur die körperlichen, sondern auch die geistigen Kräfte nachlassen. Dann braucht er Mittel wie Sarsaparilla, *Lachesis, Secale* etc.

»Kinder sind stark abgemagert und haben ein greisenhaftes Aussehen; der Bauch ist dick, die Haut trocken und schlaff; breiige Stühle.«[HC4,41]

Hautausschläge erscheinen vorzugsweise im Frühling. Alle Venenmittel erfahren im Winter eine Kräftigung, die dann im Frühling nachlässt, wie z.B. *Lachesis, Secale* und *Hamamelis virginica*.

Katarrhalische Entzündung der Blase und der Nieren. Nächtliches Bettnässen[GS] bei schwächlichen Kindern. Beim Wasserlassen im Sitzen verkrampft sich der Blasenschließmuskel, was das Harnen in dieser Stellung fast unmöglich macht; *wenn der Patient aber steht, fließt der Harn ohne Schwierigkeiten ab*.[EN419;MW383] Dieses Symptom macht vor allem Frauen zu schaffen, denn sie haben naturgemäß große Probleme, im Stehen zu urinieren. Der Harn geht nachts besonders reichlich ab[R2,175 ff.], nicht selten auch unfreiwillig; tagsüber jedoch kann der Kranke nur im Stehen Wasser lassen.

Es ist mittlerweile 15 Jahre her, dass ich folgenden Sarsaparilla-Fall veröffentlichte[MW264], und der Patient ist seither gesund geblieben: »52-jähriger Mann, seit Jahren starker Whiskytrinker, hatte etwa vier Monate zuvor eine starke Darmblutung. Jetzt leidet er an großer Atemnot, wenn er nur wenige Häuserblocks weit geht. Nach dem Blutverlust begannen die Füße anzuschwellen; inzwischen sind beide Beine bis zur Mitte der Oberschenkel ödematös. Hatte zwei oder drei fieberhafte Erkältungen durchgemacht, wozu er keine weiteren Angaben machen kann. Vor einigen Monaten [Tagen[MW264]] entwickelte sich plötzlich eine lähmungsartige Schwäche im linken Arm und Bein, die nach drei Stunden wieder verging; zurück blieb eine Taubheit der linken Hand und ein reißender Schmerz in der linken Gesichts- und Kopfhälfte. Appetitlosigkeit. Gelegentlich noch Blut im Stuhl. Hat die ganze Zeit das Gefühl, wie in einem Traum zu leben. Schwaches Gedächtnis. Gesicht sehr rot [schon immer so gewesen[MW264]] und von varikösen Venen durchzogen; allgemeine venöse Stase. Häufig ein Gefühl auf dem Scheitel, als wäre er dort mit einem Hammer geschlagen worden. Nachts muss er mehrmals Wasser lassen. Nach längerem Stehen wird der Urin trübe und wolkig, frisch ist er dagegen klar. Hatte aufgrund finanzieller Verluste in den vergangenen zehn Jahren viel Kummer gehabt, was letztlich der Grund für seinen Whiskykonsum war. Kann beim Sitzen zum Stuhlgang kein Wasser lassen, im Stehen dagegen fließt der Harn problemlos ab; Eiweiß im Urin.« Wenn Sarsaparilla einen solchen Patienten von 52 Jahren wieder zur Gesundheit zurückführen kann, ist das, wie ich meine, ein bemerkenswertes Ergebnis.

»Zuckende Empfindung entlang der Harnröhre, bei Männern.«[MM545] »Jedes Mal wenn sie Wasser lässt, kommt mit einem glucksenden

Geräusch Luft aus der Harnröhre.«[MM535] Dieses Symptom ist bei Blasenkatarrh nichts Ungewöhnliches; es wird hervorgerufen durch die Gärung des Schleims und die damit zusammenhängende Gasbildung. »Häufiger, vergeblicher Harndrang, es gehen nur geringste Mengen ab.«[GS(R2,487 ff.)]

Sarsaparilla hat viele Male Blasensteine aufgelöst[AZ7,72]; es verändert die Beschaffenheit des Harns, sodass der Stein nicht weiter wachsen kann und sich allmählich von der Oberfläche her auflöst. Ich habe gesehen, wie ein hochgestellter, blutiger und schleimiger Harn nach Verabreichung von Sarsaparilla klar wurde; beim Stehen des Harns setzte sich dann aber bald Sand und Grieß am Boden ab. Wenn der frische Urin wieder wolkig-trübe wird, ist es Zeit für eine neue Dosis Sarsaparilla. Der Harn hält die konkrementbildenden Substanzen in Lösung, ja er kann unter der Einwirkung von Sarsaparilla bereits bestehende Harnsteine wieder auflösen.

Vor einigen Jahren sollte ein alter Mann operiert werden – man hatte seine Blase untersucht und einen Stein festgestellt. Er war aber nicht gewillt, die Operation an sich durchführen zu lassen. Trotz der Warnungen des Chirurgen konsultierte er mich, und ich übernahm seinen Fall. Die Symptome des Patienten verlangten deutlich nach Sarsaparilla. Die Menge Harnsand, die dann unter der Arznei im Laufe des folgenden Jahres abging, war erstaunlich. Der Katarrh ging zurück, und die Blasenbeschwerden hielten sich in erträglichen Grenzen. Nach etwa einem Jahr ging – nach einer qualvollen Nacht – ein erbsengroßer Stein ab, danach noch mehrere kleine, und von da an blieb er gesund.

Ein junger Mann schied mit dem Urin so viel Sand und Grieß aus, dass ich ihn beauftragte, diesen einmal eine Zeitlang zu sammeln. Er sollte einen Nachttopf benutzen, die Konkremente niedersinken lassen und jeweils nur den überstehenden Urin abgießen. Nach Ablauf eines Monats hatte sich am Boden des Gefäßes ein fast 2 mm dicker Belag gebildet. Unter der Einwirkung von Sarsaparilla entstanden bei dem Patienten keinerlei Steine. Der Sand ging zwar weiterhin ab, seine Bestandteile wurden aber größtenteils in Lösung gehalten und sedimentierten nur, wenn der Harn gekühlt wurde. Im Laufe der Zeit verschwand auch diese Ausscheidung. Der Patient hatte eine gichtige Konstitution, welche durch die Arznei ebenfalls günstig beeinflusst wurde.

Der Sarsaparilla-Patient neigt zu Gichtknoten, die äußerst empfindlich und schmerzhaft sind. Nach Verabreichung des Mittels entstehen Harnsedimente, die die gute Wirkung von Sarsaparilla anzeigen und folglich nicht unterdrückt werden sollten.

»Hartnäckige Verstopfung, mit heftigem Harndrange.«[SK498] »Starkes Notthun, mit Zusammenziehen der Gedärme und ungeheurem Drücken nach unten, als sollten die Bauch-Eingeweide mit herausgedrückt werden ...; dann erst geht ruckweise Etwas ab, mit argem Reissen und Schneiden im Mastdarme ...«[CK265] »Oefterer Drang zu Stuhl, mit geringem Abgange ...«[CK274]

»Alte, trockene, sykotische Warzen, die nach Quecksilberbehandlung gegen Gichtschmerzen zurückgeblieben sind.«

Secale cornutum

Mutterkorn

Die besten Prüfer von Secale – das sind die für seine Einwirkung empfänglichsten Menschen – sind in der Regel hager; und es sind auch eher hagere Patienten, die Secale als Heilmittel benötigen. Dennoch muss das Mittel bei fettleibigen Menschen natürlich nicht kontraindiziert sein. In der homöopathischen Literatur werden verschiedentlich bestimmte Konstitutionstypen mit einem Arzneimittel in Verbindung gebracht; doch darf man daraus nicht schließen, dass dieses Arzneimittel nicht auch bei anderen Typen wirken kann, wenn nur die Symptome übereinstimmen. Gleichwohl hat Secale einen besonderen Bezug zu hageren Personen.

Zusammengeschrumpfte[AN3,364], runzlige[AN3,364], welke[AN3,363], unheilsame Haut; livide, leicht ins Violette spielende Hautverfärbung, allgemein oder nur stellenweise[EN811]; rötlichblaue Flecken auf einer welken Haut, besonders dort, wo sie nur unzureichend durchblutet ist, wie auf den Hand- und Fußrücken oder über dem Schienbein. Diese Stellen werden schnell taub und spröde und fangen an zu kribbeln. Die Gliedmaßen kribbeln[AN3,246], prickeln und brennen. Laufen und Herumkriechen wie von kleinen Tierchen unter der Haut[AN3,243]; »Kriechen zwischen Haut und Fleisch«[MA4,687]. Taubes[AN3,349], abgestorbenes, hölzernes Gefühl in den Fingern und besonders in den Zehen. Die Zehen werden schwarz und gangränös[AN3,382]. Welkwerden der Haut, wie man es bei schwachen alten Leuten findet; die Blutgefäße verschließen sich – es gelangt kein Blut in die Zehen, sodass diese taub und empfindungslos werden und sich schließlich schwarz verfärben. Daher verbessert Secale die Blutzirkulation bei alten Leuten und vermag die Bildung einer senilen Gangrän zum Stillstand zu bringen[AZ105,128] oder hinauszuzögern.

Brennen ist ein hervorstechendes Merkmal dieses Mittels: die Haut brennt[HE19]; die Extremitäten brennen [besonders Hände und Füße[AN3,218]]; Gefühl innerlichen Brennens, obwohl sich die Teile äußerlich kalt anfühlen – ein Gefühl von Hitze bei objektiver Kälte. Das Brennen wird besonders auch in den inneren Teilen empfunden.[AN3,169] Trockenheit und Brennen; Brennen im Magen[GS] und in den Eingeweiden; Trockenheit und Brennen in der Mundhöhle[EN271] und dem Schlund[AZ1,27], in der Nase und den Atemwegen; Brennen in den Lungen.

Secale erzeugt Ulzerationen[GS], bis hin zur Nekrotisierung von Gewebe und dessen Abstoßung. Alte Geschwüre bekommen ein seltsames, wie ausgedörrtes Aussehen; die Wundfläche ist trocken, es bilden sich keine Granulationen mehr; sie erscheint schwärzlich glänzend; ganz plötzlich beginnen dann schwärzliche, indolente Granulationen zu sprießen, die schließlich ein brandiges Gewebsstück bilden, das sich allmählich ablöst; die betroffene Stelle ist trocken, es gibt keine Absonderungen, außer dann und wann ein wenig schwarzes Blut.

Heraussickern von schwarzem, dünnflüssigem Blut, ohne Zeichen einer Entzündung. Nasenbluten von dunklem[KE1,414f.], venösem, übelriechendem, flüssigem Blut. Dunkle Blutungen aus Rachen, Lungen[GS], Blase[GS] und Rektum[EN499]. Urin wie Tinte. Anhaltende Gebärmutterblutungen, sodass die Menses ineinander übergehen[GS], bei ausgemergelten Frauen. Beträchtlicher Abgang von schwarzem Blut am ersten Tag der Regel; die Blutung kann ein paar Wochen anhalten, worauf sie in einen dunklen, wässrigen Ausfluss übergeht, der bis zur nächsten Periode fortdauert. Diese kommt dann wieder mit dickem, schwarzem, flüssigem, entsetzlich stinkendem Blut. Einen solchen Zustand sehen wir bei Frauen, die Mutterkorn zu Abtreibungszwecken eingenommen haben oder bei empfindlichen Frauen, denen das Mittel verabreicht wurde, um die Geburt zu erleichtern. Bei weniger empfindlichen Frauen kommen solch langwierige Prüfungen freilich nicht vor.

Manche Frauen sind darüber, dass sie schwanger geworden sind, so verzweifelt, dass sie sich selbst auf die Gefahr hin, dabei ihr Leben zu verlieren, ihrer Leibesfrucht entledigen wollen. Überall ist von Frauen zu hören: »Seit der Abtreibung bin ich nie mehr richtig gesund gewesen.« Und der schlimmste Zustand wird durch Abtreibungen mit Mutterkorn hervorgerufen; es prägt dem Organismus ein Miasma ein, das bis zur Psora hinunterreicht. Schon das Verlangen, die eigene Leibesfrucht abzutöten, pfropft sich der Psora auf, und durch das Mutterkorn wird ein Miasma eingepflanzt, das so gefährlich ist wie die Sykosis oder die Syphilis.

Ich habe mehrere Patientinnen, die zwecks Unterbrechung der Schwangerschaft Mutterkorn eingenommen hatten, und ich kann meist nicht viel mehr tun, als ihre Leiden zu lindern. Sie zeigen Secale-Symptome oder leiden an Folgeerscheinungen der Mutterkornvergiftung, während ihre psorischen Symptome unterdrückt, niedergehalten werden, genau wie auch die Syphilis die psorischen Manifestationen überdeckt. Nur durch eine an den Symptomen orientierte Behandlung des Mutterkorn-Miasmas und durch die Wiedererlangung der Psora können wir den Patientinnen helfen. Sie befinden sich jenseits der Grenzen schulmedizinischer Hilfe, und das Mutterkorn wird ihr Leben um viele Jahre verkürzen, wenn sie nicht das Glück haben, den Rest ihres Lebens von einem sorgfältig verschreibenden Homöopathen betreut zu werden.

Der konstitutionelle Allgemeinzustand des Secale-Typs wird durch Wärme verschlechtert[EN934], mit nur wenigen Ausnahmen von der Regel. Der Patient liebt die Kälte, obwohl seine Glieder eiskalt sind; er möchte nicht zugedeckt sein und hat die Fenster am liebsten weit geöffnet. Eine Patientin mit Uterusblutungen möchte die Zudecken entfernt haben, obwohl es im Zimmer kalt ist.[GS] Ein Patient mit Geschwüren will diese nicht zugedeckt haben[GS]; bei entzündlichen Erkrankungen des Magen-Darm-Trakts besteht der Wunsch, dass der Bauch unbedeckt bleibt.

Andererseits gibt es gelegentlich hartnäckige Fälle von Hitze der Haut, bei denen der Patient gut zugedeckt sein will; auch scharfstechende, neuralgische Schmerzen, die wie Feuer brennen und wie Messer schneiden, werden zuweilen eher durch heiße Umschläge gelindert; Kopfschmerzen können sich an der kalten Luft verstärken. Der Allgemeinzustand jedoch wird *besser durch Entblößen, durch Aufenthalt in einem kalten Zimmer, durch kalte Luft, die über den Patienten streicht.*

An jedem Körperteil kann es zu heftigen Entzündungen kommen; gangränöse Pneumonie; Gastritis; Peritonitis; Entzündung des Uterus[UE] und der Ovarien. Bei entzündlichen Erkrankungen wetteifert Secale mit *Arsenicum album.* Die Symptome sind sich bei beiden Mitteln so ähnlich, dass man sie nur schwer auseinanderhalten kann. Beide haben: stark aufgetriebenen Bauch; Meteorismus; Brennen wie von glühenden Kohlen; heftigen Durst; äußerste Berührungsempfindlichkeit (auch passive Bewegung oder Erschütterung ist unerträglich); Erbrechen von Blut oder Ausstoßen von Blutklumpen aus dem Magen; entsetzlich stinkende, blutige Darmentleerungen. Sie unterscheiden sich jedoch in ihren Allgemeinsymptomen: *Arsenicum* will zugedeckt sein, möchte es warm haben, verlangt nach heißen (feuchten oder trockenen) Umschlägen, während Secale sich lieber entblößt und gern die kalte Luft am Körper spürt.

Krämpfe einzelner Körperteile oder der ganzen Muskulatur; Opisthotonus[AN3,305]; schmerzhafte Krämpfe in den Oberschenkeln, in Waden und Fußsohlen[SK507], in den Händen[AN3,236]. Hysterische Krampfzustände[NZ4,39], bei allgemein hysterischer Veranlagung. Choreatische Krämpfe und Muskelzuckungen, die gewöhnlich im Gesicht beginnen und sich von dort über den ganzen Körper ausbreiten.[ST2,544] Manische Erregungszustände; sie entblößt sich und reißt an ihren Genitalien; steckt ihren Finger in die Scheide und kratzt, bis die Labien bluten; jedes Schamgefühl ist abhanden gekommen.

Die Symptome der Mutterkornkrankheit, besonders aber die psychischen und neurologischen Symptome, wie z.B. Krämpfe, verschlimmern sich zur Zeit der Regelblutung oder der Lochien, sodass beispielsweise im Wochenbett inmitten einer Blutung plötzlich heftige Konvulsionen einsetzen.

Anämie[GS] als Folge der Blutungsneigung und der Fähigkeit des Mittels, die roten Blutkörperchen zu zerstören. Das Gesicht sieht aus wie gedörrtes Rindfleisch, faltig, runzlig, ausgetrocknet, so als sei es lange Zeit nicht mehr gewaschen worden. Man hat den Eindruck, als sei grauer Schmutz auf der Haut festgetrocknet, besonders im Bereich der Extremitäten – ein schmutzig-graues Erscheinungsbild.

Sämtliche Schleimhäute sind entzündlich verändert; sie trocknen aus und bluten leicht. Das heraussickernde Blut ist schwarz, übelriechend und dünnflüssig, es gerinnt nur sehr langsam oder gar nicht. »Nasenbluten: dunkelgefärbtes Blut läuft ununterbrochen aus der Nase, bei dünnem, fadenförmigem Puls und allgemeiner Haltlosigkeit und Schwäche[KE1,414]; bei alten Leuten oder bei Trinkern[KE1,414]; bei jungen Frauen; Nasenbluten aus Schwäche[CH184].«[GS]

Die Opfer einer Mutterkornvergiftung leiden oft am grauen Star, an Linsentrübungen, wie sie normalerweise erst im Alter auftreten; Cataracta senilis[GS].

Das dürre, wie verwelkte Erscheinungsbild der Patienten mit Neigung zu Ulzerationen, unheilsamer Haut und *Wärmeverschlimmerung* fällt sowohl bei akuten wie bei chronischen Erkrankungen auf.

Chronische Durchfälle.[GS] Bei Cholera profuse, erschöpfende[AZ35,279], wässrige[AZ13,34] Stuhlausleerungen. Man muss bei Cholera an Secale denken, wenn der Kranke von hagerer Statur ist, eine kalte, zyanotische Haut hat und dennoch durch Kälte Erleichterung erfährt (wie bei *Camphora*). Heftiger, unstillbarer Durst.[AN3,135]

»Asiatische Cholera[SK505] mit Kreislaufkollaps; das Gesicht ist eingefallen, verzogen, besonders die Mundpartie ist krampfhaft verzerrt; Kribbeln im Gesicht wie von Ameisen.«[GS(UE)]

Durchfälle und Darmblutungen sind häufig miteinander verbunden; blutig-wässrige Durchfälle und Entleerungen von dunklem, dünnflüssigem Blut[EN499].

Große Dosen Mutterkorn bewirken so starke Kontraktionen des Uterus, dass sein Inhalt ausgestoßen wird und eine sehr schwächende Blutung folgt. Dabei können große Klumpen abgehen, die in den frühen Stadien mit etwas hellrotem Blut vermischt sind[GS]; doch das hervorstechendste Merkmal von Secale sind dünnflüssige, schwarze Blutungen[UE].

Lähmungsartige Zustände.[HE15f.] Lähmung der unteren Extremitäten.[AZ52,112] Paraplegie[GS] oder Hemiplegie. Lähmungen einzelner Gliedmaßen[AN3,334], z. B. eines Arms oder eines Beins. Lähmung der oberen Extremitäten, mit Taubheit, Kribbeln[AN3,217] und Prickeln. Taubheit und Brennen entlang der gesamten Wirbelsäule. Allgemeine Abzehrung[AN3,331] oder Abmagerung nur der erkrankten [paralysierten[GS]] Körperteile. Rückenmarksreizung.[GS]

Secale kann bei Frauen Sterilität herbeiführen: Der Uterus ist so schlaff, dass er den Fötus nicht halten kann; daher der Wert des Mittels bei Sterilität und habituellen Aborten [besonders im dritten Monat der Schwangerschaft[UE]].

Schrumpfen der Brustdrüsen. Mangelnde Milchsekretion nach der Entbindung.[AN3,215]

»Dünne, hagere Kinder mit schrumpeliger Haut; krampfartige Zuckungen, plötzliches Aufschreien, Fieber. (Zyanose.)«[GS]

Diverse Hautausschläge; Abszesse, Furunkel[AN3,378] oder Karbunkel[GS] von grünlich-purpurnem Aussehen, mit Absonderung von grünem Eiter. »Kleine, schmerzhafte Furunkel mit grünem Inhalt, die nur langsam reifen und ebenso langsam heilen.«[GS]

»Purpura haemorrhagica.«[GS] »Kachektische Frauen mit rauer Haut und Pusteln, die leicht gangränös werden.«[GS]

Selenium

Selen

Ausgeprägte geistige und körperliche Schwäche im Gefolge von langwierigen Fiebern, nach sexuellen Ausschweifungen und vielem Masturbieren, ferner im Sommer durch längeren Aufenthalt in der Sonne. Große Erschöpfung, von der sich der Patient auch durch Ausruhen und Schlafen kaum erholen kann. Jegliche Anstrengung oder Arbeit, besonders bei heißem Wetter, führt zu rascher Ermüdung und allgemeiner Schwäche.[GS] Plötzlicher Kräfteverlust[GS;GA3,113], besonders bei heißem Wetter. Große, fast lähmungsartige Schwäche des Rückens nach Typhus und anderen schleichenden, aber vorübergehenden Krankheiten. Extreme Empfindlichkeit gegenüber Zugluft[GA3,114], sei sie kalt, warm oder feucht.[GS] »Auffallendes Abmagern, besonders im Gesicht, an den Händen und Schenkeln.«[GA3,115] Erkrankte Körperteile magern ab und schrumpfen.[GS] Ausfallen der Haare, nicht nur der Kopfhaare[GA3,7], sondern auch aus den Augenbrauen[GA3,11], dem Backenbart und der Schambehaarung.[UE] Alle psychischen und nervösen Symptome verschlimmern sich nach Geschlechtsverkehr. »Nach dem Beischlaf sehr schwach und verdrießlich.«[GA3,67] Fühlt nach dem Essen überall das Klopfen der Adern, besonders aber im Bauch.[GA3,35] *Tiefste Traurigkeit.* [»Melancholie[GA3,6] und religiöse Schwärmerei.«[SK507]] Verschlimmerung vieler Symptome [besonders Kopfschmerzen[GA3,5]] nach Genuss von Tee[GS], Wein und Limonade. Selenium ist von großem Wert bei chronischem Alkoholismus; der Patient hat ein unwiderstehliches Verlangen, sich zu betrinken.[GS(GA3,30f.)] Alle Beschwerden sind schlimmer nach Schlaf[GA3,112], besonders an heißen Tagen.[EN187] Die Arznei ist von günstiger Wirkung gewesen »bei großem Stumpfsinn, völliger Unempfindlichkeit und Gleichgiltigkeit gegen äußere Eindrücke.«[AZ48,174] »Sehr vergesslich, besonders in Geschäften, aber wenn er im halben Schlafe liegt, fällt ihm alles wieder ein.«[GA3,1] »Eine Art Stottern, verspricht sich dabei, versetzt im Sprechen die Silben und kann manche Worte beinahe gar nicht aussprechen.«[GA4,18] Der Patient ist oft schwer von Begriff[GS]; was er hört oder liest, kann er nicht richtig verstehen. Er ist nicht fähig, irgendeine Arbeit zu Ende zu führen, obwohl er es immer wieder versucht.[GA3,139] Schließlich entwickelt sich eine Scheu vor Menschen und damit häufig sogar vor seinem Beruf.[GA3,142] »Nach Geistesarbeiten, mit Eifer und Lust bis spät in die Nacht fortgesetzt, ist er so ungewöhnlich abgespannt, dass er mehrere Tage nur das nöthigste denken und erst später wieder in der Arbeit fortfahren kann.«[GA3,140] »Ungemeine Redseligkeit[UE], wenn er aufgeregt ist, besonders am Abend.«[EN1] »Geile Gedanken bei Impotenz.«[GA3,65]

Schwindel beim Aufstehen.[AZ2,68] Schwindel beim Umhergehen, mit Übelkeit, Erbrechen und Ohnmachtsanfällen, < nach dem Frühstück[GA4,2] und Mittagessen.[GS]

Kopfweh nach Genuss von Limonade, Wein oder Tee.[GA3,5] Heftig stechendes Kopfweh über dem linken Auge, durch Gehen in der Sonne und durch starke Gerüche erregt, verbunden mit viel Harnabgang, Appetitlosigkeit und Schwermut.[GA3,6] Kopfschmerzen von Säufern.[GS]

Das gesamte Kopfhaar fällt aus, ebenso die Haare der Augenbrauen und des übrigen Gesichts, was dem Patienten ein merkwürdiges Aussehen verleiht. Bei Syphilitikern ist Selenium häufig in der Lage, dem massiven Haarausfall Einhalt zu gebieten. Selenium hat Kopfhautekzeme geheilt, mit Kribbeln und Jucken vorwiegend am Abend[GS]. Ein Gefühl von Spannen auf dem Kopf, als würde sich die Kopfhaut stramm um den Schädel zusammenziehen.[GS]

Juckende Bläschen an den Lidrändern[GA3,12] und in den Brauen[GA3,10]. »Häufiges krampfhaftes Zucken im linken Augapfel.«[GA4,8]

»Die Ohren verlegt, als wäre ein Fell vorgespannt ...«[GA4,12] Vermehrung und z. T. Verhärtung des Ohrenschmalzes.[CA3,16*] Verstopfung des

* Kent schreibt, die *Verhärtung* des Ohrenschmalzes würde zu Schwerhörigkeit führen. Diese Schlussfolgerung darf m. E. aber aus dem Prüfungssymptom nicht gezogen werden; es lautet wie folgt: »Im tauben Ohre ist das Schmalz härter, im guten feuchter, in beiden vermehrt.« (*GA* 3,16)

Gehörgangs durch Ohrenschmalz, mit entsprechender Schwerhörigkeit.[EN41]

Absonderung von dunklem Blut aus der Nase[GS], z.T. geronnen. »Gallertiger Nasenschleim, zuweilen kleine gelbe Klümpchen darin.«[GA3,70] Häufig wiederkehrendes Jucken in der Nase[GA3,20] und am Nasenflügelrand[GA3,18]. »Sie bohrt unwillkührlich oft mit dem Finger in der Nase.«[GA3,21] Chronische Nasenverstopfung.[GS;AZ2,68] Schnupfen, gefolgt von wässrigem Durchfall.[GS]

Fettig glänzende Gesichtshaut.[UE;GA3,8] Das Gesicht sieht kränklich aus und ist auffallend abgemagert. Zucken der Gesichtsmuskeln.[AZ2,68]

Zahnschmerzen vom Teetrinken.[GS]

Abneigung gegen salzige Speisen.[GA3,22] Der Patient hat morgens wenig Appetit[GA3,28] und eine dick weiß belegte Zunge[GA3,25]. *Unwiderstehliches Verlangen nach starken geistigen Getränken* [Branntwein[GA3,31]]. »Nach dem Essen ... Klopfen der Adern durch den ganzen Körper, besonders fühlt er den Aderschlag im Bauche.«[GA3,35] Üble Folgen nach Genuss von Zucker, Salzigem, Tee oder Limonade.[GS]

»Schmerzen in der rechten Seite [Hypochondrium], rundum unter den letzten Ribben, besonders beim Einathmen, bis zur Nierengegend hin; überall bei äußerm Druck empfindlich.«[GA3,36] »Rothes, juckendes Friesel in der Lebergegend.«[GA3,37] Lebervergrößerung, mit stechenden Schmerzen in der Lebergegend, < durch Bewegung und Druck.[GS]

Stuhlverstopfung[AZ2,68] bei Trägheit des Rektums. *Äußerst mühsamer Stuhlgang.*[GA3,42] »Stuhl hart und so angehäuft im Mastdarm, dass er kaum zu entfernen ist.«[GA3,43] *Kotverhaltung: Stuhl großkalibrig*[GS]*, äußerst trocken und hart*, sodass er mit mechanischen Mitteln entfernt werden muss[AZ81,127]. Stuhl breiig[GA3,39] oder halb flüssig, verbunden mit Tenesmus[AZ2,68]. Wässriger Durchfall.

Unwillkürliches Harntröpfeln im Gehen[GA4,29], außerdem nach der Miktion[EN117] und besonders nach dem Stuhlgang[GA3,45]. Der Harn ist bisweilen sehr dunkel und spärlich[GA3,48], am Abend häufiger auch roth[GA3,49]. »Rother, sandiger, grobkörniger Harnsatz.«[AZ2,68]

Selenium ist ein sehr nützliches Mittel bei chronischer Gonorrhö.[GS] [»Nachtripper werden heller oder vermindern sich.«[GA3,55]] Es hat chronische Prostatitis mit Atonie der Geschlechts- und Harnorgane geheilt.[KE5,586] Häufiges Auströpfeln von Prostatasekret[GA3,54], besonders im Sitzen und Gehen[GA3,51], im Schlaf und beim Stuhlgang[GS]: »Zwängen längs der Harnröhre hervor, und dann quillt ein Tropfen heraus.«[GA3,53] »Empfindung an der Spitze der Harnröhre, als dränge sich da ein beißender Tropfen heraus.«[GA3,50]* Extreme Schwäche der männlichen Geschlechtsorgane; Selenium ist ein wichtiges Mittel bei Impotenz[AZ34,252]. Obwohl das sexuelle Verlangen groß ist, bekommt der Patient beim Versuch, den Koitus auszuüben, keine Erektion, oder diese erfolgt nur sehr langsam und unvollkommen; am Ende hat er einen vorzeitigen Samenerguss.[GA3,65f.] Häufige Pollutionen.[AZ88,64;GA3,60] Starke Erektion morgens beim Erwachen, ohne Wollustempfindung[GA4,33]; abends ist es umgekehrt[GA4,34]. Jucken[(GA3,58)] und Ameisenlaufen an den Genitalien.

Menses reichlich und dunkel.[GS] Heftiges Schlagen des Pulses im Bauch, während der Schwangerschaft.[GY1;GS]

Schwäche und Versagen der Stimme – entsprechend der allgemeinen Schwäche bei dieser Arznei. »Vermehrte Heiserkeit beim Singen, besonders beim Ansetzen dazu«[GA3,72], ebenso zu Beginn des Sprechens. Schwächebedingte Heiserkeit nach längerer Überbeanspruchung der Stimme, mit der Notwendigkeit, sich häufig zu räuspern[GA3,73], weil sich im Kehlkopf immer wieder Klümpchen von durchsichtigem Schleim ansammeln.[GS] Selenium ist auch bei Kehlkopftuberkulose von großem Nutzen; die zervikalen Lymphknoten sind dabei geschwollen und hart, aber nicht schmerzhaft.[GS]

»Des Morgens Husten; obwohl wenig und schwach, nimmt doch die ganze Brust Antheil, und dann werden Schleimklümpchen mit Blut ausgeworfen.«[GA3,75]** Dyspnoe bei jeder Anstrengung, bedingt durch Schleimansammlung

* Diese beiden Symptome (Nr. 50 und 53 der Hering-Prüfung) haben mit Harntröpfeln nichts zu tun, wie es deren Einreihung unter die Harnsymptome bei Allen *(Encyclopedia)*, Hering *(Guiding Symptoms)* und Kent suggeriert (vgl. Jahrs *Symptomenkodex*). Ich habe daher bei der Übersetzung die Reihenfolge der Symptome verändert.

** Kent spricht von »trockenem Hüsteln« und »Schwächegefühl in der Brust«. Dies ist ganz offensichtlich eine Fehlinterpretation – bedingt durch flüchtiges Lesen – des dem obigen Prüfungssymptom genau entsprechenden *GS*-Symptoms.

in den Atemwegen[(GS)].* Neigung zu stechenden Schmerzen in den Brustseiten, besonders nachts im Liegen[GA3,77], verbunden mit Atembeklemmung[AZ2,68].

Lähmungsartige Schwäche der Wirbelsäule und des ganzen Rückens nach Typhus und anderen sich hinschleppenden Krankheiten. »Steifheit im Nacken und den Halsmuskeln, das Umwenden des Kopfes verhindernd.«[AZ2,68] »Des Morgens, das Kreuz wie lahm, ohne Schmerz.«[GA3,82]

Selenium hat syphilitisch bedingte trockene, schuppige, juckende Ausschläge an den Handflächen geheilt.[GS] Jucken der Hände, besonders der Palmarseite.[GS] Abmagerung der Hände. »Reißen in den Händen, des Nachts.«[GA3,84]

Auffallende Abmagerung an den Schenkeln. Ausgeprägtes Schwächegefühl in den Beinen.[GS] »Abendliches Jücken um die Knöchel und an den Füßen.«[UE] Blasen auf den Zehenknöcheln.[GA3,110] Flache Geschwüre an den Unterschenkeln[GA3,104] und Knöcheln[GA3,102]. Schmerzhafte Krämpfe in den Waden und Fußsohlen, besonders abends und nachts im Bett.[GA3,96f.]

Der Patient kann oft vor Mitternacht nicht einschlafen.[GS(GA3,122)] Häufiges Erwachen in der Nacht, dazwischen nur halber Schlaf.[GA3,121] »Sehr zeitiges Erwachen und *immer zu derselben Stunde*, geht er auch noch so spät schlafen.«[GA3,133] »Unwiderstehlicher Hang zum Schlafen, wornach sich alle Beschwerden erhöhen.«[UE]

»Stets Frost und Hitze abwechselnd.«[UE] Äußerliche, brennende Hitze in der Haut, an einzelnen großen Stellen des Leibes, mal hier, mal dort.[GA3,137] »Schweiß auf dem Unterleib und in der Schamgegend, beim Sitzen.«[EN242] »Der Schweiß auf der Brust und in den Achselhöhlen macht weiße (oder gelbe[GS]), steife Flecke in der Wäsche.«[GA3,136] Schwitzen bei der geringsten Anstrengung.[GS]

Nässende, juckende Stellen an verschiedenen Stellen des Körpers. (Nach lokaler Vertreibung von Hautausschlägen:) Häufiges Kribbeln und Jucken der Haut an kleinen Stellen, das zu starkem Kratzen nötigt[(GA3,111)]; anschließend langes Nässen der aufgekratzten Stellen[UE]. Flache Geschwüre.[UE] Jucken an den Fingergelenken und an den Hautfalten zwischen den Fingern.[GS]

»Zufälliges Riechen an *China* IV erregt ausserordentliche Beschwerden und verärgert den Zustand bis zum Unerträglichen.«[GA3,116] In seiner Allgemeinwirkung auf den Organismus hat Selenium viel Ähnlichkeit mit *Sulfur*[GA]; hinsichtlich seiner Wirkung auf das Nervensystem und die Genitalorgane erinnert es an *Phosphoricum acidum*. Brustsymptome und Auswurf wiederum gleichen den Beschwerden bei *Argentum metallicum* und *Stannum*, und die Stuhlverstopfung ist ähnlich ausgeprägt wie bei *Alumina* und *Alumen*.[GS] Selenium sollte mit diesen Arzneien sorgfältig verglichen werden.

* Kent gibt an dieser Stelle das Symptom Nr. 36 der Hering-Prüfung wieder (»Schmerzen in der rechten Seite ...«), das bereits bei den Lebersymptomen zitiert wurde. In den *Guiding Symptoms* wird das Symptom, m. E. zu Unrecht, bei den Brustsymptomen aufgeführt.

Senecio aureus

Goldenes Kreuzkraut

Das in Amerika heimische *Goldene Kreuzkraut* ist ein altes Hausmittel, das homöopathisch aber noch nicht vollständig geprüft ist. Viele dieser Arzneien, die zu Hausmitteln geworden sind, sollten von uns richtig geprüft werden, denn nur auf diese Weise können wir ihre Heilkraft und ihre Wirkungsrichtung kennenlernen, d.h., wir können sie nur dann adäquat anwenden, wenn uns die Symptome bekannt sind, die sie hervorzubringen in der Lage sind.

Senecio muss vor allem hinsichtlich seiner Wirkung auf heranwachsende Mädchen mit Menstruationsstörungen studiert werden. Es kommt in Betracht bei *Unterdrückung* der Regelblutung[GS] als Folge von Nasswerden, besonders der Füße; bei *Menorrhagien* mit so starken Blutungen, dass es zur Anämie kommt[NR2,682]; schließlich bei *Dysmenorrhö* mit heftigsten Schmerzen[NR2,682]. Junge Frauen mit diesen typischen Senecio-Beschwerden geraten im Laufe der Zeit immer mehr in einen schwindsüchtigen Zustand, der mit starker Verschleimung der Brust einhergeht. Die Menstruation bleibt manchmal über viele Monate aus, und die Patientin wird zusehends blasser und fängt an zu hüsteln. Statt der Regelblutung kommt es zu Blutungen aus den Lungen; es entwickelt sich ein vikariierender Bluthusten, verbunden mit einer katarrhalischen Verschleimung der gesamten unteren Atemwege. Es sind bleiche und schwächliche Mädchen. Sie berichten, dass sie seit dem Ausbleiben ihrer Regel an chronischem Husten leiden, dass sie sehr zugluftempfindlich geworden sind, sich ständig erkälten und dann immer starken Auswurf bekommen. Die Phthisis mag sich jahrelang nur als Bronchialkatarrh zeigen, schließlich aber kommt es zu einer miliaren Aussaat der Tuberkulose, welche die Kranke rasch dahinrafft – unter dem Bild der sogenannten akuten Auszehrung. Bei Senecio ist dieser Zustand vorzugsweise mit Menstruationsstörungen und katarrhalischen Erscheinungen verbunden. »Phthisis infolge ausbleibender Menstruation.«[NR2,683] Wenn in einem solchen Fall die Symptome übereinstimmen, ist Senecio ein hervorragendes Mittel, um die Menstruation wieder zurückzubringen. Die gute Wirkung des Mittels können Sie daran erkennen, dass der Husten langsam weniger wird. Natürlich gibt es eine Vielzahl von Arzneien, die für derartige Zustände geeignet sein können, doch Senecio hat zu diesen Fällen eine besonders enge und spezielle Beziehung. In manchen Gegenden ist Senecio früher als Hausmittel der Großmütter in Gebrauch gewesen, wenn es galt, die ausgebliebene Periode einer jungen Frau wieder in Gang zu bringen.

Bei der Durchsicht der Senecio-Pathogenese fällt die große *Blutungsneigung* im Bereich der Schleimhäute auf. Der Schnupfen geht mit Nasenbluten einher[NR1,579]; Blutspucken aus Rachen und Bronchien; Lungenblutungen[NR2,683]; Katarrh sämtlicher Schleimhäute mit Neigung zu Hämorrhagien; Kongestion und Entzündung der Nieren, mit Hämaturie.[GS] Sie wissen, wie häufig solche Fälle in eine allgemeine Wassersucht übergehen. Früher oder später lagern diese wächsern aussehenden, anämisch-chlorotischen Mädchen nach Ausbleiben ihrer Regel Wasser ein, wenn die geringfügigen oder okkulten Blutungen aus Uterus, Nieren und Blase lange genug fortbestanden haben. Wassersucht infolge Amenorrhö[GS] und nachfolgender Anämie. Senecio ist ein Mittel höchsten Ranges bei Hämorrhagien, die im Zusammenhang mit katarrhalischen Entzündungen auftreten.

In der Prüfung hat Senecio aureus viele quälende *Harnwegsbeschwerden* hervorgebracht. Schmerzhaftes Wasserlassen.[NR2,679] Unangenehmes Hitzegefühl im Blasenhals.[EN100] Nierenkoliken mit teilweise so heftigen Schmerzen, dass sie Übelkeit erregen.[NR1,580] Renale Ödeme.[GS] Starke Schmerzen in der rechten Nierengegend[NR2,679]; etc. Der gesamte Harntrakt ist schmerzhaft und neigt zu Blutungen. Besonders aber sind es Blutungen bei gleichzeitig bestehender Amenorrhö, die das Mittel charakterisieren. Wo immer katarrhalische Entzündungen oder auch nur kleine entzündete Stellen an Schleimhäuten bestehen, setzen Blutungen ein – falls die Menstruation ausgeblieben ist. Wir haben in unserem Arzneischatz zwar noch andere Mittel mit dem Symptom vikariierender Blutungen, wie z. B. *Hamamelis, Phosphorus* und *Bryonia*, doch Senecio hat dieses Symptom in ganz besonderem Maße. Es gehört zu jenen neueren Mitteln für solche Zustände, die uns früher nicht zur Verfügung standen.

»Dysmenorrhö: mit Beschwerden der Harnwege[NR1,580]; mit schneidenden Schmerzen im Bereich des Kreuzbeins, des Hypogastriums und der Leisten[NR2,682]; ... mit viel nächtlichem Hüsteln.«[GS] »Amenorrhö: als Folge einer Erkältung[NR2,681]; mit nervöser Reizbarkeit und ständiger Abgeschlagenheit[NR2,682]; mit ödematösen Zuständen[NR1,580].«[GS] »Menstruelle Störungen bei schwindsüchtigen Patientinnen.«[GS] »Schleimrasseln bei unterdrücktem Husten.«[GS]

Leukorrhö[NR1,581], besonders bei chlorotischen Mädchen. Senecio ist ein wichtiges Mittel bei Chlorose, jenem anämischen Zustand, der von einer blassen, ins Gelbgrüne spielenden Hautfärbung gekennzeichnet ist und im Volksmund ›Bleichsucht‹ genannt wird.

Zusätzlich zu dieser kurzen Skizze würde ich Ihnen empfehlen, so viel wie möglich über dieses Mittel nachzulesen und sich die wichtigsten Dinge sorgfältig zu notieren.

Senega

Polygala senega; Klapperschlangenwurzel, Senegawurzel

Ich möchte Ihre Aufmerksamkeit nun auf ein weiteres kleines Mittel lenken, das ebenfalls nur fragmentarisch geprüft ist.

Senega ist ein altbewährtes Lungentonikum, und ich vermute, dass es in den letzten hundert Jahren Bestandteil der allermeisten Rezepturen gegen Lungenerkrankungen gewesen ist. Es ist nur partiell geprüft und bedarf, damit all seine Besonderheiten herausgebracht werden, noch weiterer Prüfungen. Wenn ein Mittel *vollständig geprüft* ist, können wir von ihm sagen, wir kennen seine Symptome so gut, dass sie sich in unserem Geist zu einem Bild zusammensetzen, d.h., das Mittel muss den *ganzen* Menschen erfasst, seine Verhaltensweisen und sämtliche Organfunktionen auf die ihm eigentümliche Weise beeinflusst haben. Senega hat einige wunderbare Heilungen bewirkt, doch beruhte seine Verordnung oft auf bloßen Mutmaßungen, sodass die Erfolge in vielen Fällen reine Zufallsergebnisse waren. Diese gelegentlichen Heilungen sind denn auch so ziemlich das Einzige, was man den gedankenlosen Verschreibungen aufs Geratewohl zugute halten kann.

Senega ist in erster Linie ein Heilmittel bei Erkrankungen der Atemwege und des Thorax. Es zeigt in seinem Arzneibild eine Fülle von Brustsymptomen, und auch wenn bisher nur wenig an individuellen Symptomen herausgebracht worden ist, müssen wir es aufgrund dieser Beziehung zu den Atemwegsorganen häufig näher in Betracht ziehen. Sein Hauptanwendungsgebiet, abgeleitet aus seiner vornehmlichen Wirkung auf die Bronchialschleimhaut, waren bronchitische[AZ21,110] und asthmatische Beschwerden, aber auch andere Formen der Dyspnoe, selbst kardial bedingte.

Der Senega-Patient neigt zu heftigen Schmerzen im Bereich des Brustkorbs[GA3,275 f.], vor allem zu solchen, wie wir sie von der Pleuritis kennen. Auch Lungenentzündungen[GA] können eine Indikation für Senega sein, und einer der dankbarsten Anwendungsbereiche ist die Pleuropneumonie[AZ6,102]. Pleuropneumonien von Rindern haben in Senega geradezu ihr Spezifikum gefunden. Allgemein gesprochen, finden wir spezifische Mittel mit größerer Wahrscheinlichkeit bei Krankheiten von Tieren; für den Menschen trifft dies in sehr viel geringerem Maße zu. Ein Arzneimittel, das nur teilweise indiziert ist, kann zur Heilung eines Tieres noch ausreichend sein, während es bei der Behandlung von Menschen weitaus feinerer Unterscheidungen zwischen den einzelnen Arzneien bedarf. Eine heftige, als Begleiterscheinung einer Pneumonie auftretende Rippenfellentzündung, die für *Bryonia* zu weit fortgeschritten und zu tief verwurzelt ist, findet oft in Senega noch ihr Heilmittel. Senega stellt eine Art von Kreuzung zwischen *Bryonia* und *Rhus toxicodendron* dar. Die heftige Symptomatik entspricht ganz jener von *Bryonia*, doch werden die Brustbeschwerden, im Gegensatz zu *Bryonia*, in der Regel durch Ruhe verschlimmert[GA3,265+279]. Insgesamt haben die Symptome von Senega mit *Rhus* keine große Ähnlichkeit, abgesehen von der für *Rhus* charakteristischen Besserung durch Bewegung und der Verschlimmerung im Ruhezustand. Die Brustschmerzen von Senega, die rheumatischen Schmerzen und die Entzündungsschmerzen treten verstärkt in Ruhe auf, der Husten allerdings nimmt durch Bewegung zu[GS], und die asthmatische Dyspnoe wird schon durch die geringste Bewegung vermehrt*. Der Senega-Patient kann nicht bergauf gehen[GA3,266], und ebenso wenig kann er gegen den Wind gehen, denn dies führt zu Brustbeschwerden und Atemnot.

Das Schleimrasseln in der Brust[AZ92,148] ist bei Senega ebenso ausgeprägt wie bei *Antimonium tartaricum*. Der Schleim ist so reichlich, so zäh[GA3,242], klebrig und fadenziehend wie bei *Kalium bichromicum;* so sehr ist dies der Fall, dass der Patient den Schleim nur die halbe Strecke heraufbefördern kann; nur mit einer krampf-

* Andererseits heißt es in der Prüfung in Sperrdruck: »Brustbeklemmung, vorzüglich in der Ruhe.« (*GA* 3,265)

haften Anstrengung schafft er es schließlich, ihn zu verschlucken – wie bei *Spongia* und *Causticum*. Senega ist ein tiefwirkendes Mittel, ebenso aber auch ein ausgesprochenes Akutmittel. Es hat viele heftige, akute Beschwerden, die sich sehr schnell entwickeln, meist aufgrund einer Erkältung, die die ganze Brust in Mitleidenschaft zieht.

Es gibt bei Senega einige Augensymptome, die wir beachten sollten: »Lähmung von Augenmuskeln.«[GS] »Iritis und Flecke auf der Hornhaut.«[GS(SK512)] »Parese des Musc. superior obliquus.«[GS] »Drückender Schmerz über den Augenhöhlen.«[GA3,30] »Ein nach dem Auge zu drückender Schmerz, als ob das Auge herausdrängen wollte.«[GA3,53] »Blepharitis.«[GS] Senega hat Glaskörpertrübungen geheilt.[GS]

Über den Kehlkopf heißt es in den *Guiding Symptoms:* »Aphonie infolge schwerer Erkältung oder starker Überanstrengung der Stimme.« »Grippe: Kitzeln und Brennen im Rachen und Kehlkopfe so anhaltend, daß sie keinen Augenblick Ruhe hatten, nicht liegen konnten und zu ersticken fürchteten.«[AZ3,44] Häufig besteht, wenn Senega angezeigt ist, Trockenheit des Mundes und Halses[GA3,110], und der Patient muss unablässig husten[GA3,247]; beständiger metallisch[GA3,15]-kupfriger Geschmack im Mund und Rachen, als würde er Kupferpulver emporhusten. »Unangenehmes Kratzen an der Zungenwurzel und im Rachen ...«[EN130] Schon geringste Mengen des Mittels reichen bei der Prüfung aus, um diese Mundtrockenheit und diesen metallischen Geschmack, dieses Kratzen und Kitzeln an der Zungenwurzel, im Rachen und im Kehlkopf hervorzurufen, und schließlich kommt es zu einer reichlichen, dicken, klebrigen Schleimabsonderung in diesem Bereich. »Stechen im rechten Auge beim Husten (bei Grippe).«[AZ91,150] »Kehlkopftuberkulose.«[GS(GA)] »Reichliche Ansammlung von zähem Schleim in den Atemwegen, was zu den heftigsten – und oftmals vergeblichen – Anstrengungen veranlasst, den Schleim durch Husten und Räuspern herauszubringen. (Bronchitis.)«[GS] Dieser dicke, zähe Schleim verführt die meisten routinemäßig verschreibenden Kollegen, auf Mittel wie *Kalium bichromicum, Lachesis* oder *Mercurius corrosivus* zurückzugreifen, wobei sie den Nutzen von Senega bei diesem Zustand gänzlich übersehen.

Das Mittel hat ein außerordentlich breites Wirkungsspektrum bei Brust-, Kehlkopf- und Luftröhrenaffektionen, bei den schweren ›Erkältungen‹, die sich dort festsetzen. Es kommt vor allem dann in Frage, wenn diese Erkältungen mit der Sekretion eines zähen Schleims einhergehen, der so klebrig ist, dass der Patient ihn kaum abhusten kann, verbunden zuweilen mit dem Gefühl, ersticken zu müssen; gelegentlich muss er sich vom vielen Husten sogar übergeben. Bei dem Bemühen, das Sekret herauszubefördern, scheint dieses manchmal zu verschwinden, ohne dass er sagen kann, wohin.

Größte Erstickungsnot bei Asthma. »Kurzer Athem und Beklemmung der Brust beim Treppensteigen.«[GA3,266] »Brustbeklemmung, vorzüglich in der Ruhe.«[GA3,265] »Gefühl, als wäre der Brustkasten zu eng.«[KE5,302(GA3,267)]

»Trockener Husten mit Stimmlosigkeit, < in kalter Luft und beim Gehen«[GS] – ähnlich *Phosphorus* und *Rumex*. Diese beiden Mittel erzeugen einen Husten, der beginnt, sobald man sich ins Freie begibt. Senega gleicht *Phosphorus* auch in der Heftigkeit des Hustens – er ist so gewaltig, dass er den Kranken von Kopf bis Fuß durchschüttelt. Oft bleibt nach dem Hustenanfall im ganzen Körper ein zittriges Gefühl bestehen. Der Husten tritt vor allem durch Einatmen kalter Luft auf. Die Expektoration des Schleims ist äußerst schwierig, der Husten dementsprechend stark. Bei einem chronischen Bronchialkatarrh, in dessen früheren Stadien *Bryonia* das ähnlichste Mittel gewesen wäre, ist Senega bei Vorhandensein dieses dicken, zähen, fadenziehenden Schleims meist sehr gut geeignet, selbst wenn sich der Patient im letzten Stadium einer Schwindsucht befindet. Die Symptome werden für den Patienten immer beschwerlicher, und das Bemühen, den dicken, zähen Schleim würgend und hustend auszuwerfen, quält ihn außerordentlich. Er ist von der Anstrengung in kalten Schweiß gebadet, besonders im Bereich der oberen Körperhälfte. Aufgrund des zähen Schleims, der nicht abgehustet werden kann, sind über der ganzen Brust grobe Rasselgeräusche zu hören. Wir denken in solchen Fällen an Arzneien wie *Antimonium tartaricum, Pyrogeni-*

um, Kalium bichromicum etc., aber Senega kann hier ebenso angezeigt sein, vor allem wenn Rachen und Kehlkopf sehr trocken sind, der Hals nachts im Schlaf austrocknet und sich früh beim Erwachen rau und trocken anfühlt. »Erschütternder Husten«[KH] bedeutet, der Husten ist so heftig, dass er den ganzen Körper erschüttert. Die Erschütterung durch den Husten kann auch unwillkürlichen Harnabgang und heftige Schmerzen im Kopf und über den Augen hervorrufen. Senega kommt besonders auch dann in Betracht, wenn während einer Brusterkrankung irgendwann die Pleura in Mitleidenschaft gezogen wird. Die Brustschmerzen werden dann beim Husten oder Niesen[GA3,340] so stark, dass der Patient befürchtet, die Brust werde zerspringen oder zerreißen. »Allgemeine Empfindlichkeit oder einfacher Schmerz der Brustwände, besonders bei Berührung ... fühlbar.«[GA3,275] *»Reichliche Schleimsekretion in den Bronchien bei alten Leuten.«*[GS] Senega ist eines der führenden Mittel bei zähem Bronchialschleim und grobem Schleimrasseln alter Leute, die sonst keine weitere Symptomatik aufweisen. Durch Minderung der Schleimsekretion und Freilegung der Atemwege bringt es häufig einen alten, dahinsiechenden Mann wieder auf die Beine. »Starkes Schleimrasseln mit herumziehenden Schmerzen in der Brust[GA3,305].«[GS]

Senega hat bisweilen Pleuropneumonien geheilt, wenn die extreme Erschöpfung von *Phosphorus* oder *Arsenicum* zugegen war. In solchen Fällen hat das Mittel, das eine ähnlich ausgeprägte Schwäche aufweist, noch eine Reaktion des Patienten herbeigeführt. Besonders passt Senega in den fortgeschrittenen Fällen von Phthisis, wenn die Symptome vorhanden sind, die ich eben aufgezählt habe. Es wirkt dabei als Palliativum und leistet hervorragende Dienste, ohne eine ernsthafte Verschlimmerung hervorzubringen, denn es entspricht in erster Linie mehr oberflächlichen Störungen. Es wirkt nicht so tiefgreifend wie beispielsweise *Sulfur* oder *Silicea*. Solche Mittel verabreichen wir nur dann, wenn der Patient wirklich auch heilbar ist bzw. wenn wir einigermaßen sicher sind, ihn heilen zu können. Besteht dagegen keinerlei Hoffnung mehr, konzentrieren wir uns auf die im Vordergrund stehenden Schmerzen; wir wenden uns eher den Lokalsymptomen zu, den Symptomen, unter denen der Patient am meisten leidet, und versuchen hier, Linderung zu verschaffen. Wenn die Atemnot und die Erschöpfung ihr Maximum erreichen, dann ist es *Arsenicum*, welches dem Kranken wieder etwas Kraft geben und seinen Zustand erleichtern wird, sodass er seinem Ende mit größerer Ruhe und weniger Leiden entgegengehen kann. Stehen dagegen mehr die Brustschmerzen im Vordergrund, werden ihm Mittel wie Senega oder *Bryonia* helfen; und tut ihm der ganze Körper weh, fühlt er sich wie zerschlagen und wälzt sich von einer Seite auf die andere, wird *Arnica* seinen Zustand bessern. Doch all dies sind keine Mittel, die eine tiefgehende Wirkung entfalten; Sie können damit keine tief verwurzelten Krankheiten wie die Tuberkulose auslöschen. Sehr wohl aber können Sie damit den Zustand eines an Schwindsucht sterbenden Menschen erleichtern, einfach dadurch, dass Sie für die augenblicklich im Vordergrund stehenden Beschwerden verschreiben. Homöopathische Arzneien verschaffen solch unheilbar Kranken weitaus größere Linderung als die sonst üblichen Sprays und Analgetika.

Zum Schluss eine Zusammenfassung von einigen charakteristischen Brustschmerzen und ihren Modalitäten: Die Thoraxschmerzen verschlimmern sich in der Ruhe[GA3,279] und beim Einatmen[GA3,276f.]. Stumpfe Stiche und Brennschmerzen in der (linken) Brust, besonders beim Liegen auf der rechten Seite.[GA3,326] Starker Wundheitsschmerz in den Brustwänden.[GS] »Schmerz unter dem rechten Schulterblatte, als solle die Brust zerspringen, bei Husten und Tiefathmen.«[SK515] Die Brustschmerzen werden beim Gehen im Freien gebessert.[GS]

Sepia

Sepia officinalis; Tinte des Tintenfischs

Sepia eignet sich besonders für große, schlanke Frauen mit schmalem Becken, schlaffen Bändern[AR21,1,171] und schlaffen Muskeln – für Frauen mit nicht sehr ausgeprägtem weiblichen Körperbau. Eine Frau mit männlich geformten Hüften bekommt Schwierigkeiten beim Gebären von Kindern; sie kann keine Kinder bekommen, ohne dass dabei die Beckenorgane und Beckengewebe in beträchtlichem Ausmaß erschlaffen. Dies ist der typische Sepia-Habitus: groß, schlank und schmal, von den Schultern an abwärts eine gerade Linie beschreibend.

Eines der ausgeprägtesten Merkmale von Sepia findet sich im Gemütsleben der Patientin: Das Mittel scheint in hohem Maße die Liebesfähigkeit zu untergraben, die natürliche Fähigkeit zu liebevollen und zärtlichen Empfindungen. Um es mit den Worten einer Sepia-Mutter zu sagen: »Ich weiß, ich sollte meine Kinder und meinen Mann lieben; früher war das auch einmal so, aber heute kann ich solche Gefühle in mir nicht mehr entdecken.« Die durchaus noch vorhandene Liebe zeigt sich nicht in offener Zuneigung; sie realisiert sich gewissermaßen nicht, kann nicht zum Ausdruck gebracht werden. Bei näherer Betrachtung erkennt man, dass die Liebe selbst gar nicht einmal so sehr verändert ist; verändert ist vielmehr der Ausdruck dieser Liebe, die Zärtlichkeit. Es ist ein auffallendes Charakteristikum der Sepia-Patientin, dass jede liebevolle Empfindung anderen Menschen gegenüber verschüttet ist. Ihre Umgebung wird ihr fremd, sie nimmt sie nicht mehr richtig wahr; schließlich kann sie sich sogar ihren Liebsten entfremden und sich von ihnen innerlich zurückziehen. Dieser Zustand ist bisweilen von einer Psychose kaum zu unterscheiden. Eine ganz andere Sache ist es dagegen, wenn eine Frau, die von ihrem Mann misshandelt worden ist, von ihrer Vernunft her weiß, dass sie diesen Mann nicht mehr liebt.

Ein solcher Gemütszustand entwickelt sich nur selten bei Männern; in der Regel entsteht er bei Frauen während des Wochenbetts, im Gefolge von Gebärmutter- und anderen Blutungen oder bei anhaltenden Verdauungsstörungen. Es können ferner Frauen betroffen sein, die ein luxuriöses Leben führen und dabei an Kreislaufstörungen, Gesichtsblässe und körperlicher wie geistiger Schwäche leiden. Eine ausgesprochen häufige Ursache ist das Stillen, zumal wenn es sich um kräftige Säuglinge oder um Zwillinge handelt, die der Patientin viel Milch abverlangen und sie auf diese Weise sehr schwächen. Besagter Gemütszustand kann aber auch Frauen mit sexuell sehr aktiven Ehemännern befallen. Die übermäßige sexuelle Erregung und der übertrieben häufige Geschlechtsverkehr kann schließlich aufseiten der Frau zur Frigidität führen.

Die ehemals nervöse, leicht erregbare und innerlich unruhige[CK27] Frau verfällt ins genaue Gegenteil, sie wird kalt, emotionslos und gleichgültig[CK16]. Ursprünglich jedoch hat Sepia all die Erregbarkeit und Reizbarkeit, die ein Mittel nur haben kann. Der Zustand der Patientin verschlimmert sich durch das leiseste Geräusch[CK40] und durch jegliche Aufregung, besonders wenn sie sich in Gesellschaft befindet[UE]. Psychisch und auch körperlich sehr gereizt[CK39]. Mitunter höchster Lebensüberdruss mit Selbstmordgedanken.[CK31] Schwermut[CK]: »Sie ist still, in sich gekehrt, spricht höchst selten ein Wort ohne Anregung, sitzt stundenlang mit Stricken beschäftigt, antwortet stets richtig, aber kurz.«[KE1,46] Sie ist unfähig, Freude zu empfinden. Alles erscheint ihr unwirklich und fremd; die schönen und angenehmen Dinge des Lebens bleiben ihr verschlossen[(CK59)]; das Leben hat ihr nichts mehr zu bieten. Sie ist menschenscheu[CK17], fühlt sich in Gesellschaft unbehaglich, hat aber andererseits Angst vor dem Alleinsein[CK19]. Wenn sie unter Menschen ist, neigt sie, bei aller Trägheit ihres Geistes[CK57], zu gehässigen Verhaltensweisen, und besonders lässt sie ihre Boshaftigkeit an denen aus, die ihr am nächsten stehen und die sie eigentlich am meisten liebt. Ein typischer Zug der Sepia-Patientin ist auch, dass sie es nicht ertragen kann, wenn man ihr widerspricht. Der beste Eindruck von ihr verliert sich augenblicklich, wenn man mit ihr in einen Disput gerät.

Ein weiteres Allgemeinsymptom ist eine eigentümliche Gesichtsblässe[CK323], die man einmal gesehen haben muss, um sie sich vorstellen und einprägen zu können. Sepia hat zwar auch eine ikterische Gesichtsfarbe[CK325], doch diese spezielle Blässe zeichnet sich durch gelbe Flecke in einem insgesamt wächsernen, anämischen Gesicht aus. »Gelbe Flecke im Gesichte und ein gelber Sattel quer über die Oberbacke und Nase.«[CK326] Typisch für das Mittel sind auch die großen Sommersprossen, die mitunter das ganze Gesicht überziehen; gelbbraune Flecke im Gesicht, besonders während der Schwangerschaft[GS]; braune Stellen auf den Wangen; braune Warzen – ehemals rote oder rosige Warzen lagern dunkles Pigment ein; Leberflecken im Gesicht, auf Brust und Bauch. Die Gesichtshaut ist bleich und teigig; das Gesicht sieht aus, als wären seine Muskeln vollkommen erschlafft. Selten werden Sie Sepia bei Frauen mit scharfgeschnittenen, intellektuellen Gesichtszügen indiziert finden. Jemand, der in seinem Leben viel nachgedacht hat, bekommt das markante, eckige Gesicht eines Denkers, eines Menschen, der Willen und Verstand besitzt. Der Sepia-Typ jedoch ist gedankenlos[CK69], »wie dumm im Kopfe«[CK72], geistig träge und vergesslich[CK65]; der Geist ist alles andere als rege – und das sieht man dem Gesicht an. Zwar kann Sepia in vielen Fällen auch von rascher Auffassungsgabe sein, doch die geistige Trägheit ist das herausragendere Symptom, und sie spiegelt sich im Gesicht wider. Das Gesicht ist gewöhnlich aufgedunsen[CK333], häufig glatt und rundlich, bar jeder Denkerfalten.

Die Sepia-Patientin ist anämisch, mit blassem Gesicht, blassen Lippen und blassen Ohren; Hände und Finger werden runzlig, bleich, wachsfarben, blutleer. Das Mittel ruft fortschreitende Abmagerung hervor, was das Runzligwerden der Haut begünstigt. Die Patientin sieht vorzeitig gealtert aus; Runzeln vermischen sich mit blassgelben Flecken im Gesicht einer 35-Jährigen, sodass sie wie 50 erscheint. Ein Sepia-Kind kann im Extremfall aussehen wie ein hutzeliger, vertrockneter Greis.

Bei allen Beschwerden ist mit großer Wahrscheinlichkeit auch Stuhlverstopfung[SK532] vorhanden. Der Darm verliert die Fähigkeit, seinen Inhalt auszutreiben[EN1168], und die Patientin ist fortwährend obstipiert. Stuhlverstopfung bei Schwangeren.[SK532] Zögernder[CK] und schwieriger Abgang selbst weichen Kotes[CK743]. Harter, knotiger Stuhl[CK747], wie Schafskot.[GS] Die Patientin hat ständig das Gefühl, als befände sich ein Klumpen oder Ball[GS] im Rektum; sie ist nie imstande, den Mastdarm ganz zu entleeren, selbst nach dem Stuhlgang bleibt dieses Ball- oder Klumpengefühl bestehen. Wenn Stuhl in den Mastdarm eingetreten ist, wird er nicht eher ausgeschieden, als bis sich von oben genügend ›Nachschub‹ angesammelt hat, um ihn herauszudrängen.

Ein weiteres Merkmal, das in den meisten Sepia-Fällen vorhanden ist, ist ein schmerzhaftes[CK531], nagendes Hungergefühl im Magen. Die Patientin ist kaum satt zu kriegen[CK526]; selbst nach einer reichlichen Mahlzeit bleibt oft ein nagendes, leeres, hungriges Gefühl im Magen bestehen, das auch durch Fortsetzen des Essens nicht oder allenfalls kurzfristig zu lindern ist. Dies ist charakteristisch für das Mittel, zumal wenn das Symptom im Verein mit Obstipation und dem typischen Gemütszustand auftritt.

Wenn diese Beschwerden darüber hinaus mit Uterusprolaps[KE2,345 f.] einhergehen, wird Sepia mit Sicherheit heilen, unabhängig davon, wie ausgeprägt der Prolaps ist oder welche Art von Verlagerung genau vorliegt. Der Gebärmuttervorfall ist das Ergebnis einer Erschlaffung sämtlicher Bauchorgane, die alle mehr oder weniger nach unten drücken. Die Patientin hat das Bedürfnis, eine Binde zu tragen oder den Bereich mit der Hand zu unterstützen. Sie hat das Gefühl, als würde alles wie durch einen Trichter nach unten drängen, gebessert im Sitzen und *durch Übereinanderschlagen der Beine*[CK896].

Wenn diese Symptome zusammenkommen – der nagende Hunger, die Verstopfung, das Gefühl des Herabdrängens und die beschriebene Psyche –, heißt das Heilmittel Sepia und nur Sepia. Eines dieser Symptome allein reicht nicht aus, es ist die Kombination, die das Mittel indiziert.

Sepia hat eine ausgeprägte Neigung zu Katarrhen, insbesondere zu milchigen Absonderungen der Schleimhäute. Lange nachdem die Verdauung beendet und der Magen entleert ist, setzen Übelkeit[CK582] und manchmal auch Erbrechen ein. Es handelt sich um einen Magenkatarrh, und wenn dieser chronisch wird und mit milchigem Erbrechen einhergeht, ist Sepia ein höchst wertvolles Mittel. Dies ist eine häufige Erscheinung beim Schwangerschaftserbrechen. [»Erbrechen milchigen Wassers (in der Schwangerschaft), obgleich sie keine Milch getrunken hatte.«[CK598]] Die Patientin erbricht Speisen, und nach Entleerung des Mageninhalts kommt eine milchige Flüssigkeit hoch. Morgendliches Erbrechen[CK593], zuerst von Speisen, dann von milchiger Flüssigkeit. Verwechseln Sie dies aber nicht mit dem Erbrechen von Milch, wie es bei einigen Arzneien (und auch bei Sepia) vorkommt.

Weißlich-milchige Absonderung aus den Choanen oder aus der Scheide. »Weissfluss wie Milch, bloss am Tage, unter Brenn-Schmerz zwischen den Beinen wund machend.«[CK947] Bisweilen nimmt der milchige Ausfluss auch eine geronnene, dicke, käsige Konsistenz an und stinkt dann fürchterlich. Sepia hat ferner dicke, grüne oder gelbe Absonderungen; auch bilden sich manchmal trockene Krusten auf den Schleimhäuten.

Langwierige, hartnäckige Katarrhe der Nase[AZ113,62]; dicke, fast lederartige, gelbgrüne Borken werden ausgeschnaubt, manchmal auch aus den Choanen zurückgezogen und dann ausgeräuspert. Verlust des Geruchs[CK] und des Geschmacks[CK513]. Der Geruch von kochenden Speisen[GS], insbesondere von Fleisch und Brühe, ruft Übelkeit hervor. Bronchialkatarrh mit dickem, zähem, gelbem Auswurf, begleitet von heftigem Husten, fortgesetztem Würgen, Übelkeit und Erbrechen[CK997 ff.]. Schleimrasseln auf der Brust, aber nur trockener Husten, allenfalls geringer Auswurf[CK1016]. Langwieriger Keuchhusten.[SK536] Asthmatischer Husten mit Würgen und Harnabgang. Der Sepia-Husten ist gewöhnlich sehr heftig und angreifend.[CK1000f.] Husten während des ersten Schlafs (*Lachesis;* bei reizbaren Kindern *Chamomilla*). Lungentuberkulose.[KE3,397] Rasch fortschreitende Schwindsucht nach unterdrückter Gonorrhö; wenn Sepia hier früh genug verabreicht wird, kann es den Verfallsprozess noch aufhalten. Trockener, krampfhafter Husten, besonders abends im Bett, bis Mitternacht anhaltend[GS]; muss sich beim Husten mit beiden Händen die Brust halten *(Bryonia, Natrium sulfuricum, Phosphorus).*

Hautausschläge. Sepia hat eine ausgeprägte Neigung zu Herpesausschlägen an den Genitalien, auf den Lippen[CK356] und um den Mund[CK366]. Ringförmige Flechten[SK519] an verschiedenen Stellen des Körpers, besonders im Bereich des Gesichts.[GS] Sepia hat Gürtelrose geheilt, ferner herpetische Ausschläge an der Vorhaut[GS] und den Labien. »Nässende Flechte unter der linken Achselhöhle.«[CK] Vesikulärer Ausschlag auf den Ellbogenspitzen. Ausschlag an den Gelenken mit Bildung großer, dicker Krusten, besonders an den Ellbogen. Ausschlag zwischen den Fingern. Nässende Ausschläge mit Heraussickern einer wässrigen Flüssigkeit oder eines dicken, gelben, eitrigen Sekrets.

Sepia erzeugt Verhärtungen, wie wir sie bei manchen Hautausschlägen finden, etwa beim Epitheliom. Indurationen an den Lippen, leicht einreißend und blutend. Ein schuppiger Ausschlag, der wie ein Epitheliom aussieht, muss in erster Linie an Sepia denken lassen. Wenn der Schorf sich ablöst, kommt ein gelbgrüner, jauchiger Geschwürsgrund zum Vorschein, doch der Schorf bildet sich bald aufs Neue; wird er vorzeitig abgerissen, blutet die Stelle. Sepia hat Epitheliome an den Lippen[GS], den Nasenflügeln und den Augenlidern geheilt. Es hat chronische Lippenverhärtungen geheilt, die durch häufigen Gebrauch von Tonpfeifen entstanden waren, wobei sich der Schorf immer wieder neu bildete und auf dem Geschwürsgrund diese dicke, gelbgrüne Eitersekretion zu erkennen war. Sepia ist angezeigt bei Knoten und lupusähnlichen Gebilden in der Haut, mit deutlicher Infiltration des Gewebes und bisweilen Abheilung vom Zentrum zur ringförmigen Peripherie. Dies ist ein typischer Sepia-Zustand. Auch die Indurationsneigung sowie eine purpurne Farbe von Hauterscheinungen sind für das Mittel charakteristisch. In Bezug auf dieses purpurne Aussehen ist Sepia mit *Lachesis* zu vergleichen.

Die Sepia-Patientin hat eine ausgesprochen hysterische Veranlagung. Anfallsweises Weinen.[CK12] »Sie hätte vor Unmuth über Alles weinen mögen, ohne Ursache.«[CK15] Im einen Moment ist sie traurig[CK1], sanft und nachgiebig, im nächsten aber unerträglich, reizbar und widerspenstig. Man weiß bei ihr nie, was als Nächstes kommen wird. Sie sagt und tut seltsame Dinge, benutzt beim Sprechen falsche Ausdrücke oder verwechselt die Worte[CK67]; man kann sich nicht auf sie verlassen. Keine geistige Ausdauer. Gleichgültigkeit gegen alles[CK59], selbst gegen ihre Familie[CK]. Geistig verwirrt, mit schwachem Gedächtnis[CK65] – nicht in akuten Fällen, etwa bei Fieber, sondern als chronische Manifestation der Psora oder Sykosis. Die Kranke fürchtet sich vor Gespenstern oder sorgt sich, dass etwas Unvorhergesehenes geschehen könnte. Sie ist überzeugt, die Atmosphäre wimmele von unsichtbaren Gestalten – von verstorbenen Freunden und anderen Figuren, häufig entsprechend dem religiösen Glauben. Furcht vor Geisteskrankheit und vor Verarmung[TG161]. »Furcht vor Auszehrung[CK9], vor Verhungern; grämliches Gemüt[CK37]; leicht gekränkt[CK34]; sehr schreckhaft[CK32]; voller böser Vorahnungen, besonders in Bezug auf ihre Krankheit[CK6].«[GS] Erzählt anderen viel von ihren Kümmernissen. »Höchst empfindlich bei geringem Anlasse ...«[CK56] »Zornig, verdriesslich.«[CK53] »Verdriesslich und zum Zanken aufgelegt.«[CK47] Die Patientin ist nie zufrieden, wenn sie nicht irgendjemanden ärgern kann. Ausgeprägte Neigung, andere zu verspotten oder zu beleidigen.

Heftige Kopfschmerzen von nervösem[GS], biliösem, periodischem[GS] oder kongestivem[AZ34,11] Charakter. Die Kopfschmerzen bessern sich gewöhnlich im Liegen[CK166] und durch ganz ruhiges Verhalten [im Dunkeln und mit geschlossenen Augen[CH160]]; sie verschlimmern sich bei normaler Bewegung, können aber, wie die allermeisten Sepia-Symptome, durch fortgesetzte starke Bewegung Linderung finden[GS]. Die Patientin kann ihre Beschwerden sozusagen ›weglaufen‹. Beim Kopfweh besteht gewissermaßen ein Stillstand im Gehirn, ein »schwerer Gedankenfluss«[CK70]; die Kranke bringt, auch wenn sie es will, geistig nichts zuwege[CK69], und wenn sie es doch versucht, erhöht dies die Schmerzen[GS]. Auch ein tiefer, langer Schlaf schafft Erleichterung oder bringt die Schmerzen ganz zum Verschwinden[CH160]; wenn sie aber schon nach kurzem Schlaf geweckt wird, ist das Kopfweh schlimmer. Ähnliches sehen wir in Bezug auf die Bewegung: Das Bewegen der Augen[KE1,201], des Kopfes oder des ganzen Körpers, z.B. das Umhergehen in einem warmen Zimmer, verschlimmert die Kopfschmerzen, während ein rascher, langer, erhitzender Spaziergang im Freien sie zu lindern vermag[(CK162)]. Wir haben es bei Sepia mit einem trägen, schlaffen Körper zu tun, der nur durch kräftige Bewegung in Schwung gebracht werden kann. Die Sepia-Symptome verschlimmern sich generell durch Aufenthalt an der freien Luft, wenn dieser nicht mit fortgesetzter Bewegung verbunden wird; Besserung durch körperliche Anstrengung im Freien und Verschlimmerung bei Aufenthalt im Haus. Die Kopfschmerzen verstärken sich außer durch normale Bewegung durch Bücken[GS], Husten[GS], Treppensteigen, Erschütterung, Licht[SK532], Schütteln[CK110] oder Drehen des Kopfes, beim Liegen auf dem Rücken[GS] und durch Nachdenken[GS], während starke, fortgesetzte Bewegung lindert. Auch festes Binden des Kopfes[GS] [äußerer Druck[AZ7,133]] bessert, außerdem lokale Wärmeapplikation; Zimmerwärme ist jedoch zumeist nachteilig.

Es gibt Sepia-Kopfschmerzen, die besonders den Hinterkopf betreffen, mit Verschlimmerung am frühen Morgen. [»Schwere im Hinterkopfe, vorzüglich früh.«[CK146]] Starke Schmerzen durch die Augen und Schläfen, > durch Schwitzen, < zu Beginn der Bewegung. Klopfen im Kopf bei jeder Bewegung[CK126], besonders beim Bücken und Treppensteigen.

Der *Phosphorus*-Kopfschmerz wird ebenfalls durch Schlaf gebessert, doch im Gegensatz zu Sepia verschlimmert fortgesetzte rasche Bewegung. Sepia passt häufig bei den sogenannten biliösen Kopfschmerzen [Migräne]. Sie bessern sich durch Erbrechen; die Schmerzen nehmen allmählich zu, Ekel vor Speisen entsteht, dann Übelkeit und schließlich Erbrechen, worauf hin die Patientin einschläft und frei von Kopfschmerzen erwacht. Auch bei *Sanguinaria* bessern sich die Migränebeschwerden durch Erbrechen und in einem dunklen Raum; doch ist die Wirkungsrichtung des Mittels insgesamt eine völlig andere.

Neuralgien des Kopfes.[AZ51,161] Periodisch wiederkehrende Migräneanfälle[GS], namentlich bei Gichtikern[CK]. Heftige kongestive Kopfschmerzen bei geräuschempfindlichen, zarten jungen Frauen von grazilem Körperbau, mit zumeist dunklen Augen und mit einem dunklen Teint, der aber bei Krankheit in eine blassgelbschmutzige Farbe umschlägt[(AZ34,10f.)]. Die Kopfschmerzen sind bei Sepia oft mit Gelbsucht verbunden: Gegen Ende der Kopfschmerzen kommt es zum Erbrechen, und nach einigen Tagen verfärbt sich die Haut gelb, was aber bald wieder vergeht; der ganze Vorgang wiederholt sich beim nächsten Anfall. Jeden Morgen Kopfschmerz mit Übelkeit, wobei besonders Speisegerüche als abstoßend empfunden werden.

Die bereits erwähnte geistige Trägheit findet sich auch und gerade bei den Kopfschmerzen wieder. Die Patientin mag dann nicht arbeiten, ja nicht einmal auf Fragen antworten; sie ist benommen[CK73], wie in einem Alkoholrausch; Augen und Gesicht sind angeschwollen[CK334], die Skleren gelb verfärbt[CK325]. Dieser Zustand endet nicht selten mit heftigem Erbrechen. Es besteht ein starkes Verlangen nach pikanten, scharfen und bitteren Dingen, z.B. nach Bier, vor allem bei Alkoholikern, die an Kopfschmerzen leiden. Gelegentlich hat sich Sepia als Abwehrmittel gegen Apoplexia cerebri bewährt, und zwar »bei Subjecten, welche schon leichtere apoplektische Anfälle überstanden und öfter von den bekannten Prodromis heimgesucht wurden. Es waren Männer auf der Höhe des Lebens, im Dienste der Venus und des Bacchus wohlgeübte Kumpane, mit apoplektischem Habitus; fette Dickbäuche, die an deutlich ausgesprochener Plethora abdominalis litten, um deren Besitz Arthritis und Haemorrhois kämpften und doch niemals alleinige Herrschaft erlangen konnten ...«[AZ51,162], etc.

Im Bereich des äußeren Kopfes besteht eine Neigung zu Hautausschlägen[GS] und starkem Haarausfall[CK194]. Gelbe Krusten, unter denen eine eiterähnliche Flüssigkeit hervorsickert. Vesikuläre Ausschläge. Säuglingsekzeme.

Katarrhalische Augensymptome mit Bläschen und Pusteln. Trachom.[GS] »Verschworne, mit Eiter zugeklebte Augen, früh.«[CK250] Alle möglichen psorischen Manifestationen. Diverse, von Gewebsinfiltration gekennzeichnete Augenerkrankungen. Pusteln an den Lidrändern[GS], auf der Hornhaut[SK525] und in deren Umgebung[GS]. Beim Sehen ein Gefühl wie Flor vor den Augen.[CK] Hagelkörner, insbesondere wenn Gerstenkörner vorausgegangen sind.[JB2,52]

Absonderung von dickem, gelbem, übelriechendem Eiter aus den Ohren.

Die Nase ist ein bevorzugter Wirkungsort. Geruchsmangel.[CK] Dicke, gelbgrüne Borken füllen die Nase und können kaum ausgeschnaubt werden. Hartnäckige Absonderungen von dickem, gelbem Eiter. »Es bildeten sich Grinde, die sehr übel rochen, zuweilen so gross, dass sie zurückgezogen und durch den Mund ausgeworfen werden mussten, was zum Erbrechen hob.«[KE1,399] »Stockschnupfen, nur in der linken Nasen-Hälfte.«[CK960] »Ausschnauben großer, gelbgrüner Schleimklumpen oder Krusten, mit Blutbeimengungen.«[GS(CK951)] Diese Symptome beschreiben die schlimmste Form von Nasenkatarrh. Nur wenige Patienten werden es so weit kommen lassen, die meisten werden die Nase vorher lokal behandeln lassen und die Entzündung so zum Schweigen bringen. Doch dann verlagert sich der Krankheitsprozess augenblicklich auf die Brust, und es entwickelt sich mit der Zeit eine Schleimschwindsucht.

»Wundheits-Schmerz und Geschwulst des Zahnfleisches; es klafft ab und blutet bei der geringsten Berührung.«[CK425] Zahnschmerzen und Neuralgien infolge von Erkältungen.

»Gefühl wie von einem Pflocke im Halse ...«[CK476], wie bei *Lachesis*, was dort aber (im Gegensatz zu Sepia) durch Schlucken Linderung erfährt. (Globusgefühl im Hals in Verbindung mit Wurmbeschwerden indiziert *Cina*.) Kragen und Korsett bereiten, selbst wenn sie locker sitzen, ein höchst unbehagliches Druckgefühl[(CK470)], ebenso wie bei *Lachesis*. Das Globusgefühl im Hals tritt besonders im ersten Schlaf auf, wovon die Patientin erschreckt aufwacht – auch dies wie bei *Lachesis*.

Sepia erzeugt viele Symptome im Zusammenhang mit Appetit und Durst, Essen und Trinken, Magen etc. Die Patientin hat häufig das Gefühl, sich den Magen verdorben zu haben.

Saures[CK568] oder bitteres[CK566] Aufstoßen und ebensolches Erbrechen. Erbrechen von Speisen[CK597], von Galle[CK596], von Schleim[CK]. Großer Hunger[CK527] mit Flauheits- und Leeregefühl im Magen[CK529], durch Essen nur wenig zu beeinflussen. Nagende Schmerzen und Schwächegefühl im Magen[EN857], ebenfalls durch Essen kaum zu bessern. Fast beständige Übelkeit[CK1455], besonders aber nüchtern, am frühen Morgen.[CK582 f.] Wenn der Magen leer ist, wird oft eine milchige Flüssigkeit aufgestoßen oder erbrochen. »Ekel gegen alle Speise ...«[CK511]; schon Kochgerüche oder der Gedanke an Essen[CK512] rufen Übelkeit hervor, wie bei *Colchicum* und *Arsenicum*. Die Patientin steht morgens mit einem ungeheuren Schwächegefühl im Magen auf, bisweilen verbunden mit Drücken[CK607] und Völlegefühl, gefolgt von Aufstoßen bzw. Hochkommen von Schleim und milchiger Flüssigkeit. Schwangerschaftserbrechen.[SK530 f.] Erbrechen milchigen Wassers[CK598] am frühen Morgen – das ist für Sepia charakteristisch.

Scharfes, brennendes Aufstoßen. Ranziges Aufstoßen, den Rachen wund machend. »Soodbrennen ... von der Herzgrube bis in den Hals, worin es ihm dann säuerlich und kratzig ist.«[CK579] Brennen vom Magen herauf[CK578] und davon bisweilen Zusammenziehen im Schlunde[CK577].

Starke Übelkeit, als wenn sich alles im Leibe umdrehte.[CK584] Ungeheures Flauheits- und Leeregefühl im Magen[EN858 f.] mit fürchterlichem Angstgefühl im Epigastrium.

Phosphorus hat im Vergleich dazu mehr das typische Hungergefühl, das durch Essen gebessert wird.

Die *Ignatia*-Patientin seufzt ständig; sie kann »dieses Gefühl« im Magen nicht loswerden.

Oleander hat ein Leeregefühl im Magen, das an ein Vernichtungsgefühl grenzt; Essen bringt keine Erleichterung, es wird nicht verdaut, sondern am nächsten Tag unverdaut durch den Darm wieder ausgeschieden.

Lycopodium hat ein schrecklich ödes, flaues, leeres Gefühl im Magen, das gewöhnlich nach dem Essen genauso ausgeprägt ist wie zuvor; oft klopft es nach dem Essen durch den ganzen Körper.

Kalium carbonicum hat ebenfalls dieses Übelkeitsgefühl wie von leerem Magen, das durch Essen nicht vergeht, sondern dadurch eher noch verstärkt wird; gefolgt wird es dann aber häufig von Vollheit und Klopfen in der Magengrube.

Bei schweren Herz- und Leberleiden kann auch der Magen seine Aufgaben nicht richtig erfüllen; oft bestehen Herzklopfen, große allgemeine Schwäche, Leberanschoppung und weißer Stuhlgang. Hier muss in erster Linie an *Digitalis* gedacht werden, welches ebenfalls ein durch Essen nicht zu besserndes, sterbenselendes, flaues Gefühl im Magen charakterisiert. Bei Sepia würden wir als Begleiterscheinung solcher Beschwerden einen Verlust von Liebesfähigkeit erwarten, ein Klumpengefühl im Rektum, Stuhlverstopfung, etc.

»Magenschmerzen nach den leichtesten Speisen.«[GS] Stiche[CK619] und Brennen[CK616] in der Magengegend. »Die Magenschmerzen verschlimmern sich durch Erbrechen.«[GS] Das ist eigenartig, denn normalerweise werden Magenbeschwerden durch Erbrechen gelindert. Der Sepia-Magen entwickelt sich allmählich zu einer Art Ledersack – wenn man ihn füllt, kommen die Speisen unverändert wieder hoch, allenfalls etwas angesäuert oder mit Galle vermischt.

Leberentzündung.[SK531] Lebervergrößerung mit Gelbsucht sowie Vollheitsgefühl[CK641], Auftreibung und Schmerzen in der Lebergegend.

Der Bauch ist von Blähungen aufgetrieben, mit lauten, kollernden Darmgeräuschen.[CK680] Diese Störungen sind bei Sepia häufig chronischer Natur, z. B. bei dickbäuchigen Müttern[CK]. »Bräunliche Flecke am Bauche.«[SK532]

Hartnäckige, chronische Durchfälle.[AZ37,86] Viele gallertartige Stühle.[CK736] Knotige, lorbeerartige Stühle.[CK;SK533] Diarrhö im Wechsel mit Obstipation. Mit den Stühlen gehen große Mengen an Schleim ab, bei Durchfall[CK738] wie bei Verstopfung[CK748]. Harter Stuhl, der von viel gallertigem Schleim bedeckt ist. Die Patientin hat tagelang keinen Stuhlgang und müht sich auf der Toilette ab, bis sie in Schweiß gebadet ist; dennoch geht erst nach langem Pressen und unter Zuhilfenahme eines Fingers ein wenig Stuhl ab[GS], gefolgt von einer Tasse voll gallertigen, stinkenden, gelben oder weißlichgelben Schleims.

Akute Durchfälle und Dysenterien mit gallertartigen Stühlen entsprechen eher Arzneien wie *Kalium bichromicum* oder *Colchicum*. Findet sich diese Stuhlbeschaffenheit aber bei chronischen Durchfällen* oder bei chronischer Verstopfung (wobei der Kot von gallertigem Schleim bedeckt ist oder von diesem gefolgt wird), kommt in erster Linie Sepia in Betracht.

Verwechseln Sie diesen Befund nicht mit dem von *Graphites:* Die massigen *Graphites*-Stühle werden ebenfalls unter viel Pressen und Schwitzen entleert, und sie werden von einer eiweißähnlichen Substanz, ähnlich dem Weißen eines gekochten Eies, bedeckt und durchzogen.

Sepia zeichnet sich allgemein durch üble Gerüche aus; nicht nur die weichen Stühle verbreiten einen entsetzlichen Gestank, auch der Geruch des Urins[CK837] und der des Schweißes[CK1655] ist widerlich. »Faulicht säuerlich stinkender Stuhl.«[CK734] »Weicher, breiiger Stuhl von sehr stinkendem, säuerlichem Geruche, schnell auf einmal abgehend.«[CK733] Sepia wird von manchen Ärzten routinemäßig gegen Stuhlverstopfung verabreicht, selbst wenn nur wenige Symptome auf das Mittel hinweisen. Typisch für Sepia ist, dass auch nach dem Stuhlgang stets ein Vollheits- oder Schweregefühl in Mastdarm und After bestehen bleibt.[GS] »Gefühl eines Gewichts oder einer Kugel im After, durch Stuhlgang nicht gebessert.«[GS] Oft strengt sich die Patientin vergeblich an, den Stuhl herauszubringen, und gerät darüber in Schweiß, weil sie so schwach und erschöpft ist. Sepia hat den gleichen vergeblichen Stuhldrang[CK742] wie *Nux vomica*. Die Kranke verspürt oft tagelang keinerlei Drang, doch dann stellt sich plötzlich ein Drängen ein, als ob sie in den Wehen läge. Mastdarmvorfall[CK804], besonders beim Stuhlgang.[CK] »Abgang von Madenwürmern.«[CK766] Sepia hat Bandwürmer beseitigt. »Aussiepern von Feuchtigkeit aus dem Mastdarme.«[CK] Wundheit am After.[CK796] »Zwischen den Hinterbacken Wundheit mit Brenn-Schmerz.«[CK1230] Häufig entwickeln sich, was bei der Kotanhäufung im Rektum nicht verwundert, frühzeitig Hämorrhoiden, die dann zusätzliche Beschwerden bereiten.[CK808ff.]

Viele Beschwerden seitens der Harnwege. Unwillkürlicher Harnabgang im ersten Schlaf[CK], besonders bei Kindern. Die Sepia-Patientin muss ständig auf ihre Blase achten, weil sie sonst Urin verliert, beispielsweise beim Husten, Niesen oder Lachen, aber auch bei Schreck, etwa durch das Schlagen einer Tür, und selbst wenn sie nur kurze Zeit abgelenkt wird. Häufiger[CK821] oder auch steter[CK820] Harndrang. Milchiger Harn, der beim Lassen wie Feuer brennt und nach einigem Stehen einen milchig-gräulichen Satz bildet[(CK835)], der nur schwer aus dem Geschirr zu entfernen ist. Blutroter Harn.[CK840] Geringer Harnabgang[CK818], der auch gänzlich ausbleiben kann[CK825]. Starke Schmerzen in der Nierengegend[EN1173] und in der Blase[CK844], mit schmerzhaftem Drängen im Becken[CK820]. Plötzlicher Harndrang mit Tenesmus, dabei ein Gefühl, als wollte die Gebärmutter heraustreten. Plötzlicher Harndrang mit schneidenden Schmerzen in der Blase und Frösteln am ganzen Körper, wenn keine Möglichkeit zum Wasserlassen besteht, z. B. bei Damen in Gesellschaft. Ich erinnere mich hier an einen mitleiderregenden Fall: Eine Verkäuferin war gezwungen, alle paar Minuten die Toilette aufzusuchen; ein heftiges, messerartiges Schneiden setzte gleichzeitig mit dem Harndrang ein, und wenn sie keinen Harn lassen konnte, hielt dieser Schmerz die ganze Zeit unvermindert an. Sie musste sich ständig auf ihre Blase konzentrieren, um sich nicht einzunässen. Sie war von großer, schlanker Statur, hatte ein blassgelbes Gesicht und sah sehr erschöpft und leidend aus. Sepia CM heilte sie umgehend, und die Beschwerden kehrten nie zurück.

Die Sepia-Patientin neigt zu Abortus[SK535], typischerweise im dritten Schwangerschaftsmonat [im fünften bis siebten Monat[AZ21,87]]. Alle möglichen Ulzerationen. Uterusverlagerung; Vorfall des Uterus und der Scheide[SK535]. Erschlaffung der Beckenorgane, mit viel Herabdrängen. Plazentaretention.[GS] Subinvolution wegen Ermüdung und Schwäche der Beckenorgane. »Metrorrhagie[AZ5,323] während des Klimakteriums oder während der Schwangerschaft, besonders im 5.–7. Monat.«[GS]

Sowohl Sepia-Männer als auch Sepia-Frauen entwickeln eine Abneigung gegen das andere

* In der 2. Auflage der *Lectures* hat sich ein Druckfehler eingeschlichen: Statt »This is chronic diarrhoea« muss es richtig heißen *This **in** chronic diarrhoeas*.

Geschlecht. Bei der Frau herrscht ein Zustand vor, als hätte sie übermäßig häufig Geschlechtsverkehr gehabt, obwohl dies gar nicht der Fall gewesen ist. Keinerlei Ausdauer; große Mattigkeit nach dem Koitus; schlaflose Nächte; traumvoller Schlaf; Rucken und Zucken von Muskeln; Leukorrhö; Kongestion der Beckenregion. Eine Frau, die mit ihrem Mann ein normales Geschlechtsleben gepflegt hatte, gebiert ein Kind, und seitdem löst bei ihr jeder Gedanke an Geschlechtsverkehr Übelkeit und Reizbarkeit aus.

Die Menstruationsstörungen sind vielgestaltig, kein Symptom weist besonders auf das Mittel hin. Früher dachte man, spärliche Menses[CK] seien besonders typisch für Sepia, aber das stimmt nicht in jedem Fall. Prüfungen wie auch klinische Beobachtungen zeigen, dass sowohl schwache als auch starke Regelblutungen von Sepia günstig beeinflusst werden können.[AZ29,191] Heftigste Dysmenorrhö[CK935f.] bei Mädchen mit zartem Körperbau und blassgelbem Teint.

Sepia kommt häufig bei Müttern in Betracht, die ihr Kind abgestillt haben und dann lange auf den Wiederbeginn der Regel warten müssen. Besonders bleibt die Regel aus, wenn das Baby stirbt und die Mutter sich vor Kummer verzehrt und immer mehr herunterkommt; hier wird Sepia die Menstruation wiederherstellen und die Patientin vor dem weiteren Verfall bewahren. *Calcarea* ist hier genau entgegengesetzt: Die Menses erscheinen, noch während das Kind gestillt wird.

Dicke, grünlichgelbe, scharfe Leukorrhö.[HC1,79] »Weissfluss wie Milch, bloss am Tage, unter Brenn-Schmerz zwischen den Beinen wund machend.«[CK947] Profuse, kräftezehrende Leukorrhö bei kleinen Mädchen.[GS]

Chronisch-sykotische Sekrete aus der (männlichen) Harnröhre [Nachtripper[AZ13,345]], die jeder lokalen Behandlung widerstanden haben. Sepia passt besonders, wenn der Ausfluss schmerzlos ist, reichlich und milchig oder gelb. »Gonorrhö nach Verschwinden der akuten Symptome; der Harn enthält viel Urate, färbt die Wäsche rot, ist häufig wundmachend und riecht höchst fötide; in Verbindung mit Prostatitis.«[GS] »Postgonorrhoischer Katarrh: schmerzlos, wird nur nachts abgesondert und färbt die Wäsche gelblich; gelbliches Sekret, kein Brennen beim Wasserlassen; schmerzlos, seit anderthalb Jahren bestehend, mit morgendlicher Verklebung der Harnröhrenmündung; Sepia wirkt besonders dann, wenn die Geschlechtsteile durch den langdauernden Tripper oder durch häufige Pollutionen geschwächt sind[AZ13,345].«[GS]* In einem Fall von unterdrückter Gonorrhö mit Rheumatismus und Katarrhen anderenorts wird nach einer Gabe Sepia, wenn die Symptome insgesamt passen, die Harnröhrenabsonderung wiederhergestellt und der Patient geheilt. Harnröhrenstrikturen in alten Tripperfällen, bei denen der Ausfluss fast zum Stillstand gekommen ist; hier wird Sepia die lokale Entzündung wieder anfachen und die Striktur dadurch nicht selten beseitigen.

Weiche Kondylome[(CK867;GS)] an den Genitalien; Sepia ist von Nutzen, wenn die Geschlechtsorgane übermäßig beansprucht worden sind und sich solche Hautveränderungen entwickeln. Impotenz beim Mann[CK], fehlendes sexuelles Interesse bei der Frau.

Die enge Verwandtschaft zwischen Sepia und *Murex* ist einer näheren Betrachtung wert. Die Muskelerschlaffung, das extreme Leeregefühl im Magen und das Herabdrängen im Unterleib und Becken – schlimmer durch Anstrengung und Gehen, besser beim Sitzen mit gekreuzten Beinen und durch Druck auf die Vulva – sind beiden Mitteln gemeinsam. Kommt zu diesem Symptomenkomplex aber reichliche Regelblutung und starkes sexuelles Verlangen hinzu, müssen Sie in erster Linie an *Murex* denken, während Sie Sepia ausschließen können. Sepia hat vermindertes sexuelles Verlangen und oft sogar eine Abneigung gegen Geschlechtsverkehr. Die *Murex*-Patientin hat ein intensives Wundheitsgefühl im Uterus und Blutandrang daselbst, sodass ihr das Vorhandensein einer Gebärmutter ständig zu Bewusstsein gebracht wird. Typisch für das Mittel ist ein heftiger Schmerz in der rechten Seite des Uterus, der sich quer durch den Bauch in den linken Thorax oder die linke Brustdrüse erstreckt. *Murex* hat

* Kent setzt in diesem *Guiding-Symptoms*-Zitat nicht weniger als vier falsche Interpunktionszeichen (Verwechslung von Komma und Semikolon), was den Sinn z.T. erheblich entstellt.

sich bei heftigster Dysmenorrhö und selbst bei Uteruskarzinom als heilsam erwiesen. Der Vaginalausfluss ist bei dieser Arznei typischerweise grünlich, wässrig oder dickflüssig, blutig tingiert und oft starken Juckreiz erregend.

Eines der charakteristischsten Allgemeinsymptome von Sepia ist die Besserung durch starke Bewegung[CK1381]; Verschlimmerung zu Beginn der Bewegung, aber Besserung mit der Erwärmung des Körpers bei fortgesetzter Bewegung.[GS] Diese Modalität gilt in besonderer Weise auch für die Rückensymptome. Es besteht ein großer Wundheitsschmerz im Rücken[EN1542], die ganze Wirbelsäule tut weh. Bei Druck auf die Wirbelsäule findet man überall umschriebene schmerzhafte Stellen (Spinalirritation). Dumpfe Rückenschmerzen, meist von der Lendengegend bis zum Steißbein reichend, häufig ausgelöst durch Sitzen und selbst kurzes Sitzen[CK1117], besser durch kräftige Bewegung. Eine Besonderheit von Sepia ist die deutliche Besserung der Rückenschmerzen durch Druck oder durch Andrücken des Rückens an einen harten Gegenstand[CK1122]. Gewöhnlich legt sich die Patientin beim Sitzen auf einem Stuhl ein Buch ins Kreuz und lehnt sich fest daran an. Sie scheint nicht, wie die *Natrium-muriaticum*-Patientin, Besserung dadurch zu erfahren, dass sie sich auf den Rücken legt. Bücken erhöht die Rückenbeschwerden[CK1122], desgleichen Knien.

Bei den Symptomen der unteren Extremitäten fallen die folgenden besonders ins Auge: »Eingeschlafenheit der Füsse, oft beim Sitzen, besonders früh.«[CK1332] »Sehr kalte Füsse, Abends, am meisten im Bette, und darnach, wenn diese vergehen, sehr kalte Hände.«[CK1343] »Kälte der Beine und Füsse.«[CK] »Eiskalte Füsse, besonders Abends, auch lange noch im Bette nicht zu erwärmen.«[CK1344] »Arger Fuss-Schweiss ...«[CK1336] »Grosser Fuss-Schweiss unausstehlichen Geruches; die Zehen werden wund.«[CK1338] Geschwulst der Unterschenkel, < im Sitzen und Stehen, > beim Gehen.[CK1309]

Viele lebhafte Träume.[CK1519] Der Schlaf wird von zahlreichen Beschwerden beeinträchtigt. Die Patientin kann nicht auf der linken Seite liegen, weil sie dann Herzklopfen bekommt. Herzklopfen im Schlaf mit Schlagen aller Pulse[(CK1585)] und Zittern am ganzen Körper. Pulsieren der Adern, bis in die Fingerspitzen fühlbar.

In chronischen Fällen von unterdrückter Malaria bringt Sepia den Frost zurück. Seinen größten Nutzen aber entfaltet es, wenn ein Mittel schlecht gewählt und der Malariafall dadurch verwirrt worden ist. Wenn ein Mittel nur im Hinblick auf einen Teilaspekt des Falles gewählt worden ist und diesen etwas verändert hat, es dem Patienten aber nicht besser ging, so ist der Fall in eine Sackgasse geraten. Fieberhitze, Frost und Schweiß sind völlig unberechenbar geworden, weisen keinerlei Regelmäßigkeit mehr auf. Hier dürfen Sie nicht länger experimentieren, hier müssen Sie Sepia verabreichen, das eine vergleichbare Unordnung in sich birgt. *Natrium muriaticum* ist eines der großartigsten Malariamittel, ist aber, ähnlich wie *China*, ein sehr ›ordentliches‹ Mittel, passt also nur für geordnete Fälle, für ganz regelmäßig verlaufende Wechselfieber. Allgemein betrachtet sollten Sie in Fällen, die durch Arzneien durcheinander gebracht worden sind, an Mittel denken wie *Calcarea, Arsenicum, Sulfur*, Sepia und *Ipecacuanha*. Aber geben Sie niemals *China* oder *Natrium muriaticum* in Fällen, die in Unordnung geraten sind, die keine regelmäßig wiederkehrenden Symptome und Stadien mehr aufweisen!

Ipecacuanha müssen Sie als erstes Mittel in Betracht ziehen, wenn starke Rückenschmerzen und große Übelkeit bestehen. Wenn es auch in einer tieferen Schicht Ähnlichkeit mit dem Fall zeigt, wird es die Symptome so ins Gleichgewicht bringen, dass diese eine größere Ordnung bekommen, und auf diese Weise wird es die Wahl des nächsten Mittels erleichtern.

Sepia ist ein Komplementärmittel zu *Natrium muriaticum*. Abgesehen von der geistigen Trägheit besteht bei Sepia eine ausgeprägte Erregbarkeit des Nervensystems insgesamt, wie sie auch *Natrium muriaticum* in der Regel eigen ist, erkennbar z.B. an der großen Empfindlichkeit gegenüber Geräuschen, etwa dem Zuschlagen einer Tür, etc. Die Sepia-Patientin leidet an Muskelzuckungen[CK1559] und Krämpfen[CK1555 f.] im Schlaf; sie erwacht häufig durch eingebildete Geräusche – glaubt, jemand habe sie gerufen[GS]; die geringste Störung im Haus weckt sie auf.

Verschlimmerung vieler Sepia-Symptome vor und während der Menstruation; während der Schwangerschaft; nach dem Essen; im ersten Schlaf; bei Wetterwechsel; während eines Gewitters (fürchterliche Angst)*.

* Kent trennt »during a thunderstorm« und »overwhelming fear« durch ein Semikolon, was keinen Sinn ergibt. Sinnvoll erscheint nur die Aussage »Angst während eines Gewitters«, die sich allerdings nirgends in der Materia medica findet, wohl aber im Repertorium (»Anxiety, storm, during a thunder« sowie »Fear, thunder-storm, of«). Von Hahnemann erfahren wir dagegen: »Schwüle Gewitter-Luft beengt ihn und er wird heiter, wenn es blitzt und donnert.« (*CK* 1464)

Silicea

Acidum silicicum; Kieselsäure, Kieselerde

Die Wirkung von Silicea ist langsam. Bei den Prüfungen dauerte es stets längere Zeit, bis sich Symptome entwickelt hatten. Das Mittel eignet sich daher vor allem für Beschwerden, die nur allmählich entstanden sind. Zu bestimmten Zeiten des Jahres und unter bestimmten Bedingungen kamen bei den Prüfern besondere Symptome zum Vorschein, die ihnen manchmal den Rest ihres Lebens erhalten geblieben sind. Dies ist typisch für die lang und tief wirkenden Arzneien; sie sind in der Lage, so radikal in die Lebensordnung einzugreifen, dass selbst anlagebedingte Störungen an der Wurzel gepackt und beseitigt werden können. Der Silicea-Patient ist außerordentlich fröstelig[CK959]; seine Symptome treten vor allem bei feuchtkaltem Wetter in Erscheinung, bessern sich aber häufig bei trockenkaltem Wetter; oft entwickeln sich Beschwerden im Anschluss an ein Bad.

Die Silicea-Psyche weist eine Reihe von Besonderheiten auf. Dem Patienten mangelt es vor allem an Durchsetzungsvermögen. Wie die Kieselsäure für das Stützskelett des Getreidehalms unentbehrlich ist, so ist sie es im übertragenen Sinne auch für die menschliche Psyche. Wenn Sie sich einmal die glatte, steife Hülle eines Getreidehalms näher ansehen, werden Sie bemerken, welche Festigkeit dieser Halm besitzt, um die Ähre bis zur Reife zu tragen. Im Laufe des Sommers reichert sich in ihm immer mehr Kieselsäure an und verleiht ihm so den nötigen Halt. Dem Geistes- und Gemütszustand von Silicea, der gekennzeichnet ist durch Schwäche, Befangenheit, Furchtsamkeit und Nachgiebigkeit, fehlt dieser Halt. Ein Mensch, der es gewohnt gewesen ist, öffentlich aufzutreten, voller Selbstvertrauen und im Vollbesitz seiner geistigen Kräfte, etwa ein bekannter Anwalt oder Priester, wird Ihnen erzählen, dass er sich jetzt auf einmal vor solchen öffentlichen Auftritten fürchte. Er sei sich dann seiner eigenen Person zu sehr bewusst, sodass er sich nicht mehr auf seinen Vortrag konzentrieren könne; davor graue es ihm. Er habe große Furcht, dass er in solchen Situationen versagen und sein Verstand aussetzen könnte. Auch sei er von der fortgesetzten geistigen Anstrengung sehr erschöpft. Aber er wird Ihnen auch berichten, dass er, wenn er sich einmal aufgerafft und an die Kandare genommen habe, ohne Probleme weitermachen könne. Seine gewohnte Selbstkontrolle kehre dann zu ihm zurück, und er bewältige die Aufgabe rasch, vollständig und korrekt. Diese Furcht vor dem Versagen ist charakteristisch für den Silicea-Zustand. Sobald dem Patienten irgendeine ungewohnte geistige Herausforderung bevorsteht, fürchtet er, er werde einen Fehlschlag erleiden – und doch macht er seine Sache gut. Dies ist der Zustand am Anfang der Silicea-Pathologie; natürlich kommt auch eine Zeit, wo der Patient seine Arbeit nicht mehr ordentlich erledigt, und doch kann er das Mittel weiterhin benötigen.

Ein anderer Silicea-Fall zeigt einen jungen Mann, der jahrelang studiert hat und nun kurz vor den Abschlussprüfungen steht. Er fürchtet sich davor, besteht sie aber gut. Anschließend überfällt ihn eine große Müdigkeit, und er ist über Jahre nicht in der Lage, seinen mühsam erlernten Beruf auszuüben. Er hat die für Silicea typische Furcht, etwas zu unternehmen, etwas in die Tat umzusetzen.

»Zornmüthige[CK28] Aergerlichkeit und Reizbarkeit.«[TG162] Wenn der Patient allein ist, ist er mutlos und verzagt[CK15]; er möchte dann am liebsten allem aus dem Weg gehen. Sanftmütige, leicht zu Tränen geneigte[CK4] Frauen. Silicea-Kinder werden »eigensinnig, widerwärtig, unwillig«[CK26]; selbst wenn man sie freundlich anspricht, fangen sie gleich an zu schreien.[GS] Silicea ist aufgrund der großen Ähnlichkeit das natürliche chronische Mittel zu *Pulsatilla;* es ergänzt dessen Wirkung in vieler Hinsicht und reicht häufig bis auf den Grund der Pathologie. Religiöse Melancholie[CK2]; große Niedergeschlagenheit und Verstimmung des Gemüts[HY8,14]; Traurigkeit[HY8,6]; Düsterheit des Gemüts[HY8,7]. Der *Lycopodium*-Patient ist benommen und geistig wie erstarrt, und seine Furcht, etwas zu unternehmen, rührt zumeist von seinem Wissen um diese geistige Unfähigkeit her. Der Silicea-Patient bildet sich diese Unfähigkeit nur ein.

Silicea eignet sich nicht für die Reizbarkeit und nervöse Erschöpfung von überarbeiteten Geschäftsleuten, sondern eher für die Gehirnermüdung, wie sie bisweilen Akademiker befällt, etwa Studenten, Rechtsanwälte oder Geistliche. Ein Rechtsanwalt berichtet: »Seit diesem John-Doe-Fall bin ich nie mehr ganz der Alte gewesen.« Er hatte für diesen Klienten eine langwierige Kraftanstrengung auf sich genommen und mit schlaflosen Nächten dafür bezahlt. Silicea ist das Mittel, das ihm seine geistige Spannkraft wiedergeben kann.

Silicea ruft eine Entzündung um jeden bindegewebigen Herd hervor und lässt diesen herauseitern. Es regt die träge Konstitution an, die fibrösen Strukturen um alte, eingekapselte Geschosse (Gewehrkugeln, Granatsplitter etc.) zu entzünden. Die Gewebe werden bei Silicea nur schlecht ernährt; selbst kleinste Hautverletzungen fangen leicht an zu eitern[CK992], und die Narben bilden knotige Verhärtungen. Überschießende Einlagerung von Bindegewebe im Verlauf einer Schnittwunde infolge der schlechten Versorgung mit Nährstoffen. Chronische Geschwüre heilen nur unter Bildung von Indurationen ab. Wo immer sich Narbengewebe bildet, ist es induriert, glatt und glänzend. Wenn man in solchen Fällen Silicea verabreicht, werden aus den Narben kleine Abszesse nach draußen befördert und entleert. Das Mittel eröffnet alte Geschwüre und heilt sie unter Bildung normalen Narbengewebes endgültig aus.

Wenn bei einem gesunden Menschen ein Splitter ins Gewebe gerät, wird dieser durch einen Eiterungsprozess wieder ausgestoßen; doch bei der schwächlichen Silicea-Konstitution wird der Fremdkörper fibrös eingekapselt und verbleibt so an Ort und Stelle. Das ist nicht der höchste Ordnungszustand. Normalerweise kommt es in der Umgebung eines Fremdkörpers zur Eiterung, welche diesen heraustreibt – das ist das Beste, was man sich wünschen kann.

Silicea beschleunigt aus diesem Grund die Bildung von Abszessen und Furunkeln. Es eitert alte Atherome und verhärtete Geschwülste[SK544] heraus, und es hat rezidivierende Fibrome geheilt.

Wenn sich in den Lungen einzelne Tuberkel befinden, erzeugt Silicea eine Entzündung um sie herum und stößt sie auf diese Weise ab. Wenn aber die ganze Lunge tuberkulös befallen ist, hätte eine Gabe Silicea eine allgemeine eitrige Pneumonie zur Folge. Daher wäre es in fortgeschrittenen Tb-Fällen sehr gefährlich, solche Mittel zu verabreichen oder gar zu wiederholen. Nicht nur Silicea, auch viele andere Arzneien haben die Kraft, derartige Einkapselungen – das Ergebnis mangelhafter Nutrition – herauszueitern.

Hautwarzen.[SK544] Nässende Ausschläge. Papulöse und pustulöse Ausschläge. Abszesse. Eiternde Körperhöhlen. Bei alten Fistelöffnungen mit indurierten Rändern setzt Silicea einen Heilungsprozess in Gang. Eitrige Schleimhautkatarrhe. Reichliche mukopurulente Absonderungen aus Augen, Nase, Ohren, Brust, Vagina, etc.

Beschwerden durch die Unterdrückung von Absonderungen und von Schweißen. Diese Unterdrückungen rufen einen Zustand hervor, der selbst noch den geringen Rest an Ordnung im Organismus bedroht. Ein stinkender Fußschweiß sistiert nach Durchnässung der Füße, und es folgen Frostschauer und heftige Beschwerden. Silicea heilt, bei Übereinstimmung der Symptome, chronischen Fußschweiß oder auch Leiden, die seit der Unterdrückung eines solchen Fußschweißes bestehen. Dicke, gelbe katarrhalische Absonderungen. Die Patienten sagen: »Ich habe diese Absonderungen schon seit vielen Jahren«, und wenn Sie näher nachforschen, stellt sich heraus, dass der Körper irgendeinen Schock, eine Erkältung oder eine Verkühlung erlitten hat, wodurch der Fußschweiß unterdrückt wurde und wonach er ausgeblieben ist. Silicea wird diesen Schweiß zurückbringen, den Katarrh stoppen und mit der Zeit auch den Fußschweiß heilen. Katarrhalische Absonderungen aus der Nase und anderen Schleimhäuten; Indurationen und Geschwülste; chronische Gastritis; Hirnermüdung: all das kann auf die Unterdrückung eines Fußschweißes oder einer Otorrhö oder auf das Zuheilen einer Fistel zurückzuführen sein.

Chronische Migräne[GS] mit Übelkeit und Erbrechen. Kopfschmerz, der morgens[CK95] oder gegen Mittag im Hinterhaupt beginnt und von dort zur Stirn zieht, schlimmer zur Nacht hin sowie durch jegliches laute Geräusch; besser durch warmes Einhüllen des Kopfes[CK98]. Supraorbitalneuralgie, > durch Druck und Wärme, mit profusem Kopfschweiß einhergehend. Kalter, klebriger, übelriechender Schweiß auf der Stirn. Wenn sich der Silicea-Patient körperlich anstrengt, schwitzt er vor allem im Gesicht, während der untere Teil des Körpers weitgehend trocken bleibt. Es bedarf schon einer sehr großen Anstrengung, dass es zu einem allgemeinen Schweißausbruch kommt. Schweiße in den oberen Körperregionen und am Kopf sind ein auffallendes Merkmal der Arznei. Kopfschmerzen jeden siebten Tag.[HC4,141] *(Gelsemium, Lycopodium, Sanguinaria, Sulfur)* »Kopfschmerz vom Nacken herauf nach dem Scheitel zu«[CK114], wobei mehr die rechte Seite des Kopfes befallen wird *(Sanguinaria)*. Drückende Schwere[CK92 f.] wie von einer Last im Hinterkopf, als würde dieser nach hinten gezogen, mit Blutandrang zum Kopf. *(Carbo vegetabilis, Sepia)* Die Silicea-Kopfschmerzen verschlimmern sich durch kalte Luft. *Psorinum* trägt sogar im Sommer eine Pelzmütze. *Magnesia muriatica* geht es besser durch warmes Einhüllen des Kopfes, möchte sich aber trotzdem im Freien aufhalten. *Rhus toxicodendron* schwitzt am ganzen Körper, der Kopf aber bleibt trocken. *Pulsatilla* schwitzt nur auf einer Seite des Kopfes.

Schwindel bis hin zu kurzdauerndem Bewusstseinsverlust [nur im Sitzen, besonders beim Fahren in einem Wagen].[CK63] Schwindel mit Brechübelkeit.[CK59] »Die Schwindel-Anfälle kommen wie vom Rücken heran schmerzhaft durchs Genick in den Kopf, dass sie nicht weiss, wo sie ist, und immer vorwärts fallen will.«[CK62]

Der Silicea-Patient vermeidet es tunlichst, kalter Luft ausgesetzt zu sein. Er muss seinen Kopf warm eingehüllt haben, besonders den schmerzenden Teil des Kopfes, der zudem stark schwitzt.

»Die Kopfschmerzen verschlimmern sich durch: geistige Anstrengung[CK90]; übermäßiges Studium[AZ36,235]; Geräusche; Bewegung[CK119] und Erschütterung, selbst Erschütterung des Zimmers durch Schritte; Licht; Bücken[SK549]; Pressen zum Stuhl; Sprechen[SK549]; kalte Luft; Berührung[AZ22,11].«[GS]

Nässender Grind am Kopf[SK549], besonders am Hinterkopf[HY22,405]. »Schuppiger Ausschlag am Kopf, > im Sommer, < mit dem Herannahen des Winters.«[GS] Eczema capitis[GS] oder Tinea capitis[AZ49,54].

Silicea passt für syphilisbedingte phagedänische Geschwüre[GS], für fressende, sich ausbreitende Geschwüre auf der Kopfhaut. Entzündliche, mit einer dickflüssigen Masse angefüllte Geschwülste zwischen Kopfhaut und Schädel. Silicea beseitigt Kephalhämatome – Blutgeschwülste auf dem Kopf von Neugeborenen.[AZ68,26] Auch bei Knorpelaffektionen ist das Mittel von größtem Nutzen, namentlich bei Chondromen im Bereich des Kopfes[AZ92,29], der Gelenke, der Finger und der Zehen.

Verhärtete, geschwollene Drüsen und Lymphknoten sind eine häufige Begleiterscheinung der Silicea-Beschwerden, besonders im Halsbereich[SK558]; harte Geschwulst der zervikalen Lymphknoten[(CK774)], der Unterkieferspeicheldrüsen[(CK284)] und in besonderem Maße der Parotiden[CK223]. Die Parotiden schwellen bei jeder Erkältung an und werden hart. *(Baryta carbonica, Calcarea, Sulfur)* *Pulsatilla* eignet sich für die akute Entzündung der Ohrspeicheldrüsen, während Silicea in den mehr chronischen, psorabedingten Formen angezeigt ist. »Skrofulöse Drüsen.«

Viele Entzündungen und Erkrankungen der Augen. Hornhautgeschwüre.[UE] Pusteln auf den Lidern. Ausfallen der Wimpern. Eiterung der Lidränder, mit Röte und brennenden, stechenden Schmerzen. Bei allen Augenbeschwerden besteht sehr starke Lichtscheu.[CK178] Äußerst hartnäckige, chronische Fälle von skrofulöser Ophthalmie[HY22,407], mit Geschwürsbildung und Eiterung. Dünne, wässrige, reichliche oder dicke, blutige, eitrig-gelbe Augensekretion. Syphilitische Iritis. »Perforierendes oder phagedänisches Geschwür auf der Hornhaut.«[GS] Flecke und Narben auf der Hornhaut.[SK549] »Blutschwamm.«[SK549] »Traumatisch bedingte Augenentzündungen, besonders wenn ein Fremdkörper ins Auge gedrungen ist und ein Abszess sich zu bilden beginnt.«[GS] »Furunkel in der Umgebung der Augen und Lider.«[GS] »Lidknorpelgeschwülste; Gerstenkörner.«[GS] »Krankhafte Affektionen der Augenwinkel.«[GS] »Thränen-Fistel.«[CK] »Tränengangstenose.«[GS] Dies ist ein kleiner Überblick über die Augenaffektionen von Silicea.

Es gibt keine tiefer wirkende Arznei zur Beseitigung der tuberkulösen Veranlagung als Silicea – sofern die Symptome passen. Die meisten Tuberkulosefälle werden (wie die Silicea-Konstitution) durch nasskaltes Wetter verschlechtert und durch kaltes, trockenes Wetter gebessert.

Höchst hartnäckige Fälle von Ohrenkatarrh. Chronischer, übelriechender, dicker, gelber Ohrenausfluss. Otorrhö im Gefolge von Scharlach.[GS] Alle möglichen Störungen des Gehörs, bis hin zur Taubheit[CK208]. Brausen in den Ohren[CK216f.] bei vielen Krankheiten und in Verbindung mit Schwerhörigkeit[CK206]. Zischen[CK198] und taktmäßiges Fauchen[CK212] wie bei einer Dampflokomotive, sei es aus mechanischen Ursachen [z. B. Trommelfellperforation[GS]] oder auch nervlich bedingt. Häufig weisen solche Ohrgeräusche auch auf einen beginnenden trockenen Mittelohrkatarrh hin. Silicea ist besonders nützlich, wenn bei Tuben-Mittelohr-Katarrh die Taubheit eine Zeitlang fortbesteht und dann das Hörvermögen unvermittelt mit einem knackenden Laut wiederkehrt, bedingt durch ein plötzliches Entweichen der in der Paukenhöhle angesammelten Flüssigkeit; vom Patienten wird dies meist als ein Knall[UE] oder ein Knacken[CK211] wahrgenommen. Plötzliches Knallen im Ohr, wie von einer Kanone; die Rückkehr des Hörvermögens geht mit leisen Ohrgeräuschen einher. »Otorrhö: beständig, wässrig, geronnen und jauchig[GS]; übelriechend, mit Wundheit des Naseninnern und Krustenausschlag der Oberlippe gepaart[AZ63,124]; nach Quecksilberabusus; mit Knochenkaries.«[GS]* Knochenkaries kann bei Silicea in jedem Körperteil auftreten, besonders aber befällt sie die Gehörknöchelchen, die Nasenknochen und das Mastoid[GS]. »Schorfe hinter den Ohren.«[CK196] Trommelfellruptur. Tuben-Mittelohr-Katarrh, mit einem »Gefühl plötzlicher Verstopftheit im Ohr, das jeweils durch Gähnen und Schlucken gebessert wird«[GS]. Die verhärteten Parotiden treten besonders in Verbindung mit den Ohraffektionen auf.

Ansammlung von harten Krusten in der Nase. Mangelnder Geruch und Geschmack.[CK] Nasenbluten.[CK249] Langwieriger Schnupfen mit Verdickung der Nasenschleimhaut[GS], kommend und gehend, bald mit starker Absonderung, bald mit Nasenverstopfung gepaart[KE5,168]. Überaus bösartiger Nasenkatarrh mit Absonderung von Knochenstückchen aus der Nase. Entsetzlich stinkende Ozäna[GS;AZ110,143]; alte syphilitische Fälle, bei denen die Nasenknochen zerstört worden sind und die Nase wie ein schlaffer Sack herunterhängt oder nach innen eingesunken ist. Sie kann auch ganz weggefressen sein, sodass nur ein Loch in der Gesichtsmitte zurückbleibt. Silicea kann den Prozess zum Stillstand bringen, sodass anschließend unter Umständen eine künstliche Nase angepasst werden kann.

Hepar sulfuris konkurriert mit Silicea bei syphilitischen Nasenkatarrhen, wenn das Organ von phagedänischen Ulzera durchsetzt ist. *Hepar, Mercurius corrosivus* und *Arsenicum* sind die wichtigsten Antisyphilitika bei phagedänischen Nasenulzerationen. Langwierige Nasenabsonderung von blutig tingiertem Nasenschleim bei Babys erfordert bisweilen Silicea, häufig aber auch *Calcarea sulfurica*.

Das Gesicht des Silicea-Patienten sieht seidig glänzend aus, anämisch, wächsern[GS] und müde. Pustulöse und vesikuläre Ausschläge breiten sich im Gesicht aus. Die Nasenflügel reißen ein, und die Lippen springen leicht auf. Schorfe bilden sich an den Haut-Schleimhaut-Übergängen, und darunter induriert das Gewebe; die Schorfe schälen sich ab, die Haut will aber nicht verheilen. Diese Indurationen bestehen aus derselben Art von minderwertigem Gewebe, wie wir es beim Lupus und bei Epitheliomen finden. Die Gewebsneubildung ist mangelhaft, und es entsteht ein ekzemähnlicher Zustand, der eine Infiltration des Gewebes begünstigt. Die kleinen Blutgefäße, die dorthin führen, werden immer dicker, bis sie schließlich verknorpeln. Silicea hat die Neigung, weiche

* Kent verbindet die Bestandteile dieses ›Sammelsymptoms‹ aus den *Guiding Symptoms* nur durch Kommata, sodass der falsche Eindruck entsteht, als gehörten sie alle zusammen. Aber auch in den *GS* ist die Interpunktion nicht korrekt.

Gewebe zu verhärten und harte Gewebe noch härter zu machen.

In der Kindheit erweichen die Knochen und werden sogar nekrotisch, oder das Periost entzündet sich mit nachfolgender Nekrotisierung. Bei den langen Röhrenknochen Karies des Schafts, des Gelenkkopfes und auch der knorpeligen Zonen. Abszesse in Knorpeln; Chondrome. Knochen brechen ein, und es bilden sich Fisteln. Nekrose bzw. Karies des Unterkiefers[TT143], von Gelenken, des Hüftkopfes, der Tibia, der Fibula; des Rückgrats oder einzelner Wirbel, sodass es zur Rückgratverkrümmung kommt, vorzugsweise nach lateral. Der Homöopath wird diese Knochenerkrankungen häufig unter Zuhilfenahme zusätzlicher Apparate oder Stützen behandeln müssen.

Der Silicea-Patient hat trockene, spröde Lippen[HY8,9]; sie springen leicht auf und schälen sich ab; Rhagaden an den Lippen[GS]. »Jückender Schorf auf der Oberlippe, am Rande des Rothen.«[CK270] Risse in den Mundwinkeln, die indurieren. Häufig besteht eine linienähnliche Fissur entlang dem Rand des Schorfes. Kleine, epitheliomähnliche Krusten bilden sich an den Nasenflügeln; wenn sie abgekratzt werden, hinterlassen sie eine wunde Oberfläche, die nicht verheilen will. Schorfbildung an [und besonders hinter[CK196]] den Ohren.

Die Zähne werden kariös[KE1,477] und verlieren ihren Schmelz. Das Dentin besteht zu großen Teilen aus Kalziumsilikat. Die Oberfläche der Zähne wird stumpf[CK309], verliert ihr glänzendes Aussehen, und dann setzt Karies ein; dies passiert besonders häufig am Zahnfleischrand. Geschwürsbildung an den Zahnwurzelspitzen. Zahnschmerzen bei kaltem und feuchtem Wetter. Die Zähne sind gelb und verfallen schnell. Das Zahnfleisch zieht sich von den Zähnen zurück. Die Zahnschmerzen bessern sich zumeist durch äußere Wärme[RP439] und in einem warmen Raum.* Abszesse des Zahnfleisches und des Gesichts, > durch Wärme. Reißende Kieferschmerzen, besonders heftig in der Nacht, besser durch Wärme; diese Schmerzen enden häufig mit Zahnfleischabszessen; bisweilen werden sie auch durch Druck gelindert, sofern die betroffene Stelle nicht durch eine Entzündung höchst empfindlich ist.

Die Zunge wird von einer Entzündung gichtigen Charakters befallen; drohende Abszessbildung, die entzündete Zunge füllt den ganzen Mund aus; reißende Schmerzen, < nachts und > durch Wärme.

Im inneren wie im äußeren Halsbereich kommt es zu Entzündung und Geschwulst einzelner oder aller Drüsen und lymphatischen Organe. Tonsillitis[KE1,541] mit großen Schmerzen in einer oder beiden Mandeln und drohender Abszedierung. Entzündung der Parotiden, der Unterzungen- und (weniger häufig) der Unterkieferspeicheldrüsen, ferner der zervikalen Lymphknoten; die Drüsen sind schmerzhaft, geschwollen und hart, die Schmerzen strahlen in den äußeren Hals, die Schultern und den Kopf aus. Silicea kann sogar bei akuten Entzündungen dieser Drüsen angezeigt sein, doch dann sind die Modalitäten genau entgegengesetzt. In einem chronischen, durch das Leiden sehr heruntergekommenen Fall verschlimmern sich die Beschwerden nach einem kalten Bad; der Patient ist wärmebedürftig, scheut jegliche Kälte und fröstelt ständig. Wenn aber der Hals akut entzündet ist, finden wir genau das Gegenteil: Der Kranke leidet an Hitzewallungen, unregelmäßigen Fieberattacken, kalten Extremitäten bei Hitze der oberen Körperhälfte, Schweißen an Kopf und Hals sowie Hitze und Erstickungsgefühl in einem warmen Raum. Diesen Zustand sehen wir bei Mandelentzündungen und Halsdrüsenabszessen, wenn sie akut sind. Hier zeigt Silicea seine Verwandtschaft mit *Pulsatilla*. Der *Pulsatilla*-Patient produziert bei seinen chronischen Leiden übermäßig viel Hitze, friert aber bei seinen akuten Beschwerden und schwitzt leicht. Im Hinblick auf ihre akuten und chronischen Affektionen verhalten sich die beiden Mittel also genau entgegengesetzt.

Silicea hat zwar viele Halssymptome, ist aber bei akuten Beschwerden in diesem Bereich doch nur selten indiziert, weil seine Wirkgeschwindigkeit zu langsam ist. Es tritt auf den

* Kent schreibt: »All neuralgias and toothaches are better in a warm room and from hot drinks.« Die Besserung durch heiße oder warme Getränke ist in keiner Arzneimittellehre und auch nicht im Repertorium zu finden, nur das Gegenteil (vgl. *CK* 302, 304).

Plan, wenn der Patient durch eine Serie von Erkältungen geschwächt ist, von Erkältungen, die wiederholt durch *Belladonna* oder andere akute Arzneien gebessert worden sind, aber dennoch immer wieder die Tonsillen und Halsdrüsen in Mitleidenschaft ziehen. Silicea setzt dieser Erkältungsneigung ein Ende. Es besteht ein chronischer Rachenkatarrh, der bei jeder Erkältung exazerbiert und rasch zu Heiserkeit führt, um dann wieder in den chronischen Zustand zurückzukehren. Bei diesen inveterierten Halsentzündungen wetteifert Silicea vor allem mit *Natrium muriaticum*.

Silicea affiziert den Magen, ruft Schluckauf[CK418], Übelkeit[CK421] und Erbrechen[CK431] hervor; auch die Leberfunktion wird beeinträchtigt. All diese Dinge hängen miteinander zusammen und sind nur schwer voneinander zu trennen. Ausgesprochene Abneigung gegen warme Speisen, Appetit bloß auf Kaltes, Ungekochtes[CK366]. Der Patient möchte seinen Tee lauwarm, seine Speisen aber ausschließlich kalt. Manchmal besteht auch großer Widerwille gegen Fleischspeisen[CK365]; wenn er doch einmal Fleisch isst, dann in Form von kaltem Aufschnitt. Er liebt Eiscreme und eiskaltes Wasser und fühlt sich nach deren Genuss sehr wohl. Meist ist er außerstande, heiße Flüssigkeiten zu sich zu nehmen; er schwitzt davon im Gesicht und am Kopf und bekommt Hitzewallungen *(Baryta carbonica)*.

Silicea wird durch jede größere Hitze oder Kälte gleichermaßen beeinträchtigt, selbst ein paar Grad Temperaturveränderung machen ihm zu schaffen. Der Patient bekommt Beschwerden durch Erhitzung; schon von einer geringfügigen Temperaturerhöhung wird er übermäßig erhitzt, bricht in Schweiß aus und erkältet sich dann.

Hier ein Fall dazu: Ein Gynäkologe bekam bei der Überwachung einer Geburt während der letzten Phase Schwierigkeiten und erhitzte sich entsprechend. Er zog Hut und Mantel an und begab sich nach draußen auf die Veranda, um sich abzukühlen. Kurz darauf bekam er einen Asthmaanfall, mit heftigem Husten, viel Auswurf, Würgen und Erbrechen, und diese Beschwerden wollten über Monate nicht weichen. Die Akutmittel, die er genommen hatte, wirkten immer nur palliativ, doch eine Gabe Silicea heilte ihn fast ebenso schnell, wie er erkrankt war. Während der Zeit der Asthmaerkrankung konnte er sich nicht in warmen Räumen aufhalten. Die akuten Silicea-Beschwerden verschlimmern sich häufig in einem warmen Raum und durch Hitze allgemein.

Das Mittel hat Verschlimmerung durch Milch. Der Silicea-Säugling kann oft keinerlei Milch vertragen, und der Arzt kommt deshalb nicht umhin, alle Arten von Kindernahrung, die auf dem Markt sind, zu verschreiben, wenn er nicht das richtige Mittel kennt. Silicea ist wie *Natrium carbonicum* von Nutzen, wenn die Muttermilch zu Erbrechen und Durchfall führt. Der ›Routinier‹ ist hier schnell mit Arzneien wie *Aethusa* bei der Hand und vergisst dabei völlig, dass auch Silicea das passende Mittel sein kann. Letzteres hat, wie auch *Natrium carbonicum*, saures Erbrechen und sauer riechende, überwiegend aus geronnener Milch bestehende Stühle. »Das Kind verschmäht die Mutter-Brust und erbricht sich auf's Saugen.«[CK] »Diarrhö nach Milchgenuss.«[GS]

Obwohl der Patient keine heißen Speisen und Getränke mag und Kaltes vorzieht, verstärken doch bei Brustbeschwerden kalte Getränke, Eiscreme und Kaltes allgemein den Husten[(GS)] – bis hin zu Brechreiz und schrecklichem Würgen; heftiger, würgender Husten. Würgen bei dem Bestreben zu expektorieren wird gewöhnlich von *Carbo vegetabilis* behoben, doch Silicea hat das Symptom ebenfalls.

»Zusammenlaufen des Speichels im Mund: mit Schauder[CK]; mit braun-schleimig belegter Zunge.«[GS] Stete Übelkeit und Erbrechen, < morgens und nach jedem Trinken.[CK] »Bitter-Geschmack aller Genüsse, selbst des Wassers.«[CK351] »Das Wasser schmeckt schlecht; erbricht nach Trinken.«[HC1,21]

Der Silicea-Patient hat einen schwachen, inaktiven Magen. Das Mittel passt für chronische Dyspeptiker, die seit langer Zeit viel erbrochen haben, besonders für solche, die kein heißes Essen, kein Fleisch und keine Milch mögen – sofern auch die psychischen und die körperlichen Symptome insgesamt übereinstimmen.

Silicea war eines der wichtigsten Arzneimittel bei der chronischen Diarrhö der Soldaten in unserem Bürgerkrieg. Es heilte einen beträchtlichen Teil jener, die erkrankt waren durch das ständige Schlafen auf feuchtem Untergrund, durch das Essen verschiedenartigster Speisen – bis zur völligen Prostration des Magen-Darm-Trakts –, durch die langen Fußmärsche, zumal wenn sie aus dem kalten Norden in Richtung Süden führten, sowie durch die häufige Überhitzung. Silicea ist bei diesen Symptomen mit *Sulfur* zu vergleichen.

Zum Arzneimittelbild gehört auch eine Reihe von Schmerzen des Magens und Abdomens, häufiger aber ist eine Druckschmerzhaftigkeit in diesem Bereich[CK]. Chronischer Wundheitsschmerz im Magen, der, wenn er zu lange fortbesteht, in einen tuberkulösen Zustand übergeht. Kolikartige Bauchschmerzen[HY8,7]; Blähungen und aufgetriebener Bauch[HY8,113], mit Knurren und Kollern darin[CK496]; große Empfindlichkeit auf Druck. Die Bauchschmerzen werden durch Wärme erleichtert.[CK482] Vergrößertes Abdomen bei Kindern[GS] und Erwachsenen. *(Baryta carbonica)* Aufgespannter, harter und heißer Unterleib, besonders bei Kindern.[CK;UE] Verschlimmerung der Bauchbeschwerden nach dem Essen[CK455+475]; Kleiderdruck wird als unangenehm empfunden; am charakteristischsten ist jedoch die Linderung durch Wärme.

Obstipation durch Unfähigkeit des Mastdarms, den Stuhl auszutreiben.[CK509] Nur selten kommt es vor, dass der Kot, wie bei *Alumina*, ohne jeden Drang im Rektum verharrt; meist besteht viel Stuhldrang, aber der Stuhl kommt nicht heraus. Ob der Stuhl aus kleinen Knollen besteht[CK507] oder ob er großkalibrig ist, sei er weich oder hart, stets muss der Patient viel pressen[CK512], unter großer Mühsal und mit starkem Schwitzen am Kopf. Der Kot staut sich im Rektum, obwohl der Patient bis zur Erschöpfung versucht, ihn loszuwerden; *meist schlüpft der bereits vorgetriebene Kot sogar wieder zurück*[CK511], sodass der Kranke schließlich verzweifelt aufgibt. Nur durch manuelles Nachhelfen kann er sich etwas Erleichterung verschaffen. Große Anstrengung beim Stuhlgang[CK508] finden wir bei vielen Arzneimitteln, besonders aber bei *Alumina, Alumen, China, Natrium muriaticum, Nux vomica, Nux moschata* und Silicea.

Silicea hat Bandwürmer beseitigt, wenn die Symptome insgesamt übereinstimmten. *(Calcarea, Sulfur)*

Das Mittel hat auch Fisteln zum Verschwinden gebracht.[GS] Patienten mit Schwindsuchtneigung leiden häufig an Abszessen im Bereich des Rektums, die nach innen oder außen aufbrechen und komplette oder inkomplette Analfisteln[AZ103,175] bilden. Diese Fisteln scheinen eine Art Stellvertreterfunktion auszuüben für etwas, was sonst eintreten würde, und wenn sie operativ oder durch andere äußere Maßnahmen entfernt werden, neigt der Organismus zur Entwicklung eines Brustleidens, entweder in Form eines chronischen Katarrhs oder von tuberkulösen Infiltraten. Silicea gehört zu den Mitteln, die hier die Konstitution wieder in Ordnung bringen können, und in ein bis fünf Jahren wird die Fistel nicht mehr nötig sein und von selbst ausheilen. Chirurgen ›heilen‹ sie sofort, und für eine gewisse Zeit fühlt sich der Patient wohl, doch nach wenigen Jahren geht es dann mit seiner Gesundheit rapide bergab. *Causticum, Berberis, Calcarea carbonica, Calcarea phosphorica, Graphites* und *Sulfur* können, neben anderen Mitteln, in solchen Fällen hilfreich sein; Silicea folgt hier oft gut auf *Thuja*.

Eiterungen im Bereich der Harnwege[GS]; Katarrh der Schleimhäute; chronischer Blasenkatarrh[AT45] mit Eiter und Blut im Urin[TT144]; reichlicher, zähschleimiger Bodensatz im Urin. »Eitrige Prostatitis; dicker, fötider Eiter fließt aus der Harnröhre.«[GS] »Gonorrhö; eitrige oder eiterähnliche, blutige Absonderung aus der Harnröhre; geringe Absonderung von kleinen Eiterfetzen.«[GS] Hier wie andernorts sind die Sekrete der Schleimhaut zumeist dick oder auch wie geronnen aussehend.

Nächtliches Einnässen von Kindern und Jugendlichen.[HC4,132]

Abszesse entlang dem Penis, am Perineum, im Bereich der Prostata oder der Testes [Empyocele[RP694]]. Chronische Entzündung und Verhärtung der Hoden, mit starken Schmerzen. Hoden schmerzhaft empfindlich, fühlen sich an wie zusammengepresst[CK585]. Hydrozele[CK590] bei skrofulösen Knaben und Männern.[KE2,215]

Beim Mann Impotenz.[TT144] »Mangel an Geschlechtstrieb und Schwäche des Begattungs-

Vermögens.«[CK] Allgemeine Schwäche, Kraftlosigkeit und Erschöpfung nach nächtlichem Samenerguss[GS] oder Geschlechtsverkehr[TT144], selbst wenn dieser nur mäßig häufig ausgeübt wird. Der Patient braucht eine Woche oder zehn Tage, um sich davon zu erholen. *(Agaricus)* Starkes Schwitzen der Genitalien [besonders des Hodensacks[CK588 f.]], mit allgemeiner Erschöpfung sowie Schwäche und Ermüdung des Rückgrats.

Schwäche und Erschöpfung der Sexualfunktionen auch bei der Frau. Seröse Zysten in der Vagina.[GS] Scheidenfisteln.[GS] Abszesse der Labien mit Neigung zur Fistelbildung[TT145]; sie heilen, wenn überhaupt, nur unter Zurückbleiben harter Knoten ab. Kleine Fisteln, die eine übelriechende, käsige Masse absondern. Sie verheilen unter Bildung kleiner Knötchen, um dann aber, nach einiger Zeit, an derselben Stelle wieder aufzubrechen. Frauen, die zu solchen Abszessen im Genitalbereich neigen, benötigen häufig Silicea.

Blutabgang zwischen den Regelblutungen.[GS] [»Einiger Blut-Abgang zur Zeit des Neumondes, einige Tage lang, 11 Tage vor der zur richtigen Zeit erscheinenden Periode.«[CK618]] Bei Silicea kommt es sehr leicht zu Uterusblutungen, z.B. vor der Menstruation und bei Aufregung, besonders aber beim Stillen eines Babys[CK]; jedes Mal beim Anlegen des Kindes fließt Blut aus der Gebärmutter[AZ42,319]. Beachten Sie diesbezüglich den Unterschied zu *Calcarea: Calcarea* neigt zu Gebärmutterblutungen oder profusen Menses während der gesamten Laktation, aber nicht speziell dann, wenn das Kind gestillt wird.

Silicea hat Hydrosalpinx und Pyosalpinx[TT145] mit rezidivierenden Entleerungen der Flüssigkeitsansammlung durch den Uterus geheilt. Die Patientin bemerkt auf einer Seite der Gebärmutter eine ständig an Größe zunehmende knotige Anschwellung, die irgendwann plötzlich verschwindet – unter massivem Abgang einer wässrigen oder blutig-eitrigen Flüssigkeit –, um dann wieder größer zu werden und sich später erneut schwallartig nach außen zu ergießen. Dies sind die typischen Erscheinungen bei diesen Eileiteraffektionen.

»Mehrmonatliches Ausbleiben der Regel.«[CK] Amenorrhö [oder verkürzte Regelblutung[AZ73,80]] bei unterdrücktem Fußschweiß.[GS]

Seröse Vaginalzysten von Erbsen- bis Orangengröße, aus der Scheide hervortretend oder nach oben gerichtet und den anatomischen Gegebenheiten entsprechend abgeflacht. Viele kleine Zysten, die wie Pekannüsse zusammenstehen. *Rhododendron* und Silicea haben derartige Geschwülste geheilt, selbst wenn kaum andere Symptome vorhanden waren.

»Leukorrhö: profus[EN998], scharf und wundmachend[CK]; milchig und gussweise herausfließend, mit vorangehendem Leibschneiden in der Nabelgegend[CK]; beißenden Schmerz verursachend, besonders nach sauren* Genüssen[CK635]; beim Urinieren abgehend[CK]; bei Uteruskarzinom.«[GS]

Harte Knoten in den Brüsten, die in Eiterung überzugehen[TT145] und zu abszedieren drohen. Wenn das Mittel rechtzeitig gegeben wird, wird es das ganze Übel restlos beseitigen. Kommt es aber zu spät und ist Eiterung unausweichlich, so wird es auch dann noch seinen Nutzen entfalten. Es mögen Klopfen, Berührungsempfindlichkeit oder Schwere der Mammae vorhanden sein, Silicea dämpft die Schmerzen und beschleunigt den Eiterungsprozess. Auf natürliche Weise kommt es zur Eröffnung des Abszesses, es gibt eine gewisse Sekretion, und sehr rasch schließt sich die Wunde wieder. Sobald aber zwischendurch Schmerzmittel verabreicht oder heiße Packungen appliziert werden, kann Silicea nichts mehr ausrichten. Es ist bereits zu viel Blut in dem Organ, und das Auflegen einer heißen Kompresse verstärkt das Übel noch; mehr Blut drängt in das kranke Gewebe, und wenn Eiterung stattfindet, geht dadurch noch mehr gesundes Gewebe zugrunde. Statt einen Fingerhut voll Eiter sondert der eröffnete Abszess tagelang Tassen von Eiter ab, und die Hälfte der Brustdrüse wird zerstört.

Silicea-Frauen sind häufig so geschwächt, dass sie zu Fehlgeburten[SK557] neigen oder eine Konzeption gar nicht erst stattfindet. Es hat den Anschein, als seien auch die Genitalorgane vollkommen erschöpft und dadurch nicht mehr in der Lage, ihre Funktionen auszuüben.

* Bei Kent und in den *Guiding Symptoms* heißt es fälschlich »acrid« statt ***acid***.

Silicea-Babys leiden an allen möglichen Störungen. Sie kränkeln ständig, können weder Muttermilch noch andere Nahrung vertragen, neigen zu Durchfall und Erbrechen. Ein gesundes Kind kann selbst minderwertige Milch problemlos verdauen.

Erstickungs-[CK660] oder Krampfhusten der gefährlichsten Art.[KH] »Zehrhusten mit kopiösem Eiterauswurfe.«[UE] Das Mittel passt aber auch in den frühen Schwindsuchtstadien, wenn die Lunge noch nicht so ausgedehnt befallen ist; es passt für Husten von katarrhalischem Charakter, wenn die Symptome insgesamt übereinstimmen. Wenn sich im Lungengewebe ein kleiner tuberkulöser Abszess[GS] befindet, der nicht verheilen will, führt Silicea die Genesung herbei, indem es die Wände der Abszesshöhle zusammenzieht. Hartnäckige Fälle von Bronchialkatarrh, mit asthmatischem Giemen, Erstickungsgefühl, Tremor und Unfähigkeit zur Bewegung, verursacht durch Erhitzung und Überanstrengung,* besonders wenn sich der Patient anschließend verkühlt, etwa durch Zugluft oder kaltes Baden. Feuchtes Asthma mit groben Rasselgeräuschen; die Lunge scheint mit Schleim angefüllt zu sein, und der Patient droht zu ersticken. Silicea passt besonders bei asthmatischen Leiden alter Sykotiker oder bei Kindern von sykotischen Eltern; in diesen Fällen konkurriert es mit *Natrium sulfuricum*. Der Patient sieht dabei blass, wächsern und anämisch aus, ist äußerst erschöpft und hat großen Durst.

Asthmaanfälle nach unterdrückter Gonorrhö, mit einer Neigung zu Beschwerden durch Überanstrengung und Überhitzung, wie sie bei den meisten Sykotikern auftreten.

Trockener und quälender Husten mit Heiserkeit[CK654]; drohende Kehlkopftuberkulose; eigentümlich gebrochene Stimme durch Verdickung der Kehlkopfschleimhaut oder durch eine tuberkulöse Affektion des Larynx. Vom vielen Husten Wundheitsschmerz in der Brust[CK661], mit drohender Miliartuberkulose; der Husten wird stärker durch kalte und geringer durch warme Getränke[GS]. Lungenaffektionen bei Steinmetzen[GS]; der feine Steinstaub ruft einen chronischen Reizzustand der Atemwegsschleimhäute hervor. Silicea befördert das Herauseitern dieser Steinpartikel.

»Hohler, krampfhafter Stickhusten, von Kitzel in der Luftröhre, besonders in der Gegend des Halsgrübchens erregt, Abends und Nachts ohne, Morgens und am Tage mit vielem gelbem, etwas grünlichem, eiterartigem oder zähem, zuweilen milchweissem, scharfem Schleim-Auswurfe, seltener hellen, schaumigen Bluts, gewöhnlich fettig schmeckend und übelriechend.«[KH]

Chronische Neigung zu Erkältungen, die auf die Brust schlagen und asthmatische Symptome hervorrufen. Chronische Bronchitis.[GS] Lungenentzündung, die in Eiterung übergeht.[GS] Silicea eignet sich besonders für die späteren Stadien der Pneumonie und die nachfolgenden chronischen Beschwerden. Langsame Genesung nach einer Pneumonie. *(Lycopodium, Sulfur, Phosphorus, Calcarea)* Hitzewallungen und Schleimrasseln. Gesichtshitze[CK] tagsüber *(Sulfur, Sepia, Lachesis);* Rasselgeräusche wie bei *Antimonium tartaricum;* fliegende Hitze wie bei *Sulfur* und *Lycopodium*.

Phthisis: dicke, fötide, gelbe oder grüne Sputa; ausgeprägtere Kälte als bei *Calcarea;* Kopfschweiße; Schmerzen in den Lungen, namentlich Wundheitsschmerz und Stiche.

Im Bereich der Extremitäten fällt die Neigung zu Knochenhautentzündungen auf. Hühneraugen.[CK948] *(Antimonium crudum, Graphites)* Einwachsende Zehennägel.[GS] Rheumatische Beschwerden in den Fußsohlen. Kann vor Schmerzen in den Füßen nicht laufen.[GS] *(Antimonium crudum, Medorrhinum, Ruta graveolens)*

Starke Nachtschweiße[CK1185]; der Patient fängt an zu schwitzen, sobald er eingeschlafen ist *(Pulsatilla, Conium)*.

Epilepsie[CK]; die Aurabeschwerden gehen vom Solarplexus aus und pflanzen sich von dort zum Magen, zur Brust und schließlich bis zum Gehirn fort[AZ39,108].

Silicea ist ein Komplementärmittel zu *Calcarea, Pulsatilla* und *Thuja*.

* Der im Folgenden kursiv gedruckte Teil des Satzes wurde in der 2. Auflage versehentlich ausgelassen: »Inveterate cases of catarrh of the chest with asthmatic wheezing, *tremulous suffocation, inability to move, brought on by overheating*, overexertion.«

Spigelia

Spigelia anthelmia; Wurmkraut, Wurmgras

Spigelia ist vor allem wegen seiner Schmerzen bekannt. Es ist besonders angezeigt bei Menschen, die durch Erkältungen geschwächt worden sind und anschließend rheumatische Beschwerden bekommen haben, die gesundheitlich stark angegriffen sind und von Schmerzen geplagt werden. Fast jeder Nerv kann betroffen sein: Neuralgien von zumeist stechendem, reißendem oder brennendem Charakter, am ausgeprägtesten im Bereich der Augen, des Gesichts, der Zähne, der Kiefer, des Halses und der Schultern. Brennen wie von glühenden Nadeln im Gesicht und Hals, in jede Richtung fahrend.[(GS)] Stechende, reißende Schmerzen, < durch Bewegung, Essen und jede andere Tätigkeit, selbst durch Nachdenken und geistige Anstrengung. Die Schmerzen des äußeren Halses und der Schultern werden durch Wärme gebessert, die im Bereich der Augen durch Kälte.

Stechen und Reißen in den Gliedmaßen, Schmerzen wie von heißen Drähten. Manchmal werden die Schmerzen bei Spigelia im Liegen schlimmer, doch gewöhnlich bessern sie sich in der Ruhe; < durch Licht, Essen, Bewegung, Erschütterung[RA(453)]. Der schmerzhafte Körperteil ist so empfindlich, dass auch leichtere körperliche Betätigung, wie Treppauf- und Treppabgehen, oder das Fahren auf einer holprigen Straße die Schmerzen bis zur Unerträglichkeit steigert.

Der Spigelia-Patient ist sehr empfindlich gegen kühle Luft[RA(465)], gegen Wetterwechsel. Er neigt zu Rheumatismus und zu Neuralgien.

Heftigste Schmerzen im Bereich der Augen.[RA(93)] Die Routinepraxis beschränkt den Gebrauch der Arznei auf diese Region. Verschlimmerung der Augenbeschwerden durch starken Druck, bisweilen aber auch Besserung dadurch, wenn er vorsichtig und langsam erfolgt; jede Bewegung der pressenden Hand verschlimmert jedoch. Das betroffene Auge ist häufig entzündlich gerötet[RA(90)] und geschwollen.

Neuralgien der Thoraxmuskeln. Viele Spigelia-Schmerzen in der Brust gehen auf das Konto des Herzens, doch manche entspringen auch einer Interkostalneuralgie. Reißende Schmerzen in der Brustwand, besonders linkerseits, bis in die Schulter, den Hals und den Arm sich fortsetzend.[RA(306)] Stiche in Brust oder Brustwand, mal hierhin, mal dorthin schießend.[RA(312)ff.]

Unregelmäßige Herztätigkeit. Schmerzhafte Herzbeschwerden im Zusammenhang mit Klappenfehlern, insbesondere als Folge von rheumatischem Fieber.[GS] Rheumatisch bedingte Perikarditis[AZ113,4] und Endokarditis[AZ85,181]. Messerstichartige Schmerzen in der Brust; ähnliche Schmerzen in den Augen.

Spigelia bedarf weiterer Arzneiprüfungen, denn seine psychischen Symptome sind kaum bekannt. »Gedächtnißschwäche.«[RA4] »Nicht zum Arbeiten aufgelegt.«[RA(456)] »Unruhe und Bangigkeit.«[RA128] »Aengstlichkeit und bange Sorge für die Zukunft.«[RA(530)] »Düstere[RA(538)], suizidale[RA130] Stimmung.«[GS] »Furcht vor spitzen Gegenständen, vor Nadeln etc.«[GS] »Sehr reizbar[RA(537)] und schnell verärgert[RA(535)]; leicht zu kränken.«[GS] Dies ist alles, was man für wert befunden hat, in die *Guiding Symptoms* aufzunehmen. Es zeigt, dass der Geistes- und Gemütszustand von Spigelia tatsächlich noch nicht genügend herausgebracht worden ist.

Viele Symptome treten am Morgen auf[GS], von der morgendlichen Müdigkeit[RA(476)] bis hin zum Einsetzen der zahlreichen neuralgischen Beschwerden.

Menschen mit chronischer Anämie, bei denen sich die Beschwerden insbesondere auf das periphere Nervensystem verlagert haben. Es sind hinfällige, bleiche, nervöse Individuen, die an Neuralgien, heftigem Herzklopfen[RA(335)] und unregelmäßigem Puls[RA(494)] leiden. Schwindel morgens beim Aufstehen, mit Kopfschmerzen, die dem Patienten die Sinne rauben.[GS] Der Kranke ist so nervös und erregt, dass er ganz außer sich gerät; er kann keine Sekunde stillsitzen, kann sich nicht beherrschen.

Pulsieren[RA14], pulsweise Stiche[RA13] oder scharfes Stechen[RA(67)] im Kopf. Die Kopfschmerzen bessern sich gewöhnlich in der Ruhe und im Liegen[RA(62)], wenn der Kopf hochgelagert wird[GS]; sie verschlimmern sich beim Bücken[RA10], bei Bewegung und bei jedem lauten Geräusch[RA(62)]. Kopfschmerzen wie auch Augenschmerzen werden bei Spigelia durch Waschen mit kaltem Wasser gelindert, anschließend aber vermehrt.[GS] Viele der Beschwerden und Neuralgien des Kopfes gehen mit Nacken-[RA16] und Schultersteifheit einher; es ist jedoch nur eine scheinbare Steifheit, verursacht durch die schmerzbedingte Unfähigkeit, den Kopf zu bewegen. Der Patient sitzt wie angenagelt auf seinem Stuhl, kann bei seinem Kopfweh weder Geräusche noch helles Licht[GS] vertragen, noch kann er sich im Raum bewegende Lebewesen durch Drehen des Kopfes verfolgen. Er darf zu diesem Zweck, wenn überhaupt, nur die Augen bewegen. »Feines, wühlendes* Reißen im Gehirne« – es scheint im Gehirn zu sein, ist aber wohl eher in den Kopfhautnerven lokalisiert – »vorzüglich heftig im linken Scheitelbeine, bei Bewegung, beim Gehn, und besonders bei einem Fehltritte heftiger, gegen Abend; mehre Abende nacheinander.«[RA(61)] »In der Stirne, heftiges Drücken und Pressen nach außen.«[RA(30)] »Ein Herauspressen in der Stirne, beim Vorbücken.«[RA(35)] »Pressen in der Stirne, als wenn das Gehirn heraus wollte, was durch Draufhalten der Hand einige wenige Augenblicke nachließ.«[RA(37)]** »Spannend reißender Schmerz in der Stirne, besonders unter dem linken Stirnhügel, nach der Augenhöhle hin.«[RA(60)] Beachten Sie die Intensität der Beschwerden! »Wühlender und wühlend reißender Schmerz im Hinterhaupte, im linken Scheitel und der Stirne, bei Bewegung so wie bei jedem starken Geräusche, und wenn er stark spricht oder den Mund auch nur ein wenig öffnet, heftiger; beim Liegen am erträglichsten.«[RA(62)] »Früh, schon im Bette, mehr aber noch nach dem Aufstehen, ein drückender Schmerz in der rechten Kopfseite,*** welcher zugleich das rechte Auge einnimmt. Er sass tief und äusserer Druck war ohne Einfluss, aber bei Bewegung wurde er sehr empfindlich. Beim schnellen Wenden des Kopfes war es, als ob das Gehirn wackelte. Jede Erschütterung, Auftreten, selbst Pressen beim Stuhlgange vermehrte sogleich diesen Kopfschmerz oder rief ihn hervor.«[HE4] »Kopfschmerz, wie Schwere darin; wenn er die Gesichtsmuskeln zieht, ist's als wenn der Hirnschädel oben aus einander springen wollte.«[RA12] Gefühl wie von einem Reifen um den Kopf[HC4,141] oder als wäre der Kopf fest zusammengebunden[RA(27)]. »Neuralgie, wobei sich die Schmerzen in, über und unter den Augen konzentrieren, ausgelöst durch Erkältung oder Verkühlung, besonders bei feuchtem, regnerischem Wetter; Hyperästhesie der Trigeminusäste.«[GS]

Zu Beginn der neuralgischen Schmerzen ist die Hyperästhesie noch ziemlich gering, doch mit Fortbestehen der Schmerzen nimmt sie immer mehr zu, und das Auge kongestioniert. Ich habe Spigelia-Patienten unter so heftigen Schmerzen leiden sehen, dass sie vollkommen kraftlos wurden, in kalten Schweiß ausbrachen und sich schließlich übergaben.

Der *Hepar*-Patient ist so empfindlich gegen Schmerzen, dass er davon bewusstlos wird; er wird vor Schmerzen ohnmächtig.

Der *Chamomilla*-Patient empfindet Schmerzen mit einer solchen Intensität, dass er extrem reizbar wird und sich in Raserei und Wutausbrüche hineinsteigert.

Der Spigelia-Patient leidet ebenfalls größte Pein, und der Schmerz hinterlässt auch körperliche Spuren: Der betroffene Bereich entzündet sich, wird rot und höchst empfindlich. Die Kopfschmerzen verschlimmern sich durch Wärme und bessern sich vorübergehend durch Waschen des Kopfes mit kaltem Wasser[GS]; bei Schmerzen in anderen Regionen ist es jedoch umgekehrt.

Bei *Phosphorus* werden die Kopf- und Magensymptome durch Kälte gelindert, während die Brust und der übrige Körper durch Wärme Erleichterung finden.

Auch bei *Arsenicum album* werden die Kopfbeschwerden oft durch Waschen mit kaltem Wasser gebessert, während der Patient selbst höchst kälteempfindlich ist und bei seinen übrigen Beschwerden Wärme vorzieht.

* Statt ***burrowing*** heißt es in den *Guiding Symptoms* (und bei Kent) fälschlich »burning«.

** In den *Guiding Symptoms* (und bei Kent) heißt es fälschlich »... < by pressure with hand« (S. 438, 2. Sy. v. u.).

*** Kent schreibt irrtümlich »forehead« statt ***head***.

Spigelia hat viele visuelle Symptome, von denen manche zusätzliche Beschwerden verursachen. Es kommt vor, dass der Patient – auch ohne begleitende Schmerzen – nur geradeaus gucken kann, weil ihm sonst schwindelig wird und sich alles im Kreise dreht. »Schwindel: wenn er niederblickt, glaubt er zu stürzen.«[RA2] Etliche Menschen neigen zu dieser Art von Schwindel, wenn sie von einem hochgelegenen Ort herabsehen; dem Spigelia-Patienten aber wird schon schwindelig, wenn er nur an seiner Nase herabsieht; deshalb sitzt er still da und starrt immer geradeaus[RA(7)].

Latentes Einwärts- oder Auswärtsschielen; manifestes Schielen bei Kindern[NZ2,5]. Störungen der Akkommodation.[GS] Alle möglichen leichten Krampfzustände der Augenmuskeln. Einem Spigelia-Patienten kann man gewöhnlich nur schwer eine Brille anpassen, denn er kann nicht konstant fokussieren[RA34]; das Sehvermögen unterliegt großen Schwankungen. Was bei *Ruta* auf einer Überanstrengung der Augen beruht, ist bei Spigelia rein neuralgisch bedingt. Latente Sehfehler.

Eine Frau, die bis zu ihrer Hochzeit keinerlei Probleme mit den Augen gehabt hatte, litt, als sie zu mir kam, fast an jeder Sehstörung der Spigelia-Pathogenese. Sie seien alle auf einmal, von heute auf morgen entstanden, berichtete sie. Sie hatte sich bereits diverse Brillen anpassen lassen, doch die Sehkraft ließ immer weiter nach. Spigelia heilte sie so gründlich, dass sie fürderhin auf jede Brille verzichten konnte.

Ein ständig sich änderndes Sehvermögen bedarf einer arzneilichen Therapie. »Stichschmerzen in den Augen[RA(88)] und deren Umgebung, häufig an einem Punkt beginnend und in jede Richtung ausstrahlend.«[GS] »Augapfel berührungsempfindlich.«[GS] Die Augenbeschwerden verschlimmern sich beim Darandenken sowie in der Nacht.[GS] »Unerträglich drückender Schmerz in den Augäpfeln, beim Drehen der Augen noch schmerzhafter; will er mit verwendeten Augen sehen, so wird's ihm schwindlicht; er muß daher, um auf die Seite hinzusehen, den ganzen Kopf drehen.«[RA(99)] »Jeden Morgen, mit dem Glockenschlage 6, entsteht in dem linken Augapfel, schnell und unerwartet, ein heftiger Schmerz; es ist ihr, als sei der Augapfel zu groß und als werde er gewaltsam aus seiner Höhle herausgedrängt. ... Bald verbreitet sich dieser Schmerz von dem Augapfel aus in die Stirnhöhle ... [und später] bis in den Scheitel.«[AR1,3,176f.]

Ich erinnere mich an eine Patientin, die wegen zahlreicher Sehstörungen von einem Augenarzt zum anderen gereist war; keine Brille wollte bei ihr passen. Sie hatte einen einzigen, scharf stechenden Schmerz über dem linken Auge, der sie weder tags noch nachts verließ; schlafen konnte sie nur, wenn sie vollkommen erschöpft war. *Lac felinum* heilte sie. Beständiger, fein stechender Schmerz über dem linken Auge wurde von den Prüfern der Katzenmilch beobachtet.

Spigelia heilte den folgenden Fall eines Pterygiums: »Ein Mann hatte vor 2 Jahren heftigen Schmerz im rechten Augapfel, bei dessen Nachlass sich ein Pterygium nach innen zeigte. Wie der Schmerz verschwand, wuchs dasselbe und ragt jetzt weit in die Cornea herein. Gegenwärtig Schmerz, als ob der linke Augapfel zerspringen wollte, schlimmer beim Bücken, längere Zeit regelmässig jeden Morgen vor Aufstehen erscheinend, bis Mittag dauernd und dann plötzlich verschwindend.«[KE1,294]

»Stechende Schmerzen in der Brust, heftiger beim Ein- und Ausatmen[RA(313)+(328)] sowie bei der geringsten Bewegung.«[GS] Zerreißungsschmerz in der Brusthöhle, besonders beim Hochheben der Arme.[AZ3,110] Fortdauerndes zittriges Gefühl in der Brusthöhle, durch jede Art von Bewegung gesteigert, selbst durch Stricken, was zu gänzlicher Untätigkeit zwingt.[AZ3,110] »Starke Engbrüstigkeit, beim Bewegen im Bette, mit Möglichkeit, nur auf der rechten Seite und mit aufgerichtetem Oberkörper zu liegen.«[SK569] »Rheumatische Beschwerden, besonders in der linken Seite der Brust.«[GS]

»Starkes Herzklopfen mit einem Gefühl, als würde das Herz von einer Hand zusammengedrückt.«[GS(AZ3,110)] »Knurren in der Brust, besonders in der Herzgegend, wie das Spinnen [Schnurren] der Katzen.«[SK570] »Das Gehör, namentlich mit dem Stethoskop, ließ den Wechsel zwischen Systole und Diastole weniger durch Stoß oder Schlag als durch eine wellenförmige

Bewegung* wahrnehmen.«[AZ3,110] »Puls an allen Arterien gleichzeitig ..., nicht übereinstimmend mit dem Herzschlage.«[AZ3,110] Zittern der Karotiden.[GS] »Akute Perikarditis mit Angst und Schweregefühl im Präkordium.«[GS] Viele dieser Symptome sind das Ergebnis eines akuten Gelenkrheumatismus, entstanden gegen Ende des Fiebers oder auch erst Monate danach. Spigelia ist bei rheumatischen Herzleiden selten angezeigt, wenn es sich um phlegmatische Individuen mit nur schwach ausgebildetem Gefühlsleben handelt.

Wenn ein rheumatisches Leiden die venöse Seite des Herzens befällt und eine Art Verstopfungs- oder Vollheitsgefühl im ganzen Körper besteht, mit fleckigem Gesicht und Schwellung der Gliedmaßen, die aber auf Druck keine Dellen hinterlässt, so ist dies ein ernster Fall, der in eine Bright'sche Krankheit übergehen und schließlich zum Tode führen kann.

* Dieses ***auskultatorische*** Phänomen wurde von Jahr *(Symptomenkodex)* nur als »wellenförmige Bewegung des Herzens« wiedergegeben – entsprechend findet sich das Missverständnis auch in den *Guiding Symptoms* und bei Kent. Es folgt bei Jahr, korrekt durch Semikolon abgetrennt, ein weiteres Symptom aus demselben klinischen Fall: »Herzschlag nicht mit dem Pulse übereinstimmend.« In den *Guiding Symptoms* (und bei Kent) werden diese beiden Symptome dann, unzulässig und gänzlich missverständlich, zu einem einzigen Symptom zusammengezogen, indem es dort heißt: »Wave-like motion, not synchronous with pulse.« Und an anderer Stelle: »Waving palpitation, not synchronous with pulse.«

Spongia tosta

Geröstetes Skelett des Badeschwamms (Euspongia off.)

Die psychischen Symptome weisen Spongia als Herzmittel aus. Wenn ein Mittel die Angst, die Furcht und die Atemnot erzeugt, wie wir sie bei Spongia sehen, wird es sich mit großer Wahrscheinlichkeit als Herzmittel erweisen, es sei denn, diese Erscheinungen hängen mit Reizzuständen und entzündlichen Erkrankungen des Gehirns zusammen. Bei Spongia finden wir aber ohne irgendwelche zerebralen Symptome große Angst[RA148], Furcht zu sterben und Erstickungsnot[HC1,134], verbunden mit heftigem Herzklopfen[MM806] und Beklemmung in der Herzgegend[MM818]. Spongia entspricht besonders jenen Fällen, die von Schmerzen und kongestivem Vollheitsgefühl[MM806] in der Herz- und Brustregion gekennzeichnet sind, mit Dyspnoe, Todesangst, Furcht vor der Zukunft[GS] und ängstlicher Vorahnung eines schlimmen Unglücks[RA150]. Der Patient wacht nachts häufig angsterfüllt auf, und es dauert dann eine ganze Weile, bis er zur Besinnung kommt. *(Aesculus, Lycopodium, Sambucus, Lachesis, Phosphorus, Carbo vegetabilis)*

Spongia hat enge Beziehungen zu *Aconitum*, das ebenfalls das Herz erregt und Unruhe, Angst und Furcht erzeugt – Furcht vor dem Tod, mit Voraussagen der Todesstunde. Doch bei *Aconitum* gehen diese Erscheinungen mit großer fiebriger Erregung einher, welche bei Spongia weit weniger ausgeprägt ist. Dafür hat Spongia eine wesentlich tiefere Wirkung als *Aconitum*. Seine Herzaffektionen entwickeln sich nur langsam und sind mit Gewebsveränderungen und Herzvergrößerung verbunden. Das Herz wird langsam, aber stetig größer, die Klappen werden deformiert und schließen nicht mehr richtig, was zu blasenden oder schwirrenden Regurgitationsgeräuschen führt, verbunden mit den typischen Gemütssymptomen. Auch beim Krupp ähneln die beiden Mittel einander. Spongia ist hier aber von tieferer Wirkung; die Krankheit kommt langsamer zum Ausbruch, sie benötigt mehrere Tage, um sich zu entwickeln. Wenn sich der *Aconitum*-Patient durch trockenen, kalten Wind erkältet hat, bekommt er noch am selben Abend während des ersten Schlafs einen Kruppanfall; noch vor Mitternacht entwickelt sich ein trockener, heiserer Krampfhusten. Bei Spongia hingegen liegt die Erkältung ein oder zwei Tage zurück, und die ersten Beschwerden bestehen in Rauheit und Trockenheit der Schleimhäute[RA(144)] sowie in häufigem Niesen[RA(141)]. Bei beiden Arzneien treten die Kruppanfälle vorzugsweise vor Mitternacht auf[HC2,240], mit trockenem, heiserem, bellendem Husten, sägender Respiration und Trockenheit der Atemwege. Die Arzneien sind einander so ähnlich, dass Spongia zum natürlichen Folgemittel wird, wenn *Aconitum* den Krupp nur teilweise beherrscht und das Leiden in der folgenden Nacht wiederkehrt oder über Mitternacht hinaus fortdauert. Spongia schlägt hier wohl auch deswegen an, weil es wahrscheinlich von Anfang an das heilende Mittel gewesen wäre. Man muss an Spongia denken in Fällen, die von Abend zu Abend schlimmer werden, mit heiserem Bellen und Krächzen vor Mitternacht (obwohl der Krupphusten bisweilen auch nach Mitternacht auftreten kann). Es ist ein tiefwirkendes Mittel, wenngleich seine Beschwerden manchmal auch recht plötzlich einsetzen können.

Der *Hepar-sulfuris*-Krupp verschlimmert sich abends [von Abend bis Mitternacht] und am frühen Morgen. Wenn daher *Aconitum* am Abend geholfen hat, der Husten aber am nächsten Morgen wiederkehrt, muss *Hepar* erwogen werden. Auch wenn der Krupp erst am darauffolgenden Abend exazerbiert und von einem rasselnden Ton begleitet wird, ist *Hepar* das Mittel der Wahl. Trockener Husten hingegen – ohne Rasselgeräusche – entspricht Spongia. Wenn das Kind warm zugedeckt sein möchte oder sagt, dass es friert, passt *Hepar;* wenn es aber den Raum als zu warm empfindet und die Bettdecken fortstrampelt, benötigt es *Calcarea sulfurica*.

Dem Spongia-Patienten geht es in einem warmen Raum[GS] und allgemein durch Hitze schlechter. Er hat ein Bedürfnis nach Kälte, wie *Jodum*, erfährt aber durch warme Getränke Linderung, wie *Arsenicum, Nux vomica* und *Lycopodium*.

Spongia hat eine ausgesprochene Neigung, sämtliche Drüsen und Lymphknoten zu affizieren – im Sinne einer allmählich zunehmenden Anschwellung und Verhärtung derselben.[SK572] Drüsen, die sich entzündlich vergrößert haben, werden hart oder hypertrophieren. Hypertrophie des Herzens. *(Kalmia, Sepia,* Naja)* Spongia hat Anfälle von Beklemmung und Schmerzen in der Herzgegend, Endokarditis[HC2,211] und viele andere rheumatisch bedingte Herzentzündungen geheilt. Schilddrüsenhypertrophie; »Kropf der Thalbewohner«[RA]; Morbus Basedow[NZ15,113 ff.] mit Herzbeteiligung und vorstehenden Augäpfeln. »Skrofulöse Geschwulst und Verhärtung der zervikalen Lymphknoten.«[GS] Inveterierte Fälle von entzündlicher Hodengeschwulst[AZ82,88]; Orchitis nach unterdrückter Gonorrhö[GS], nach Erkältung oder anderen Ursachen; allmählich zunehmende Verhärtung der Hoden[SK576].

Die gesamten Atmungsorgane werden von Spongia in Mitleidenschaft gezogen; kardiale Dyspnoe und schwerste Asthmaerkrankungen[HC2,281]. Trockenheit der Atemwege mit Pfeifen[UE] und Giemen, selten Rasseln; der Patient muss sich aufsetzen und nach vorn beugen, um besser Luft zu bekommen. Bisweilen bildet sich nach großer Atemnot weißer, zäher Schleim in den Atemwegen, der nur schwer auszuwerfen ist; er muss, wenn er einmal hochgekommen ist, oft gleich wieder verschluckt werden. *(Arnica, Causticum, Lachesis, Kalium carbonicum, Kalium sulfuricum, Nux moschata, Sepia, Staphisagria)*

Die Atemnot verschlimmert sich im Liegen. Diese Modalität gilt in der Regel auch für die anderen Beschwerden von Spongia. Heftige Schmerzen in der Schädelbasis zwingen den Patienten, sich im Bett aufzusetzen und ganz ruhig zu verhalten. »Dumpfer Druck im Hinterkopf, der augenblicklich verschwindet, wenn er den Kopf aufrecht hält.«[MM93]

Es gibt viele Kopfschmerzen im Arzneimittelbild, etwa kongestive Schmerzen[GS] im Hinterkopf und in der Stirn; die meisten von ihnen hängen jedoch mit Struma, Herzaffektionen oder Asthma zusammen und sind vermutlich auf eine träge Hirndurchblutung zurückzuführen.

»Gesicht: ängstlicher Blick, bei Krupp[AZ9,8]; blau; livid blass, mit deutlichem Ausdruck der Angst[AZ46,115]; blass und gedunsen[MM624]; blass, mit eingefallenen Augen[KH]; rot, mit ängstlicher Miene[HA41]; abwechselnde Röte und Blässe[MM270]; kühler Schweiß[RA146].«[GS] Diese Symptome sind die natürlichen Folgen von Schweratmigkeit und daher bei der Arzneimittelwahl nicht ausschlaggebend. Als primäre Symptome würden sie wahrscheinlich *Arsenicum* anzeigen, doch wenn sie auf [respiratorische oder] kardiale Störungen zurückzuführen sind, sind sie ohne Bedeutung.

»Hals- und Kehlkopfbeschwerden werden nach Genuss von Süßigkeiten vermehrt.«[MM601] »Schilddrüse beiderseits stark geschwollen, in einer Ebene mit dem Kinn; nachts Erstickungsanfälle, mit bellendem Husten, Stechen im Hals und Wundheitsschmerz im Abdomen.«[HC3,108] Vergrößerung der Tonsillen[MM627] und schwieriges Schlucken[Z4,36] bei Krupp.

Spongia ist das Heilmittel, wenn Dyspnoe und Husten durch warme Speisen und warme Getränke gelindert werden.[HC2,267(RA90)]

Kehlkopfleiden mit großer Heiserkeit[RA85], bei Personen mit Schwindsuchtneigung, mit Tuberkulose bei den Vorfahren, mit kachektischem Aussehen und mit schwachen Lungen, aber ohne manifeste Tuberkelbildung. Bei einem Phthisispatienten, der Spongia benötigt, hat der Kehlkopf eine besondere Neigung, mit affiziert zu werden.[SK577] Wenn sich der Patient eine Erkältung zuzieht, schlägt sie rasch auf den Kehlkopf, und Heiserkeit setzt ein. Haben Sie ein Auge auf diesen Patienten, denn wo immer eine Entzündung entsteht, lagern sich leicht Tb-Erreger ein; statt zu einer fibrinösen Exsudation kommt es zu einer tuberkulosespezifischen Infiltration.

* *Sepia* wird mit diesem Symptom weder in den *Guiding Symptoms* noch im Repertorium erwähnt, dafür aber viele andere, von denen man es auch eher erwarten würde (*Aurum, Cactus*, etc.). Möglicherweise handelt es sich um ein Versehen, und statt »Sepia« ist *Spigelia* gemeint (vgl. Repertorium, S. 835). Andererseits bezeichnet Kent *Sepia* auch schon an anderer Stelle (S. 494) als „wichtiges Herzmittel".

Auch beim Krupp würden wir bei Spongia nicht so sehr die exsudative [Diphtherie] als vielmehr die infiltrative [Pseudokrupp] Form des Leidens erwarten.

Heiserkeit bis hin zur Aphonie[MM624]. »Unreine, schwache, beim Sprechen und Singen versagende Stimme.«[UE] Große Trockenheit des Kehlkopfes[RA(144)] nach Erkältung; Schnupfen mit Niesen[RA(141)], Giemen und großer Trockenheit in der ganzen Brust; Nase trocken, Stimme zischend oder kruppartig. Es gibt bei Spongia nur wenig Schleimansammlung in den Atemwegen, doch in späteren Stadien einer Atemwegserkrankung können Ulzerationen entstehen, und dann kann es auch zu massivem Schleimauswurf kommen. Grundsätzlich aber gilt: Je ausgeprägter das Schleimrasseln in einem Krankheitsfall, desto geringer die Wahrscheinlichkeit, dass Spongia das passende Mittel ist. *Hepar* hat demgegenüber grobe Rasselgeräusche mit viel Schleimexpektoration.

Wenn sich eine erwachsene Frau erkältet, werden bisweilen der Kehlkopf und die Luftröhre wund, und beim Zubettgehen leidet sie dann unter einem krampfhaften Zusammenschnüren des Larynx. Dieser Laryngospasmus[GS] kommt in erster Linie bei Frauen vor. *Ignatia, Gelsemium, Laurocerasus* und Spongia sind hier wichtige Heilmittel, wobei acht von zehn Fällen allein durch *Ignatia* oder *Gelsemium* geheilt werden.

Der Bereich des Kehlkopfes ist beim Spongia-Krupp[MM620] höchst berührungsempfindlich[EN222], wie beim *Phosphorus*-Krupp.

Trockener[RA89], sehr beschwerlicher Krampfhusten, schlimmer wenn etwas Kaltes in den Magen gelangt[HC2,267]. (Bei *Veratrum album* bessert kaltes Wasser gewöhnlich, der Husten aber verschlimmert sich.) In überheizten Räumen entwickelt sich bei Spongia ebenfalls Husten, ein quälender, krampfhafter, kruppartiger, trockener Reizhusten.

Bei kardialen und asthmatischen Beschwerden ähnelt das Mittel *Lachesis*, namentlich in dem mit Erstickungsgefühl einhergehenden Erwachen aus dem Schlaf[MM750] sowie in der Verschlimmerung der Atemnot nach Schlaf.

Auch die *Phosphorus*-Dyspnoe tritt häufig nach Schlaf verstärkt auf, verbunden mit Erstickungsgefühl; doch ist dieses Phänomen bei *Lachesis* noch weit ausgeprägter. *Lachesis* passt bei Lungenschwindsucht im Endstadium, wenn die Patienten schon beim Einschlafen schwitzen und schwer Luft bekommen, besonders aber wenn sie ständig mit Erstickungsanfällen aus dem Schlaf gerissen werden. *Lachesis* bringt hier Linderung, muss aber des Öfteren wiederholt werden.

Herzleiden, begleitet von chronischer Bronchitis oder anderen fortgeschrittenen Atemwegserkrankungen, mit dickem, mukopurulentem, gelbem oder grünem Auswurf sowie mit Dyspnoe [Stillstand der Atmung[GS]] beim Einschlafen, sodass der Patient aus Furcht vor der nächtlichen Erstickungsnot bemüht ist, so lange wie möglich wach zu bleiben: In einem solchen Zustand wird *Grindelia robusta* als Palliativum dienen, und es wird den Fall heilen, wenn die Beschwerden nur katarrhalischer und nicht tuberkulöser Natur sind.

Studieren Sie bei dieser Arznei besonders die Herzsymptome! »Die Kreislaufbeschwerden verschlimmern sich: durch geistige Abspannung; vom Husten; beim Liegen auf der rechten Seite; vor den Menses [Herzklopfen[RA83]]; nach dem Hinlegen; bei vorgebeugtem Sitzen; beim Rauchen; beim Treppensteigen.«[MM1245] »Häufiges erschrecktes Aufwachen, mit einem Gefühl, als würde sie ersticken.«[MM1146] »Nach Einschlafen am frühen Abend Erwachen mit Erstickungsgefühl in der Kehlkopfgegend.«[MM749]

»Blutwallungen, aufgetriebene Venen.«[GS(RA96)] »Flüssigkeitsansammlung in Körperhöhlen.«[GS] Spongia passt besonders für Kinder von tuberkulösen Eltern; sie sind schwächlich, blass[RA24] und wollen nicht recht gedeihen. »Tuberkulöse Diathese.«[GS] Jucken am ganzen Körper, ohne erkennbaren Ausschlag.[RA(212)] Ständig ein Gefühl in der Haut, als würde bald ein Ausschlag erscheinen. Es kommt aber höchstens zu simplen, flechtenartigen Ausschlägen.[MM1328]

Bei akuter Endokarditis sind Spongia, *Abrotanum, Sepia* und *Kalmia* die wichtigsten Mittel. *Naja* passt mehr bei Klappenaffektionen.

Squilla

Squilla (Scilla oder Urginea) maritima; Meerzwiebel

Squilla wurde früher von der alten Schule bei allen Lungen-, Bronchial- und Nierenaffektionen verabreicht. Es kann bei Pneumonie und Asthma hilfreich sein, ebenso bei Oligurie und bei wassersüchtigen Zuständen.

Husten: Squilla hat einen lockeren[AZ82,207], auswerfenden[RA(126)] Morgenhusten und einen trockenen Abendhusten[SK582]. *(Alumina, Carbo vegetabilis, Phosphoricum acidum, Pulsatilla, Sepia, Stramonium) Pulsatilla* und Squilla haben dieses Symptom am ausgeprägtesten, doch nimmt der Husten von Squilla sehr viel mehr mit: Er geht mit Brechwürgen[RA50] und Niesen[AZ88,47] einher; Urin[SK582] und nicht selten Fäzes[GS] gehen dabei unwillkürlich ab; der Kranke hustet, bis er in Schweiß gebadet ist; er würgt und hustet, und schließlich gelingt es ihm, zwei oder drei Klümpchen eines weißen, zähen Schleims herauszubringen; es ist ein anfallsweiser Krampfhusten, der von Schleim in der Luftröhre oder von Kribbeln in der Brust erregt wird[KH].

Der lockere Husten des Morgens greift mehr an als der trockene am Abend.[AZ82,207] Der Squilla-Patient ist fröstelig[RA(182)f.] und äußerst kälteempfindlich; er verträgt nicht die geringste Zugluft und muss sich stets warm anziehen (anders als der *Pulsatilla*-Patient). Der Urin ist gewöhnlich kopiös[RA(106)] und farblos, wie Wasser aussehend[RA(103)f.].

Zwischen 11 und 12 oder 13 Uhr mittags besteht die größte Atemnot infolge von Schleimansammlung in der Brust; das gleiche Gefühl kehrt 12 Stunden später wieder[RP767 f.], diesmal aber bedingt durch eine kardiale Schwäche [durch Husten[HC4,3]]. Reichlicher, farbloser Urin ist eines der wichtigsten Symptome von Squilla und kommt ähnlich bei *Ignatia* vor; doch neigt die Squilla-Patientin nicht zur Hysterie wie die *Ignatia*-Patientin. Eine vergleichbare Urinbeschaffenheit haben *Cannabis indica* und *Gelsemium* bei Hirnaffektionen; Squilla hat dagegen kaum Hirnstörungen, und es hat auch nicht viele Fiebersymptome. *Phosphorus* hat Entzündung des Gehirns, und wenn es zur Krise kommt, ist die zunehmende Sekretion wasserhellen Harns ein böses Omen. Große, wässrige Harnmengen bei einem weinerlichen Menschen müssen natürlich an *Pulsatilla* denken lassen. Squilla hat Diabetes insipidus geheilt[AZ106,94]: Während der langanhaltenden Wirkung der Arznei kommt es mit der Abnahme der Harnsekretion zunächst zu Brustbeschwerden; wenn diese aufhören, stellen sich Nierensymptome ein und nach deren Verschwinden hydropische Zustände; schließlich gehen auch diese zurück – unter erneuter Exazerbation der Polyurie.

Reichlicher, wässriger Fließschnupfen, besonders am Morgen[RA(118)], manchmal scharf[RA17] und wundmachend[GS]. »Beißender Schnupfen mit öfterm Niesen.«[RA(117)] Die Hustenbeschwerden von Squilla ähneln in vieler Hinsicht denen von *Antimonium tartaricum.*

Auch mit *Thuja* besteht eine gewisse Ähnlichkeit, vor allem in Bezug auf den Krampfhusten und dem dabei herausspritzenden Urin. Bei Squilla gehen beim Husten, Niesen oder beim Wasserlassen häufig mit dem Urin auch kleinere Stuhlmengen ab.[GS] »Stühle: dunkelbraun oder schwarz[SK581], schleimig[RA(94)], flüssig, mit Schaumblasen vermengt; sehr stinkend[RA(94)]; schmerzlos; unwillkürlich.«[GS]

»Schweres Atmen[RA(120)], mit Stechen in der Brust bei den Atemexkursionen [am beschwerlichsten beim Einatmen[RA122]] sowie beim Husten.«[GS] »Das Kind kann vor Atemnot kaum trinken; es greift gierig nach der Tasse, kann aber nur in kleinsten Schlückchen etwas herunterbekommen.«[GS] »Es nöthigt ihn oft zum Tiefathmen, und dieß Tiefathmen reizt ihn zum Husten.«[RA44] Kurzatmigkeit bei jeder Anstrengung, insbesondere beim Steigen.[GS] »Verschlimmerung der Brustschmerzen gegen Morgen.«[SK582] Dumpfe, rheumatische Thoraxschmerzen, < bei körperlicher Betätigung, > in der Ruhe. Keuchhusten, abends ohne, morgens mit weißlich schleimigem, oft süßlich schmeckendem Auswurf.[AZ55,106*]

* Kent schreibt stattdessen, was einen Widerspruch in sich darstellt: »Evening dry cough with sweetish expectoration.«

Fehlender Schweiß bei Fieber[RA(191)f.] ist ein charakteristisches Zeichen des Mittels. Große Hitzeempfindung im ganzen Körper.[RA(188)] Squilla folgt gut auf *Bryonia*.[GS]

Trockener Husten um 23 Uhr, < durch Trinken von kaltem Wasser[HC4,3] und durch Einatmen von kalter Luft[GS]. *Belladonna* hat Husten um 23 Uhr, < durch Entblößen, verbunden mit Gesichtsröte und Kopfkongestion. Der *Lachesis*-Patient fängt bald nach dem Einschlafen an zu husten, was gegen 23 Uhr sein kann, aber auch früher oder später.

Am Tage tritt nur selten viel Husten auf [und wenn, dann weniger beschwerlich[HC4,3]]. Pneumonie[RA(127)]: meist auf der rechten Seite[GS]; mit Stechen oder zuckendem Stechen[RA53] beim Einatmen. Chronischer Bronchialkatarrh, namentlich bei Kindern.[AZ5,323] Drohende Pneumonie nach Lungenblutungen.* Wundheitsschmerz in der Brust, < durch Bewegung. *Bryonia* wird in Pneumoniefällen wie diesen häufig Linderung bringen und den Boden für Squilla bereiten.

* In Hirschels *Neue Zeitschrift für hom. Klinik* (*NZ* 23,140) wird als Indikation für Squilla angegeben: »Pneumonie in Fällen, die zuvor mit ***Aderlass*** behandelt ... wurden.« Diese Indikation hat dann auch in die *Guiding Symptoms* Eingang gefunden, während sich dort für Kents Angabe kein Hinweis findet.

Stannum

Zinn

Stannum eignet sich besonders für Menschen, die seit langem unter zunehmender Schwäche leiden. Dieses Merkmal tritt so deutlich hervor, dass man ein tiefverwurzeltes konstitutionelles Übel dahinter vermuten muss. Neben der Schwäche finden sich in der Vorgeschichte kachektische Erscheinungen[CK587], katarrhalische Erkrankungen und Neuralgien, die teilweise schon seit vielen Jahren bestehen. Große Schmerzempfindlichkeit. Zunehmende Abneigung gegen jedwede Arbeit[CK12], beim Mann vor allem Abneigung gegen seinen Beruf, bei der Frau Widerwille gegen die Hausarbeit. Die Patienten sind ständig müde und abgespannt[CK588], jede Arbeit wird ihnen zur Qual.

Das Gesicht wird immer blasser[CK144], und am Ende sieht es wächsern und kachektisch aus. Im Rahmen der zunehmenden Schwäche entwickeln sich Neuralgien im Bereich des Gesichts, der Augen, des Magens und des Intestinums; dabei handelt es sich nicht um die schießenden, reißenden Schmerzen, die so oft beschrieben werden, sondern um solche, die schleichend einsetzen, stetig zunehmen und schließlich ganz allmählich wieder abklingen[CK585], wie ein Crescendo und Diminuendo in der Musik. Der Schmerz beginnt nicht selten mit Sonnenaufgang, verstärkt sich bis zum Mittag, verringert sich im Lauf des Nachmittags und hört mit Sonnenuntergang wieder auf. Er kann aber auch zu jeder anderen Tageszeit beginnen, oft z. B. um 10 Uhr morgens, zehn oder zwanzig Minuten lang zunehmen, dann allmählich wieder abnehmen und am Ende verschwinden. Nur wenige andere Mittel haben diese vom Lauf der Sonne abhängigen Schmerzen. *Kalmia* hat einen ähnlichen Kopfschmerz; er nimmt zwar nicht so regelmäßig zu und ab wie bei Stannum, hat aber einen deutlichen Höhepunkt in der Mittagszeit. *Cactus* und *Sanguinaria* haben ebenfalls Kopfschmerzen, die mit der Sonne kommen und gehen. *Natrium muriaticum* hat sie in den Prüfungen zwar nie hervorgebracht, sie aber geheilt, besonders wenn sie um 10 Uhr morgens anfingen und von 14 bis 15 Uhr am schlimmsten waren.

Die Neuralgien von Stannum hängen eng mit der Schwindsuchtneigung[CK587] des Mittels zusammen. Wenn die Stannum-Patienten an einer Neuralgie erkranken, wird dadurch die Ausbreitung tuberkulöser Herde verzögert. Die meisten Patienten suchen dann aber ihre Zuflucht in einem Linderungsmittel für die Schmerzen, mit der unvermeidlichen Folge, dass sie damit ihr vorzeitiges Ableben befördern. Wenn die Stannum-Neuralgie unterdrückt wird, erhebt die Tuberkulose ihr Haupt, namentlich in Form der sog. Schleimschwindsucht[SK591]. Die Natur scheint in der Lage zu sein, Arzneiwirkungen durch verstärkte Schleimabsonderung wieder auszugleichen. Wenn der Neuralgie mittels Medikamenten nicht erlaubt wird, über einen Patienten Macht auszuüben, wird dieser kälteempfindlich und zieht sich leicht Erkältungen zu. Ohne medikamentöse Beeinflussung der Neuralgie pflegte früher jede Erkältung auf die Nerven zu schlagen und jede Zugluft Orbitalneuralgien auszulösen; mit seiner hydrogenoiden Konstitution (Grauvogl) reagierte er empfindlich auf jeden Wetterwechsel. Jede Palliation des neuralgischen Leidens jedoch, sei es durch Chinin oder durch unpassende homöopathische Arzneien, denen eine Tendenz zu Erkältungen der Brust innewohnt, wie z. B. *Phosphorus*, hat zur Folge, dass der Patient über kurz oder lang eine Erkältung nicht mehr überwinden kann. Es entwickelt sich ein chronischer Bronchialkatarrh, und der Patient wird später von einer Miliartuberkulose dahingerafft. Stannum ist in der Lage, einer Schwindsucht vorzubeugen, kann aber ebenso ein wunderbares Palliativum sein, wenn die Krankheit bereits eingetreten ist.

Der Neuralgie-Schmerz von Stannum ist mit dem Ziehen wie durch einen Bindfaden verglichen worden, das sich zunächst immer mehr verstärkt und dann allmählich wieder nachlässt.

Der *Pulsatilla*-Schmerz ist ähnlich im Hinblick auf den ersten Teil: Er nimmt allmählich an Intensität zu, hört aber ganz plötzlich auf, als hätte ihn jemand ausgeknipst; er kommt langsam und geht plötzlich.

Erinnern wir uns an den Schmerz von *Belladonna:* Er setzt urplötzlich ein und erreicht augenblicklich seine größte Intensität; dann kann er über Stunden so bleiben, um schließlich ebenso plötzlich wieder zu verschwinden.

Der Stannum-Schmerz geht manchmal mit einem Klopfen oder Pulsieren einher und ist dabei so heftig, dass der Patient geistig ganz benommen wirkt.

»Kopfschmerz jeden Morgen über dem einen oder anderen Auge, meist über dem linken, sich allmählich über die ganze Stirn verbreitend, langsam zu- und abnehmend; häufig mit Erbrechen verbunden.«[GS] Heftiger, glühend klopfender Schmerz von der oberen Stirn bis zum Scheitel, mit einem »Gefühl, als ob der Kopf bei den nach aussen pressenden Schlägen zerspringen sollte.«[KE5,193] »Neuralgie des linken Auges, von 10 Uhr bis mittags allmählich stärker werdend, dann allmählich wieder abnehmend, mit Tränenfluss während der Schmerzen.«[GS] »Intermittierende Supraorbitalneuralgie von 10 Uhr bis 15 oder 16 Uhr, bis zum Erreichen des Höhepunkts allmählich ansteigend und dann ebenso langsam wieder abfallend; nach Chininmissbrauch.«[GS] Wir sehen diese neuralgischen Symptome bei Patienten mit körperlicher Schwäche, Gesichtsblässe und Schwindsuchtneigung. Wie die jüngere Vorgeschichte zeigt, manifestieren sich bei ihnen Erkältungen nicht im Bereich der Nase und der oberen Atemwege, wie es normalerweise geschieht, sondern im Bereich der Nerven. Schließlich verlagern sich die Erkältungen immer mehr in Richtung Brust, verbunden mit den größten Beschwerden durch Atemnot, quälenden Husten, Würgen und Erbrechen. Reichlicher, dicker, gelbgrüner, blutiger Auswurf von süßlichem Geschmack. *(Phosphorus)* Das Würgen beim Husten ist sehr ausgeprägt, da der expektorierte Schleim äußerst dick- und zähflüssig ist. Der Patient kann weder gehen noch sonst irgendetwas tun, ohne davon husten zu müssen. Er ist ständig müde, jede Arbeit bedeutet für ihn die größte Anstrengung. Die Bronchien sind morgens beim Erwachen voller Schleim, der trotz vielen Hustens nie ganz ausgeworfen werden kann. Der Kranke würgt und erbricht[SK591], und dabei hängt ihm das Sputum in Fäden aus dem Mund; es hat einen *süßlichen*[CK365], bisweilen auch salzigen[CK368] oder sauren[GS] Geschmack.

Die große Schwäche zeigt sich auch an der Stimme: Heiserkeit; gänzliche Stimmlosigkeit[AZ10,61]; Parese der Stimmbänder. »Sprechen greift sehr an, besonders die Brust.«[GS] »Heiserkeit, Mattheit und Leere der Brust, beim Anfange des Singens, dass sie immer absetzen und tief athmen musste; einige Hustenstösse hoben die Heiserkeit zuweilen auf Augenblicke.«[CK351] »Rauhheit der Kehle.«[CK350] Wundheitsgefühl tief in der Luftröhre[CK360], mit Schmerzen bis in die Bronchien beim Husten. »Husten-Reiz in der Luftröhre, beim Athmen, wie von Schleim, bei weder schleimartigem noch* trocknem Husten; mehr beim gebückt Sitzen als beim Gehen fühlbar.«[CK355] »Ansammlung großer Schleimmengen in der Luftröhre, die durch Husten leicht auszuwerfen sind.«[GS;CK352] Engbrüstigkeit und Dyspnoe: beim Treppensteigen und bei den geringsten Bewegungen[CK371]; nachts, besonders im Liegen[SK591]; abends[CK369f.]; beim Husten[CK364]. »Angreifende Husten-Stösse,** wovon die Herzgruben-Gegend sehr, wie zerschlagen schmerzt.«[CK363] »Heftiger, erschütternder, tiefer Husten.«[CK362] »Kurzer Husten, von Zeit zu Zeit, wie aus Schwäche der Brust, mit heiserem, schwachem Laute.«[CK356] »Husten wird erregt: von Reden und Singen[SK590]; von Lachen; von Liegen auf der rechten Seite[SK590]; durch jedes warme Getränk.«[GS] »Sputum: wie das Weiße vom Ei; gelbgrüner Eiter; süßlich oder faul[SK591] schmeckend, sauer oder salzig; nur am Tage.«[GS] »Brust so schwach, dass er nicht sprechen kann; Leeregefühl in der Brust.«[GS] Stannum ist oft in Fällen angezeigt, in denen der ›Routinier‹ *Bryonia* etc. in niedrigen Potenzen verschreiben würde, um den Husten zu lösen. Stannum kann bei Tuberkulose gefahrlos eingenommen wer-

* Bei Kent heißt es irrtümlich »either ... or« (entweder ... oder) statt ***neither ... nor***.

** Wurde von Allen – und entsprechend findet es sich in den *Guiding Symptoms* und bei Kent – missverständlich mit »paroxysms of cough« (Hustenanfälle) übersetzt.

den, und es wird auch in unheilbaren Fällen noch als Palliativum dienen. Es rüttelt nicht, wie *Silicea*, die ganze Konstitution auf, dennoch mag es unter Umständen zu einer Verschlimmerung der Nervensymptome kommen. Wenn aber eine solide Basis da ist, wird es den Kranken vollständig wiederherstellen. Wenn das Mittel die alten neuralgischen Schmerzen zurückbringt und Sie wissen, dass der Patient ohnehin nicht mehr lange zu leben haben wird, aber unter den Schmerzen sehr zu leiden scheint, ist *Pulsatilla* das passende Antidot.

Wenn sich ein lockerer, leichter Husten unter der Einwirkung von Stannum in einen heftigen, trockenen, quälenden und länger anhaltenden Husten verwandelt, stellt *Pulsatilla* den ursprünglichen Zustand wieder her. Eine solche Reaktion auf Stannum wäre nicht erwünscht. In unheilbaren Fällen erzielen Sie die besten Resultate, wenn Sie die Potenz nicht zu hoch wählen.

Einen interessanten Zug des Mittels sehen wir mitunter bei Frauen. Wenn eine Patientin früher an einer heftigen Neuralgie gelitten hat, nach deren Verschwinden eine kopiöse, dickflüssige, gelbliche[SK590] oder grünliche Leukorrhö entstanden ist, müssen Sie an Stannum denken. Mit dem Ausfluss geht eine große Schwäche einher, die von der Brust herzurühren scheint.[GS] Dieser Ausfluss hat die Patientin vor der Schwindsucht bewahrt!

Menses zu früh[GS] und zu reichlich[CK341]. Herabdrängen in der Uterusgegend[(CK340)]; Uterus- und Scheidenvorfall.[GS]

Schreibkrämpfe[AZ44,136]; Frauen können z.B. vor Steifigkeit der Finger den Besen nicht mehr loslassen (*Drosera* heilt hier die meisten Fälle). Lähmungen [von Schreck[CK579]].[GS]

»Stuhlverstopfung: Stuhl gering und grünlich[CK312]; hart[CK306], trocken und knotig[CK304].«[GS] Trägheit des Rektums[(CK307)], d.h. ein lähmungsartiger Zustand; trotz vielen Drängens kann kein Stuhl ausgetrieben werden[CK296 f.], selbst wenn er weich ist.[GS] Bauchweh, > durch starken Druck[AZ103,161 f.], etwa durch Legen über einen Tisch[CK253] *(Colocynthis, Cuprum);* Stiche in den Bauchseiten, < durch die geringste Bewegung, > durch Zusammenkrümmen über einer Stuhllehne[GS].

Große Angegriffenheit von Sprechen[SK584] oder Lautlesen[GY12]. Große Müdigkeit bei langsamem Gehen.[CK591 f.] »Müdigkeit im ganzen Körper, vorzüglich nach Treppensteigen.«[CK594] »Großes Schwächegefühl im Kehlkopf und in der Brust, von dort über den ganzen Körper sich ausdehnend.«[GS] »Zittern, < bei leichter Anstrengung.«[GS(CK593)]

Staphisagria

Delphinium staphisagria; Stephanskraut (Samen), Stephanskörner

Bei diesem Mittel sind die Gemütssymptome von großer Bedeutung; insbesondere ist es die große Beeindruckbarkeit der Psyche und daraus folgend die des Körpers durch bestimmte äußere Umstände, die auf Staphisagria als Heilmittel hinweist. Der Patient ist von seinem Wesen her sehr reizbar[HY18,14]; er ärgert sich schnell über alles Mögliche[RA(427)f.], wird aber nur selten jähzornig, d.h., er regt sich leicht über Dinge auf, lässt es sich aber kaum anmerken. Staphisagria eignet sich in Fällen, in denen Beschwerden entstanden sind durch angestaute Wut, zurückgehaltenen Zorn, unterdrückte Gefühle. Dem Staphisagria-Patienten verschlägt es die Sprache, wenn er einem Gefühl der Entrüstung nicht Ausdruck geben kann. »Nachtheile von Aerger mit Kummer oder mit Indignation.«[UE] Staphisagria passt bei Beschwerden, die aus solchen Ursachen resultieren, z.B. bei einer chronischen Reizblase mit häufigem Harndrang, die nach einer Kränkung entstanden ist, auf die der Patient nicht direkt mit Zorn reagieren konnte. »Große Entrüstung über Dinge, die von ihm selbst oder von anderen getan worden sind; grämt sich über die Folgen dieser Handlung.«[HC2,214]

Ein Gentleman gerät in eine Auseinandersetzung mit einem Menschen unter seinem Stand, und der Streit endet mit üblen Beschimpfungen durch diese Person. Der Gentleman kehrt ihm den Rücken, geht nach Hause und leidet. Er spricht nicht darüber, schluckt seinen Ärger hinunter und bekommt dann Beschwerden davon. Er kann nachts nicht mehr schlafen, und am Tage ist er müde. Er ist geistig erschöpft; über Tage und Wochen kann er nicht mehr rechnen, nicht einmal addieren und subtrahieren, und beim Schreiben und Sprechen unterlaufen ihm viele Fehler. Eine Reizblase treibt ihn ständig zur Toilette, verbunden mit kolikartigen Bauchschmerzen, etc. »Große Gedächtnisschwäche[RA(10)], mit Gefühl eines Gewichts zwischen den Augen[RA9].«[GS] Es ist schwer zu sagen, ob es sich dabei um eine wirkliche körperliche Empfindung im Kopf handelt oder um den Versuch, eine gewisse Stumpfheit des Geistes[RA12] in Worte zu fassen. Der Patient hat manchmal auch das Gefühl, als befände sich eine Holzkugel in der Stirn oder als bestünde das ganze Gehirn aus Holz, so taub fühlt es sich an. Auch hier lässt sich kaum feststellen, ob es sich um einen Zustand des Kopfes oder des Geistes handelt. Mit diesem Kugelgefühl in der Stirn geht häufig ein Hohlheitsgefühl im Hinterkopf[AZ81,88] einher, das vom Patienten mitunter auch als Taubheit oder Gefühllosigkeit beschrieben wird.

»Gleichgültigkeit, Niedergeschlagenheit und Geistesträgheit als Folge von Masturbation.«[GS] Staphisagria heilt diese psychischen Zustände, wenn sie das Ergebnis sexueller Überreizung, Masturbation oder sonstiger geschlechtlicher Ausschweifungen sind, die es dem Geist erlauben, sich ständig in sexuellen Phantasien zu ergehen. Diese Patienten leiden, so reizbar, nervös und schnell erschöpft, wie sie sind, außerordentlich, wenn sie ihre Emotionen im Zaum halten müssen. Ein Gesunder kann einen Streit, den er mit jemandem gehabt hat, leicht begraben, wenn er weiß, dass er richtig gehandelt hat. Der Staphisagria-Patient jedoch gerät, wenn er sich beherrschen muss, ganz ›aus den Fugen‹; er zittert am ganzen Körper, verliert seine Stimme und seine Fähigkeit zu arbeiten, kann nicht mehr richtig schlafen und bekommt am Ende Kopfschmerzen.

Viele Male wurde ich in meiner Praxis von Patienten konsultiert, die an folgenden Beschwerden litten: blaue Lippen, zittrige Hände, Schmerzen in der Herzgegend und am ganzen Körper sowie ein Gefühl, dem Tod sehr nahe zu sein. Sie alle berichteten von Streitigkeiten und von aufgestauter Wut, und bei allen konnte das Zittern durch Staphisagria beseitigt und die Seelenruhe wiederhergestellt werden. Ohne das Mittel hätten sie schlaflose Nächte verbracht, sie hätten an Hirnermüdung, allgemeiner Prostration und Kopfschmerzen zu leiden gehabt. Solche Zustände sehen wir in erster

Linie bei Menschen, die sich allzu sehr sexuellen Ausschweifungen hingegeben haben.

Die Sinnesorgane sind ähnlich leicht erregbar wie die Psyche: die Fingerspitzen sind überempfindlich gegen Druck und Berührung, die Ohren gegen Geräusche, die Zunge gegen Geschmacksreize, die Nase gegen Gerüche. So empfindlich sind die Sinne, dass jeder Außenreiz fast schmerzhaft wahrgenommen wird. Jeder kleine Entzündungsherd hat in seinem Zentrum höchst sensible Nervenendigungen, sodass z. B. das Berühren eines Geschwürs den Kranken vor Schmerz in die Luft gehen lässt, bis hin zur Auslösung eines Krampfanfalls.

Hämorrhoidalknoten sind so empfindlich, dass man sie nicht berühren darf. Auf der Haut bilden sich kleine Nervengeschwülste – polypenähnliche Gewächse von der Größe eines Weizenkorns, des Epithels beraubt und nur von einem Feuchtigkeitsfilm überzogen, entzündet und blaurot (mitunter später auch schwarz) verfärbt –, und die bloße Berührung dieser Geschwülste lässt den Patienten in Krämpfe verfallen und tage- und nächtelang leiden. Solche hypersensitiven Knoten treten bevorzugt an den Händen und am Rücken auf. Besonders im Anal- und Genitalbereich können kleine Warzen entstehen, im Bereich der Urethralmündung und der Vagina kleine karunkelähnliche Gewächse, die so empfindlich sind, dass ein Krampfanfall ausgelöst wird, wenn man sie nur leicht mit den Fingern zusammendrückt.

Staphisagria kann bei allen drei Miasmen angezeigt sein.

Diese nervösen Zustände ziehen sich wie ein roter Faden durch sämtliche Beschwerden. Rechnen Sie stets mit einem Staphisagria-Fall, wenn sich sowohl Geist und Gemüt als auch das ganze Nervensystem derart in Aufruhr befinden.

Der Staphisagria-Kopfschmerz ist typischerweise von dumpf drückendem[RA(33)], betäubendem[RA(15)] Charakter und tritt vorzugsweise in der Stirn und im Hinterkopf auf. »Gefühl wie von einer kleinen Kugel in der Stirn, die dort festsitzt, selbst beim Schütteln des Kopfes.«[HC2,214(RA9)] Kopfschmerz durch Ärger und Entrüstung.

Grindiger[RA19] oder schuppiger[UE] Ausschlag auf dem behaarten Kopf. »Schmerzhafte Empfindlichkeit der Kopfhaut; die Haut schält sich ab, mit Jucken und Beißen; < am Abend und vom Warmwerden.«[TM12] Die Schuppen werden von einem wässrigen Exsudat abgehoben, und die entblößte Oberfläche ist äußerst berührungsempfindlich.

Alle möglichen Geschwülste an den Augenlidern [Gerstenkörner[AR19,3,170], Steatome (Talgretentionszysten)[GS], etc.] und Augäpfeln [Konjunktivalpolypen[GS]], extrem schmerzhaft bei Berührung. Tumoren der Meibom'schen Drüsen [z. B. Hagelkörner[AZ94,100]] *(Conium, Thuja)*, bei reizbaren Kindern *(Kreosotum)*.

Ein weiteres Merkmal von Staphisagria ist seine Wirkung auf Drüsen und Lymphknoten: skrofulöse Drüsenschwellungen; schmerzhafte Geschwulst der Hals- und Nackenlymphknoten[GS]; Vergrößerung und Verhärtung der Hoden und Ovarien; stechende, reißende Schmerzen überall in den Drüsen. Chronische Indurationen allgemein.

Stechende, reißende Schmerzen im Verlauf von Nerven. Stiche in der Herzgegend[GS], und da ein so nervöser Mensch wie der Staphisagria-Patient dazu neigt, allzu sehr sein Herz zu beobachten, bezieht er auch die stechenden Schmerzen in den Interkostalmuskeln[RA(254)] auf sein Herz. Stiche mitten durch die Brust bis in den Rücken hinein.

»Geschwulst der Mandeln, besonders auch nach Merkur-Mißbrauch.«[SK601] »Chronische Tonsillitis; die Mandeln sind nicht groß, aber verhärtet durch viele vorangegangene akute Entzündungen; Kropfneigung; verdrießlich und reizbar.«[GS]

»In den Gedärmen, Schneiden, vorzüglich nach jedem Essen und Trinken ...«[RA123]* Der Sta-

* Bei Kent heißt es (als Zitat): »Pains come on after eating«, und dieses ›Symptom‹ beschließt den vorangehenden Absatz, sodass man meinen sollte, es bezöge sich auf die lokalen Schmerzen einer Tonsillitis. Meines Erachtens kann aber nur das hier wiedergegebene Prüfungssymptom Hahnemanns gemeint sein. Begründung:
1. Eine Tonsillitis, die erst *nach* einer Mahlzeit zu schmerzen beginnt, erscheint mir als ziemlich unwahrscheinlich (auch wenn man in der Homöopathie solche ›sonderlichen Zeichen‹ eigentlich willkommen heißt).
2. In den *Guiding Symptoms*, aus denen Kent hier streckenweise zitiert, folgt kurz nach dem Symptom der chronischen Tonsillitis im Abschnitt »Eating and Drinking« das besagte Symptom Hahnemanns, das Kent m.E. mit den Worten »Pains come on after eating« nur kurz streifen wollte.

phisagria-Patient hat viele Beschwerden im Bereich des Darmkanals. »Heftiger, umher windend kneipender Schmerz im ganzen Unterleibe, bald hie, bald da.«[RA(202)] Kolikartige oder reißende Bauchschmerzen. Zuckungen im Bauchbereich. Der Patient neigt zu chronischer Diarrhö, kann aber ebenso an Stuhlverstopfung[RA136] leiden. Durchfall nach Trinken von kaltem Wasser und nach jedem Essen.[GS] Auch Ärger[GS] und Entrüstung können durchfällige Stühle veranlassen. Durchfälle mit Blähungen von widerlichem Gestank, wie von faulen Eiern[TM51]. »Chronische Diarrhö oder sogar Ruhr bei schwachen, kränklichen Kindern«[GS]; solche Beschwerden entstehen bei den Kleinen typischerweise nach Bestrafungen, nach Zorn, Wut und ähnlichen Gefühlsausbrüchen. *(Colocynthis, Chamomilla)*

Staphisagria und *Colocynthis* ähneln einander in mancher Hinsicht. Bei beiden Mitteln verursachen Essen und Trinken Leibschneiden und ruhrartigen Durchfall; beide haben Quetschungsschmerzen, als würden Organe von Steinen eingeklemmt: Staphisagria in den Gedärmen, im Kopf und in den Hoden, *Colocynthis* in den Gedärmen und in den Ovarien; beide Mittel haben Verschlimmerung durch Ärger und Zorn. *Causticum, Colocynthis* und Staphisagria folgen einander wie *Sulfur, Calcarea* und *Lycopodium*.

Es kommt häufig vor, dass nervöse junge Frauen kurz nach ihrer Heirat von häufigem und oft auch schmerzhaftem Harndrang befallen werden[GS], der äußerst beschwerlich ist und viele Tage anhalten kann. Diese jungen Ehefrauen erfahren durch Staphisagria große Erleichterung. Quälender Drang und Reißen in der Blase, manchmal die ganze Nacht hindurch, der Urin mitunter auch blutig. »[Nach schwerer Entbindung leidet sie an] unwillkührlichem Urinabgang, der eine so bedeutende Schärfe angenommen hat, dass die nahegelegenen Theile excoriiert werden, sehr heftig brennende Schmerzen verursachen, die bei der geringsten Bewegung zunehmen.«[AZ28,101] »Harndrang mit Abgang vielen hellen, wässerigen Harns.«[UE] Brennen in der Harnröhre während und nach dem Wasserlassen.[TM58]*

* Besonders charakteristisch für Staphisagria ist Brennen in der Harnröhre gerade dann, wenn der Patient **nicht** uriniert. [RA 143 f. + (230)]

Das Mittel hat Prostatahypertrophie mit häufigem Harndrang geheilt, besonders bei alten Männern; ständiger leichter Miktionsreiz mit Herauströpfeln von Urin. »Häufiger Harndrang mit geringem Abgang eines dunkelgelben Harns, entweder in einem dünnen Strahl oder auch nur tropfenweise«[TM56]; anschließend ein Gefühl, als wäre die Blase nicht ganz entleert, denn es tröpfelt häufig noch etwas nach.[RA(225)]

Das lästigste Symptom im Bereich der männlichen Genitalorgane ist die Lebhaftigkeit und Erregbarkeit des Geschlechtstriebs, doch kann ebenso auch Mangel daran und Impotenz bestehen.[RA153] Staphisagria ist hilfreich bei üblen Folgen von übermäßig praktizierter Onanie[UE], von häufigen Pollutionen oder übertriebenem Geschlechtsverkehr.[GS] »Samenergüsse haben Verdruss und Beschämung zur Folge, bisweilen auch Mattigkeit[(RA152)] und Dyspnoe[RA181].«[GS] »Folgen von Onanie oder sexuellen Ausschweifungen: Gedächtnisschwäche; Hypochondrie[TM4]; Schweigsamkeit; eingefallenes Gesicht; verschämter Blick; nächtliche Pollutionen; Rückenschmerzen; Schwäche der Beine; Erschlaffung von Organen; Mangel an Lebenswärme und Erkältungsneigung; tief eingefallene, gerötete und glanzlose Augen; Haarausfall; Ausfluss von Prostatasekret und Mangel an sexuellem Verlangen; dumpfer Quetschungsschmerz in den Hoden; wollüstiges Jucken am Hodensack; Hodenatrophie.«[GS] Auch diese Symptome gemahnen an die extrem nervöse Konstitution des Staphisagria-Patienten.

Trockene, empfindliche Feigwarzen im Genitalbereich, entweder aufgrund von Sykosis oder von Missbrauch des Quecksilbers, welches eine Neigung zu warzenartigen Wucherungen hervorruft. Bei nässenden, roten, übelriechenden Feigwarzen muss vor allem an *Thuja* gedacht werden.

Entzündung[UE] und Geschwulst der Hoden, später Schrumpfung und berührungsempfindliche Schmerzhaftigkeit derselben.[AZ81,87 f.] Atrophieren der Genitalorgane insgesamt.

Gefühl, als würden Würmer über die Haut kriechen. Kriechen, Krabbeln etc. in der weiblichen Scham, wie bei *Coffea, Platinum, Petroleum, Apis* und *Tarantula*. Letzteres Mittel hat: Gefühl in der Vulva, als würden Insekten darin herumkrabbeln und beißen, gebessert sowohl durch Wärme als auch durch Kälte.

Auch beim weiblichen Geschlecht finden wir heftige sexuelle Erregung. »Nymphomanie mit extremer Empfindlichkeit auf psychische und physische Eindrücke;* die Patientin hat allzu häufig in sexuellen Phantasien geschwelgt.«[GS] »Heftigste, stechende Schmerzen im Eierstock, der zudem äußerst druckempfindlich ist; die Schmerzen können bis in die Oberschenkel ausstrahlen.«[GS] »Menses sehr unregelmäßig. Obschon die Regeln immer sehr spät eintraten und oft ganz ausblieben, so waren dieselben doch sehr profus und lange andauernd, wenn sie einmal eintraten, indem sie eine Woche und darüber anhielten. Das Blut war zuerst blass, wurde aber nach dem ersten Tage dunkel und klumpig, und dazwischen stellten sich krampfhafte Contractionen des Uterus ein.«** »Skorbut[SK594]; granuläre Vegetationen in der Vagina.«[GS] »Fein stechendes Jücken an den weiblichen Schamtheilen.«[RA161]

Stiche in der Herzgegend.[GS] Zittern am ganzen Körper bei seelischer Erregung ist eine hervorragende Indikation für Staphisagria.

Üble Folgen von oder Beschwerden nach: Blutverlusten; Schock; operativen Eingriffen[GS]; Verletzungen mit scharfen Gegenständen[GS]; Schnittwunden[SK595]. Stechende Schmerzen etc. in Operationswunden oder Schnittverletzungen. Kolikartige Bauchschmerzen nach Operationen wie Lithotomie oder Ovariotomie[GS]; die Koliken gehen mit Stuhl- und Harndrang sowie mit Übelkeit einher und verschlimmern sich nach Essen oder Trinken[GS].

»Gefühllosigkeit der Fingerspitzen.«[UE[RA(320)]] »Flechten ... auf den Händen, welche Abends jücken und nach dem Kratzen brennen.«[RA208] »Gichtknoten an den Fingern.«[UE] Ich erinnere mich an einen Patienten, der an einer Knotengicht der Gelenke[SK594] litt und auch sonst gesundheitlich ziemlich heruntergekommen war; bis auf eine deutliche Neigung zur Masturbation hatte er ein sexuell enthaltsames Leben geführt. Staphisagria rief bei ihm einen Hautausschlag an den Unterschenkeln hervor, der bis zu den Knien heraufreichte und wie eine Hose aussah. Die Schenkel waren gleichmäßig von einem krustigen Belag überzogen, der ein ganzes Jahr bestehenblieb, bevor er endlich zu schwinden begann. Gleichzeitig besserte sich jedoch sein Allgemeinbefinden, und auch die vergrößerten Gelenke normalisierten sich. Der Ausschlag bestand aus gelben Krusten und war zäh wie Leder. Wenn einzelne Krusten durch die Flüssigkeit darunter zu sehr abgehoben wurden, mussten sie wie eine Bandage abgeschnitten werden, und sehr bald bildeten sich an den so kupierten Stellen neue Krusten. Der Patient war durch das Leiden stark behindert; nur mit Mühe konnte er sich fortbewegen, denn die scharfen Kanten der Krusten schnitten ihm immer wieder ins rohe Fleisch.

Knochenaffektionen, wie z.B. Exostosen[(UE)] oder Periostitis[GS].

»Akuter Gelenkrheumatismus mit umherwandernden Schmerzen, bei geschwächten Personen mit ausschweifendem Lebenswandel.«[GS] Merkurielle Knochenkrankheiten[GS]; Knochenkaries[SK595]; nächtliche Knochenschmerzen. *(Asa foetida, Mercurius, Silicea)* »Geschwüre von Quecksilbermißbrauch.«[SK595]

* Bei Kent heißt es irrtümlich »Nymphomania with extreme mental and physical impressions« statt *Nymphomania, with extreme* ***sensitiveness to*** *mental and physical impressions.*

** Zitiert aus der *Staphisagria*-Monographie von Georg von Keller (*Symptomensammlungen homöopatischer Arzneimittel.* Heft 7. Heidelberg: Haug; 1978).

Stramonium

Datura stramonium; Stechapfel

Wenn man das Arzneimittelbild von Stramonium betrachtet, kommt einem unwillkürlich die Idee von Gewalt in den Sinn. Beim Anblick eines Patienten, der Stramonium benötigt oder der damit vergiftet worden ist, ist man über den ungeheuren Aufruhr erstaunt, der in seinem Geist und in seinem Körper stattfindet. Der Kranke zeigt ein außergewöhnliches Maß an Erregung und Wut[RA(446)]; alles läuft bei ihm stürmisch und heftig ab. Gesicht und Augen sehen wild[EN629ff.], verstört und ängstlich[RA(57)] aus, die Augen sind stier auf einen Gegenstand gerichtet[RA(55)f.]. Gerötetes Gesicht[RA(59)] und hohes Fieber, mit heißem Kopf und kalten Extremitäten sowie mit heftigem Delirium. In seiner Angst wendet sich der Kranke oft vom Licht ab und möchte es dunkel im Zimmer haben; besonders helles Licht ist unerträglich. Hohes Fieber mit Delirium; die Hitze ist dabei so intensiv, dass man das Mittel mit *Belladonna* verwechseln kann. Stramonium hat jedoch gewöhnlich ein kontinuierliches Fieber, das nur gelegentlich remittiert, während das hohe *Belladonna*-Fieber immer vom remittierenden Typ ist.

In seiner Gewalt und Heftigkeit gleicht Stramonium einem Erdbeben. Geist und Gemüt befinden sich gewissermaßen in Aufruhr. Der Patient flucht, zerreißt seine Kleider[KE1,48], führt derbe Reden; Raserei, Erotomanie und Selbstentblößung. Diese Symptome kommen bei kontinuierlichen Fiebern vor, bei Wahnsinn, bei zerebraler Kongestion. Stramonium ist oft bei heftigen Typhuserkrankungen von Nutzen.

Es ist ferner hilfreich bei manischen Zuständen, die schon einige Zeit bestanden haben und in Anfällen – mehr oder weniger plötzlich – immer wiederkehren. Würde es sich nur um einen einzelnen Anfall handeln, würde man in erster Linie an *Belladonna* denken, doch die längere Vorgeschichte spricht für Stramonium. *Belladonna* wäre hier beim ersten Anfall kaum mehr als ein Palliativum, und bereits die zweite Gabe würde gar nichts mehr bewirken.

Wenn er nicht deliriert, wirkt der Stramonium-Patient sehr leidend; die Stirn liegt in tiefen Falten[TG166], und das Gesicht sieht bleich, kränklich und mitgenommen aus. Bei Kopfschmerzen hat der Patient diesen ängstlichen Blick, der auf ein besonderes Leiden durch Beteiligung der Hirnhäute hindeutet.

»Delirium: leicht[SK610]; heftig[EN2]; mit ständigem Murmeln[RA(125)]; redet viel närrisches Zeug[HE10]; fröhlich[AZ7,261], mit Lachkrämpfen[MM1050]; mit ungereimtem Geschwätz[RA(424)]; schwatzt ununterbrochen[RA(441)]; mit offenen Augen[RA(430)]; lebhaft[MM41]; wütend[RA(447)], rasend[MM172] oder wild, mit Versuch, die sich ihr Nähernden zu stechen oder zu beißen[MM160]; mit sexueller Erregung[EN7;A1,231]; mit den merkwürdigsten Phantasien[MM1060]; mit Schreck, als wenn ihn ein Hund anfiele[RA(459)].«[GS]

Seltsame Vorstellungen oder Empfindungen vom Zustand seines Körpers, z.B. dass dieser missgebildet, verlängert[[RA(413)]] oder auf andere Weise deformiert sei. Alle möglichen Illusionen und Halluzinationen. Wir müssen zwischen diesen Sinnestäuschungen klar unterscheiden. Eine Illusion ist eine verfälschte Wahrnehmung wirklicher Gegebenheiten, die der Patient als irreal zu erkennen in der Lage ist. Eine Halluzination ist eine Sinnestäuschung ohne reales Objekt der Wahrnehmung, dessen Existenz dem Patienten aber als sehr real erscheint. Ein Wahn ist ein noch weiter fortgeschrittener Zustand: ein falscher Glaube, der unabhängig von irgendwelchen falschen Sinneseindrücken besteht und der auch durch die vernünftigsten Argumente nicht zu erschüttern ist.*

»Furcht oder Abscheu vor Wasser und jeder anderen Flüssigkeit«[RA(143)], selbst vor dem Hören von fließendem Wasser.

Er sieht Tiere[RA(471)], Gespenster[RA(460)], Engel und Teufel[A1,231] oder die Geister von Verstorbenen; zunächst weiß er, dass sie nicht wirklich da sind, später aber ist er überzeugt von ihrer

* Kents Erklärungen zu diesen drei geistigen Phänomenen waren ungenau und wurden von mir daher präzisiert.

Existenz. Die Halluzinationen treten vorzugsweise nachts[GS] bzw. im Dunkeln auf. Mitunter hat der Patient eine Abneigung gegen helles Licht, das als schmerzhaft empfunden wird, doch dann sitzt er wieder da und starrt ständig ins Kaminfeuer, obwohl er davon Husten und andere Beschwerden bekommt.

»Er singt und führt unzüchtige Reden.«[RA(434)] »Kind liegt knieend im Bette, fährt aber auf leise Berührung mit Geschrei und wilden Geberden in die Höhe, mit Heulen und verstörtem Gesicht.«[KE4,515*] »Sie schreckt nachts aus dem Schlaf hoch, schreit laut los und springt aus dem Bett.«[MM1840] »Auf der rechten Seite liegend, fing sie plötzlich an zu schreien, weil, wie sie sagte, das Bett unter ihr weggezogen und alles auf sie herabstürzen würde ...«[MM489] Der Kranke schreit bis zur Heiserkeit[RA(126)], oder bis ihm die Sprache vergeht[RA(127)]. Schreien und Kreischen, Tag und Nacht, bei Fieber und bei diversen Formen des Wahnsinns. Der Kranke verrichtet alle Bewegungen mit großer Hastigkeit und Kraft.[RA(281)] »Er läuft überschnell, aus allen Kräften, wenn er sich an einen andern Ort hinbegeben will.«[RA(279)] Heftiges Gelächter, mit einem hämischen Gesichtsausdruck; Risus sardonicus[KE4,787]. »Das Kind wacht erschrocken auf, erkennt niemanden, schreit vor Angst, klammert sich an den Umstehenden fest.«[GS]

Hyoscyamus hat ein wildes, mit Wahnsinn einhergehendes Delirium, dabei aber nur wenig Fieber. Bei Stramonium ist das Fieber dagegen in solchen Fällen beträchtlich. Das *Belladonna*-Fieber zeichnet sich dadurch aus, dass es vom frühen Nachmittag bis nach Mitternacht besteht, von 15 Uhr** bis 3 Uhr, und dann nachlässt.

Heftige Konvulsionen[RA(341)], die jeden Muskel des Körpers erfassen[EN1405]. Opisthotonus, bisweilen im Wechsel mit den allgemeinen Krämpfen[AZ7,261]; heftige Verdrehungen und Verkrümmungen der Glieder; krampfhafte Aufzuckungen der Gliedmaßen[RA(352)]; Zungenbisse; blutiger Schaum vor dem Mund[RA(141)] und Abgang geronnenen Blutes aus dem After[RA40]. »Kalter Schweiß über den ganzen Körper«[RA(396)] während der Krämpfe; manchmal ist der Schweiß fast eiskalt; kalter Schweiß auch bei den manischen Zuständen: diese Merkmale zeigen sich in ähnlicher Ausprägung nur noch bei *Camphora*.

Hysterische Krämpfe[H31029] von langer Dauer, verbunden mit Affektionen des Rückenmarks; schlimmer durch Schreck. Durch Schreck ausgelöste Krampfanfälle[MM1725] bei nervösen, reizbaren Individuen.

Wochenbettkrämpfe[GS] und Puerperalpsychose[AZ2,114]; Stramonium weist auch das septische Element auf, um bei Puerperalfieber hilfreich sein zu können. Man muss bei Wochenbetterkrankungen an das Mittel denken, wenn die Patientin eine Zeitlang niedergedrückt und melancholisch gewesen ist.[(RA94)] Obwohl sie stets ein rechtschaffenes Leben geführt hat, ist sie überzeugt, sie sei wegen ihrer Sünden »der ewigen Seligkeit unwerth geworden«[HY20,231]. Sie bildet sich seltsame Dinge ein und benimmt sich sonderbar, bis sich schließlich ein heftiges Delirium entwickelt. In diesem Delir schreit sie viel herum, ermahnt ihre Mitmenschen zur Reue und hält ihnen – mit rotem Gesicht und funkelnden Augen[RA(70)] – wirre Moralpredigten. In solchen Fällen muss neben Stramonium auch *Veratrum album* in Betracht gezogen werden.

Bei zerebraler Kongestion kann das Delirium in völlige Bewusstlosigkeit übergehen, und dann bietet der Kranke ein Erscheinungsbild wie im Vollrausch[(RA1)]. Die Pupillen sind erweitert[RA(64)] oder zusammengezogen[RA(63)] (bei *Belladonna* sind sie erweitert). Es besteht ein ausgeprägter Sopor[MM35], mit schnarchender Atmung[MA1,282] und Herunterhängen des Unterkiefers[MA1,282], beispielsweise bei Typhus und anderen schleichenden, adynamischen Fiebern. Stinkender Mundgeruch; Heraussickern von Blut aus dem Mund und anderen Körper-

---

* Dies ist das Symptom, das hinter dem falschen Begriff »Crazy with distress« aus den *Guiding Symptoms* (S. 51 unten) steckt, wie ein Vergleich mit Herings *Materia Medica* von 1873 ergibt. Der Begriff erscheint dort unter der Nr. 266 und ist mit einem Hinweis auf das ursprüngliche Symptom versehen, das unter der Nr. 1678 abgedruckt ist. Dort heißt es aber nicht »Crazy with distress«, sondern *Screaming and distress*, sodass man wohl von einem akustischen Übertragungsfehler ausgehen muss. Tatsächlich entpuppt sich das ***Schreien*** als ***der*** gemeinsame Nenner des in den *Guiding Symptoms* willkürlich zusammengestellten ›Sammelsymptoms‹, wie die Überprüfung der nachfolgenden Teilsymptome zeigt, die hier in ihrem Zusammenhang wiedergegeben werden. (Das von Kent zitierte *GS*-Symptom lautet: »Crazy with distress; jumps out of bed; acts as if bed were being drawn from under her ...«)

** In der 2. Auflage heißt es irrtümlich statt ***3 p.m.*** »9 p.m.«.

öffnungen. Hals und Mund trocken[RA21 f.]; Zunge trocken[RA(151)] und so geschwollen[RA(139)], dass sie ganz den Mund ausfüllt. Zunge besonders an der Spitze hochrot[MM944 ff.], wie ein rohes Stück Fleisch. Sordes auf den Zähnen.[MM2063] Lippen trocken[SK612] und rissig[MM2063]. Bisweilen heftiger Durst[RA(156)], zugleich aber Furcht vor Wasser[RA(143)]. Kopiöse Durchfälle, unwillkürlich abgehend[GS]; das Abdomen ist tympanitisch aufgebläht[EN988 f.]; unwillkürlicher Harnabgang[MA1,134].

Basalmeningitis infolge unterdrückter Ohrabsonderungen. Die alte Schule hat für solche Fälle kein Heilmittel. Die Stirn ist dabei gerunzelt, die Augen glasig und stier auf einen Punkt gerichtet[KE1,129], die Pupillen dilatiert, und es besteht kaum Fieber. Fürchterliche Schmerzen an der Schädelbasis, und aus der Vorgeschichte sind Nekrosen im Bereich der Ohren bekannt.

Heftiger Kopfschmerz vom Gehen in der Sonne, überhaupt durch längere Sonnenexposition. Die Schmerzen sind tagsüber größer, und nachts muss der Patient aufrecht sitzen, weil sie im Liegen ebenfalls zunehmen; Verschlimmerung ferner durch jede Bewegung oder Erschütterung. Augen starr und glasig; Gesicht anfangs rot, später aber blass, die Augen regungslos in eine Zimmerecke blickend. Delirium, sagt verrückte Sachen. Hinterkopfschmerzen.

Hochgradige Entzündungen können durch Stramonium zu einem raschen Ende geführt werden. Das Mittel passt bei Eiterbildungen und Abszessen, die unerträgliche Schmerzen bereiten.[GS] *(Hepar sulfuris, Mercurius, Silicea, Sulfur)* Heftige katarrhalische Entzündungen. Bösartige septische Zustände. Chronische Abszesse, Karbunkel, Furunkel[RA(274)]; Gelenkabszesse, besonders im Bereich des linken Hüftgelenks[MM1494 f.]. Sie werden oft Gelegenheit haben, Fälle von Hüftgelenkstuberkulose mit Stramonium abortiv verlaufen zu lassen, und selbst wenn bereits Eiter vorhanden ist oder sich Fisteln gebildet haben, ist die Arznei von größtem Nutzen. Vollheitsempfindung, Eiterung und Schmerz in Knorpelgeweben ist eine weitere Indikation.

In der Heftigkeit seiner psychischen Symptome steht Stramonium unter den tiefwirkenden Mitteln einzig da.

Stramonium heilt Augenbeschwerden und Hirnreizung infolge übermäßigen Lernens bei Studenten, die viel nachts lernen müssen, um bei den Vorlesungen tagsüber Schritt halten zu können. Der Patient scheint fast blind zu sein[RA15]; es bestehen viele Augenschmerzen bei dämmrigem Licht, die aber bei hellem Licht gelindert werden. Die psychischen Symptome hingegen, der Husten, die Kopfschmerzen etc. werden durch Lichteinwirkung verschlimmert.

»Trockenheit von Rachen und Schlund.«[EN832] »Schlingbeschwerden mit ungewöhnlicher Trockenheit des Halses, welche häufiges Wassertrinken nicht beseitigen konnte.«[HY13,194] Schwieriges Schlucken bei Krampfzuständen.[MM1723b] »Schwieriges Schlingen, mit stechendem Schmerze im Schlunde«[RA28] oder »mit (drückendem) Schmerze in den Unterkieferdrüsen«[RA29]. Schlucken sehr beschwerlich, besonders von Flüssigkeiten.[MA1,282] »Würgen in der Kehle«[RA25] bei dem Versuch, einen Schluck Wasser herunterzubringen. Zusammenschnüren des Schlundes[RA(164)] bei jedem Versuch, etwas hinunterzuschlingen.[EN866 f.] Stramonium hat sich in vielen Fällen von Tollwut bewährt.[RA(142)] *(Hyoscyamus, Belladonna, Cantharis, Hydrophobinum)*

Bei alten Lungenabszessen, die durch Verschlimmerung des Hustens beim Sehen ins Licht[GS] gekennzeichnet sind, ist Stramonium häufig ein großartiges Palliativum, und es verursacht keine Erstverschlimmerung.

Harnverhaltung[RA(237)]; der Harn hört sofort auf zu fließen, wenn der Patient nicht mehr presst. Stramonium passt oft für alte Männer, die die Kontrolle über ihre Blase verloren haben; der Harn fließt nur sehr langsam oder tropfenweise ab; sie können den Abgang nicht beschleunigen[RA(235)].

Herzleiden können durch Stramonium gebessert werden, wenn folgende Symptome mit zugegen sind: starkes Zusammenschnüren der Brust; psychische Reizbarkeit; wahnhafte Verkennung der eigenen Identität; Unfähigkeit, im Dunkeln zu schlafen; große Angst in der Eisenbahn, wenn der Zug durch einen Tunnel fährt; unregelmäßiger Puls[GS] und Insuffizienzzeichen.

»Sehr unruhiger, traumvoller Schlaf mit Umwälzen im Bette.«[RA(327)]

Sulfur

Schwefel

I. Allgemeinsymptome

Sulfur ist ein so umfassendes Mittel, dass man kaum weiß, wo man anfangen soll. Es scheint mit allen Krankheiten des Menschen Ähnlichkeit zu haben, und wenn ein Anfänger die Prüfungen von Sulfur durchliest, könnte er leicht meinen, dass er gar kein weiteres Mittel mehr benötigen würde, da in diesen Prüfungen ein Abbild jeder Krankheit enthalten zu sein scheint. Aber Sulfur heilt keineswegs alle Krankheiten, und man tut gut daran – wie bei jedem anderen Mittel auch –, es nicht kritiklos anzuwenden. Es hat den Anschein, dass Ärzte umso häufiger Sulfur verabreichen, je weniger sie von der Materia medica verstehen; doch auch von guten Homöopathen wird es sehr viel verschrieben, sodass aus der Häufigkeit der Verschreibung von Sulfur nicht auf Wissen oder Unwissen eines Arztes geschlossen werden kann.

Der Sulfur-Patient ist ein schmaler, hagerer, hungriger und dyspeptischer Typ mit Hängeschultern, doch wird die Arznei häufig auch von dicken, rundlichen, wohlgenährten Menschen benötigt. Der eckige, schmale, hängeschultrige Patient ist jedoch der typische Vertreter dieses Mittels, namentlich dann, wenn er durch lange Phasen der Indigestion, mangelhafter Assimilation und minderwertiger Ernährung so geworden ist. Der Sulfur-Zustand wird manchmal hervorgebracht durch ständige Stubenhockerei im Verein mit einer Ernährungsweise, die sich nur nach dem Appetit richtet. Menschen, die sich nicht genug bewegen, die sehr viel sitzen und kaum einmal aus ihrem Zimmer herauskommen, weil sie ihre Tage lieber mit Studieren, Nachdenken und philosophischen Betrachtungen verbringen, werden bald feststellen, dass sie nur noch die einfachsten Speisen vertragen, die aber nicht ausreichen, den Körper gesund zu erhalten, und so verfallen sie am Ende in eine Art ›philosophischen Wahnsinns‹.

Einem anderen Patiententyp können wir die Sulfur-Konstitution schon am Gesicht ablesen; es sind Menschen mit einem runzligen Gesicht und schmutzig-rötlichem Teint. Die Haut scheint bei ihnen sehr von den atmosphärischen Verhältnissen beeinflusst zu werden. Das Gesicht wird im Freien bei kaltem und auch bei feuchtem Wetter schnell rot. Die zarte, dünne Haut des Sulfur-Patienten errötet beim geringsten Anlass, und wie sehr er sich auch wäscht, *stets hat er einen schmutzig-rötlichen Teint.* Wenn es sich um ein Kind handelt, mag die Mutter das Gesicht noch so häufig waschen, es wird bestenfalls aussehen wie nach einer Katzenwäsche.

Es war Hering, der den Sulfur-Patienten den *zerlumpten Philosophen* genannt hat. Der Gelehrte oder Erfinder vom Sulfur-Typ arbeitet Tag und Nacht in verschlissenen Kleidern und mit einem verbeulten Hut auf dem Kopf. Die Haare sind lang und ungepflegt, das Gesicht ungewaschen. In seinem verdreckten Arbeitszimmer herrscht ein völliges Durcheinander; Bücher und Papiere liegen wahllos aufeinandergestapelt im Zimmer herum; es gibt nicht die geringste Ordnung. Diese Unordentlichkeit scheint von Sulfur hervorgerufen zu werden, gepaart mit Unreinlichkeit, Selbstbezogenheit und einer typischen Haltung des ›Was kümmert's mich?‹. Der Patient wird ein *Pseudophilosoph*, und je länger dieser Zustand anhält, desto enttäuschter ist er, dass die Welt ihn nicht für den bedeutendsten Menschen auf Erden hält. Sulfur-Erfinder tüfteln und arbeiten jahrelang vor sich hin und scheitern am Ende doch. Die Beschwerden, die aus einer solchen Situation erwachsen, einschließlich der akuten Beschwerden, laufen alle auf Sulfur hinaus. Das Hemd, das der Patient trägt, hat er schon seit vielen Wochen an, und wenn er keine Frau hätte, die auf ihn aufpasst, würde er es tragen, bis es ihm vom Leibe fällt.

Der Sulfur-Patient legt auf Sauberkeit und Gepflegtheit keinen Wert – er hält sie nicht für notwendig. *Er ist eben schmutzig;* er sieht nicht ein, warum Kragen, Manschetten und Hemd unbedingt sauber sein sollen; Schmutz stört ihn nicht im Geringsten. Nur selten ist Sulfur bei Menschen angezeigt, die reinlich sind, umso häufiger aber bei solchen, denen Unsauberkeit nichts ausmacht. Als ich noch in der Krankenhausambulanz arbeitete, habe ich viele Male bemerkt, dass Patienten nach einer Gabe Sulfur begannen, auf ihr Äußeres zu achten, und bei der Wiedervorstellung mit einem frischen Hemd erschienen, während sie bei früheren Terminen immer mit demselben alten Hemd bekleidet waren. Es ist auch erstaunlich, wie schnell es Sulfuriker, besonders Kinder, schaffen, ihre Kleidung zu beschmutzen. Diese Sulfur-Kinder haben ein wirklich bemerkenswertes Talent, sich schmutzig zu machen. Viele Mütter wissen auch von anderen ekelhaften Angewohnheiten ihrer Kleinen zu berichten. Das Sulfur-Kind neigt zu katarrhalischen Absonderungen aus der Nase, den Augen etc., und nicht selten isst dieses Kind z.B. sein Nasensekret auf. Nun, das ist merkwürdig, denn üble Gerüche gehören zu den Dingen, vor denen sich der Sulfur-Patient besonders ekelt. Er reagiert *überaus empfindlich auf unangenehme Gerüche*, die ekligen Dinge selbst aber nimmt er in den Mund und schluckt sie hinunter. Ihm kann sogar schlecht werden vom Geruch seines eigenen Körpers, seines eigenen Atems. Der Geruch seines Stuhls ist ihm so widerlich, dass er den ganzen Tag davon verfolgt wird; er meint ihn ständig in der Nase zu haben. Wegen dieser auffallenden Empfindlichkeit gegen Gerüche[CK368] ist er in Bezug auf seinen Stuhlgang reinlicher als in jeder anderen Beziehung. Der Geruchssinn ist so übersteigert, dass der Patient ständig irgendwelchen üblen Gerüchen auf der Spur ist. Seine Einbildungskraft ist so groß, dass er unangenehme Dinge sogar zu riechen meint, wo er sich in Wirklichkeit nur an sie erinnert.

Schmutz und Gestank sind eine ständige Begleiterscheinung der Sulfur-Konstitution, und der Patient selbst ist das erste Opfer seiner widrigen Ausdünstungen. Er hat einen fauligen Atemgeruch[CK1152], höchst übel und faulig[SK642] riechende Stühle; stinkende Ausdünstungen der Genitalien[CK], die trotz der Kleidung im ganzen Raum wahrzunehmen sind, und auch der Patient selbst leidet darunter. Die Sulfur-Absonderungen sind stets mehr oder weniger fötide, sie verbreiten einen strengen, widerlichen Geruch. Auch wenn er sie regelmäßig wäscht, verströmen seine Achselhöhlen einen ekelhaften, durchdringenden Gestank[CK1335], und manchmal verbreitet der ganze Körper einen Geruch wie den aus den Achselhöhlen.

Die *Absonderungen* von Sulfur sind nicht nur übelriechend, sondern auch *wundmachend*. Der Patient wird allenthalben von *Schleimhautkatarrhen* geplagt, und überall machen diese die Umgebung wund. Schnupfen exkoriiert die Nase und die Oberlippe; das in der Nase verbleibende Sekret brennt mitunter wie Feuer, und wenn es auf die Lippe herunterfließt, fängt auch diese an zu brennen, so scharf ist der Schleim. Die Hautbereiche, die damit in Berührung kommen, röten sich, ähnlich wie bei *Sulfuricum acidum*. Kopiöse Leukorrhö[CK1070], die die Scham wund macht und starkes Brennen verursacht[CK1076]. Brennen[CK916] und Wundheit auch im Analbereich nach dünnflüssigem Stuhlgang. Wenn bei Sulfur-Frauen nach der Miktion ein Tropfen Urin in der Vulva hängenbleibt, fängt die Stelle bald an zu brennen; häufig ist es nicht einmal ausreichend, den Tropfen wegzuwischen, vielmehr muss der Bereich nach dem Urinieren mit Wasser gewaschen werden, um solche Beschwerden zu lindern oder ihnen vorzubeugen. Bei Kleinkindern finden wir Exkoriationen um den Anus und zwischen den Gesäßbacken; die ganze Gesäßspalte ist vom Stuhl rot, wund und entzündet. Aus all diesen Zeichen hat man ein Keynote abgeleitet, das den Sachverhalt ganz gut trifft: »Alle Körpersäfte verursachen Brennen auf den Teilen, über die sie fließen« – man könnte auch sagen: Alle Körpersäfte sind scharf und verursachen Brennen. Dies gilt bei Sulfur überall, an jedem Körperteil.

Der Sulfur-Patient neigt zu allen möglichen *Hautausschlägen*. Es können Furunkel sein, vesikuläre, pustulöse oder auch schuppige Ausschläge; sie alle gehen mit *viel Jucken* einher, und einige auch mit Sekretion oder Suppuration. Die Haut juckt viel und oft, selbst wenn gar kein Ausschlag vorhanden ist, insbesondere in der Bettwärme und durch das Tragen wollener Kleidung. Nicht selten kann der Sulfur-Patient nichts anderes tragen als Kleidung aus Seide oder Baumwolle. Zimmerwärme treibt ihn zur Verzweiflung, wenn er nicht an die juckende Stelle herankommt, um sie zu kratzen. Nach dem Kratzen entsteht Brennen, und dann lässt das Jucken nach. Gelegentlich entwickeln sich nach Kratzen oder in der Bettwärme am ganzen Körper große, weiße Quaddeln[CK1674], die stark jucken, und diese werden dann so lange gekratzt, bis die Haut wund wird oder zu brennen anfängt, und erst danach findet der Patient Erleichterung des Juckreizes. Dieser Ablauf wiederholt sich ständig; fürchterliches Jucken nachts im Bett, und morgens beim Erwachen geht es gleich wieder los[GS]; die Ausschläge jucken und nässen in dieser Zeit am meisten. Ansammlungen von Furunkeln[CK1684] und kleinen, furunkelähnlichen Gebilden gehören ebenfalls zum Arzneimittelbild, was Sulfur zu einem nützlichen Mittel bei Impetigo macht.

Sulfur ist häufig bei *Eiterungen* von Nutzen. Es bringt Eiterhöhlen aller Art hervor: kleine und große Abszesse; Abszesse unter der Haut, in den Zellgeweben und in inneren Organen. Die Eiterungsneigung ist bei Sulfur sehr ausgeprägt. Drüsen und Lymphknoten entzünden sich, und die Entzündung geht rasch in Eiterung über.

Wo immer wir es mit Sulfur-Beschwerden zu tun haben, finden wir auch *Brennen*. Brennen zieht sich durch das ganze Arzneimittelbild und kann jeden Körperteil betreffen. Es entsteht dort, wo Kongestionen vorhanden sind; Brennen[CK1658] oder Hitzegefühl in der Haut; Brennen an einzelnen Stellen hier und da; Brennen in den Drüsen, im Magen, in den Lungen; Brennen im Intestinum, im Rektum, in Hämorrhoiden; Brennen beim Wasserlassen oder Hitzegefühl in der Blase. Hitzeempfindungen können überall auftreten, doch besonders typisch für das Mittel ist »Brennen in den Fußsohlen[CK1590], in den Handinnenflächen [Händen[CK1391]] und am Scheitel[ZÖ2,110]«. Das Brennen in den Fußsohlen stellt sich gewöhnlich dann ein, wenn sich der Patient im Bett erwärmt hat. Er verspürt nachts so viel Hitze und Brennen in den Sohlen, dass er die Füße unter der Bettdecke hervorstreckt – er schläft mit den Füßen außerhalb der Zudecken. Fußsohlen und Handflächen des Sulfur-Patienten haben eine dicke Haut, die beim *Warmwerden* im Bett zu brennen beginnt.

Viele Beschwerden entstehen vom Warmwerden im Bett. Der Sulfur-Patient verträgt zwar keine Hitze, doch Kälte mag er ebenso wenig, wenngleich ein starkes Verlangen nach frischer Luft besteht. Am liebsten ist ihm eine gleichmäßige Temperatur; er fühlt sich unwohl, wenn sich die Außentemperatur stark verändert. Bei Atembeschwerden möchte er Türen und Fenster geöffnet haben, wobei aber der Körper meist gut zugedeckt sein muss. Ist er jedoch zu warm bekleidet oder zugedeckt, plagen ihn das Jucken und Brennen der Haut.

In Bezug auf die *zeitlichen Verschlimmerungen* stechen besonders die *nächtlichen Beschwerden* hervor. Kopfschmerzen z. B. beginnen nach dem Abendessen[CK127] und steigern sich zur Nacht hin[CK133] – der Patient kann vor Schmerzen nicht einschlafen. Neben nächtlichen Schmerzen kommt es auch zu nächtlichem Durst. Hautbeschwerden stellen sich ein nach Warmwerden im Bett. »Intermittierende, periodische Kopfneuralgie, < alle 24 Stunden, gewöhnlich 12 Uhr mittags oder um Mitternacht ...«[GS] Der *Mittag* ist eine weitere Verschlimmerungszeit der Sulfur-Beschwerden. Sulfur hat Frost gegen Mittag, mit Anstieg auch der Fieberhitze während dieser Zeit[CK1944]; psychische Symptome nehmen in der Mittagszeit zu, desgleichen Kopfschmerzen. *Beschwerden, die wöchentlich wiederkehren*, an einem bestimmten Wochentag, sind eine andere Eigentümlichkeit des Mittels.

Ein häufig auftretendes Merkmal ist eine besondere Art von Diarrhö, die seit jeher auch als ›Sulfur-Diarrhö‹ bezeichnet wird, obwohl viele andere Mittel ähnliche Zustände haben, nämlich *Durchfall am frühen Morgen*[CK881+874]. Die Sulfur-Diarrhö entsteht in der Zeit von Mitternacht bis zum Morgen, meist aber in der Zeit, wo der Patient morgens im Bett liegt und ans Aufstehen zu denken beginnt. *Der Durchfall treibt ihn dann regelrecht aus dem Bett.*[(CK367)] Seine Beschaffenheit ist gewöhnlich dünn-wässrig; er spritzt nicht sonderlich stark heraus und ist auch nicht sehr kopiös, manchmal sogar spärlich; bisweilen ist er von gelber Farbe. Nach diesem morgendlichen Durchfall hat der Patient in vielen Fällen bis zum nächsten Morgen Ruhe, und auch sonst hat er keine nennenswerten Beschwerden. Viele Sulfur-Menschen haben jahrelang nur diesen morgendlichen Stuhldrang, der sie aus dem Bett treibt. Wenn die Pathologie aber weiter fortgeschritten ist, leidet der Patient viel unter Unbehagen und Schmerzen im Bauchbereich, mit Kneifen[CK797], Rumoren und brennendem Wundheitsgefühl in den Gedärmen. Der Stuhl verursacht beim Abgang Brennen im Mastdarm und After[CK906 f.], und alle Teile, die mit ihm in Berührung kommen, werden wund und schmerzhaft empfindlich.

Der Sulfur-Patient ist sehr *durstig*[CK607]; er trinkt ständig Wasser. Er spricht auch von einem *Hungergefühl* im Bauch[CK601], doch wenn er sich dann an den Tisch setzt, »vergeht ihm der Appetit, und er fühlt sich im Bauche wie voll; wenn er anfängt zu essen, wird's ihm zuwider.«[CK602] Er isst fast nichts, nimmt nur die einfachste und leichteste Kost zu sich. Es besteht ein Verlangen nach Stimulanzien, nach alkoholischen Getränken[GS] [besonders Bier[CK609] und Weinbrand[GS]] und Widerwille gegen Milch [Milchspeisen[CK592]] und Fleisch[CK589]. Von Milch bekommt er saures Aufstoßen[CK594], von Fleisch Übelkeit mit Brechreiz[CK589]. Einer der alten Homöopathen destillierte aus diesen Symptomen das Keynote »Trinkt viel, aber isst wenig«[GS].* Dies gilt aber nicht nur für Sulfur, sondern auch für viele andere Mittel. Was den Gebrauch von Keynotes angeht, möchte ich Ihnen empfehlen, in einem gegebenen Fall zunächst alle Symptome mit ihren Verbindungen zu anderen Erscheinungen zusammenzustellen. Es reicht nicht aus, sich auf ein, zwei oder drei kleine Symptome zu verlassen! Die Symptome des ganzen Falls müssen in Betracht gezogen werden, und erst wenn das Arzneimittelbild samt seinen Keynotes, Charakteristika und anderen Besonderheiten mit dem Krankheitsbild des Patienten zur Deckung zu bringen ist, kann die Arznei als geeignet angesehen werden.

»*Flauheits- und Leeregefühl im Magen*[CK588] mit Begierde, etwas zu essen, *um 11 Uhr vormittags.*«[GS] Wenn es eine Tageszeit gibt, wo der Sulfur-Patient deutlichen Hunger verspürt, dann ist es die Zeit um 11 Uhr. Zu dieser Zeit, so scheint es, kann der Patient kaum noch das Mittagessen abwarten. Typisch für Sulfur ist auch das folgende Phänomen: Der Patient ist zu den gewohnten Mahlzeiten regelrecht heißhungrig, und wenn sich das Essen dann nur etwas verzögert, wird ihm übel, und er muss sich vor Schwäche hinlegen[CK616]. Diejenigen Patienten, die es gewohnt sind, um 12 Uhr zu essen, haben besagtes Flauheits- und Hungergefühl um 11 Uhr; diejenigen, die es gewohnt sind, um 13 Uhr zu essen, haben dieses Gefühl um 12 Uhr. Das flaue Gefühl im Magen tritt also in der Regel eine Stunde vor der gewohnten Essenszeit auf.

Eine typische Symptomengruppe von Sulfur, eine Art Quintessenz, ist diese: flaues, hungriges Gefühl im Magen um 11 Uhr; Brennen in den Fußsohlen; Hitzegefühl am Scheitel. Diese drei Zeichen sind als *Conditio sine qua non* von Sulfur angesehen worden, doch am Anfang der Sulfur-Pathologie sind sie kaum je so deutlich vorhanden.

Neben den vielen Hautausschlägen zeichnet sich die Sulfur-Konstitution auch durch *Unheilsamkeit der Haut*[SK624] aus. Die Haut heilt sehr schlecht. Kleine Verletzungen eitern unaufhörlich. Abszesse, die sich unter der Haut gebildet haben, verwandeln sich in kleine, sezernierende Höhlen mit Fistelöffnungen, aus denen über einen langen Zeitraum Eiter heraussickert.

Sulfur ruft in entzündeten Körperteilen massive *Infiltration* hervor, sodass sie verhärten, und diese Verhärtungen bleiben jahrelang bestehen. Wenn die Entzündung lebenswichtige Organe befällt, wie z.B. die Lungen, ist die einsetzende Infiltration, wenn sie längere Zeit anhält, dem Organismus sehr abträglich. Sulfur ist mit seiner Infiltrationsneigung ein überaus nützliches Mittel bei Hepatisation (d.h. bei der am Ende einer Pneumonie eintretenden Infil-

* Kent spricht davon, dass es aus den obigen Symptomen »erfunden« worden sei, was etwas missverständlich ausgedrückt ist. Das ›Leitsymptom‹ geht vermutlich auf Bönninghausen zurück, der es in seiner *Uebersicht* in die knappen Worte »Viel Trinken, wenig Essen« gefasst hat. Letztlich handelt es sich aber um ein Prüfungssymptom Nennings, bei dem es heißt: »Starker Durst, und stets mehr Durst als Hunger.« (*CK* 607) Und ein Prüfungssymptom Hahnemanns lautet: »Ganz ohne Esslust, aber beständiger Durst.« (*CK* 613)

tration) des Lungengewebes, indem es zu einer raschen Resolution des Prozesses beiträgt[GS].

Sulfur hat sich auch als *Reaktionsmittel* bewährt, wenn ein Patient nach einer sich hinschleppenden akuten Krankheit wegen einer psorischen Veranlagung nicht wieder auf die Beine kommt und auf gut gewählte Arzneien nicht oder nur ungenügend reagiert.[GS] Stattdessen gerät er gegen Ende der Krankheit in einen Zustand von Schwäche und Prostration. Der Entzündungsprozess mündet in Suppuration und Infiltration, und der Patient klagt neben großer Mattigkeit[CK1748] über starke Nachtschweiße[CK1964]. Nach Typhus oder einer anderen akuten Krankheit kommt es zu keiner Rekonvaleszenz; infolge träger und erschöpfter Selbstheilungskräfte ist der Organismus nicht imstande, die alte Ordnung wiederherzustellen. In solchen Zuständen ist Sulfur von großem Nutzen.

Alte Säufer, die vom Alkohol nicht lassen können, geraten irgendwann in einen Zustand großer Hinfälligkeit. Sie haben ein Verlangen nach scharfen, hochprozentigen Getränken; sie wollen nichts zu essen, außer dem Alkohol verlangt es sie allenfalls nach kaltem Wasser. Sie trinken so lange weiter, bis sie vollkommen erschöpft sind, und dann fangen ihre Beschwerden an. Sulfur wird die Lust auf Alkohol für eine Weile bändigen und so den Kranken kräftigen.

Die *Gewebe* scheinen bei Sulfur so *geschwächt* zu werden, dass schon geringster Druck eine Stelle wund macht, bis hin zur Entzündung und Eiterung. Wegen schlechter Durchblutung bekommt der Patient leicht einen Dekubitus. *Druckbedingte Indurationen* sind ebenfalls typisch für das Mittel; Hühneraugen[CK1624] und Schwielen entstehen schon durch geringfügigen Druck. Wenn ein Schuh an irgendeiner Stelle drückt, entwickelt sich ein großes Hühnerauge oder ein entzündeter Fußballen. Wo Zähne mit der Zunge oder anderen Teilen der Mundhöhle in Berührung kommen, bilden sich kleine Knötchen in der Schleimhaut, und diese Knötchen fangen mit der Zeit an zu ulzerieren. Es ist ein langsamer Prozess, der mit Brennen und Stechen einhergeht, und irgendwann können die Geschwüre dann krebsig entarten. Krebs ist die Folge eines bestimmten Bedingungsgefüges im Organismus, das sich erst nach und nach aus anderen Zuständen ergeben hat. Dieses Bedingungsgefüge war nicht schon immer gleichbleibend vorhanden. So mag sich beispielsweise ein maligner Prozess aus einem lange Zeit benignen Zustand entwickelt haben. Sulfur beseitigt schon im Vorfeld alle krankhaften Veränderungen, wenn die Symptome passen.

Auch die *Venen* werden unter der Einwirkung von Sulfur stark in Mitleidenschaft gezogen, sodass Sulfur auch als wichtiges Venenmittel fungiert. Die Venen scheinen erschlafft zu sein, und die Durchblutung ist entsprechend träge. Dunkle Röte und Hitze im Gesicht oder in Teilen des Gesichts[CK379 f.], ausgelöst durch geringe Anlässe, etwa durch Wettereinflüsse oder durch Reizung der Haut durch die Kleidung. Geschwulst des Gesichts.[SK634] Sulfur neigt zu Krampfadern, besonders im Bereich des Afters; große Hämorrhoiden, die stechen[CK937] und brennen[CH274]. Varizen an den Extremitäten. Die Venen können sogar ulzerieren, aufbrechen und bluten. Beim Übergang von der Kälte in einen warmen Raum leidet der Sulfur-Patient unter Auftreibung der Venen, Anschwellung der Hände und Füße sowie einem Vollheitsgefühl im ganzen Körper.

Der Sulfur-Patient magert leicht ab[UE], und eine Besonderheit ist dabei die *Abmagerung der Gliedmaßen bei Auftreibung des Abdomens.* Der Bauch ist aufgebläht[CK785], mit polternden, kollernden Darmgeräuschen[CK826], Brennen[CK740] und wundem Drücken[CK782], und mit dieser Aufblähung ist eine Abmagerung aller anderen Teile verbunden. Die Muskeln des Halses, des Rückens, des Thorax und der Gliedmaßen atrophieren; die Bauchmuskeln verkümmern ebenfalls, das Abdomen selbst aber ist aufgetrieben. Einen solchen Zustand sehen wir besonders bei Marasmus. Ein ähnliches Bild bietet sich uns bei *Calcarea* dar, namentlich bei *Calcarea*-Frauen: starke Vergrößerung, Auftreibung und Härte des Abdomens in Verbindung mit Schrumpfen aller anderen Körperteile.

Fliegende Hitze im Gesicht[CK1938] und im Kopf, wie sie bei Frauen häufig im Klimakterium vorkommt. Die Hitzewallungen beginnen bei Sulfur in der Herzgegend – oder, allgemeiner gesagt, in der Brust –, und die Patientin hat dabei das Gefühl, als würde eine Gluthitze tief im Innern des Körpers nach oben steigen, bis ins Gesicht hinein. Das Gesicht ist rot und heiß, bis schließlich die Hitze mit einem Schweißausbruch ein Ende nimmt. Hitzewallungen mit rotem und schwitzendem Gesicht; der Kopf glüht dabei regelrecht vor Hitze. Manche Patientinnen schildern den Zustand als ein Gefühl, als würde heißer Dampf aus ihrem Innern langsam nach oben steigen, und dann brechen sie in Schweiß aus. Es gibt auch Frauen, bei denen zunächst Frostschauer auftreten, die dann von Hitzewallungen und roten Flecken im Gesicht[CK381] abgelöst werden; sie fächeln sich dann, so schnell es geht, frische Luft zu und möchten Türen und Fenster geöffnet haben. Dies ist bei Sulfur so, aber auch bei *Lachesis* und vielen anderen Mitteln. Wenn die Hitzewallungen in der Brust bzw. in der Herzgegend beginnen, spricht dies vor allem für Sulfur; beginnen sie aber im Rücken oder im Magen, müssen wir eher an *Phosphorus* denken.

Neben anderen allgemeinen Verschlimmerungen zeichnet sich Sulfur besonders durch eine *Verschlimmerung beim Stehen* aus.[CK1645] Alle Beschwerden nehmen zu, wenn der Patient längere Zeit stehen muss. Stehen ist die unbequemste Position für einen Sulfur-Patienten; es verschlimmern sich dabei die Benommenheit, der Schwindel[CK103], die Magen- und Bauchsymptome[CK740], das Vergrößerungs- und Vollheitsgefühl in den Venen sowie bei Frauen das Gefühl des Herabdrängens im Becken. Der Patient muss, wenn er auf den Beinen ist, entweder sitzen oder in Bewegung bleiben. Beim Gehen fühlt er sich einigermaßen wohl, doch Stillstehen ist für ihn eine Qual.

Viele Sulfur-Beschwerden, besonders aber jene der Psyche und des Sensoriums, *verschlimmern sich nach Schlaf*. Die meisten Beschwerden werden darüber hinaus *nach Essen schlimmer*.

Der Sulfur-Patient verabscheut es, sich zu waschen. Er fürchtet sich geradezu vor einem Bad, und meistens geht es ihm *nach dem Baden schlechter*. Ungewaschen wie er ist, macht er den Eindruck, als komme er aus der untersten Gesellschaftsschicht. Häufig ist es auch so, dass er kein Bad nehmen kann, ohne sich dabei zu erkälten.

Kinder mit schmutzigen Gesichtern und schmutziger Haut, die zu nächtlichen Delirанfällen[CK1805] neigen, die viel unter Kopfschmerzen leiden, die schon Hirnerkrankungen und Meningitis hatten und nun von Hydrozephalus bedroht sind, benötigen Sulfur. Sulfur bessert den konstitutionellen Zustand, wenn zuvor verabreichte Mittel nicht den ganzen Fall umfasst haben, weil sie zu oberflächlich wirkten. Wenn Säuglinge oder Kleinkinder sich nicht richtig entwickeln, wenn die Knochen nicht wachsen und die Fontanellen sich nur sehr langsam schließen, heißt das Heilmittel zumeist *Calcarea carbonica;* Sulfur ist bei solch verlangsamtem Wachstum des zweitwichtigste Mittel.

Man würde es nicht erwarten, aber der Sulfur-Patient ist ein ziemlich *nervöser* Zeitgenosse. Er neigt zu »trödeliger Aufgeregtheit«[CK34], ist »ungemein schreckhaft«[CK16], erschrickt durch das leiseste Geräusch; nachts fährt er aus dem Schlaf hoch, als hätte er Kanonendonner gehört oder ein Gespenst gesehen[CK1804]. Überhaupt ist er ein Opfer zahlreicher Schlafstörungen. Er ist abends sehr schläfrig[CK1770f.] und schläft dann manchmal bis 3 Uhr früh, doch anschließend wälzt er sich im Schlaf unruhig hin und her[CK1798f.], oder er kann gar nicht mehr schlafen[CK1794]. Er fürchtet sich vor dem Morgengrauen und sehnt sich danach, endlich wieder einzuschlafen. Findet er tatsächlich noch einmal Schlaf, ist er dann morgens kaum wach zu bekommen[CK1779f.]. Er möchte am liebsten bis in den Vormittag hinein schlafen, denn das ist die Zeit, wo er am besten zur Ruhe kommt und am tiefsten schlafen kann. Neigung zu fürchterlichen Träumen[CK1804] und Albträumen[GS].

Wenn die Symptome übereinstimmen, kann Sulfur auch ein Erysipel heilen. Für das Erysipel als ›Krankheit‹ haben wir keine Arznei; wenn aber ein Patient, dessen Symptome denen von Sulfur entsprechen, an diesem Leiden erkrankt, können wir ihn mit Sulfur heilen. Wenn Sie sich dieses Unterschieds stets bewusst sind, wissen Sie auch, was Homöopathie bedeutet – sie behandelt den Patienten und nicht die mit einem Namen versehene Krankheit.

Der Sulfur-Patient wird allenthalben von *Blutwallungen* belästigt. Kongestion und Vollheit des Kopfes, wie z.B. die bereits erwähnte

›fliegende Hitze‹ im Gesicht und Kopf. Sulfur hat in seinem Arzneimittelbild ausgeprägte Fieberzustände und kann daher auch in akuten Krankheiten hilfreich sein. Es ist eines der natürlichen Komplementärmittel von *Aconitum*. Wenn *Aconitum* sich als passend bei akuten Exazerbationen einer chronischen Krankheit erwiesen und diese behoben hat, entspricht Sulfur sehr häufig der zugrunde liegenden Konstitution des Patienten.

Sulfur passt für die höchst lästigen *›skrofulösen‹ Beschwerden*[GS] von stark geschwächten Kranken mit mangelhafter Assimilation. Es heilt tiefe, indolente, schartige Unterschenkelgeschwüre[GS], die nicht zugranulieren wollen. Die Ulzera verursachen brennende Schmerzen, und die geringe, dünne, jauchige Flüssigkeit[GS], die heraussickert, ›verbrennt‹ zusätzlich die Geschwürsumgebung. Sulfur ist oft bei den Unterschenkelgeschwüren des varikösen Symptomenkomplexes indiziert, die leicht bluten und stark brennen.

Bei chronischer *Gicht* kommt Sulfur ebenfalls des Öfteren in Betracht. Es ist ein tiefwirkendes Mittel, das in den meisten Fällen in der Lage ist, die Gicht auf die Extremitäten zu beschränken, da seine Wirkungsrichtung von innen nach außen gerichtet ist, vom Zentrum zur Peripherie. Wenn es chronisch Gichtkranken zutreffend verabreicht worden ist und die organischen Veränderungen noch nicht zu weit fortgeschritten sind, vermag Sulfur, ähnlich wie *Lycopodium* und *Calcarea*, den gichtig-rheumatischen Zustand auf die Gelenke und Gliedmaßen zu beschränken.

Sulfur ist wie *Silicea* ein *gefährliches Mittel bei Krankheiten, die mit strukturellen Veränderungen von lebenswichtigen Organen einhergehen,* namentlich der Lungen. Alte Fisteln und Abszesse vermag es, wenn es durch die Symptome indiziert ist, zur Ausheilung zu bringen, indem es die Bildung von ›lobenswertem‹ Eiter anregt. Es öffnet torpide Abszesse, und es verkleinert entzündete, verhärtete Drüsen und Lymphknoten, die im Begriff sind, in Eiterung überzugehen – sofern auch hier die übrigen Symptome passen. Aber Sulfur bei fortgeschrittener Lungentuberkulose zu verschreiben ist ein gefährliches Unterfangen! Zumindest sollte man in solchen Fällen die hohen Potenzen meiden. Wenn Symptome vorhanden sind, die sehr schmerzhaft sind, und Sie meinen, dass der Patient unbedingt Sulfur braucht, nehmen Sie die 30. oder maximal die 200. Potenz. Auf keinen Fall aber sollten Sie versuchen, mit Sulfur die morgendlichen Durchfälle zum Stillstand zu bringen, die gewöhnlich die Tuberkulose begleiten. Und ebenso sollten Sie die Nachtschweiße unangetastet lassen, die in den fortgeschrittenen Tb-Stadien einsetzen, selbst wenn Ihnen Sulfur durch die Symptome angezeigt erscheint; tatsächlich ist es in solchen mit Ausscheidungen einhergehenden Fällen kontraindiziert. Ein Mittel, das sich als gefährlich erweisen könnte, sollte niemals in Betracht gezogen werden, selbst wenn die Symptome dem Fall sehr ähneln.

In alten Fällen von *Syphilis* kann Sulfur vonnöten sein, wenn diese Schicht vom psorischen Miasma überlagert wird. Es ist nur selten angezeigt, wenn die syphilitischen Symptome deutlich erkennbar sind; doch wenn sie durch *Quecksilber* unterdrückt sind und die Syphilis nur noch in einer Art Ruhezustand existiert, wird Sulfur das Quecksilber antidotieren und es den syphilitischen Symptomen erlauben, sich zu entwickeln und wieder an die Oberfläche zu kommen. Der große Schaden, den die Allopathen anrichten, hängt mit ihrem Bemühen zusammen, alles zuzudecken, was sich im Organismus verbirgt. Sie handeln, als würden sie sich jedes Übels, das dem Menschengeschlecht innewohnen kann, schämen. Die Homöopathie hingegen ist bestrebt, all dies aufzudecken; sie antidotiert die unterdrückenden Medikamente und befreit die verborgen gehaltenen Krankheiten. Viele Patienten mögen sich freilich nicht homöopathisch behandeln lassen, weil sie nicht wollen, dass ihre syphilitischen Hautausschläge wieder in Erscheinung treten; sie wollen die Beweise früherer sexueller Abenteuer nicht ans Tageslicht kommen lassen. Doch genau das ist es, was die Homöopathie anstrebt. Latente Krankheiten, die im Organismus verborgen sind, treten unter der richtigen homöopathischen Behandlung hervor. Sulfur bringt Beschwerden an die Oberfläche, sodass sie sichtbar werden. Es ist ein *allgemeines, breites*

Antidot. Es ist ein Mittel, das oft benötigt wird bei *Unterdrückung von Hautausschlägen* durch Kälte und durch Medikamente, selbst bei durch Schwefel unterdrückten Ausschlägen. Es ist ein großartiges Mittel, um all das zu mobilisieren, was nach innen getrieben worden ist. Daher werden Sie Sulfur in allen Listen von Arzneien entdecken, die bei unterdrückten Hautausschlägen und bei medikamentöser Unterdrückung anderer Beschwerden von Nutzen sein können. Auch wenn akute Ausschläge unterdrückt worden sind, erweist sich Sulfur als wertvolle Hilfe. Bei unterdrückter Gonorrhö ist Sulfur oft das passende Mittel, um die Harnröhrensekretion wieder in Gang zu bringen und genau den Zustand wiederherzustellen, der zum Verschwinden gebracht worden ist. Symptome, die unterdrückt worden sind, müssen zurückkehren, sonst ist eine Heilung nicht möglich.

Von Beginn seiner Geschichte an, nämlich seit der Zeit Hahnemanns und auf dessen Empfehlung hin, ist Sulfur das erste Mittel, an das man denken muss, *wenn eine Armut an verwertbaren Symptomen besteht,* ein latenter Krankheitszustand, der mit der Psora zusammenhängt. In solchen Fällen ist Sulfur mit so großem Nutzen eingesetzt worden, dass es auch den ›Routiniers‹ unter den Homöopathen nicht entgangen ist. Wenn dem Anschein nach (d.h. oberflächlich gesehen) gut passende Arzneien in einem Patienten keinen ›Eindruck‹ hinterlassen und wenn keine Symptome für ein besseres Mittel gefunden werden können, hat Sulfur tatsächlich einen tiefen Einfluss auf den Organismus, und im Anschluss daran verabreichte Mittel können dann besser wirken. Dies ist aus der Erfahrung vielfach belegt. Sie werden es immer mal wieder erleben, dass Sie eine scheinbar gut passende Arznei geben, aber der Patient reagiert nicht darauf. Sie verabreichen das zweitbeste Mittel aus Ihrer Arzneiliste und später noch ein drittes – alles mit demselben Ergebnis. Sie werden anfangen, nach dem Grund dafür zu fragen, aber dann werden Sie erkennen, dass Sulfur, obwohl der Fall nicht deutlich danach verlangt, doch sehr stark dem zugrunde liegenden Zustand (und dies ist nur allzu oft die Psora) entspricht, weswegen nach dessen Gabe der Patient besser auf andere Arzneien anspricht. Dies ist eine Beobachtung, die seit der Zeit Hahnemanns immer wieder von allen Homöopathen bestätigt worden ist. Dieses Vorgehen ist jedoch nur bei wirklicher Symptomenarmut notwendig, wo man selbst nach eingehendem Studium des Falls gezwungen ist, zu einem Verfahren Zuflucht zu nehmen, das unter den gegebenen Umständen nur das bestmögliche sein kann; zu einem Verfahren, das aber einigermaßen gerechtfertigt ist, basiert es doch auf Beobachtung sowie auf dem Wissen um die Miasmen, denen das ganze Menschengeschlecht konstitutionell unterworfen ist. Wir wissen, dass diesen Fällen mit nur wenigen Symptomen ein latenter Krankheitszustand zugrunde liegt, und das ist entweder die Psora, die Syphilis oder die Sykosis. Wenn wir wüssten, dass es die Syphilis ist, würden wir das führende Mittel aus der Gruppe jener Arzneien wählen, die der Syphilis ähneln. Wenn wir wüssten, dass es die Sykosis ist, würden wir dasjenige Mittel wählen, welches mit der Sykosis die größte Ähnlichkeit hat. Sulfur steht an der Spitze jener Arzneien, deren Pathogenese viele Ähnlichkeiten mit der Psora aufweist. Wenn wir daher wissen, dass die zugrunde liegende Konstitution eines Patienten psorischen Charakters ist und es sich um einen maskierten Fall handelt, wird Sulfur die latente Krankheitsursache ›aufschließen‹. Und selbst wenn es dabei nicht wirklich kurativ wirkt, ist es doch so, dass eine bessere Repräsentanz der Symptome nach oben kommt. Und was Sulfur für die Psora ist, das ist *Mercurius* für die Syphilis und *Thuja* für die Sykosis.

In den Kohleregionen von Pennsylvania benötigen die Bergarbeiter und die Menschen, die in der Nähe der Zechen leben, häufig Sulfur. Das hängt mit dem hohen Gehalt an Schwefel in der Kohle zusammen. Arbeiter, die viel mit dem Zerreiben von Kaolin und den verschiedenen anderen Grundstoffen, die bei der Porzellanherstellung Verwendung finden, beschäftigt sind, wie auch Handwerker in Steinmetzbetrieben benötigen in erster Linie *Calcarea* und *Silicea*, während Bergleute gemeinhin Sulfur benötigen. Die Patienten sehen wie Sulfur-Patienten aus, und selbst wenn ihre Symptome nur lokal sind und nach anderen Mitteln zu verlangen scheinen, reagieren sie nicht gut auf diese Mittel – bis sie eine Dosis Sulfur erhalten, wonach eine erstaunliche Besserung eintritt. Manche glauben, dass dies mit dem hohen Schwefelgehalt der Kohle zusammenhängt. Wir können darüber theoretisieren, so lange wir wollen, aber wir sollten es zumindest nicht zur Gewohnheit werden lassen, niedrige Potenzen* mit hohen zu antidotieren. Benutzen Sie diese Methode nur als letzte Zuflucht. Wenn *keine Symptome vorhanden sind,* die auf eine Arznei hindeuten, ist für uns die Zeit gekommen zu experimentieren. Doch auch dann ist diese Methode nur gerechtfertigt, wenn sie von jemandem angewandt wird, der weiß, was er tut, und der deshalb des Guten nicht zu viel tun wird. Er weiß, wie er seine Arzneien zu verabreichen hat, und lässt sich, sofern vorhanden, in jedem einzelnen Fall von den Symptomen leiten.

Entzündliche Zustände, die Sulfur benötigen, zeigen eine venöse Blutfülle und ein *purpurnes* Aussehen der entzündeten Teile. *Masern* erfordern, wenn sie in dieser purpurnen Farbe auf der Haut erscheinen, sehr häufig Sulfur. Sulfur ist bei Masern ein sehr wichtiges Mittel.[KE4,102] Die Kollegen, die in ihrer Praxis dem routinemäßigen Verschreiben den Vorzug geben, kommen bei dieser Krankheit ganz gut mit *Pulsatilla* und Sulfur zurecht, wobei sie gelegentlich auch auf *Aconitum* oder *Euphrasia* zurückgreifen. Sulfur kommt bei Masern besonders dann in Betracht, wenn die Haut eine düstere Färbung angenommen hat und das Exanthem nicht durchbrechen will. Diese *purpurne Farbe* können wir bei Sulfur immer wieder entdecken – bei Erysipelen, bei Halsentzündungen etc. –, vorzugsweise an den Unterarmen, an den Unterschenkeln und im Gesicht.

Die furchtbaren *Folgen von Pockenimpfungen* werden häufig durch Sulfur behoben.[GS] Hier wetteifert Sulfur vor allem mit *Thuja* und *Malandrinum.*

Die *Psyche,* die uns die wirkliche innere Natur eines Menschen offenbart, zeigt uns im Falle von Sulfur, dass dieses Mittel die Nächstenliebe zerstört und den Patienten zu ungewöhnlich großer *Selbstsucht* treibt. Der Sulfur-Patient verschwendet keinen Gedanken an die Wünsche oder Bedürfnisse seiner Mitmenschen, sondern denkt nur an sich selbst. In all seinem Sinnen und Trachten ist er stets auf den eigenen Vorteil bedacht. Dieser Egoismus prägt den Sulfur-Patienten zutiefst. Ein Charakterzug wie z.B. Dankbarkeit ist ihm wesensfremd.

Ein ebenso hervorstechendes Merkmal ist die *monomane Beschäftigung mit philosophischen Fragen.*[CK61;GS] Dabei befasst er sich mit Vorliebe mit abstrakten Themen, mit verschrobenen Theorien; auch okkulte Dinge faszinieren ihn, Dinge, die von unseren Sinnen nicht erfasst werden können und jenseits jeder Wissensmöglichkeit liegen. Ohne irgendeine verlässliche Basis verliert er sich im Studium der unterschiedlichsten Fachgebiete, grübelt er über die seltsamsten und abgehobensten Dinge nach. Sulfur hat viele Patienten von diesem Zwang befreit, allen Dingen immer genau auf den Grund gehen zu wollen. Es hat eine Patientin geheilt, die den ganzen Tag nichts anderes tat, als darüber nachzudenken, was wohl die Ursache für dieses oder jenes Phänomen sei, wobei sie am Ende regelmäßig beim göttlichen Ursprung landete – um sich dann der Frage zu widmen: »Und wer hat Gott geschaffen?« Nadeln oder Ähnliches zählend, pflegte sie in einer Ecke zu sitzen und ihre Gedanken um diese eine unlösbare Frage kreisen zu lassen: »Wer hat Gott geschaffen?« Eine andere Frau konnte keine handwerklichen Arbeiten betrachten, ohne sich zu fragen, wer sie wohl hergestellt hatte, und sie war nicht eher zufrieden, als bis sie es herausgefunden hatte. Und dann wollte sie unbedingt wissen, wer der Vater dieses Mannes war; sie fragte sich, ob er nicht vielleicht Ire gewesen sein könnte ... und so weiter und so fort. Dieses Verhalten ist typisch für Sulfur. Es ist eine Art des Nachdenkens ohne jede Hoffnung auf ein Ergebnis, eine Art des Fragens ohne die Möglichkeit einer zufriedenstellenden Antwort. Es ist nicht die Art von Philosophie, die eine Grundlage hat und die man nachvollziehen kann, kein Nachdenken in logischen einzelnen Schritten, kein Nachdenken über reale Sachverhalte, sondern ein fanatisches Philosophieren ohne jede Grundlage, das sich am Ende

* Kent fasst offenbar den Schwefelgehalt der Kohle bzw. den beim Kohleabbau freigesetzten Schwefel als niedrige Sulfur-Potenz auf.

selbst ad absurdum führt. Der Sulfur-Typ hat eine ausgesprochene Abneigung, auf eine methodische Art an die Dinge heranzugehen; er hat einen Widerwillen gegen wirkliche Arbeit, und vor allem ist ihm systematisches Arbeiten zuwider. Der Sulfur-Typ ist so etwas wie ein *Erfindergenie.* Wenn er eine Idee hat, ist er nicht mehr fähig, sie wieder loszulassen; er verfolgt sie immer weiter und weiter, bis er schließlich zufällig auf irgendetwas stößt. Oft genug ist dies die Art und Weise, wie Erfindungen gemacht werden, und genau dies ist die Art des Sulfur-Menschen. Auch wenn er häufig gänzlich ungebildet ist, kann man doch sicher sein, dass er sich selbst für eine bedeutende Persönlichkeit hält. Er verachtet Bildung, er verachtet Gelehrte und das, was sie leisten, und er wundert sich, warum niemand erkennt, dass er über so etwas wie Bildung vollkommen erhaben ist.

Der Sulfur-Patient kann auch in eine *religiöse Melancholie* verfallen[GS], in der er sich nicht rational mit Religion auseinandersetzt, sondern sich törichten Gedanken über sein eigenes Schicksal hingibt. »Religiöse fixe Ideen.«[CK] Er betet ununterbrochen, hält sich nur noch in seinem Zimmer auf und stöhnt und jammert vor Verzweiflung; glaubt, durch seine Sünden sein Seelenheil verspielt zu haben[SK628].

Ein Patient, der Sulfur benötigt, verspürt häufig ein Gefühl der *Dumpfheit*[CK81] *und Benommenheit*[CK76] *im Kopf,* die ihn daran hindert, zu denken[CK] und sich zu konzentrieren. Oft sitzt er stundenlang unbeweglich da und denkt an nichts Bestimmtes, obwohl er einiges zu erledigen hat.[CK51] Morgens wacht er mit »Eingenommenheit des Kopfes«[CK76], Schwindel und Vollheitsgefühl im Kopf[CK90] auf. Schwindel beim Gehen im Freien.[CK99] Im Freien setzt häufig Schnupfen ein, begleitet von diesem dumpfen und vollen Gefühl im Kopf, sodass er ganz benommen ist.

In der Materia medica finden wir ein Symptom, das zur Absicherung der Arzneidiagnose immer wieder herangezogen worden ist: »Närrisches Glücksgefühl und törichter Stolz, wähnt sich im Besitz der schönsten Dinge; sieht selbst Lumpen für schöne Kleider an[CK62].«[GS] Dieser Zustand ist nicht nur bei Verrückten beobachtet worden, sondern auch bei ›normalen‹ Sulfur-Typen, die sonst psychisch ganz unauffällig waren.

Der Sulfur-Patient hat einen *Widerwillen gegen jede Beschäftigung*[CK33], und Arbeit ist ihm geradezu ein Greuel[CK50]. Er sitzt den ganzen Tag herum und tut nichts, derweil seine Frau die Wäsche erledigt und sich auch sonst um alles kümmert, sein Wohlergehen eingeschlossen. Er meint, dafür sei sie schließlich da. Ihm scheint jedes Feingefühl abhanden gekommen zu sein. Sulfur ist ein durch und durch unkultivierter Mensch – das genaue Gegenteil des gepflegten, bis zur Pingeligkeit genauen *Arsenicum*-Patienten. Bei *Arsenicum* muss die Kleidung stets tadellos sauber und adrett sein, zu Hause muss alles ordentlich an Haken untergebracht sein, jedes Bild hundertprozentig gerade an der Wand hängen. Alles ist hübsch und gepflegt, ein Muster an Ordnung. Der *Arsenicum*-Patient ist auch als »der Mann mit dem vergoldeten Knauf am Spazierstock« bezeichnet worden, weil er so elegant, anspruchsvoll und wählerisch ist. Das Gegenteil von alldem ist der Sulfur-Patient.

»Abends sehr unaufgelegt zu Allem, zur Arbeit, zum Frohseyn, zum Sprechen und Bewegen ...«[CK52] »Trägheit des Geistes und Körpers ...«[CK47]* »Traurig, kleinmüthig, voll Lebens-Ueberdruss.«[CK5] »Oft des Tages, minutenlange Anfälle, wo sie sich höchst unglücklich fühlt, ohne Veranlassung, wie Melancholie; sie wünscht zu sterben.«[CK4] »Zu faul, um sich aufzuraffen, und zu unglücklich, um zu leben.«[GS] »Angst und Scheu[TG167], gewaschen zu werden (bei Kindern).«[GS] Diese Kinder schreien aus vollem Halse, wenn sie gewaschen werden sollen. Der Sulfur-Patient ist extrem wasserscheu, und vom Baden erkältet er sich leicht.

Was die *Beziehungen zu anderen Arzneien* betrifft, ist Folgendes festzuhalten: Sulfur sollte nicht unmittelbar vor *Lycopodium* verabreicht werden. Es gehört zu einer Trias von Mitteln, die häufig nacheinander gegeben werden müssen – Sulfur, *Calcarea* und *Lycopodium.* Zuerst Sulfur, dann *Calcarea,* dann *Lycopodium* und

* Beim Satz der 2. Auflage hat sich an dieser Stelle ein falsches Symptom eingeschlichen, das aus Komponenten des vorherigen und des nachfolgenden Symptoms besteht. Zu streichen ist die folgende Passage: »Satiety of life, longing for indolence of mind and body.«

dann wieder Sulfur, weil es gut auf *Lycopodium* folgt. Sulfur und *Arsenicum* stehen ebenfalls in einem Verwandtschaftsverhältnis. Es kommt häufig vor, dass Sie einen Fall eine Zeitlang mit Sulfur behandeln und dann für eine gewisse Zeit *Arsenicum* geben müssen, um schließlich wieder zu Sulfur zurückzukehren. Sulfur folgt gut auf die meisten akuten Arzneien.

II. Lokalsymptome

Der Sulfur-Patient leidet sehr unter *Schwindelanfällen.*[CK] Wenn er sich ins Freie begibt[CK99] oder wenn er längere Zeit stehen muss[CK103], wird ihm leicht schwindelig. Morgens nach dem Erwachen fühlt sich der Kopf düster[ZÖ1,318] und eingenommen[ZÖ1,321] an, und wenn er dann versucht aufzustehen, setzt starker Schwindel ein[CK91]. Trotz ausreichenden Schlafs ist er morgens träge[CK1778], schläfrig[CK1776] und unerquickt[CK1773], und beim Aufrichten dreht sich ihm alles im Kopf herum[CK88]. Es dauert eine ganze Zeit, bis er sein Gleichgewicht wiedergefunden hat. Generell braucht der Sulfur-Patient nach Schlaf immer recht lange, um zu sich zu kommen. Diese Beispiele illustrieren die typische Sulfur-Verschlimmerung nach Schlaf und durch Stehen.

Viele Symptome im *Kopf*-Bereich. Der Sulfur-Patient neigt zu regelmäßig wiederkehrenden Migräneanfällen.[GS] Meist sind es kongestive Kopfschmerzen, die mit starkem Vollheitsgefühl im Kopf einhergehen, als wäre dieser mit Blut überfüllt[CK137], begleitet von Benommenheit[ZÖ1,197], Übelkeit und Erbrechen. Migräne einmal in der Woche[GS] oder alle zwei Wochen. Charakteristisch ist die Verschlimmerung am Wochenende; die meisten Sonntagskopfschmerzen der Arbeiter werden durch Sulfur geheilt. Dies hat seine Erklärung darin, dass der Patient am Sonntag nicht arbeitet und ausschlafen kann; er schläft bis in den Vormittag hinein und steht dann mit Kopfschmerzen auf, die den ganzen Kopf einnehmen, mit Benommenheit und Blutandrang zum Kopf. Die ständige Aktivität während der Woche verhindert das Auftreten der Kopfschmerzen in dieser Zeit. Andere Sulfur-Patienten haben periodische Kopfschmerzen alle sieben bis zehn Tage, verbunden mit Übelkeit und Galleerbrechen. Es können auch kongestive Kopfschmerzen auftreten, die jeweils zwei oder drei Tage anhalten.[GS] Kopfschmerzen mit Übelkeit[CK106], aber ohne Erbrechen; Kopfschmerzen mit Erbrechen von Galle. Die Kopfschmerzen werden gewöhnlich verschlimmert: durch Bücken[CK115]; durch Licht (daher das Bedürfnis, die Augen zu schließen[GS] und sich in einen dunklen Raum zurückzuziehen); durch Erschütterung [»er fühlt jeden Tritt schmerzhaft im Kopfe«[CK116]]; nach dem Essen[CK618 f.]. Besserung erfahren sie zumeist in einem warmen Raum[CK109] sowie durch äußere Wärmeanwendungen. Während der Schmerzen ist der ganze Kopf empfindlich, die Augen sind gerötet und tränen bisweilen, zugleich Übelkeit und Erbrechen. Kopfschmerzen können auch diejenigen befallen, die ständig eine große Hitze am Scheitel verspüren; der Scheitel fängt dann brennend an zu schmerzen, und der Patient möchte das Brennen mit kalten Tüchern lindern. Diese mit Hitze verbundenen Kopfschmerzen werden häufig durch Kälte gebessert, während der Kopf sonst in einem warmen Raum Erleichterung erfährt. Ein Gefühl von »Dummheit im Kopfe«[CK142], sodass er nicht denken kann. Jede Bewegung verstärkt den Kopfschmerz[CK125]; schlimmer nach Essen und Trinken; schlimmer wenn kalte Getränke in den Magen gelangen, während heiße Getränke lindern. Wenn die Kopfschmerzen da sind, ist das Gesicht häufig geschwollen und stark gerötet. Kopfschmerzen bei Personen, die abwechselnd ein rotes oder schmutzig-blasses Gesicht haben; oft ist eine venöse Stauung vorhanden, mit aufgequollenen Augen, gedunsener Haut und lividem Teint. Sulfur passt oft bei Menschen, die morgens mit Kopfschmerzen, Schwindel und Gesichtsröte aufstehen; bei Menschen, die vorhersagen können, dass sie irgendwann im Laufe des Tages Kopfschmerzen bekommen werden, weil sich das Gesicht morgens voll und verquollen anfühlt und Gesicht und Augen ganz rot aussehen. Vor dem Einsetzen der Kopfschmerzen besteht oft ein eigentümliches Flimmern vor den Augen[CK299], ein Flimmern von Farben. Funken[GS], Sterne oder Zickzackfiguren vor den Augen sind meistens Vorboten von Kopfschmerzen. Einige Sulfur-Kopfschmerzen, die mir von Patienten berichtet wurden, gingen mit einer ganz besonderen Erscheinung vor den Augen einher: einer rhomboidähnlichen Figur, schräg im Gesichtsfeld liegend, mit Sägezähnen an der oberen Seite und einem gefleckten Korpus. Diese Figur wurde mal mehr zur einen Seite, mal mehr zur anderen Seite des betrachteten Gegenstandes hin wahrgenommen, wurde aber stets mit beiden Augen zur selben Zeit gleichermaßen deutlich gesehen. Diese ›Sägezähne‹ waren Lichtblitze, und die Basis der Figur wurde mit der Zeit immer dunkler, wobei sämtliche Regenbogenfarben durchlaufen wurden. Wann immer besagte Sulfur-Patienten sich den Magen verdarben, bekamen sie diese seltsame Erscheinung vor den Augen. Manchmal trat sie gleich morgens nach dem Frühstück auf, manchmal erst nach dem Mittagessen. Manchmal kam sie aber auch am Abend, wenn der Kranke hungrig war und nicht rechtzeitig etwas zu essen bekam. – Die erwähnten Zickzackfiguren vor den Augen sind eine häufige Begleiterscheinung eines flauen, hungrigen Gefühls in der Magengegend. Ähnliche Verhältnisse, nämlich ähnliche Flimmer- und Zickzackerscheinungen, kennen wir auch als Vorboten von Kopfschmerzen bei *Natrium muriaticum* und *Psorinum*. All diese visuellen Phänomene – Zickzacke, Flimmern, Funken, Sterne, etc. – treten periodisch in Erscheinung und halten ungefähr eine Stunde an. Viel klopfende oder hämmernde Empfindungen im Kopf.[CK177ff.] Kopfschmerzen, die morgens einsetzen, und solche, die mittags beginnen; die Kopfschmerzen können aber auch, wie schon erwähnt, erst nach dem Abendessen beginnen, sich zur Nacht hin steigern und dem Patienten den Schlaf rauben.

Auf der *Kopfhaut* besteht ein ungeheurer Juckreiz[CK212]; ständiges Jucken, besonders in der Bettwärme[GS], aber auch bei Kälte. Juckende Ausschläge auf dem behaarten Kopf.[CK217] Kopfgrind, trocken oder auch nässend.[UE] Allgemein besteht eine große Neigung zu Ausschlägen auf dem Kopf, seien es Pickel [»Blüthen«[CK218]], Knötchen[CK219], Pusteln[ZÖ1,30], Furunkel[ZÖ2,96] oder Bläschen[GS]. Starke Schuppenbildung.[ZÖ2,102] Starker Haarausfall.[CK206] »Zu spätes Schließen der Fontanellen.«[GS] »Nässender, übelriechender Ausschlag am Scheitel, wie Kopfgrind; kleine, mit eitrigem Exsudat gefüllte Pusteln, die zu honigartigen Borken vertrocknen.«[GS;ZÖ1,30] »Nässender, übelriechender Ausschlag, mit dickem Eiter und gelber Kruste[SK632], blutend und brennend.«[GS] »Haare trocken, fallen aus...«[GS] etc.

Sulfur hat viele *Augen*-Symptome,* die in früheren Zeiten als ›skrofulös‹ bezeichnet wurden, heute aber als psorisch erkannt sind. Jede Erkältung hat die Neigung, die Augen in Mitleidenschaft zu ziehen. Absonderung von eiterartigem Schleim aus den Augen.[CK276] Geschwürigkeit[UE] und Verdickung der Augenlider. Ektropium oder Entropium.[GS] Ausfallen der Wimpern.[GS] »Brennen in den Augenlidern, die entzündet und roth sind und bei Bewegung spannen.«[CK257] Sulfur hat die vielfältigsten Augensymptome, sodass praktisch jede Augenbeschwerde durch das Mittel geheilt werden kann – sofern es sich um einen *Sulfur-Patienten* handelt. Augensymptome in Verbindung mit Ausschlägen im Gesicht und auf dem Kopf, mit Jucken der Haut, besonders beim Warmwerden im Bett. Katarrhalische Augensymptome, durch Waschen bzw. Spülen verschlimmert. Wenn nicht nur die Augen durch Wasseranwendungen vermehrt leiden, sondern es auch dem Patienten selbst durch Baden schlechter geht und er das Wasser scheut, wenn zudem Juckreiz besteht, der in der Bettwärme stärker wird, wenn er an chronischer Migräne leidet und über Hitzeempfindungen am Scheitel klagt, dann werden – bei solchen Begleitsymptomen – die Augenbeschwerden durch Sulfur geheilt, gleichgültig, um welche Art von Beschwerden es sich handelt. Sulfur hat Katarakt[SK632] und Iritis[GS] geheilt, Trübungen und entzündliche Veränderungen sowie alle möglichen ›optischen Halluzinationen‹ (bei Kopfschmerzen): Flimmern vor den Augen (wie beschrieben); kleine schwarze Punkte[ZÖ1,431]; dunkle Punkte und Flecke[CK294]; schwarze Fliegen scheinen unweit des Gesichtes zu schweben[CK297]; Gaslicht oder Lampenlicht scheint von einem Hof umgeben[GS], etc. Es gibt erstaunlich viele dieser eigentümlichen Erscheinungen vor den Augen, doch sie alle haben die Sulfur-Konstitution gemein. »Bren-

* In der 2. Auflage heißt es irrtümlich »symptoms« statt ***eye-symptoms***.

nende Hitze in den Augen.«[EN497] »Beissen in den Augen ...«[CK238] Jede ›Erkältung‹ schlägt auf die Augen, d.h., vorhandene Augenbeschwerden werden durch die Erkältung verschlimmert, nicht vorhandene hervorgerufen.

Die *Ohren* neigen zu katarrhalischen Entzündungen. Sie haben bei den Allgemeinsymptomen erfahren, dass Katarrhe ein sehr charakteristisches Merkmal von Sulfur sind. Keine Schleimhaut ist hiervon ausgenommen, alle sondern reichlich Sekrete ab, teilweise auch eitrige Sekrete, teilweise blutige. Die Augen und die Ohren machen da keine Ausnahme. Der Tuben-Mittelohr-Katarrh kann bis zur Taubheit des betroffenen Ohres fortschreiten; er geht mit Verdickung der Schleimhaut und des Trommelfells einher. Vor der Ertaubung können sich alle möglichen seltsamen Geräusche bemerkbar machen. Wenn im Mittelohr strukturelle Veränderungen stattgefunden haben und Taubheit eingetreten ist, ist diese unter Umständen nicht mehr heilbar; der *Patient* dagegen kann und sollte auf jeden Fall geheilt werden. Wenn ein Patient wissen möchte, ob er von seiner Taubheit geheilt werden kann, können Sie das niemals vorhersagen. Viele der Störungen treten im Mittelohr auf, und da dieses nicht inspiziert werden kann, wissen Sie nicht, wie viel an struktureller Veränderung bereits eingetreten ist. Sie können nur sagen, dass man es, falls der *Patient* ausreichend heilbar ist, dann in Erfahrung bringen werde. Sollten die strukturellen Veränderungen nicht allzu groß sein, werden diese verschwinden, wenn zuvor der Patient geheilt worden ist. Sollte aber ein trockener, atrophischer Katarrh vorliegen und die Gehörknöchelchen zerstört sein, ist an eine Wiederherstellung des Mittelohrs natürlich nicht mehr zu denken. Sie können mit dem Patienten nur über die Aussichten sprechen, *ihn selbst* zu heilen. Tragen Sie sich nicht mit dem Gedanken, ein Organ heilen zu wollen; halten Sie sich von dieser Vorstellung so fern wie möglich! Und wenn ein Patient von Ihnen wissen möchte, welches Organ denn nun bei ihm erkrankt sei, äußern Sie sich nicht dazu, denn es ist nur der *Patient*, der krank ist. Denken Sie so viel wie möglich über den kranken Menschen nach und so wenig wie möglich über den Krankheitsnamen oder den pathologischen Zustand von Organen. Wenn Sie also von Patienten gefragt werden: »Können Sie meine Schwerhörigkeit heilen, Herr Doktor?«, dann antworten Sie: »Erst müssen *Sie* wieder gesund werden, das ist das Allerwichtigste!« Erst muss der Patient geheilt werden, und dann kann man sehen, was für das Gehör getan werden kann. Mit dieser Priorität stehen Sie in der richtigen Beziehung zu Ihrem Patienten, und Sie bewahren sich so auch Ihre geistige Frische. Wenn Sie nämlich im Gespräch mit dem Patienten immer das Gehör zum Hauptthema machen, wird er Sie auch ständig damit behelligen und so Ihre Lebenskraft allmählich untergraben. »Wann tun Sie denn nun etwas für meine Ohren? Wann kann ich endlich wieder richtig hören?« An erster Stelle steht die Erkenntnis, dass der ganze Patient behandelt werden muss. *Denken Sie stets zuerst an den Patienten* und sorgen Sie dafür, dass er auch begreift, worum es geht. Sie sollten die Überlegung eines Patienten, einen Hals-Nasen-Ohren-Spezialisten zu konsultieren, nicht unterstützen, es sei denn, ein Homöopath wird in die Behandlung mit einbezogen. Es ist eine Erkrankung des ganzen Körpers, die behandelt werden muss. Ein Ohrenleiden, das von der Konstitution des Patienten unabhängig wäre, gibt es nicht. – »Häufiges Verstopfungsgefühl beider Ohren, besonders beim Schnauben[CK327] und beim Essen[SK633].«[GS] Zahlreiche Ohrengeräusche.[CK329ff.] Ohrenentzündungen aller Art.[GS] Übelriechender Ohrenausfluss.[HY15,188] Wie Sie bemerkt haben werden, habe ich es vermieden, Sulfur als ein ›Ohrenmittel‹ zu bezeichnen. Sie werden viele Male solche ›lokalen Krankheiten‹ heilen, wenn Sie das Heilmittel für den *Patienten* auswählen, während Sie allein durch die Lokalsymptome niemals auf das Mittel kommen würden. Sie würden niemals an Sulfur denken, wenn Sie nur das hauptsächlich betroffene Organ, sei es das Ohr, der prolabierte Uterus oder was immer, im Auge hätten. Es ist der Patient als Ganzes, der das Mittel benötigt, und wenn Sie es gegeben haben, werden Sie mit Staunen beobachten, wie auch diese Organe wieder in Ordnung kommen, nachdem zuvor die Konstitution verbessert worden ist. Es kommt immer wieder vor, dass ein Arzt ein

Mittel nach der Art und der Lokalisation eines Schmerzes verschreibt und das Mittel anschließend nicht wirkt. Unermüdlich durchforstet er die Pathogenesen von Arzneien, um irgendeinen bestimmten Schmerz zu finden, der dem Schmerz seines Patienten ähnelt. Tun Sie das nicht! Behandeln Sie vielmehr den Patienten als Ganzes, und kümmern Sie sich nicht um irgendeinen unbedeutenden Schmerz. Lassen Sie den Schmerz bei der Mittelsuche ruhig weg, wenn Sie wollen; Hauptsache, Sie finden das insgesamt passende Mittel. Findet sich der Schmerz bei dem Mittel, für das Sie sich entschieden haben, dann umso besser; tut er es aber nicht, zerbrechen Sie sich darüber nicht den Kopf. Machen Sie sich keine Gedanken um die kleinen Symptome. Sie können selbst ein hervorstechendes *Keynote* unberücksichtigt lassen, wenn Sie nur den *Patienten* nicht aus dem Auge verlieren. Manchmal ist dieser spezielle Schmerz das einzige Symptom, das der Patient loswerden möchte; doch wenn es sich um ein altes Symptom handelt, wird es auch das letzte sein, das verschwinden wird. Der Patient wird Ihnen unter solchen Umständen das Leben schwer machen und immer wieder wissen wollen, wann denn nun endlich der Schmerz verschwinden werde. Wenn Sie sich aber gut auskennen, werden Sie gar nicht erwarten, dass der Schmerz gleich auf Anhieb gelindert werden könnte. Sollte er wider Erwarten doch gleich besser geworden sein, wissen Sie, dass Sie einen Fehler gemacht haben, denn *zuerst* sollten die Symptome verschwinden, die *zuletzt* entstanden sind. Um einen Patienten bei der Stange zu halten, ist es manchmal notwendig, ihm zu erklären: »Dieses alte Leiden, das Sie so besonders stört, darf nicht als Erstes geheilt werden; vielmehr müssen zunächst jene kleinen Symptome, die Sie nicht sonderlich kümmern, verschwinden.« Diesen Patienten werden Sie für immer behalten, aus dem einfachen Grund, weil Sie die Wahrheit gesagt haben und weil Sie ihm gezeigt haben, dass Sie *wussten*, was passieren wird. Seine Patienten auf diese Weise zu halten ist redlich verdient.

Die katarrhalischen *Nasenbeschwerden* sind bei Sulfur außerordentlich lästig. »Geruch in der Nase, wie von altem, stinkendem Schnupfen«[CK372] Diese Gerüche in der Nase sind so unangenehm, dass dem Patienten davon manchmal richtig übel wird. Er glaubt seinen eigenen Schnupfen zu riechen, und er meint, dass andere ihn ebenfalls riechen müssten. Der Geruch dieses alten Schnupfens oder anderer widerlicher Ausscheidungen ist ihm ständig in der Nase und Ursache häufiger Übelkeitsanwandlungen. Er neigt zu »argem Schnupfen«[CK1087], zu häufigen Niesanfällen[CK1081], zu Nasenverstopfung[CK1096]. »Fliessschnupfen, wie Wasser.«[CK1089] »Aus der Nase träufelt Wasser.«[CK1092] Alle Nasensekrete sind scharf und verursachen Beißen und Brennen[CK1095].

Ein typischer Sulfur-Zustand ist der folgende: Jedes Mal wenn sich der Patient ›erkältet‹, bekommt er einen Schnupfen. Er kann kein Bad nehmen, kann sich nicht erhitzen, kann sich an keinem kühlen Ort aufhalten und kann sich nicht stärker anstrengen, ohne sich diese ›Erkältung in der Nase‹ zuzuziehen. Auch Witterungsumschwünge provozieren jedes Mal einen neuen Anfall. Ich habe bei vielen alten Leuten, die gewohnheitsmäßig im Frühjahr große Mengen an Schwefel gegen ihre Furunkel und allgemein als ›Blutreinigungsmittel‹ einnehmen, festgestellt, dass sie den Rest des Jahres unter Schnupfenanfällen und den verschiedensten Sulfur-Beschwerden zu leiden haben. Wenn Sie einige dieser alten Schwefelesser ausfindig machen können, wird sich Ihnen ein hervorragendes Arzneimittelbild von Sulfur darbieten, das für den homöopathischen Arzt von größtem Interesse ist. Weitere Nasensymptome von Sulfur sind: Nasenbluten[CK362] und Blutschnauben[CK360]. »Schorfe in der Nase.«[SK634] »Trockne Geschwüre an der Nase.«[HH395]*

Auf das allgemeine Aussehen des *Gesichts* bin ich bereits genügend eingegangen. Im Gedächtnis behalten sollten Sie vor allem die venöse Stase, den schmutzigen Teint, die roten Flecken im Gesicht[CK383], das elende Aussehen[CK376] und die falsche Plethora. Es ist ein Gesicht, das leicht von blass[CK375] nach rot wechselt; ein blei-

* In den *Guiding Symptoms* (und bei Kent) heißt es: »Dry ulcers, or scabs in nose.« Hier handelt es sich mit großer Wahrscheinlichkeit um ein Missverständnis der beiden o.g. Originalsymptome – die »trockenen Geschwüre« befinden sich ***an***, nicht *in* der Nase.

ches Gesicht[CK376], das schnell errötet, beispielsweise durch Aufregung, in geheizten Räumen, durch geringfügige Reize und besonders am frühen Morgen. Hautausschläge im Gesicht.

Periodisch wiederkehrende Gesichtsneuralgien der heftigsten Art, besonders solche auf der rechten Seite.[GS] Langwierige rechtsseitige Neuralgien. Persistierende Neuralgien bei Menschen, die in Malariagegenden wohnen, wenn kurzwirkende Arzneien wie *Belladonna* oder *Nux vomica* das Leiden nur vorübergehend lindern konnten. Wenn Sie einen solchen Fall gründlich untersuchen und herausfinden, dass er einer Sulfur-Konstitution entspricht, wird Sulfur die Neuralgie auf Dauer heilen.

Sulfur heilt erysipelatöse Entzündungen des Gesichts.[A3,258 f.] Die Rose beginnt typischerweise auf der rechten Seite und im Bereich des rechten Ohres[GS]; es besteht dabei eine beträchtliche Schwellung des Ohres, und die Entzündung dehnt sich nur ganz langsam aus und hat eine ungewöhnliche blaurote Farbe. Der Patient verbreitet einen unangenehmen Geruch und ist schmuddelig anzusehen. Auch in frischgewaschenem Zustand sieht die Haut runzlig aus, verschrumpelt wie getrocknetes Rindfleisch. Sulfur passt weniger in solchen Erysipelen, die mit großer Geschwindigkeit und Heftigkeit auftreten und mit Bildung von Bläschen oder großen Blasen einhergehen; vielmehr eignet es sich für die Fälle, bei denen zuerst ein inhomogener, düsterroter Fleck im Gesicht erscheint und in geringer Entfernung davon ein zweiter Fleck und bald noch ein dritter. Diese Flecken konfluieren schließlich, und nach etwa einer Woche entwickelt sich daraus ein torpides Gesichtserysipel; dabei scheinen die Venen dilatiert zu sein, und der Patient sinkt mehr und mehr in einen bewusstlosen Zustand. Sie werden staunen, wenn Sie sehen, was Sulfur in einem solchen Fall, der bisher mangels Lebenskraft nur äußerst langsam ›vorankam‹, auszurichten vermag. Im Gegensatz dazu breitet sich das Erysipel bei *Arsenicum, Apis* und *Rhus toxicodendron* sehr schnell aus; bei *Arsenicum* und *Apis* brennt zudem das befallene Areal wie Feuer, und *Rhus* zeichnet sich durch Blasenbildung auf der entzündeten Fläche aus.

Das Gesicht ist bei Sulfur mitunter von lauter schuppigen, nässenden, juckenden ekzematösen Stellen übersät.[(SK635)] Milchschorf[SK635], der auch die Kopfhaut und die Ohren mit einbezieht; nässend, mit dicken gelben Schorfen, die sich immer weiter aufschichten, und mit viel Jucken, besonders beim Warmwerden im Bett. Sulfur-Kinder mit solchen Ausschlägen schlafen ohne Zudecken, oft auch deswegen, weil an den zugedeckten Körperteilen Juckreiz entsteht oder schlimmer wird. Die besagten Ausschläge gehen häufig mit Augenaffektionen oder mit Katarrhen der Augen und der Nase einher.

Der Sulfur-Patient hat häufig dicke Schuppen[CK408] oder Schorfe[CK405] auf den Lippen. »Aufgesprungene Lippen.«[CK406] Rhagaden an den Lippen und Mundwinkeln. Speichel läuft aus dem Mund und hinterlässt rote Streifen auf der Haut. Juckende und brennende Ausschläge in der unteren Gesichtshälfte. Flechtenartige Ausschläge in der Umgebung des Mundes, besonders an den Mundwinkeln[CK417], mit Brennen und Wundheit durch den auslaufenden Speichel. Geschwulst[CK428] und Eiterung der Unterkieferdrüsen; Geschwulst der Ohrspeicheldrüsen. Auch die okzipitalen[CK1319] und zervikalen[CK525] Lymphknoten sind geschwollen.[GS]

Die *Zähne* werden locker[CK461]; das Zahnfleisch zieht sich von den Zähnen zurück[GS]; leichtes Bluten des Zahnfleisches[CK474]. Entzündung des Zahnfleisches mit brennenden Schmerzen.[ZÖ2,111] Neigung zu Zahnverfall. *Mund* und Zunge sind sehr anfällig für Beschwerden und Symptome aller Art. Fauliger Mundgeschmack.[CK553] »Mundfäule.«[UE] »Aphthen der Kinder.«[A1,245] Geschwürchen im Mund, die brennend schmerzen. Brennen, Beißen und Stechen in den Aphthen. Weiße, diphtherieähnliche Beläge im Mund.[GS] Sulfur ist von großem Nutzen bei Stomatitis ulcerosa von Säuglingen[GS] und stillenden Müttern. Ferner ist es oft bei tief fressenden Geschwüren der Wangenschleimhaut angezeigt. Kleine Knötchen bilden sich auf der Zunge und in der Wangenschleimhaut, und zwar an Stellen, wo defekte Zähne Druck auf das Gewebe ausüben. Wenn diese Knötchen am Zungenrand lokalisiert sind, treten bei Bewegung der Zunge so heftige, stechende Schmerzen auf[ZÖ1,208], dass der Patient unmöglich sprechen oder schlucken kann. Er muss dann von weichen Speisen leben, die er herunterschlucken kann, ohne die Zunge zu bewegen. Manchmal befallen diese Knötchen die ganze Zunge, sodass man sie mit einer kanzerösen Affektion verwechseln kann.

Sulfur ist ein wunderbares Mittel bei chronischen *Halsentzündungen*[SK637], wenn die Symptome passen. Der Patient leidet, wie schon erwähnt, unter einer allgemeinen Neigung zu Katarrhen, und die Halssymptome sind von ebendieser Art. Chronischer Rachenkatarrh[AZ95,141], der bis zur Geschwürsbildung fortschreiten kann. Die Tonsillen sind vergrößert und wie die gesamte Rachenschleimhaut von einer dunklen[KE1,542], bläulichen[AZ95,141] Röte, welche Wochen und Monate bestehen bleiben kann. Die ganze Rachenhöhle ist wund und schmerzhaft empfindlich. Sulfur kann auch bei akuten Halsentzündungen hilfreich sein, namentlich bei eitrigen Mandelentzündungen von venös-purpurnem Aussehen – nicht so sehr bei solchen von leuchtendem Rot. Diese *purpurn*-düstere Färbung ist charakteristisch für Sulfur. Häufig treten brennende[CK548] oder stechende[CK541] Schmerzen auf. »Halsweh beim leeren Schlingen, als schlucke sie einen Bissen Fleisch mit hinunter, oder wie von Verlängerung des Zäpfchens.«[CK531] Sulfur ist nicht selten bei Diphtherie wirksam.[AZ80,89]

Über den Appetit und die speziellen Abneigungen und Verlangen habe ich bereits genügend bei den Allgemeinsymptomen gesagt. Sulfur-Patienten sind gewöhnlich Dyspeptiker, Menschen, die fast nichts richtig verdauen können [»eine Art Verdauungslosigkeit«[CK649]]. Sie müssen von den einfachsten Speisen leben, damit es ihnen einigermaßen gut geht. Das übliche Essen wird von ihnen nicht vertragen. »Die *Magen*-Gegend wird höchst schmerzhaft beim Befühlen, und selbst die Bettdecke macht Schmerz ...«[CK701], in Verbindung mit dem ungeheuren Flauheits- und Leeregefühl im Magen[CK588] vor den Mahlzeiten. Der Sulfur-Patient hält es nie lange ohne Essen aus, weil er sonst ganz schwach und matt wird.[CK616] Andererseits bekommt er schon von wenig Essen Magendrücken[CK628] und ein Vollheits- und Schweregefühl im Bauch[CK627], besonders nach Genuss von Fleisch[CK617] oder von schweren, fettigen[CK617] Speisen, die zur Verdauung einen robusten Magen benötigen. Der Patient ist auch häufig Opfer heftiger Magenschmerzen, die er zumeist als brennend[CK742] beschreibt, mitunter auch als beißend[CK728], stechend[CK731] oder als Wundheitsschmerz. Die Schmerzen treten vorzugsweise nach dem Essen auf, desgleichen ein »unangenehmes Gefühl von Schwere in der Magengegend«[ZÖ1,318]. Der Sulfur-Magen ist ein schwacher Magen, der nur sehr langsam verdaut; saures[CK695] und galliges Erbrechen als Folge der gestörten Magenfunktion. Säuerlicher Geschmack im Mund[CK561 ff.] durch saures Aufstoßen[CK594] oder durch das Aufschwulken von Säure aus dem Magen.

Die *Leber* ist ein Organ, das bei Sulfur sehr in Mitleidenschaft gezogen wird. Sie kann vergrößert und verhärtet sein[SK640] wie auch schmerzhaft beim Betasten[CK747]; Druck in der Lebergegend[CK748] und viele andere Beschwerden. Bei Leberanschoppung entstehen die erwähnten gastrischen Beschwerden, oder sie verschlimmern sich, wenn sie schon vorhanden sind. Der Patient wird ikterisch[CK749], verbunden mit einem Gefühl von Anschwellung[CK753], Vollheit[GS] und dumpfem Drücken in der Lebergegend. Er neigt zu Gallensteinen, mit periodisch wiederkehrendem Reißen in der Gegend des Gallengangs, dabei die blassgelbe Hautfarbe deutlich verstärkt. Der leberkranke Sulfur-Patient hat ständig eine leichte Gelbsucht, die mal mehr, mal weniger stark ausgeprägt ist. Wenn er sich eine ›Erkältung‹ zuzieht, schlägt sich diese auch auf die Leber; jede Erkältung, jedes kalte Bad, jeder Wetterwechsel verschlimmert seine Lebersymptome, und wenn diese schlimmer werden, nehmen die übrigen Beschwerden ab. Die Erkältung macht sich dann z.B. als anfallsweises Galleerbrechen bemerkbar, oder er leidet unter Attacken von ›Gallenkopfschmerzen‹, wie er sie nennt. Der Stuhl ist in solchen Fällen mal pechschwarz[CK855], mal grün-schleimig[SK642], mal weiß oder blassfarbig[CK882]. Seine Beschaffenheit wechselt ständig, je nach Grad der Leberkongestion.

Der Patient leidet öfters unter starker Auftreibung des *Bauches*.[CK785] Wundheitsschmerz im Bauch.[CK775] Gurren[ZÖ1,31] und Kollern[CK823] im Bauch. Er kann nicht stehen, weil ihm dann die

Eingeweide herunterzuhängen und nach unten zu fallen scheinen. Akute Durchfälle gehen mit Schmerzen im Bauch einher, als wenn alles darin roh und wund wäre[CK775], mit Brennen und mit Aufgetriebenheit. Wenn sich dieser Zustand chronifiziert, droht ein ernsteres Leiden zu entstehen, ein tuberkulöser Befall der mesenterialen Lymphknoten. Juckender Ausschlag auf dem Abdomen[GS], < nachts in der Bettwärme. Gürtelrose breitet sich auf den Bauchflanken aus und scheint den Körper ganz umschließen zu wollen.

Große Neigung zu *Blähungen*[CK829], zu leerem Aufstoßen[CK652] und Abgang sehr übelriechender Winde[CK831]. Anfälle von kolikartigen Bauchschmerzen[CK796] bei eingeklemmten Blähungen, aber auch unabhängig davon.[CK820ff.] Schneidende[CK802] oder reißende Schmerzen, die in keiner Position gebessert werden. »Stiche und heftiges Brennen tief im Unterbauche ...«[CK816] Wundheitsschmerz in den Gedärmen.[(CK897)] Katarrh des gesamten Intestinaltrakts. Erbrochenes ist bisweilen so sauer, dass es die Mundhöhle verätzt, der Stuhl oft so scharf, dass die Umgebung des Afters wund wird. Durchfällige und weiche[CK873] Stühle verursachen bei und nach[CK916f.] dem Abgang Brennen am After[CK907], Gleiches gilt für den Abgang feuchter Flatus. Der Patient hat häufig Stuhldrang, doch wenn er auf der Toilette sitzt, kommt nur ein wenig Flüssigkeit heraus, oder es gehen Winde ab mit etwas Feuchtigkeit, und diese Feuchtigkeit brennt wie Feuer und macht den After wund.

Stuhlbeschaffenheit: dünn[CK875] oder wie Wasser[CK878]; sehr schleimig[CK887]; gelb, grün[GS] oder gelbgrünlich[ZÖ1,31]; mit Blut vermengt[CK890]; wundmachend. Der Stuhl *stinkt* außergewöhnlich stark[ZÖ1,31]; der Geruch ist oft so widerlich, dass er Übelkeit erregt, und so penetrant, dass die ganze Wohnung davon erfüllt wird. »Der Geruch des Stuhls verfolgt ihn überallhin, als ob er seine Wäsche mit Kot beschmutzt hätte.«[GS]

Der Sulfur-Durchfall setzt normalerweise am frühen Morgen ein[CK881] und ist gewöhnlich auf den Vormittag beschränkt. Er treibt den Patienten morgens aus dem Bett[CK867]; sobald er aufwacht und sich im Bett bewegt, spürt er den Stuhldrang und muss sich beeilen, um rechtzeitig zur Toilette zu kommen. Der Morgen ist die typische Zeit, aber auch ein Durchfall, der sich in der Zeit von Mitternacht bis Mittag meldet, kann ein Sulfur-Durchfall sein. Nur sehr selten können Sie erwarten, mit Sulfur eine Diarrhö zu heilen, wenn diese regelmäßig am Nachmittag erscheint. Sulfur hat zwar die eine oder andere abendliche Verschlimmerung, was den Durchfall betrifft, aber das sind Ausnahmen. In aller Regel ist es die morgendliche Diarrhö, bei der wir von Sulfur Hilfe erwarten können.

Sulfur ist ein wunderbares Mittel bei Cholera[AZ83,98] und solchen Diarrhö-Fällen, die in den Zeiten der Cholera auftreten – sofern die Durchfälle am Morgen einsetzen. Es ist ebenfalls von großem Wert bei Dysenterie[GS], wenn die Stühle aus blutigem Schleim bestehen und mit anhaltendem Tenesmus einhergehen[CK863]. Wie bei *Mercurius* hält sich der Patient jedes Mal sehr lange auf der Toilette auf, weil er das Gefühl hat, nicht fertig werden zu können. Das ist auch typisch für *Mercurius* – schleimige Fäzes und ein Gefühl des Niemals-fertig-Werdens. Sulfur heilt oft solche Zustände, wenn *Mercurius* zuvor versagt hat. Es ist das natürliche Folgemittel von *Mercurius*, wenn dieses fälschlicherweise verabreicht worden ist. Wenn bei einer Ruhr der Tenesmus den heftigsten Charakter annimmt, die Stühle aus reinem Blut bestehen und zudem starker Harndrang den Patienten quält, verschafft *Mercurius corrosivus* die schnellste Erleichterung. Ist der Tenesmus aber nicht so heftig, der Harndrang geringer oder auch gar nicht vorhanden, dann ist *Mercurius solubilis* die angemessenere Arznei. Diese Mittel zeigen bei Ruhr viele Parallelen zu Sulfur, sind aber insgesamt deutlich häufiger angezeigt. Bei *Sulfur-Patienten* wird Sulfur natürlich auch bei Ruhr das passende Mittel sein.

Ausgeprägte Neigung zu *Hämorrhoiden*, inneren wie äußeren.[KE1,1004] Große Trauben von Aderknoten treten hervor; sie sind höchst empfindlich, schmerzen wie wund und roh; sie bluten und brennen beim Abgang von flüssigem Stuhl.

Die Symptome des *Urogenitaltrakts* sind ein wichtiger Bestandteil der Pathogenese. Sehr schmerzhafter Blasenkatarrh; häufiger[CK952] oder ständiger[CK950] Harndrang mit Brennen beim

Wasserlassen[CK980]. Der Urin ›verbrüht‹ die Harnröhre, und der Brennschmerz ist so groß, dass er auch nach dem Harnen noch lange Zeit anhält[(CK987)]. Sulfur ist angezeigt bei Menschen mit geschwächter Konstitution, z.B. bei Erfindern und Philosophen mit überwiegend sitzender Lebensweise, die an Prostatahypertrophie[GS] leiden; sie klagen über Brennen in der Harnröhre bei und nach dem Wasserlassen, verbunden mit einem Harnröhrenausfluss, der einem Tripper nicht unähnlich ist, tatsächlich aber nur einen chronischen Katarrh darstellt. Im Urin findet sich Schleim, mitunter auch Eiter. Sulfur muss verabreicht werden, wenn Personen, die durch eine Gonorrhö gesundheitlich sehr heruntergekommen sind, an chronischem Nachtripper[AR18,3,41] leiden, der mit den üblichen Trippermitteln bzw. mit allein für die Absonderung passenden Arzneien nur gelindert, aber nicht ausgeheilt werden konnte – sofern es sich insgesamt um einen Sulfur-Patienten handelt. Der postgonorrhoische Katarrh geht mit Brennen in der Harnröhre und entzündlicher Röte[CK994] und Geschwulst des Meatus einher. Der Ausfluss ist nur gering – nur ein Tropfen sammelt sich während der Nacht an –, reicht aber aus, um die Wäsche zu beschmutzen, und er kann Wochen, Monate oder auch Jahre anhalten. Der Patient kann von diesem Nachtripper geheilt werden, wenn Sulfur in hochpotenzierter Form lange genug seine Wirkung entfalten darf.

Sulfur hat Patienten mit Zucker im Urin geheilt, sofern es sich nur um ein Frühstadium des Diabetes[GS] handelte. »Nächtliches Bettpissen«[CK] ist ebenfalls durch Sulfur behoben worden. Es ist ein Heilmittel von Erkältungsfolgen im Blasenbereich. Bei manchen Menschen führt z.B. jede ›Erkältung‹ zu einer Blasenreizung. Dies muss an *Dulcamara* denken lassen; doch wenn *Dulcamara* nur zu Anfang der Erkrankung hilfreich war, diese aber nicht durchgreifend beseitigen konnte, folgt Sulfur gut als nächstes Mittel.

Viele Ausschläge an den *Genitalien*. Jucken an der Scham[CK], vermehrt in der Bettwärme. Starkes Schwitzen im Schambereich; »stinkender Schweiss um die Geschlechtstheile«[CK]. Kälte der *männlichen Genitalien*, morgens.[CK1012] »Männliches Unvermögen«[CK1013]; das sexuelle Verlangen ist zwar recht stark[CK1016ff.], doch ist der Patient nicht in der Lage, eine Erektion über längere Zeit aufrechtzuerhalten; auch kommt es leicht zu vorzeitigem Samenerguss[CK], manchmal sogar schon vor dem Einführen des Penis. Entzündungen der Eichel und der Vorhaut[GS]. Herpesausschlag unter der Vorhaut, juckend und brennend. Überhaupt wird der Sulfur-Patient viel von juckenden Ausschlägen an den Genitalien belästigt. Die Vorhaut verengt sich und kann nicht mehr zurückgestreift werden.[CK1003] Entzündliche Phimose, mit Verdickung und Versteifung[CK1005] der Vorhaut. Eine entzündliche Phimose kann durch Arzneien geheilt werden, wenn das dahinterstehende Leiden ebenfalls arzneilich therapierbar ist. Angeborene Phimosen sind dagegen einer Arzneitherapie nicht zugänglich. Die Geschlechtsorgane verströmen bei Sulfur einen sowohl für den Patienten als auch für den untersuchenden Arzt widerwärtigen Geruch. Der Patient ist, wie Sie wissen, alles andere als ein reinlicher Mensch; er badet sich nicht, und so lagern sich an den Genitalien immer neue Schmutzschichten ab. »Abgang von Prostata-Saft.«[CK1025] »Prostata-Saft tröpfelt nach Harnen und Stuhlgange in langen Faden aus der Harnröhre.«[CK1026]

Zu den Symptomen der *weiblichen Genitalien* gehört Unfruchtbarkeit.[SK645] Alle möglichen Unregelmäßigkeiten der Menstruation. Die Regel wird durch die geringste Störung unterdrückt, bis hin zu langwieriger Amenorrhö.[SK645] Hämorrhagien [Nasenbluten[CK1056+1058]] im Zusammenhang mit der Menstruation. Uterusblutungen, auch langwierige.[SK645]

Bei einer *Fehlgeburt* haben Sie *Belladonna* verabreicht, das während der Zeit des Aborts angezeigt war, und es hat über den Zustand hinweggeholfen; oder Sie haben vielleicht *Apis* oder *Sabina* gewählt, das für das frühe Stadium passend war, und es hat entweder die Blutung für den Augenblick verlangsamt oder gestoppt, oder es hat die Austreibung des Fötus beschleunigt. Dann beginnt die Blutung jedoch erneut, und damit fangen die Probleme an. In vielen dieser Fälle werden Sie nichts ausrichten können, solange die Patientin kein Sulfur bekommen hat. Wenn die Symptome maskiert oder verschleiert sind, steht Sulfur in der Hierarchie obenan. Auf eine Gabe *Belladonna* müssen Sie häufig Sulfur folgen lassen. Auch *Sabina*, das bei Fehlgeburten heftigste, schwallartige Blutungen aufweist, benötigt sehr häufig Sulfur als Folgemittel. Einige der alten Hahnemann-Nachfolger, die mehr dem routinemäßigen Handeln verhaftet waren, pflegten zu sagen, dass sie bei der Behandlung von Aborten kaum mehr als zwei Mittel benötigen würden, nämlich *Sabina* und dann Sulfur. Diese apriorische Methode, Arzneien zu verabreichen, sollte in der Homöopathie niemals Platz greifen. *Stets* sollten die Arzneien nach der Totalität der Symptome bestimmt werden. Bei diesen hämorrhagischen Zuständen jedoch, d.h. bei dem chronischen Übel ständig rezidivierender Blutungen – nicht in der aufregenden Frühphase, in der Zeit der ersten, akuten Blutung – gibt es zwei sehr *häufig* indizierte Mittel: Sulfur und *Psorinum*. Die Blutung kehrt immer wieder, trotz der üblichen Blutungsmittel, trotz der Mittel, die auf der Basis der lokalen Beckensymptome verschrieben wurden. Es kommt oft vor, dass wir zu einer Patientin mit akuter Uterusblutung gerufen werden, bei der die Beckensymptome deutlich hervortreten und alle anderen Symptome verschleiert sind. Die Blutung kommt schwallartig, das Blut ist heiß, etc., aber es gibt nur wenige Allgemeinsymptome, auf die hin wir ein Mittel geben könnten. Wenn wir die Frau beim nächsten Mal wiedersehen, ist sie schon ruhiger geworden und kann uns andere Symptome schildern. Im Verlauf weniger Tage kommen immer neue Symptome hinzu, denn letzlich ist die Metrorrhagie ja das Ergebnis einer chronischen Krankheit. Dies ist ganz anders als z.B. bei Scharlach, Masern oder Pocken; zur Behandlung dieser Krankheiten brauchen wir den chronischen Zustand nicht zu untersuchen, denn es handelt sich um akute Miasmen. Die Metrorrhagie hingegen ist Bestandteil der konstitutionellen Störung der Patientin, sie ist kein Miasma. Wenn daher die Blutung heftig ist und eines Mittels bedarf, sind wahrscheinlich kurzwirkende Arzneien wie *Belladonna* oder auch *Aconitum* am besten geeignet. Danach aber müssen wir uns die Konstitution der Patientin näher ansehen, denn in aller Regel wird auf *Aconitum* oder *Belladonna* irgendein ›chronisches‹ Mittel zu folgen haben, und das ist gewöhnlich Sulfur; das akute Mittel für den heftigen Akutzustand, gefolgt von seinem Komplementärmittel.

Frauen, die Sulfur benötigen, neigen zu *Hitzewallungen* und Anfällen von ›fliegender Hitze‹[CK], wie sie gewöhnlich erst im Klimakterium auftreten, und bei diesen Beschwerden wetteifert Sulfur mit *Lachesis* und *Sepia*. Sulfur und *Sepia* kommen in Betracht für die heftigsten Fälle von Dysmenorrhö[CK1063] bei Mädchen und auch bei älteren Frauen. Frauen, die schon immer Sulfur gebraucht hätten, leiden seit ihrer Menarche an den schrecklichsten Menstruationsbeschwerden. Wenn Sie in einem solchen Fall das Heilmittel nur aufgrund des Schmerzcharakters, der Empfindlichkeit des Uterus und der Beschaffenheit des Regelbluts bestimmen wollten, also auf der Basis der lokalen Symptome der Beckenorgane, würden Sie Schiffbruch erleiden. Sie müssen die Patientin aufgrund ihrer Allgemeinsymptome behandeln, auch wenn die Beckensymptome mit diesen nicht in Einklang zu bringen sind. Sulfur wird, wenn die Allgemeinsymptome übereinstimmen, die Dysmenorrhö heilen, selbst wenn sich die Beckensymptome nicht in der Pathogenese von Sulfur wiederfinden. Die *Allgemeinsymptome* gehen stets vor, in jedem einzelnen Fall geben sie den Ausschlag.

Sulfur hat heftiges »Brennen in der Scheide, dass sie kaum sitzen konnte«[CK1031]. Lästiges Jucken an der Vulva.[CK1029] Stinkender Geruch der Genitalien. Reichlicher und fötider Schweiß im Schambereich, an den Innenseiten der Oberschenkel und am Abdomen. Der Geruch ist so intensiv, dass der Patientin selber davon übel wird – und er ist real, keine Einbildung, wie man aufgrund ihrer Überempfindlichkeit auf Gerüche annehmen könnte. Leukorrhö: übelriechend; weißlich oder gelblich[CK1073]; klebrig; scharf, in der Umgebung Brennen[CK1076], Jucken und Wundheit[CK1076] verursachend; kopiös[CK1070].

Es besteht viel *Übelkeit während der Schwangerschaft*[GS] oder auch nur in den ersten Monaten der Schwangerschaft. Bei den Frauen, die auch insgesamt Sulfur benötigen, wird das Mittel die Übelkeit beseitigen, und die Geburt wird später ohne Komplikationen verlaufen, mit nur wenigen, aber effektiven Wehen, die auch nicht sonderlich schmerzhaft sind. Die einzigen Schmerzen, die auftreten werden, sind diejenigen, die durch den Druck des Kindskopfes verursacht werden. Eine Geburt ist bekanntlich immer eine schmerzhafte Prozedur, aber sie geht doch verhältnismäßig leicht vonstatten, wenn die Gebärende durch ein passendes homöopathisches Mittel unterstützt wird. Sulfur kann auch nachträglich angezeigt sein, wenn Frauen eine Geburt als äußerst qualvoll erlebt haben oder die Wehen übermäßig lange gedauert haben. Ferner können sehr beschwerliche Nachwehen[GS] eine Indikation darstellen, außerdem entzündliche Geschwulst und Verhärtung der Brustdrüsen[SK645].

Zum Arzneimittelbild gehören auch *septische Zustände*, z.B. in Verbindung mit eitrigen Lochien oder bei Unterdrückung der Lochien. Nehmen wir an, Sie kommen zu einer Wöchnerin, die sich am dritten Tag post partum verkühlt hat und bei der anschließend die Lochien ausgeblieben sind. Die Patientin hat hohes Fieber und ist von Kopf bis Fuß von heißem Schweiß bedeckt. Sie stecken die Hand unter die Bettdecke und fühlen Dampf vom Körper aufsteigen, sodass Sie die Hand vor Hitze rasch wieder zurückziehen. Die Kranke ist benommen, und das ganze Abdomen ist höchst empfindlich. Jetzt wissen Sie, was es für Folgen hat, wenn die Lochien unterdrückt werden – Sie haben es mit einem *Puerperalfieber* zu tun. *Jetzt müssen Sie an Sulfur denken*, anstatt sich mit Arzneien wie *Aconitum, Bryonia, Belladonna, Opium* etc. aufzuhalten. Mit diesen Mitteln werden Sie in den allermeisten Fällen einen Fehlschlag erleiden, während Sulfur auf solch einen Zustand genau passt und auch schon viele Puerperalfieber geheilt hat. Wenn es sich nur um ein Milchfieber oder um eine leichte Brustdrüsenentzündung handelt und nur ein kurzer Fieberfrost aufgetreten ist, werden diese kurzwirkenden Arzneien von Nutzen sein (und selbst *Aconitum* hat hier schon geholfen). Wenn allerdings ein Sepsisfall vorliegt, werden Sie mit Sulfur das Übel an der Wurzel packen. Wenn die Füße brennen, wenn ein flaues, hungriges Gefühl im Magen besteht und auch die allgemeine nächtliche Verschlimmerung nicht fehlt, verbunden mit größter Hinfälligkeit und Erschöpfung, wenn zudem das Gefühl besteht, als würde der Körper überall dampfen oder als würde eine Hitzewallung die andere jagen, dann müssen Sie Sulfur geben! Wenn auf der anderen Seite in einem solchen Fall neben dem heißen Schweiß und anderen allgemeinen Zeichen ein Schüttelfrost auf den anderen folgt – in raschen, nicht enden wollenden Wellen –, so werden Sie ohne *Lycopodium* nicht weiterkommen, welches ebenso tief in den Fall eindringt wie Sulfur. Wenn der ganze Körper fortwährend von sich vermischenden Frostschauern und Zitteranfällen heimgesucht wird und der Puls in keinem Verhältnis zur Körpertemperatur steht, muss *Pyrogenium* verabreicht werden. Wenn die Haut überall bläulichrot verfärbt und von kaltem Schweiß bedeckt ist, wenn das Fieber remittiert oder intermittiert, wobei Durst nur während des Frostes und zu keiner anderen Zeit auftritt und das Gesicht während des Frostes sehr rot ist, dann ist *Ferrum* angezeigt, denn kein anderes Mittel hat dieses Erscheinungsbild. Wenn eine Seite des Körpers heiß ist und die andere Seite kalt und wenn zudem die Wöchnerin in Tränen aufgelöst ist, unruhig und zitternd vor Angst und Aufregung, heißt das Mittel der Wahl *Pulsatilla;* es hat ebensolche septischen Zustände in seinem Wirkungskreis und genügend Macht, sie zu überwinden.

Sulfur passt bei Wundfiebern, wenn diese mit Hitzewallungen und dampfendem Schweiß einhergehen.

Im Verlauf all dieser Sepsiszustände, die tief in der Konstitution des Erkrankten verwurzelt sind, wird mit großer Wahrscheinlichkeit irgendwann auch einmal Sulfur notwendig werden. Sie mögen in den ersten Stadien einer solchen Sepsis vielleicht eine Reihe von *Bryonia*-Symptomen entdecken, aber *Bryonia* reicht nicht aus, um das Fieber in den Griff zu bekommen. Bedenken Sie, dass Sie bei einer Sepsis immer bestrebt sein sollten, die Blutvergiftung in den ersten 24 Stunden medikamentös zu ›überflügeln‹; Sie sollten sie keinesfalls ungehindert fortschreiten lassen. Wenn aber nun *Bryonia* den Prozess in der Anfangsphase nur abgemildert hat, dann ist es für Sulfur zu spät.

Setzen Sie daher gleich bei den ersten Sepsiszeichen auf Sulfur! Ein anderer Punkt in diesem Zusammenhang: Selbst wenn Sie Sulfur einmal bei einer Sepsis fälschlich verabreicht haben und feststellen müssen, dass der Fall dadurch nicht unter Kontrolle kommt, so vereinfacht ihn Sulfur doch erheblich; das Mittel nützt hier immer und schadet nie. Sulfur verschafft Ihnen eine gute Basis, auf der Sie aufbauen können. Es geht dem Übel auf den Grund und vereinfacht die Dinge; und auch wenn noch psychische und nervöse Symptome übrigbleiben, so haben Sie doch den heftigen septischen Zustand überwunden, dem man unverzüglich entgegentreten muss. Die verbleibenden Symptome bereiten dann in vielen Fällen keine Probleme mehr. Sulfur ist ein allgemeines Reaktionsmittel, mit dem wir grundsätzlich jene Fälle beginnen sollten, deren Symptomatik unklar oder widersprüchlich ist.

Das Arzneimittelbild von Sulfur zeichnet sich durch zahlreiche *Atembeschwerden* aus. Engbrüstigkeit[CK1159] oder Kurzatmigkeit[CK1163] durch die geringste Anstrengung[CK1173], mit starkem Schwitzen und großer Erschöpfung. Asthmatisches Atmen[SK647] und viel Rasseln auf der Brust[CK1166]. Jedes Mal wenn sich der Patient erkältet, setzt sich das Übel in der Brust oder in der Nase fest. In beiden Fällen ist der Katarrh äußerst hartnäckig; er scheint kein Ende nehmen zu wollen. »Jede Erkältung endet mit Asthma« – dies verlangt nach *Dulcamara;* doch sehr häufig bleiben danach noch Restbeschwerden bestehen, und dann muss der Arzt ein tiefer wirkendes Mittel geben. Nachdem *Dulcamara* sein Möglichstes getan hat, tritt häufig Sulfur als sein Komplementärmittel auf den Plan. *Calcarea carbonica* steht in einer ähnlichen Beziehung zu *Dulcamara*.

Die *Nase*, die *innere Brust* und die *Lungen* sind bei Sulfur der Schauplatz vieler Störungen. Ein Patient hat eine Lungenentzündung durchgemacht, die bis zum Stadium der Infiltration [Hepatisation] fortgeschritten ist. Sie haben den Fall in diesem späten Stadium übernommen, nachdem *Bryonia* die bedrohlichen Beschwerden überwunden hatte; doch jetzt, wo eigentlich die Genesung einsetzen sollte, kommt der Patient nicht recht auf die Beine. Er schwitzt überall, ist ständig abgeschlagen und klagt über ein eigentümliches »Gefühl von Schwere« in der Brust. Er bekommt nur schlecht Luft, und obwohl er nicht viel Fieber hat, durchziehen andauernd Hitzewallungen seinen Körper, die nur gelegentlich von Kälte und Frost abgelöst werden. »Herr Doktor, da ist ein richtiges Gewicht in meiner Brust, das ich einfach nicht loswerden kann!« So oder ähnlich habe ich diese Patienten ihre Beschwerden immer wieder schildern hören. Untersucht man sie dann näher, stellt man regelmäßig eine Hepatisation einzelner Lungenlappen fest. Dies ist die Zeit für Arzneien wie *Phosphorus, Lycopodium* und Sulfur – vor allem aber für Sulfur[AR21,1,172]. Wenn *Bryonia* für die anfänglichen Symptome ausreichend gewesen ist oder wenn *Aconitum* sie behoben hat, die Pneumonie aber wegen ihrer Schwere nicht ausgelöscht werden konnte, kommt es zur Hepatisation. Wenn dieser Prozess nur auf einen kleinen Bezirk beschränkt ist, wird er einen weitgehend chronischen Verlauf der Krankheit unterhalten, der nur durch ein so tiefgreifendes Mittel wie Sulfur kupiert werden kann. Wenn es sich jedoch um eine beidseitige Pneumonie handelt oder wenn die Hepatisation einen beträchtlichen Teil eines Lungenflügels umfasst, so droht der Fall bei unzulänglicher Medikation einen tödlichen Verlauf zu nehmen. Nachts um 1, 2 oder 3 Uhr kann der Patient dann urplötzlich anfangen zu verfallen; er bekommt ein hippokratisches Antlitz, die Nase wird spitz, die Lippen dünn, das Gesicht von kaltem Schweiß bedeckt; kein Körperteil hat mehr die Kraft, sich zu bewegen, ausgenommen der Kopf, der sich ruhelos leicht hin und her bewegt. Wenn Sie in dieser Situation nicht augenblicklich hinzugerufen werden und *Arsenicum* verabreichen, wird der Patient sterben. Die Gabe dieser Arznei kann jedoch nur der erste Schritt sein, denn *Arsenicum* hat nicht die Fähigkeit, die Resolution der Pneumonie einzuleiten und voranzutreiben. Doch auch wenn es die hepatisierte Lunge nicht *heilen* kann, wirkt es doch als Stimulans für die Lebenskraft. Es wärmt den Kranken und lässt ihn sich besser fühlen; aber Vorsicht: der Patient wird binnen 24 Stunden tot sein, wenn Sie auf *Arsenicum* nicht das wirklich heilende Mittel folgen lassen. Sie dürfen in solchen Fällen nicht allzu lange damit warten. Sobald sich der Patient unter *Arsenicum* etwas erholt hat und die Reaktion auf die Arznei ihren Höhepunkt erreicht hat, verabreichen Sie ihm das Antidot und das natürliche Folgemittel von *Arsenicum*, nämlich Sulfur – und nach einem Tag werden Sie von Ihrem Patienten hören: »Es geht mir besser!« Dies wird, so wahr Sie hier vor mir sitzen, das Ergebnis von Sulfur sein! Es kann aber auch vorkommen, dass sich als Folgemittel von *Arsenicum* deutlich *Phosphorus* zu erkennen gibt. Wenn ein solcher Patient, dem es nach *Arsenicum* besser gegangen ist, hohes Fieber mit brennendem Durst entwickelt, bei dem er nicht genug eiskaltes Wasser trinken kann, müssen Sie *Phosphorus* folgen lassen, und dann wird *Phosphorus* das Gleiche bewirken, was Sulfur im anderen Fall erreichen wird. Sie werden diese Fälle natürlich nicht in Ihrer eigenen Praxis sehen, denn Sie würden Ihre Patienten nicht in einen solchen Zustand geraten lassen. Wenn diese Patienten nämlich bei adäquater Medikation genügend Kraft aufbringen können, einen so bedrohlichen Zustand, wie ich ihn eben geschildert habe, zu überleben, dann haben sie auch Kraft genug, die Krankheit gleich am Anfang mit Ihrer homöopathischen Unterstützung im Keim zu ersticken. Aber gehen wir noch einmal zurück zu jenem Patienten, der nur eine umschriebene Hepatisation hatte und der sich schon bald wohl genug fühlte, um aufzustehen und umherzugehen. Er leidet seitdem unter einem sich hinschleppenden Husten, und nun, sechs Monate oder ein Jahr später, kommt er zu Ihnen und erzählt: »Herr Doktor, seit einem fiebrigen Brustleiden bin ich nie mehr richtig zu Kräften gekommen. Der Arzt, der mich damals behandelt hat, sprach sogar von einer Lungenentzündung.« Der Patient weiß auch von rostfarbenem Sputum und anderen Details einer Pneumonie zu berichten – und das ist alles, was Sie wissen müssen. Er hat seit jenem akuten Geschehen unter chronischem Husten gelitten, und jetzt ist er auch noch sehr fröstelig. Es besteht eine fibrinöse Infiltration des befallenen Lungengewebes; es ist kein tuberkulöser Zustand, sondern der Restzustand einer Hepatisation, die auf natürliche Weise nicht geheilt werden konnte. Wenn man den Prozess ungehindert fortschreiten lässt, wird der Patient früher oder später eine Schleimschwindsucht, eine chronisch asthmoide, obstruktive Bronchitis und diverse andere Leiden entwickeln, an denen er schließlich zugrunde gehen wird. Sulfur wird sehr oft all den Beschwerden dieses Kranken entsprechen; insbesondere hat es die Fähigkeit, die Lungen einer ›Generalüberholung‹ zu unterziehen, was während oder direkt nach der akuten Krankheit versäumt worden ist.

Sulfur heilt Bronchitis[GS] und asthmoide Bronchitis, wenn die Symptome übereinstimmen. Äußerst heftiger Husten, der den ganzen Körper erschüttert, besonders aber den Kopf[CK1147]. »Beim Husten, Kopfweh, wie zerschlagen und zerrissen«[CK1141] oder mit einem Gefühl, als würde der Kopf abfliegen. Lungenblutungen und Auswurf von Blut[KH] können ebenfalls vorkommen und sind Warnzeichen einer drohenden Schwindsucht; hier ist Sulfur angezeigt, wenn sich noch nicht allzu viele Tuberkel in der Lunge[AR21,1,172] gebildet haben, wenn die Tuberkulose erst in ihrem Anfangsstadium ist. Abgemagerte, gesundheitlich heruntergekommene Individuen mit ererbter Tuberkuloseneigung, die über ein flaues, hungriges Gefühl im Magen klagen, viel Hitze auf dem Scheitel verspüren und sich in der Bettwärme unbehaglich fühlen: diesen Individuen würde es besser gehen, wenn auf ihrer Haut viele Ausschläge erscheinen würden. Tatsächlich aber finden sich keinerlei Ausschläge, die Erleichterung verschaffen könnten; alle Krankheitsprozesse spielen sich in ihren inneren Organen ab, und so steuern diese Menschen allmählich auf ihren Zusammenbruch zu. Sulfur wird in diesen Fällen die Lebenskraft aufrütteln und dem Patienten aus seinem tuberkulösen Zustand heraushelfen, sodass er entweder wieder ganz gesund wird oder aber, falls er sich in einer zu schlechten Verfassung befindet, über Jahre einigermaßen beschwerdefrei weiterleben kann. Nehmen Sie sich allerdings vor Sulfur in Acht, wenn die Tuberkulose weiter fortgeschritten ist. Über die Risiken von Sulfur unter diesen Bedingungen sind Sie ja hinreichend informiert – das Mittel regt Eiterungsprozesse an und veranlasst überall dort, wo sich Tuberkel befinden, kleine pneumonische Herde, mit dem Ziel, alle Fremdkörper herauszueitern. Auch jede Körperzelle, die ihre Funktion nicht mehr ausüben kann, wird durch Sulfur abgestoßen.

Ein auffallendes Kennzeichen von Sulfur in Bezug auf den *Rücken* ist »Schmerz im Kreuze beim Aufstehen vom Sitze«[CK1269]; er zwingt den Patienten, gebückt zu gehen[CK1254], und erst nach längerem Bewegen ist er – wenn überhaupt – in der Lage, sich langsam aufzurichten. Der Schmerz konzentriert sich dabei auf den Lumbosakralbereich.

Die *Extremitäten* sind bei Sulfur oft von Hautausschlägen bedeckt. Ausschläge auf den Handrücken[CK1407 f.] und zwischen den Fingern, manchmal auch auf den Handtellern. Vesikuläre und schuppige Ausschläge, die viel jucken; Pusteln, Furunkel[UE] und kleine Abszesse. Ungleichmäßige erysipelatöse Stellen hier und da auf den Gliedmaßen. Schmutziges Aussehen der Haut; Jucken derselben in der Bettwärme. Rheumatische Beschwerden mit Anschwellung und Steifigkeit der Gelenke.[GS] »Spannen in den Kniekehlen ...«[CK1506] Rheumatisches oder gichtiges Spannen der Sehnen. Schmerzhafte Waden-[CK1550] und Fußsohlenkrämpfe[CK1567]. Brennen der Fußsohlen[CK1590] im Bett; er streckt die Füße heraus, um sie abzukühlen.[GS] »Brennen und Jücken in den Sohlen, vorzüglich beim Gehen nicht auszuhalten.«[CK1589] Bisweilen wechseln auch Kälte[CK1557] und Hitze der Sohlen einander ab. Körperliches Unbehagen mit Eiseskälte der Gliedmaßen, doch nach Zubettgehen brennen diese so sehr, dass sie unter der Bettdecke hervorgestreckt werden müssen. Der Sulfur-Patient ist oft ein Opfer von schmerzenden Hühneraugen; sie brennen und stechen[CK1625 f.], vor allem beim Warmwerden im Bett.

Die *Haut* des Sulfur-Patienten wird schnell geschwürig und fängt leicht an zu eitern.[SK624] Ein Splitter, der unter die Haut geraten ist, ist Anlass für die Entstehung eines Ulkus. »Unheilsame, süchtige Haut.«[SK624] Wunden verheilen schlecht; der kleinste Nadelstich fängt gleich an zu eitern, wie bei *Hepar sulfuris*.

Die *Hautausschläge* von Sulfur sind zu zahlreich, um sie hier aufzählen zu können. Vielgestaltig, wie sie sind, zeichnen sie sich gleichwohl alle durch einige wenige Charakteristika aus, namentlich durch ihr Brennen, Stechen und Jucken sowie durch ihre Verschlimmerung in der Bettwärme. Ausgesprochene Rauheit der Haut[GS], besonders im Gesicht[CK]. »Komedonenakne, das Gesicht vollständig überziehend.«[GS(CK357)] Viele Blüten[CK401] und Pusteln im Gesicht. Furunkel und Abszesse in allen Teilen des Körpers; schuppige Ausschläge, Bläschenausschläge, etc. All dies findet sich im Arzneimittelbild, und es geht typischerweise mit Brennen und Stechen einher.

Sulfuricum acidum

Schwefelsäure

Ein Symptom, das stark auf Sulfuricum acidum als Heilmittel hinweist, ist ein Zittergefühl im ganzen Körper, bei dem aber äußerlich keinerlei Zittern zu erkennen ist[CK486]. Dieses Symptom spricht umso mehr für Sulfuricum acidum, wenn es mit großer, schon lange bestehender Schwäche einhergeht.[AZ96,79] Konstant anzutreffende Merkmale sind neben der großen allgemeinen Erschöpfung[GY9] eine ausgeprägte psychische Erregbarkeit[GS] und ein außerordentlich »hastiges Wesen«[CK12] des Patienten. Darüber hinaus zeugen viele Beschwerden von einer »grossen Geneigtheit zu Blutungen«[AZ54,129]. Sämtliche Körperöffnungen neigen zur Entleerung von auffällig schwarzem, nicht gerinnendem Blut.[AZ54,129] Purpura haemorrhagica; kleine, rote Flecke, die sich mit großer Geschwindigkeit über den Körper verbreiten und vergrößern.[Z5,44] Schon durch leichte Verletzungen oder Prellungen entstehen schwarzblaue Flecke auf der Haut, mitunter auch blutrote Flecke, die aussehen wie die roten Tupfen einer Bachforelle. Leichtes Wundscheuern, mit Neigung zu anschließender Ulzeration.[AR12,1,149] Furunkel.[CK396] Dekubitus.[GS] Sulfuricum acidum hat viele Beschwerden, wie man sie bei alten Leuten findet, etwa die Neigung zur Gangränbildung in gequetschten Weichteilen[AR12,1,149; GS]. Die Morgenverschlimmerung vieler Symptome ist ein weiteres hervorstechendes Allgemeinsymptom bei dieser Arznei.[GS] Kälteempfindlichkeit.[(CK482)] Starke Abmagerung.[AZ65(MB)49] Schmerzen wie von einem Schlag[CK448] oder Stoß; Schmerzen von brennendem, reißendem oder stechendem Charakter; vereinzeltes, als mehr oder weniger schmerzhaft empfundenes Rucken oder Zucken[CK421+425]. Die Schmerzen steigen normalerweise langsam an, um dann plötzlich zu verschwinden.[UE] Die Absonderungen von Sulfuricum acidum sind häufig wundmachend und dünn, gelb und blutig tingiert beziehungsweise blutstreifig; nicht selten bestehen sie auch nur aus dünnflüssigem, dunklem Blut. Schwitzen nach dem Essen.[(CK178)] »Die linke Seite des Körpers scheint am meisten ergriffen zu werden.«[SK654;UE]* Sulfuricum acidum ist, wie *Hepar sulfuris*, des Öfteren angezeigt bei sauer riechenden Babys, und es ist auch gleichermaßen berührungsempfindlich und fast genauso kälteempfindlich wie *Hepar*. Wenn Sulfuricum acidum die Kälteempfindlichkeit behoben hat, geht es dem Patienten häufig schlechter, und er benötigt dann *Pulsatilla*, welches zugleich das Komplement und das Antidot ist.

Große Prostration des Geistes und der Körpers, mit tiefster Niedergeschlagenheit[CK1 f.] und ständigem Weinen[GS;CK6]; der Patient ist durch nichts aufzuheitern, und man kann ihm auch nichts recht machen. Höchst reizbar[CK10] und verdrießlich[CK9], schon beim geringsten Anlass. »Hastiges Wesen; alles, was sie thut, kann sie nicht schnell genug verrichten, was sie jedoch ungemein angreift.«[CK12] Stets in Eile, alles muss sofort erledigt werden; beeilt sich beim Gehen, bei der Arbeit und selbst beim Essen. »Verdrossen, ärgerlich, gleich ungeduldig, wenn die Arbeit ihm nicht gelingt.«[CK16] Mag mit niemandem sprechen.[CK13] Antwortet nur mit Widerwillen[CK17]; bringt kaum ein Ja oder Nein heraus.[GS]**

»Schwindel im Zimmer, der im Freien*** vergeht.«[CK34] »Schwindel zum Wanken; er musste immer liegen, denn sobald er sich aufrichtete, war der Schwindel wieder da.«[CK36]

* Kent nennt hier die *rechte* Seite, was sich wahrscheinlich auf den Abschnitt »Locality and Direction« in den *Guiding Symptoms* stützt, in dem 5 linksseitige und 8 rechtsseitige Symptome aufgeführt werden. Eine Durchsicht der Hahnemann-Prüfung ergibt jedoch ein leichtes Überwiegen der ***linksseitigen*** Symptome (im Verhältnis 77:57).

** Kent gibt den letzten Teil dieses Symptoms mit »Unentschlossenheit« wieder, was m.E. den Sinn nicht trifft. Sulfuricum acidum ist auch in der entsprechenden Repertoriumsrubrik (»Irresolution«) nicht aufgeführt (die Ergänzung des Mittels im *Synthetischen Repertorium* ist, wie ich meine, nicht angebracht). Gegen die Eigenschaft der »Unentschlossenheit« spricht auch das hier geschilderte hastige und ungeduldige Wesen des Sulfuricum-acidum-Patienten.

*** Kent schreibt »better walking [?] in the open air«, was durch die Quellen nicht belegt ist.

Spannungsgefühl in der Stirn bei Schnupfen.[GS]

»Gefühl in der Stirn-Gegend, als wäre das Gehirn locker und fiele hin und her«[CK73]; < beim Gehen, > bei ruhigem Sitzen.[GS] Starker Blutandrang zum Kopf[GS], bei Kälte der Füße[CK]. Schmerzhafte Stöße* in Stirn und Schläfen, wie von eingestoßenen Pflöcken[CK62 ff.], < vormittags und abends[GS]. Die Kopfschmerzen nehmen allmählich zu und hören plötzlich auf.[CK48+71] Chronische Kopfschmerzen bei Menschen mit schlaffen Muskeln und allgemeiner Schwäche.[GS] Wundheitsschmerz im Schädelperiost, wie man ihn bei der Syphilis findet. »Aeusserer Schmerz des ganzen Kopfes, wie unterschworen,** auch beim Befühlen schmerzend.«[CK75] »Die Haare werden grau und fallen aus.«[CK79] Empfindlicher, wie wund schmerzender Ausschlag auf der Kopfhaut.[GS]

Tränen der Augen beim Lesen.[UE;CK85 f.] »Langwierige Entzündungen der Augen«[SK656], mit dilatierten Venen und mit Geschwürbildungen. Fremdkörpergefühl im rechten äußeren Augenwinkel.[CK81] Wundheit der Augen bei Schnupfen.[GS]

Heftige Ohrenschmerzen, allmählich zunehmend und plötzlich verschwindend. Allmähliche Verminderung des Gehörs. Blutiges Ohrensekret. Summen in den Ohren.[CK104;GS]

Abendliches Bluten der Nase.[CK109] Langsames Heraussickern von dunklem, dünnflüssigem Blut aus der Nase.[GS] Das Mittel heilt scharfe, blutige Nasenabsonderungen bei geschwächten Personen, wenn auch die Allgemeinsymptome übereinstimmen. Stock-[CK346] oder Fließschnupfen[CK348], mit Verlust des Geruchs[CK344] und des Geschmacks.

Das Gesicht des Sulfuricum-acidum-Patienten sieht sehr elend aus – ein bleiches[CK110], kränkliches, manchmal auch ikterisches Antlitz. Der Gesichtsausdruck kündet von langem Leiden; Schmerzen, Säfteverlust und Abmagerung haben tiefe Furchen im Gesicht hinterlassen. »Gefühl, als wäre das Gesicht ausgedehnt und als trockne Eiweiss auf der Haut desselben.«[CK113] Heftige Neuralgie des Gesichts, die allmählich kommt und plötzlich geht, > durch Wärme und Liegen auf der schmerzhaften Seite.[GS] Kleine, rote Flecke im Gesicht, die langsam an Größe zunehmen. »Geschwulst und Entzündung der Unterkiefer-Drüsen, zuweilen mit Stechen darin.«[CK128]

Die Zähne verfallen frühzeitig.[GS] Die Zahnschmerzen steigen typischerweise allmählich an und verschwinden plötzlich, wenn sie ihren Höhepunkt erreicht haben; < abends im Bett[CK133 ff.] und durch Kälte, > durch Wärme[CK131]. Stumpfheit der Zähne.[CK139]

Die entzündete Mundschleimhaut ist eines der wichtigsten Merkmale. Sulfuricum acidum ist das am häufigsten indizierte Arzneimittel bei Mundentzündungen von Säuglingen und stillenden Müttern, namentlich bei den *aphthösen Stomatitiden*[CK151] *von Mutter und Kind*[UE], mit schmerzhaften, gelblich oder weißlich schimmernden Geschwüren.[GS] Blutiger Speichelfluss. Bläschen an der Innenseite der Wangen.[CK150] Fauliger Mundgestank.[AZ54,124] Hervorquellen von Blut aus der Mundschleimhaut und dem Zahnfleisch[Z5,45] bei Purpura haemorrhagica [Morbus Werlhof[Z5,44 f.]], aber auch unabhängig davon. Rasch sich ausbreitende Geschwüre im Mund (Cancrum oris).[GS]

Entzündungen des Rachens von aphthösem oder von follikulärem*** Charakter. Neigung zu Schleimhautexkoriationen. *Gelbliche* oder weiße diphtherische Beläge, mit Aphthen in der Umgebung und mit Blutungen aus Nase, Zahnfleisch und anderen Orten. Diphtherie mit ungewöhnlich großer Erschöpfung und ausgeprägtem Mundgestank.[GS] Die Uvula ist ödematös.[GS] Der Rachen ist von Geschwüren übersät[GS], die sich immer weiter ausdehnen. Halsentzündung mit schmerzhaftem, schwierigem Schlucken[CK158 f.]; während der Schlingversuche läuft Getrunkenes zur Nase heraus[GS]. Massiver Speichelfluss.[CK149] Starke Schwellung des ganzen inneren Halses, einschließlich der Mandeln,

* Kent schreibt irrtümlich »electric shocks«.

** Kent schreibt versehentlich »ulceration of scalp«, während in den *Guiding Symptoms* der Begriff *wie unterschworen* richtig mit *as from subcutaneous ulceration* wiedergegeben wird.

*** Gemeint ist wahrscheinlich die »*Pharyngitis chronica hyperplastica (granulosa)* mit Hyperplasie der Lymphfollikel der Rachenhinterwand und Fremdkörpergefühl, Würgreiz, Räusperzwang« *(Pschyrembel)*.

des weichen Gaumens und sämtlicher Halsdrüsen. Dunkles, flüssiges Blut aus Hals und Mund.

Der Patient hat ein Verlangen nach Branntwein[(KE1,555)] und nach frischem Obst[UE], besonders Pflaumen[CK171]. Appetitlosigkeit[CK165] und zunehmende Schwäche[GS] stehen jedoch im Vordergrund. Großer Ekel vor Kaffeegeruch.[CK168] Er kann kein kaltes Wasser trinken, weil es sich noch im Magen kalt anfühlt und ihn frösteln lässt. [»Jedes Getränk erkältet den Magen, wenn nichts Geistiges beigemischt ist.«[CK182]] Heftiger, krampfhafter Schluckauf[CK197], wie er bei Säufern häufig vorkommt. *Chronisches Sodbrennen*[UE]; *saures Aufstoßen*[CK184]; *saures Erbrechen.*[GS] Aufgestoßener Magenschleim ist so sauer, dass die Zähne davon stumpf werden.[GS] Saures Erbrechen während der Schwangerschaft. Morgendliches Erbrechen der Säufer[AR21,1,173] (vgl. *Arsenicum*). Scharfes oder fauliges Aufstoßen.[AZ54,124] »Uebelkeit mit Frost.«[CK200] Nach Husten Aufschwulken von Speisen[CK364] oder von saurer Flüssigkeit[(GS)]. »Kältlichkeit und Schlaffheit im Magen, mit Appetitlosigkeit«[CK229]; *der Magen scheint schlaff herunterzuhängen.* Erbrechen nach Trinken von kaltem Wasser. Heftige Krampfschmerzen im Magen.[(CK217)] Die Magenschmerzen entstehen allmählich und hören plötzlich auf. Das saure Erbrechen ähnelt am meisten dem von *Robinia*.

»Sie erbrach während der Schwangerschaft niemals Speisen, doch konnte sie auch nichts essen, weil dadurch Magenbeschwerden und Schleimerbrechen verstärkt wurden.«[GS]

Nach einem langwierigen intermittierenden Fieber ist die Milz vergrößert und verhärtet und schmerzt beim Husten[HC3,14] und Betasten. Stiche in der Gegend der Leber[CK231 f.] und der Milz[CK235 f.]. Als Bleiantidot war Sulfuricum acidum viele Male bei Bleivergiftungen und Bleikoliken hilfreich.[GS] Leeres[CK286], abgeschlagenes Gefühl in den Därmen nach Stuhlgang[CK297]. »Weichliches Gefühl im Bauche, als wollte die Regel eintreten.«[CK329] »Wehenartige Schmerzen durch den ganzen Bauch, bis in die Hüften und dann wie Zerschlagenheit im Kreuze.«[CK247]

Durchfall mit großer allgemeiner Schwäche und mit Zittergefühl im ganzen Körper.[GS] *»Weicher Stuhl mit Leerheits-Gefühl im Bauche danach.«*[CK286] Chronischer Durchfall[CK] mit vielen Beschwerden. Wundmachende Stühle. Brennen im Mastdarm beim Abgang des Durchfalls.[CK287] Durchfall durch die geringsten Diätfehler, besonders im Sommer durch den Genuss von unreifen Früchten[AZ54,124] oder auch nach Austern.[GS] Stühle: wässrig und grün[CK288]; wie gehackt, safrangelb und zähschleimig[CK290]; hart, in kleinen, zusammenhängenden, schwarzen Knoten, mit Blut vermischt[CK280]; lienterisch[GS]; wässrig und wie faule Eier riechend[GS]. Stuhlverstopfung, bei der die Kotballen wie verbrannt oder wie Schafskot aussehen.[CK278] »Beim Stuhle, Schmerz, als würde der Mastdarm zerrissen.«[CK296] Hämorrhoiden: schmerzhaft bei Berührung[CK301]; stark juckend[CK300]; bei Säufern[GS].

Sulfuricum acidum hat Diabetes geheilt.[GS] »Blasenschmerz, wenn er den Trieb zum Harnen nicht sogleich befriedigt.«[CK318] Verminderte Harnabsonderung.[CK305] »Harn mit blutähnlichem Satze, und auf der Oberfläche mit einer feinen Haut bezogen.«[CK316]

Die Regel kommt zu früh[CK332] und zu stark.[UE] Heraussickern von dunklem, dünnem Blut.[GS] Viele prämenstruelle Beschwerden, z.B. Alpdrücken vor der Regel[CK333]; doch kann dieses auch gegen Ende der Menses erscheinen. Scheidenvorfall mit Einschnürung des prolabierten Teils, der grünlich aussieht und übel riecht.[GS;GY8] »Abgang blutigen Schleimes aus den Geburtstheilen, als wollte die Regel erscheinen.«[CK341] Leukorrhö: gelb; scharf, brennend[CK339]; durchsichtig oder milchig[CK340]. Frauen im Klimakterium haben viele Symptome, die auch für Sulfuricum acidum charakteristisch sind. Die Hitzewallungen, die Schwäche, das zittrige Gefühl, die Eile und nervöse Unruhe in allem, was sie tut und empfindet, die Hämorrhagien aus dem Uterus[AZ96,79] und anderen Körperteilen, bei denen das Blut nicht gerinnen will, sowie die Verstopfung mit den kleinen, schafskotähnlichen Ballen: all dies sind Symptome, wie sie auch im Klimakterium häufig auftreten. Sulfuricum acidum ist oft bei Schwangerschaftserbrechen von Nutzen.[GS] *Dem Erbrechen geht nicht selten Husten voraus.*

Das Mittel hat Unfruchtbarkeit geheilt, wenn zugleich die zu häufigen und zu kopiösen Menses bestanden.[GS] Heftiges Jucken der Vulva.

»Schmerz im Kehlkopfe; das Sprechen wird ihm sauer,* als fehlte die gehörige Biegsamkeit und Beweglichkeit in diesen Theilen.«[CK352] Stiche[CK353] und Wundheitsschmerz im Kehlkopf. »Heiser, trocken und rauh im Halse und Kehlkopfe.«[CK350]

»Sehr erschwerte, kurze Respiration.«[MA3,355] »So schwach auf der Brust, dass sie nur mit Mühe reden konnte.«[CK370] Engbrüstigkeit[CK367]; Atembeengung[CK368]. »Die Respiration ist etwas beschleunigt; die Halsmuskeln** und Nasenflügel werden mitbewegt«[AZ66(MB)29], wie bei *Lycopodium.* »Die Atmung wurde sehr schwierig, der Kehlkopf bewegte sich heftig auf und ab.«[EN744]

Außer am Morgen, wo der Husten mit Auswurf verbunden ist[CK361], ist der Husten trocken, und er erfolgt in einzelnen[CK359] (mitunter auch doppelten[GS]), kurzen Hustenstößen. Der Husten tritt im Freien auf[CK356], besonders beim Gehen im Freien[CK357] oder beim Reiten, und er verschlimmert sich durch Trinken von kaltem Wasser sowie durch Kaffeegeruch.[KH] »Nach Husten, früh, erst leeres, dann bitterschleimiges Aufstossen***.«[CK365] »Nach Husten muss er die Speise wieder herausschwulken.«[CK364] »Anfälle von dämpfigem Keuchhusten, von einem Reize in der Brust erregt, Abends ohne, Morgens mit Auswurf dunklen Bluts, oder eines dünnen, gelblichen, zuweilen blutstreifigen Schleims, der gewöhnlich säuerlich ... schmeckt.«[KH]

»Ungemeines Schwächegefühl in der Brust.«[UE] Stechen[CK376ff.] und Brennen[CK386] in der Brust. »Drücken auf der linken Brust und in der Herzgrube.«[CK372] Langwieriger Bluthusten nach überstandener Lungenentzündung (bei einer Frau in den klimakterischen Jahren).[AZ8,311] »Schwindsucht, mit starken Blutungen aus der Lunge (dazu Aufbrechen von Geschwüren in der Lunge mit ekelhaftem Gestank), erschöpfenden Schweissen und Bettlägerigkeit«[AZ87,171] wurde durch Sulfuricum acidum geheilt. Das Blut ist dabei meist dunkel und dünnflüssig. »[Phthisis:] An verschiedenen Stellen der Lungen Geschwürsbildung«[AZ87,171] (vgl. *Kalium carbonicum*). Das Mittel hat sich besonders in den ersten Stadien der Schwindsucht, die mit profusen nächtlichen Schweißen und großer Schwäche einhergingen, als sehr nützlich erwiesen, doch wenn es im Endstadium gegeben wurde, hat es, wie es scheint, häufig zusätzliche Blutungen und eine zunehmende Entzündung des Lungengewebes hervorgerufen.**** *Abundantes pleuritisches Exsudat:* Die Patientin befand sich in einem bejammernswerten Zustand, »denn in sitzender Stellung musste sie Tag und Nacht zubringen,***** vornübergebeugt vor einem Tische ...; die Beine durften nur hängen, weil sonst gleich wieder die Brustbeklemmung zunahm.«[AZ92,38] [Unter Sulfuricum acidum in der 3. Potenz setzte eine vermehrte Diurese ein, das Exsudat ging zurück, und die Patientin erholte sich vollständig.] »Viele heftige Stiche durchs Herz, bei Tag und Nacht, mit Wundheits-Schmerz bald darauf.«[CK384] »Herzklopfen, ohne Aengstlichkeit ...«[CK385]

Große Schwäche im Rücken[GS] bzw. im Kreuz[CK484], die am meisten beim Stehen und Sitzen verspürt wird. Kreuzschmerzen.[CK389] Wundheitsschmerz zwischen den Schulterblättern beim Husten.[GS] Steifigkeit im Rücken, morgens beim Aufstehen[UE] am Tage bei Bewegung vergehend[CK394]. Großer Abszess an der rechten Halsseite.

»Bläuliche Flecke auf dem Vorderarme, wie von Blutunterlaufung«[CK416]; Gleiches auf den Beinen. Stechen im Schultergelenk beim Heben des Arms.[CK403] Stumpfe Stiche in den Fingergelenken.[CK430] Sulfuricum acidum leistete her-

* Kent schreibt irrtümlich »pain ... on swallowing«, entsprechend dem *GS*-Symptom »Larynx painful; feels inelastic, causing difficulty in swallowing«. Dass es sich hier um ein Missverständnis handelt, zeigt die Tatsache, dass dasselbe Symptom in Herings *Condensed Materia Medica* (dem Vorläuferwerk zu den *Guiding Symptoms*) noch korrekt wiedergegeben wurde, nämlich so: »Larynx painful; feels inelastic, causing difficulty in ***talking***.« Der Fehler ist auch ins Repertorium eingegangen (»Larynx, pain, swallowing, on«).

** In der *Encyclopedia* und in den *Guiding Symptoms* ist fälschlich von »shooting in the cervical muscles« die Rede.

*** Kent schreibt irrtümlich »itching« (»cough followed by itching ...«) statt ***belching***.

**** Zumindest wurden die beiden zuvor skizzierten (von Kent aber nicht so ausführlich zitierten) Tb-Fälle, die schon recht weit fortgeschritten waren und mit z.T. massiven Lungenblutungen einhergingen, durch Sulfuricum acidum in der 1. Potenz, über Wochen bzw. Monate verabreicht, vollkommen geheilt.

***** In den *Guiding Symptoms* (S. 201) heißt es fälschlich: »Patient could not sit up.« Kent hat diese Passage, wahrscheinlich weil sie ihm suspekt erschien, übergangen und nur auf den Zwang zum Hängenlassen der Beine hingewiesen. Doch die Orthopnoe gehört noch zwingender zu dem hier geschilderten Krankheitsbild dazu.

vorragende Dienste »beim Aufgerittensein,* ... selbst da, wo die ganze Schenkelfläche eine rohe, wunde, wie geschunden aussehende Geschwürfläche darstellte.«[AR12,1,149] »In den Knieen schmerzhafte Schwäche im Stehen ...«[CK446] Fußknöchel so steif[CK462] und schwach, dass er nicht gehen kann.[GS] Angeschwollene Venen an den Füßen.[GS] Frostbeulen an den Fingern.[CK432] Krampfhaftes Zusammenzucken der Finger im Schlaf.[CK424]

Spätes Einschlafen am Abend[CK491] und zeitiges Erwachen am Morgen.[UE] Albträume vor der Regel.

»Frostigkeit den ganzen Tag.«[CK482] Hitzewallungen im Klimakterium[AR21,1,173], mit viel Schwitzen.[GS] Starke Schweiße: vorzüglich am Oberkörper[CK518]; bei jeder Bewegung[CK517]; am frühen Morgen[CK520]; nachts[GS]. Säuerliche Schweiße.[CK521] »Bei Genuss von Warmem, sogleich kalter Schweiss ...«[CK178] Typhus putridus, mit rasch zunehmender Prostration, Leichenblässe, ausgeprägter Blutungsneigung aus den Kapillaren und Heraussickern von dunklem, dünnem Blut[GS], besonders aus dem Darm. Putride Formen von kontinuierlichem Fieber.

Ekchymosen[GS] und Purpura. »Alte Narben verfärben sich blutrot oder blau und fangen an zu schmerzen.«[GS] Quälendes Jucken und Kribbeln der Haut bei Ausschlägen.[GS] »Rothe, jückende Flecke auf der Haut.«[SK654] »Bläuliche Flecke, wie von Blutunterlaufung nach Quetschungen.«[UE] Pusteln[AR21,1,173], Furunkel und Abszesse. »Wunde Hautstellen, auch mit brandartiger Verschwärung.«[SK654] Knötchenförmige Urtikaria[GS]; Erythema nodosum[GS]. Sulfuricum acidum heilt alte, indolente Geschwüre, aus denen leicht dunkles Blut heraussickert. Empfindliche, schmerzhafte, sich ausbreitende Geschwüre. Stechen oder Brennen in Geschwüren. Putride Unterschenkelgeschwüre sind durch das Mittel geheilt worden. Es ist nützlich bei Geschwüren von Alkoholikern; bei Geschwüren, die auf ein schleichendes, adynamisches Fieber folgen. Dünnflüssige, gelbe oder blutige Absonderungen aus den Geschwüren.

* Kent schreibt irrtümlich »chafing of thighs after rising« (statt ***riding***).

Syphilinum

Luesinum; Nosode des Syphiliserregers

Wann immer in einem Fall von Syphilis die Symptome nicht nach homöopathischen Prinzipien behandelt, sondern unterdrückt worden sind und nichts als Schwäche zurückgeblieben ist – von einigen wenigen Überbleibseln des vor mehr oder weniger langer Zeit vorübergezogenen Sturms abgesehen –, wird die Nosode Syphilinum eine Reaktion herbeiführen, die Dinge ordnen und oft auch viele Beschwerden heilen, die mit der Unterdrückung der Krankheit zusammenhängen. Es werden die Symptome wieder erscheinen, die den durch die Syphilis verursachten ›Zustand der Unordnung‹ im Organismus repräsentieren und die eigentlich ständig hätten dasein müssen, und diese Symptome werden zur Wiederherstellung der Gesundheit als Wegmarken dienen. Wenn ein Syphilinum-Patient an Abdominaltyphus erkrankt ist, erholt er sich zumeist nur sehr langsam; in einem solchen Fall wird eine Einzeldosis Syphilinum in hoher Potenz dazu führen, dass der Patient wieder mit Appetit isst, dass er sich bald kräftiger fühlt und rasch zunimmt. Inwiefern unterscheidet sich die Syphilisbehandlung der alten Schule von Barbarei? – Diese Frage muss man zu Recht immer wieder stellen. Die Einnahme der großen Mengen an *Quecksilber*- und an *Jod*-Präparaten schwächt so sehr, dass all die Patienten, die diese ›Kur‹ über sich ergehen lassen, am Ende nur noch Invaliden sind. Und selbst dann sind sie ja keineswegs von der Syphilis geheilt, denn wenn es so wäre, wie könnten wir dann all die bereits beseitigten Symptome wiederkehren lassen? Tatsächlich bringt Syphilinum die Geschwüre im Rachen und die Hautausschläge wieder zurück. Wenn der Patient unter heftigen Neuralgien des Kopfes, der Kopfseiten oder des Supraorbitalbereichs leidet, unter starkem Wundheitsschmerz in den Knochen der Beine und des Schädels sowie unter etlichen Symptomen der Neurolues, dann wird er von diesen Qualen endlich befreit; er kommt wieder zu Kräften, kann wieder schlafen und hat mehr Appetit. Der Preis dafür ist vielfach die Wiederkehr der Geschwüre und der diversen Hautausschläge – und wenn sie es tun, dann ist es umso besser. Der Gebrauch von Syphilinum ist aber in keiner Weise auf Patienten beschränkt, die sich früher einmal eine Syphilis zugezogen haben. Es kann wie jedes andere Mittel gegen die Symptome eingesetzt werden, die in seiner Prüfung herausgekommen sind, ferner gegen solche, die den Zeichen der Krankheit Syphilis ähneln, wie auch gegen solche, die den zahlreichen klinisch verifizierten (geheilten) Symptomen gleichen.

Viele Syphilinum-Symptome verschlimmern sich nachts im Bett – sie setzen am Abend ein und dauern bis zum frühen Morgen. *Von Sonnenuntergang bis Sonnenaufgang* ist die charakteristische Zeit dieser Arznei für das Auftreten vieler heftiger Schmerzen und Leiden. Manche Beschwerden bessern sich durch Wärme, andere wiederum durch kühle Luft und kalte Anwendungen. Ungeheure Prostration und Schwäche morgens[GS] beim Erwachen. Syphilinum hat viele Fälle von Epilepsie geheilt.[GS] Epileptische Krämpfe nach den Menses.[GS] *Schlaflosigkeit;* kann manchmal die halbe Nacht, manchmal die ganze Nacht nicht schlafen.[NO491] Die ganze Nacht hindurch ein siedendes Gefühl in den Blutgefäßen, als würden sie von heißem Wasser durchflossen.[GS] Durch den ganzen Körper wandernde Schmerzen, mal hier, mal da. Die Schmerzen konzentrieren sich hauptsächlich auf die Knochenhaut, die Nerven und die Gelenke; sie nehmen gewöhnlich langsam zu und langsam wieder ab. Scharfe, heftige Schmerzen hier und da. Verschlimmerung der Beschwerden im kalten Winterwetter, aber auch in der Sommerhitze. Extreme Abmagerung.[GS] Abszesse. Lähmung der Gliedmaßen. Knochenkaries. Verkrümmung des Rückgrats und von einzelnen Knochen. Gummata. *Zwergwüchsige Kinder.*[GS] Vergrößerung von Drüsen und Lymphknoten. Ein eigentümlicher, unangenehmer Geruch geht vom Körper aus.[GS] Berührungsempfindlichkeit vieler Stellen des

Körpers, besonders der Knochen. Es ist oft beobachtet worden, dass bei durch Syphilis geschwächten Personen Arzneien nur wenige Tage wirken und dann gewechselt werden müssen. Dies verlangt stets nach dem Einsatz der Nosode; Syphilinum wird hier, wenn außer der großen Schwäche nur wenige Symptome vorhanden sind, von großem Nutzen sein. Seine Anwendung muss außerdem erwogen werden bei unheilsamen Geschwüren im Bereich der Unterschenkel, des Rachens, der Mundhöhle und anderenorts. Fistelöffnungen, Exostosen, Fissuren, Ausschlagsknoten und Warzen sind durch das Mittel prompt geheilt worden. Wenn Syphilinum gegen die primären Zeichen der Krankheit und andere Symptome der Frühsyphilis angewandt worden ist, endete dies in aller Regel mit einem Fehlschlag. Es ist nur höchst selten das beste Mittel gegen die Syphilis an sich, doch scheint es bei der unterdrückten Syphilis eine Art von Ordnung wiederherzustellen und den Organismus in eine bessere Reaktionslage zu versetzen. Der Verfasser hat oftmals beobachtet, dass bei stark heruntergekommenen Syphilispatienten Gummata im Hals- und Analbereich geschwürig zerfallen, wenn ihnen *Sulfur* verabreicht wird, und dass Syphilinum in solchen Fällen dem Ulzerationsprozess Einhalt gebietet und das Zuheilen dieser Ulzera befördert. *Sulfur* ruft häufig langanhaltende Verschlimmerungen hervor, wenn in fortgeschrittenen Fällen von Syphilis viele Gewebsveränderungen – mit großer Wahrscheinlichkeit in Form von Gummata – bestehen. Das Bestreben von *Sulfur* ist stets die Beseitigung solcher Krankheitsfolgen, und das ist den Patienten meist gar nicht recht. Wenn die Verschlimmerung nach einer Hochpotenz *Sulfur* sehr stark ausfällt, weckt dies nämlich in der Umgebung des Patienten häufig zum ersten Mal den Verdacht auf das Bestehen einer latenten Syphilis. *Sulfur* in niedriger Potenz zeitigt keine derartigen Folgen. Nach einer solchen durch *Sulfur* veranlassten langwierigen Verschlimmerung sollte Syphilinum in Betracht gezogen werden. Eine latente Syphilis ist oft bei den Menschen vorhanden, von denen man es am wenigsten erwartet hätte. Syphilinum sollte nur in hoher Potenz verabreicht werden.

Vergesslichkeit[GS], bis hin zum *Schwachsinn*. Der Patient kann sich nicht an Gesichter erinnern, an die Namen von Mitmenschen, von bestimmten Büchern oder von bekannten Orten und Plätzen, ebenso wenig an wichtige Termine oder an Geschehnisse der jüngsten Vergangenheit.[(GS)] Auch hat er die größten Schwierigkeiten beim Rechnen.[GS] Weinen[GS] und Lachen ohne Grund. Melancholisch, niedergeschlagen; glaubt nicht, dass es ihm jemals besser gehen wird[GS]. Er hat das Gefühl, er sei im Begriff, verrückt zu werden.[GS] Gleichgültig, selbst gegenüber seinen Freunden; hat an nichts Freude. Es graut ihm vor der Nacht[GS] und dem frühen Morgen, denn bei jedem nächtlichen Erwachen sind die Erschöpfung und die Schmerzen wieder ein Stück schlimmer geworden. Immer wieder sagt er, dass er nicht mehr er selbst sei; auch empfinde er sich selbst ganz anders als früher. Ein Mann mittleren Alters, der viele Jahre an latenter Syphilis gelitten hatte, gab plötzlich sein Geschäft auf und blieb traurig und sein Schicksal beklagend zu Hause. Seine Frau verdiente den Lebensunterhalt für die Familie mit der Betreuung von Pensionsgästen. Nach ein paar Gaben Syphilinum bekam er neue Energie, wurde fleißig und wohlhabend.

Viel Schwindel.[GS] Aphasie, Wortfindungsstörung.[NO480] In einigen dieser Fälle von Neurolues haben *Sulfur* und *Causticum* langes Leiden und Schwäche verursacht; hier pflegt Syphilinum wohltätig zu wirken.

Durch Syphilis geschwächte Menschen leiden häufig an heftigen Kopfneuralgien, die fast ausschließlich nachts auftreten.[GS] Heftige Schmerzen in den Kopfseiten, in der Stirn oder in den Schläfen.[GS] Schmerzen von einer Schläfe zur anderen[GS], von einem Ohr zum anderen, von einem oder beiden[GS] Augen zum Hinterkopf; Supraorbitalneuralgien. Die Schmerzen werden manchmal durch Wärme gelindert.[GS] Berstende Kopfschmerzen[GS]; Vollheitsgefühl im Kopf[GS]. Zum Wahnsinn treibende Kopfschmerzen die ganze Nacht hindurch; findet deshalb keinen Schlaf oder gerät ins Delirium[GS]. Die Kopfschmerzen fangen gegen 16 Uhr an, nehmen bis Mitternacht langsam an Heftigkeit zu und dann allmählich wieder ab, um schließlich mit Tagesanbruch ganz zu verschwinden.[GS] Bedeutender

Wundheitsschmerz im gesamten Schädelperiost. Viele Kopfschmerzen von Syphilinum beschreiben bei ihrem Verlauf durch den Kopf eine gerade Linie und werden deshalb *lineare Kopfschmerzen*[GS] genannt. Heftige Hinterkopfschmerzen, wie zerquetscht.[GS] Betäubende Schmerzen in der Stirn oder im Hinterkopf. Schneidender Schmerz in der Basis des Zerebellums.[GS] »Kopfschmerz von Schläfe zu Schläfe und von dieser Linie senkrecht aufwärts, wie ein umgedrehtes T.«[GS] Kopfschmerzen, die den ganzen Scheitel einnehmen, als würde dieser eingedrückt. Heftiger Schmerz im ganzen Kopf, mit Gesichtsröte, erweiterten Venen im Gesicht, Unruhe und Schlaflosigkeit nachts. Knötchenbildung überall auf der Kopfhaut. Schmerzhaft empfindliche Exostosen des Schädeldachs. Starker Haarausfall.[GS]

Lähmung von Augenmuskeln kommt bei Syphilinum häufig vor.[GS] Strabismus convergens.[GS] Diplopie.[GS] Amaurosis. Atrophie des Sehnerven. Die Retina ist blass, grau und fleckig. Myopie.[GS] Iritis.[GS] Lidptose.[GS] Lähmung des M. obliquus superior.[GS] Chronisch rezidivierende Keratoconjunctivitis phlyctaenularis.[GS] Konjunktivitis[GS] mit Geschwürsbildung. Hornhautgeschwüre. Keratitis interstitialis.[GS] Flecke auf der Hornhaut. »Linker Augapfel von einer schwammartigen Wucherung überzogen, mit heftigen, besonders nachts sich verschlimmernden Schmerzen.«[GS] Akute Ophthalmia neonatorum[GS], wenn ein Elternteil eine Syphilis gehabt hat. Reichliche Eiterabsonderung aus den Augen.[GS] Lider so stark geschwollen[GS], dass sie nicht geöffnet werden können. Syphilitische Iritis mit heftigen nächtlichen Schmerzen und Lichtscheu.[GS] Augenschmerzen von Sonnenuntergang bis Sonnenaufgang. Beißender Tränenfluss.

Heftige Ohrenschmerzen, mit eitrig-wässriger Otorrhö.[GS] Karies des Mastoids. Völlige Taubheit[GS] durch Lähmung des Gehörnerven. Kalkablagerungen auf dem Trommelfell.[GS]

Syphilinum hat viele Fälle von stinkender, dicker, gelbgrüner Nasenabsonderung geheilt[GS], vornehmlich bei Kindern mit Syphilis in der Familienanamnese. Trockenheit der Nase, mit nächtlicher Verstopfung derselben. Häufige Anfälle von Fließschnupfen. Erkältet sich ständig, wobei besonders die Nase in Mitleidenschaft gezogen wird. Syphilitische Ozäna.[GS] Die Nasenknochen sind durch Karies zerstört, die Nase ist eingefallen. Die ganze Nase von Ulzerationen weggefressen. Nasenbluten durch Geschwüre. Harte Borken in der Nase.

Gesichtsneuralgien. Lähmung einer Gesichtshälfte.[GS] Knötchen und kupferfarbene Ausschläge im Gesicht. Schorfige Ausschläge im Gesicht.[GS] Gesicht von Papeln und Pusteln übersät.[GS] Syphilitische Rupiae auf den Wangen[(GS)] wurden durch das Mittel ebenso geheilt wie zahlreiche Fälle von Gesichtslupus. Nasenseite und Nasenflügel von einem Geschwür weggefressen. Juckende, von Schorfen bedeckte wunde Stellen an der Nase, den Lippen und dem Kinn.[GS] Syphilinum hat Beschwerden von Krebsgeschwüren im Gesicht gelindert.[(GS)] Lippen aufgesprungen und ulzeriert.

Die Zähne sind deformiert, verdreht und fleckig; sie werden am Zahnfleischrand schnell kariös und brechen ab[GS]. »Die Zähne der Kinder [Milchzähne?] sind becherförmig.«[GS] Heftige Zahnschmerzen. Kriechendes Gefühl in einzelnen Zahnwurzeln, wie von einem Wurm.[GS]

Zahlreiche Geschwüre im Mund und auf der Zunge.[GS] Fötider Mundgeruch.[GS] Zunge weich, schwammig und Zahneindrücke aufweisend (bei lange mit Quecksilber behandelten Patienten). Halbseitige Lähmung der Zunge. Zunge hochrot und rissig[GS]; wund und exkoriiert. Syphilitische Plaques muqueuses, z.T. erodiert. Rote Flecke auf der Mundschleimhaut. Reichliche Sekretion von zähem, fadenziehendem Speichel.[GS] Ulzeration des weichen Gaumens; Karies des harten Gaumens; weicher Gaumen vollständig zerstört.[(GS)] Bluten der Geschwüre.

Rachen von Geschwüren durchsetzt. Entzündung des Rachens[GS] und der Mandeln. Weicher Gaumen geschwollen und knotig. Katarrh und Geschwürsbildung im Retronasalbereich. Die Choanen sind von Krusten verstopft.

Appetitstörungen. Starkes Verlangen nach alkoholischen Getränken; Alkoholismus.[GS] Kein Appetit, besonders Abneigung gegen Fleisch.[GS] Durst.[GS] Dyspepsie[GS]; keine Speise wird gut vertragen; Neigung zu Flatulenz und Luftaufstoßen[GS]. Sodbrennen.[GS] Übelkeit und Erbrechen.[GS] Magengeschwüre.

Rektum und Anus sind der Sitz vieler Symptome und Beschwerden: Geschwüre[GS]; Fissuren[GS]; Hämorrhoiden; Knoten oder Gummata in der Schleimhaut; starke Blutungen; schneidende oder brennende Schmerzen; Kondylome; hartnäckige Obstipation; Mastdarmlähmung; Analprolaps; Erschlaffung und Heraustreten des Mastdarms.

Syphilinum hat Knotenbildungen im Bereich der Hoden, der Samenstränge und des Skrotums geheilt. Es hat herpetiforme Ausschläge auf der Vorhaut und am Skrotum zum Verschwinden gebracht. Verhärtung der Samenstränge[GS] und der Hoden.

Knotenbildungen auch in der Vagina und an den Labien. Ulzeration am Os uteri; Induration der Zervix. Reichlicher, gelber[GS] oder gelbgrüner Ausfluss. Leukorrhö bei kleinen Mädchen mit hereditärer Syphilis.[GS] Scharfe, wundmachende Leukorrhö, < nachts in der Bettwärme.[GS] Schmerzen in den Ovarien[GS] während der Nacht. Heftiges Jucken der Vulva.[GS] Scharf stechende Schmerzen im Uterus.[GS] Ovarialzysten. Neigung zu Ovarialtumoren.[GS] Schneidender Schmerz im linken Ovar beim Koitus im Augenblick des Orgasmus. Uterus- und Ovarialbeschwerden bei spezifischer Vorgeschichte.

Ulzerationen im Kehlkopf und Stimmverlust. »Heiserkeit mit fast vollständiger Aphonie, am Tag vor der Regel.«[GS] Heftige Schmerzen im Kehlkopf, die ganze Nacht hindurch anhaltend, vom Abend bis zum Sonnenaufgang, und den Patienten nicht zur Ruhe kommen lassend, wurden durch eine einzige Gabe Syphilinum in Hochpotenz kuriert.

Chronisches Asthma bronchiale, besonders nachts und bei warmem, feuchtem Wetter.[GS] Seit 25 Jahren immer wieder Asthmaanfälle, nur nachts und bei stürmischem Wetter, wobei er oft tage- und nächtelang keinen Schlaf findet.[GS] »Heftige Anfälle von Atemnot, mit Giemen und Schleimrasseln, von 1 bis 4 Uhr nachts.«[GS]

Nächtlicher Husten.[GS] Quälender Husten mit dickem, eitrigem Auswurf, hervorgerufen durch Kratzen im Hals, stets schlimmer nachts.[GS] Trockenes Hüsteln, mit rohem Gefühl vom Hals bis zum Epigastrium.[GS] Liegen auf der rechten Seite ruft trockenen Husten hervor.[GS] »Mukopurulenter Auswurf, gräulich, grünlich oder auch grünlichgelb; geschmacklos.«[GS] Auswurf von klarem, weißlichem Schleim.[GS] Schleimrasseln in der Brust. »Schmerz und Druck hinter dem Brustbein.«[GS] Ausschläge auf der Brust (Ekzeme, Flechten[GS]).

Rheumatische Steifheit und Lahmheit im Rücken. Schmerzhaftigkeit der gesamten Wirbelsäule. Starke Schmerzen in der Nierengegend, < nach Wasserlassen.[GS] Schmerzen im Steißbein und im unteren Kreuzbein, < im Sitzen.[GS] Karies der Hals- und Brustwirbel.[GS] Vergrößerung und Verhärtung der zervikalen Lymphknoten.[GS] Schmerzen in Rücken, Hüften und Oberschenkeln, < nachts.[GS] Syphilinum hat Morbus Hodgkin geheilt.[NO488;GS]

»Schlimme Arthritis, mit intensiver Schwellung, Hitze und Röte.«[GS] »Rheumatismus der Gliedmaßen; die Muskeln haben sich zu harten Knoten und Klumpen zusammengezogen.«[GS] Die rheumatischen Schmerzen bessern sich durch Ofenwärme und verschlimmern sich von Sonnenuntergang bis Sonnenaufgang.[GS] Zunehmende Steifigkeit sämtlicher Gelenke.[GS] Rheumatische Schmerzen und Schwellung der Gelenke der oberen Extremitäten. Rheumatismus des Schultergelenks oder der Insertionsstelle des Deltoideus, besonders schmerzhaft beim Heben des Arms.[GS] Schmerzhafte Lahmheit des Arms bei Bewegung.[GS] Geschwüre auf den Handrücken.[GS] Geschwulst und Schmerzhaftigkeit der Unterschenkel, < nachts.[GS] Fürchterliche Schmerzen in den Beinen, die ihn nachts nicht schlafen lassen; < durch heiße Umschläge, > durch Übergießen mit kaltem Wasser.[GS] Schwäche in den Knien und Hüften, kann sich deswegen nicht auf einen niedrigen Stuhl setzen.[GS] Heftige Schmerzen in den Unterschenkelknochen[GS], < nachts im Bett. »Dumpfe Schmerzen von den Fußrücken bis zu den Zehen, beginnend nach dem Zubettgehen und bis 4 oder 5 Uhr früh anhaltend.«[GS] Die Schmerzen werden häufig durch die nächtliche Bettwärme zusätzlich verschlimmert. Die Schmerzen treiben den Patienten nachts aus dem Bett; das Umhergehen lindert[GS]. »Reißen in den Hüften und Oberschenkeln, < nachts, > mit Tagesanbruch und beim Gehen; keine Beeinflussung durch das Wetter (durch Syphilinum gelindert).«[GS] Unterschenkelgeschwüre.[GS] Große Krusten auf den Unterschenkeln. Knotenbildung an den Beinen. Spannen in den Sehnen der Knie und der Fußsohlen.[GS] Die Extreme von Hitze und Kälte bringen bei diesen chronisch Kranken oft die Symptome hervor. Mit Fortschreiten der Nacht allmählich sich steigernde Nervenschmerzen in den Gliedmaßen. Extreme Empfindlichkeit der Tibia.

Syphilinum hat auch Fiebererscheinungen wie Frost und Hitze, doch besonders auffällig sind die extreme allgemeine Schwäche und die profusen Schweiße in der Nacht.[GS]

Die Hautausschläge sind vielfältig, können aber besser in den zahlreichen Büchern über die Syphilis nachgeschlagen werden, denn dies ist keine Abhandlung über die Krankheit, sondern über die Nosode.

Tarantula hispanica

Lycosa hispanica; Tarantel

Das schreckliche Gift dieser Spinne sollte nur in hoher Verdünnung zur Anwendung kommen. Die Nervensymptome von Tarantula sind kaum zu beschreiben und zu zahlreich, um sie hier alle erwähnen zu können. Angst[EN43] und Ruhelosigkeit[EN800] sind Begriffe, mit denen man alle Krankheitszustände dieses Mittels charakterisieren kann; in dieser Beziehung hat Tarantula viel Ähnlichkeit mit *Arsenicum*. Die Angst wird manchmal mehr psychisch wahrgenommen, manchmal mehr im ganzen Körper verspürt, mitunter auch nur in den Gliedmaßen oder in der Magengrube[EN343]. Präkordialangst ist ein weiteres wichtiges Merkmal. Starke Abneigung gegen kräftige Farben[EN755], besonders Rot, Gelb, Grün und Schwarz. Lasterhafte Vorstellungen[EN755] kommen in den Prüfungen immer wieder vor; der Patient hat jedes Schamgefühl verloren. Verlangen, umherzulaufen, zu tanzen[EN29] und auf und ab zu springen; er vollführt wilde Tänze[EN756]. Manchmal lindert Musik sämtliche Symptome[EN28], zu anderen Zeiten kann sie aber auch verschlimmern. In jedem Fall wird der Kranke durch Musik heftig erregt.

Der Patient magert oft so stark ab[GS], dass man sagen könnte, ›er fällt vom Fleisch‹. Schrecklicher Juckreiz der Haut, wie von kriechenden oder krabbelnden Insekten.[GS] Lähmungen allenthalben; Lähmung der Glieder[(EN713)] oder sogar des ganzen Körpers[GS]. Zittern des ganzen Körpers.[EN776] Zuckungen am ganzen Körper, besonders heftig in den Armen.[EN775] Krämpfe[EN786] und Konvulsionen[EN750ff.]. Das Erscheinungsbild ähnelt häufig dem Veitstanz[EN788]; von daher hat Tarantula Chorea geheilt, wenn Musik einen besänftigenden Einfluss ausübte[GS]. Das Mittel kann aber auch hilfreich sein, wenn sich Musik negativ auswirkt. Die extreme Unruhe der Gliedmaßen ist mit der von *Arsenicum* vergleichbar, und Tarantula ist auch von einer ähnlich tiefen Wirkung. Es ist nicht selten vorgekommen, dass Tarantula geheilt hat, wo zuvor *Arsenicum* vergeblich verabfolgt worden war, obwohl es gut gewählt zu sein schien. Angst, Ruhelosigkeit; Zwang zu ständiger Bewegung der Arme, der Beine, des Rumpfes[EN806] und des Kopfes[EN807]. Unruhe der Gliedmaßen, abends im Bett vor dem Einschlafen, wie bei *Arsenicum* und *Lycopodium*. Viele Schmerzen, besonders in den Extremitäten[EN688f.]; Knochenschmerzen, besonders in den Armen[EN815f.]; Gelenkschmerzen [bei Arthritis[EN824]]. Periodizität der Symptome[EN826] ist bei Tarantula so ausgeprägt, dass es sich auch bei intermittierenden Fiebern als heilsam erwiesen hat, wenn diese verbunden waren mit Unruhe der Gliedmaßen, Knochenschmerzen, stechenden Schmerzen und Ängstlichkeit, besonders wenn diese Beschwerden abends aufkamen und das Fieber die ganze Nacht anhielt. Frost am Abend, gefolgt von Fieberhitze ohne Schweiß, ist ein typisches Merkmal der Arznei.

Der Tarantula-Patient ist stets kälteempfindlich; die Gliederschmerzen verschlimmern sich in der kalten Luft[(EN830)] und durch Kaltwerden. Nasskaltes Wetter verstärkt sämtliche Symptome. Ein Spaziergang im Freien bessert die meisten seiner Beschwerden[EN835], wenn es draußen nicht gerade kalt ist. »Besserung der Symptome im Freien«[EN836] sowie durch Warmreiben[EN839]. »Schwäche aller Extremitäten, stolpert beim Gehen ...«[EN685] Heftige Schmerzen in den Gedärmen[EN424] und in der Blase[EN498]. Brennen ist für viele Körperteile charakteristisch, besonders aber für das Rektum[GS], die Handflächen[EN248] und Fußsohlen sowie den Uterus[EN531]. Tarantula ist eines unserer hochrangigen Mittel für hysterische Frauen.[EN6] Neigung zum Schlafwandeln.[GS] Extreme Hyperästhesie.[GS] Alle Symptome verschlimmern sich durch Kummer und durch Aufregung. Bei Vorhandensein von Chorea-Symptomen kann der Patient viel besser laufen als gehen, und er fällt nur dann hin, wenn er versucht, still zu stehen.[AZ78,88]

Das Gedächtnis ist stark beeinträchtigt.[EN72f.] Große Reizbarkeit.[EN16] In ihren hysterischen Zuständen geht es der Patientin besser durch das Hören von Musik.[GS] Groteske Bewegungen mit laszivem Verhalten.[EN10] Musik hat eine außerordentlich erregende Wirkung.[EN4] Die Kranke singt, bis sie heiser und völlig erschöpft ist.[EN26] »Plötzliche, mit fuchsartiger Schläue angestellte Zerstörungsversuche ...«[GS] Anfälle von Irrsinn: mit großer Unruhe der Beine; spricht drohende Worte von Zerstörung und Tod; antwortet nicht, wenn man sie etwas fragt; bildet sich ein, beleidigt worden zu sein.[EN1] »Geistesgestörtheit mit Neigung zu Traurigkeit ...«[EN5] Erregungszustände mit Singen, Tanzen, Lachen und Schreien*.[(EN9+29)] Sie sieht Monster oder Tiere, die sie erschrecken[EN11]; oder Gesichter, Insekten, Gespenster etc. tauchen vor ihren Augen auf[EN12]; sie halluziniert Fremde in ihrem Zimmer[EN12]. Die Tarantula-Patientin simuliert alle möglichen Krankheiten, und mit Vorliebe täuscht sie eine Ohnmacht vor, wobei sie verstohlen zur Seite blinzelt, um zu sehen, welchen Eindruck sie auf die Umstehenden macht.[EN14] Zieht sich an den Haaren und presst mit ihren Händen den Kopf zusammen.[EN1] Beklagt sich ständig und stößt Drohungen aus[EN1]; droht der Krankenschwester oder dem Pfleger; schlägt mit den Händen an den Kopf oder den Körper, kratzt sich.[EN1] »Sie stiess und misshandelte ihre Angehörigen, zerstörte Alles, dessen sie habhaft werden konnte, zerriss ihre Kleider. Dabei sang und lachte sie und spottete selbst über durch ihr Alter ehrwürdige Personen. Wenn man sie festhält, wird sie tobsüchtig.«[AZ106,47] Gewalttätigkeit und Neigung zu Wutausbrüchen[EN59] sind hervorstechende Merkmale der Arznei. »Jammern und Wehklagen durch den geringsten Widerspruch; tröstende Worte verschlimmern«[EN38] und lassen sie in Weinkrämpfe[EN37] ausbrechen.

Die psychischen Symptome bessern sich am Abend nach dem Essen, während sich viele körperliche Symptome abends verschlimmern, insbesondere die Fieberzustände.

»Bedürfnis, im Dunkeln zu liegen und nicht angesprochen zu werden.«[EN53] Die Patientin hat viele Wahnvorstellungen; dazu gehört der Wunsch, sich zu verstecken, weil sie befürchtet, angegriffen zu werden[EN56]. Sie reagiert gereizt, verärgert[EN60] oder auch zornig, wenn man es wagt, ihr zu widersprechen.

Häufige Schwindelanfälle, manchmal so heftig, dass der Kranke zu Boden fällt.[EN85] Vorübergehender Schwindel während der Nacht.[EN82] Plötzlicher Schwindel beim Treppabgehen.[EN81] Schwindel mit Blutandrang zum Kopf.[EN84] Schwindel bei längerem Blicken auf einen Gegenstand.[EN97]

Die Kopfsymptome sind zahlreich. Verdrehungen und ungewöhnliche Bewegungen des Kopfes.[EN91] Zucken und Rucken des Kopfes. Muss den Kopf ständig an etwas reiben[EN92], und wenn er im Bett liegt, nimmt er dafür das Kopfkissen. Wirft den Kopf von einer Seite auf die andere[EN92], immer hin und her. Gefühl, als würde ein Hammer auf den Kopf schlagen.[EN98]** Brennende Hitze im Kopf.[EN99] Kopfschmerzen abends[EN100]; morgens beim Erwachen[EN94], bekommt vor Schmerz kaum die Augen auf[EN102]. Beugen des Kopfes nach vorn verschlimmert die Stirnkopfschmerzen, Zurückneigen des Kopfes die Hinterkopfschmerzen.[EN132] Drückender Kopfschmerz.[EN116] Die Schmerzen wandern oft im Kopf von einem Ort zum anderen. Heftige Schmerzen im Hinterkopf und in den Schläfen zur gleichen Zeit [beim Husten, wie Hammerschläge[EN165]].

Stierer Blick[EN540]; die Augen sind krampfartig weit geöffnet. Trübsichtigkeit[EN203], gewöhnlich auf dem rechten Auge verstärkt. Starke Schmerzen im rechten Auge.[EN179] Gefühl, als würde ein Splitter ins Auge getrieben oder als wären die Augen voller Sand.[EN181] Jucken der Augen.[EN189] Brennen in den Augen[EN183], vermehrt im rechten. Ausgeprägte Lichtscheu.[EN207f.] Insgesamt ist das rechte Auge deutlich mehr betroffen, wie überhaupt die körperlichen Symptome die rechte Seite bevorzugen.

---

* Kent schreibt: »Excitement with singing, dancing and weeping.« Symptom Nr. 9 in Allens *Encyclopedia* lautet: »Beginning of insanity; they sing, dance and cry, without fever.« Meines Erachtens muss der Begriff »cry« in diesem Zusammenhang als ***Schreien***, nicht als »Weinen« verstanden werden. Eher passt zu diesen Erregungszuständen das *Lachen*, das von Kent zwar nirgends erwähnt wird, aber in den Prüfungen immer wieder auftaucht, z.B. im Symptom Nr. 29. Nichtsdestoweniger gehören Heulen, Jammern, Weinen etc. ebenso zum Arzneimittelbild, wie das letzte Symptom dieses Abschnitts zeigt.

** Kent schreibt fälschlich: »Sensation of hammers in the head.«

Starke Schleimsekretion aus dem rechten Ohr.[EN209] Heftige Ohrenschmerzen. Stechen im rechten Gehörgang.[EN212] Dumpfer[EN216] oder reißender[EN220] Schmerz im rechten Ohr. Schwerhörigkeit.[EN235] »Taubheit beiderseits (seit acht Tagen), mit Summen und Pfeifen in den Ohren sowie Schwindel.«[EN228] Morgens beim Aufwachen deutlich vernehmbares Läuten im Ohr, wie Glockenläuten, nach dem Aufstehen vergehend.[EN234] Auch bei den Ohrenbeschwerden ist das rechte Ohr wesentlich mehr betroffen als das linke.

Viele katarrhalische Nasenbeschwerden. Trockenheit und Brennen in der Nase. Schnupfen und Niesen.[EN237] Nasenbluten.[EN239ff.] Die akuten wie die chronischen Nasensymptome sind schlimmer auf der rechten Seite.

Das Gesicht wirkt kränklich, und es drückt Angst und Schrecken aus[EN244].

Reißende Schmerzen in allen Zähnen.[EN258] Schmerzen im Unterkiefer,* als würden sämtliche Zähne ausfallen.[EN252]

Halsentzündung[EN288] und Tonsillitis[GS], mehr rechts. Schmerz in der rechten Mandel, bis ins Ohr ausstrahlend.[EN297] Stechende Schmerzen im Hals. Schmerzhaftes Zusammenschnüren im Hals beim Schlucken.[EN292] Tarantula hat Diphtherie geheilt; der Hals ist dabei äußerlich stark angeschwollen, und es besteht hohes Fieber.[GS]

Appetitverlust und Abneigung gegen fast alle Speisen[EN315], besonders gegen Fleisch[EN311]; dabei allerdings starkes Verlangen nach Rohkost[EN311]. Brennender Durst, mit Verlangen nach großen Mengen kalten Wassers.[EN324] Übelkeit und Erbrechen.[EN334] Bitteres Aufstoßen.[EN327] Flauheits- und Leeregefühl im Magen, bisweilen auch ein ängstliches Gefühl im Epigastrium[EN343]. Erbrechen von allem, was in den Magen gelangt; das vorangegangene Brennen im Magen wird dadurch gelindert.[EN338]

Brennen auch im Abdomen[EN425], das sich durch den gesamten Intestinaltrakt bis ins Rektum erstreckt.[GS] Lanzinierende Schmerzen in der Milz.[EN397] Lebergegend geschwollen[EN383] und schmerzhaft bei Berührung[EN391]. Häufige stechende Schmerzen in beiden Bauchseiten.[EN403] Viel kolikartige Bauchschmerzen.[EN431] Bauch von Blähungen aufgetrieben.[EN404] Stechende Schmerzen zugleich im Abdomen, im Anus und in der Vagina.[EN438] Bei Frauen, die früher einmal von der Tarantel gebissen wurden, fand man später fibröse Geschwülste im Bereich des Hypogastriums[EN444f.] sowie Uterusmyome[GS]. Schmerzen im Hypogastrium.[EN449]

Tarantula hat hartnäckigste Stuhlverstopfung geheilt[GS], nachdem diverse Abführmittel keinen Erfolg gebracht hatten. Die zum Mittel führenden Symptome waren dabei die Ruhelosigkeit, die Angst, ein beständiges Hin-und-her-Werfen im Bett und das Reiben des Kopfes am Kopfkissen. Mit dem Stuhl geht mitunter auch viel Blut ab.[EN470] Keinerlei Stuhldrang, die Defäkation sehr erschwert[EN470]. »Heftige Anstrengungen zum Stuhlgang; harter Stuhl mit Blut; Schmerzen und Brennen im After.«[EN461] Tenesmus, verbunden mit kolikähnlichen Bauchschmerzen.[EN463] Tarantula kann aber auch Durchfall haben, oft in Verbindung mit Übelkeit und Erbrechen.[GS] Dunkle, fötide, halb geformte Stühle, mehrmals täglich sowie regelmäßig direkt nach dem Haarewaschen.[EN466]

Diabetes mit Kummer, Angst, Prostration und Zerschlagenheitsschmerz am ganzen Körper ist durch die Arznei geheilt worden.[GS] Unwillkürlicher Harnabgang bei Husten, Lachen und jeglicher Anstrengung.[EN505] Viele Schmerzen in der Nierengegend[EN474ff.], bis hin zu Nierenkoliken[EN476]. »Nierenschmerzen; die Blase erscheint hart und geschwollen; erschwertes Harnen, mit Brennen und tropfenweisem Abgang des Urins.«[EN475] In der Pathogenese gibt es eine Reihe von Symptomen, die auf eine Blasenentzündung hinweisen[EN493ff.], und in der Tat hat Tarantula Zystitiden geheilt[GS]. In Übereinstimmung mit dieser Diagnose finden wir Blasenkrämpfe[EN495], krampfhafte Harnverhaltung, Blasenschmerzen, Hämaturie[EN496] und vieles mehr. Auch die auf Diabetes[EN501] hindeutenden Symptome Polyurie, Glukosurie sowie Abmagerung[(EN503)] sind in den Prüfungen aufgetreten. Brennende[EN499], ziehende oder reißende[EN500] Schmerzen in der Harnröhre, überwiegend nach dem Wasserlassen. Urin dunkelrot oder braun, sehr übelriechend, mit viel Harngrieß im Sediment.[GS]

* Kent schreibt irrtümlich »Schmerzen im Unterkieferwinkel«; diese kommen auch vor (*EN* 250), gehen aber mit dem Gefühl einher, ›verrückt zu werden‹.

Andauernde, nicht beherrschbare sexuelle Erregung[EN524], und von seiner psychischen Verfassung her scheint der Tarantula-Patient auch nicht willens zu sein, sich und seine sexuellen Gelüste im Zaum zu halten. Lüsternheit, die an eine Psychose grenzt.[EN526] Onanie, gefolgt von Prostatabeschwerden.[EN527] Nächtliche Samenergüsse[EN517]; der Samen ist bisweilen mit Blut vermengt[EN520]. »Schmerzhaftigkeit der Genitalien; Hoden erschlafft und berührungsempfindlich; Schmerzen in den Leisten; Harnröhrenstriktur.«[EN508] Schwellung des Penis.[EN509] Indolente Tumoren in beiden Hoden.[EN515] »Leicht schmerzhafte Geschwulst des rechten Samenstrangs und Hodens ...«[EN517] Ziehen in den Samensträngen.[EN519]

Auch bei der Frau besteht ein heftiger, nicht beherrschbarer sexueller Erethismus.[GS] Die Menses erscheinen zu früh[EN566] und sind profus[EN565]. Heftiges Jucken der Vulva[EN562], das sich bis weit in die Scheide erstreckt, < nachts. Unerträgliche Krampfschmerzen im Uterus.[EN544] Heftige Nymphomanie, bei der das sexuelle Verlangen durch Geschlechtsverkehr nicht gemindert, sondern verstärkt wurde, ist durch Tarantula geheilt worden.[GS] Die Nymphomanie geht mit Hyperämie und Hyperästhesie der Genitalien einher.[GS] Uterusmyome mit herabdrängenden Schmerzen im Becken.[GS] Große Erschlaffung der Beckenmuskeln. Verlagerung der Gebärmutter.[GS] Brennen im Uterus.[EN555] Schwellung und Verhärtung des Uterus.[EN530] Heftige Uteruskrämpfe, mit Brennen daselbst sowie Übelkeit und Erbrechen. Sehr große Druckempfindlichkeit der Gebärmutter. Zusammenziehende Schmerzen im Uterus[EN530], wie Wehen oder wie bei einem Abort[EN547]. Stiche in den Genitalien, namentlich der Vagina[EN560].

Tarantula hat sich bei Beschwerden der Atemwege als sehr nützlich erwiesen. Ständiges Räuspern, um den Kehlkopf und die Luftröhre von Schleim zu befreien. Heiserkeit[EN578] oder Aphonie[EN577]. Stimmverlust während des Sprechens. Trockenheit und Kratzen in Larynx und Trachea.[EN575] Brennen vom Hals hinunter bis in die Brust.

Viele Hustensymptome. »Trockener Husten am Morgen; am Abend kommt er häufiger und ist dann auch krampfhaft.«[EN592] Trockener, erschöpfender Krampfhusten mit Würgen.[EN591] Husten mit Übelkeit und Brechreiz bei jedem Versuch, den Schleim herauszubringen.[EN581+586] Husten mit unwillkürlichem Harnabgang. Husten mit Brennen im Kehlkopf und in den Bronchien, < nachts.[(EN585)] Loser Husten mit dickem, gelbem Auswurf, vermehrt morgens beim Erwachen.[EN599]

Tarantula hat starke Atembeschwerden[EN601], ähnlich wie man sie auch bei Herzaffektionen findet. Engbrüstigkeit mit keuchender Atmung.[EN617] Chronischer, mit Erstickungsnot einhergehender Bronchialkatarrh.[GS] Brustbeklemmung beim Heben der Arme und beim Liegen auf der linken Seite.[EN618] Rheumatische[EN621] und viele andere Schmerzen in der Brust.

Zahlreiche Herzsymptome. Das Mittel hat starkes Herzklopfen mit Mitralgeräuschen geheilt[(GS;EN656)], desgleichen Zittergefühl in der Herzgegend[EN660] und unregelmäßigen Puls[EN662]. »Große Präkordialangst, stürmisches Schlagen des Herzens.«[EN639] Kräftiges Schlagen des Herzens, wie bei Schreck oder beim Hören schlechter Nachrichten.[EN660] Anhaltender Luftmangel mit zeitweisem Aussetzen des Herzens[EN607]; Verlangen nach frischer Luft. Gefühl, als würde sich das Herz umdrehen.[EN646] Schmerzhafte Empfindlichkeit, als würde das Herz gequetscht oder zusammengedrückt.[EN643] Tarantula hat Angina pectoris geheilt[GS]; viele seiner Herzsymptome ähneln denen bei diesem Leiden.

Auf dem Rücken finden sich Furunkel[EN866], Abszesse[GS] und Karbunkel[GS], vor allem im Nacken und zwischen den Schulterblättern[GS]. Der Hals ist steif und schmerzt besonders bei Bewegung.[EN603] Schmerzen in den Schulterblättern.[EN674] Scharf stechende Schmerzen unter den Schulterblättern, < bei Bewegung.[EN677] Heftige Schmerzen in der Lumbalregion.[EN681] Rheumatische Schmerzen im ganzen Rücken.[(EN667)] Tarantula ist ein großes Heilmittel bei Schmerzhaftigkeit der Wirbelsäule und bei Spinalirritation[GS], verbunden mit extremer Druck- und Berührungsempfindlichkeit.

Die Symptome der Gliedmaßen sind sehr zahlreich, sodass hier nur ein paar angesprochen werden können. Schwäche der Glieder, Taubheit und Unruhe derselben sind stets zugegen.[EN685f.] Schmerzen von rheumatischem

Charakter kommen häufig vor.[EN688] Die Gliederschmerzen sind so heftig, dass der Patient sogar das Gewicht der Kleidung nicht ertragen kann.[EN651+690] Schwere[EN691] und Taubheit der oberen Extremitäten. Schmerzen im Arm, als würde dieser kräftig zusammengedrückt.[EN694] Herzschmerzen, die bis in den linken Arm ausstrahlen.[EN651] Viele Schulterschmerzen.[EN696] Brennen in den Armen[EN697] ist typisch für das Mittel, ebenso rheumatisches Reißen. Der Patient muss vor Nervosität ständig die Hände bewegen[EN687] und an den Fingern zupfen. Taubheit der linken oberen und der rechten unteren Extremität. Lähmung der unteren Gliedmaßen mit heftigen Rückenschmerzen, die durch die geringste Bewegung unerträglich werden.[EN713] Große Unruhe der Beine, mit anhaltendem Bedürfnis zu schreien.[EN715] *(Arsenicum)* »Nach Sonnenuntergang große Müdigkeit und Schmerzhaftigkeit der Beine ...«[EN717] »Taubheit der Beine, die in eine deutliche Schrumpfung der Beinmuskeln übergeht.«[EN719] Unruhe der Beine mit Schmerzen, während des Frostes eines intermittierenden Fiebers. Starke Schmerzen in den Hüften während der Nacht.[EN720] »Schmerzen in den Hüften und im Steißbein am Abend, im Sitzen verschwindend«[EN721,*] gefolgt von einem unwiderstehlichen Drang umherzuspringen[EN722]. Starke Schmerzen in den Gesäßbacken, um 6 Uhr früh beginnend und bis in den späten Abend anhaltend.[EN723] Beim Gehen Schmerzen in den Oberschenkeln, als wären diese fest umwickelt.[EN724] Stiche in den Oberschenkeln.[EN726] Zwang zu ständiger Bewegung der Unterschenkel.[EN734] Große Schwere der Unterschenkel.[EN735] Zerschlagenheitsschmerz von den Knien abwärts, mit Unruhe und Bedürfnis, die Unterschenkel zu bewegen.[EN738] Stechende Schmerzen in der rechten Achillessehne.[EN741] Der Tarantula-Patient muss am Abend ständig auf und ab gehen, ähnlich wie der *Arsenicum-Patient*, der abends auch viel unterwegs ist – von einem Bett zum anderen, von einem Stuhl zum anderen.

Schlaflosigkeit[EN904] vor Mitternacht ist sehr ausgeprägt.

Jucken[EN879], Beißen, Kriechen und Krabbeln[GS] am ganzen Körper, besonders aber an den Extremitäten. Jucken und Brennen.[GS] Das Mittel hat ein trockenes, juckendes Ekzem an den Extremitäten und anderen Hautregionen geheilt, nachdem zuvor *Arsenicum* und *Sulfur* fehlgeschlagen hatten. Tarantula ist ein sehr tief und lange wirkendes Mittel und gerade auch bei Hauterkrankungen von größtem Nutzen.

* Kent hat dieses Symptom in sein eigenes Exemplar der *Guiding Symptoms* nachgetragen und die ***Besserung im Sitzen***, die in der *Encyclopedia* als *disappearing when sitting* wiedergegeben wird, mit > *when sitting* verzeichnet. Bei der Erstellung des Arzneimittelbildes hat er dann offenbar dieses ›Besserzeichen‹ (>) übersehen.

Theridion

Theridion curassavicum; Orangenspinne

Hysterische Empfindlichkeit mit extremer Verschlimmerung durch Geräusche[GA3,24], Bewegung und Anstrengung zeichnet diese Arznei in besonderer Weise aus. Die Schmerzen werden durch jedes etwas lautere Geräusch und jede Bewegung verschlimmert; die Nerven sind so hochempfindlich, dass jeder starke Schall und Klang den Körper als schmerzhafte Welle durchdringt, gefolgt von Schwindel und Übelkeit[GA3,25]. Übelkeit durch Geräusche ist ein verblüffendes, höchst seltsames Phänomen. Theridion heilt die hartnäckigsten Fälle von Spinalirritation[GS], wenn die Symptome passen. Chronischer Nasenkatarrh.[GS] Knochennekrosen.[MM] Phthisis florida.[MM] »Säuglingsatrophie, mit skrofulöser Vergrößerung der Drüsen und Lymphknoten; steter Hunger und Durst ...«[GS] Theridion war bei den alten Meistern ein wichtiges Heilmittel skrofulöser Zustände.[MM] »Große Mattigkeit und Schwäche, wie von großem Blutverlust.«[GS] Die Theridion-Beschwerden werden gewöhnlich durch Wärme und in der Ruhe gebessert. »Wird bei der geringsten Anstrengung ohnmächtig, neigt zu zittriger Schwäche[GA3,83], Frösteln und Angst.«[GS] »Schmerzen in allen Knochen, als wollte alles auseinander fallen, wie zerbrochen von Kopf bis Fuß.«[GA]

Große Niedergeschlagenheit.[GA3,13] Der Patient ist so unruhig, dass er sich immer mit etwas beschäftigen muss, obwohl er zu nichts Lust hat.[GA3,103] »Er hat jede Arbeit herzlich satt, wird alles überdrüssig, und was er thun soll, das widersteht ihm am meisten.«[GA3,104] Größte Scheu vor Arbeit, besonders vor der beruflichen Arbeit.[GA3,105f.] Hysterisches Verhalten[GA], übermütige Ausgelassenheit. »Sehr fröhlich, er trillert und singt, obwohl der Kopf innerlich heiß ist und eingenommen und schwer.«[GA3,100]

Schwindel: *beim Schließen der Augen*[GA3,95]; bei der mindesten Bewegung[GA3,95]; beim Bücken[GA3,3]; an Bord eines Schiffes[(GA)]; *durch jedes Geräusch* oder jeden Klang; mit Übelkeit und Erbrechen[GA3,4] sowie mit Ausbruch von kaltem Schweiß[GA3,95]. Erwacht um 23 Uhr nach kurzem Schlaf mit Schwindel.[GA3,95] »Langsamer Puls mit Schwindel.«[MM170*] »Schwindel und Vergehen des Gesichts, verursacht durch Augenschmerzen.«[MM21] Schwindel und Übelkeit, wenn die Patientin beim Knien in der Kirche die Augen schließt. Schwindel wie bei Seekrankheit[GA].

Die Kopfschmerzen von Theridion können sehr heftig werden[GA3,15]; sie werden durch die geringste Bewegung und selbst durch Sprechen verschlimmert.[MM35**] »Kopfschmerzen der schlimmsten Art, mit Übelkeit und Erbrechen, wie bei Seekrankheit ...«[MM48] Das Kopfweh geht zumeist mit Licht- und Geräuschempfindlichkeit einher. »Heftiges Kopfweh in der Stirne, mit Pochen bis in den Hinterkopf«[GA3,15], < durch Geräusche, Bewegung und kalte Luft. »Kopfweh beim Anfange jeder Bewegung.«[GA3,14] »Gefühl, als wenn der Scheitel nicht ihr gehörte; er scheint vom übrigen Kopfe getrennt zu sein, wie wenn sie ihn abheben könnte.«[AZ85,7] Kopfschmerz tief in den Augenhöhlen[GS] oder hinter den Augen[GA3,9]. Beschwerden infolge von Sonnenstich.[GS] »Zusammendrücken in den Schläfen.«[GA3,12] »Pochen über dem linken Auge und quer durch die Stirn.«[MM36] »Wegen der tief im Kopf sitzenden Schmerzen muss die Patientin sitzen oder gehen; Liegen ist unmöglich.«[MM40] »Abends Jucken auf dem Kopfe und im Nacken.«[GA3,16]

Theridion heilt viele nervös bedingte Augenbeschwerden. Häufige Anfälle von Flimmern vor den Augen, selbst bei geschlossenen Augen.[GA3,18f.] »Es zog sich wie ein Schleier vor, es flackerte und flimmerte vor den Augen, sie mußte sich legen.«[GA3,18] Lichtempfindlichkeit; im Licht ein ›dunkles Funkeln‹ vor den Augen, verbunden mit Doppeltsehen, Übelkeit

---

* Kent schreibt: ›Awakens at 11 p.m. with vertigo and slow pulse‹, was so nicht richtig ist.

** Kent spricht irrtümlich auch von einer »Verschlimmerung durch warme Getränke«. Richtig ist dagegen, dass die bei den Kopfschmerzen auftretende ***Übelkeit mit Würgen** durch Trinken von warmem Wasser **gebessert** wird,* wie den Originalsymptomen (Nr. 35 u. 127) in Herings *Materia Medica* von 1873 zu entnehmen ist.

und Kälte der Hände.[MM57] »Harter, schwerer, stumpfer Druck hinter den Augäpfeln.«[MM51] Beim Schließen der Augen Übelkeit und Erbrechen.[MM61]

Überempfindlichkeit des Gehörs: »Alles Laute macht einen zu starken Eindruck auf sie.«[GA3,24] »Jeder durchdringende Schall und Klang dringt ihr durch den ganzen Körper, besonders in die Zähne, macht den Schwindel ärger, der dann Uebelkeit erweckt.«[GA3,25] Rauschen in den Ohren, wie von einem Wasserfall.[GA3,22] »Eingenommenheit und Vollheit hinter den Ohren.«[GA3,11] Drücken wie von einem Reifen, von der Nasenwurzel bis nach hinten über beide Ohren.[GA3,10]

Theridion hat hartnäckigen Nasenkatarrh mit übelriechender, dicker, gelber oder gelblichgrüner Schleimabsonderung geheilt.[GS] Trockenheit der Nase.[MM75] Heftige Niesanfälle.[GA3,61 ff.]

Blasses[GA3,83], kränkliches Gesicht. »Des Morgens beim Erwachen und sonst zuweilen ist der Unterkiefer unbeweglich, geht aber dann wie von selbst auf.«[GA3,28] »Heftiger Schüttelfrost, wobei Schaum vor den Mund tritt.«[GA] »Gewöhnliches kühles Wasser in den Mund genommen, fährt ihm doch die Kälte schmerzlich in die Zähne.«[GA3,34] »Jeder Klang fährt ihm in die Zähne, z.B. Hähnekrähen.«[GA3,33] Vor Zahnschmerzen muss er weinen.[MM86] Brennender und spannender Schmerz in Zähnen, Zahnfleisch und Gaumen.[MM87] »Salziger Geschmack und salziges Schleimraksen.«[GA3,32] »Zunge wie verbrannt; so taub, dass die Kranke nicht richtig sprechen kann.«[MM89] »Keinen rechten Geschmack, es ist ihr so pelzig im Munde.«[GA3,29]

»Immer Verlangen nach, er weiß nicht was, zu Essen oder Trinken.«[GA3,39] Viel Durst.[MM101] Verlangen nach Wein und Branntwein[GA3,37], nach säuerlichen Früchten[GA3,35].

Übelkeit bei vielen Beschwerden und aus vielen Ursachen: morgens beim Aufstehen[GA3,95]; durch Geräusche; beim Schließen der Augen[GA]; bei stetem Blicken auf einen Gegenstand[HC1,31]; durch Bewegung und Sprechen[MM35]; durch Fahren in der Eisenbahn oder auf einem Schiff[GS]; durch schnelles Fahren in einem Wagen[MM123]; bei Kopfschmerzen und bei Schwindel; > durch Trinken von warmem Wasser*. »Seekrankheit bei nervösen Frauen; sie schließen ihre Augen (was normalerweise die Übelkeit lindert), um die Schiffsbewegung nicht sehen zu müssen, doch davon wird ihnen erst recht schlecht.«[GS;GA] Die Magengegend ist sehr empfindlich.[MM128]

Theridion ist ein nützliches Mittel bei vielen Leberleiden, wie z.B. diesem: »Heftige, brennende Schmerzen in der Lebergegend, < bei Berührung; während der Schmerzen Würgen, Erbrechen und schließlich Galleerbrechen.«[MM130] Die Leberbeschwerden verschlimmern sich außerdem durch Bewegung und Geräusche.

»Schmerz in den Leisten nach dem Beischlafe«[GA3,42] (beim Mann[MM158]). »Schmerz in der Leistengegend bei Bewegung; wenn sie das Bein in die Höhe zieht, ist es, als tippte sie jemand hart an die Leiste.«[GA3,43] Stuhlverstopfung; der Stuhl bleibt tagelang aus[GA3,44]. »Der Stuhl nicht hart, aber doch wird der Abgang gegen das Ende immer schwieriger.«[GA3,45] »Lange Zeit hat er mit vielem Drängen wenig breiigen Abgang.«[GA3,49] Krampfhaftes Zusammenziehen des Mastdarms und Afters.[MM146] Prostatahypertrophie, mit Gefühl von Schwere im Perineum bei jedem Schritt, als läge dort ein dicker Klumpen.[MM147]

Vermehrtes Harnen[GA3,53], besonders nachts. »Muss nachts vier- oder fünfmal aufstehen, um Wasser zu lassen, während am Tage nur wenig abgeht.«[GS]

Geschlechtstrieb vermindert.[GA3,56] »Schwache Steifheit beim Beischlafe.«[GA3,57] »Geschlechtstrieb ist wie verschwunden, auch wollen keine Erectionen entstehen.«[GA3,58] Außerordentlich heftiger und reichlicher Samenerguss im Mittagsschlaf**.[GA3,60]

Wundheits- und Zerschlagenheitsschmerz in der Ovarialgegend beiderseits, < durch Bewegung und Druck.[GS] Mehrmaliges Ausbleiben der Menses.[MM159]

»Vermehrte Neigung, tief aufzuathmen, zu seufzen.«[GA3,66] Kurzatmigkeit beim Treppensteigen und selbst beim Treppabgehen.[GS]

»Heftige Stiche hoch oben in der Brust, unter der linken Schulter durch; bis in den Hals zu fühlen.«[GA3,64(MM165)] »Theridion ist bei florider Lungentuberkulose unverzichtbar, und es ver-

* Kent schreibt wieder versehentlich »agg. from warm drinks«.

** Nicht beim Nachmittagsschlaf, wie Kent schreibt.

mag diese völlig auszuheilen, wenn es gleich zu Anfang der Krankheit gegeben wird.«[MM] »Beängstigung des Herzens.«[AR21,1,174]

Spinalirritation:* Die Wirbelsäule ist extrem empfindlich; die Patientin kann nur seitlich auf dem Stuhl sitzen, damit jeder Druck auf die Wirbelsäule vermieden wird[GS]; schlimmer durch Bewegung, durch jegliches Geräusch und durch Erschütterung, etwa durch hartes Auftreten auf den Boden[GS]. Schmerzen zwischen den Schulterblättern.[GA3,68] Jucken im Nacken[GA3,71], am Schulterblattrand[GA3,70], im Rücken[GA3,69].

Ziehen und Kältegefühl im Oberschenkel, besser durch äußere Wärme.[GA3,76] Heftiges Jucken der Waden.[GA3,79] »Aufschwellen der Füße.«[GA] Schwere in allen Gliedern.[GA3,98] Schmerzen in allen Knochen, als wären sie zerbrochen.[GA]

Heftiger Schüttelfrost.[GA] Leichtes Schwitzen nach Gehen und nach Trinken.[GA3,96f.] Eiskalter Schweiß über und über, nach Schwindel und Ohnmachtsanwandlung, gefolgt von Erbrechen (nachts).[GA3,95]

Heftiges Hautjucken.

* Kent spricht von »spinaler Anämie«, gemeint ist aber sicherlich ***spinale Reizung***.

Thuja

Thuja occidentalis; Lebensbaum

Das äußere Erscheinungsbild des Thuja-Patienten ist häufig durch ein wächsernes, glänzendes Gesicht gekennzeichnet, das aussieht, als wäre es mit Fett eingeschmiert worden. Der Teint ist durchscheinend, und der Patient macht einen kränklichen, beinahe kachektischen Eindruck. Dieses Bild sehen wir oft bei der sykotischen Konstitution und ebenso bei der Tumorkachexie; die Patienten sind schwächlich und abgezehrt und haben ein gelbliches, oft auch kreidebleiches Antlitz.

Die Haut sieht allgemein nicht gesund aus und weist eine Vielzahl an Symptomen auf. Höchst eigentümlich ist jedoch der Schweiß von Thuja – er hat einen süßlichen[GS], honigartigen Geruch, und bisweilen riecht er auch streng und durchdringend wie Knoblauch. Besonders von den Genitalien geht ein süßlich-beißender Geruch aus; manchmal erinnert der Geruch der Genitalien auch an verbranntes Horn, verbrannte Federn oder verbrannten Schwamm. Dieser eigentümliche, strenge Geruch ist vor allem dann vorhanden, wenn die Genitalien mit Feigwarzen[RA] behaftet sind, wie sie Thuja so häufig heilt.

Reichliche Schweißsekretion, sobald der Patient abends eingeschlafen ist[RA(271)], wie bei *Arsenicum*. Wenn außer diesem Schweißsymptom nicht viel mehr als das sowohl von *Arsenicum* wie von Thuja hervorgerufene wächserne Aussehen vorhanden ist, könnten Sie unter Umständen *Arsenicum* verschreiben. *Arsenicum* fungiert hier oft als akutes Mittel, dem dann Thuja als chronisches zu folgen hat, während *Arsenicum* sonst, wie Sie wissen, eher ein chronisches Mittel ist.

Bei der Sykosis findet man oft ein asthmatisches Leiden, dessen Symptome für *Arsenicum* zu sprechen scheinen; doch *Arsenicum* vermag dieses Asthma nur zu lindern, es wirkt nicht auf die in der Konstitution verankerte Prädisposition. Es wirkt ähnlich wie *Aconitum* bei akuten Krankheiten und bessert den Zustand nur vorübergehend. Neben dem Asthma gibt es noch viele andere sykotische Beschwerden, die nach *Arsenicum* zu verlangen scheinen, aber dadurch nur oberflächliche Linderung erfahren, weil *Arsenicum* nicht an das Grundübel heranreicht – die Arznei ermangelt letztlich doch jeder Wesensähnlichkeit zum sykotischen Miasma. Bei Syphilis und Psora ist *Arsenicum* von langanhaltender Wirkung und merzt die Beschwerden, sofern Übereinstimmung der Symptome besteht, ein für allemal aus, doch seine Ähnlichkeit zur Sykosis ist dafür zu gering. Es packt das Übel nicht an der Wurzel – diese Aufgabe bleibt seinen beiden in Bezug auf die Sykosis komplementären Mitteln Thuja und *Natrium sulfuricum* vorbehalten. *Natrium sulfuricum* und Thuja bringen die ursprünglichen Manifestationen des Miasmas, die jahrelang unterdrückt waren, wieder an die Oberfläche und führen so die endgültige Ausheilung herbei.

Der Thuja-Patient hat eine ausgesprochene Neigung zur Bildung von warzenartigen Wucherungen[ÖZ2,2,332]; diese sind typischerweise weich, fleischig und sehr berührungsempfindlich; sie brennen, jucken und bluten leicht, wenn sie an der Kleidung reiben. Hornartige Auswüchse bilden sich auf der Haut, besonders an den Händen, und brechen auf; manchmal sind sie auch gestielt und reißen dann schon an der Basis ein. Blumenkohlartige Wucherungen im Bereich der Vagina und der Zervix [Os uteri[GS;SK698]], am After (wie bei *Nitricum acidum*), an den großen Labien und allgemein auf den Schleimhäuten. Warzen von bräunlicher Farbe, insbesondere auf dem Abdomen; große braune Flecke, wie Leberflecke, auf dem Abdomen[(GS)].

Zoster[GS] am Thorax; herpetische Ausschläge überall, mal hier, mal da, wie bei *Sepia;* Herpes labialis und praeputialis. Der Zoster bzw. die ›Gürtelrose‹ ist eine Herpeserkrankung und kann überall am Körper auftreten; hier muss Thuja u.a. mit *Rhus toxicodendron, Graphites, Kalium jodatum* und *Mezereum* verglichen werden. Der Zoster geht mit viel Leiden und neuralgischen Schmerzen einher, und er wird vor allem dann durch Thuja geheilt, wenn es sich um einen sykotischen Fall handelt.

Bei einer Reihe von Menschen, die zu Ihnen in die Praxis kommen, sind früher einmal Warzen oder Kondylome zum Verschwinden gebracht worden, und zwar zumeist mittels Kalomel, wodurch sie schrumpften und schließlich abfielen. Dies ist die gängige Behandlungsweise der alten Schule. Diese Patienten leiden dann gewöhnlich unter stark wechselnden Beschwerden, sodass Sie viele Stunden über den Symptomen brüten und trotzdem keinerlei Ordnung in ihnen entdecken können. Wenn Sie sich aber in der Materia medica gut auskennen, werden Sie bald merken, dass irgendetwas fehlt, dass Ihnen die entscheidende Information nicht mitgeteilt worden ist. Und dieses Entscheidende ist die Tatsache, dass irgendein gedankenloser Arzt Salpetersäure, Kalomel oder Ähnliches äußerlich angewandt und damit die Warzen oder Kondylome vertrieben hat. Solche Auswüchse hätten ja nicht auf der Oberfläche erscheinen können ohne eine innere Ursache, ohne eine konstitutionelle Grundlage; und diese innere Ursache, dieses innere Übel scheint den Patienten weniger krank machen zu können, wenn die Auswüchse auf der Haut oder Schleimhaut existent bleiben. Der Patient fühlt sich besser, wenn die Warzen oder Feigwarzen da sind. Und so seltsam es klingen mag: Wenn sie unterdrückt werden, entwickeln sich Symptome, die auf *Nitricum acidum*, Thuja, *Mercurius* oder *Staphisagria* hinweisen.

Unter allen Arzneien ist Thuja das führende Mittel bei Beschwerden aufgrund von unterdrückten Feigwarzen.

Thuja ist darüber hinaus ein höchst wichtiges Mittel, wenn in der Vorgeschichte eines Patienten Tiergifte auf den Organismus eingewirkt haben, beispielsweise durch Schlangenbisse. Ebenso wichtig ist es aber auch bei üblen Folgen von Pocken oder Pockenimpfungen.

Es gibt vermutlich mehrere Arten von Harnröhrenabsonderungen, doch nur eine von ihnen ist sykotischen Charakters. Wenn diese spezifische Absonderung unterdrückt worden ist, wurde dadurch ein Miasma erzeugt, einhergehend mit Schmerzen in den Fußsohlen, in den Sprung- und Kniegelenken sowie insbesondere im Rücken, in den Lenden und in den Ischiasnerven. Manchmal werden auch die oberen Extremitäten befallen, in erster Linie aber die unteren. Der Patient erfährt eine heftige Verschlimmerung, wenn er sich ruhig verhält, wie bei *Rhus toxicodendron*: solange er sich nicht bewegt, nehmen die Schmerzen immer mehr zu, sodass er, wenn er das Bett hüten muss, wie es oft geschieht, ständig in Bewegung ist und sich im Bett hin und her wälzt. *Rhus* hätte in diesem Fall jedoch keinerlei Wert, vielmehr bedarf es zur Heilung eines Antisykotikums. Ein solches Symptomenbild könnte durch *Rhus* nur dann geheilt werden, wenn ihm keine Sykosis zugrunde läge; wenn die Symptome aber auf eine unterdrückte Gonorrhö zurückzuführen sind, heißt das Heilmittel entweder *Medorrhinum* oder Thuja.

Hin und wieder kommt es vor, dass sich nach Unterdrückung eines Trippersekrets eine Hodenentzündung entwickelt; dann ist mit großer Wahrscheinlichkeit *Pulsatilla* das passende Mittel, während Thuja nur sehr selten angezeigt ist. Thuja ruft im linken Hoden heftige Quetschungsschmerzen[RA(165)] hervor, sodass dies ein Hinweis auf Thuja als Heilmittel sein könnte; doch in aller Regel wird die Orchitis durch *Pulsatilla* behoben.

Thuja übt eine tiefe Wirkung auf alle Drüsen aus; es ruft darin stechende oder reißende Schmerzen hervor, mit einem Gefühl, als würde die Drüse in Stücke gerissen. Mehr als andere Drüsen werden jedoch die Ovarien affiziert, und zwar besonders das linke Ovar[TH600], meist in Form einer schmerzhaften Eierstockentzündung.[GY12] Heftige, quälende Schmerzen setzen mit Beginn der Menstruation im linken Ovar ein und halten während der ganzen Periode an[GY9] oder nehmen sogar noch zu. Sie können in alle Richtungen ausstrahlen, meistens aber erstrecken sie sich durch die linke Darmbeingegend in die Leiste und manchmal bis in den linken Schenkel hinein.[GY11] Es sind schneidende[GS], stechende, zusammenziehende[TH651], berstende, brennende[GY11] oder auch reißende Schmerzen, mit einem Gefühl, als würde der Eierstock herausgerissen. Die Patientin schreit vor Schmerzen und gerät durch die Qualen in einen hysterischen Zustand. Dies ist eine stark auf Thuja hinweisende Symptomengruppe. Mit der Modalität »schlimmer während der Regel« steht Thuja in deutlichem Gegensatz zu Mitteln wie *Zincum* und *Lachesis*, die mit dem Einsetzen der Regel Erleichterung bekommen.

Viele Frauen leiden ständig an dezenten, hintergründig grummelnden Schmerzen in den Ovarien, welche sie immer an das Vorhandensein derselben erinnern. Diese Schmerzen exazerbieren bei Erkältungen und bei jedem Wetterwechsel, wobei die Zunahme der Beschwerden im linken Eierstock stets das erste Zeichen ist. Manchmal werden die Schmerzen im linken Eierstock so heftig, dass der rechte Eierstock sympathetisch mitzuleiden scheint. Frauen, die eine Zeitlang unter solchen Ovarialbeschwerden gelitten haben, entwickeln gewöhnlich psychische Symptome – eine extreme Reizbarkeit[TH28], Eifersucht, Streitsucht und Bösartigkeit. Die Reizbarkeit bekommen vor allem die Familienmitglieder zu spüren, der Ehemann, die Mutter, während die Patientin sich gegenüber Fremden durchaus beherrschen kann. So kann es passieren, dass der behandelnde Arzt nichts von ihrem Zustand mitbekommt, zumal eine Neigung zum Täuschen ihrer Mitmenschen auch in ihrem Wesen liegt. Sie hat eine Abneigung gegen Gesellschaft[TH67] und das Bedürfnis, allein zu sein, oft verbunden mit dem Aufkommen fixer Ideen[TH74]. So kann sie z.B. überzeugt sein, sie wäre schwanger, wobei sie deutlich die Bewegungen von Kindesarmen in ihrem Bauch fühlt; oder sie bildet sich ein, es befände sich ein lebendes Tier in ihrem Bauch[TH79]. Sie kann sich verfolgt fühlen oder auch wähnen, es gehe oder sitze jemand neben ihr, mit dem sie dann laut spricht[TH77]. »Hat das bestimmte Gefühl, ihr Geist sei vom Körper getrennt, und in diesem Zustande hört und fühlt sie Alles wie aus weiter Ferne.«[TH78]

Nun, dies sind fixe Ideen, und deshalb ist es auch sinnlos, sie ihr ausreden zu wollen. Die Patientin hat das Gefühl, dass sie sehr dünn und zart sei[RA(260)], dass ihr Körper und besonders ihre Gliedmaßen aus Glas bestünden und daher leicht zerbrechen würden[GS] – das Thema ist das der Zerbrechlichkeit, nicht der Durchsichtigkeit. Im Zusammenhang mit diesem Geisteszustand treten nicht selten heftige, reißende Kopfschmerzen auf, außerdem ein Reißen in den Augen, das durch Wärme gebessert wird. Die Schmerzen in den Augen werden durch Wärme gelindert[(TH188)], während der Rest sich an der kühlen, freien Luft bessert.

Auf kleine Stellen beschränkte Kopfschmerzen, typischerweise mit der Empfindung einhergehend, als würde dort ein Nagel eingeschlagen, namentlich auf dem Scheitel[RA10], am Seitenbein[RA(30)] und an der Stirn[ÖZ2,2,327], ähnlich wie bei *Ignatia* und *Anacardium*. Diese Schmerzen können sich zu reißenden Schmerzen intensivieren und dabei das kollaterale Auge in Mitleidenschaft ziehen, das dann so empfindlich wird, dass man es kaum berühren darf. Verschlimmerung des Kopfwehs durch Wärme, in einem warmen Raum und im Liegen, > im Freien.

Rheumatische Kopfbeschwerden verschlimmern sich in feuchter Luft, durch Genuss von Saurem sowie durch anregende, stimulierende Dinge.

Ein Mensch, der einmal Thuja geprüft hat, leidet manchmal ein Leben lang an den Folgen dieser Prüfung, es sei denn, das Mittel ist sehr vorsichtig eingenommen worden. Wenn man Thuja als Einzeldosis in hoher Potenz prüft, wird es binnen fünf oder sechs Wochen Symptome hervorbringen, die eigentümlich und damit auch wertvoll sind. Wenn diese Dosis aber ständig wiederholt wird, bekommt man etwas, was dem Prüfer ein Leben lang zu schaffen machen wird.

Die Rohsubstanz bzw. die Urtinktur des Lebensbaums prägt die Lebenskraft dagegen nicht so nachhaltig. Wenn man allerdings diese substanzielle Arzneiform an jemandem prüft, der darauf sehr empfindlich ist, so empfindlich wie nach einer Tripperansteckung, und wenn man das Mittel regelmäßig morgens und abends einnehmen lässt, dann wird auch diesem Prüfer ein lebenslanges Thuja-Miasma eingepflanzt.

Wenn Sie daher eine Arznei zu Prüfungszwecken verabreicht haben, warten Sie mit der Wiederholung so lange, bis die Symptome auf natürliche Weise vorübergezogen sind, bis sie gekommen und vollständig wieder abgeklungen sind. Dies ist im übrigen auch – in der überwiegenden Zahl der Fälle – der natürliche Gang der Dinge bei der Feigwarzen-Krankheit, der Sykosis, die eine nach außen gerichtete Tendenz hat. Bei einer Arzneiprüfung passiert das Gleiche, was sich bei einer Ansteckungskrankheit abspielt. Wenn sich ein Individuum eine Gonorrhö zuzieht, durchläuft sie ein Prodromalstadium, bevor die eigentliche Krankheit ausbricht, und diese hat – sofern man sie sich selbst überlässt – ebenfalls die Tendenz, sich aus dem Organismus zurückzuziehen. In einem solchen Fall leidet der Betroffene nicht an chronischen Folgen der Erkrankung.

In der alten Schule wird die Harnröhrenabsonderung immer unterdrückt, und auch in der neuen Schule gibt es manche, die es nicht viel besser machen.

Die wiederholte Exposition gegenüber dem Trippererreger verstärkt die Gonorrhö nicht, weil die Empfänglichkeit des Organismus für diesen Erreger mit der Erstinfektion gewissermaßen ›befriedigt‹ ist.

Das gehäufte Einnehmen einer Arznei zu Prüfungszwecken richtet keinen größeren Schaden an, wenn der Leiter der Prüfung das Aufkommen von Symptomen rechtzeitig erkennt und die weitere Arzneieinnahme sofort stoppt. Wenn aber nach Einsetzen der Symptome mit der Prüfung fortgefahren und die Arznei immer weiter eingenommen wird, wird die Arznei gewissermaßen in den Organismus hineingedrängt, obwohl er damit bereits vergiftet ist. Auf diese Weise werden die Symptome vollkommen durcheinandergebracht, und dem Prüfer wird unter Umständen für den Rest seines Lebens diese Arzneikrankheit ›eingraviert‹ sein.

Viele der vorhandenen Thuja-Prüfungen liefern uns genau diesen Symptomenwirrwarr, sodass wir nur ab und zu Symptome hervorscheinen sehen, die etwas Auffallendes an sich haben. Tatsächlich muss man sagen, dass das Gros der Thuja-Prüfungen umsonst angestellt worden ist, eben aufgrund des Durcheinanders in der Vielzahl der Symptome. Während die frühen Prüfungen viele wertvolle Charakteristika geliefert haben, haben die Wiener Nachprüfungen zu einem großen Teil das Bild von Thuja nachträglich wieder entstellt. Nur durch die klinischen Erfahrungen sind wir heute in der Lage, die feineren Merkmale von Thuja herauszuarbeiten. Es bedarf schon mehr als der Fähigkeiten eines Schuljungen, um das zu bewerkstelligen. Bei neuen Prüfungen des Mittels sollte unbedingt darauf geachtet werden, dass diese alten Fehler nicht wiederholt werden.

Thuja hat einige bemerkenswerte Darmsymptome, so beispielsweise einen außerordentlich heftigen morgendlichen Durchfall: »Mit vielem Luftgepoltere strömt hellgelbes Wasser heraus, als wäre aus einem vollen Fasse der Spund herausgesprungen.«[TH472]

Allgemeiner Katarrh der Schleimhäute, besonders der Nase, der Ohren und der Bronchien. Der Bronchialkatarrh geht mit heftigem, stoßweisem Husten einher, mit morgendlichem Auswurf von grünlichem Schleim[GS]; manchmal ist der Auswurf auch sehr kopiös.

Thuja passt oft in Fällen von verschleppter Pneumonie, und zwar bei den Menschen, die sich eine Gonorrhö haben unterdrücken oder die sich Feigwarzen haben wegätzen lassen.

Unter den Nieren- und Harnwegssymptomen sind die folgenden hervorzuheben: Kongestion und Entzündung der Nieren[GS]; heftige, scharfe Schmerzen in der Nierengegend; brennend heißer Urin; unspezifische Blasen- und Harnröhrenentzündungen; Eiter kommt aus der Blase; Blasenlähmung, muss lange warten, bis der Urin anfängt zu fließen [»Urinblase wie lahm und ohne Kraft, den Urin herauszubefördern ...«[TH546]]; Harnverhaltung; beständiger Harndrang[TH529]; Reißen in der Harnröhre[(RA151)]; Gefühl, als würden ständig Tropfen von Harn in der Urethra nach vorn sickern[(RA136 ff.)], wie bei *Kalium bichromicum* und *Petroselinum*.

Bei Harnröhrenaffektionen von sykotischem Charakter führt Thuja alle anderen Mittel an. Bei den nichtsykotischen Affektionen reicht oft *Cannabis sativa* aus, doch in den sykotischen Fällen bleibt der Patient durch *Cannabis sativa* ungeheilt. Das Mittel bessert zwar das Brennen während und nach dem Wasserlassen wie auch etwas die dicke, gelblichgrüne Eitersekretion, doch anschließend muss stets noch ein weiteres Mittel folgen. Thuja hingegen wirkt hier von vornherein kurativ und bringt den Fall zu einem raschen Ende.

Bei den äußerst heftig verlaufenden Harnwegserkrankungen, die mit Blut im Urin einhergehen, mit blutig-wässriger Absonderung aus Harnröhre und Blase sowie mit extremer Wollust und großen Qualen, die den Patienten Tag und Nacht nicht zur Ruhe kommen lassen, kommt *Cantharis* in Betracht. *Cantharis* vermag einen solchen Patienten binnen weniger Tage wiederherzustellen, wenn er ansonsten bei guter Gesundheit ist, was aber meist nicht der Fall ist. In der Regel handelt es sich bei diesen Menschen um Gewohnheitstrinker und um Raucher. Der Tabakkonsum ist einer der unangenehmsten Begleitumstände, mit denen wir zu kämpfen haben. Viele Patienten werden nur deshalb nicht rasch wieder gesund, weil sie starke Raucher oder Tabakschnupfer, genießerische Weintrinker oder fröhliche Zechkumpane sind; sie treiben sich viel herum, feiern Feste und leben ganz dem Genuss. Diese Patienten gesund zu machen ist eine langwierige Prozedur und ein hartes Stück Arbeit.

Bei einer derart durch Genusssucht heruntergekommenen Konstitution erzielen Sie häufig keine deutliche Heilwirkung, solange Sie den Patienten nicht dazu gebracht haben, seinem bisherigen Lebenswandel radikal zu entsagen. Setzen Sie ihn auf leichte Kost, verringern Sie seinen Tabakkonsum, verbieten Sie ihm jeglichen Alkohol und verordnen Sie ihm ein in jeder Hinsicht maßvolles Leben. Dies ist der erste Schritt. Wenn es sich um einen Familienvater handelt, müssen Sie sich angesichts der zumeist schwierigen Familienverhältnisse auf weiteren Ärger gefasst machen. So kann man wohl sagen, dass das sykotische Miasma für den jungen Arzt alles andere als ein leichter Einstieg in die Homöopathie ist und ihm einiges an Kraft abverlangt.

Aber man kann die richtige Methode nicht durch eine falsche ersetzen, zumal wenn diese dem Patienten auch noch einen lebenslangen Schaden zufügen würde. Die Unterdrückung der Gonorrhö, wie sie normalerweise versucht wird, kann von einem wahren, gewissenhaften Homöopathen nicht verantwortet werden. Wenn der Patient das Trippersekret unbedingt sofort loswerden will, lassen Sie ihn zu jemand anderem gehen, aber warnen Sie ihn vor den Folgen – dass er sich damit zahllose Krankheiten und unsägliches Leid einhandelt.

Tuberculinum bovinum

Tuberkulöse Rinderlymphknoten

Wir wollen uns in dieser Vorlesung mit Tuberculinum bovinum beschäftigen. Das Präparat, das ich benutze, ist etwas verschieden von dem, was man heute sonst allgemein auf dem Markt findet. Ich habe mir dieses Präparat durch einen Professor der Veterinärmedizin verschafft. In Pennsylvania musste eine ansehnliche Rinderherde wegen Tuberkulose notgeschlachtet werden, und über den Veterinär der Pennsylvania University konnte ich mir einige tuberkulöse Lymphknoten dieser geschlachteten Rinder sichern. Ich untersuchte sie und wählte das geeignetste Exemplar aus. Dieses wurde von Boericke & Tafel bis zur 6. Potenz verarbeitet und dann mit der Skinner-Maschine weiterpotenziert, bis zur 30., 200., 1000. und höheren Potenzen. Dieses Präparat benutze ich nun seit 15 Jahren. Auch viele befreundete Kollegen, die es von mir bekommen haben, sammeln damit seit vielen Jahren ihre Erfahrungen.

Die beobachteten Wirkungen dieses Präparats habe ich regelmäßig in mein durchschossenes Exemplar der *Guiding Symptoms* eingetragen, und sie sind heute mein Leitfaden bei der Anwendung von Tuberculinum.* Ich verwende Tuberculinum nicht einfach nur deshalb, weil es eine Nosode ist, und ich verwende es auch nicht mit der Vorstellung, die man allgemein von einer Nosode hat, dass sie nämlich als Krankheitsprodukt zur Heilung derselben Krankheit oder ihrer Folgen dienlich sei. Dies ist, wie ich fürchte, heute allzu sehr das vorherrschende Motiv beim Einsatz von Nosoden. Mancherorts ist es sogar schon die herrschende Lehrmeinung, dass alles, was z.B. mit der Syphilis zusammenhängt, mit *Syphilinum* zu behandeln sei; dass alles, was mit der Gonorrhö zu tun hat, mit *Medorrhinum*, alles Psorische mit *Psorinum* und alles, was einen Bezug zur Tuberkulose hat, mit Tuberculinum zu behandeln sei. Dies wird eines Tages wieder überholt sein; es ist reine Isopathie und damit eine höchst anfechtbare Lehre. Isopathie ist nicht eine bessere Form von Homöopathie, sie beruht auf keinen vernünftigen Prinzipien. Sie gehört zu den hysterischen Launen, denen die Homöopathie in diesem Jahrhundert immer wieder unterworfen war. Trotzdem ist auch viel Gutes aus ihr hervorgegangen.

Es ist zu hoffen, dass in Zukunft Prüfungen mit Tuberculinum angestellt werden, damit wir es wie jedes andere Mittel aufgrund seiner Prüfungssymptome verschreiben können. Tuberculinum ist ein tief und konstitutionell wirkendes Mittel, denn es entstammt als Tuberkuloseprodukt einer tief im Organismus verwurzelten Störung; es ist von seiner Wirktiefe her durchaus mit Arzneien wie *Sulfur* und *Silicea* vergleichbar. Es beeinflusst sämtliche physiologischen Vorgänge; es ist ein Antipsorikum von langer Wirkdauer, das auf die Konstitution der mit ihm behandelten Patienten nachhaltiger einwirkt als die meisten anderen Arzneien. Wenn unsere tiefgreifendsten Mittel nur wenige Wochen wirken und gewechselt werden müssen, kommt Tuberculinum als eines der Folgemittel in Betracht, und es wird, wenn die Symptome passen, den Organismus in eine bessere Reaktionslage versetzen, sodass die ursprünglichen Mittel anschließend deutlich besser und länger wirken (ähnlich wie wir dies auch bei *Psorinum* beobachten).

Einer der wichtigsten Anwendungsbereiche dieses Mittels sind intermittierende Fieber.[GSK] Hartnäckigste Fälle von Wechselfieber, bei denen es immer wieder zu Rückfällen kommt.[GSK] Selbst wenn Arzneien wie *Silicea, Calcarea* oder andere tiefwirkende Mittel indiziert gewesen sind, gut gewirkt und das Fieber gebrochen haben, kehren die Fieberanfälle bereits nach wenigen Wochen durch die geringsten Anlässe wieder zurück, sei es nach einer Kälteexposition, durch Sitzen in Zugluft, durch körperliche Ermüdung oder geistige Anstrengung, durch eine etwas zu reichliche Mahlzeit oder durch

* Hier und im Folgenden ist mit »Tuberculinum« in der Regel *Tuberculinum bovinum* gemeint.

eine Magenverstimmung. Jeder dieser Anlässe allein kann ausreichen, den Rückfall herbeizuführen, wenn Tuberculinum benötigt wird. Natürlich müssen wir auch an Tuberculinum denken, wenn ein Patient sich in einem Vorstadium der Schwindsucht zu befinden scheint und durch die geringste Kälteeinwirkung Fieberanfälle bekommt. Er ist von schwächlicher Konstitution, und all seine Beschwerden haben die Neigung, zu rezidivieren oder einander abzuwechseln; gut gewählte Mittel halten nicht lange an – obwohl sie anfangs gut wirken, müssen sie doch bald durch ein anderes ersetzt werden.

Es ist aber *keine* Indikation für Tuberculinum, wenn das gut gewählte Mittel nicht wirkt. (»Gut gewählt« ist natürlich ein relativer, sehr subjektiver Begriff; ein Mittel könnte auch dann als »gut gewählt« erachtet werden, wenn es in gar keiner Beziehung zu dem Fall steht.) Wenn aber das gut gewählte Mittel gewirkt hat und dennoch ein weiterer konstitutioneller Verfall des Patienten zu verzeichnen ist, wenn also das gut gewählte Mittel keinen dauerhaften Erfolg bringt, weil die Lebenskraft geschwächt ist und eine tief verwurzelte Krankheitsneigung besteht, dann ist Tuberculinum manchmal geeignet. In einem solchen Fall liegt oft eine Tuberkuloseneigung vor, auch wenn noch keine Hinweise auf spezifische pathologische Veränderungen vorhanden sind.

Burnett äußerte einmal eine Überlegung, die sich seither oftmals bestätigt hat: Patienten, die eine phthisische Veranlagung haben, deren Eltern an Tuberkulose gestorben sind, haben zumeist nur eine schwache Lebenskraft. Sie können ihre ererbten Dispositionen nicht abschütteln. Sie sind immer müde und werden leicht krank; sie sind anämisch und nervös, sehen wächsern oder blass aus. Diese Zustände werden manchmal durch Tuberculinum geheilt, sofern auch die feineren Symptome übereinstimmen – wenngleich Burnett, wie es scheint, die Nosode bei einer solchen Konstitution fast routinemäßig eingesetzt hat. Er nannte den Zustand ›Schwindsüchtigkeit‹ [›consumptiveness‹] und beschrieb damit geschwächte, anämische Individuen mit Tuberkulose in der Familienvorgeschichte.

Bei der Durchsicht der vielen Heilungsberichte gewinnt man den Eindruck, dass Tuberculinum sehr häufig gegen diesen anämischen, *durch Tuberkulose der Vorfahren geschwächten Zustand* – bei ansonsten weitgehender Symptomenarmut – verabreicht worden ist, und wenn man den Berichten glauben kann, ist dadurch auch viele Male die Konstitution nachhaltig verbessert worden. Dieses tuberkulinische Erbe ist zwar nicht die beste Indikation für Tuberculinum, doch wenn zusätzlich auch die Symptome übereinstimmen, braucht man mit der Arzneigabe nicht zu zögern.

Wenn Tuberculinum bovinum in Hochpotenz verabreicht wird, zwei Dosen von jeder Potenz (10M, 50M, CM) in großen Abständen, können alle Kinder und Jugendlichen mit Tuberkuloseneigung gegen ihr Erbe immunisiert werden und ihre geistige und körperliche Spannkraft zurückerlangen. Das Mittel heilt die meisten Fälle von adenoiden Vegetationen und tuberkulinisch vergrößerten Halslymphknoten.

Lassen Sie mich im Folgenden meine Nachträge in die *Guiding Symptoms*, die mich bei der Anwendung des Mittels geleitet haben, mitteilen und näher erläutern. Die Geistes- und Gemütssymptome, die ich unter Tuberculinum bovinum habe verschwinden sehen, diejenigen, die ich bei Prüfungen habe entstehen sehen, und diejenigen, die ich so oft bei Kranken unter der vergiftenden Wirkung der Tuberkulosetoxine habe beobachten können, sind bei einer Vielzahl von Beschwerden anzutreffen. Das Mittel erzeugt und heilt: Zuversicht* bei vielen Beschwerden.[GSK] Abneigung gegen geistige Arbeit.[GSK] Ängstlichkeit von Abend bis Mitternacht.[GSK] Angst bei Fieber.[GSK] Geschwätzig-

* In seinen *Guiding-Symptoms*-Nachträgen spricht Kent von ***hopefulness in many complaints***, während in den *Lectures* von »hopelessness« die Rede ist. Dass Tuberculinum den Patienten von seiner Zuversicht ›heilt‹, wird man sicher nicht sagen können; trotzdem hielt ich es für richtig, diesen Übertragungsfehler zu korrigieren, auch wenn dem Tuberculinum-Patienten das Gefühl der Hoffnungslosigkeit gewiss nicht fremd sein wird. Im Repertorium gehört Tuberculinum jedenfalls zu den wenigen Mitteln in der Rubrik »Hopeful«, und es ist dort als einziges Mittel zweiwertig notiert. Außerdem sagt Kent an anderer Stelle der Vorlesungen, lungen- resp. tuberkulosekranke Patienten würden sich durch eine (irrationale) Zuversicht in Bezug auf ihre Krankheit auszeichnen, während Herzkranke eher von Hoffnungslosigkeit geprägt seien.

keit bei Fieber.[GSK] Lebensüberdruss.[GSK] Getriebensein, rastloses Verlangen nach Ortswechsel [»cosmopolitan«[GSK]]. Hartnäckige, quälende Gedanken[GSK] während der Nacht. Nächtlicher Gedankenzudrang, wobei sich die Gedanken gegenseitig immer wieder in die Quere kommen[GSK]. Dies sind m.E. die typischen psychischen Symptome von Tuberculinum bovinum, und sie sind häufig verschwunden, nachdem das Mittel gegeben wurde. Jeder Patient, der von seinen Eltern die Neigung zur Schwindsucht geerbt hat, der oft an Schwächezuständen leidet und immer wieder Fieberschübe bekommt, muss Sie sofort an Tuberculinum denken lassen, wenn außerdem diese psychischen Symptome zugegen sind. »Geschwätzigkeit bei Fieber« ist ein häufiges Merkmal bei hektischem Fieber, wenn der Patient durch die Tuberkulosetoxine stark in Mitleidenschaft gezogen wird. Der Tuberculinum-Patient ist ein Mensch, mit dem es langsam, aber sicher bergab geht; man findet nicht das richtige Mittel für ihn, oder es verschafft nur kurzzeitig Linderung. Er hat ein ständiges Verlangen nach Veränderung: zu reisen, irgendwohin zu gehen, etwas anderes zu machen, den Arzt zu wechseln. Dieses Getriebensein, dieses Verlangen nach Abwechslung ist dem Tuberculinum-Menschen im höchsten Maße eigen, das zeigt die klinische Erfahrung immer wieder. Der Wunsch nach Ortsveränderung findet sich auch bei den *Calcarea*-Verbindungen, insbesondere bei *Calcarea phosphorica*. Wir finden diesen Zustand bei Menschen, die im Begriff sind, ihren Verstand zu verlieren, oder die an der Schwelle zu einem langwierigen körperlichen Leiden stehen. Tatsächlich sind Phthisis und Psychose ineinander umwandelbare Zustände – der eine Zustand kann in den anderen übergehen. Viele Patienten, die wegen eines Lungenleidens behandelt und ›geheilt‹ worden sind und bei denen eine Tuberkulose gerade noch einmal abgewendet werden konnte, werden schließlich geisteskrank. Andererseits werden Menschen, die von ihrem Wahnsinn kuriert worden sind, häufig schwindsüchtig und sterben. Diese Fälle zeigen, wie tief die beiden Krankheitszustände in der Konstitution verankert sind. Die Verstandessymptome fungieren als Stellvertreter der Lungensymptome und umgekehrt.

Tuberculinum heilt die heftigsten und hartnäckigsten Migräneleiden, desgleichen periodisch wiederkehrende nervöse Kopfschmerzen. Die Beschwerden können wöchentlich oder zweiwöchentlich auftreten. Kopfschmerzen mit unregelmäßiger Periodizität stellen sich unter bestimmten Bedingungen ein: bei feuchtem Wetter, nach Überarbeitung, durch seelische Erregung, durch Überessen oder bei verdorbenem Magen. Tuberculinum beseitigt die Disposition zu solchen chronisch rezidivierenden Kopfschmerzanfällen – wenn die Symptome insgesamt passen.

Gut beobachtende Homöopathen haben wiederholt festgestellt, dass Patienten nach einer Heilung ihrer chronisch-konstitutionellen Kopfschmerzen mitunter anfangen abzumagern, schwächlich zu werden und Husten zu entwickeln. Ein vollständiger ›Szenenwechsel‹ findet statt – die Krankheit manifestiert sich in einem anderen Organ. Wann immer Sie solches beobachten, denken Sie an Tuberculinum als eines der hierbei nützlichsten Mittel.

Knochenschmerzen.[GSK] Wundheits- und Zerschlagenheitsschmerz am ganzen Körper.[GSK] Wundes, wie zerschlagenes Gefühl in den Augäpfeln, besonders bei Berührung und beim Seitwärtsdrehen der Augen.[GSK] Neigung zu kaltem Schweiß auf dem Kopf [auf der Stirn[GSK]] bei Menschen, die seit langem an großer Adynamie leiden, wie man sie bei der Tuberkulose sieht. Dieses Schweißsymptom wurde auch in den Prüfungen von *Calcarea* hervorgebracht, und in der Tat sind viele Patienten, die an der Schwelle zur Schwindsucht standen, durch *Calcarea* vor diesem Schicksal bewahrt worden. Die Verwandtschaft zwischen Tuberculinum und *Calcarea* ist sehr eng; beide sind tiefwirkende Arzneien, und beide wechseln einander gerne ab. Auch *Silicea* hat eine enge Beziehung zu Tuberculinum; es wirkt auf derselben Ebene wie Tuberculinum und greift in ähnlicher Weise tief in die Lebensvorgänge ein. *Calcarea*, Tuberculinum und *Silicea* (einschließlich der diversen Silikate).

In den *Guiding Symptoms* findet sich das Symptom: »Schrecklicher Kopfschmerz, als wäre ein eiserner Reifen um den Kopf gespannt.«[NC68] »Kopfweh, mit häufigen scharf schneidenden Schmerzen durch den Kopf ...«[GS] Das Kopfweh verschlimmert sich durch jede Bewegung. »Er ist mürrisch, schweigsam, reizbar; schreit im Schlaf, ist nachts sehr unruhig; obstipiert; die kleine Schwester starb mit 2 1/2 Jahren an tuberkulöser Meningitis.«[NC69 f.] Dieser Fall eines 15-monatigen Knaben wurde von Dr. Burnett geheilt. Auch Hydrozephalus ist durch Tuberculinum geheilt worden.[NC45] Dr. Biegler heilte vor vielen Jahren mit Tuberculinum einen Fall von Meningitis tuberculosa[GS], wie überhaupt viele tuberkulöse Erkrankungen des Gehirns in den Frühstadien durch dieses Mittel kupiert werden konnten. »Tuberkulöse Meningitis mit wassersuchtbedingter Vergrößerung des Kopfes ...«[NC21 f.]

Gesichtsröte (manchmal sogar purpurfarbener Teint) während des Fieberfrostes[GSK] und der Fieberhitze.

Widerwille gegen alle Speisen[GSK]; die Abneigung gegen Fleisch[GSK] ist so groß, dass der Patient es unmöglich herunterbekommt. Durst auf große Mengen kalten Wassers im Frost- und im Hitzestadium.[GSK] Starkes Verlangen nach kalter Milch.[GSK] Ängstliches Gefühl im Bauch[GSK] und im Magen, ähnlich wie bei *Sulfur.* Ein extremes Schwäche- und Hungergefühl im Magen, das zum Essen zwingt, ist durch Tuberculinum geheilt worden, nachdem *Sulfur* versagt hatte. Leere- und Flauheitsgefühl im Bauch.[GSK]

Jedermann weiß, wie ausgeprägt die Abmagerung[GS] bei Menschen ist, die schwindsüchtig geworden sind. Oft beginnt die Abmagerung sogar schon, bevor irgendwelche anderen Zeichen auf das Leiden hindeuten. Allmähliche Gewichtsabnahme mit langsam, aber stetig zunehmender Schwäche und Erschöpfung. Dies ist eine herausragende Indikation für Tuberculinum – wenn die Symptome übereinstimmen. Lassen Sie uns dies immer wieder betonen: ***wenn die Symptome übereinstimmen.*** Natürlich kann man einwenden, dass Tuberculinum auch da geheilt hat, wo es nur auf ganz wenige Symptome hin verschrieben worden ist; das bleibt nicht aus, sollte aber nicht das Vorbild für unsere Arbeit am Krankenbett sein.

Tuberkulöse Affektionen des Gehirns und der Hirnhäute gehen sehr oft mit Stuhlverstopfung einher; das ist eine wohlbekannte klinische Tatsache, und ebenso ist die Verstopfung ein hervorstechendes Merkmal von Tuberculinum. Auch Obstipation im Wechsel mit Diarrhö kommt des Öfteren vor. »Obstipation, Stuhl massig und hart; dann Durchfall.«[GSK] Jucken des Afters.[GSK] »Vor dem Frühstück plötzlicher Durchfall mit Übelkeit.«[GS] »Chronische Diarrhö bei Mesenteriallymphknotentuberkulose; auch die zervikalen und inguinalen Lymphknoten sind sichtbar vergrößert und fühlbar verhärtet; exzessive Schweiße.«[NC66] »Mesenteriallymphknotentuberkulose: Geschwulst in der linken und auch in der rechten Bauchseite; bekommt Stiche in der Seite nach Laufen; häufig müde und schweigsam, manchmal auch sehr nervös und reizbar; spricht im Schlaf und knirscht mit den Zähnen; schlechter Appetit; Hände blau; Lymphknoten überall tastbar und verhärtet; Trommelbauch; Milzgegend angeschwollen.«[NC97 f.] Dies sind zwei von Burnetts klinischen Fällen, die er mit seinem ***Bacillinum*** genannten Präparat [gewonnen aus tuberkulösen Lungenherden beim Menschen[NC139]] heilen konnte, wahrscheinlich wie die meisten anderen Fälle mit der 200. Potenz.

Sulfur-Patienten werden bekanntlich häufig morgens von Durchfall aus dem Bett getrieben. Dies ist aber auch ein häufiges Symptom von Schwindsüchtigen sowie von Menschen, die schwindsüchtig zu werden drohen. Aus dem Bett treibender Durchfall bei fortgeschrittener Tuberkulose. Diarrhö, die am Morgen schlimmer ist[GSK] als zu jeder anderen Tageszeit – dies ist ein typisches Zeichen von Phthisis, das von Tuberculinum geheilt worden ist, und obwohl es sich nur um ein klinisches Symptom handelt, hat sich die Heilkraft von Tuberculinum hierbei immer wieder bestätigt.

Allgemeine Erschlaffung. Schwäche der Genitalien, welche schlaff herabhängen[GSK]; schlaffes Skrotum[GSK].

Menses zu früh, zu kopiös, zu lange anhaltend.[GSK] *Amenorrhö.*[GSK] *Dysmenorrhö.*[GSK] Der Uterus ist schwer und drückt nach unten. Während der Regel ein Gefühl von Erschlaffung, als wollten die Eingeweide zur Scheide heraustreten.

Erstickungsgefühl, < in einem warmen Raum. Tuberkulöse Herde in den Lungenspitzen (besonders linkerseits).[GSK]

Husten vor und während des Fieberfrostes.[GSK] Trockener Reizhusten vor dem abendlichen Frost *(Rhus toxicodendron)*, und dieser Husten hält manchmal während des Frostes, manchmal auch noch während der Hitze an. Der Kranke weiß durch diesen Husten stets, dass er wieder einen Frostanfall bekommen wird. Der Patient ist vielleicht schon mehrere Male für einige Zeit von seinem Wechselfieber befreit worden mittels durchaus gut gewählter Arzneien; doch dann bedarf es, wie bereits erwähnt, nur einer geringen Unvorsichtigkeit, wie z.B. einer kurzen Kälteexposition, und die Anfälle kehren zurück. Nach drei, vier oder fünf beschwerdefreien Wochen – manchmal auch schon nach zweien – bemerkt der Patient plötzlich: »Meine alten Schüttelfröste haben mich bald wieder – der Husten kündigt sie schon an.« Die vorausgegangenen Mittel sind nicht erfolgreich gewesen, sie haben nicht tief genug und nicht lange genug gewirkt. Wenn ein homöopathisches Mittel wirklich in der Lage ist, den Kranken zu heilen, dann wird es den Fall auch ›behalten‹, sodass bei einer Wiederkehr der Symptome dasselbe Mittel erneut indiziert ist und es vielleicht nur einer anderen Potenz bedarf. Andererseits ist es eine Indikation für Tuberculinum, wenn bei jedem Rückfall ein neues Mittel benötigt wird. *Calcarea* mag z.B. das Wechselfieber einmal beheben, doch beim nächsten Rezidiv ist ein anderes Mittel dran und beim übernächsten Mal wieder ein anderes, und so geht es ständig weiter. Es kann auch passieren, dass ein und dasselbe Mittel mehrere Male angezeigt ist, doch schließlich muss auch dieses gewechselt werden. Die Symptome sind einem ständigen Wandel unterworfen – und genau dieses veränderliche, unstete Symptomenbild ist eine starke Indikation für Tuberculinum.

Der Patient hat in warmen Räumen das Gefühl zu ersticken; gut Luft bekommt er nur beim Fahren in kaltem Wind. Dies ist zwar ein seltenes Symptom, ist aber doch gelegentlich bei Tuberkulosekranken beobachtet worden. Besonders ausgeprägt war es bei dem verstorbenen Kollegen Gregg aus Buffalo, der stundenlang am Ufer des Eriesees entlangzufahren pflegte, um durch die kühle, frische Seeluft Erleichterung zu bekommen. *Argentum nitricum* verschaffte ihm häufig Linderung, aber das Symptom ist auch für Tuberculinum charakteristisch. Er starb schließlich an Tuberkulose.

Bedürfnis, tief zu atmen.[GSK] Verlangen nach frischer Luft.[GSK] Der Patient möchte Türen und Fenster geöffnet haben. Er sitzt in seinem Zimmer, mit kaltem Schweiß auf der Stirn, und liebt es, die frische Luft einzuatmen. Wenn er von kaltem Schweiß bedeckt ist, mag er zwar nicht dem Wind ausgesetzt sein, weil er darauf empfindlich ist und sich leicht erkältet, doch hält er sich trotzdem mit Vorliebe im Freien auf. Dies gilt besonders dann, wenn die tuberkulösen Veränderungen die linke Lungenspitze betreffen – eine Indikation für Tuberculinum bovinum, die von etlichen Beobachtern bestätigt worden ist.

»Harter, trockener Husten«[GS] und »Harter, trockener, den ganzen Körper erschütternder Husten«[GS] sind Symptome, die unabhängig von einer Tuberkuloseerkrankung aufgetreten sind (mitgeteilt von Boardman). Bei katarrhalischen Zuständen besteht ein dicker, gelber, oft auch gelblichgrüner Auswurf. Langwieriges Hüsteln bei jungen Mädchen von ausgesprochen phthisischem Habitus[NC28], besonders wenn die Menarche oder die Menses unterdrückt worden sind. Die Mädchen haben einen gelblichen Teint, sind schwächlich und matt, haben dieses ständige Hüsteln und einen verdächtigen Auskultationsbefund. Wenn die Tb-Herde nicht zu ausgedehnt sind, kann Tuberculinum das Fortschreiten der Krankheit verhindern. Bei Personen mit hereditärer Schwindsuchtneigung verleiht Tuberculinum der Konstitution häufig lebenslange Immunität, wenn es vor Ausbruch der Krankheit verabfolgt wird.

Eine weitere wichtige Indikation für die Nosode stellen nach Burnett Ringflechten [Pilzflechte, Tinea] dar.[NC110ff.] Burnett war der Meinung, dass sich dieses Leiden vornehmlich bei jenen Menschen einstellen würde, die von ihren Vorfahren die Tuberkuloseneigung vererbt bekommen hatten. Er sah den Ausschlag als Zeichen einer herannahenden Schwindsucht an, als ein Symptom, von dem viele aus dem gefährdeten Personenkreis betroffen waren. Er benutzte gewöhnlich *Bacillinum* C200; es war für ihn so etwas wie ein Routinemittel bei allen Kindern mit Ringflechte.

Abendliche Schwächezustände mit beschleunigtem Puls. Die Patienten bemerken seit Jahren, dass sie abends einen sehr raschen Puls haben[GSK] [desgleichen während der Verdauung[GSK]]. »Herzklopfen nach jeder Mahlzeit.«[GSK]*

Muskelzuckungen beim Einschlafen und während des Schlafs.[GSK] Rheumatische Schmerzen in der rechten Schulter und im rechten Ellbogengelenk.[GSK] Knochen und Periost fühlen sich wund und zerschlagen an. Drückend ziehende Gliederschmerzen in der Ruhe, > beim Gehen.[GSK] Ein charakteristisches Merkmal dieses Mittels ist die Besserung der Schmerzen und Beschwerden durch Bewegung. Ich habe oft beobachtet, wie bei diesen Gliederschmerzen *Rhus toxicodendron* nur vorübergehend linderte oder ganz versagte; es schien zwar angezeigt zu sein, wirkte aber nicht tief genug, um auf Dauer Heilung zu bringen. Die erblich bedingte Tiefe der Störung im Verein mit der Erschöpfung der Konstitution und der Chronizität des Falles verhinderte eine ausreichende Wirkung von *Rhus*, während Tuberculinum dem Leiden umgehend ein Ende setzte. Der prädestinierte Personenkreis für derartige Leiden sind offenbar Frauen mit phthisischer Veranlagung, die als Buchhalterinnen oder Geschäftsfrauen tätig sind. Ihre Schmerzen verschlimmern sich bei feuchtem oder regnerischem Wetter, während eines Sturms, bei Wetterwechsel, namentlich zum Kalten, sowie in der Ruhe; sie bessern sich beim Gehen und allgemein durch Bewegung. Im Sitzen nehmen die Schmerzen so überhand, dass die Frauen genötigt sind umherzulaufen. Ihnen konnte fast regelmäßig mit Tuberculinum geholfen werden, nachdem Mittel wie *Rhus* sich als Fehlschlag erwiesen hatten. »Kälte des linken Fußes und Unterschenkels, abends im Bett.«[GSK] Stechen in den Gliedmaßen, besonders in der Ruhe.[GSK] Wandernde Schmerzen in den Gliedmaßen, in den Gelenken.[GSK] Ziehen in den Oberschenkeln.[GSK] Schmerzen im ganzen Körper, am meisten aber in den Beinen.[GSK] »Drücken, Ziehen, Reißen, das in den Knochen oder Nerven lokalisiert wird; < in der Ruhe, > beim Gehen.«[GSK] Knochenschmerzen in den Beinen.[GSK] Steifigkeit der Beine, abends.[GSK] Steifigkeit zu Beginn der Bewegung.[GSK] Wundheits- und Zerschlagenheitsschmerz in den Gelenken.[GSK]

Alle Schmerzen werden durch Wärme gelindert.[GSK] Ruhelosigkeit.[GSK] Körperliche Anstrengung verschlimmert.[GSK] Die Beschwerden erhöhen sich beim Stehen, muss sich deshalb bewegen – dies ist bei Tuberculinum ähnlich ausgeprägt wie bei *Sulfur*.

»Intermittierendes Fieber, mit Ziehen in den Gliedmaßen in der Ruhe.«[GSK] Fieberfrost um 17 Uhr, mit Durst[GSK]; um 19 Uhr[GSK]; um 23 Uhr. Abendliches Frösteln, das sich im Bett bessert.[GSK] Husten vor dem Frost und während des Frostes.[GSK] Ziehen in den Gliedmaßen abends vor dem Frost und während des Frostes; der Patient weiß, dass der Frost bevorsteht, weil er wieder das Ziehen in den Gliedern verspürt. Erbrechen während der Fieberhitze. »Möchte in allen Fieberstadien zugedeckt sein«[GSK]; wenn er nicht gut genug zugedeckt ist, fröstelt er auch während des Hitze- und Schweißstadiums. »Äußerliche** Hitze mit [innerlichem] Frösteln.«[GSK] Rezidivierende Wechselfieberschübe.[GSK]

Schmerzen in den Schädelknochen, mit Empfindlichkeit besonders der Knochenhaut; > durch Umherwandern (wie bei *Rhus*), durch Bewegung; < in der Ruhe.

Schwitzen bei geistiger Anstrengung.[GSK] Der Schweiß färbt die Wäsche gelb.[GSK] Hitze und Schweiß während des Schlafs.[GSK] Nachtschweiße sind bekanntlich ein Charakteristikum der Tuberkulose.

Ameisenlaufen in der Haut.[GSK] Das Mittel hat tuberkulöse Hautausschläge[GSK] und bläulichrote, noduläre Ausschläge geheilt. Der Patient möchte ständig am Ofen sitzen – seine Haut juckt in der kalten Luft, was durch die Hitze des Ofens gelindert wird[GSK]; Verschlimmerung durch Kratzen.

* Statt ***Palpitation after every meal***, wie Kent es in die *Guiding Symptoms* nachgetragen hat, heißt es in den *Lectures* (wahrscheinlich versehentlich) »Palpitation after evening meal«.

** Statt ***External heat** with chilliness*, wie es in seinen Aufzeichnungen heißt, sagt Kent in den *Lectures* versehentlich »Extreme heat ...«.

Der Tuberculinum-Patient reagiert empfindlich auf jeden Wetterwechsel, besonders wenn es kalt wird.[GSK] Auch feuchtes und regnerisches Wetter macht ihm zu schaffen, manchmal auch schwüles Wetter.[GSK] Allgemeine Verschlimmerung vor einem Sturm[GS]; der Kranke spürt jede elektrische Veränderung in der Atmosphäre. Verkühlung kann jedes Symptom, jeden Schmerz und jede Beschwerde hervorrufen oder verschlimmern.[GSK] Eine Vielzahl an geheilten Symptomen, die von den verschiedensten pathologischen Zuständen herrühren, können Sie in den *Guiding Symptoms* nachlesen.

Periodizität der Beschwerden ist, neben der Empfindlichkeit auf Wetterwechsel, ein weiteres wichtiges Charakteristikum der Arznei. Ohnmachtsanfälle.[GS] Schwäche nach kurzem Spaziergang.[GSK]

Tuberculinum hat periodisch wiederkehrende Kopfschmerzen und konstitutionelle Kopfschmerzen geheilt, die seit 45 Jahren bestanden.[GS] Auch alte Menschen können von solchen chronischen Beschwerden noch geheilt werden.

Die Schmerzen wandern nicht selten auch umher. Stechende oder kneifende Schmerzen; schmerzhafte Krämpfe.[GS] Und all diese Schmerzen werden stets durch Kälte und nasskaltes Wetter verschlimmert.

Valeriana

Valeriana officinalis; Baldrian

Valeriana heilt viele nervöse und hysterische Erscheinungen bei leicht erregbaren Frauen und Kindern, ferner auch hypochondrische Beschwerden.[SK703] Große nervöse Erregbarkeit; erhöhte Munterkeit[MT149] und Heiterkeit[MT129]; hysterische Kontrakturen; Herzklopfen[GA3,231]; Aufgeregtheit mit Zittern[UE(GA3,230)]; Gefühl des Schwebens[GS]; anfallsweises schnelles Atmen[GS]; stechende Schmerzen; Spannen in den Gliedmaßen[(GA3,166)]; Rucken und Zucken in den Gliedern[SK704], Zucken einzelner Muskeln[GA3,194]; Globus hystericus. »Aus dem Oberbauche steigt's ihr warm in die Höhe und beklemmt den Athem.«[GA3,70] Das ganze Nervensystem ist überreizt.[GA] Überempfindlichkeit aller Sinne[UE]; große nervöse Unruhe. All diese Allgemeinsymptome entstehen *in der Ruhe* und werden durch Bewegung und Umhergehen gebessert. Leichtes Ohnmächtigwerden. Schon geringe Anstrengung bringt Symptome hervor. Große Wechselhaftigkeit der Beschwerden; Schmerzen wandern von einem Ort zum anderen.[GA] Valeriana ist ein großartiges Heilmittel für die zahllosen, unbestimmten, nervösen Beschwerden, wie sie bei Spinalirritation[ST1,229] aufzutreten pflegen – sofern Besserung durch Bewegung und Verschlimmerung durch körperliche Anstrengung besteht. Anstrengung führt in diesen Fällen zu Kopfschmerzen. Stechende Schmerzen allenthalben, sobald die Patientin zur Ruhe kommt.

Der Gemütszustand weist im Allgemeinen viele hysterische, bisweilen auch ekstatische[GS] Züge auf. Die Stimmung ist sehr wechselhaft[SK705]; auch Gedanken und Ideen wechseln einander in großer Schnelligkeit ab[GA3,6]. Viele psychische Symptome entstehen in der Nacht; so kann die Kranke z. B. nachts im Bett bei offenen Augen Halluzinationen haben, in denen ihr Figuren, Tiere, Menschen und alle möglichen Gegenstände erscheinen.[AZ109,29] Der Geist ist außerordentlich rege, die Auffassungsgabe sehr erhöht[GA3,233], bis hin zur Überdrehtheit – die Patientin springt beim Reden von einem Thema zum nächsten[GS]. Delirien mit irrigen Vorstellungen: »Die Kranke ist nicht sie selbst, sondern eine andere, der sie Platz machen muss und deshalb immer nach dem Bettrande hindrängt; oder sie befindet sich im Wagen und muss zurücken, um noch Jemand darin aufzunehmen; oder es liegen Thiere neben ihr, die sie mit ihrem Körper zu erdrücken fürchtet.«[ST1,228] »Im Finstern Abends Furchtsamkeit (es könne ihm Jemand was zu Leide thun).«[GA3,232] Überhaupt verschlimmern sich viele Symptome, wenn es dunkel wird. »Tiefe Melancholie, mit Verzweiflung, Missmut und Reizbarkeit.«[GS] Typisch für das Mittel ist auch, dass sich die psychischen Symptome in der Ruhe entwickeln, beim Sitzen oder Liegen, und dass sie sich beim Umhergehen wieder verflüchtigen.

Drehschwindel beim Vornüberbeugen.[GA3,5] »Fühlt sich ganz leicht, als würde er in der Luft schweben.«[GS]

Heftige nervöse [hysterische[GA]] Kopfschmerzen[GS], < abends in der Ruhe, > durch Bewegung[GS]. Betäubende Kopfschmerzen [»schmerzlich betäubende zusammenziehende Empfindung, die ... den ganzen Kopf einnimmt«[GA3,12]]. Stechendes Kopfweh.[GA3,7]* »Wenn er den Hut fest auf den Kopf drückt, Empfindung von Eiskälte der obern Kopfhälfte.«[GA3,13] Kopfweh, wenn der Kopf dem Licht und der Hitze der Sonne ausgesetzt wird.[GS] Verschlimmerung der Kopfschmerzen im Freien.[GS] »Zugluft verursacht ihm sogleich ziehenden Schmerz in der rechten Kopfseite.«[GA3,14] Ruckweises Stechen in der Stirn, besonders über den Augenhöhlen, als wollte es zu den Augen herausstechen.[GA3,20] Spannen und Zusammenziehen in der Stirn[GA3,18f.], im Scheitel[GA3,12]. Gefühl von eisiger Kälte im Scheitel, wenn fest mit der Hand darauf gedrückt wird.[GS]

Wilder Ausdruck in den Augen.[GS] Häufige Funken[GA3,39] oder Lichtblitze[GS] vor den Augen. »Abends im Finstern Leuchten vor den Augen,

* Kent spricht zusätzlich von »reißenden Kopfschmerzen«, doch handelt es sich hierbei um eine falsche Übersetzung (*EN* 39) des Symptoms Nr. 20 aus der Prüfung in Stapfs *Archiv*.

das ganze verschlossene dunkle Zimmer schien ihm wie im Dämmerschein erleuchtet ...«[GA3,40] Beißen in den Augen, wie von Rauch.[GA3,29] »Früh nach dem Aufstehen Drücken in den Augen.«[GA3,33] Schärferes Sehen (Heilwirkung).[GA3,37]

Überempfindlichkeit des Gehörs.[GS] Leichtes Zucken im Gehörgang.[GA3,41] »Im linken Ohrgange klammartiges Ziehen.«[GA3,42] »Nervöse Ohraffektionen, mit Klingen[GA3,43] oder Zischen vor den Ohren.«[GS]

Rot- und Heißwerden der Wangen in freier Luft.[GA3,47] Heftige Neuralgie der linken Gesichtshälfte, bis in die Zähne und das linke Ohr hineinfahrend[GS], < in der Ruhe. Gesichtsschmerzen, die plötzlich und ruckweise auftreten.[GS] Zuckungen der Gesichtsmuskeln.[KE5,909] »Im rechten Wangenbeine schmerzlich klammartiges Ziehen, vorübergehend.«[GA3,45] Flüchtig stechende Zahnschmerzen.[GA3,52]

Zunge dick belegt, mit fauligem Mundgeschmack.[GS] Unangenehmer Geschmack und Geruch, wie von ranzigem Talg.[GA3,59] »Früh nach dem Erwachen lätschig [fade] schleimiger Geschmack im Munde.«[GA3,57]

»Brechübelkeit, im Nabel entstehend und in den Rachen aufsteigend, mit Gefühl, als hinge von da ein Faden herab, und mit viel Speichelzufluß.«[SK706(GA3,69)]

Heißhunger, dass es ihm den Magen wie Übelkeit angreift.[GA3,60] Verschlimmerung der Symptome bei leerem Magen, besser nach dem Frühstück.[GS] Beschwerden durch Nüchternheit oder Fasten. Luftaufstoßen morgens, gleich nach dem Erwachen, mit dem Geruch von faulen Eiern [»Schwefelleberluft«].[GA3,65] »Aufschwulken einer ranzigen Feuchtigkeit (Soodbrennen), jedoch nicht bis in den Mund.«[GA3,64] Übelkeit mit Ohnmacht, weißen Lippen und Eiseskälte des Körpers.[GA3,71] »Das Kind erbricht, sobald es gestillt wird (nach zornigen Gefühlen der Mutter).«[GS] Das Kind erbricht große Klumpen geronnener Milch.[GS] Aufgetriebenheit des Leibes.[GA3,82] Leibschneiden.[GA3,79] Heftiges Bauchweh.[GA3,80] Hysterische Bauchkrämpfe, besonders abends im Bett oder nach dem Essen.[GS;SK706]

Bei Durchfällen von Säuglingen ist charakteristisch für Valeriana »eine dünne, wässrige Diarrhöe mit Stückchen wie geronnener Milch[GA3,105], oder ein grünlicher, breiiger Stuhl mit Blutabgang[GA3,106], unter stetem Pressen mit heftigem Schreien; dabei ist der Leib sehr aufgetrieben und gespannt.«[KI163] Wurmbeschwerden.[GS] Der Säugling presst bisweilen beim Wasserlassen so stark, dass der Mastdarm heraustritt.[GA3,108]

Häufiger[GA3,109] und kopiöser[MT131] Harnabgang. Weißes[MT133] oder rotes[MT136] Harnsediment.

Die Menses kommen zu spät und zu spärlich.[GS]

Gefühl im Halsgrübchen, als würde sie erdrosselt, genau zum Zeitpunkt des Einschlafens, sodass sie in Erstickungsnot erwacht*.[CM] »Die Atemzüge werden immer flacher und rascher, bis sie ganz aufhören; dann holt die Patientin mit schluchzenden Geräuschen tief Luft (und so weiter in Anfällen).«[GS] (Vgl. *Ignatia, Oxalicum acidum.*) Anfallsweises Schnellatmen bei hysterischen und sehr nervösen Frauen. Globus hystericus.

Häufige Stiche in der Brust.[GA3,122] Zuckende Schmerzen in der Brust.[GA3,120] Brustbeklemmung[GA3,115] mit Kloßgefühl im Hals. »Plötzliche Stiche in der Brust und zur Lebergegend heraus, daß er darüber erschrickt.«[GA3,119] Stiche in der Herzgegend.[GA3,123] Puls beschleunigt[GA3,209]; schwach und klein[GA3,210].

Schmerzen in der Lendengegend, als hätte er sich schwer verhoben, im Stehen und besonders Sitzen schlimmer als im Gehen.[GA3,126] Rheumatische Schmerzen in den Schulterblättern.[GA3,130]

Rheumatische Gliederschmerzen, meist außerhalb der Gelenke, besonders in der Ruhe entstehend bzw. in der Ruhe nach vorheriger Anstrengung[GA3,174], bei Bewegung (Gehen) gewöhnlich vermindert.[GA] Langsames Ziehen und Zucken in den Gliedmaßen, bei ruhigem Sitzen.[GA3,187] »Hier und da in den Muskeln oberflächlich ein Fippern und Zucken«[GA3,194], < in der Ruhe. »Schwere, wie Blei, in den Gliedmaßen, verbunden mit einer ziehenden Empfindung; hat das Gefühl, die Glieder bewegen zu müssen, kann es aber nicht.«[GS] Die Glieder, besonders Schultern und Arme herauf- und herabziehende Schmerzen.[GS;GA3,139] Schmerzhaftes Zie-

* In der indischen Ausgabe der *Lectures* heißt es irrtümlich »weakness« statt ***wakens***.

hen in den Armmuskeln, mit einzelnen Stichen vermischt.[GA3,139] Hysterische Kontrakturen in Armen und Händen. »Durch die Oberarmröhre fährt ein wiederholtes klammartiges Zucken herab, wie elektrische Schläge, ... höchst empfindlich.«[GA3,137] Schmerzhaft krampfartiges Ziehen im Bizeps während des Schreibens.[GA3,136] Schmerzen entlang dem Ischiasnerven beim Stehen[GS], > beim Gehen. Reißender, krampfartiger Schmerz an der Außenseite der Oberschenkel, bis in die Hüften herauf.[GA3,151] Reißen in den Oberschenkelmuskeln in der Ruhe. »Wenn er das rechte Bein über das linke legt, bekommt er Reißen in der linken Wade.«[GA3,169] Heftiges Ziehen und Zucken in den Beinen[GS], wenn er sich ruhig verhält. Ziehen in den Ober- und Unterschenkeln sowie die Achillessehne entlang[GA3,178], < im Sitzen, > beim Gehen. Verrenkungsschmerz im Fußgelenk nach raschem Treppensteigen, < im Stehen, > beim Gehen. »Im Sitzen Ziehen in den Fußgelenken.«[GA3,172] Ständiges Wehtun der Fersen, besonders aber im Sitzen.[GA3,179ff.] Hysterische Krämpfe in den Beinen, besonders in den Waden und Füßen.

Schlaflosigkeit, mit unruhigem Hin-und-her-Wälzen[GA3,204f.]; kann vor Mitternacht nicht einschlafen.[GS] Schmerzhafte Krämpfe in Händen und Füßen verhindern den Schlaf. »In den Abendstunden ungewöhnlich munter, brachte die Nacht ziemlich unruhig hin, konnte nur erst gegen Morgen einschlafen und träumte auch dann noch sehr lebhaft.«[MT146] Verschlimmerung der Symptome beim Erwachen*.[GS]

* Nicht beim Gehen, wie Kent versehentlich schreibt.

Veratrum album

Weiße Nieswurz

Ein erstaunliches Phänomen bei Veratrum album ist die große Kälte und das Kältegefühl[RA(329)], welche sich durch das ganze Mittel ziehen. Es gibt kaum eine Symptomengruppe, die nicht von dieser begleitenden Kälte modifiziert wird. Kälte der Absonderungen; Kälte des ganzen Körpers[RA289]. Bemerkenswert ist auch die ungeheure Schwäche[RA264], die die verschiedenen Symptomengruppen prägt. Außerordentliche Schlaffheit der Muskeln[RA263] und Erschöpfung der Kräfte[RA265], oft mit Kälte verbunden. Starke Schweiße[RA(348)], Erbrechen und Durchfall.

Profuse, wässrige Ausscheidungen, ohne irgendeine erkennbare Ursache. Bei der Sommerdiarrhö oder der asiatischen Cholera scheinen die Flüssigkeiten nur so aus dem Körper herauszufließen. Der Patient liegt schlaff und ermattet im Bett, kalt bis in die Fingerspitzen, die Haut blau[SK709] oder blaurot verfärbt; Lippen kalt und blau; Gesicht spitz und eingefallen; großes Kältegefühl, als ob das Blut aus Eiswasser bestünde[(RA235)]; Kältegefühl in der Kopfhaut; kalter Stirnschweiß[RA23]; Kopfschmerzen mit großer Prostration[GS]; lokale Kälteempfindungen überall; Kälte der Extremitäten[EN962]. Viele Krämpfe und Konvulsionen[SK709]; der Patient sieht aus, als liege er im Sterben. Dieses Veratrum-Bild bietet sich uns aber nicht nur bei der Cholera dar, sondern es zeigt sich in ähnlicher Weise auch bei vielen anderen Beschwerden, etwa während der Regel, bei Koliken, bei Übelkeitszuständen, im Wahnsinn und in heftigen Delirien, bei Kopfschmerzen und bei heftigen Entzündungen.

Verwundert bei alldem Hahnemanns Vorhersage, dass sich neben *Camphora* und *Cuprum* auch Veratrum album als Heilmittel der Cholera erweisen würde? Er erkannte in der Natur dieser Arzneien die Fähigkeit, die Cholera zu heilen; er sah die Ähnlichkeit. In Fällen, die durch ein Übermaß an Krämpfen charakterisiert sind, ist *Cuprum* das Simillimum. In Fällen, bei denen Kälte und Zyanose vorherrschen, aber nur wenig Schweiß, Erbrechen und Durchfall vorhanden sind, ist *Camphora* das Mittel der Wahl. Man spricht dabei von ›Cholera sicca‹ – die Patienten verfallen rasch und sterben ohne die für die Krankheit typischen kolliquativen Ausscheidungen. In dem Maße, wie das Bild von Kälte, Zyanose und Geringfügigkeit der Ausscheidungen beherrscht wird, ist *Camphora* angezeigt. In dem Maße, wie neben Kälte und Zyanose die Reichlichkeit der Ausscheidungen imponiert, ist Veratrum album indiziert. Auch *Secale* hat choleraähnliche Züge in seinem Arzneimittelbild, desgleichen *Podophyllum* mit seinen erschöpfenden Durchfällen; an *Arsenicum* müssen wir vor allem denken, wenn große ängstliche Unruhe besteht.

Die psychischen Symptome sind von Heftigkeit und Zerstörungswut gekennzeichnet; der Kranke will etwas zerstören, zerreißen; reißt sich die Kleider vom Leib. Er will immer etwas zu tun haben, will seiner gewohnten Arbeit nachgehen.[RA300f.] Ein Böttcher, der am Veratrum-Wahnsinn litt, pflegte dauernd Stühle übereinanderzutürmen; nach seinem Tun befragt, antwortete er, er sei gerade dabei, Fassdauben aufeinanderzustapeln. Wenn er nicht gerade damit beschäftigt war, zerriss er entweder seine Kleider[RA(371)], oder er betete[RA7] stundenlang auf den Knien, so laut, dass man ihn noch mehrere Häuserblocks weiter hören konnte.

Exaltierte Zustände religiösen Wahnsinns: glaubt, er sei der auferstandene Christus; brüllt und schreit, dass sein Gesicht blau anläuft; Kopf eiskalt, Stirn[RA23] oder Kopf[RA(353)] von kaltem Schweiß bedeckt; breitet die Arme aus und mahnt seine Mitmenschen zur Reue; hält Predigten.

Viel Fluchen und Lärmen[RA(368)], Schreien und Umherlaufen[RA(390)]. Singt obszöne Lieder, entblößt sich vor anderen. Furcht und Folgen von Furcht; Furcht vor Tod[UE] und Verdammnis. Bildet sich ein, die Welt stünde in Flammen.

»Wahnsinn: mit Bestreben, alles zu zerreißen und zu zerschneiden, insbesondere Kleider;

mit Geilheit und unzüchtigen Reden[AZ2,113].«[GS] »Puerperalpsychose und Konvulsionen, mit heftiger Kopfkongestion; bläuliches und aufgedunsenes Gesicht; hervortretende Augen; wildes Schreien, mit Neigung, zu beißen und Sachen zu zerreißen.«[GS] Schwatzhaftigkeit[RA(393)], redet sehr schnell.[GS] »Ueber das eingebildete Unglück ist sie untröstlich, läuft heulend und schreiend in der Stube herum, mit dem Blick auf die Erde gerichtet, oder sitzt sinnend in einem Winkel, jammernd und untröstlich weinend.«[RA310] Abwechselndes Grübeln und Schreien oder Kreischen. Ein paar Arzneien dieser Art würden ausreichen, unsere Irrenanstalten zu leeren, besonders von den Fällen, bei denen die Psychose noch nicht lange besteht. Geisteskrankheiten sind heilbar, sofern noch keine unheilbaren Krankheitsfolgen entstanden sind.

Mit dem Herannahen der Geisteskrankheit stellen sich bei dem Patienten häufig Verzweiflung[RA307] und Hoffnungslosigkeit ein. »Verzweiflung an seiner Heilung und Selbstmordgedanken.«[NZ3,144] Geisteskranke sind nicht ohne Hoffnung, wohl aber jene, die das Unheil dieser Krankheit auf sich zukommen sehen. Sind sie dann wirklich geisteskrank, glauben sie, dass alle anderen verrückt seien, nur nicht sie selbst. Menschen, die von großem Kummer und von Verzweiflung niedergedrückt sind, neigen mit großer Wahrscheinlichkeit dazu, später in einen Zustand heftiger Manie zu verfallen. Veratrum album bringt diese Patienten über ihren Zustand der Verzweiflung hinweg. »Melancholie; mit herunterhängendem Kopf sitzt der Patient brütend und schweigend da.«[GS]

Junge Frauen, die jahrelang unter Regelbeschwerden gelitten haben, besonders unter prämenstruellen Depressionen, in denen sie verzweifelt sind, niemals lächeln und die Welt in den düstersten Farben sehen. Diese Frauen sind ernsthaft gefährdet, geisteskrank zu werden. Veratrum album ist ein Mittel, das viele Frauen, besonders jene mit uterinen Störungen, vor der Irrenanstalt bewahren könnte. Veratrum-Mädchen leiden in der Pubertät an Dysmenorrhö, hysterischen Zuständen, Durchfall und Erbrechen. Sie werden während der Regel kalt wie eine Leiche, bekommen blaue Lippen und kalte, zyanotische Extremitäten; sie leiden Schmerzensqualen und fühlen sich völlig erschöpft. Vor der Regel haben sie zuweilen die Manie, jeden, dem sie begegnen, zu küssen. Hysterie während der Regel, mit Kälte, kopiösen Schweißen, Erbrechen, Durchfall, etc.

Neuralgische Kopfschmerzen[GS] von größter Heftigkeit, einhergehend mit Kälte, Erbrechen von Galle und Blut[RA(159)], großer Erschöpfung und profusen Schweißen. Erbrechen und nach Entleerung des Magens weiterhin heftiges Würgen; krampfhaftes Würgen und Magenkrämpfe[AZ83,21]; der Patient strengt sich sehr an, den Magen zu entleeren, und hin und wieder schafft er es auch, ein wenig Galle herauszubefördern.

Heftiger Blutandrang zum Kopf [besonders beim Bücken[RA18]], bei Kälte der Extremitäten. Der Kopf fühlt sich an wie in Eis eingepackt. »Frieren auf dem Wirbel[RA21], als läge ein Stück Eis auf dem Kopfe«[SK712]; eisiges Gefühl auch am Hinterkopf. *(Calcarea)* Spannen im Kopf[AZ83,28], als würden die Hirnhäute fester um das Gehirn gezogen. Plattdrückender Kopfschmerz im Scheitel[RA(16)]; überhaupt Neigung zu dumpf drückendem Kopfweh[RA(15)].

Ich erinnere mich an einen Farmer, der mich einmal im Sommer wegen einer eigenartigen Beschwerde konsultierte. Er hatte beim Wassertrinken das seltsame Gefühl, als würde das Wasser außen am Hals hinunterlaufen und nicht die Speiseröhre hinab. Dieses Gefühl war so deutlich, dass er seine Angehörigen bat, zu kontrollieren, ob es nicht vielleicht doch außen hinunterflösse. Veratrum album 2M heilte ihn. Kein Mittel hat eine solche Empfindung jemals hervorgerufen, aber durch Analogieschluss bin ich schließlich auf Veratrum gekommen. [»Empfindung an der Schläfe herab, als ob ihm ein Tropfen Wasser dran herabliefe ...«[RA19]]

Starkes Verlangen nach etwas Kühlendem[UE], nach kalten Getränken[RA(341)], nach Eis[GS]. »Alles Obst verursacht schmerzhafte Auftreibung des Magens.«[GS]

Kolikartige Krämpfe in den Bauchmuskeln. »Magenkatarrh, große Schwäche, Kälte, plötzliche Flauheit im Magen.«[GS] »Hysterische Magenkrämpfe.«[GS] »Uebelkeit und Mattigkeit zum Niederlegen.«[AZ83,21] »Gewaltsamstes, ungeheures Erbrechen.«[RA(161)]

Viele rheumatische und neuralgische Gliederschmerzen; sie verschlimmern sich in der Bettwärme und treiben den Patienten nachts aus dem Bett; er muss im kalten Zimmer auf und ab gehen, um Erleichterung zu bekommen.[(SK709)] Man sollte meinen, dass in einem solchen Fall Wärme wohltuend wäre; das ist sie auch zuweilen in Bezug auf das Abdomen und andere Teile, wenn Kälte vorherrscht, doch was Schmerzen angeht, so verschlimmern sich diese durch Wärme *(Mercurius)*.

»Schmerzhafte, lähmungsartige Schwäche in den Gliedmaßen.«[GS(RA211)]

»Frost und Hitze abwechselnd, mal hier, mal da, an einzelnen Teilen.«[GS] »Innere Frostempfindung durchlief ihn vom Kopfe bis in die Fußzehen ...«[RA(331)], < beim Trinken[RA127]. Überhaupt erhöhen sich viele Veratrum-Beschwerden beim Trinken.

Brennen im Körper, während der Patient in kaltem Schweiß gebadet ist. Bei den chronischen Gemütsleiden ist die Haut dunkel verfärbt und trocken, mit Ausnahme der Stirn. Bei akuten Beschwerden jedoch mit überwiegend körperlichen Symptomen, wie z.B. bei Dysmenorrhö, aber auch bei akuten Psychosen, schwitzt der Patient ungewöhnlich stark.

Nagender Hunger trotz Übelkeit und Erbrechen. Großes Leere- und Flauheitsgefühl im Bauch nach Stuhlgang.[GS]

Zincum metallicum

Zink

Von Zincum metallicum besitzen wir eine vollständige und gehaltvolle Prüfung, die Symptome von jedem Körperteil umfasst. Es ist ein Antipsorikum, das sich besonders für geschwächte Personen eignet, deren Konstitution sehr in Mitleidenschaft gezogen ist. Schwäche prägt das ganze Arzneimittelbild.

Der Zincum-Patient ist ein nervöser und extrem empfindlicher Mensch. Er ist reizbar und schreckhaft[CK27]; »leicht zu Zorn geneigt und sehr angegriffen davon«[CK25]. »Jede kleine Gemüths-Aufregung erregt ein inneres Zittern.«[CK30] Überall können Muskeln anfangen zu zucken.[CK1246] Nach körperlicher Betätigung neigt der Kranke zu reißenden Schmerzen in den Gliedern[CK1265], vorzugsweise im Verlauf von Nervenbahnen. Kribbeln und Ameisenlaufen.[CK1153] Es kommt auch vor, dass bestimmte Körperteile überempfindlich sind, während andere sich taub anfühlen[(CK)]. Die Überempfindlichkeit von Zincum ist in ihrer Ausprägung mit der von *Nux vomica* vergleichbar. Die beiden Mittel sind miteinander nicht kompatibel, d.h., *Nux vomica* erhöht die Beschwerden von Zincum[CK1242] und umgekehrt. Beide Mittel passen für überarbeitete und übererregbare Menschen. Der *Nux-vomica*-Patient weist zudem eine besondere Empfindlichkeit gegenüber höheren Potenzen auf. Der Zincum-Patient neigt zu Abmagerung[GS], zu lähmungsartiger Schwäche[CK1277] und zu »plötzlicher, ohnmachtartiger Mattigkeit«[CK1281]. Viele ZNS-Symptome.

Alle Körperfunktionen sind bei Zincum verlangsamt oder herabgesetzt; Ausschläge z.B. erscheinen nur sehr zögerlich auf der Haut. Der ganze Organismus scheint müde und erschöpft zu sein, und so wartet beispielsweise ein junges Mädchen, das auf die Pubertät zugeht, vergebens auf ihre Menarche. In der Folge geht es mit dem Mädchen gesundheitlich kontinuierlich bergab: sie bekommt choreaartige Symptome, mit Rucken und Zucken von Gliedmaßen; Zerschlagenheitsschmerz im Nacken[CK923]; Brennen die ganze Wirbelsäule entlang[GS]; Missempfindungen wie Kriechen oder Krabbeln an den Extremitäten; hysterische Manifestationen aller Art. Zincum-Patienten sind gewöhnlich sehr geräuschempfindlich[CK29]; das leiseste Geräusch, das Rascheln von Papier, das Sprechen anderer Menschen ist ihnen unerträglich[CK28]. »Es verdrießt ihn, wenn er ein Wort sprechen[CK21] oder wenn er zuhören soll.«[GS] »Vieles Reden Anderer, selbst ihm lieber Personen, greift seine Nerven an und macht ihn mürrisch und ungeduldig.«[CK33]

Schwächliche Kinder mit geistiger Schwäche und schlechtem Gedächtnis[CK50ff.] benötigen bisweilen dieses Mittel. Sie haben eigentlich ein sanftmütiges Wesen, sind aber leicht zu erzürnen[CK23]. Wenn ein solches Kind an Scharlach oder Masern erkrankt, verfällt es rasch in einen soporösen Zustand, weil das Exanthem nur schwach oder gar nicht herauskommt. Krämpfe setzen ein, mit Ziehen in den Extremitäten; Harnsuppression; Hin-und-her-Werfen des Kopfes im Bett; der Sopor kann in völlige Bewusstlosigkeit übergehen. Der Organismus hat nicht die Kraft, den Ausschlag an die Oberfläche zu bringen.

Der Magen verdaut nur sehr langsam; saures Erbrechen. Darmträgheit, mit Kotverhaltung im Rektum. Erschwertes Wasserlassen. Blasenlähmung und langwierige Stuhlverstopfung in Verbindung mit spinalen Symptomen. »Harnverhaltung, wenn er harnen will«[CK]; kann nur im Sitzen Wasser lassen, manchmal auch nur im Sitzen mit starkem Zurücklehnen des Oberkörpers.[GS] Rückenschmerzen, meist in der Dorsal- und Lumbosakralregion, besser bei fortgesetztem Gehen[CK882], schlimmer zu Anfang des Gehens und beim Aufstehen vom Sitzen[CK885]. (Bei *Rhus toxicodendron* betreffen die Schmerzen vorwiegend das Kreuz; sie entstehen im Sitzen und bessern sich durch fortgesetztes Gehen. *Calcarea, Rhus, Phosphorus, Sulfur* und *Sepia* haben die Verschlimmerung beim Aufstehen vom Sitzen im höchsten Grad, während sie bei Zincum, *Petroleum* und *Ledum* nicht ganz so ausgeprägt ist.)

Taubheit der Fußsohlen, mit Schneiden und Wundheitsschmerz in den Fersen beim Auftreten; Reißen in den Füßen[CK1165 ff.]; blitzartige oder messerstichartige Schmerzen in den Füßen; Tabes dorsalis.

Lähmung der Glieder; Parese und schließlich Paralyse einer oder beider Seiten; Zucken, Zittern[CK1276] und Mattigkeit[CK1280] der Arme und Beine. »Rucke durch den ganzen Körper im Nacht- und Mittags-Schlafe.«[CK1333]

Anämie und allgemeine Abmagerung; die Haut erscheint welk, das Gesicht blass[CK263], runzlig und kränklich. Der Patient ist kälteempfindlich[CK1239] und fröstelt ständig[CK1354]. Neuralgische Schmerzen allenthalben; nach Zugluftexposition können in allen Körperteilen reißende Schmerzen auftreten. Ziehen und Spannen in den verschiedensten Muskeln, z.B. ein seltsames Ziehen in den Augenhöhlen, als wollte Strabismus entstehen; oder Ziehen und Spannen im Nacken[CK928], das den Kopf nach hinten zieht. Wenn sich der Patient zur Ruhe begibt, haben Arme und Beine die Tendenz, sich an den Rumpf heranzuziehen, was zu regelrechten Kontrakturen führen kann. Die Hände können erstarren[CK1027], die Finger in alle Richtungen verzogen sein.

Der Geist arbeitet langsam, und der Patient ist insgesamt schwach und müde. Gedächtnisschwäche[CK], große Vergesslichkeit[CK52]. »Wiederholt jede an ihn gerichtete Frage, bevor er sie beantwortet.«[GS]* Wenn ein Mensch so reagiert, tut er dies, um die Frage besser begreifen zu können. Auf ein solches Symptom stößt man z.B., wenn sich ein Patient nicht recht von einem Abdominaltyphus erholt hat, oder auch bei Kindern im Anschluss an eine Hirnaffektion. Das Nervensystem ist in solchen Fällen stark erschöpft; der Patient zögert nach einer Frage und macht ein verständnisloses Gesicht, bis es sich dann doch aufhellt und er die Frage beantworten kann. Wenn Sie einen Zincum-Patienten nur anschauen und nicht ansprechen, werden Sie seine geistige Schwäche nicht bemerken; stellen Sie ihm aber eine Frage, starrt er Sie einen Moment ganz überrascht an, als wäre er aus einem Halbschlummer geweckt worden, und dann sagt er plötzlich »Oh« und antwortet.

Zincum passt nicht für Menschen, die von Natur aus geistig zurückgeblieben sind, oder für Kinder, deren Zustand an Schwachsinn grenzt. Diese Patienten erfahren in der Regel durch *Baryta carbonica* Unterstützung.

Somnolenter Zustand, aus dem der Patient durch jedes kleine Geräusch aufschreckt, verbunden mit Muskelzuckungen. Bald aber trübt sich das Bewusstsein mehr und mehr ein, die Erregbarkeit nimmt ab, bis der Kranke am Ende völlig bewusstlos ist und nicht mehr geweckt werden kann.

Es gibt bei Zincum einige tiefsitzende, hirnorganische Bewusstseinsstörungen, die Ihre Geduld auf eine harte Probe stellen werden. Manche Kinder verfallen in eine allmählich zunehmende Bewusstlosigkeit, mit den folgenden Begleiterscheinungen: tagelanges Rollen des Kopfes; Augen glanzlos; Körper abgemagert; unwillkürliches Einnässen und Einkoten; Zunge so trocken und ausgedörrt, dass sie wie ein Stück Leder aussieht, desgleichen die Lippen; Gesicht welk und jeden Tag älter aussehend; Lähmung einer Hand oder eines Fußes, mitunter scheint auch der ganze Bewegungsapparat betroffen zu sein; gelegentliches Aufschreien vor Schmerz (allerdings nicht so schrill wie bei *Apis*). In solchen Fällen wird Zincum nicht selten den Patienten wieder ins Leben zurückholen. Wenige Tage nach Gabe des Mittels stellen sich in den vordem bewegungslosen Körperteilen Zuckungen und Zittern ein; oder die Wirkung des Mittels zeigt sich durch kopiöse Schweiße oder starkes Erbrechen. Der Patient kommt für Augenblicke plötzlich wieder zu sich, was die Angehörigen oft aber eher beunruhigt, denn es wirkt wie ein letztes Aufbäumen vor dem Exitus. Gleichwohl ist dies ein Zeichen der wiedererwachenden Lebenskraft – der Organismus beginnt zu reagieren. Während das Kind ganz allmählich sein Bewusstsein wiedererlangt, geht die Wiederherstellung der Sensibilität in der Peripherie tage- und nächtelang mit den quälendsten Empfindungen einher – überall

* Ein 4-jähriges Kind, das gerade einen heftigen Abdominaltyphus mit siebentägiger Bewusstlosigkeit überstanden hatte, bekam »den sonderbaren Zufall, daß es jede ihm gethane Frage so lange in einem und demselben fast singenden Tone wiederholte, bis man eine zweite Frage that, welche nun ebenso wiederholt wurde, und so fort.« Zincum C30 hob diesen Zustand binnen anderthalb Tagen. (*AR* 22,1,31 f.)

fängt es an zu kribbeln, zu prickeln, zu kriechen und zu krabbeln. Die Mutter des Kleinen, der Vater und sonstige Beteiligte bedrängen Sie, etwas gegen diese Qualen zu unternehmen, doch wenn Sie das Mittel jetzt antidotieren, fällt das Kind in den alten Zustand zurück. Dieser Leidenszustand ist nichts anderes als das Erwachen zum Leben. Er wird ein oder zwei Wochen lang so fortbestehen, und dann stellen sich gewöhnlich Zeichen eines Rückfalls ein; es bedarf einer weiteren Dosis Zincum, welche dann erneut von Schweißausbrüchen, Erbrechen etc. gefolgt wird. Sie sehen das hier beschriebene Bild z.B. bei zerebrospinaler Meningitis. Das erste Krankheitsstadium ist das der Kongestion, welche unter Umständen durch *Belladonna* Linderung findet, doch wenn die eben aufgezählten Symptome entstehen, ist Zincum das einzige Mittel, das Heilung bringen kann. Der *Belladonna*-Fall zeichnet sich durch Gesichtsröte, Hitze des Kopfes, Kopfrollen, glänzende Augen und klopfende Karotiden aus. Der *Bryonia*-Patient ist fügsam, benommen und schläfrig, er hat einen purpurnen Teint, und es geht ihm in der Ruhe besser. Der *Helleborus*-Patient zeigt bei dieser Entzündung der Meningen nur wenig Fieber; er hat kalte Extremitäten, wirft den Kopf hin und her, hat erweiterte Pupillen und befindet sich in einem soporösen Zustand, aus dem er kaum zu erwecken ist. Wenn aber zu alledem auch die Reflexe aufgehoben sind, tritt Zincum auf den Plan.

Verschrumpelt und alt aussehende kleine Kinder, die abgemagert sind und seit Wochen in einem solchen bewusstlosen Zustand dahinvegetieren, benötigen, nachdem Mittel wie *Gelsemium, Belladonna* oder *Bryonia* nur kurzfristig Linderung gebracht haben, dringend eine Gabe Zincum.

Sie müssen in diesen Fällen die Mutter zur Seite nehmen und ihr erklären, was passieren wird, wenn das Kind sein Bewusstsein wiedererlangt. Wenn Sie es nicht tun, werden Sie womöglich aus dem Haus komplimentiert. Ein Mensch in fortgeschrittenem Alter würde eine so qualvolle Prüfung nur schwer durchhalten, doch es ist erstaunlich, wie gut die Kleinen die anhaltende Kongestion und Entzündung ertragen können, wie sie nach Gabe der Arznei bei einem übel verlaufenen Scharlach, einer schlecht behandelten Meningitis oder einer tuberkulösen Meningitis in Erscheinung zu treten pflegen. Ich habe solche schweren Fälle von Hirnerkrankungen des Öfteren auch mit Hilfe von *Phosphorus* durchgebracht, das dabei ein ähnliches Bild darbietet wie Zincum. In der Literatur gibt es zwar keine Heilungsberichte von Fällen mit tuberkulöser Meningitis, doch der Homöopath kann einigen dieser Schwerkranken das Leben retten, auch wenn es mit den fast regelmäßig auftretenden Rezidiven zwei oder drei Monate dauert, bis die Krankheit ganz überwunden ist.

Unter den Augensymptomen von Zincum findet sich eine eigentümliche Verdickung und Eintrübung der Konjunktiva; sie ist infiltriert, von ledriger Konsistenz, von gelben Flecken durchsetzt und in den Winkeln verdickt wie bei einem Pterygium. Dunham gelang einmal eine bemerkenswerte Heilung eines Pterygiums mit Zincum.[SC474] Und noch ein weiterer Fall ist in die *Guiding Symptoms* eingegangen; er beginnt wie folgt: »Pterygium des rechten Auges, wo es gerade auf die Hornhaut übergreift, wie auch des linken Auges, wo es vom inneren Canthus bis zur Pupille reicht.«

»Jucken und Stechen in den inneren Augenwinkeln, verbunden mit Trübsichtigkeit.«[EN257] »Viel Brennen in den Augen und Lidern, früh und Abends, mit Trockenheits-Gefühl und Drücken darin.«[CK203]

Zincum hat quälende Lidverdickungen, Ektropium, Entropium sowie trachomatöse Konjunktivitiden[GS] geheilt. In einem schweren Fall von Entropium, wo die Wimpern unablässig auf dem Bulbus scheuerten und dadurch Röte und Entzündung der Bindehaut sowie ständigen Tränenfluss[CK205] unterhielten, beseitigte Zincum das ganze Übel vollständig. Heftige Lichtscheu[EN270]; jeder Lichteinfall scheint den Patienten zu blenden. Zincum und *Euphrasia* sind in Bezug auf Augenbeschwerden nah miteinander verwandt. Strabismus[EN268] im Gefolge von Hirnaffektionen, z.B. nach Scharlach.

Zincum-Frauen leiden sehr unter Beschwerden im Zusammenhang mit der Menstruation.[CK746ff.] Auffallend ist dabei aber die folgende Modalität: Um welche Beschwerden es sich auch handelt – um Schmerzen in den Ovarien, im Uterus, oder um hysterische Aufgeregtheit –, sobald die Regel zu fließen beginnt, tritt Erleichterung ein. Heftige Ovarialneuralgien bessern sich mit dem Einsetzen der Blutung.[GS] Dies steht im Gegensatz zu *Cimicifuga*, das sich neben den Schmerzen durch Nervosität und Hysterie während der Regel auszeichnet, und je stärker die Blutung ist, desto heftiger sind die Beschwerden. Die *Lachesis*- und Zincum-Symptome sind schlimmer vor und besser während der Regel, doch im Gegensatz zu Zincum kehren bei *Lachesis* mit dem Nachlassen der Blutung sämtliche Beschwerden zurück. *Cimicifuga* hat zuweilen einen intermittierenden Regelfluss; in einem solchen Fall hören die Schmerzen mit dem Sistieren der Blutung auf und fangen mit dem Einsetzen derselben wieder an.

Die große Nervosität des Zincum-Patienten macht sich vor allem an den Füßen bemerkbar. Kinder wie Erwachsene neigen, wenn sie Zincum benötigen, zu ständiger Bewegung eines Fußes; es ist ihnen so gut wie unmöglich, den Fuß stillzuhalten. Viele Arzneien haben nervöse, unruhige Füße, und viele haben auch Linderung von Beschwerden durch das Bewegen der Füße. Aber bei Zincum ist das Symptom besonders ausgeprägt. Ein 12-jähriges Mädchen bot kein schlüssiges Symptomenbild, weshalb ich nicht das passende Mittel finden konnte. Dann erzählte mir die Mutter, das Kind habe sie kürzlich in der Kirche in eine peinliche Situation gebracht, weil es ständig mit seinem Fuß gewippt habe. Auf die Frage, warum es damit nicht habe aufhören können, antwortete das Mädchen, dass es sonst ihr Kleid nass gemacht hätte. Zincum heilte die Störung umgehend. In den *Guiding Symptoms* finden wir, mit einem dicken Doppelbalken versehen, zwei Worte für diese Art von Leiden: »Zappelige Füße.«

Zincum hat einige auffallende Herzsymptome. Zusammenschnüren der Brust[CK804] bei schwächlichen Individuen.

Index der Arzneiquerverweise

– Die Hauptfundstellen sind ***fettkursiv*** gedruckt –

D

E

F

G

H

I

J

K

R

S

T

V

W

Z